MÉDICAMENTS

le guide pratique de la famille
2014

MÉDICAMENTS

le guide pratique de la famille 2014

Dr. Jean-Louis PEYTAVIN
Faculté de médecine de LYON

Dr. Stéphane GUIDON
Faculté de médecine de PARIS

14ᵉ édition

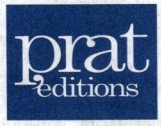

LES AUTEURS

Dr. Jean-Louis Peytavin : diplômé de la faculté de médecine de Lyon, il a exercé la médecine en cabinet avant de se tourner vers le journalisme et la rédaction d'ouvrages scientifiques. Il est aujourd'hui auteur de livres et de magazines médicaux, à l'usage des professionnels de santé et du grand public.

Dr. Stéphane Guidon : médecin diplômé de la faculté de médecine de Paris.

Direction éditoriale : Marie-Hélène Pellerin et Anne-Laure Marie
Édition : Isabelle Rodière-Schmit
Coordination éditoriale : Maud Taïeb
Relecture-correction : Françoise Nissou
Composition : Sylvain Atlan

© 2013 Prat Éditions, division d'Intescia
52, rue Camille Desmoulins - 92448 Issy-les-Moulineaux Cedex

ISBN : 978-2-8095-0532-0

Tous droits de reproduction, même partielle, réservés pour tous pays et tous supports.

PRÉFACE

Un médecin vous a prescrit un traitement et vous souhaitez connaître les effets secondaires ?

Vous voulez être certain que vous pouvez prendre un médicament contre le mal de tête même si vous êtes déjà sous traitement ?

La nouvelle édition de *Médicaments, le guide pratique de la famille* vous propose une liste sélectionnée et actualisée de plus de **4 400 médicaments et vaccins**, choisis parmi les plus courants ou les plus efficaces.

Les **médicaments génériques** sont très clairement distingués et immédiatement identifiables, et les parties *Homéopathie* et *Phytothérapie* ont également été développées en ajoutant de nouveaux médicaments.

Pour chaque médicament, nous vous détaillons les **indications** et **contre-indications**, les **effets secondaires**, les **posologies**… sans oublier bien sûr les **prix** et taux de remboursement par la Sécurité sociale.

Le pictogramme appelant à la vigilance les conducteurs de véhicules vous met en garde contre les risques de somnolence dus au médicament et aux dangers encourus.

Trois index vous permettent de retrouver facilement le médicament que vous recherchez, par son nom (**index des noms commerciaux**), par le nom du principe actif (**index des dénominations communes internationales**), ou encore par les symptômes dont vous souffrez (**index des indications**).

Pour compléter votre information, vous trouverez en fin d'ouvrage une partie intitulée *Faire face aux situations d'urgence* imprimée sur pages bleues. Nous vous présentons tous les gestes nécessaires à faire en attendant la venue du médecin, les réflexes à acquérir en cas d'intoxication alimentaire ou de piqûres d'insecte, les précautions à prendre avec l'électricité, dans la cuisine… Mais aussi des consignes pour **donner efficacement l'alerte** en cas d'urgence, pour avoir une **trousse à pharmacie** complète, et bien sûr tous les **numéros d'urgence** et adresses utiles.

Grâce à *Médicaments, le guide pratique de la famille*, vous comprendrez mieux votre ordonnance !

Anne-Laure Marie
Directrice éditoriale

Les données sur les médicaments contenues dans cet ouvrage ont un rôle essentiellement informatif. Pour tout renseignement, il est indispensable de demander l'avis de votre médecin ou de votre pharmacien.

LISTE DES ABRÉVIATIONS

Amp.	Ampoule	**l**	Litre
Amp. Buv.	Ampoule buvable	**LP**	Libération prolongée
Amp. Inj.	Ampoule injectable	**Lyoph.**	Lyophilisant
Applic.	Application	**µg**	Microgramme
c. à c.	Cuillère à café	**mg**	Milligramme
c. à s.	Cuillère à soupe	**MUI**	Million d'unités internationales
c. mes.	Cuillère mesure	**Ov.**	Ovule
Caps.	Capsule	**Past.**	Pastille
Collut.	Collutoire	**Patch**	Patch/timbre
Colly.	Collyre	**Perf.**	Perfusion
Cp.	Comprimé	**Plaq.**	Plaquette
Efferv.	Effervescent	**Pom.**	Pommade
émul.	Émulsion	**Poud.**	Poudre
Extr.	Extrait	**Pul.**	Pulvérisation
g	Gramme	**Sach.**	Sachet
Gel	Gel	**SC**	Sous-cutané
Gél.	Gélule	**Sem.**	Semaine
Gom.	Gomme	**Sir.**	Sirop
Grad.	Graduation	**Sol.**	Solution
Gran.	Granulé	**Sol. Buv.**	Solution buvable
Gtte	Goutte	**Sty.**	Stylo
Gynéco	Gynécologique	**Suppos.**	Suppositoire
h	Heure	**Susp. Buv.**	Suspension buvable
IM	Intramusculaire	**Susp. Cut.**	Suspension pour application cutanée
Inhal.	Inhalation		
Inj.	Injection	**Tabl.**	Tablette
Instill.	Instillation	**Transderm.**	Transdermique
IV	Intraveineuse	**UI**	Unité internationale
j.	Jour	**Vit.**	Vitamine

> Les médicaments génériques sont mis en valeur en italique souligné afin d'être repérables facilement.

TABLE DES MATIÈRES

Que faut-il savoir sur les médicaments ? VIII
L'allopathie 1
La phytothérapie 807
L'homéopathie 863
Faire face aux situations d'urgence 913
    Les précautions à prendre 917
    Alerter les secours 925
    Les premiers gestes 931
Index 977
    Index des noms commerciaux 979
    Index des dénominations communes internationales 1013
    Index des indications 1061

QUE FAUT-IL SAVOIR SUR LES MÉDICAMENTS ?

LA COMMERCIALISATION DES MÉDICAMENTS

En France, l'activité de l'industrie pharmaceutique s'exerce dans un cadre très strict, fixé par le Code de la santé publique et le Code de la Sécurité sociale. Aucun médicament ne peut être vendu en dehors des pharmacies (que ce soit les pharmacies hospitalières ou bien les pharmacies en ville), et pour être commercialisé, tout médicament fabriqué industriellement doit obtenir une Autorisation de Mise sur le Marché (AMM) délivrée par l'Agence française de sécurité sanitaire des produits de santé (AFSSAPS).

Pour l'obtention de l'Autorisation de Mise sur le Marché, un médicament doit préalablement faire l'objet d'études permettant de s'assurer de sa qualité, de sa sécurité et de son efficacité.

D'autre part, des essais cliniques sont réalisés de façon systématique sur des personnes, d'abord sur un petit nombre de volontaires sains, afin de réaliser des études de tolérance, avec recherche de doses maximum tolérées, puis sur un petit groupe homogène de patients pour déterminer la posologie optimale, puis des essais comparatifs sont réalisés sur un nombre plus large de patients. À l'issue de ces essais, la détermination de la tolérance et de l'efficacité du produit permet d'évaluer son rapport bénéfice/risque, et c'est à ce moment que le dossier d'Autorisation de Mise sur le Marché est constitué.

Après obtention de l'AMM, la surveillance des risques d'effets indésirables liés à l'utilisation des médicaments mis sur le marché se poursuit, et peut dans certains cas, conduire à un retrait du marché de la spécialité concernée.

Par ailleurs, l'AMM est nécessaire pour toute demande d'inscription au remboursement par l'Assurance maladie.

LA PRESCRIPTION DES MÉDICAMENTS

Les médicaments sans ordonnance

Les médicaments délivrés sans ordonnance sont les médicaments de confort, délivrés par les pharmaciens aux patients qui leur demandent conseil à l'occasion d'un symptôme, et les médicaments « grand public » dont la promotion est assurée dans les médias. Ces médicaments en vente libre, sont donc directement demandés par les clients aux pharmaciens.

Depuis 2013 les médicaments ne nécessitant pas d'ordonnance peuvent être vendus en ligne. La vente de médicaments sur Internet est rigoureusement encadrée et doit obéir à des règles strictes. En effet, la création et l'exploitation d'un site Internet de vente de médicaments sont réservées aux pharmaciens (le site devant être adossé à une officine de pharmacie physique) et soumise à autorisation de l'agence régionale de santé (ARS) dont dépend la pharmacie. Cette nouvelle modalité de dispensation des médicaments relève de l'entière responsabilité du pharmacien, qui devra l'exercer dans le respect des règles de déontologie applicables à l'officine de pharmacie.

Les médicaments avec ordonnance

L'ordonnance est un document daté et signé par le médecin, comportant l'identité du patient et bien sûr le traitement qui lui est destiné. Ce document permet de se faire délivrer le traitement par le pharmacien, puis de demander le remboursement aux organismes sociaux.

Les ordonnances peuvent être dupliquées – dans ce cas la mention « duplicata ne permettant pas la délivrance de médicaments, à adresser à votre centre de Sécurité sociale » figure sur les duplicatas. La mention « ordonnance » peut figurer sur le premier feuillet.

Il existe 4 types d'ordonnances :
- les ordonnances simples ;
- les ordonnances bi-zones : destinées aux patients en affection de longue durée. Fournies par les caisses d'assurance maladie, elles permettent au médecin de prescrire séparément, sur un même support, les médicaments en rapport avec une affection de longue durée pris en charge à 100 %, et les autres, chacun dans des zones identifiées ;

- les ordonnances sécurisées (ou infalsifiables) pour les prescriptions de stupéfiants ;
- les ordonnances de médicaments d'exception.

La première délivrance d'une ordonnance doit se faire dans les 3 mois maximum qui suivent la date inscrite sur celle-ci. Pour les traitements d'une durée supérieure à un mois, l'ordonnance est renouvelée mois par mois pendant toute la durée du traitement.

Les médicaments vendus sur ordonnance simple

Les médicaments qui ne sont pas en vente libre, et qui font l'objet d'une ordonnance, appartiennent à deux listes possibles :

– **Liste I** : les principes actifs inscrits sur cette liste sont classés « substances vénéneuses », car ils présentent des risques de divers ordres : toxique, tératogène (pouvant avoir des conséquences sur le fœtus), cancérogène, mutagène. Leur délivrance fait l'objet d'une ordonnance simple non renouvelable, sauf mention contraire « à renouveler x fois », et est renouvelée jusqu'à 12 mois par le pharmacien, par fraction de 30 jours au maximum. Les hypnotiques et anxiolytiques, qui appartiennent à la liste I, ont une durée de prescription limitée de 2 à 12 semaines, y compris le temps nécessaire à la diminution progressive des doses. Dans tous les cas, l'ordonnance doit être présentée au maximum 3 mois après sa rédaction.

– **Liste II** : ce sont également des médicaments classés comme substances vénéneuses, mais avec un risque moins élevé que dans le cas de la liste I. Leur délivrance fait l'objet d'une ordonnance simple renouvelable, sauf mention contraire « à ne pas renouveler », limitée à 12 mois par fraction de 30 jours maximum (3 mois pour les contraceptifs).

Les stupéfiants

Les stupéfiants sont des médicaments susceptibles d'entraîner des toxicomanies. La durée de prescription est de 7 à 28 jours selon la substance et la forme pharmaceutique, de même la quantité délivrée ne peut excéder de 7 à 28 jours selon la prescription. Les médicaments classés dans la liste des stupéfiants ne peuvent être délivrés que sur présentation d'une ordonnance sécurisée, dont le pharmacien doit conserver une copie pendant 3 ans, puis rendre l'original au patient, qui devra la représenter en cas de délivrance fractionnée.

Les stupéfiants sont délivrés sur des ordonnances sécurisées autrefois appelées « carnets à souche ». En papier filigrané blanc, ces ordonnances comportent les coordonnées du prescripteur, un numéro d'identification par lot d'ordonnance, un carré pré-imprimé (en bas à droite) dans lequel le prescripteur indique le nombre de médicaments prescrits.

Les médicaments à prescription restreinte

Il existe également des médicaments à prescription restreinte, classe de médicaments qui comporte 5 régimes :

- **Les médicaments réservés à l'usage hospitalier** : la prescription, la délivrance et l'administration de ces médicaments se font exclusivement au cours d'une hospitalisation dans un établissement de santé public ou privé. Ces médicaments ne peuvent, de ce fait, être délivrés à un patient non hospitalisé. Ce classement se justifie par exemple par des contraintes techniques d'utilisation, ou par la nécessité d'une hospitalisation pour garantir la sécurité d'utilisation.
- **Les médicaments à prescription hospitalière** : la prescription de ces médicaments est rédigée par un médecin hospitalier, mais la délivrance peut être effectuée par un pharmacien en ville. Sont classés dans cette catégorie, les médicaments traitant des pathologies qui nécessitent un diagnostic et un suivi dans un établissement de santé disposant de moyens adaptés, ou bien certains médicaments innovants.
- **Les médicaments à prescription initiale hospitalière** : la première prescription de ces médicaments doit obligatoirement être faite par un médecin hospitalier. En revanche, son renouvellement peut être effectué par un médecin de ville sous réserve toutefois de comporter les mêmes mentions que l'ordonnance initiale, les posologies ou durées de traitement pouvant être modifiées. Les médicaments sont disponibles dans les pharmacies de ville et traitent en général, les maladies nécessitant d'effectuer le diagnostic dans des établissements disposant de moyens adaptés – comme par exemple des médicaments indiqués dans la maladie d'Alzheimer.

• Les médicaments nécessitant une surveillance particulière : la prescription est subordonnée à une surveillance biologique (par exemple numération sanguine) en raison d'une toxicité particulière. Cette catégorie de médicaments vise à mieux suivre le rapport bénéfices/risques, et à favoriser le bon usage des médicaments concernés, en évitant de réserver ces médicaments à l'hôpital. Ce classement se justifie en général, par la gravité de ses effets indésirables.
• Les médicaments nécessitant une compétence particulière : ces médicaments sont délivrés sur présentation d'une ordonnance de médicaments d'exception. Si la prescription n'est pas rédigée sur ce document, le médicament ne sera pas délivré. C'est le cas de certains immunosuppresseurs, ou de certains traitements nécessitant un examen particulier, fait par un spécialiste, comme par exemple un électro-encéphalogramme. Le classement dans cette catégorie se justifie en général par les contraintes de mise en œuvre du traitement, son degré d'innovation, ou à un autre motif de santé publique.

Qui peut prescrire ?

Les médicaments peuvent être prescrits par 4 professions : les médecins, les chirurgiens-dentistes, les vétérinaires et les sages-femmes (dans la limite d'une liste restrictive de médicaments). Les médecins ont le droit de prescrire tous les médicaments alors que les autres professions ne peuvent prescrire que les médicaments nécessaires à l'exercice de leur métier. Les pharmaciens ont, quant à eux, le monopole de la conception, de la fabrication et de la délivrance des médicaments.

LES MÉDICAMENTS GÉNÉRIQUES

Les génériques et équivalents thérapeutiques

Les médicaments génériques sont des médicaments ayant le même principe actif, le même dosage, la même forme pharmaceutique et la même « bio-disponibilité » (vitesse et intensité d'absorption dans l'organisme) que le médicament original qu'il copie. La commercialisation du médicament générique est possible dès que le brevet du médicament que l'on veut copier tombe dans le domaine public (20 ans).

L'équivalent thérapeutique (notion définie par la Caisse nationale d'assurance maladie) désigne des médicaments n'ayant pas le statut de générique mais présentant des propriétés similaires. Ces médicaments ont le même principe actif, (même DCI), la même voie d'administration, et la même efficacité thérapeutique, mais leur composition (quantitativement et/ou qualitativement) peut être différente, à condition que la quantité de principe actif par unité de prise soit identique à celle du médicament original.

Le prix des médicaments génériques est moins élevé car il ne prend en charge que les coûts de fabrication, contrairement aux médicaments originaux qui supportent également les coûts de mise au point et de commercialisation.

La dénomination commune internationale

Créée par l'Organisation mondiale de la santé (OMS) dans les années 50, la dénomination commune internationale (DCI) des médicaments est en réalité le nom de la substance qu'il contient, et dont on attend un effet curatif ou préventif. Elle est la même pour tous les pays du monde entier.

L'objectif de la création de cette dénomination était de mettre au point, pour chaque substance employée comme médicament, une dénomination spécifique, reconnaissable et prononçable dans tous les pays du monde, évitant autant que possible les confusions.

La DCI constitue pour les patients et les soignants du monde entier un langage commun, qui leur permet de s'y retrouver malgré les multiples noms commerciaux.

Parler avec la DCI, c'est dire amoxicilline au lieu de Clamoxyl ou Hiconcil qui sont les noms commerciaux de l'antibiotique. De même connaître la DCI, c'est savoir que Altocel, Arestal, Imodium,

Imossel contiennent tous la même substance active qui est la lopéramide, un anti-diarrhéique, ce qui permet d'éviter les surdosages.

L'utilisation de la DCI facilite également grandement la vie des voyageurs, car une ordonnance avec le nom de la DCI est immédiatement utilisable par un pharmacien à l'étranger.

De nombreux médecins rédigent désormais leur ordonnance en indiquant le nom de la DCI, et le pharmacien délivre ainsi au patient un générique.

Qu'est-ce que le droit de substitution ?

Le droit de substitution est le droit du pharmacien de remplacer le médicament prescrit sur l'ordonnance, par un autre médicament identique, commercialisé sous un autre nom, et qui coûte moins cher (au patient et à la Sécurité sociale). C'est le cas en particulier depuis 1999, des médicaments génériques. Le pharmacien vous prévient et inscrit le nom du générique sur l'ordonnance pour le remboursement. Dans certains cas, le médecin peut indiquer la mention « non substituable » sur l'ordonnance, s'il estime qu'un médicament ne peut être remplacé (cas d'un traitement de longue durée par exemple).

Depuis le 1er février 2007, les patients qui refusent les médicaments génériques ne peuvent plus bénéficier du tiers payant (mécanisme de prise en charge directe par la Sécurité sociale, qui permet au patient de ne payer que la partie des frais non remboursée).

LE REMBOURSEMENT DES MÉDICAMENTS

Le service médical rendu (SMR)

Pour qu'un médicament soit remboursable par la Sécurité sociale, le laboratoire doit en faire la demande auprès de la Commission de transparence après évidemment l'obtention de l'Autorisation de Mise sur le Marché.

La Commission de transparence est une commission mixte d'experts scientifiques, de représentants des institutions et de l'Assurance maladie. Elle est placée directement sous la direction des ministres chargés de la santé et de la Sécurité sociale, et est gérée par l'Agence française de sécurité sanitaire des produits de santé (AFSSAPS). Dans ses avis, la Commission de la transparence détermine, indication par indication, si le service médical rendu (SMR) du produit est suffisant pour justifier sa prise en charge par la collectivité. Elle évalue également la population concernée par les indications retenues, et la contribution du médicament par rapport aux thérapeutiques préexistantes. En fonction de l'avis de cette commission, le médicament sera remboursé selon 4 taux différents, de 15 % à 100 % ou bien ne sera pas remboursé du tout.

L'inscription sur la liste des spécialités remboursables

L'inscription du médicament sur la liste des spécialités remboursables se fait par arrêté au *Journal Officiel*. Cet arrêté mentionne le nom commercial de la spécialité, sa dénomination commune internationale, son taux de remboursement, ainsi que les indications thérapeutiques remboursables. Pour certains médicaments, le champ du remboursement est plus restreint que celui de l'Autorisation de Mise sur le Marché.

Par exemple, Actonel est un médicament remboursé à 65 % seulement pour le traitement de l'ostéoporose post-ménopausique avec au moins une fracture due à l'ostéoporose, alors qu'il a obtenu une autorisation de mise sur le marché plus large (pour le traitement de l'ostéoporose). Si vous souffrez seulement d'ostéoporose, votre médecin peut donc vous prescrire Actonel, mais vous ne serez pas remboursé par la Sécurité sociale. En revanche, si à cause de l'ostéoporose, vous souffrez d'une fracture, vous serez alors remboursé à 65 % par la Sécurité sociale.

L'inscription du médicament sur la liste des spécialités remboursables est prévue pour 5 ans. Cependant, une réévaluation du service médical rendu peut se faire à tout moment et entraîner un déremboursement ou une baisse de remboursement.

Les taux de remboursement

Les quatre taux de remboursement des médicaments par la Sécurité sociale sont :
• **15 %** (vignette orange) : depuis le 17 avril 2010 certains médicaments dont l'intérêt thérapeutique est considéré comme moindre ne sont plus remboursés qu'à 15 %.
• **30 %** (vignette bleue) : il s'agit de médicaments destinés au traitement de troubles ou d'affections sans caractère habituel de gravité, et de médicaments dont le service médical rendu n'a pas été reconnu comme majeur ou important, ou encore de spécialités homéopathiques ;
• **65 %** (vignette blanche) : il s'agit des autres médicaments de spécialités, délivrés sur ordonnance, et dont le service médical rendu a été jugé important, et présentant un caractère indispensable, c'est le cas par exemple des antibiotiques.
• **100 %** : il s'agit de médicaments particulièrement coûteux, utilisés généralement dans le traitement de maladies graves ou rares, et considérés comme irremplaçables. Ce sont le plus souvent des médicaments à prescription restreinte. Sont également remboursés à 100 % les médicaments pour les affections longue durée.

Dans les trois premiers cas, un complément de remboursement peut être effectué par votre Mutuelle ou une assurance complémentaire.

Le TFR

Depuis 2003, un certain nombre de spécialités pharmaceutiques est remboursé sur la base d'un forfait : le tarif forfaitaire de responsabilité (TFR), calculé à partir du prix de leur générique. Ce tarif constitue la base maximum de remboursement pour les médicaments appartenant à un même groupe générique. Si vous choisissez de prendre un médicament dont le prix dépasse le TFR, la différence de prix reste à votre charge : vous avez donc tout intérêt à demander à votre médecin de vous prescrire le médicament dans sa forme la moins chère. Si vous oubliez, il n'est pas trop tard : votre pharmacien peut vous délivrer un médicament générique à la place d'un médicament de marque. Beaucoup de médicaments de marque, concernés par le tarif forfaitaire de responsabilité ont aligné leur prix de vente sur celui de leur médicament générique. Régulièrement, de nouvelles molécules et donc de nouveaux groupes génériques (groupes constitués de la spécialité de référence et des spécialités qui en sont génériques) sont concernés, élargissant ainsi le nombre de médicaments soumis à cette règle ; le principe étant de diminuer les dépenses de santé.

Dans cet ouvrage, nous indiquons la mention TFR lorsque le médicament de la fiche (ou le médicament cité comme équivalent ou générique) est concerné par ce forfait.

LE SUIVI RENFORCÉ DES MÉDICAMENTS

Tous les médicaments, après avoir obtenu une Autorisation de Mise sur le Marché font l'objet de procédures dites de pharmacovigilance, qui consistent à détecter et analyser les accidents ou décès qui peuvent éventuellement être imputés à chacun d'entre eux, pendant toute la durée de leur commercialisation. En outre, le Service Médical Rendu (voir p. XII) est réévalué régulièrement, au moins tous les 5 ans.

Après la mise en cause en 2010 des procédures de pharmacovigilance à la suite de l'affaire du Médiator, l'Agence Nationale de Sécurité du Médicament et des produits de Santé (ANSM) a mis en place en 2011 une procédure de suivi renforcé sur 75 médicaments, soit à titre préventif, soit parce que la pharmacovigilance a détecté des signaux de risque.

En 2013 cette liste a été réduite à une trentaine de médicaments ou de groupes de médicaments lorsqu'il s'agit d'un principe actif présent dans plusieurs médicaments.

Dans le tableau suivant, vous trouverez les médicaments sous surveillance, avec leur nom commercial, leur Dénomination Commune Internationale (DCI) ou nom scientifique, leur indication, et la raison qui justifie leur présence dans cette liste. Certains d'entre eux possèdent une fiche dans les pages de ce guide (ils sont signalés par un astérisque*).

Cette liste de médicaments sous surveillance évolue mensuellement en fonction de la prise en compte de nouvelles informations. Si vous souhaitez en savoir plus sur un médicament que vous prenez ou qui vous a été prescrit récemment, vous pouvez consulter la liste actualisée des médicaments sous surveillance et des médicaments retirés du marché sur le site de l'ANSM, à l'adresse suivante : http://ansm.sante.fr/Activites/Surveillance-des-medicaments/Medicaments-sous-surveillance-renforcee2/(offset)/2

Nom commercial	DCI	Indication	Motif de surveillance
Adancor*, Ikorel* et génériques	Nicorandil	Vasodilatateurs en cardiologie	Risque d'ulcérations (buccales, anales et autres localisations)
Aetoxisclerol	lauromacrogol 400 (ou polidocanol)	Sclérosants veineux	Risque de complications thromboemboliques, troubles visuels, migraines, risque de complications infectieuses. Usage hors AMM
Agonistes dopaminergiques et Lévodopa	sans objet	Antiparkinsoniens	Risque de troubles compulsifs
Alli*	orlistat	Aide à la perte de poids	Risques hépatiques et mésusage
Antitussifs contenant de la pholcodine	pholcodine	Antitussifs	Risque d'allergie croisée avec les curares
Arixtra*	fondaparinux sodique	Antithrombotiques	Complications hémorragiques et utilisation inadaptée chez le sujet âgé et l'insuffisant rénal
Collyres mydriatiques anticholinergiques chez les sujets âgés et les enfants	sans objet	Mydriatiques et cycloplégiques	Effets indésirables généraux
Contracne, Curacne, Isotretinoïne Téva, Procuta	isotrétinoïne (voie orale)	Antiacnéiques	Risque tératogène et risque potentiel de troubles psychiatriques
Desernil*	méthysergide	Antimigraineux	Risque de fibrose, notamment rétropéritonéales, pulmonaires, pleurales et valvulaires cardiaques
Dianeal, Extraneal, Nutrineal	sans objet	Solutés de dialyse péritonéale	Risque de concentrations élevées d'endotoxines pouvant être à l'origine de péritonite aseptique. Interaction avec certains lecteurs de glycémies (Extraneal)
Ferrisat	fer dextran	Fer injectable	Réactions d'hypersensibilité
Furadantine*, Furadoïne, Microdoïne	nitrofurantoine	Anti-infectieux	Toxicité hépatique et pulmonaire, plus importante en cas de traitements prolongés

Nom commercial	DCI	Indication	Motif de surveillance
Gilenya*	fingolimod	Immunosuppresseur	Troubles cardiaques, infections, troubles oculaires, troubles hépatiques, risque tératogène
Hexaquine, Okimus, Quinine Vitamine C Grand	quinine (en association)	Médicaments des troubles musculaires	Risques immuno-allergiques, incluant des réactions cutanées, hématologiques et hépatiques graves
Hydergine, Capergyl, Iskedyl, Vasobral, Sermion et génériques	dihydroergotoxine dihydroergocornine dihydroergocristine dihydroergocryptine nicergoline	Vasodilatateurs périphériques	Risque de fibrose (dihydroergocristine et dihydroergotoxine), fibrose pulmonaire et pleurale (nicergoline)
Ikaran*, Seglor*, Tamik et génériques	dihydroergotamine	Antimigraineux ou vasodilatateurs périphériques	Effets indésirables de type vasoconstriction sévère, fibrose, risque de valvulopathie ou d'hypertension artérielle pulmonaire
Immunoglobulines IV	immunoglobuline humaine normale	Antisérums et immunoglobulines	Risque d'évènements thrombo-emboliques et d'atteintes rénales
Inhibiteurs de la recapture de la sérotonine chez l'enfant et l'adolescent	fluoxétine, fluvoxamine, sertraline	Antidépresseurs	Risque d'impact sur la croissance et la maturation sexuelle
Ketum et génériques	kétoprofène (gel)	Anti-inflammatoires	Réactions photo-allergiques
Lantus*	insuline glargine	Antidiabétiques	Risque potentiel de cancer
Levothyrox* et génériques	lévothyroxine	Médicaments de la thyroïde	Risque de perturbation de l'équilibre thyroïdien en cas de substitution Lévothyrox/générique (ou vice versa)
Multaq*	dronédarone	Antiarythmiques	Atteintes hépatiques et suspicion d'atteintes cardio-vasculaires
Mynocine* et génériques	minocycline	Anti-infectieux	Réactions d'hypersensibilité parfois sévères
Nexen* et génériques	nimésulide	Anti-inflammatoires	Atteintes hépatiques
Parlodel*, Bromo-Kin Inhibition de la lactation	bromocriptine	Inhibiteur de la prolactine	Complications neuro-vasculaires Risque de fibrose pulmonaire et rétropéritonéale
Pedea	ibuprofène (injectable)	Traitement des cardiopathies congénitales	Risque d'atteintes rénales
Primperan*	métoclopramide	Anti-nauséeux	Risque d'effets indésirables neurologiques (troubles extrapyramidaux), plus important chez l'enfant et l'adolescent

Nom commercial	DCI	Indication	Motif de surveillance
Protelos*	ranélate de strontium	Anti-ostéoporotiques	Réactions cutanées sévères (DRESS). Accidents thromboemboliques veineux
Protopic	tacrolimus	Immunosuppresseurs	Risque potentiel de lymphomes cutanés
Soriatane*	acitrétine	Kératolytiques	Risque tératogène
Trivastal*	piribédil	Agonistes dopaminergiques	Risque de somnolence et d'attaque de sommeil
Uvesterol D*, Uvesterol Vitamine A.D.E.C.	ergocalciférol	Supplémentation en vitamines du nourrisson	Malaises lors de l'administration
Vastarel* et génériques	trimétazidine	Antiangoreux	Syndromes parkinsoniens, thrombopénie et purpura
Vfend*	voriconazole	Anti-infectieux	Phototoxicité et rares cas de carcinome épidermoïde lors de traitement de longue durée
Xenical* 120 mg, gélule	orlistat	Aide à la perte de poids	Risque hépatique
Zyvoxid*	linézolide	Anti-infectieux	Risque d'atteintes hématologiques et risque d'acidose lactique associés à une utilisation prolongée hors AMM

LA CONSERVATION ET PÉREMPTION DES MÉDICAMENTS

Comment conserver les médicaments ?

La conservation et le tri des médicaments font d'abord appel à notre bon sens !

Il est impératif de conserver les médicaments dans leur emballage et avec leur notice. En effet, la notice des médicaments indique l'ensemble des informations à connaître : indications, contre-indications, effets secondaires, interactions... Une autre information importante à conserver, est la date de péremption, qui n'est parfois indiquée que sur l'emballage, d'où l'importance de ne jamais garder de médicaments en vrac chez soi. Bien évidemment, les médicaments sont à conserver dans une armoire réservée à cet usage, afin qu'ils soient hors de portée des enfants et qu'ils soient facilement accessibles en cas de besoin. Certains antibiotiques reconstitués ou certains vaccins doivent être quant à eux, conservés au réfrigérateur. Pour connaître les conditions de conservation des médicaments, il est indispensable de lire attentivement la notice et d'en suivre les conseils.

Il est par ailleurs conseillé de trier régulièrement ses médicaments afin de ne garder que les médicaments qui ne sont pas périmés.

La péremption des médicaments

Les médicaments nouvellement commercialisés ont une date de péremption approximative de 2 ans. Cette date est plus précisément déterminée à partir d'études de dégradation observant la stabilité du principe actif du médicament. En effet, au-delà d'un certain temps, le processus de dégradation d'un médicament entraîne une perte d'efficacité de son principe actif, mais aussi parfois la formation de produits à l'origine d'effets indésirables voire même la formation de produits toxiques.

Que faire des médicaments périmés ?

Il ne faut ni jeter ni brûler les médicaments non utilisés ! Pour des raisons de sécurité et d'environnement, ces produits doivent être recyclés. Pour cela il suffit de les remettre à son pharmacien qui saura les recycler. Les pharmaciens ont un accord avec des organismes de recyclage des médicaments afin qu'ils soient détruits de façon écologique, et les médicaments qui le peuvent sont envoyés à des associations humanitaires.

Les médicaments à avoir chez soi

Afin de faire face immédiatement lorsque cela est nécessaire à un tracas de santé, il est utile d'avoir chez soi quelques médicaments de base, en petite quantité :
- de l'aspirine : sous forme de comprimés, de comprimés effervescents ou de poudre en sachets ;
- un antalgique (paracétamol) : sous forme de comprimés, et si vous avez des enfants sous forme de suppositoires ou de sirop dosable en fonction du poids de l'enfant ;
- de la vitamine C, et du Céquinyl en cas de grippe ;
- un antispasmodique : Viscéralgine, Spasfon en cas de règles douloureuses ou de coliques passagères ;
- une pommade pour les contractions musculaires et petits traumatismes sportifs : Décontractyl, Algipan, Traumalgyl...
- un anti-histaminique : Polaramine, Primalan... si vous êtes allergique (rhume des foins en particulier) ;
- de l'huile de paraffine en cas de constipation passagère ;
- un anti-nauséeux : Nautamine... pour les voyages en bateau par exemple ;
- un antiseptique non coloré : Dakin Cooper, Hexomédine ;
- un flacon d'alcool à 70° ;
- des compresses hémostatiques ;
- un pansement gastrique : Actapulgite, Smecta ;
- une pommade contre les brûlures : Biafine, Cicatryl, Déflamol...
- de l'Arnica pour les bleus et les bosses (doses individuelles, gel...).

LES 7 RÈGLES D'OR DU MÉDICAMENT

Les notices des médicaments sont des documents importants que vous trouvez dans chaque boîte de médicaments. Il ne s'agit pas de publicités, mais de documents officiels, véritables fiches d'identité du médicament. Cette notice vous explique l'essentiel de ce que vous devez savoir sur le produit, ses indications et contre-indications, les effets indésirables, les précautions d'emploi, la posologie, etc. L'Agence Française de Sécurité Sanitaire des Produits de Santé (AFSSAPS) a publié un document expliquant les règles que chacun doit respecter pour suivre un traitement médicamenteux, qui sont les 7 règles d'or du médicament :

1 – *Respectez les indications* : le médicament vous a été prescrit pour une maladie bien précise, après examen. Prenez-le uniquement pour cette indication.

2 – *Attention aux contre-indications* : allergies, grossesse interdisent parfois l'administration de ce médicament. Signalez-le à votre médecin.

3 – *Soyez très attentif aux situations modifiant les conditions d'emploi* : par exemple si vous prenez un autre traitement pour une maladie différente.

4 – *Adaptez votre mode de vie* : certains médicaments peuvent provoquer une somnolence ou nécessitent de suivre une contraception.

5 – *Respectez les modalités de prise des médicaments* : les horaires et les quantités sont bien expliquées dans la notice.

6 – *Adoptez la bonne attitude si vous constatez un effet indésirable* : même si vous prenez les médicaments dans les conditions exactes définies dans la notice, des effets indésirables sont toujours possibles. Signalez-le toujours à votre médecin, qui, dans certains cas, modifiera votre traitement.

7 – *Redoublez d'attention si vous prenez un médicament sans ordonnance* : certains médicaments peuvent être achetés sans ordonnance, ce qui ne signifie pas qu'ils sont dépourvus de dangers éventuels. Si vous constatez un effet indésirable, telle que l'apparition d'une allergie ou de maux d'estomac, signalez-le à votre médecin ou au pharmacien.

Attention aux contrefaçons

Un médicament contrefait échappe à tout contrôle des autorités sanitaires, et la vente de faux médicaments est un problème qui prend une ampleur inquiétante. On estime en effet que 6 à 10 % des médicaments vendus dans le monde ont une composition ne correspondant pas à leur contenu déclaré. La composition de ces médicaments contrefaits est souvent différente de celle du médicament d'origine avec absence, surdosage ou sous-dosage du principe actif. Dans certains cas, des substances toxiques entrent même dans la composition des médicaments contrefaits. De ce fait, le médicament peut être inefficace, voire même dangereux.

Les médicaments contrefaits sont souvent vendus en toute illégalité sur Internet, sur des milliers de sites spécialisés. En France, il est possible depuis 2013 d'acheter légalement des médicaments par Internet, mais dans des conditions très strictes : les sites de vente doivent être sous la responsabilité d'un pharmacien, lui-même propriétaire ou gérant d'une officine. Tous les sites doivent faire l'objet d'une autorisation et leur légalité peut être vérifiée sur le site du Conseil de l'Ordre des pharmaciens (*www.ordre.pharmacie.fr*).

COMMENT LIRE UNE FICHE MÉDICAMENT (ALLOPATHIE) ?

L'allopathie (p. 3 à 806) ou médecine classique représente la grande majorité des prescriptions. Les médicaments allopathiques peuvent venir des 3 règnes (animal, végétal et minéral), mais le plus souvent les médicaments sont synthétisés en laboratoire grâce à des procédés chimiques complexes.

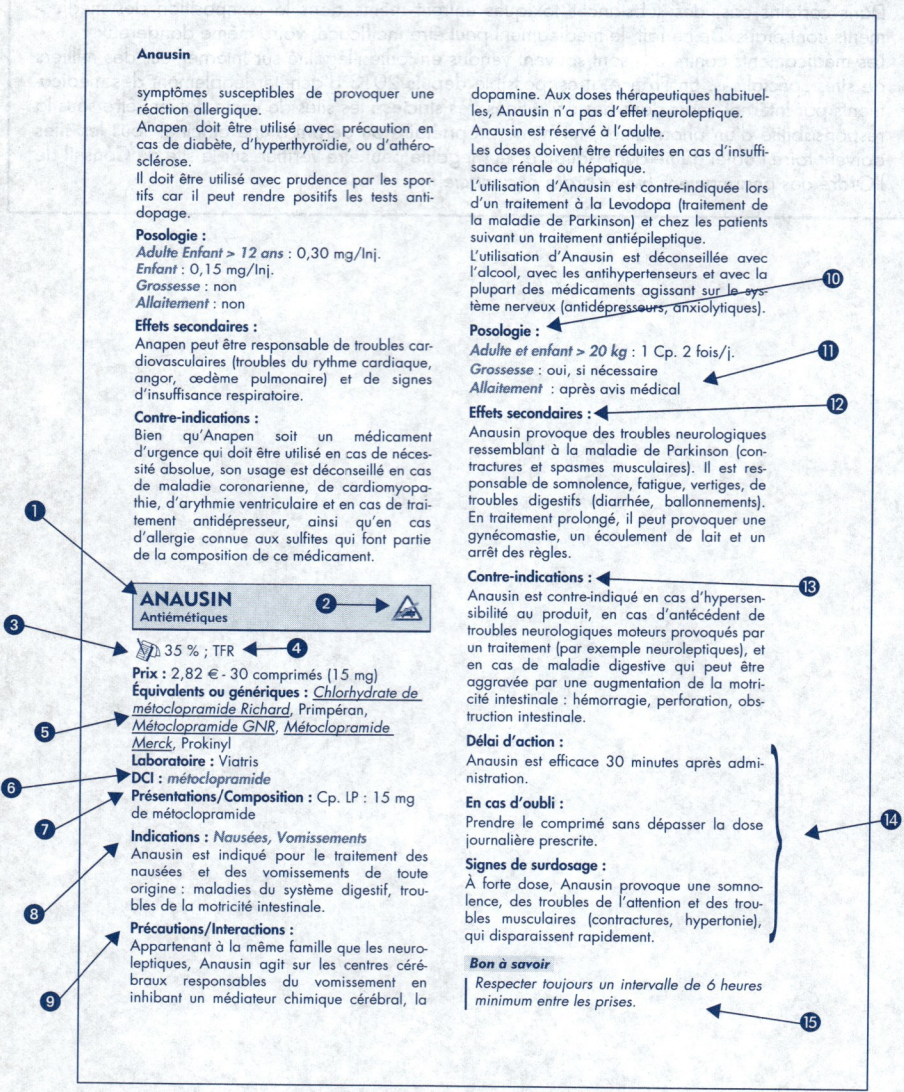

Anausin

symptômes susceptibles de provoquer une réaction allergique.
Anapen doit être utilisé avec précaution en cas de diabète, d'hyperthyroïdie, ou d'athérosclérose.
Il doit être utilisé avec prudence par les sportifs car il peut rendre positifs les tests antidopage.

Posologie :
Adulte Enfant > 12 ans : 0,30 mg/Inj.
Enfant : 0,15 mg/Inj.
Grossesse : non
Allaitement : non

Effets secondaires :
Anapen peut être responsable de troubles cardiovasculaires (troubles du rythme cardiaque, angor, œdème pulmonaire) et de signes d'insuffisance respiratoire.

Contre-indications :
Bien qu'Anapen soit un médicament d'urgence qui doit être utilisé en cas de nécessité absolue, son usage est déconseillé en cas de maladie coronarienne, de cardiomyopathie, d'arythmie ventriculaire et en cas de traitement antidépresseur, ainsi qu'en cas d'allergie connue aux sulfites qui font partie de la composition de ce médicament.

ANAUSIN
Antiémétiques

35 % ; TFR
Prix : 2,82 € - 30 comprimés (15 mg)
Équivalents ou génériques : *Chlorhydrate de métoclopramide Richard*, Primpéran, *Métoclopramide GNR*, *Métoclopramide Merck*, Prokinyl
Laboratoire : Viatris
DCI : *métoclopramide*
Présentations/Composition : Cp. LP : 15 mg de métoclopramide
Indications : *Nausées, Vomissements*
Anausin est indiqué pour le traitement des nausées et des vomissements de toute origine : maladies du système digestif, troubles de la motricité intestinale.
Précautions/Interactions :
Appartenant à la même famille que les neuroleptiques, Anausin agit sur les centres cérébraux responsables du vomissement en inhibant un médiateur chimique cérébral, la dopamine. Aux doses thérapeutiques habituelles, Anausin n'a pas d'effet neuroleptique.
Anausin est réservé à l'adulte.
Les doses doivent être réduites en cas d'insuffisance rénale ou hépatique.
L'utilisation d'Anausin est contre-indiquée lors d'un traitement à la Levodopa (traitement de la maladie de Parkinson) et chez les patients suivant un traitement antiépileptique.
L'utilisation d'Anausin est déconseillée avec l'alcool, avec les antihypertenseurs et avec la plupart des médicaments agissant sur le système nerveux (antidépresseurs, anxiolytiques).

Posologie :
Adulte et enfant > 20 kg : 1 Cp. 2 fois/j.
Grossesse : oui, si nécessaire
Allaitement : après avis médical

Effets secondaires :
Anausin provoque des troubles neurologiques ressemblant à la maladie de Parkinson (contractures et spasmes musculaires). Il est responsable de somnolence, fatigue, vertiges, de troubles digestifs (diarrhée, ballonnements). En traitement prolongé, il peut provoquer une gynécomastie, un écoulement de lait et un arrêt des règles.

Contre-indications :
Anausin est contre-indiqué en cas d'hypersensibilité au produit, en cas d'antécédent de troubles neurologiques moteurs provoqués par un traitement (par exemple neuroleptiques), et en cas de maladie digestive qui peut être aggravée par une augmentation de la motricité intestinale : hémorragie, perforation, obstruction intestinale.

Délai d'action :
Anausin est efficace 30 minutes après administration.

En cas d'oubli :
Prendre le comprimé sans dépasser la dose journalière prescrite.

Signes de surdosage :
À forte dose, Anausin provoque une somnolence, des troubles de l'attention et des troubles musculaires (contractures, hypertonie), qui disparaissent rapidement.

Bon à savoir
Respecter toujours un intervalle de 6 heures minimum entre les prises.

❶ Nom commercial du médicament avec la rubrique médicamenteuse.

❷ Certains médicaments ont des effets sur la capacité de conduire des véhicules ou d'utiliser des machines. Un pictogramme différent selon le niveau de risque (3 niveaux) doit être apposé sur la boîte du médicament. Pour les repérer dans votre ouvrage :

Niveau 1 (pictogramme jaune) = soyez prudent, ne pas conduire sans avoir lu la notice.

Niveau 2 (pictogramme orange) = soyez très prudent, ne pas conduire sans l'avis d'un professionnel de santé.

Niveau 3 (pictogramme rouge) = Attention danger : ne pas conduire, pour la reprise de la conduite demandez l'avis d'un médecin.

❸ Médicament délivré avec ordonnance , sans ordonnance , par ordonnance spéciale ou médicament à prescription restreinte , délivré à l'hôpital H .

❹ Taux de remboursement pratiqué par la Sécurité sociale allant de 15 à 100 %. La mention NR signifie que ce médicament n'est pas remboursé. La mention EC (en cours) indique que le taux de remboursement à l'heure où nous imprimons n'est pas encore paru au
La mention TFR à cet emplacement indique que l'un des médicaments cités sur cette fiche est concerné par le tarif forfaitaire de responsabilité (voir page XI).

❺ Liste des médicaments équivalents ou génériques (voir page IX). Les médicaments génériques sont mis en valeur en italique souligné afin d'être repérables facilement.

❻ La dénomination commune internationale est le nom de la molécule ou principe actif du médicament. Déterminé par l'OMS, l'objectif de la DCI est de créer un langage commun aux patients et personnels de santé du monde entier (voir pages IX et 1013).

❼ Pour lire les informations de cette rubrique, reportez-vous à la table des abréviations.

❽ Pour retrouver tous les médicaments classés par leurs indications de prescription, reportez-vous à l'index des indications en page 1061.

❾ Liste des précautions à prendre lorsque vous suivez un traitement, et les interactions médicamenteuses à éviter.

❿ Les posologies sont les quantités à administrer en fonction de l'âge, de l'état ou de la pathologie du patient. Certaines posologies sont indiquées en mg/année/jour, ce qui signifie qu'un enfant de 6 ans pourra prendre 6 mg/jour de ce médicament, ou bien si la posologie est indiquée en mg/kg/jour, une personne de 50 kg pourra prendre 50 mg/jour de ce médicament.

⓫ C'est dans le tableau des posologies que vous trouverez l'information sur la grossesse et l'allaitement.

⓬ Les effets indésirables connus sont énumérés ici.

⓭ Les contre-indications à la prise d'un médicament cité dans la fiche sont détaillées dans ce paragraphe.

⓮ Les délais d'action, les signes de surdosage ou les consignes spécifiques en cas d'oubli de la prise du médicament sont, lorsque cela est nécessaire, détaillés dans ces paragraphes.

⓯ Le bon à savoir apporte au besoin une précision importante, comme la conservation des vaccins, les règles à respecter pour la prise de certains médicaments.

COMMENT LIRE UNE FICHE PHYTOTHÉRAPIE ?

La phytothérapie est une science qui est à l'origine de la pharmacie moderne. Nous avons consacré un chapitre spécifique (p. 809 à 862) aux médicaments de cette classe qui sont issus de plantes par extraction d'une racine, d'une feuille ou d'une écorce.

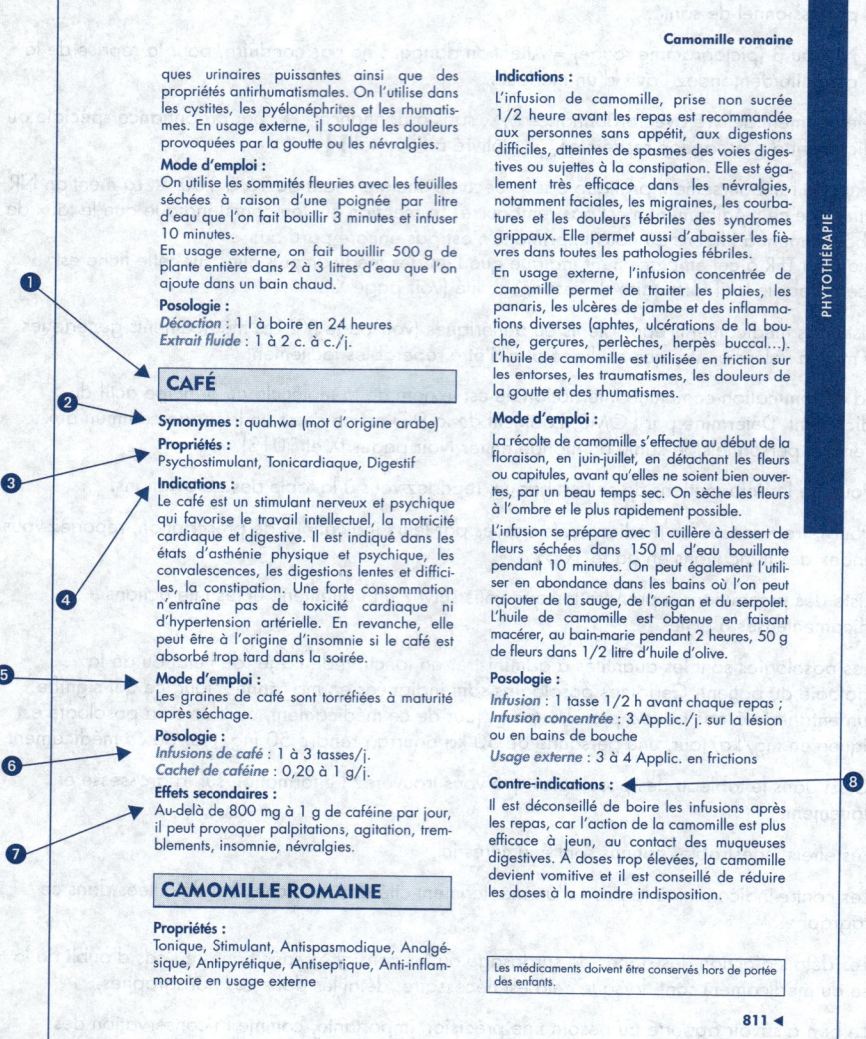

ques urinaires puissantes ainsi que des propriétés antirhumatismales. On l'utilise dans les cystites, les pyélonéphrites et les rhumatismes. En usage externe, il soulage les douleurs provoquées par la goutte ou les névralgies.

Mode d'emploi :
On utilise les sommités fleuries avec les feuilles séchées à raison d'une poignée par litre d'eau que l'on fait bouillir 3 minutes et infuser 10 minutes.
En usage externe, on fait bouillir 500 g de plante entière dans 2 à 3 litres d'eau que l'on ajoute dans un bain chaud.

Posologie :
Décoction : 1 l à boire en 24 heures
Extrait fluide : 1 à 2 c. à c./j.

CAFÉ

Synonymes : quahwa (mot d'origine arabe)
Propriétés :
Psychostimulant, Tonicardiaque, Digestif
Indications :
Le café est un stimulant nerveux et psychique qui favorise le travail intellectuel, la motricité cardiaque et digestive. Il est indiqué dans les états d'asthénie physique et psychique, les convalescences, les digestions lentes et difficiles, la constipation. Une forte consommation n'entraîne pas de toxicité cardiaque ni d'hypertension artérielle. En revanche, elle peut être à l'origine d'insomnie si le café est absorbé trop tard dans la soirée.

Mode d'emploi :
Les graines de café sont torréfiées à maturité après séchage.

Posologie :
Infusions de café : 1 à 3 tasses/j.
Cachet de caféine : 0,20 à 1 g/j.

Effets secondaires :
Au-delà de 800 mg à 1 g de caféine par jour, il peut provoquer palpitations, agitation, tremblements, insomnie, névralgies.

CAMOMILLE ROMAINE

Propriétés :
Tonique, Stimulant, Antispasmodique, Analgésique, Antipyrétique, Antiseptique, Anti-inflammatoire en usage externe

Camomille romaine

Indications :
L'infusion de camomille, prise non sucrée 1/2 heure avant les repas est recommandée aux personnes sans appétit, aux digestions difficiles, atteintes de spasmes des voies digestives ou sujettes à la constipation. Elle est également très efficace dans les névralgies, notamment faciales, les migraines, les courbatures et les douleurs fébriles des syndromes grippaux. Elle permet aussi d'abaisser les fièvres dans toutes les pathologies fébriles.
En usage externe, l'infusion concentrée de camomille permet de traiter les plaies, les panaris, les ulcères de jambe et des inflammations diverses (aphtes, ulcérations de la bouche, gerçures, perlèches, herpès buccal...). L'huile de camomille est utilisée en friction sur les entorses, les traumatismes, les douleurs de la goutte et des rhumatismes.

Mode d'emploi :
La récolte de camomille s'effectue au début de la floraison, en juin-juillet, en détachant les fleurs ou capitules, avant qu'elles ne soient bien ouvertes, par un beau temps sec. On sèche les fleurs à l'ombre et le plus rapidement possible.

L'infusion se prépare avec 1 cuillère à dessert de fleurs séchées dans 150 ml d'eau bouillante pendant 10 minutes. On peut également l'utiliser en abondance dans les bains où l'on peut rajouter de la sauge, de l'origan et du serpolet. L'huile de camomille est obtenue en faisant macérer, au bain-marie pendant 2 heures, 50 g de fleurs dans 1/2 litre d'huile d'olive.

Posologie :
Infusion : 1 tasse 1/2 h avant chaque repas ;
Infusion concentrée : 3 Applic./j. sur la lésion ou en bains de bouche
Usage externe : 3 à 4 Applic. en frictions

Contre-indications :
Il est déconseillé de boire les infusions après les repas, car l'action de la camomille est plus efficace à jeun, au contact des muqueuses digestives. À doses trop élevées, la camomille devient vomitive et il est conseillé de réduire les doses à la moindre indisposition.

Les médicaments doivent être conservés hors de portée des enfants.

❶ Nom de la plante.

❷ Synonymes connus de cette plante.

❸ Les propriétés de cette plante sont énumérées.

❹ Description des indications.

❺ Comment utiliser et préparer ces plantes ?

❻ Les posologies pour chaque plante peuvent être différentes selon qu'elles sont prises en infusion, décoction, teinture-mère, etc.

❼ Les effets secondaires indésirables plus ou moins rares sont énumérés.

❽ Les contre-indications à prendre un médicament et les signes de surdosage sont énumérés le cas échéant.

COMMENT LIRE UNE FICHE HOMÉOPATHIE ?

L'homéopathie est la plus populaire des médecines douces. Nous avons donc regroupé dans un chapitre spécifique en fin d'ouvrage (p. 865 à 912) les principaux médicaments homéopathiques.

ABIES NIGRA

Nom commun : Sapin noir, épinette noire, épinette à la bière
Propriétés et origines :

Antispasmodique de l'œsophage
Le sapin noir ou épicéa noir d'Amérique produit une résine très parfumée que l'on utilise pour préparer la teinture-mère à l'origine de la solution homéopathique. L'action d'Abies nigra s'effectue au niveau du tube digestif. Après absorption de teinture-mère, un spasme de l'œsophage se déclenche avec la sensation d'avoir un corps étranger au travers de la gorge. Peu après les repas, un blocage du bas œsophage peut être ressenti provoquant une toux gênante et incoercible. Une constipation opiniâtre s'installe dans les jours suivants, entraînant des spasmes douloureux du côlon.

Indications :

Affections de l'œsophage : Difficulté à avaler
En cas de difficulté à avaler chez une personne anxieuse ou agitée, prendre 5 granules en 7 CH avant chaque repas.

ABROTANUM

Nom commun : Aurône mâle
Propriétés et origines :

Antidiarrhéique, Stimulant de l'appétit
L'aurône mâle est une plante d'origine méridionale de la famille des Composées. La teinture-mère, qui est préparée à partir des parties aériennes fleuries, contient de nombreuses substances dont une huile essentielle expliquant ses propriétés aromatiques.
L'action de cette plante s'exerce sur le métabolisme hydro-électrolytique et l'équilibre nutritionnel. Abrotanum peut donc être prescrit chez l'enfant ou le nourrisson présentant une diarrhée accompagnée de déshydratation. Il est souvent prescrit aussi chez les enfants présentant des signes de maigreur ou une carence nutritionnelle.

Indications :

Déshydratation chez les nourrissons
5 granules en 5 ou 7 CH toutes les heures en association avec le traitement classique de réhydratation.

Agaricus Muscarius
État de maigreur chez l'enfant
5 granules en 7 CH 1 à 2 fois par jour en association avec silicea.

ACONITUM NAPELLUS

Nom commun : Char de Vénus
Propriétés et origines :

Antinévralgique, Antigoutteux, Décongestionnant respiratoire
Plante de la famille des Renonculacées dont la racine contient un alcaloïde particulièrement toxique : l'aconitine.
Aconit est utilisé en situation de « coup de tonnerre dans un ciel clair », comme par exemple après des changements brusques de température (fièvre brutale très élevée après un coup de froid sec, un coup de chaleur, ou en cas de fièvre sans transpiration).
Aconit est également un remède prescrit à la suite de grande peur qui conduit à des comportements de personnes stressées.

Indications :

Neurologiques : Névralgies
Aconit est prescrit en cas de douleurs neurologiques comme les névralgies du trijumeau « a frigore » (survenant après un coup de froid).
On utilise des dilutions hautes (15 ou 30 CH), 5 granules 2 à 6 fois par jour.

Cardio-vasculaires : Hypertension
Toutes les manifestations cardio-vasculaires accompagnées d'agitation, d'anxiété, peuvent être traitées par Aconit notamment les poussées hypertensives, les tachycardies paroxystiques (après froid vif ou peur) et les crises d'angor déclenchées par le froid vif.
On utilise des dilutions 9 ou 15 CH 2 à 4 fois par jour.

AGARICUS MUSCARIUS

Nom commun : Amanite tue-mouches/fausse oronge
Propriétés et origines :

Décontracturant musculaire, Prévention du syndrome de Raynaud
L'amanite tue-mouches est un champignon des régions tempérées, reconnaissable par son chapeau rouge-orangé éclatant, moucheté de flo-

① Nom scientifique sous lequel on trouve le médicament homéopathique en pharmacie.

② Nom commun du médicament.

③ Les propriétés et les origines de chaque médicament homéopathique sont présentées.

④ Pour retrouver tous les médicaments indiqués pour une indication donnée, reportez-vous à l'index en page 1061.

L'ALLOPATHIE

L'allopathie ou médecine traditionnelle dite « scientifique » représente la grande majorité des prescriptions des médecins en France.
Les médicaments allopathiques peuvent provenir des trois règnes de la nature : animal, végétal ou minéral.
Le plus souvent, les médicaments sont synthétisés en laboratoire à l'aide de processus chimiques complexes.
La mise au point d'un médicament est donc une recherche longue et coûteuse.
Les traitements de la médecine traditionnelle agissent contre le mécanisme pathologique et nécessitent donc des dosages importants. Les fonctions des médicaments sont la prévention (les vaccins), le traitement curatif (les antibiotiques, etc.), l'aide au diagnostic médical (produits de contraste pour certains examens radiologiques), la restauration de fonctions physiologiques (vitamine D, etc.), et surtout le traitement des symptômes ou la modification du fonctionnement d'un organe.

Les dangers des médicaments

Un médicament est composé d'une substance active (molécule) et d'un excipient (substance inactive mais qui facilite l'absorption du médicament). Dans tous les cas, il n'existe pas de médicament qui ne soit pas potentiellement dangereux. Même le plus anodin d'entre eux peut provoquer une allergie et être un poison. Il faut donc être particulièrement vigilant aux intoxications médicamenteuses, sous forme aiguë, en cas d'ingestion massive ou sous forme chronique en cas de prise trop prolongée d'un médicament.
Les interférences entre plusieurs médicaments peuvent également être très dangereuses car elles renforcent leur efficacité et entraînent des complications.

Les prix des médicaments

Les prix indiqués en euros sont donnés à titre indicatif car ils peuvent subir de légères variations en cours d'année.

Les risques de l'auto-médication

Les médicaments étant des produits potentiellement dangereux, ils le sont d'autant plus lorsqu'ils sont pris sans avis médical. L'automédication est donc à proscrire absolument chez la femme enceinte ou allaitante ainsi que chez l'enfant.

> Attention si vous possédez une pharmacie familiale ; les médicaments doivent être conservés dans une armoire réservée à cet usage, hors de la portée des enfants afin d'éviter toute intoxication accidentelle.

A 313 POMMADE
Antibactériens

📦 30 %

Prix : Libre
Équivalents ou génériques : Aucun
Laboratoire : Pharmadéveloppement
DCI : *vitamine A, tyrothricine*
Présentations/Composition : Pom. : tube 50 g

Indications : *Brûlure, Plaie superficielle*
Ce médicament est indiqué dans le traitement de certaines surinfections bactériennes, de brûlures et de plaies superficielles.

Précautions/Interactions :
Un passage de vitamine A dans l'organisme est possible en cas de traitement prolongé et de lésion étendue, notamment chez le jeune enfant.
Utiliser un antiseptique non oxydant avec ce médicament (la vitamine A étant très oxydante).

Posologie :
Adulte et enfant : Appliquer en couche épaisse 1 fois/j.
Grossesse : non
Allaitement : non

Effets secondaires :
Il existe un risque théorique d'hypervitaminose A en cas de traitement prolongé qui pourrait se traduire par des nausées, des vomissements, une confusion mentale et des convulsions.

Contre-indications :
Cette pommade ne doit pas être appliquée chez le nourrisson.

ABBOTICINE
Antibiotiques

📦 65 %

Prix : 2,14 € - Flacon de sirop (60 ml)
Équivalents ou génériques : Egery, *Ery*, Erythrocine
Laboratoire : Abbott
DCI : *érythromycine*
Présentations/Composition : Sir. flacon 60 ml : 12 c. mes. 200 mg

Indications : *Infections bactériennes*
L'érythromycine est un antibiotique diffusant très bien dans tous les tissus de l'organisme sauf au niveau du cerveau, du liquide céphalo-rachidien et des urines. Il est utilisé dans les infections dentaires, les pneumonies, la coqueluche, le chancre mou et les infections à Mycoplasma et Chlamydiae. Il permet également de remplacer les pénicillines en cas de contre-indications ou d'allergie, pour traiter angines, rhinopharyngites, bronchites, scarlatine, syphilis.

Précautions/Interactions :
L'érythromycine ne doit pas être utilisé en cas d'otite chez l'enfant de moins de 6 ans.
En cas d'insuffisance hépatique, une surveillance biologique du foie est nécessaire.
L'astémizole, le terfénadine, les médicaments responsables de certains troubles cardiaques, les dérivés de l'ergot de seigle et le cisapride sont contre-indiqués. La carbamazépine, la théophylline, le triazolam, les lincosanides, la bromocriptine et le tacrolimus sont déconseillés. La digoxine, la warfarine, la ciclosporine et le lisuride doivent être utilisés avec précaution.

Posologie :
Enfant : 1/2 à 1 dose 4 fois/j.
Nourrisson : 1 dose/5 kg/j. en 3 à 4 prises
Grossesse : oui
Allaitement : non

Effets secondaires :
Abboticine peut provoquer en cours de traitement nausées, maux de ventre, vomissements, diarrhées et dans de rares cas une hépatite.

Contre-indications :
La prise de cet antibiotique est contre-indiqué en cas d'allergie aux macrolides.

Bon à savoir
Il n'existe pas de posologie adulte, car la forme présentée n'est pas assez dosée et correspond à une forme pédiatrique.

ABILIFY
Neuroleptiques

📦 65 %

Prix : 102,59 € - 28 comprimés (5 mg)
102,59 € - 28 comprimés (10 mg)
102,59 € - 28 comprimés (15 mg)
Équivalents ou génériques : Aucun
Laboratoire : Bristol Myers Squibb
DCI : *aripiprazole*

Abstral

Présentations/Composition : Cp. : 5, 10 et 15 mg

Indications : *Schizophrénie*
Abilify est indiqué dans le traitement des troubles psychotiques liés la schizophrénie.

Précautions/Interactions :
La dose habituelle du traitement est de 15 à 30 mg par jour.
Ce médicament est réservé au traitement de la schizophrénie et n'est pas autorisé en cas de troubles psychotiques liés aux démences des personnes âgées.
Abilify doit être utilisé avec précaution en cas d'antécédents de maladie cardiaque, de troubles vasculaires, de troubles du rythme cardiaque, de convulsions.

Posologie :
Adulte : 15 à 30 mg/j.
Grossesse : non
Allaitement : non

Effets secondaires :
Abilify peut être responsable de l'apparition de mouvements anormaux, nécessitant une réduction de la posologie, voire un arrêt du traitement.
Comme tous les antipsychotiques, Abilify peut être rarement à l'origine d'un syndrome malin des neuroleptiques, qui se manifeste par l'apparition d'une fièvre, d'une rigidité musculaire, de troubles psychiques et de troubles métaboliques, et parfois d'une insuffisance rénale. La suspicion d'un syndrome malin nécessite l'arrêt immédiat du traitement et de tout traitement antipsychotique associé.
Abilify doit être utilisé avec précaution en cas de diabète, nécessitant un contrôle régulier de la glycémie.
Comme tous les neuroleptiques, Abilify peut provoquer, surtout en début de traitement, des troubles de la régulation thermique, avec un état fébrile transitoire.

Contre-indications :
Abilify est contre-indiqué en cas d'hypersensibilité au produit ou à ses excipients.

En cas d'oubli :
Prendre immédiatement le comprimé oublié, mais ne pas doubler la dose en cas d'oubli de plus d'une journée.

Signes de surdosage :
Le surdosage accidentel ou intentionnel est responsable de tachycardie, somnolence, nausées et vomissements, mouvements anormaux. L'hospitalisation pour surveillance d'éventuels troubles respiratoires est nécessaire jusqu'à la normalisation des symptômes.

ABSTRAL
Antalgiques

 65 %

Prix : 74,87 € - 10 comprimés
211,99 € - 30 comprimés
Équivalents ou génériques : Aucun
Laboratoire : Prostrakan
DCI : *fentanyl*
Présentations/Composition : Cp. : 100 à 800 μg de fentanyl

Indications : *Douleur*
Abstral est indiqué dans le traitement des douleurs paroxystiques des patients adultes qui utilisent par ailleurs des médicaments à base de morphine pour le traitement de douleurs chroniques d'origine cancéreuse.

Précautions/Interactions :
Le traitement doit être débuté à la dose de un comprimé de 100 microgrammes. Si aucun soulagement n'est obtenu au bout de 30 minutes, il est possible d'administrer un deuxième puis un troisième comprimé, sans dépasser la dose de 800 microgrammes. Par la suite, le traitement doit être poursuivi, quatre fois par jour, avec la dose antalgique efficace.
Abstral est un médicament stupéfiant qui ne peut être prescrit que sur une ordonnance spéciale, pour une durée maximale de 28 jours. La délivrance est normalement fractionnée et ne peut excéder une durée de 7 jours.
L'administration de ce médicament se fait uniquement par voie sublinguale.
Abstral est considéré comme un produit dopant et est interdit à tous les sportifs dans le cadre des compétitions.
Ce médicament doit être utilisé avec prudence en cas d'insuffisance rénale ou hépatique, ou en cas de ralentissement du rythme cardiaque.

Posologie :
Adulte : 100 à 800 mg 4 fois/j.
Enfant et adolescent < 18 ans : non
Grossesse : non
Allaitement : non

Effets secondaires :
Abstral peut être responsable d'effets indésirables typiques des médicaments à base de morphine, tels que vous maux de tête, étourdissements, somnolence, fatigue, qui disparaissent généralement avec la poursuite du traitement. Il peut également provoquer des troubles de la vision, des syndromes dépressifs ou, au contraire, de l'euphorie. Il est parfois responsable d'hallucinations, tremblements, de symptômes de nervosité. L'interruption brutale du traitement est parfois accompagnée de symptômes de sevrage, tels que l'anxiété, des tremblements, sueurs, nausées et vomissements.

Contre-indications :
Abstral est contre-indiqué en cas d'hypersensibilité au produit ou à ses excipients, en cas d'insuffisance respiratoire, en cas de bronchopneumopathie chronique obstructive. Il doit être utilisé avec précaution en cas de maladie pouvant entraîner une dépression respiratoire, comme dans le cas de la myasthénie.

Surdosage :
Le surdosage provoque une somnolence et des troubles respiratoires, nécessitant une hospitalisation en urgence.

ACADIONE
Antirhumatismaux/Décontracturants

📦 65 %
Prix : 58,18 € - 120 comprimés (250 mg)
Équivalents ou génériques : Trolovol
Laboratoire : Aventis
DCI : *tiopronine*
Présentations/Composition : Cp. : 250 mg
Indications : *Rhumatisme inflammatoire chronique, Calcul rénal cystinique*
Ce médicament est utilisé dans le traitement de fond des rhumatismes inflammatoires chroniques tels que la polyarthrite rhumatoïde. L'acadione prévient ou traite la formation de certains calculs rénaux composés de cystine.

Précautions/Interactions :
Des examens de sang seront prescrits régulièrement par votre médecin au cours du traitement pour vérifier l'absence de toxicité de l'acadione, notamment au niveau de la moelle osseuse.

L'apparition d'une fièvre ou de difficultés respiratoires imposent l'arrêt du traitement.
Les médicaments contenant de la phénylbutazone sont contre-indiqués.

Posologie :
Adulte
Polyarthrite rhumatoïde : 1 g à 1,5 g/j. en 2 à 3 prises
Calcul rénal : augmenter progressivement de 0,5 g à 2 g/j. en 2 à 3 prises
Grossesse : non
Allaitement : non

Effets secondaires :
Parfois apparaissent des troubles cutanés (rougeurs, démangeaisons, éruptions), des aphtes, une perte du goût, des troubles digestifs (nausées, diarrhées). Des modifications des examens sanguins, l'apparition de difficultés respiratoires, une fièvre inexpliquée imposent l'arrêt du médicament.

Contre-indications :
Des antécédents d'hypersensibilité à l'Acadione ou au Trolovol, des allergies aux antibiotiques à base de pénicillamine ou de céphalosporine contre-indiquent la prise de ce médicament ainsi que des maladies graves des reins, du sang, de la peau et le lupus érythémateux.

Délai d'action :
L'Acadione n'est active qu'au bout de 2 à 3 mois de traitement.

> **Bon à savoir**
>
> Une fièvre ou une sensation de malaise général passager peuvent survenir après la prise des comprimés. Les femmes en âge de procréer doivent utiliser un moyen de contraception efficace pendant toute la durée du traitement. Continuer de prendre ses médicaments habituels contre la douleur pendant les 2 ou 3 premiers mois du traitement au cours desquels l'Acadione est encore peu active. Ne pas absorber de médicament, notamment ceux en vente libre, sans avis médical.
> L'Acadione n'est pas efficace pour traiter l'arthrose.

Les médicaments doivent être conservés hors de portée des enfants.

ACIDRINE
Pansements gastro-intestinaux

 NR

Prix : 3,00 € - 40 comprimés
Équivalents ou génériques : Aucun
Laboratoire : Solvay
DCI : *myrtécaïne, aminoacétate d'aluminium, sulfate de galactane*
Présentations/Composition : Cp. : 2,5 mg de myrtécaïne, 250 mg d'aminoacétate d'aluminium, 200 mg de sulfate de galactane
Indications : *Douleur de l'œsophage, de l'estomac et du duodénum*
Protecteur de la muqueuse gastrique, Acidrine soulage toutes les douleurs provoquées par l'inflammation ou l'ulcération des parois de l'œsophage, de l'estomac ou du duodénum.

Précautions/Interactions :
Il est toujours nécessaire de vérifier que les lésions gastriques sont bénignes avant de suivre un traitement prolongé.
Avec la plupart des médicaments il est nécessaire de respecter un intervalle d'au moins 2 heures entre chaque prise.
Boire un verre d'eau après avoir croqué le médicament pour éviter l'anesthésie de la bouche provoquée par myrtécaïne.
Tenir compte de la présence de sucre et de sel, en cas de diabète ou de régime sans sel.
Acidrine peut positiver les tests antidopage.

Posologie :
Adulte : 3 Cp./j. à croquer au moment des douleurs
Grossesse : non
Allaitement : non

Effets secondaires :
En cas d'utilisation prolongée, les sels d'aluminium peuvent être responsables d'une carence en phosphore et il peut être à l'origine d'une encéphalopathie, en particulier chez les personnes souffrant d'une insuffisance rénale sévère. Acidrine peut provoquer une constipation.

Contre-indications :
Acidrine est interdit en cas d'insuffisance rénale sévère.

Délai d'action :
Acidrine est efficace immédiatement sur les douleurs gastriques et œsophagiennes, et son action dure 30 à 60 minutes.

ACTAPULGITE
Pansements gastro-intestinaux

 NR

Prix : 5,03 € - 30 sachets
8,54 € - 60 sachets
Équivalents ou génériques : Aucun
Laboratoire : Beaufour
DCI : *attapulgite de Mormoiron*
Présentations/Composition : Sach. : 3 g d'attapulgite de Mormoiron activée
Indications : *Douleur et trouble du transit gastro-intestinal, Ballonnement intestinal*
Protecteur de la muqueuse intestinale et adsorbant de l'eau et des gaz, Actapulgite est utilisé dans le traitement des colites avec diarrhée et ballonnement.

Précautions/Interactions :
Il est toujours nécessaire de vérifier que les lésions intestinales sont bénignes avant de suivre un traitement prolongé.
Il est nécessaire de respecter un intervalle d'au moins 2 heures entre chaque prise avec de nombreux médicaments.
Actapulgite ne doit pas être utilisé chez le nourrisson.

Posologie :
Adulte : 2 à 3 Sach./j. avant les repas
Enfant > 10 kg : 2 Sach./j.

Effets secondaires :
En cas de malformation du tube digestif (mégacôlon) ou de séjour prolongé au lit, Actapulgite provoque une constipation.

Contre-indications :
Actapulgite est contre-indiqué en cas de maladie obstructive du tube digestif.

Délai d'action :
Actapulgite est efficace en 1 heure sur les symptômes digestifs.

> **Bon à savoir**
> Le contenu du sachet peut être dilué dans un verre d'eau sucrée.

ACTI-5
Psychostimulants

 NR

Prix : Libre
Équivalents ou génériques : Aucun
Laboratoire : Pierre Fabre
DCI : *déanol, magnésium, vitamine C*
Présentations/Composition : Amp. Buv. : 30 Amp. 5 ml

Indications : *Fatigue*
Ce médicament associe de la vitamine C et du magnésium au déanol pour lutter contre une fatigue excessive.

Précautions/Interactions :
Ce traitement est réservé à l'adulte et n'est pas administré en cas d'insuffisance hépatique ou de maladie des voies biliaires.
Ne pas prendre Acti-5 en fin de journée car la vitamine C peut provoquer des insomnies.
Ce médicament contenant de l'alcool, il entraîne des troubles de l'attention dangereux pour les conducteurs de véhicule ou les utilisateurs de machine. Il ne doit pas être associé au disulfiram, céfamandole, céfopérazone, latamoxef, chloramphénicol, chlorpropamide, tolbutamide, glipizide, griséofulvine, kétoconazole et les dépresseurs du système nerveux central. Le kayéxalate est contre-indiqué car ce médicament contient du sorbitol (risque de nécrose colique).

Posologie :
Adulte : 2 à 3 Amp./j. avant les repas
Grossesse : non
Allaitement : non

Effets secondaires :
Quelques maux de tête, des insomnies et du prurit (envie de se gratter) ont été notés. Des diarrhées ou des douleurs abdominales peuvent survenir chez des personnes souffrant de colopathies fonctionnelles.

Contre-indications :
Une intolérance au sorbitol et au parahydroxybenzoate contenus dans les excipients contre-indique le traitement.

> **Bon à savoir**
> L'activité éventuelle de ce produit n'a pas été mise en évidence par des essais cliniques. Les ampoules doivent être conservées à l'abri de la lumière.

ACTICARBINE
Antispasmodiques

 NR

Prix : 1,99 € - 42 comprimés
2,92 € - 84 comprimés
Équivalents ou génériques : Aucun
Laboratoire : Élerté
DCI : *papavérine, charbon*
Présentations/Composition : Cp. : 14 mg de papavérine et 70 mg de charbon

Indications : *Troubles fonctionnels digestifs, Ballonnement intestinal*
Acticarbine est un traitement d'appoint des troubles fonctionnels du tube digestif avec ballonnement (météorisme) et diarrhée.

Précautions/Interactions :
À la fois antispasmodique et adsorbant, Acticarbine peut diminuer ou empêcher l'absorption d'autres médicaments. Par prudence il est préférable de prendre Acticarbine 2 heures après la prise d'autres médicaments, en particulier les médicaments digitaliques (traitement de l'insuffisance cardiaque).
En cas de diabète, tenir compte de la présence de sucre (425 mg par comprimé).

Posologie :
Adulte : 1 à 2 Cp. avant chaque repas
Grossesse : oui
Allaitement : oui

Effets secondaires :
Acticarbine peut provoquer une constipation en cas de traitement prolongé.

Contre-indications :
Il n'y a pas de contre-indications à l'emploi d'Acticarbine hormis une éventuelle hypersensibilité à l'un de ses constituants.

Délai d'action :
Acticarbine est actif en une 1/2 heure.

ACTIFED
Traitements du nez, de la gorge et des oreilles

 NR

Prix : Libre
Équivalents ou génériques : Aucun
Laboratoire : Warner-Lambert
DCI : *triprolidine, pseudoéphédrine, paracétamol*

Actifed jour et nuit

Présentations/Composition : Cp. : triprolidine 2,5 mg, pseudoéphédrine 50 mg, paracétamol 300 mg (boîte de 20 Cp.)
Sol. Buv. : triprolidine 1,25 mg, pseudoéphédrine 25 mg, paracétamol 125 mg/ 5 ml (flacon de 100 ml)

Indications : *Rhinopharyngite aiguë*
Ce décongestionnant des voies aériennes associe un antalgique calmant la fièvre et les douleurs, un vasoconstricteur des muqueuses rhino-pharyngées diminuant les écoulements de nez et les larmoiements et un antihistaminique pour favoriser le sommeil. Ce médicament diminue les symptômes des affections rhino-pharyngées aiguës et des états grippaux mais ne guérit pas la maladie. Si les symptômes persistent malgré le traitement, il est préférable de consulter un médecin.

Précautions/Interactions :
Les comprimés peuvent être administrés aux enfants de plus de 6 ans et la solution buvable aux enfants de plus de 6 mois. La solution buvable contenant 10 % d'alcool, il est conseillé de respecter les doses prescrites.
Ce médicament doit être utilisé avec prudence en cas d'hypertension artérielle, de problèmes coronariens, d'hyperthyroïdie, de diabète, de psychose, d'insuffisance rénale ou hépatique sévère.
Ce traitement peut entraîner une somnolence chez les conducteurs de véhicule ou de machine et les tests sportifs antidopage peuvent être positivés par ce médicament.
En cas d'anesthésie générale, il est préférable d'arrêter le traitement quelques jours auparavant.
Actifed ne doit pas être associé avec les boissons alcoolisées, les barbituriques, la guanéthidine et les IMAO. L'atropine, les dépresseurs du système nerveux central, les neuroleptiques peuvent être associés avec précaution.

Posologie :
Adulte et enfant > 12 ans : 1 Cp. ou 2 doses de 5 ml 3 fois/j.
Enfant
de 6 à 30 mois : 1 dose de 2,5 ml 2 fois/j.
de 30 mois à 6 ans : 1 dose de 2,5 ml 3 fois/j.
de 6 à 12 ans : 1/2 Cp. ou 1 dose de 5 ml 3 fois/j.
Grossesse : non
Allaitement : non

Effets secondaires :
Actifed peut provoquer une sécheresse de la bouche, des troubles de la vue, une rétention urinaire, une confusion mentale ou une excitation chez la personne âgée, et très rarement des réactions allergiques.

Contre-indications :
Les antécédents d'allergie au paracétamol ou à l'un des constituants, une insuffisance coronarienne, une hypertension artérielle sévère, un glaucome par fermeture de l'angle et un adénome de la prostate contre-indiquent le traitement.

Signes de surdosage :
Des nausées, vomissements, perte d'appétit, pâleur et douleurs abdominales apparaissent dans les 24 heures qui suivent un surdosage important. Un surdosage massif peut provoquer une destruction des cellules hépatiques conduisant au décès. Une hospitalisation d'urgence est donc nécessaire dès l'apparition des premiers symptômes.

Bon à savoir
> Ce médicament est très efficace mais nécessite de respecter les posologies et d'éviter les contre-indications.

ACTIFED JOUR ET NUIT
Traitements du nez, de la gorge et des oreilles

NR
Prix : Libre
Équivalents ou génériques : Aucun
Laboratoire : Warner-Lambert
DCI : *phénylpropanolamine, diphénhydramine, paracétamol*
Présentations/Composition : Cp. jaune : phénylpropanolamine 25 mg, paracétamol 500 mg (boîte de 12 Cp.)
Cp. bleu : diphénhydramine 25 mg, paracétamol 500 mg (boîte de 4 Cp.)

Indications : *Rhinopharyngite aiguë*
Ce décongestionnant des voies aériennes associe un antalgique calmant la fièvre et les douleurs, un vasoconstricteur des muqueuses rhino-pharyngées diminuant les écoulements de nez et les larmoiements et un antihistaminique pour favoriser le sommeil. Ce médicament diminue les symptômes des affections rhino-pharyngées aiguës et des états grippaux mais ne guérit pas la maladie. Si les symp-

tômes persistent malgré le traitement, il est préférable de consulter son médecin.

Précautions/Interactions :
Les comprimés peuvent être administrés aux enfants de plus de 15 ans.
Ce médicament doit être utilisé avec prudence en cas d'hypertension artérielle, de problèmes coronariens, d'hyperthyroïdie, de diabète, de psychose, d'insuffisance rénale ou hépatique sévère.
Ce traitement peut entraîner une somnolence chez les conducteurs de véhicule ou de machine et positiver les tests sportifs antidopage.
En cas d'anesthésie générale, il est préférable d'arrêter le traitement quelques jours auparavant.
Ne pas associer ce médicament aux boissons alcoolisées, barbituriques, guanéthidine et IMAO. L'atropine, les dépresseurs du système nerveux central, les neuroleptiques sont à surveiller.

Posologie :
Adulte et enfant > 15 ans : 1 Cp. jaune matin, midi et soir ; 1 Cp. bleu le soir au coucher
Grossesse : non
Allaitement : non

Effets secondaires :
Actifed jour et nuit peut provoquer sécheresse de la bouche, troubles de la vue, rétention urinaire, confusion mentale ou excitation chez la personne âgée, palpitations, anxiété, insomnies, excitation, maux de tête, sueurs, nausées et vomissements, et très rarement des réactions allergiques.

Contre-indications :
Les antécédents d'allergie au paracétamol ou à l'un des constituants, une insuffisance coronarienne, une hypertension artérielle sévère, un glaucome par fermeture de l'angle et un adénome de la prostate contre-indiquent le traitement.

Signes de surdosage :
Un coma, excitation ou des convulsions apparaissent dans les 24 heures qui suivent un surdosage important. Un surdosage massif peut provoquer une destruction des cellules hépatiques conduisant au décès. Une hospitalisation d'urgence est donc nécessaire dès l'apparition des premiers symptômes.

Bon à savoir
Ce médicament est très efficace mais nécessite de respecter les posologies. L'antihistaminique étant contenu exclusivement dans le comprimé de la nuit, ce traitement provoque moins de somnolence qu'Actifed dans la journée.

ACTILYSE
Anticoagulants

Prix : Usage hospitalier
Équivalents ou génériques : Aucun
Laboratoire : Boehringer Ingelheim
DCI : *altéplase*
Présentations/Composition : Flacon de Lyoph. pour Inj. IV : 2, 10, 20 et 50 mg

Indications : *Infarctus du myocarde, Embolie pulmonaire, Accident vasculaire cérébral*
L'altéplase ou « activateur tissulaire du plasminogène » est une protéine qui a la propriété de dissoudre les caillots sanguins qui se forment dans les artères ou les veines. Lorsqu'elle est utilisée dans les premières heures qui suivent la constitution d'un infarctus, elle est capable de rétablir complètement la circulation sanguine dans l'artère coronaire bouchée dans 60 à 80 % des cas. Elle est utilisée pour le traitement de l'embolie pulmonaire et de l'infarctus du myocarde, pour lequel elle peut être efficace jusqu'à 24 heures après la constitution de l'infarctus.
L'altéplase est utilisé pour le traitement de l'accident vasculaire cérébral par obstruction artérielle à la phase aiguë. Le traitement doit être instauré dans les 3 heures suivant l'apparition des symptômes d'accident vasculaire cérébral et après avoir exclu le diagnostic d'hémorragie intracrânienne par des techniques d'imagerie appropriées.

Précautions/Interactions :
Altéplase ne peut être utilisé qu'en milieu hospitalier sous surveillance médicale stricte.
Le traitement avec altéplase nécessite de faire préalablement un bilan neurologique et sanguin pour éliminer tout risque hémorragique grave.

Posologie :
Adulte
Infarctus du myocarde : 15 mg en Inj. IV en 2 min., puis 0,75 mg/kg en 30 min.

Actisoufre

Embolie pulmonaire : 10 mg en Inj. IV en 2 min. puis 90 mg en Perf. de 2 h
Grossesse : non
Allaitement : non

Effets secondaires :
En début de traitement altéplase peut provoquer une fièvre et des troubles gastro-intestinaux (nausées, vomissements) et parfois des accidents hémorragiques.

Contre-indications :
Altéplase est contre-indiqué en cas d'hémorragie ou de maladie à risque hémorragique en cours et en cas d'antécédent d'accident vasculaire cérébral. Son usage est contre-indiqué pendant les 2 mois qui suivent une opération cérébrale et pendant les 2 semaines qui suivent un examen ou une intervention qui ont nécessité une effraction artérielle ou rachidienne, ainsi que dans les suites d'une ponction-biopsie (foie, rein). Après 70 ans, l'usage de altéplase doit être mesuré en fonction des bénéfices attendus par rapport aux risques hémorragiques encourus au niveau du cerveau.

Délai d'action :
Altéplase est immédiatement efficace.

L'ampoule doit être secouée avant l'ouverture pour mélanger le dépôt habituel dû à la présence de levures.

Posologie :
Adulte et enfant > 5 ans : 1 Amp./narine 2 fois/j.
Enfant < 5 ans
Instillation nasale : 1 Amp. 2 fois/j.
Traitement oral : 1/2 Amp. 2 fois/j.
Grossesse : après avis médical
Allaitement : après avis médical

Effets secondaires :
Quelques maux de ventre peuvent apparaître en cas de traitement oral.

Contre-indications :
Une intolérance au soufre contre-indique le traitement.

> **Bon à savoir**
> Par voie nasale, verser l'ampoule dans le flacon puis la faire couler lentement dans chaque narine. Laisser agir 5 minutes avant de recommencer jusqu'à ce que le contenu du flacon ait été entièrement utilisé. Par voie orale, diluer le contenu d'une ampoule dans un peu d'eau et absorber au milieu d'un repas.

ACTISOUFRE
Traitements du nez, de la gorge et des oreilles

 NR

Prix : 4,54 € - 30 ampoules (10 ml)
Libre - flacon pressurisé
Équivalents ou génériques : Solacy, Soufrane
Laboratoire : Grimberg
DCI : *soufre, levure*
Présentations/Composition : Amp. Buv. : soufre 4 mg, levure 50 mg
Sol. nasale ou buccale : flacon pressurisé 150 ml

Indications : *Rhinite, Rhinopharyngite*
Le soufre active les défenses immunitaires de l'organisme et permet de diminuer les infections des muqueuses respiratoires du nez, de la gorge et des sinus.

Précautions/Interactions :
Il est conseillé de limiter l'utilisation d'Actisoufre en cas de régime hyposodé en raison de l'apport en sel des ampoules.

ACTIVIR
Antiviraux

NR ; TFR

Prix : Libre
Équivalents ou génériques : Aciclovir Aguettant, Aciclovir Almus, Aciclovir Arrow, Aciclovir Biogaran, Aciclovir Cristers, Aciclovir EG, Aciclovir Merck, Aciclovir Qualimed, Aciclovir Ranbaxy, Aciclovir Ratiopharm, Aciclovir RPG, Aciclovir Sandoz, Aciclovir Téva, Aciclovir Winthrop, Aciclovir Zydus, Aciclovivax, Kendix, Zovirax
Laboratoire : Warner-Lambert
DCI : *aciclovir*
Présentations/Composition : Crème : tube 2 g

Indications : *Herpès*
Ce médicament accélère la guérison de l'herpès labial (herpès des lèvres) et génital.

Précautions/Interactions :
Ne pas appliquer au pourtour de l'œil, dans la bouche ni en application intravaginale.

L'aciclovir bloque la multiplication des virus mais ne les élimine pas et la contagion reste toujours possible malgré le traitement.

Posologie :
Adulte et enfant > 6 ans : 5 Applic./j. sur les lésions pendant 10 j. maxi
Grossesse : oui
Allaitement : oui

Effets secondaires :
Quelques picotements et une sensation de brûlure peuvent survenir. Des rougeurs ou une sécheresse de la peau ont été notées ainsi que quelques cas d'eczéma.

Contre-indications :
Ce médicament n'est pas indiqué chez les enfants de moins de 6 ans ou en cas d'hypersensibilité à l'un des composants de la crème.

> **Bon à savoir**
> L'application de l'aciclovir dès les premiers signes d'herpès labial ou génital permet de réduire la durée de poussée herpétique.

ACTONEL
Antiostéoclastiques

65 %
Prix : 29,31 € - 28 comprimés (5 mg)
198,22 € - 28 comprimés (30 mg)
29,31 € - 4 comprimés (35 mg)
31,36 € - 2 comprimés (75 mg)
80,11 € - 6 comprimés (75 mg)
Équivalents ou génériques : Risedronate Actavis, Risedronate Almus, Risedronate Alter, Risedronate Arrow, Risedronate Biogaran, Risedronate Bluefish, Risedronate EG, Risedronate Evologen, Risedronate ISD, Risedronate Isomed, Risedronate PHR, Risedronate Ratiopharm, Risedronate Téva, Risedronate Zydus
Laboratoire : Warner Chilcott
DCI : *risedronate monosodique*
Présentations/Composition : Cp. : 5, 30, 35 ou 75 mg

Indications : *Maladie de Paget, Ostéoporose post-ménopausique*
En raison de son action inhibitrice sur le remodelage osseux, Actonel est indiqué pour le traitement de la maladie de Paget et de l'ostéoporose féminine post-ménopausique.

Précautions/Interactions :
Le traitement habituel est de 1 comprimé 30 mg par jour pendant 2 mois. Ce traitement peut être répété si nécessaire.
Pour le traitement de l'ostéoporose, la posologie habituelle est de 2 comprimés d'Actonel 75 mg par mois, à prendre pendant 2 jours consécutifs. Ce médicament est remboursé à 65 % dans le cadre du traitement de l'ostéoporose, seulement en cas de fracture avérée due à la fragilité osseuse, ou chez les femmes présentant une diminution importante de la densité osseuse, ou en cas d'antécédents maternels de fracture du col du fémur, ou en cas de ménopause précoce (avant 40 ans) ou de maigreur (IMC < 19 kg/m^2).
Les comprimés d'Actonel doivent être avalés entiers, sans être croqués et sans les laisser fondre dans la bouche.

Posologie :
Adulte : 1 Cp./j. pendant 2 mois
Enfant : non
Grossesse : non
Allaitement : non

Effets secondaires :
Actonel peut être responsable de nombreux effets secondaires, portant sur le système digestif ou nerveux, avec notamment des douleurs abdominales, thoraciques, articulaires, diarrhée, constipation, nausées, troubles du métabolisme du calcium, perte de poids.

Contre-indications :
Actonel est contre-indiqué en cas d'hypersensibilité au produit et d'insuffisance rénale sévère.

En cas d'oubli :
En cas d'oubli de l'un des deux comprimés d'Actonel 75 mg, prendre immédiatement le comprimé oublié (sauf si le délai jusqu'à la prochaine prise programmée est inférieur à 7 jours). Dans ce cas, attendre la prochaine prise et continuer le traitement à 2 comprimés par mois. Ne pas prendre 3 comprimés pendant le même mois.

> **Bon à savoir**
> Actonel doit être pris 2 heures avant toute prise de boisson ou d'aliments et, en raison du risque d'ulcère œsophagien, le patient doit rester en position debout ou assise au moins 30 minutes après la prise du médicament.

ACUITEL
Antihypertenseurs

🗐 65 %

Prix : 9,34 € - 28 comprimés (20 mg)
5,65 € - 28 comprimés (5 mg)
Équivalents ou génériques : Korec, *Quinapril Arrow*, *Quinapril Biogaran*, *Quinapril EG*, *Quinapril Merck*, *Quinapril Téva*, *Quinapril Winthrop*
Laboratoire : Pfizer
DCI : *quinapril*
Présentations/Composition : Cp. 5 et 20 mg de quinapril
Indications : *Hypertension artérielle, Insuffisance cardiaque*
Acuitel est indiqué dans le traitement de l'hypertension artérielle et de l'insuffisance cardiaque congestive.

Précautions/Interactions :
La dose habituelle du traitement est de 1 comprimé à 20 mg par jour en une seule prise, pouvant être augmentée jusqu'à 40 mg en 2 prises.
En cas de traitement diurétique associé, la dose initiale recommandée est de 5 mg, à augmenter par paliers jusqu'à obtention de la tension désirée.
Un dosage sanguin du potassium et de la créatinine doit être réalisé avant le traitement et 15 jours plus tard.
Chez les personnes âgées de plus de 65 ans, la posologie initiale doit être de 5 mg.
Dans le traitement de l'insuffisance cardiaque, Acuitel peut être associé aux diurétiques et autres traitements (digitaliques). La tension artérielle systolique ne doit pas baisser en dessous de 90 mmHg.
Acuitel doit être utilisé avec précaution en cas d'insuffisance rénale ou hépatique, en cas d'augmentation du taux de potassium sanguin, ou en cas d'utilisation de diurétiques hyperkaliémiques.
Acuitel peut être responsable de vertiges et d'étourdissements en début de traitement, nécessitant des précautions en cas de conduite automobile.

Posologie :
Adulte > 18 ans : 20 mg/j.
Grossesse : non
Allaitement : non

Effets secondaires :
Acuitel, comme tous les inhibiteurs de l'enzyme de conversion, peut être responsable de fatigue, maux de tête, sensation de somnolence, fièvre, et d'une toux persistante, réversible à l'arrêt du traitement.

Contre-indications :
Acuitel est contre-indiqué en cas d'hypersensibilité au produit ou à ses excipients, et en cas d'antécédents d'œdème de Quincke et d'allergie à tout médicament de la classe des inhibiteurs de l'enzyme de conversion. Acuitel est contre-indiqué pendant la grossesse et ne doit pas être utilisé en cas de désir de grossesse.

ACUPAN
Antalgiques

🗐 65 %

Prix : 4,15 € - 5 ampoules (2 ml)
Équivalents ou génériques : *Néfopam Mylan*
Laboratoire : Biocodex
DCI : *néfopam*
Présentations/Composition : Amp. : 20 mg de néfopam
Indications : *Douleur*
Acupan est indiqué dans le traitement des douleurs aiguës comme les douleurs postopératoires.

Précautions/Interactions :
Le traitement habituel est une injection intramusculaire toutes les 4 ou 6 heures, avec un maximum de 120 mg par jour (6 ampoules).
Acupan n'est pas indiqué dans le traitement des douleurs chroniques.
Acupan peut être prescrit par une sage-femme.
Acupan doit être utilisé avec précautions en cas d'insuffisance hépatique ou rénale et en cas de maladies cardiaques et coronariennes, en raison du risque de tachycardie.
Acupan n'est pas recommandé chez les personnes âgées.
Acupan peut être responsable de somnolence et il est donc déconseillé de conduire lors de son utilisation.

Posologie :
Adulte : 20 à 120 mg/j.
Enfant : non
Grossesse : non
Allaitement : non

Effets secondaires :
Acupan peut être responsable de transpiration abondante, nausées et vomissements, sensation de bouche sèche, vertiges et étourdissements, somnolence, et augmentation du rythme cardiaque.

Contre-indications :
Acupan est contre-indiqué en cas d'épilepsie ou d'antécédents de convulsions, de maladie de la prostate, de glaucome.

ADALATE
Antihypertenseurs

65 % ; TFR
Prix : 2,80 € - 30 capsules (10 mg)
6,56 € - 90 capsules (10 mg)
4,76 € - 30 comprimés LP (20 mg)
24,53 € - 180 comprimés LP (20 mg)
Équivalents ou génériques : Chronadalate, Nifédipine Arrow, Nifédipine EG, Nifédipine Merck, Nifédipine Mylan, Nifédipine Ranbaxy, Nifédipine Ratiopharm, Nifédipine RPG, Nifédipine Sandoz
Laboratoire : Bayer
DCI : *nifédipine*
Présentations/Composition : Caps. : 10 mg ; Cp. LP : 20 mg

Indications : *Hypertension artérielle, Angine de poitrine, Syndrome de Raynaud*
Adalate 20 mg LP est indiqué pour le traitement de l'hypertension artérielle. La forme Adalate 10 mg est indiquée pour certaines angines de poitrine, l'angor de Prinzmetal (angine de poitrine au repos) et pour les syndromes de vasoconstriction des extrémités (syndrome de Raynaud).
En inhibant l'entrée du calcium dans les cellules musculaires des parois artérielles, la nifédipine provoque une vasodilatation, sans entraîner d'augmentation de la fréquence artérielle.

Précautions/Interactions :
Adalate doit être utilisé avec précaution lors des situations cardio-vasculaires en évolution, notamment lorsque le patient présente une insuffisance cardiaque.
Son utilisation est déconseillée en association avec la cyclosporine, le dantrolène (Dantrium), et elle doit être faite avec précaution si le traitement comporte d'autres vasodilatateurs.

Les interactions sont également possibles avec les alpha-1-bloquants (alfuzosine, prazocine), le baclofène (Lioresal), la cimétidine (Tagamet), l'itraconazole, la phénitoïne et la rifampicine (Rifadine), ainsi que les corticoïdes et les antidépresseurs.

Posologie :
Adulte
Angor : 3 à 4 Caps./j. à 10 mg
Hypertension : 2 Cp. LP/j. à 20 mg
Grossesse : non
Allaitement : non

Effets secondaires :
Adalate provoque des céphalées, bouffées de chaleur, œdèmes des membres inférieurs, hypotension, parfois douleurs typiques de l'angine de poitrine nécessitant d'interrompre le traitement.

Contre-indications :
Adalate est contre-indiqué en cas d'allergie à la nifédipine.

Délai d'action :
L'effet sur la tension artérielle se manifeste 2 à 4 heures après la prise.

En cas d'oubli :
Prendre immédiatement le comprimé oublié sans dépasser la dose journalière prescrite.

Signes de surdosage :
Il provoque une hypotension artérielle et une augmentation de la fréquence cardiaque, exigeant une surveillance en milieu hospitalier.

Bon à savoir

Grâce à son action originale sur les parois vasculaires, inhibant l'entrée du calcium dans les cellules, la nifédipine provoque une dilatation des vaisseaux et des artères coronaires. Ce mécanisme, aujourd'hui classique, fait des inhibiteurs calciques l'une des classes thérapeutiques les plus utilisées dans le traitement des maladies vasculaires, notamment l'angine de poitrine et l'hypertension.

ADCIRCA
Antihypertenseurs pulmonaires

Prix : Usage hospitalier
Équivalents ou génériques : Aucun
Laboratoire : Eli Lilly

Adénuric

DCI : *tadalafil*
Présentations/Composition : Cp. : 20 mg de tadalafil

Indications : *Hypertension artérielle pulmonaire*
Adcirca est indiqué dans le traitement de l'hypertension artérielle pulmonaire afin d'améliorer la capacité à l'effort.

Précautions/Interactions :
Le traitement habituel est de 40 mg par jour, en une seule prise.
Adcirca ne peut être prescrit qu'à l'hôpital, par un spécialiste de l'hypertension artérielle pulmonaire.
La posologie quotidienne d'Adcirca doit être abaissée à 20 mg en cas d'insuffisance rénale ou hépatique légère à modérée.
Adcirca doit être utilisé avec précaution en cas d'antécédents de maladies cardiovasculaires, hémorragiques, de la rétine, d'anomalies des organes génitaux et d'ulcère gastro-intestinal.

Posologie :
Adulte : 20 à 40 mg/j.
Enfant < 18 ans : non
Grossesse : non
Allaitement : non

Effets secondaires :
Adcirca peut être responsable d'accidents vasculaires, d'œdème de la face (paupières), de maux de tête, migraines et vertiges, de troubles de la vision (trouble de la vision du bleu) et de l'audition, de douleurs musculaires et du dos, de troubles gastro-intestinaux (nausées, vomissements), de priapisme et d'augmentation des saignements gynécologiques.

Contre-indications :
Adcirca est contre-indiqué en cas d'hypersensibilité au tadalafil, d'antécédents d'infarctus du myocarde et de maladies cardiaques telles que les atteintes des valvules ou myocardiopathies, d'hypotension artérielle, d'insuffisance rénale ou hépatique sévère, d'affection du nerf optique.

Bon à savoir
Le principe actif de Adcirca, le tadalafil, est le même que celui du Cialis, utilisé dans le traitement des dysfonctions érectiles. Au cours des recherches sur cette classe de médicaments, sont apparus des effets secondaires sur l'érection, ce qui a donné lieu au développement de médicaments spécifiques.

ADÉNURIC
Antigoutteux

65 %
Prix : 38,39 € - 14 comprimés (80 mg)
38,39 € - 14 comprimés (120 mg)
Équivalents ou génériques : Aucun
Laboratoire : Menarini
DCI : *febuxostat*
Présentations/Composition : Cp. : 80 mg de febuxostat

Indications : *Hyperuricémie*
Adénuric est indiqué dans le traitement de l'hyperuricémie chronique avec antécédents de maladie goutteuse (tophus, arthrite).

Précautions/Interactions :
Le traitement habituel est de 80 mg par jour, en une seule prise, pour maintenir le taux d'acide urique dans le sang inférieur à 6 mg/dl.
Si le taux d'acide urique ne baisse pas suffisamment après 2 à 4 semaines de traitement, la posologie peut être augmentée à 120 mg par jour.
Adénuric peut être utilisé en cas d'insuffisance rénale légère et chez les patients âgés.
Le médicament doit être pris tous les jours à la même heure, même en l'absence de crise de goutte. Il ne doit pas être arrêté sans l'avis du médecin.
Le traitement doit être instauré en l'absence de crise de goutte. Mais s'il survient une crise au cours du traitement, spécialement dans les premiers mois, il ne doit pas être interrompu. Le médecin ajoutera au traitement par Adénuric un traitement spécifique de la crise (anti-inflammatoire).

Posologie :
Adulte : 80 à 120 mg/j.
Enfant < 18 ans : non
Grossesse : non
Allaitement : non

Effets secondaires :
Adénuric peut être responsable de fatigue, œdèmes, syndromes pseudo-grippaux, maux de têtes, vertiges, somnolence, paresthésies, altération du goût, éruptions cutanées, douleurs articulaires et musculaires, nausées, diarrhées, troubles des tests hépatiques, prise de

poids, augmentation de l'appétit et lithiase rénale.

Contre-indications :
Adénuric est contre-indiqué en cas d'insuffisance cardiaque, de calculs rénaux dus à une lithiase xanthique, d'utilisation de certains médicaments antigoutteux, d'insuffisance rénale ou hépatique sévère et d'antécédents de transplantation d'organe.

ADÉNYL
Antihémorroïdaires

 NR

Prix : 5,55 € - 30 comprimés (60 mg)
Équivalents ou génériques : Aucun
Laboratoire : Aérocid
DCI : *adénosine phosphate*
Présentations/Composition : Cp. : 60 mg d'adénosine phosphate

Indications : *Hémorroïdes, Insuffisance veineuse*
Adényl est un veinotonique utilisé dans le traitement des crises hémorroïdaires et de l'insuffisance veineuse.

Précautions/Interactions :
Adényl est un traitement d'appoint de la crise hémorroïdaire : il soulage la douleur et favorise la circulation veineuse.
Le traitement doit être de courte durée. En cas de persistance des douleurs au-delà de quelques jours malgré le traitement, consulter un médecin.
Adényl est un médicament réservé à l'adulte.

Posologie :
Adulte : 1 Cp. matin et soir
Grossesse : non
Allaitement : non

Contre-indications :
Il n'existe pas de contre-indications en dehors d'une éventuelle hypersensibilité aux composants.

ADÉPAL
Contraceptifs

65 % ; TFR

Prix : 2,21 € - 1 plaquette
5,08 € - 3 plaquettes

Équivalents ou génériques : *Amarance*, Cilest, *Daily*, Effiprev, *Evanecia*, *Ludéal*, Minidril, *Pacilia*, Triella, Trinordiol
Laboratoire : Codepharma
DCI : *lévonorgestrel, éthinylestradiol*
Présentations/Composition :
Cp. blanc : 0,15 mg de lévonorgestrel et 0,03 mg d'éthinylestradiol

Cp. orangé : 0,20 mg de lévonorgestrel et 0,04 mg d'éthinylestradiol

Indications : *Contraception orale, Dysménorrhées*
Adépal est un contraceptif œstroprogestatif minidosé, utilisé pour la contraception orale ou pour le traitement de règles douloureuses. Adépal est plus fortement dosé en fin de cycle et est préféré en cas de règles abondantes, de saignements, de syndrome prémenstruel.

Précautions/Interactions :
Au contraire des pilules de première génération, normodosées – qui peuvent être prises à n'importe quelle heure de la journée – les minipilules doivent être prises tous les jours à heure fixe.
La prise d'Adépal exige de faire un examen clinique, un bilan avec dosage du sucre et des graisses dans le sang, frottis cervical, mammographie.
Adépal doit être arrêté en cas de survenue d'effets secondaires. Selon leur importance, il faut changer de contraceptif hormonal ou choisir un autre moyen de contraception (préservatif, stérilet).
La survenue de maux de tête inhabituels, d'une élévation de la tension artérielle ou de troubles oculaires nécessite d'arrêter la prise d'Adépal.
En cas de vomissements, il est prudent de reprendre un comprimé pour s'assurer de la couverture contraceptive.
Il n'y a aucune raison d'utiliser Adépal pendant la grossesse, mais si la prise a été prolongée pendant les premières semaines de grossesse alors que celle-ci n'était pas encore connue, il n'y a aucun risque pour l'enfant ni pour la mère.
Adépal est contre-indiqué avec ritonavir et est déconseillé avec les anticonvulsivants, griséofulvine, rifabutine, rifampicine.

Adiazine

En cas d'intervention chirurgicale il est préférable d'interrompre la pilule un mois avant la date prévue.
La prise de la pilule est fortement déconseillée chez les femmes de plus de 40 ans, en cas d'obésité ou de tabagisme.

Posologie :
Adulte : 1 Cp./j. pendant 21 j. (7 Cp. blancs, 14 Cp. orangés) puis arrêt 7 j.

Effets secondaires :
Adépal provoque fréquemment nausées, prise de poids, maux de tête, douleurs des seins, irritabilité, symptômes dépressifs, jambes lourdes, acné, séborrhée, saignements intermenstruels ou absence de règles, candidose vaginale, diminution de libido, irritation oculaire par les lentilles de contact, sans que ces symptômes nécessitent une interruption du traitement. Il provoque aussi hypertension artérielle, accidents vasculaires cérébraux, ictères, hypercholestérolémies ou hypertriglycéridémies, diabète, tumeurs mammaires, qui nécessitent toujours l'arrêt du traitement. Adépal est souvent responsable d'une augmentation du risque de calculs biliaires. Après l'arrêt de la pilule, une période d'absence de règles de quelques mois est possible, nécessitant de faire un bilan clinique et biologique en cas de persistance.

Contre-indications :
Adépal est contre-indiqué en cas d'antécédents de cancer du sein et de maladies thrombo-emboliques, hypertension artérielle, maladies des coronaires ou des valves cardiaques, tumeurs de l'utérus, hémorragies génitales inexpliquées, maladie hépatique, insuf-fisance rénale, migraines importantes.

En cas d'oubli :
En cas d'oubli de moins d'une journée, prendre immédiatement le comprimé oublié. En cas d'oubli d'une journée, prendre 2 comprimés puis continuer le traitement normal. Si les oublis se répètent trop souvent, il est préférable de prendre une pilule plus fortement dosée en œstrogènes.

Bon à savoir
> Adépal est un contraceptif efficace et présentant peu de risques, à condition de respecter les règles de sécurité. Les accidents vasculaires dus à la pilule sont favorisés par le tabagisme, l'obésité et les varices.

ADIAZINE
Antibiotiques

65 %
Prix : 3,37 € - 20 comprimés (500 mg)
Équivalents ou génériques : Aucun
Laboratoire : Bouchara-Recordati
DCI : *sulfadiazine*
Présentations/Composition : Cp. : 500 mg
Indications : *Infections bactériennes, Toxoplasmose, Nocardioses*
Cet antibiotique, de la famille des sulfamides, est indiqué dans de nombreuses infections comme les méningites à méningocoques, la plupart des toxoplasmoses, infections bronchiques ou urinaires, nocardioses et pneumocystoses.

Précautions/Interactions :
Une surveillance hématologique est réalisée régulièrement en cas de traitement prolongé car les sulfamides peuvent être toxiques pour certains globules blancs.
Il est nécessaire de boire abondamment des eaux alcalines afin d'éviter la formation de calculs urinaires.
Les acidifiants urinaires, la méthénamine et la phénytoïne sont contre-indiqués. Les anticoagulants anti-vitamine K, le méthotrexate et les sulfamides hypoglycémiants doivent être associés avec prudence.

Posologie :
Adulte : 8 à 12 Cp./j. en 4 prises
Enfant : 150 mg/kg/j. en 4 prises
Grossesse : non
Allaitement : non

Effets secondaires :
Des réactions allergiques sont possibles avec les sulfamides : urticaire, éruptions cutanées, œdème de Quincke, fièvre. Une baisse des globules blancs, réversible à l'arrêt du traitement, peut survenir en cas de traitement prolongé. Adiazine provoque également des troubles digestifs, des cristaux urinaires, des photosensibilisations, des hépatites médicamenteuses et des pancréatites.

Contre-indications :
Les expositions au soleil et aux UV, les allergies aux sulfamides, les affections sanguines, les insuffisances rénales ou hépatiques sévères contre-indiquent le traitement.

Signes de surdosage :
Un surdosage impose une hydratation réalisée à l'hôpital.

Bon à savoir

De nombreux germes sont devenus insensibles à l'adiazine et chaque traitement nécessite des analyses bactériennes préalables pour connaître la sensibilité des bactéries à cet antibiotique. Les comprimés doivent être pris entre les repas.

ADRIGYL
Vitamines

65 %

Prix : 2,47 € - solution buvable 10 ml
Équivalents ou génériques : Aucun
Laboratoire : Crinex
DCI : *colecalciferol*
Présentations/Composition : Sol. Buv. : 10 000 UI de colecalciferol/ml (300 Gttes)

Indications : *Carence en vitamine D*
Adrigyl est indiqué dans le traitement préventif et curatif de la carence en vitamine D chez l'enfant, l'adulte et les personnes âgées.

Précautions/Interactions :
La posologie habituelle est de 6 à 60 gouttes par jour chez le sujet âgé en cas de carence vitaminique avérée, sans dépasser la dose totale de 600 000 UI/an.
Chez la femme enceinte, le traitement préventif de la carence en vitamine D est de 3 gouttes par jour, seulement à partir du 6e ou du 7e mois de grossesse.
Chez les nourrissons et les enfants prématurés le traitement obligatoire est de 3 à 4 gouttes par jour, surtout en cas d'exposition insuffisante au soleil.
Chez les jeunes enfants, la posologie habituelle est de 2 à 3 gouttes par jour lorsque l'alimentation contient du lait enrichi en vitamine D et de 3 à 5 gouttes par jour dans le cas contraire. Chez les enfants à la peau pigmentée (noirs), la dose conseillée est de 7 gouttes par jour. La posologie doit être un peu augmentée (2 à 6 gouttes par jour) en cas de maladie digestive et chez les enfants qui reçoivent un traitement anticonvulsivant (4 à 6 gouttes par jour). En cas de carence avérée en vitamine D, l'enfant doit recevoir 6 à 12 gouttes par jour pendant 4 à 6 mois sans dépasser la dose de 600 000 UI/an.

Posologie :
Adulte : 2 à 6 Gttes/j.
Enfant < 16 ans : oui
Grossesse : oui
Allaitement : oui

Effets secondaires :
Adrigyl peut être responsable de réactions cutanées allergiques. En cas de surdosage, la vitamine D peut être responsable de maux de tête, fatigue, anorexie, amaigrissement, arrêt de croissance, troubles digestifs, hypertension artérielle, apparition de calculs et insuffisance rénale. Le traitement nécessite l'arrêt de l'administration de vitamine D et des boissons abondantes pour augmenter l'élimination rénale.

Contre-indications :
Adrigyl est contre-indiqué en cas d'hypersensibilité à la vitamine D, en cas de taux élevé de calcium dans le sang, les urines, ou en cas de calculs composés de calcium.

Bon à savoir

Les gouttes doivent être prises à la petite cuillère ou dans un aliment, à condition qu'il ne soit pas trop chaud. Ne pas mettre dans un biberon en raison de risque de dépôt du produit sur les parois du biberon.

ADROVANCE
Antiostéoporoses

65 %

Prix : 17,42 € - 4 comprimés (70 mg/2800 UI)
44,48 € - 12 comprimés (70 mg/2800 UI)
17,42 € - 4 comprimés (70 mg/5600 UI)
44,48 € - 12 comprimés (70 mg/5600 UI)
Équivalents ou génériques : Fosavance
Laboratoire : Ipsen Pharma
DCI : *alendronate monosodique, colécalciférol*
Présentations/Composition : Cp. : 70 mg d'acide alendronique sous forme d'alendronate monosodique trihydraté et 70 µg (2800 UI) ou 140 µg (5600 UI) de colécalciférol (vitamine D3)

Indications : *Ostéoporose*
Adrovance est indiqué dans le traitement de l'ostéoporose de la ménopause, avec carence en vitamine D et risque de fracture osseuse, avec ou non présence d'une fracture avérée.

Advil

Précautions/Interactions :
La dose habituelle du traitement est de un comprimé par semaine.
Adrovance est remboursé à 65 % seulement en cas de fracture ostéoporotique des vertèbres ou de la hanche, ou en cas de signes radiologiques de diminution de la densité osseuse avec risques de fracture chez une patiente de plus de 60 ans, ou qui suit un traitement de corticothérapie, ou qui présente un indice de masse corporelle inférieur à 19 kg/m^2, ou avec ménopause précoce (avant l'âge de 40 ans), ou dont la mère a présenté une fracture du col du fémur.
Adrovance est exclusivement réservé aux femmes ménopausées.

Posologie :
Adulte : 1 Cp. 1 fois/Sem.
Grossesse : non
Allaitement : non

Effets secondaires :
Alendronate est responsable d'irritations de la muqueuse œso-gastro-intestinale et doit être prescrit avec prudence en cas d'affection gastro-intestinale telle que dysphagie, maladie œsophagienne, gastrite, duodénite, ulcères ou chez les patientes ayant des antécédents récents (dans l'année écoulée) d'affection gastro-intestinale majeure, tels qu'ulcère gastro-duodénal, saignement gastro-intestinal en évolution ou intervention chirurgicale du tube digestif supérieur. Le traitement par Adrovance doit être immédiatement interrompu en cas de réaction gastro-œsophagienne, telle que sensation de brûlure au niveau du sternum ou difficulté pour avaler. Le risque de lésion œsophagienne justifie les précautions préconisées pour administrer le comprimé, qui doit être pris en position debout, loin de toute autre absorption d'aliment ou de médicament.
Alendronate peut être aussi responsable de complications dentaires (ostéonécrose de la mâchoire), lors d'extractions dentaires ou d'infections dentaires préexistantes.
La prescription d'Adrovance nécessite un contrôle préalable de la calcémie, qui doit être normalisée avant le début du traitement et surveillée pendant sa durée.

Contre-indications :
Ce médicament est contre-indiqué en cas d'hypersensibilité aux substances actives ou à l'un des excipients, en cas de maladies de l'œsophage et autres facteurs retardant le transit œsophagien tels que sténose et achalasie. Il est également contre-indiqué en cas d'incapacité de se mettre en position verticale ou de se tenir assis en position verticale pendant au moins 30 minutes et en cas d'hypocalcémie.

En cas d'oubli :
Prenez immédiatement le comprimé oublié, sans prendre 2 comprimés le même jour, puis continuez le traitement en respectant le jour de prise initialement prévu.

Bon à savoir
Adrovance doit être avalé le matin 30 minutes avant l'ingestion d'aliments ou de médicaments quels qu'ils soient, avec un grand verre d'eau (pas d'eau minérale), sans l'écraser ni le laisser fondre dans la bouche. Après la prise, il est strictement déconseillé de s'allonger pendant au moins 30 minutes. Le petit déjeuner doit être pris seulement 30 minutes après le médicament. En aucun cas il ne faut prendre le médicament au coucher ou avant le lever.

ADVIL
Anti-inflammatoire

65 % — 30 % (crème)

Prix : 2,39 € - 30 comprimés (100 mg)
2,08 € - 20 comprimés (200 mg)
2,60 € - 20 comprimés (400 mg)
3,53 € - 1 flacon (200 ml)
4,21 € - 1 tube crème 5 % (100 g)

Équivalents ou génériques : Ibuprofène Actavis, Ibuprofène Almus, Ibuprofène Arrow, Ibuprofène Biogaran, Ibuprofène Cristers, Ibuprofène EG, Ibuprofène Mylan, Ibuprofène Neptenthes, Ibuprofène Ranbaxy, Ibuprofène RPG, Ibuprofène Ratiopharm, Ibuprofène Sandoz, Ibuprofène Téva, Ibuprofène Zen, Ibuprofène Zydus, Adviltab, Antarène, Brufen, Ibutabs, Nureflex, Nurofen, Nurofenfem, Nurofenflash, Spedifen

Laboratoire : Pfizer

DCI : *ibuprofène*

Présentations/Composition : Cp. : 100 à 400 mg d'ibuprofène ; tube gel 100 g contenant 5 % d'ibuprofène

Indications : *Fièvre, Douleur*
Advil est indiqué pour le traitement des fièvres et des douleurs comme les douleurs dentaires, les dysménorrhées, les migraines ou les douleurs de l'arthrose.

Précautions/Interactions :
La posologie est de 1 comprimé (400 mg) 3 fois par jour dans la plupart des douleurs sans dépasser la dose de 1 200 mg par jour. Pour la migraine, la posologie habituelle est de 1 comprimé (400 mg) au début de la crise. Advil ne doit pas être utilisé avec un autre traitement anti-inflammatoire comme l'aspirine. Advil peut être prescrit par une sage-femme. Chez l'enfant de plus de 20 kg l'ibuprofène est utilisé pour soigner la fièvre, les douleurs dentaires, les maux de tête. La posologie habituelle est de 20 à 30 mg par kg par jour, 3 fois par jour.

Posologie :
Adulte : 3 Cp./j.
Grossesse : non
Enfant < 6 ans : non
Allaitement : non

Effets secondaires :
Comme tous les anti-inflammatoires non stéroïdiens, Advil peut être responsable de troubles cardiovasculaires, douleurs gastriques, et, rarement, d'ulcères ou d'hémorragies digestives.

Contre-indications :
Advil est contre-indiqué en cas d'hypersensibilité à l'ibuprofène, de grossesse de plus de 5 mois, d'asthme, d'insuffisance hépatique ou cardiaque, de maladie vasculaire et d'antécédent d'hémorragie digestive ou cérébrale.

AERIUS
Antiallergiques

30 %

Prix : 5,31 € - flacon sirop (150 ml)
4,53 € - 15 comprimés (5 mg)
8,32 € - 30 comprimés (5 mg)
Équivalents ou génériques : Dasselta, *Desloratadine Actavis*, *Desloratadine Arrow*, *Desloratadine Biogaran*, *Desloratadine Cristers*, *Desloratadine EG*, *Desloratadine GNR*, *Desloratadine Mylan*, *Desloratadine Ranbaxy*, *Desloratadine Téva*, *Desloratadine Zen*
Laboratoire : Schering-Plough
DCI : *desloratadine*
Présentations/Composition : Flacon Sir. 150 ml : 0,5 mg/ml ; Cp. : 5 mg de desloratadine

Indications : *Rhinite allergique, Urticaire*
Aerius est indiqué dans le traitement des conjonctivites allergiques saisonnières et de l'urticaire.

Précautions/Interactions :
La posologie habituelle d'Aerius chez l'adulte est de 10 ml de sirop par jour, en une seule prise, ou d'un comprimé par jour, à partir de 12 ans.
Aerius peut être utilisé chez le nourrisson à partir de 2 ans (et chez l'enfant jusqu'à 5 ans), à la dose de 2,5 ml de sirop, en une seule prise par jour.

Posologie :
Adulte et Enfant > 12 ans : 10 ml Sir./j. ou 1 Cp./j.
Enfant de 6 à 11 ans : 5 ml Sir./j.
Enfant de 2 à 5 ans : 2,5 ml Sir./j.
Grossesse : non
Allaitement : non

Effets secondaires :
Aerius peut être responsable de réactions allergiques, de troubles digestifs, de baisse de la tension artérielle, de prurit, ou de sécheresse oculaire et buccale.

Contre-indications :
Aerius est contre-indiqué en cas d'hypersensibilité au produit ou aux antihistaminiques. Il est également contre-indiqué en cas d'insuffisance rénale.

> *Bon à savoir*
> Avaler le comprimé sans le croquer ni l'écraser, avec un verre d'eau pendant ou en dehors d'un repas.

AÉROCID
Médicaments de la digestion

 NR

Prix : 2,74 € - 60 comprimés
Équivalents ou génériques : Aucun
Laboratoire : Aérocid
DCI : *poudre de pancréas, diméticone*

Afinitor

Présentations/Composition : Cp. : 100 mg de Poud. de pancréas d'origine porcine et 20 mg de diméticone

Indications : *Dyspepsie*
Aérocid est utilisé dans les troubles de la digestion (dyspepsie).

Précautions/Interactions :
Aérocid est réservé à l'adulte.
Aérocid associe des enzymes naturelles, d'origine animale et un protecteur de la muqueuse digestive (diméticone).

Posologie :
Adulte : 1 à 2 Cp. avant les repas ou au moment des douleurs

Effets secondaires :
En début de traitement Aérocid peut provoquer une diarrhée ou une constipation.

Contre-indications :
Aérocid est contre-indiqué en cas d'hypersensibilité et de réactions allergiques aux protéines enzymatiques d'origine animale.

AFINITOR
Immunosuppresseurs

Prix : Usage hospitalier
Équivalents ou génériques : Aucun
Laboratoire : Novartis
DCI : *everolimus*
Présentations/Composition : Cp. : 5 et 10 mg d'everolimus

Indications : *Cancer du rein*
Afinitor est indiqué comme traitement complémentaire dans le cancer avancé du rein.

Précautions/Interactions :
Le traitement habituel par Afinitor est de 10 mg par jour.
Il doit être continué aussi longtemps que possible, en l'absence d'effets secondaires intolérables.
Le traitement ne peut être délivré que par un spécialiste en cancérologie, dans le cadre hospitalier.

Posologie :
Adulte : 10 mg/j.
Enfant et adolescent < 18 ans : non
Grossesse : non
Allaitement : non

Effets secondaires :
Afinitor peut être responsable d'une diminution du taux d'hémoglobine, de lymphocytes, de plaquettes et d'une hypoglycémie. Il peut également diminuer les taux de cholestérol, de triglycérides, provoquer une perte d'appétit et des troubles du goût. Il peut provoquer des infections pulmonaires ou intestinales, favoriser les saignements. Il est responsable d'asthénie et parfois d'œdèmes périphériques.

Contre-indications :
Afinitor est contre-indiqué en cas d'hypersensibilité à everolimus ou aux produits dérivés de la rapamycine. La consommation de millepertuis est contre-indiquée pendant le traitement.

Bon à savoir
Le comprimé doit être pris tous les jours à heure fixe et doit être avalé sans être mâché ni écrasé.

AGYRAX
Antivertigineux

30 %
Prix : 2,55 € - 15 comprimés
Équivalents ou génériques : Aucun
Laboratoire : Vedim
DCI : *méclozine chlorhydrate*
Présentations/Composition : Cp. : 25 mg

Indications : *Vertiges*
Ce médicament antihistaminique diminue la réponse de l'organisme aux stimulations du labyrinthe, organe de l'équilibre de l'oreille interne. Il est indiqué pour diminuer les symptômes provoqués par les crises de vertiges.

Précautions/Interactions :
Ce traitement est réservé à l'adulte et doit être utilisé avec prudence chez les asthmatiques.
Ce médicament ne doit pas être associé à l'alcool, à la bétahistine, aux anticholinergiques et aux dépresseurs du système nerveux central.

Posologie :
Adulte : 1 à 3 Cp./j. avant les repas
Grossesse : non au 1er trimestre
Allaitement : non

Effets secondaires :
Agyrax peut être responsable de bouche sèche, dilatation des pupilles, troubles de l'accommodation, constipation, risque de rétention

urinaire en cas d'adénome de la prostate, risque de poussée de glaucome en cas de glaucome à angle fermé.

Contre-indications :
Agyrax est contre-indiqué en cas d'adénome de la prostate, glaucome à angle fermé et allergie connue au méclozine.

En cas d'oubli :
Prendre les comprimés oubliés sans dépasser la posologie quotidienne.

Signes de surdosage :
Un surdosage entraîne des troubles de la vigilance, des troubles respiratoires et des convulsions qui nécessitent une hospitalisation en urgence.

AKINETON
Antiparkinsoniens

65 %
Prix : 3,83 € - 30 comprimés LP (4 mg)
Équivalents ou génériques : Aucun
Laboratoire : DB Pharma
DCI : *bipéridène*
Présentations/Composition : Cp. LP : 4 mg

Indications : *Maladie de Parkinson*
Akineton inhibe l'action de l'acétylcholine qui est un neuromédiateur agissant au niveau du cerveau et des nerfs périphériques. Il est indiqué dans le traitement de la maladie de Parkinson, seul ou en association à d'autres antiparkinsoniens, lorsque les tremblements sont prédominants ou lorsque la maladie est accompagnée d'une hyperproduction gênante de salive.

Précautions/Interactions :
Ce médicament est à utiliser avec prudence chez les personnes âgées, en cas de troubles du rythme cardiaque, d'angine de poitrine ou de bronchite chronique (il augmente la viscosité du mucus des bronches).
Les doses doivent être administrées progressivement et le traitement ne doit pas être arrêté brutalement.
Les femmes en âge de procréer doivent obligatoirement utiliser une contraception efficace pendant toute la durée du traitement.
Le lisuride (Arolac ou Dopergine), les médicaments contenant de l'atropine ou dérivés (certains antidépresseurs et antiallergiques) sont interdits ainsi que les autres antiparkinsoniens anticholinergiques.

Posologie :
Adulte : 1 à 2 Cp. le matin
Grossesse : non
Allaitement : non

Effets secondaires :
Akineton provoque sécheresse de la bouche, constipation, troubles de la vue, diminution des sécrétions lacrymales, palpitations, rétention urinaire en cas d'adénome de la prostate, risque de glaucome aigu en cas de glaucome à angle fermé ainsi qu'une excitation, euphorie, hallucinations ou confusion mentale chez la personne âgée. Ces effets secondaires disparaissent avec la diminution des doses.

Contre-indications :
Le glaucome à angle fermé, l'adénome de la prostate, les maladies cardiaques sont des contre-indications. Akineton ne peut pas être utilisé chez les enfants de moins de 15 ans.

En cas d'oubli :
Reprendre le traitement sans dépasser la dose quotidienne.

Signes de surdosage :
Le surdosage se manifeste par une exagération des effets secondaires et exige une hospitalisation.

Bon à savoir
Ce médicament n'est plus indiqué dans les syndromes parkinsoniens provoqués parfois par les traitements neuroleptiques car il pourrait les aggraver.

ALAIRGIX
Antiallergiques

NR
Prix : Libre
Équivalents ou génériques : Cromorhinol
Laboratoire : Coopération Pharmaceutique Française
DCI : *Cromoglicate*
Présentations/Composition : Flacon Pulv. 15 ml : 0,3 g de cromoglicate

Indications : *Rhinite allergique*
Alairgix est indiqué dans le traitement des rhinites allergiques saisonnières (pollen) ou permanentes (acariens, animaux).

Aldactazine

Précautions/Interactions :
La posologie habituelle est de 4 à 6 pulvérisations nasales chez l'enfant comme chez l'adulte.

Posologie :
Adulte : 4 à 6 Pulv./j.
Grossesse : oui
Enfant : oui
Allaitement : oui

Effets secondaires :
Alairgix peut être responsable d'une irritation nasale passagère, en début de traitement, et plus rarement de saignement de nez. En cas d'allergie au cromoglicate, Alairgix peut être responsable d'une éruption cutanée ou d'urticaire.

Contre-indications :
Alairgix est contre-indiqué en cas d'hypersensibilité au cromoglicate.

> **Bon à savoir**
> Il existe un autre médicament appelé Alairgix, en comprimés, qui est utilisé également pour le traitement des rhinites, mais aussi des conjonctivites et de l'urticaire. Le principe actif de ce médicament est la cétirizine. Il est vendu sans ordonnance.

ALDACTAZINE
Diurétiques

65 %

Prix : 6,00 € - 30 comprimés
16,06 € - 90 comprimés
Équivalents ou génériques : Altizide Spironolactone Arrow, Altizide Spironolactone Biogaran, Altizide Spironolactone EG, Altizide Spironolactone GNR, Altizide Spironolactone Irex, Altizide Spironolactone Ivax, Altizide Spironolactone Merck, Altizide Spironolactone RPG, Altizide Spironolactone Téva
Laboratoire : Pfizer
DCI : *altizide, spironolactone*
Présentations/Composition : Cp. : 15 mg d'altizide et 25 mg de spironolactone (30 Cp.)

Indications : *Hypertension artérielle, Œdème*
Ce médicament est utilisé dans le traitement de fond de l'hypertension artérielle et des œdèmes d'origine cardiaque, rénale ou digestive.

Précautions/Interactions :
Le traitement exige de surveiller régulièrement les taux sanguins de sodium, de potassium, de glucose, d'acide urique et d'évaluer régulièrement le bon fonctionnement du système rénal.
L'association avec certains médicaments est déconseillée, en particulier avec le lithium et certains médicaments qui provoquent des anomalies cardiaques (torsades de pointe), en particulier les médicaments antiarythmiques.
L'association avec certains médicaments doit être faite avec précaution, notamment avec les autres médicaments antihypertenseurs, les digitaliques, les antidiabétiques, les antidépresseurs et les corticoïdes.

Posologie :
Adulte
Hypertension artérielle : 0,5 à 1 Cp./j.
Œdème : 2 à 4 Cp./j.
Grossesse : non
Allaitement : non

Effets secondaires :
La spironolactone est parfois responsable de gynécomasties, de troubles des règles et d'une impuissance, généralement réversibles à l'arrêt du traitement.
L'altizide peut être responsable d'une baisse du taux de potassium dans le sang, que l'on peut corriger en recherchant la dose la mieux adaptée. Il provoque aussi des troubles digestifs (nausées, vomissements), une élévation du taux de sucre et des lipides dans le sang. Il est parfois à l'origine de céphalées, d'asthénie et de paresthésies.

Contre-indications :
L'insuffisance rénale grave, l'allergie aux sulfamides et à la spironolactone, les encéphalopathies d'origine hépatique ainsi qu'un taux sanguin élevé de potassium sont des contre-indications à l'emploi de ce médicament.

Délai d'action :
L'action diurétique maximale se manifeste au bout de 24 heures.

En cas d'oubli :
Prendre le comprimé oublié sans dépasser la dose journalière prescrite.

Signes de surdosage :
En provoquant des anomalies importantes des sels minéraux sanguins (baisse du sodium et élévation du taux de potassium), ce médica-

ment provoque des crampes, des vertiges, des troubles du rythme cardiaque (palpitations) et des troubles de l'attention (somnolence). Il est parfois nécessaire de procéder à un lavage gastrique pour éliminer une partie des médicaments ingérés et de procéder à des perfusions de sérum physiologique pour rétablir l'équilibre sanguin.

Bon à savoir
Ce médicament, qui associe les propriétés de deux diurétiques, est un classique du traitement de l'hypertension artérielle et de l'insuffisance cardiaque.

ALDACTONE
Diurétiques

65 % ; TFR
Prix : 6,59 € - 30 comprimés (25 mg)
17,79 € - 90 comprimés (25 mg)
5,16 € - 30 comprimés (50 mg)
13,94 € - 90 comprimés (50 mg)
12,51 € - 30 comprimés (75 mg)
19,01 € - 90 comprimés (75 mg)
Équivalents ou génériques : Flumach, Spiroctan, *Spironolactone Actavis*, *Spironolactone Arrow*, *Spironolactone Bayer*, *Spironolactone Biogaran*, *Spironolactone Cristers*, *Spironolactone EG*, *Spironolactone Ivax*, *Spironolactone Merck*, *Spironolactone Mylan*, *Spironolactone Pfizer*, *Spironolactone RPG*, *Spironolactone Sandoz*, *Spironolactone Téva*, *Spironolactone Winthrop*, *Spironolactone Zydus*, Spironone
Laboratoire : Pfizer
DCI : *spironolactone*
Présentations/Composition : Cp. : 25 mg, 50 mg et 75 mg de spironolactone
Indications : *Hypertension artérielle, Œdème, Hyperaldostéronisme, Myasthénie*
Ce diurétique est utilisé dans le traitement de l'hypertension artérielle ainsi que dans les syndromes d'hyperaldostéronisme primaire (hypersécrétion d'une hormone sécrétée par la glande surrénale, comme dans le syndrome de Conn), ou d'hyperaldostéronisme secondaire, fréquent dans l'hypertension artérielle, les œdèmes, ainsi qu'au cours des traitements diurétiques. La spironolactone est un diurétique « épargneur de potassium », antagoniste de l'aldostérone. Il permet ainsi d'améliorer l'excrétion des urines, tout en préservant le capital potassium de l'organisme.

Précautions/Interactions :
Il est indispensable de faire régulièrement un bilan hépatique, rénal et sanguin, afin de contrôler l'équilibre des sels minéraux sanguins, notamment le taux de potassium.
L'association avec d'autres diurétiques épargneurs de potassium est contre-indiquée, ainsi qu'avec les médicaments contenant du potassium.
Son usage est également déconseillé en association avec le lithium et avec les médicaments antihypertenseurs appartenant à la classe des inhibiteurs de l'enzyme de conversion.
La surveillance du traitement doit être renforcée si celui-ci contient des anti-inflammatoires non stéroïdiens, de la metformine (traitement du diabète), des neuroleptiques ou d'autres diurétiques.
Il est déconseillé de l'utiliser chez les femmes enceintes, notamment pour traiter les œdèmes de la grossesse ainsi que pendant la période d'allaitement.

Posologie :
Adulte : 50 à 300 mg/j.
Enfant : 1 à 4 mg/kg/j.

Effets secondaires :
La spironolactone est parfois à l'origine d'une gynécomastie (augmentation du volume des seins), habituellement réversible avec l'arrêt du traitement. Elle peut également provoquer des troubles des règles, une impuissance, de la somnolence et de la fatigue.

Contre-indications :
Il est interdit en cas d'encéphalopathie hépatique, d'insuffisance rénale grave, en cas d'association avec d'autres diurétiques épargneurs de potassium et s'il existe des antécédents d'allergie à la spironolactone.

Délai d'action :
L'action diurétique maximale se manifeste au bout de 24 heures.

En cas d'oubli :
Prendre le comprimé oublié sans dépasser la dose journalière prescrite.

Signes de surdosage :
Les effets indésirables sont accentués, avec des nausées, des vomissements et des diarrhées. Dans certains cas, il faut procéder à un

Aldara

lavage gastrique et à une perfusion de sérum physiologique.

ALDARA
Immunomodulateur

📦 65 %

Prix : 69,13 € - 12 sachets 250 mg
Équivalents ou génériques : Aucun
Laboratoire : Meda Pharma
DCI : *imiquimod*
Présentations/Composition : Sach. de crème : 250 mg d'imiquimod

Indications : *Condylome acuminé, Carcinome basocellulaire, Keratose actinique*
Ce médicament est indiqué pour le traitement des verrues génitales externes de l'adulte (condylomes acuminés) et pour les traitement des petits cancers de la peau (carcinomes baso-cellulaires) ou des lésions précancéreuses (kératose).

Précautions/Interactions :
La posologie préconisée est de 3 à 5 applications par semaine sur les lésions (3 fois par semaine pour les verrues, 3 à 5 fois pour les lésions cancéreuses), sans dépasser un total de 16 semaines.
La crème doit être laissée en contact avec la lésion pendant 10 heures. Bien laver la peau avant et après l'application, ainsi que les mains.
Éviter tout contact de la crème avec les yeux, les narines et les lèvres.
Aldara doit être utilisé avec précaution en cas d'antécédents de greffe d'organes ou de traitement immunosuppresseur.
Ne pas recouvrir avec un pansement occlusif.

Posologie :
Adulte : 3 Applic./Sem.
Enfant et adolescent < 18 ans : non
Grossesse : oui
Allaitement : oui

Effets secondaires :
Ce médicament peut provoquer une réaction inflammatoire locale, principalement en cas d'utilisation de doses excessives à celles recommandées.

Contre-indications :
Aldara est contre-indiqué en cas d'hypersensibilité à imiquimod, et en cas d'effets secondaires généraux tels que fièvre, douleur, malaise, fatigue.

ALDOMET
Antihypertenseurs

📦 65 %

Prix : 3,90 € - 30 comprimés (250 mg)
8,00 € - 100 comprimés (250 mg)
6,54 € - 30 comprimés (500 mg)
Équivalents ou génériques : Aucun
Laboratoire : Merck Sharp & Dohme-Chibret
DCI : *méthyldopa*
Présentations/Composition : Cp. : 250 et 500 mg

Indications : *Hypertension artérielle*
La méthyldopa agit sur les centres cérébraux en inhibant le tonus sympathique, responsable du maintien de la tension artérielle. Elle provoque ainsi une baisse de la tension systolique comme de la tension diastolique.

Précautions/Interactions :
Le traitement à la méthyldopa exige de contrôler régulièrement la formule sanguine (risque d'anémie) et du fonctionnement du foie.
Il est nécessaire de diminuer les doses en cas d'insuffisance rénale, ainsi que chez les personnes âgées.
L'association de la méthyldopa est contre-indiquée avec des médicaments toxiques pour le foie (étoconazole, dantrolène, fibrates, antidépresseurs IMAO) et doit être faite avec précaution avec le baclofène, certains antidépresseurs (les imipraminiques), avec la lévodopa et le lithium. Il faut être prudent en cas d'association avec tous les médicaments agissant sur le système nerveux (neuroleptiques, antidépresseurs, benzodiazépines, etc.), avec les corticoïdes et les anti-inflammatoires non stéroïdiens.

Posologie :
Adulte : 1 Cp. 250 mg/j., puis augmentation progressive jusqu'à obtention d'un résultat satisfaisant. Dose habituelle : 750 mg à 1,5 g/j.
Grossesse : oui, si nécessaire
Allaitement : oui, si nécessaire

Effets secondaires :
La méthyldopa provoque une somnolence, de la fatigue avec des maux de tête, des fourmillements des extrémités, parfois des signes parkinsoniens ou des signes de paralysie

faciale. Elle est parfois responsable de troubles psychiques (cauchemars, troubles de l'attention), de troubles cardio-vasculaires (étourdissements, hypotension, ralentissement du rythme cardiaque, œdèmes), de troubles digestifs (nausées, ballonnements, diarrhée, douleurs, sécheresse de la bouche, inflammation des glandes salivaires, langue saburrale).

Contre-indications :
La méthyldopa est contre-indiquée en cas d'antécédent de maladie hépatique ou en cas de maladie hépatique évolutive, en cas d'anémie hémolytique, en cas de syndrome dépressif grave, et en cas d'allergie à la méthyldopa.

Délai d'action :
L'effet antihypertenseur apparaît en 24 heures.

En cas d'oubli :
Prendre immédiatement le comprimé oublié sans dépasser la dose journalière prescrite.

Signes de surdosage :
Il provoque une hypotension artérielle et un sommeil profond avec des troubles digestifs. Tout rentre dans l'ordre en 24 à 48 heures, mais il est parfois nécessaire, en cas de prise importante, de pratiquer un lavage d'estomac.

> **Bon à savoir**
>
> Classique du traitement de l'hypertension, Aldomet est aujourd'hui détrôné par d'autres classes thérapeutiques qui présentent moins d'effets secondaires.
> La méthyldopa colore habituellement les urines en brun-rouge.

ALDURAZYME
Enzymes substitutives

H
Prix : Usage hospitalier
Équivalents ou génériques : Aucun
Laboratoire : Genzyme
DCI : *laronidase*
Présentations/Composition : Sol. de 5 ml à diluer pour Perf. contenant 500 U
Indications : *Mucopolysaccharidose type I*
Aldurazyme est indiqué dans le traitement des mucopolysaccharidoses de type I (maladies métaboliques héréditaires, responsables de nombreux déficits moteurs et psychiques, dues à l'accumulation anormale dans les tissus de substances de la classe des mucopolysaccharides), ou déficit en alpha-L-iduronidase, maladie de Hurler, ou maladie de Scheie. Il permet d'améliorer quelques-uns des déficits provoqués par la maladie, en particulier au niveau respiratoire et hépatique.

Précautions/Interactions :
Aldurazyme ne peut être prescrit que par des médecins spécialistes.
Aldurazyme doit être administré en perfusion intraveineuse, pendant une durée de 3 à 4 heures.
Aldurazyme peut provoquer des réactions allergiques dans les 3 mois qui suivent le début du traitement. La reprise du traitement après une période d'interruption exige de surveiller l'apparition de réactions allergiques et de les prévenir par l'administration préventive d'antihistaminiques et d'anti-inflammatoires.

Posologie :
Adulte : 100 U/kg/administration 1 fois/Sem.
Enfant < 5 ans : non
Grossesse : non
Allaitement : non

Effets secondaires :
Aldurazyme peut être responsable de douleurs articulaires, maux de tête, crise d'asthme, douleurs abdominales et réactions allergiques cutanées.

Contre-indications :
Aldurazyme est contra-indiqué en cas d'hypersensibilité au produit et en cas de suspicion de choc anaphylactique, imposant l'arrêt immédiat du traitement.

ALEPSAL
Antiépileptiques

65 %
Prix : 1,82 € - 30 comprimés (15 mg)
1,84 € - 30 comprimés (50 mg)
2,70 € - 30 comprimés (100 mg)
4,43 € - 30 comprimés (150 mg)
Équivalents ou génériques : Aparoxal, Gardénal, Kaneuron, Mysoline
Laboratoire : Génévrier
DCI : *phénobarbital, caféine*
Présentations/Composition : Cp. : 15, 50, 100 et 150 mg de phénobarbital

Indications : *Épilepsies, Convulsions du nourrisson et de l'enfant*
Les barbituriques sont utilisés dans le traitement des épilepsies, caractérisées par une activité anarchique des neurones du cerveau,

Alfalastin

en stabilisant le fonctionnement électrique cérébral. Alepsal est indiqué dans la prévention à long terme des convulsions fébriles à répétition chez le nourrisson et l'enfant mais n'est pas efficace dans une certaine forme d'épilepsie se manifestant par des absences (pertes de connaissance brèves ou « petit mal »).

Précautions/Interactions :
La posologie est diminuée en cas d'insuffisance hépatique ou rénale, chez la personne âgée et en cas de dépendance à l'alcool. Un arrêt brutal du traitement peut entraîner une reprise de la maladie épileptique.
Une somnolence s'installe souvent en début de traitement mais régresse habituellement.
De la vitamine D et de l'acide folique sont prescrits chez l'enfant traité pour éviter des carences. La grossesse n'interrompt pas le traitement de la mère mais impose un supplément en vitamine K pendant la grossesse et chez le nouveau-né dès la naissance pour éviter un risque d'hémorragie chez l'enfant.
Les contraceptifs oraux (pilule) sont parfois rendus inefficaces par les barbituriques, il faut alors utiliser un moyen mécanique de contraception. L'alcool et les rétinoïdes sont contre-indiqués avec le traitement. Certains antidépresseurs, les antivitamines K, la ciclosporine, les corticostéroïdes, la digitoxine, le disopyramide, la doxycycline, le félodipine et l'isradipine, les hormones thyroïdiennes, l'itraconazole, le progabide, les quinidiniques, le tacrolimus, la théophylline, certains bêta-bloquants, les somnifères, les benzodiazépines doivent être utilisés avec précaution.

Posologie :
Adulte : 2 à 3 mg/kg/j.
Enfant : 3 à 4 mg/kg/j.
Grossesse : oui
Allaitement : non

Effets secondaires :
Une somnolence en début de traitement et une hyperactivité chez l'enfant peuvent survenir. Plus rarement, peuvent apparaître une confusion mentale chez la personne âgée, troubles de la mémoire ou de l'humeur, acné chez les adolescents, anémie. Exceptionnellement mais imposant l'arrêt immédiat du phénobarbital surviennent un rachitisme, ostéomalacie (perte de calcium), rhumatismes, éruptions cutanées, perte de l'équilibre ou maladie de Dupuytren (rétraction tendineuse des mains).

Contre-indications :
Une hypersensibilité aux barbituriques, une insuffisance respiratoire sévère ou une porphyrie contre-indiquent la prise du médicament.

Délai d'action :
La dose maximale dans le sang est atteinte en 8 heures chez l'adulte et 4 heures chez l'enfant, mais l'efficacité ne se juge qu'après 15 jours de traitement.

Signes de surdosage :
Après une prise massive de barbituriques, des nausées, des vomissements, des maux de tête, une confusion mentale voire un coma accompagné d'une respiration lente et d'une chute de la tension artérielle surviennent dans l'heure suivante et nécessitent une hospitalisation d'urgence.

> **Bon à savoir**
> Le traitement débute à doses progressives et en une prise au coucher. Les comprimés doivent être conservés à l'abri de l'humidité.

ALFALASTIN
Antihémorragiques

Prix : Usage hospitalier
Équivalents ou génériques : Aucun
Laboratoire : Labo FR Fractionnement et Biotechnologie
DCI : *alfa-1 antitrypsine humaine*
Présentations/Composition : Flacon de 30 ml contenant 33,33 mg/ml de alfa-1 antitrypsine humaine

Indications : *Déficit primitif en alfa-1 antitrypsine*
Alfalastin est indiqué dans le traitement substitutif des formes graves de déficit primitif en alfa-1 antitrypsine chez les sujets prédisposés et présentant un emphysème pulmonaire.

Précautions/Interactions :
La posologie d'Alfalastin est de 60 mg/kg une fois par semaine soit en continu, surtout dans les formes très évolutives, soit en cures lors des poussées infectieuses.
Le traitement est à effectuer le plus tôt possible à partir du moment où se manifestent les premiers signes d'emphysème.

L'arrêt du tabagisme est fortement recommandé, de même que l'exposition professionnelle à des agents polluants par voie aérienne. Ce médicament doit être injecté exclusivement par voie intraveineuse, en une seule fois, immédiatement après reconstitution, sans dépasser un débit de 4 ml/mn.
Le traitement doit être mis en œuvre et surveillé à l'hôpital, sous la conduite d'un pneumologue. Il nécessite une surveillance attentive pendant une heure et demie après l'injection.

Posologie :
Adulte : 60 mg/kg 1 fois/Sem.
Moins de 18 ans : non
Grossesse : non, sauf nécessité absolue
Allaitement : non

Effets secondaires :
Alfalastin n'est pas responsable d'effets secondaires connus. Cependant, en raison de sa fabrication à partir de sang et plasma humains, la transmission éventuelle d'agents infectieux connus ou inconnus n'est pas impossible. Le risque de transmission des virus de la famille du VIH et autres virus comme VHC, VHB, parvovirus B19, VHA, est exclu du fait des procédés de purification utilisés.

Contre-indications :
Alfalastin est contre-indiqué en cas d'hypersensibilité à alfa-1 antitrypsine humaine.

ALFATIL
Antibiotiques

65 % ; TFR
Prix : 7,89 € - 12 gélules (250 mg)
3,76 € - flacon 60 ml (125 mg/c. mes.)
5,65 € - flacon 60 ml (250 mg/c. mes.)
5,43 € - 12 sachets (125 mg)
8,10 € - 12 sachets (250 mg)
Équivalents ou génériques : Céfaclor Biogaran, Céfaclor G Gam, Céfaclor GNR, Céfaclor Merck, Céfaclor Mylan, Céfaclor RPG, Céfaclor Sandoz
Laboratoire : Dexo
DCI : *céfaclor*
Présentations/Composition : Gél. 250 mg ; Flacon 60 ml 125 et 250 mg/c. mes. ; Sach. 125 et 250 mg

Indications : *Infections bactériennes*
Les céphalosporines sont indiquées dans les infections ORL, respiratoires, génito-urinaires, ostéoarticulaires, cutanées et, en association à un aminoside, dans les infections sévères à l'exception des méningites.

Précautions/Interactions :
La posologie est diminuée en cas d'insuffisance rénale.
Les associations avec d'autres antibiotiques toxiques pour les reins ou des diurétiques sont à surveiller.

Posologie :
Adulte : 750 à 1 500 mg/j. en 3 prises
Enfant et nourrisson : 20 à 40 mg/kg/j. en 3 prises
Grossesse : oui
Allaitement : oui

Effets secondaires :
Alfatil peut provoquer des réactions allergiques, troubles digestifs avec parfois des candidoses et des troubles sanguins.

Contre-indications :
Les allergies aux céphalosporines et aux pénicillines, les méningites contre-indiquent ce traitement.

Signes de surdosage :
Des nausées, vomissements, douleurs épigastriques et diarrhées sont les signes d'une intoxication qui nécessite un traitement hospitalier.

Bon à savoir
Les céphalosporines sont prescrites dans les infections ORL et respiratoires à la place des pénicillines, car elles sont actives sur le germe hémophilus influenzæ, très souvent responsable de ces maladies.

ALGOTROPYL
Antalgiques

NR
Prix : 1,20 € - 10 suppositoires
Équivalents ou génériques : Fervex enfant
Laboratoire : Zydus
DCI : *paracétamol, prométhazine*
Présentations/Composition : Suppos. : paracétamol 200 mg ; prométhazine 5 mg

Indications : *Douleur, Fièvre, Rhinopharyngite*
Algotropyl est utilisé chez l'enfant de plus de 2 ans ou de 13 kg pour tous les types de fièvre et de douleurs, et en particulier les rhinopharyngites avec hypersécrétion. Ce médicament

Alimta

associe l'action antipyrétique du paracétamol et l'action antiallergique de la prométhazine.

Précautions/Interactions :
La dose quotidienne de paracétamol recommandée dépend du poids de l'enfant : elle est d'environ 60 mg/kg/jour, à répartir en 4 prises, soit environ 15 mg/kg toutes les 6 heures.
En raison du risque de toxicité locale, l'administration d'un suppositoire n'est pas conseillée au-delà de 4 fois par jour, et le traitement par voie rectale doit être le plus court possible.
En cas de diarrhée, l'administration de suppositoire n'est pas recommandée.
La posologie est de un suppositoire d'Algotropyl à renouveler en cas de besoin au bout de 6 heures, sans dépasser 4 suppositoires par jour.

Posologie :
Enfant
2 à 6 ans : 1 Suppos. enfant 1 ou 2 fois/j.
6 à 15 ans : 1 Suppos. enfant 2 à 4 fois/j.

Effets secondaires :
Les effets secondaires sont très rares et se manifestent par des rougeurs de la peau ou de l'urticaire. De manière exceptionnelle peut survenir une baisse du nombre de plaquettes dans le sang.

Contre-indications :
Il ne faut pas administrer de l'Algotropyl aux enfants qui ont déjà fait une réaction allergique à ce médicament ou au paracétamol, ni aux enfants qui souffrent de dysfonctionnement des cellules hépatiques. Ne pas associer de médicaments agissant sur le système nerveux central (antitussifs opiacés, anxiolytiques, hypnotiques, anesthésiques, etc.) ainsi que des substances anticholinergiques (Atropine, Viscéralgine).

Délai d'action :
Les effets du paracétamol se font sentir en 30 à 60 minutes.

ALIMTA
Anticancéreux

H
Prix : Usage hospitalier
Équivalents ou génériques : Aucun
Laboratoire : Lilly
DCI : *pemetrexed*
Présentations/Composition : Poud. Inj. : 100 mg et 500 mg de pemetrexed

Indications : *Mésothéliome, Cancer du poumon*
Alimta est indiqué dans le traitement de certains cancers du poumon (appelés non à petites cellules) et des mésothéliomes pleuraux et peritonéaux.

Précautions/Interactions :
La dose habituelle du traitement est d'une injection intraveineuse de 500 mg/m^2 de surface corporelle toutes les 3 semaines.
Quand le traitement est associé à la cisplatine, celle-ci doit être administrée 30 minutes après la perfusion de Alimta, en perfusion de 2 heures, avec un traitement antiémétique approprié.
Ce médicament ne peut être utilisé qu'à l'hôpital par des médecins spécialistes des chimiothérapies anticancéreuses.
Ce traitement nécessite un bilan biologique complet afin d'évaluer les risques d'effets secondaires.

Posologie :
Adulte > 18 ans : 500 mg/3 Sem.
Grossesse : non
Allaitement : non

Effets secondaires :
Alimta est responsable de nombreux effets indésirables, dont les plus importants sont les troubles sanguins, avec diminution importante des globules rouges, des globules blancs et des plaquettes. Il est responsable également de déshydratation et d'effets toxiques au niveau de la peau, du système digestif, cardiovasculaire et pulmonaire. Il ne peut pas être utilisé en cas de désir de grossesse et il est recommandé aux hommes de procéder à une conservation de sperme avant le début du traitement en raison du risque de stérilité définitive.

Contre-indications :
Alimta est contre-indiqué en cas d'hypersensibilité au produit ou à ses excipients, en cas de grossesse et d'allaitement. Il ne doit pas être employé en cas de vaccination concomitante contre la fièvre jaune.

ALIPASE
Enzymes pancréatiques

65 %
Prix : 4,58 € - 24 gélules
18,90 € - 120 gélules
Équivalents ou génériques : Créon , Eurobiol

Laboratoire : Janssen-Cilag
DCI : *pancrélipase*
Présentations/Composition : Gél. : 234,24 mg de pancrélipase (7 500 U)

Indications : *Insuffisance pancréatique*
Alipase apporte les enzymes nécessaires à la digestion en cas d'insuffisance pancréatique externe, notamment au cours de la mucoviscidose.

Précautions/Interactions :
La posologie est variable. Elle doit être modifiée en fonction de l'alimentation et des diarrhées éventuelles.
La prise des médicaments est répartie à tous les repas au cours de la journée, y compris au goûter.
Vérifier que les enfants boivent suffisamment d'eau au cours de la journée car une bonne hydratation est importante pour ce traitement.

Posologie :
Adulte : 6 à 9 Gél./j.
Nourrisson : 2 à 3 Gél./j.
Enfant : 3 à 8 Gél./j.
Grossesse : oui
Allaitement : oui

Effets secondaires :
Si la posologie est respectée, Alipase ne provoque pas d'effets secondaires indésirables.

Délai d'action :
L'activité enzymatique digestive d'Alipase apparaît 15 à 30 minutes après administration.

Signes de surdosage :
À fortes doses Alipase peut être responsable de sténoses intestinales.

> *Bon à savoir*
> Les enfants doivent absorber le contenu des gélules délayé dans une boisson ou dans la nourriture. Ce remède doit être conservé à une température inférieure à 25 °C et à l'abri de l'humidité.

ALKONATREM
Antibiotiques

🔷 65 %
Prix : 480,21 € - 100 gélules
Équivalents ou génériques : Aucun
Laboratoire : Alkopharma
DCI : *déméclocycline*

Présentations/Composition : Gél. : 150 mg de déméclocycline

Indications : *Sécrétion anormale de l'hormone antidiurétique*
Alkonatrem est indiqué dans le traitement du syndrome de sécrétion inappropriée de l'hormone antidiurétique, responsable de troubles hydroélectriques.

Précautions/Interactions :
La dose habituelle du traitement est de 900 à 1 200 mg par jour pendant les 10 premiers jours, associée à une restriction hydrique. La posologie d'entretien habituelle est de 600 mg par jour.
Alkonatrem est un antibiotique de la classe des tétracyclines, qui a la propriété de bloquer l'action de l'hormone antidiurétique au niveau du rein.
Le traitement initial doit être prescrit par un médecin spécialiste, après réalisation d'un bilan biologique sanguin et rénal.

Posologie :
Adulte : 600 mg/j.
Enfant < 8 ans : non
Grossesse : non
Allaitement : non

Effets secondaires :
Alkonatrem peut être toxique pour le rein et son emploi nécessite un bilan sanguin régulier (urée, créatinine) afin de détecter une éventuelle insuffisance rénale. Il ne doit pas être associé à d'autres médicaments qui peuvent avoir un effet toxique sur le rein.

Contre-indications :
Alkonatrem est contre-indiqué en cas d'hypersensibilité au produit ou à ses excipients, en cas d'insuffisance rénale chronique, d'insuffisance hépatique, et chez les enfants de moins de 8 ans.

> *Bon à savoir*
> Éviter l'exposition au soleil durant le traitement, en raison du risque de photosensibilisation.

ALLERGIFLASH
Antiallergiques

🔷 NR
Prix : Libre
Équivalents ou génériques : Levofree

Allergodil

Laboratoire : Chauvin
DCI : *lévocabastine*
Présentations/Composition : Collyre unidose : 0,15 mg de lévocabastine

Indications : *Conjonctivite allergique*
Allergiflash est indiqué dans le traitement des conjonctivites allergiques.

Précautions/Interactions :
Le traitement ne doit pas dépasser 5 jours sans avis médical.
Comme tous les collyres, Allergiflash ne doit pas être instillé en même temps qu'un autre collyre. Attendre 15 minutes avant de procéder à l'instillation d'un autre traitement par collyre.

Posologie :
Adulte : 1 Gtte dans chaque œil 2 à 4 fois/j.
Enfant < 18 ans : oui
Grossesse : oui
Allaitement : non

Effets secondaires :
Allergiflah peut, rarement, être responsable d'une légère irritation oculaire lors de l'instillation.

Contre-indications :
Allergiflash est contre-indiqué en cas d'hypersensibilité au produit.

ALLERGODIL
Traitements du nez, de la gorge et des oreilles

30 %
Prix : 8,87 € - flacon pulvérisateur (20 ml)
Équivalents ou génériques : Aucun
Laboratoire : Viatris
DCI : *azélastine*
Présentations/Composition : Sol. Nasale : azélastine : 0,127 mg par dose

Indications : *Rhinite allergique*
Ce médicament est un antihistaminique qui diminue les réactions allergiques de l'organisme. Il est utilisé par voie nasale en cas de rhinite allergique saisonnière (« rhume des foins ») ou provoquée par des substances allergènes.

Précautions/Interactions :
Ce médicament est utilisé chez l'adulte et l'enfant de plus de 6 ans.
Le médecin choisit la date de mise en route et la durée du traitement en fonction de l'exposition aux substances allergènes.

Associé avec l'alcool, Allergodil peut provoquer une somnolence chez les conducteurs de machine ou de véhicule.

Posologie :
Adulte et enfant > 6 ans : 1 Pulv. dans chaque narine 2 fois/j.
Grossesse : oui aux 2e et 3e trimestres
Allaitement : non

Effets secondaires :
En début de traitement, Allergodil peut provoquer un prurit nasal (envie de se gratter), des éternuements dans les minutes suivant la pulvérisation, une altération du goût et plus rarement un saignement de nez. Le benzalkonium contenu dans le flacon peut entraîner des réactions allergiques.

Contre-indications :
Une allergie connue au benzalkonium contre-indique le traitement.

Signes de surdosage :
Bien que très peu probable, un surdosage pourrait entraîner excitation, tremblements et saignements de nez.

Bon à savoir

Bien assécher les muqueuses nasales en se mouchant avant d'instiller la solution dans chaque narine.

ALLI
Amaigrisseurs

NR
Prix : Libre
Équivalents ou génériques : Aucun
Laboratoire : GlaxoSmithKline
DCI : *orlistat*
Présentations/Composition : Cp : 60 mg d'orlistat

Indications : *Surpoids*
Alli est un médicament du surpoids qui diminue l'absorption des graisses par le système digestif.

Précautions/Interactions :
Alli est recommandé en cas d'indice de masse corporelle supérieur à 28 kg/m^2.
Le traitement habituel est de 3 gélules par jour pendant 6 mois maximum.
Le traitement doit être accompagné d'un régime hypocalorique et pauvre en graisses.

Ce médicament ne doit pas être utilisé en cas de traitement concomitant avec des immunosuppresseurs (ciclosporine) ou des anticoagulants oraux.

Posologie :
Adulte : 60 mg 3 fois/j.
Enfant et adolescent < 18 ans : non
Grossesse : non
Allaitement : non

Effets secondaires :
Orlistat est un médicament à effet strictement intestinal, qui n'est pratiquement pas absorbé par l'organisme. Au niveau de l'intestin, il est très fréquemment responsable d'effets indésirables comme diarrhée graisseuse, selles molles et impérieuses, flatulences, suintement anal, éventuellement douleurs abdominales ou hémorragie rectale. Les effets indésirables diminuent avec la diminution du taux de graisses dans les repas.

Contre-indications :
Alli est contre-indiqué en cas d'hypersensibilité à orlistat.

> **Bon à savoir**
> *Il est inutile de prendre le traitement si le repas ne contient pas de graisses ou si vous sautez un repas (Alli n'est actif que lorsque le repas contient des graisses). Bien qu'il soit en vente libre, ce médicament fait l'objet d'une surveillance renforcée pour mieux évaluer ses effets sur le foie.*

ALLOCHRYSINE
Antirhumatismaux/Décontracturants

65 %
Prix : 4,15 € - 1 ampoule (25 mg)
4,54 € - 1 ampoule (50 mg)
5,40 € - 1 ampoule (100 mg)
Équivalents ou génériques : Aucun
Laboratoire : Solvay
DCI : *aurothiopropanolsulfonate à 30 % d'or*
Présentations/Composition : Amp. Inj. : 25 mg, 50 mg, 100 mg

Indications : *Rhumatisme inflammatoire chronique*
Ce médicament est un sel d'or qui est utilisé dans le traitement de fond des rhumatismes inflammatoires chroniques tels que la polyarthrite rhumatoïde.

Précautions/Interactions :
Ce médicament qui s'injecte exclusivement en intramusculaire, peut provoquer des douleurs et des rougeurs au point d'injection.
Des examens de sang seront prescrits régulièrement par votre médecin au cours du traitement pour vérifier l'absence de toxicité de l'allochrysine, notamment de la moelle osseuse.
Les médicaments contenant de la phénylbutazone sont contre-indiqués.

Posologie :
Adulte
Traitement d'attaque : 1 Inj. de 25 mg/Sem. puis augmenter jusqu'à 1,2 g à 1,5 g par Sem.
Traitement d'entretien : 1 Inj./mois de 50 à 100 mg
Grossesse : non
Allaitement : non

Effets secondaires :
Des douleurs articulaires sont fréquentes en début de traitement mais ne durent que quelques jours. Des irritations locales peuvent survenir au point d'injection.
Il faut suspendre le traitement et prévenir son médecin en cas d'apparition de signes cutanés (démangeaisons, éruptions, rougeurs), de jaunisse, de douleurs abdominales, de diarrhées, de vomissements, de toux.

Contre-indications :
Allochrysine est contre-indiqué en cas d'antécédents de maladie rénale, hématologique, de stomatite, de lupus érythémateux disséminé, ainsi que lors d'une insuffisance cardiaque, rénale ou hépatique.

Délai d'action :
L'Allochrysine n'est active qu'au bout de 2 à 3 mois de traitement et les douleurs ou les inflammations peuvent perdurer pendant toute cette période.

> **Bon à savoir**
> *Les femmes en âge de procréer doivent utiliser un moyen de contraception efficace pendant toute la durée du traitement.*
> *Changer régulièrement de sites d'injection pour éviter les irritations locales et prendre ses médicaments habituels contre la douleur pendant les 2 ou 3 premiers mois du traitement au cours desquels l'Allochrysine est encore peu active. Ne pas absorber de*

médicament, notamment ceux en vente libre, sans avis médical.
Les sels d'or ne sont pas efficaces pour traiter l'arthrose.

ALMOGRAN
Antalgiques

 65 %
Prix : 23,48 € - 6 comprimés
44,62 € - 12 comprimés
Équivalents ou génériques : Aucun
Laboratoire : Almirall
DCI : *almotriptan hydrogenomalate*
Présentations/Composition : Cp. : 12,5 mg d'almotriptan

Indications : *Migraine*
Almogran est indiqué dans le traitement de la phase douloureuse de la crise de migraine, avec ou sans aura (sensation subjective qui précède et annonce la crise).

Précautions/Interactions :
La dose recommandée d'Almogran est de un comprimé qui peut éventuellement être renouvelée deux heures plus tard.
Almogran doit être utilisé au début de la crise et ne peut pas être utilisé en prévention.
Almogran doit être utilisé chez l'adulte de 18 à 65 ans.
Il peut être utilisé en cas d'insuffisance rénale légère à modérée.
Almogran ne doit pas être utilisé pendant la grossesse ou l'allaitement. Si toutefois son usage est indispensable durant l'allaitement, il est recommandé d'interrompre l'allaitement durant 24 heures.

Posologie :
Adulte : 1 Cp.
Enfant : non
Grossesse : non
Allaitement : non

Effets secondaires :
Almogran peut être responsable de nombreux effets secondaires, en particulier sur le système cardiovasculaire, digestif, neurologique, et de réactions allergiques, justifiant la nécessité de faire un bilan cardiovasculaire chez les personnes de plus de 40 ans, en particulier chez les femmes ménopausées.

Contre-indications :
Almogran est contre-indiqué en cas d'hypersensibilité au produit, en cas de maladie cardiaque ischémique, d'hypertension artérielle, d'accident vasculaire cérébral, d'insuffisance hépatique sévère et de traitement antimigraineux en cours à base d'ergotamine, methysergide ou autre agoniste 5HT1.

ALPAGELLE
Contraceptifs

 NR
Prix : Libre
Équivalents ou génériques : Pharmatex
Laboratoire : Pharmadéveloppement
DCI : *chlorure de miristalkonium*
Présentations/Composition : Crème vaginale : 0,9 g de chlorure de miristalkonium pour 100 g (tube de 80 g) - boîte de 6 tubes

Indications : *Contraception locale*
Les spermicides en application locale sont une méthode de contraception lorsqu'il est impossible d'utiliser les méthodes classiques de la contraception orale ou les dispositifs intra-utérins (stérilet).

Précautions/Interactions :
Introduire la crème au fond du vagin, en position allongée, 10 minutes avant le rapport sexuel.
En cas de rapports multiples, remettre de la crème.
Après les rapports, faire uniquement une toilette externe. Attendre 2 heures avant de faire une toilette vaginale.
Il ne faut pas utiliser Alpagelle avec les traitements vaginaux, qui risquent d'inactiver le spermicide, et s'abstenir de faire une toilette vaginale avec du savon, qui peut également inactiver l'effet spermicide.

Posologie :
Adulte : 1 Applic. avant chaque rapport sexuel

Effets secondaires :
Alpagelle n'offre pas une sécurité absolue contre le risque de grossesse.

Contre-indications :
Alpagelle est contre-indiqué en cas de lésion vaginale, de traitement par voie vaginale, et en cas d'hypersensibilité au produit.

Délai d'action :
L'action d'Alpagelle est immédiate et dure environ 2 heures.

ALPHAGAN
Antiglaucomateux

65 %

Prix : 8,46 € - flacon 5 ml
Équivalents ou génériques : *Brimonidine Chauvin*, *Brimonidine EG*, *Brimonidine Mylan*, *Brimonidine Sandoz*, *Brimonidine Téva*
Laboratoire : Allergan
DCI : *brimonidine*
Présentations/Composition : Flacon 5 ml : 2 mg/ml de brimonidine

Indications : *Glaucome, Hypertension oculaire*
Alphagan est un médicament indiqué dans le traitement du glaucome à angle ouvert, afin de réduire la pression intra-oculaire chez les patients qui présentent une contre-indication aux bêta-bloquants à usage local.

Précautions/Interactions :
Alphagan doit être utilisé à la dose d'une goutte dans chaque œil, 2 fois par jour au maximum. Un intervalle de 12 heures entre les 2 instillations doit être respecté.
Alphagan doit être utilisé avec prudence en cas de syndrome dépressif, de maladies cardiovasculaires comme le phénomène de Raynaud, la thrombo-angéite oblitérante, ou d'hypotension orthostatique.

Posologie :
Adulte : 1 Gtte dans chaque œil 2 fois/j.
Enfant < 17 ans : non
Grossesse : non
Allaitement : non

Effets secondaires :
Alphagan peut être responsable de maux de tête, de somnolence, de fatigue, de vertige. Il est très rarement responsable d'hypotension artérielle. Plus fréquemment, Alphagan est responsable d'irritation oculaire, de troubles de la vision et de conjonctivite.

Contre-indications :
Alphagan est contre-indiqué en cas d'hypersensibilité à la brimonidine.

> **Bon à savoir**
> Il est déconseillé d'utiliser des lentilles de contact souples pendant le traitement, en raison de la présence de chlorure de benzalkonium qui peut colorer les lentilles. En cas de nécessité, instiller le produit et attendre au moins 15 minutes avant d'utiliser les lentilles de contact.

AMAREL
Antidiabétiques

65 %

Prix : 7,71 € - 30 comprimés (1 mg)
16,07 € - 90 comprimés (1 mg)
9,50 € - 30 comprimés (2 mg)
26,08 € - 90 comprimés (2 mg)
12,26 € - 30 comprimés (3 mg)
33,72 € - 90 comprimés (3 mg)
14,08 € - 30 comprimés (4 mg)
38,13 € - 90 comprimés (4 mg)
Équivalents ou génériques : *Glimépiride Accord*, *Glimépiride Actavis*, *Glimépiride Alter*, *Glimépiride Arrow*, *Glimépiride Biogaran*, *Glimépiride Cristers*, *Glimépiride EG*, *Glimépiride Evolugen*, *Glimépiride Merck*, *Glimépiride Mylan*, *Glimépiride Qualimed*, *Glimépiride Ranbaxy*, *Glimépiride Ratiopharm*, *Glimépiride Sandoz*, *Glimépiride Zentiva*, *Glimépiride Zydus*
Laboratoire : Aventis
DCI : *glimépiride*
Présentations/Composition : Cp. : 1, 2, 3 ou 4 mg de glimépiride

Indications : *Diabète type 2*
Amarel est un sulfamide hypoglycémiant à longue durée d'action indiqué pour le traitement du diabète non insulino-dépendant (diabète de type 2) de l'adulte et du sujet âgé, lorsque le régime n'est pas suffisant pour contrôler l'hyperglycémie.

Précautions/Interactions :
Amarel est réservé à l'adulte.
Amarel peut éventuellement être associé à un antidiabétique de la classe des biguanides. Le traitement commence par 1 comprimé à 1 mg et si cette dose est insuffisante, il est nécessaire de passer à 1 comprimé à 2 mg, puis 3 mg, etc., jusqu'à obtention d'un contrôle glycémique satisfaisant, par paliers de 10 jours à 2 semaines. En aucun cas il ne sera utile de prendre plus de 6 mg par jour.
La prise d'Amarel ne dispense pas de suivre un régime hypocalorique adapté.

Amlor

Des hypoglycémies peuvent survenir au cours du traitement, en cas de prise excessive, d'alimentation déséquilibrée, d'insuffisance rénale ou hépatique, en particulier chez les sujets âgés. La prescription doit être progressive avec contrôle constant des taux de sucre dans le sang et l'urine afin d'éviter les hypoglycémies.

L'association d'Amarel est contre-indiquée avec miconazole, procaïne et elle est déconseillée avec l'alcool, les anti-inflammatoires non stéroïdiens, les antidépresseurs IMAO. Elle doit être faite avec précaution avec de nombreux médicaments, notamment les œstroprogestatifs, certains antihypertenseurs, les anticoagulants par voie orale. Signalez toujours à votre médecin la prise d'un nouveau traitement, car il peut modifier l'équilibre du traitement antidiabétique.

Posologie :
Adulte : 1 Cp./j.
Grossesse : non
Allaitement : non

Effets secondaires :
Amarel peut provoquer des réactions allergiques cutanées avec érythème, urticaire, prurit, qui régressent à l'arrêt du traitement. Il est également à l'origine de troubles digestifs ou sanguins, sans gravité et réversibles.

Contre-indications :
Amarel est contre-indiqué en cas de diabète insulino-dépendant infanto-juvénile (diabète de type 1), en cas de diabète grave (acidocétose, coma diabétique), d'insuffisance rénale ou hépatique, ainsi qu'en cas d'allergie aux sulfamides.

Délai d'action :
Amarel est efficace en 2 h 30 et le taux plasmatique suffisant est obtenu généralement en une prise quotidienne.

En cas d'oubli :
En cas d'oubli une journée, ne pas prendre le comprimé oublié.

Signes de surdosage :
La prise excessive d'Amarel provoque une hypoglycémie avec hypotension artérielle, sueurs, sensation de faim et état de malaise. Le traitement doit être immédiatement arrêté et une hospitalisation est préférable en cas de perte de conscience pour perfusion d'une solution de sucre.

AMLOR
Antihypertenseurs

65 %
Prix : 13,87 € - 30 gélules
37,62 € - 90 gélules (10 mg)
37,62 € - 90 gélules (5 mg)

Équivalents ou génériques : Amlodipine Actavis, Amlodipine Almus, Amlodipine Alter, Amlodipine Bouchara-Recordati, Amlodipine Cristers, Amlodipine Evolugen, Amlodipine Isomed, Amlodipine Merck, Amlodipine MG Pharma, Amlodipine Pfizer, Amlodipine PHR, Amlodipine Qualimed, Amlodipine Quiver, Amlodipine Tabugen, Amlodipine Téva, Amlodipine Winthrop

Laboratoire : Pfizer
DCI : *amlodipine*
Présentations/Composition : Cp. : 5 et 10 mg

Indications : *Hypertension artérielle, Angine de poitrine*

Amlor est indiqué pour le traitement de l'hypertension artérielle et pour certaines formes d'angine de poitrine, en particulier l'angor de Prinzmetal (crise d'angine de poitrine au repos). En inhibant l'entrée du calcium dans les cellules musculaires des parois artérielles, l'amlodipine provoque une vasodilatation, sans entraîner d'augmentation de la fréquence artérielle.

Précautions/Interactions :
Il est nécessaire de faire des tests hépatiques en cas d'apparition de signes d'intolérance (vomissements, perte d'appétit).

Son utilisation est déconseillée en association avec la cyclosporine, le dantrolène (Dantrium), et elle doit être faite avec précaution si le traitement comporte d'autres vasodilatateurs. Les interactions sont également possibles avec les alpha-1-bloquants (alfuzosine, prazocine), le baclofène (Liorésal), la cimétidine (Tagamet), l'itraconazole, la phénitoïne et la rifampicine, ainsi que les corticoïdes, les neuroleptiques et les antidépresseurs imipraminiques.

Posologie :
Adulte : 1 à 2 Cp. à 5 mg/j.
Grossesse : non
Allaitement : non

Contre-indications :
En dehors de la grossesse et de l'allaitement, la seule contre-indication est l'allergie à l'amlodipine.

Effets secondaires :
Les effets secondaires sont des céphalées, bouffées de chaleur, œdèmes des membres inférieurs, hypotension, crampes, douleurs abdominales, nausées, parfois des douleurs typiques de l'angine de poitrine nécessitant d'interrompre le traitement.

Délai d'action :
L'effet sur la tension artérielle se manifeste 12 heures après la prise.

En cas d'oubli :
Prendre immédiatement le comprimé oublié sans dépasser la dose journalière prescrite.

Signes de surdosage :
Il provoque une hypotension artérielle et une augmentation de la fréquence cardiaque, exigeant une surveillance en milieu hospitalier.

> **Bon à savoir**
> Grâce à son action originale sur les parois vasculaires, inhibant l'entrée du calcium dans les cellules, l'amlodipine provoque une dilatation des vaisseaux et des artères coronaires. Ce mécanisme, aujourd'hui classique, fait des inhibiteurs calciques l'une des classes thérapeutiques les plus utilisées dans le traitement des maladies vasculaires, notamment l'angine de poitrine et l'hypertension.

AMPECYCLAL
Veinotoniques

NR
Prix : 3,19 € - 30 gélules (300 mg)
Équivalents ou génériques : Aucun
Laboratoire : Erempharma
DCI : *heptaminol*
Présentations/Composition : Gél. : 300 mg d'adénylate d'heptaminol

Indications : *Insuffisance veineuse, Hémorroïdes, Ménorragies*
Ampecyclal améliore les symptômes de l'insuffisance veineuse : sensation de jambes lourdes, « impatiences » des membres inférieurs lors du coucher, douleurs. Il est également utilisé pour le traitement des hémorroïdes et des hémorragies provoquées par le port du stérilet.

Précautions/Interactions :
En cas de crise hémorroïdaire, le résultat du traitement doit être rapide. Si ce n'est pas le cas, il faut consulter un spécialiste pour modifier le traitement et rechercher la cause des hémorroïdes et des éventuelles pathologies anales associées.
L'Ampecyclal peut positiver les tests sportifs antidopage.

Posologie :
Adulte : 2 à 4 Gél./j.
Grossesse : après avis médical
Allaitement : non

Effets secondaires :
Ampécyclal peut provoquer parfois des troubles digestifs mineurs.

Contre-indications :
Ampecyclal est contre-indiqué en cas d'hyperthyroïdie et en cas de traitement associé avec des antidépresseurs IMAO.

Délai d'action :
La dose plasmatique efficace est obtenue en 2 heures après le début du traitement.

En cas d'oubli :
Prendre le comprimé sans dépasser la dose journalière prescrite.

AMYCOR
Antifongiques

30 %
Prix : 4,69 € - crème (15 g)
4,69 € - flacon poudre (15 g)
4,52 € - flacon pulvérisateur (15 ml)
Équivalents ou génériques : Aucun
Laboratoire : Merck Lipha Santé
DCI : *bifonazole*
Présentations/Composition : Sol. : 1 g/ 100 ml ; Crème : 1 g/100 g ; Poudre : 15 g

Indications : *Pityriasis versicolor, Candidose, Dermatophytoses*
Amycor est indiqué pour traiter le pityriasis versicolor, les candidoses (des grands plis et interdigitaux), onyxis et perionyxis, herpès circiné, teignes.

Précautions/Interactions :
Éviter le contact avec les muqueuses.
Amycor ne doit pas être utilisé chez les petits enfants en raison de la présence d'alcool dans la préparation.

Posologie :
Adulte : 2 Applic./j.
Grossesse : non pendant le 1er trimestre
Allaitement : non

Effets secondaires :
Amycor peut être responsable d'une sensation de brûlure locale.

Contre-indications :
Amycor est contre-indiqué en cas d'hypersensibilité au produit et ne doit pas être utilisé sur de grandes surfaces de peau en cas d'insuffisance hépatique, en raison d'une éventuelle toxicité pour le foie.

ANAFRANIL
Antidépresseurs

65 % ; TFR

Prix : 3,02 € - 60 comprimés (10 mg)
5,43 € - 50 comprimés (25 mg)
6,40 € - 20 comprimés (75 mg)
Équivalents ou génériques : *Clomipramine Merck*, *Clomipramine RPG*, *Clomipramine Sandoz*, *Clomipramine Téva*, Prothiaden, Tofranil
Laboratoire : Lynafarm
DCI : *clomipramine*
Présentations/Composition : Cp. : 10, 25 et 75 mg

Indications : *États dépressifs, Prévention des attaques de panique, Douleur rebelle, Troubles obsessionnels compulsifs*

Les antidépresseurs sont des stimulants de l'humeur qui permettent de traiter la tristesse des dépressions nerveuses. Ils agissent sur les centres nerveux du cerveau par l'intermédiaire des neuromédiateurs en régulant leur activité. Les antidépresseurs imipraminiques sont réputés être parmi les plus efficaces dans les états dépressifs de toute nature, dans la prévention des rechutes de psychose maniaco-dépressive, d'attaque de panique ou de phobies. L'Anafranil est également indiqué dans le traitement de violentes douleurs comme les névralgies faciales et d'autres douleurs d'origine neurologique. Il est également efficace dans l'énurésie ou les crises de terreur nocturne de l'enfant.

Précautions/Interactions :
Une surveillance attentive du traitement est nécessaire en cas d'épilepsie, de maladies cardio-vasculaires, d'insuffisance coronarienne, rénale ou hépatique et en cas de dysfonctionnement thyroïdien.
Le traitement est mis en route progressivement puis la dose efficace est stabilisée pendant 4 à 6 mois minimum. Le médecin choisit ensuite de poursuivre ou d'interrompre l'antidépresseur en fonction des symptômes. Dans ce cas, l'arrêt est progressif et se déroule sur 1 mois environ.
Les autres antidépresseurs sont contre-indiqués. L'alcool, les amphétamines, la clonidine, la guanéthidine, l'oxaflozane, l'oxitriptan, le rilménidine sont déconseillés. Les anesthésiants locaux à l'adrénaline, les anticholinergiques, les anticonvulsivants, les antihypertenseurs, le baclofène et les dépresseurs du système nerveux central sont à utiliser avec précautions et sous surveillance.
En début ou en fin de traitement, les antidépresseurs sont souvent associés à des anxiolytiques ou à des somnifères, car l'action excitante des antidépresseurs peut provoquer une insomnie ou un état d'agitation et des crises d'angoisse qui peuvent parfois conduire au suicide. Il est préférable de prendre le traitement avant 17 heures.

Posologie :
Adulte : 20 à 150 mg/j. (300 mg/j. maxi)
Enfant > 4 ans : 10 à 30 mg/j.
Grossesse : après avis médical
Allaitement : non

Effets secondaires :
Une bouche sèche, une constipation, des troubles de la vision, une augmentation de la fréquence cardiaque, une rétention urinaire en cas d'adénome de la prostate, des insomnies et de l'anxiété, des confusions mentales, une prise de poids, un retard à l'éjaculation, une impuissance ou une frigidité, des sueurs, des troubles du rythme cardiaque, des éruptions cutanées allergiques peuvent survenir au cours du traitement.

Contre-indications :
Le glaucome par angle fermé, l'adénome de la prostate et l'allergie connue aux imipraminiques contre-indiquent la prise de cet antidépresseur.

Délai d'action :
Le délai d'action des antidépresseurs varie de 7 jours à 4 voire 6 semaines après la mise en route du traitement.

En cas d'oubli :
Reprendre les comprimés sans dépasser la dose quotidienne.

Signes de surdosage :
L'intoxication aiguë aux imipraminiques provoque des vertiges, des difficultés à se tenir debout ou à prononcer les mots, des tremblements, puis un coma avec un risque de trouble du rythme cardiaque pouvant conduire au décès. Une hospitalisation en urgence est alors nécessaire.

> *Bon à savoir*
> *Une hospitalisation est parfois nécessaire en début de traitement car le changement d'humeur provoqué par le médicament est parfois trop rapide, avec un risque de suicide accru, nécessitant une surveillance et un traitement complémentaire à base d'anxiolytiques, de somnifères et dans certains cas de neuroleptiques.*

ANANDRON
Hormones

📢 100 %
Prix : 137,56 € - 90 comprimés (50 mg)
128,53 € - 30 comprimés (150 mg)
Équivalents ou génériques : Aucun
Laboratoire : Aventis
DCI : *nilutamide*
Présentations/Composition : Cp. : 50 ou 150 mg de nilutamide

Indications : *Cancer de la prostate*
Anandron est un médicament qui a une activité purement antiandrogénique (il s'oppose à l'activité des hormones mâles). Il est utilisé surtout pour le traitement du cancer de la prostate en association avec une castration chirurgicale ou médicale.

Précautions/Interactions :
Le traitement nécessite un contrôle régulier de la fonction respiratoire.
Anandron doit être utilisé avec prudence en cas de traitement anticoagulant.
La prise d'alcool est déconseillée pendant le traitement.

Posologie :
Adulte : 300 mg/j. pendant 4 Sem. puis 150 mg/j.

Effets secondaires :
Anandron est responsable de maux de tête, bouffées de chaleur, gynécomastie, impuissance, nausées et vomissements, et parfois d'une pneumopathie nécessitant d'interrompre le traitement.

Contre-indications :
Anandron est contre-indiqué en cas d'insuffisance hépatique sévère.

ANAPEN
Stimulants cardiaques

📢 65 %
Prix : 68,56 € - 2 seringues 0,1 ou 0,3 ml
Équivalents ou génériques : Aucun
Laboratoire : Allerbio
DCI : *épinéphrine*
Présentations/Composition : 1 seringue Sol. Inj. contenant 0,15 mg/0,3 ml ; 0,3 mg/0,3 ml d'épinéphrine

Indications : *Choc cardiovasculaire*
Anapen est indiqué dans le traitement d'urgence des chocs anaphylactiques cardiovasculaires à la suite de la prise d'un médicament, d'un aliment ou d'une piqûre d'insecte (abeille, frelon, guêpe).

Précautions/Interactions :
La posologie habituelle d'Anapen est une injection intramusculaire de 0,15 mg chez le nourrisson, et de 0,3 mg chez le grand enfant et l'adulte.
L'amélioration des symptômes doit apparaître dans les 3 à 5 minutes suivant l'injection.
En cas de nécessité, refaire une seconde injection 10 à 15 minutes plus tard.
L'administration peut être faite par le patient lui-même, lorsque celui-ci connaît bien les symptômes susceptibles de provoquer une réaction allergique.
Anapen doit être utilisé avec précaution en cas de diabète, d'hyperthyroïdie, ou d'athérosclérose.
Il doit être utilisé avec prudence par les sportifs car il peut rendre positifs les tests anti-dopage.

Posologie :
Adulte Enfant > 12 ans : 0,30 mg/Inj.
Enfant : 0,15 mg/Inj.
Grossesse : non
Allaitement : non

Effets secondaires :
Anapen peut être responsable de troubles cardiovasculaires (troubles du rythme cardiaque, angor, œdème pulmonaire) et de signes d'insuffisance respiratoire.

Contre-indications :
Bien qu'Anapen soit un médicament d'urgence qui doit être utilisé en cas de nécessité absolue, son usage est déconseillé en cas de maladie coronarienne, de cardiomyopathie, d'arythmie ventriculaire et en cas de traitement antidépresseur, ainsi qu'en cas d'allergie connue aux sulfites qui font partie de la composition de ce médicament.

ANAUSIN
Antiémétiques

30 % ; TFR

Prix : 2,82 € - 30 comprimés (15 mg)
Équivalents ou génériques : Métoclopramide GNR, Métoclopramide Merck, Métoclopramide Richard, Primpéran, Prokinyl
Laboratoire : Viatris
DCI : *métoclopramide*
Présentations/Composition : Cp. LP : 15 mg de métoclopramide

Indications : *Nausées, Vomissements*
Anausin est indiqué pour le traitement des nausées et des vomissements de toute origine : maladies du système digestif, troubles de la motricité intestinale.

Précautions/Interactions :
Appartenant à la même famille que les neuroleptiques, Anausin agit sur les centres cérébraux responsables du vomissement en inhibant un médiateur chimique cérébral, la dopamine. Aux doses thérapeutiques habituelles, Anausin n'a pas d'effet neuroleptique.
Anausin est réservé à l'adulte.
Les doses doivent être réduites en cas d'insuffisance rénale ou hépatique.
L'utilisation d'Anausin est contre-indiquée lors d'un traitement à la Levodopa (traitement de la maladie de Parkinson) et chez les patients suivant un traitement antiépileptique.
L'utilisation d'Anausin est déconseillée avec l'alcool, avec les antihypertenseurs et avec la plupart des médicaments agissant sur le système nerveux (antidépresseurs, anxiolytiques).

Posologie :
Adulte et enfant > 20 kg : 1 Cp. 2 fois/j.
Grossesse : oui, si nécessaire
Allaitement : après avis médical

Effets secondaires :
Anausin provoque des troubles neurologiques ressemblant à la maladie de Parkinson (contractures et spasmes musculaires). Il est responsable de somnolence, fatigue, vertiges, de troubles digestifs (diarrhée, ballonnements). En traitement prolongé, il peut provoquer une gynécomastie, un écoulement de lait et un arrêt des règles.

Contre-indications :
Anausin est contre-indiqué en cas d'hypersensibilité au produit, en cas d'antécédent de troubles neurologiques moteurs provoqués par un traitement (par exemple neuroleptiques), et en cas de maladie digestive qui peut être aggravée par une augmentation de la motricité intestinale : hémorragie, perforation, obstruction intestinale.

Délai d'action :
Anausin est efficace 30 minutes après administration.

En cas d'oubli :
Prendre le comprimé sans dépasser la dose journalière prescrite.

Signes de surdosage :
À forte dose, Anausin provoque une somnolence, des troubles de l'attention et des troubles musculaires (contractures, hypertonie), qui disparaissent rapidement.

> *Bon à savoir*
> Respecter toujours un intervalle de 6 heures minimum entre les prises.

ANAXÉRYL
Traitements du psoriasis

NR

Prix : 3,09 € - tube (38,5 g)
Équivalents ou génériques : Caditar, Ramet cade savon
Laboratoire : Bailly-Speab
DCI : *dithranol*
Présentations/Composition : Pom. : dithranol 35 %, acide salicylique 30 %

Indications : *Psoriasis*
Le dithranol est un corps réducteur, c'est-à-dire avide d'oxygène, qui est employé pour réduire la vitesse de reproduction du derme dans le psoriasis et éviter ainsi les récidives. Il est indiqué dans le psoriasis en plaques du corps et du cuir chevelu.

Précautions/Interactions :
Ce médicament est réservé à l'adulte. Il s'applique en se protégeant les mains avec des gants car il tache la peau saine, ainsi que les vêtements. Les muqueuses et les zones de peau fragile (visage, cou, organes génitaux et plis cutanés) doivent être protégées. Éviter l'application sur les yeux.
L'apparition d'une irritation locale impose l'arrêt du traitement.
Le tube de pommade ne doit pas être conservé trop longtemps car le dithranol est très sensible à l'oxydation et perd de son activité progressivement.

Posologie :
Adulte : 1 Applic./j.
Grossesse : non
Allaitement : non

Effets secondaires :
Ce médicament peut provoquer une coloration de la peau et des irritations locales ou allergiques.

Contre-indications :
Les lésions cutanées suintantes, un psoriasis irrité ou pustuleux, une allergie connue à l'un des constituants (lanoline, baume du Pérou) contre-indiquent le traitement.

> *Bon à savoir*
> Laver la région à traiter à l'eau savonneuse puis sécher en tamponnant légèrement sans frotter avec une compresse. Appliquer la pommade en massant légèrement pendant 10 minutes environ jusqu'à pénétration complète, puis laver à nouveau la région traitée à l'eau savonneuse.

ANCOTIL
Antifongiques

30 % ; (Sol. Inj.) [H]
Prix : 56,59 € - 100 comprimés (500 mg)
51,37 € - solution injectable
Équivalents ou génériques : Aucun

Laboratoire : Centre de spécialités pharmaceutiques
DCI : *flucytosine*
Présentations/Composition : Cp. : 500 mg (100 Cp.) ; flacon Sol. Inj. Perf. (2,5 g)

Indications : *Mycoses sévères*
Ce médicament s'oppose au développement des champignons et il est indiqué dans le traitement de mycoses graves chez l'homme (candidoses, cryptococcoses, chromomycoses, aspergilloses). Il est toujours utilisé en association avec un autre antifongique pour être plus efficace.

Précautions/Interactions :
Le traitement est entrepris à l'hôpital après analyse et identification du champignon. Des contrôles sanguins sont régulièrement effectués. Les doses sont adaptées en cas de dysfonctionnement des cellules rénales.
En cas d'association avec la zidovudine, les contrôles sanguins sont plus nombreux pour surveiller la toxicité du traitement.

Posologie :
Adulte : 100 à 200 mg/kg/j. pendant 15 j. à 3 mois
Grossesse : non, sauf état grave de la mère
Allaitement : non

Effets secondaires :
Le traitement peut être toxique pour le sang (baisse des globules rouges, des globules blancs ou des plaquettes) et pour le foie, mais les modifications sont modérées et transitoires. Des toxicités pour la moelle osseuse peuvent apparaître surtout lors de traitements à fortes doses. De rares cas d'allergie ont été rapportés. Les comprimés peuvent déclencher des nausées, des diarrhées et quelques vomissements.

Délai d'action :
Le délai d'action d'Ancotil est immédiat.

> *Bon à savoir*
> La consommation d'alcool pendant le traitement est déconseillée.

ANDRACTIM
Hormones

30 %
Prix : 25,61 € - tube (80 g)
Équivalents ou génériques : Aucun
Laboratoire : Besins

Androcur

DCI : *androstanolone*
Présentations/Composition : Gel : 125 mg d'androstanolone/5 g

Indications : *Déficit androgénique, Gynécomastie, Lichen vulvaire*
Andractim est indiqué dans le traitement de tous les déficits en hormone mâle, permanents ou transitoires, ainsi que dans le traitement des gynécomasties idiopathiques. Chez la femme, Andractim est utilisé pour le traitement du lichen scléro-atrophique vulvaire.

Précautions/Interactions :
Le traitement prolongé nécessite un contrôle régulier de la prostate et des seins.
L'utilisation d'Andractim chez la femme est exceptionnelle.
Andractim contient une substance interdite aux sportifs de compétition (dopage).

Posologie :
Adulte
Androgénothérapie générale : 5 à 10 g de gel/j.
Lichen vulvaire : 2,5 g de gel 1 j. sur 2

Effets secondaires :
Andractim peut provoquer agitation, irritabilité, prise de poids (symptôme d'un surdosage) nécessitant de réduire la posologie. Il peut être responsable d'une acné et d'une séborrhée. Chez la femme, le traitement trop prolongé peut être responsable de symptômes de virilisation (pilosité, raucité de la voix, hypertrophie du clitoris).

Contre-indications :
Andractim est contre-indiqué en cas de cancer de la prostate, de cancer du sein chez l'homme, et en cas d'insuffisance cardiaque ou rénale sévères.

Bon à savoir
Le gel doit être appliqué sur les bras, épaules, thorax, abdomen, cuisses, une fois par jour (soir ou matin), après la toilette. Laisser sécher avant de mettre des vêtements.

ANDROCUR
Hormones

65 % ; TFR
Prix : 13,73 € - 20 comprimés (50 mg)
87,27 € - 60 comprimés (100 mg)
Équivalents ou génériques : Cyprotérone Arrow, Cyprotérone Biogaran, Cyprotérone EG, Cyprotérone G Gam, Cyprotérone Merck, Cyprotérone Mylan, Cyprotérone Sandoz, Cyprotérone Stragen, Cyprotérone Téva, Cyprotérone Winthrop
Laboratoire : Bayer
DCI : *cyprotérone*
Présentations/Composition : Cp. : 50 mg et 100 mg d'acétate de cyprotérone

Indications : *Cancer de la prostate, Hirsutisme féminin*
Androcur est un progestatif de synthèse qui a une activité antiandrogénique (il s'oppose à l'activité des hormones mâles), contraceptive et progestative. Il est utilisé surtout pour le traitement du cancer de la prostate et, plus rarement, pour traiter certains cas d'hirsutisme féminin majeur, lorsqu'ils ne sont pas d'origine tumorale.

Précautions/Interactions :
Le traitement nécessite un contrôle régulier des constantes biologiques, de la tension artérielle et de la vision.
Le traitement doit être arrêté en cas d'apparition d'un ictère, de troubles visuels ou de maux de tête importants.
Androcur doit être associé avec prudence aux médicaments antidiabétiques, en raison de son effet diabétogène.

Posologie :
Adulte
Cancer de la prostate : 4 à 6 Cp./j.
Hirsutisme : 1 à 2 Cp./j. du 5e au 14e j. du cycle
Grossesse : non
Allaitement : non

Effets secondaires :
Androcur est responsable de maux de tête, prise de poids, impuissance, gynécomastie. Chez la femme, il provoque des saignements intermenstruels et parfois un arrêt des règles après le traitement. Plus rarement, Androcur est responsable d'hépatites, de troubles visuels et il peut aggraver des troubles vasculaires.

Contre-indications :
Androcur est contre-indiqué en cas de grossesse et d'allaitement car il peut provoquer une féminisation du fœtus, de maladies hépatiques, dépression, tuberculose et antécédents de maladies thrombo-emboliques.

ANDROTARDYL
Hormones

65 %

Prix : 10,32 € - 1 ampoule
Équivalents ou génériques : Aucun
Laboratoire : Bayer
DCI : *testostérone*
Présentations/Composition : Amp. Inj. : 250 mg d'énanthate de testostérone

Indications : *Déficit androgénique*
Androtardyl est indiqué dans tous les déficits en hormones mâles (testostérone) après diagnostic de la cause de l'insuffisance.

Précautions/Interactions :
Le traitement prolongé nécessite un contrôle régulier de la prostate et des seins.
Androtardyl contient une substance interdite aux sportifs de compétition (dopage).
Androtardyl ne peut être utilisé qu'en injection intramusculaire.

Posologie :
Adulte : 250 mg IM toutes les 3 à 4 Sem.

Effets secondaires :
Androtardyl peut provoquer agitation, irritabilité, prise de poids (symptôme d'un surdosage) nécessitant de réduire la posologie. Il peut être responsable d'une acné et d'une séborrhée.

Contre-indications :
Androtardyl est contre-indiqué en cas de cancer de la prostate, de cancer du sein chez l'homme, et en cas d'insuffisances cardiaque ou rénale sévères. Il est interdit chez la femme.

Bon à savoir
Androtardyl doit normalement être injecté avec une seringue en verre. En cas d'utilisation d'une seringue en polypropylène, l'injection doit être immédiate après le remplissage de la seringue.

ANGELIQ
Hormones

NR

Prix : Libre
Équivalents ou génériques : Aucun
Laboratoire : Schering
DCI : *estradiol, drospirenone*
Présentations/Composition : Cp. : 1 mg d'estradiol et 2 mg de drospirénone

Indications : *Ménopause, Ostéoporose*
Angeliq est indiqué dans le traitement hormonal substitutif des symptômes de déficit en œstrogènes chez les femmes ménopausées depuis plus d'un an, ainsi que dans le traitement de l'ostéoporose de la femme ménopausée.

Précautions/Interactions :
Le traitement est de 1 comprimé par jour et est continu, ce qui signifie que la plaquette suivante doit être commencée dès la fin de la plaquette précédente de 28 comprimés.
Le traitement hormonal substitutif de la ménopause ne doit être instauré que si les troubles de la ménopause altèrent la qualité de vie. La nécessité de continuer le traitement doit être réévaluée tous les ans, afin de mesurer le rapport bénéfice/risque. Dans tous les cas on estime que le traitement substitutif ne doit pas durer plus de 5 ans.
Avant de débuter ou de recommencer un traitement hormonal substitutif (THS), il est indispensable d'effectuer un examen clinique et gynécologique complet (y compris le recueil des antécédents médicaux personnels et familiaux), afin de détecter les éventuelles contre-indications et précautions d'emploi. Pendant toute la durée du traitement des examens réguliers doivent être pratiqués (examen gynécologique, mammographie et examens cardiovasculaires principalement).
Le traitement doit être arrêté immédiatement en cas de survenue d'une contre-indication.
Des saignements gynécologiques peuvent survenir au cours des premiers mois de traitement. La survenue de saignements irréguliers plusieurs mois après le début du traitement ou la persistance de saignements après l'arrêt du traitement doivent faire rechercher une maladie de l'utérus (cancer de l'endomètre).
Des études de population de longue durée ont montré que le traitement œstroprogestatif de longue durée augmente le risque de cancer du sein, et que ce risque diminue avec l'arrêt du traitement.
Le risque de maladie thrombo-embolique et d'embolie pulmonaire est également augmenté, surtout chez les utilisatrices qui présentent des antécédents tels qu'une obésité sévère, un lupus érythémateux.

Le traitement doit être interrompu en cas d'immobilisation prolongé ou d'intervention chirurgicale programmée, en particulier les opérations abdominales ou orthopédiques.

Le traitement substitutif hormonal n'apporte pas de bénéfice du point de vue cardiovasculaire, et peut, au contraire, augmenter le risque de maladie cardiovasculaire, surtout pendant la première année de traitement.

Posologie :
Adulte : 1 Cp./j.
Enfant : non
Grossesse : non
Allaitement : non

Effets secondaires :
Le traitement hormonal de substitution peut être responsable de nombreux effets secondaires, nécessitant parfois un arrêt du traitement. Les plus communs sont les troubles généraux comme fatigue ou douleurs, prise de poids ou perte de l'appétit, ou les troubles nerveux comme anxiété, maux de tête, troubles de l'humeur, irritabilité, troubles cutanés et digestifs. Les effets secondaires sont plus graves et nécessiteront un arrêt du traitement en cas d'hémorragie génitale, d'aggravation ou d'apparition d'une maladie cardiovasculaire, pulmonaire ou cancéreuse.

Contre-indications :
Angeliq est contre-indiqué en cas d'hypersensibilité à l'estradiol ou à la drospirénone, en cas d'hémorragie génitale, de cancer du sein, de cancer de l'utérus, s'il existe des antécédents de phlébite, de thrombose veineuse et d'embolie pulmonaire, d'angine de poitrine, infarctus, maladie hépatique, d'insuffisance rénale. Si Angeliq provoque une hausse importante de la pression artérielle, le traitement devra être interrompu.

En cas d'oubli :
En cas d'oubli d'un comprimé, celui-ci doit être pris dès que possible. Au-delà de 24 heures, il ne faut pas prendre de comprimé supplémentaire. Si plusieurs comprimés sont oubliés, des saignements vaginaux peuvent apparaître.

Bon à savoir
Avaler le comprimé avec un verre d'eau pendant ou en-dehors d'un repas, tous les jours à la même heure, sans le croquer ni l'écraser.

ANGIOX
Anticoagulants

Prix : Usage hospitalier
Équivalents ou génériques : Aucun
Laboratoire : Nycomed
DCI : *bivalirudine*
Présentations/Composition : Flacon de Poud. pour Sol. Inj. : 250 mg de bivalirudine

Indications : *Anticoagulation*
Angiox est indiqué pour empêcher la coagulation sanguine lors des interventions à distance sur les artères coronaires.

Précautions/Interactions :
La dose recommandée de ce médicament est une injection intraveineuse de 0,75 mg/kg de poids corporel immédiatement suivie d'une perfusion intraveineuse à raison de 1,75 mg/kg/heure pendant au moins la durée de l'intervention. La perfusion peut se poursuivre jusqu'à 4 heures après l'intervention si cela se justifie d'un point de vue clinique.

Angiox ne peut être utilisé que par un médecin spécialiste dans le cadre d'une intervention sur les artères coronaires.

Angiox ne peut être utilisé que par voie intraveineuse. L'administration intramusculaire est rigoureusement contre-indiquée.

Posologie :
Adulte : 1 Perf. en cas d'intervention sur les coronaires
Enfant < 18 ans : non
Grossesse : non
Allaitement : non

Effets secondaires :
Angiox peut être responsable de douleurs et de saignements, de réactions allergiques cutanées et de troubles cardiovasculaires.

Contre-indications :
Angiox est contre-indiqué en cas d'hypersensibilité à la bivalirudine et aux hirudines. Il est contre-indiqué en cas de maladie hémorragique, de saignement important, d'hypertension artérielle, d'endocardite, d'insuffisance rénale sévère et de traitement par dialyse rénale.

ANSATIPINE
Antibiotiques

🗎 65 %
Prix : 104,48 € - 30 comprimés (150 mg)
Équivalents ou génériques : Aucun
Laboratoire : SERB
DCI : *rifabutine*
Présentations/Composition : Cp. : 150 mg de rifabutine

Indications : *Tuberculose*
Ansatipine est indiqué dans le traitement de la tuberculose, en particulier en cas de résistance à la rifampicine et dans le traitement préventif des infections dues à Mycobacterium avium complex (MAC) chez les patients infectés par le virus VIH.

Précautions/Interactions :
Pour le traitement de la tuberculose, prendre 3 à 4 comprimés par jour en une seule prise.
Pour le traitement de l'infection à Mycobacterium avium complex, prendre 2 à 3 comprimés par jour, en une seule prise.
Aucun ajustement posologique n'est nécessaire chez le sujet âgé.
Ansatipine doit être utilisé avec précaution en cas d'utilisation concomitante de médicaments contenant de la clarithromycine (antibiotique de la classe des macrolides), du fluconazole ou de certains antiviraux comme indinavir ou nelfinavir, en raison du risque de survenue d'une inflammation oculaire (uvéite). En cas de suspicion d'uvéite, le traitement doit être interrompu et il est recommandé de consulter un ophtalmologiste.
Le traitement nécessite un contrôle régulier de l'hémogramme et des fonctions hépatiques (transaminases, bilirubine).
L'association d'ansatipine avec des contraceptifs estroprogestatifs est déconseillée. Il est donc préférable d'utiliser une autre méthode contraceptive en cas de traitement par ce médicament.

Posologie :
Adulte : 2 à 4 Cp./j.
Grossesse : non
Allaitement : non

Effets secondaires :
Ansatipine est responsable de douleurs musculaires et articulaires, de modifications du goût, de troubles hépatiques (augmentation du taux des transaminases et de la bilirubine).
Il peut également provoquer des troubles de la formule sanguine, avec une anémie, une leucopénie (baisse des leucocytes), une neutropénie et diminution des plaquettes sanguines, nécessitant parfois l'arrêt du traitement.
L'inflammation de l'uvée est possible avec ce traitement, surtout en association avec la clarithromycine. Cependant, elle est réversible à l'interruption du traitement.

Contre-indications :
Ansatipine est contre-indiqué en cas d'hypersensibilité au produit ou à ses excipients, en cas d'insuffisance rénale chronique et en cas de traitement concomitant par saquinavir.

En cas d'oubli :
Prendre immédiatement le comprimé oublié, sans doubler la dose en cas d'oubli de plus d'une journée.

> **Bon à savoir**
> Quel que soit le nombre de comprimés prescrits, ils doivent être pris en une seule fois au cours de la journée, indépendamment des repas.
> Ansatipine peut provoquer une coloration brune-orangée de la peau, des urines, des selles et des larmes. Il peut être responsable d'une coloration définitive des lentilles de contact.

ANTIGRIPPINE À L'ASPIRINE
Antalgiques

🗎 NR
Prix : Libre
Équivalents ou génériques : Aspirine-Vit.C, Céphyl, Hémagène Tailleur, Métaspirine
Laboratoire : GlaxoSmithKline
DCI : *acide acétylsalicylique, acide ascorbique, caféine*
Présentations/Composition : Cp. : acide acétylsalicylique (ou aspirine) 500 mg ; acide ascorbique (Vit. C) 100 mg ; caféine 10 mg

Indications : *Douleur, Fièvre*
L'Antigrippine associe l'aspirine (nom courant de l'acide acétylsalicylique) qui est utilisée dans le traitement symptomatique de la fièvre et des douleurs (maux de tête, douleurs dentaires, osseuses, musculaires…), la vitamine C (ou acide ascorbique) qui est recommandée

Anusol

contre les états de fatigue, et la caféine qui est un stimulant du système nerveux central. L'Antigrippine est prescrit pour combattre la fièvre et les douleurs, notamment quand elles sont accompagnées d'un syndrome grippal.

Précautions/Interactions :
Ce médicament est réservé aux adultes et aux enfants de plus de 6 ans. Comme il contient de l'aspirine, ce médicament ne convient pas aux personnes souffrant de dysfonctionnement des cellules rénales, d'asthme, d'antécédents d'ulcère gastro-duodénal, de goutte, de règles abondantes, d'hémorragies digestives.
Il convient de prendre la dernière prise en milieu d'après-midi, car la caféine peut retarder le sommeil. La caféine positive les tests effectués lors des contrôles antidopage sportifs.
Il est déconseillé d'associer les anticoagulants oraux, l'héparine, le méthotrexate (médicament anticancéreux), des anti-inflammatoires non stéroïdiens, la ticlopidine (Ticlid), des médicaments contre la goutte, des antidiabétiques, des corticoïdes, des diurétiques, de l'interféron et des pansements gastro-intestinaux.

Posologie :
Adulte : 2 à 4 Cp. à répartir dans la journée
Enfant
6 à 10 ans : 1 à 2 Cp. à répartir dans la journée
10 à 15 ans : 1 à 3 Cp. à répartir dans la journée
Grossesse : contre-indiqué à partir du 6e mois
Allaitement : non

Effets secondaires :
L'aspirine peut être responsable de bourdonnements d'oreille, de baisse d'acuité auditive, de maux de tête, de douleurs abdominales, d'ulcérations gastriques, de saignements de nez ou de gencives, d'hémorragies digestives à l'origine d'une anémie, d'allergie avec œdème, d'asthme et d'urticaire.

Contre-indications :
La dose d'aspirine contenue dans l'Antigrippine en contre-indique l'emploi chez les enfants de moins de 6 ans. L'aspirine est déconseillée à toutes les personnes qui présentent des antécédents d'hypersensibilité à l'aspirine, des antécédents d'ulcère gastro-duodénal, d'asthme, de dysfonctionnement des cellules rénales, de goutte, aux femmes qui utilisent un stérilet ou lors des règles, lorsque celles-ci sont abondantes. Il est préférable de ne pas consommer d'aspirine dans les jours qui précèdent une opération, en raison de son effet anticoagulant, ou de signaler cette prise au chirurgien avant l'opération. L'alcool majore les risques d'intolérance digestive.
La consommation d'aspirine est généralement déconseillée pendant les premiers mois de la grossesse, sauf en cas de traitement bref et elle est formellement contre-indiquée après le 6e mois et pendant l'allaitement. Les anticoagulants, les autres anti-agrégants plaquettaires, le méthotrexate (anticancéreux) et les antidiabétiques contre-indiquent l'aspirine.

Délai d'action :
L'effet de l'aspirine contre la fièvre et les douleurs se manifeste au bout de 10 à 15 minutes.

Signes de surdosage :
Des bourdonnements d'oreilles, des troubles de l'audition, des maux de tête, des vertiges peuvent apparaître en cas de surdosage.

Bon à savoir
Prendre avec un grand verre d'eau, de lait ou avec des aliments. Le lait ou les aliments ralentissent la vitesse de résorption du médicament mais diminuent le risque de problèmes gastriques. Limiter la consommation d'aliments qui augmentent l'acidité gastrique (café, cola, agrumes et marinades).

ANUSOL
Antihémorroïdaires

NR
Prix : Libre
Équivalents ou génériques : Aucun
Laboratoire : Warner-Lambert
DCI : *oxyde de bismuth, sous-gallate de bismuth, oxyde de zinc*
Présentations/Composition : Pom. rectale : 10,75 g d'oxyde de zinc, 0,875 g d'oxyde de bismuth, 2,25 g de sous-gallate de bismuth pour 100 g
Suppos. : 296 mg d'oxyde de zinc, 24 mg d'oxyde de bismuth, 59 mg de sous-gallate de bismuth

Indications : *Hémorroïdes, Prurit anal*
Anusol est un traitement local de la douleur et du prurit provoqués par les crises hémorroïdaires.

Précautions/Interactions :
Anusol est un traitement d'appoint de la crise hémorroïdaire : il soulage la douleur et le prurit provoqués par l'inflammation veineuse anale.
Le traitement doit être de courte durée. En cas de persistance des douleurs au-delà de quelques jours malgré le traitement, consulter un médecin.
Anusol est un médicament réservé à l'adulte.

Posologie :
Adulte : 1 à 2 Applic. de crème ou 1 à 2 Suppos./j.
Grossesse : oui
Allaitement : oui

Contre-indications :
Il n'existe pas de contre-indications en dehors d'une éventuelle sensibilité aux composants.

AOTAL
Antidotes antialcooliques

65 %

Prix : 16,15 € - 60 comprimés
Équivalents ou génériques : Aucun
Laboratoire : Merck Lipha Santé
DCI : *acamprosate*
Présentations/Composition : Cp. : 333 mg de acamprosate

Indications : *Dépendance alcoolique*
Aotal est indiqué dans le traitement du maintien de l'abstinence alcoolique.

Précautions/Interactions :
La dose habituelle du traitement est de 2 comprimés matin, midi et soir.
Aotal n'est pas indiqué pour le traitement du sevrage alcoolique, mais doit être utilisé rapidement après le sevrage pour assurer le maintien de l'abstinence. Une rechute éventuelle ne justifie pas l'interruption du traitement.
La durée maximale du traitement est d'une année.
La prise de ce médicament n'est pas recommandée pendant la grossesse, en raison de l'absence d'études poussées sur le sujet. Il est cependant possible, en raison de l'importance de maintenir l'abstinence alcoolique durant la grossesse.

Posologie :
Adulte : 2 Cp. 3 fois/j.
Grossesse : non recommandée

Allaitement : non

Effets secondaires :
Aotal est responsable de troubles gastro-intestinaux (nausées, vomissements, diarrhées), de troubles dermatologiques (éruption, prurit) ainsi que de troubles sexuels (impuissance, frigidité).

Contre-indications :
Aotal est contre-indiqué en cas d'hypersensibilité au produit ou à ses excipients, en cas d'insuffisance rénale et hépatique grave, ainsi que chez les patients de plus de 65 ans.

En cas d'oubli :
Prendre immédiatement les comprimés oubliés, sans doubler la dose en cas d'oubli de plus d'une journée.

> *Bon à savoir*
> Avaler les comprimés avec un peu d'eau, sans les mâcher ni les écraser, de préférence loin des repas.

APIDRA
Hormones

65 %

Prix : 40,58 € - 5 stylos préremplis (3 ml)
20,12 € - flacon (10 ml)
Équivalents ou génériques : Aucun
Laboratoire : Sanofi-Aventis
DCI : *insuline glulisine*
Présentations/Composition : 5 Sty. de Sol. Inj. SC : 300 UI/3 ml ; flacon de 10 ml : 100 UI/ml

Indications : *Diabète type 1, Diabète type 2*
Apidra est indiqué dans le traitement du diabète de type 1 (insulino-dépendant) et dans le traitement du diabète de type 2 (diabète de l'adulte).

Précautions/Interactions :
Le traitement à l'insuline exige une surveillance des taux de sucre dans le sang plusieurs fois par jour.

Apidra est une insuline d'action rapide, utilisée en association avec une insuline humaine d'action intermédiaire ou d'action prolongée.

Apidra ne peut pas être mélangée avec d'autres insulines que l'insuline humaine NPH. Apidra est utilisé immédiatement avant (0 à 15 minutes) ou après un repas, uniquement en sous-cutané.

Apidra peut également être utilisé pour le traitement du diabète de type 2, en association avec des antidiabétiques oraux.

Le traitement à l'insuline est responsable de nombreuses interactions avec d'autres remèdes, qui doivent donc être prescrits avec prudence, notamment les corticoïdes, les progestatifs, les sympathomimétiques (salbutamol, terbutaline), les bêtabloquants et de nombreux antihypertenseurs, en particulier les inhibiteurs de l'enzyme de conversion.

L'insuline étant considérée comme une substance dopante, elle est interdite au cours ou en dehors des compétitions sportives.

Posologie :
Adulte : 0,15 UI/kg/j. en Inj. SC
Enfant < 6 ans : non
Grossesse : oui, si nécessaire
Allaitement : oui, si nécessaire

Effets secondaires :
L'insuline peut provoquer des rougeurs et des douleurs au point d'injection et, exceptionnellement, des réactions allergiques généralisées.

Contre-indications :
Il n'existe pas de contre-indication à l'utilisation de l'insuline. En cas d'hypersensibilité à une forme d'insuline, il faut changer d'insuline. Les nouvelles générations d'insuline, identiques à l'insuline humaine, provoquent moins de phénomènes d'intolérance.

En cas d'oubli :
Faire immédiatement l'injection oubliée, sans dépasser la posologie quotidienne souhaitable, après les examens de contrôle nécessaires (glycémie).

Signes de surdosage :
Le surdosage en insuline provoque une hypoglycémie, pouvant entraîner un coma et le décès. L'hypoglycémie se manifeste par une sensation de faim et des sueurs. Le traitement en urgence consiste à prendre immédiatement du sucre sous n'importe quelle forme (biscuit, boisson sucrée, etc.) ou, si nécessaire, à faire une injection de glucagon. En cas de doute, le traitement qui consiste à donner du sucre est sans aucun risque.

APOKINON
Antiparkinsoniens

65 % ; TFR
Prix : 29,62 € - 1 stylo injecteur
127,82 € - 5 stylos injecteurs
117,72 € - 10 stylos injecteurs
Équivalents ou génériques : Aucun
Laboratoire : Aguettant
DCI : *apomorphine*
Présentations/Composition : Sol. Inj. : 1, 5 et 10 stylos injecteurs (30 mg/3 ml)

Indications : *Traitement d'appoint de la maladie de Parkinson*
L'apomorphine régularise l'activité de certains neurones du cerveau en simulant les effets de la dopamine qui est le neurotransmetteur déficitaire dans la maladie de Parkinson. Son action étant nulle par voie orale, elle est utilisée par voie injectable dans les formes de Parkinson où il existe des fluctuations très grandes des symptômes malgré les traitements.

Précautions/Interactions :
L'utilisation est prudente en cas d'antécédents de maladies cardiaques ou de maladies psychiatriques, et la survenue de délires sexuels avec parfois passage à l'acte impose une réduction de la posologie ou un arrêt du traitement.

Le mode d'injection se fait exclusivement par voie sous-cutanée (injection ou perfusion).

Une adjonction systématique de dompéridone (Motilium ou Péridys) est prescrite pour éviter les nausées, les vomissements et les chutes de tension artérielle qui surviennent après les injections. Elle est débutée 4 jours avant le début du traitement et arrêtée progressivement à partir de la 3e semaine en l'absence de troubles digestifs.

Les neuroleptiques sont déconseillés en association car ils annulent les effets de l'apomorphine.

Posologie :
Adulte
Inj. SC : 1 mg à renouveler jusqu'à obtention de résultats positifs
Perf. SC : 1 mg/h. à moduler jusqu'à obtention de résultats positifs
Grossesse : non
Allaitement : non

Effets secondaires :
Apokinon provoque des troubles digestifs (nausées, vomissements) ou psychiatriques (délires sexuels avec parfois passage à l'acte nécessitant l'arrêt des injections). Des réactions allergiques graves aux sulfites contenus dans la préparation sont possibles. Des nodules sous-cutanés et prurit (envie de se gratter) peuvent survenir aux lieux d'injection.

Contre-indications :
Des antécédents de maladie psychotique, déficit intellectuel, confusion mentale ou allergie connue aux sulfites contre-indiquent le traitement.

Délai d'action :
L'apomorphine est efficace 2 à 10 minutes après l'injection et son effet dure 45 à 90 minutes selon les personnes.

En cas d'oubli :
Reprendre progressivement les injections selon le protocole élaboré initialement.

Signes de surdosage :
Une baisse du rythme cardiaque et respiratoire est l'effet d'un surdosage qui nécessite une hospitalisation urgente pour administrer l'antidote : la naloxone.

Bon à savoir
Les modalités d'utilisation du stylo sont détaillées par le médecin lors des consultations. Les injections dans la paroi abdominale sont plus efficaces qu'au niveau des cuisses. La perfusion sous-cutanée continue par pompe portable permet d'augmenter la durée d'action du médicament mais il est conseillé de varier le site des points d'injection pour diminuer l'apparition de nodules sous-cutanés. Le stylo doit être protégé de la poussière, de l'humidité et des fortes variations de température. En cas de chute du stylo, vérifier le bon fonctionnement et l'absence de fuite. Bien refermer le capuchon et jeter le stylo lorsqu'il est vide car il n'est pas rechargeable.

APRANAX
Anti-inflammatoires non stéroïdiens

65 % ; TFR

Prix : 3,56 € - 16 comprimés (550 mg)
6,16 € - 15 comprimés (750 mg)
4,83 € - 16 sachets suspension buvable (500 mg)
4,97 € - 30 sachets suspension buvable (250 mg)
Équivalents ou génériques : <u>Naproxène sodique Téva</u>, <u>Naproxène Téva</u>
Laboratoire : Roche
DCI : *naproxène*
Présentations/Composition : Sach. Susp. Buv. : 250 et 500 mg
Cp. : 550 mg (16 Cp.) ; 750 mg (15 Cp.)

Indications : *Inflammation, Douleur*
Les anti-inflammatoires non stéroïdiens (AINS), luttent contre l'inflammation et la douleur. Accessoirement, ils sont actifs contre la fièvre et fluidifient le sang. Ils sont utilisés en traitement de courte durée des inflammations articulaires aiguës et douloureuses, de tendinites, de traumatismes de l'appareil locomoteur, de douleurs vertébrales accompagnées ou non de sciatiques, de névralgies. Ils sont également administrés en chirurgie orthopédique ou maxillo-faciale pour prévenir ou traiter les manifestations inflammatoires. Les traitements au long cours sont indiqués en cas de processus inflammatoires chroniques (certaines arthroses, polyarthrite rhumatoïde, etc.).

Précautions/Interactions :
Apranax est un médicament pour adultes et enfants de plus de 15 kg (plus de 3 ans). La forme suppositoire est réservée à l'adulte. Les comprimés sont à avaler ou à dissoudre dans un verre d'eau et à prendre au milieu des repas pour diminuer l'apparition de troubles digestifs.
Avant toute mise en route d'un traitement par AINS, il faut s'assurer de l'absence d'infection bactérienne, virale ou parasitaire dont les signes ou les symptômes peuvent être masqués. Des maux de tête avec étourdissements imposent l'arrêt du traitement s'ils persistent après diminution de la posologie.
La prescription d'AINS doit être prudente chez les personnes souffrant d'insuffisance hépatique, rénale ou cardiaque, de diabète et en cas d'antécédents d'ulcère gastro-duodénal. L'efficacité d'un stérilet peut être diminuée.
De nombreux médicaments sont déconseillés : les anticoagulants, l'aspirine et ses dérivés salicylés, les autres AINS, le diflunisal, le lithium, le méthotrexate (traitement anticancéreux), le Ticlid. Certains traitements imposent une surveillance accrue : les antihypertenseurs, les

Aprovel

diurétiques, certains traitements cardiaques (bêta-bloquants), certains antidiabétiques (sulfamides), certains traitements antigoutteux (bénémide) et antisida (zidovudine).
Si des pansements gastriques doivent être pris, les absorber au moins 2 heures après le naproxène (diminution de l'absorption digestive).

Posologie :
Adulte : 500 à 1100 mg/j. en 2 prises ou 1 Suppos. le soir ou 1 Cp. 750 mg/j.
Enfant > 25 kg : 10 mg/kg/j. en 2 prises

Effets secondaires :
Les AINS provoquent assez souvent en début de traitement une perte d'appétit, des nausées, des vomissements, de la diarrhée ou de la constipation, des maux de ventre, une inflammation de la gorge. Plus rarement peuvent survenir des ulcérations digestives avec hémorragies, des réactions d'hypersensibilités (rougeur de la peau, urticaire, crise d'asthme, œdème de Quincke), des maux de tête, une somnolence ou une insomnie, des vertiges, des sifflements dans les oreilles et quelques troubles des examens sanguins.
L'Apranax peut être responsable également de colite, de confusion, d'angoisse, d'irritabilité ou d'hypotension artérielle.

Contre-indications :
Les comprimés sont réservés aux adultes et aux enfants de plus de 25 kg.
Apranax est contre-indiqué aux enfants de moins de 15 ans, aux personnes ayant présenté des allergies à cette molécule ou à l'aspirine et ses dérivés, aux personnes souffrant d'ulcère gastro-duodénal, d'insuffisance hépatique ou rénale.
Le dernier trimestre de la grossesse et l'allaitement sont des contre-indications à l'emploi de ce médicament. Au cours des 5 premiers mois de grossesse, les AINS ne se prennent qu'après avis médical et dans des cas très limités.

Délai d'action :
Les effets des comprimés commencent à se faire sentir entre 40 minutes à 2 heures.

APROVEL
Antihypertenseurs

65 %
Prix : 11,03 € - 30 comprimés (75 mg)
30,47 € - 90 comprimés (75 mg)
16,66 € - 30 comprimés (150 mg)
44,68 € - 90 comprimés (150 mg)
22,31 € - 30 comprimés (300 mg)
58,82 € - 90 comprimés (300 mg)

Équivalents ou génériques : Irbésartan Actavis, Irbésartan Arrow, Irbésartan Biogaran, Irbésartan EG, Irbésartan Mylan, Irbésartan Ranbaxy, Irbésartan Ratiopharm, Irbésartan Sandoz, Irbésartan Téva, Irbésartan Zen, Irbésartan Zydus

Laboratoire : Sanofi-Aventis
DCI : *irbésartan*
Présentations/Composition : Cp. : 75, 150 et 300 mg

Indications : *Hypertension artérielle*
Antagoniste des récepteurs de l'angiotensine II, l'irbésartan bloque tous les effets de cet enzyme et provoque une baisse du taux sanguin d'aldostérone. Ce médicament est actif sur tous les types d'hypertension et n'entraîne pas d'augmentation de la fréquence cardiaque.

Précautions/Interactions :
L'irbésartan doit être utilisé avec précaution chez les patients présentant une insuffisance rénale ou une maladie des valves cardiaques.
Le risque d'hypotension, surtout en début de traitement, est plus important chez les patients qui suivent un traitement diurétique ou qui présentent une hypertension d'origine rénale. C'est pourquoi le traitement doit être surveillé attentivement lorsque le patient a reçu récemment des traitements antihypertenseurs à base de diurétiques, en particulier les diurétiques épargneurs de potassium (Aldactone).

Posologie :
Adulte : 1 Cp./j. à 150 mg et jusqu'à 300 mg maxi
Grossesse : non
Allaitement : non

Effets secondaires :
Aprovel peut être responsable de troubles nerveux (asthénie, céphalées, vertiges et étourdissements), de troubles gastro-intestinaux, allergiques (éruption cutanée).

Contre-indications :
Les seules contre-indications sont l'allergie à l'irbésartan, ainsi que la grossesse et l'allaitement.

Délai d'action :
L'effet sur la tension artérielle est progressif en 1 à 2 semaines.

En cas d'oubli :
Prendre immédiatement le comprimé oublié sans dépasser la dose journalière prescrite.

Signes de surdosage :
Baisse trop importante de la tension artérielle et augmentation de la fréquence cardiaque. Le patient doit être surveillé jusqu'au retour à la normale des chiffres de la pression artérielle.

> **Bon à savoir**
> La facilité d'emploi de ce nouveau médicament, l'absence d'effets secondaires et la prise journalière unique en font l'un des grands espoirs du traitement au long cours de l'hypertension, car il est plus facilement accepté par les patients.

APSOR
Antipsoriasiques

📋 65 %
Prix : 10,11 € - tube (15 g)
32,84 € - tube (60 g)
28,24 € - 1 flacon (50 ml)
Équivalents ou génériques : Aucun
Laboratoire : Merck Lipha Santé
DCI : *tacalcitol*
Présentations/Composition : Pom. : 4 µg de tacalcitol pour 1 g ; Emul. : 4 µg/g

Indications : *Psoriasis*
Apsor est indiqué pour le traitement local du psoriasis en plaques.

Précautions/Interactions :
Apsor ne doit être utilisé que pour les formes de psoriasis en plaques et non pour le psoriasis pustuleux en gouttes ou érythrodermique.
En cas d'application sur le visage, éviter tout contact avec les yeux et espacer les applications en cas d'intolérance.
En cas de trouble du métabolisme calcique, il est nécessaire de surveiller périodiquement le taux de calcium sanguin.
Ne pas dépasser la dose de 50 g de pommade par semaine.

Posologie :
Adulte : 1 Applic./j.
Grossesse : non
Allaitement : non

Effets secondaires :
Apsor peut être responsable d'une irritation cutanée, prurit, brûlure, rougeur, et peut provoquer une élévation de la calcémie, en cas d'usage trop important, réversible à l'arrêt du traitement.

Contre-indications :
Apsor est contre-indiqué en cas d'hypersensibilité au produit et en cas d'hypercalcémie.

> **Bon à savoir**
> Appliquer de préférence le soir et bien se laver les mains après usage.

APTIVUS
Antirétroviraux

📋 100 %
Prix : 801,42 € - 120 capsules
Équivalents ou génériques : Aucun
Laboratoire : Boehringer Ingelheim
DCI : *tipranavir*
Présentations/Composition : Caps. : 250 mg de tipranavir

Indications : *Infections à VIH*
Aptivus est indiqué dans le traitement de l'infection à VIH.

Précautions/Interactions :
La dose habituelle du traitement est de 500 mg co-administrés avec 200 mg de ritonavir, deux fois par jour.
Aptivus doit toujours être administré avec du ritonavir et associé à d'autres traitements antiviraux.
Aptivus ne peut être prescrit que par des médecins spécialisés dans le traitement des infections à VIH.
Il est réservé au traitement de l'adulte de 18 à 65 ans, et est contre-indiqué chez les enfants, les femmes enceintes et durant l'allaitement (l'allaitement étant lui-même contre-indiqué en cas d'infection par le VIH).
Chez les femmes en âge de procréer, il est recommandé d'utiliser une méthode contraceptive autre que les estroprogestatifs, ceux-ci pouvant diminuer l'efficacité de ce médicament.

Posologie :
Adulte : 500 mg 2 fois/j.
Grossesse : non
Allaitement : non

Aranesp

Effets secondaires :
Aptivus est fréquemment responsable de troubles digestifs (nausées, vomissements, diarrhées, douleur abdominale, dyspepsie) et, comme tous les médicaments de la même classe, il peut déséquilibrer un diabète préexistant, provoquer des troubles des lipides sanguins et des lipodystrophies.
Aptivus peut être responsable de troubles dermatologiques (prurit, éruption, sécheresse cutanée) ainsi que de nombreux autres troubles, justifiant un bilan soigneux avant et pendant le traitement, sous le contrôle d'un médecin spécialiste du traitement du VIH.

Contre-indications :
Aptivus est contre-indiqué en cas d'hypersensibilité à ses composants, en cas d'insuffisance hépatique modérée à sévère, en cas d'usage de phytothérapie contenant du millepertuis et en association avec de nombreux médicaments.

En cas d'oubli
Prendre immédiatement les comprimés oubliés, mais ne pas doubler la dose en cas d'oubli de plus d'une journée.

ARANESP
Antianémiques

🔖 65 %

Prix : 18,83 € - 1 seringue ou stylo (10 µg)
68,59 € - 4 seringues (10 µg)
27,97 € - 1 seringue ou stylo (15 µg)
100,72 € - 4 seringues (15 µg)
36,43 € - 1 seringue ou stylo (20 µg)
132,87 € - 4 seringues (20 µg)
52,52 € - 1 seringue ou stylo (30 µg)
196,64 € - 4 seringues (30 µg)
68,59 € - 1 seringue ou stylo ou flacon (40 µg)
258,72 € - 4 seringues ou flacons (40 µg)
84,65 € - 1 seringue ou stylo (50 µg)
320,80 € - 4 seringues (50 µg)
100,72 € - 1 seringue ou stylo (60 µg)
382,88 € - 4 seringues (60 µg)
132,87 € - 1 seringue ou stylo (80 µg)
507,02 € - 4 seringues (80 µg)
165,00 € - 1 seringue ou stylo (100 µg)
625,07 € - 4 seringues (100 µg)
212,18 € - 1 seringue ou stylo (130 µg)
800,24 € - 4 seringues (130 µg)
243,20 € - 1 seringue ou stylo (150 µg)
917,04 € - 4 seringues (150 µg)
475,99 € - 1 seringue ou stylo (300 µg)
1 792,94 € - 4 seringues (300 µg)
771,02 € - 1 seringue ou stylo (500 µg)
2 960,83 € - 4 seringues (500 µg)
Équivalents ou génériques : Aucun
Laboratoire : Amgen Europe
DCI : *darbepoetine alfa*
Présentations/Composition : Sol. Inj., seringue préremplie ou stylo de 0,5 à 1,5 ml ; de 10 à 500 µg de darbepoetine

Indications : *Anémie*
Aranesp est une érythropoïétine produite par génie génétique qui stimule la régénération des cellules sanguines et est ainsi un traitement de l'anémie. Elle est utilisée lors des anémies consécutives à l'insuffisance rénale chronique ou lors des traitements anticancéreux.

Précautions/Interactions :
Aranesp est utilisée par voie sous-cutanée ou intraveineuse, à la dose initiale de 0,45 µg par kilo, avec pour objectif d'élever le taux d'hémoglobine au-dessus de 11 grammes par litre. L'administration initiale est faite une fois par semaine durant 4 semaines. Par la suite, les doses sont adaptées en fonction de la réponse individuelle.
Le taux d'hémoglobine doit être attentivement surveillé et ne doit pas augmenter de plus de 2 g au cours des 4 premières semaines de traitement. En cas d'augmentation élevée, les doses administrées doivent être réduites.
Aranesp ne peut être prescrit initialement que par un médecin spécialiste, il peut ensuite être renouvelé par le médecin traitant.
Lorsque l'anémie est consécutive à un cancer ou à un traitement anticancéreux (sauf en cas de cancer myéloïde), Aranesp est utilisé par voie sous-cutanée à la dose de 6,75 µg/kg et par administration, une fois toutes les 3 semaines pendant 9 semaines, ou à la dose de 2,25 µg/kg une fois par semaine durant 4 semaines. Le traitement est ensuite adapté en fonction du taux d'hémoglobine.
Le taux de fer sanguin doit être régulièrement vérifié au cours du traitement.
Aranesp doit être utilisé avec précaution en cas de carence en fer ou en vitamines, et seulement après un bilan biologique approfondi. Il doit également être utilisé avec précaution en cas d'infection, de syndrome inflammatoire, de traumatisme, de troubles de la coagulation et de terrain hémorragique ; en cas d'anémie hémolytique et de diverses maladies

sanguines comme l'anémie falciforme ; en cas d'insuffisance cardiaque, de maladie cardio-vasculaire, d'épilepsie.
Aranesp est considéré comme un produit dopant, et son usage est interdit aux sportifs pendant ou en-dehors des compétitions.

Posologie :
Adulte : 1 Inj./Sem.
Moins de 11 ans : non
Grossesse : non, sauf nécessité absolue
Allaitement : non

Effets secondaires :
Aranesp peut être responsable de maux de tête et d'une réaction locale au niveau du lieu d'injection : douleur, réaction allergique. Aranesp peut également provoquer des réactions générales d'allergie, telle qu'une éruption cutanée ou une crise d'urticaire. Il peut également être responsable de troubles cardiovasculaires, tels qu'une embolie pulmonaire, œdème, hypertension artérielle, thrombose veineuse.

Contre-indications :
Aranesp est contre-indiqué en cas d'hypersensibilité à l'érythropoïétine humaine et en cas d'hypertension artérielle.

ARAVA
Antirhumatismaux

65 %
Prix : 71,98 € - 30 comprimés (10 mg)
71,98 € - 30 comprimés (20 mg)
44,76 € - 3 comprimés (100 mg)
Équivalents ou génériques : Aucun
Laboratoire : BBFarma
DCI : *léflunomide*
Présentations/Composition : Cp. : 10, 20 et 100 mg

Indications : *Polyarthrite rhumatoïde, Rhumatisme psoriasique*
Arava est un nouveau traitement de fond de la polyarthrite rhumatoïde de l'adulte et du rhumatisme psoriasique. L'effet thérapeutique commence au bout de 4 à 6 semaines de traitement et s'améliore pendant les 4 à 6 mois suivants.

Précautions/Interactions :
Le traitement par léflunomide doit commencer par une dose de charge de 100 mg administrée une fois par jour pendant 3 jours. Arava ne doit être administré aux patients que sous surveillance médicale. Les enzymes hépatiques ASAT (SGOT) et ALAT (SGPT), de même que la pression artérielle, doivent être contrôlées avant le début du traitement, puis de façon régulière, de même que la formule sanguine (numération des globules blancs et des plaquettes sanguines) toutes les 8 semaines.
En raison de l'absence d'études suffisantes concernant ce nouveau médicament, Arava ne peut pas être associé à d'autres traitements de fond de la polyarthrite. En revanche, Arava peut être associé aux traitements anti-inflammatoires (corticoïdes ou anti-inflammatoires non stéroïdiens).
En cas de nécessité d'interruption du traitement, il est nécessaire de pratiquer un traitement spécifique pour éliminer complètement le médicament de l'organisme. Ce traitement est pratiqué avec 8 g de colestyramine, 3 fois par jour, ou par administration de 50 g de charbon activé en poudre, 4 fois par jour. La durée du traitement est en moyenne de 11 jours, et son résultat doit être contrôlé par des examens de laboratoire (dosage du taux de léflunomide dans le sang).
La consommation d'alcool doit être évitée pendant le traitement.
Une grossesse ne peut être envisagée que deux ans après l'interruption du traitement, en raison du risque potentiel de malformations. Le risque de malformation peut également être transmis par le père, qui devra également interrompre le traitement en cas de volonté de procréation.
Le traitement peut provoquer des étourdissements. La conduite de machines ou d'automobiles doit donc être évitée.

Posologie :
Adulte : 1 Cp./j. de 10 à 20 mg
Grossesse : non
Allaitement : non

Effets secondaires :
Arava peut provoquer une augmentation de la tension artérielle, des symptômes gastro-intestinaux (diarrhées, nausées, vomissements, douleurs abdominales, avec élévation des taux de transminases hépatiques), amaigrissement, céphalées, asthénie, paresthésies, étourdissements, des maladies des tendons musculaires, des troubles cutanés et des réactions allergiques. Il provoque également des troubles sanguins, avec notamment une baisse du taux des globules blancs.

Contre-indications :
Arava ne doit pas être utilisé chez les patients présentant des antécédents d'hypersensibilité au léflunomide ou des antécédents connus de réactions allergiques cutanées graves. Il est également contre-indiqué chez les patients présentant un syndrome d'immunodéficience (sida), des troubles sanguins autres que ceux provoqués par la polyarthrite rhumatoïde, une infection grave, une insuffisance rénale ou hépatique ainsi que chez les femmes enceintes et celles en âge de procréer en l'absence de contraception fiable. En raison de l'absence de données suffisantes, Arava est contre-indiqué chez les patients de moins de 18 ans.

En cas d'oubli :
Reprendre le traitement sans dépasser la dose quotidienne.

Bon à savoir
La prescription de ce médicament est réservée aux médecins rhumatologues et spécialistes de médecine interne. Le flacon doit être conservé soigneusement fermé.

ARCALION
Psychostimulants

 NR

Prix : Libre
Équivalents ou génériques : Aucun
Laboratoire : Servier
DCI : *sulbutiamine*
Présentations/Composition : Cp. : 200 mg (30 ou 60 Cp.)

Indications : *Fatigue*
Ce médicament dérivé de la vitamine B1 est proposé dans des états de fatigue excessive et de neurasthénie importante.

Précautions/Interactions :
Ce traitement est réservé à l'adulte.

Posologie :
Adulte : 1 à 3 Cp./j. pendant les repas le matin et le midi
Grossesse : non
Allaitement : non

Effets secondaires :
Une agitation peut survenir chez la personne âgée.

Contre-indications :
Une intolérance au médicament contre-indique le traitement.

Signes de surdosage :
Un surdosage entraîne une agitation, de l'euphorie et des tremblements qui régressent sans séquelle.

Bon à savoir
L'activité éventuelle de ce produit n'a pas été mise en évidence par des essais cliniques et des états dépressifs majeurs nécessitent un traitement plus adapté. Les comprimés doivent être conservés à l'abri de l'humidité.

ARCOXIA
Anti-inflammatoires

30 %
Prix : 14,11 € - 28 comprimés (30 mg)
22,12 € - 28 comprimés (60 mg)
Équivalents ou génériques : Aucun
Laboratoire : Merck Sharp & Dohme Chibret
DCI : *étoricoxib*
Présentations/Composition : Cp. : 30 ou 60 mg d'étoricoxib

Indications : *Arthrose*
Arcoxia est un anti-inflammatoire de la classe des inhibiteurs sélectifs de la Cox-2 indiqué dans le traitement symptomatique de l'arthrose.

Précautions/Interactions :
La posologie habituelle est de 30 à 60 mg par jour, en une seule prise.
La durée du traitement doit être la plus courte possible.

Posologie :
Adulte : 30 à 60 mg/j.
Enfant <16 ans : non
Grossesse : non
Allaitement : non

Effets secondaires :
Arcoxia peut être responsable de rétention hydrique (œdème), de fatigue et d'un syndrome pseudo-grippal, ainsi que, plus rarement, de crampes et de douleurs musculaires. Il est également responsable de maux de tête, d'étourdissements et de troubles gastro-intestinaux (douleurs abdominales, nausées, dyspepsie, flatulences, diarrhées).

Contre-indications :
Arcoxia est contre-indiqué en cas d'hypersensibilité, de maladies digestives hémorragiques (ulcère gastro-intestinal, hémorragie digestive) ou inflammatoires (maladie de Crohn, rectocolite hémorragique), d'insuffisance hépatique ou rénale sévère, d'insuffisance cardiaque, de maladie cardiovasculaire ischémique, d'accident vasculaire cérébral et d'hypertension artérielle. Il est également interdit en cas d'antécédents de réactions allergiques à la suite de l'administration d'un anti-inflammatoire non stéroïdien, ou d'acide acétylsalicylique, y compris un autre anti-inflammatoire de la classe des inhibiteurs de la Cox-2.

ARGANOVA
Anticoagulants

Prix : Usage hospitalier
Équivalents ou génériques : Aucun
Laboratoire : Mitsubishi Pharma
DCI : *argatroban*
Présentations/Composition : 1 flacon 2,5 ml : 250 mg d'argatroban

Indications : *Inhibition de la coagulation*
Arganova est indiqué comme anticoagulant chez les patients qui ont une baisse des taux de plaquettes sanguines induite par l'héparine de type II.

Précautions/Interactions :
La posologie habituelle est de 2 µg/kg/minute par perfusion intraveineuse chez l'adulte jeune ou âgé, ainsi que chez les sujets présentant une insuffisance rénale ou hépatique légère.
La posologie ne doit pas dépasser 10 µg/kg/minute, et il ne doit pas être utilisé pendant plus de 14 jours.
Ce traitement ne peut être prescrit que par un médecin spécialiste des maladies de la coagulation.
Arganova ne doit être utilisé qu'après arrêt total des traitements par l'héparine et doit être surveillé avec des tests de coagulation.

Posologie :
Adulte : 0,5 à 2 µg/kg/min
Enfant < 16 ans : non
Grossesse : non
Allaitement : non

Effets secondaires :
Arganova peut être responsable de troubles cutanés, tels que éruption, hypersudation, purpura, chute de cheveux, urticaire et de troubles digestifs tels que vomissements, constipation, diarrhées, gastrite, hémorragie gastro-intestinale. Il peut également favoriser les infections bactériennes et virales. Plus rarement, Arganova est responsable de troubles de l'état général (fatigue, douleurs, œdème périphérique), de troubles du système nerveux ou du comportement.

Contre-indications :
Arganova est contre-indiqué en cas d'hypersensibilité à l'argatroban, en cas d'hémorragie non contrôlée et en cas d'insuffisance hépatique sévère.

ARGININE VEYRON
Médicaments de la digestion

NR

Prix : 3,58 € - 20 ampoules buvables
5,35 € - flacon (250 ml)
3,19 € - 10 ampoules injectables
5,50 € - flacon injectable (400 ml)
Équivalents ou génériques : Arginine AP-HP
Laboratoire : Pierre Fabre
DCI : *arginine*
Présentations/Composition : Amp. : 1 g chlorhydrate d'arginine/5 ml
Sol. Buv. : 0,918 g chlorhydrate d'arginine/c. à c.
Amp. Inj. : 1 g chlorhydrate d'arginine/5 ml

Indications : *Dyspepsie, Réducteur du taux sanguin d'ammoniaque*
Arginine qui est indiqué dans les troubles mineurs de la digestion (dyspepsie) est un traitement d'appoint des maladies d'origine hépatique. En perfusion, il permet de réduire le taux d'ammoniaque sanguin dans le cadre du traitement des encéphalopathies d'origine hépatique ou des hyperammoniémies congénitales.

Précautions/Interactions :
Arginine agit sur les douleurs liées à la contraction de la vésicule biliaire.
En cas de persistance des douleurs malgré le traitement ou en cas de fièvre associée, consulter un médecin.
Tenir compte de la teneur en saccharose en cas de régime diabétique.

Aricept

Le traitement de l'hyperammoniémie au cours de l'encéphalopathie hépatique ne peut être effectué qu'en milieu hospitalier, avec contrôle des constantes biologiques sanguines.

Posologie :
Adulte
Dyspepsie : 1 à 2 Amp. ou 1 à 2 c. à c. avant les repas
Hyperammoniémie : 2 à 5 Amp. IV/j. ou 1 à 2 Perf. à 25 g/24 h
Enfant
Dyspepsie : 1 Amp. ou 1 c. à c. avant les repas
Hyperammoniémie : 5 à 10 Amp. ou c. à c./j.

Effets secondaires :
À forte dose, Arginine peut provoquer une diarrhée.

Contre-indications :
Arginine est contre-indiqué en cas d'insuffisance rénale.

> **Bon à savoir**
> Arginine Veyron en flacon de 250 ml et 10 ampoules est remboursé à 65 %, seulement en cas d'hyperammoniémies congénitales.

ARICEPT
Maladie d'Alzheimer

 15 %

Prix : 56,21 € - 28 comprimés (5 mg)
58,94 € - 28 comprimés (10 mg)
Équivalents ou génériques : *Donepezil Actavis, Donepezil Alter, Donepezil Arrow, Donepezil Biogaran, Donepezil EG, Donepezil KRKA, Donepezil Mylan, Donepezil Pfizer, Donepezil Qualimed, Donepezil Ranbaxy, Donepezil Sandoz, Donepezil Téva, Donepezil Zen, Donepezil Zydus*
Laboratoire : Eisai
DCI : *donepezil*
Présentations/Composition : Cp. : 5 et 10 mg
Indications : *Maladie d'Alzheimer*
Ce médicament améliore les facultés mentales des personnes atteintes de la maladie d'Alzheimer dans les formes légères et modérées. Il agit en augmentant la quantité d'un neuromédiateur, l'acétylcholine, et en favorisant le fonctionnement des neurones cérébraux. Les possibilités de mémorisation, les performances intellectuelles et la vie quotidienne sont ainsi améliorées.

Précautions/Interactions :
Le traitement doit être débuté et supervisé par un médecin ayant l'expérience du diagnostic des patients atteints de la maladie d'Alzheimer.
Les comprimés sont donnés au patient par un proche qui s'assure de la régularité de la prise du médicament.
En cas d'arrêt décidé par le médecin, le traitement doit être diminué progressivement.
Une surveillance particulière est assurée en cas d'antécédents de troubles du rythme cardiaque, d'ulcère gastro-duodénal, d'adénome de la prostate ou d'asthme.
Avec Aricept, le kétoconazole, l'itraconazole, la quinidine, l'érythromycine, la fluoxétine, la rifampicine, la phénytoïne, la carbamazépine doivent être utilisés avec précaution, l'alcool et les anticholinestérasiques sont contre-indiqués.

Posologie :
Adulte : 5 mg/j. le 1er mois puis 10 mg/j. maxi
Grossesse : non
Allaitement : non

Effets secondaires :
Aricept peut provoquer des diarrhées, crampes musculaires, fatigue, nausées, vomissements et insomnies. Quelques maux de tête, douleurs, rhumes, vertiges et très rarement syncope, hémorragies digestives ou troubles du rythme cardiaque.

Contre-indications :
Aricept est contre-indiqué en cas d'allergie aux dérivés de la pipéridine ou d'allergie qui se déclare au donepezil.

Signes de surdosage :
En cas de surdosage, une hospitalisation d'urgence serait nécessaire pour administrer l'antidote (atropine).

> **Bon à savoir**
> Ce médicament peut être pris en une fois au cours d'un repas. La prescription initiale est réalisée par un spécialiste et est valable un an. Une ordonnance de renouvellement peut être prescrite ensuite par tout médecin pour une nouvelle période d'un an. Le renouvellement suivant est effectué par un spécialiste après bilan médical et neurologique.

ARIMIDEX
Antihormones

65 %
Prix : 102,48 € - 30 comprimés
280,62 € - 90 comprimés
Équivalents ou génériques : Anastrozole Accord, Anastrozole Almus, Anastrozole Alter, Anastrozole Arrow, Anastrozole Biogaran, Anastrozole Cristers, Anastrozole EG, Anastrozole Evolugen, Anastrozole Isomed, Anastrozole Mylan, Anastrozole PHR, Anastrozole Ranbaxy, Anastrozole Ratiopharm, Anastrozole Sandoz, Anastrozole Synthon, Anastrozole Téva, Anastrozole Winthrop, Anastrozole Zydus
Laboratoire : Astra Zeneca
DCI : *anastrozole*
Présentations/Composition : Cp. : 1 mg d'anastrozole

Indications : *Cancer du sein*
Arimidex est utilisé dans le traitement du cancer du sein chez la femme ménopausée.

Précautions/Interactions :
La conduite automobile doit être évitée pendant le traitement en raison de risque de vertiges et d'étourdissements.
L'œstrogénothérapie est contre-indiquée en association avec Arimidex.

Posologie :
Adulte : 1 mg/j.
Grossesse : non
Allaitement : non

Effets secondaires :
Arimidex provoque bouffées de chaleur, sécheresse vaginale, alopécie, troubles digestifs, asthénie, somnolence, maux de tête, éruptions cutanées.

Contre-indications :
Arimidex est contre-indiqué en cas de porphyrie, pendant la grossesse et l'allaitement, et chez la femme qui n'est pas encore ménopausée.

ARIXTRA
Anticoagulants

65 %
Prix : 13,30 € - 2 seringues (2,5 mg/0,5 ml)
43,56 € - 7 seringues (2,5 mg/0,5 ml)
34,14 € - 2 seringues (5 mg/0,4 ml)
153,47 € - 10 seringues (5 mg/0,4 ml)
34,14 € - 2 seringues (7,5 mg/0,6 ml)
153,47 € - 10 seringues (7,5 mg/0,6 ml)
34,14 € - 2 seringues (10 mg/0,8 ml)
153,47 € - 10 seringues (10 mg/0,8 ml)
Équivalents ou génériques : Aucun
Laboratoire : GlaxoSmithKline
DCI : *fondaparinux sodique*
Présentations/Composition : Seringues préremplies de 2,5 mg/0,5 ml ; 5 mg/0,4 ml ; 7,5 mg/0,6 ml ; 10 mg/0,8 ml

Indications : *Prévention de la coagulation*
Arixtra est indiqué en prévention des accidents thrombo-emboliques veineux en chirurgie orthopédique majeure du membre inférieur, tels que fracture de hanche, prothèse de hanche ou chirurgie majeure du genou.

Précautions/Interactions :
Le traitement habituel est de une injection par jour, par voie sous-cutanée.
La première injection doit être effectuée 6 heures après l'intervention chirurgicale, en l'absence d'hémorragie.
Le traitement doit être poursuivi pendant 5 à 9 jours. L'efficacité et la tolérance du produit au-delà du 9e jour de traitement n'ont pas été établies. Si la prolongation du traitement anticoagulant est jugée nécessaire, le relais doit être pris par un autre traitement.
Arixtra ne doit en aucun cas être administré par voie intra-musculaire.
Arixtra doit être injecté par voie sous-cutanée profonde, en alternant les sites d'injection.
Arixtra peut être utilisé en cas d'insuffisance hépatique ou rénale légère ou modérée et est contre-indiqué en cas d'insuffisance rénale grave.
Arixtra doit être utilisé avec précaution en cas de traitement par : désirudine, fibrinolytique, héparine, anti-vitamine K, anti-agrégant plaquettaire, dipyridamole, sulfinpyrazole, ticlopidine, clopidrogel, anti-inflammatoires non stéroïdiens.

Posologie :
Adulte : 1 Inj./j.
Enfant : non
Grossesse : non
Allaitement : non

Effets secondaires :
Arixtra peut être responsable de troubles intestinaux (diarrhée, constipation, douleur abdo-

Arolac

minale, gastrite), maux de tête, retard de cicatrisation, éruptions cutanées, fièvre, hématome.

Contre-indications :
Arixtra est contre-indiqué en cas d'hypersensibilité au produit, d'endocardite infectieuse aiguë, de syndrome hémorragique et d'insuffisance rénale sévère.

AROLAC
Hormones

🏺 65 %
Prix : 6,69 € - 20 comprimés
Équivalents ou génériques : Aucun
Laboratoire : Lisa
DCI : *lisuride*
Présentations/Composition : Cp. : 0,2 mg de lisuride

Indications : *Hyperprolactinémie, Inhibition de la lactation*
Arolac est indiqué dans l'arrêt de la lactation et dans le traitement des syndromes endocriniens liés à une hyperproduction de prolactine par le système hypophyso-hypothalamique (troubles du cycle menstruel, stérilité, galactorrhée, gynécomastie, impuissance).

Précautions/Interactions :
Le traitement d'un adénome de l'hypophyse et d'une hyperprolactinémie ne peut être entrepris qu'après bilan spécialisé afin d'écarter un éventuel traitement chirurgical.
Pour inhiber la lactation dès la montée laiteuse, commencer le traitement dans les 24 heures qui suivent l'accouchement, avec d'emblée 2 comprimés par jour. Pour interrompre la lactation (en cas de maladie inflammatoire du sein par exemple), il faut prendre 1 comprimé le premier jour, puis 2 comprimés le jour suivant. Le traitement peut être interrompu 4 jours après l'arrêt de la lactation.
Les boissons alcoolisées sont déconseillées pendant le traitement.
Il est préférable de prendre les comprimés au cours des repas.
L'arrêt de la lactation avec Arolac nécessite de contrôler régulièrement la tension artérielle pendant les premiers jours du traitement. Ce traitement est déconseillé en cas d'antécédents de maladie psychiatrique ou d'hypertension artérielle.

Posologie :
Adulte
Arrêt lactation : 2 Cp./j. en 2 prises pendant 14 j.
Hyperprolactinémie : 1/2 Cp. le 1er jour, 1/2 Cp. matin et soir le 2e jour, puis 1/2 Cp. 3 fois/j.
Grossesse : non
Allaitement : non

Effets secondaires :
Arolac est responsable de troubles digestifs, hypotension orthostatique, parfois troubles psychiques (confusion, hallucinations), sécheresse de la bouche, constipation, œdèmes des membres inférieurs.

Contre-indications :
Arolac est contre-indiqué en cas d'hypersensibilité au lisuride ou à d'autres dérivés de l'ergot de seigle, en cas d'hypertension artérielle ou d'insuffisance coronarienne.

ART 50
Antirhumatismaux/Décontracturants

🏺 15 %
Prix : 16,35 € - 30 gélules
Équivalents ou génériques : Zondar, *Diacereéine Actavis*, *Diacereéine Biogaran*, *Diacereéine Cristers*, *Diacereéine EG*, *Diacereéine Evolugen*, *Diacereéine Mylan*, *Diacereéine Negma*, *Diacereéine Qualimed*, *Diacereéine Ranbaxy*, *Diacereéine Ratiopharm*, *Diacereéine Sandoz*, *Diacereéine Téva*
Laboratoire : Negma
DCI : *diacereéine*
Présentations/Composition : Gél. : 50 mg, perf. de 5 ml ou 50 ml : 100 mg ou 1000 mg d'ofatumumab

Indications : *Arthrose*
La diacerhéine possède une action anti-inflammatoire active dans l'arthrose et calme les douleurs, les raideurs et les gonflements articulaires.

Précautions/Interactions :
Ce médicament est réservé aux adultes et aux enfants de plus de 15 ans. Le traitement est limité à 6 mois maximum.
En cas d'insuffisance rénale, il faut réduire de moitié la posologie quotidienne.

Il existe peu d'interactions avec d'autres médicaments mais les pansements gastriques gênent l'absorption d'Art 50.

Posologie :
Adulte et enfant > 15 ans : 1 Gél. matin et soir pendant 6 mois maxi
Personne âgée : même posologie
Grossesse : possible au cours des 2e et 3e trimestres
Allaitement : non

Effets secondaires :
Très peu fréquents ils consistent en selles molles, diarrhée bénigne ou douleurs abdominales.

Contre-indications :
Ce médicament n'est pas indiqué aux enfants de moins de 15 ans, est contre-indiqué chez les personnes ayant présenté une allergie à la rhéine ou souffrant d'insuffisance hépatique. Les 3 premiers mois de grossesse et l'allaitement sont des contre-indications au traitement par Art 50.

Délai d'action :
Les effets antalgiques d'Art 50 se font sentir 30 à 45 jours après le début du traitement.

Signes de surdosage :
Le signe d'un surdosage est l'apparition d'une diarrhée importante, qui disparaît en diminuant le traitement.

> *Bon à savoir*
> Prendre les gélules au cours des repas améliore l'absorption du médicament ; les avaler avec un verre d'eau sans les ouvrir. Art 50 peut colorer les urines en jaune, rouge ou marron. Il est parfois nécessaire de poursuivre un traitement par antalgiques et anti-inflammatoires pendant la période initiale de 30 à 45 jours qui suit la prise d'Art 50.

ARTANE
Antiparkinsoniens

65 %
Prix : 2,38 € - 50 comprimés (2 mg)
2,38 € - 20 comprimés (5 mg)
3,79 € - flacon (30 ml)
5,90 € - 5 ampoules de solution injectable
Équivalents ou génériques : Parkinane
Laboratoire : Aventis
DCI : *trihexyphénidyle*

Présentations/Composition : Cp. : 2 et 5 mg ; Amp. Inj. : 5 ml ; Sol. Buv. : 4 mg/ml

Indications : *Maladie de Parkinson*
Ce médicament inhibe l'action de l'acétylcholine qui est un neuromédiateur agissant au niveau du cerveau et des nerfs périphériques. Il est indiqué dans le traitement de la maladie de Parkinson, seul ou en association à d'autres antiparkinsoniens, lorsque les tremblements sont prédominants ou lorsque la maladie est accompagnée d'une hyperproduction gênante de salive.

Précautions/Interactions :
Ce médicament est à utiliser avec prudence chez les personnes âgées, en cas de troubles du rythme cardiaque, d'angine de poitrine ou de bronchite chronique (il augmente la viscosité du mucus des bronches).
Les doses doivent être administrées progressivement et le traitement ne doit pas être arrêté brutalement pour éviter une rechute exacerbée de la maladie.
Les femmes en âge de procréer doivent obligatoirement utiliser une contraception efficace pendant toute la durée du traitement.
Le lisuride (Arolac ou Dopergine), les médicaments contenant de l'atropine ou dérivés (certains antidépresseurs et antiallergiques) sont interdits ainsi que les autres antiparkinsoniens anticholinergiques.

Posologie :
Adulte : 4 à 10 mg/j. en 2 à 3 prises
40 à 100 Gttes/j. en 2 à 3 prises
Grossesse : non
Allaitement : non

Effets secondaires :
Artane provoque sécheresse de la bouche, constipation, troubles de la vue, diminution des sécrétions lacrymales, palpitations, rétention urinaire en cas d'adénome de la prostate, risque de glaucome aigu en cas de glaucome à angle fermé ainsi qu'une excitation, euphorie, hallucinations ou confusion mentale chez la personne âgée. Ces effets secondaires disparaissent avec la diminution des doses.

Contre-indications :
Le glaucome à angle fermé, l'adénome de la prostate, les maladies cardiaques sont des contre-indications. Artane ne peut pas être utilisé chez les enfants de moins de 15 ans.

En cas d'oubli :
Reprendre le traitement sans dépasser la dose quotidienne.

Signes de surdosage :
Le surdosage se manifeste par une exagération des effets secondaires et exige une hospitalisation.

> **Bon à savoir**
> Ce médicament n'est plus indiqué dans les syndromes parkinsoniens provoqués parfois par les traitements neuroleptiques car il pourrait les aggraver.

ARTEX
Antihypertenseurs

65 %
Prix : 12,41 € - 30 comprimés (5 mg)
Équivalents ou génériques : Aucun
Laboratoire : Servier
DCI : *tertatolol*
Présentations/Composition : Cp. : 5 mg

Indications : *Hypertension artérielle*
Artex appartient à la classe des bêta-bloquants, remèdes qui inhibent l'action de certaines hormones appelées catécholamines (dont l'adrénaline) au niveau du cœur, des poumons et des vaisseaux. Les bêta-bloquants diminuent le rythme cardiaque, ralentissent la conduction de l'influx nerveux à l'intérieur du cœur, diminuent la force contractile du ventricule gauche, diminuent la consommation d'oxygène du cœur et baissent la tension artérielle. Mais ils ont aussi un effet sur le poumon (bronchoconstriction), les vaisseaux des extrémités (vasoconstriction) et le taux de sucre dans le sang (hypoglycémie). Tertatolol est particulièrement utilisé pour le traitement de l'hypertension artérielle.

Précautions/Interactions :
Le traitement par les bêta-bloquants doit être utilisé avec prudence en cas d'insuffisance cardiaque, de maladie respiratoire chronique, d'angor de Prinzmetal (crise d'angine de poitrine au repos), de certains troubles du rythme cardiaque, de diabète, de phéochromocytome, de maladie cutanée (psoriasis) et chez les patients âgés. En cas d'insuffisance hépatique, la posologie sera réduite de moitié.
L'association d'Artex est contre-indiquée avec la floctafénine (Idarac) et le sultopride (Barnétil), et elle est déconseillée avec l'amiodarone (Cordarone).
Si vous devez être opéré, avertissez l'anesthésiste de votre traitement, car il ne doit pas être interrompu brutalement et il exige une surveillance particulière pendant l'intervention.
L'association doit être faite avec précaution en cas d'utilisation de médicaments antagonistes du calcium (Adalate, Tildiem, Cordium, Loxen, Isoptine), en cas d'association avec d'autres antiarythmiques, avec le baclofène (Liorésal), l'insuline et les médicaments antidiabétiques, la clonidine (Catapressan).
De nombreuses classes thérapeutiques doivent être utilisées avec prudence : antidépresseurs imipraminiques, neuroleptiques, anti-inflammatoires non stéroïdiens, tétracosactide (Synacthène), méfloquine (Lariam).
En cas de nécessité, le traitement avec Artex peut être continué pendant la grossesse, mais il faudra surveiller attentivement le nouveau-né pendant la première semaine après l'accouchement (fréquence cardiaque, glycémie).
Artex entraîne une réaction positive lors des tests antidopage.

Posologie :
Adulte : 1 Cp./j. le matin
Grossesse : oui, sous surveillance
Allaitement : non

Effets secondaires :
Les effets indésirables les plus fréquents sont la bradycardie, la fatigue, l'impuissance, l'insomnie et les troubles digestifs (douleurs gastriques, nausées, vomissements, diarrhées). Plus rarement, Artex peut provoquer une crise d'asthme, une chute importante de la tension artérielle, une hypoglycémie, des éruptions cutanées, nécessitant dans tous les cas un arrêt du traitement.

Contre-indications :
Les bêta-bloquants sont interdits en cas d'asthme et d'insuffisance cardiaque non soignée. Ils ne peuvent pas être utilisés si le patient présente un rythme cardiaque trop lent (bradycardie) ou dans certains troubles du rythme (bloc auriculo-ventriculaire de 2e ou 3e degré).
Ils sont contre-indiqués en cas de phénomène de Raynaud et de troubles artériels des mains et des pieds, en cas de tumeur non traitée de la glande surrénale (phéochromocytome), en

cas d'hypotension artérielle, et d'antécédents d'allergie au tertatolol.

Délai d'action :
L'effet du médicament apparaît 1 heure après la prise.

En cas d'oubli :
Prendre immédiatement le comprimé oublié sans dépasser la dose journalière prescrite.

Signes de surdosage :
Il provoque un ralentissement excessif du cœur et une baisse importante de la tension qui exige une hospitalisation en service d'urgence pour l'administration d'antidotes.

Bon à savoir
> Les traitements bêta-bloquants ne doivent jamais être interrompus brutalement chez les malades du cœur : l'arrêt brusque peut provoquer un infarctus du myocarde, des troubles du rythme et le décès.

ARTHROCINE
Anti-inflammatoires non stéroïdiens

65 %
Prix : 5,34 € - 40 comprimés (100 mg)
8,05 € - 30 comprimés (200 mg)
Équivalents ou génériques : Chrono-Indocid, Indocid
Laboratoire : Substipharm
DCI : *sulindac*
Présentations/Composition : Cp. : 100 mg (40 Cp.) ; 200 mg (30 Cp.)

Indications : *Inflammation*
L'arthrocine est utilisée en traitement de courte durée des inflammations articulaires aiguës et douloureuses, des tendinites, des traumatismes de l'appareil locomoteur, des douleurs vertébrales accompagnées ou non de sciatiques, de névralgies. Le sulindac est également administré en chirurgie orthopédique ou maxillo-faciale pour prévenir ou traiter les manifestations inflammatoires. Les traitements au long cours sont indiqués en cas de processus inflammatoires chroniques (certaines arthroses, polyarthrite rhumatoïde).

Précautions/Interactions :
L'arthrocine est un médicament réservé à l'adulte de plus de 15 ans et doit être utilisé avec prudence chez les personnes âgées en raison des effets indésirables. Avant toute mise en route d'un traitement par AINS, il faudra s'assurer de l'absence d'infection bactérienne, virale ou parasitaire dont les signes ou les symptômes peuvent être masqués par le traitement. Des maux de tête avec étourdissements imposent l'arrêt du traitement s'ils persistent après diminution de la posologie.
La prescription d'AINS doit être prudente chez les personnes souffrant d'insuffisance hépatique, rénale ou cardiaque, de diabète et en cas d'antécédents d'ulcère gastro-duodénal. Ils peuvent aggraver des maladies psychiatriques existantes, une maladie épileptique ou de Parkinson. L'efficacité d'un stérilet peut être diminuée.
De nombreux médicaments sont déconseillés avec les AINS : les anticoagulants, l'aspirine et ses dérivés salicylés, les autres AINS, le diflunisal, le lithium, le méthotrexate (traitement anticancéreux), le Ticlid. Certains traitements imposent une surveillance accrue : les antihypertenseurs, les diurétiques, certains antiarythmiques cardiaques (digoxines), certains antidiabétiques (sulfamides), certains traitements antigoutteux (bénémide) et antisida (zidovudine).

Posologie :
Adulte
Traitement d'attaque : 200 à 400 mg/j.
Traitement d'entretien : Diminuer la posologie en fonction de la réponse au traitement
Grossesse : non, sauf avis médical
Allaitement : non

Effets secondaires :
Les AINS provoquent assez souvent en début de traitement une perte d'appétit, des nausées, des vomissements, de la diarrhée ou de la constipation, des maux de ventre, une inflammation de la gorge. Plus rarement peuvent survenir des ulcérations digestives avec hémorragies, des réactions d'hypersensibilités (rougeur de la peau, urticaire, crise d'asthme, œdème de Quincke), des maux de tête, une somnolence ou une insomnie, des vertiges, des sifflements dans les oreilles et quelques troubles des examens sanguins.
Le sulindac peut être responsable de fièvre, conjonctivite, sécheresse des muqueuses, inflammation de la langue avec perte du goût, sensation amère ou métallique dans la bouche, pancréatite, d'insuffisance hépatique, décoloration des urines ou formation de cristaux urinaires.

Artotec

Contre-indications :

L'Arthrocine est contre-indiqué aux enfants de moins de 15 ans, aux personnes ayant présenté des allergies à cette molécule ou à l'aspirine et ses dérivés, aux personnes souffrant d'ulcère gastro-duodénal, d'insuffisance hépatique ou rénale.

Le dernier trimestre de la grossesse et l'allaitement sont des contre-indications à l'emploi de ce médicament. Au cours des 5 premiers mois de grossesse, les AINS ne se prennent qu'après avis médical et dans des cas très limités.

Délai d'action :

Le taux maximum du médicament dans le sang est atteint en 2 heures après absorption à jeun et en 3 à 4 heures s'il est pris au milieu d'un repas.

Signes de surdosage :

Quelques cas d'intoxication massive au sulindac ont été rapportés et ils se sont manifestés par de l'hypotension artérielle, un dysfonctionnement rénal, un coma et des décès dans certains cas.

Bon à savoir

Pour diminuer l'apparition de troubles digestifs, prendre les comprimés avec un grand verre d'eau au milieu d'un repas. Si des pansements gastriques doivent être pris, les absorber au moins 2 heures après le sulindac (diminution de l'absorption digestive). Éviter la consommation d'alcool et d'aspirine car ils augmentent les risques de troubles digestifs. Prévenir son médecin en cas d'apparition de problèmes digestifs ou d'éruptions cutanées. Ne prendre des médicaments en vente libre qu'après avis médical.

ARTOTEC
Anti-inflammatoires non stéroïdiens

 15 %

Prix : 8,78 € - 30 comprimés (50 mg)
6,86 € - 20 comprimés (75 mg)
Équivalents ou génériques : Aucun
Laboratoire : Pfizer
DCI : *diclofénac, misoprostol*
Présentations/Composition : Cp. : 50 et 75 mg diclofénac ; 0,2 mg misoprostol

Indications : *Inflammation*

Artotec associe un anti-inflammatoire au misoprostol qui protège la muqueuse de l'estomac des effets indésirables des AINS. Il est alors possible de prescrire un traitement anti-inflammatoire indispensable à des personnes pour qui les AINS sont un risque (antécédent d'ulcère gastro-duodénal, personnes de plus de 65 ans). Ce médicament est utilisé en traitement de courte durée des inflammations articulaires aiguës et douloureuses, des tendinites, des traumatismes de l'appareil locomoteur, des douleurs vertébrales accompagnées ou non de sciatiques, de névralgies.

Précautions/Interactions :

Ce médicament est réservé à l'adulte.

La prescription d'AINS doit être prudente chez les personnes souffrant d'insuffisance hépatique, rénale ou cardiaque et de diabète.

De nombreux médicaments sont déconseillés avec le diclofénac : les anticoagulants, l'aspirine et ses dérivés salicylés, les autres AINS, le diflunisal, le lithium, le méthotrexate (traitement anticancéreux), le Ticlid. Certains traitements imposent une surveillance accrue : les antihypertenseurs, les diurétiques, certains antiarythmiques cardiaques (digoxines), certains antidiabétiques (sulfamides), certains traitements antigoutteux (bénémide) ou utilisés en cas de sida (zidovudine).

Si des pansements gastriques doivent être pris, les absorber au moins 2 heures après le diclofénac (diminution de l'absorption digestive).

Posologie :

Adulte et personne âgée : 1 Cp. 2 ou 3 fois/j.
Grossesse : non
Allaitement : non

Effets secondaires :

Les AINS provoquent assez souvent en début de traitement une perte d'appétit, des nausées, des vomissements, de la diarrhée ou de la constipation, des maux de ventre, une inflammation de la gorge. Plus rarement peuvent survenir des ulcérations digestives avec hémorragies, des réactions d'hypersensibilité (rougeur de la peau, urticaire, crise d'asthme, œdème de Quincke), des maux de tête, des vertiges, des troubles de la vue et quelques perturbations des examens sanguins.

Contre-indications :
Le diclofénac est contre-indiqué aux personnes ayant présenté des allergies à cette molécule ou à l'aspirine et ses dérivés, aux personnes souffrant d'ulcère gastro-duodénal, d'insuffisance hépatique ou rénale.
Le dernier trimestre de la grossesse et l'allaitement sont des contre-indications à l'emploi de ce médicament. Au cours des 5 premiers mois de grossesse, les AINS ne se prennent qu'après avis médical et dans des cas très limités.

Délai d'action :
Le diclofénac est rapidement actif dans l'organisme (en 4 heures) ; sa présence dans les articulations est plus importante que dans le sang et persiste plus de 12 heures.

Signes de surdosage :
L'intoxication se manifeste par des maux de tête, une agitation, des secousses musculaires, une irritabilité, une impossibilité de se tenir debout accompagnée de vertiges, de nausées, de vomissements, de diarrhée parfois sanglante, des ulcères gastro-duodénaux qui nécessitent une hospitalisation d'urgence.

> *Bon à savoir*
>
> La prise des comprimés entiers, sans les croquer, avec un grand verre d'eau au milieu des repas diminue les troubles digestifs mais ne les annule pas. Pour obtenir un effet plus rapide en cas de crise aiguë, il est conseillé de prendre les comprimés avant les repas. La position assise 15 à 30 minutes après une prise orale du médicament diminue le risque d'irritation de l'œsophage. Si des éruptions cutanées, des démangeaisons, des selles noires ou tout autre malaise inhabituel apparaissaient, il est conseillé de prévenir son médecin. La patiente en âge de procréer doit utiliser une méthode de contraception efficace pendant toute la durée du traitement car il peut entraîner une fausse couche et ses effets sur le fœtus ne sont pas connus. En cas de grossesse, il faut cesser la prise du médicament et consulter immédiatement son médecin.

Les médicaments doivent être conservés hors de portée des enfants.

ARZERRA
Antinéoplasiques

Prix : Usage hospitalier
Équivalents ou génériques : Aucun
Laboratoire : GlaxoSmithKline
DCI : *ofatumumab*
Présentations/Composition : Flacons pour Perf. de 5 ml : 100 mg d'ofatumumab

Indications : *Leucémie lymphoïde chronique*
Arzerra est indiqué dans le traitement de la leucémie lymphoïde chronique chez les patients réfractaires à la fludarabine et à l'alemtuzumab.

Précautions/Interactions :
La posologie initiale est une administration par perfusion la première semaine à la dose maximale de 300 mg, suivie de 2000 mg pendant les 7 semaines suivantes (1 fois par semaine). La posologie d'entretien est d'une administration par mois à la dose maximale de 2000 mg.
La durée du traitement est de 4 mois.
Ce traitement ne peut être prescrit et administré que par un médecin spécialisé.

Posologie :
Adulte : 300 à 2000 mg/Sem.
Enfant < 16 ans : non
Grossesse : non
Allaitement : non

Effets secondaires :
Arzerra peut être responsable de nombreuses réactions indésirables qui surviennent généralement le premier jour de la perfusion, comme des réactions allergiques cutanées, frissons, toux, diarrhées, dyspnée, fatigue, hypertension ou hypotension, nausées, douleurs.

Contre-indications :
Arzerra est contre-indiqué en cas de réaction allergique. Il ne doit pas être utilisé pendant la grossesse, et les femmes en âge de procréer doivent éviter d'être enceinte jusqu'à 12 mois après l'arrêt du traitement.

ASCABIOL
Antiparasitaires

 NR
Prix : Libre

Ascofer

Équivalents ou génériques : Sprégal
Laboratoire : Evans
DCI : *benzoate de benzyle, sulfirame*
Présentations/Composition : Lotion : flacon 125 ml

Indications : *Gale, Aoûtats*
Ce produit permet le traitement de la gale et des aoûtats (ou rougets) provoquant la trombichiose automnale.

Précautions/Interactions :
Il faut absolument éviter l'ingestion de ce médicament, particulièrement chez l'enfant de moins de 2 ans, ainsi que son application sur les muqueuses.
Un traitement contre l'impétigo et l'eczéma est d'abord nécessaire si la gale s'est surinfestée ou eczématisée car le produit ne doit pas être utilisé sur une peau lésée.

Posologie :
Adulte
Gale : 1 Applic. sur le corps entier suivie d'un bain ou d'une douche 24 h après
Aoûtats : Appliquer sur les lésions à l'aide d'un coton-tige. Renouveler 1 fois si besoin.
Enfant < 2 ans : 1 Applic. suivie d'un bain ou d'une douche 12 h après
Grossesse : Le temps d'applic. sur le corps entier doit être inférieur à 12 h
Allaitement : Après avis médical

Effets secondaires :
Au moment de l'application, une sensation de cuisson peut survenir ainsi qu'une envie de se gratter (prurit). Ce prurit peut persister 10 à 12 jours et ne doit pas conduire à renouveler l'application. Des applications répétées peuvent provoquer de l'eczéma.

Contre-indications :
Il n'existe pas de contre-indication à l'emploi d'Ascabiol, hormis une éventuelle hypersensibilité à ses composants. Ascabiol peut aggraver un eczéma, qui doit être traité avec une crème corticoïde, 24 heures après l'application d'Ascabiol.

Délai d'action :
Contre la gale, le produit doit être appliqué sur le corps 12 heures pour être efficace.

Signes de surdosage :
En cas d'absorption accidentelle ou d'application sur une grande étendue de peau lésée, ce médicament peut déclencher des convulsions, surtout chez l'enfant de moins de 2 ans.

Bon à savoir

En cas de gale, il est conseillé d'appliquer le produit le soir après un bain pour éviter une toilette ultérieure. Le médicament est déposé sur la totalité du corps à l'aide d'un pinceau neuf et plat en 1 ou 2 couches, y compris sur les organes génitaux. Il faudra particulièrement insister sur les plis cutanés et sur les mains en excluant le visage, le cuir chevelu et les muqueuses. Après 12 ou 24 heures selon les cas, le produit sera éliminé par une toilette soigneuse. Pour être efficace, il faut également traiter les membres de l'entourage, même sans symptôme. Les vêtements et la literie seront désinfectés à l'aide d'une préparation insecticide.
Chez l'enfant de moins de 2 ans qui risquerait de se gratter et d'avaler le produit, il est conseillé de bander les mains au cours de la nuit.

ASCOFER
Sels minéraux

65 %

Prix : 3,19 € - 30 gélules
Équivalents ou génériques : Fero-Grad, Ferrostrane, Fumafer, Inofer, Tardyferon, Tot'hema
Laboratoire : Gerda
DCI : *ascorbate ferreux*
Présentations/Composition : Gél. : 245 mg d'ascorbate ferreux

Indications : *Prévention des carences en fer, Anémie par carence en fer*
Ascofer est indiqué pour le traitement des carences en fer, habituelles lors des anémies, et pour la prévention de la carence en fer chez les femmes enceintes et les enfants.

Précautions/Interactions :
Les comprimés d'Ascofer sont réservés à l'adulte et à l'enfant de plus de 6 ans.
Le traitement de la carence en fer est généralement de 4 à 6 mois minimum. Un contrôle des taux de fer dans l'organisme doit être effectué après 3 mois de traitement.
L'absorption du fer est inhibée par le thé.
L'utilisation du fer est déconseillée avec les cyclines (antibiotiques), les diphosphonates, les fluoroquinolones, la pénicillamine, les sels de magnésium, d'aluminium ou de calcium, la

thyroxine. S'il est nécessaire de prendre des pansements gastriques à base d'aluminium ou de magnésium, il est préférable d'attendre 2 heures après la prise de fer.

Posologie :
Adulte et enfant > 10 ans : 3 à 6 Gél./j.
Enfant 6 à 10 ans : 3 à 4 Gél./j.
Grossesse : 1 à 2 Gél. à partir du 4e mois
Allaitement : oui

Effets secondaires :
Le fer provoque des troubles digestifs avec nausées, diarrhée ou constipation. Il colore habituellement les selles en noir, et il peut aussi provoquer une coloration brune ou noire des dents, qui régresse à l'arrêt du traitement.

Contre-indications :
Le traitement à base de fer est contre-indiqué dans certaines maladies anémiques caractérisées par une surcharge en fer (anémie hypersidérémique), et en cas d'hémochromatose.

Signes de surdosage :
La surcharge en fer provoque des accidents digestifs graves chez l'enfant, avec une nécrose de la muqueuse digestive, des saignements et une obstruction digestives, nécessitant une hospitalisation en urgence pour l'administration d'antidotes.

ASMELOR
Antiasthmatiques

 65 %

Prix : 25,75 € - 1 boîte 60 doses (avec inhalateur)
24,42 € - 1 boîte 60 doses
Équivalents ou génériques : Foradil
Laboratoire : Meda Pharma
DCI : *fumarate de formotérol dihydraté*
Présentations/Composition : Poud. : 12 µg/dose de fumarate de formotérol
Indications : *Asthme*
Asmelor est indiqué dans le traitement symptomatique continu de l'asthme persistant, modéré à sévère.

Précautions/Interactions :
La dose habituelle du traitement est de 1 à 2 doses par jour par inhalation, avec un maximum de 4 inhalations (2 doses matin et soir).
Asmelor est utilisé chez les patients nécessitant un traitement bronchodilatateur continu par un agoniste des récepteurs bêta-2 de longue durée d'action, en association à une corticothérapie par voie inhalée (avec ou sans corticoïde par voie orale). La corticothérapie associée doit être maintenue en prises régulières.
Asmelor n'est pas indiqué pour le traitement de la crise d'asthme aiguë.
Aucun ajustement posologique n'est nécessaire chez les patients âgés ou les insuffisants rénaux ou hépatiques.
L'association avec des médicaments bêta-bloquants est déconseillée.

Posologie :
Adulte : 1 à 2 doses 2 fois/j.
Enfant < 6 ans : non
Grossesse : oui, si nécessaire
Allaitement : oui, si nécessaire

Effets secondaires :
Asmelor peut être responsable de crampes musculaires, de nausées (surtout en début de traitement), de troubles du rythme cardiaques (palpitations, tachycardie).

Contre-indications :
Asmelor est contre-indiqué en cas d'hypersensibilité au produit ou à ses excipients.

Signes de surdosage :
Le surdosage peut être responsable de tremblements, céphalées, palpitations, parfois de tachycardie, hyperglycémie, hypokaliémie, arythmie, nausées et vomissements.

ASPÉGIC
Antalgiques

 65 %

Prix : 2,00 € - 20 sachets (100 mg)
2,09 € - 20 sachets (250 mg)
2,44 € - 20 sachets (500 mg)
4,08 € - 20 sachets (1 g)
5,79 € - 6 ampoules injectables (500 mg)
Équivalents ou génériques : <u>Acide acétylsalicylique Bayer</u>, Aspirine Bayer, Aspirine du Rhône, Aspirine Ph 8, Aspirine Upsa, Aspirine Upsa 1000 mg tamponnée effervescente, Aspirisucre, Aspro, Kardégic
Laboratoire : Sanofi-Aventis
DCI : *acide acétylsalicylique*
Présentations/Composition : Poud. pour Sol. Buv. : Sach. 100, 250, 500 mg et 1 g
Poud. pour Amp. Inj. : 500 mg

Aspégic

Indications : *Douleur, Fièvre, Infarctus du myocarde*

L'aspirine (nom courant de l'acide acétylsalicylique) est un médicament aux nombreuses propriétés : il est à la fois antipyrétique, antalgique, anti-inflammatoire et fluidifiant du sang. Il est utilisé dans le traitement symptomatique de la fièvre, des douleurs (maux de tête, douleurs dentaires, osseuses, musculaires), des maladies rhumatismales (arthrose, polyarthrite rhumatoïde…) et comme fluidifiant du sang dans les traitements au long cours des maladies vasculaires car il empêche la coagulation sanguine le long des parois artérielles détériorées par l'artériosclérose.

Dans les cas d'infarctus du myocarde récent, Aspégic 250 mg est prescrit pour diminuer les risques de mortalité ou de complications à la phase aiguë. Le traitement est entrepris immédiatement et poursuivi au moins 5 semaines.

Précautions/Interactions :

Les flacons d'aspirine injectable ne sont pas adaptés à l'enfant.

L'aspirine ne doit pas être consommée de façon régulière sans avis médical et les prises doivent être réparties au maximum sur les 24 heures, en 3 à 6 fois par jour. Les doses à ne pas dépasser sont strictes :

– 3 g par jour chez l'adulte, soit 3 sachets d'Aspégic 1000 ;

– 50 mg/kg et par jour chez l'enfant, soit 4 sachets de 250 mg par 24 heures pour un enfant de 20 kg.

Pour le nourrisson, employer uniquement l'Aspégic 100 en respectant la même règle de dosage en fonction du poids de l'enfant (l'enfant de moins de 12 kg ne doit pas absorber plus de 100 mg par prise).

L'aspirine est déconseillée aux personnes qui sont déjà traitées par des anticoagulants ou d'autres anti-agrégants plaquettaires, ainsi qu'aux personnes qui suivent certains traitements anticancéreux (méthotrexate) ou antidiabétiques.

Posologie :
Enfant et nourrisson (maxi : 50 mg/kg/j.)
< 10 kg : 1 Sach. 100 mg x 5/j.
10 à 20 : 1 Sach. 100 mg x 6/j.
> 20 kg : 1 Sach. 250 mg x 4/j.
Adulte (maxi 3 g/j.)
Sach. 500 mg : 1 Sach. 4 à 6 fois/j.
Sach. 1g : 1 Sach. 3 fois/j.

Personne âgée (maxi 2 g/j.) : Sach. 500 mg : 1 Sach. 4 fois/j.

Grossesse : déconseillée au cours des 2 premiers trimestres ; contre-indiquée au cours du 3e trimestre

Allaitement : non

Effets secondaires :

Dans de rares cas, l'aspirine peut provoquer des saignements du nez, des gencives et de l'estomac avec ulcérations (gastrites), douleurs abdominales et parfois vomissements de sang à l'origine d'une anémie.

L'allergie se manifeste par de l'œdème, de l'urticaire ou une crise d'asthme.

Contre-indications :

L'aspirine est déconseillée à toutes les personnes qui présentent des antécédents d'ulcère gastro-duodénal, d'asthme ou de dysfonctionnement des cellules rénales. Elle est également déconseillée aux personnes qui souffrent de goutte et aux femmes qui utilisent un stérilet ou lors des règles, lorsque celles-ci sont abondantes. Il est préférable de ne pas consommer d'aspirine les jours qui précèdent une intervention chirurgicale, en raison de son effet anticoagulant, ou de signaler cette prise d'aspirine au médecin avant l'intervention.

L'alcool majore les risques d'intolérance digestive.

La consommation d'aspirine est généralement déconseillée pendant les 6 premiers mois de la grossesse sauf en cas de traitement bref, et elle est fortement contre-indiquée après le 6e mois et durant l'allaitement. L'aspirine est déconseillée aux personnes qui sont déjà traitées par des anticoagulants ou d'autres anti-agrégants plaquettaires, ainsi qu'aux personnes qui suivent certains traitements anticancéreux (méthotrexate) ou antidiabétiques.

Délai d'action :

L'effet de l'aspirine contre la fièvre et la douleur se fait sentir au bout de 10 à 15 minutes.

Signes de surdosage :

Bourdonnements d'oreille, troubles de l'audition, maux de tête, vertiges.

> **Bon à savoir**
>
> *Ce vieux médicament de la pharmacopée possède toujours des vertus inégalées. Néanmoins, il ne faut pas l'utiliser de façon prolongée sans avis médical. Il est conseillé de l'administrer avec prudence chez l'enfant*

et chez les personnes âgées. Pour un nourrisson, verser la poudre dans un verre ou un biberon, la diluer avec de l'eau sucrée, du lait ou un jus de fruit. Les doses d'aspirine varient sensiblement selon les prescriptions commerciales : respecter les doses maximales quotidiennes.
L'Aspégic contient du sel de sodium et ne convient pas aux personnes au régime sans sel strict.

ATACAND
Antihypertenseurs

65 %

Prix : 12,70 € - 30 comprimés (4 mg)
16,62 € - 30 comprimés (8 mg)
Équivalents ou génériques : Hytacand, Kenzen, _Candésartan Actavis_, _Candésartan Arrow_, _Candésartan Biogaran_, _Candésartan EG_, _Candésartan KRKA_, _Candésartan Mylan_, _Candésartan Sandoz_, _Candésartan Téva_, _Candésartan Zen_, _Candésartan Zydus_
Laboratoire : Astra
DCI : _candésartan cilexetil_
Présentations/Composition : Cp. : 4 et 8 mg

Indications : _Hypertension artérielle_
Antagoniste des récepteurs de l'angiotensine II, le candésartan bloque tous les effets de cet enzyme et provoque une baisse du taux sanguin d'aldostérone. Ce médicament est actif sur tous les types d'hypertension et n'entraîne pas d'augmentation de la fréquence cardiaque. Utilisé en prise journalière unique, il est actif pendant 24 heures sur la tension artérielle.

Précautions/Interactions :
Le candésartan doit être utilisé avec précaution chez les patients présentant une insuffisance rénale ou une maladie des valves cardiaques.
Le risque d'hypotension, surtout en début de traitement, est plus important chez les patients qui suivent un traitement diurétique ou qui présentent une hypertension d'origine rénale. C'est pourquoi le traitement doit être surveillé attentivement lorsque le patient a eu récemment des traitements antihypertenseurs à base de diurétiques, en particulier les diurétiques épargneurs de potassium (Aldactone).

Posologie :
Adulte : 1 Cp. à 8 mg/j.

Grossesse : non
Allaitement : non
Effets secondaires :
En raison de la nouveauté de cette classe de médicaments, il n'existe pas d'effets indésirables reconnus, malgré les tests réalisés.

Contre-indications :
Les seules contre-indications sont l'allergie au candésartan, ainsi que la grossesse et l'allaitement.

Délai d'action :
L'effet sur la tension artérielle se manifeste en 2 heures. La réduction maximale de la tension artérielle est atteinte au bout de 4 semaines de traitement.

En cas d'oubli :
Prendre immédiatement le comprimé oublié sans dépasser la dose journalière prescrite.

Bon à savoir
La facilité d'emploi de ce nouveau médicament, l'absence d'effets secondaires et la prise journalière unique en font l'un des grands espoirs du traitement au long cours de l'hypertension, en raison de sa meilleure acceptation par les patients. D'autres effets bénéfiques sont attendus, notamment sur le cœur, le rein et les complications du diabète, qui font actuellement l'objet d'études complémentaires.

ATARAX
Anxiolytiques

65 %

Prix : 4,16 € - 6 ampoules injectables (2 ml)
3,38 € - 30 comprimés (25 mg)
2,55 € - 1 flacon (200 ml)
Équivalents ou génériques : Aucun
Laboratoire : UCB
DCI : _hydroxysine dichlorhydrate_
Présentations/Composition : Cp. : 25 mg ; Amp. Inj. : 5 g/100 ml ; Sol. Buv. : 20 mg/100 ml d'hydroxysine dichlorhydrate

Indications : _Anxiété, Allergie_
Atarax est utilisé pour le traitement des manifestations mineures de l'anxiété et pour calmer le prurit lors de manifestations allergiques (eczéma, urticaire). Il est également utilisé en prémédication pour calmer l'anxiété lors d'examens médicaux pénibles.

Atépadène

Précautions/Interactions :
La consommation d'alcool est déconseillée pendant le traitement.

Posologie :
Adulte : 50 à 300 mg/j.
Enfant : 1 mg/kg/j.
Grossesse : non, pendant le 1er trimestre
Allaitement : non

Effets secondaires :
Atarax peut être responsable d'une légère somnolence ou au contraire d'une excitation, de constipation, sécheresse de la bouche, rétention d'urine, troubles de l'accommodation visuelle et symptômes de confusion mentale, en particulier chez les personnes âgées.

Contre-indications :
Atarax est contre-indiqué en cas d'hypersensibilité aux composants, de glaucome à angle fermé et de maladies de la prostate (risque de rétention urinaire).

Signes de surdosage :
Le surdosage provoque une somnolence et il sera nécessaire de provoquer un vomissement ou de faire un lavage gastrique.

ATÉPADÈNE
Myorelaxant

NR
Prix : Libre
Équivalents ou génériques : Aucun
Laboratoire : Mayoly Spindler
DCI : *adénosine triphosphate*
Présentations/Composition : Gél. : 30 mg d'adénosine triphosphate

Indications : *Douleurs dorsales*
Atépadène est un traitement d'appoint pour les douleurs chroniques du dos, en particulier de la partie haute du dos (dorsalgies).

Précautions/Interactions :
La posologie habituelle est de 1 gélule 2 à 3 fois par jour, à adapter selon les résultats obtenus.

Posologie :
Adulte : 2 à 3 Gél./j.
Grossesse : oui
Enfant : oui
Allaitement : oui

Effets secondaires :
Atépadène peut être responsable de maux de tête, d'ondes de chaleur et de rougeurs cutanées.

Contre-indications :
Atépadène est contre-indiqué en cas d'hypersensibilité au produit ou aux colorants de la gélule.

ATIMOS
Antiasthmatiques

 65 %
Prix : 38,01 € - 1 flacon 100 doses
Équivalents ou génériques : Formoair
Laboratoire : Chiesi
DCI : *formotérol fumarate*
Présentations/Composition : Flacon pressurisé : 1 200 μg de formotérol fumarate dihydrate

Indications : *Asthme*
Atimos est indiqué pour le traitement symptomatique de l'asthme persistant, modéré à sévère, chez les patients nécessitant un traitement bronchodilatateur continu, en association avec des inhalations de corticoïdes. Il est également prescrit pour les épisodes d'obstruction bronchique chez les patients atteints de bronchopneumopathie chronique obstructive.

Précautions/Interactions :
La posologie habituelle est de 1 inhalation matin et soir, pouvant être augmentée jusqu'à 2 inhalations matin et soir.
Ne pas dépasser 4 inhalations par jour.
Atimos a un effet prolongé et n'est pas indiqué pour le traitement de la crise d'asthme. En cas de survenue d'une crise, il est nécessaire d'utiliser un bronchodilatateur d'action rapide.
Atimos doit être utilisé avec précaution en cas d'antécédents cardiovasculaires, d'hypertension artérielle, de diabète, d'hyperthyroïdie.
Atimos est interdit chez les athlètes de compétition car il peut positiver les tests antidopage.

Posologie :
Adulte : 1 à 2 Inhal. matin et soir
Enfant < 16 ans : non
Grossesse : non
Allaitement : non

Effets secondaires :
Atimos peut être responsable de troubles du rythme cardiaque, tremblements, maux de

tête, toux, troubles du goût. En cas d'usage prolongé il peut être responsable d'une baisse du taux de potassium, de crampes, sueurs, agitation, vertiges, irritation de la gorge.

Contre-indications :
Atimos est contre-indiqué en cas d'hypersensibilité au formotérol.

Bon à savoir
> Inspirer profondément le médicament, après une expiration forcée, puis retenir sa respiration quelques instants.

ATRIPLA
Antiviraux

100 %
Prix : 745,67 € - 30 comprimés
Équivalents ou génériques : Aucun
Laboratoire : Gilead
DCI : *éfavirenz, emtricitabine, ténofovir*
Présentations/Composition : Cp : 600 mg d'efavirenz, 200 mg d'emtricitabine, 245 mg de tenofovir

Indications : *Infections à VIH*
Atripla est réservé au traitement de porteurs d'infections à VIH qui ont déjà reçu un traitement antiviral triple et qui ne présentent pas de résistance à l'un de ses trois composants.

Précautions/Interactions :
La posologie est de un comprimé par jour maximum.
La prescription initiale de ce médicament ne peut être faite que par un médecin spécialiste des infections à VIH.
Ce médicament présente de nombreuses interactions avec les principales classes de médicaments antiviraux, antibactériens, antifungiques, ainsi qu'avec les médicaments cardiovasculaires, antiépileptiques ou antidépresseurs.

Posologie :
Adulte : 1 Cp./j.
Enfant et adolescent < 18 ans : non
Grossesse : non
Allaitement : non

Effets secondaires :
Atripla peut être responsable de nombreux effets secondaires, comme une augmentation de l'appétit, des sueurs nocturnes, symptômes psychiatriques, en particulier syndrome dépressif ou réactions maniaques. Il est égale-

ment responsable de fatigue, somnolence, vertiges, maux de tête. Il est fréquemment à l'origine de troubles cutanés, avec éruption et prurit, et de troubles musculaires.

Contre-indications :
Atripla est contre-indiqué en cas d'hypersensibilité à l'un des composants et en cas d'insuffisance hépatique sévère. Il ne peut être administré avec des médicaments antiviraux dont la composition chimique est proche.

En cas d'oubli :
Il est important de prendre ce médicament avec régularité. En cas d'oubli, prendre immédiatement le comprimé, sauf si l'heure de prendre le comprimé suivant est proche. Ne pas prendre 2 comprimés pour compenser la dose oubliée.

Bon à savoir
> Il est recommandé de prendre ce médicament à jeun, car sa prise avec des aliments risque d'augmenter les effets secondaires de l'éfavirenz.

ATROPINE
Maladies des yeux

65 %
Prix : 2,29 € - flacon (10 ml à 0,3 %)
2,29 € - flacon (10 ml à 0,5 %)
2,29 € - flacon (10 ml à 1 %)
Équivalents ou génériques : Isopto-Homatropine
Laboratoire : Alcon
DCI : *atropine*
Présentations/Composition : Colly. : 300 mg, 500 mg et 1 g pour 100 ml

Indications : *Plaie de cornée, Strabisme, Inflammation de l'uvée*
L'atropine agit en paralysant certains muscles de l'œil, notamment le sphincter de l'iris, et sa longue durée d'action permet de traiter le strabisme dû à une accommodation trop importante. Elle atténue les douleurs provoquées par des plaies de la cornée et les inflammations de la partie antérieure de l'œil (uvéite).

Précautions/Interactions :
Les voies lacrymales doivent être comprimées au moment de l'instillation du collyre, notamment chez les enfants ou les personnes âgées, pour éviter un passage du produit dans l'organisme.

Atrovent

Le médicament est à utiliser avec prudence en cas d'adénome de la prostate.

Posologie :
Adulte et enfant : 1 Gtte 1 à 3 fois/j.
Grossesse : après avis médical
Allaitement : après avis médical

Effets secondaires :
L'atropine provoque des troubles de la vue, réactions allergiques, sécheresse de la bouche, constipation, confusion mentale chez la personne âgée, risque de glaucome aigu.

Contre-indications :
Une fermeture de l'angle irido-cornéen et une allergie connue au produit contre-indiquent l'utilisation d'Atropine. Le collyre concentré à 1 % ne doit pas être utilisé chez le nourrisson et le jeune enfant.

Délai d'action :
Le collyre agit en 30 à 40 minutes pour une dilatation maximale de la pupille et en 60 à 180 minutes pour la paralysie de l'accommodation. Son action se prolonge 7 à 12 jours.

En cas d'oubli :
Refaire une instillation sans dépasser la dose quotidienne.

Signes de surdosage :
Le surdosage entraîne une sécheresse de la bouche, constipation, dilatation des pupilles, troubles de l'accommodation, la fièvre, accélération du rythme cardiaque, excitation, euphorie, confusion mentale. Une hospitalisation en urgence est nécessaire pour délivrer surveillance et administration d'un antidote, ésérine ou prostigmine.

Bon à savoir
Le flacon, une fois ouvert, se conserve 15 jours maximum.

ATROVENT
Traitements du nez, de la gorge et des oreilles

15 % ; (Inhal.) 65 %

Prix : 5,35 € - flacon (15 ml)
5,33 € - flacon inhalation nasale (200 doses)
13,67 € - solution inhalation enfant (30 doses)
6,79 € - solution inhalation enfant (10 doses)
Usage hospitalier - solution inhalation adulte (10 doses)
En cours - solution inhalation (0,02 mg/17 ml)

Équivalents ou génériques : Bronchodual, Ipratropium AGT, Ipratropium Almus, Ipratropium Arrow, Ipratropium Merck, Ipratropium Téva
Laboratoire : Boehringer Ingelheim
DCI : *ipratropium bromure*
Présentations/Composition : Flacon Sol. nasale : 15 mg/21 mg/Pulv. (0,03 %) ; Sol. Inhal. enfant : 0,25 mg/ml ; Sol. Inhal. adulte : 0,50 mg/2 ml
Indications : *Rhume, Asthme*

Atrovent est utilisé pour le traitement de l'écoulement nasal séro-muqueux dans le cadre des rhinites (rhume) non allergiques non infectées. Il est également utile pour traiter les rhinites allergiques.

La forme inhalation de Atrovent est utilisée pour traiter les crises aiguës d'asthme de l'enfant et de l'adulte.

Précautions/Interactions :
Se moucher avant chaque utilisation et bien nettoyer l'embout nasal après usage.
Atrovent ne doit pas être utilisé chez l'enfant de moins de 15 ans.
En cas de projection accidentelle dans l'œil, Atrovent peut être responsable d'une mydriase (ouverture de la pupille) et d'une crise de glaucome chez les personnes prédisposées.
Atrovent est utilisé dans le traitement des crises d'asthme de l'enfant et de l'adulte, en milieu hospitalier, en inhalation.

Posologie :
Adulte : 2 Pulv. dans chaque narine 3 fois/j.
Grossesse : non
Allaitement : non

Effets secondaires :
Atrovent peut être responsable d'une sécheresse de la bouche, de saignements de nez, de formation de croûtes nasales et d'irritation pharyngée.

Contre-indications :
Atrovent est contre-indiqué en cas de rhinite infectieuse, car il peut favoriser la survenue d'une sinusite.

Signes de surdosage :
Le surdosage exagère les effets indésirables, notamment la sécheresse du nez et de la gorge.

ATURGYL
Traitements du nez, de la gorge et des oreilles

 15 %

Prix : 1,95 € - flacon pulvérisateur (15 ml)
Équivalents ou génériques : Aucun
Laboratoire : Sanofi-Aventis
DCI : *oxymétazoline*
Présentations/Composition : Sol. nasale : oxymétazoline 50 mg/100 ml

Indications : *Obstruction nasale*
Aturgyl décongestionne la muqueuse nasale. Il diminue ainsi l'obstruction du nez et la sensation de nez bouché au cours des affections rhino-pharyngées.

Précautions/Interactions :
Ce médicament peut être utilisé chez l'enfant de plus de 12 ans mais doit l'être avec prudence chez les adultes en cas d'hypertension artérielle, d'angine de poitrine, de maladies cardio-vasculaires et d'hyperthyroïdie.
Le traitement est de 7 jours au maximum, car au-delà, une dépendance s'installe avec une sensation de nez bouché apparaissant 6 à 8 heures après chaque instillation et nécessitant à nouveau une instillation, favorisant des complications nasales (hypertrophie des cornets, obstruction nasale chronique).
Certains anesthésiques généraux, le brétylium, la bromocriptine, la guanéthidine, les IMAO et les réserpiniques sont déconseillés.

Posologie :
Adulte et enfant > 12 ans : 1Pulv. 3 fois/j.
Grossesse : après avis médical
Allaitement : non

Effets secondaires :
Une sensation de sécheresse locale peut apparaître et en cas d'utilisation prolongée ou à doses excessives, des maux de tête, des insomnies, des palpitations peuvent survenir.

Contre-indications :
Un glaucome par fermeture de l'angle, un adénome prostatique, une allergie au benzalkonium contenu dans la solution contre-indiquent le traitement.

Délai d'action :
L'action est immédiate dès l'instillation.

Signes de surdosage :
Un surdosage peut provoquer chez l'enfant une hypothermie, un endormissement, un coma pouvant entraîner un arrêt respiratoire.

AUBÉPINE
Sédatifs cardiaques

 NR

Prix : Libre
Équivalents ou génériques : Aucun
Laboratoire : Boiron
DCI : *aubépine*
Présentations/Composition : Gél. : 132 mg d'extrait d'aubépine

Indications : *Palpitations cardiaques, Insomnies, Anxiété*
Sédatif classique du système nerveux central, l'aubépine est efficace sur les troubles mineurs du cœur et du système nerveux central, comme les troubles du sommeil.

Posologie :
Adulte : 3 à 6 Gél./j.
Grossesse : après avis médical
Allaitement : non

Délai d'action :
L'aubépine sous forme de gélules agit en quelques heures.

En cas d'oubli :
Prendre immédiatement le comprimé oublié sans dépasser la dose journalière prescrite.

> *Bon à savoir*
>
> *L'aubépine est un traitement classique des palpitations cardiaques qui, dans l'immense majorité des cas, ne sont pas le signe d'une maladie du rythme cardiaque. Attention, il ne faut cependant pas confondre de simples palpitations, qui surviennent lors d'un stress chez les personnes émotives, avec des maladies plus graves qui exigent un bilan cardiologique et la prise de médicaments anti-arythmiques. Dans tous les cas, il est recommandé de consulter un cardiologue, au moins pour être rassuré sur le bon fonctionnement du cœur.*

AUGMENTIN
Antibiotiques

65 %

Prix : 4,19 € - préparation injectable 1 flacon
8,64 € - flacon (60 ml) enfant
3,86 € - flacon (30 ml) nourrisson
7,46 € - 16 comprimés adulte

Augmentin

9,26 € - 24 comprimés adulte
12,21 € - 12 sachets adulte
7,46 € - 8 sachets adulte
9,26 € - 12 sachets enfant

Équivalents ou génériques : *Amoxicilline-Acide Clavulanique Actavis, Amoxicilline-Acide Clavulanique Alter, Amoxicilline-Acide Clavulanique Arrow, Amoxicilline-Acide Clavulanique Biogaran, Amoxicilline-Acide Clavulanique Cristers, Amoxicilline-Acide Clavulanique DCI pharma, Amoxicilline-Acide Clavulanique Duamentin, Amoxicilline-Acide Clavulanique EG, Amoxicilline-Acide Clavulanique G Gam, Amoxicilline-Acide Clavulanique GNR, Amoxicilline-Acide Clavulanique GSK, Amoxicilline-Acide Clavulanique Ivax, Amoxicilline-Acide Clavulanique Merck, Amoxicilline-Acide Clavulanique Panpharma, Amoxicilline-Acide Clavulanique Qualimed, Amoxicilline-Acide Clavulanique Sandoz, Amoxicilline-Acide Clavulanique Téva, Amoxicilline-Acide Clavulanique Torlan, Amoxicilline-Acide Clavulanique Winthrop*

Laboratoire : GlaxoSmithKline
DCI : *amoxicilline, acide clavulanique*

Présentations/Composition : Amp. Inj. : 1 g amoxicilline, 200 mg acide clavulanique ; Poud. pour Susp. Buv. enfant et nourrisson : amoxicilline 500 mg et 62,5 mg/ml, 250 mg/31,25 mg et 100 mg/12,5 mg d'acide clavulanique ; Poud. pour Susp. orale adulte : 1 g amoxicilline, 125 mg acide clavulanique ; Cp. : 500 mg et 62,5 mg d'acide clavulanique

Indications : *Infections bactériennes, Maladie de Lyme*
L'acide clavulanique qui est associé à l'amoxicilline permet de renforcer l'action de cet antibiotique et d'être actif sur des bactéries devenues résistantes aux pénicillines. Ce médicament est très utilisé dans les infections ORL, broncho-respiratoires, biliaires, digestives et urinaires, notamment lorsqu'elles récidivent ou qu'elles résistent à une prescription d'amoxicilline seule. Il est également indiqué dans les endocardites et les septicémies, hormis les méningites.

Précautions/Interactions :
Dans le traitement des septicémies, la posologie d'Augmentin peut aller jusqu'à 6 ou 12 g par jour, par voie intraveineuse
En cas de réactions cutanées ou allergiques, il faut arrêter le traitement et prévenir le médecin. La posologie est adaptée en cas d'insuffisance rénale et la prescription d'acide clavulanique ne doit pas dépasser 750 mg/j. par voie orale et 1 200 mg/j. par voie intraveineuse.
L'allopurinol et la tisopurine sont contre-indiqués car ils peuvent provoquer des éruptions cutanées.

Posologie :
Voie orale
Adulte : 1,5 à 3 g/j. en 3 prises
Enfant > 30 mois : 80 mg/kg/j. en 3 prises (3 g/j. maxi)
Nourrisson < 30 mois : 80 mg/kg/j. en 3 prises
Voie injectable
Adulte : 2 à 8 g/j. en 2 à 4 prises
Enfant > 3 mois : 25 à 50 mg 4 fois/j. (3 g/j. maxi)
Nourrisson < 3 mois : 30 à 50 mg 3 fois/j.
Prématuré < 2,5 kg : 50 mg/kg 2 fois/j.
Grossesse : sur avis médical
Allaitement : sur avis médical

Effets secondaires :
En cas de mononucléose infectieuse, infection à cyto-mégalovirus, leucémie lymphoïde, l'amoxicilline peut provoquer des éruptions cutanées. Des réactions allergiques, troubles digestifs, troubles sanguins ou rénaux peuvent apparaître au cours du traitement.

Contre-indications :
La prise d'amoxicilline est contre-indiquée en cas d'allergie connue aux pénicillines ou à l'acide clavulanique, ainsi qu'en cas de mononucléose infectieuse.

Signes de surdosage :
À très fortes doses et en cas d'insuffisance rénale, des convulsions et des troubles de la conscience peuvent survenir.

> **Bon à savoir**
> Les pénicillines A sont absorbées à plus de 90 % par la muqueuse intestinale et provoquent très peu de troubles digestifs. Elles peuvent être prises au cours des repas.

AUXITRANS
Laxatifs

📋 15 %

Prix : 3,95 € - 20 sachets
Équivalents ou génériques : Aucun
Laboratoire : Zydus
DCI : *pentaérythritol*
Présentations/Composition : Poud. pour Sol. Buv. : 5 g de pentaérythritol/Sach.

Indications : *Constipation*
Auxitrans est un produit qui a la propriété d'hydrater et donc d'augmenter le volume des selles et ainsi de favoriser mécaniquement l'expulsion en cas de constipation.

Précautions/Interactions :
Auxitrans est un traitement de la constipation qui ne dispense pas de suivre les règles habituelles de prévention de la constipation : boire beaucoup d'eau, manger des fruits et des légumes, faire régulièrement une activité physique.
En cas de constipation prolongée, d'alternance de diarrhées et de constipation, ou de douleurs abdominales, consulter un médecin.
Il est préférable d'attendre au minimum 2 heures avant de prendre un autre médicament, car Auxitrans peut gêner son absorption intestinale.

Posologie :
Adulte : 1 à 3 Sach./j.
Enfant : 1/2 à 2 Sach./j.

Effets secondaires :
Auxitrans peut provoquer ballonnement et diarrhée, nécessitant d'interrompre le traitement.

Contre-indications :
Auxitrans est contre-indiqué en cas de maladies inflammatoires du côlon (maladie de Crohn, rectocolite) et de suspicion d'occlusion intestinale.

Délai d'action :
L'effet sur la constipation se manifeste en 30 minutes.

Signes de surdosage :
En cas de surdosage, Auxitrans peut provoquer des diarrhées importantes pouvant nécessiter une surveillance hospitalière.

Bon à savoir
Diluer le contenu du sachet dans un verre d'eau ou dans une boisson chaude puis l'avaler, de préférence à jeun.

AVAMYS
Corticoïdes

📋 30 %

Prix : 8,93 € - 1 flacon 120 pulvérisations
Équivalents ou génériques : Aucun
Laboratoire : GlaxoSmithKline
DCI : *fluticasone furoate*
Présentations/Composition : Flacon : 120 Pulv. de 27,5 µg de fluticasone

Indications : *Rhinite allergique*
Avamys est indiqué dans le traitement de la rhinite allergique saisonnière de l'adulte et de l'enfant de plus de 6 ans.

Précautions/Interactions :
La dose habituelle du traitement est de 2 pulvérisations par jour (une seule chez les enfants) dans chaque narine pendant la première semaine, puis 1 pulvérisation par jour. Le traitement doit être pris pendant toute la durée des symptômes ou de l'exposition à l'allergène.
Le traitement doit être administré régulièrement pendant plusieurs jours dès l'apparition des premiers symptômes de rhinite.

Posologie :
Adulte et enfant > 6 ans : 1 Pulv. dans chaque narine/j.
Grossesse : déconseillé
Allaitement : déconseillé

Effets secondaires :
Les effets systémiques éventuels d'un traitement avec un corticoïde comme Avamys sont très limités. Il peut être responsable d'une irritation locale de la muqueuse nasale, d'une sensation de brûlure, d'éternuements et éventuellement de saignements de nez.

Contre-indications :
Avamys est contre-indiqué en cas d'hypersensibilité au produit ou à ses excipients, en cas d'insuffisance hépatique, ainsi que chez les enfants de moins de 6 ans.

AVASTIN
Anticorps monoclonaux

Prix : 1 280,95 € - flacon (16 ml)
Équivalents ou génériques : Aucun
Laboratoire : Roche
DCI : *bevacizumab*
Présentations/Composition : Flacon : 100 mg/4 ml de bevacizumab

Indications : *Cancer colo-rectal*
Avastin agit comme agent anticancéreux en diminuant la vascularisation des tumeurs. Il est indiqué dans le traitement du cancer du colon et du rectum, ainsi que sur ses métastases.

Précautions/Interactions :
La posologie recommandée de Avastin est de 5 mg/kg de poids corporel, administré une fois tous les 14 jours en perfusion intraveineuse.
Avastin ne peut être prescrit que par un médecin spécialiste dans le cadre de l'hôpital, en association avec une chimiothérapie spécifique du cancer colo-rectal.
En raison des risques pour l'embryon et le fœtus, Avastin peut être utilisé chez la femme en âge de procréer à condition de suivre pendant le traitement une contraception efficace, qui doit être continuée six mois après l'administration de la dernière dose du traitement.
En raison de la variété des effets secondaires possibles, Avastin doit être utilisé avec précaution dans de très nombreux cas, notamment en cas de maladie digestive associée, en raison du risque de perforation intestinale. Les précautions d'emploi s'appliquent aussi en cas d'hypertension artérielle, de plaie, d'intervention chirurgicale, de maladie thromboembolique, de maladie cardio-vasculaire, de troubles de la coagulation. Son efficacité et sa sécurité n'ont pas été étudiées chez les patients présentant une insuffisance hépatique ou rénale.

Posologie :
Adulte : 1 Perf. toutes les 2 Sem.
Enfant, adolescent : non
Grossesse : non
Allaitement : non

Effets secondaires :
Avastin peut être responsable de très nombreux effets secondaires, dont les plus importants sont les troubles gastro-intestinaux, avec en particulier le risque de perforation digestive, mais aussi rectocolite, ulcération gastrique, saignement gastro-intestinal, nécrose. Avastin est également responsable de troubles de l'état général, du système nerveux central (de maux de tête jusqu'à un accident vasculaire cérébral), de troubles du système immunitaire, cardio-vasculaire, sanguin et de troubles du métabolisme.

Contre-indications :
Avastin est contre-indiqué en cas d'hypersensibilité à bevacizumab, en cas de métastase cérébrale et en cas de grossesse.

AVIBON POMMADE
Cicatrisants

NR

Prix : Libre
Équivalents ou génériques : Mitosyl, Pommade Lelong
Laboratoire : Théraplix
DCI : *vitamine A*
Présentations/Composition : Pom. : 1000000 UI de vit. A/100 g (tube 30 g)

Indications : *Dermite irritative sèche*
La vitamine A et les constituants gras de la pommade ont une action de protection et de régénération de la peau qui est utilisée dans le traitement d'appoint des crevasses, des gerçures, des engelures, des coups de soleil et de l'érythème fessier du nourrisson. La pommade est indiquée également en cas de brûlures ou de plaies superficielles peu étendues.

Précautions/Interactions :
Un risque d'hypervitaminose A est possible en cas de traitement prolongé et répété, notamment sur de grandes surfaces, sur une peau très abîmée, sous un pansement ou chez un enfant en bas âge.
Avibon pommade doit être appliqué sur les lésions cutanées 2 à 3 fois par jour. Les risques d'hypervitaminose sont également possibles par pénétration cutanée.
Une désinfection minutieuse de la surface traitée est nécessaire avant l'application de la pommade.
Un antiseptique oxydant, comme l'eau oxygénée par exemple, ne doit pas être utilisé car il dénature la vitamine A.

Posologie :
Adulte : 2 à 3 Applic./j.
Grossesse : après avis médical
Allaitement : après avis médical

Effets secondaires :
Un eczéma de contact est possible mais extrêmement rare.

Contre-indications :
Les lésions suintantes ne peuvent être traitées par cette pommade.

Signes de surdosage :
Ils se manifestent chez le jeune enfant par des maux de tête, des douleurs osseuses et un bombement de la fontanelle.

> *Bon à savoir*
>
> La surface traitée est désinfectée soigneusement puis la pommade est appliquée 2 à 3 fois par jour en massant légèrement pour favoriser la pénétration. Sur une brûlure, la pommade est déposée en couche épaisse et recouverte d'un pansement stérile.

AVLOCARDYL
Antihypertenseurs

65 % ; TFR
Prix : 3,49 € - 50 comprimés
8,53 € - 30 gélules LP
2,27 € - 5 ampoules injectables
Équivalents ou génériques : *Propranolol EG, Propranolol PFD, Propranolol Ratiopharm*
Laboratoire : Astra Zeneca
DCI : *propranolol*
Présentations/Composition : Cp. : 40 mg ; Gél. LP : 160 mg ; Amp. Inj. : 5 mg

Indications : Hypertension artérielle, Prévention de l'angine de poitrine, Troubles du rythme cardiaque, Cardiomyopathie obstructive, Complications cardiaques des hyperthyroïdies, Migraine et algie de la face, Tremblement, Palpitations cardiaques, Hémorragie digestive

Avlocardyl appartient à la classe des bêta-bloquants, remèdes qui inhibent l'action de certaines hormones appelées catécholamines (dont l'adrénaline) au niveau du cœur, des poumons et des vaisseaux. Ils diminuent le rythme cardiaque, ralentissent la conduction de l'influx nerveux à l'intérieur du cœur, diminuent la force contractile du ventricule gauche, diminuent la consommation d'oxygène du cœur et baissent la tension artérielle. Mais ils ont aussi un effet sur le poumon (bronchoconstriction), les vaisseaux des extrémités (vasoconstriction) et le taux de sucre dans le sang (hypoglycémie). Avlocardyl est utilisé pour le traitement de l'hypertension artérielle, pour la prévention des crises d'angor d'effort, et dans le cadre du traitement de certaines maladies cardiaques qui surviennent lors des suites d'une hyperthyroïdie, ou lors de maladies du muscle cardiaque (myocardiopathie obstructive). Il est également utilisé pour la prévention des récidives de l'infarctus du myocarde et pour la prévention des hémorragies digestives par rupture de varices œsophagiennes. Avlocardyl est également efficace contre la migraine, les douleurs de la face, le tremblement essentiel ainsi que contre le « trac ».

Précautions/Interactions :
Le traitement aux bêta-bloquants doit être utilisé avec prudence en cas d'insuffisance cardiaque, de maladie respiratoire chronique, d'angor de Prinzmetal (crise d'angine de poitrine au repos), de certains troubles du rythme cardiaque, de diabète, de phéochromocytome, de maladie cutanée (psoriasis) et chez les patients âgés.
L'association d'Avlocardyl est contre-indiquée avec la floctafénine (Idarac) et le sultopride (Barnétil), et elle est déconseillée avec l'amiodarone (Cordarone).
Si vous devez être opéré, avertissez l'anesthésiste de votre traitement, car il ne doit pas être interrompu brutalement et il exige une surveillance particulière pendant l'intervention.
L'association doit être faite avec précaution en cas d'utilisation de médicaments antagonistes du calcium (Adalate, Tildiem, Cordium, Loxen, Isoptine), en cas d'association avec d'autres antiarythmiques, avec le baclofène (Liorésal), l'insuline et les médicaments antidiabétiques, la cimétidine (Tagamet, Stomédine), la clonidine (Catapressan), la fluvoxamine (Floxyfral). De nombreuses classes thérapeutiques doivent être utilisées avec prudence : antidépresseurs imipraminiques, neuroleptiques, anti-inflammatoires non stéroïdiens, tétracosactide (Synacthène), méfloquine (Lariam), phénobarbital et rifampicine (Rifadine).
En cas de nécessité, le traitement à l'Avlocardyl peut être continué pendant la grossesse, mais il faudra surveiller attentivement le nouveau-né

pendant la première semaine après l'accouchement (fréquence cardiaque, glycémie).
Avlocardyl peut provoquer une réponse positive lors des tests antidopage réalisés chez les sportifs.

Posologie :
Adulte
Hypertension, cœur : 160 mg/j. en 2 prises
Stress : 1 Cp. 40 mg
Grossesse : oui, sous surveillance
Allaitement : non

Effets secondaires :
Les effets indésirables les plus fréquents sont la bradycardie, la fatigue, l'impuissance, l'insomnie et les troubles digestifs (douleurs gastriques, nausées, vomissements, diarrhées). Plus rarement, Avlocardyl peut provoquer une crise d'asthme, une chute importante de la tension artérielle, une hypoglycémie, des éruptions cutanées, nécessitant dans tous les cas un arrêt du traitement.

Contre-indications :
Les bêta-bloquants sont interdits en cas d'asthme et d'insuffisance cardiaque non soignée. Ils ne peuvent pas être utilisés si le patient présente un rythme cardiaque trop lent (bradycardie) ou dans certains troubles du rythme (bloc auriculo-ventriculaire de 2e ou 3e degré).
Ils sont contre-indiqués en cas de phénomène de Raynaud et de troubles artériels des mains et des pieds, en cas de tumeur non traitée de la glande surrénale (phéochromocytome), en cas d'hypotension artérielle, et d'antécédents d'allergie au propranolol.

Délai d'action :
L'effet du médicament apparaît 1 heure après la prise.

En cas d'oubli :
Prendre immédiatement le comprimé oublié sans dépasser la dose journalière prescrite.

Signes de surdosage :
Il provoque un ralentissement excessif du cœur et une baisse importante de la tension qui exige une hospitalisation en service d'urgence pour l'administration d'antidotes.

> **Bon à savoir**
> *Les comprimés doivent être pris de préférence après les repas, et à distance d'une prise de pansement gastrique à base de sels d'aluminium, de calcium ou de magnésium*

qui peuvent diminuer l'absorption digestive du propranolol.
Les traitements bêta-bloquants ne doivent jamais être interrompus brutalement chez les malades du cœur : l'arrêt brusque peut provoquer un infarctus du myocarde, des troubles du rythme et le décès.
En cas de stress ou de situation émotionnelle provoquant des palpitations, prendre 1 comprimé 1 heure avant l'événement.

AVODART
Antiprostatiques

30 %

Prix : 25,87 € - 30 capsules
Équivalents ou génériques : Aucun
Laboratoire : GlaxoSmithKline
DCI : *dutastéride*
Présentations/Composition : Caps. molles : 0,5 mg de dutastéride

Indications : *Hypertrophie de la prostate*
Avodart est indiqué dans le traitement des formes modérées à sévères des hypertrophies bénignes de la prostate. Il diminue les symptômes de la maladie, réduisant notamment le risque de rétention urinaire aiguë, ainsi que la nécessité d'intervention chirurgicale.

Précautions/Interactions :
La posologie recommandée d'Avodart est de une capsule par jour, pendant une durée minimum de six mois.
La mise en route du traitement doit être précédée d'examens à la recherche d'un éventuel cancer de la prostate, de même durant le traitement.
Avodart diminue de moitié le taux normal de PSA (si le taux est supérieur à 4 mg/ml, il faut faire des examens complémentaires à la recherche d'un cancer de la prostate). Le taux de PSA revient à sa valeur normale dans les six mois qui suivent l'arrêt du traitement.

Posologie :
Adulte : 1 Caps./j.
Enfant : non
Grossesse : non
Allaitement : non

Effets secondaires
Avodart peut être responsable d'augmentation du volume des seins, de douleur testiculaire, d'impuissance et de réactions allergiques cutanées (urticaire).

Contre-indications :
Avodart est contre-indiqué en cas d'allergie au produit et en cas d'insuffisance hépatique sévère. Avodart est rigoureusement contre-indiqué chez les femmes. En cas de grossesse, et afin d'éviter tout contact avec le produit éventuellement présent dans le sperme du partenaire traité, il est prudent d'utiliser un préservatif pendant les premiers mois.

En cas d'oubli :
Prendre le traitement dès que possible, puis continuer normalement le traitement (mais ne pas doubler la dose en cas d'oubli d'une journée entière).

> *Bon à savoir*
> Les capsules doivent être avalées entières, au cours ou en dehors des repas. Le contact avec la peau doit être évité. En cas de contact cutané avec une capsule endommagée, lavez-vous immédiatement les mains avec de l'eau et du savon.

AVONEX
Sclérose en plaques

 65 %

Prix : 864,80 € - 4 flacons
864,80 € - 4 stylos préremplis
Équivalents ou génériques : Rebif
Laboratoire : Biogen Idec
DCI : *interféron 1a*
Présentations/Composition : Inj. : 6 M IU/flacon et stylos (30 µg/0,5 ml)

Indications : *Sclérose en plaques*
Ce médicament, produit par génie génétique, possède des propriétés antivirales, antiprolifératives et module l'activité immunitaire de l'organisme. Il est indiqué pour diminuer l'intensité et la fréquence des poussées de sclérose en plaques.

Précautions/Interactions :
Ce traitement est réservé à l'adulte de plus de 18 ans. Il est utilisé avec prudence en cas d'antécédents de maladie épileptique, de troubles dépressifs, de maladie cardiaque ou chez les patients présentant un taux faible de globules blancs.
L'apparition d'une confusion mentale peut gêner les conducteurs de véhicule et les utilisateurs de machine.

Des bilans sanguins doivent être effectués régulièrement pour surveiller les fonctions hématologique, rénale et hépatique. Une bonne hydratation est nécessaire tout au long du traitement.
Les injections intramusculaires sont effectuées le soir pour éviter de ressentir la fièvre, les courbatures, les douleurs musculaires qui peuvent survenir quelques heures après. Le site d'injection est changé à chaque fois pour éviter une nécrose locale.
Les autres immunomodulateurs sont contre-indiqués pendant le traitement.

Posologie :
Adulte : 6 M UI/Inj. IM 1 fois/Sem.
Grossesse : non
Allaitement : non

Effets secondaires :
Des réactions inflammatoires locales, un syndrome pseudo-grippal (fièvre, courbatures, douleurs musculaires), un syndrome dépressif, de l'anxiété, des convulsions, une confusion mentale, des troubles menstruels, des anomalies sanguines peuvent survenir au cours du traitement. Des réactions graves d'allergie (spasmes bronchiques, urticaire, choc allergique) imposent l'arrêt immédiat du traitement.

Contre-indications :
Une allergie connue à l'interféron et aux globulines humaines, des troubles dépressifs avec tendance suicidaire, une insuffisance hépatique sévère, et une maladie épileptique mal contrôlée contre-indiquent la prise de ce médicament.

> *Bon à savoir*
> Ce médicament d'exception est prescrit initialement par un neurologue hospitalier puis par renouvellement annuel en cabinet ou à l'hôpital.

AXEPIM
Antibiotiques

 65 %

Prix : 13,01 € - flacon 0,5 g
16,90 € - flacon 1 g
27,54 € - flacon 2 g
Équivalents ou génériques : *Cefepime Mylan*
Laboratoire : Bristol Myers Squibb
DCI : *cefepime*

Azactam

Présentations/Composition : Comprimés contenant 600 mg d'efavirenz, 200 mg d'emtricitabine, 245 mg de tenofovir.

Indications : *Infections bactériennes*
Axepim est indiqué dans le traitement des infections bactériennes à germes sensibles, en particulier les septicémies, les infections pulmonaires, urinaires (pyélonéphrites) et des tissus mous.

Précautions/Interactions :
La posologie est de 1 g par voie intramusculaire ou intraveineuse, 2 fois par jour, pouvant être augmentée jusqu'à 2 g/2 fois par jour.
La posologie doit être diminuée en cas d'insuffisance rénale.

Posologie :
Adulte : 1 g/2fois/j.
Enfant et adolescent < 18 ans : 50 mg/kg IV 3 fois /j.
Grossesse : oui, si nécessaire
Allaitement : oui, si nécessaire

Effets secondaires :
Axepim peut être responsable de diarrhées, parfois de nausées, vomissements, candidoses buccales, très rarement de colite pseudo-membraneuse. Axepim peut être responsable de troubles neurologiques (rarement, notamment en cas de posologies excessives) et de réactions locales au niveau de l'injection.

Contre-indications :
Axepim est contre-indiqué en cas d'hypersensibilité à cefepime et en cas d'antécédents de colite pseudo-membraneuse.

AZACTAM
Antibiotiques

65 %
Prix : 22,96 € - 1 flacon (1 g)
Équivalents ou génériques : Aucun
Laboratoire : Sanofi-Aventis
DCI : *aztréonam*
Présentations/Composition : Poud. pour usage parentéral : 1 g/flacon

Indications : *Infections bactériennes*
Cet antibiotique de la famille des pénicillines est réservé à l'usage hospitalier car son action est très spécifique de certaines infections, et son usage doit être limité pour éviter de sélectionner des bactéries résistantes. Il est indiqué dans les infections urinaires, les prostatites, les urétrites gonococciques et, en association à d'autres antibiotiques, dans les infections digestives, gynécologiques et broncho-pulmonaires.

Précautions/Interactions :
Cet antibiotique est réservé à l'adulte et la posologie est adaptée en cas d'insuffisance rénale.
La survenue de toute manifestation allergique impose l'arrêt du traitement.
La céfradine, le métronidazole et la nafcilline ne doivent pas être associés au traitement.

Posologie :
Adulte : 1 à 2 g 2 à 4 fois/j.
Grossesse : non
Allaitement : non

Effets secondaires :
Des réactions allergiques, des troubles digestifs (diarrhées, nausées, vomissements), des douleurs au point d'injection et quelques troubles sanguins peuvent apparaître au cours du traitement.

Contre-indications :
Une allergie aux pénicillines et à l'aztréonam contre-indiquent le traitement.

Bon à savoir
> Ce médicament ne doit pas être mélangé à d'autres antibiotiques au cours des injections.

AZANTAC
Antiulcéreux

15 % ; (Sach. Gran.) NR ; TFR
Prix : 3,67 € - 14 comprimés (75 mg)
6,80 € - 28 comprimés (75 mg)
3,67 € - 14 comprimés effervescents (75 mg)
6,80 € - 28 comprimés effervescents (75 mg)
13,93 € - 30 comprimés (150 mg)
12,84 € - 14 comprimés (300 mg)
19,65 € - 30 comprimés effervescents (150 mg)
19,65 € - 30 sachets (150 mg)
18,10 € - 14 sachets (300 mg)
5,32 € - 5 ampoules injectables (50 mg/2 ml)
Équivalents ou génériques : Raniplex, *Ranitidine Arrow*, *Ranitidine Biogaran*, *Ranitidine DCI*, *Ranitidine EG*, *Ranitidine G Gam*, *Ranitidine Ivax*, *Ranitidine Merck*, *Ranitidine Mylan*, *Ranitidine Ranbaxy*, *Ranitidine Ratiopharm*, *Ranitidine RPG*, *Ranitidine Qualimed*, *Ranitidine Sandoz*,

Ranitidine Téva, *Ranitidine Winthrop*, *Ranitidine Zydus*
Laboratoire : GlaxoSmithKline
DCI : *ranitidine*
Présentations/Composition : Cp., Cp. efferv., Sach. de Gran. : 75, 150 et 300 mg de ranitidine ; Sol. Inj. : 50 mg/2 ml de ranitidine

Indications : *Ulcère gastro-duodénal, Reflux gastro-œsophagien*
Ranitidine inhibe la sécrétion d'acide gastrique et est indiquée dans le traitement des ulcères gastro-duodénaux, en association à un traitement antibiotique lorsque l'origine infectieuse est prouvée (helicobacter pylori) et dans le traitement de la maladie de Zollinger-Ellison (hypersécrétion gastrique souvent associée à une tumeur du pancréas). Elle est également utilisée pour le traitement du reflux gastro-œsophagien, et, sous forme injectable, pour le traitement des hémorragies provoquées par la maladie ulcéreuse.

Précautions/Interactions :
Avant tout traitement, il est nécessaire de vérifier le caractère bénin de l'ulcère par examen endoscopique.
Azantac est réservé à l'adulte.
La posologie doit être diminuée en cas d'insuffisance rénale, en fonction son importance, mesurée par la clairance de la créatinine.
En cas de traitement à forte dose, celui-ci doit être interrompu progressivement.
Le traitement de l'ulcère gastro-duodénal d'origine infectieuse (provoquée par la bactérie helicobacter pylori) exige une trithérapie composée d'Azantac et de 2 antibiotiques : clarithromycine et amoxicilline ou métronazole ou tinidazole, pendant 7 jours, suivie d'un traitement à l'Azantac seul pendant 2 à 4 semaines.

Posologie :
Adulte
Ulcère : 300 mg/j. (prise unique le soir)
urgence : 1 à 4 Amp. Inj. IM ou IV/j.
Zollinger-Ellison : 600 mg/j. en 4 prises
Reflux gastro-œsophagien : 1 Cp. 75 mg au moment du reflux, maxi 3 Cp./j.
Grossesse : non
Allaitement : non

Effets secondaires :
Azantac provoque des troubles digestifs (nausées, diarrhées ou constipation), des douleurs musculaires, des maux de tête, plus rarement des éruptions cutanées, vertiges, excitation ou fatigue, des troubles de la formule sanguine et des tests hépatiques, des troubles cardiaques (ralentissement du cœur). Un traitement de longue durée favorise les infections gastriques.

Contre-indications :
Azantac est contre-indiqué en cas d'hypersensibilité connue à la ranitidine et en cas de phénylcétonurie.

Délai d'action :
Azantac est efficace une heure après administration.

En cas d'oubli :
Prendre le comprimé sans dépasser la dose journalière prescrite.

> **Bon à savoir**
> L'absorption d'Azantac n'est pas influencée par l'alimentation. Les comprimés peuvent donc être pris avant, pendant ou après les repas. Faire dissoudre les comprimés effervescents et les granulés dans un 1/2 verre d'eau. Les pansements gastriques comme les sels d'aluminium, de calcium ou de magnésium peuvent diminuer l'absorption de la ranitidine. Il est préférable de les prendre au moins 2 heures après Azantac.

AZARGA
Antiglaucomateux

65 %
Prix : 18,90 € - flacon 5 ml
Équivalents ou génériques : Aucun
Laboratoire : Alcon
DCI : *brinzolamide, timolol*
Présentations/Composition : Flacon 5 ml : 10 mg de brinzolamide et 5 mg de timolol

Indications : *Glaucome, Hypertension oculaire*
Azarga est un médicament indiqué dans le traitement du glaucome à angle ouvert, afin de réduire la pression intra-oculaire lorsque la monothérapie est insuffisante.

Précautions/Interactions :
Azarga doit être utilisé à la dose d'une goutte dans chaque œil, 2 fois par jour au maximum.
Azarga doit être utilisé avec prudence en cas de diabète, d'hyperthyroïdie, de maladie coronarienne, d'hypotension artérielle, ou de

Azilect

traitement concomitant avec des médicaments bêta-bloquants.

Posologie :
Adulte : 1 Gtte dans chaque œil 2 fois/j.
Enfant et adolescent < 18 ans : non
Grossesse : non
Allaitement : non

Effets secondaires :
Le timolol, comme tous les bêta-bloquants, peut être responsable de troubles vasculaires et cardiaques, bien que ces effets soient rares après instillation oculaire (troubles du rythme cardiaque, baisse de la tension artérielle). Il peut également être responsable de symptômes pulmonaires (toux, dyspnée), en particulier chez les patients qui ont des antécédents d'asthme.

Contre-indications :
Azarga est contre-indiqué en cas d'hypersensibilité au timolol ou au brinzolamide, en cas d'antécédents d'asthme, de bronchopneumopathie chronique obstructive, de ralentissement du rythme du cœur, d'insuffisance cardiaque, de rhinite allergique sévère et d'insuffisance rénale sévère.

> **Bon à savoir**
> Instillez une goutte dans chaque œil en prenant soin de ne pas toucher l'œil ou la paupière avec l'embout du flacon, en raison d'un risque de contamination bactérienne du médicament. Si vous portez des lentilles de contact, retirez-les avant d'instiller le produit et attendez 15 minutes avant de les remettre.

AZILECT
Antiparkinsoniens

65 %
Prix : 101,16 € - 30 comprimés
Équivalents ou génériques : Aucun
Laboratoire : Lundbeck
DCI : *rasagiline*
Présentations/Composition : Cp. : 1 mg de rasagiline

Indications : *Maladie de Parkinson*
Azilect est indiqué dans le traitement de la maladie de Parkinson en monothérapie (sans le médicament traditionnel contre cette maladie, la lévodopa) ou en association avec la lévodopa.

Précautions/Interactions :
Chez l'adulte, la posologie habituelle est de 1 comprimé par jour, avec ou sans lévodopa. Azilect peut être utilisé chez les patients présentant une insuffisance rénale légère et chez les personnes âgées, mais doit être évité chez les personnes présentant une insuffisance hépatique modérée à grave.
Pendant le traitement, il est recommandé de ne pas prendre de médicaments décongestionnants du nez contenant de l'éphédrine ou de la pseudoéphédrine. Azilect ne doit pas être utilisé avec les médicaments antidépresseurs et spécialement avec la fluoxétine ou fluvoxamine, et un intervalle libre de plusieurs semaines doit être respecté avant d'administrer l'un de ces médicaments.

Posologie :
Adulte > 18 ans : 100 mg/j.
Grossesse : à éviter
Allaitement : à éviter

Effets secondaires :
Azilect est fréquemment responsable de maux de tête et d'un syndrome grippal avec malaise, douleur de la nuque, fièvre. Il est également responsable de troubles musculaires et articulaires (douleurs articulaires, ténosynovites), de troubles gastro-intestinaux (dyspepsie, anorexie, constipation, vomissements, sécheresse de la bouche), de troubles cardiaques (angine de poitrine, accident vasculaire cérébral), de troubles cérébraux (confusion, dépression, vertige, hallucinations, troubles du tonus musculaire) et ophtalmologiques (conjonctivite).

Contre-indications :
Azilect est contre-indiqué en cas d'hypersensibilité au produit ou à ses excipients, en cas de traitement par la pethidine ou par des médicaments appartenant à la classe des IMAO ainsi qu'en cas d'insuffisance hépatique sévère.

En cas d'oubli :
Prendre de préférence le comprimé à heure fixe. En cas d'oubli, si vous êtes plus près de l'heure habituelle, prenez immédiatement le comprimé. Si vous êtes plus près de la prise suivante, ne le prenez pas et continuez le traitement. Ne doublez pas la dose pour compenser l'oubli.

AZOPT
Antiglaucomateux

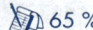 65 %

Prix : 12,29 € - flacon 5 ml
Équivalents ou génériques : Aucun
Laboratoire : Alcon
DCI : *brinzolamide*
Présentations/Composition : Flacon 5 ml : 10 mg/ml de brinzolamide

Indications : *Glaucome, Hypertension oculaire*
Azopt est un médicament indiqué dans le traitement du glaucome à angle ouvert, afin de réduire la pression intra-oculaire en cas d'insuffisance de réponse au traitement avec des médicaments bêta-bloquants.

Précautions/Interactions :
Azopt doit être utilisé à la dose d'une goutte dans chaque œil, 2 à 3 fois par jour au maximum.
Azopt doit être utilisé avec prudence en cas de maladie de la cornée (kératite), chez les personnes âgées et chez les athlètes (médicament classé comme dopant).

Posologie :
Adulte : 1 Gtte dans chaque œil 2 à 3 fois/j.
Enfant et adolescent < 18 ans : non
Grossesse : non
Allaitement : non

Effets secondaires :
Azopt peut être responsable de troubles transitoires de la vision, lors de l'instillation, nécessitant des précautions en cas de conduite automobile. Il peut être responsable de maux de tête, de troubles du goût, et, beaucoup plus rarement, de somnolence et de troubles neurologiques (vertiges, troubles de la mémoire, troubles locomoteurs).

Contre-indications :
Azopt est contre-indiqué en cas d'hypersensibilité au brinzolamide.

> **Bon à savoir**
>
> Instillez une goutte dans chaque œil en prenant soin de ne pas toucher l'œil ou la paupière avec l'embout du flacon, en raison du risque de contamination bactérienne du médicament. Si vous utilisez des lentilles de contact, retirez-les avant d'instiller le produit et attendez 15 minutes avant de les remettre (risque d'altération ou de coloration des lentilles).

BACILOR
Antidiarrhéiques

 NR

Prix : 2,53 € - 20 gélules
3,24 € - 10 sachets-dose
Équivalents ou génériques : Lactéol
Laboratoire : Ivax SAS
DCI : *lactobacillus casei*
Présentations/Composition : Gél. : 250 mg de lactobacillus casei variété rhamnosus
Poud. : 1500 mg de lactobacillus casei variété rhamnosus
Indications : *Diarrhée*
Bacilor apporte des micro-organismes qui facilitent le rééquilibrage de la flore bactérienne intestinale détruite lors des diarrhées.
Précautions/Interactions :
Bacilor est un traitement de la diarrhée qui doit toujours être associé à une réhydratation en cas de perte en eau importante.
En cas de fièvre et de signes généraux (fatigue), il est nécessaire d'administrer une antibiothérapie spécifique, après recherche de l'agent infectieux responsable de la diarrhée.
Posologie :
Adulte : 2 à 8 Gél./j.
Enfant > 2 ans : 1 à 4 Sach./j.
Grossesse : oui
Allaitement : oui
Délai d'action :
L'effet sur la diarrhée se manifeste en 2 à 3 jours.

Bon à savoir
Les remèdes de cette famille ont longtemps été utilisés en complément des traitements antibiotiques, afin d'éviter les diarrhées provoquées par les antibiotiques, mais cette indication est aujourd'hui dépassée.

BACTRIM
Antibiotiques

 65 %

Prix : 2,62 € - 10 comprimés (800 mg)
2,94 € - 20 comprimés (400 mg)
2,73 € - flacon (100 ml) pour suspension buvable
Usage hospitalier - solution injectable
Équivalents ou génériques : Cotrimoxazole RPG
Laboratoire : Roche
DCI : *sulfaméthoxazole, triméthoprime*
Présentations/Composition : Cp. : sulfaméthoxazole 400 mg, triméthoprime 80 mg ; Cp. : sulfaméthoxazole 800 mg, triméthoprime 160 mg ; Sol. Inj. : sulfaméthoxazole 400 mg, triméthoprime 80 mg
Indications : *Infections bactériennes, Toxoplasmose, Pneumocystoses, Fièvre typhoïde, Choléra*
Cet antibiotique, de la famille des sulfamides, est associé au triméthoprime pour obtenir une activité anti-bactérienne 100 fois plus importante que s'il était utilisé seul. Il est indiqué dans de nombreuses infections comme les infections urinaires et urogénitales, les méningites, la toxoplasmose, les infections bronchiques, les otites, la fièvre typhoïde, le choléra et les pneumocystoses.
Précautions/Interactions :
Le Bactrim fort n'est pas adapté aux enfants de moins de 12 ans.
Une surveillance hématologique est réalisée régulièrement en cas de traitement prolongé car les sulfamides peuvent être toxiques pour certains globules blancs.
Il est nécessaire de boire abondamment des eaux alcalines pour éviter la formation de calculs urinaires et de réduire la posologie en cas d'insuffisance rénale sévère.
Les acidifiants urinaires, le méthotrexate, la procaïne, la méthénamine et la phénytoïne sont contre-indiqués. Les anticoagulants antivitamine K, la ciclosporine, la zidovudine et les sulfamides hypoglycémiants sont à associer avec prudence.
Posologie :
Adulte
Voie orale : 4 à 6 Cp./j. en 2 à 3 prises
Voie IV : 4 à 6 Amp./j.
Enfant
Voie orale : 1 mes./5 kg/j. en 2 prises
Voie IV : 2 ml/5 kg/j.
Grossesse : non
Allaitement : non
Effets secondaires :
Des réactions allergiques sont possibles avec les sulfamides : urticaire, éruptions cutanées, œdème de Quincke, fièvre. Une baisse de

globules blancs, réversible à l'arrêt du traitement, peut survenir en cas de traitement prolongé. Bactrim est également responsable de troubles digestifs, de la formation de cristaux urinaires, de phénomènes de photosensibilisation, d'hépatites médicamenteuses et de pancréatites. Les formes injectables contiennent des sulfites pouvant être responsables de chocs allergiques.

Contre-indications :
Bactrim est contre-indiqué en cas d'exposition au soleil et aux UV, allergie aux sulfamides, affections sanguines, insuffisances rénale ou hépatique sévères.

Signes de surdosage :
Un surdosage impose une hydratation réalisée à l'hôpital.

BACTROBAN
Antibiotiques

NR
Prix : Libre
Équivalents ou génériques : Aucun
Laboratoire : GlaxoSmithKline
DCI : *mupirocine*
Présentations/Composition : Pom. 100 g contenant 2 g de mupirocine

Indications : *Infections à staphylocoques*
Bactroban est recommandé pour le traitement curatif et préventif des infections récidivantes à staphylocoques, afin de diminuer le portage nasal de la bactérie.

Précautions/Interactions :
La posologie recommandée de Bactroban est de 2 à 3 applications par jour pendant 5 jours.
Le traitement peut être renouvelé si nécessaire, en discontinu.
Bactroban ne doit pas être mis en contact avec les yeux, ni avec les seins.
Bactroban doit être appliqué à l'intérieur de la narine : prendre l'équivalent d'une tête d'allumette de pommade sur le bout du doigt ou tout matériel approprié et l'introduire dans les deux narines, puis presser le nez pour répartir la pommade sur la muqueuse nasale.

Posologie :
Adulte et enfant : 2 à 3 Applic./j. pendant 5 j.
Grossesse : oui

Allaitement : oui
Effets secondaires :
Bactroban peut être responsable de réactions locales à type de picotement, sensations de brûlure, et parfois d'une réaction allergique.

Contre-indications :
Bactroban est contre-indiqué en cas d'hypersensibilité à la mupirocine ou à l'un des excipients de la pommade.

BALSAMORHINOL
Traitements du nez, de la gorge et des oreilles

NR
Prix : Libre
Équivalents ou génériques : Aucun
Laboratoire : Etris
DCI : *chlorobutanol, menthol, bergamote, orange, néroli*
Présentations/Composition : Sol. Nasale : flacon compte-gouttes 20 ml

Indications : *Infections oropharyngées*
Cet anti-infectieux léger permet de rincer et de désinfecter la muqueuse nasale et rhino-pharyngée en cas d'infections.

Précautions/Interactions :
Balsamorhinol contient des dérivés terpéniques qui peuvent provoquer des convulsions chez le nourrisson. Il n'est pas conseillé de l'utiliser en cas d'antécédent d'épilepsie.
Le traitement ne doit pas dépasser les 10 jours et en cas de persistance des symptômes, il est préférable de consulter un médecin.

Posologie :
Adulte : 3 Gttes dans chaque narine 2 à 5 fois/j.
Enfant
de 30 mois à 6 ans : 1 Gtte dans chaque narine 1 à 2 fois/j.
de 6 à 15 ans : 2 Gttes dans chaque narine 1 à 3 fois/j.
Grossesse : non
Allaitement : non

Effets secondaires :
En présence de dérivés terpéniques (lévomenthol), un risque de convulsion chez l'enfant et de confusion mentale chez la personne âgée peuvent survenir.

Balsolène

Contre-indications :
Balsamorhinol est contre-indiqué chez l'enfant de moins de 30 mois et en cas d'allergie connue à l'un des constituants.

> *Bon à savoir*
> En cas de persistance des symptômes au-delà de 10 jours, il est conseillé de consulter son médecin.

BALSOLÈNE
Décongestionnant

NR

Prix : Libre
Équivalents ou génériques : Aucun
Laboratoire : Coopération Pharmaceutique Française
DCI : *eucalyptus, niaouli, lévomenthol, benjoin du Laos*
Présentations/Composition : Flacon 100 ml de Sol. pour Inhal. : 1,165 g d'essence d'eucalyptus, 0,720 g d'essence de niaouli, 0,720 g de levementhol et 1,35 g de benjoin du Laos

Indications : *État congestif des voies aériennes supérieures*
Balsolène est indiqué dans le traitement d'appoint des affections respiratoires supérieures telles que les rhinites et rhinopharyngites chroniques.

Précautions/Interactions :
La posologie habituelle est de une cuillerée à café dans un bol d'eau très chaude, dont il faut inhaler les vapeurs durant quelques minutes. À renouveler trois fois par jour.
Ce médicament contient des terpènes, qui, à dose excessive, peuvent provoquer des convulsions chez le nourrisson et l'enfant.

Posologie :
Adulte : 3 Inhal./j.
Enfant et adolescent < 12 ans : non
Grossesse : non
Allaitement : non

Effets secondaires :
Balsolène peut être responsable de convulsions chez l'enfant et d'état confusionnel chez la personne âgée.

Contre-indications :
Balsolène est contre-indiqué en cas d'hypersensibilité à l'un des composants et en cas d'antécédents de convulsions ou d'épilepsie.

BARACLUDE
Antiviraux

65 %

Prix : 465,27 € - 30 comprimés (0,5 mg)
465,27 € - 30 comprimés (1 mg)
538,82 € - 1 flacon solution buvable (210 ml)
Équivalents ou génériques : Aucun
Laboratoire : Bristol Myers Squibb
DCI : *entecavir monohydrate*
Présentations/Composition : Cp. : 0,5 ou 1 mg ; Sol. Buv. : 0,05 mg/ml

Indications : *Hépatite B chronique virale*
Baraclude est indiqué dans le traitement de l'hépatite B chronique virale chez des patients porteurs d'une hépatite chronique active avec des signes d'inflammation et de fibrose hépatique.

Précautions/Interactions :
Baraclude ne peut être prescrit que par un médecin spécialiste dans le cadre de l'hôpital.
La posologie habituelle est de 0,5 mg par jour, à prendre pendant ou en dehors des repas.
La durée du traitement dépend de son efficacité, et de l'apparition d'anticorps contre le virus de l'hépatite B. Le traitement peut durer plusieurs années.
Chez les patients âgés, la dose peut être diminuée si la fonction rénale le nécessite.
En cas de traitement antérieur et de résistance à la lamivudine, le traitement est de 1 milligramme par jour, à prendre à jeun (2 heures avant ou après le repas), une fois par jour.
Les femmes en âge de procréer doivent suivre une contraception efficace durant le traitement.
Baraclude doit être utilisé avec précaution en cas d'insuffisance rénale chronique, de cirrhose, d'insuffisance et de symptômes de décompensation hépatique, de douleur abdominale, de traitement immunosuppresseur, en cas d'obésité, et d'une manière générale chez les femmes.

Posologie :
Adulte : 1 Cp. à 0,5 ou 1 mg, ou 1 à 2 cuillerées dose de Sol. Buv.
Enfant < 18 ans : non
Grossesse : non
Allaitement : non

Effets secondaires :
Baraclude peut être responsable d'asthénie (affaiblissement de l'organisme), de vertiges et de somnolence, avec des risques en cas de conduite automobile. Il peut également être responsable de troubles digestifs, d'une éventuelle exacerbation transitoire de l'hépatite, ou de troubles du métabolisme (amaigrissement)

Contre-indications :
Baraclude est contre-indiqué en cas d'hypersensibilité à l'entecavir, chez le nourrisson, l'enfant et l'adolescent de moins de 18 ans.

> *Bon à savoir*
> Baraclude doit être pris loin du repas (2 heures avant ou 2 heures après).

BASEAL
Antiseptiques

 15 %

Prix : 3,33 € - flacon (125 ml)
Équivalents ou génériques : Cetavlex, Diaseptyl, Dosiseptine
Laboratoire : Pierre Fabre
DCI : *Chlorhexidine digluconate*
Présentations/Composition : Flacon : 2 g de chlorhexidine digluconate

Indications : *Plaie*
Baseal est indiqué dans l'antisepsie des petites plaies superficielles.

Précautions/Interactions :
Basealn peut être appliqué sur les plaies superficielles après nettoyage à l'eau et au savon liquide.
Baseal peut être appliqué 1 à 2 fois par jour.
Ne pas utiliser Baseal avec un pansement occlusif.

Posologie :
Adulte et enfant : 1 à 2 Applic./j.
Grossesse : oui
Allaitement : oui

Effets secondaires :
Le risque d'allergie ou d'effets systémiques est limité, sauf en cas d'utilisation prolongée sur des plaies étendues chez de jeunes enfants.

Contre-indications :
Baseal est contre-indiqué en cas d'hypersensibilité au produit ou à ses excipients. Il ne doit pas être appliqué sur les muqueuses, l'œil ou le conduit auditif. Il ne peut en aucun cas être utilisé pour désinfecter des objets de chirurgie ou pour désinfecter la peau avant une intervention chirurgicale.

BASDÈNE
Hormones

 65 %

Prix : 3,80 € - 50 comprimés
Équivalents ou génériques : Aucun
Laboratoire : Bouchara-Recordati
DCI : *benzylthiouracile*
Présentations/Composition : Cp. : 25 mg de benzylthiouracile

Indications : *Hyperthyroïdie, Maladie de Basedow*
Basdène est indiqué dans le traitement des hyperthyroïdies. Il bloque la production d'hormone thyroïdienne en inhibant l'utilisant de l'iode.

Précautions/Interactions :
Le traitement avec Basdène nécessite de faire régulièrement un contrôle de la formule sanguine afin de détecter l'apparition d'une chute des globules blancs.
Le traitement commence avec des doses élevées, progressivement diminuées selon l'effet sur la maladie et le résultat des examens de contrôle.

Posologie :
Adulte : 6 à 8 Cp./j. pendant quelques Sem. puis 4 Cp./j. pendant plusieurs mois
Grossesse : oui, après avis médical
Allaitement : oui, après avis médical

Effets secondaires :
Basdène peut provoquer une chute du taux des globules blancs dans le sang, se manifestant par une angine, fièvre, nécessitant de faire en urgence des examens de contrôle. Il est également à l'origine de réactions allergiques avec éruption cutanée, urticaire, prurit, douleurs articulaires et musculaires, courbatures, nécessitant l'arrêt du traitement.

Baypress

Contre-indications :
Basdène est contre-indiqué dans certains cancers de la thyroïde (dits TSH-dépendants) et lors de maladies sanguines préexistantes.

Signes de surdosage :
Le surdosage provoque une hypothyroïdie avec une augmentation éventuelle du goitre, nécessitant de diminuer la posologie.

BAYPRESS
Antihypertenseurs

65 %
Prix : 10,12 € - 30 comprimés (10 mg)
29,90 € - 90 comprimés (10 mg)
17,32 € - 30 comprimés (20 mg)
48,15 € - 90 comprimés (20 mg)
Équivalents ou génériques : *Nidrel*, *Nitrendipine Merck*, *Nitrendipine Mylan*, *Nitrendipine Téva*
Laboratoire : Bayer
DCI : *nitrendipine*
Présentations/Composition : Cp. : 10 et 20 mg

Indications : *Hypertension artérielle*
Baypress est indiqué pour le traitement de l'hypertension artérielle. En inhibant l'entrée du calcium dans les cellules musculaires des parois artérielles, la nitrendipine provoque une vasodilatation générale, en particulier au niveau du cœur et du cerveau, sans entraîner d'augmentation de la fréquence artérielle.

Précautions/Interactions :
Le traitement est généralement de 20 mg par jour, en une seule prise, mais il doit être réduit de moitié chez les sujets âgés, au moins pendant les premières semaines de traitement.
L'insuffisance hépatique nécessite une diminution de la posologie.
Son utilisation est déconseillée en association avec la cyclosporine, le dantrolène (Dantrium), et elle doit être faite avec précaution si le traitement comporte d'autres vasodilatateurs. Les interactions sont également possibles avec les alpha-1-bloquants (alfuzosine, prazocine), le baclofène (Liorésal), les bêta-bloquants, les anti-inflammatoires non stéroïdiens, les corticoïdes et les antidépresseurs imipraminiques.

Posologie :
Adulte : 1 Cp. 20 mg le matin

Grossesse : non
Allaitement : non

Contre-indications :
L'utilisation de Baypress est contre-indiquée pendant la grossesse et l'allaitement.

Effets secondaires :
Céphalées, bouffées de chaleur, œdèmes des membres inférieurs, hypotension, crampes, douleurs abdominales, nausées, parfois douleurs typiques de l'angine de poitrine nécessitant d'interrompre le traitement.

Délai d'action :
L'effet sur la tension artérielle se manifeste 2 heures après la prise.

En cas d'oubli :
Prendre immédiatement le comprimé oublié sans dépasser la dose journalière prescrite.

Signes de surdosage :
Il provoque une hypotension artérielle et une augmentation de la fréquence cardiaque avec parfois des troubles du rythme, exigeant une surveillance en milieu hospitalier.

> *Bon à savoir*
>
> *Grâce à son action originale sur les parois vasculaires, inhibant l'entrée du calcium dans les cellules, la nitrendipine provoque une dilatation des vaisseaux et des artères coronaires. Ce mécanisme, aujourd'hui classique, fait des inhibiteurs calciques l'une des classes thérapeutiques les plus utilisées dans le traitement des maladies vasculaires, notamment l'angine de poitrine et l'hypertension.*

BÉCILAN
Vitamines

65 % ; (Cp.) NR
Prix : 2,35 € - 5 ampoules injectables
Libre - 40 comprimés
Équivalents ou génériques : Dermo 6, *Pyridoxine Renaudin*, Vitamine B6 Richard
Laboratoire : DB
DCI : *pyridoxine*
Présentations/Composition : Cp. : 250 mg de chlorhydrate de pyridoxine
Amp. Inj. : 250 mg de chlorhydrate de pyridoxine/5 ml

Indications : *Carences en vitamine B6*
Bécilan est indiqué dans les carences en vitamine B6, dans le cadre de carences globales

en vitamines, ou en accompagnement de certains traitements nécessitant une supplémentation vitaminique.

Précautions/Interactions :
Bécilan est un médicament réservé à l'adulte.
La vitamine B6 est très répandue dans les aliments, sa carence est donc exceptionnelle.
La vitamine B6 est utilisée en complément de traitement à l'isoniazide, au D-pénicillamine, ou avec les contraceptifs œstro-progestatifs lorsqu'ils sont à l'origine de symptômes de dépression.

Posologie :
Adulte : 1 à 4 Cp./j. ou 1 à 2 Amp./j.
Grossesse : non
Allaitement : non

Effets secondaires :
Des traitements prolongés avec la vitamine B6 peuvent être à l'origine de troubles neurologiques périphériques (polynévrites), réversibles à l'arrêt du traitement.

Contre-indications :
Bécilan est contre-indiqué en cas d'hypersensibilité à ses composants et en cas de traitement avec lévodopa (traitement de la maladie de Parkinson).

BÉCLOJET
Antiasthmatiques

🗒 65 %
Prix : 20,63 € - flacon (200 doses)
Équivalents ou génériques : Beclospin, Beclospray, Bécotide, Bemedrex
Laboratoire : Chiesi
DCI : *béclométasone*
Présentations/Composition : Susp. pour Inhal. buccale de 200 doses à 250 µg

Indications : *Asthme*
Béclojet est un anti-inflammatoire stéroïdien (corticoïde) d'action locale, utilisé dans le traitement continu des asthmes modérés exigeant un traitement quotidien, et dans le traitement des asthmes sévères. Il n'est pas utilisé dans le traitement de la crise d'asthme ni dans l'état de mal asthmatique.

Précautions/Interactions :
La posologie est variable selon les individus.
Béclojet est généralement utilisé en 2 prises par jour.
Bien se rincer la bouche à l'eau après utilisation pour éviter le développement d'une candidose buccale.
L'effet thérapeutique du Béclojet se fait sentir au bout de 4 à 7 jours de traitement.
Béclojet doit être utilisé avec précaution en cas d'ulcère gastro-duodénal, de tuberculose ou d'infection mycosique.
Le traitement doit toujours être interrompu progressivement.
Béclojet est plus efficace après traitement des éventuelles infections bronchiques associées.
Béclojet doit être utilisé avec prudence par les sportifs car il peut positiver les tests antidopage.

Posologie :
Adulte
Asthme modéré : 1 bouffée 2 à 4 fois/j.
Asthme sévère : 2 bouffées 2 à 4 fois/j.
Enfant > 4 ans
Asthme modéré : 1 bouffée 2 fois/j.
Asthme sévère : 1 bouffée 2 à 4 fois/j.
Grossesse : non
Allaitement : non

Effets secondaires :
Béclojet peut provoquer un enrouement ou une pharyngite et parfois une candidose buccale. Il peut également provoquer un spasme bronchique qui exige d'utiliser immédiatement un bronchodilatateur d'action immédiate (Ventoline ou Bricanyl).

Contre-indications :
Il n'existe pas de contre-indications à l'emploi de béclométasone hormis une hypersensibilité déjà connue à ce produit.

Signes de surdosage :
À long terme, le Béclojet a les mêmes inconvénients que tous les traitements corticoïdes (prise de poids, hypertension artérielle, diabète), mais les effets indésirables disparaissent avec l'arrêt du traitement, qui doit toujours être progressif.

> **Bon à savoir**
> Le flacon pressurisé doit être utilisé correctement : agiter le flacon, introduire l'embout dans la bouche, puis appuyer sur le fond du flacon tout en inspirant. Retenir sa respiration quelques secondes. Chaque pression délivre une dose précise.

BÉCONASE
Traitements du nez, de la gorge et des oreilles

 30 %

Prix : 4,24 € - flacon pulvérisateur
Équivalents ou génériques : Nasacort
Laboratoire : GlaxoSmithKline
DCI : *béclométasone*
Présentations/Composition : Susp. Nasale : flacon 100 doses

Indications : *Rhinite allergique*
Béconase possède une action antiallergique et anti-inflammatoire puissante utilisée pour traiter les rhinites allergiques saisonnières, en particulier le rhume des foins. Son utilisation locale permet d'éviter un passage de corticoïdes dans l'organisme.

Précautions/Interactions :
Ce traitement doit être de courte durée, notamment chez l'enfant.
Consulter votre médecin en cas d'apparition de fièvre pour un éventuel traitement antibiotique.

Posologie :
Adulte : 1 dose dans chaque narine 4 fois/j.
Enfant > 3 ans : 1 dose dans chaque narine 2 fois/j.
Grossesse : après avis médical
Allaitement : non

Effets secondaires :
Béconase peut provoquer sécheresse locale, picotements, éternuements et réactions allergiques.

Contre-indications :
Une infection virale, bactérienne ou mycologique contre-indique le traitement.

> **Bon à savoir**
> *Ce traitement local par corticoïdes est aussi efficace que les antihistaminiques par voie orale et permet d'éviter les effets de passage dans l'organisme de ce médicament.*

BÉCOZYME
Vitamines

 NR

Prix : Libre
Équivalents ou génériques : Aucun
Laboratoire : Bayer Santé Familiale
DCI : *vitamines B1, B2, B5, B6, PP*

Présentations/Composition : Cp. : 15 mg de thiamine (Vit. B1), 15 mg de riboflavine (Vit. B2), 50 mg de nicotinamide (Vit. PP), 10 mg de pyridoxine (Vit. B6), 25 mg de pantothénate de calcium (Vit. B5)
Amp. Inj. : 10 mg de thiamine, 5,47 mg de riboflavine, 40 mg de nicotinamide, 4 mg de pyridoxine, 6 mg de dexpanthénol

Indications : *Fatigue, Carences en vitamines*
Bécozyme est indiqué dans le traitement de la fatigue et dans les carences en vitamines du groupe B.

Précautions/Interactions :
Bécozyme est un médicament réservé à l'adulte.
La durée du traitement est limitée à 4 semaines. Les comprimés doivent être avalés avec un peu d'eau, sans être croqués ni écrasés.
En raison des réactions allergiques possibles, Bécozyme est déconseillé chez les personnes présentant des antécédents allergiques (asthme, eczéma).
Les ampoules injectables sont réservées à la nutrition par voie parentérale (perfusions).

Posologie :
Adulte : 2 à 4 Cp./j.
Grossesse : non
Allaitement : non

Effets secondaires :
Bécozyme colore les urines en jaune (Vit. B2), peut être responsable d'une baisse de tension artérielle (Vit. B1), d'une réaction allergique cutanée (Vit. B5), et, en cas de traitement prolongé, de troubles neurologiques périphériques (Vit. B6).

Contre-indications :
Bécozyme est contre-indiqué en cas d'hypersensibilité à l'un de ses composants et en cas de traitement à la lévodopa (traitement de la maladie de Parkinson).

BEDELIX
Traitements des colopathies fonctionnelles

 NR

Prix : 4,86 € - 30 sachets
8,51 € - 60 sachets
Équivalents ou génériques : Aucun
Laboratoire : Beaufour-Ipsen
DCI : *montmorillonite de beidellitique*

Présentations/Composition : Poud. orale et rectale : Sach. et boîte de 30, coffret de 60

Indications : *Colites, Troubles gastro-intestinaux*
Bedelix est utilisé pour traiter les colopathies fonctionnelles, colites inflammatoires, gastrites, hernies hiatales compliquées, reflux gastro-œsophagien et ses complications (œsophagites), ulcères gastriques et duodénaux.

Précautions/Interactions :
Bedelix doit être pris à distance de nombreux médicaments (intervalle de 2 heures), car il peut diminuer leur absorption digestive, en particulier avec certains antibiotiques (cyclines, fluoroquinolones, antituberculeux : éthambutol et isoniazide ; lincosamides) ; certains antihistaminiques H2, aténolol, métoprolol, propranolol, chloroquine, diflunisal, digoxine, diphosphonates, fluorure de sodium, glucocorticoïdes, indométacine, kayexalate, kétoconazole, lansoprazole, neuroleptiques phénothiaziniques, pénicillamine, sels de fer.
Chez les patients souffrant d'insuffisance rénale, les doses du médicament doivent être diminuées.

Posologie :
Adulte : 3 Sach./j. ou 1 à 3 lavements rectaux/j.
Enfant
< 2 ans : 1/2 Sach. 1 à 2 fois/j.
2 à 5 ans : 1/2 Sach. 2 à 3 fois/j.
5 à 10 ans : 1 Sach. 2 fois/j.
Grossesse : non
Allaitement : non

Effets secondaires :
Bedelix ne provoque pas d'effets secondaires notables.

Contre-indications :
Bedelix est contre-indiqué en cas d'affection sténosante du tube digestif.

> **Bon à savoir**
> Bedelix n'est pas un traitement de l'infection intestinale. Dans ce cas, il ne peut être qu'un médicament de complément.

BÉFIZAL
Hypolipémiants

65 %
Prix : 6,86 € - 84 comprimés (200 mg)
8,13 € - 30 comprimés LP (400 mg)

Équivalents ou génériques : Aucun
Laboratoire : Roche
DCI : *bézafibrate*
Présentations/Composition : Cp. : 200 mg ; Cp. LP : 400 mg

Indications : *Cholestérol, Triglycérides*
Béfizal est un médicament appartenant à la classe des fibrates qui ont la propriété de réduire les taux sanguins de cholestérol et de triglycérides lorsque le régime alimentaire s'avère insuffisant. Pour être efficace il doit être pris chaque jour, pendant plusieurs mois, et son utilisation ne dispense pas de continuer le régime alimentaire.

Précautions/Interactions :
Il est nécessaire d'attendre quelques mois pour juger de l'effet du traitement. Mais s'il ne donne pas de résultat au bout de 3 à 6 mois, il est préférable de modifier le traitement.
Un contrôle des tests hépatiques doit être fait régulièrement, au moins pendant les 12 premiers mois de traitement, car les fibrates peuvent augmenter le taux des transaminases.
Les fibrates peuvent provoquer des maladies musculaires. Il est donc nécessaire d'interrompre le traitement en cas d'apparition de douleurs musculaires ou si les tests de contrôle montrent une élévation importante du taux de l'enzyme CPK (créatine phosphokinase) dans le sang.
Son utilisation est déconseillée en association avec les autres fibrates (Lipavlon, Lipanthyl) et avec les hypolipémiants appartenant à la classe des inhibiteurs de la HMG Co-A réductase (simvastatine, pravastatine, fluvastatine). Elle doit être faite avec précaution en cas d'utilisation simultanée de médicaments anticoagulants, car les fibrates peuvent augmenter leur effet et provoquer une hémorragie.

Posologie :
Adulte : 1 à 3 Cp./j. en 1 à 3 prises/j.
Grossesse : non
Allaitement : non

Contre-indications :
L'utilisation des fibrates est contre-indiquée en cas d'insuffisance hépatique ou rénale, de calculs biliaires, ainsi que pendant la grossesse et l'allaitement.

Effets secondaires :
En dehors des douleurs et de la faiblesse musculaire, les fibrates peuvent provoquer des troubles digestifs, hépatiques et parfois des réactions allergiques cutanées. Une impuis-

sance, une perte de cheveux, une prise de poids peuvent également survenir.

En cas d'oubli :
Prendre immédiatement le comprimé oublié sans dépasser la dose journalière prescrite.

Bon à savoir
Les fibrates inhibent la synthèse du cholestérol et des triglycérides, et aident à diminuer le taux sanguin du « mauvais » cholestérol (VLDL et LDL). Mais leur usage ne sera pas d'un grand secours si le régime alimentaire pauvre en graisses et en sucres n'est pas poursuivi. Les comprimés sont à prendre au moment des repas.

BÉFLAVINE
Vitamines

 NR

Prix : Libre
Équivalents ou génériques : Aucun
Laboratoire : Bayer Santé Familiale
DCI : *riboflavine*
Présentations/Composition : Cp. : 10 mg de riboflavine ou Vit. B2 (boîte de 20 Cp.)

Indications : *Carences en vitamine B2*
Béflavine est indiqué dans le traitement et la prévention des carences en vitamine B2, indispensable dans le fonctionnement cellulaire, en particulier aux niveaux cutané et oculaire. La vitamine B1 est indiquée en cas de carence alimentaire.

Précautions/Interactions :
Béflavine est un médicament réservé à l'adulte.
La carence en vitamine B2 est très rare, mais Béflavine est utile dans le traitement de certaines acnés, des crampes et de troubles cutanés.

Posologie :
Adulte : 2 à 3 Cp./ j.
Grossesse : non
Allaitement : non

Effets secondaires :
Béflavine colore les urines en jaune.

Contre-indications :
Béflavine est contre-indiqué en cas d'hypersensibilité à l'un de ses composants.

Bon à savoir
Prendre les comprimés avec un peu d'eau, sans les croquer.

BELARA
Contraceptifs hormonaux

 NR

Prix : Libre
Équivalents ou génériques : Aucun
Laboratoire : Grunenthal
DCI : *chlormadinone acétate, éthinylestradiol*
Présentations/Composition : Cp. : 2 mg de chlormadinone acétate et 0,03 mg d'éthinylestradiol

Indications : *Contraception orale*
Belara est un contraceptif hormonal minidosé par voie orale.

Précautions/Interactions :
La posologie est de 1 comprimé par jour pendant 21 jours, suivis d'une interruption de 7 jours.
Les comprimés doivent être pris de préférence tous les jours à la même heure, avec un peu d'eau.
La prise du premier comprimé doit commencer le premier jour des règles, et la contraception est efficace dès le premier jour.
Si le premier comprimé est pris entre le 2e et le 5e jour du cycle, il est prudent d'utiliser une autre méthode contraceptive pendant les 7 premiers jours (préservatifs). Au-delà du 5e jour, il est préférable d'attendre le cycle suivant.
En cas de relais avec un autre traitement contraceptif hormonal oral, il faut terminer l'ancienne plaquette normalement, puis commencer le traitement avec Belara le jour suivant, sans attendre les prochaines règles.
Si le traitement antérieur était un traitement progestatif ou un implant, il faut commencer le jour suivant de l'arrêt du traitement ou du retrait de l'implant, mais la contraception n'est pas assurée durant les 7 premiers jours, et il est donc nécessaire d'utiliser une méthode complémentaire (préservatifs).
Après interruption de Belara, il est possible qu'il y ait un retard de règles d'une semaine.
En cas de vomissements dans les 3 ou 4 heures qui suivent la prise du comprimé, il est possible que la contraception ne soit pas

garantie, il est donc préférable de prendre un comprimé supplémentaire.

Comme tous les contraceptifs hormonaux, Belara doit être utilisé avec précaution en cas de tabagisme, hypertension artérielle modérée, anomalie des lipides sanguins, diabète, obésité, antécédents familiaux de maladie thromboembolique, troubles du rythme cardiaque, sclérose en plaque, asthme, endométriose, varices, insuffisance cardiaque et rénale, affection bénigne du sein, et en cas de traitement phytothérapique avec le millepertuis.

Il peut aggraver des troubles de la pigmentation cutanée comme le chloasma.

Les saignements irréguliers sont fréquents durant le traitement, notamment au cours des premiers mois. Dans ce cas, vérifier l'absence de grossesse et continuer le traitement. En cas de persistance, faire des examens pour en rechercher la cause, et changer éventuellement de contraceptif.

Posologie :
Adulte : 1 Cp./j. pendant 21 j.
Enfant : non
Grossesse : non
Allaitement : non

Effets secondaires :
Belara peut être responsable de nausées et de vomissements, œdème, prise de poids, sensation de jambes lourdes, dysménorrhée, pertes génitales, tension mammaire, beaucoup plus rarement de troubles hépatiques, pancréatiques ou cardiovasculaires.

Contre-indications :
Comme tous les contraceptifs hormonaux, Belara est contre-indiqué en cas de maladie thromboembolique, de maladie cardiaque et vasculaire, d'hépatite virale, d'insuffisance hépatique, d'hypertension artérielle, de diabète compliqué, de cancer du sein ou de l'utérus, pancréatite, migraine, troubles de la vision, dépression sévère, épilepsie, absence de règles ou hémorragie génitale.

En cas d'oubli
Si la période d'oubli est inférieure à 12 heures, prendre immédiatement le comprimé oublié et continuer normalement le traitement. Au-delà de 12 heures, faire la même chose, mais utiliser une méthode de contraception mécanique durant les 7 jours suivants.

BENLYSTA
Immunosuppresseurs

H

Prix : Usage hospitalier
Équivalents ou génériques : Aucun
Laboratoire : GlaxoSmithKline
DCI : *belimumab*
Présentations/Composition : Flacons pour Perf. : 120 ou 400 mg de belimumab

Indications : *Lupus érythémateux disséminé*
Benlysta est utilisé dans le traitement du lupus, en complément du traitement habituel, en cas d'activité élevée de la maladie.

Précautions/Interactions :
La posologie habituelle en début de traitement est de 10 mg/kg par administration en perfusion, 3 fois par mois, avec un intervalle de 14 jours entre les administrations.
En traitement d'entretien, la perfusion est administrée 1 fois par mois pendant 6 mois.
Ce traitement ne peut être prescrit et surveillé que par un médecin spécialiste du lupus et ne peut être utilisé qu'en milieu hospitalier.
Benlysta doit être utilisé avec précaution en cas d'insuffisance rénale, hépatique et chez les patients de plus de 65 ans.
Le traitement doit être interrompu s'il n'y a pas d'amélioration au bout de 6 mois.
En cas de grossesse et d'allaitement le traitement est possible s'il est absolument nécessaire, mais il est conseillé d'interrompre l'allaitement.

Posologie :
Adulte : 3 Perf./mois
Grossesse : oui, si nécessaire
Enfant < 18 ans : non
Allaitement : oui, si nécessaire

Effets secondaires :
Benlysta est responsable d'effets secondaires nombreux et fréquents, au moment de la perfusion, comme : ralentissement cardiaque, douleurs musculaires, maux de tête, éruption cutanée, fièvre, hypotension ou hypertension artérielle. Il est également responsable de symptômes dépressifs et d'insomnie, d'infections (gastro-entérite, pharyngite), de nausées et diarrhées, et d'une baisse du taux des globules blancs.

Bépanthène

Contre-indications :
Benlysta est contre-indiqué en cas d'hypersensibilité au belimumab et est déconseillé en cas de maladie neurologique grave, de maladie rénale due au lupus, d'hépatite, d'infection au VIH, d'antécédents de transplantation d'organes ou de maladie immunitaire. Les vaccinations avec des vaccins vivants atténués ne doivent pas être effectuées à partir de 30 jours avant le début du traitement.

BÉPANTHÈNE
Vitamines

 NR

Prix : Libre
Équivalents ou génériques : Aucun
Laboratoire : Bayer Santé Familiale
DCI : *dexpanthénol*
Présentations/Composition : Cp. : 100 mg de dexpanthénol ou Vit. B5 (boîtes de 20 et 60 Cp.) Amp. Inj. : 500 mg de dexpanthénol /2 ml (boîte de 6 Amp.)
Pom. : 1,5 g de dexpanthénol/30 g (tube de 30 g)

Indications : *Alopécie, Crampes*
Bépanthène est indiqué dans le traitement des alopécies, des crampes de la grossesse, des inflammations chroniques de la gorge et des maladies des ongles.

Précautions/Interactions :
Bépanthène est souvent utilisé pour le traitement des alopécies en association avec Biotine. Le traitement associe les 2 médicaments en injection simultanée, 3 fois par semaine pendant 6 semaines, suivi par un traitement par voie orale (3 comprimés de Bépanthène et 3 comprimés de Biotine par jour) pendant 2 mois.

Posologie :
Adulte : 2 à 4 Cp./j. ou 1 à 2 Inj./j. IV ou IM
Grossesse : oui
Allaitement : oui

Effets secondaires :
Bépanthène provoque parfois des réactions allergiques cutanées.

Contre-indications :
Bépanthène est contre-indiqué en cas d'hypersensibilité à l'un de ses composants.

BÉPANTHÈNE ONGUENT
Cicatrisants

 NR

Prix : Libre
Équivalents ou génériques : Aloplastine, Biafine, Bioxyol, Cicatryl, Crème au calendula, Crème Biostim, Déflamol, Dermocuivre, Jonctum 10 % crème, Oxyplastine, Plasténan, Pommade au calendula LHF, Trophiderm, Vaseline stérilisée Hamel, Vita-dermacide
Laboratoire : Roche Nicholas
DCI : *vitamine B5*
Présentations/Composition : Pom. : Tube 30 g

Indications : *Dermite irritative*
Cette pommade contient de la vitamine B5 qui protège la peau. Elle est indiquée dans le traitement d'appoint des dermites irritatives, de l'érythème fessier du nourrisson et des crevasses du sein.

Précautions/Interactions :
Il n'est pas conseillé d'appliquer la pommade sur une peau infectée ou suintante.

Posologie :
Adulte : 1 à plusieurs Applic./j.
Grossesse : après avis médical
Allaitement : après avis médical

Effets secondaires :
De rares allergies cutanées ont été rapportées.

Contre-indications :
Une allergie à l'un des constituants contre-indique cette pommade.

Bon à savoir
La pommade est appliquée sur la peau en massant légèrement pour la faire pénétrer.

BERINERT
Anticoagulants

 65 %

Prix : 560 € - 1 flacon 500 Unités
Équivalents ou génériques : Aucun
Laboratoire : CSL Behring
DCI : *inhibiteur de la C1 estérase*
Présentations/Composition : Poud. pour Sol. Inj. : 500 UI de mg d'inhibiteur de la C1 estérase

Indications : *Œdème angioneurotique héréditaire*
Berinert est réservé au traitement, à l'hôpital, des poussées aiguës d'œdème angioneurotique héréditaire.

Précautions/Interactions :
La posologie est de 20 unités par kg de poids corporel, quel que soit l'âge du patient.
Ce médicament ne peut être prescrit et délivré que par un spécialiste, dans le cadre hospitalier.

Posologie :
Adulte : 20 Unités/kg
Enfant et adolescent < 18 ans : oui
Grossesse : oui, si nécessaire
Allaitement : non

Effets secondaires :
Berinert peut être responsable de réactions allergiques, nécessitant un traitement adapté en unité de réanimation et l'arrêt de l'administration du médicament.

Contre-indications :
Berinert est contre-indiqué en cas d'hypersensibilité à l'inhibiteur de la C1 estérase.

BEROCCA
Vitamines, Sels minéraux

 NR

Prix : Libre
Équivalents ou génériques : Elevit
Laboratoire : Bayer
DCI : *vitamine B, vitamine C, sels minéraux*
Présentations/Composition : Cp. : 14,565 mg de thiamine (vitamine B1), 15 mg de riboflavine (vitamine B2), 10 mg de chlorhydrate de pyridoxine (vitamine B6), 0,010 mg de cyanocobalamine (vitamine B12), 50 mg de nicotinamide (vitamine PP ou B3), 23 mg d'acide pantothénique (vitamine B5), 0,150 mg de biotine (vitamine B8 ou H), 500 mg d'acide ascorbique (vitamine C), 0,4 mg d'acide folique (vitamine B9), 100 mg de calcium, 100 mg de magnésium et 10 mg de citrate de zinc.

Indications : *Déficit en magnésium*
Berocca est indiqué dans le traitement des troubles liés au déficit en magnésium et comme traitement complémentaire pour les déficits en vitamines.

Précautions/Interactions :
Berocca est réservé à l'adulte de plus de 15 ans, en présence de symptômes liés à un déficit en magnésium tels que : nervosité, irritabilité, anxiété légère, émotivité, fatigue passagère, troubles mineurs du sommeil, manifestations d'anxiété, telles que spasmes digestifs ou palpitations (cœur sain), crampes musculaires, fourmillements.
Le traitement habituel ne doit pas excéder 1 mois.

Posologie :
Adulte : 1 à 2 Cp./j.
Grossesse : oui
Allaitement : oui

Effets secondaires :
Les effets secondaires sont liés principalement au surdosage et peuvent se manifester par des troubles digestifs.

Contre-indications :
Berocca est contre-indiqué en cas d'hypersensibilité au produit ou à ses excipients, en cas de traitement par levodopa, en cas d'hypercalcémie et d'insuffisance rénale ou de maladie rénale liée à une hypercalcémie (lithiase rénale).

En cas d'oubli :
Prendre immédiatement le comprimé oublié, mais ne pas doubler la dose en cas d'oubli de plus d'une journée.

Bon à savoir
Prendre le comprimé de préférence le matin avec un verre d'eau.

BEROMUN
Anticancéreux

H

Prix : Usage hospitalier
Équivalents ou génériques : Aucun
Laboratoire : Boehringer Ingelheim
DCI : *tasonermine*
Présentations/Composition : Poud. Inj. pour Perf. : 1 mg de tasonermine (facteur de nécrose tumorale alfa-1a)

Indications : *Sarcome*
Beromun est indiqué dans le traitement des sarcomes des tissus mous.

Bétadine

Précautions/Interactions :
La dose habituelle du traitement est de 3 mg, pouvant éventuellement être renouvelé 6 à 8 semaines plus tard.
Ce médicament est réservé au traitement des sarcomes des tissus mous inopérables des membres et ne peut être administré que par des équipes hospitalières spécialisées.

Posologie :
Adulte : 3 mg/j.
Grossesse : non
Allaitement : non

Effets secondaires :
Beromum est responsable de très nombreux effets secondaires. Les troubles de l'état général, comme des frissons, une asthénie et des infections sont parmi les plus fréquents. Mais Beromum peut être aussi responsable d'effets indésirables au niveau du système nerveux, cardiovasculaire, digestif, cutané, nécessitant une surveillance étroite durant et après son administration.

Contre-indications :
Beromum est contre-indiqué en cas d'hypersensibilité au produit ou à ses excipients, en cas de maladie cardiovasculaire, d'ulcère gastroduodénal, de maladie hématologique, d'insuffisance rénale et hépatique.

BÉTADINE
Antiseptiques

NR ; (Sol.) 30 %

Prix : 2,44 € - solution pour application locale (Bétadine dermique 10 %)
2,23 € - solution moussante pour application locale (Bétadine Scrub)
1,77 € - pommade 10 %
Libre - pansements médicamenteux (Bétadine Tulle 10 %)
Libre - compresses imprégnées (Bétadine compresse)
Équivalents ou génériques : Poliodine solution dermique
Laboratoire : Viatris
DCI : *polyvidone*
Présentations/Composition : Compresses imprégnées : étui de 6
Pansements médicamenteux : étui de 10
Pom. : tubes 30 et 100 g
Sol. pour Applic. Loc. : flacon 125 ml
Sol. moussante pour Applic. Loc. : flacon 125 ml

Indications : *Désinfection cutanée et muqueuse*
Les antiseptiques réduisent le nombre de micro-organismes localisés sur la peau ou les muqueuses et permettent d'assurer une antiseptie de lésions infectées ou qui risquent de le devenir. Ce produit, contenant de l'iode, est utilisé pour le nettoyage et le traitement d'appoint des infections de la peau et des muqueuses. Bétadine Scrub lave et désinfecte le petit matériel de chirurgie avant la stérilisation.

Précautions/Interactions :
Appliquer pour de courtes durées sur une peau desséchée ou sur un eczéma suintant. L'utilisation chez l'enfant de moins de 30 mois, si elle est indispensable, doit être brève et la zone traitée, de faible étendue. Le rinçage à l'eau stérile ou à l'alcool à 60° est nécessaire.
L'emploi simultané d'autres antiseptiques risque d'annuler les effets du produit.
Les compresses ne servent pas à désinfecter la peau avant une vaccination.

Posologie :
Adulte et enfant > 30 mois
Sol. : pure en badigeonnage, diluée au $1/10^e$: lavage des plaies
Pansement : 1 pansement/j. ou tous les 2 j.
Compresse : en Applic. ou tamponnement
Sol. moussante : pure : lavage des mains, diluée au $1/3^e$: lavage des plaies
Pom. : en Applic. ou pansement
Grossesse : oui, au 1er trimestre
Allaitement : non

Effets secondaires :
Des traitements longs et répétés pourraient entraîner une surcharge en iode de l'organisme et être responsables de dysfonctionnement thyroïdien, surtout chez le jeune enfant.

Contre-indications :
Les personnes ayant déjà présenté une intolérance à l'iode ne doivent pas utiliser ces produits. D'autres antiseptiques sont prévus chez les nouveau-nés de moins de 1 mois. Les antiseptiques à base de mercure risquent de provoquer des nécroses de la peau s'ils sont utilisés en même temps que la Bétadine.

Signes de surdosage :
En cas d'ingestion accidentelle, l'hospitalisation doit être immédiate.

Bon à savoir

Les mains sont lavées pendant 3 à 5 minutes avec la solution moussante puis rincées avec de l'eau stérile. Le pansement bétadiné est recouvert de gaze puis maintenu à l'aide d'un bandage. Un antiseptique pouvant être contaminé par des germes dès son ouverture, il doit être conservé peu de temps.

BÉTAFERON
Sclérose en plaques

🛒 65 %

Prix : 920,97 € - 15 flacons 3 ml (250 µg/ml)
Équivalents ou génériques : Extavia
Laboratoire : Schering
DCI : *interféron 1b*
Présentations/Composition : Préparation Inj. : 250 µg/l (15 flacons Lyoph. + solvant)

Indications : *Sclérose en plaques*
Ce médicament, produit par génie génétique, possède des propriétés antivirales, antiprolifératives et module l'activité immunitaire de l'organisme. Il est indiqué pour diminuer l'intensité et la fréquence des poussées de sclérose en plaques.

Précautions/Interactions :
Ce traitement est réservé à l'adulte de plus de 18 ans. Il est prescrit avec prudence en cas d'antécédents de maladie épileptique, de troubles dépressifs, de maladie cardiaque ou chez les patients présentant un taux faible de globules blancs.
L'apparition d'une confusion mentale peut gêner les conducteurs de véhicule et les utilisateurs de machine.
Des bilans sanguins sont effectués régulièrement pour surveiller les fonctions hématologique, rénale et hépatique. Une bonne hydratation est nécessaire tout au long du traitement.
Les injections intramusculaires sont effectuées le soir pour éviter de ressentir la fièvre, les courbatures, les douleurs musculaires qui peuvent survenir quelques heures après. Le site d'injection doit être changé à chaque fois pour éviter une nécrose locale.
Les autres immunomodulateurs sont contre-indiqués pendant le traitement.

Posologie :
Adulte : 250 µg/Inj. SC tous les 2 j.
Grossesse : non
Allaitement : non
Effets secondaires :
Des réactions inflammatoires locales, un syndrome pseudo-grippal (fièvre, courbatures, douleurs musculaires), un syndrome dépressif, de l'anxiété, des convulsions, une confusion mentale, des troubles menstruels, des anomalies sanguines peuvent survenir au cours du traitement. Des réactions graves d'allergie (spasmes bronchiques, urticaire, choc allergique) imposent l'arrêt immédiat du traitement.

Contre-indications :
Une allergie connue à l'interféron et aux globulines humaines, des troubles dépressifs avec tendance suicidaire, une insuffisance hépatique sévère, et une maladie épileptique mal contrôlée contre-indiquent la prise de ce médicament.

Bon à savoir

Ce médicament d'exception est prescrit initialement par un neurologue hospitalier puis par renouvellement annuel en cabinet ou à l'hôpital.

BETNESOL
Anti-inflammatoires : corticoïdes

🛒 65 %

Prix : 2,67 € - 30 comprimés (0,5 mg)
2,84 € - 3 ampoules injectables (4 mg)
3,24 € - 1 poche rectale (100 ml)
Équivalents ou génériques : Célestène, Célestamine, Diprostène, *Bétaméthasone Biogaran*, *Bétamethasone Cristers*, *Bétamethasone EG*, *Bétamethasone Winthrop*
Laboratoire : Sigma-Tau
DCI : *bétaméthasone*
Présentations/Composition : Cp. : 0,5 mg ; Amp. Inj. : 4 mg ; Solut. rectale : poche plastique de 100 ml

Indications : *Inflammation, Modulation des réponses immunitaires*
Les corticoïdes, anti-inflammatoires stéroïdiens, sont des dérivés d'hormones naturelles fabriquées par les glandes surrénales : la tisone et l'hydrocortisone. Ces molécules thétiques ont une action anti-inflammato dose faible et diminuent la réponse im taire de l'organisme à dose forte. Elle prescrites en cas de réactions alle majeures (œdème de Quincke, cho gique, asthme sévère), de maladies in

toires graves en rhumatologie (polyarthrite rhumatoïde, rhumatisme articulaire aigu), en dermatologie (eczémas, maladies graves de la peau), en gastro-entérologie (hépatite chronique évolutive, rectocolite hémorragique), en cancérologie (leucémies, myélomes, métastases), en pneumologie, en neurologie, lors de transplantation d'organes, etc.

En comparaison avec les hormones naturelles, les corticoïdes synthétiques ont des effets indésirables moins prononcés et la rétention secondaire en eau et en sel est moins importante.

La solution rectale est utilisée sous forme de lavement pour diminuer les poussées inflammatoires des rectocolites hémorragiques et de la maladie de Crohn.

Précautions/Interactions :

Les corticoïdes sont administrés en général en 1 prise le matin pour améliorer leur efficacité et 1 jour sur 2, surtout chez l'enfant, pour éviter un retard de croissance. Pour limiter une rétention en eau et en sel et une fuite en potassium, un régime pauvre en sel et riche en potassium est associé au traitement. Il est également conseillé de suivre un régime riche en protides, en calcium, en vitamine D, pauvre en sucres d'absorption rapide et modéré en sucres d'absorption lente en cas de traitement prolongé.

Avant toute mise en route d'un traitement par corticoïdes, il faut s'assurer de l'absence d'infection bactérienne, virale ou parasitaire dont la survenue est favorisée. Il ne faut pas vacciner avec des vaccins comportant des virus vivants atténués. Les corticoïdes peuvent entraîner un déséquilibre d'un traitement antidiabétique qu'il convient donc de surveiller.

En cas d'antécédents d'ulcère gastro-duodénal, il est nécessaire d'effectuer une fibroscopie de contrôle de la muqueuse de l'estomac et du duodénum.

Certaines maladies (dysfonctionnement des glandes rénales, hypertension artérielle, ostéoporose...) nécessitent une surveillance particulière. Pour limiter l'apparition d'un syndrome de sevrage à l'arrêt d'un traitement prolongé par corticoïdes, il convient de diminuer progressivement les doses avant l'arrêt définitif.

Les corticoïdes positivent les tests effectués lors des contrôles antidopage sportifs.

Certains médicaments sont déconseillés ou nécessitent une surveillance particulière : les dérivés de l'aspirine, les anticoagulants oraux et l'héparine, certains traitements cardiaques (digitaline, quinidiniques, amiodarone), les traitements antidiabétiques (insuline, metformine et sulfamides hypoglycémiants), les traitements antihypertenseurs et les vaccins vivants atténués.

La forme injectable est préférée à la forme orale en cas d'urgence thérapeutique, de vomissements gastriques ou de troubles de la conscience empêchant la déglutition. Elle est également utilisée en injection intra-articulaire, intra et péridurale, intra-sinusienne, etc. La forme injectable contient des sulfites pouvant entraîner ou aggraver un choc allergique.

L'administration de la solution rectale se fera le soir au coucher pour garder le lavement au cours de la nuit. La canule lubrifiée sera introduite dans l'anus jusqu'à mi-longueur. La poche sera enroulée progressivement sur elle-même afin de faire pénétrer le contenu de la poche en 1 à 2 minutes environ. Après s'être mis à plat ventre 3 à 5 minutes, il faut se remettre en position habituelle de sommeil et essayer de garder le liquide le plus longtemps possible.

Posologie :
Adulte
Traitement d'attaque : 1 lavement/j. ou en Cp. 1,5 à 4 mg/j.
Traitement d'entretien : 4 à 6 lavements/mois ou en Cp. 0,5 à 2 mg/j.
Enfant
> 12 ans : 75 % de la dose prescrite
7 à 12 ans : 50 % de la dose prescrite
1 à 7 ans : 25 % de la dose prescrite

Effets secondaires :

Ils surviennent généralement en cas de traitement à fortes doses et prolongé et ils consistent en rétention d'eau et de sel avec hypertension artérielle, fuite de potassium, hypofonctionnement parfois définitif des glandes surrénales avec diabète sucré et arrêt de la croissance chez l'enfant, troubles musculaires et squelettiques (ostéoporose, fractures) troubles cutanés (acné, retard de cicatrisation), troubles digestifs (ulcères gastro-duodénaux, pancréatites), excitation avec troubles du sommeil ou euphorie, glaucome, cataracte.

À l'arrêt du traitement, un état dépressif peut s'installer ainsi qu'un syndrome de sevrage (fatigue, anxiété, amaigrissement, douleurs diffuses). Un phénomène de rebond peut apparaître avec une reprise évolutive de la maladie sous-jacente à l'arrêt du traitement.

Contre-indications :
Les corticoïdes sont contre-indiqués dans de nombreuses situations : toute maladie infectieuse évolutive notamment virale (herpès, zona ophtalmique, hépatite aiguë A, B, C), goutte, ulcère gastro-duodénal en évolution, états psychotiques. Certains médicaments ne doivent pas être associés : l'hismanal, le Cordium, l'érythromycine en intraveineux, l'Halfan, le Barnétil. La grossesse n'est pas une contre-indication, en cas de nécessité de traitement ; par contre, l'allaitement est une.
Tout problème cutané au niveau du point d'injection est une contre-indication à l'injection et doit faire préférer la voie orale. Une injection antérieure de Betnesol qui a provoqué une réaction allergique à l'un de ses constituants est une contre-indication absolue à toute nouvelle injection.

Délai d'action :
Après prise orale ou injectable, les effets se font sentir rapidement et durent en moyenne plus de 36 heures.

Signes de surdosage :
Les signes de surdosage sont la surcharge pondérale, la fonte musculaire, des troubles digestifs, une ostéoporose, une hypertension artérielle, de l'acné, une excitation ou une agitation anormales, un arrêt de croissance chez l'enfant qui disparaîtront avec l'élimination du produit.

> **Bon à savoir**
>
> Il est conseillé aux personnes sous corticoïdes de suivre les horaires de prescription, de ne jamais interrompre brutalement le traitement et de ne prendre d'autres médicaments qu'après avis médical. Il est important de signaler la prise de corticoïdes en cas de vaccination, de désinfecter toute plaie et de signaler toute fièvre. En cas de traitement prolongé, un régime alimentaire doit être élaboré avec le médecin : peu salé, riche en protéines et en calcium, pauvre en sucres d'absorption rapide, modéré en sucres d'absorption lente. Les suppléments en potassium, calcium, vitamine D et pansements gastriques visent à diminuer la prise de poids, les œdèmes des jambes ou du visage, la fragilité osseuse ou cutanée. En conséquence, il faut se peser très régulièrement, vérifier sa tension artérielle avec des appareillages automatiques, contrôler sa force musculaire, surveiller sa peau (vergetures, amincissement des ongles ou de la peau, augmentation de la pilosité) ou la présence de selles noires (saignement digestif).

BÉVITINE
Vitamines

65 % ; (Cp.) NR
Prix : 2,81 € - 5 ampoules injectables
Libre - 20 comprimés
Équivalents ou génériques : Bénerva
Laboratoire : DB
DCI : *thiamine*
Présentations/Composition : Cp. : 250 mg de chlorhydrate de thiamine
Amp. Inj. : 100 mg de chlorhydrate de thiamine/2 ml

Indications : *Carences en vitamine B1*
Bévitine est indiqué dans le traitement et la prévention des carences en vitamine B1, indispensable au fonctionnement cellulaire, en particulier au niveau des cellules nerveuses. La vitamine B1 est indiquée en cas de carence alimentaire, de maladie alcoolique compliquée de lésions neurologiques (polynévrites, encéphalopathies).

Précautions/Interactions :
Bévitine est réservé à l'adulte.
Les ampoules injectables sont utilisées en cas d'impossibilité d'utilisation de la voie orale.

Posologie :
Adulte : 1 à 2 Cp./j.
Grossesse : non
Allaitement : non

Effets secondaires :
Bévitine ne provoque pas d'effets indésirables, hormis une éventuelle baisse de tension artérielle après injection.

Contre-indications :
Bévitine est contre-indiqué en cas d'hypersibilité à l'un de ses composants.

BIAFINE
Cicatrisants

35 % ; (200 ml) N
Prix : 2,73 € - tube (100
Libre - tube (200 ml)

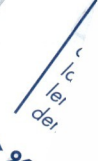

Bicirkan

Équivalents ou génériques : Biafineact, Lamiderm, _Trolamine Biogaran_, _Trolamine Neitum_
Laboratoire : Médix
DCI : _trolamine_
Présentations/Composition : Émulsion : tubes 100 et 200 ml
Indications : _Brûlures du 1er et 2e degrés, Érythème après radiothérapie_
Cette émulsion est un ensemble de substances permettant une protection de la peau en l'hydratant et en favorisant la régénérescence cellulaire et vasculaire. Elle diminue également les phénomènes inflammatoires notamment après les traitements par radiothérapie (traitement par rayons) ou les brûlures superficielles du 1er ou 2e degré.

Précautions/Interactions :
Ce produit ne filtre pas les UV et ne protège pas du soleil.
Il ne faut pas l'appliquer sur une plaie hémorragique ou sur une peau infectée.

Posologie :
Adulte
Érythème radiothérapeutique : 2 à 3 Applic./j.
Brûlures 1er degré : 2 à 4 Applic./j.
Brûlures 2e degré : Applic. jusqu'à refus de la peau
Grossesse : après avis médical
Allaitement : après avis médical

Effets secondaires :
L'application du produit peut entraîner quelques légers picotements qui ne durent pas. De rares allergies ont été notées.

Contre-indications :
L'allergie à l'un des constituants, une plaie qui saigne ou qui est infectée contre-indiquent l'application de l'émulsion.

Bon à savoir

Dans les érythèmes secondaires à une radiothérapie, il faut appliquer l'émulsion en massant légèrement pour la faire pénétrer. Dans les brûlures du 1er degré, on applique en couche épaisse jusqu'au refus de la peau et l'on masse légèrement pour faire pénétrer le produit. Dans les brûlures du 2e degré, l'émulsion est appliquée en couche épaisse, après nettoyage de la peau, et en débordant [lar]gement de la zone brûlée. Il faut renouve[ler] l'application jusqu'à maintenir un excé[dent] de produit. On peut recouvrir d'une compresse humide et d'un pansement. Le tube est conservé à une température supérieure à 0 °C.

BICIRKAN
Protecteurs veineux

NR
Prix : Libre
Équivalents ou génériques : Aucun
Laboratoire : Pierre Fabre
DCI : _petit houx, hespéridine, acide ascorbique_
Présentations/Composition : Cp. : 80 mg de petit houx, 200 mg d'hespéridine, 400 mg de vitamine C (acide ascorbique)
Indications : _Hémorroïdes, Insuffisance veineuse_
Bicirkan est indiqué dans le traitement symptomatique des crises hémorroïdaires et de l'insuffisance veineuses (jambes lourdes).

Précautions/Interactions :
La posologie habituelle est de 2 comprimés par jour, à prendre le matin et à midi.
En raison de la présence de vitamine C, il est déconseillé de prendre ce médicament le soir, en raison du risque d'insomnie.
Si le traitement n'améliore pas la crise hémorroïdaire en quelques jours, il est nécessaire de consulter un médecin pour rechercher la présence de maladies anales associées.

Posologie :
Adulte : 2 Cp./j.
Grossesse : à éviter
Allaitement : à éviter

Effets secondaires :
À forte dose (> 1 g/j.), la vitamine C peut être responsable de diarrhée, troubles gastriques, calculs rénaux, insomnie et sensation de fatigue. Le rouge cochenille de l'excipient peut être responsable de réactions allergiques.

Contre-indications :
Bicirkan est contre-indiqué en cas d'hypersensibilité au produit ou à ses excipients.

BILASKA
Antiallergiques

30 %
Prix : 3,05 € - 10 comprimés
7,50 € - 30 comprimés

Équivalents ou génériques : Inorial
Laboratoire : Menarini
DCI : *bilastine*
Présentations/Composition : Cp. : 20 mg de bilastine

Indications : *Rhinite, Conjonctivite, Urticaire*
Bilaska est indiqué pour le traitement symptomatique des réactions allergiques des rhino-conjonctivites et de l'urticaire.

Précautions/Interactions :
La posologie maximale est de 1 comprimé par jour chez l'adulte et l'enfant de plus de 12 ans.
Bilaska doit être pris lors de l'apparition des symptômes et stoppé dès l'amélioration.
Bilaska peut être utilisé en cas d'insuffisance rénale ou hépatique.

Posologie :
Adulte et enfant > 12 ans : 1 Cp./j.
Enfant < 12 ans : non
Grossesse : non
Allaitement : non

Effets secondaires :
Rarement, Bilaska peut être responsable d'herpès labial, de troubles respiratoires, de vertiges, d'acouphènes, de troubles digestifs et nerveux (somnolence, anxiété, augmentation de l'appétit, fatigue, sensation de soif).

Contre-indications :
Atimos est contre-indiqué en cas d'hypersensibilité à la bilastine.

> **Bon à savoir**
> Bilaska doit être administré à jeun (1 à 2 heures avant les repas) avec un verre d'eau (ne pas prendre avec un jus de fruits).

BILTRICIDE
Antiparasitaires

📊 65 %

Prix : 27 € - 6 comprimés
Équivalents ou génériques : Aucun
Laboratoire : Bayer
DCI : *praziquantel*
Présentations/Composition : Cp. : 600 mg

Indications : *Bilharziose, Distomatose*
Ce médicament détruit l'enveloppe des parasites de la famille des trématodes responsables de nombreuses maladies comme les bilharzioses et les distomatoses. Il est également efficace contre les douves du foie ou des poumons et certains tænias (vers solitaires).

Précautions/Interactions :
Les comprimés doivent être absorbés avec un verre d'eau, juste après un repas et sans être croqués. Entre 2 prises, un intervalle strict de 4 à 6 heures doit être respecté.
La déxaméthazone ne doit pas être associée au traitement car elle en diminue l'activité.

Posologie :
Adulte et enfant > 20 kg : 40 à 75 mg/kg sur 1 ou 2 j. en 1 à 3 prises/j.
Grossesse : non au cours du 1er trimestre
Allaitement : arrêter le jour du traitement et les 3 j. suivants

Effets secondaires :
Ils sont bénins et ne nécessitent pas l'arrêt du traitement : quelques douleurs abdominales, des maux de tête, des vertiges, des pics de température, de la somnolence et rarement de l'urticaire.

Contre-indications :
L'existence d'une maladie parasitaire de l'œil à cysticerque interdit d'utiliser ce médicament.

Délai d'action :
La concentration du médicament est maximale dans le sang en 1 à 3 heures.

BINOCRIT
Antianémiques

📊 65 %

Prix : 45,87 € - 6 seringues 1 000 UI/0,5 ml
8,49 € - 1 seringue 1 000 UI/0,5 ml
140,59 € - 1 seringue 20 000 UI/0,5 ml
207,84 € - 1 seringue 30 000 UI/0,75 ml
86,52 € - 6 seringues 2 000 UI/1 ml
16,43 € - 1 seringue 2 000 UI/1 ml
121,17 € - 6 seringues 3 000 UI/0,3 ml
24,37 € - 1 seringue 3 000 UI/0,3 ml
167,82 € - 6 seringues 4 000 UI/0,4 ml
32,32 € - 1 seringue 4 000 UI/0,4 ml
206,70 € - 6 seringues 5 000 UI/0,5 ml
39,10 € - 1 seringue 5 000 UI/0,5 ml
244,54 € - 6 seringues 6 000 UI/0,6 ml
45,87 € - 1 seringue 6 000 UI/0,6 ml
320,23 € - 6 seringues 8 000 UI/0,8 ml
59,42 € - 1 seringue 8 000 UI/0,8 ml
395,92 € - 6 seringues 10 000 UI/1 ml
72,97 € - 1 seringue 10 000 UI/1 ml
273,65 € - 1 seringue 40 000 UI/1 ml

Biocidan

Équivalents ou génériques : Eprex
Laboratoire : Sandoz
DCI : *époetine alfa*
Présentations/Composition : Seringues : 1 000 à 10 000 UI d'époétine alfa

Indications : *Anémie*
Ce médicament est indiqué dans le traitement de l'anémie, de l'insuffisance rénale chronique, de l'hémodialyse et des traitements anticancéreux.

Précautions/Interactions :
La posologie initiale est de 50 UI/kg et par administration intraveineuse, 3 fois par semaine, qui peut être augmentée jusqu'à 300 UI/kg et par administration en fonction des besoins. L'objectif est de maintenir le taux d'hémoglobine entre 10 et 12 g/dl. Si le taux d'hémoglobine dépasse 12 g/dl, il faut diminuer la dose du médicament de 25 %.
Avant le traitement, il faut rechercher les autres causes possibles d'anémie : carence de vitamine B12 ou d'acide folique, intoxication par l'aluminium, infections, traumatismes, syndromes inflammatoires, saignements occultes.
Chez l'enfant insuffisant rénal de moins de 10 kg, la dose doit être réduite de moitié et le taux d'hémoglobine maintenu entre 9,5 et 11 g/dl. Entre 10 et 30 kg, le taux d'hémoglobine recherché est de 10 à 12 g/dl.
En cas de correction de l'anémie consécutive à un traitement anticancéreux, les doses sont plus élevées, pouvant aller de 150 à 450 UI/kg 3 fois par semaine (adulte) par voie sous-cutanée.
Ce médicament peut positiver les tests antidopage.

Posologie :
Adulte : 50 à 300 UI/kg/3 fois/Sem.
Enfant : 50 à 100 UI/kg/3 fois/Sem.
Grossesse : déconseillé
Allaitement : déconseillé

Effets secondaires :
Ce médicament peut être responsable de maux de tête, douleurs articulaires, asthénie, vertiges, en particulier en début de traitement. Il peut favoriser des accidents vasculaires chez les personnes prédisposées et provoquer des réactions allergiques cutanées.

Contre-indications :
Biocidan est contre-indiqué en cas d'hypersensibilité au produit ou à ses excipients, en cas d'aplasie médullaire, d'hypertension artérielle non contrôlée, de maladie cardiovasculaire (angine de poitrine, infarctus, sténose artérielle périphérique) et d'accident vasculaire cérébral.

BIOCIDAN
Médicaments des yeux

30 % ; (unidoses) NR
Prix : 2,28 € - flacon (10 ml)
Libre - 10 flacons unidoses (0,4 ml)
Équivalents ou génériques : Novoptine
Laboratoire : Menarini
DCI : *céthexonium, bromure*
Présentations/Composition : Colly. Flacon 10 ml : céthexonium, bromure 0,25 pour 1 000 : 2,5 mg
Flacon unidose 0,4 ml : céthexonium, bromure 0,25 pour 1 000 : 0,1 mg

Indications : *Traitement antiseptique*
Ce collyre est proposé dans les affections superficielles de l'œil telles que conjonctivite, kératite, blépharite car il contient un antiseptique de la famille des ammoniums quaternaires.

Précautions/Interactions :
Si des rougeurs ou douleurs persistent après quelques jours de traitement, consultez votre médecin car ce collyre ne contient pas d'antibiotique et ne peut traiter les infections bactériennes graves de l'œil.
Les lentilles de contact doivent être retirées en cas d'infection oculaire et réutilisées en fin de traitement. Elles risquent également de fixer le produit si elles sont portées pendant le traitement et d'être à l'origine d'intolérance ultérieure.
Rester sans contact avec le bord du flacon pour éviter une contamination possible du collyre.
Ne pas conserver le flacon plus de 15 jours après l'ouverture et jeter les unidoses immédiatement après utilisation.

Posologie :
Adulte : 1 ou 2 Gttes dans chaque œil 3 à 4 fois/j.
Grossesse : après avis médical
Allaitement : après avis médical

Effets secondaires :
Possibilité de réactions locales allergiques ou irritatives.

Contre-indications :
Les antécédents d'allergie aux ammoniums quaternaires contre-indiquent ce collyre.

Délai d'action :
Action immédiate au niveau de l'œil.

Bon à savoir

Avant d'administrer le collyre, se laver les mains ; nettoyer les paupières et les cils au besoin. Pour ouvrir le flacon unidose, effectuer une rotation complète de l'extrémité supérieure afin de rompre la soudure. Renverser l'unidose tête en bas et presser délicatement.

Ensuite :
– se coucher ou s'asseoir, tête penchée vers l'arrière et légèrement inclinée sur le côté, et regarder vers le haut ;
– tirer la paupière inférieure vers le bas (ou la pincer délicatement entre le pouce et l'index de façon à former un réceptacle) puis, sans toucher la paupière ou les cils, instiller la solution entre la paupière et le globe oculaire (cul de sac conjonctival) ; refermer doucement les paupières ; garder l'œil fermé pendant 1 à 2 minutes tout en exerçant une légère pression à l'aide d'un papier absorbant (mouchoir) sur l'angle interne de l'œil pour réduire le passage du produit dans l'organisme en éliminant le surplus.

BIOGAZE
Cicatrisants

 NR

Prix : Libre
Équivalents ou génériques : Aucun
Laboratoire : Evans
DCI : *niaouli, thym, chlorophylle cuivrique, lanoline*
Présentations/Composition : Compr. (12 x 9 cm) : 10 unités

Indications : *Ulcère de jambe, Escarre, Brûlure, Plaie*

Les constituants gras des compresses ont une action de protection et de régénération de la peau qui est utilisée dans le traitement d'appoint des ulcères de jambe, des escarres, des brûlures et des plaies superficielles ou de faible étendue.

Précautions/Interactions :
Les dérivés terpéniques contenus dans le produit augmentent le risque d'effets indésirables en cas de traitement prolongé et répété, notamment sur de grandes surfaces, sur une peau très abîmée ou chez un enfant en bas âge.
Une désinfection minutieuse de la surface traitée et une détersion de la plaie sont nécessaires avant l'application des compresses.

Posologie :
Adulte : 1 pansement tous les 2 à 3 j.
Grossesse : après avis médical
Allaitement : non

Effets secondaires :
Un eczéma de contact à la lanoline (graisse de mouton) est possible mais extrêmement rare. Les dérivés terpéniques du produit peuvent provoquer, en cas de traitement prolongé, des convulsions chez le nourrisson ou le jeune enfant et une agitation ou une confusion chez la personne âgée.

Contre-indications :
Les lésions surinfectées ne peuvent être traitées par ces compresses. Les enfants de moins de 30 mois ou ayant des antécédents de convulsions, les personnes allergiques à la lanoline ne peuvent suivre ce traitement.

Signes de surdosage :
Ils se manifestent chez le jeune enfant par des convulsions.

Bon à savoir

Après désinfection, la surface lésée est recouverte par la compresse Biogaze, puis les compresses stériles et un bandage de protection.

BIOTINE
Vitamines

 NR

Prix : Libre
Équivalents ou génériques : Aucun
Laboratoire : Bayer
DCI : *biotine*
Présentations/Composition : Cp. : 5 mg de biotine (vit. H) (boîte de 60 Cp.) ; Amp. Inj. : 5 mg de biotine pour 1 ml (boîte de 6 Amp.)

Biperidys

Indications : *Alopécie, Dermite séborrhéique, Carences en vitamine B*
Biotine est indiqué dans les carences en vitamine du groupe B, dans le traitement des alopécies, des dermites séborrhéiques de l'adulte et du nourrisson.

Précautions/Interactions :
Pour le traitement des alopécies, Biotine est utilisé en association avec Bépanthène. Le traitement associe les deux médicaments en injection simultanée, trois fois par semaine pendant six semaines, suivi par un traitement par voie orale (3 Cp. de Bépanthène et 3 Cp. de Biotine par jour) pendant 2 mois.

Posologie :
Adulte : 10 à 20 mg/j.
Nourrisson : 5 à 10 mg/j.
Grossesse : oui
Allaitement : oui

BIPERIDYS
Antiémétiques

30 %
Prix : 3,59 € - 20 comprimés (20 mg)
5,94 € - 40 comprimés (20 mg)
Équivalents ou génériques : *Dompéridone Almus*, *Dompéridone Arrow*, *Dompéridone Biogaran*, *Dompéridone Cristers*, *Dompéridone EG*, *Dompéridone Ivax*, *Dompéridone Merck*, *Dompéridone Qualimed*, *Dompéridone Ratiopharm*, *Dompéridone RPG*, *Dompéridone Sandoz*, *Dompéridone Téva*, *Dompéridone Torlan*, *Dompéridone Winthrop*, *Dompéridone Zen*, *Dompéridone Zydus*
Laboratoire : Pierre Fabre
DCI : *dompéridone*
Présentations/Composition : Cp. : 20 mg de dompéridone
Indications : *Nausée, Vomissements*
Biperidys est indiqué dans le traitement des nausées et vomissements, de la sensation de tension gastrique, douleurs gastriques, et régurgitations.

Précautions/Interactions :
La durée initiale du traitement est de 4 semaines, qui peut éventuellement être prolongée après avis médical.
Chez les adultes et les adolescents (plus de 12 ans et plus de 35 kg), la posologie est de 1/2 à 1 comprimé à 20 mg, 3 ou 4 fois par jour, la dose quotidienne maximale étant de 80 mg. Biperidys n'est pas conseillé aux enfants pesant moins de 35 kg.
Biperidys n'est remboursé par la Sécurité sociale que dans l'indication du soulagement des symptômes de type nausée et vomissements.

Posologie :
Adulte : 1/2 à 1 Cp. 3 fois/j.
Enfant < 35 kg : non
Grossesse : seulement si nécessaire
Allaitement : non

Effets secondaires :
Biperidys peut être responsable de somnolence, de troubles moteurs de type parkinsonien, de réactions allergiques cutanées et de troubles intestinaux.

Contre-indications :
Biperidys est contre-indiqué en cas d'hypersensibilité à la dompéridone, de tumeur hypophysaire à prolactine, d'hémorragie digestive, de maladie digestive à type d'obstruction et en cas de maladie hépatique.

BISOLVON
Fluidifiants bronchiques

NR ; (Cp.) 65 %
Prix : 1,74 € - solution buvable (60 ml)
2,48 € - solution buvable (150 ml)
2,44 € - 5 ampoules injectables (4 mg/2 ml)
Équivalents ou génériques : Aucun
Laboratoire : Boehringer Ingelheim
DCI : *bromhexine*
Présentations/Composition : Sol. Buv. de 60 ml et 150 ml : 10 mg de bromhexine/c. à c. ;
Sol. Inj. : 4 mg de bromhexine/Amp. de 2 ml

Indications : *Bronchite*
Le bromhexine modifie le mucus des bronches et le rend plus fluide. Il est ainsi plus facilement éliminé, notamment en cas d'hypersécrétion, comme dans les bronchites et toutes les maladies des bronches. En permettant de « nettoyer » les bronches, le bromhexine est un facteur important de traitement de la toux.

Précautions/Interactions :
Bisolvon est utilisé à partir de 6 ans.
Bisolvon est particulièrement indiqué en cas de toux grasse, symptôme d'une sécrétion bronchique abondante. Bisolvon ne calme pas

la toux mais permet d'éliminer et d'expectorer plus facilement le mucus. Bisolvon respecte la toux, car elle est un mécanisme de défense de l'organisme.
Il est illogique d'associer Bisolvon avec un antitussif.
L'usage de Bisolvon ne doit pas dépasser 8 à 10 jours sans avis médical.

Posologie :
Adulte : 2 à 4 Amp. Inj. (IM ou IV)/j.
Enfant > 6 ans : 1 à 2 Amp. Inj. (IM ou IV)/j.
Grossesse : non
Allaitement : non

Effets secondaires :
Bisolvon peut être responsable de douleurs gastriques, vomissements et diarrhées.

Contre-indications :
En dehors d'une éventuelle hypersensibilité à la bromhexine, il n'existe pas de contre-indication à l'utilisation de Bisolvon.

Délai d'action :
En injection intraveineuse, le Bisolvon est actif en quelques minutes.

> **Bon à savoir**
> Dans le traitement d'une bronchite, il est toujours préférable d'utiliser un fluidifiant de l'hypersécrétion bronchique plutôt qu'un antitussif. Celui-ci ne doit être employé que lorsque la toux est gênante et irritante pour la gorge.

BONDRONAT
Régulateurs du calcium

H

Prix : Usage hospitalier
Équivalents ou génériques : *Acide ibandronique Téva*
Laboratoire : Roche
DCI : *acide ibandronique*
Présentations/Composition : Flacon : 2 mg/2 ml ou 6 mg/6 ml d'acide ibandronique

Indications : *Hypercalcémie*
Ce médicament est indiqué dans le traitement de l'hypercalcémie due aux tumeurs avec ou sans métastases, et dans les complications osseuses, comme les fractures, induites par une tumeur (cancer du sein, métastase).

Précautions/Interactions :
La posologie recommandée est adaptée en fonction de la sévérité de la pathologie et en fonction du taux de calcium dans le sang. Elle va de 2 mg par administration pendant une heure en cas d'hypercalcémie modérée, jusqu'à 4 mg en cas d'hypercalcémie sévère. Bondronat peut être utilisé chez les sujets âgés, ainsi que chez les personnes présentant une insuffisance hépatique ou rénale légère à modérée.
La dose recommandée pour la prévention des complications osseuses chez les patients atteints de cancer du sein et de métastases osseuses est de 6 mg par perfusion intraveineuse administrée toutes les 3 à 4 semaines. La dose doit être administrée sur une heure.
Bondronat ne peut être prescrit que par un médecin spécialiste dans le cadre de l'hôpital.

Posologie :
Adulte : 1 Perf. toutes les 2 Sem.
Enfant : non
Grossesse : non
Allaitement : non

Effets secondaires :
Bondronat peut être responsable de très nombreux effets secondaires, dont les plus importants sont les troubles de l'état général (amaigrissement, douleur, fièvre, œdème, prise de poids), troubles nerveux (anxiété, amnésie, hyperesthésie, névralgie), de troubles du système immunitaire, cutané, digestif, respiratoire, cardiovasculaire.

Contre-indications :
Bondronat est contre-indiqué en cas d'hypersensibilité à l'acide ibandronique et aux biphosphonates. Il est absolument contre-indiqué chez l'enfant et l'adolescent avant 18 ans.

BONVIVA
Antirhumatismaux

65 %

Prix : 27,21 € - 1 comprimé
70,03 € - 3 comprimés
93,78 € - 1 ampoule (3 mg/ml)
Équivalents ou génériques : *Acide ibandronique Téva*
Laboratoire : Roche
DCI : *acide ibandronique*
Présentations/Composition : Cp. et Sol. Inj. 150 mg ou 3 mg/ml d'acide ibandronique

Indications : *Ostéoporose post-ménopausique*
Bonviva est indiqué dans le traitement de l'ostéoporose post-ménopausique avec risque élevé de fracture.

Précautions/Interactions :
La posologie recommandée est de un comprimé pelliculé de 150 mg une fois par mois, de préférence le même jour de chaque mois, spécialement en cas de risque de fracture vertébrale.
Le traitement par voie orale peut être substitué par une injection intraveineuse, au rythme de une injection tous les 3 mois.
Le traitement doit être accompagné d'une supplémentation diététique en calcium et vitamine D en cas d'apport alimentaire insuffisant.
Bonviva est remboursé à 65 % seulement en cas de fracture par fragilité osseuse, ou en cas de signes radiologiques de diminution de la densité osseuse avec risques de fracture chez une patiente de plus de 60 ans, ou qui suit un traitement de corticothérapie, ou qui présente un indice de masse corporelle inférieur à 19 kg/m^2, ou avec ménopause précoce (avant l'âge de 40 ans), ou dont la mère a présenté une fracture du col du fémur. Dans les autres cas, Bonviva n'est pas remboursé.
Bonviva est exclusivement réservé aux femmes ménopausées.

Posologie :
Adulte : 1 Cp. 1 fois/mois ou 1 Inj. IV tous les 3 mois
Grossesse : non
Allaitement : non

Effets secondaires :
Bonviva est responsable d'irritations de la muqueuse œso-gastro-intestinale et doit être prescrit avec prudence en cas d'affections gastro-intestinales telles que dysphagie, maladie œsophagienne, gastrite, duodénite, ulcères ou chez les patientes ayant des antécédents récents (dans l'année écoulée) d'affection gastro-intestinale majeure, tels que ulcère gastroduodénal, saignement gastro-intestinal en évolution ou intervention chirurgicale du lobe digestif supérieur. Le traitement par Bonviva doit être immédiatement interrompu en cas de réaction gastro-œsophagienne, telle que des sensations de brûlures au niveau du sternum ou des difficultés pour avaler. Pour éviter un risque de lésion œsophagienne, le comprimé doit être pris en position debout, loin de toute autre absorption d'aliment ou de médicament.
Bonviva peut être aussi responsable de complications dentaires (ostéonécrose de la mâchoire), lors d'extractions dentaires ou d'infections dentaires préexistantes.
La prescription de Bonviva nécessite un contrôle préalable de la calcémie, qui doit être normalisée avant le début du traitement et surveillée pendant sa durée.

Contre-indications :
Ce médicament est contre-indiqué en cas d'hypersensibilité aux substances actives ou à l'un des excipients, en cas de maladies de l'œsophage et autres facteurs retardant le transit œsophagien tels qu'une sténose et une achalasie, en cas d'incapacité de se mettre en position verticale ou de se tenir assis en position verticale pendant au moins 1 heure et en cas d'hypocalcémie.

En cas d'oubli :
Prenez immédiatement le comprimé oublié, sans prendre 2 comprimés la même semaine, puis continuez le traitement en respectant le jour de prise initialement prévu.

Bon à savoir
Bonviva doit être pris le matin, 6 heures après le jeun nocturne, avec un grand verre d'eau (pas d'eau minérale), et au minimum 1 heure avant le petit déjeuner ou la prise d'aliments ou de médicaments quels qu'ils soient. Le médicament doit être avalé, sans l'écraser ou le laisser fondre dans la bouche. Après la prise, il est strictement déconseillé de s'allonger pendant au moins 1 heure. En aucun cas ce médicament ne doit être pris au coucher ou avant le lever.

BOOSTRIXTETRA
Vaccins

65 %
Prix : 27,70 €
Équivalents ou génériques : Repevax
Laboratoire : GlaxoSmithKline
DCI : *anatoxine diphtérique, anatoxine tétanique, anatoxine pertussique, virus poliomyélitique inactivé*
Présentations/Composition : Seringue préremplie de 0,5 ml, contenant les vaccins

antidiphtérique, antitétanique, contre la coqueluche et la poliomyélite.

Indications : *Vaccination*
Ce vaccin est indiqué en vaccination de rappel à partir de l'âge de 4 ans contre la diphtérie, le tétanos, la coqueluche et la poliomyélite.

Précautions/Interactions :
Boostrixtetra n'est pas indiqué en primo vaccination.
Boostrixtetra doit être utilisé selon les recommandations officielles du calendrier de vaccination.
Ce vaccin ne doit pas être utilisé chez les personnes qui n'ont pas eu de primo vaccination, mais il peut être utilisé chez les personnes ayant eu une primo vaccination incomplète contre la coqueluche ou la poliomyélite.
Il peut être utilisé dans le cadre de la vaccination de rappel après une blessure avec risque de tétanos, lorsqu'un rappel contre la diphtérie, la coqueluche et la poliomyélite est également indiqué.
Boostrixtetra peut être conservé pendant 2 ans à une température comprise entre 2 et 8 °C, mais ne doit en aucun cas être congelé.

Posologie :
Adulte et enfant : 1 Inj. par voie IM
Grossesse : non
Allaitement : non

Effets secondaires :
Boostrixtetra peut être responsable de réactions locales et générales comme une douleur au point d'injection, œdème, réaction allergique, de fièvre, de troubles neurologiques, immunologiques, ou éventuellement de troubles gastro-intestinaux. Chez l'enfant, il peut être la cause de cris persistants dans les heures qui suivent la vaccination.

Contre-indications :
Ce vaccin ne doit pas être administré aux personnes qui ont précédemment présenté une réaction d'hypersensibilité à un vaccin contenant des anatoxines diphtériques, tétaniques, des antigènes coquelucheux ou des virus poliomyélitiques ou à tout autre composant du vaccin. Boostrixtetra ne doit pas être administré aux sujets ayant présenté une encéphalopathie d'origine inconnue dans les 7 jours suivant l'administration d'un vaccin anti-coquelucheux. Il ne doit pas être administré aux sujets ayant présenté une thrombocytopénie transitoire ou des complications neurologiques à la suite d'une vaccination antérieure contre la diphtérie et/ou le tétanos. Comme pour les autres vaccins, il faut différer l'injection chez les sujets souffrant de maladies fébriles sévères aiguës. La présence d'une infection bénigne n'est pas une contre-indication.

BOURDAINE BOIRON
Laxatifs

NR
Prix : Libre
Équivalents ou génériques : Aucun
Laboratoire : Boiron
DCI : *bourdaine*
Présentations/Composition : Gél. : 59,5 mg d'extrait sec d'écorces de bourdaine (boîte de 50 Gél.)

Indications : *Constipation*
La bourdaine est une plante laxative qui stimule la motricité intestinale.

Précautions/Interactions :
Le traitement doit être de courte durée (10 jours maximum), et exceptionnel chez l'enfant.
Bourdaine est un traitement qui ne dispense pas de suivre les règles habituelles de prévention de la constipation : boire beaucoup d'eau, manger des fruits et des légumes, avoir une activité physique régulière.
En cas de constipation prolongée, d'alternance de diarrhée et de constipation, ou de douleurs abdominales, consulter un médecin.

Posologie :
Adulte : 1 à 2 Gél./j.
Grossesse : oui
Allaitement : oui

Effets secondaires :
Bourdaine est responsable de diarrhées, de douleurs abdominales et peut provoquer parfois une baisse du taux de potassium dans le sang.

Contre-indications :
Bourdaine est contre-indiqué en cas de maladies inflammatoires du côlon (maladie de Crohn, rectocolite) et en cas de risque d'occlusion intestinale.

Délai d'action :
L'effet sur la constipation se manifeste quelques heures.

Signes de surdosage :
Le surdosage provoque une diarrhée nécessitant d'interrompre le traitement.

BRICANYL
Antiasthmatiques

65 % ; (Cp. LP) 30 %

Prix : 3,80 € - 30 comprimés LP (5 mg)
3,51 € - 10 ampoules injectables (0,5 mg)
5,61 € - poudre pour inhalation (100 doses)
Équivalents ou génériques : *Terbutaline Arrow*
Laboratoire : Astra Zeneca
DCI : *terbutaline*
Présentations/Composition : Cp. LP : 5 mg
Sol. Inj. : 0,5 mg/ml, poudre pour inhal.
(Turbuhaler) à 0,5 mg/dose
Sol. pour inhal. par nébuliseur à 5 mg/2 ml

Indications : *Asthme, Prévention de l'asthme d'effort*
Bricanyl est un bronchodilatateur appartenant à la classe des bêta-stimulants. Il agit sur les récepteurs bêta-adrénergiques présents dans les parois bronchiques et provoque rapidement une dilatation des bronches en cas de spasme bronchique.
Bricanyl est utilisé pour le traitement de la crise d'asthme, pour le traitement de fond de l'asthme en association avec des corticoïdes en inhalation, et dans le traitement de certaines maladies pulmonaires, les bronchopneumopathies obstructives spastiques.
Les comprimés LP sont utilisés pour le traitement de fond de l'asthme, en association avec les corticoïdes. Les formes injectables sont utilisées en milieu hospitalier pour le traitement de l'asthme aigu et peuvent également être utilisées pour le traitement d'urgence de la menace d'accouchement prématuré. La poudre pour inhalation est utilisée dans un système sans gaz propulseur et est indiquée pour les enfants qui ont des difficultés à utiliser les flacons pressurisés classiques.

Précautions/Interactions :
Il ne faut pas dépasser 15 bouffées par jour ; en cas d'augmentation de la fréquence des crises, consulter rapidement le médecin.
Les bronchodilatateurs sont moins efficaces en cas de bronchites. Il est donc important de soigner correctement les infections pulmonaires pour pouvoir bien utiliser les médicaments antiasthmatiques.

Bricanyl en flacon doseur peut être utilisé sans inconvénient chez les patients souffrant de troubles cardiaques, hyperthyroïdie, diabète ou hypertension artérielle. Sous forme injectable, il doit être utilisé avec précaution chez les mêmes patients et sous contrôle médical.
Les sportifs ne peuvent pas utiliser Bricanyl, car il peut positiver les tests antidopage.
Bricanyl en ampoules injectables n'est utilisé que sous contrôle médical strict pour le traitement des crises asthmatiques aiguës graves, en association avec des corticoïdes.
L'utilisation de Bricanyl injectable est déconseillée avec certains anesthésiques généraux, et avec les antidiabétiques. Elle est contre-indiquée avec les médicaments bêta-bloquants.
Chez l'enfant de plus de 2 ans, la posologie par voie sous-cutanée est de 0,005 à 0,01mg/kg, soit 0,1 à 0,2 ml par 10 kg de poids ce qui équivaut à 1/2 ampoule pour 30 kg.

Posologie :
Adulte
Crise d'asthme : 1 à 2 bouffées dès les 1ers symptômes (maxi 15 bouffées/j.) ou 1 Amp. Inj. sous contrôle médical
Prévention asthme : 1 bouffée 30 minutes avant l'effort ou 1 Cp. LP 2 fois/j.
Enfant > 2 ans : Inj. 0,1 à 0,2 ml/kg
Grossesse : oui, sous surveillance (1 Amp. 0,5 mg/ml en urgence en cas de menace d'accouchement prématuré)
Allaitement : non

Effets secondaires :
Bricanyl peut provoquer une accélération du rythme cardiaque, des crampes musculaires, un tremblement, des maux de tête, parfois une toux nécessitant d'interrompre le traitement.

Contre-indications :
Bricanyl est contre-indiqué en cas de survenue de toux ou de spasme bronchique paradoxal après inhalation ou injection.

Délai d'action :
L'effet du médicament apparaît en quelques minutes et dure 4 à 6 heures.

Signes de surdosage :
Le surdosage se manifeste par une tachycardie importante, accompagnée de maux de tête, mais il est surtout le signe de l'aggravation de la maladie asthmatique. L'utilisation de plus d'un flacon par mois est un signe

d'aggravation et exige une consultation médicale, voire une hospitalisation.

Bon à savoir
Pour que le Bricanyl pressurisé soit efficace il est important de respecter le mode d'emploi : bien agiter le flacon avant emploi, et introduire l'embout dans la bouche, fond du flacon vers le haut, puis presser tout en inspirant à fond le produit. Retenir sa respiration une dizaine de secondes. En cas de mauvaise coordination, notamment chez les enfants de moins de 6 ans, il est préférable d'utiliser des remèdes plus faciles d'emploi. Attention à ne pas laisser les flacons au soleil.

BRILIQUE
Antithrombotique

65 %

Prix : 75,78 € - 60 comprimés (90 mg)
Équivalents ou génériques : Aucun
Laboratoire : AstraZeneca
DCI : *ticagrelor*
Présentations/Composition : Cp. : 90 mg de ticagrelor

Indications : *Prévention des accidents vasculaires cardiaques*
Brilique, en association avec l'aspirine (acide acétylsalicylique) à faible dose, est un traitement préventif de la thrombose des artères coronaires, chez les patients qui souffrent d'une angine de poitrine instable, qui viennent de présenter un infarctus du myocarde, ou qui viennent de subir une intervention de chirurgie vasculaire cardiaque.

Précautions/Interactions :
La posologie habituelle est de 2 comprimés le premier jour de traitement, pris en une seule fois, puis 2 comprimés par jour (le matin et le soir).
La prise de Brilique doit toujours être accompagnée de la prise d'acide acétylsalicylique, à la dose de 75-150 mg par jour.
Brilique peut être utilisé sans restriction en cas d'insuffisance rénale et par les personnes âgées.
En raison du risque de thrombose artérielle liée à l'arrêt du traitement, il est recommandé de ne pas interrompre le traitement sans en parler avec votre médecin.

Posologie :
Adulte : 2 Cp./j.
Grossesse : non
Enfant < 18 ans : non
Allaitement : non

Effets secondaires :
Le principal effet indésirable de Brilique est le risque d'hémorragie, en particulier les saignements de nez et les hématomes cutanés. Moins fréquemment, il peut être responsable d'hémorragies digestives, hémorroïdaires, gingivales, utérines et, plus rarement d'hémorragie plus grave (intracrânienne, oculaire). Brilique peut être responsable, peu fréquemment, de troubles digestifs, comme dyspepsie, douleur gastrique, diarrhée, vomissement. Il est souvent à l'origine d'une sensation d'essoufflement, en particulier la nuit, sans gravité. Il doit toutefois être utilisé avec précaution en cas d'antécédent d'asthme.

Contre-indications :
Brilique est contre-indiqué en cas d'hypersensibilité au ticagrelor, en cas de maladie hémorragique ou d'antécédent d'hémorragie cérébrale, et en cas d'insuffisance hépatique modérée à sévère. Il est également contre-indiqué en cas de traitement concomitant avec des médicaments qui peuvent interagir avec le ticagrelor (certains antibiotiques, antiviraux et antifongiques).

En cas d'oubli
Il est recommandé d'éviter les oublis et, dans ce cas, il ne faut pas prendre 2 comprimés. Prenez le comprimé suivant à l'heure habituelle.

BRISTOPEN
Antibiotiques

65 %

Prix : 2,55 € - 1 préparation injectable
3,41 € - flacon (60 ml)
5,64 € - 12 gélules
Équivalents ou génériques : Orbénine
Laboratoire : Bristol-Myers Squibb
DCI : *oxacilline*
Présentations/Composition : Am
Sir. : 250 mg/c. mes. ; Gél.

Broncorinol

Indications : *Infections bactériennes à staphylocoques*

L'oxacilline est un antibiotique résistant aux pénicillinases des staphylocoques, enzymes fabriquées par ces bactéries et qui leur confèrent une résistance accrue aux antibiotiques de la famille des pénicillines. Elle est prescrite dans les infections cutanées, ostéo-articulaires, broncho-respiratoires et génito-urinaires lorsque l'on suspecte des staphylocoques. Elle est également indiquée en cas d'endocardite et de septicémie.

Précautions/Interactions :

En cas de réactions cutanées ou allergiques, il faut arrêter le traitement et prévenir son médecin.
Seule la posologie des injections est adaptée en cas d'insuffisance rénale.
Le mélange d'autres médicaments dans les perfusions est déconseillé.

Posologie :
Adulte
Voie orale : 2 à 3 g/j. en 2 à 3 prises
Voie Inj. : 50 à 100 mg/kg/j. en 2 à 6 fois
Enfant et nourrisson
Voie orale : 35 à 50 mg/kg/j. en 2 à 3 prises
Voie Inj. : 50 à 100 mg/kg/j. en 2 à 6 fois
Grossesse : oui
Allaitement : oui

Effets secondaires :

Bristopen peut provoquer des éruptions cutanées, réactions allergiques (assez rares), troubles digestifs, sanguins ou rénaux.

Contre-indications :

Une allergie connue aux pénicillines contre-indique la prise de cet antibiotique.

Signes de surdosage :

A très fortes doses et en cas d'insuffisance rénale, Bristopen peut provoquer des convulsions et des troubles de la conscience.

Bon à savoir

Cet antibiotique est à prendre 1/2 heure avant les repas. Le sirop se reconstitue en mélangeant de l'eau minérale dans le flacon jusqu'au trait indiqué. La solution obtenue est légèrement rosée et amère mais l'amertume s'atténue en plaçant le flacon au réfrigérateur. Il peut se conserver ainsi 15 jours.

BRONCORINOL
Fluidifiants bronchiques

NR
Prix : Libre
Équivalents ou génériques : Bronchathiol, <u>Bronchokod</u>, Broncoclar, <u>Bronkirex</u>, <u>Carbocistéine Arrow</u>, <u>Carbocistéine Biogaran</u>, <u>Carbocistéine EG</u>, <u>Carbocistéine H3</u>, <u>Carbocistéine Merck</u>, <u>Carbocistéine Ratiopharm</u>, <u>Carbocistéine RPG</u>, <u>Carbocistéine Sandoz Conseil</u>, <u>Carbocistéine Téva Conseil</u>, <u>Carbocistéine Winthrop</u>, Codotussyl expect., <u>Fluditec</u>, Médibronc
Laboratoire : Roche Nicholas
DCI : *carbocistéine*
Présentations/Composition : Sol. Buv. de 200 ml : 750 mg de carbocistéine/c. à s.

Indications : *Bronchite*

Broncorinol modifie le mucus des bronches et le rend plus fluide. Il est ainsi plus facilement éliminé, notamment en cas d'hypersécrétion, comme dans les bronchites et toutes les maladies des bronches. En permettant de « nettoyer » les bronches, la carbocistéine est un facteur important de traitement de la toux.

Précautions/Interactions :

Broncorinol est réservé à l'adulte.
Broncorinol est particulièrement indiqué en cas de toux grasse, symptôme d'une sécrétion bronchique abondante. Broncorinol ne calme pas la toux mais permet de l'éliminer et d'expectorer plus facilement le mucus. Broncorinol respecte la toux, car elle est un mécanisme de défense de l'organisme.
Il est illogique d'associer Broncorinol avec un antitussif.
L'usage de Broncorinol doit être aussi limité que possible.
Il existe de nombreux médicaments portant le nom de Broncorinol, qui ne doivent pas être confondus les uns avec les autres : Broncorinol états grippaux (paracétamol, pseudoéphédrine, chlorphénamine) est réservé aux rhumes avec fièvre, Broncorinol maux de gorge (cétylpyridinium, tétracaïne, acide ascorbique) est réservé aux rhinopharyngites et aux irritations de la gorge, Broncorinol rhinites (paracétamol, pseudoéphédrine) est réservé aux rhumes, Broncorinol rhinites solution nasale (tyrothricine, cétrimide) est une

solution pour pulvérisation nasale utile pour traiter les rhumes, et Broncorinol toux sèche adulte (pholcodine, benzoate de sodium et extraits de plantes) est un traitement d'appoint de certaines bronchites.

Posologie :
Adulte et enfant > 15 ans : 1 c. à s. 3 fois/j.
Grossesse : non
Allaitement : non

Effets secondaires :
Broncorinol peut être responsable de douleurs gastriques, vomissements et diarrhées.

Contre-indications :
Broncorinol est contre-indiqué chez les enfants de moins de 15 ans.

Délai d'action :
L'effet du médicament apparaît en 1 à 2 heures après la prise et dure 6 heures.

> **Bon à savoir**
> Dans le traitement d'une bronchite, il est toujours préférable d'utiliser un fluidifiant de l'hypersécrétion bronchique plutôt qu'un antitussif. Celui-ci ne doit être employé que lorsque la toux est gênante et irritante pour la gorge.

BRUFEN
Anti-inflammatoires non stéroïdiens

65 %

Prix : 3,12 € - 30 comprimés (400 mg)
Équivalents ou génériques : Advil, Adviltab, Antarène, Brufen, Ibutabs, Nureflex, Nurofen, Nurofenfalsh, Nurofenfem, Spedifen, <u>Ibuprofène Actavis</u>, <u>Ibuprofène Almus</u>, <u>Ibuprofène Arrow</u>, <u>Ibuprofène Biogaran</u>, <u>Ibuprofène Cristers</u>, <u>Ibuprofène EG</u>, <u>Ibuprofène Mylan</u>, <u>Ibuprofène Neptenthes</u>, <u>Ibuprofène Ranbaxy</u>, <u>Ibuprofène Ratiopharm</u>, <u>Ibuprofène RPG</u>, <u>Ibuprofène Sandoz</u>, <u>Ibuprofène Téva</u>, <u>Ibuprofène Zydus</u>
Laboratoire : Abbott
DCI : *ibuprofène*
Présentations/Composition : Cp. : 400 mg (30 Cp. pelliculés)

Indications : *Inflammation, Douleur*
Les anti-inflammatoires non stéroïdiens (AINS) luttent contre l'inflammation et la douleur. Accessoirement, ils sont actifs contre la fièvre et fluidifient le sang. Ils sont utilisés en traitement de courte durée des inflammations articulaires aiguës et douloureuses, tendinites, traumatismes de l'appareil locomoteur, douleurs vertébrales accompagnées ou non de sciatiques, névralgies. Ils sont également administrés en chirurgie orthopédique ou maxillo-faciale pour prévenir ou traiter les manifestations inflammatoires. Les traitements au long cours sont indiqués en cas de processus inflammatoires chroniques (certaines arthroses, polyarthrite rhumatoïde).
Chez la femme, le Brufen est utilisé pour calmer les règles douloureuses quand les examens médicaux ont éliminé toute cause de maladie.

Précautions/Interactions :
La prescription d'AINS doit être prudente chez les personnes souffrant de dysfonctionnement des cellules hépatiques, rénales ou cardiaques, de diabète et en cas d'antécédents d'ulcère gastro-duodénal.
De nombreux médicaments sont déconseillés avec les AINS : les anticoagulants, l'aspirine et ses dérivés salicylés, les autres AINS, le diflunisal, le lithium, le méthotrexate (traitement anticancéreux), le Ticlid. Certains traitements imposent une surveillance accrue : les antihypertenseurs, les diurétiques, certains antiarythmiques cardiaques (digoxines), certains antidiabétiques (sulfamides), certains traitements antigoutteux (bénémide) et antisida (zidovudine).
Si des pansements gastriques doivent être pris, les absorber au moins 2 heures après le Brufen (diminution de l'absorption digestive).

Posologie :
Adulte et enfant > 15 ans
Rhumatologie : 6 Cp./j. en 3 prises puis 1 Cp. 3 à 4 fois/j.
Règles douloureuses : 1 à 4 Cp./j.
Grossesse : après avis médical
Allaitement : non

Effets secondaires :
Les AINS provoquent assez souvent en début de traitement : perte d'appétit, nausées, vomissements, diarrhée ou constipation, maux de ventre, inflammation de la gorge. Plus rarement peuvent survenir des ulcérations digestives avec hémorragies, des réactions d'hypersensibilités (rougeur de la peau, urticaire, d'asthme, œdème de Quincke), tête, une somnolence ou une in

tiges, des sifflements dans les oreilles et quelques troubles des examens sanguins.
Le Brufen peut être responsable également de troubles de la vue.

Contre-indications :
Ibuprofène est contre-indiqué aux enfants de moins de 15 ans, aux personnes ayant présenté des allergies à cette molécule ou à l'aspirine et ses dérivés, aux personnes souffrant d'ulcère gastro-duodénal, d'insuffisance hépatique ou rénale et de lupus érythémateux disséminé.
Le dernier trimestre de la grossesse et l'allaitement sont des contre-indications à l'emploi de ce médicament. Au cours des 5 premiers mois de grossesse, les AINS ne se prennent qu'après avis médical et dans des cas très limités.

Délai d'action :
La concentration maximale de Brufen dans le sang s'effectue 1 h 30 après la prise.

Bon à savoir
Il est préférable de prendre les comprimés au milieu des repas pour diminuer les troubles digestifs. Ces derniers peuvent également survenir avec les formes injectables. Le risque d'irritation de l'œsophage est diminué par la position assise maintenue 15 à 30 minutes après une prise orale du médicament. Il faut immédiatement prévenir son médecin en cas d'éruptions cutanées, de démangeaisons, de selles noires ou de tout autre malaise inhabituel. La patiente en âge de procréer doit utiliser une méthode de contraception efficace pendant toute la durée du traitement, car l'ibuprofène peut entraîner une fausse couche et ses effets sur le fœtus ne sont pas connus. En cas de grossesse, il faut alors cesser la prise du médicament et consulter immédiatement son médecin.

BUCCOLAM
Antiépileptique

H
Prix : Usage hospitalier
Équivalents ou génériques : Aucun
Laboratoire : Viropharma
DCI : *midazolam*

Présentations/Composition : Seringues pour administration orale : 2,5 à 10 mg de midazolam

Indications : *Convulsions de l'enfant*
Buccolam est indiqué pour le traitement des crises de convulsions bénignes, aiguës ou prolongées chez l'enfant de 3 mois à 18 ans.

Précautions/Interactions :
La posologie habituelle est d'une dose de 2,5 mg chez l'enfant à partir de 3 mois jusqu'à 1 an. La crise doit être interrompue dans les 10 minutes qui suivent l'administration. En cas de persistance des convulsions une seconde dose peut être administrée, après avis médical.
Entre 1 et 5 ans, la posologie est de 1 comprimé de 5 mg, puis de 7,5 mg entre 5 et 10 ans, puis de 10 mg entre 10 et 18 ans.
Ce médicament ne peut être prescrit et utilisé qu'en milieu hospitalier, par un spécialiste en pédiatrie, neurologie ou par un anesthésiste.

Posologie :
Enfant de moins de 18 ans : 1 Cp. en cas de crise
Grossesse : oui en cas de nécessité
Enfant < 3 mois : non
Allaitement : oui en cas de nécessité

Effets secondaires :
Buccolam appartient à la classe des benzodiazépines et, comme les médicaments de cette classe, peut être responsable de fatigue, somnolence, et relâchement musculaire susceptible de provoquer des chutes et des fractures. Plus rarement les benzodiazépines sont responsables d'effets paradoxaux tels qu'agitation, irritabilité, confusion, hallucination ou amnésie, comportement agressif ou inhabituel, ou de symptômes d'allergie.

Contre-indications :
Buccolam est contre-indiqué en cas d'hypersensibilité aux benzodiazépines, chez le nourrisson de moins de 3 mois, en cas d'insuffisance respiratoire ou hépatique sévère et en cas de syndrome d'apnée du sommeil.

BURINEX
Diurétiques

65 %
Prix : 4,69 € - 30 comprimés (1 mg)

18,60 € - 30 comprimés (5 mg)
8,24 € - 5 ampoules (2 mg)
Équivalents ou génériques : Aucun
Laboratoire : Leo
DCI : *bumétanide*
Présentations/Composition : Cp. : 1 et 5 mg
Amp. : 2 mg/4 ml

Indications : *Œdème d'origine cardiaque, Œdème d'origine hépatique, Œdème d'origine rénale, Urgence hypertensive*
Burinex est utilisé pour le traitement des œdèmes de toute origine. La solution injectable est utilisée pour le traitement d'urgence de l'insuffisance cardiaque sévère et des hypertensions menaçant le pronostic vital : encéphalopathie hypertensive, œdème aigu du poumon.

Précautions/Interactions :
La posologie habituelle du traitement est de 1 à 3 comprimés par jour, mais doit être modifiée en fonction de la cause de l'œdème. Elle est de 1 à 2 comprimés à 1 mg par jour en cas d'insuffisance cardiaque jusqu'à 1 à 4 comprimés à 5 mg par jour en cas d'insuffisance rénale. La forme injectable est réservée au traitement de l'insuffisance ventriculaire gauche aiguë ou de l'œdème aigu du poumon. L'emploi de Burinex nécessite de vérifier régulièrement les taux sanguins du sodium, du potassium, de la créatinine, acide urique et glycémie.
Burinex ne peut pas être associé (ou avec précaution) à de très nombreux médicaments en particulier les médicaments du cœur, les diurétiques, antihypertenseurs, anti-inflammatoires et antidiabétiques (metformine). L'emploi de ce médicament ne peut être fait que sous surveillance médicale stricte.
Burinex peut provoquer une réaction positive lors des tests antidopage.

Posologie :
Adulte : 1 à 4 Cp./j.
Grossesse : non
Allaitement : non

Effets secondaires :
Burinex peut être responsable d'une déshydratation avec hypovolémie, hyponatrémie et hypotension orthostatique justifiant l'arrêt du médicament ou la réduction de la posologie.
Il peut également provoquer une augmentation des taux d'acide urique ou de sucre dans le sang. L'augmentation de l'uricémie peut induire, bien que très rarement, une crise de goutte. L'augmentation de la glycémie peut entraîner le déséquilibre d'un diabète traité ou révéler un diabète latent.
En cas d'insuffisance hépatique, Burinex peut être responsable de la survenue d'une encéphalopathie hépatique.
Parfois, il provoque des crampes, douleurs musculaires, sensation de fatigue et diarrhées, vertiges, nausées.

Contre-indications :
Burinex ne peut pas être utilisé en cas d'encéphalopathie hépatique et lorsqu'il existe un obstacle sur les voies urinaires. Il doit être utilisé avec précaution en cas d'association avec certains médicaments pouvant provoquer des complications du rythme cardiaque (astémizole, bépridil, diphémanil, érythromycine IV, halofantrine, pentamidine, sparfloxacine, sultopride, vincamine).

En cas d'oubli :
Reprendre le traitement sans dépasser la dose quotidienne.

BUSPIRONE
Anxiolytiques

65 %

Prix : 6,36 € - 20 comprimés
Équivalents ou génériques : *Buspirone Milan, Buspirone Sandoz*
Laboratoire : Bristol-Myers Squibb
DCI : *chlorhydrate de buspirone*
Présentations/Composition : Cp. : 10 mg de chlorhydrate de buspirone

Indications : *Anxiété*
Ce médicament est indiqué dans l'anxiété réactionnelle, notamment les troubles de l'adaptation avec humeur anxieuse et l'anxiété post-traumatique, ou en cas d'anxiété liée à un trouble névrotique ou somatique.

Précautions/Interactions :
La posologie initiale du traitement est de 5 mg 3 fois par jour. Elle peut être augmentée à

15-20 mg par jour, en 2 à 3 prises par jour, avec un maximum de 60 mg par jour.
La durée maximale du traitement est de 6 semaines.
Buspirone doit être utilisé avec précaution en cas de syndrome dépressif ou en cas de troubles épileptiques.
Lorsque Buspirone est prescrit en substitution à un traitement par les benzodiazépines, le traitement doit commencer 15 jours après l'arrêt total des benzodiazépines.
L'interruption d'un traitement par Buspirone ne nécessite pas de posologie dégressive de sevrage.
Il est déconseillé d'associer Buspirone avec l'érythromycine, l'itraconazole, le diltiazem, vérapamil, rifampicine ainsi qu'avec le jus de pamplemousse.

Posologie :
Adulte : 15 à 20 mg/j. en 2 à 3 prises
Grossesse : non
Allaitement : non

Effets secondaires :
Buspirone peut être responsable de troubles digestifs, cardiovasculaires ou neurologiques mineurs et sans gravité, en particulier lorsque le traitement est débuté avec des posologies trop élevées. Buspirone peut être responsable d'un phénomène de dépendance, toutefois moins important que dans le cas des benzodiazépines.

Contre-indications :
Buspirone est contre-indiqué en cas d'hypersensibilité au produit ou à ses excipients, et en cas d'insuffisance hépatique ou rénale sévère.

En cas d'oubli :
Prendre immédiatement le comprimé oublié, sans doubler la dose en cas d'oubli de plus d'une journée.

BUTIX
Antiprurigineux

NR
Prix : Libre
Équivalents ou génériques : Aucun
Laboratoire : Pierre Fabre
DCI : *méquitazine, diphénhydramine*
Présentations/Composition : Gel : tube 30 g
Indications : *Allergie, Prurit, Piqûres d'insectes, Urticaire*

Butix est un antihistaminique qui diminue les réactions allergiques de l'organisme. Il contribue à diminuer les symptômes des rhinites, des conjonctivites, des œdèmes du visage et de la gorge (œdèmes de Quincke) et des urticaires d'origine allergique. Il atténue le prurit (envie de se gratter) provoqué par les piqûres d'insectes.

Précautions/Interactions :
Le gel doit être appliqué sur des lésions non infectées et en aucun cas chez les nourrissons.

Posologie :
Adulte : 2 à 3 Applic./j.
Enfant > 6 ans : 2 à 3 Applic./j.
Grossesse : non
Allaitement : non

Effets secondaires :
Le gel peut provoquer quelques réactions d'allergie, notamment à la lumière du soleil.

Contre-indications :
Butix est contre-indiqué en cas d'hypersensibilité au diphenhydramine, en cas d'eczéma ou de lésion cutanée suintante ou infectée.

BYETTA
Antidiabétiques

65 %
Prix : 110, 04 € - 1 stylo prérempli 5 µg/dose (60 doses)
310, 24 € - 3 stylos préremplis 5 µg/dose (60 doses)
110, 04 € - 1 stylo prérempli 10 µg/dose (60 doses)
310, 24 € - 3 stylos préremplis 10 µg/dose (60 doses)
Équivalents ou génériques : Aucun
Laboratoire : Lilly
DCI : *exenatide*
Présentations/Composition : Doses de 1,2 ml ou 2,4 ml : 5 µg de exenatide par dose

Indications : *Diabète type 2*
Byetta est indiqué dans le traitement du diabète de type 2 en association à la metformine et/ou à un sulfamide hypoglycémiant, lorsque le contrôle du taux de sucre dans le sang n'est pas obtenu avec les doses maximales journalières de ces 2 médicaments.

Précautions/Interactions :
La dose habituelle du traitement est d'une injection sous-cutanée de 5 microgrammes,

2 fois par jour. La dose peut être augmentée jusqu'à 10 microgrammes 2 fois par jour si nécessaire, après 1 mois de traitement.
Byetta peut être utilisé en cas d'insuffisance rénale légère ou modérée ou en cas d'insuffisance hépatique.
Byetta doit être utilisé précisément dans les conditions décrites dans la notice d'emploi, en respectant en particulier les règles de changement d'aiguille à chaque injection. Byetta ne peut en aucun cas être mélangé avec un autre médicament.
L'administration ne doit pas être faite par voie intramusculaire ou intraveineuse.
Byetta doit être utilisé avec précaution en cas de traitement simultané par des antihypertenseurs, des diurétiques ou des anti-inflammatoires.

Posologie :
Adulte > 18 ans : 5 à 10 µg/2 fois/j.
Grossesse : non
Allaitement : non

Effets secondaires :
Byetta est fréquemment responsable d'hypoglycémie, de nausées, de vomissements et de diarrhées. Il est également responsable de maux de tête, de vertiges et de troubles gastro-intestinaux divers, surtout en début de traitement. Byetta peut être responsable, rarement, de douleurs abdominales symptomatiques d'une crise de pancréatite, nécessitant dans ce cas un arrêt immédiat du traitement.

Contre-indications :
Byetta est contre-indiqué en cas d'hypersensibilité au produit ou à ses excipients et ne doit pas être utilisé en cas de diabète de type 1, ou de type 2 nécessitant un traitement à l'insuline. Il est également contre-indiqué en cas d'insuffisance rénale sévère. Il ne doit être utilisé ni chez l'enfant, ni chez les femmes enceintes, ni en cas d'allaitement. Il est conseillé aux femmes en âge de procréer de suivre une contraception adaptée.

Signes de surdosage :
En cas de surdosage, Byetta provoque des vomissements, des nausées et une hypo-glycémie qui nécessite un traitement à base de sucre, éventuellement par voie injectable.

> **Bon à savoir**
> Byetta doit être conservé au réfrigérateur mais ne doit en aucun cas être congelé. En cas de congélation, utiliser une nouvelle cartouche.

CADITAR
Traitements du psoriasis

15 %
Prix : 3,98 € - flacon (250 ml)
Équivalents ou génériques : Anaxéryl, Ramet cade savon
Laboratoire : Iprad
DCI : *huile de cade (ou goudron de bois de genévrier)*
Présentations/Composition : Flacon : 250 ml à 35 %

Indications : *Psoriasis, Lésions kératosiques*
Le goudron de bois de genévrier est un corps réducteur, c'est-à-dire avide d'oxygène, qui est employé pour réduire la vitesse de reproduction du derme dans certaines maladies de la peau et éviter ainsi les récidives. Il est indiqué dans le psoriasis et dans les maladies à prolifération cutanée comme l'ichtyose (appelée communément « peau de crocodile »), les eczémas secs et le lichen.

Précautions/Interactions :
Ce médicament s'applique exclusivement sur la peau et non sur les muqueuses. Éviter l'application sur les yeux.
L'apparition d'une irritation locale impose l'arrêt du traitement.
La protection des zones traitées contre les UVB (ultraviolet B) par un écran total est nécessaire pendant le traitement car les goudrons contiennent des agents cancérigènes (benzopyrènes).

Posologie :
Adulte : 1 bain ou 1 Applic. Loc./j.
Grossesse : non
Allaitement : non

Effets secondaires :
Ce médicament peut provoquer l'apparition d'inflammation des bases des poils (folliculite), des irritations locales, surtout au niveau des plis, et des éruptions cutanées de type acné.

Contre-indications :
Les lésions cutanées suintantes, un psoriasis irrité ou pustuleux, une allergie connue aux goudrons contre-indiquent le traitement.

> **Bon à savoir**
>
> *L'huile de Cade s'applique diluée directement sur les régions à traiter en mélangeant 1/4 à 1 cuillère à café de produit dans 1 litre d'eau. Elle s'utilise également en bain en versant 2 à 4 cuillères à soupe dans la baignoire. Le bain dure 10 à 15 minutes maximum.*

CALCIBRONAT
Sédatifs

 NR
Prix : 2,85 € - 20 comprimés effervescents
6,66 € - 60 comprimés effervescents
1,81 € - flacon (200 ml)
2,48 € - 10 ampoules injectables (5 ml)
1,80 € - 5 ampoules injectables (10 ml)
Équivalents ou génériques : Galirène
Laboratoire : Novartis
DCI : *bromogalactogluconate de calcium*
Présentations/Composition : Cp. : 2 g ; Sir. : 2 g/c. à s. ; Amp. Inj. : 0,62 g/5 ml

Indications : *Troubles légers du sommeil, Nervosité, Irritabilité, Tétanie*
Calcibronat est actif sur les troubles légers du sommeil et de l'humeur (nervosité et irritabilité). Par voie injectable, il est utilisé pour le traitement d'urgence de la tétanie.

Précautions/Interactions :
Le traitement ne doit pas dépasser 3 semaines et chaque cure doit être espacée d'1 mois pour éviter une intoxication au brome. La quantité maximale de brome à ne pas dépasser chaque jour est de 10 mg/kg de poids.
Les conducteurs de véhicule ou les utilisateurs de machine doivent savoir qu'une somnolence est fréquente au cours du traitement.
L'alcool ne doit pas être associé à ce médicament et les dépresseurs du système nerveux, les digitaliques ne sont pas conseillés. Un intervalle de 2 heures doit être respecté avec une prise de magnésium, zinc, fluorure de sodium, diphosphonates et tétracyclines.

Posologie :
Adulte
Cp. et Sir. : 1 à 2 Cp. ou c. à s./j.
Amp. Inj. : 1 à 2 Amp./j. sans dépasser 10 mg/kg/j. de brome
Enfant (Sir.)
> 30 mois : 1 à 3 c. à c./j.
> 6 ans : 3 à 5 c. à c./j.
Grossesse : non
Allaitement : non

Effets secondaires :
Calcibronat provoque des troubles neuropsychiques avec hallucinations, confusion et désorientation ainsi que des lésions cutanées dues au brome.

Contre-indications :
Calcibronat est contre-indiqué en cas d'acné, hypercalcémie, hypercalciurie, maladies dues à des calcifications calciques (calculs rénaux). Il est également contre-indiqué chez les sujets âgés en état de dénutrition ou de déshydratation, ou en cas de maladie rénale.

Signes de surdosage :
Il se manifeste surtout par des troubles psychiques importants avec hallucinations et état d'agitation, nécessitant une hospitalisation.

Bon à savoir
Calcibronat est un tranquillisant classique, mais les effets secondaires de son utilisation, notamment au niveau de la peau et du système nerveux, en font un produit difficile à utiliser et dépassé par les calmants plus modernes.

CALCIPARINE
Anticoagulants

65 %

Prix : 4,65 € - 2 ampoules (1 ml)
7,47 € - 2 ampoules (0,8 ml)
7,47 € - 2 ampoules (0,5 ml)
3,63 € - 2 seringues (0,3 ml)
3,33 € - 2 seringues (0,2 ml)
Équivalents ou génériques : Aucun
Laboratoire : Sanofi-Aventis

DCI : *héparine calcique*

Présentations/Composition : Amp. : 1 ml, 0,8 ml, 0,5 ml + seringues graduées
Seringues préremplies : 0,3 et 0,2 ml

Indications : **Thromboses veineuses, Phlébites, Embolie pulmonaire, Thromboses artérielles**
L'héparine est un anticoagulant d'effet rapide qui agit en interrompant la longue chaîne de réactions biochimiques aboutissant à la coagulation sanguine. Sous forme de sel de calcium elle est administrée en injection sous-cutanée, alors que les présentations sous forme de sels de sodium, réservées à l'usage hospitalier, ne sont utilisées qu'en injection ou perfusion intraveineuse.

L'héparine calcique est utilisée pour prévenir les accidents de thromboses vasculaires ou d'embolies pulmonaires à la suite des interventions chirurgicales et des immobilisations prolongées, à la suite de traumatismes invalidants ou de maladies.

L'héparine est également utilisée pour soigner en urgence les obstructions artérielles, afin d'empêcher l'aggravation du caillot sanguin, et plus rarement, pour soigner le syndrome de coagulation intravasculaire disséminée.

Précautions/Interactions :
En raison de la survenue possible d'une thrombopénie (baisse trop importante du taux de plaquettes sanguines), l'administration d'héparine nécessite une surveillance en début de traitement, car la thrombopénie peut être le signe d'une obstruction vasculaire grave ou d'une allergie.

Il faut effectuer un dosage biologique des plaquettes avant le début du traitement, puis 2 fois par semaine en cas de traitement prolongé.

Le contrôle de l'efficacité du traitement est réalisé en pratiquant des tests de coagulation (temps de Howell et temps de céphaline kaolin ou temps de céphaline activé), 6 heures après la première injection.

Il faut éviter autant que possible les injections et les examens qui peuvent provoquer une hémorragie.

Le traitement à l'héparine doit être entrepris avec prudence en cas de maladie susceptible de provoquer des saignements : hypertension artérielle, ulcère gastro-duodénal, insuffisance hépatique, maladie de la rétine.

L'association de l'héparine est déconseillée avec tous les médicaments qui peuvent entraîner une hémorragie : aspirine, anti-inflammatoires non stéroïdiens, Ticlid, corticoïdes.

Pendant la durée du traitement, tous les traitements par voie intramusculaire ou intra-articulaire doivent être évités.

Posologie :
Adulte

Thrombo-embolie : 0,1 mg/10 kg de poids, ajusté en fonction des tests de coagulation

Chirurgie : 0,2 ml 2 h avant l'opération puis 2 à 3 fois/j.

Grossesse : oui, après avis médical
Allaitement : oui, après avis médical

Effets secondaires :
L'héparine est susceptible de provoquer des troubles de la coagulation et d'aggraver une hémorragie. Au niveau du point d'injection, elle peut provoquer une hémorragie ou une nécrose locale, et plus souvent, on observe la formation d'un petit nodule sous-cutané qui se résorbe en quelques jours.

Plus rarement, lors d'un traitement prolongé, l'héparine peut provoquer une ostéoporose ou une perturbation des examens de contrôle hépatique.

Contre-indications :
L'héparine est contre-indiquée en cas d'antécédent d'allergie à ce produit et en cas de diminution trop importante du taux de plaquettes sanguines lors d'une utilisation précédente d'héparine. Elle est également contre-indiquée en cas d'endocardite infectieuse, de maladie qui provoque des saignements, et après toute intervention portant sur le cerveau ou la moelle épinière.

Délai d'action :
L'héparine sodique a un effet immédiat, alors que l'héparine calcique est efficace au bout de 30 à 60 minutes.

En cas d'oubli :
Pratiquer immédiatement l'injection oubliée sans dépasser la dose journalière prescrite.

Signes de surdosage :
Une administration trop importante d'héparine provoque un effondrement du taux de plaquettes sanguines et pour cette raison aggrave le risque d'hémorragie. Il est parfois nécessaire d'injecter un antidote, le sulfate de protamine, qui inhibe l'action de l'héparine.

Bon à savoir
L'injection sous-cutanée d'héparine est faite de préférence dans la peau de l'abdomen, en introduisant l'aiguille perpendiculairement dans l'épaisseur du pli cutané. Il est préférable d'alterner les lieux d'injections, afin d'éviter les petites hémorragies locales. En cas d'administration en perfusion, il ne faut pas mélanger l'héparine avec d'autres médicaments dans le flacon de perfusion.

CALCIPRAT VIT D3
Sels minéraux

65 %

Prix : 6,97 € - 60 comprimés (500 mg/400 UI Vit D3)
6,97 € - 30 comprimés (1 000 mg/800 UI Vit D3)
19,60 € - 90 comprimés (1 000 mg/800 UI Vit D3).
Équivalents ou génériques : Calcium Vit D3 Biogaran, Calcium Vit D3 EG, Calcium Vit D3 GNR, Calcium Vit D3 Mylan, Calcium Vit D3 Ranbaxy, Calcium Vit D3 Ratiopharm, Calcium Vit D3 Sandoz, Calcium Vit D3 Téva, Calcium Vit D3 Zydus, Calcos Vit D3, Calperos Vit D3, Densical Vit D3, Fixical Vit D3, Ideos, Orocal, Osseans.
Laboratoire : Alfa Wassermann
DCI : *calcium, colécalciférol*
Présentations/Composition : Cp. : 1 g de calcium et 800 UI de colécalciferol
Cp. : 500 mg de calcium et 400 UI de colécalciferol

Indications : *Carences en calcium, Ostéoporose*
Calciprat D3 est indiqué pour toutes les carences en calcium et en vitamine D3, en particulier chez les personnes âgées.

Précautions/Interactions :
Calciprat est un médicament réservé à l'adulte.
L'administration de longue durée nécessite de faire régulièrement des contrôles du taux de calcium dans le sang et les urines, notamment en cas d'insuffisance rénale.
L'utilisation du calcium en comprimés est déconseillée en cas de traitement avec des médicaments digitaliques, en raison de la survenue possible de troubles du rythme grave, et l'utilisation de calcium injectable est formellement contre-indiquée dans ce cas.
L'utilisation du calcium doit être faite avec précaution en cas de traitement avec des cyclines (antibiotiques), les diurétiques thiazidiques et les diphosphonates (traitement de l'ostéoporose).

Posologie :
Adulte : 2 Cp./j.
Grossesse : oui, sans dépasser 600 UI/j. de vitamine D
Allaitement : oui

Effets secondaires :
Le calcium provoque des troubles digestifs avec constipation, flatulence et nausées. En cas de traitement prolongé il provoque un excès de calcium dans le sang et les urines, à l'origine de calcifications. Par voie intraveineuse, le calcium peut provoquer des bouffées de chaleur et des vomissements, surtout si l'injection est trop rapide.

Contre-indications :
Le calcium est contre-indiqué en cas d'hypersensibilité, d'hypercalcémie, hypercalciurie, maladies dues à des calcifications calciques (calculs rénaux), ou en cas d'immobilisation prolongée qui s'accompagne d'une hypercalcémie (dans ce cas-là, le traitement au calcium, souvent nécessaire, ne sera commencé que lors de la phase de mobilisation active).

Signes de surdosage :
Il provoque soif, augmentation du volume des urines, nausées, vomissements, déshydratation, hypertension artérielle, troubles circulatoires et constipation. Il est nécessaire d'arrêter immédiatement tout traitement à base de calcium et de vitamine D.

> *Bon à savoir*
> Il est préférable d'utiliser le calcium en association avec un traitement à la vitamine D, qui facilite son absorption. En cas de traitement prolongé, notamment pour le traitement de l'ostéoporose, il doit être pris en alternance avec un traitement au phosphore. Les comprimés doivent être sucés, puis boire un verre d'eau.

CALCIUM SANDOZ
Supplément minéral

 65 %

Prix : 3,04 € - 20 comprimés (500 mg)
7,40 € - 30 comprimés (1 000 mg)
4,13 € - 30 sachets poudre (500 mg)
Équivalents ou génériques : Aucun
Laboratoire : Sandoz
DCI : *calcium élément minéral*
Présentations/Composition : Cp. : 500 ou 1 000 mg de calcium ; Sach. : 500 mg de calcium

Indications : *Carence en calcium, Ostéoporose, Rachitisme, Ostéomalacie*
La supplémentation en calcium est indiquée lors des carences en calcium, pour le rachitisme et l'ostéomlalacie (en association avec la vitamine D3), l'ostéoporose (en asociation avec les médicaments spécifiques).

Précautions/Interactions :
La posologie habituelle est de 500 à 1 000 mg par jour (chez l'enfant) et 500 à 1 500 mg par jour (chez l'adulte).
Le calcium peut être prescrit par une sage-femme.
L'administration de calcium en supplément est possible chez les femmes enceintes ou au cours de l'allaitement (les besoins en calcium au cours de la grossesse et de l'allaitement sont de 1 000 à 1 300 mg par jour).

Posologie :
Adulte : 500 à 1 500 mg/j.
Grossesse : oui
Enfant et adolescent : oui
Allaitement : oui

Effets secondaires :
Le calcium est rarement responsable d'effets indésirables, qui peuvent être des réactions allergiques cutanées ou des troubles intestinaux (douleurs abdominales, constipation, diarrhée).

Contre-indications :
Le calcium est contre-indiqué en cas d'hypersensibilité, d'hypercalcémie, d'hypercalciurie, de calculs rénaux calciques ou en cas d'immobilisation prolongée qui s'accompagne d'une hypercalcémie (en ce cas, le traitement au calcium est commencé lors du retour à la mobilisation active).

CALDINE
Antihypertenseurs

 65 %

Prix : 14,06 € - 30 comprimés (2 mg)
38,07 € - 90 comprimés (2 mg)
24,10 € - 30 comprimés (2 mg)
62,58 € - 90 comprimés (4 mg)
Équivalents ou génériques : Aucun
Laboratoire : Boehringer Ingelheim
DCI : *lacidipine*
Présentations/Composition : Cp. : 2 et 4 mg

Calmicort

Indications : *Hypertension artérielle*
Caldine est indiqué pour le traitement de l'hypertension artérielle. En inhibant l'entrée du calcium dans les cellules musculaires des parois artérielles, la lacidipine provoque une vasodilatation générale, en particulier au niveau du cœur et du cerveau, sans entraîner d'augmentation de la fréquence artérielle.

Précautions/Interactions :
Le traitement doit être entrepris sous surveillance lorsque le patient présente certains troubles du rythme cardiaque.
L'insuffisance hépatique nécessite une diminution de la posologie.
Son utilisation est déconseillée en association avec la cyclosporine, le dantrolène (Dantrium), et elle doit être faite avec précaution si le traitement comporte d'autres vasodilatateurs. Les interactions sont également possibles avec les alpha-1-bloquants (alfuzosine, prazocine), le baclofène (Liorésal), la cimétidine (Tagamet), et les bêta-bloquants.

Posologie :
Adulte : 1 Cp. 4 mg le matin
Grossesse : non
Allaitement : non

Contre-indications :
L'utilisation de Caldine est contre-indiquée chez les patients qui présentent une insuffisance ventriculaire gauche.

Effets secondaires :
Céphalées, bouffées de chaleur, œdèmes des membres inférieurs, hypotension, crampes, douleurs abdominales, nausées, parfois douleurs typiques de l'angine de poitrine nécessitant d'interrompre le traitement.

Délai d'action :
L'effet sur la tension artérielle se manifeste 2 heures après la prise.

En cas d'oubli :
Prendre immédiatement le comprimé oublié sans dépasser la dose journalière prescrite.

Signes de surdosage :
Il provoque une hypotension artérielle et une augmentation de la fréquence cardiaque, exigeant une surveillance en milieu hospitalier.

> **Bon à savoir**
> Grâce à son action originale sur les parois vasculaires, inhibant l'entrée du calcium dans les cellules, la lacidipine provoque une dilatation des vaisseaux et des artères coronaires. Ce mécanisme, aujourd'hui classique, fait des inhibiteurs calciques l'une des classes thérapeutiques les plus utilisées dans le traitement des maladies vasculaires, notamment l'angine de poitrine et l'hypertension.

CALMICORT
Anti-inflammatoires

 NR

Prix : Libre
Équivalents ou génériques : Aphilan, Cortapaisyl, Cortisedermyl, Dermofénac démangeaisons, Mitocortyl démangeaisons
Laboratoire : Pharmygiène Scat
DCI : *hydrocortisone*
Présentations/Composition : Tube de crème de 15 g : 0,075 g de hydrocortisone base

Indications : *Inflammation locale*
Calmicort est indiqué en cas de piqûre d'insecte, de piqûre d'ortie ou de coup de soleil.

Précautions/Interactions :
La dose habituelle du traitement est de 1 à 2 applications par jour, pendant 3 jours au maximum.
Calmicort contient une substance dopante (hydrocortisone) et ne peut être utilisé chez un athlète de compétition qu'en cas de justification médicale.
Calmicort peut être utilisé chez la femme enceinte ou allaitante. Toutefois, en cas de besoin au cours de l'allaitement, ne pas appliquer de crème sur les seins afin d'éviter l'ingestion par le nouveau-né.

Posologie :
Adulte : 1 à 2 Applic./j.
Enfant > 6 ans : oui
Grossesse : oui
Allaitement : oui

Effets secondaires :
En cas d'application prolongée, le traitement par Calmicort expose à tous les effets indésirables du traitement par corticoïdes (troubles métaboliques, osseux, cutanés, digestifs). En raison, de la faible dose d'hydrocortisone et de la courte durée du traitement, les risques d'effets secondaires sont très faibles.

Contre-indications :
Calmicort est contre-indiqué en cas d'hypersensibilité au produit ou à ses excipients, en cas de plaie ou de lésion ulcéreuse cutanée, de dermatose infectieuse, d'acné ou d'acné rosacée.

> **Bon à savoir**
> Masser légèrement jusqu'à absorption totale de la crème et ne pas faire de pansement occlusif. Se laver les mains après application.

CALMIXÈNE
Antitussifs

NR
Prix : 2,66 € - sirop (150 ml)
Équivalents ou génériques : Aucun
Laboratoire : Novartis
DCI : *piméthixène*
Présentations/Composition : Sir. : 1 mg de piméthixène/c. à c.

Indications : *Toux*
Calmixène est un antitussif antihistaminique actif sur l'hypersécrétion et l'inflammation bronchique, ainsi que sur la toux.

Précautions/Interactions :
Calmixène est utilisé surtout chez l'enfant.
Calmixène est réservé au traitement des toux sèches gênantes. Il n'est pas indiqué en cas de toux grasse, productive, pour laquelle il est préférable d'utiliser un médicament expectorant ou fluidifiant des sécrétions bronchiques.
L'usage de Calmixène doit être aussi limité que possible.
L'utilisation de Calmixène est contre-indiquée avec la morphine et ses dérivés, et elle doit être faite avec prudence avec tous les médicaments qui ont une action dépressive sur le système nerveux (antidépresseurs, anxiolytiques, antiparkinsoniens, etc.).
Calmixène doit être utilisé avec prudence par les conducteurs d'engin et de machine, en raison du risque de somnolence.

Posologie :
Enfant
< *5 ans* : 3 à 4 c. à c./j.
de 5 à 15 ans : 5 à 6 c. à c./j
Nourrisson : 2 à 3 c. à c./j.
Grossesse : non
Allaitement : non

Effets secondaires :
Calmixène peut être responsable de nausées, de vomissements, parfois d'un état d'excitation ou de réactions allergiques cutanées.

Contre-indications :
Calmixène est contre-indiqué en cas d'insuffisance respiratoire et d'asthme.

Délai d'action :
L'effet du médicament apparaît 1/2 heure après la prise et dure 8 heures.

CALSYN
Antirhumatismaux

15 % ; TFR
Prix : 3,05 € - 1 ampoule injectable (50 UI)
5,07 € - 1 ampoule injectable (100 UI)
Équivalents ou génériques : Calcitar, Calcitonine Cédiat, Calcitonine Pharmy II, Calcitonine Sandoz, Miacalcic
Laboratoire : Aventis
DCI : *calcitonine*
Présentations/Composition : Amp. Inject. 50 UI/0,5 ml et 100 UI/1 ml

Indications : *Ostéoporose*
La calcitonine est une hormone parathyroïdienne ou de synthèse d'origine animale (porc ou saumon) ou de synthèse. Elle diminue l'action de cellules détruisant naturellement l'os et augmente la fixation du calcium dans les os. Elle abaisse également le taux de calcium dans le sang et soulage les douleurs. Elle est indiquée dans le traitement de l'ostéoporose et de nombreuses maladies de l'os (maladie de Paget, algodystrophie...), dans le traitement d'hypercalcémies, et elle prévient la déminéralisation osseuse lors d'une immobilisation prolongée.

Précautions/Interactions :
Ce médicament est injecté par voie sous-cutanée, intramusculaire ou intraveineuse (exceptionnellement). Il faut limiter le traitement chez l'enfant à des périodes de quelques semaines à cause d'un risque de troubles de la croissance osseuse.
Les posologies chez les personnes souffrant d'insuffisance rénale doivent être abaissées.

Posologie :
Adulte et enfant : Les doses sont très variables selon les pathologies traitées et la réponse individuelle de chaque personne.

Grossesse : sur avis médical
Allaitement : non

Effets secondaires :
Ils surviennent lors des premières injections, parfois de façon importante, mais s'amenuisent progressivement : nausées, vomissements, douleurs abdominales, diarrhée, bouffées de chaleur au niveau du visage et des extrémités.
Des réactions allergiques au point d'injection ou généralisées se manifestent exceptionnellement.

Contre-indications :
Les allergies antérieures à la calcitonine sont des contre-indications ainsi que l'allaitement. En cas de grossesse l'administration se fera après avis médical.

> **Bon à savoir**
> Les manifestations en début de traitement sont parfois très désagréables et nécessitent de rester allongé quelque temps après les injections.
> Les ampoules injectables sont à conserver dans le bac à légumes du réfrigérateur entre + 4 ° et + 8 °C.

CAMPTO
Antinéoplasique

 100 %
Prix : 158,33 € - flacon 100 mg/5 ml
Équivalents ou génériques : *Irinotecan Actavis, Irinotecan Ebewe, Irinotecan Hospira, Irinotecan Intas, Irinotecan Kabi, Irinotecan Mylan, Irinotecan Téva*
Laboratoire : Pfizer
DCI : *irinotecan*
Présentations/Composition : Flacon 5 ml : 100 mg de irinotecan

Indications : *Cancer colorectal*
Campto est un médicament indiqué dans le traitement des formes avancées ou métastatiques de cancer colo-rectal, après échec des traitements antérieurs à base de 5-fluorouracile, ou en association avec celui-ci.

Précautions/Interactions :
Campto est utilisé à la dose de 180 à 350 mg par m^2 de surface corporelle, en perfusion intraveineuse de 30 à 90 minutes toutes les 3 semaines.
Le traitement doit être répété autant que nécessaire pour limiter la progression de la maladie ou jusqu'à l'apparition de réactions toxiques intolérables.
Ce traitement doit être utilisé avec précaution en cas d'insuffisance rénale ou hépatique modérée, nécessitant une surveillance hebdomadaire de la bibirubine et du taux de prothrombine. Il doit également être utilisé avec prudence en cas d'asthme, de diarrhée et de baisse de l'état général, ainsi que chez les sujets âgés.
Un hémogramme doit être fait régulièrement en raison de la toxicité du médicament sur les globules blancs (neutropénie). En cas d'effet toxique trop important, le traitement doit être ajourné jusqu'au retour du taux de globules blancs à la normale.
Ce médicament ne peut être délivré et manipulé que dans des unités de soins spécialisées dans l'administration de produits cytotoxiques, sous le contrôle d'un médecin spécialisé. La manipulation de ce médicament est fortement déconseillée aux femmes enceintes qui font partie du personnel soignant.

Posologie :
Adulte : 180 à 350 mg/m^2 en Perf./3 sem.
Enfant et adolescent < 18 ans : non
Grossesse : non
Allaitement : non

Effets secondaires :
Le principal effet secondaire de Campto est la diarrhée qui se manifeste de 24 heures à 5 jours après l'administration du médicament. Le risque de diarrhée est augmenté en cas de radiothérapie concomitante. Le traitement de la diarrhée doit être immédiat avec de la lopéramide (4 mg puis 2 mg toutes les 2 heures pendant 48 heures maximum), et éventuellement avec des antibiotiques en cas de baisse accentuée des globules blancs. L'hospitalisation est nécessaire en cas de diarrhée persistante ou si elle est accompagnée de fièvre.
Campto est également responsable d'une baisse des globules blancs, nécessitant une surveillance hebdomadaire de l'hémogramme, de nausées et vomissements, et, rarement, de troubles respiratoires (pneumonie intersticielle).

Contre-indications :
Campto est contre-indiqué en cas d'hypersensibilité à l'irinotecan, de maladie inflamma-

toire intestinale chronique, en cas de maladie occlusive de l'intestin, d'insuffisance hépatique sévère et d'insuffisance médullaire sévère. Il ne doit pas être associé à un traitement à base de millepertuis. En raison du risque tératogène de ce médicament, son administration doit être associée à une contraception chez les femmes en âge de procréer.

CANCIDAS
Antimycosiques

Prix : Libre
Équivalents ou génériques : Aucun
Laboratoire : Merck Sharp & Dohme-Chibret
DCI : *acétate de caspofungine*
Présentations/Composition : Poud. Perf. : 50 ou 70 mg de acétate de caspofungine

Indications : *Aspergillose, Candidose*
Cancidas est indiqué dans le traitement de l'aspergillose et de la candidose invasives, quand ces maladies sont résistantes aux traitements habituels.

Précautions/Interactions :
La dose habituelle du traitement est de 70 mg par jour, le premier jour, puis de 50 mg par jour à partir du 2e jour.
Cancidas ne peut être prescrit que par des médecins spécialistes, en milieu hospitalier, pour le traitement de la candidose invasive ou de l'aspergillose, quand cette maladie résiste à l'amphotéricine B ou à l'itraconazole. Le traitement doit être poursuivi 14 jours après la dernière culture positive.
Cancidas est également utilisé pour le traitement des infections fongiques chez des patients qui présentent une baisse des globules blancs (neutropénie). Le traitement doit être poursuivi au moins 72 heures après le retour à un taux normal de cellules neutrophiles.
Cancidas peut être prescrit en cas d'insuffisance rénale ou hépatique légère.

Posologie :
Adulte : 70 mg en IV 1er j. puis 50 mg/j.
Grossesse : non
Allaitement : non

Effets secondaires :
Les effets indésirables les plus fréquents sont la fièvre, des douleurs, frissons, maux de tête, œdème périphérique, troubles digestifs (nausées, vomissements, diarrhées). Cancidas est également responsable de perturbations des tests hépatiques et rénaux, de troubles cardiovasculaires (phlébites, bouffées vasomotrices, tachycardies) et cutanés (éruption, prurit, sueurs).

Contre-indications :
Cancidas est contre-indiqué en cas d'hypersensibilité au produit ou à ses excipients.

> *Bon à savoir*
> *Cancidas ne peut être administré que par voie intraveineuse, après dilution dans un sérum physiologique à base de sel (et non de glucose).*

CANTABILINE
Médicaments de la digestion

Prix : 2,76 € - 30 comprimés
Équivalents ou génériques : Aucun
Laboratoire : Merck Lipha Santé
DCI : *hymécromone*
Présentations/Composition : Cp. : 400 mg d'hymécromone

Indications : *Dyspepsie*
Cantabiline diminue les contractions des canaux biliaires tout en améliorant l'évacuation de la bile. Il est indiqué dans les troubles mineurs de la digestion (dyspepsie).

Précautions/Interactions :
Cantabiline agit sur les douleurs liées à la contraction de la vésicule biliaire.
En cas de persistance des douleurs malgré le traitement ou en cas de fièvre associée, consulter un médecin.

Posologie :
Adulte : 1 Cp. avant chaque repas
Grossesse : non
Allaitement : non

Effets secondaires :
Cantabiline peut provoquer une diarrhée et, rarement, une réaction allergique cutanée.

Contre-indications :
Cantabiline est contre-indiqué en cas d'hypersensibilité à l'un de ses constituants, en cas d'insuffisance hépatique et d'obstruction des voies biliaires.

Délai d'action :
La concentration maximale dans le sang est atteinte en 2 à 3 heures.

> **Bon à savoir**
> Les capsules doivent être avalées (sans être croquées) avec un verre d'eau.

CAPRELSA
Antinéoplasiques

Prix : Usage hospitalier
Équivalents ou génériques : Aucun
Laboratoire : AstraZeneca
DCI : *vandetanib*
Présentations/Composition : Cp. : 100 mg de vandetanib

Indications : *Cancer de la thyroïde*
Caprelsa est indiqué pour le traitement du cancer médullaire de la thyroïde lorsqu'il n'est pas possible de l'opérer ou en cas de métastases.

Précautions/Interactions :
La posologie habituelle est de 1 à 3 comprimés par jour, à prendre en une seule fois par jour, à heure fixe, avec un verre d'eau.
Ce traitement ne peut être prescrit que par un médecin spécialiste du cancer de la thyroïde.
Le traitement est réservé aux adultes et peut être appliqué sans changement chez les personnes âgées jusqu'à 75 ans ou en cas d'insuffisance rénale légère.

Posologie :
Adulte : 1 à 3 Cp./j.
Grossesse : oui en cas de nécessité
Enfant < 18 ans : non
Allaitement : non

Effets secondaires :
Caprelsa est responsable de nombreux et graves effets secondaires qui justifient le contrôle étroit de sa prescription. Il peut provoquer des infections (bronchites, infections urinaires, furoncles), des maux de tête, vertiges, tremblement, fatigue, troubles du goût. L'un de ses plus fréquents effets secondaires concerne le rythme cardiaque, nécessitant une surveillance régulière de l'électrocardiogramme. Le premier signal est un allongement de l'intervalle QT à l'ECG qui peut être le précurseur de troubles du rythme grave et d'une insuffisance cardiaque. Il est également responsable d'hypertension artérielle, de troubles digestifs, visuels et cutanés.

Contre-indications :
Caprelsa est contre-indiqué en cas d'hypersensibilité au vandetanib, d'arythmie cardiaque, et en cas de traitement concomitant qui agit sur le rythme cardiaque.

En cas d'oubli
Ne pas prendre le comprimé oublié si l'oubli est supérieur à 12 heures et continuer le traitement avec la prise suivante, sans doubler la dose.

CARBOLEVURE
Médicaments de la digestion

 NR

Prix : Libre
Équivalents ou génériques : Aucun
Laboratoire : Vedim
DCI : *charbon, levure*
Présentations/Composition : Gél. adulte : 109 mg de charbon activé et 108,5 mg de levure déshydratée ; Gél. enfant : 48 mg charbon activé et 47,7 mg de levure déshydratée

Indications : *Dyspepsie, Ballonnement intestinal, Diarrhée*
Carbolevure est indiqué dans les troubles mineurs de la digestion avec ballonnement (météorisme) et diarrhée.

Précautions/Interactions :
Carbolevure agit comme adsorbant de l'eau et des gaz grâce au charbon.
En cas de persistance des douleurs malgré le traitement ou en cas de fièvre associée, consulter un médecin.
Il est déconseillé d'associer Carbolevure avec d'autres médicaments car le charbon peut gêner leur absorption intestinale. Il est préférable de respecter un délai de 2 heures entre la prise de Carbolevure et d'un autre médicament, en particulier pour les digitaliques (traitement de l'insuffisance cardiaque).

Posologie :
Adulte : 3 Gél./j.
Enfant : 1 à 3 Gél./j.
Nourrisson : 1 Gél./j. à diluer dans un biberon

Effets secondaires :
Carbolevure colore les selles en noir.

CARBOSYLANE
Médicaments de la digestion

NR

Prix : 3,62 € - 24 doses
5,64 € - 48 doses
3,16 € - 24 doses (enfant)
5,26 € - 48 doses (enfant)
Équivalents ou génériques : Aucun
Laboratoire : Grinberg
DCI : *charbon, siméthicone*
Présentations/Composition : Gél. : 140 mg de charbon activé et 45 mg de siméthicone ; Gél. enfant : 70 mg de charbon activé et 22,5 mg de siméthicone

Indications : *Dyspepsie, Ballonnement intestinal*
Carbosylane est indiqué dans les troubles mineurs de la digestion avec ballonnement (météorisme) et diarrhée.

Précautions/Interactions :
Carbosylane agit comme adsorbant de l'eau et des gaz grâce au charbon, et comme protecteur de la muqueuse intestinale grâce au siméthicone.
En cas de persistance des douleurs malgré le traitement ou en cas de fièvre associée, consulter un médecin.
Il est déconseillé d'associer Carbosylane avec d'autres médicaments car le charbon peut gêner leur absorption intestinale. Il est préférable de respecter un délai de 2 heures entre la prise de Carbosylane et d'un autre médicament, en particulier les digitaliques (traitement de l'insuffisance cardiaque).

Posologie :
Adulte : 1 dose (comprenant 1 Gél. rouge et 1 Gél. bleue) avant chaque repas
Enfant
6-10 ans : 2 doses enfant (1 Gél. rouge et 1 Gél. bleue)/j.
10-15 ans : 3 doses (1 Gél. rouge et 1 Gél. bleue)/j.
Grossesse : oui
Allaitement : oui

Effets secondaires :
Carbosylane colore les selles en noir.

Bon à savoir
Une dose comprend 1 gélule rouge et 1 gélule bleue, qui doivent être avalées simultanément, au début du repas.

CARDIOCOR
Traitements de l'insuffisance cardiaque

65 % ; TFR

Prix : 8,73 € - 30 comprimés (1,25 mg)
8,73 € - 30 comprimés (2,50 mg)
3,59 € - 30 comprimés (5 mg)
Équivalents ou génériques : Bisoce, *Bisoprolol Almus*, *Bisoprolol Alter*, *Bisoprolol Arrow*, *Bisoprolol Biogaran*, *Bisoprolol EG*, *Bisoprolol Hexal*, *Bisoprolol Merck*, *Bisoprolol Mylan*, *Bisoprolol Qualimed*, *Bisoprolol Ranbaxy*, *Bisoprolol Ratiopharm*, *Bisoprolol RPG*, *Bisoprolol Sandoz*, *Bisoprolol Téva*, *Bisoprolol Winthrop*, *Bisoprolol Zen*, *Bisoprolol Zydus*, Cardensiel, Detensiel
Laboratoire : Wyeth-Lederlé
DCI : *bisoprolol*
Présentations/Composition : Cp. : 1,25 mg, 2,5 mg et 5 mg

Indications : *Traitement de l'insuffisance cardiaque*
Cardiocor est indiqué pour le traitement de l'insuffisance cardiaque chronique stable, en complément des médicaments classiques du cœur : diurétiques, inhibiteurs de l'enzyme de conversion, digitaliques.

Précautions/Interactions :
Le début du traitement doit être très progressif avec une dose quotidienne de 1,25 mg pendant la première semaine. En cas de bonne tolérance, cette dose sera portée à 2,50 mg par jour pendant la deuxième semaine et ainsi de suite jusqu'à la dose maximale de 10 mg par jour, qui constitue la dose d'entretien.
Après l'initiation du traitement à la dose de 1,25 mg, les patients doivent être surveillés pendant une période de 4 heures environ (en particulier surveillance de la pression artérielle, de la fréquence cardiaque, des troubles de la conduction, des signes d'aggravation de l'insuffisance cardiaque).
Cardiocor doit être utilisé avec précaution en cas de bronchospasme (asthme, maladies obstructives des voies aériennes), de diabète avec fluctuations importantes de la glycémie, de

Carlytène

jeûne strict, d'angor de prinzmetal, de troubles du rythme cardiaque (bloc auriculo-ventriculaire du 1er degré). En raison de l'absence d'études suffisantes, il doit être également utilisé avec précaution en cas de maladie associée telle que : diabète de type 1, insuffisance rénale, insuffisance hépatique, chez les patients de plus de 80 ans, en cas de cardiomyopathie ou de cardiopathie congénitale, maladie des valves cardiaques ou infarctus récent.
En raison des nombreuses interactions possibles avec les autres médicaments agissant sur le système cardio-vasculaire et respiratoire, l'emploi du Cardiocor ne peut être fait que sous surveillance médicale spécialisée stricte.

Posologie :
Adulte : 1 Cp./j. à 10 mg
Grossesse : non
Allaitement : non

Effets secondaires :
Cardiocor est responsable de nombreux effets secondaires, dont le plus important est l'aggravation possible de l'insuffisance cardiaque, ce qui justifie parfois l'arrêt du traitement. Il est également responsable d'une baisse de la tension artérielle, de vertiges, difficultés respiratoires (dyspnée) et peut favoriser une infection respiratoire virale.

Contre-indications :
Cardiocor est contre-indiqué chez les patients souffrant d'insuffisance cardiaque chronique lorsqu'elle est responsable d'insuffisance cardiaque aiguë, d'état de choc, de baisse excessive de la tension artérielle, de troubles graves du rythme cardiaque, d'asthme sévère, de troubles artériels périphériques sévères et d'hypersensibilité au produit.

En cas d'oubli :
Reprendre le traitement sans dépasser la dose quotidienne.

Bon à savoir
Les comprimés de bisoprolol doivent être pris le matin, avant, pendant ou après le petit déjeuner. Ils doivent être avalés avec un peu d'eau, sans être mâchés.

Les médicaments doivent être conservés hors de portée des enfants.

CARLYTÈNE
Vasodilatateurs

 15 %

Prix : 3,63 € - 32 comprimés
Équivalents ou génériques : Aucun
Laboratoire : Viatris
DCI : *moxisylyte*
Présentations/Composition : Cp. : 30 mg de moxisylyte

Indications : *Troubles vasculaires cérébraux*
Carlytène est un vasodilatateur cérébral indiqué comme traitement d'appoint pour corriger les troubles de l'attention, de l'équilibre (vertiges, étourdissements) et du comportement liés à l'âge et à la déficience circulatoire cérébrale. Il est également utilisé dans le traitement du syndrome de Raynaud (trouble vasculaire des mains).

Précautions/Interactions :
Carlytène à doses élevées peut être responsable d'une hépatite toxique, qui s'améliore avec l'arrêt du traitement.
Un traitement avec Carlytène ne dispense pas de suivre un traitement antihypertenseur si nécessaire.

Posologie :
Adulte : 1 à 2 Cp. 3 fois/j.
Grossesse : non
Allaitement : non

Effets secondaires :
Carlytène provoque parfois des troubles digestifs (nausées, vomissements).

En cas d'oubli :
Prendre immédiatement le comprimé, sans dépasser la dose journalière prescrite.

Bon à savoir
Le moxisylyte est également utilisé pour le traitement de l'impuissance à l'aide d'injections locales intracaverneuses.

CARTREX
Antalgiques anti-inflammatoires

65 %

Prix : 5,60 € - 30 comprimés
Équivalents ou génériques : Acéclofénac EG, Acéclofénac Merck, Acéclofénac Qualimed
Laboratoire : Almirall

DCI : *acéclofénac*
Présentations/Composition : Plaq. 30 Cp. : 100 mg d'acéclofénac

Indications : *Arthrose, Polyarthrite rhumatoïde, Spondylarthrite ankylosante*
Cartrex est indiqué dans le traitement de la douleur et de l'inflammation dans les grands syndromes articulaires, tels que arthrose, polyarthrite rhumatoïde et spondylarthrite ankylosante.

Précautions/Interactions :
La posologie quotidienne de Cartrex est de 200 mg, soit deux comprimés par jour à répartir entre le matin et le soir.
Cartrex doit être utilisé avec précaution en cas d'insuffisance hépatique ou rénale, ainsi que chez les sujets âgés. La dose généralement recommandée est de un comprimé par jour.
Cartrex n'est pas recommandé chez les femmes en âge de procréer et qui veulent avoir un enfant, car il peut diminuer la fertilité, a fortiori chez les femmes qui présentent des difficultés à être enceintes.
L'administration de Cartrex est déconseillée en cas de traitement par méthotrexate, lithium, anticoagulants oraux, ciclosporine et tacrolimus. L'association avec l'aspirine et d'autres traitements anti-inflammatoires n'est pas recommandée.

Posologie :
Adulte : 1 Cp./ prise ; maxi 2 Cp./j.
Enfant : non
Grossesse : non (interdit à partir du 5e mois)
Allaitement : non

Effets secondaires :
Cartrex, comme tous les médicaments anti-inflammatoires, peut être responsable de très nombreux effets secondaires : réactions allergiques, troubles digestifs (nausées, douleurs abdominales, anorexie, hémorragie digestive), troubles dermatologiques (urticaire, prurit, rhinite), troubles neurologiques (insomnie, cauchemar, irritabilité, vertige), cardiovasculaires (œdèmes, hypotension ou hypertension artérielle, troubles du rythme cardiaque).

Contre-indications :
Cartrex est contre-indiqué en cas d'hypersensibilité au produit et chez les patients qui ont des réactions allergiques à la prise d'aspirine ou de médicaments anti-inflammatoires (rhinite, crise d'asthme, urticaire). Cartrex est contre-indiqué en cas de maladie hémorragique ou de suspicion d'hémorragie (ulcère gastro-duodénal, accident vasculaire cérébral, rectocolite hémorragique, maladie de Crohn), en cas d'insuffisance cardiaque, d'insuffisance hépatique ou rénale sévères.

Bon à savoir
Cartrex doit être avalé entier, sans être croqué, avec un verre d'eau, au cours d'un repas.

CASODEX
Antihormones

100 %
Prix : 72,95 € - 30 comprimés
Équivalents ou génériques : *Bicalutamide Actavis, Bicalutamide Almus, Bicalutamide Alter, Bicalutamide Arrow, Bicalutamide Biogaran, Bicalutamide Cristers, Bicalutamide EG, Bicalutamide Evolugen, Bicalutamide Isomed, Bicalutamide Kabi, Bicalutamide Qualimed, Bicalutamide Ranbaxy, Bicalutamide Ratiopharm, Bicalutamide Sandoz, Bicalutamide Téva, Bicalutamide Winthrop, Bicalutamide Wyren Medical, Bicalutamide Zydus, Ormandyl*
Laboratoire : Zeneca
DCI : *bicalutamide*
Présentations/Composition : Cp. : 50 mg de bicalutamide

Indications : *Cancer de la prostate*
Casodex est un médicament qui a une activité purement antiandrogénique (il s'oppose à l'activité des hormones mâles). Il est utilisé surtout pour le traitement du cancer de la prostate en association avec une castration chirurgicale ou médicale.

Précautions/Interactions :
Le traitement nécessite un contrôle régulier de la fonction hépatique.
Casodex doit être utilisé avec prudence en cas de traitement anticoagulant.

Posologie :
Adulte : 1 Cp./j.
Grossesse : non
Allaitement : non

Effets secondaires :
Casodex est responsable de maux de tête, bouffées de chaleur, gynécomastie et parfois d'une hépatite nécessitant d'interrompre le traitement.

Catapressan

Contre-indications :
Casodex est contre-indiqué en cas d'hypersensibilité au produit.

CATAPRESSAN
Antihypertenseurs

65 %
Prix : 3,17 € - 20 comprimés
11,86 € - 100 comprimés
Équivalents ou génériques : Aucun
Laboratoire : Boehringer Ingelheim
DCI : *clonidine*
Présentations/Composition : Cp. : 0,15 mg
Indications : *Hypertension artérielle*
La clonidine agit sur les centres cérébraux (au niveau du bulbe) responsables du maintien de la tension artérielle. Elle provoque une baisse de la tension systolique comme de la tension diastolique, ainsi qu'un ralentissement du pouls. Elle peut être utilisée en association avec tous les autres antihypertenseurs et n'est pas contre-indiquée pendant la grossesse. En raison de son effet sur le cerveau, le Catapressan est également utilisé dans le sevrage des toxicomanes, dans certaines maladies neurologiques comme le syndrome de Gilles de la Tourette ou dans le traitement des tics incoercibles.

Précautions/Interactions :
L'action du Catapressan est majorée par l'emploi d'autres antihypertenseurs comme les diurétiques, les bêta-bloquants, les inhibiteurs de l'enzyme de conversion, les vasodilatateurs.
Les doses doivent être adaptées en cas d'insuffisance rénale et les changements de posologie doivent se faire en douceur : en effet, une modification ou un arrêt brusque du traitement peut provoquer une crise hypertensive par effet « rebond ».
L'association du Catapressan est contre-indiquée avec le sultopride, certains antidépresseurs (les imipraminiques), la yohimbine et la miansérine.
Il faut être prudent en cas d'association avec tous les médicaments agissant sur le système nerveux (neuroleptiques, antidépresseurs, benzodiazépines, etc.), avec les corticoïdes et les anti-inflammatoires non stéroïdiens.

Posologie :
Adulte : 1 à 4 Cp./j.

Effets secondaires :
La clonidine provoque une somnolence et une sécheresse de la bouche. Le risque de somnolence est accru en cas de consommation d'alcool. La prudence est recommandée pour la conduite automobile ou d'engins mécaniques. Parfois, la clonidine est responsable de troubles digestifs (diarrhées, constipation) et cutanés (éruption).

Contre-indications :
Le Catapressan est contre-indiqué en cas d'état dépressif et en association avec l'alcool ou avec certains médicaments (sultopride, miansérine, Yohimbine, antidépresseurs imipraminiques).

Délai d'action :
L'effet antihypertenseur apparaît en 3 heures.

En cas d'oubli :
Prendre immédiatement le comprimé oublié sans dépasser la dose journalière prescrite.

Signes de surdosage :
Il provoque une hypotension artérielle et un sommeil profond avec ralentissement du pouls et baisse de la température (hypothermie). Tout rentre dans l'ordre en 24 à 48 heures, mais il est parfois nécessaire, en cas de prise importante, de pratiquer un lavage d'estomac.

Bon à savoir
Classique du traitement de l'hypertension, le Catapressan est aujourd'hui détrôné par d'autres classes thérapeutiques qui présentent moins d'effets secondaires, mais il reste cependant un médicament indispensable de la trousse d'urgence du médecin.

CAVERJECT
Médicaments de la dysfonction érectile

30 %
Prix : 12,49 € - flacon (10 µg/ml)
12,49 € - flacon (20 µg/ml)
Équivalents ou génériques : Edex
Laboratoire : Pfizer
DCI : *alprostadil*
Présentations/Composition : Sol. Inj. : 10 ou 20 µg d'alprostadil

Indications : *Impuissance*
Caverject est une prostaglandine qui a un effet relaxant rapide sur les muscles lisses et les parois artérielles, et qui provoque une

érection. Il est indiqué en injection locale pour le traitement de l'impuissance.

Précautions/Interactions :
Caverject est déconseillé en cas d'antécédent d'accident cardio-vasculaire dans les 3 mois précédant le traitement.
Il ne faut pas utiliser Caverject plus de 2 fois par semaine, et toujours laisser au moins 24 heures d'intervalle entre 2 injections.
L'association de Caverject est déconseillée avec les anticoagulants, les vasodilatateurs et les antihypertenseurs.
L'injection intrapénienne nécessite un apprentissage, auprès du médecin ou d'un centre spécialisé. Il est fortement recommandé de respecter la prescription et de consulter régulièrement le médecin afin de prévenir l'apparition d'effets secondaires.

Posologie :
Adulte : 1 Inj. intrapénienne de 5 à 20 µg maxi 2 Inj./Sem.

Effets secondaires :
Caverject provoque une douleur au point d'injection et peut être responsable d'hypotension artérielle, maux de tête, vertiges, troubles du rythme cardiaque. Caverject peut provoquer une érection prolongée et douloureuse ainsi qu'un nodule fibreux au point d'injection.

Contre-indications :
Caverject est contre-indiqué en cas d'hypersensibilité aux prostaglandines, chez les sujets prédisposés au priapisme, et chez les patients dont l'épouse est enceinte ou susceptible de l'être en raison du passage d'alprostadil dans le sperme.

Signes de surdosage :
Le surdosage peut être responsable d'un priapisme (érection douloureuse de plus de 3 heures) nécessitant une hospitalisation et un traitement en urgence. Le surdosage peut aussi être suspecté en cas d'apparition d'un état dépressif, d'une diarrhée ou de troubles de la respiration.

Délai d'action :
L'action de Caverject se manifeste en 10 à 15 minutes et dure environ 1 heure.

> **Bon à savoir**
> Caverject est un produit efficace, mais d'utilisation peu pratique en raison de la nécessité de faire une injection intrapénienne. Ce médicament est à conserver au réfrigérateur.

CAYSTON
Antibiotiques

Prix : Usage hospitalier
Équivalents ou génériques : Aucun
Laboratoire : Gilead Sciences
DCI : *aztréonam lysine*
Présentations/Composition : Poud. pour nébulisation : 75 mg d'aztréonam lysine

Indications : *Infections pulmonaires*
Cayston est indiqué dans le traitement des infections pulmonaires dues à Pseudomonas aeruginosa chez les patients de plus de 18 ans atteints de mucoviscidose.

Précautions/Interactions :
La dose habituelle est de 75 mg, 3 fois par jour. Chaque administration doit être précédée de l'usage d'un bronchodilatateur et de soins de kinésithérapie.
Le médicament doit être administré par inhalation, sur une durée de 2 à 3 minutes.

Posologie :
Adulte : 75 mg, 3 fois/j.
Enfant < 18 ans : non
Grossesse : oui, si nécessaire
Allaitement : oui

Effets secondaires :
Cayston peut être responsable de manifestations cutanées de type allergique, ainsi que de réactions hématologiques (éosinophilie). Il peut également provoquer des nausées, vomissements et diarrhées, ainsi que des troubles respiratoires (toux, douleur rhinopharyngée, congestion nasale, écoulement nasal).

Contre-indications :
Cayston est contre-indiqué en cas de réaction allergique et en cas de maladie cutanée.

CÉBUTID
Anti-inflammatoires non stéroïdiens

65 %
Prix : 3,60 € - 30 comprimés (50 mg)
3,60 € - 15 comprimés (100 mg)
7,35 € - 16 gélules LP (200 mg)
Équivalents ou génériques : Antadys, Ocufen
Laboratoire : Shire
DCI : *flurbiprofène*

Cébutid

Présentations/Composition : Cp. : 50 mg (30 Cp.) ; 100 mg (15 Cp.) Gél. LP : 200 mg (16 Gél.)

Indications : *Inflammation, Douleur*

Les anti-inflammatoires non stéroïdiens (AINS) luttent contre l'inflammation et la douleur. Accessoirement, ils sont actifs contre la fièvre et fluidifient le sang. Ils sont utilisés en traitement de courte durée des inflammations articulaires aiguës et douloureuses, des tendinites, des traumatismes de l'appareil locomoteur, des douleurs vertébrales accompagnées ou non de sciatiques, de névralgies. Ils sont également administrés en chirurgie orthopédique ou maxillo-faciale pour prévenir ou traiter les manifestations inflammatoires. Les traitements au long cours sont indiqués en cas de processus inflammatoires chroniques (certaines arthroses, polyarthrite rhumatoïde).

Chez la femme, le Cébutid est utilisé pour calmer les règles douloureuses quand les examens médicaux ont éliminé toute cause de maladie. Les formes à libération prolongée (LP) sont indiquées pour les traitements au long cours.

Précautions/Interactions :

Cébutid est un médicament réservé à l'adulte de plus de 15 ans et doit être utilisé avec prudence chez la personne âgée en raison des effets indésirables. Avant toute mise en route d'un traitement par AINS, il faudra s'assurer de l'absence d'infection bactérienne, virale ou parasitaire dont les signes ou les symptômes peuvent être masqués. Des maux de tête avec étourdissements imposent l'arrêt du traitement s'ils persistent après diminution de la posologie. Les conducteurs de véhicules ou de machines doivent être informés de l'apparition possible de ces étourdissements. La prescription d'AINS doit être prudente chez les personnes souffrant d'insuffisance hépatique, rénale ou cardiaque, de diabète et en cas d'antécédents d'ulcère gastro-duodénal. Cébutid peut aggraver des maladies psychiatriques existantes, une maladie épileptique ou de Parkinson. L'efficacité d'un stérilet peut être diminuée.

De nombreux médicaments sont déconseillés avec les AINS : les anticoagulants, l'aspirine et ses dérivés salicylés, les autres AINS, le diflunisal, le lithium, le méthotrexate (traitement anticancéreux), le Ticlid. Certains traitements imposent une surveillance accrue : les antihypertenseurs, les diurétiques, certains antiarythmiques cardiaques (digoxines), certains antidiabétiques (sulfamides), certains traitements antigoutteux (bénémide) et antisida (zidovudine).

Si des pansements gastriques doivent être pris, les absorber au moins 2 heures après le Cébutid (diminution de l'absorption digestive).

Posologie :

Adulte

Cp. : 300 mg en 3 prises puis 100 mg à 200 mg en 1 prise

Grossesse : non

Allaitement : non

Effets secondaires :

Les AINS provoquent assez souvent en début de traitement une perte d'appétit, des nausées, des vomissements, de la diarrhée ou de la constipation, des maux de ventre, une inflammation de la gorge. Plus rarement peuvent survenir des ulcérations digestives avec hémorragies, des réactions d'hypersensibilité (rougeur de la peau, urticaire, crise d'asthme, œdème de Quincke), des maux de tête, une somnolence ou une insomnie, des vertiges, des sifflements dans les oreilles et quelques troubles des examens sanguins.

L'indométacine peut être responsable également de colite, de confusion, d'angoisse ou d'irritabilité.

Contre-indications :

Le Cébutid réservé aux adultes et aux enfants de plus de 15 ans.

Il est contre-indiqué chez les personnes ayant présenté des allergies à cette molécule ou à l'aspirine et ses dérivés, chez les personnes souffrant d'ulcère gastro-duodénal, d'insuffisance hépatique ou rénale.

Le dernier trimestre de la grossesse et l'allaitement sont des contre-indications à l'emploi de ce médicament. Au cours des 5 premiers mois de grossesse, les AINS ne se prennent qu'après avis médical et dans des cas très limités.

Délai d'action :

Le Cébutid est rapidement actif dans l'organisme quelles que soient les présentations. En 6 heures, la présence du Cébutid dans les articulations est plus importante que dans le sang et persiste plus de 6 heures.

Bon à savoir

Prendre les comprimés au milieu des repas diminue les troubles digestifs mais ne les annule pas. Ces troubles digestifs peuvent survenir également avec les formes rectales. Demeurer en position assise 15 à 30 minutes après une prise orale du médicament diminue le risque d'irritation de l'œsophage. Rapporter à son médecin les éruptions cutanées, démangeaisons, selles noires ou tout autre malaise inhabituel. La patiente en âge de procréer doit utiliser une méthode de contraception efficace pendant toute la durée du traitement, car il peut entraîner une fausse couche et ses effets sur le fœtus ne sont pas connus. En cas de grossesse, cesser la prise du médicament et consulter immédiatement son médecin. Garder les suppositoires à une température inférieure à 30 °C.

CÉFACIDAL
Antibiotiques

65 %

Prix : 3,99 € - flacon (1 g/5 ml)
Équivalents ou génériques : Céfaloject, Céfazoline Merck, Céfazoline Panpharma
Laboratoire : Bristol-Myers Squibb
DCI : *céfazoline*
Présentations/Composition : Amp. Inj. : céfazoline sodique 1 g, lidocaïne solution à 0,8 % 5 ml

Indications : *Infections bactériennes*
Les céphalosporines sont indiquées dans les infections ORL, respiratoires, génito-urinaires, ostéo-articulaires, cutanées et, en association à un aminoside, dans les infections sévères à l'exception des méningites. Cette céphalosporine n'étant pas absorbée par voie orale, elle s'administre exclusivement par voie injectable.

Précautions/Interactions :
La posologie est diminuée en cas d'insuffisance rénale.
Les associations avec d'autres antibiotiques toxiques pour les reins ou des diurétiques sont à surveiller.

Posologie :
Adulte : 1,5 à 3 g/j. en 2 à 3 Inj. IM ou IV
Enfant et nourrisson : 25 à 50 mg/kg/j. en 2 à 3 Inj. IM ou IV

Grossesse : après avis médical
Allaitement : après avis médical
Effets secondaires :
Les flacons qui contiennent de la lidocaïne sont contre-indiqués chez les enfants de moins de 30 mois. Des réactions allergiques, des troubles digestifs avec parfois des candidoses et troubles sanguins peuvent parfois survenir.

Contre-indications :
Céfacidal est contre-indiqué en cas d'allergie aux céphalosporines et aux pénicillines, et en cas de méningite.

Signes de surdosage :
Les signes d'une intoxication sont nausées, vomissements, douleurs épigastriques et diarrhées et nécessitent un traitement hospitalier.

Bon à savoir

Les céphalosporines sont prescrites dans les infections ORL et respiratoires à la place des pénicillines, car elles sont actives sur le germe hémophilus influenzæ, très souvent responsable de ces maladies.

CÉFAMANDOLE
Antibiotiques

H

Prix : Usage hospitalier
Équivalents ou génériques : Aucun
Laboratoire : Panpharma
DCI : *céfamandole*
Présentations/Composition : Flacon : 750 mg

Indications : *Infections bactériennes*
Les céphalosporines de 2e génération ont une meilleure activité sur certaines bactéries que celles de 1re génération mais de nombreuses résistances sont apparues depuis leur création. Le céfamandole est indiqué dans les infections ORL, respiratoires, génito-urinaires, ostéo-articulaires, cutanées et, en association à un aminoside, dans les infections sévères à l'exception des méningites. Il est également utilisé en chirurgie cardiaque et orthopédique, pour prévenir les risques infectieux avant les interventions.

Précautions/Interactions :
La posologie est diminuée en cas d'insuffisance rénale.
Les associations avec d'autres antibiotiques toxiques pour les reins ou des diurétiques sont

Céfuroxime

à surveiller. La coagulation doit être régulièrement vérifiée, notamment en cas d'association avec les anticoagulants.
L'alcool est fortement déconseillé pendant le traitement.

Posologie :
Adulte : 3 g/j. en 3 à 4 Inj. IV ou IM
Enfant : 50 mg/kg/j. en 3 à 4 Inj. IV ou IM
Grossesse : non
Allaitement : non

Effets secondaires :
Céfamandole peut provoquer des réactions allergiques, des troubles digestifs, des troubles de la coagulation et des troubles sanguins.

Contre-indications :
Céfamandole est contre-indiqué en cas d'allergie aux céphalosporines et aux pénicillines, ainsi qu'en cas de méningite.

Signes de surdosage :
Des nausées, vomissements, douleurs épigastriques et diarrhées sont les signes d'une intoxication qui nécessite un traitement hospitalier.

> **Bon à savoir**
> *Les céphalosporines sont prescrites dans les infections ORL et respiratoires à la place des pénicillines car elles sont actives sur le germe hémophilus influenzæ, très souvent responsable de ces maladies. Le céfamandole n'étant pas résorbé par voie digestive, il est administré par voie injectable.*

CÉFUROXIME
Antibiotiques

65 % ; TFR
Prix : 3,51 € - 8 comprimés (125 mg)
5,76 € - 8 comprimés (250 mg)
9,10 € - 8 comprimés (500 mg)
Équivalents ou génériques : Céfuroxime Actavis, Céfuroxime Arrow, Céfuroxime Biogaran, Céfuroxime EG, Céfuroxime Flavelab, Céfuroxime Kabi, Céfuroxime Mylan, Céfuroxime Qualimed, Céfuroxime Ranbaxy, Céfuroxime Ratiopharm, Céfuroxime Sandoz, Céfuroxime Téva, Céfuroxime Zen, Zinnat
Laboratoire : Novaxo
DCI : *céfuroxime axetil*
Présentations/Composition : Cp. : 125 mg, 250 mg, 500 mg

Indications : *Infections bactériennes*
Le céfuroxime est indiqué dans les infections ORL et respiratoires notamment, ainsi qu'en association à un aminoside, dans les infections sévères à l'exception des méningites. Il est également utilisé en chirurgie cardiaque et orthopédique, pour prévenir les risques infectieux avant les interventions.

Précautions/Interactions :
La posologie est diminuée en cas d'insuffisance rénale.
Les associations avec d'autres antibiotiques toxiques pour les reins, les polymyxines ou les diurétiques sont à surveiller.
L'alcool est fortement déconseillé pendant le traitement.

Posologie :
Adulte : 500 mg à 1 g/j. en 2 prises après les repas
Enfant : 20 à 30 mg/kg/j. en 2 prises après les repas (500 mg maxi)
Grossesse : non
Allaitement : non

Effets secondaires :
Céfuroxime peut provoquer des réactions allergiques, des troubles digestifs et sanguins.

Contre-indications :
Céfuroxime est contre-indiqué en cas d'allergie aux céphalosporines et aux pénicillines, ainsi qu'en cas de méningite.

Signes de surdosage :
Des nausées, vomissements, douleurs épigastriques et diarrhées sont les signes d'une intoxication qui nécessite un traitement hospitalier.

> **Bon à savoir**
> *Les céphalosporines sont prescrites dans les infections ORL et respiratoires à la place des pénicillines, car elles sont actives sur le germe hémophilus influenzæ, très souvent responsable de ces maladies.*

CÉLEBREX
Anti-inflammatoires

65 %
Prix : 17,37 € - 30 gélules (200 mg)
8,95 € - 30 gélules (100 mg)
Équivalents ou génériques : Aucun
Laboratoire : Pfizer

DCI : *célécoxib*
Présentations/Composition : Gél. : 100 et 200 mg

Indications : *Arthrose, Polyarthrite rhumatoïde*
Célebrex est indiqué pour soulager les symptômes douloureux et inflammatoires de l'arthrose ou de la polyarthrite rhumatoïde.
Les médicaments de la classe des coxibs sont contre-indiqués chez les patients présentant une maladie cardiaque (telle qu'une angine de poitrine, un infarctus du myocarde ou une insuffisance cardiaque) ou une maladie cérébro-vasculaire (antécédent d'accident vasculaire cérébral ou d'accident ischémique transitoire). Le médecin doit évaluer le risque cardiovasculaire avant toute prescription de Célebrex.

Précautions/Interactions :
La posologie habituelle est de 200 mg en une à deux prises. La dose maximale est de 400 mg par jour.
Ce nouvel anti-inflammatoire doit être utilisé avec précaution chez les patients traités avec des anticoagulants (vérifier l'activité anticoagulante), ainsi que chez les patients traités avec des médicaments comme les diurétiques, antihypertenseurs, ciclosporine, tacrolimus.

Posologie :
Adulte : 200 à 400 mg/j.
Enfant : non
Grossesse : non
Allaitement : non

Effets secondaires :
Les effets secondaires les plus fréquents sont les œdèmes périphériques, les troubles gastro-intestinaux, étourdissements, insomnies, troubles respiratoires (pharyngite, rhinite, infections des voies aériennes supérieures, toux), troubles hépatiques (élévation du taux des transaminases), éruption cutanée, urticaire.

Contre-indications :
Célebrex est contre-indiqué chez les enfants, en cas de grossesse et d'allaitement ainsi qu'en l'absence d'une contraception efficace chez les femmes en âge de procréer. Il est également contre-indiqué en cas d'hypersensibilité au célécoxib, en cas d'antécédents d'asthme, de réactions allergiques (rhinites, urticaire) déclenchées par la prise de médicaments anti-inflammatoires, d'ulcère gastrique en cours d'évolution ou d'hémorragie gastrique, de maladies coliques, d'insuffisance cardiaque, hépatique ou rénale sévères.
En l'absence d'études suffisantes sur l'interaction de Célebrex avec les contraceptifs oraux, il est conseillé d'utiliser une autre méthode contraceptive pendant le traitement.

En cas d'oubli :
Reprendre le traitement sans dépasser la dose quotidienne.

> **Bon à savoir**
> Célebrex peut être pris indifféremment avant, pendant ou après les repas.

CÉLECTOL
Antihypertenseurs

65 %

Prix : 10,33 € - 28 comprimés (200 mg)
28,37 € - 84 comprimés (200 mg)
Équivalents ou génériques : Céliprolol Actavis, Céliprolol Almus, Céliprolol Arrow, Céliprolol Biogaran, Céliprolol Cristers, Céliprolol EG, Céliprolol Evologen, Céliprolol Ivax, Céliprolol Merck, Céliprolol Qualimed, Céliprolol Ranbaxy, Céliprolol Ratiopharm, Céliprolol Sandoz, Céliprolol Téva, Céliprolol Torlan, Céliprolol Winthrop, Céliprolol Zydus.
Laboratoire : Aventis
DCI : *céliprolol*
Présentations/Composition : Cp. : 200 mg

Indications : *Hypertension artérielle, Prévention de l'angine de poitrine*
Célectol appartient à la classe des bêta-bloquants, remèdes qui inhibent l'action de certaines hormones appelées catécholamines (dont l'adrénaline) au niveau du cœur, des poumons et des vaisseaux. Ils diminuent le rythme cardiaque, ralentissent la conduction de l'influx nerveux à l'intérieur du cœur, diminuent la force contractile du ventricule gauche, diminuent la consommation d'oxygène du cœur et baissent la tension artérielle. Mais ils ont aussi un effet sur le poumon (bronchoconstriction), les vaisseaux des extrémités (vasoconstriction) et le taux de sucre dans le sang (hypoglycémie). Célectol est utilisé pour le traitement de l'hypertension artérielle et dans le cadre de la prévention des crises d'angine de poitrine apparaissant à l'effort.

Célestamine

Précautions/Interactions :
Le traitement aux bêta-bloquants doit être utilisé avec prudence en cas d'insuffisance cardiaque, de maladie respiratoire chronique, d'angor de Prinzmetal (crise d'angine de poitrine au repos), de certains troubles du rythme cardiaque, de diabète, de phéochromocytome, de maladie cutanée (psoriasis) et chez les patients âgés. En cas d'insuffisance rénale, le traitement doit être adapté en fonction des tests de contrôle de la créatinine.
L'association du Célectol est contre-indiquée avec la floctafénine (Idarac) et le sultopride (Barnétil), et elle est déconseillée avec l'amiodarone (Cordarone).
Si vous devez être opéré, avertissez l'anesthésiste de votre traitement, car il ne doit pas être interrompu brutalement et il exige une surveillance particulière pendant l'intervention.
L'association doit être faite avec précaution en cas d'utilisation de médicaments antagonistes du calcium (Adalate, Tildiem, Cordium, Loxen, Isoptine), en cas d'association avec d'autres antiarythmiques, avec le baclofène (Liorésal), l'insuline et les médicaments antidiabétiques.
De nombreuses classes thérapeutiques doivent être utilisées avec prudence : antidépresseurs imipraminiques, neuroleptiques, anti-inflammatoires non stéroïdiens, tétracosactide (Synacthène), méfloquine (Lariam).
En cas de nécessité, le traitement avec Célectol peut être continué pendant la grossesse, mais il faudra surveiller attentivement le nouveau-né pendant la première semaine après l'accouchement (fréquence cardiaque, glycémie).
Célectol peut provoquer une réponse positive lors des tests antidopage réalisés chez les sportifs.

Posologie :
Adulte
Hypertension, cœur : 1 Cp./j. le matin
Grossesse : oui, sous surveillance
Allaitement : non

Effets secondaires
Les effets indésirables les plus fréquents sont la bradycardie, la fatigue, l'impuissance, l'insomnie et les troubles digestifs (douleurs gastriques, nausées, vomissements, diarrhées). Plus rarement, Célectol peut provoquer une crise d'asthme, une chute importante de la tension artérielle, une hypoglycémie, des éruptions cutanées, nécessitant dans tous les cas un arrêt du traitement.

Contre-indications :
Les bêta-bloquants sont interdits en cas d'asthme et d'insuffisance cardiaque non soignée. Ils ne peuvent pas être utilisés si le patient présente un rythme cardiaque trop lent (bradycardie) ou dans certains troubles du rythme (bloc auriculo-ventriculaire de 2e ou 3e degré).
Ils sont contre-indiqués en cas de phénomène de Raynaud et de troubles artériels des mains et des pieds, en cas de tumeur non traitée de la glande surrénale (phéochromocytome), en cas d'hypotension artérielle, et d'antécédents d'allergie au céliprolol.

Délai d'action :
L'effet du médicament apparaît en 1 à 3 heures après la prise.

En cas d'oubli :
Prendre immédiatement le comprimé oublié sans dépasser la dose journalière prescrite.

Signes de surdosage :
Il provoque un ralentissement excessif du cœur et une baisse importante de la tension qui exige une hospitalisation en service d'urgence pour l'administration d'antidotes.

> *Bon à savoir*
> Les traitements bêta-bloquants ne doivent jamais être interrompus brutalement chez les malades du cœur : l'arrêt brusque peut provoquer un infarctus du myocarde, des troubles du rythme et le décès.

CÉLESTAMINE
Anti-inflammatoires : corticoïdes

 NR

Prix : 2,64 € - 30 comprimés (2 mg)
Équivalents ou génériques : Bétaméthasone Biogaran, Bétaméthasone EG, Bétaméthasone Winthrop
Laboratoire : Schering-Plough
DCI : *bétaméthasone, dexchlorphéniramine*
Présentations/Composition : Cp. : bétaméthasone : 0,25 mg ; dexchlorphéniramine : 2 mg

Indications : *Inflammation, Allergie*
Célestamine associe un corticoïde anti-inflammatoire stéroïdien et un antihistaminique. Les

Célestamine

corticoïdes sont des dérivés d'hormones naturelles fabriquées par les glandes surrénales : la cortisone et l'hydrocortisone. Les molécules synthétiques ont une action anti-inflammatoire à dose faible, et diminuent la réponse immunitaire de l'organisme à dose forte. Les antihistamines diminuent et améliorent les symptômes allergiques déclenchés par des allergènes. La Célestamine est donc indiquée pour traiter les manifestations allergiques aiguës ou chroniques, notamment respiratoires (rhume de foins, asthme), dermatologiques (eczémas, maladies graves de la peau) ou oculaires (conjonctivite, uvéite).

Précautions/Interactions :

Ce médicament est réservé aux adultes et aux enfants de plus de 30 mois.

Avant toute mise en route d'un traitement par corticoïde, il faut s'assurer de l'absence d'infection bactérienne, virale ou parasitaire dont la survenue est favorisée. Il ne faut pas vacciner avec des vaccins comportant des virus vivants atténués.

Les corticoïdes peuvent entraîner un déséquilibre d'un traitement antidiabétique qu'il convient donc de surveiller.

En cas d'antécédents d'ulcère gastro-duodénal, il est nécessaire d'effectuer une fibroscopie de contrôle de la muqueuse de l'estomac et du duodénum.

Certaines maladies (dysfonctionnement des cellules rénales, hypertension artérielle, ostéoporose, etc.) nécessitent une surveillance particulière.

Pour limiter l'apparition d'un syndrome de sevrage à l'arrêt d'un traitement prolongé par corticoïdes, il convient de diminuer progressivement les doses avant l'arrêt définitif.

Les corticoïdes positivent les tests effectués lors des contrôles antidopage sportifs.

Certains médicaments sont déconseillés ou nécessitent une surveillance particulière : les dérivés de l'aspirine, les anticoagulants oraux et l'héparine, certains traitements cardiaques (digitaline, quinidiniques, amiodarone), les traitements antidiabétiques (insuline, metformine et sulfamides hypoglycémiants), les traitements antihypertenseurs et les vaccins vivants atténués.

Posologie :

Adulte : 1 à 4 Cp./j.
Enfant > 30 mois : 1 à 4 Cp./j.
Grossesse : non
Allaitement : non

Effets secondaires :

Ils surviennent généralement en cas de traitement prolongé et à fortes doses et consistent en rétention d'eau et de sel avec hypertension artérielle, fuite de potassium, hypofonctionnement parfois définitif des glandes surrénales avec diabète sucré et arrêt de la croissance chez l'enfant, troubles musculaires et squelettiques (ostéoporose, fractures), troubles cutanés (acné, retard de cicatrisation), troubles digestifs (ulcères gastro-duodénaux, pancréatites), excitation avec troubles du sommeil ou euphorie, glaucome, cataracte.

À l'arrêt du traitement, un état dépressif peut s'installer ainsi qu'un syndrome de sevrage (fatigue, anxiété, amaigrissement, douleurs diffuses). Un phénomène de rebond peut apparaître avec une reprise évolutive de la maladie sous-jacente à l'arrêt du traitement.

Contre-indications :

Les corticoïdes sont contre-indiqués dans de nombreuses situations : toute maladie infectieuse évolutive notamment virale (herpès, zona ophtalmique, hépatite aiguë A, B, C), la goutte, l'ulcère gastro-duodénal en évolution, des états psychotiques. Certains médicaments ne doivent pas être associés : l'hismanal, le Cordium, l'érythromycine en intraveineux, l'Halfan, le Barnétil. La grossesse n'est pas une contre-indication en cas de nécessité de traitement, par contre, l'allaitement en est une.

Délai d'action :

Après prise orale ou injectable, les effets se font sentir rapidement et durent en moyenne plus de 36 heures.

Signes de surdosage :

Les signes de surdosage sont la surcharge pondérale, la fonte musculaire, des troubles digestifs, une ostéoporose, une hypertension artérielle, de l'acné, une excitation ou une agitation anormales, un arrêt de croissance chez l'enfant qui disparaîtront avec l'élimination du produit. Effets secondaires des antihistaminiques.

Bon à savoir

La Célestamine est prescrite pour de courtes périodes contre des phénomènes allergiques rebelles à des traitements antihistaminiques. Il est conseillé de ne jamais interrompre brutalement le traitement et de ne prendre d'autres médicaments qu'après avis médical. Il faut signaler la prise de Célestamine en cas de vaccination, désinfecter toute plaie et signaler toute fièvre.

CÉLESTÈNE
Anti-inflammatoires : corticoïdes

65 %
Prix : 3,93 € - 20 comprimés (2 mg)
3,78 € - 1 flacon de solution buvable (30 ml)
4,47 € - 3 ampoules injectables (4 mg)
3,08 € - 1 ampoule injectable (8 mg)
Équivalents ou génériques : Bétaméthasone Arrow, Bétaméthasone Biogaran, Bétaméthasone EG, Bétaméthasone Winthrop
Laboratoire : Schering-Plough
DCI : *bétaméthasone*
Présentations/Composition : Cp. : 2 mg
Sol. Buv. : 40 Gttes = 1 ml = 0,5 mg
Amp. Inj. : 4 mg pour 1 ml ; 8 mg pour 2 ml
action prolongée : 6 mg pour 1 ml

Indications : *Inflammation*
L'hydrocortisone, hormone naturelle fabriquée par les glandes surrénales, fait partie du groupe des corticoïdes. Elle possède une action anti-inflammatoire qui est utilisée en injection quand une forte dose locale de corticoïdes est nécessaire : dans ou autour d'une articulation (arthrite aiguë ou chronique, arthrose en poussée, périarthrite scapulo-humérale), dans ou autour d'un ligament (épicondylite, tendinites), en cas de lombosciatiques, etc. Elle est également utilisée en dermatologie, en ophtalmologie, en ORL.
Néanmoins, cette hormone naturelle a moins d'effets anti-inflammatoires que les corticoïdes synthétiques.

Précautions/Interactions :
Les corticoïdes sont administrés en général en 1 prise le matin pour améliorer leur efficacité et 1 jour sur 2, surtout chez l'enfant, pour éviter un retard de croissance. Pour limiter une rétention en eau et en sel et une fuite en potassium, un régime pauvre en sel et riche en potassium est associé au traitement. Il est également conseillé de suivre un régime riche en protides, en calcium, en vitamine D, pauvre en sucres d'absorption rapide et modéré en sucres d'absorption lente en cas de traitement prolongé.
Avant toute mise en route d'un traitement par corticoïdes, il faut s'assurer de l'absence d'infection bactérienne, virale ou parasitaire dont la survenue est favorisée. Il ne faut pas vacciner avec des vaccins comportant des virus vivants atténués. Les corticoïdes peuvent entraîner un déséquilibre d'un traitement anti-diabétique qu'il convient donc de surveiller. En cas d'antécédents d'ulcère gastro-duodénal, il est nécessaire d'effectuer une fibroscopie de contrôle de la muqueuse de l'estomac et du duodénum.
Certaines maladies (dysfonctionnement des cellules rénales, hypertension artérielle, ostéoporose...) nécessitent une surveillance particulière. Pour limiter l'apparition d'un syndrome de sevrage à l'arrêt d'un traitement prolongé par corticoïdes, il convient de diminuer progressivement les doses avant l'arrêt définitif. Les corticoïdes positivent les tests effectués lors des contrôles antidopage sportifs.
Certains médicaments sont déconseillés ou nécessitent une surveillance particulière : les dérivés de l'aspirine, les anticoagulants oraux et l'héparine, certains traitements cardiaques (digitaline, quinidiniques, amiodarone), les traitements antidiabétiques (insuline, metformine et sulfamides hypoglycémiants), les traitements antihypertenseurs et les vaccins vivants atténués.

Posologie :
Adulte
Cp. : 1,5 à 4 mg/j. puis 0,5 à 2 mg/j.
Enfant
> 12 ans : 75 % de la dose pour adulte
7 à 12 ans : 50 % de la dose pour adulte
1 à 7 ans : 25 % de la dose pour adulte
Grossesse : non
Allaitement : non

Effets secondaires :
Ils surviennent généralement en cas de traitement prolongé et à fortes doses et consistent en rétention d'eau et de sel avec hypertension artérielle, baisse du taux de potassium, hypofonctionnement parfois définitif des glandes surrénales avec diabète et arrêt de la croissance chez l'enfant, troubles musculaires et squelettiques (ostéoporose, fractures), troubles cutanés (acné, retard de cicatrisation), troubles digestifs (ulcères gastro-duodénaux, pancréatites), excitation avec troubles du sommeil ou euphorie, glaucome, cataracte.
À l'arrêt du traitement, un état dépressif peut s'installer ainsi qu'un syndrome de sevrage (fatigue, anxiété, amaigrissement, douleurs diffuses). Un phénomène de rebond peut

apparaître avec une reprise évolutive de la maladie sous-jacente à l'arrêt du traitement.

Contre-indications :
Les corticoïdes sont contre-indiqués dans de nombreuses situations : toute maladie infectieuse évolutive notamment virale (herpès, zona ophtalmique, hépatite aiguë A, B, C), la goutte, l'ulcère gastro-duodénal en évolution, des états psychotiques. Certains médicaments ne doivent pas être associés : l'hismanal, le Cordium, l'érythromycine en intraveineux, l'Halfan, le Barnétil. La grossesse n'est pas une contre-indication en cas de nécessité de traitement, par contre, l'allaitement en est une. Tout problème cutané au niveau du point d'injection est une contre-indication à l'injection et doit faire préférer la voie orale. Une injection antérieure de Betnesol qui a provoqué une réaction allergique à l'un de ses constituants est une contre-indication absolue à toute nouvelle injection.

Signes de surdosage :
Les signes de surdosage sont la surcharge pondérale, la fonte musculaire, des troubles digestifs, une ostéoporose, une hypertension artérielle, de l'acné, une excitation ou une agitation anormale, un arrêt de croissance chez l'enfant qui disparaîtront avec l'élimination du produit.

Bon à savoir
Il est conseillé aux personnes sous corticoïdes de suivre les horaires de prescription, de ne jamais interrompre brutalement le traitement et de ne prendre d'autres médicaments qu'après avis médical. Il est important de signaler la prise de corticoïdes en cas de vaccination, de désinfecter toute plaie et de signaler toute fièvre. En cas de traitement prolongé, un régime alimentaire doit être élaboré avec le médecin : peu salé, riche en protéines et en calcium, pauvre en sucres d'absorption rapide, modéré en sucres d'absorption lente. Les suppléments en potassium, calcium, vitamine D et pansements gastriques visent à diminuer la prise de poids, les œdèmes des jambes ou du visage, la fragilité osseuse ou cutanée et la gastrite.
En conséquence, il faut se peser très régulièrement, vérifier sa tension artérielle avec des appareillages automatiques, contrôler sa force musculaire, surveiller sa peau (vergetures, amincissement des ongles ou de la peau, augmentation de la pilosité) ou la présence de selles noires (saignement digestif).

CELLCEPT
Immunodépresseurs

Prix : 96,71 € - 100 gélules (250 mg)
96,71 € - 50 comprimés (500 mg)
Équivalents ou génériques : *Mycophénolate Mofet Arrow*, *Mycophénolate Mofet EG*, *Mycophénolate Mofet Mylan*, *Mycophénolate Mofet Ranbaxy*
Laboratoire : Roche
DCI : *mycophénolate mofétil*
Présentations/Composition : Gél. : 250 mg ; Cp. : 500 mg ;
Poud. pour Susp. Buv. : 1 g/5 ml

Indications : *Prévention des rejets d'organes*
Ce médicament inhibe la prolifération de certains globules blancs responsables des rejets d'organes au cours des greffes. Il diminue ainsi, en association avec la ciclosporine et les corticoïdes, les rejets d'organe chez les greffés de rein.

Précautions/Interactions :
Une surveillance médicale est nécessaire pendant plusieurs mois après la greffe. Une contraception efficace doit être instaurée dès le début du traitement et 6 semaines après son arrêt.
Ce médicament est utilisé avec prudence en cas d'insuffisance rénale et de maladie grave du tube digestif par risque d'hémorragie.
Il ne doit pas être associé à l'azathioprine (Imurel) et l'être avec précautions à l'aciclovir, le probénécide, le ganciclovir, le cotrimoxazol, le cholestyramine et les antiacides.

Posologie :
Adulte : 1 g 2 fois/j.
Grossesse : non
Allaitement : non

Effets secondaires :
Ce traitement peut provoquer une baisse des globules blancs et rouges ainsi que des plaquettes. Des diarrhées, des nausées et des vomissements sont fréquents. Plus rarement, peuvent survenir constipation, ulcères ou hémorragie digestive, infections, maux de tête, douleurs, insomnies ou un état de somnolence, tremblements, de l'hypertension artérielle et d'autres troubles. Il existe également

Celltop

un risque d'apparition de tumeurs cancéreuses, notamment cutanées, en cas de traitement trop important.

Contre-indications :
L'allergie au mycophénolate est une contre-indication absolue.

Bon à savoir

Le médicament est ingéré à jeun en 2 prises quotidiennes. Il doit être conservé à une température inférieure à 30 °C et à l'abri de la lumière.

CELLTOP
Antinéoplasiques

100 %
Prix : 237,39 € - 40 capsules (25 mg)
185,21 € - 20 capsules (50 mg)
Équivalents ou génériques : *Étoposide Merck, Étoposide Téva*
Laboratoire : Baxter
DCI : *étoposide*
Présentations/Composition : Caps. de 100 mg, 50 mg, 25 mg ; flacon contenant 100 mg/5 ml d'étoposide

Indications : *Cancer du sein, Cancer du testicule, Cancer du poumon, Cancer du sang*
Celltop est indiqué dans le traitement de diverses maladies cancéreuses : carcinome embryonnaire du testicule, cancer du poumon à petites cellules, cancer du sein, lymphome hodgkinien, leucémie aiguë.

Précautions/Interactions :
La posologie habituelle initiale est de 80 à 300 mg par m^2 de surface corporelle et par jour, pendant une durée de 3 à 5 jours. Les cures peuvent être renouvelées toutes les 3 à 4 semaines en fonction de la réponse au traitement.
Un autre protocole de traitement est une dose plus faible (50 à 100 mg/m2/j.) pendant une période de 21 à 28 jours.
Celltop doit être utilisé avec précaution en cas de déficits des globules blancs et des plaquettes dans le sang, ainsi qu'en cas d'insuffisance rénale chronique.

Posologie :
Adulte : 80 à 300 mg/m^2/j. pendant 3 à 5 j. ou 50 à 100 mg/m^2/j. pendant 21 à 28 j.
Enfant : non

Grossesse : non
Allaitement : non

Effets secondaires :
Celltop peut être responsable de nombreux effets secondaires : chute des cheveux, troubles des règles, maladies infectieuses, troubles digestifs, douleurs abdominales, troubles neurologiques et de la libido.

Contre-indications :
Celltop est contre-indiqué en cas d'hypersensibilité, de grossesse et d'allaitement, de vaccination en cours contre la fièvre jaune et de traitement à base de phénytoïne.

CELLUSON
Laxatifs

NR
Prix : Libre
Équivalents ou génériques : Actisson, All-bran, Doses-o-son
Laboratoire : Saunier-Daguin
DCI : *son de blé*
Présentations/Composition : Biscuits : 40 % de son de blé

Indications : *Constipation*
Le son de blé, qui n'est pas absorbé par le système digestif, a la propriété d'augmenter le volume des selles. Pour cette raison, il peut être utile pour prévenir et guérir la constipation.

Précautions/Interactions :
Celluson est réservé à l'adulte.
Celluson est un traitement mécanique de la constipation, qui ne dispense pas de suivre les règles habituelles de prévention de la constipation : boire beaucoup d'eau, manger des fruits et des légumes, avoir une activité physique régulière.
En cas de constipation prolongée, d'alternance de diarrhée et de constipation, ou de douleurs abdominales, consulter un médecin.
Tenir compte de la présence de sucre en cas de régime diabétique.

Posologie :
Adulte : 4 à 5 biscuits/j.

Effets secondaires :
Celluson peut provoquer un ballonnement intestinal.

Contre-indications :
Celluson est contre-indiqué en cas de suspicion d'occlusion intestinale.

Délai d'action :
L'effet sur la constipation se manifeste après 2 à 3 jours de traitement.

> **Bon à savoir**
> Prendre seulement 2 à 3 biscuits par jour les premiers jours pour éviter le ballonnement intestinal.

CELSENTRI
Antiviraux

🛒 100 %
Prix : 790,61 € - 60 comprimés (150 mg)
790,61 € - 60 comprimés (300 mg)
Équivalents ou génériques : Aucun
Laboratoire : Pfizer
DCI : *maraviroc*
Présentations/Composition : Cp. : 150 à 300 mg de maraviroc

Indications : *Infection VIH*
Celsentri est indiqué dans le traitement de certaines formes d'infection à VIH chez des patients précédemment traités par des médicaments antirétroviraux.

Précautions/Interactions :
La dose habituelle du traitement est de 150 à 600 mg, 2 fois par jour.
Celsentri ne peut être prescrit que par un médecin spécialisé dans le traitement de l'infection par VIH et ne peut être utilisé que dans le traitement d'une variante spécifique du VIH, appelé VIH-1 à tropisme CCR5.
Le traitement par Celsentri, comme pour les autres antiretroviraux, n'élimine pas la possibilité de contamination sexuelle par le VIH. Les précautions habituelles de protection (usage de préservatifs) doivent être poursuivies durant le traitement.
Celsentri doit être utilisé avec précaution en cas d'insuffisance rénale ou hépatique.

Posologie :
Adulte > 18 ans : 150 à 600 mg/2 fois/j.
Grossesse : non
Allaitement : non

Effets secondaires :
Celsentri est fréquemment responsable de nausées, vomissements, douleurs abdominales ou de constipation. Il est également responsable de toux, fatigue, insomnie, douleurs musculaires, réactions allergiques cutanées et de modification des tests biologiques hépatiques. À forte dose, Celsentri peut provoquer une hypotension orthostatique.

Contre-indications :
Celsentri est contre-indiqué en cas d'hypersensibilité au produit ou à ses excipients, au soja, à l'arachide.

CERAZETTE
Contraceptifs

🛒 NR
Prix : Libre
Équivalents ou génériques : Antigone, Désogestrel Actavis, Désogestrel Biogaran, Désogestrel Mylan, Désogestrel Téva
Laboratoire : MSD France
DCI : *désogestrel*
Présentations/Composition : Plaquette de 28 Cp. : 75 µg de désogestrel

Indications : *Contraception orale*
Cerazette est indiqué pour la contraception orale de type progestative.

Précautions/Interactions :
Cerazette doit être pris tous les jours à la même heure pendant 28 jours, sans interruption.
Le traitement doit être commencé le premier jour des règles ou le jour suivant la prise du dernier comprimé du contraceptif oral antérieur, ou encore le jour du retrait d'autres moyens contraceptifs comme les patchs cutanés ou les anneaux vaginaux.
Cezarette doit être utilisé avec précaution en cas d'antécédents familiaux de maladie thromboembolique, de diabète, d'hypertension artérielle, de troubles des règles. En cas d'immobilisation prolongée (hospitalisation), il est préférable d'interrompre le traitement.
Cérazette peut être prescrit par les sage-femmes.

Posologie :
Adulte : 1 Cp./j.
Grossesse : non
Enfant : non
Allaitement : non

Ceris

Effets secondaires :

Cerazette peut être responsable d'une aggravation d'un chloasma (taches cutanées principalement sur le visage) chez les femmes prédisposées. Dans ce cas, il est important de se protéger du soleil, qui accentue ces pigmentations. Il peut également être responsable de troubles de l'humeur, de nausées, de saignements irréguliers ou d'aménorrhée qui peuvent faire suspecter une éventuelle grossesse. Comme tous les contraceptifs hormonaux, Cerazette peut favoriser les accidents vasculaires cérébraux et la formation de caillots sanguins, surtout en présence de facteurs de risque comme le tabagisme et l'obésité.

Contre-indications :

Comme tous les contraceptifs hormonaux, Cerazette est contre-indiqué en cas de maladie thrombotique veineuse, en cas d'antécédent de thrombophlébite et d'embolie pulmonaire, en cas d'insuffisance hépatique sévère, de cancer génital et d'hémorragie génitale inexpliquée. L'usage d'un traitement phytothérapique à base de millepertuis est également contre-indiqué.

En cas d'oubli

La prise journalière des comprimés est fortement recommandée. Un oubli de plus de 36 heures peut remettre en cause la contraception. En cas d'oubli, prendre immédiatement le comprimé oublié.

Bon à savoir

Cerazette fait partie des pilules dites de troisième génération mises en cause en raison des accidents vasculaires qu'elles peuvent provoquer. Ces pilules ne sont plus remboursées par la Sécurité sociale.

CERIS
Antispasmodiques

30 %

Prix : 4,93 € - 30 comprimés
Équivalents ou génériques : Aucun
Laboratoire : Madaus
DCI : *chlorure de trospium*
Présentations/Composition : Cp. : 20 mg de chlorure de trospium

Indications : *Incontinence urinaire*

Ceris est indiqué dans le traitement des troubles du contrôle de la miction, avec symptômes d'impériosité urinaire et d'incontinence urinaire par urgence mictionnelle.

Précautions/Interactions :

La dose recommandée est de 1 comprimé 2 fois par jour.

La nécessité de poursuivre le traitement doit être réévaluée régulièrement (tous les 3 à 6 mois).

La posologie doit être réduite de moitié en cas d'insuffisance rénale sévère (1 comprimé par jour).

Ceris doit être utilisé avec précaution en cas de maladie cardiovasculaire (angine de poitrine, insuffisance cardiaque), de maladie intestinale obstructive, d'hyperthyroïdie, de neuropathie.

Posologie :

Adulte : 15 à 30 mg/j.
Enfant < 12 ans : non
Grossesse : oui si nécessaire
Allaitement : oui si nécessaire

Effets secondaires :

Les effets indésirables les plus fréquents sont digestifs, avec une sensation de sécheresse de la bouche, dyspepsie, constipation. Il peut également être responsable de troubles visuels, à cause de son effet éventuel sur l'accommodation.

Contre-indications :

Ceris est contre-indiqué en cas d'hypersensibilité au produit ou à ses excipients, en cas de tachycardie, de rectocolite hémorragique, de mégacôlon, de maladie de la prostate (risque de rétention urinaire), de glaucome.

En cas d'oubli :

Prendre immédiatement le comprimé oublié, sans doubler la dose en cas d'oubli de plus d'une journée.

Signes de surdosage :

Une prise massive de Ceris est responsable de sécheresse de la bouche, de tachycardie, de troubles de la miction (rétention urinaire). Elle nécessite une hospitalisation pour surveillance, lavage gastrique et administration éventuelle d'antidotes.

Bon à savoir
Le comprimé doit être pris avec un demi-verre d'eau à jeun avant le repas.

CERTICAN
Immunosuppresseurs

Prix : 48,27 € - 60 comprimés (0,1 mg)
112,84 € - 60 comprimés (0,25 mg)
217,85 € - 60 comprimés (0,5 mg)
318,04 € - 60 comprimés (0,75 mg)
Équivalents ou génériques : Aucun
Laboratoire : Novartis
DCI : *everolimus*
Présentations/Composition : Cp. : 0,25 et 0,5 mg d'everolimus

Indications : *Transplantation d'organes*
Certican contrôle la production de cellules lymphocytaires et est utilisé dans le traitement des transplantations d'organes (cœur, rein) en complément du traitement immunosuppresseur par la ciclosporine et les corticoïdes.

Précautions/Interactions :
La posologie habituelle initiale de Certican est de 0,75 mg par prise en 2 prises par jour puis la dose doit être adaptée en fonction de la réponse clinique. Chez les patients souffrant d'insuffisance hépatique la dose doit être réduite de moitié.
Certican ne peut être prescrit qu'à l'hôpital par un médecin spécialisé dans le traitement immunosuppresseur.
Le traitement par Certican nécessite une protection accrue contre le soleil et les rayons ultra-violets.
Comme tous les traitements immunosuppresseurs, Certican peut favoriser les infections opportunistes et exige souvent un traitement antibiotique préventif pendant les premiers mois de traitement.
Certican peut être responsable d'une augmentation des lipides sanguins, nécessitant un bilan préalable et, si nécessaire un régime alimentaire et un traitement hypolipémiant.
L'association de Certican avec des médicaments qui agissent sur ou inhibent les systèmes enzymatiques de métabolisme hépatique n'est pas recommandée (notamment : kétoconazole, itraconazole, voriconazole, clarithromycine, télithromycine, ritonavir, rifampicine, rifabutine).

Posologie :
Adulte : 0,75 mg 2 fois/j.
Enfant : non
Grossesse : non
Allaitement : non

Effets secondaires :
Certican peut être responsable de nombreux effets secondaires, nécessitant un arrêt du traitement, une diminution des doses ou une surveillance accrue. Ces effets secondaires sont plus particulièrement la douleur, œdème, acné et troubles cutanés, augmentation des infections, cancers, en particulier cutanés.

Contre-indications :
Certican est contre-indiqué en cas d'hypersensibilité à l'everolimus ou autres immunosuppresseurs comme sirolimus, en cas de traitement immunosuppresseur associé autre que la ciclosporine ou les corticoïdes.

Bon à savoir
Avaler le comprimé avec un verre d'eau toujours de la même façon (soit toujours pendant un repas soit toujours en dehors d'un repas) sans le croquer ni l'écraser. Ne pas boire de jus de pamplemousse, car il peut interagir sur le métabolisme du médicament.

CÉRULYSE
Traitements du nez, de la gorge et des oreilles

NR

Prix : Libre
Équivalents ou génériques : Aucun
Laboratoire : Chauvin
DCI : *xylène*
Présentations/Composition : Sol. auriculaire : flacon 10 ml

Indications : *Bouchon de cérumen*
Cérulyse est un détergent qui permet de dissoudre les bouchons de cérumen qui obstruent le conduit auditif externe de l'oreille. Quand le bouchon est souple, un bain d'oreille suffit avant l'extraction mais quand il est dur, des bains d'oreille sont nécessaires quelques jours auparavant afin de le ramollir.

Précautions/Interactions :
Le tympan doit être intact avant les instillations.

Posologie :
Adulte
Bouchon mou : 3 à 5 Gttes 10 minutes avant extraction

Cervoxan

Bouchon dur : 3 à 5 Gttes 3 fois/j. pendant 3 à 4 j.
Grossesse : oui
Allaitement : oui

Effets secondaires :
En cas de perforation tympanique, la solution auriculaire peut provoquer des effets indésirables au niveau de l'oreille interne.

Contre-indications :
Cérulyse est contre-indiqué en cas de perforation du tympan.

> **Bon à savoir**
> Pour rendre l'instillation plus confortable, tiédir le flacon. Le bain d'oreille se réalise après instillation de quelques gouttes, la tête penchée en avant pendant quelques minutes.

CERVOXAN
Vasodilatateurs

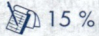 15 %

Prix : 13,34 € - 30 gélules
Équivalents ou génériques : Aucun
Laboratoire : Almirall
DCI : *vinburnine*
Présentations/Composition : Gél. : 60 mg de vinburnine

Indications : *Troubles vasculaires cérébraux*
Cervoxan est un oxygénateur cérébral indiqué comme traitement d'appoint pour corriger les troubles de l'attention, de l'équilibre (vertiges, étourdissements) et du comportement liés à l'âge et à la déficience circulatoire cérébrale. Il est également utilisé dans le traitement des maladies vasculaires ophtalmologiques.

Précautions/Interactions :
Un traitement avec Cervoxan ne dispense pas de suivre un traitement antihypertenseur si nécessaire.

Posologie :
Adulte : 1 à 2 Gél./j.
Grossesse : non
Allaitement : non

Effets secondaires :
Cervoxan provoque parfois des troubles digestifs (diarrhées).

Contre-indications :
Cervoxan est contre-indiqué en cas de tumeur cérébrale, ainsi que pendant la grossesse et l'allaitement, en l'absence d'études expérimentales.

En cas d'oubli :
Prendre immédiatement le comprimé, sans dépasser la dose journalière prescrite.

Délai d'action :
La concentration du médicament dans le sang est à son maximum 2 heures après la prise.

CETAVLON
Antiseptiques

 NR

Prix : Libre
Équivalents ou génériques : Sterlane
Laboratoire : Pierre Fabre médicaments
DCI : *cétrimide*
Présentations/Composition : Crème : tube 80 g
Alcool Sol. : flacons 100 et 500 ml
Concentrée Sol. : flacons 120 et 1000 ml

Indications : *Désinfection cutanée*
La solution antiseptique permet le nettoyage antibactérien de la peau infectée ou susceptible de se surinfecter. La crème est également utilisée dans le traitement local d'appoint d'infections cutanées et la solution alcoolique dans la désinfection cutanée avant un acte chirurgical.

Précautions/Interactions :
La solution alcoolique à 0,5 % s'utilise pure, en badigeonnage local et la solution concentrée à 20 % doit être diluée avec de l'eau stérile (3 cuillères à soupe pour 1 litre d'eau).
La crème est appliquée après désinfection des lésions.
Ne pas utiliser successivement plusieurs antiseptiques.

Posologie :
Adulte
Sol. alcoolique : Pure
Sol. concentrée : Diluée avec de l'eau stérile
Crème : 1 à 2 Applic./j.
Grossesse : après avis médical
Allaitement : après avis médical

Effets secondaires :
Des réactions allergiques peuvent exceptionnellement survenir. Si le produit est laissé sous un pansement, il peut occasionner des lésions ulcéreuses ou nécrotiques de la peau.

Contre-indications :
Éviter le contact avec les yeux, les muqueuses, notamment génitales et le conduit auditif en

cas de perforation du tympan. Si une hypersensibilité existe avec ce produit, ne pas le réutiliser. La solution non diluée n'est pas conseillée sur une peau lésée ou brûlée ainsi que chez le prématuré et le nourrisson. L'antiseptie chirurgicale de la peau est réalisée exclusivement avec la solution alcoolique.

Signes de surdosage :
Contacter immédiatement un centre anti-poison en cas d'ingestion ou d'injection accidentelle car Cetavlon peut provoquer des paralysies musculaires (effet dit curarisant), notamment au niveau des muscles de la cage thoracique, indispensables pour la respiration.

Bon à savoir
La solution diluée ainsi qu'un flacon entamé doivent être utilisés rapidement pour éviter tout risque de contamination bactérienne. Les fibres de cellulose et le coton inactivent le produit antiseptique. Un antiseptique pouvant être contaminé par des germes dès son ouverture, il doit être conservé peu de temps.

CÉTROTIDE
Hormones

100 %
Prix : 48,43 € - 1 flacon (55,7 mg)
223,52 € - 1 flacon (167,7 mg)
Équivalents ou génériques : Aucun
Laboratoire : Serono
DCI : *acétate de cétrorelix*
Présentations/Composition : Flacon Poud.
+ seringue préremplie 1 ml ou de 3 ml

Indications : *Ovulation prématurée*
Cétrotide est indiqué dans le traitement de l'ovulation prématurée chez les patientes suivant un traitement de stimulation ovarienne contrôlée, suivie de prélèvement d'ovocytes et de techniques de reproduction assistée.

Précautions/Interactions :
La posologie est de une injection sous-cutanée, une fois par jour, devant être administrée soit le matin, soit le soir.
Ce médicament ne peut être prescrit que par un médecin spécialiste, dans le cadre de l'hôpital.
La première injection doit être faite sous surveillance médicale, pour détecter l'apparition d'éventuelles réactions allergiques.
Le traitement par ce médicament doit débuter le 5ᵉ ou le 6ᵉ jour de la stimulation ovarienne par les gonadotrophines urinaires ou recombinantes (environ 96 à 120 heures après le début de la stimulation ovarienne). Il doit se poursuivre pendant toute la période de traitement par les gonadotrophines, y compris le jour de l'induction de l'ovulation.

Posologie :
Adulte : 15 à 30 mg/j.
Grossesse : non
Allaitement : non

Effets secondaires :
Cétrotide peut être responsable de nausées et maux de tête, de troubles liés à la stimulation ovarienne, avec avortement spontané, diarrhée, douleur abdominale, grossesse extra-utérine. Cétrotide peut provoquer une réaction cutanée au niveau du point d'injection, avec rougeur, œdème et prurit.

Contre-indications :
Cétrotide est contre-indiqué en cas d'hypersensibilité au produit ou à ses excipients, en cas de grossesse, d'allaitement, chez la femme ménopausée, et en cas d'insuffisance hépatique ou rénale.

CHAMPIX
Désintoxicants

NR
Prix : Libre
Équivalents ou génériques : Aucun
Laboratoire : Pfizer
DCI : *varenicline tartrate*
Présentations/Composition : Cp. : 0,5 mg ou 1 mg de varenicline tartrate

Indications : *Sevrage du tabac*
Champix est indiqué pour traiter le sevrage tabagique de l'adulte.

Précautions/Interactions :
La varenicline a la propriété de se fixer sur les sites récepteurs des molécules de nicotine et de diminuer rapidement la dépendance au tabac.
La posologie habituelle est de 0,5 milligramme une fois par jour, pendant 3 jours, puis 2 fois par jour pendant les 4 jours suivants. Après la première semaine, le traitement est de 0,5 à 1 milligramme par prise, deux fois par jour, pendant 11 semaines au maximum. En cas de réponse positive (le patient s'arrête de fumer), le traitement doit

être continué pendant 12 semaines supplémentaires.
La posologie peut être réduite de moitié chez les personnes âgées ou en cas d'insuffisance rénale.
La motivation pour arrêter de fumer est essentielle au traitement.
Le patient fixe une date pour arrêter de fumer et le traitement commence 1 à 2 semaines avant cette date.
Champix doit être utilisé avec précaution en cas d'antécédent de troubles psychiatriques et neurologiques, en particulier la dépression, l'épilepsie, ou en cas de traitement simultané par des anticoagulants, théophylline ou insuline. Le sevrage tabagique a en effet la propriété de modifier l'absorption de certains médicaments.

Posologie :
Adulte : 0,5 à 1 mg/j.
Enfant < 18 ans : non
Grossesse : non
Allaitement : non

Effets secondaires :
Champix peut être responsable de nombreux effets secondaires, dont les plus fréquents sont la fatigue, les nausées, les douleurs thoraciques et musculaires, les troubles du transit intestinal, une augmentation de l'appétit, des palpitations cardiaques, des infections des voies aériennes supérieures. Champix peut être associé à des troubles de l'humeur, à des idées suicidaires ou (exceptionnellement) à des tentatives de suicide. Les troubles de l'humeur sont fréquents dans le sevrage tabagique, mais peuvent être aggravés par le traitement.

Contre-indications :
Champix est contre-indiqué en cas d'hypersensibilité à la varenicline.

En cas d'oubli :
Continuer le traitement, mais ne pas prendre de dose double.

Bon à savoir
Avaler Champix avec un peu d'eau, pendant ou en dehors des repas, sans croquer, ni écraser les comprimés.

CHIBRO-CADRON
Maladies des yeux

30 %
Prix : 2,58 € - flacon compte-gouttes (5 ml)
Équivalents ou génériques : Maxidrol
Laboratoire : Théa
DCI : *dexaméthasone, néomycine*
Présentations/Composition : Colly. : 100 mg dexaméthasone et 350000 UI néomycine pour 100 ml

Indications : *Inflammation de l'œil, Infections de l'œil*
La déxaméthasone est un corticoïde très puissant localement qui permet de diminuer les réactions inflammatoires de la conjonctive ou de la cornée. L'antibiotique associé permet le traitement des surinfections bactériennes.

Précautions/Interactions :
Une utilisation prolongée peut provoquer un passage de corticoïdes dans l'organisme.
L'utilisation d'un antibiotique se fait toujours avec précaution car il expose à un risque d'allergie.
Une sensation de picotement est parfois éprouvée lors de l'instillation.

Posologie :
Adulte et enfant : 1 Gtte 3 à 6 fois/j.
Grossesse : après avis médical
Allaitement : après avis médical

Effets secondaires :
Les corticoïdes peuvent provoquer une aggravation des infections oculaires si elles sont d'origine virale, tuberculeuse, mycosique ou parasitaire. Des hypertonies oculaires et un risque de cataracte sont possibles lors de traitements prolongés de plus de 15 jours.

Contre-indications :
Chibro-Cadron est contre-indiqué en cas d'infection tuberculeuse, mycosique ou parasitaire, en cas d'antécédent de glaucome ou de scléromalacie.

Bon à savoir
Un examen ophtalmologique est obligatoire avant la prescription. Le flacon, une fois ouvert, se conserve 15 jours maximum.

CHIBRO-PROSCAR
Médicaments de la prostate

30 %
Prix : 23,58 € - 28 comprimés
Équivalents ou génériques : *Finastéride Accord, Finastéride Actavis, Finastéride Almus, Finastéride Arrow, Finastéride Biogaran, Finastéride Cristers, Finastéride EG,*

Finastéride Isomed, *Finastéride Pfizer*, *Finastéride PHR*, *Finastéride Qualimed*, *Finastéride Ranbaxy*, *Finastéride Ratiopharm*, *Finastéride Sandoz*, *Finastéride Téva*, *Finastéride Winthrop*, *Finastéride Zydus*
Laboratoire : Merck Sharp & Dohme-Chibret
DCI : *finastéride*
Présentations/Composition : Cp. : 5 mg d'anhydre de finastéride

Indications : *Hypertrophie de la prostate*
Chibro-Proscar est un médicament qui empêche la transformation de la testotérone en l'un de ses composants, dont le rôle est connu dans l'hypertrophie de la prostate. Chibro-Proscar est indiqué dans le traitement des hypertrophies bénignes de la prostate, ne justifiant pas une intervention chirurgicale.

Précautions/Interactions :
Avant de commencer le traitement, il est nécessaire de doser le PSA, antigène spécifique de la prostate qui augmente en cas de cancer de la prostate, car Chibro-Proscar a la particularité de baisser son taux sanguin et de masquer l'apparition d'une tumeur cancéreuse.
La surveillance du traitement exige de faire régulièrement un examen clinique, un dosage de PSA et une urographie intraveineuse, afin de détecter l'apparition d'un cancer de la prostate.

Posologie :
Adulte : 1 Cp./j.

Effets secondaires :
Chibro-Proscar peut provoquer impuissance, diminution de la libido, diminution du volume de l'éjaculation, hypotension artérielle, gynécomastie et, parfois, des réactions allergiques cutanées.

Contre-indications :
Chibro-Proscar est contre-indiqué en cas d'hypersensibilité au produit.

> **Bon à savoir**
> Le finastéride peut provoquer des anomalies chez le fœtus : il est donc nécessaire d'interrompre le traitement du patient en cas de grossesse de son épouse.

CHIBROXINE
Antibiotiques

65 %
Prix : 3,70 € - flacon (5 ml)
Équivalents ou génériques : *Norfloxacine Arrow*, *Norfloxacine Biogaran*, *Norfloxacine Ratiopharm*, *Norfloxacine Sandoz*
Laboratoire : Théa
DCI : *norfloxacine*
Présentations/Composition : Flacon 5 ml (0,03 %)

Indications : *Conjonctivite, Infections de l'œil*
Chibroxine est indiqué comme traitement des infections superficielles de l'œil (conjonctivite, blépharite, tarsite) dues à des bactéries sensibles à la norfloxacine.

Précautions/Interactions :
La posologie usuelle est de 1 à 2 gouttes dans chaque œil, 4 fois par jour, pouvant être portée à une instillation toutes les 2 heures.
L'usage de lentilles de contact est déconseillé pendant le traitement.

Posologie :
Adulte : 1 à 2 Gttes dans l'œil 4 fois/j.
Grossesse : non
Allaitement : non

Effets secondaires :
Les effets secondaires les plus fréquents sont une sensation de brûlure, des picotements et une photophobie.

Contre-indications :
Chibroxine est contre-indiqué en cas d'hypersensibilité à l'un de ses composants.

En cas d'oubli :
Reprendre le traitement sans dépasser la dose quotidienne.

CHONDROSULF
Antirhumatismaux

15 %
Prix : 21,36 € - 84 gélules
21,36 € - 84 sachets
Équivalents ou génériques : Structum
Laboratoire : Génévrier
DCI : *chondroïtine sulfate sodique*
Présentations/Composition : Gél. et Sach. : 400 mg

Indications : *Douleur articulaire*
La chondroïtine possède une action anti-inflammatoire active dans l'arthrose et soulage les douleurs, les raideurs et les gonflements articulaires notamment du genou et de la hanche.

Précautions/Interactions :
Ce médicament est réservé aux adultes et aux enfants de plus de 16 ans.
Il existe peu d'interactions avec d'autres médicaments.

Posologie :
Adulte et enfant > 16 ans : 1 Gél. matin, midi et soir
Personne âgée : même posologie
Grossesse : non
Allaitement : non

Effets secondaires :
Très peu fréquents, ils consistent en éruptions cutanées accompagnées de rougeurs et exceptionnellement en nausées et vomissements.

Contre-indications :
Ce médicament n'est pas indiqué aux enfants de moins de 16 ans, ni aux personnes ayant présenté une allergie à la chondroïtine.
La grossesse et l'allaitement sont des contre-indications au traitement par Chondrosulf.

Délai d'action :
Les effets antalgiques de Chondrosulf se font sentir 2 mois après le début du traitement.

> *Bon à savoir*
> Prendre Chondrosulf au cours des repas améliore l'absorption du médicament.
> Avaler les gélules avec un verre d'eau sans les ouvrir ou diluer le contenu des sachets dans un grand verre d'eau, de lait ou de jus de fruit.

CHRONO-INDOCID
Anti-inflammatoires non stéroïdiens

65 %
Prix 5,44 € - 20 gélules (75 mg)
Équivalents ou génériques : Indocid
Laboratoire : Merck Sharp & Dohme-Chibret
DCI : *indométacine*
Présentations/Composition : Gél. : 75 mg (20 gélules)

Indications : *Inflammation*
Les anti-inflammatoires non stéroïdiens (AINS) luttent contre l'inflammation et la douleur. Accessoirement, ils sont actifs contre la fièvre et fluidifient le sang. Ils sont utilisés en traitement de courte durée des inflammations articulaires aiguës et douloureuses, des tendinites, des traumatismes de l'appareil locomoteur, de douleurs vertébrales accompagnées ou non de sciatiques, de névralgies. Ils sont également administrés en chirurgie orthopédique ou maxillo-faciale pour prévenir ou traiter les manifestations inflammatoires. Les traitements au long cours sont indiqués en cas de processus inflammatoires chroniques (certaines arthroses, polyarthrite rhumatoïde).

Précautions/Interactions :
Chrono-indocid est un médicament réservé à l'adulte de plus de 15 ans et doit être utilisé avec prudence chez la personne âgée en raison des effets indésirables. Avant toute mise en route d'un traitement par AINS, il faudra s'assurer de l'absence d'infection bactérienne, virale ou parasitaire dont les signes ou les symptômes peuvent être masqués. Des maux de tête avec étourdissements imposent l'arrêt du traitement s'ils persistent après diminution de la posologie.
Les conducteurs de véhicule ou de machine doivent être informés de l'apparition possible d'étourdissements. La prescription d'AINS doit être prudente chez les personnes souffrant d'insuffisance hépatique, rénale ou cardiaque, de diabète et en cas d'antécédents d'ulcère gastro-duodénal. L'indométacine peut aggraver certaines maladies psychiatriques, une maladie épileptique ou de Parkinson, et l'efficacité d'un stérilet peut être diminuée.
De nombreux médicaments sont déconseillés avec l'indométacine : les anticoagulants, l'aspirine et ses dérivés salicylés, les autres AINS, le diflunisal, le lithium, le méthotrexate (traitement anticancéreux), le Ticlid. Certains traitements imposent une surveillance accrue : les antihypertenseurs, les diurétiques, certains antiarythmiques cardiaques (digoxines), certains antidiabétiques (sulfamides), certains traitements antigoutteux (bénémide) et antisida (zidovudine).
Si des pansements gastriques doivent être pris, les absorber au moins 2 heures après l'indométacine (diminution de l'absorption digestive).

Posologie :
Adulte > 15 ans : 1 à 2 Gél./j. (en général, 1 Gél. le soir suffit)
Grossesse : non
Allaitement : non

Effets secondaires :
Les AINS provoquent assez souvent en début de traitement une perte d'appétit, des nausées, des vomissements, de la diarrhée ou de la constipation, des maux de ventre, une inflammation de la gorge. Des ulcérations digestives avec hémorragies, des réactions d'hypersensibilité (rougeur de la peau, urticaire, crise d'asthme, œdème de Quincke), des maux de tête, une somnolence ou une insomnie, des vertiges, des sifflements dans les oreilles et quelques troubles des examens sanguins peuvent survenir mais très rarement.
L'indométacine peut être responsable également de colite, de confusion, d'angoisse ou d'irritabilité.

Contre-indications :
Chrono-indocid est contre-indiqué chez les enfants de moins de 15 ans, chez les personnes ayant présenté des allergies à cette molécule ou à l'aspirine et ses dérivés, chez les personnes souffrant d'ulcère gastro-duodénal, d'insuffisance hépatique ou rénale.
Le dernier trimestre de la grossesse et l'allaitement sont des contre-indications à l'emploi de ce médicament. Au cours des 5 premiers mois de grossesse, les AINS ne se prennent qu'après avis médical et dans des cas très limités.

Délai d'action :
La gélule libère immédiatement 25 mg d'indométacine dans l'organisme après absorption, puis 50 mg durant les 12 heures suivantes afin d'avoir une action prolongée.

Signes de surdosage :
En cas d'intoxication, des nausées, des vomissements, des maux de tête très importants, des confusions mentales ou des états léthargiques ou des engourdissements des membres et des convulsions peuvent apparaître.

> **Bon à savoir**
> La prise des gélules au milieu des repas avec un grand verre d'eau diminue les troubles digestifs mais ne les annule pas. La position assise 15 à 30 minutes après une prise orale du médicament diminue le risque d'irritation de l'œsophage. Si des éruptions cutanées, des démangeaisons, des selles noires ou tout autre malaise inhabituel apparaissaient, il est conseillé de prévenir son médecin. La patiente en âge de procréer doit utiliser une méthode de contraception efficace pendant toute la durée du traitement car il peut entraîner une fausse couche et ses effets sur le fœtus ne sont pas connus. En cas de grossesse, il faut cesser la prise du médicament et consulter immédiatement son médecin.

CIALIS
Stimulants de l'érection

NR
Prix : Libre
Équivalents ou génériques : Aucun
Laboratoire : Lilly
DCI : *tadalafil*
Présentations/Composition : Cp. : 10 ou 20 mg de tadalafil

Indications : *Dysfonction érectile*
Cialis est indiqué dans le traitement des troubles de l'érection.

Précautions/Interactions :
Cialis ne peut être utilisé que par l'homme adulte.
Une stimulation sexuelle est requise pour que Cialis soit efficace.
La dose recommandée de Cialis est de 10 mg à prendre avant toute activité sexuelle prévue, pendant ou à distance des repas. Chez les patients pour lesquels une dose de 10 mg de tadalafil ne produit pas un effet suffisant, une dose de 20 mg peut être utilisée.
Cialis peut être administré entre 30 minutes et 12 heures avant toute activité sexuelle. L'efficacité du tadalafil peut persister jusqu'à 24 heures après la prise.
La fréquence d'administration maximale recommandée est d'une prise par jour.
L'utilisation quotidienne du médicament est vivement déconseillée, la tolérance à long terme pour une administration quotidienne prolongée n'ayant pas été établie.
Aucun ajustement posologique n'est nécessaire chez les hommes âgés ou diabétiques.
En cas d'insuffisance rénale ou hépatique, la dose recommandée est de 1 comprimé de 10 mg maximum.
Un examen clinique général est nécessaire afin de déterminer les causes de la dysfonction érectile.
L'apparition d'un priapisme (érection de plus de 4 heures) exige une assistance médicale immédiate, en raison du risque d'impuissance

permanente qui peut résulter des lésions du tissu pénien.

Posologie :
Adulte : 1 Cp./j. de 10 ou 20 mg

Effets secondaires :
Cialis peut être responsable de troubles et d'accidents cardio-vasculaires (hypertension ou hypotension artérielles), de maux de tête, de rhinite, conjonctivite, de troubles oculaires, de troubles cérébraux (vertiges, étourdissement), de priapisme.

Contre-indications :
Cialis est contre-indiqué, de manière absolue en cas de maladie cardiaque (infarctus du myocarde, insuffisance cardiaque, douleur thoracique d'origine cardiaque), en cas de traitement par dérivés nitrés, accident vasculaire cérébral, hypertension ou hypotension artérielles.

Bon à savoir
Cialis ne peut pas être utilisé plus d'une fois par jour. Le comprimé doit être absorbé avec un verre d'eau, pendant ou en dehors des repas.

CIBACÈNE
Antihypertenseurs

65 %

Prix : 6,06 € - 30 comprimés (5 mg)
9,68 € - 30 comprimés (10 mg)
26,58 € - 90 comprimés (10 mg)
Équivalents ou génériques : *Bénazépril EG*, *Bénazépril Mylan*, *Bénazépril Wyvern*, Briem
Laboratoire : Meda Pharma
DCI : *bénazépril*
Présentations/Composition : Cp. : 5 et 10 mg

Indications : *Hypertension artérielle*
Cibacène est indiqué dans le traitement de l'hypertension artérielle. Il peut également ralentir la progression de l'insuffisance rénale chez les patients porteurs d'une néphropathie glomérulaire.

Précautions/Interactions :
La dose habituelle dans le traitement de l'hypertension artérielle est de 10 mg par jour en une seule prise.
En cas de traitement préalable par diurétiques, il est préférable dans un premier temps d'arrêter le traitement par diurétique afin de commencer Cibacène, puis de réintroduire le diurétique en association si nécessaire. Il est recommandé de faire un dosage de la créatinine et du taux de potassium avant le traitement et dans les 15 jours suivants.
La posologie initiale sera inférieure chez les personnes âgées et en cas d'insuffisance rénale.
En début de traitement, Cibacène peut provoquer une hypotension artérielle, en particulier chez les patients présentant des maladies liées à l'athérosclérose, et une insuffisance rénale, qui se manifeste par une augmentation du taux sanguin de créatinine.
L'association de Cibacène est déconseillée avec les diurétiques hyperkaliémiants, lithium, estramusine, et elle doit être faite avec précaution en cas de traitement avec des anti-inflammatoires (risque d'insuffisance rénale aiguë), antidiabétiques, baclofène.

Posologie :
Adulte : 10 mg/j.
Grossesse : non
Allaitement : non

Effets secondaires :
Cibacène peut provoquer des céphalées, vertiges, palpitations, hypotension orthostatique, réactions cutanées, troubles digestifs (en raison de la présence d'huile de ricin), toux sèche. Il peut également être responsable d'une augmentation modérée des taux sanguins d'urée, de créatinine et de potassium.

Contre-indications :
Cibacène est contre-indiqué en cas d'hypersensibilité au bénazépril, d'antécédents de réactions allergiques liés à la prise d'inhibiteur de l'enzyme de conversion, en cas d'occlusion intestinale et chez les femmes enceintes.

En cas d'oubli :
Reprendre le traitement sans dépasser la dose quotidienne.

Bon à savoir
Cibacène peut être administré avant ou après les repas.

CIELLA
Antiseptiques oculaires

NR

Prix : Libre
Équivalents ou génériques : Sophtal

Laboratoire : Coopération Pharmaceutique Française
DCI : *acide salicylique*
Présentations/Composition : Flacon de 150 ml contenant 0,1 g/100 ml d'acide salicylique

Indications : *Irritation oculaire*
Ciella est un antiseptique et antibactérien oculaire utilisé dans le traitement d'appoint de la conjonctivite et de l'irritation oculaire.

Précautions/Interactions :
Ciella doit être utilisé en lavages oculaires, une à trois fois par jour.
Éviter le contact de l'embout du flacon avec l'œil.
Ne pas utiliser avec des lentilles de contact.
Attendre 15 minutes avant l'instillation d'un autre collyre, en cas de traitement concomitant.

Posologie :
Adulte et enfant : 1 à 3 Instill./j.
Grossesse : oui
Allaitement : oui

Effets secondaires :
Il n'existe pas d'effets secondaires notables à l'usage de ce médicament.

Contre-indications :
Ciella est contre-indiqué en cas d'allergie ou d'hypersensibilité à l'acide salicylique.

CIFLOX
Antibiotiques

65 % ; TFR

Prix : 21,60 € - 12 comprimés (500 mg)
8,33 € - 12 comprimés (250 mg)
17,21 € - Solution injectable (100 ml)
29,71 € - Solution injectable (200 ml)
Équivalents ou génériques : *Ciprofloxacine Actavis*, *Ciprofloxacine Aguettant*, *Ciprofloxacine Almus*, *Ciprofloxacine Alter*, *Ciprofloxacine Arrow*, *Ciprofloxacine Biogaran*, *Ciprofloxacine Dakota*, *Ciprofloxacine EG*, *Ciprofloxacine G Gam*, *Ciprofloxacine Ivax*, *Ciprofloxacine Kabi*, *Ciprofloxacine Macopharma*, *Ciprofloxacine Merck*, *Ciprofloxacine Mylan*, *Ciprofloxacine Pfizer*, *Ciprofloxacine Panpharma*, *Ciprofloxacine Qualimed*, *Ciprofloxacine Ranbaxy*, *Ciprofloxacine Ratiopharm*, *Ciprofloxacine RPG*, *Ciprofloxacine Sandoz*, *Ciprofloxacine Téva*, *Ciprofloxacine Winthrop*, *Ciprofloxacine Zydus*, Uniflox
Laboratoire : Bayer
DCI : *ciprofloxacine*
Présentations/Composition : Cp. : 250, 500 mg ; Sol. Inj. : 200 mg/100 ml et 400 mg/200 ml

Indications : *Infections bactériennes*
Les quinolones de 2e génération possèdent une activité antibiotique 100 fois plus forte que les quinolones de 1re génération et diffusent très bien dans l'ensemble des tissus de l'organisme. Ils sont indiqués dans les infections ostéo-articulaires, génito-urinaires dont les infections prostatites, hépato-biliaires, abdominales, digestives, respiratoires, ORL, cutanées, septicémiques et méningites. Cet antibiotique est également indiqué dans le traitement minute de la cystite aiguë non compliquée de la femme, et de l'urétrite gonococcique de l'homme.

Précautions/Interactions :
Ce médicament est utilisé avec prudence en cas d'épilepsie ou d'antécédent de convulsions.
La posologie est adaptée en cas d'insuffisances hépatique ou rénale sévères.
La théophylline et ses dérivés sont contre-indiqués en association à la ciprofloxacine, les anticoagulants AVK et la caféine. Les antiacides doivent être pris avec un intervalle de 2 heures.
Dans le cadre du traitement minute de la cystite aiguë ou de l'urétrite gonococcique, le traitement est de 250 à 500 mg en une seule prise.
Chez l'enfant, Ciflox est surtout utilisé pour le traitement des infections bronchiques.

Posologie :
Adulte
Voie orale : 500 mg 2 fois/j.
Voie Inj. : 200 mg 2 fois/j.
Enfant
Voie orale : 20 mg/kg/prise, 2 fois/j. pendant 14 j. maxi
Grossesse : non
Allaitement : non

Effets secondaires :
Ciflox peut provoquer des douleurs articulaires, altérations de cartilage de conjugaison chez l'enfant, nausées, vomissements, vertiges, maux de tête, réactions allergiques. De façon plus exceptionnelle peuvent survenir des

troubles visuels, insomnies, hallucinations ou une confusion mentale et des convulsions.

Contre-indications :
Ciflox est contre-indiqué en cas d'antécédents de tendinites ou d'allergie provoquée par une quinolone, de déficit en G6PD, d'exposition au soleil ou aux UV ainsi que chez les enfants jusqu'à la fin de la croissance.

Bon à savoir

La ciprofloxacine, comme tous les médicaments de la classe des fluoroquinolones, peut être à l'origine de tendinite et de rupture de tendons, en particulier chez les personnes âgées, traitées par corticoïdes, ou chez les personnes qui ont subi une transplantation d'organe (cœur, poumon, rein).

CILEST
Contraceptifs

NR ; TFR
Prix : Libre
Équivalents ou génériques : Adépal, *Amarance*, *Daily*, Effiprev, *Ludéal*, Minidril, Triella, Trinordiol
Laboratoire : Janssen-Cilag
DCI : *norgestimate, éthinylestradiol*
Présentations/Composition : Cp. : 0,250 mg de norgestimate et 0,035 mg d'éthinylestradiol - 1 plaquette de 21 Cp.

Indications : *Contraception orale*
Cilest est un contraceptif estroprogestatif minidosée, utilisé pour la contraception orale et le traitement des dysménorrhées.

Précautions/Interactions :
Au contraire des pilules de première génération, normodosées – qui peuvent être prises à n'importe quelle heure de la journée – les minipilules doivent être prises tous les jours à heure fixe.
La prise de Cilest exige de faire un examen clinique, un bilan avec dosage du sucre et des graisses dans le sang, frottis cervical, mammographie.
Cilest doit être arrêté en cas de survenue d'effets secondaires. Selon leur importance, il faut changer de pilule ou choisir un autre moyen de contraception (préservatif, stérilet).
La survenue de maux de tête inhabituels, d'une élévation de la tension artérielle ou de troubles oculaires nécessite d'arrêter la prise de Cilest.
En cas de vomissements, il est prudent de reprendre 1 comprimé pour s'assurer de la couverture contraceptive.
Il n'y a aucune raison d'utiliser Cilest pendant la grossesse, mais si la prise a été prolongée pendant les premières semaines de grossesse alors que celle-ci n'était pas encore connue, il n'y a aucun risque pour l'enfant ni pour la mère.
Cilest est contre-indiqué avec ritonavir et est déconseillé avec les anticonvulsivants, griséofulvine, rifabutine, rifampicine.
En cas d'intervention chirurgicale il est préférable d'interrompre la pilule un mois avant la date prévue.
La prise de la pilule est fortement déconseillée chez les femmes de plus de 40 ans, en cas d'obésité ou de tabagisme important.

Posologie :
Adulte : 1 Cp./j. pendant 21 j. puis arrêt 7 j.

Effets secondaires :
Cilest provoque fréquemment nausées, prise de poids, maux de tête, douleurs des seins, irritabilité, symptômes dépressifs, jambes lourdes, acné, séborrhée, saignements intermenstruels ou absence de règles, candidose vaginale, diminution de libido, irritation oculaire par les lentilles de contact, sans que ces symptômes nécessitent une interruption du traitement. Il provoque aussi hypertension artérielle, accidents vasculaires cérébraux, ictères, hypercholestérolémies ou hypertriglycéridémies, diabète, tumeurs mammaires, qui nécessitent toujours l'arrêt du traitement. Cilest est souvent responsable d'une augmentation du risque de calculs biliaires. Après l'arrêt de la pilule, une période d'absence de règles de quelques mois est possible, nécessitant de faire un bilan clinique et biologique en cas de persistance.

Contre-indications :
Cilest est contre-indiqué en cas d'antécédents de cancer du sein et de maladies thromboemboliques, hypertension artérielle, maladies des coronaires ou des valves cardiaques, tumeurs de l'utérus, hémorragies génitales inexpliquées, maladie hépatique, insuffisance rénale, migraines importantes.

En cas d'oubli :
En cas d'oubli de moins d'une journée, prendre immédiatement le comprimé oublié. En cas

d'oubli plus prolongé il est préférable d'arrêter le traitement, d'utiliser d'autres moyens de contraception (préservatifs) et de reprendre le traitement lors des prochaines règles.

> **Bon à savoir**
> Cilest est un contraceptif efficace et présentant peu de risques, à condition de respecter les règles de sécurité. Les accidents vasculaires dus à la pilule sont favorisés par le tabagisme, l'obésité et les varices.

CIMZIA
Anti-inflammatoires

65 %

Prix : 867,97 € - 2 seringues 1 ml (200 mg)
Équivalents ou génériques : Aucun
Laboratoire : UCB Pharma France
DCI : *certolizumab pegol*
Présentations/Composition : Seringues préremplies : 200 mg de certolizumab pegol

Indications : *Polyarthrite rhumatoïde*
Cimzia est indiqué, en association au méthotrexate, pour le traitement de la polyarthrite rhumatoïde modérée à sévère, en l'absence de réponse aux traitements habituels.

Précautions/Interactions :
La posologie initiale est une administration à la dose maximale de 400 mg, 1 semaine sur 2 pendant 4 semaines. Elle est suivie d'une période d'entretien de 1 injection de 200 mg toutes les 2 semaines. Le traitement doit être réévalué après 12 semaines.
Ce traitement ne peut être prescrit et administré que par un médecin spécialisé.
La mise en route d'un traitement avec ce médicament nécessite la recherche préalable de signes cliniques et biologiques d'infections (comme la tuberculose), de déficit immunitaire, de broncho-pneumopathie chronique obstructive.
Cimzia doit être utilisé avec précaution en cas de maladies sanguines, de sclérose en plaques et de maladies démyélinisantes.
Les femmes en âge de procréer doivent attendre au moins 5 mois après la fin du traitement pour être enceintes.

Posologie :
Adulte : 200 mg/15 j.
Enfant <18 ans : non
Grossesse : non
Allaitement : non

Effets secondaires :
Cimzia peut être responsable de fièvre, fatigue, douleurs non localisées, maux de tête et d'une réaction au niveau de l'injection (prurit, rougeur). Plus rarement, il peut être à l'origine de troubles de l'humeur, d'anxiété, de vertiges, de tremblements, d'éruption cutanée ou de maladies de la peau (eczéma, psoriasis). Cimzia peut favoriser les infections bactériennes, virales et fungiques, en particulier chez les patients transplantés.

Contre-indications :
Cimzia est contre-indiqué en cas de réaction allergique. Il ne doit pas être utilisé en cas de tuberculose active ou d'infection chronique, d'insuffisance cardiaque sévère, d'hépatite B chronique active.

CIPRALAN
Antiarythmiques

65 %

Prix : 16,37 € - 30 comprimés (130 mg)
43,40 € - 90 comprimés (130 mg)
Équivalents ou génériques : Exacor
Laboratoire : Bristol-Myers Squibb
DCI : *cibenzoline*
Présentations/Composition : Cp. à 130 mg

Indications : *Prévention des tachycardies ventriculaires, Prévention des tachycardies supraventriculaires*
La cibenzoline permet le maintien du rythme cardiaque normal (sinusal) et empêche les récidives en cas d'extrasystoles, de tachycardie ou de fibrillation auriculaire ou ventriculaire. Elle est également utilisée pour le traitement préventif des tachycardies paroxystiques supraventriculaires.

Précautions/Interactions :
La posologie de la cibenzoline est habituellement de 2 comprimés par jour, mais cette dose doit être sensiblement réduite chez les personnes âgées et en cas d'insuffisance rénale. Dans ce cas, la posologie sera adaptée en fonction du taux sanguin de créatinine.
La cibenzoline, comme la plupart des médicaments du rythme cardiaque, peut aggraver parfois les troubles qu'elle prétend soigner. Le traitement ne peut être instauré et suivi que par un cardiologue.

Circadin

L'usage de la cibenzoline est interdit avec les médicaments qui donnent des troubles particuliers du rythme ventriculaire appelés torsades de pointes (responsables de syncope et de mort subite) : amiodarone, sotalol, disopyramide, brétylium, bépridil, sultopride, vincamine, astémizole, ainsi qu'avec les médicaments antiarythmiques dérivés de la quinidine (Longacor).

Posologie :
Adulte : 2 Cp./j. à adapter à chaque patient, en fonction de l'âge et de l'état de la fonction rénale
Grossesse : non
Allaitement : non

Effets secondaires :
Le Cipralan peut provoquer des troubles de la conduction cardiaque, et paradoxalement, favoriser l'apparition d'extrasystoles ou de tachycardies ventriculaires qui nécessitent l'arrêt immédiat du traitement. Il provoque des troubles digestifs (nausées, vomissements, diarrhées), ou des signes neurologiques : tremblements, vertiges.

Contre-indications :
Le Cipralan est interdit en cas d'insuffisance cardiaque, d'infarctus du myocarde, de troubles de la conduction ventriculaire (blocs de branche) et lors de l'emploi d'autres médicaments antiarythmiques.

Délai d'action :
Le Cipralan est actif sur le cœur 2 heures après la prise orale.

Signes de surdosage :
En cas de prise massive, le Cipralan provoque des troubles cardiaques et neurologiques, parfois une hypoglycémie. L'hospitalisation en service d'urgence est nécessaire.

En cas d'oubli :
Prendre immédiatement le comprimé sans dépasser la dose journalière prescrite.

CIRCADIN
Somnifères

NR
Prix : Libre
Équivalents ou génériques : Aucun
Laboratoire : Lundbeck
DCI : *mélatonine*

Présentations/Composition : Cp. : 2 mg de mélatonine

Indications : *Insomnie*
Circadin est indiqué pour le traitement des insomnies chez les patients de plus de 55 ans. Il est également indiqué pour le traitement des troubles du rythme veille-sommeil chez les enfants de plus de 6 ans porteurs de maladies neurologiques rares.

Précautions/Interactions :
La dose habituelle du traitement est de 1 comprimé 1 à 2 heures avant le coucher, et après le repas du soir, pendant 3 semaines.
La mélatonine est susceptible d'interagir avec les mécanismes enzymatiques du foie responsables du métabolisme des médicaments, ainsi que de l'alcool et du tabac, qui peuvent augmenter ou diminuer l'action de la mélatonine. Informez votre médecin de tous les traitements médicamenteux en cours.
La consommation d'alcool n'est pas recommandée durant le traitement.
Un traitement par œstrogènes peut augmenter la concentration de mélatonine.

Posologie :
Adulte > 18 ans : 2 mg le soir
Grossesse : non
Allaitement : non

Effets secondaires :
Circadin peut être responsable de maux de tête, de maux de gorge, de fatigue et de mal de dos. Plus rarement, il peut être responsable d'herpès, de troubles sanguins, de symptômes neurologiques tels que migraine, vertige ou troubles de la mémoire, ainsi que de troubles gastro-intestinaux.

Contre-indications :
Circadin est contre-indiqué en cas d'hypersensibilité au produit ou à ses excipients.

CLAFORAN
Antibiotiques

Prix : Usage hospitalier
Équivalents ou génériques : *Céfotaxime Winthrop*
Laboratoire : Aventis
DCI : *céfotaxime*
Présentations/Composition : Amp. Inj. : 1 g et 500 mg

Indications : *Infections bactériennes*
Les céphalosporines de 3ᵉ génération ont une meilleure activité sur certaines bactéries que celles des 1ʳᵉ et 2ᵉ générations et diffusent mieux dans les tissus de l'organisme. Cet antibiotique est indiqué dans les formes graves d'infections, particulièrement en cas de septicémies, d'endocardites et de méningites (à l'exception des méningites à Listéria).

Précautions/Interactions :
La posologie est diminuée en cas d'insuffisance rénale sévère.
Les associations avec d'autres antibiotiques toxiques pour les reins, les polymyxines ou les diurétiques sont à surveiller.

Posologie :
Adulte : 3 à 4 g/j. en 3 Inj.
Enfant : 50 mg/kg/j. en 3 Inj.
Nourrisson : 50 à 100 mg/kg/j. en 3 Inj.
Grossesse : non
Allaitement : non

Effets secondaires :
Claforan peut provoquer des réactions allergiques, des troubles digestifs avec parfois des colites pseudo-membraneuses et diarrhées sanglantes.

Contre-indications :
Les allergies à la lidocaïne (forme injectable à la lidocaïne), aux céphalosporines et aux pénicillines contre-indiquent le traitement.

Signes de surdosage :
Des nausées, vomissements, douleurs épigastriques et diarrhées sont les signes d'une intoxication qui nécessite un traitement hospitalier.

> **Bon à savoir**
>
> Les céphalosporines sont prescrites dans les infections ORL et respiratoires à la place des pénicillines, car elles sont actives sur le germe hémophilus influenzæ, très souvent responsable de ces maladies.

CLAIRYG
Immunoglobulines

Prix : Usage hospitalier
Équivalents ou génériques : Gammagard, Nanogam, Tegeline
Laboratoire : LFB-Biomédicaments
DCI : *Immunoglobulines (IgG) humaines*

Présentations/Composition : Flacons de 50 à 400 ml : de 2,5 à 20 g d'immunoglobulines humaines normales (50 mg/ml)

Indications : *Déficit immunitaire, Myélome, Leucémies, Infections*
Clairyg est indiqué en cas de déficit immunitaire génétique, de myélome ou de leucémie lymphoïde chronique, d'infections récidivantes en particulier chez les enfants infectés par le VIH. Il est également indiqué dans le traitement de maladies comme le purpura thrombopénique, le syndrome de Guillain Barré, la maladie de Kawasaki, la myasthénie et autres maladies rares.

Précautions/Interactions :
La posologie dépend de chaque indication et de la réponse de chaque patient au traitement. En général l'administration initiale est de 0,4 à 0,8 g/kg de poids corporel, suivie d'une dose de 0,2 g/kg de poids corporel toutes les 3 semaines.
L'intervalle entre les doses dépend de la réponse au traitement et peut varier de 2 à 4 semaines.
En cas de syndrome de Guillain Barré, la dose usuelle est de 0,4 g/kg, 1 fois par jour, pendant 3 à 7 jours.
En cas de maladie de Kawasaki, la dose usuelle est de 1,6 à 2 g/kg/j., pendant 2 à 5 jours, en association avec l'acide acétylsalicylique.
Ce traitement ne peut être administré qu'à l'hôpital, par perfusion intraveineuse, sous la surveillance d'une infirmière ou d'un médecin. Il doit être utilisé avec précaution en cas d'obésité, d'hypertension artérielle, de maladie artérielle, d'antécédents de thrombose artérielle, en cas d'insuffisance rénale chronique, et chez les sujets âgés.
Les vaccins constitués de virus vivants atténués (rougeole, rubéole, oreillons, varicelle) ne doivent pas être administrés pendant une période d'au moins 3 mois après la fin du traitement.

Posologie :
Adulte : 0,4 à 0,8 mg/kg de poids corporel
Enfant < 18 ans : oui
Grossesse : Oui, si nécessaire
Allaitement : oui

Effets secondaires :
Clairyg, comme tous les produits d'origine humaine, peut transmettre des agents infectieux encore inconnus, en dépit des contrôles effectués pour éliminer tout risque de transmission

d'un agent infectieux connu (VIH, virus de l'hépatite B ou C). Clairyg est fréquemment responsable de maux de tête et parfois de réactions cutanées du type eczéma ou psoriasis, qui régressent à l'arrêt du traitement. Il peut être également responsable de vertiges, de douleurs musculaires et articulaires et de nausées.

Contre-indications :
Clairyg est contre-indiqué en cas de réaction allergique. Il ne doit pas être utilisé en cas de tuberculose active ou d'infection chronique, d'insuffisance cardiaque sévère, d'hépatite B chronique active.

CLAMOXYL
Antibiotiques

65 % ; TFR
Prix : 1,45 € - 1 ampoule injectable (500 mg)
1,60 € - flacon sirop (125 mg, 60 ml)
1,74 € - 12 sachets (125 mg)
2,00 € - flacon sirop (250 mg, 60 ml)
2,36 € - 12 sachets (250 mg)
2,36 € - 12 gélules (250 mg)
2,48 € - flacon sirop (500 mg, 60 ml)
2,06 € - 12 gélules (500 mg)
2,69 € - 6 sachets (1 g)
1,97 € - 3 comprimés (1 g)
2,63 € - 6 comprimés (1 g)
5,29 € - 14 comprimés (1 g)
Équivalents ou génériques : Amoxicilline Arrow, Amoxicilline Biogaran, Amoxicilline EG, Amoxicilline GNR, Amoxicilline Hexal, Amoxicilline Ivax, Amoxicilline Merck, Amoxicilline Panpharma, Amoxicilline Qualimed, Amoxicilline Ranbaxy, Amoxicilline Ratiopharm, Amoxicilline RPG, Amoxicilline Sandoz, Amoxicilline SB, Amoxicilline Set, Amoxicilline Viaref, Amoxicilline Winthrop, Amoxicilline Zydus, Amodex, Agram
Laboratoire : GlaxoSmithKline
DCI : *amoxicilline*
Présentations/Composition : Amp. Inj. : 500 mg et 1 g ; Poud. pour Sir. : 125, 250 et 500 mg ; Poud. pour Susp. Buv. : 125, 250, 500 mg et 1 g ; Gél. : 250 et 500 mg ; Cp. : 1 g
Indications : *Infections bactériennes, Maladie de Lyme*
L'amoxicilline est un antibiotique très utilisé dans les infections ORL, broncho-respiratoires, biliaires, digestives et méningées. Il est également indiqué dans les endocardites, les septicémies et la maladie de Lyme.

Précautions/Interactions :
En cas de réactions cutanées ou allergiques, il faut arrêter le traitement et prévenir le médecin.
La posologie est adaptée en cas d'insuffisance rénale.
L'allopurinol et la tisopurine sont contre-indiqués en association avec le traitement, car ils peuvent provoquer des éruptions cutanées.

Posologie :
Adulte
Voie orale : 1 à 1,5 g/j. en 2 à 3 prises
Voie Inj. : 2 à 12 g/j.
Enfant
Voie orale : 25 à 50 mg/kg/j. en 2 à 3 prises
Voie Inj. : 50 à 200 mg/kg/j.
Nourrisson
Voie orale : 35 à 50 mg/kg/j. en 2 à 3 prises
Voie Inj. : 50 à 200 mg/kg/j.
Grossesse : oui
Allaitement : oui
Effets secondaires :
Des éruptions cutanées peuvent survenir si l'amoxicilline est prescrite lors d'une mononucléose infectieuse, d'une infection à cyto-mégalovirus, d'une leucémie lymphoïde. Clamoxyl peut être responsable de réactions allergiques (pouvant aller jusqu'à une gêne respiratoire et un œdème de Quincke), de troubles digestifs, de troubles sanguins ou rénaux.

Contre-indications :
Une allergie connue aux pénicillines ou une mononucléose infectieuse contre-indiquent la prise d'amoxicilline.

Signes de surdosage :
À très fortes doses et en cas d'insuffisance rénale, des convulsions et des troubles de la conscience peuvent survenir.

> **Bon à savoir**
> Les pénicillines A sont absorbées à plus de 90 % par la muqueuse intestinale et provoquent très peu de troubles digestifs. Elles peuvent être prises au cours des repas.

CLARAMID
Antibiotiques

65 %
Prix : 10 € - 10 comprimés (100 mg)

15,65 € - 16 comprimés (100 mg)
10,68 € - 10 comprimés (150 mg)
16,74 € - 16 comprimés (150 mg)
Équivalents ou génériques : Rulid, <u>Roxithromycine Actavis</u>, <u>Roxithromycine Almus</u>, <u>Roxithromycine Arrow</u>, <u>Roxithromycine Biogaran</u>, <u>Roxithromycine EG</u>, <u>Roxithromycine G Gam</u>, <u>Roxithromycine Merck</u>, <u>Roxithromycine Ratiopharm</u>, <u>Roxithromycine Téva</u>, <u>Roxithromycine Zydus</u>
Laboratoire : Pfizer
DCI : *roxithromycine*
Présentations/Composition : Cp. : 100 ou 150 mg de roxithromycine
Indications : *Infections bactériennes*
Claramid est indiqué dans le traitement des infections cutanées, sinusites, pneumopathies, angines, erysipèle.

Précautions/Interactions :
La dose habituelle du traitement est de 300 mg par jour, soit 1 comprimé matin et soir, pendant 10 jours.
Chez l'enfant, la posologie habituelle est de 5 à 8 mg/kg/jour en 2 prises par voie orale. À partir de 24 kg, la posologie est de 1 comprimé à 100 mg 2 fois par jour, pendant 10 jours maximum.
Claramid est indiqué dans le traitement de nombreuses infections cutanées bénignes comme impétigo, impétigénisation des dermatoses, ecthyma, dermohypodermite infectieuse (en particulier érysipèle), érythrasma, et dans les infections des voies respiratoires (sinusites, pneumopathies).
L'association de Claramid avec les médicaments suivants est déconseillée : alcaloïdes dopaminergiques de l'ergot de seigle (bromocriptine, cabergoline, lisuride, pergolide), colchicine.
Il doit être utilisé avec précaution en cas de traitements simultanés par des anticoagulants oraux ou par ciclosporine.

Posologie :
Adulte : 300 mg/j.
Enfant : 5 à 8 mg/kg/j.
Grossesse : non
Allaitement : oui, si nécessaire

Effets secondaires :
Claramid peut être à l'origine de troubles gastro-intestinaux tels que des nausées, vomissements, diarrhées, gastralgies, épigastralgies, dyspepsies, douleurs et ballonnements abdominaux. Tous ces troubles sont communs aux médicaments de la classe des macrolides et lincosamides, ils disparaissent habituellement en 24 à 48 heures.

Contre-indications :
Claramid est contre-indiqué en cas d'hypersensibilité au produit ou à ses excipients. Il ne doit jamais être utilisé en cas d'allergie aux antibiotiques de la classe des macrolides, ou en association avec les alcaloïdes de l'ergot de seigle (ergotamine, dihydroergotamine) et le cisapride.

En cas d'oubli :
Prendre immédiatement le comprimé oublié, mais ne pas doubler la dose en cas d'oubli de plus d'une journée.

Bon à savoir
Prendre les comprimés avant les repas avec un verre d'eau.

CLARITYNE
Antiallergiques

30 %
Prix : 2,36 € - flacon (60 ml)
4,47 € - flacon (120 ml)
4,92 € - 15 comprimés (10 mg)
Équivalents ou génériques : Humex All Loratadine, <u>Loratadine Actavis</u>, <u>Loratadine Almus</u>, <u>Loratadine Arrow</u>, <u>Loratadine AWC</u>, <u>Loratadine Biogaran</u>, <u>Loratadine Cristers</u>, <u>Loratadine EG</u>, <u>Loratadine GGam</u>, <u>Loratadine Mylan</u>, <u>Loratadine Nepenthes</u>, <u>Loratadine Qualimed</u>, <u>Loratadine Ranbaxy</u>, <u>Loratadine Ratiopharm</u>, <u>Loratadine Téva</u>, <u>Loratadine Winthrop</u>, <u>Loratadine Zydus</u>
Laboratoire : Schering-Plough
DCI : *loratadine*
Présentations/Composition : Cp. : 10 mg
Sir. : 0,1 %, c. mes. 5 ml = 5 mg

Indications : *Allergie*
Clarityne est indiquée pour le traitement des rhinites allergiques (pollen, graminée, acariens ou autres), des conjonctivites allergiques, de l'urticaire et des affections cutanées allergiques. Elle est également utilisée en traitement de fond des œdèmes allergiques comme l'œdème de Quincke. Clarityne, comme les autres antihistaminiques, inhibe l'action de l'histamine, responsable de phénomènes aller-

giques comme les éternuements, écoulements du nez, larmoiements, urticaire, œdèmes.

Précautions/Interactions :
Les présentations sous forme de comprimés sont réservées aux adultes et aux enfants de plus de 12 ans, tandis que le sirop est plus adapté aux enfants de 2 à 12 ans. Ne pas administrer ce médicament aux enfants de moins de 2 ans. La posologie habituelle pour les enfants de 2 à 12 ans est fonction du poids : pour un poids inférieur à 30 kg, donner 1 cuillère-mesure par jour, pour un poids supérieur à 30 kg, donner 2 cuillères-mesure 1 fois par jour. Pour les adultes et les enfants de plus de 12 ans, donner un comprimé par jour. Dans tous les cas, il est conseillé de prendre le traitement le matin, au moment du petit déjeuner.
En cas de dysfonctionnement des cellules hépatiques, les doses doivent être diminuées.

Posologie :
Adulte et enfant
> *12 ans* : 1 Cp./j. le matin
< *12 ans (+ de 30 kg)* : 2 c. mes. 1 fois/j.
< *12 ans (- de 30 kg)* : 1 c. mes. 1 fois/j.
Grossesse : non
Allaitement : non

Effets secondaires :
Très peu d'effets indésirables ont été rapportés : fatigue, maux de tête, troubles gastro-intestinaux comme des nausées, une augmentation de l'appétit, gastrite, ou des manifestations allergiques à type de rougeur de la peau.

Contre-indications :
Il est préférable de ne pas administrer Clarityne aux enfants de moins de 2 ans ainsi qu'en association avec d'autres médicaments car son innocuité n'a pas été établie dans ces cas-là, ce médicament étant relativement récent. Si des phénomènes d'hypersensibilité se sont manifestés lors d'une précédente administration de Clarityne, ne pas le reprendre.

Délai d'action :
L'action antihistaminique apparaît après la 2ᵉ heure qui suit l'absorption.

Signes de surdosage :
Les signes observés sont une fatigue, des maux de tête, une sécheresse de la bouche, un état de somnolence.

Bon à savoir

Clarityne, comme Telfast, Primalan, Butix, Virlix et Zyrtec est l'un des 6 antihistaminiques qui ne provoquent pas de somnolence ou d'effets indésirables importants rapportés avec d'autres antihistaminiques.
Même s'il est impératif de garder les médicaments hors de portée des enfants, le flacon de sirop possède un bouchon de sécurité qui rend plus difficile son ouverture. Une cuillère-mesure permet de délivrer les doses exactes.

CLAVENTIN
Antibiotiques

 65 %

Prix : 63,49 € - solution injectable (10 flacons 1,5 g/100 mg)
92,33 € - solution injectable (10 flacons 3 g/200 mg)
13,60 € - solution injectable (1 flacon 5 g/200 mg)
Équivalents ou génériques : Aucun
Laboratoire : GlaxoSmithKline
DCI : *ticarcilline, acide clavulanique*
Présentations/Composition : Poud. pour Sol. Inj. : 1,5 g à 5 g de ticarcilline et 100 à 200 mg de acide clavulanique

Indications : *Infections bactériennes*
Claventin est indiqué dans le traitement des infections des tissus mous, les infections cutanées, respiratoires, ORL, urinaires, articulaires, osseuses, digestives et péritonéales.

Précautions/Interactions :
Claventin peut être utilisé pour le traitement d'un grand nombre d'infections, selon les résultats de l'antibiogramme, hormis pour le traitement des méningites.
Chez le nourrisson de 1 à 30 mois, la posologie est de 225 mg/15 mg par kilo et par jour, en 3 à 4 injections.
Chez l'enfant de 30 mois à 14 ans, la posologie est de 225 mg/15 mg par kilo et par jour à 300 mg/20 mg par kilo et par jour, en 3 à 4 injections.
Chez l'adulte, la posologie est de 12 à 15 grammes de ticarcilline par jour. La posologie maximale d'acide clavulanique est de

200 mg par injection et de 1 200 mg au total par jour.
Claventin peut être utilisé en cas d'allaitement, mais la survenue de troubles digestifs chez le nourrisson (diarrhée, candidose) ou d'éruption nécessite d'interrompre l'allaitement, ou de le suspendre jusqu'à la fin du traitement.

Posologie :
Adulte : 12 à 15 g ticarcilline/j et 1 200 mg d'acide clavulanique
Nourrisson et enfant : 225 mg/15 mg/kg/j.
Grossesse : oui, si nécessaire
Allaitement : oui, si nécessaire

Effets secondaires :
Ticarcilline et l'acide clavulanique sont fréquemment responsables d'effets indésirables au niveau intestinal, avec nausées, vomissements, diarrhées et douleurs abdominales. Ces antibiotiques peuvent également être responsables de candidoses cutanéo-muqueuses et de réactions allergiques cutanées.

Contre-indications :
Claventin est contre-indiqué en cas d'allergie aux antibiotiques de la famille des bêta-lactamines (pénicillines, céphalosporines). Ce médicament ne doit généralement pas être utilisé en association avec le méthotrexate.
En cas d'insuffisance rénale, il est nécessaire d'adapter la posologie en fonction des examens de la fonction rénale.

CLIMÈNE
Œstrogènes

65 %
Prix : 7,97 € - 21 comprimés
Équivalents ou génériques : Climaston, Divina, Kliogest, Trisequens
Laboratoire : Bayer
DCI : *estradiol, cyprotérone*
Présentations/Composition : Cp. blanc : 2 mg d'estradiol et Cp. rose : 2 mg d'estradiol et 1 mg de cyprotérone.

Indications : *Ménopause, Prévention ostéoporose*
Climène est un traitement de la ménopause, associant des œstrogènes et des progestatifs. Il permet d'atténuer les symptômes de la ménopause (bouffées de chaleur, insomnies, troubles génito-urinaires, fatigue) et de prévenir l'ostéoporose (déminéralisation osseuse fréquente après la ménopause).

Précautions/Interactions :
Climène est un traitement complet de la ménopause par voie orale associant œstrogènes et progestatifs.
Climène n'est pas un contraceptif.
L'association des œstrogènes est contre-indiquée avec la rifampicine, les barbituriques, les anticonvulsivants.
Le traitement au long cours (indispensable dans le cadre de la prévention de l'ostéoporose) nécessite systématiquement un bilan clinique, biologique et radiologique (mammographie) pour rechercher une tumeur des seins ou de l'utérus. Ce bilan doit être effectué régulièrement.
L'utilisation des œstrogènes est contre-indiquée pendant la grossesse, mais la découverte d'une grossesse, en cours de traitement, ne justifie pas son interruption.

Posologie :
Ménopause, Prévention ostéoporose : 1 Cp./j. 21 j. (11 Cp. blancs, 10 Cp. roses) puis arrêt 7 j.

Effets secondaires :
Le traitement avec les œstrogènes provoque nausées, prise de poids, maux de tête, douleurs des seins, irritabilité, nervosité, jambes lourdes, saignements intermenstruels ou absence de règles, candidose vaginale, diminution de libido, irritation oculaire par les lentilles de contact, sans que ces symptômes nécessitent une interruption du traitement. Il provoque plus rarement hypertension artérielle, accidents vasculaires cérébraux, ictères, hypercholestérolémies ou hypertriglycéridémies, diabète, tumeurs mammaires, galactorrhées, qui nécessitent toujours l'arrêt du traitement. Les œstrogènes sont souvent responsables d'une augmentation du risque de calculs biliaires.

Contre-indications :
Les œstrogènes sont contre-indiqués en cas d'antécédents de cancer du sein et de maladies thrombo-emboliques, hypertension artérielle, maladies des coronaires ou des valves cardiaques, tumeurs de l'utérus, hémorragies génitales inexpliquées, maladie hépatique, insuffisance rénale, migraines importantes.

Clomid

En cas d'oubli :
Prendre le comprimé oublié au plus tard 12 heures après l'heure habituelle de la prise pour éviter la survenue d'une hémorragie dite de « privation ».

> **Bon à savoir**
> Le tabac, même à dose modérée, est toujours déconseillé avec le traitement œstrogénique.

CLOMID
Traitements de la stérilité

65 %

Prix : 4,54 € - 5 comprimés
Équivalents ou génériques : Pergotime
Laboratoire : Marion-Merrell
DCI : *clomifène*
Présentations/Composition : Cp. : 50 mg de clomifène

Indications : *Stérilité, Aménorrhée*
Clomid est un inducteur de l'ovulation chez les femmes présentant une absence ou un trouble de l'ovulation, avec un bilan hormonal normal. Clomid est également utilisé pour tester l'ovulation dans le cas d'une aménorrhée prolongée après prise de contraceptifs oraux.

Précautions/Interactions :
Clomid ne peut être utilisé que sous contrôle médical, et seulement à partir du 5e jour du cycle.
Avant tout traitement, s'assurer de l'absence de grossesse.
En cas d'échec, il est possible de faire un 2e traitement, après un intervalle de 1 mois, et en doublant la dose (2 comprimés par jour), sans dépasser 3 traitements.
Son association est déconseillée avec les gonadotrophines, en raison du risque accru de kyste ovarien et de grossesse multiple.

Posologie :
Adulte : 1Cp./j. pendant 5 j. du 5e au 10e j. du cycle

Effets secondaires :
Clomid peut provoquer une hypertrophie ovarienne, avec douleurs abdominales, des troubles visuels nécessitant l'arrêt immédiat du médicament, et peut être à l'origine d'une grossesse multiple. Il est également responsable de nausées, vomissements, fatigue, dépression, vertiges, maux de tête, chute de cheveux, bouffées de chaleur.

Contre-indications :
Clomid ne peut pas être utilisé en cas de grossesse, maladie hépatique, tumeur de l'hypophyse, cancer des organes génitaux, hémorragie génitale.

> **Bon à savoir**
> Les inducteurs de l'ovulation donnent de bons résultats avec un taux de succès (grossesse) évalué à 70 % des traitements.

CODOLIPRANE
Antalgiques

65 %

Prix : 2,47 € - 16 comprimés (500/30)
2,47 € - 16 comprimés (400/20)
Équivalents ou génériques : Dafalgan Codéine, *Paracétamol Codéine Arrow*, *Paracétamol Codéine Biogaran*, *Paracétamol Codéine Cristers*, *Paracétamol Codéine EG*, *Paracétamol Codéine Mylan*, *Paracétamol Codéine Sandoz*, *Paracétamol Codéine Téva*
Laboratoire : Sanofi-Aventis
DCI : *paracétamol, codéine*
Présentations/Composition : Cp. : 400 ou 500 mg de paracétamol et 20 ou 30 mg de codéine

Indications : *Douleur*
Codoliprane est indiqué pour le traitement symptomatique des douleurs d'intensité modérée.

Précautions/Interactions :
Chez l'adulte la posologie habituelle est de 1 à 2 comprimés, au maximum 4 fois par jour (la dose totale de paracétamol ne doit pas dépasser 4 grammes par jour).
La posologie doit être progressivement augmentée chez les adolescents et enfants ; 1/2 comprimé chez les enfants de 15 à 23 kg, 4 fois par jour ; 1/2 comprimé jusqu'à 31 kg, 6 fois par jour, puis 1 comprimé 4 à 6 fois par jour chez les grands enfants et les adolescents.
Chez les jeunes enfants (plus de 6 ans) on peut préférer la forme contenant des doses moindres de paracétamol et codéine (400 mg et 20 mg).

La posologie doit être sensiblement diminuée en cas d'insuffisance rénale ou chez les sujets âgés.

Posologie :
Adulte : 4 à 8 Cp./j.
Grossesse : non
Enfant < 6 ans : non
Allaitement : non

Effets secondaires :
La codéine est responsable d'effets secondaires identiques à tous les opiacés, sous une forme atténuée : somnolence, fatigue, vertiges, troubles respiratoires, troubles gastro-intestinaux ou parfois effets paradoxaux (euphorie). En usage prolongé, la codéine est responsable de phénomènes d'accoutumance et d'un syndrome de sevrage lors de l'arrêt brutal du traitement. Le paracétamol peut être responsable d'une allergie cutanée.

Contre-indications :
Codoliprane est contre-indiqué en cas d'hypersensibilité au paracétamol et à la codéine, en cas d'insuffisance hépatique, d'asthme, d'insuffisance respiratoire, d'allaitement et chez l'enfant de moins de 15 kg en raison de la présence de codéine.

CODOTUSSYL MAUX DE GORGE
Traitements du nez, de la gorge et des oreilles

NR

Prix : Libre
Équivalents ou génériques : Colludol, Strepsilspray lidocaïne, Vocadys
Laboratoire : Whitehall
DCI : *lidocaïne, benzoate de sodium, alcool benzylique*
Présentations/Composition : Pâtes à sucer : boîtes de 20 ou 30

Indications : *Mal de gorge*
Cette pastille associe un anesthésique local pour soulager les douleurs de gorge à 2 désinfectants qui diminuent infection et inflammation de la muqueuse oropharyngée.

Précautions/Interactions :
La durée du traitement ne doit pas dépasser 5 jours.
Codotussyl est contre-indiqué chez l'enfant de moins de 6 ans.

Il est conseillé de ne pas sucer de pastille avant de manger ou de boire car il anesthésie la gorge et risque de provoquer des passages alimentaires dans la trachée.
Ce médicament contient une substance qui positive les tests antidopage pratiqués lors de compétitions sportives.

Posologie :
Adulte : 1 à 8 pâtes/j.
Enfant de 6 à 15 ans : 1 à 4 pâtes/j.
Grossesse : non
Allaitement : non

Effets secondaires :
Un engourdissement de la langue et un risque de passage alimentaire dans la trachée peuvent parfois survenir.

Contre-indications :
Une allergie aux anesthésiques locaux contre-indique le traitement.

> **Bon à savoir**
> *Si les symptômes persistent, consulter son médecin.*

COLCHIMAX
Antirhumatismaux

65 %

Prix : 4,93 € - 20 comprimés
Équivalents ou génériques : Colchicine Opocalcium
Laboratoire : Opocalcium
DCI : *tiémonium, opium, colchicine*
Présentations/Composition : Cp. : tiémonium 50 mg, opium 12,5 mg, colchicine 1 mg

Indications : *Crise de goutte aiguë*
Le Colchimax est indiqué en cas de survenue de crise de goutte et de certaines maladies rares. Il contient de la colchicine qui diminue l'inflammation des articulations contenant des microcristaux d'acide urique, de calcium, etc. Le tiémonium (antispasmodique) et l'opium permettent d'atténuer les diarrhées provoquées par la colchicine.

Précautions/Interactions :
Il faut être prudent en cas d'insuffisance hépatique ou rénale, en cas de maladies cardiaques, d'hyperthyroïdie, de troubles de la prostate et de bronchite chronique. L'opium positive les tests effectués lors des contrôles antidopage sportifs.

Colimycine

Quelques médicaments nécessitent une surveillance particulière : certains antidépresseurs, les antihistaminiques sédatifs, certains antiparkinsoniens et neuroleptiques.

Posologie :
Adulte
Traitement d'attaque : 1 Cp. 3 fois/j.
le 1er jour, 1 Cp. matin et soir les 2e et 3e jours et 1 Cp. le soir les jours suivants
Traitement préventif : 1 Cp. le soir
Grossesse : seulement si nécessaire
Allaitement : non

Effets secondaires :
Peuvent apparaître : diarrhée, nausées, vomissements mais rapidement stoppés par une diminution de posologie. Quelques éruptions cutanées sont possibles ainsi qu'une baisse de fertilité chez l'homme. Le tiémonium est parfois responsable de sécheresse de la bouche, constipation, diminution des sécrétions lacrymales ou bronchiques, rétention urinaire, excitation ou irritabilité.

Contre-indications :
Ce médicament est fortement contre-indiqué en cas de dysfonctionnement grave des cellules rénales ou hépatiques, en cas de glaucome et de troubles de la prostate.

Signes de surdosage :
La colchicine est très toxique à forte dose et les premiers signes de l'intoxication sont une diarrhée parfois sanglante, des nausées, des vomissements, des douleurs abdominales et une chute de la tension artérielle. Puis s'installent des troubles importants des fonctions rénales, sanguines et respiratoires pouvant conduire au décès.

Bon à savoir
La prise du comprimé se fait le soir avec un grand verre d'eau et après le repas pour diminuer le risque d'irritation gastrique. Boire abondamment pendant le traitement (2 à 3 l d'eau par jour) et suivre un régime diététique pauvre en protides. Il est conseillé de consommer des aliments riches en fibres (crudités, légumes) et de faire de l'exercice pour favoriser le fonctionnement intestinal et empêcher l'apparition d'une constipation. En cas de sécheresse de la bouche, consommer des boissons froides, des glaçons, des bonbons acidulés et des gommes à mâcher. En dehors du traitement d'attaque, il est conseillé de ne pas dépasser le seuil de 1 mg/j. au-delà duquel les doses s'accumulent progressivement dans l'organisme et deviennent toxiques. Ne pas interrompre le traitement sans avis de son médecin, car une prise irrégulière du médicament peut entraîner une crise de goutte.

COLIMYCINE
Antibiotiques

65 % ; (Cp.) 30 %
Prix : 3,45 € - 10 comprimés
2,24 € - flacon (35 g)
16,37 € - 1 flacon pour inhalation (3 ml)
394,60 € - 30 flacons pour inhalation
Équivalents ou génériques : Aucun
Laboratoire : Aventis
DCI : *colistine*
Présentations/Composition : Cp. : 1 500 000 UI ; Poud. pour Sol. Buv. : 250 000 UI ; Poud. pour Sol. Inj. :
1 000 000 UI ; Poud. pour Sol. Inh. :
1 000 000 UI

Indications : *Diarrhée infectieuse, Infections bactériennes*
Colimycine, qui n'est pas absorbé par la muqueuse digestive et qui ne diffuse pas dans l'organisme, est indiqué pour traiter des diarrhées infectieuses graves. Il est parfois utilisé par voie injectable, en milieu hospitalier, pour traiter certaines infections graves notamment des infections urinaires, rénales ou septicémiques.
La solution pour inhalation est réservée pour le traitement d'infections pulmonaires chez les personnes présentant une mucoviscidose.

Précautions/Interactions :
La fonction rénale est surveillée régulièrement lorsque le traitement est administré par voie injectable.
Les personnes ayant un déficit congénital en enzyme saccharase ne peuvent pas suivre le traitement par voie orale.
En cas de diarrhée, il est conseillé de ne pas associer les comprimés aux ralentisseurs du transit intestinal. Par voie injectable, les aminosides, la céfaloridine sont contre-indiqués, les autres céphalosporines et les curarisants sont à surveiller.

Posologie :
Adulte
Voie orale : 150000 UI/kg/j. en 3 à 4 prises

Voie Inj. : 50000 UI/kg/j. en 2 à 3 fois
Voie Inh. : 1 à 6 000 000 UI/j.
Enfant
Voie orale : 250000 UI/kg/j. en 3 à 4 prises
Voie Inj. : 50 000 UI/kg/j. en 2 à 3 fois
Nourrisson
Voie orale : 50 à 100 000 UI/kg/j. en 2 à 3 fois
Voie Inj. : non
Grossesse : non
Allaitement : non

Effets secondaires :
Le traitement par voie orale peut entraîner des diarrhées, des nausées, des vomissements et des éruptions cutanées allergiques rares. Par voie injectable, il peut entraîner une toxicité rénale et neurologique grave.

Contre indications :
Colimycine est contre-indiqué en cas d'allergie aux polymyxines et de myasthénie.

Signes de surdosage :
Par voie injectable, un surdosage entraîne une toxicité rénale et neurologique avec destruction rénale et coma.

COLLU-HEXTRIL
Traitements du nez, de la gorge et des oreilles

 NR

Prix : 2,64 € - flacon (40 ml)
Équivalents ou génériques : Collunovar collutoire, Thiovalone
Laboratoire : Warner Lambert
DCI : *hexétidine*
Présentations/Composition : Collutoire : hexétidine 200 mg/100 ml

Indications : *Infections oropharyngées*
Collu-Hextril est un antiseptique local qui est utilisé dans le traitement d'appoint des infections de la cavité buccale ou de la gorge.

Précautions/Interactions :
Ce collutoire contient de l'essence de menthe qui peut provoquer des spasmes du larynx chez les enfants de moins de 30 mois.
Il est conseillé de ne pas associer d'autres antiseptiques locaux qui dénaturent l'action du collutoire.

Posologie :
Adulte et enfant > 30 mois : 1 à 2 Pulv. 3 fois/j.

Grossesse : non
Allaitement : non

Effets secondaires :
Une irritation locale peut survenir après les pulvérisations.

Contre-indications :
Les enfants de moins de 30 mois ne doivent pas suivre ce traitement.

Bon à savoir
Si les symptômes persistent malgré le traitement, il est préférable de consulter un médecin, notamment en cas de signes infectieux et de fièvre. Le flacon est pressurisé et ne doit pas être exposé à une température supérieure à 50 °C.

COLLYRE BLEU
Maladies des yeux

NR

Prix : 2,50 € - flacon (10 ml)
2,42 € - flacon (10 ml) Collyre bleu fort Laiter
Équivalents ou génériques : Collyre bleu fort Laiter
Laboratoire : Leurquin mediolanum
DCI : *naphazoline, méthylthioninium*
Présentations/Composition : Colly. : naphazoline 50 mg, bleu de méthylène 20 mg/100 ml ; naphazoline 100 mg, bleu de méthylène 40 mg/100 ml

Indications : *Conjonctivite*
Ce collyre contient un antiseptique coloré, le bleu de méthylène, et un vasoconstricteur qui possède une action décongestionnante par vasoconstriction des vaisseaux de la conjonctive. Il est indiqué en cas d'irritation conjonctivale occasionnée par des agents chimiques ou physiques et en cas de conjonctivite.

Précautions/Interactions :
Il est nécessaire d'utiliser avec précaution ce collyre chez les hypertendus, les coronariens et les hyperthyroïdiens et sans dépasser 10 jours de traitement.
Les lentilles de contact souples et hydrophiles ne doivent pas être portées pendant la durée du traitement pour éviter tout risque de coloration et d'altération.
Il est déconseillé d'associer les antidépresseurs IMAO, la guanéthidine et d'autres collyres contenant de la chlorhexidine, de la

fluorescéine, de la pilocarpine, des borates, des salicylates ou des sels d'argent.

Posologie :
Adulte et enfant > 30 mois : 2 Gttes 3 à 6 fois/j.
Grossesse : oui
Allaitement : oui

Effets secondaires :
Le Collyre bleu peut provoquer des réactions allergiques locales, dilatation gênante des pupilles, sélection de germes infectieux résistants, lésions cornéennes ou des conjonctives et poussée aiguë de glaucome.

Contre-indications :
Un risque de glaucome par fermeture de l'angle, une allergie aux ammoniums quaternaires sont des contre-indications au traitement. Les enfants de moins de 30 mois ne doivent pas être traités avec ce collyre.

Signes de surdosage :
En cas de passage du produit dans l'organisme, une élévation de la tension artérielle, des maux de tête, des tremblements, une accélération ou des troubles du rythme cardiaque peuvent apparaître.

Bon à savoir
Il est conseillé d'utiliser plutôt des collyres antiseptiques sans vasoconstricteur. Le flacon, une fois ouvert, se conserve 15 jours maximum.

COLPOSEPTINE
Œstrogènes

 30 %

Prix : 4,29 € - 18 comprimés
Équivalents ou génériques : Colpotrophine, Gydrelle, Physiogine, Trophicrème, Trophigil
Laboratoire : Théramex
DCI : *promestriène, chlorquinaldol*
Présentations/Composition : Cp. vaginaux : 200 mg de chlorquinaldol et 10 mg de promestriène

Indications : *Affections vaginales de la ménopause*
Colposeptine est indiqué pour les troubles vulvaires et vaginaux fréquents à la ménopause avec surinfection : sécheresse vaginale, prurit, douleurs lors des rapports sexuels, atrophie vaginale. Colposeptine associe un antibactérien et un œstrogène.

Précautions/Interactions :
Colposeptine est utilisé au rythme de 1 comprimé vaginal par jour pendant 18 jours. Mouiller le comprimé puis l'introduire au fond du vagin.
Colposeptine n'est pas utilisé en traitement prolongé et donc présente moins de contre-indications que les traitements œstrogéniques de la ménopause.

Posologie :
Adulte : 1 Cp. vaginal/j. pendant 18 j.

Contre-indications :
Les œstrogènes sont contre-indiqués en cas d'antécédents de cancer du sein ou de l'utérus.

COLPOTROPHINE
Œstrogènes

30 %

Prix : 5,48 € - 20 capsules
5,54 € - tube 30 g
Équivalents ou génériques : Colposeptine, Gydrelle, Physiogine, Trophicrème, Trophigil
Laboratoire : Théramex
DCI : *promestriène*
Présentations/Composition : Caps. vaginales : 10 mg de promestriène
Crème : 1 g de promestriène pour 100 g

Indications : *Affections vaginales de la ménopause*
Colpotrophine est indiqué pour les troubles vulvaires et vaginaux fréquents à la ménopause : sécheresse vaginale, prurit, douleurs lors des rapports sexuels, atrophie vaginale.

Précautions/Interactions :
Il est déconseillé d'utiliser Colpotrophine en cas de rapport sexuel avec des préservatifs masculins. Les corps gras contenus dans Colpotrophine peuvent provoquer une rupture du préservatif.
Il est également déconseillé d'utiliser des spermicides.
L'utilisation des œstrogènes est contre-indiquée pendant la grossesse, mais la découverte d'une grossesse, en cours de traitement, ne justifie pas son interruption.
Comme pour tout traitement œstrogénique un bilan clinique, sanguin et mammographique régulier est indispensable.

Posologie :
Adulte (ménopause) : 1 Caps. vaginale ou 1 Applic. de crème par cure de 20 j.

Effets secondaires :
Colpotrophine peut provoquer, très rarement, un prurit ou une irritation locale.

Contre-indications :
Les œstrogènes sont contre-indiqués en cas d'antécédents de cancer du sein ou de l'utérus.

> *Bon à savoir*
> Colpotrophine agit sur les troubles vaginaux de la ménopause mais n'a aucun effet sur les troubles psychologiques ou osseux, qui exigent un traitement par voie orale ou transdermique.

COLPRONE
Progestatifs

65 % ; TFR
Prix : 4,40 € - 20 comprimés
Équivalents ou génériques : *Chlormadinone Merck*, *Chlormadinone Qualimed*, *Chlormadinone Sandoz*, *Chlormadinone Téva*, Luténil, Lutéran, Surgestone
Laboratoire : Biodim
DCI : *médrogestone*
Présentations/Composition : Cp. : 5 mg de médrogestone

Indications : *Ménopause, Endométriose, Fibrome, Troubles des règles*
Colprone est indiqué pour le traitement de l'insuffisance en progestérone de la ménopause, en complément du traitement œstrogénique, et pour tous les syndromes où il est nécessaire d'instaurer un traitement progestatif : dysménorrhées, endométriose, hémorragies provoquées par les fibromes utérins.

Précautions/Interactions :
L'association de Colprone doit être prudente avec les anticonvulsivants, barbituriques, griséofulvine, rifabutine, rifampicine.
En cas de grossesse le traitement doit être arrêté, mais ne justifie pas une interruption de la grossesse.

Posologie :
Adulte
Ménopause : 1 à 2 Cp./j. 12 à 14 j. par cycle
Hémorragies : 1 à 2 Cp./j. du 16e au 25e j. du cycle
Endométriose : 1 à 3 Cp./j. en traitement continu

Effets secondaires :
Colprone peut provoquer aménorrhée ou saignements intermenstruels, accidents thrombo-emboliques, douleur des seins, galactorrhée, prise de poids, accroissement de la pilosité, troubles de l'humeur, insomnie ou somnolence, fatigue et vertiges. Il peut aussi provoquer un ictère et être à l'origine de réactions allergiques cutanées.

Contre-indications :
Colprone est contre-indiqué en cas d'antécédents de maladies thrombo-emboliques, d'insuffisance hépatique, et en cas de grossesse et allaitement.

COLTRAMYL
Antirhumatismaux/Décontracturants

15 %
Prix : 4,04 € - 12 comprimés
Équivalents ou génériques : *Miorel*, *Thiocolchicoside Actavis*, *Thiocolchicoside Alter*, *Thiocolchicoside Arrow*, *Thiocolchicoside Biogaran*, *Thiocolchicoside EG*, *Thiocolchicoside Ivax*, *Thiocolchicoside Merck*, *Thiocolchicoside Qualimed*, *Thiocolchicoside Ratiopharm*, *Thiocolchicoside Sandoz*, *Thiocolchicoside Téva*, *Thiocolchicoside Winthrop*
Laboratoire : Avantis
DCI : *thiocolchicoside*
Présentations/Composition : Cp. : 4 mg

Indications : *Contracture, Douleur musculaire*
Le Coltramyl est utilisé en traitement d'appoint des contractures musculaires douloureuses.

Précautions/Interactions :
Médicament réservé à l'adulte.
La prise des comprimés peut provoquer l'apparition de diarrhées ou de douleurs de l'estomac. Il suffit de réduire la posologie pour que les signes s'amendent.

Posologie :
Adulte
Traitement d'attaque : de 8 à 12 Cp./j. en débutant progressivement
Traitement d'entretien : 4 Cp. à répartir dans la journée
Grossesse : non
Allaitement : non

Combantrin

Effets secondaires :
Le Coltramyl peut être à l'origine d'allergies cutanées. Les comprimés sont parfois la cause de diarrhée ou de brûlures d'estomac.

Contre-indications :
Les antécédents d'allergie au thiocolchicoside sont une contre-indication.

Délai d'action :
Coltramyl est efficace 1 à 2 heures après la prise des comprimés.

Bon à savoir
Pour diminuer l'apparition des brûlures d'estomac ou les diarrhées, prendre les comprimés au milieu des repas ou accompagnés de pansements gastriques.

COMBANTRIN
Antiparasitaires

 65 %

Prix : 2,58 € - 6 comprimés (125 mg)
2,90 € - suspension buvable
Équivalents ou génériques : Fluvermal, Helmintox, Vermifuge Sorin, Zentel
Laboratoire : Pfizer
DCI : *pyrantel*
Présentations/Composition : Cp. : 125 mg (6 Cp.)
Sol. Buv. : 125 mg/2,5 ml (15 ml)

Indications : *Ascaris, Oxyures, Ankylostome*
Ce médicament agit en bloquant la transmission neuromusculaire de petits vers qui parasitent le tube digestif comme les ascaris, les oxyures et les ankylostomes.
En les paralysant, il permet à l'organisme de les éliminer facilement dans les selles.

Précautions/Interactions :
La suspension buvable peut être donnée aux enfants de plus de 12 kg alors que les comprimés sont réservés aux enfants de plus de 6 ans et aux adultes.
En cas d'insuffisance rénale, les doses sont réduites.
Le lévamisole et la pipérazine sont deux médicaments contre-indiqués en association avec le pyrantel.

Posologie :
Adulte > 75 kg
Ascaris, oxyures : 8 Cp. ou 8 c. mes.
Ankylostome : 16 Cp. ou 16 c. mes.

Adulte < 75 kg
Ascaris, oxyures : 6 Cp. ou 6 c. mes. en 1 prise
Ankylostome : 12 Cp. ou 12 c. mes./j. pendant 2 ou 3 j.
Enfant
Ascaris, oxyures : 1 Cp. ou 1 c. mes./10 kg de poids en 1 prise
Ankylostome : 2 Cp. ou 2 c. mes./10 kg de poids pendant 2 ou 3 j.
Grossesse : si nécessaire
Allaitement : non

Effets secondaires :
Ils sont rares et consistent en nausées, vomissements, perte d'appétit, diarrhées, douleurs abdominales. Exceptionnellement, des maux de tête, des vertiges, des troubles du sommeil et des éruptions cutanées peuvent survenir.

Contre-indications :
Une hypersensibilité antérieure au produit contre-indique le traitement.

Signes de surdosage :
Le médicament n'étant pas absorbé par la muqueuse digestive, les surdosages n'entraînent que de légers troubles digestifs ou nerveux. Une hospitalisation est quand même recommandée.

Bon à savoir
Pour éviter une réinfestation par des oxyures après traitement, il est nécessaire de procéder à une toilette quotidienne de la région de l'anus et du périnée et à un brossage des ongles qui seront coupés courts chez l'enfant. Les sous-vêtements et les vêtements de nuit sont changés chaque jour. Tous les membres de la famille, même sans symptôme, sont traités le même jour car ils peuvent être porteurs du parasite.

COMTAN
Antiparkinsonien

65 %

Prix : 47,29 € - 60 comprimés
Équivalents ou génériques : Entacapone Mylan
Laboratoire : Novartis
DCI : *entacapone*
Présentations/Composition : Cp. : 200 mg d'entacapone

Indications : *Maladie de Parkinson*
Comtan est indiqué pour le traitement de la maladie de Parkinson en complément des trai-

tements à base de levodopa. Il améliore l'action de la levodopa et diminue ses effets secondaires.

Précautions/Interactions :
La posologie recommandée est de 1 comprimé à chaque prise de levodopa, avec un maximum de 10 comprimés par jour. Le traitement ne doit pas être interrompu brutalement, mais de façon progressive.
Le traitement exige une surveillance clinique fréquente spécialement en cas de maladie cardiovasculaire dans les antécédents, et pour détecter les effets indésirables qui peuvent s'apparenter à une rhabdomyolyse ou à un syndrome malin des neuroleptiques : fièvre, amaigrissement, diarrhée.

Posologie :
Adulte : 1 à 10 Cp./j.
Grossesse : non
Enfant < 18 ans : non
Allaitement : non

Effets secondaires :
Comtan peut majorer les effets indésirables de la levodopa et de la carbidopa, nécessitant parfois un ajustement du traitement. Les réactions les plus fréquentes sont les vertiges, les maux de tête, les épisodes d'hypotension orthostatique avec chutes, la fatigue, la somnolence, les mouvements anormaux. Comtan peut être responsable de troubles gastro-intestinaux, notamment la colite.

Contre-indications :
Comtan est contre-indiqué en cas d'hypersensibilité à l'entacapone, en cas d'insuffisance hépatique, de phéochromocytome, de rhabdomyolyse (maladie musculaire rare), d'antécédents de réaction grave après un traitement à base de neuroleptiques (syndrome malin des neuroleptiques) ou en cas de traitement concomitant avec certains antidépresseurs (classe des IMAO).

CONTALAX
Laxatifs

NR
Prix : Libre
Équivalents ou génériques : Dulcolax
Laboratoire : 3M
DCI : *bisacodyl*

Présentations/Composition : Cp. : 5 mg de bisacodyl (boîte de 30 Cp.)

Indications : *Constipation*
Contalax stimule la motricité intestinale et la sécrétion d'eau et de sels minéraux par l'intestin. Il est indiqué pour les traitements de courte durée de la constipation.

Précautions/Interactions :
Le traitement doit être le plus court possible.
Un traitement trop prolongé peut créer une dépendance avec constipation sévère en cas de sevrage. Contalax ne doit pas être utilisé avant d'avoir essayé les traitements avec des laxatifs osmotiques ou lubrifiants.
Contalax est réservé à l'adulte et à l'enfant de plus de 6 ans.
Contalax est un traitement qui ne dispense pas de suivre les règles habituelles de prévention de la constipation : boire beaucoup d'eau, manger des fruits et des légumes, avoir une activité physique régulière.
L'utilisation de Contalax est déconseillée avec de nombreux médicaments, en particulier les antiarythmiques, érythromycine, les digitaliques, les corticoïdes, les diurétiques.

Posologie :
Adulte : 1 à 2 Cp. le soir au coucher
Enfant > 6 ans : maxi 1 Cp.
Grossesse : non
Allaitement : non

Effets secondaires :
Contalax est responsable de diarrhées, douleurs abdominales et peut provoquer une baisse du taux de potassium dans le sang.

Contre-indications :
Contalax est contre-indiqué en cas de maladies inflammatoires du côlon (maladie de Crohn, rectocolite) et en cas de risque d'occlusion intestinale.

Délai d'action :
L'effet sur la constipation se manifeste en 8 à 12 heures.

Signes de surdosage :
Le surdosage provoque une diarrhée et une faiblesse musculaire, par fuite excessive de sels minéraux et en particulier de potassium nécessitant d'interrompre le traitement. Une hospitalisation pour surveillance et réhydratation est parfois nécessaire.

Copaxone

> **Bon à savoir**
> Avaler les comprimés le soir au coucher sans les croquer.

COPAXONE
Immunomodulateurs

🔖 65 %

Prix : 832,04 € - 28 seringues (20 mg)
Équivalents ou génériques : Aucun
Laboratoire : Téva et Aventis
DCI : *glatiramère acétate*
Présentations/Composition : Flacons : 2 ml (20 mg/ml d'acétate de glatiramère)

Indications : *Sclérose en plaques*
Copaxone est indiqué pour réduire la fréquence des poussées chez les patients atteints de sclérose en plaques évoluant par poussée avec troubles neurologiques. Copaxone n'a pas d'effet sur la progression du handicap. Il n'est pas indiqué dans le traitement des formes progressives d'emblée ou secondairement progressives de sclérose en plaques.

Précautions/Interactions :
La posologie recommandée est de 1 flacon de 20 mg par jour, administré par voie sous-cutanée.
L'initiation et le renouvellement du traitement par l'acétate de glatiramère doivent être réalisés sous la surveillance d'un neurologue.
En l'état actuel des connaissances, la durée de traitement ne peut être précisée.
Copaxone peut être utilisé en cas d'insuffisance rénale, à condition de procéder à une surveillance régulière de la fonction rénale.
Copaxone ne doit pas être mélangé à d'autres médicaments.
Le site d'injection doit être changé chaque jour.
Copaxone ne doit pas être injecté par voie veineuse ou intramusculaire.

Posologie :
Adulte : 1 flacon/j. en Inj. SC
Enfant : non
Grossesse : non
Allaitement : non

Effets secondaires :
Copaxone peut être responsable de très nombreux effets secondaires : douleurs articulaires, fatigue, maux de tête, convulsions, douleurs thoraciques, troubles cutanés (urticaire, érythèmes), œdèmes, troubles cardio-vasculaires, tremblements. Il peut également être responsable de modifications du bilan biologique hépatique et d'une augmentation du taux des globules blancs.

Contre-indications :
Copaxone est contre-indiqué en cas d'hypersensibilité à l'acétate de glatiramère, et doit être utilisé avec précaution en cas d'antécédents de maladie cardio-vasculaire.

COPEGUS
Antiviraux

🔖 65 %

Prix : 153,16 € - 42 comprimés
393,76 € - 112 comprimés
582,04 € - 168 comprimés
Équivalents ou génériques : Ribavirine Biogaran, Ribavirine Mylan, Ribavirine Téva, Ribavirine Zen
Laboratoire : Roche
DCI : *ribavirine*
Présentations/Composition : Cp. : 200 mg de ribavirine

Indications : *Hépatite C virale chronique*
Copegus est indiqué dans le traitement de l'hépatite virale chronique C, en association avec interféron.

Précautions/Interactions :
La posologie habituelle est de 5 comprimés par jour, en 2 administrations par jour.
Le traitement doit durer 6 mois au minimum, mais la durée du traitement dépend du type de virus.
Copegus ne peut pas être utilisé en traitement unique. Il doit être utilisé en association avec les médicaments interféron alpha-2a ou peg-interféron alpha-2a.
Le traitement peut être de 6 comprimés par jour lorsque le poids du patient est supérieur à 75 kg.
Copegus doit être utilisé avec précaution en cas d'insuffisance cardiaque congestive, antécédents d'infarctus myocardique, troubles psychiatriques (Cogepus peut aggraver les syndromes dépressifs), et en cas de traitement anti-VIH associé.
En raison du risque tératogène du produit, les femmes en âge de procréer doivent faire un test de grossesse avant le début du traitement, puis tous les mois pendant le traitement, jusqu'à 6 mois après la fin du traitement, y compris les femmes qui ne prennent pas le

traitement, mais dont le partenaire est traité par Copegus.

Posologie :
Adulte : 5 Cp./j.
Enfant < 18 ans : non
Grossesse : non
Allaitement : non

Effets secondaires :
Copegus peut être responsable de nombreux effets secondaires : dépression (augmentation du risque de suicide), troubles digestifs avec amaigrissement, constipation et diarrhée, troubles neurologiques avec agitation, cauchemars, agressivité, troubles de la mémoire, somnolence, douleurs articulaires, troubles cutanés et cardiovasculaires.

Contre-indications :
Copegus est contre-indiqué en cas d'hypersensibilité au produit, en cas de grossesse (faire un test de grossesse avant de commencer le traitement), en cas de maladie cardiaque sévère, d'insuffisance hépatique, de maladie sanguine du type hémoglobinopathie (thalassémie, drépanocytose).

Bon à savoir

Les comprimés doivent être avalés matin et soir avec un peu d'eau au cours des repas. Ils ne doivent pas être cassés, ni écrasés. En cas de contact avec des comprimés endommagés, ou en cas de contact avec les yeux, se laver abondamment avec de l'eau et du savon. Ces précautions sont indispensables en raison du risque tératogène du produit.

CORAMINE GLUCOSE
Antihypotenseurs

NR

Prix : Libre
Équivalents ou génériques : Aucun
Laboratoire : Novartis
DCI : nicéthamide, glucose
Présentations/Composition : Cp. : 125 mg de nicéthamide et 1,5 g de glucose

Indications : *Asthénie, Hypotension orthostatique*
La Coramine est fréquemment utilisée pour soigner les lipothymies (sensation d'évanouissement ou d'étourdissement provoquée par une hypotension orthostatique) et les états de fatigue, notamment en altitude.

Précautions/Interactions :
La Coramine glucose doit être utilisée avec prudence chez les diabétiques en raison de son fort dosage en glucose.
La Coramine peut positiver les tests antidopage.

Posologie :
Adulte : 4 à 6 Cp./j. à sucer
Grossesse : non
Allaitement : non

Effets secondaires :
La Coramine, à fortes doses, provoque des sueurs, nausées, vomissements, éruptions cutanées, palpitations, hypertension artérielle, et des troubles neurologiques divers (agitation, convulsions).

Contre-indications :
Coramine Glucose est contre-indiqué chez l'enfant de moins de 15 ans, en cas de grossesse, épilepsie, hypertension artérielle et d'hypersensibilité à l'un des composants.

Délai d'action :
L'effet sur la tension artérielle se manifeste 20 à 30 minutes après la prise.

En cas d'oubli :
Prendre immédiatement le comprimé oublié sans dépasser la dose journalière prescrite.

Bon à savoir

La Coramine est un médicament mineur quand il s'agit de lutter efficacement contre une hypotension orthostatique, mais elle peut aider à surmonter un état de fatigue trop intense.

CORDARONE
Antiarythmiques

65 %

Prix : 12,98 € - 30 comprimés (200 mg)
Équivalents ou génériques : Amiodarone Actavis, Amiodarone Alter, Amiodarone Arrow, Amiodarone Biogaran, Amiodarone Cristers, Amiodarone EG, Amiodarone GNR, Amiodarone Ivax, Amiodarone Merck, Amiodarone Qualimed, Amiodarone Ranbaxy, Amiodarone Ratiopharm, Amiodarone RPG, Amiodarone Sandoz, Amiodarone Téva, Amiodarone Winthrop, Amiodarone Zydus
Laboratoire : Sanofi-Aventis
DCI : *amiodarone*

Corgard

Présentations/Composition : Cp. : 200 mg

Indications : *Traitement des troubles du rythme ventriculaire, Angine de poitrine accompagnée de troubles du rythme et d'insuffisance cardiaque*

La Cordarone est utilisée pour traiter les tachycardies et fibrillations auriculaires ou ventriculaires graves qui mettent en jeu la survie du patient. Dans tous les cas, le traitement ne peut être entrepris que sous stricte surveillance cardiologique, en milieu hospitalier.

Précautions/Interactions :

La posologie de la Cordarone est habituellement de 1 à 2 gélules par jour, mais cette dose doit être diminuée chez les personnes âgées. Un électrocardiogramme doit toujours être pratiqué avant le début du traitement.

La poursuite du traitement exige de faire régulièrement un bilan thyroïdien, ainsi que de rechercher les effets du médicament au niveau de la peau, des yeux, du foie et du système cardio-vasculaire.

L'usage de la Cordarone est contre-indiqué avec les antiarythmiques quinidiniques (Longacor) ainsi qu'avec les médicaments qui donnent des troubles particuliers du rythme ventriculaire appelés torsades de pointes (responsables de syncope et de mort subite) : astémizole, bépridil, érythromycine IV, halofantrine, pentamidine, sparfloxacine, sultopride et vincamine.

La Cordarone doit être utilisée avec précaution avec les digitaliques, les bêta-bloquants, tous les médicaments qui peuvent provoquer une baisse du potassium (corticoïdes, tétracosactide, diurétiques hypokaliémiants), la carbamazépine, phénobarbital, phénytoïne, primidone, rifampicine, les anticoagulants oraux.

Il est déconseillé d'utiliser des laxatifs stimulants, en raison du risque de baisse du taux de potassium dans le sang.

L'amiodarone peut provoquer des accidents sévères en cas d'anesthésie générale.

Posologie :

Adulte : 3 Cp./j. en traitement d'attaque puis 2 Cp./j. en traitement d'entretien

Grossesse : non

Allaitement : non

Effets secondaires :

La Cordarone provoque de nombreux effets indésirables, à commencer par les dépôts cornéens. Il s'agit de micro-dépôts formés de lipides au niveau de la cornée, qui n'empêchent pas la poursuite du traitement. Ces dépôts disparaissent à l'arrêt du traitement et s'accompagnent parfois de la perception de halos visuels ou de sensations de brouillard visuel. L'amiodarone provoque une sensibilisation de la peau, qui exige de ne pas s'exposer au soleil en cours de traitement. Elle peut provoquer une hyperthyroïdie ou une hypothyroïdie. Plus rarement, l'amiodarone est responsable de tremblements, de troubles neurologiques périphériques, d'impuissance, de pneumopathie ou d'hépatite.

Contre-indications :

L'amiodarone est contre-indiquée en cas de bradycardie (cœur lent), de bloc auriculo-ventriculaire, de maladie thyroïdienne, et pendant la grossesse et l'allaitement.

Délai d'action :

L'amiodarone est active sur le cœur 3 à 7 heures après la prise orale.

En cas d'oubli :

Prendre immédiatement le comprimé sans dépasser la dose journalière prescrite.

> *Bon à savoir*
>
> Pour diminuer l'apparition des effets secondaires, le traitement est généralement interrompu 2 jours par semaine, sans inconvénient sur son efficacité.

CORGARD
Antihypertenseurs

65 %

Prix : 5,76 € - 28 comprimés (80 mg)
Équivalents ou génériques : Aucun
Laboratoire : Sanofi-Aventis
DCI : *nadolol*
Présentations/Composition : Cp. : 80 mg

Indications : *Hypertension artérielle, Prévention de l'angine de poitrine, Troubles du rythme cardiaque, Cardiomyopathie obstructive, Complications cardiaques des hyperthyroïdies*

Corgard appartient à la classe des bêta-bloquants, remèdes qui inhibent l'action de certaines hormones appelées catécholamines (dont l'adrénaline) au niveau du cœur, des poumons et des vaisseaux. Ils diminuent le rythme cardiaque, ralentissent la conduction de l'influx nerveux à l'intérieur du cœur, diminuent la

Corgard

force contractile du ventricule gauche, diminuent la consommation d'oxygène du cœur et baissent la tension artérielle. Mais ils ont aussi un effet sur le poumon (bronchoconstriction), les vaisseaux des extrémités (vasoconstriction) et le taux de sucre dans le sang (hypoglycémie). Corgard est utilisé pour le traitement de l'hypertension artérielle, pour la prévention des crises d'angor d'effort, pour le traitement de certains troubles du rythme cardiaque, et dans le cadre du traitement de certaines maladies cardiaques qui surviennent lors des suites d'une hyperthyroïdie, ou lors de maladies du muscle cardiaque (myocardiopathie obstructive).

Précautions/Interactions :

Le traitement aux bêta-bloquants doit être utilisé avec prudence en cas d'insuffisance cardiaque, de maladie respiratoire chronique, d'angor de Prinzmetal (crise d'angine de poitrine au repos), de certains troubles du rythme cardiaque, de diabète, de phéochromocytome, de maladie cutanée (psoriasis) et chez les patients âgés. En cas d'insuffisance rénale le traitement est adapté en fonction des résultats du contrôle de la créatinine sanguine.

L'association du Corgard est contre-indiquée avec la floctafénine (Idarac) et le sultopride (Barnétil), et elle est déconseillée avec l'amiodarone (Cordarone).

Si vous devez être opéré, avertissez l'anesthésiste de votre traitement, car il ne doit pas être interrompu brutalement et il exige une surveillance particulière pendant l'intervention.

L'association doit être faite avec précaution en cas d'utilisation de médicaments antagonistes du calcium (Adalate, Tildiem, Cordium, Loxen, Isoptine), en cas d'association avec d'autres antiarythmiques, avec le baclofène (Liorésal), l'insuline et les médicaments antidiabétiques, la clonidine (Catapressan).

De nombreuses classes thérapeutiques doivent être utilisées avec prudence : antidépresseurs imipraminiques, neuroleptiques, anti-inflammatoires non stéroïdiens, tétracosactide (Synacthène), méfloquine (Lariam).

En cas de nécessité, le traitement au Corgard peut être continué pendant la grossesse, mais il faudra surveiller attentivement le nouveau-né pendant la première semaine après l'accouchement (fréquence cardiaque, glycémie).

Le Corgard peut provoquer une réponse positive lors des tests antidopage réalisés chez les sportifs.

Posologie :
Adulte
Hypertension : 1 Cp./j. le matin
Cardiomyopathies : 1 à 4 Cp./j.
Grossesse : oui, sous surveillance
Allaitement : non

Effets secondaires :

Les effets indésirables les plus fréquents sont la bradycardie, la fatigue, l'impuissance, l'insomnie et les troubles digestifs (douleurs gastriques, nausées, vomissements, diarrhées). Plus rarement, le Corgard peut provoquer une crise d'asthme, une chute importante de la tension artérielle, une hypoglycémie, des éruptions cutanées, nécessitant dans tous les cas un arrêt du traitement.

Contre-indications :

Les bêta-bloquants sont interdits en cas d'asthme et d'insuffisance cardiaque non soignée. Ils ne peuvent pas être utilisés si le patient présente un rythme cardiaque trop lent (bradycardie) ou dans certains troubles du rythme (bloc auriculo-ventriculaire de 2e ou 3e degré).

Ils sont contre-indiqués en cas de phénomène de Raynaud et de troubles artériels des mains et des pieds, en cas de tumeur non traitée de la glande surrénale (phéochromocytome), en cas d'hypotension artérielle, et d'antécédents d'allergie au nadolol.

En cas d'allaitement, le traitement au Corgard est contre-indiqué en raison du passage du médicament dans le lait maternel.

Délai d'action :

L'effet du médicament apparaît 2 à 4 heures après la prise.

En cas d'oubli :

Prendre immédiatement le comprimé oublié sans dépasser la dose journalière prescrite.

Signes de surdosage :

Il provoque un ralentissement excessif du cœur et une baisse importante de la tension qui exige une hospitalisation en service d'urgence pour l'administration d'antidotes.

> **Bon à savoir**
>
> *Les traitements bêta-bloquants ne doivent jamais être interrompus brutalement chez les malades du cœur : l'arrêt brusque peut provoquer un infarctus du myocarde, des troubles du rythme graves et le décès.*

CORICIDE LE DIABLE
Traitements des cors et durillons

NR

Prix : Libre
Équivalents ou génériques : Duofilm, Kérafilm, Verrufilm
Laboratoire : Sodia
DCI : *acide salicylique*
Présentations/Composition : Sol. pour Applic. Loc. : flacon 4 g

Indications : *Cors, Durillons, Verrues*
L'acide salicylique contenu dans ce médicament s'oppose au développement de la couche cornée de la peau fabriquée en excès dans les cors, les durillons, œils-de-perdrix et verrues.

Précautions/Interactions :
Ce médicament n'est pas indiqué en cas de verrue du visage ou des organes génitaux. Il ne faut pas l'appliquer sur une muqueuse ou une surface trop étendue par risque de passage du produit dans l'organisme.
Des irritations locales sont possibles avec des sensations de brûlure et de formation de croûtes. Si des saignements surviennent, il est préférable d'arrêter l'application du produit pendant 3 jours.
L'application du produit chez des personnes souffrant d'artérite des membres inférieurs, de diabète ou de dysfonctionnement du système nerveux touchant les jambes est effectuée avec prudence.

Posologie :
Adulte : 1 Applic. le matin
Grossesse : après avis médical
Allaitement : après avis médical

Effets secondaires :
Des irritations locales sont possibles avec des sensations de brûlure et de formation de croûtes.

Contre-indications :
Une allergie aux salicylés (aspirine) contre-indique le traitement. L'application sur des cors infectés n'est pas conseillée.

Délai d'action :
En cas de verrue, le traitement demande 6 à 12 semaines d'application quotidienne car un arrêt trop précoce peut entraîner une rechute.

Bon à savoir
La zone traitée doit être savonnée, rincée et séchée avant d'appliquer, à l'aide de la spatule, le liquide sans déborder sur la peau saine. Il est préférable de protéger la peau environnante avec une rondelle protectrice, un vernis spécial (Verlim) ou du vernis à ongles. L'application se fait habituellement le matin et le soir. Tous les 2 ou 3 jours, limer doucement la surface de la verrue ou du cor pour en éliminer la couche superficielle en évitant de faire saigner.
Il faut bien refermer le flacon car le produit est très inflammable et le tenir hors de portée des enfants.

CORTANCYL
Anti-inflammatoires : corticoïdes

65 % ; TFR

Prix : 1,65 € - 30 comprimés (1 mg)
2,45 € - 30 comprimés (5 mg)
3,93 € - 20 comprimés (20 mg)
Équivalents ou génériques : Betnesol, Dectancyl, Prednisone Almus, Prednisone Arrow, Prednisone Biogaran, Prednisone Cristers, Prednisone EG, Prednisone Ivax, Prednisone Merck, Prednisone Mylan, Prednisone Qualimed, Prednisone Ratiopharm, Prednisone Sandoz, Prednisone Téva, Prednisone Winthrop, Médrol-hydrocortancyl, Solupred
Laboratoire : Aventis
DCI : *prednisone*
Présentations/Composition : Cp. : 1 mg ; 5 mg ; 20 mg

Indications : *Inflammation, Modulation des réponses immunitaires*
Les corticoïdes, anti-inflammatoires stéroïdiens, sont des dérivés d'hormones naturelles fabriquées par les glandes surrénales : la cortisone et l'hydrocortisone. Ces molécules synthétiques ont une action anti-inflammatoire à dose faible et diminuent la réponse immunitaire de l'organisme à dose forte. Elles sont prescrites en cas de réactions allergiques majeures (œdème de Quincke, choc allergique, asthme sévère), de maladies inflammatoires graves en rhumatologie (polyarthrite rhumatoïde, rhumatisme articulaire aigu), ou dermatologie (eczémas, maladies graves de

Cortancyl

la peau), en gastro-entérologie (hépatite chronique évolutive, rectocolite hémorragique), en cancérologie (leucémies, myélomes, métastases), en pneumologie, en neurologie, lors de transplantation d'organes, etc. En comparaison avec les hormones naturelles, les corticoïdes synthétiques ont des effets indésirables moins prononcés et la rétention secondaire en eau et en sel est moins importante.

Précautions/Interactions :

Les corticoïdes sont administrés en général en 1 prise le matin pour améliorer leur efficacité et 1 jour sur 2, surtout chez l'enfant, pour éviter un retard de croissance. Pour limiter une rétention en eau et en sel et une fuite en potassium, un régime pauvre en sel et riche en potassium est associé au traitement. Il est également conseillé de suivre un régime riche en protides, en calcium, en vitamine D, pauvre en sucres d'absorption rapide et modéré en sucres d'absorption lente en cas de traitement prolongé.

Avant toute mise en route d'un traitement par corticoïdes, il faut s'assurer de l'absence d'infection bactérienne, virale ou parasitaire dont la survenue est favorisée. Il ne faut pas vacciner avec des vaccins comportant des virus vivants atténués. Les corticoïdes peuvent entraîner un déséquilibre d'un traitement antidiabétique qu'il convient donc de surveiller. En cas d'antécédents d'ulcère gastro-duodénal, il est nécessaire d'effectuer une fibroscopie de contrôle de la muqueuse de l'estomac et du duodénum.

Certaines maladies (dysfonctionnement des cellules rénales, hypertension artérielle, ostéoporose...) nécessitent une surveillance particulière. Pour limiter l'apparition d'un syndrome de sevrage à l'arrêt d'un traitement prolongé par corticoïdes, il convient de diminuer progressivement les doses avant l'arrêt définitif. Les corticoïdes positivent les tests effectués lors des contrôles antidopage sportifs.

Certains médicaments sont déconseillés ou nécessitent une surveillance particulière : les dérivés de l'aspirine, les anticoagulants oraux et l'héparine, certains traitements cardiaques (digitaline, quinidiniques, amiodarone), les traitements antidiabétiques (insuline, metformine et sulfamides hypoglycémiants), les traitements antihypertenseurs et les vaccins vivants atténués.

Posologie :
Adulte
Traitement d'entretien : 0,35 à 1,2 mg/kg/j.
Traitement d'attaque : 5 à 15 mg/j.
Enfant
Traitement d'entretien : 0,5 à 2 mg/kg/j.
Traitement d'attaque : 1/4 à 1/2 mg/kg/j.
Grossesse : non
Allaitement : non

Effets secondaires :

Ils surviennent généralement en cas de traitement prolongé et à fortes doses et consistent en rétention d'eau et de sel avec hypertension artérielle, baisse du taux de potassium, hypofonctionnement parfois définitif des glandes surrénales avec diabète et arrêt de la croissance chez l'enfant, troubles musculaires et squelettiques (ostéoporose, fractures), troubles cutanés (acné, retard de cicatrisation), troubles digestifs (ulcères gastro-duodénaux, pancréatites), excitation avec troubles du sommeil ou euphorie, glaucome, cataracte.
À l'arrêt du traitement, un état dépressif peut s'installer ainsi qu'un syndrome de sevrage (fatigue, anxiété, amaigrissement, douleurs diffuses). Un phénomène de rebond peut apparaître avec une reprise évolutive de la maladie sous-jacente à l'arrêt du traitement.

Contre-indications :

Les corticoïdes sont contre-indiqués dans de nombreuses situations : toute maladie infectieuse évolutive notamment virale (herpès, zona ophtalmique, hépatite aiguë A, B, C), la goutte, l'ulcère gastro-duodénal en évolution, des états psychotiques. Certains médicaments ne doivent pas être associés : l'hismanal, le Cordium, l'érythromycine en intraveineux, l'Halfan, le Barnétil. La grossesse n'est pas une contre-indication en cas de nécessité de traitement ; par contre, l'allaitement en est une.

Délai d'action :

Après prise orale d'un comprimé, l'absorption est rapide, les effets se font sentir rapidement et durent en moyenne 12 à 36 heures.

Signes de surdosage :

Les signes de surdosage sont la surcharge pondérale, la fonte musculaire, des troubles digestifs, une ostéoporose, une hypertension artérielle, de l'acné, une excitation ou une agitation anormale, un arrêt de croissance chez l'enfant qui disparaîtront avec l'élimination du produit.

Corvasal

Bon à savoir

Il est conseillé aux personnes sous corticoïdes de suivre les horaires de prescription, de ne jamais interrompre brutalement le traitement et de ne prendre d'autres médicaments qu'après avis médical. Il faut signaler la prise de corticoïdes en cas de vaccination et il est préférable de désinfecter toute plaie et de signaler toute fièvre. En cas de traitement prolongé, un régime alimentaire doit être élaboré avec le médecin : peu salé, riche en protéines et en calcium, pauvre en sucres d'absorption rapide, modéré en sucres d'absorption lente. Les suppléments en potassium, calcium, vitamine D et pansements gastriques visent à diminuer la prise de poids, les œdèmes des jambes ou du visage, la fragilité osseuse ou cutanée et la gastrite.

En conséquence, il faut se peser très régulièrement, vérifier sa tension artérielle avec des appareillages automatiques, contrôler sa force musculaire, surveiller sa peau (vergetures, amincissement des ongles ou de la peau, augmentation de la pilosité) ou la présence de selles noires (saignement digestif).

CORVASAL
Antiangoreux

65 % ; TFR

Prix : 4,83 € - 30 comprimés (2 mg)
12,42 € - 90 comprimés (2 mg)
7,68 € - 30 comprimés (4 mg)
Équivalents ou génériques : *Molsidomine Actavis, Molsidomine Almus, Molsidomine Alter, Molsidomine Arrow, Molsidomine Biogaran, Molsidomine EG, Molsidomine Ivax, Molsidomine Merck, Molsidomine Mylan, Molsidomine Qualimed, Molsidomine Ratiopharm, Molsidomine RPG, Molsidomine Sandoz, Molsidomine Téva, Molsidomine Winthrop, Molsidomine Zydus*
Laboratoire : Aventis
DCI : *molsidomine*
Présentations/Composition : Cp. : 2 et 4 mg

Indications : *Angine de poitrine*
Le Corvasal est un vasodilatateur à prédominance veineuse qui soulage le travail du cœur et réduit ses besoins en oxygène. Il provoque un relâchement des fibres musculaires des parois vasculaires et contribue ainsi à baisser la tension. Il est utilisé comme traitement de fond de l'angine de poitrine, quelle que soit sa gravité.

Précautions/Interactions :
Le Corvasal peut provoquer des maux de tête importants et une hypotension. Il est donc nécessaire de commencer le traitement par de petites doses et de ne pas arrêter brutalement. Il peut être utilisé en association d'autres traitements cardio-vasculaires (diurétiques, antihypertenseurs, vasodilatateurs). Il représente un traitement de substitution aux dérivés nitrés dans le cas où il est nécessaire de modifier un traitement.

Posologie :
Adulte : 1/2 à 1 Cp. 3 fois/j. en augmentant progressivement les doses
Grossesse : non
Allaitement : non

Effets secondaires :
Le Corvasal provoque des maux de tête, parfois une hypotension orthostatique et des troubles digestifs.

Contre-indications :
Le Corvasal est déconseillé pendant la grossesse et la période d'allaitement. Il est également contre-indiqué de l'employer avec le sildénafil (Viagra) en raison du risque d'hypotension brutale.

Délai d'action :
L'effet sur le système vasculaire se manifeste en quelques minutes et dure jusqu'à 5 heures.

Signes de surdosage :
À haute dose, Corvasal provoque une vasodilatation généralisée avec hypotension, nécessitant une surveillance en milieu hospitalier.

COUMADINE
Anticoagulants

65 %

Prix : 2,26 € - 20 comprimés (2 mg)
4,68 € - 30 comprimés (10 mg)
Équivalents ou génériques : Aucun
Laboratoire : Bristol-Myers Squibb
DCI : *warfarine*
Présentations/Composition : Cp. sécables : 2 mg et 10 mg

Coumadine

Indications : *Prévention et traitement des thromboses veineuses, Embolie pulmonaire*

La Coumadine est un anticoagulant appartenant au groupe des « antivitamines K ». Elle agit sur différents facteurs de la coagulation nécessaires à la coagulation sanguine et empêche la formation de caillots à l'intérieur des vaisseaux. La Coumadine est utilisée pour prévenir les accidents de thrombose veineuse et les embolies pulmonaires, en relais d'un traitement à l'héparine ou dans les suites d'une intervention chirurgicale. La durée du traitement est fonction du risque encouru : il est de quelques mois après une embolie pulmonaire mais peut durer toute la vie chez les porteurs d'une prothèse valvulaire cardiaque.

La Coumadine est indiquée chez tous les patients qui présentent un risque ou une récidive de thrombose veineuse et dans les suites de maladies valvulaires cardiaques, maladies du rythme cardiaque, infarctus du myocarde.

Précautions/Interactions :

La posologie de la Coumadine est très variable d'un individu à l'autre et ne peut être déterminée qu'après plusieurs tests. Le traitement commence par un comprimé de 4 mg, suivi d'un contrôle biologique à partir du 3e ou 4e jour pour déterminer la sensibilité au produit et son efficacité.

La dose efficace sera recherchée mg par mg (avec les comprimés sécables de 2 mg) et contrôlée par un test de coagulation appelé temps de Quick, exprimé en unités INR. L'INR doit être compris entre 2 et 3 dans le cas d'une prévention simple et entre 3 et 4,5 chez les porteurs de prothèses valvulaires.

Lorsque la dose efficace est obtenue et maintenue dans un équilibre stable, il suffit de faire un contrôle mensuel.

Il est nécessaire d'éviter les injections intra-musculaires ou intra-articulaires en raison du risque hémorragique.

Si le traitement avec Coumadine fait suite à un traitement à l'héparine, les 2 traitements doivent se chevaucher quelques jours jusqu'à ce que le Sintrom soit efficace.

Certains médicaments sont contre-indiqués lors d'un traitement avec Coumadine : il s'agit de l'aspirine à forte dose, des anti-inflammatoires pyrazolés (phénylbutazone) et du miconazole (Daktarin) en raison du risque hémorragique.

De très nombreux médicaments sont déconseillés ou doivent être utilisés avec précaution. Quel que soit le traitement que vous devez prendre, il est indispensable d'expliquer au médecin que vous suivez un traitement anticoagulant, afin de vérifier les interactions possibles.

Il est préférable de diminuer la consommation des aliments riches en vitamine K, dont la consommation excessive peut nécessiter de modifier la posologie : foie et abats, choux, navet, laitue, brocolis, cresson, épinards, et la viande en général.

Posologie :
Adulte
Prophylaxie thrombo-embolie : 6 mg le 1er j. puis ajustement mg/mg en fonction des résultats des tests. La dose moyenne est comprise entre 2 et 20 mg, en 1 seule prise
Grossesse : non
Allaitement : non

Effets secondaires :
Coumadine peut être responsable d'hémorragies en cas de dosage trop important ou de lésion hémorragique.
La warfarine est parfois responsable de réactions allergiques cutanées (prurit, urticaire).

Contre-indications :
La Coumadine est contre-indiquée en cas de maladie hémorragique et en cas de maladie susceptible de saigner : accident vasculaire cérébral, ulcère gastro-duodénal, hypertension sévère, chirurgie de l'œil. Elle est également interdite en cas d'insuffisance rénale ou hépatique grave.

Délai d'action :
La warfarine est active au bout de 36 à 72 heures.

En cas d'oubli :
Prendre immédiatement le comprimé sans dépasser la dose journalière prescrite.

Signes de surdosage :
Si le contrôle biologique montre un surdosage, il suffit de réduire la dose quotidienne jusqu'à normalisation des tests. En cas d'hémorragies, il faut arrêter le traitement et il est parfois nécessaire d'injecter de la vitamine K ou des facteurs coagulants.

Bon à savoir

La Coumadine est un médicament de complément indispensable dans les suites de nombreuses maladies vasculaires où il existe un risque de formation de caillot et d'obstruction. Le traitement est souvent de longue durée et il est indispensable de prévenir votre médecin en cas de prise de tout autre médicament, car de nombreux produits pharmaceutiques ou alimentaires peuvent augmenter le risque hémorragique, en particulier l'aspirine et l'alcool.

COVERSYL
Antihypertenseurs

📱 65 %
Prix : 9,01 € - 30 comprimés (2,5 mg)
24,66 € - 90 comprimés (2,5 mg)
12,59 € - 30 comprimés (5 mg)
35,45 € - 90 comprimés (5 mg)
20,42 € - 30 comprimés (10 mg)
57,54 € - 90 comprimés (10 mg)
Équivalents ou génériques : *Perindopril Actavis*, *Perindopril Arrow*, *Perindopril Biogaran*, *Perindopril Merck*, *Perindopril Mylan*, *Perindopril Ratiopharm*, *Perindopril Sandoz*, *Perindopril Téva*, *Perindopril Vénipharm*
Laboratoire : BBFarma
DCI : *perindopril*
Présentations/Composition : Cp. : 2, 4 et 8 mg
Indications : *Hypertension artérielle, Insuffisance cardiaque*
Inhibiteur de l'enzyme de conversion de l'angiotensine I en angiotensine II, le périndopril active les systèmes enzymatiques rénaux et surrénaliens qui contrôlent l'élimination du sodium et du potassium et permet ainsi de réduire la tension artérielle, quelle que soit sa gravité. En outre le périndopril réduit le travail du cœur tout en augmentant le débit cardiaque, ce qui fait qu'il est utilisé à la fois pour le traitement de l'hypertension artérielle et de l'insuffisance cardiaque.

Précautions/Interactions :
Le périndopril peut provoquer une réaction allergique localisée au visage, avec l'apparition d'un œdème de la face, de la langue, ou parfois de la glotte (œdème de Quincke), imposant un arrêt immédiat et parfois définitif du médicament.
Il peut être à l'origine d'une toux sèche persistante, qui disparaît à l'arrêt du traitement.
Il est déconseillé de l'associer avec le lithium et avec les diurétiques épargneurs de potassium (Aldactone), ainsi qu'avec les médicaments contenant du potassium.
Il doit être utilisé avec prudence en association avec les antidiabétiques, le baclofène (Lioresal), tous les diurétiques, les antidépresseurs, les anti-inflammatoires non stéroïdiens, les corticoïdes, et avec les médicaments immunosuppresseurs qui peuvent provoquer une baisse du taux sanguin des globules blancs.
Le traitement doit être adapté progressivement, en commençant par 1 comprimé à 2 mg par jour, jusqu'à 8 mg par jour au maximum, selon l'effet sur la tension artérielle et selon les résultats des examens de contrôle. Ceux-ci consistent principalement à surveiller la fonction rénale en mesurant le taux de créatinine et de potassium dans le sang.
En cas d'insuffisance cardiaque, le traitement peut être encore réduit à 1 mg par jour en début de traitement, puis augmenté progressivement, pour éviter la survenue d'une hypotension.

Posologie :
Adulte : 1 à 4 Cp./j. à 2 mg
Grossesse : non
Allaitement : non

Effets secondaires :
Les effets indésirables les plus courants sont des maux de tête, des vertiges, une baisse trop importante de la tension artérielle, une toux, des troubles digestifs (douleurs abdominales, nausées).

Contre-indications :
Il est interdit d'utiliser ce médicament en cas d'allergie connue au périndopril et en cas d'antécédent de réaction allergique lors de la prise d'un médicament inhibiteur de l'enzyme de conversion. La grossesse et l'allaitement sont également des contre-indications.

Délai d'action :
L'effet sur la tension artérielle est sensible en 3 à 4 heures, en une seule prise quotidienne.

En cas d'oubli :
Prendre immédiatement le comprimé oublié sans dépasser la dose journalière prescrite.

Signes de surdosage :
Baisse trop importante de la tension artérielle. Le patient doit rester couché et sera, si néces-

saire, perfusé avec du sérum physiologique afin de faire remonter la pression artérielle.

> **Bon à savoir**
> Le périndopril doit être utilisé en une seule prise quotidienne, et il est nécessaire d'attendre quelques jours avant de constater l'effet du médicament et d'augmenter éventuellement la dose journalière.

COZAAR
Antihypertenseurs

 65 %

Prix : 14,64 € - 28 comprimés (50 mg)
46,25 € - 90 comprimés (50 mg)
78,74 € - 90 comprimés (100 mg)
Équivalents ou génériques : Hyzaar, Losarchem, Losartan Actavis, Losartan Alchemia, Losartan Almus, Losartan Alter, Losartan Arrow, Losartan Biogaran, Losartan Cristers, Losartan EG, Losartan Evolugen, Losartan Isomed, Losartan Intas, Losartan KRKA, Losartan Mylan, Losartan Pfizer, Losartan Qualimed, Losartan Ranbaxy, Losartan Ratiopharm, Losartan Sandoz, Losartan Téva, Losartan Winthrop, Losartan Zydus
Laboratoire : MSD France
DCI : *losartan*
Présentations/Composition : Cp. : 50 mg

Indications : *Hypertension artérielle*
Antagoniste des récepteurs de l'angiotensine II, le losartan bloque tous les effets de cet enzyme et provoque une baisse du taux sanguin d'aldostérone. Ce médicament est actif sur tous les types d'hypertension et n'entraîne pas d'augmentation de la fréquence cardiaque. Utilisé en prise journalière unique, il est actif pendant 24 heures sur la tension artérielle. Il peut être associé à un diurétique.

Précautions/Interactions :
Le losartan doit être utilisé avec précaution chez les patients présentant une insuffisance rénale ou une maladie hépatique.
Le risque d'hypotension, surtout en début de traitement, est plus important chez les patients qui suivent un traitement diurétique ou qui présentent une hypertension d'origine rénale. C'est pourquoi le traitement doit être surveillé attentivement lorsque le patient a reçu récemment des traitements antihypertenseurs à base de diurétiques, en particulier les diurétiques épargneurs de potassium (Aldactone).

Posologie :
Adulte : 1 Cp. 50 mg/j.
Grossesse : non
Allaitement : non

Effets secondaires :
Le Cozaar peut provoquer une hypotension orthostatique (étourdissements), et une aggravation de la fonction rénale, avec une augmentation des taux de l'urée et de la créatinine dans le sang. Cette détérioration est réversible à l'arrêt du traitement.

Contre-indications :
L'usage du losartan est contre-indiqué en cas d'allergie à son constituant principal, et en cas de sténose de l'artère rénale, ainsi que pendant la grossesse et l'allaitement.

Délai d'action :
L'effet sur la tension artérielle se manifeste en quelques heures. La réduction maximale de la tension artérielle est atteinte au bout de 4 semaines de traitement.

En cas d'oubli :
Prendre immédiatement le comprimé oublié sans dépasser la dose journalière prescrite.

CRÉON
Enzymes pancréatiques

NR

Prix : Libre
Équivalents ou génériques : Alipase, Eurobiol
Laboratoire : Abbott
DCI : *pancréatine*
Présentations/Composition : Gél. : 300 à 400 mg de pancréatine correspondant à 12 000 U, 25 000 U ou 40 000 U d'activité lipolytique

Indications : *Insuffisance pancréatique*
Créon apporte les enzymes nécessaires à la digestion en cas d'insuffisance pancréatique externe, notamment au cours de la mucoviscidose.

Précautions/Interactions :
La posologie est variable. Elle doit être modifiée en fonction de l'alimentation et des diarrhées éventuelles.
La prise des médicaments est répartie à tous les repas au cours de la journée, y compris au goûter.

Crestor

Vérifier que les enfants boivent suffisamment d'eau au cours de la journée car une bonne hydratation est importante pour ce traitement.

Posologie :
Adulte : 6 à 9 Gél./j.
Enfant
< 5 ans : 2 à 4 Gél./j.
5 à 10 ans : 4 à 6 Gél./j.
> 10 ans : 6 à 8 Gél./j. maxi 8 Gél./j.
Nourrisson : 1 à 2 Gél./j.
Grossesse : oui
Allaitement : oui

Effets secondaires :
Si la posologie est respectée, Créon ne provoque pas d'effets secondaires indésirables.

Délai d'action :
L'activité enzymatique digestive de Créon apparaît 15 à 30 minutes après administration.

Signes de surdosage :
À fortes doses, Créon peut être responsable de sténoses intestinales.

> **Bon à savoir**
> Les enfants doivent absorber le contenu des gélules délayé dans une boisson ou la nourriture. Ce remède doit être conservé à une température inférieure à 25 °C et à l'abri de l'humidité.

CRESTOR
Inhibiteurs HMG-CoA réductase

65 %
Prix : 19,15 € - 30 comprimés (5 mg)
50,44 € - 90 comprimés (5 mg)
27,86 € - 30 comprimés (10 mg)
71,62 € - 90 comprimés (10 mg)
42,02 € - 30 comprimés (20 mg)
110,09 € - 90 comprimés (20 mg)
Équivalents ou génériques : Aucun
Laboratoire : Astra Zeneca
DCI : *rosuvastatine*
Présentations/Composition : Cp. : 5, 10 ou 20 mg de rosuvastatine

Indications : *Hypercholestérolémie*
Crestor est indiqué dans les hypercholestérolémies pures (type IIa incluant les hypercholestérolémies familiales hétérozygotes) ou dyslipidémies mixtes (type IIb) en complément d'un régime lorsque la réponse au régime et aux autres traitements non pharmacologiques (exercice, perte de poids) n'est pas suffisante. Dans l'hypercholestérolémie familiale homozygote, ce médicament est indiqué en complément d'un régime et d'autres traitements hypolipidémiants ou lorsque ces traitements ne sont pas appropriés.

Précautions/Interactions :
Crestor est indiqué dans le traitement des hypercholestérolémies, mais ne peut être remboursé par l'assurance maladie que dans des cas bien précis : il est pris en charge seulement dans le cas de l'échec du traitement par une autre statine, et lorsque le traitement hygiéno-diététique habituel (perte de poids, régime alimentaire, activité physique) n'est pas suffisant.
La dose initiale de 5 ou 10 mg peut être augmentée à 20 mg après un délai de 4 semaines, parfois à 40 mg en raison des résultats (sauf chez les patients asiatiques chez lesquels une dose de 40 mg est déconseillée).
Crestor peut provoquer des troubles musculaires, qui se manifestent par des crampes, fatigue musculaire, parfois associés à de la fièvre. Il faut alors réaliser un dosage sanguin de CPK (créatine phosphokinase), qui, en cas d'élévation supérieure à 5 fois la normale, fera craindre la survenue d'une myopathie, ce qui exige l'interruption du traitement. Le dosage régulier de CPK n'est pas nécessaire en l'absence de symptômes cliniques.
Le risque de maladie musculaire est plus élevé en cas d'association de Crestor avec les fibrates, dont le gemfibrozil, la ciclosporine, l'acide nicotinique, les antifongiques azolés, les inhibiteurs de la protéase et les macrolides.
Le traitement doit être interrompu en cas de maladie infectieuse aiguë, d'intervention chirurgicale, de traumatisme ou d'intoxication alcoolique.

Posologie :
Adulte : 10 à 20 mg/j. en 1 seule prise
Enfant : non
Grossesse : non
Allaitement : non

Effets secondaires :
Crestor peut être responsable de fatigue, maux de tête, insomnie, troubles de la mémoire, vertiges, de troubles cutanés, de troubles de la vision, de troubles et de douleurs musculaires, de troubles digestifs.

Contre-indications :
Crestor est contre-indiqué en cas d'hypersensibilité à rosuvastatine, en cas de maladie hépatique évolutive et d'insuffisance rénale sévère. Il est également contre-indiqué en cas de myopathie, hypothyroïdie, alcoolisme chronique, de traitement en cours avec ciclosporine, en cas de grossesse et d'allaitement, ainsi que chez les femmes en âge de procréer n'utilisant pas de moyens contraceptifs.

En cas d'oubli :
Ne pas doubler la dose, continuer le traitement habituel.

CRISTAL SUPPO
Laxatif

NR

Prix : Libre
Équivalents ou génériques : *Glycérine Centrapharm suppo, Glycérine Evolupharm suppo, Glycérine Gifrer suppo, Glycérine Monot suppo, Glycérine Sogiphar suppo*
Laboratoire : Coopération Pharmaceutique Française
DCI : *glycérol*
Présentations/Composition : Plaquette de 10 Suppos.

Indications : *Constipation*
Cristal suppo est indiqué pour le traitement de la constipation ou avant un examen endoscopique du rectum.

Précautions/Interactions :
La posologie habituelle est 1 à 2 suppositoires par jour, 5 à 30 minutes avant la défécation, en cas de constipation persistante.
Pour les enfants de 2 à 6 ans, utiliser la forme suppositoire enfant.
Ce médicament n'est pas recommandé en cas d'hémorroïdes ou de rectocolite hémorragique.
La glycérine ne doit pas être un traitement habituel de la constipation, celle-ci nécessite une réduction alimentaire et une augmentation de l'activité physique.

Posologie :
Adulte : 1 à 2 Suppos./j.
Grossesse : oui
Enfant < 18 ans : oui
Allaitement : oui

Effets secondaires :
Cristal suppo, qui a uniquement une action locale sur les constipations d'origine rectale, n'a pas d'effets indésirables notables.

Contre-indications :
Il n'existe pas de contre-indications à l'usage de ce produit.

CRIXIVAN
Antiviraux

Prix : 139,50 € - 90 gélules (400 mg)
279,00 € - 180 gélules (400 mg)
279,00 € - 360 gélules (200 mg)
Équivalents ou génériques : Invirase, Norvir
Laboratoire : Merck Sharp & Dohme-Chibret
DCI : *indinavir*
Présentations/Composition : Gél. : 400 mg (90 et 180 Gél.) ; 200 mg (360 Gél.)

Indications : *Infection VIH*
Les antiprotéases empêchent la maturation des virus du Sida (VIH) lorsqu'ils se répliquent. Les nouvelles particules virales ainsi créées ne sont pas infectieuses et ne peuvent plus se reproduire. Les antiprotéases sont associées à 2 autres médicaments antirétroviraux pour constituer la trithérapie antisida.

Précautions/Interactions :
Il est conseillé de boire plus de 1,5 litre de boisson par jour pour éviter des calculs rénaux et d'absorber les gélules 1 heure avant ou 2 heures après les repas ou pendant un repas pauvre en lipides.
Les doses doivent être diminuées en cas de dysfonctionnement des cellules hépatiques. Les conducteurs de véhicule ou de machine doivent être avertis que des étourdissements et une vision trouble peuvent survenir pendant le traitement.
De nombreux médicaments interagissent avec les antiprotéases comme le kétoconazole et la rifabutine. Demandez conseil à votre médecin avant toute prise médicamenteuse.

Posologie :
Adulte : de 600 à 1 200 mg toutes les 8 h (800 mg en moyenne)
Grossesse : possible si nécessaire
Allaitement : non

Effets secondaires :
Des ballonnements abdominaux, des cas de dysfonctionnement des cellules hépatiques, des saignements chez des hémophiles, des pigmentations de la peau et des calculs rénaux ont été rapportés depuis la mise en route récente de ce traitement.

Contre-indications :
Il n'existe pas de contre-indication mais des adaptations de posologie en fonction de l'état clinique du patient.

Délai d'action :
Très rapidement, l'indinavir induit une inhibition de la réplication de 95 % du virus dans l'organisme.

> **Bon à savoir**
> Ce médicament, toujours associé à d'autres antirétroviraux, est prescrit initialement et renouvelé annuellement à l'hôpital. Ce traitement ne diminue pas les risques de transmission du VIH par voie sexuelle et l'utilisation du préservatif est toujours indispensable lors des rapports. Les gélules sont à conserver à l'abri de l'humidité dans un récipient bien fermé.

CUBICIN
Antibiotiques

Prix : Libre
Équivalents ou génériques : Aucun
Laboratoire : Novartis
DCI : *daptomycine*
Présentations/Composition : Poud. pour Perf. : 350 ou 500 mg de daptomycine

Indications : *Infections des tissus mous*
Cubicin est indiqué dans le traitement des infections compliquées de la peau et des tissus mous.

Précautions/Interactions :
La dose recommandée chez l'adulte est de 4 mg par kilo, administrés en une fois par 24 heures, pendant 7 à 14 jours ou jusqu'à résolution de l'infection.
Cubicin est un médicament à usage hospitalier qui ne peut être prescrit que par un médecin spécialiste.
Il peut être utilisé en cas d'insuffisance hépatique ou rénale d'intensité légère à modérée, ainsi que chez les personnes âgées.

Cubicin peut être responsable de douleurs et de troubles musculaires, nécessitant un dosage de la créatine phosphokinase plasmatique (CPK) avant et pendant le traitement si nécessaire.

Posologie :
Adulte : 4 mg/kg 1 fois/j.
Grossesse : non
Allaitement : non

Effets secondaires :
Cubicin peut être responsable d'effets indésirables, dont les plus fréquents sont les troubles gastro-intestinaux (nausées, vomissements, diarrhées).

Contre-indications :
Cubicin est contre-indiqué en cas d'hypersensibilité au produit ou à ses excipients.

> **Bon à savoir**
> Cubicin ne peut être administré qu'en perfusion intraveineuse d'une durée de 30 minutes.

CUTERPÈS
Antiviraux

 NR

Prix : 3,84 € - gel, tube (5 g)
Équivalents ou génériques : Aucun
Laboratoire : Chauvin Bausch & Lomb
DCI : *ibacitabine*
Présentations/Composition : Gel : tube 5 g

Indications : *Herpès*
Ce médicament est utilisé dans le traitement d'appoint des poussées récidivantes de l'herpès labial, cutané et génital.

Précautions/Interactions :
Le tube de gel se conserve 1 mois après son ouverture.
L'ibacitabine bloque la multiplication des virus mais ne les élimine pas et la contagion reste toujours possible malgré le traitement.

Posologie :
Adulte : 3 à 10 Applic./j. sur les lésions
Grossesse : non
Allaitement : après avis médical

Effets secondaires :
Des cas d'allergie cutanée à l'un des composants ont été rapportés.

Contre-indications :
Utiliser un autre antiherpétique en cas d'intolérance à l'iode ou d'hypersensibilité à l'un des composants.

Délai d'action :
Ce médicament bloque la multiplication des virus mais ne les élimine pas.

Bon à savoir
La durée du traitement est adaptée en fonction de chaque cas. L'application de l'ibacitabine dès les premiers signes d'herpès permet une meilleure efficacité du traitement.

CUTISAN
Antibactériens

 NR

Prix : Libre
Équivalents ou génériques : Aucun
Laboratoire : Boots Healthcare
DCI : *triclocarban*
Présentations/Composition : Poud. : boîte de 80 g

Indications : *Surinfection cutanée*
Cet antiseptique est utilisé dans le traitement d'appoint ou la prévention des surinfections bactériennes de lésions cutanées (plaies, brûlures…).

Précautions/Interactions :
Jeter les linges imprégnés de l'antiseptique qui sont susceptibles d'être exposés à la chaleur (lavage, séchage, repassage) en raison de la libération de produits toxiques pour l'organisme. Dans le traitement des surinfections bactériennes, utiliser un seul antiseptique pour éviter les interférences entre les produits.

Posologie :
Adulte et enfant : Poudrer les lésions plusieurs fois/j.
Grossesse : après avis médical
Allaitement : après avis médical

Effets secondaires :
Cutisan peut être à l'origine de réactions allergiques et de photosensibilisations.

Contre-indications :
L'application de l'antiseptique est contre-indiquée chez le nouveau-né.

Bon à savoir
Conserver à l'abri de la chaleur et peu de temps après l'ouverture du tube ou de la boîte poudreuse, car une contamination bactérienne peut survenir rapidement.

CYCLO 3 FORT
Veinotoniques

 NR

Prix : 5,79 € - 30 gélules
5,79 € - 30 ampoules buvables
4,13 € - 1 tube crème 100 g
Équivalents ou génériques : Aucun
Laboratoire : Pierre Fabre Médicament
DCI : *extrait de petit houx, hespéridine, acide ascorbique, mélilot*
Présentations/Composition : Gél. : 150 mg de petit houx, d'hesperidine et d'acide ascorbique ; Amp. Buv. : 100 mg d'hespéridine, 1,5 ml d'extrait de petit houx et 100 mg d'acide ascorbique ; crème cutanée : 2 g/100 g d'extrait de mélilot et 0,48 g/100 g d'extrait de petit houx

Indications : *Hémorroïdes, Insuffisance veineuse*
Cyclo 3 est un médicament indiqué dans le traitement des crises hémorroïdaires et de l'insuffisance veineuse et lymphatique (sensation de jambes lourdes, douleurs des membres inférieurs, impatiences des jambes lors du coucher).

Précautions/Interactions :
Dans le cadre du traitement de l'insuffisance veineuse, le traitement habituel est de 3 gélules ou 3 ampoules buvables par jour.
Pour traiter une crise hémorroïdaire, le traitement habituel est de 4 à 5 gélules ou ampoules buvables par jour.
La crème Cyclo 3 Fort est utilisée comme traitement de complément dans l'insuffisance veineuse. Elle doit être appliquée en légers massages sur les jambes, de bas en haut, 2 fois par jour.

Posologie :
Adulte : 3 à 4 Gél. ou Amp. Buv./j.
Enfant et adolescent < 18 ans : oui
Grossesse : oui
Allaitement : oui

Effets secondaires :
Cyclo 3 peut parfois être responsable d'une diarrhée, nécessitant l'interruption du traitement.

Contre-indications :
Il n'existe pas de contre-indication à l'usage de Cyclo 3.

CYMBALTA
Antidépresseurs

🛒 65 %
Prix : 18,78 € - 28 comprimés (30 mg)
5,16 € - 7 comprimés (30 mg)
28,36 € - 28 comprimés (60 mg)
Équivalents ou génériques : Aucun
Laboratoire : Lilly
DCI : *duloxetine*
Présentations/Composition : Cp. : 30 ou 60 mg de duloxetine

Indications : *Dépression*
Cymbalta est indiqué dans le traitement des dépressions majeures et des douleurs neuropathiques (diabète).

Précautions/Interactions :
La posologie habituelle est de 60 mg par jour, en une seule prise, au cours ou en dehors des repas. La réponse thérapeutique apparaît entre 2 et 4 semaines après le début du traitement, qui doit être poursuivi pendant plusieurs mois.
Le traitement ne doit pas être arrêté brutalement mais sous forme d'un sevrage progressif sur 1 à 2 semaines.
Cymbalta peut être utilisé chez les personnes âgées ou en cas d'insuffisance rénale légère à modérée, mais est contre-indiqué en cas d'insuffisance hépatique.
Cymbalta doit être utilisé avec prudence en cas d'antécédents d'épisodes maniaques, de tendances suicidaires, de convulsions, d'hypertension oculaire et de glaucome, de traitement concomitant par un autre antidépresseur ou par un médicament à base de millepertuis.

Posologie :
Adulte : 60 mg/j.
Grossesse : non
Allaitement : non

Effets secondaires :
Cymbalta peut être responsable de nombreux effets indésirables dont la plupart sont exceptionnels. Les plus fréquents sont les troubles gastro-intestinaux, avec nausées, sécheresse de la bouche, diarrhée, surtout en début de traitement. Il peut aussi être responsable de constipation, vomissements, dyspepsie, flatulence, gastrite, stomatite, halitose (mauvaise haleine).
Les symptômes de sevrage les plus fréquents, en cas d'arrêt brutal du traitement, sont également les nausées et vomissements, diarrhée et hyperhydrose.
Cymbalta peut aussi être responsable d'un problème de dysfonction érectile, de troubles de l'éjaculation, d'hémorragie gynécologique, d'affections cardiovasculaires (bouffées de chaleur, hypertension artérielle, hypotension orthostatique), d'infections respiratoires, de saignements de nez, de bâillements.
Cymbalta peut renforcer certains symptômes ou maladies psychiatriques, comme l'anxiété, l'insomnie, les épisodes maniaques et les idées suicidaires, surtout en début de traitement.
Du point de vue neurologique, Cymbalta peut être responsable de céphalées, somnolence, vertiges, tremblements, nervosité, léthargie et paresthésies. Les réactions au sevrage peuvent être l'insomnie, l'agitation ou l'anxiété.

Contre-indications :
Cymbalta est contre-indiqué en cas d'hypersensibilité au principe actif ou à l'un des excipients, en cas de maladie hépatique, en cas d'insuffisance rénale sévère ou en cas d'hypertension artérielle non traitée.
Il ne peut pas être associé aux antidépresseurs de la classe des IMAO, ni à la fluvoxamine, à la ciprofloxacine ou à l'énoxacine.

En cas d'oubli :
Prendre immédiatement le comprimé oublié, mais ne pas prendre une dose double en cas d'oubli de plus d'une journée.

CYNOMEL
Hormones

🛒 65 %
Prix : 1,56 € - 30 comprimés
Équivalents ou génériques : Aucun
Laboratoire : Aventis
DCI : *liothyronine*
Présentations/Composition : Cp. : 25 µg de liothyronine sodique

Indications : *Hypothyroïdies, Myxœdème*
Cynomel est indiqué pour le traitement de toutes les insuffisances de la glande thyroïde comme traitement hormonal substitutif.

Précautions/Interactions :
Cynomel est administré en 2 ou 3 prises par jour, par paliers successifs pour atteindre la posologie suffisante, après 6 à 8 semaines de traitement.
En cas de troubles du rythme cardiaque, angine de poitrine, hypertension artérielle,

insuffisance de la glande surrénale, anorexie, dénutrition, tuberculose, diabète, un suivi attentif du traitement doit être fait.
Cynomel doit être utilisé avec précaution en cas de traitement avec des anticoagulants oraux, anticonvulsivants, barbituriques, griséofulvine, rifampicine, carbamazépine, sels de fer, colestyramine.

Posologie :
Adulte : 75 mg/j. par palier successif de 6,25 à 12,5 mg en 2 à 3 prises/j.
Grossesse : oui, après avis médical
Allaitement : oui, après avis médical

Effets secondaires :
Cynomel peut aggraver des troubles cardiaques préexistants, être responsable d'une insuffisance surrénale aiguë ou d'une fuite urinaire de calcium chez l'enfant lors des traitements prolongés.

Contre-indications :
Cynomel est contre-indiqué en cas d'insuffisance cardiaque sévère et de troubles du rythme cardiaque.

Signes de surdosage :
Le surdosage en hormone thyroïdienne provoque accélération cardiaque, maux de tête, insomnie, température, irritabilité, amaigrissement, diarrhée, nécessitant d'interrompre le traitement pendant quelques jours.

> **Bon à savoir**
>
> Cynomel est réservé au traitement des hypothyroïdies. Les « cocktails » associant des hormones thyroïdiennes, des diurétiques et des amphétamines ou « coupe-faim » dans un but amaigrissant sont inefficaces, dangereux et interdits.

CYTOTEC
Antiulcéreux

15 %
Prix : 19,19 € - 60 comprimés (200 µg)
Équivalents ou génériques : Aucun
Laboratoire : Pfizer
DCI : *misoprostol*
Présentations/Composition : Cp. : 200 µg de misoprostol
Indications : *Ulcère gastro-duodénal, Reflux gastro-œsophagien*

Cytotec est un antiulcéreux antisécrétoire appartenant à la famille des prostaglandines antiulcéreuses, qui inhibe la sécrétion acide gastrique. Il est indiqué dans le traitement des ulcères gastroduodénaux et il a un effet protecteur contre les produits agressifs pour la muqueuse gastrique, en particulier les anti-inflammatoires non stéroïdiens, l'aspirine, le tabac et l'alcool.

Précautions/Interactions :
Cytotec est réservé à l'adulte.
La durée du traitement est de 4 à 8 semaines.
Avant de traiter un ulcère, il est nécessaire de s'assurer du caractère bénin de la lésion par un examen endoscopique.
Les femmes ne peuvent être traitées avec Cytotec que si elles utilisent un moyen contraceptif, en raison du risque d'avortement spontané.

Posologie :
Adulte
Ulcère gastro-duodénal : 200 µg 4 fois/j.
Prévention inflammation gastrique : 100 µg 4 fois/j.
Grossesse : non
Allaitement : non

Effets secondaires :
Cytotec provoque des diarrhées nécessitant parfois l'arrêt du traitement. Plus rarement il provoque des nausées et vomissements, douleurs abdominales, maux de tête, vertiges. Un traitement de longue durée favorise les infections gastriques.

Contre-indications :
Cytotec est contre-indiqué en cas d'intolérance au produit, pendant la grossesse et chez les femmes en période d'activité génitale sans contraception efficace.

Délai d'action :
Cytotec est efficace 1 heure après administration.

En cas d'oubli :
Prendre le comprimé sans dépasser la dose journalière prescrite.

> **Bon à savoir**
>
> Les pansements gastriques comme les sels d'aluminium, de calcium ou de magnésium peuvent diminuer l'absorption du misoprostol. Il est préférable de les prendre au moins 2 heures après Cytotec. En association avec une autre prostaglandine, mifépristone, le misoprostol est utilisé actuellement pour provoquer l'interruption de grossesse.

DACOGEN
Antinéoplasique

Prix : Usage hospitalier
Équivalents ou génériques : Aucun
Laboratoire : Janssen
DCI : *décitabine*
Présentations/Composition : Flacon : 50 mg de décitabine

Indications : *Leucémie aiguë myéloïde*
Dacogen est indiqué dans le traitement de certaines formes de leucémies aiguës myéloïdes, en particulier chez les personnes âgées.

Précautions/Interactions :
La posologie est de 20 mg par m² de surface corporelle, en perfusion de 1 heure, 1 fois par jour pendant 5 jours.
La dose quotidienne ne doit pas dépasser 20 mg par m² et la dose totale ne doit pas dépasser 100 mg par m² pendant les 5 jours de traitement.
Ce cycle de traitement est répété une fois toutes les 4 semaines, pendant 4 à 5 mois.
Si, au bout de 4 cycles le traitement a un effet positif sur la maladie (par l'amélioration de l'hémogramme), le traitement peut être continué. Dans le cas contraire, il doit être interrompu.
Dacogen ne peut être prescrit qu'en milieu hospitalier par un médecin spécialisé en hématologie ou en cancérologie.

Posologie :
Adulte : 20 mg/m²/j. pendant 5 j.
Grossesse : non
Enfant < 18 ans : non
Allaitement : non

Effets secondaires :
Dacogen est responsable de nombreux effets secondaires, exigeant une surveillance clinique et biologique constante. Il peut être à l'origine d'infections telles que pneumonie, cystite, septicémie, sinusite, de fièvre et de signes d'infection au point d'injection. Cette fièvre s'accompagne d'une diminution des globules blancs. Il est également responsable de diarrhées, nausées, vomissements, saignements de nez et de perturbations hématologiques, avec anémie, neutropénie, diminution des plaquettes.

Contre-indications :
Dacogen est contre-indiqué en cas d'allergie à la décitabine, en cas d'allaitement et de grossesse.

DACRYOLARMES
Maladies des yeux

 NR

Prix : Libre
Équivalents ou génériques : Celluvisc unidoses, Dulcilarmes, Gel larmes Lacryvisc, Lacrigel, Lacrinorm, Lacryvisc unidoses
Laboratoire : Merck Sharp & Dohme-Chibret
DCI : *méthylcellulose*
Présentations/Composition : Colly. : flacon 10 ml

Indications : *Conjonctivite sèche, Syndrome de l'œil sec*
Ce produit remplace les larmes dans certaines maladies comme le syndrome de l'œil sec (maladie de Gougerot-Sjögren) ou dans les polyarthrites rhumatoïdes, les lupus et les conjonctivites sèches. Les larmes artificielles sont également utilisées pour améliorer le confort des lentilles de contact.

Précautions/Interactions :
La haute viscosité du collyre peut entraîner un flou visuel dangereux pour les conducteurs de véhicule ou de machine.
Le conservateur contenu dans le collyre peut provoquer des allergies locales. Il est alors préférable d'utiliser des flacons unidoses qui n'en contiennent pas.
Ce produit contient un dérivé mercuriel qui ne doit pas être associé à un collyre contenant des produits iodés par risque de formation de composés caustiques.

Posologie :
Adulte et enfant : 1 Gtte 2 à 7 fois/j.
Grossesse : oui
Allaitement : oui

Effets secondaires :
Les dérivés mercuriels peuvent entraîner une sensibilisation locale. Un brouillard visuel occasionné par la haute viscosité du produit est assez habituel.

Contre-indications :
Une allergie connue à l'un des constituants et les dérivés iodés sont des contre-indications absolues.

DACRYOSÉRUM
Maladies des yeux

📦 30 %

Prix : 2,89 € - flacon (150 ml)
2,92 € - 20 récipients unidoses
Équivalents ou génériques : Optrex, <u>Dacudoses</u>, <u>Steridoses</u>, <u>Borax/Borique Biogaran</u>, <u>Borax/Borique Zen</u>
Laboratoire : Martin-Johnson & Johnson, Merck Sharp & Dohme
DCI : *acide borique, phénylmercure borate*
Présentations/Composition : Sol. oculaire : flacon 150 ml ; unidose 5 ml

Indications : *Lavage oculaire*
Ce collyre contient un dérivé mercuriel qui permet une légère antisepsie utilisée dans le lavage des yeux en cas d'irritation conjonctivale.

Précautions/Interactions :
Il est conseillé de nettoyer les paupières et les cils avec une compresse imbibée du produit avant de rincer l'œil.
Les lentilles cornéennes ne doivent pas être mises au contact du collyre.
Ce produit contient un dérivé mercuriel qui ne doit pas être associé à un collyre contenant des produits iodés par risque de formation de composés caustiques.

Posologie :
Adulte et enfant : 1 à 3 lavages/j.
Grossesse : oui
Allaitement : oui

Effets secondaires :
Une légère irritation locale peut survenir.

Contre-indications :
Une allergie à l'un des constituants contre-indique l'utilisation de Dacryosérum.

Bon à savoir
Les lavages oculaires se font de façon directe par jet en retournant le flacon et en appuyant légèrement sur celui-ci. Le flacon est tenu à bonne distance de l'œil pour éviter un contact qui risquerait de provoquer une contamination bactérienne. Le flacon, une fois ouvert, se conserve 1 mois maximum.

Bon à savoir
Le flacon, une fois ouvert, se conserve 15 jours maximum.

DAFALGAN
Antalgiques

📦 65 %

Prix : 1,78 € - 12 sachets poudre orale (250 mg)
1,74 € - 16 gélules (500 mg)
1,68 € - 16 comprimés effervescents (500 mg)
1,76 € - 10 suppositoires (150 mg)
1,82 € - 10 suppositoires (300 mg)
1,97 € - 10 suppositoires (600 mg)
1,74 € - 8 comprimés (1g)
Équivalents ou génériques : Claradol, Doliprane, Dolko, Dolotec, Efferalgan, Efferalgan pédiatrique, Panadol, <u>Paracétamol Actavis</u>, <u>Paracétamol Almus</u>, <u>Paracétamol Alter</u>, <u>Paracétamol Arrow</u>, <u>Paracétamol Biogaran</u>, <u>Paracétamol EG</u>, <u>Paracétamol G Gam</u>, <u>Paracétamol Merck</u>, <u>Paracétamol Panpharma</u>, <u>Paracétamol Ranbaxy</u>, <u>Paracétamol Ratiopharm</u>, <u>Paracétamol Rhodapap</u>, <u>Paracétamol RPG</u>, <u>Paracétamol Sandoz</u>, <u>Paracétamol Téva</u>, <u>Paracétamol Zydus</u>, Paralyoc, Perfalgan
Laboratoire : Bristol-Myers Squibb
DCI : *paracétamol*
Présentations/Composition : Gél. : 500 mg (adulte) ; Suppos. : 500 mg

Indications : *Douleur, Fièvre*
Le paracétamol est employé pour lutter contre la fièvre et contre les douleurs d'origines diverses. Son efficacité est comparable à celle de l'aspirine mais il ne possède pas d'action anti-inflammatoire prononcée ; par contre, sa tolérance digestive est meilleure.

Précautions/Interactions :
Le paracétamol ne doit pas être consommé de façon régulière sans avis médical. Pour un adulte de plus de 15 ans, prendre 0,5 à 1 g par prise en espaçant les prises d'au moins 4 heures.
En cas d'insuffisance rénale, espacer les prises d'au moins 8 heures. La dose maximale est de 6 gélules ou 5 suppositoires par jour.

Posologie :
Adulte
Gél. : 1 à 2 Gél. 1 à 3 fois/j.
Suppos. : 1 Suppos. 1 à 4 fois/j.
Grossesse : oui
Allaitement : oui

Daflon

Effets secondaires :
Dans de rares cas, le paracétamol peut déclencher une allergie avec rougeurs de la peau et urticaire nécessitant l'arrêt du traitement.

Contre-indications :
Une hypersensibilité connue au paracétamol, une insuffisance des cellules hépatiques ou une maladie grave des reins contre-indiquent l'utilisation de ce médicament. Le paracétamol peut être utilisé pendant la grossesse ou l'allaitement.

Délai d'action :
Les effets du paracétamol se font sentir en 30 à 60 minutes.

Signes de surdosage :
Après une intoxication au paracétamol, des nausées, des vomissements, une anorexie, pâleur du visage, ou des douleurs abdominales apparaissent dans les 24 heures. Au-delà de 10 g, un coma irréversible est susceptible d'aboutir à la mort.

> **Bon à savoir**
> Le paracétamol est un médicament très efficace contre les douleurs et la fièvre. Il possède l'avantage de pouvoir être administré pendant la grossesse et l'allaitement. Prendre les gélules avec de l'eau ou du jus de fruit, et espacer les prises d'au moins 4 heures.

DAFLON
Veinotoniques

 NR

Prix : 3,19 € - 30 comprimés (375 mg)
5,51 € - 30 comprimés (500 mg)
Équivalents ou génériques : *Dio, Diosmine Arrow, Diosmine Biogaran, Diosmine EG, Diosmine Ivax, Diosmine Merck, Diosmine Ratiopharm, Diosmine RPG, Diosmine Sandoz, Diosmine Téva, Diosmine Zydus,* Diovenor, *Endium, Médiveine, Vénirène, Titanoral*
Laboratoire : Servier
DCI : *flavonoïdes de rutacées (diosmine)*
Présentations/Composition : Cp. : 375 et 500 mg

Indications : *Insuffisance veineuse, Hémorroïdes, Métrorragies, Troubles visuels*
Daflon améliore les symptômes dus à l'insuffisance veineuse : sensation de jambes lourdes, « impatiences » des membres inférieurs lors du coucher, douleurs, hémorragies superficielles dues à la fragilité capillaire. Il est également utilisé pour le traitement des hémorroïdes et des hémorragies provoquées par le port du stérilet. En raison de son action protectrice sur les petits vaisseaux, Daflon est utilisé dans les maladies ophtalmologiques d'origine vasculaire.

Précautions/Interactions :
En cas de crise hémorroïdaire, le résultat du traitement doit être rapide. Si ce n'est pas le cas, il faut consulter un spécialiste pour modifier le traitement et rechercher la cause des hémorroïdes et des éventuelles pathologies anales associées.

Posologie :
Adulte
Insuffisance veineuse : 4 Cp./j.
Hémorroïdes : 8 à 12 Cp./j.
Grossesse : non
Allaitement : non

Effets secondaires :
Daflon peut provoquer parfois des troubles digestifs mineurs.

Délai d'action :
La dose plasmatique efficace est obtenue en 2 heures après le début du traitement.

En cas d'oubli :
Prendre le comprimé sans dépasser la dose journalière prescrite.

DAIVOBET
Anti-inflammatoires

 65 %

Prix : 46,62 € - 1 flacon gel ou tube pommade 60 g
Équivalents ou génériques : Xamiol
Laboratoire : Laboratoires Leo
DCI : *calcipotriol, bétaméthasone*
Présentations/Composition : Gel ou pommade : 50 µg/g de calcipotriol et 0,5 mg/g de bétaméthasone

Indications : *Psoriasis*
Daivobet est indiqué pour le traitement local des plaques de psoriasis.

Précautions/Interactions :
La posologie maximale est de 1 application par jour sur les lésions de psoriasis commun.

La dose maximale quotidienne ne doit pas dépasser 15 g et la dose hebdomadaire 100 g.
Daivobet n'est pas recommandé chez l'enfant et l'adulte de moins de 18 ans.
Il ne doit pas être appliqué sur plus de 30 % de la surface corporelle.

Posologie :
Adulte : 1 Applic./j.
Enfant < 18 ans : non
Grossesse : non
Allaitement : non

Effets secondaires :
Même en application cutanée, Daivobet peut favoriser les effets indésirables des traitements corticoïdes, comme l'aggravation d'un diabète, d'une hypertension artérielle, les troubles psychiatriques ou neurologiques, la prise de poids. Ces effets secondaires sont beaucoup plus rares mais doivent être pris en considération en cas de traitement prolongé ou en cas de pansements occlusifs.

Contre-indications :
Daivobet est contre-indiqué en cas d'hypersensibilité à ses composants. Il est également contre-indiqué chez les personnes qui souffrent de problèmes liés au métabolisme du calcium (hypercalcémie). En raison de la présence de corticoïdes, Daivobet ne peut pas être employé en cas d'infection virale, bactérienne, fongique ou parasitaire, en cas de tuberculose, de syphilis, de maladie de la peau comme acné rosacée, atrophie de la peau, vergetures, ulcères, plaies cutanées, prurit génital ou anal. Il ne peut pas être utilisé pour le traitement du psoriasis en goutte et d'autres formes de psoriasis comme les psoriasis érythrodermique, exfoliant ou pustuleux, ni en cas d'insuffisance hépatique ou rénale sévère.

DAIVONEX
Traitements du psoriasis

65 %
Prix : 13,32 € - tube de pommade ou de crème (30 g)
38,60 € - tube de pommade ou de crème (100 g)
24,79 € - flacon de lotion (60 ml)
Équivalents ou génériques : Aucun
Laboratoire : Leo

DCI : *calcipotriol*
Présentations/Composition : Pom. : 50 µg de calcipotriol/g (tubes de 30 et 100 g)
Crème : 50 µg de calcipotriol/g (tubes de 30 et 100 g)
Lotion : 50 µg de calcipotriol/g (flacon de 60 ml)

Indications : *Psoriasis*
Le calcipotriol est un dérivé de la vitamine D favorisant le développement normal des cellules de la peau et limitant les lésions psoriasiques. Son efficacité, de l'ordre de 80 % de bons résultats, est comparable à celle des corticoïdes mais sans présenter l'inconvénient d'une rechute de la maladie à l'arrêt du traitement. Le psoriasis en plaques et le psoriasis du cuir chevelu sont les 2 indications au traitement par le calcipotriol.

Précautions/Interactions :
Il est indispensable d'éviter les applications sur le visage et les plis cutanés et de se laver les mains après les applications.
Les doses doivent être respectées et les applications ne se font pas sous un pansement. Lors d'atteinte corporelle importante, 40 % du corps au maximum doivent être traités pour éviter une hypervitaminose D et une hypercalcémie.
Il n'existe pas de contre-indication médicamenteuse mais des études sont en cours pour tester l'association à la PUVAthérapie (photosensibilisation par UVA).

Posologie :
Adulte : 1 Applic. matin ou soir sans dépasser la dose de 5 mg de calcipotriol/Sem.
Grossesse : non
Allaitement : non

Effets secondaires :
Dans 1 cas sur 5, il peut survenir des irritations locales et plus rarement des réactions inflammatoires ou de l'eczéma. En cas d'application sur le visage, il existe un risque de dermite (réactions allergiques de la peau).

Contre-indications :
Les applications sur le visage ou au niveau des plis cutanés peuvent entraîner des irritations et sont contre-indiquées. Une allergie antérieure au calcipotriol interdit la reprise du traitement.

Délai d'action :
Les résultats se font ressentir en 6 à 8 semaines de traitement.

En cas d'oubli :
Reprendre le traitement en cours sans dépasser la dose de 5 mg de calcipotriol par semaine.

Signes de surdosage :
Un surdosage est possible en cas de dépassement de la dose de 5 mg de calcipotriol par semaine, en cas d'application sous un pansement et en cas de dépassement de plus de 40 % de la surface corporelle. Il consiste en hypercalcémie qui est réversible en quelques jours à l'arrêt des applications.

Bon à savoir
Le traitement entraîne plus de 80 % de bons résultats en 6 à 8 semaines et sans reprise exacerbée des symptômes à l'arrêt des applications. La crème est plutôt destinée à être appliquée le matin en couche mince, la pommade le soir et la lotion sur le cuir chevelu sans dépasser, dans tous les cas, la dose de 5 mg de calcipotriol par semaine.

DAKIN COOPER
Antiseptiques

30 %

Prix : 2,67 € - flacon (250 ml)
3,19 € - flacon (500 ml)
Équivalents ou génériques : Amukine
Laboratoire : Cooper
DCI : *hypochlorite de sodium*
Présentations/Composition : Sol. Loc. : flacon de 250 et 500 ml

Indications : *Désinfection cutanée et muqueuse*
Cet antiseptique oxydant possède un pouvoir désinfectant sur la majorité des bactéries, sur les champignons et sur les virus, notamment le VIH responsable du Sida. Il est utilisé pour la désinfection de la peau, des muqueuses, des plaies et des brûlures.

Précautions/Interactions :
Ne pas utiliser successivement plusieurs antiseptiques différents.

Posologie :
Adulte : plusieurs désinfections/j.
Grossesse : oui
Allaitement : ne pas appliquer sur les seins

Effets secondaires :
Des sensations de brûlures ou d'irritations peuvent survenir et ne nécessitent pas l'arrêt du traitement. Une irritation de la peau peut parfois apparaître sous des pansements lorsque le traitement dure longtemps.

Contre-indications :
D'autres antiseptiques sont fortement déconseillés en association.

Signes de surdosage :
L'ingestion accidentelle nécessite une hospitalisation immédiate.

Bon à savoir
Les applications locales du Dakin se font sans dilution en lavage, en bain local ou en irrigation. Il est possible d'imbiber des compresses ou des pansements pour assurer l'antisepsie. Le Dakin Cooper et Amukine peuvent se conserver pendant 30 mois à l'abri de la lumière et à une température inférieure à 30 °C. Ils remplacent avantageusement le Dakin préparé en pharmacie qui ne se conserve que 3 semaines. Un antiseptique pouvant être contaminé par des germes dès son ouverture, il doit être conservé peu de temps.

DAKTARIN
Antifongique

30 % ; (Gel) 65 %

Prix : 2,92 € - flacon poudre 30 g
9,14 € - gel buccal 80 g
Équivalents ou génériques : Aucun
Laboratoire : Janssen Cilag
DCI : *miconazole*
Présentations/Composition : Flacon de 30 g de Poud. : 0,6 g de miconazole ; Gel buccal : 1,6 g de miconazole.

Indications : *Dermatophyties*
Daktarin est un médicament indiqué dans le traitement des dermatophytoses de la peau glabre, comme l'herpès circiné, l'intertrigo des orteils (maladies des pieds d'athlète), les intertrigos à candidoses, les balanites candidosiques et vaginales, et, d'une manière générale, toutes les affections candidosiques de la peau, des muqueuses ou des ongles. Il peut aussi être utilisé dans le traitement des teignes, du pytiriasis versicolor et du sycosis trichophytique.

Précautions/Interactions :
La posologie habituelle est de 2 applications par jour, après lavage des lésions. La poudre doit être appliquée sur une peau sèche.

La durée du traitement peut aller de 1 semaine à 3 mois, en fonction de la nature et de la localisation des lésions.
Autant que possible, Daktarin ne doit pas être appliqué sur des plaies ouvertes.
L'usage d'un savon acide est déconseillé pendant le traitement, notamment en cas de lésions génitales, car il favorise le développement des Candida.
Le gel buccal, qui doit être conservé dans la bouche 2 à 3 minutes avant d'être avalé, est réservé au traitement des atteintes mycosiques de la bouche (muguet, candidose buccale, perlèche).

Posologie :
Adulte : 2 Applic./j.
Enfant et adolescent < 18 ans : oui
Grossesse : oui
Allaitement : oui

Effets secondaires :
Daktarin peut parfois être responsable d'une irritation locale, au lieu de l'application.

Contre-indications :
Daktarin est contre-indiqué en cas d'hypersensibilité au miconazole et à la classe des produits imidazoles.

DALACINE
Antibiotiques

65 %

Prix : Libre - gélules (75 mg)
4,02 € - 12 gélules (150 mg)
Équivalents ou génériques : *Clindamycine Aguettant*, *Clindamycine Kabi*, Lincocine
Laboratoire : Pfizer
DCI : *clindamycine*
Présentations/Composition : Gél. : 75 et 150 mg

Indications : Infections bactériennes, Babésiose, Toxoplasmose, Paludisme
Dalacine est réservé à certaines infections bactériennes graves en raison d'un risque de survenue d'une maladie inflammatoire du côlon, la colite pseudo-membraneuse provoquée par ce médicament. Sous forme injectable, il est indiqué dans la babésiose transmise par des tiques de bovidés et, en association, avec d'autres traitements dans la toxoplasmose et le paludisme.

Précautions/Interactions :
La posologie est réduite en cas d'insuffisance hépatique ou rénale. Toute apparition de diarrhée en cours de traitement impose l'arrêt immédiat de l'antibiotique.
Ce traitement est administré avec prudence en cas d'antécédent d'asthme ou de terrain allergique.
En cas de diarrhée, il est conseillé de ne pas associer de ralentisseur du transit intestinal. Les macrolides, les streptogamines sont contre-indiqués et les curarisants sont utilisés avec précaution. Les anti-acides et la colestyramine sont administrés avec un intervalle de 2 heures en cas de traitement oral.

Posologie :
Adulte
Voie orale : 0,6 à 2 g/j. en 3 à 4 prises aux repas
Voie Inj. : 0,6 à 2 g/j. en 3 à 4 fois
Enfant et nourrisson > 1 mois
Voie orale : 15 mg/kg/j. en 3 à 4 prises aux repas
Voie Inj. : 15 à 40 mg/kg/j. en 3 à 4 fois
Grossesse : non
Allaitement : non

Effets secondaires :
Dalacine peut provoquer des diarrhées, vomissements, nausées et plus rarement une colite pseudo-membraneuse avec diarrhées sanglantes.
Il peut également provoquer des troubles sanguins ou hépatiques et des réactions allergiques, des troubles cardiaques peuvent apparaître en cas de traitement injectable.

Contre-indications :
Dalacine est contre-indiqué en cas d'allergie connue aux lincosanides et de méningite (inefficacité de l'antibiotique), ainsi que chez les nouveau-nés.

> **Bon à savoir**
> Le traitement oral n'est pas modifié par la prise des aliments.

DANTRIUM
Antispastiques

30 % ; (Poud.) **H**

Prix : 6,75 € - 50 gélules (25 mg)
13,35 € - 30 gélules (100 mg)
Usage hospitalier - poudre pour injection

Daonil

Équivalents ou génériques : Aucun
Laboratoire : Merck Lipha Santé
DCI : *dantrolène*
Présentations/Composition : Gél. : 25 et 100 mg
Poud. pour Inj. : 20 mg

Indications : *Contracture musculaire d'origine neurologique, Hyperthermies malignes*
Ce médicament, agissant au niveau des fibres musculaires, diminue les spasmes et les contractures musculaires provoqués par la sclérose en plaques, les infirmités motrices d'origine cérébrale et les lésions de la moelle épinière. Il est également actif sur les augmentations anormales de température provoquées par les neuroleptiques ou des médicaments utilisés en anesthésie.

Précautions/Interactions :
Ce médicament est utilisé avec prudence en cas d'insuffisance respiratoire ou cardiaque.
L'apparition d'une somnolence en début de traitement peut gêner les conducteurs de véhicule et les utilisateurs de machine.
Un bilan hépatique est effectué avant et pendant le traitement qui est arrêté en cas d'augmentation anormale des transaminases. Le traitement est mis en route très progressivement sans dépasser la dose de 400 mg par jour.
Le bépridil, le diltiazem et le vérapamil sont contre-indiqués avec le Dantrium IV. Le dihydropyridine, les fibrates, les antidépresseurs IMAO, le kétoconazole, le perhexiline et tous les médicaments toxiques pour le foie sont déconseillés.

Posologie :
Adulte
Traitement de la spasticité : 25 mg/j. en 2 à 3 prises aux repas jusqu'à 100 à 200 mg/j.
Traitement de l'hyperthermie : 2,5 mg/kg en Perf. IV de 1 h environ avant une intervention 1 mg/kg en Perf. IV après intervention à répéter si besoin
Grossesse : après avis médical
Allaitement : après avis médical

Effets secondaires :
Une somnolence, des nausées et des vomissements, des vertiges, une confusion mentale, des troubles de la miction, des réactions cutanées, des maux de ventre ont été rapportés. Plusieurs cas d'hépatite, parfois mortels, ont déjà eu lieu surtout si les doses dépassaient 300 mg par jour, après l'âge de 35 ans et chez des femmes sous œstrogènes.

Contre-indications :
Une myasthénie, une insuffisance hépatique sévère contre-indiquent la prise du médicament.

En cas d'oubli :
Reprendre le traitement sans dépasser la dose quotidienne.

Signes de surdosage :
Le surdosage entraîne une hypotonie musculaire accompagnée de troubles psychiques et de diplopie (vision double).

> **Bon à savoir**
> *La voie injectable est utilisée dans les cas sévères d'hypertonie musculaire qui sont un obstacle à la rééducation et quand la voie orale est inefficace. Ces injections intracérébrales se déroulent à l'hôpital en milieu spécialisé.*

DAONIL
Antidiabétiques

65 %

Prix : 2,82 € - 20 comprimés (5 mg)
9,02 € - 100 comprimés (5 mg)
15,00 € - 180 comprimés (5 mg)
3,20 € - 60 comprimés (1,25 mg)
Équivalents ou génériques : *Glibenclamide Arrow*, *Glibenclamide Biogaran*, *Glibenclamide EG*, *Glibenclamide Merck*, *Glibenclamide Ranbaxy*, *Glibenclamide Sandoz*, *Glibenclamide Téva*, Hémi-Daonil
Laboratoire : Aventis
DCI : *glibenclamide*
Présentations/Composition : Cp. : 1,25 mg ou 5 mg de glibenclamide

Indications : *Diabète type 2*
Daonil est un sulfamide hypoglycémiant à longue durée d'action, indiqué pour le traitement du diabète non insulino-dépendant (diabète de type 2) de l'adulte et du sujet âgé, lorsque le régime n'est pas suffisant pour contrôler l'hyperglycémie.

Précautions/Interactions :
Daonil est un médicament réservé à l'adulte.
La dose habituelle est de 2 comprimés par jour, en 2 prises, mais elle peut varier en fonction du régime, des résultats de contrôle san-

guin et de l'évolution du diabète. Daonil peut éventuellement être associé à un antidiabétique de la classe des biguanides. Chez les personnes âgées ou en cas d'insuffisance rénale, il est préférable d'utiliser Daonil faible dosé à 1,25 mg, ou Hémi-Daonil dosé à 2,5 mg.
La prise de Daonil ne dispense pas de suivre un régime hypocalorique adapté.
Des hypoglycémies peuvent survenir au cours du traitement, en cas de prise excessive, d'alimentation déséquilibrée, d'insuffisance rénale ou hépatique, en particulier chez les sujets âgés. La prescription doit être progressive avec contrôles constants des taux de sucre dans le sang et l'urine, afin d'éviter les hypoglycémies.
L'association de Daonil est contre-indiquée avec miconazole, procaïne et elle est déconseillée avec l'alcool, les anti-inflammatoires non stéroïdiens, les antidépresseurs IMAO. Elle doit être faite avec précaution avec de nombreux médicaments, notamment les œstro-progestatifs, certains antihypertenseurs, les anticoagulants par voie orale. Signalez toujours à votre médecin la prise d'un nouveau traitement, car il peut modifier l'équilibre du traitement antidiabétique.

Posologie :
Adulte : 1 à 3 Cp./j. en 2 prises
Grossesse : non
Allaitement : non

Effets secondaires :
Daonil peut provoquer des réactions allergiques cutanées avec érythème, urticaire, prurit, qui régressent à l'arrêt du traitement. Il est également à l'origine de troubles digestifs ou sanguins, sans gravité et réversibles.

Contre-indications :
Daonil est contre-indiqué en cas de diabète insulino-dépendant infanto-juvénile (diabète de type 1), en cas de diabète grave (acidocétose, coma diabétique), d'insuffisance rénale ou hépatique, ainsi qu'en cas d'allergie aux sulfamides.

Délai d'action :
Daonil est efficace en 2 heures et le taux plasmatique optimal est généralement obtenu en 2 prises quotidiennes.

Signes de surdosage :
La prise excessive de Daonil provoque une hypoglycémie avec hypotension artérielle, sueurs, sensation de faim et état de malaise. Le traitement doit être immédiatement arrêté et une hospitalisation est préférable en cas de perte de conscience pour perfusion d'une solution de sucre.

DÉBRIDAT
Antispasmodiques

15 % ; (Sol. Inj.) 30 %
Prix : 4,59 € - 30 comprimés (100 mg)
2,70 € - 5 ampoules injectables (50 mg/5 ml)
3,97 € - flacon (250 ml)
6,67 € - 30 sachets
2,67 € - flacon nourrisson (125 ml)
7,65 € - 30 comprimés (200 mg)
Équivalents ou génériques : <u>Debricalm</u>, <u>Transacalm</u>, <u>Trimébutine ALS</u>, <u>Trimébutine Arrow</u>, <u>Trimébutine Biogaran</u>, <u>Trimébutine Cristers</u>, <u>Trimébutine EG</u>, <u>Trimébutine Evolugen</u>, <u>Trimébutine G Gam</u>, <u>Trimébutine Isomed</u>, <u>Trimébutine Ivax</u>, <u>Trimébutine Merck</u>, <u>Trimébutine Qualimed</u>, <u>Trimébutine Ranbaxy</u>, <u>Trimébutine Ratiopharm</u>, <u>Trimébutine Téva</u>, <u>Trimébutine Torlan</u>, <u>Trimébutine Sandoz</u>, <u>Trimébutine Winthrop</u>, <u>Trimébutine Zydus</u>
Laboratoire : Pfizer
DCI : *trimébutine*
Présentations/Composition : Cp. : 100 et 200 mg de trimébutine ; Gran. pour Susp. Buv. : 72 mg de trimébutine/c. à s. ; Sach. : 74,4 mg de trimébutine/Sach. ; Sol. Inj. : 50 mg de trimébutine/Amp. de 5 ml ; Susp. Buv. Enfant et nourrisson : 4,8 mg de trimébutine/ml

Indications : *Douleur digestive et des voies biliaires, Troubles fonctionnels digestifs*
Débridat est actif sur toutes les douleurs spasmodiques des voies biliaires (colique hépatique) et de l'intestin.

Précautions/Interactions :
En injection intraveineuse, Débridat peut parfois provoquer des chutes de la tension artérielle. L'utilisation de Débridat est déconseillée avec la pénicilline et la streptomycine (antibiotiques).

Posologie :
Adulte : 1 Cp., 1 Sach., 1 c. à s. 3 fois/j.
Enfant : 1 c. à c./5 kg/j. ou 1 ml/kg/j. de Susp. Buv. enfant
Grossesse : non au 1er trimestre
Allaitement : non

Débrumyl

Effets secondaires :
Dans certains cas, Débridat provoque des réactions allergiques cutanées.

Contre-indications :
Les granulés pour suspension buvable sont contre-indiqués en cas de phénylcétonurie en raison de la présence d'aspartam.

Délai d'action :
Débridat est actif en 1 heure.

Bon à savoir
La suspension buvable est à reconstituer en ajoutant de l'eau minérale non gazeuse, et ne doit pas être conservée plus de 4 semaines. Pour les nourrissons, la dose peut être administrée avec un biberon d'eau ou de lait.

DÉBRUMYL
Psychostimulants

 NR

Prix : Libre
Équivalents ou génériques : Aucun
Laboratoire : Pierre Fabre
DCI : *déanol, heptaminol*
Présentations/Composition : Amp. Buv. : 250 mg de déanol et 180 mg d'heptaminol chlorhydrate/Amp.

Indications : *Fatigue*
Ce médicament activant la consommation cérébrale en oxygène et en glucose est indiqué pour lutter contre une fatigue excessive.

Précautions/Interactions :
Ce traitement est réservé à l'adulte et aux enfants de plus de 15 ans.
Ne pas prendre ce médicament en fin de journée car il peut induire des insomnies.
Ce médicament contenant de l'alcool, il peut entraîner des troubles de l'attention dangereux pour les conducteurs de véhicule ou les utilisateurs de machine.
Débrumyl ne doit pas être associé aux antidépresseurs IMAO, au disulfiram, céfamandole, céfopérazone, latamoxef, chloramphénicol, chlorpropamide, tolbutamide, glipizide, griséofulvine, kétoconazole et les dépresseurs du système nerveux central.

Posologie :
Adulte : 1 Amp. avant les repas le matin et le midi
Grossesse : non
Allaitement : non

Effets secondaires :
Débrumyl peut provoquer des maux de tête, du prurit (envie de se gratter), des insomnies et des diarrhées ou des douleurs abdominales.

Contre-indications :
Une hypertension artérielle sévère, une maladie épileptique, une hyperthyroïdie et une cure de désintoxication alcoolique contre-indiquent le traitement.

DÉCAPEPTYL
Hormones

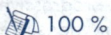 100 %

Prix : 41,69 € - 7 flacons (0,1 mg)
134,69 € - 7 flacons (3 mg)
376,15 € - 1 flacon (11,25 mg)
715,44 € - 1 flacon (22,5 mg)
Équivalents ou génériques : Aucun
Laboratoire : Ipsen Pharma
DCI : *triptoréline*
Présentations/Composition : Flacons : 0,1 mg, 3 mg et 11, 25 mg de pamoate de triptoréline

Indications : *Cancer de la prostate, Cancer du sein, Endométriose, Fibrome utérin, Puberté précoce, Stérilité*
Décapeptyl est analogue à une hormone hypothalamique, RH, qui contrôle la libération de l'hormone hypophysaire LH, qui elle-même contrôle les sécrétions hormonales des glandes sexuelles (ovaires et testicules). L'administration de Décapeptyl aura pour effet de bloquer complètement le fonctionnement des glandes sexuelles. Il est utilisé dans les maladies où il est nécessaire de diminuer ou d'arrêter la production d'hormones sexuelles, notamment dans le cas des cancers de la prostate et du sein, mais aussi dans l'endométriose, les fibromes de l'utérus, la puberté précoce, ou dans le cadre de traitements de la stérilité.

Précautions/Interactions :
Pour le traitement du cancer de la prostate, Décapeptyl est utilisé en association avec d'autres médicaments, et la poursuite du traitement exige de faire régulièrement des examens cliniques et biologiques de contrôle.
Pour le traitement de l'endométriose, il faut vérifier l'absence de grossesse avant le début du traitement, qui est limité à 6 mois.

Décapeptyl est utilisé dans le traitement de la stérilité, en association avec des gonadotrophines, afin de favoriser l'ovulation dans le cadre d'une fécondation in vitro suivie d'un transfert d'embryon.

Posologie :
Adulte
Cancer de la prostate, Endométriose : 3,75 mg IM/4 Sem. ou 11,25 mg/12 Sem.
Enfant
Puberté précoce : 50 µ/kg, IM/4 Sem.
Grossesse : non
Allaitement : non

Effets secondaires :
Décapeptyl est responsable de nombreux effets secondaires, avec notamment une recrudescence des douleurs osseuses et des symptômes urinaires, pendant les premières semaines de traitement du cancer de la prostate. Décapeptyl est également responsable de bouffées de chaleur, maux de tête, disparition de la libido, impuissance, prise de poids, sécheresse vaginale, douleurs musculaires, dépression, fatigue, réactions allergiques cutanées et douleur au point d'injection.

Contre-indications
Décapeptyl est contre-indiqué en cas d'hypersensibilité au produit.

DÉCONTRACTYL
Antirhumatismaux décontracturants

 NR

Prix : Libre
Équivalents ou génériques : Aucun
Laboratoire : Sanofi-Aventis
DCI : *méphénésine*
Présentations/Composition : Cp. : 250 mg (50 Cp.)
Pom. méphénésine 10 g, nicotinate de méthyle 1 g

Indications : *Douleur, Contracture musculaire*
Le Décontractyl est un relaxant musculaire qui est utilisé en cas de contractures musculaires douloureuses au cours des torticolis, dorsalgies et lombalgies. Il est légèrement sédatif. La pommade contient également un révulsif, produit provoquant une vasodilatation locale et un afflux sanguin qui soulagent les douleurs musculaires et tendineuses.

Précautions/Interactions :
Médicament réservé à l'adulte.
La pommade doit être appliquée sur une peau saine et sans lésion.
Surtout ne pas appliquer sur les muqueuses ou dans les yeux.
La pommade ne doit pas être laissée sous un pansement.

Posologie :
Adulte
Cp. : 6 à 12 Cp. à répartir dans la journée
Pom. : plusieurs Applic./j.
Grossesse : après avis médical
Allaitement : après avis médical

Effets secondaires :
L'application de la pommade provoque parfois des irritations ou des allergies locales. Les comprimés entraînent parfois une sensation de fatigue, une faiblesse et une difficulté à coordonner ses mouvements. Exceptionnellement, peut survenir une réaction allergique.

Contre-indications :
Une réaction allergique antérieure contre-indique le médicament. L'action du Décontractyl n'est pas connue chez le fœtus ou chez l'enfant pendant l'allaitement, demander l'avis de votre médecin avant utilisation.

Signes de surdosage :
L'intoxication accidentelle de Décontractyl a provoqué faiblesse musculaire, chute de la tension artérielle et vomissements. Le risque majeur est la diminution de la fréquence respiratoire.

Bon à savoir
La pommade doit être appliquée en massant légèrement pour faire pénétrer le produit. Bien se rincer les mains après application. Si de la pommade est entrée en contact avec une muqueuse ou les yeux, rincer abondamment à l'eau claire.

DÉDROGYL
Vitamines

 30 %

Prix : 8,52 € - flacon (10 ml)
Équivalents ou génériques : Aucun
Laboratoire : DB
DCI : *calcifédiol*
Présentations/Composition : Sol. Buv. : 15 mg/100 ml de calcifédiol

Délidose

Indications : *Prévention et traitement du rachitisme, Prévention et traitement des carences en vitamine D, Ostéomalacie*

Dédrogyl est indiqué dans la prévention et le traitement de la carence en vitamine D, notamment en cas de rachitisme, de traitement prolongé avec des corticoïdes ou en cas d'insuffisance rénale. Il est également utilisé pour le traitement de l'ostéomalacie.

Précautions/Interactions :
La vitamine D est préconisée chez la femme enceinte, allaitante, le nourrisson, et chez le sujet âgé.
Les besoins en vitamine D sont plus importants chez les sujets à la peau noire ou fortement pigmentée, en hiver dans les régions tempérées, chez les personnes qui présentent des lésions étendues de la peau ou un régime alimentaire pauvre en calcium.
La vitamine D est recommandée chez les personnes qui reçoivent un traitement anticonvulsivant, corticoïde, et celles qui présentent une maladie digestive perturbant l'absorption alimentaire ou une insuffisance hépatique.
La vitamine D est à utiliser avec précaution en cas de traitement par les diurétiques thiazidiques.
Chez les nourrissons, la posologie de vitamine D doit tenir compte de la teneur en vitamine D des laits enrichis.
Le traitement avec Dédrogyl exige de faire au préalable et régulièrement pendant le traitement un dosage du taux de calcium dans le sang et les urines.

Posologie :
Adulte (ostéomalacie) : 2 à 5 Gttes/j.
Nourrisson et enfant < 5 ans (rachitisme) : 2 à 4 Gttes/j.
Grossesse : après avis médical
Allaitement : non

Effets secondaires :
À doses normales, Dédrogyl ne provoque aucun effet secondaire indésirable.

Contre-indications :
Uvestérol est contre-indiqué en cas d'hypersensibilité à l'un de ses constituants, en cas d'antécédents de calculs rénaux ou urinaires (calculs calciques) ou d'hypercalcémie.

Signes de surdosage :
Il provoque des maux de tête, perte de l'appétit, amaigrissement, arrêt de la croissance, nausées, vomissements, augmentation du volume des urines et de la prise de boisson, hypertension artérielle, formation de calculs, insuffisance rénale. Le surdosage peut être décelé rapidement en dosant le taux de sanguin de calcium, qui est anormalement élevé.

> *Bon à savoir*
> Les gouttes doivent être diluées dans un verre d'eau, de lait ou de jus de fruits.

DÉLIDOSE
Hormones

65 %
Prix : 3,12 € - 28 sachets (0,5 mg)
4,82 € - 28 sachets (1 mg)
Équivalents ou génériques : Climara, Climaston, Dermestril, Estréva, Estrofem, Femsept, Œsclim, *Œstrodose*, Œstrogel, Oromone, Provames, Thais, Thaisept, Trisequens
Laboratoire : HRA Pharma
DCI : *estradiol*
Présentations/Composition : Sach. de gel : 0,5 et 1 mg

Indications : *Ménopause*
Traitement des symptômes de la ménopause : bouffées de chaleur, sueurs nocturnes, atrophie urogénitale.

Précautions/Interactions :
La posologie usuelle est de 0,5 à 1,5 mg d'estradiol par jour, en étapes progressives. Le gel est appliqué une fois par jour sur l'abdomen ou sur la partie supérieure de la cuisse sur une surface d'environ 2 fois la surface de la main.
Avant d'initier le traitement, les antécédents médicaux devront être soigneusement recherchés, avec un examen gynécologique au moins une fois par an.
Chez les femmes qui n'ont pas subi d'hystérectomie, il est préférable d'associer Délidose à un traitement progestatif cyclique.
Le traitement doit être interrompu avant toute intervention chirurgicale ou immobilisation prolongée.
Le traitement doit être entrepris avec précaution et après évaluation des risques et des bénéfices du traitement si la patiente présente une endométriose, fibrome utérin, hyperplasie de l'endomètre, hypertension artérielle sévère, antécédents de cancer du sein, troubles

sévères du métabolisme des lipides, insuffisance rénale, lupus.
Comme pour tout traitement hormonal œstrogénique prolongé, il est indispensable de pratiquer régulièrement une mammographie et un examen clinique des seins.

Posologie :
Adulte : 0,5 à 1,5 mg/j.
Grossesse : non
Allaitement : non

Effets secondaires :
Comme tous les estrogènes, Délidose peut provoquer, surtout en début de traitement, une tension des seins, des maux de tête, œdèmes, une prise de poids et des saignements génitaux irréguliers. Plus rarement il est responsable de migraines, troubles de l'humeur, troubles gastro-intestinaux (nausées, crampes d'estomac), hypertension artérielle, troubles hépatiques.

Contre-indications :
Délidose est contre-indiqué en cas d'hémorragie génitale non diagnostiquée, de maladie thromboembolique actuelle ou récente, de maladie du foie, de certains cancers (cancers du sein ou de l'utérus), ou en cas d'hypersensibilité à l'un des composants du médicament.

En cas d'oubli :
Appliquer la dose dès que possible, sauf si l'oubli est supérieur à 12 heures. Dans ce cas, il est préférable de ne pas l'appliquer. Des oublis répétés peuvent provoquer des saignements irréguliers.

> **Bon à savoir**
> Délidose ne doit pas être appliqué sur les seins, le visage ou la peau irritée. Après application, laisser sécher le gel pendant quelques minutes. Éviter tout contact du gel avec les yeux et se laver les mains après application.

DÉLIPROCT
Antihémorroïdaires

NR
Prix : Libre
Équivalents ou génériques : Ultraproct
Laboratoire : Schering
DCI : *prednisolone, cinchocaïne*

Présentations/Composition : Pom. (tube 10 g) : 19 mg de prednisolone et 50 mg de chlorhydrate de cinchocaïne
Suppos. : 1,3 mg de prednisolone, 1 mg de chlorhydrate de cinchocaïne (boîte 6 Suppos.)

Indications : *Hémorroïdes*
Déliproct est un traitement local de la douleur et du prurit provoqués par les crises hémorroïdaires.

Précautions/Interactions :
Déliproct est un traitement d'appoint de la crise hémorroïdaire : il soulage la douleur et le prurit provoqués par l'inflammation veineuse anale.
Le traitement doit être de courte durée. En cas de persistance des douleurs au-delà de quelques jours malgré le traitement, consulter un médecin.
Déliproct est réservé à l'adulte.
En raison de la présence de prednisolone (corticoïde), Déliproct n'est pas indiqué pour le traitement des affections anales d'origine virale, bactérienne, mycosique ou parasitaire.
Déliproct peut provoquer une réaction positive aux tests antidopage.

Posologie :
Adulte : 1 à 2 Applic. de crème/j. ou 1 à 2 Suppos./j.
Grossesse : oui
Allaitement : oui

Effets secondaires :
Déliproct provoque parfois des réactions allergiques cutanées.

Contre-indications :
Il n'existe pas de contre-indications en dehors d'une éventuelle sensibilité aux constituants, notamment la cinchocaïne (anesthésique local).

> **Bon à savoir**
> Déliproct contient un anesthésique local et un anti-inflammatoire qui soulagent la douleur en 15 minutes et dont l'action dure de 1 à 3 heures.

DELURSAN
Antilithiasiques biliaires

65 %
Prix : 10,86 € - 20 comprimés

Dépakine

Équivalents ou génériques : Cholurso, Ursolvan
Laboratoire : Axcan
DCI : *acide ursodésoxycholique*
Présentations/Composition : Cp. : 250 mg d'acide ursodésoxycholique

Indications : *Calcul vésiculaire, Cholestase hépatique*
Delursan a la propriété de dissoudre certains calculs biliaires, notamment les calculs formés à partir de cholestérol. Delursan est également utilisé dans le traitement de toutes les maladies hépatiques où il existe une rétention de bile, comme la cirrhose biliaire primitive, la cholangite sclérosante ou les atteintes hépatiques de la mucoviscidose.

Précautions/Interactions :
Delursan est réservé aux patients qui présentent des calculs biliaires en petit nombre, formés à partir de cholestérol et n'entraînant pas de symptôme clinique (colique hépatique, cholécystite).
Les calculs ne doivent pas être visibles à la radiographie et leur diamètre doit être inférieur à 15 mm.
Le traitement dure en moyenne 3 à 4 mois pour des calculs de 10 mm et doit être continué 3 à 4 mois après la disparition des calculs. Pour des calculs de diamètre supérieur, le traitement peut durer jusqu'à 1 an.
La posologie dépend du poids du patient. Elle est généralement de 7,5 mg/kg/j. et peut atteindre 10 mg chez le patient obèse pour les lithiases biliaires. En cas de cholestase hépatique, la posologie peut atteindre 13 à 15 mg/kg/j. et 20 mg en cas de mucoviscidose.
L'utilisation de Delursan est contre-indiquée avec la colestyramine.
L'association de Delursan est déconseillée avec tous les médicaments susceptibles d'être toxiques pour le foie.
Avant le début du traitement il est nécessaire de faire un bilan biologique hépatique pour vérifier le taux de transaminases et de phosphatases alcalines. Les examens biologiques, ainsi que la cholécystographie de contrôle doivent être répétés 6 mois après le début du traitement.
Les patientes susceptibles d'être enceintes doivent prendre une contraception, en préférant les moyens mécaniques (préservatifs). En cas de grossesse, arrêter immédiatement le traitement.

Posologie :
Adulte
Calculs biliaires : 2 Cp./j. au cours des repas
Cholestase hépatique : 2 à 3 Cp./j. au cours des repas
Grossesse : non
Allaitement : non

Effets secondaires :
Delursan est parfois responsable de diarrhées, ou d'un prurit, surtout en début de traitement nécessitant de le commencer progressivement.

Contre-indications :
Delursan est contre-indiqué en cas de maladies hépatiques et de toutes maladies gastro-intestinales chroniques.

Délai d'action :
L'effet sur les calculs nécessite plusieurs semaines.

> **Bon à savoir**
>
> Le traitement doit être pris sans interruption, un arrêt de 3 à 4 semaines exige de le prolonger. Le traitement doit être accompagné d'un régime pauvre en cholestérol et il est préférable d'éviter les produits ou médicaments susceptibles d'entraîner une augmentation de l'excrétion de cholestérol par la bile, en particulier les hypolipémiants et les contraceptifs oraux.

DÉPAKINE
Antiépileptiques

65 %

Prix : 5,46 € - solution buvable flacon (40 ml)
8,60 € - sirop flacon (150 ml)
3,86 € - 40 comprimés (200 mg)
8,85 € - 40 comprimés (500 mg)
13,12 € - 30 comprimés LP (500 mg)
Usage hospitalier - flacon de lyophilisat (4 ml)
Équivalents ou génériques : *Valproate de sodium Aguettant*, *Valproate de sodium Alter*, *Valproate de sodium Arrow*, *Valproate de sodium Biogaran*, *Valproate de sodium EG*, *Valproate de sodium Merck*, *Valproate de sodium Qualimed*, *Valproate de sodium Ratiopharm*, *Valproate de sodium RPG*, *Valproate de sodium Sandoz*, *Valproate de sodium Téva*, *Valproate de sodium Winthrop*, Micropakine

Laboratoire : Sanofi-Aventis
DCI : *valproate de sodium*
Présentations/Composition : Sol. Buv. : 200 mg/ml ; Sir. 150 ml : 200 mg/c. mes. Cp. : 200 et 500 mg ; Cp. LP : 500 mg Lyoph. Inj. 4 ml : 400 mg

Indications : *Épilepsies, Convulsions du nourrisson et de l'enfant*
L'acide valproïque est utilisé dans le traitement des épilepsies, caractérisées par une activité anarchique des neurones du cerveau, en stabilisant le fonctionnement électrique cérébral. Dépakine est indiqué dans la prévention à long terme des épilepsies généralisées ou partielles, absences (ou « petit mal »), et épilepsies complexes. Il permet de prévenir les récidives de convulsions fébriles à répétition chez le nourrisson et l'enfant. La forme injectable est utilisée dans le traitement des états de mal épileptique, succession incessante de crises épileptiques généralisées.

Précautions/Interactions :
Les doses sont diminuées en cas d'insuffisance rénale. Un bilan hépatique préalable puis régulier est effectué lors des 6 premiers mois. En cas d'altération des fonctions du foie, le traitement est arrêté.
Un arrêt brutal du traitement peut entraîner une reprise de la maladie épileptique.
L'association à la méfloquine est déconseillée et les antidépresseurs imipraminiques, la phénytoïne, les barbituriques, la carbamazépine, le progabide, les autres dépresseurs du système nerveux central sont à utiliser avec précaution.

Posologie :
Adulte : 20 à 30 mg/kg/j. en 1 à 2 prises
Enfant : 20 à 30 mg/kg/j. en 2 à 3 prises
Nourrissons : 30 mg/kg/j. en 2 à 3 prises
Grossesse : oui
Allaitement : oui

Effets secondaires :
Le traitement peut entraîner une prise de poids, des nausées, des vomissements, des troubles des règles, des pertes de cheveux transitoires et des confusions mentales voire des crises d'épilepsie. Une toxicité hépatique peut survenir qui impose l'arrêt du traitement.

Contre-indications :
L'association à la méfloquine, les hépatites aiguës ou chroniques, les antécédents familiaux d'hépatites provoquées par des médicaments et une allergie connue au médicament sont des contre-indications.

Signes de surdosage :
L'intoxication massive à l'acide valproïque de sodium entraîne un coma qui nécessite une hospitalisation immédiate.

> *Bon à savoir*
> *Cet antiépileptique est actif dans tous les types d'épilepsie et entraîne une disparition des crises dans 80 % des cas. Il est assez bien toléré et ne provoque que très peu de somnolence. Les formes buvables sont particulièrement adaptées à l'enfant et au nourrisson. Le flacon de soluté buvable est accompagné d'une seringue doseuse graduée en milligrammes et en millilitres et le flacon de sirop de 2 cuillères doseuses correspondant à 100 ou 200 mg.*

DÉPAKOTE
Neuroleptiques

65 %

Prix : 6,87 € - 30 comprimés (250 mg)
29,38 € - 60 comprimés (500 mg)
37,61 € - 90 comprimés (500 mg)
Équivalents ou génériques : Aucun
Laboratoire : Sanofi-Aventis
DCI : *divalproate de sodium*
Présentations/Composition : Cp. : 250 et 500 mg

Indications : *Psychose maniaco-dépressive*
Dépakote est indiqué pour le traitement des épisodes maniaques chez les patients souffrant de psychose maníaco-dépressive, en cas de contre-indications ou d'intolérance au lithium.

Précautions/Interactions :
La posologie initiale recommandée est de 750 mg par jour à répartir en 2 à 3 prises, puis elle est augmentée jusqu'à 1000 à 2000 mg par jour. La dose maximale est de 2500 mg par jour.
Dépakote ne peut pas être utilisé chez les patients de moins de 18 ans.
Le traitement exige une surveillance attentive de la fonction hépatique, en raison du risque d'hépatite provoqué par le médicament. S'il existe des anomalies des tests biologiques du foie ou des signes cliniques pouvant faire

soupçonner une hépatite, il est nécessaire d'interrompre le traitement.
En cas de syndrome douloureux abdominal, il faut rechercher une atteinte du pancréas (pancréatite).
En cas d'insuffisance rénale, la posologie doit être diminuée.
L'association de Dépakote est contre-indiquée avec méfloquine et elle est déconseillée avec lamotrigine. Elle nécessite des précautions d'emploi avec les antidépresseurs et tous les médicaments anti-épileptiques.

Posologie :
Adulte : 1 000 à 2 000 mg/j.
Enfant < 18 ans : non
Grossesse : non
Allaitement : non

Effets secondaires :
Dépakote est responsable d'hépatites, pancréatite, troubles neurologiques (convulsions), troubles digestifs (nausées, vomissements, diarrhées, maux d'estomac), troubles de la coagulation sanguine, chute des cheveux, somnolence, tremblements, prise de poids, troubles des règles.

Contre-indications :
Dépakote est contre-indiqué en cas d'hypersensibilité au valproate ou au divalproate de sodium ou à l'un des constituants du médicament, en cas d'hépatite aiguë ou chronique ou encore de maladie hépatique.

En cas d'oubli :
Reprendre le traitement sans dépasser la dose quotidienne prescrite.

DÉPO-MÉDROL
Anti-inflammatoires : corticoïdes

65 %
Prix : 3,34 € - 1 ampoule injectable
Équivalents ou génériques : Célestène chronodose, Dectancyl, Hexatrione, Hydrocortancyl, Hydrocortisone, Kenacort retard, *Méthylprednisolone Mylan*
Laboratoire : Pfizer
DCI : *méthylprednisolone*
Présentations/Composition : Amp. Inj. : 80 mg

Indications : *Inflammation*
Le Dépo-Médrol est un corticoïde, dérivé d'hormones naturelles fabriquées par les glandes surrénales : la cortisone et l'hydrocortisone.
Les corticoïdes, anti-inflammatoires stéroïdiens, sont des dérivés d'hormones naturelles fabriquées par les glandes surrénales : la cortisone et l'hydrocortisone. Ces molécules synthétiques ont une action anti-inflammatoire à dose faible et diminuent la réponse immunitaire de l'organisme à dose forte. Elles sont prescrites en cas de réactions allergiques majeures (œdème de Quincke, choc allergique, asthme sévère), de maladies inflammatoires graves en rhumatologie (polyarthrite rhumatoïde, rhumatisme articulaire aigu), ou dermatologie (eczémas, maladies graves de la peau), en gastro-entérologie (hépatite chronique évolutive, rectocolite hémorragique), en cancérologie (leucémies, myélomes, métastases), en pneumologie, en neurologie, lors de transplantation d'organes, etc. En comparaison avec les hormones naturelles, les corticoïdes synthétiques ont des effets indésirables moins prononcés et la rétention secondaire en eau et en sel est moins importante.
Le Dépo-Médrol est utilisé également pour réaliser le sevrage d'un traitement prolongé par corticoïdes. Il est indiqué, en injection, quand une forte dose locale de corticoïdes est nécessaire.

Précautions/Interactions :
Ce médicament est réservé aux adultes et aux enfants de plus de 30 mois.
L'injection nécessite une désinfection soigneuse de la peau qui doit être saine et intacte de toute maladie.
Avant toute mise en route d'un corticoïde, il faut s'assurer de l'absence d'infection bactérienne, virale ou parasitaire dont la survenue est favorisée. Il ne faut pas vacciner avec des vaccins comportant des virus vivants atténués.
Les corticoïdes peuvent entraîner un déséquilibre d'un traitement antidiabétique qu'il convient donc de surveiller.
En cas d'antécédents d'ulcère gastro-duodénal, il est nécessaire d'effectuer une fibroscopie de contrôle de la muqueuse de l'estomac et du duodénum.
Certaines maladies (dysfonctionnement des cellules rénales, hypertension artérielle, ostéoporose...) nécessitent une surveillance particulière. Pour limiter l'apparition d'un syndrome de sevrage à l'arrêt d'un traitement prolongé par corticoïdes, il convient de diminuer pro-

gressivement les doses avant l'arrêt définitif. Les corticoïdes positivent les tests effectués lors des contrôles antidopage sportifs.

Certains médicaments sont déconseillés ou nécessitent une surveillance particulière : les dérivés de l'aspirine, les anticoagulants oraux et l'héparine, certains traitements cardiaques (digitaline, quinidiniques, amiodarone), les traitements antidiabétiques (insuline, metformine et sulfamides hypoglycémiants), les traitements antihypertenseurs et les vaccins vivants atténués.

Posologie :
Adulte
Voie locale : 4 à 80 mg/Sem. ou toutes les 2 Sem.
Voie générale IM : 120 mg tous les 10 j. à renouveler
Voie rectale (lavement à garder) : 40 à 80 mg dans 100 à 250 ml d'eau
Enfant
Voie générale IM : 1 à 2 mg/kg/j. à renouveler
Voie rectale (lavement à garder) : 40 à 80 mg dans 100 à 250 ml d'eau
Grossesse : non
Allaitement : non

Effets secondaires :
L'injection peut provoquer une atrophie localisée des tissus musculaires et cutanés avec parfois rupture tendineuse. Elle peut être à l'origine d'une infection au point d'injection.

D'autres effets indésirables peuvent apparaître, ils surviennent généralement en cas de traitement prolongé et à fortes doses et consistent en rétention d'eau et de sel avec hypertension artérielle, fuite de potassium, hypofonctionnement parfois définitif des glandes surrénales avec diabète sucré et arrêt de la croissance chez l'enfant, troubles musculaires et squelettiques (ostéoporose, fractures), troubles cutanés (acné, retard de cicatrisation), troubles digestifs (ulcères gastro-duodénaux, pancréatites), excitation avec troubles du sommeil ou euphorie, glaucome, cataracte. À l'arrêt du traitement, un état dépressif peut s'installer ainsi qu'un syndrome de sevrage (fatigue, anxiété, amaigrissement, douleurs diffuses). Un phénomène de rebond peut apparaître avec une reprise évolutive de la maladie sous-jacente à l'arrêt du traitement.

Le lavement est généralement bien supporté.

Contre-indications :
Les corticoïdes sont contre-indiqués dans de nombreuses situations : toute maladie infectieuse évolutive notamment virale (herpès, zona ophtalmique, hépatite aiguë A, B, C), la goutte, l'ulcère gastro-duodénal en évolution, des états psychotiques. Certains médicaments ne doivent pas être associés : l'Hismanal, le Cordium, l'érythromycine en intraveineux, l'Halfon, le Barnétil.

Ne pas injecter par voie intraveineuse.

Délai d'action :
L'action est immédiate et prolongée (7 jours en injection intra-articulaire, 18 jours en intramusculaire).

Signes de surdosage :
Les signes de surdosage sont la surcharge pondérale, la fonte musculaire, des troubles digestifs, une ostéoporose, une hypertension artérielle, de l'acné, une excitation ou une agitation anormale, un arrêt de croissance chez l'enfant qui disparaîtront avec l'élimination du produit.

Bon à savoir

Il est conseillé aux personnes sous corticoïdes de suivre les horaires de prescription, de ne jamais interrompre brutalement le traitement et de ne prendre d'autres médicaments qu'après avis médical. Il est important de signaler la prise de corticoïdes en cas de vaccination, de désinfecter toute plaie et de signaler toute fièvre. En cas de traitement prolongé, un régime alimentaire doit être élaboré avec le médecin : peu salé, riche en protéines et en calcium, pauvre en sucres d'absorption rapide, modéré en sucres d'absorption lente. Les suppléments en potassium, calcium, vitamine D et pansements gastriques visent à diminuer la prise de poids, les œdèmes des jambes ou du visage, la fragilité osseuse ou cutanée.

En conséquence, il faut se peser très régulièrement, vérifier sa tension artérielle avec des appareillages automatiques, contrôler sa force musculaire, surveiller sa peau (vergetures, amincissement des ongles ou de la peau, augmentation de la pilosité) ou la présence de selles noires (saignement digestif).

DÉPO-PROVERA
Contraceptifs

 65 %
Prix : 3,35 € - 1 flacon (3 ml)
Équivalents ou génériques : Aucun
Laboratoire : Pfizer
DCI : *médroxyprogestérone*
Présentations/Composition : Susp. Inj. : 150 mg d'acétate de médroxyprogestérone

Indications : *Contraception*
Dépo-Provera est un contraceptif progestatif injectable à longue durée d'action (3 mois).

Précautions/Interactions :
La première injection doit être faite entre le premier et le 5ᵉ jour après les règles.
Le traitement exige de faire au préalable un examen clinique, un bilan avec dosage du sucre et des graisses dans le sang, frottis cervical, mammographie.
S'assurer de l'absence de grossesse avant de pratiquer une injection, surtout si les injections sont irrégulières avec de longues périodes d'aménorrhées.
Dépo-Provera est déconseillé avec les anticonvulsivants, griséofulvine, rifabutine, rifampicine et doit être utilisé avec précaution en cas de traitement antidiabétique.

Posologie :
Adulte : 1 Inj. IM/3 mois

Effets secondaires :
Aménorrhée qui peut durer 6 à 12 mois après la dernière injection. Il est aussi responsable d'une prise de poids, ou, plus rarement, d'une perte de poids, acné, séborrhée, aggravation de varices, nausées, céphalées, vertiges, diminution de la libido, état dépressif.

Contre-indications :
Dépo-Provera est contre-indiqué en cas d'insuffisance hépatique ou de maladie récente du foie, cancer du sein, obésité, diabète, hypertension artérielle, maladies thromboemboliques, saignements gynécologiques inexpliqués, fibrome de l'utérus.

Bon à savoir
Dépo-Provera est un contraceptif réservé aux femmes qui ne peuvent pas s'astreindre à la prise quotidienne d'une pilule. Il est généralement déconseillé en raison de l'importance de ses effets secondaires.

DÉPRENYL
Antiparkinsoniens

 65 %
Prix : 19,90 € - 30 comprimés
Équivalents ou génériques : Sélégiline Merck
Laboratoire : Orion Corporation
DCI : *chlorhydrate de sélégiline*
Présentations/Composition : Cp. : 5 mg de chlorhydrate de sélégiline

Indications : *Maladie de Parkinson*
Déprenyl est indiqué dans le traitement de la maladie de Parkinson en monothérapie au début de la maladie ou en association à d'autres traitements antiparkinsoniens.

Précautions/Interactions :
La posologie habituelle de Déprenyl est de 5 à 10 mg par jour. En cas de traitement unique (sans association à la levodopa), la posologie est de 10 mg par jour.
Déprenyl peut être administré en une seule fois le matin, ou en 2 fois, au petit déjeuner et lors du déjeuner.
Lorsque Déprenyl est associé à la levodopa, il est possible de diminuer la dose de cette dernière. La diminution de la levodopa doit être progressive, en fonction de l'amélioration clinique et peut atteindre 30 % par paliers de 10 % tous les 3 à 4 jours.
Déprenyl doit être administré avec prudence chez les patients atteints d'insuffisance rénale ou hépatique sévères.
Le début du traitement par Déprenyl doit être surveillé avec attention, en particulier chez les patients à risque, souffrant d'hypotension orthostatique, d'hypertension artérielle, de troubles du rythme cardiaque et/ou ayant des troubles confusionnels, des hallucinations ou une altération des fonctions cognitives.
Déprenyl doit être utilisé avec précaution chez les patients souffrant d'ulcère gastrique et duodénal (en cas d'ulcère en évolution, différer le début du traitement jusqu'à cicatrisation de l'ulcère).
Déprenyl potentialise les effets de la levodopa ; les effets indésirables de la levodopa peuvent être augmentés, particulièrement chez les patients recevant une dose très importante de levodopa. L'association de Déprenyl à la dose de 10 mg à une dose maximale de levodopa peut faire apparaître des mouvements anor-

maux et/ou un état d'agitation. Ces effets indésirables disparaissent quand les doses de levodopa sont diminuées.

Déprenyl est considéré comme une substance dopante et son usage est par conséquent interdit aux athlètes de compétition.

L'attention des conducteurs de véhicules et des utilisateurs de machines doit être attirée sur la possibilité de troubles du sommeil et d'étourdissements liés à l'utilisation de ce médicament.

Posologie :
Adulte : 5 à 10 mg/j.
Grossesse : non
Allaitement : non

Effets secondaires :
Les effets indésirables les plus fréquents sont les douleurs lombaires, les crampes et les douleurs articulaires, les maux de gorge (stomatite, pharyngite, ulcération buccale), les troubles gastro-intestinaux (diarrhée, nausées, sécheresse de la bouche, anorexie), qui peuvent aussi être associés au traitement par levodopa. Déprenyl peut également être responsable (rarement) de tremblements, étourdissements, troubles de l'équilibre, chutes, insomnies, hallucinations.

Contre-indications :
Déprenyl est contre-indiqué en cas d'hypersensibilité au produit ou à ses excipients, en association à la péthidine, tramadol et aux médicaments de la classe des triptans : almotriptan, rizatriptan, sumatriptan, zolmitriptan.

En cas d'oubli :
Si vous vous en apercevez peu de temps après l'heure de la prise, prenez la dose habituelle. Sinon, ne doublez pas la dose.

DEPURATUM
Médicaments de la digestion

NR

Prix : Libre
Équivalents ou génériques : Aucun
Laboratoire : Lehning
DCI : *mélange de plantes*
Présentations/Composition : Gél. : 102 mg de genièvre, 102 mg de racine de rhapontic, 51 mg de bouleau, 51 mg de romarin, 38,25 mg de thym, 38,25 mg de fumeterre et 29,75 mg de racine d'arrête-bœuf (boîte de 60 Gél.).

Indications : *Dyspepsie*
Depuratum est indiqué dans les troubles mineurs de la digestion (dyspepsie) et a également un effet diurétique.

Précautions/Interactions :
Depuratum est réservé à l'adulte.

Posologie :
Adulte : 1 Gél. 2 à 3 fois/j.
Allaitement : non
Grossesse : non

Effets secondaires :
Depuratum ne provoque pas d'effets secondaires.

Contre-indications :
Il n'y a pas de contre-indications à utiliser Depuratum.

DERMESTRIL
Œstrogènes

65 %

Prix : 7,50 € - dispositif transdermique (25 µg)
7,50 € - dispositif transdermique (50 µg)
7,50 € - dispositif transdermique (75 µg)
7,50 € - dispositif transdermique (100 µg)
Équivalents ou génériques : Œsclim
Laboratoire : Rottapharm
DCI : *estradiol*
Présentations/Composition : Dispos. Transderm. 0,025 mg, 0,050 mg, 0,075 mg ou 0,1 mg d'estradiol/24 h - boîte de 8

Indications : *Ménopause*
Dermestril permet de corriger le déficit en œstrogènes de la ménopause et de traiter les symptômes liés à cette carence : bouffées de chaleur, troubles psychiques, fatigue, troubles génito-urinaires. Dermestril est également utilisé pour prévenir l'ostéoporose de la ménopause.

Précautions/Interactions :
Le traitement peut être continu ou discontinu (24 à 28 jours par mois).
Il doit être accompagné, au moins pendant 12 jours par mois, par un traitement progestatif.
Une hémorragie peut apparaître à chaque interruption du traitement.
Un examen médical doit avoir lieu avant l'instauration du traitement et régulièrement au cours de celui-ci.

Dermocuivre

Posologie :
Adulte : 1 Patch 2 fois/Sem. (50 μg) à adapter en fonction des résultats. Si les symptômes persistent, utiliser Dermestril 100 μg

Effets secondaires :
Dermestril peut favoriser les accidents cardio-vasculaires, ictère, tumeurs bénignes ou malignes du sein ou de l'utérus, galactorrhée, nécessitant l'arrêt du traitement. Les effets secondaires les plus habituels sont les effets liés au sous-dosage (persistance de bouffées de chaleur, maux de tête, saignements, asthénie, insomnie) ou au surdosage. Le timbre peut provoquer une petite irritation locale.

Contre-indications :
Dermestril est contre-indiqué en cas de tumeur maligne du sein ou de l'utérus, de tumeur de l'hypophyse, d'hémorragies génitales non diagnostiquées, ainsi qu'en cas de tumeurs bénignes du sein, endométriose, insuffisance hépatique ou rénale, antécédents de maladies thromboemboliques.

Signes de surdosage :
Le surdosage provoque des nausées, une tension des seins, une sensation de jambes lourdes, une irritabilité, une hypersécrétion de glaire cervicale, nécessitant d'appliquer un timbre moins fortement dosé.

Bon à savoir
Le timbre doit être appliqué sur la peau sèche et propre, en évitant les plis et les régions irritées. Il ne doit pas être appliqué sur les seins, ni 2 fois au même endroit. Le timbre ne doit pas être exposé au soleil, car l'estradiol est dégradé par les rayons ultraviolets. Il est possible de prendre un bain ou une douche tout en gardant le timbre.

DERMOCUIVRE
Cicatrisants

NR
Prix : Libre
Équivalents ou génériques : Crème de Dalibour
Laboratoire : Chauvin
DCI : *sulfate de cuivre, oxyde de zinc*
Présentations/Composition : Pom. : tube 25 g

Indications : *Dermite irritative*
Cette pommade qui contient de l'oxyde de zinc et du sulfate de cuivre aux propriétés antiseptiques sur les bactéries et les candida albicans (champignons) est indiquée en cas d'érythème fessier du nourrisson ou de lésion cutanée superficielle surinfectée.

Précautions/Interactions :
Une désinfection minutieuse de la surface traitée est nécessaire avant l'application de la pommade.

Posologie :
Adulte et nourrisson : 2 à 3 Applic./j.
Grossesse : après avis médical
Allaitement : après avis médical

Effets secondaires :
Un eczéma de contact à la lanoline (graisse de mouton) est possible mais extrêmement rare.

Contre-indications :
Les personnes allergiques à la lanoline ne peuvent suivre ce traitement.

Bon à savoir
Cette pommade est généralement bien tolérée, notamment chez le nourrisson.

DERMORELLE
Vitamines

 65 %
Prix : 8,86 € - 90 capsules
Équivalents ou génériques : Aucun
Laboratoire : Iprad-Vegebom
DCI : *tocophérol (vitamine E)*
Présentations/Composition : Caps. : 200 mg de tocophérol alfa acétate

Indications : *Carences en vitamines*
Dermorelle est indiqué dans les carences en vitamine E.

Précautions/Interactions :
La posologie habituelle est de 1 capsule par jour, le matin au petit déjeuner.
La vitamine E peut augmenter l'effet des anticoagulants oraux et donc le risque hémorragique.

Posologie :
Adulte : 1 Caps./j.
Enfant et adolescent < 18 ans : oui
Grossesse : oui
Allaitement : oui

Effets secondaires :
Dermorelle peut parfois être responsable de diarrhées, en particulier en cas de surdosage.

Contre-indications :
Dermorelle est contre-indiqué en cas d'hypersensibilité au tocophérol.

> **Bon à savoir**
> Avaler les capsules sans les croquer, avec un verre d'eau.

DERMOVAL
Corticoïdes

65 %

Prix : 3,20 € - Gel, flacon (20 ml)
2,25 € - Crème, tube (10 g pour 0,05 %)
Équivalents ou génériques : Clarelux, Diprolène
Laboratoire : GlaxoSmithKline
DCI : *clobétasol*
Présentations/Composition : Gel : tube 20 ml
Crème : tube 10 g

Indications : *Dermatose corticosensible*
Les dermocorticoïdes, dérivés de la cortisone, diminuent les réactions inflammatoires de la peau et la croissance des cellules de certaines lésions dermatologiques. Les crèmes sont particulièrement appliquées sur les lésions suintantes, les pommades sur les lésions sèches, les sprays, lotions ou gels sur le cuir chevelu ou les lésions macérées des plis de la peau.
Ce médicament est particulièrement indiqué en cas de psoriasis cutané (crème) ou du cuir chevelu (gel) et de cicatrice hypertrophique.

Précautions/Interactions :
Si une application sur le visage est nécessaire, elle devra être de courte durée. Une infection bactérienne ou mycosique sera préalablement traitée avant toute utilisation de dermocorticoïdes.
Les effets indésirables risquent d'être accentués en cas d'augmentation des applications sans bénéfice médical.
Limiter la surface des lésions traitées surtout chez l'enfant pour éviter tout risque de passage de corticoïdes dans l'organisme.

Posologie :
Adulte et enfant > 12 ans : 1 à 2 Applic./j.
Grossesse : après avis médical
Allaitement : après avis médical

Effets secondaires :
Ils apparaissent surtout en cas de traitement prolongé et consistent en une atrophie ou fragilité cutanée et des vergetures. De l'acné, des éruptions cutanées ou des dépigmentations de la peau ont été rapportées.

Contre-indications :
Les infections virales, bactériennes, parasitaires ou mycosiques, les lésions ulcérées, l'acné doivent être traitées avant toute application de corticoïdes. L'utilisation de dermocorticoïdes est contre-indiquée chez le nourrisson ou en application sur les paupières.

> **Bon à savoir**
> Le médicament doit être appliqué par petites touches puis étalé en massant légèrement jusqu'à absorption complète. Le gel est étalé directement sur le cuir chevelu en soulevant les cheveux, raie par raie. Dès les premiers résultats obtenus, il est préférable d'espacer progressivement les applications.

DEROXAT
Antidépresseurs

65 %

Prix : 9,86 € - 14 comprimés
Équivalents ou génériques : Divarius, Paroxétine Almus, Paroxétine Alter, Paroxétine Arrow, Paroxétine BGR, Paroxétine Cristers, Paroxétine EG, Paroxétine Evolugen, Paroxétine Isomed, Paroxétine Ivax, Paroxétine Merck, Paroxétine Pfizer, Paroxétine PHR, Paroxétine Ratiopharm, Paroxétine RPG, Paroxétine Téva, Paroxétine Winthrop, Paroxétine Zydus
Laboratoire : GlaxoSmithKline
DCI : *paroxétine*
Présentations/Composition : Cp. : 20 mg

Indications : *États dépressifs, Prévention des attaques de panique, Troubles obsessionnels compulsifs, Phobies sociales, Anxiété généralisée*
Les antidépresseurs sont des stimulants de l'humeur qui permettent de traiter la tristesse des dépressions nerveuses. Ils agissent sur les centres nerveux du cerveau par l'intermédiaire des neuromédiateurs en régulant leur activité. Les antidépresseurs sérotoninergiques ont une efficacité équivalente aux imiprami-

Désernil

niques dans les états dépressifs de toute nature, dans la prévention des attaques de panique ou de phobies sans en avoir la toxicité cardiaque. Deroxat est également indiqué dans les troubles obsessionnels compulsifs (pulsion irrépressible de certains comportements ou actions : consommation d'aliments ou de médicaments, vérification incessante des fermetures de portes, du gaz, etc.). Deroxat est aussi employé pour le traitement des troubles anxieux, évoluant depuis 6 mois, qui perturbent les activités professionnelles ou sociales.

Précautions/Interactions :
Une surveillance attentive est nécessaire en cas d'épilepsie et d'insuffisance hépatique. Les conducteurs de véhicule ou les utilisateurs de machine doivent savoir qu'une somnolence est fréquente au cours du traitement.
Le traitement est mis en route progressivement puis la dose efficace est stabilisée pendant 4 à 6 mois minimum. Le médecin choisit ensuite de poursuivre ou d'interrompre l'antidépresseur en fonction des symptômes. Dans ce cas, l'arrêt doit être progressif et se dérouler sur 1 mois environ.
Le sumatriptan et les autres antidépresseurs sont contre-indiqués. L'alcool, les anticoagulants oraux (AVK), les bêta-bloquants, la carbamazépine, le lithium, la théophilline et les dépresseurs du système nerveux central sont utilisés avec précaution.

Posologie :
Adulte : 20 à 50 mg/j. en 1 prise le matin au cours du petit déjeuner
Grossesse : non
Allaitement : non

Effets secondaires :
Une bouche sèche, une constipation ou une diarrhée, des insomnies et de l'anxiété, des maux de tête, une prise ou une perte de poids, des vomissements, une agitation, des vertiges peuvent survenir au cours du traitement.

Contre-indications :
Seule l'association au sumatripan et aux antidépresseurs IMAO contre-indique la prise de cet antidépresseur.

Délai d'action :
Le délai d'action des antidépresseurs varie de 7 jours à 4 voire 6 semaines après la mise en route du traitement.

En cas d'oubli :
Reprendre les comprimés sans dépasser la dose quotidienne.

Signes de surdosage :
L'intoxication aiguë aux sérotoninergiques étant mal connue, elle nécessite une hospitalisation en urgence.

Bon à savoir
Au cours des dépressions nerveuses, une hospitalisation est parfois nécessaire car le changement d'humeur provoqué par le médicament est parfois trop rapide, avec un risque de suicide accru, nécessitant une surveillance et un traitement complémentaire à base d'anxiolytiques, de somnifères et dans certains cas de neuroleptiques.

DÉSERNIL
Antimigraineux

30 %
Prix : 5,44 € - 20 comprimés
Équivalents ou génériques : Aucun
Laboratoire : Novartis
DCI : *méthysergide*
Présentations/Composition : Cp. : 2,2 mg méthysergide maléate acide

Indications : *Migraine, Algies vasculaires de la face*
Le méthysergide est un dérivé de l'ergot de seigle, champignon parasite de la céréale. Il s'oppose à l'action d'un neuromédiateur, la sérotonine, responsable de vasodilatation cérébrale et donc de migraines. Il est utilisé dans le traitement de fond de la maladie migraineuse et est indiqué également en cas d'algies vasculaires de la face (violentes douleurs du visage d'origine vasculaire).

Précautions/Interactions :
Ce médicament est réservé à l'adulte et s'emploie en cures de 6 mois maximum espacées d'1 mois pour éviter l'apparition d'effets secondaires.
Au cours du traitement, une surveillance sanguine particulière est effectuée pour déceler l'apparition de complications.
Les antibiotiques macrolides sont contre-indiqués (sauf la spiramycine) en association. La bromocryptine, l'ergotamine, la dihydroergotamine, les bêta-bloquants, la méthylergométrine sont déconseillés.

Posologie :
Adulte : 1 à 3 Cp./j. en 2 à 3 prises
Grossesse : non
Allaitement : non

Effets secondaires :
Une fatigue importante, des nausées, des vertiges, une insomnie, des réactions cutanées allergiques, une prise de poids peuvent apparaître au cours du traitement. Dans certains cas, on a observé une fibrose rétropéritonéale, pulmonaire ou cardiaque, toujours après un traitement continu et prolongé.

Contre-indications :
Une allergie connue au médicament, une insuffisance hépatique ou rénale sévère, un syndrome de Raynaud, une artériopathie, une hypertension artérielle sévère et une insuffisance coronarienne contre-indiquent le traitement.

Signes de surdosage :
L'intoxication massive de méthysergide provoque une constriction des vaisseaux périphériques et un état d'agitation qui nécessitent une hospitalisation.

Bon à savoir
Ce médicament est actuellement le plus puissant des inhibiteurs de la sérotonine et ses effets secondaires sont bien contrôlés si le traitement se réalise par cures de 6 mois maximum espacées d'1 mois minimum. Le traitement est administré par augmentation progressive de 1/2 comprimé jusqu'à 2 à 3 comprimés par jour, à prendre au milieu des repas. Après quelques semaines de traitement, les prises sont diminuées lentement pour obtenir des doses minimales efficaces.

DÉSINTEX
Médicaments de la digestion

NR
Prix : 1,97 € - 14 ampoules buvables
1,78 € - 60 comprimés
Équivalents ou génériques : Aucun
Laboratoire : Richard
DCI : *thiosulfates de sodium et de magnésium*
Présentations/Composition : Cp. : 250 mg de thiosulfate de sodium et 50 mg de thiosulfate de magnésium
Sol. Buv. : 350 mg de thiosulfate de sodium et 150 mg de thiosulfate de magnésium

Indications : *Dyspepsie, Inflammation ORL*
Désintex est utilisé dans les troubles de la digestion (dyspepsie) fréquents après les repas trop abondants. Il est également utilisé comme traitement d'appoint pour les inflammations chroniques de la gorge (rhinopharyngites).

Précautions/Interactions :
Désintex n'est pas conseillé aux patients qui suivent un régime sans sel en raison de sa teneur en sodium.

Posologie :
Adulte
Dyspepsie : 1 Amp. Buv. ou 1 Cp. 3 fois/j.
Rhinopharyngite : 3 Cp. ou 3 Amp./j.
Enfant (Rhinopharyngite)
< 6 ans : 1/2 à 1 Amp./j.
> 6 ans : 1 à 2 Cp. ou Amp./j.
Grossesse : non
Allaitement : non

Effets secondaires :
À forte dose Désintex peut provoquer une diarrhée.

Contre-indications :
Désintex est contre-indiqué en cas d'intolérance au soufre, en cas d'insuffisance rénale ou hépatique sévère et en cas d'obstruction des voies biliaires.

DESOMÉDINE COLLUTOIRE
Antiseptiques

NR
Prix : Libre
Équivalents ou génériques : Aucun
Laboratoire : Chauvin
DCI : *chlorhexidine, oxybuprocaïne*
Présentations/Composition : Flacon 30 ml : 50 mg de chlorhexidine et 10 mg d'oxybuprocaïne pour 100 ml

Indications : *Affections de la gorge*
Desomédine est un traitement d'appoint antiseptique et antalgique des infections de la gorge, qui ne se substitue pas au traitement antibiotique quand celui-ci est nécessaire.

Précautions/Interactions :
La dose habituelle du traitement est d'une pulvérisation dans la gorge, 3 fois par jour, sans dépasser 5 jours.
Ne pas administrer avant les repas ou la prise de boisson, en raison du risque de fausse

Désuric

route alimentaire éventuellement provoqué par l'anesthésique local.
L'anesthésique local inclus dans la formule peut provoquer une réaction positive aux tests antidopage.

Posologie :
Adulte et enfant > 6 ans : 2 à 3 Pulv./j.
Grossesse : oui
Allaitement : déconseillé

Effets secondaires :
Désomédine peut être responsable d'une coloration de la langue ou des dents et d'une sensation d'engourdissement de la langue.

Contre-indications :
Désomédine est contre-indiqué en cas d'hypersensibilité aux composants, aux anesthésiques locaux ainsi que chez les enfants de moins de 6 ans.

DÉSURIC
Antirhumatismaux

H

Prix : Usage hospitalier
Équivalents ou génériques : Bénémide
Laboratoire : Sanofi-Synthélabo
DCI : *benzbromarone*
Présentations/Composition : Cp. : 100 mg

Indications : *Goutte, Hyperuricémie*
Ce médicament est utilisé dans le traitement de fond de l'hyperuricémie, responsable de dépôts de cristaux dans le rein (calcul) ou dans les articulations (goutte), en augmentant l'élimination de l'acide urique dans les urines. Il n'est pas indiqué pour traiter la crise aiguë de goutte.

Précautions/Interactions :
Désuric est réservé aux adultes et aux enfants de plus de 6 ans. En début de traitement, on lui associe de la colchicine car il peut déclencher une crise de goutte ou de colique néphrétique. Pour cette raison, le Désuric n'est jamais prescrit en cas de crise aiguë de goutte.
Des examens de sang et d'urine seront effectués régulièrement pour adapter le traitement.
Il faut arrêter immédiatement le médicament et prévenir son médecin si surviennent des nausées, vomissements, douleurs abdominales, fatigue importante ou jaunisse (ictère).

L'aspirine et ses dérivés ne doivent pas être associés au Désuric ainsi que les médicaments toxiques pour le foie.

Posologie :
Adulte et enfant > 6 ans : 1 Cp./j. en moyenne et jusqu'à 3 maxi
Grossesse : non
Allaitement : non

Effets secondaires :
Prévenir son médecin en cas de survenue de nausées, vomissements, douleurs abdominales et jaunisse (ictère). Une crise de goutte est possible en début de traitement sauf en association avec la colchicine.

Contre-indications :
Il n'est pas recommandé de donner du Désuric en cas d'antécédent d'allergie à ce produit, en cas de dysfonctionnement des cellules rénales, de calcul rénal, d'acide urique et d'excès du taux d'acide urique dans les urines.

Délai d'action :
Le taux maximum dans le sang est atteint en 2 à 4 heures après absorption orale.

Signes de surdosage :
Ils consistent en nausées, vomissements, diarrhée et dysfonctionnement des cellules rénales.

> **Bon à savoir**
> Les comprimés doivent être avalés avec un grand verre d'eau sans être croqués ni mâchés. Ils sont à prendre au milieu des repas avec des aliments pour éviter le risque de problème gastro-intestinal. Il est conseillé de boire abondamment : 2 à 3 litres d'eau par jour, et de suivre un régime diététique pauvre en protides. Respecter la posologie et ne pas interrompre le traitement sans avis de son médecin, car une prise irrégulière du médicament peut entraîner une crise de goutte. Éviter la consommation d'alcool, car il peut diminuer l'efficacité du médicament.

DÉTICÈNE
Antinéoplasique

H

Prix : Usage hospitalier
Équivalents ou génériques : *Dacarbazine Lipomed*
Laboratoire : Sanofi-Aventis
DCI : *dacarbazine*

Présentations/Composition : Amp. : 100 mg de dacarbazine

Indications : *Sarcome, lymphome et mélanome*
Déticène est indiqué dans le traitement des sarcomes des tissus mous, des mélanomes malins, des lymphomes hodgkiniens et non hodgkiniens, en complément des chimiothérapies spécifiques de ces maladies.

Précautions/Interactions :
La posologie dépend de la maladie à traiter et de la chimiothérapie associée.
En cas de mélanome malin, la posologie est de 2, 4 à 4,5 mg/kg/j. pendant 4 à 5 jours.
En cas de sarcome ou de lymphome, la posologie est de 250 mg/m^2/j. pendant 5 jours.
Déticène ne peut être prescrit qu'en milieu hospitalier par un médecin spécialisé en hématologie ou en cancérologie. Son emploi nécessite des précautions particulières afin que le personnel soignant ne soit pas en contact avec le produit.

Posologie :
Adulte : 2,4 à 4,5 mg/kg/j. ou 250 mg/m^2/j.
Grossesse : non
Enfant < 18 ans : non
Allaitement : non

Effets secondaires :
Déticène peut être responsable de convulsions, de paresthésie faciale, de fatigue et de maux de tête. Au niveau de la peau, il peut provoquer des réactions allergiques et de photosensibilisation, nécessitant d'utiliser des protecteurs solaires.

Contre-indications :
Déticène est contre-indiqué en cas de grossesse ou d'allaitement. La vaccination contre la fièvre jaune est contre-indiquée pendant le traitement. Ce médicament est toxique pour le foie et le rein, nécessitant une surveillance biologique constante pendant le traitement.

DÉTURGYLONE
Traitements du nez, de la gorge et des oreilles

15 %
Prix : 3,40 € - flacon (10 ml)
Équivalents ou génériques : Aucun
Laboratoire : Sanofi-Aventis
DCI : *prednazoline, oxymétazoline*

Présentations/Composition : Sol. nasale : prednazoline 250 mg/100 ml

Indications : *Obstruction nasale, Rhinite, Sinusite, Pharyngite*
Déturgylone contracte les vaisseaux sanguins de la muqueuse nasale et a une action anti-inflammatoire grâce au corticoïde associé. Il diminue ainsi l'obstruction du nez et la sensation de nez bouché au cours des affections rhino-pharyngées ainsi que l'inflammation au cours des rhinites, des sinusites ou des pharyngites.

Précautions/Interactions :
Déturgylone peut être utiliser chez les enfants de plus de 7 ans mais doit l'être avec prudence chez les adultes, en cas d'hypertension artérielle, d'angine de poîtrine, de maladies cardio-vasculaires et d'hyperthyroïdie.
Le traitement est de 7 jours au maximum, car au-delà une dépendance s'installe avec sensation de nez bouché apparaissant 6 à 8 heures après chaque instillation qui nécessite à nouveau une instillation, favorisant des complications nasales (hypertrophie des cornets, obstruction nasale chronique).
Certains anesthésiques généraux, le brétylium, la bromocriptine, la guanéthidine, les IMAO et les réserpiniques sont déconseillés.

Posologie :
Adulte et enfant > 7 ans : 1 Pulv. 3 à 6 fois/j.
Grossesse : après avis médical
Allaitement : non

Effets secondaires :
Déturgylone peut provoquer une sensation de sécheresse locale et en cas d'utilisation prolongée ou à doses excessives, maux de tête, insomnies.

Contre-indications :
Un glaucome par fermeture de l'angle, un adénome prostatique, une infection virale ou bactérienne sans antibiotique associé contre-indiquent le traitement.

Délai d'action :
L'action est immédiate dès l'instillation.

Signes de surdosage :
Un surdosage peut provoquer chez un enfant une chute de la température du corps, endormissement, coma pouvant entraîner un arrêt respiratoire.

Dexambutol

> **Bon à savoir**
> Ce vasoconstricteur est très efficace mais nécessite d'éliminer toute infection bactérienne ou virale qui peut être favorisée par le corticoïde.

DEXAMBUTOL
Antibiotiques

📋 65 %
Prix : 3,54 € - 50 comprimés (250 mg)
5,44 € - 50 comprimés (500 mg)
Équivalents ou génériques : Myambutol
Laboratoire : SERP
DCI : *éthambutol*
Présentations/Composition : Cp. : 250 et 500 mg

Indications : *Tuberculose*
Cet antituberculeux diffuse très facilement dans tous les tissus de l'organisme et possède une action contre l'ensemble des mycobactéries, responsables entre autres de la tuberculose. Moins actif que l'isoniazide ou la rifampicine, il est toujours prescrit en association avec les autres antituberculeux.

Précautions/Interactions :
Possédant une toxicité oculaire importante, un bilan ophtalmologique préalable et régulier tout au long du traitement est nécessaire. Tout signe de toxicité oculaire impose l'arrêt immédiat du traitement.
L'uricémie et la fonction rénale doivent être surveillées régulièrement.
Les sels d'aluminium et les antiacides sont pris à 2 heures d'intervalle de l'éthambutol, car ils ralentissent son absorption intestinale.

Posologie :
Adulte : 20 mg/kg/j. en 1 prise à jeun (2 g/j. maxi)
Enfant : 25 à 30 mg/kg/j. en 1 prise à jeun
Nourrisson : 30 à 40 mg/kg/j. en 1 prise à jeun
Grossesse : oui
Allaitement : oui

Effets secondaires :
Les fortes doses provoquent une toxicité oculaire avec troubles de la vision du rouge et du vert et baisse de l'acuité visuelle. Ces troubles sont réversibles en 2 à 3 mois après l'arrêt du traitement. Des troubles digestifs, neurologiques ou sanguins, des éruptions cutanées, des maux de tête et des vertiges peuvent également survenir.

Contre-indications :
Une allergie à l'éthambutol ou une névrite optique préexistante contre-indique le traitement.

> **Bon à savoir**
> La surveillance ophtalmologique étant difficile chez les jeunes enfants, le traitement doit être administré avec prudence. Pour être efficace, un traitement antituberculeux associe plusieurs médicaments pour éviter l'apparition de résistances bactériennes. On met en place un traitement initial avec 3 ou 4 antituberculeux pendant 2 mois puis 2 antituberculeux pendant 6 mois en cas de quadrithérapie initiale ou pendant 9 mois en cas de trithérapie initiale.

DEXERYL
Hydratants cutanés

📋 NR ; (250 mg) 📋 15 %
Prix : Libre - tube (50 mg)
4,37 € - tube (250 mg)
Équivalents ou génériques : Aucun
Laboratoire : Pierre Fabre Santé
DCI : *glycérol, vaseline, paraffine*
Présentations/Composition : Pom. : 15 g de glycérol, 8 g de vaseline et 2 g de paraffine pour 100 g

Indications : *Sécheresse cutanée*
Dexeryl est indiqué dans le traitement de la sécheresse de la peau liée aux dermatites, ichtyoses, psoriasis ou les brûlures du premier degré.

Précautions/Interactions :
Appliquer en couche mince une à deux fois par jour sur les zones à traiter.
Seule la présentation de 250 g est remboursée à 35 %.

Posologie :
Adulte : 1 à 2 Applic./j.
Enfant < 18 ans : oui
Grossesse : oui
Allaitement : oui

Effets secondaires :
Dexeryl peut exceptionnellement être à l'origine d'une réaction allergique locale, due

principalement à la présence de lanoline dans sa composition.

Contre-indications :
Dexeryl est contre-indiqué en cas d'hypersensibilité au produit ou à ses excipients, comme la lanoline.

DIACOMIT
Antiépileptiques

 65 %

Prix : 185,15 € - 60 gélules (250 mg)
360,28 € - 60 gélules (500 mg)
185,15 € - 60 sachets (250 mg)
360,28 € - 60 sachets (500 mg)
Équivalents ou génériques : Aucun
Laboratoire : Biocodex
DCI : *stiripentol*
Présentations/Composition : Poud. Buv. ou Gél. : 250 ou 500 mg de stiripentol

Indications : *Épilepsies*
Ce médicament est réservé au traitement de l'épilepsie du nourrisson (épilepsie myoclonique sévère du nourrisson, syndrome de Dravet), insuffisamment contrôlée par l'association de médicaments antiépileptiques comme clobazam et valproate de sodium.

Précautions/Interactions :
La posologie de Diacomit est de 50 mg par kilo par jour, et doit être obtenue par augmentation progressive sur 3 jours. La dose quotidienne peut être administrée en 2 ou 3 prises. Diacomit ne peut être prescrit et administré que sous la supervision d'un pédiatre spécialiste du traitement de l'épilepsie.
Diacomit doit toujours être associé à d'autres traitements antiépileptiques comme clobazam ou valproate de sodium, dont les posologies doivent être généralement réduites en cas d'apparition d'effets indésirables.
L'emploi de Diacomit est bien étudié chez les enfants de plus de 3 ans.
En raison de la fréquence des troubles digestifs associés, la croissance des enfants doit être surveillée attentivement.
Le traitement exige une surveillance de l'hémogramme tous les 6 mois pour détecter une éventuelle neutropénie.

Posologie :
Enfant > 3 ans : 50 mg/kg/j.
Grossesse : non

Allaitement : non
Effets secondaires :
Les effets indésirables les plus fréquemment rencontrés sont les troubles gastro-intestinaux : anorexie, perte de poids (notamment lors de l'association au valproate de sodium), nausées, vomissements, douleurs abdominales. Ces effets indésirables sont, généralement dus à l'augmentation des concentrations plasmatiques des autres médicaments antiépileptiques et régressent lorsque la posologie de ces médicaments associés est réduite.
Les troubles neurologiques les plus fréquents sont la somnolence, l'insomnie, l'agitation, l'agressivité, l'atonie, l'hypertonie et l'hypotonie. Diacomit peut également être responsable de troubles dermatologiques (éruption allergique).

Contre-indications :
Diacomit est contre-indiqué en cas d'hypersensibilité au produit ou à ses excipients et en cas d'antécédents de psychose.

En cas d'oubli :
Diacomit doit être administré régulièrement aux mêmes heures chaque jour. En cas d'oubli, donnez immédiatement la dose à votre enfant, sauf s'il est l'heure de la dose suivante. En ce cas, donnez-lui cette dose suivante comme habituellement. Ne donnez jamais une dose double à votre enfant pour compenser la dose oubliée.

Bon à savoir

Diacomit doit toujours être administré avec des aliments, car il se dégrade rapidement dans un milieu acide (par exemple, exposition à l'acidité gastrique si l'enfant est à jeun). La gélule doit être déglutie intacte avec un verre d'eau. Diacomit ne doit pas être administré avec du lait ou des produits laitiers (yaourts, fromage blanc), une boisson gazeuse, du jus de fruits ou des aliments et boissons contenant de la caféine ou de la théophylline.

DIAMICRON
Antidiabétiques

 65 %

Prix : 10,11 € - 30 comprimés (60 mg)
29,02 € - 90 comprimés (60 mg)

Diamox

Équivalents ou génériques : Glydium, Gliclada, Gliclazide Actavis, Gliclazide Almus, Gliclazide Arrow, Gliclazide Biogaran, Gliclazide Cristers, Gliclazide EG, Gliclazide G Gam, Gliclazide Ivax, Gliclazide Merck, Gliclazide Qualimed, Gliclazide Ratiopharm, Gliclazide RPG, Gliclazide Sandoz, Gliclazide Téva, Gliclazide Winthrop, Gliclazide Zydus
Laboratoire : Servier
DCI : *gliclazide*
Présentations/Composition : Cp. : 60 mg de gliclazide

Indications : *Diabète type 2*
Diamicron est un sulfamide hypoglycémiant indiqué pour le traitement du diabète non insulino-dépendant (diabète de type 2) de l'adulte et du sujet âgé lorsque le régime n'est pas suffisant pour contrôler l'hyperglycémie.

Précautions/Interactions :
Diamicron est un médicament réservé à l'adulte.
La dose habituelle est de 2 comprimés par jour, en 2 prises, mais elle peut varier en fonction du régime, des résultats de contrôle sanguin et de l'évolution du diabète.
La prise de Diamicron ne dispense pas de suivre un régime hypocalorique adapté.
Des hypoglycémies peuvent survenir au cours du traitement, en cas de prise excessive, d'alimentation déséquilibrée, d'insuffisance rénale ou hépatique, en particulier chez les sujets âgés. La prescription doit être progressive avec contrôles constants des taux de sucre dans le sang et l'urine, afin d'éviter les hypoglycémies.
L'association de Diamicron est contre-indiquée avec miconazole, procaïne et elle est déconseillée avec l'alcool, les anti-inflammatoires non stéroïdiens, les antidépresseurs IMAO. Elle doit être faite avec précaution avec de nombreux médicaments, notamment les œstroprogestatifs, certains antihypertenseurs, les anticoagulants par voie orale. Signalez toujours à votre médecin la prise d'un nouveau traitement, car il peut modifier l'équilibre du traitement antidiabétique.

Posologie :
Adulte : 1 à 3 Cp./j. en 1 à 2 prises
Grossesse : non
Allaitement : non

Effets secondaires :
Diamicron peut provoquer des réactions allergiques cutanées avec érythème, urticaire, prurit, qui régressent à l'arrêt du traitement. Il est également à l'origine de troubles digestifs ou sanguins, sans gravité et réversibles.

Contre-indications :
Diamicron est contre-indiqué en cas de diabète insulino-dépendant infanto-juvénile (diabète de type 1), en cas de diabète grave (acido-cétose, coma diabétique), d'insuffisance rénale ou hépatique, ainsi qu'en cas d'allergie aux sulfamides.

Délai d'action :
Diamicron est efficace en 2 heures et le taux plasmatique optimal est généralement obtenu en 2 prises quotidiennes.

Signes de surdosage :
La prise excessive de Diamicron provoque une hypoglycémie avec hypotension artérielle, sueurs, sensation de faim et état de malaise. Le traitement doit être immédiatement arrêté et une hospitalisation est préférable en cas de perte de conscience pour perfusion d'une solution de sucre.

DIAMOX
Maladies des yeux

65 %
Prix : 5,29 € - 24 comprimés
15,81 € - 1 flacon injectable
Équivalents ou génériques : Aucun
Laboratoire : Théraplix
DCI : *acétazolamide*
Présentations/Composition : Cp. : 250 mg ; Flacon Inj. : 500 mg

Indications : *Glaucome, Mal des montagnes, Hypercapnie d'origine cardiaque*
Ce médicament diminue la formation de l'humeur aqueuse de l'œil et la pression intra-oculaire qui en résulte en cas de glaucome. Il diminue aussi la formation du liquide céphalo-rachidien et abaisse la pression intracérébrale très fortement augmentée en cas de mal des montagnes provoqué par l'altitude. Il augmente également l'élimination urinaire d'eau et d'ions et cette propriété est utilisée dans certaines maladies cardiaques responsables d'hypercapnie (augmentation de gaz carbonique dans le sang).

Précautions/Interactions :
Des examens sanguins réguliers sont effectués en cas de traitement prolongé.
Le Diamox est utilisé avec prudence chez le diabétique et la femme qui allaite. Il contient un produit risquant de positiver les tests sportifs antidopage.
Le lithium, l'acide tiénilique, l'amiodarone et certains antiarythmiques, la plicamycine sont contre-indiqués. Les antidiabétiques, les AINS, le diazoxyde, les digitaliques, l'amphotéricine en IV, les corticoïdes, les diurétiques, les laxatifs, les perfusions d'insuline, les produits de contraste iodés utilisés en radiologie, l'aspirine et les dérivés, la tétracycline sont à surveiller étroitement.

Posologie :
Adulte
Traitement oral : 1 à 4 Cp./j.
Traitement IV : 2 à 4 flacons/j.
Enfant > 5 ans
Traitement oral : 5 à 10 mg/kg/j.
Traitement IV : 5 à 10 mg/kg/j.
Grossesse : non
Allaitement : après avis médical

Effets secondaires :
Une grande fatigue, une somnolence, des troubles digestifs, des calculs urinaires, une myopie transitoire, des troubles sanguins et un risque de coma chez une personne atteinte de cirrhose du foie peuvent survenir au cours du traitement. Une allergie aux sulfamides peut entraîner des réactions cutanées et des troubles hématologiques graves.

Contre-indications :
Une allergie connue aux sulfamides, une insuffisance hépatique, rénale ou surrénalienne, des antécédents de colique néphrétique sont des contre-indications au traitement.

Délai d'action :
Diamox est efficace au bout d'une heure et le reste 6 à 8 heures. Après injection, il est efficace en 5 à 15 minutes et le reste 2 heures environ.

Signes de surdosage :
Le surdosage entraîne de graves troubles sanguins qui nécessitent une hospitalisation urgente.

Bon à savoir
La prévention du mal des montagnes nécessite de commencer le traitement 1 à 2 jours avant le début de l'ascension et de le poursuivre 48 heures ou plus après la descente.

DICETEL
Antispasmodiques

 15 %

Prix : 4,29 € - 20 comprimés (50 mg)
9,12 € - 30 comprimés (100 mg)
Équivalents ou génériques : Bromure de Pinaverium Solvay, Pinaverium Almus, Pinaverium Arrow, Pinaverium Biogaran, Pinaverium Biphar, Pinaverium EG, Pinaverium Merck, Pinaverium Qualimed, Pinaverium Ranbaxy, Pinaverium Ratiopharm, Pinaverium Sandoz, Pinaverium Winthrop.
Laboratoire : Solvay
DCI : *bromure de pinaverium*
Présentations/Composition : Cp. : 50 mg et 100 mg de bromure de pinavérium

Indications : *Troubles fonctionnels digestifs*
Dicetel est un traitement d'appoint des troubles fonctionnels du tube digestif et des voies biliaires.

Précautions/Interactions :
Dicetel est réservé à l'adulte.
Ne pas utiliser sur de longues périodes sans avis médical.
Dicetel peut être utilisé en cas de glaucome ou d'hypertrophie de la prostate.

Posologie :
Adulte : 3 à 4 Cp. 50 mg/j. ou 2 Cp. 100 mg/j.
Grossesse : non
Allaitement : non

Effets secondaires :
Dicetel peut provoquer des nausées, des maux de tête, des vertiges et, très rarement, des réactions allergiques.

Contre-indications :
Dicetel est contre-indiqué en cas d'hypersensibilité au pinavérium.

Délai d'action :
Dicetel est actif en 1 heure.

DICYNONE
Veinotoniques

 NR

Prix : 1,99 € - 20 comprimés (250 mg)

Didronel

1,61 € - 6 ampoules injectables
2,82 € - 20 comprimés (500 mg)
Équivalents ou génériques : Aucun
Laboratoire : Sanofi-Aventis
DCI : *étamsylate*
Présentations/Composition : Cp. : 250 et 500 mg ; Amp. Inj. : 250 mg/2 ml

Indications : *Insuffisance veineuse, Saignements, Métrorragies, Troubles visuels*
Dicynone 250 mg est utilisé pour les saignements des petits vaisseaux (saignements de nez), les hémorragies utérines et les hémorragies qui surviennent au cours des interventions chirurgicales. Dicynone 500 mg améliore les symptômes dus à l'insuffisance veineuse : sensation de jambes lourdes, « impatiences » des membres inférieurs lors du coucher, douleurs, hémorragies superficielles dues à la fragilité capillaire. En raison de son action protectrice sur les petits vaisseaux, Dicynone est utilisé dans les maladies ophtalmologiques d'origine vasculaire.

Précautions/Interactions :
Le traitement doit être pris en 3 prises par jour. Pour prévenir ou pour atténuer les hémorragies prévisibles lors d'une intervention chirurgicale, il faut commencer le traitement 3 jours avant l'intervention et le continuer après.
Il faut interrompre le traitement en cas de survenue de fièvre.

Posologie :
Adulte
Hémorragie : 6 Cp./j. à 250 mg pendant 10 j. ou 2 à 3 Amp. Inj./j.
Insuffisance veineuse : 3 Cp. à 500 mg/j.
Grossesse : non
Allaitement : non

Effets secondaires :
Dicynone peut provoquer parfois des troubles digestifs mineurs, une fièvre, des éruptions cutanées et des maux de tête.

Délai d'action :
La dose plasmatique efficace est obtenue en 4 heures après le début du traitement oral, mais en seulement 1 heure après une injection intraveineuse.

En cas d'oubli :
Prendre le comprimé sans dépasser la dose journalière prescrite.

Bon à savoir
Les ampoules injectables sont utiles pour arrêter les saignements de nez : il suffit de répandre le contenu d'une ampoule sur une compresse et l'enfoncer doucement dans la narine qui saigne (tamponnement) pour arrêter rapidement l'hémorragie capillaire.

DIDRONEL
Antirhumatismaux

15 %
Prix : 38,93 € - 60 comprimés (200 mg)
Équivalents ou génériques : *Étidronate Merck, Étidronate Sandoz, Étidronate de Sodium G Gam*
Laboratoire : Procter & Gamble
DCI : *acide étidronique, sel disodique*
Présentations/Composition : Cp. : 200 mg

Indications : *Maladie de Paget, Ostéoporose*
Le Didronel diminue l'action des cellules détruisant naturellement l'os et empêche la décalcification osseuse. Il est utilisé dans le traitement d'hypercalcémies et de la maladie de Paget, caractérisée par une destruction et une reconstruction anarchique de certains os.

Précautions/Interactions :
Le médicament, réservé à l'adulte, est à prendre en une prise quotidienne, 2 heures avant ou après un repas s'il contient du calcium (lait, fromages, yaourts).
Le traitement de l'ostéoporose s'accompagne d'un régime riche en protides, calcium et vitamine D qu'il faut respecter.
Les pansements gastriques, les antiacides, les sels de fer et de calcium diminuent l'absorption du Didronel ; ils doivent donc être pris 2 heures avant ou après la prise de celui-ci.

Posologie :
Adulte
Maladie de Paget : 2 Cp. à 200 mg/j. 6 mois maxi
Hypercalcémie : 20 mg/kg/j. 30 j. maxi
Grossesse : non
Allaitement : non

Effets secondaires :
Peuvent survenir des nausées, diarrhée, maux d'estomac, crise d'asthme chez un asthmatique, réactions cutanées et ostéomalacie en cas de fortes doses.

Contre-indications :
La seule contre-indication concerne les personnes souffrant de graves dysfonctionnements des cellules rénales.

Délai d'action :
L'action du Didronel ne se mesure qu'après plusieurs jours de traitement.

Signes de surdosage :
Chute du taux du calcium dans le sang.

> *Bon à savoir*
> Les comprimés sont à prendre avec un grand verre d'eau ou de jus de fruits mais jamais avec du lait. Si des nausées accompagnent les prises du médicament, absorber les comprimés au moment du coucher.

DIFICLIR
Antibiotiques

H

Prix : Usage hospitalier
Équivalents ou génériques : Aucun
Laboratoire : Astellas
DCI : *fidaxomicine*
Présentations/Composition : Cp. : 200 mg de fidaxomicine

Indications : *Diarrhées*
Dificlir est indiqué dans le traitement antibactérien de certaines diarrhées dues à la bactérie Clostridium difficile.

Précautions/Interactions :
La posologie habituelle est de 2 comprimés par jour (un le matin et un le soir) pendant 10 jours, pendant ou en dehors des repas.
Ce médicament peut être utilisé avec précaution en cas d'insuffisance hépatique ou rénale, ou en cas de maladie inflammatoire intestinale (rectocolite hémorragique, maladie de Crohn).
Son utilisation est déconseillée lors de traitements par ciclosporine, kétoconazole, érythromycine, verapamil, amiodarone.

Posologie :
Adulte : 2 Cp./j.
Grossesse : non
Enfant < 18 ans : non
Allaitement : non

Effets secondaires :
Dificlir peut être responsable d'anorexie, nausées, vomissements et constipation, parfois de ballonnement intestinal et de sécheresse buccale.

Contre-indications :
Dificlir est contre-indiqué en cas d'hypersensibilité à la fidaxomicine, en cas de grossesse ou d'allaitement et chez les enfants de moins de 18 ans.

DIGOXINE
Tonicardiaques

 65 %

Prix : 2,60 € - 30 comprimés (0,25 mg)
2,35 € - flacon solution buvable (60 ml)
3,37 € - 6 ampoules injectables
3,48 € - 6 ampoules injectables pédiatriques
Équivalents ou génériques : Aucun
Laboratoire : Procter & Gamble
DCI : *digoxine*
Présentations/Composition : Cp. : 0,25 mg ; Sol. Buv. : 5 µg/0,1 ml ; Amp. Inj. : 0,50 mg/2 ml (adultes), 1 ml (pédiatriques)

Indications : *Insuffisance cardiaque, Troubles du rythme supraventriculaire*
La digoxine est le traitement classique de l'insuffisance cardiaque, en raison de son action qui renforce le tonus et la puissance contractile du cœur, ralentit le rythme cardiaque et ralentit la conduction de l'influx nerveux à l'intérieur du cœur, permettant ainsi de contrôler certains troubles du rythme (fibrillation ou flutter auriculaire).

Précautions/Interactions :
Le traitement avec les digitaliques exige une surveillance régulière de l'électrocardiogramme. Celui-ci montre des modifications qui sont la preuve de l'efficacité du traitement, mais il peut aussi montrer, le cas échéant, des signes d'intoxication.
Il faut réduire la posologie en cas d'insuffisance hépatique, rénale, chez les sujets âgés et dans les cas où la sensibilité aux digitaliques est augmentée : insuffisance cardiaque sévère, insuffisance respiratoire, hypothyroïdie, hypercalcémie.
L'usage des digitaliques est interdit avec le calcium injectable, midodrine et sultopride.
Cet usage doit être fait avec précaution lorsque le patient utilise des antiacides gastriques (sels de magnésium, d'aluminium et de calcium) et des pansements gastro-intestinaux

Di-Hydan

à base de charbon, car ils peuvent diminuer l'absorption intestinale des digitaliques.
Il est nécessaire d'attendre 2 heures après la prise des digitaliques pour les utiliser.
Il doit être utilisé avec précaution avec la colestyramine, l'amiodarone, les bêta-bloquants, le diltiazem, la fosfomycine et tous les médicaments qui peuvent réduire le potassium sanguin (diurétiques hypokaliémiants, corticoïdes, amphotéricine B, tétracosactide, laxatifs stimulants). Il est nécessaire dans ce cas de contrôler régulièrement le taux sanguin de potassium et l'électrocardiogramme.

Posologie :
Adulte : 2 à 4 Cp./j. au début puis 1 Cp./j.
Enfant : posologie en fonction de l'âge et du bilan rénal
Grossesse : non
Allaitement : non

Effets secondaires :
Les digitaliques peuvent provoquer des extrasystoles ventriculaires qui sont le signe d'une hypersensibilité ou d'un surdosage.
Les troubles digestifs (nausées, vomissements, diarrhées) sont les premiers signes du surdosage ou de l'intoxication.

Contre-indications :
La Digoxine est contre-indiquée en cas de blocs auriculo-ventriculaires du 2e et du 3e degrés et pour tous les troubles du rythme d'origine ventriculaire. Elle est également contre-indiquée en cas de syndrome de Wolff-Parkinson-White (anomalie de la conduction nerveuse entre les oreillettes et les ventricules) et de cardiomyopathie obstructive. Sous traitement digitalique, il est interdit de faire un traitement par injection de calcium intraveineux et des traitements par choc électrique, en raison du risque de survenue de fibrillation ventriculaire gravissime. S'il est nécessaire de faire un traitement par choc électrique, il faut interrompre le traitement et attendre 2 à 3 jours.

Délai d'action :
La dose plasmatique efficace est obtenue en 6 jours après le début du traitement.

Signes de surdosage :
Le surdosage thérapeutique, fréquent chez les personnes âgées, provoque d'abord des troubles digestifs puis des vertiges, des céphalées, des troubles visuels (coloration en jaune de la vision), puis des troubles du rythme cardiaque. Il faut interrompre immédiatement le traitement, ce qui suffit généralement à rétablir l'équilibre. En cas d'intoxication massive, l'hospitalisation en service spécialisé est nécessaire pour prévenir l'apparition de troubles du rythme graves.

En cas d'oubli :
Prendre immédiatement le comprimé sans dépasser la dose journalière prescrite.

> **Bon à savoir**
> Les digitaliques sont extraits de la Digitale pourpre, dont on connaît depuis des siècles l'efficacité sur le fonctionnement cardiaque. Les principaux dérivés utilisés aujourd'hui en traitement de longue durée sont la Digoxine (élimination rapide) et la Digitaline (élimination lente), dont les posologies doivent être soigneusement adaptées à chaque patient, après évaluation de l'état cardiaque, hépatique et rénal.

DI-HYDAN
Antiépileptiques

📋 65 %
Prix : 3,34 € - 60 comprimés
Équivalents ou génériques : Dilantin
Laboratoire : Genopharm
DCI : *phénytoïne*
Présentations/Composition : Cp. : 100 mg

Indications : *Épilepsies*
Di-Hydan est utilisé dans le traitement des épilepsies, caractérisées par des activités anarchiques des neurones du cerveau, en stabilisant le fonctionnement électrique cérébral. Il est indiqué dans la prévention à long terme des crises d'épilepsie généralisées et focales mais n'est pas efficace dans une certaine forme d'épilepsie se manifestant par des absences (pertes de connaissance brèves ou « petit mal »).

Précautions/Interactions :
Une surveillance régulière de la peau, des gencives et de la formule sanguine par prise de sang doit être réalisée tout au long du traitement.
De la vitamine D et de l'acide folique sont prescrits chez l'enfant traité pour éviter des carences. La grossesse n'interrompt pas le traitement de la mère mais impose un supplément en vitamine K pendant la grossesse et chez le

nouveau-né à la naissance pour éviter un risque d'hémorragie chez l'enfant.
Les contraceptifs oraux (pilule) sont parfois rendus inefficaces par le Di-Hydan, il faut alors utiliser un moyen mécanique de contraception. L'alcool, les rétinoïdes, le chloramphénicol, la cimétidine, la phénylbutazone, le disulfirame, les sulfamides antibactériens sont contre-indiqués avec le traitement.
Certains antidépresseurs, les antivitamines K, la ciclosporine, les corticostéroïdes, la digitoxine, le disopyramide, la doxycycline, le félodipine et l'isradipine, les hormones thyroïdiennes, l'itraconazole, le progabide, les quinidiniques, le tacrolimus, la théophylline, certains bêta-bloquants, les somnifères, les benzodiazépines sont utilisés avec précaution.

Posologie :
Adulte : 2 à 6 mg/kg/j.
Enfant : 3 à 8 mg/kg/j.
Grossesse : oui
Allaitement : non

Effets secondaires :
Une hypertrophie des gencives apparaît dans 20 % des cas. Des nausées, vomissements, troubles visuels, vertiges, pigmentations brunes du visage et une pilosité importante peuvent survenir. Des allergies cutanées et des troubles de la formule sanguine nécessitent l'arrêt immédiat du traitement car ils sont parfois mortels.

Contre-indications :
Une allergie connue à la phénytoïne et aux hydantoïnes contre-indique le traitement.

Délai d'action :
Il faut entre 8 et 20 jours pour obtenir un taux régulier de phénytoïne dans le sang.

Signes de surdosage :
Une intoxication massive peut entraîner des troubles digestifs, des troubles oculaires ou cérébraux, un coma et un décès. L'hospitalisation est nécessaire.

DIHYDROERGOTAMINE
Antimigraineux

30 %

Prix : 8,81 € - 60 comprimés (3 mg)
4,68 € - solution buvable
5,24 € - 2 ampoules injectables
3,15 € - flacon (50 ml)

Équivalents ou génériques : Diergo-Spray, *Dihydroergotamine Novartis*, *Dihydroergotamine NVP*, *Ikaran*, *Séglor*, *Tamik*
Laboratoire : GNR
DCI : *dihydroergotamine*
Présentations/Composition : Cp. : 3 mg ; Sol. Buv. : 2 mg/ml ; Amp. Inj. : 1 mg/Amp. ; Sol. Buv. 2 mg dihydroergotamine/ml

Indications : *Migraine, Hypotension orthostatique*
La dihydroergotamine est un dérivé de l'ergot de seigle, champignon parasite de la céréale. Elle s'oppose à l'action d'un neuromédiateur, la sérotonine, responsable de vasodilatation cérébrale et donc de migraines. Très efficace en cas d'injection ou de pulvérisation nasale, elle l'est moins par voie orale. Elle est donc indiquée dans le traitement de la crise douloureuse de migraine et seulement proposée dans le traitement de fond de la maladie migraineuse. Par un effet vasoconstricteur, elle corrige également les chutes de tension artérielle lors des positions debout (hypotension orthostatique).

Précautions/Interactions :
Ce médicament est utilisé avec prudence en cas d'insuffisance hépatique ou rénale sévères. Pour diminuer les nausées, il est préférable de prendre le médicament pendant ou après les repas et d'associer éventuellement un antiémétique.
Le sumatripan et les antibiotiques macrolides sont contre-indiqués (sauf la spiramycine) en association. La bromocryptine, l'ergotamine, la méthysergide, les bêta-bloquants, la méthylergométrine sont déconseillés.

Posologie :
Adulte
Migraine (crise douloureuse) : 1 à 4 Pulv. nasales/j. ou 1 à 2 Inj. SC, IM, IV
Migraine (traitement de fond) : 3 Cp./j. ou 30 Gttes 3 fois/j.
Hypotension : 3 Cp./j. ou 30 Gttes 3 fois/j.
Enfant
Migraine (crise douloureuse) : non
Migraine (traitement de fond) : 1,5 à 4,5 mg/j.
Grossesse : non
Allaitement : non

Effets secondaires :
Quelques nausées et vomissements peuvent survenir surtout en cas de prise du médica-

Dilatrane

ment à jeun. Les injections peuvent être responsables de douleurs thoraciques, de fourmillements et d'engourdissements des extrémités des mains ou des pieds.

Contre-indications :
Une allergie connue au médicament, une insuffisance hépatique ou rénale sévère, un syndrome de Raynaud, une artériopathie, une hypertension artérielle sévère et une insuffisance coronarienne contre-indiquent le traitement.

Délai d'action :
La voie injectable ou nasale est efficace dans 50 % des cas en 2 heures.

Signes de surdosage :
Le surdosage provoque des symptômes définissant « l'ergotisme » : apparition de fourmillements et d'engourdissements des mains ou des pieds qui imposent l'arrêt immédiat du traitement et l'hospitalisation urgente.

Bon à savoir
La dihydroergotamine possède une action équivalente à l'ergotamine mais avec une efficacité moins importante. La solution nasale s'utilise après avoir mis en place l'ampoule et amorcé le dispositif. Une pulvérisation est effectuée dans chaque narine dès l'apparition des premiers symptômes. On peut renouveler les pulvérisations 15 à 30 minutes plus tard mais on ne doit pas dépasser les 4 pulvérisations par jour et 6 dispositifs par semaine. L'ampoule nasale doit être utilisée dans les 24 heures après l'ouverture.

DILATRANE
Antiasthmatiques

65 % ; (Gél.) 30 %

Prix : 1,74 € - 30 gélules LP (50 mg)
2,23 € - 30 gélules LP (100 mg)
2,57 € - 30 gélules LP (200 mg)
2,95 € - 30 gélules LP (300 mg)
3,51 € - flacon sirop (200 ml)
Équivalents ou génériques : Euphylline, Tédralan, Théostat, Xanthium
Laboratoire : Pharmadéveloppement
DCI : *théophylline*
Présentations/Composition : Gél. LP : 50, 100, 200, 300 mg

Sir. : 50 mg de théophylline/5 ml

Indications : *Asthme, Bronchopneumopathies chroniques*
La théophylline provoque une dilatation des bronches qui justifie son utilisation dans le traitement de l'asthme et des maladies pulmonaires obstructives. Mais la théophylline a également une action générale sur l'organisme : elle stimule le cœur, la respiration et le système nerveux central, elle favorise la dilatation des vaisseaux coronariens et la relaxation des muscles lisses du système digestif et urinaire. Elle est utilisée dans le traitement de la crise d'asthme et pour son traitement de fond, ainsi que pour soigner les bronchopneumopathies où il est nécessaire d'avoir une action bronchodilatatrice.

Précautions/Interactions :
La dose efficace de théophylline est variable d'un individu à l'autre, et elle doit être adaptée progressivement, jusqu'à l'obtention d'un effet thérapeutique sans effet secondaire indésirable.
La dose quotidienne doit être prise en 2 fois (matin et soir).
La théophylline doit être utilisée avec précaution en cas d'insuffisance coronarienne, d'ulcère gastro-duodénal, d'hypertension artérielle et d'antécédents de maladies neurologiques convulsives (épilepsies).
L'emploi de la théophylline est contre-indiqué avec énoxacine et troléandomycine qui peuvent être responsables d'un surdosage de théophylline.
La théophylline est déconseillée avec l'érythromycine et la viloxazine, et elle doit être utilisée avec précaution lorsqu'elle est associée à cimétidine, fluconazole, ciprofloxacine, ticlopidine, ritonavir ou tacrine, ainsi que de nombreux autres médicaments qui peuvent augmenter ou diminuer le taux sanguin de théophylline.

Posologie :
Adulte : 7 à 12 mg/kg/j. (Gél. LP ou Sir.)
Enfant : 10 mg/kg/j. en 2 prises
Grossesse : oui, selon avis médical
Allaitement : non

Effets secondaires :
La théophylline peut provoquer des troubles digestifs (nausées, vomissements), des palpitations cardiaques et un état d'excitation nerveux avec insomnie et maux de tête.

Contre-indications :
La théophylline est interdite chez les enfants de moins de 30 mois et en cas d'allergie à la théophylline.

Délai d'action :
L'effet du médicament apparaît en 1/2 heure.

Signes de surdosage :
Le surdosage se manifeste par une tachycardie importante, une hyperthermie, une exagération des signes digestifs et neurologiques, avec notamment des convulsions chez l'enfant. La suspicion de surdosage exige une hospitalisation en service spécialisé pour examens et lavage gastrique.

DIMÉGAN
Antiallergiques

 15 % ; (Amp.) NR

Prix : 6,07 € - 1 ampoule injectable (10 mg)
3,30 € - 10 gélules (12 mg)
Équivalents ou génériques : Aucun
Laboratoire : Dexo
DCI : *bromphéniramine*
Présentations / Composition : Gél. : 12 mg
Amp. auto Inj. : 10 mg

Indications : *Allergie*
Dimégan est indiqué pour le traitement des rhinites allergiques (pollen, graminée, acariens ou autres), des conjonctivites allergiques, de l'urticaire des affections cutanées allergiques. Il est également utilisé en traitement de fond des œdèmes allergiques comme l'œdème de Quincke. Dimégan, comme les autres antihistaminiques, inhibe l'action de l'histamine, responsable de phénomènes allergiques comme les éternuements, écoulements du nez, larmoiements, urticaire, œdèmes.

Précautions/Interactions :
Les formes injectables de Dimégan sont réservées aux adultes et aux enfants de plus de 3 ans.
Les gélules à libération prolongée, pour adultes et enfants de plus de 12 ans, peuvent être prises en une seule fois, généralement le soir au moment du repas.
L'association de boissons alcoolisées est déconseillée pendant le traitement.

Il est déconseillé d'associer des médicaments actifs sur le système nerveux, tels que des somnifères, d'autres antihistaminiques et certains antidépresseurs.

Posologie :
Adulte
Gél. : 1 à 2/j.
Amp. : 1/3 à 3 Amp. Inj./j.
Enfant > 12 ans
Gél. : 1 à 2/j.
Grossesse : non
Allaitement : non

Effets secondaires :
Ils surviennent généralement en début de traitement puis disparaissent : somnolence ou excitation, constipation, sécheresse de la bouche, rétention urinaire, troubles visuels, confusion mentale chez la personne âgée, accélération du rythme cardiaque.

Contre-indications :
Les personnes ayant présenté une hypersensibilité à Dimégan ne doivent pas en reprendre. Le Dimégan est également contre-indiqué chez celles qui présentent un glaucome à angle fermé ou des troubles urétro-prostatiques.

Délai d'action :
Après une prise orale, le début des effets se fait sentir en 1 heure.

> **Bon à savoir**
> Dimégan est efficace mais possède des effets secondaires, notamment de la somnolence qui peuvent être désagréables.

DIMÉTANE
Antitussifs

 NR

Prix : 1,49 € - flacon sirop enfant (125 ml)
Équivalents ou génériques : Broncalène sans sucre, Clarix, Codotussyl, Hexapneumine, Respilène, Trophirès
Laboratoire : White Hall
DCI : *bromphéniramine, guaïfénésibe, benzoate de sodium*
Présentations/Composition : Sir. enfant : 1,5 mg de bromphéniramine, 25 mg de guaïfénésine et 50 mg de benzoate de sodium par c. à c.

Indications : *Toux*
Dimétane expectorant enfant est utilisé pour soigner les affections bronchiques simples avec hypersécrétion.

Précautions/Interactions :
Dimétane est réservé au traitement des toux sèches gênantes. Il n'est pas indiqué en cas de toux grasse, productive, pour laquelle il est préférable d'utiliser un médicament expectorant ou fluidifiant des sécrétions bronchiques. L'usage de Dimétane doit être aussi limité que possible.

Posologie :
Enfant < 5 ans : 1/2 c. à c. 3 fois/j.
Enfant > 5 ans : 1 c. à c. 3 fois/j.
Grossesse : oui, sauf 1er trimestre
Allaitement : non

Effets secondaires :
Le bromphéniramine est responsable de sécheresse de la bouche, de troubles visuels, de constipation et parfois d'un état d'excitation.

Contre-indications :
Dimétane est contre-indiqué en cas d'insuffisance respiratoire, d'asthme.

Délai d'action :
L'effet du médicament apparaît 1 heure après la prise et dure 12 heures.

DIOVENOR
Veinotoniques

 NR

Prix : 6,54 € - 30 comprimés (300 mg)
10,05 € - 30 comprimés (600 mg)
Équivalents ou génériques : Daflon, *Dio*, *Diosmine Arrow*, *Diosmine Biogaran*, *Diosmine EG*, *Diosmine Ivax*, *Diosmine Merck*, *Diosmine Ratiopharm*, *Diosmine RPG*, *Diosmine Sandoz*, *Diosmine Téva*, *Diosmine Zydus*, *Endium*, *Médiveine*, Sedorrhoïde, *Titanoral*, *Vénirène*
Laboratoire : Innothéra
DCI : *diosmine*
Présentations/Composition : Cp. : 300 et 600 mg
Indications : *Insuffisance veineuse, Saignements capillaires, Hémorroïdes*
Diovenor améliore les symptômes dus à l'insuffisance veineuse : sensation de jambes lourdes, « impatiences » des membres inférieurs lors du coucher, douleurs, hémorragies superficielles dues à la fragilité capillaire. Diovenor est également utilisé pour calmer les symptômes de la crise hémorroïdaire.

Précautions/Interactions :
En cas de crise hémorroïdaire, le résultat du traitement doit être rapide. Si ce n'est pas le cas, il faut consulter un spécialiste pour modifier le traitement et rechercher la cause des hémorroïdes et des éventuelles pathologies anales associées.

Posologie :
Adulte
Insuffisance veineuse : 2 Cp. à 300 mg au moment des repas ou 1 Cp. à 600 mg le matin
Hémorroïdes : 2 à 3 Cp./j. à 600 mg
Grossesse : non
Allaitement : non

Effets secondaires :
Diovenor peut provoquer parfois des troubles digestifs mineurs.

Contre-indications :
Il n'existe pas de contre-indications à l'emploi de Diovenor, hormis une éventuelle hypersensibilité à l'un de ses composants.

En cas d'oubli :
Prendre le comprimé sans dépasser la dose journalière prescrite.

> *Bon à savoir*
> Les comprimés doivent être dispersés dans un 1/2 verre d'eau, ou être avalés directement avant les repas.

DIPIPÉRON
Neuroleptiques

 65 %
Prix : 1,91 € - 20 comprimés
2,60 € - flacon (30 ml)
Équivalents ou génériques : Droleptan
Laboratoire : Janssen-Cilag
DCI : *pipampérone*
Présentations/Composition : Cp. : 40 mg ; Sol. Buv. : 40 mg/20 Gttes
Indications : *États psychotiques aigus ou chroniques*
Les neuroleptiques ont un effet régulateur sur le fonctionnement cérébral en cas de troubles psychotiques graves, aigus ou chroniques. Ils sont indiqués notamment lorsque la maladie se manifeste par des hallucinations, des épi-

sodes délirants, des états de confusion et d'agitation. Dipipéron possède d'autre part une action sédative rapide, c'est pourquoi il est utilisé en urgence en cas d'état d'agitation et d'agressivité intenses, dangereux pour le patient ou pour autrui.

Précautions/Interactions :
Il est impératif de suspendre le traitement en cas de fièvre inexpliquée (possibilité de syndrome malin). Il faut utiliser avec prudence ce médicament chez les personnes âgées, les parkinsoniens, les épileptiques, les cardiaques et en cas d'insuffisance rénale.
Les conducteurs de véhicule ou les utilisateurs de machine doivent savoir qu'une somnolence est fréquente au cours du traitement.
L'alcool, certains médicaments contre les nausées et apparentés aux neuroleptiques (alirapride, métoclopramide, métopimazine, thiéthylpérazine), la bromocriptine, le lisuride, la lévodopa, le lithium, l'apomorphine sont déconseillés. Il faut utiliser avec précaution les anticholinergiques, les antidiabétiques, les antihypertenseurs et la carbamazépine.

Posologie :
Adulte : 40 à 120 mg/j.
Enfant > 5 ans : 5 Gttes/année/j. en 1 à 2 prises le soir
Grossesse : non
Allaitement : non

Effets secondaires :
Une prise de poids parfois importante, un arrêt des règles, un gonflement des seins accompagné ou non d'écoulements, une frigidité ou une impuissance peuvent survenir. Plus rarement, des mouvements anormaux et une rigidité musculaire apparaissent soit précocement soit assez tardivement après le traitement. Exceptionnellement, un syndrome malin se déclenche et nécessite l'arrêt immédiat du neuroleptique : pâleur, fièvre et troubles neurologiques pouvant conduire à un coma.

Signes de surdosage :
Le surdosage provoque un syndrome parkinsonien, des difficultés respiratoires, une hypotension artérielle et parfois un coma qui nécessitent une hospitalisation urgente.

> **Bon à savoir**
> *Les effets sédatifs de ce neuroleptique lui permettent d'être prescrit dans les états d'agitation ou d'anxiété.*

DIPROLÈNE
Crèmes corticoïdes

65 %
Prix : 2,35 € - crème, tube (15 g)
2,35 € - pommade, tube (15 g)
Équivalents ou génériques : Dermoval, Diprosone
Laboratoire : Schering-Plough
DCI : *dipropionate, bétaméthasone*
Présentations/Composition : Crème : tube 15 g, 0,05 %
Pom. : tube 15 g, 0,05 %

Indications : *Dermatose corticosensible*
Les dermocorticoïdes, dérivés de la cortisone, diminuent les réactions inflammatoires de la peau et la croissance des cellules de certaines lésions dermatologiques. Les crèmes sont particulièrement appliquées sur les lésions suintantes, les pommades sur les lésions sèches, les sprays, lotions ou gels sur le cuir chevelu ou les lésions macérées des plis de la peau. Ce médicament est particulièrement indiqué en cas de psoriasis cutané ou de cicatrice hypertrophique.

Précautions/Interactions :
Si une application sur le visage est nécessaire, elle sera de courte durée. Une infection bactérienne ou mycosique sera préalablement traitée avant toute utilisation de dermocorticoïdes.
Les effets indésirables risquent d'être accentués en cas d'augmentation des applications sans bénéfice médical.
Limiter la surface des lésions traitées, surtout chez l'enfant, par risque de passage de corticoïdes dans l'organisme.

Posologie :
Adulte et enfant > 12 ans : 1 à 2 Applic./j.
Grossesse : après avis médical
Allaitement : après avis médical

Effets secondaires :
Ils apparaissent surtout en cas de traitement prolongé et consistent en une atrophie ou fragilité cutanée et des vergetures. Les corticoïdes provoquent de l'acné, des éruptions cutanées ou des dépigmentations de la peau.

Contre-indications :
Les infections virales, bactériennes, parasitaires ou mycosiques, les lésions ulcérées, l'acné doivent être traitées avant toute appli-

cation de corticoïdes. L'utilisation de dermocorticoïdes est contre-indiquée chez le nourrisson ou en application sur les paupières.

Bon à savoir
Le médicament doit être appliqué par petites touches, puis étalé en massant légèrement jusqu'à absorption complète. Dès les premiers résultats obtenus, il est préférable d'espacer progressivement les applications.

DIPROSALIC
Crèmes corticoïdes

15 %

Prix : 2,20 € - pommade, tube (15 g)
3,51 € - pommade, tube (30 g)
2,20 € - lotion, flacon (15 g)
3,51 € - lotion, flacon (30 g)
Équivalents ou génériques : Clarelux, Nérisalic
Laboratoire : Schering-Plough
DCI : *bétaméthasone, acide salicylique*
Présentations/Composition : Pom. : tubes 15 et 30 g
Lotion : flacons de 15 et 30 g

Indications : *Dermatose corticosensible*
Les dermocorticoïdes, dérivés de la cortisone, diminuent les réactions inflammatoires de la peau et la croissance des cellules de certaines lésions dermatologiques. L'acide salicylique inhibe la croissance cellulaire et renforce l'action des corticoïdes.
Les crèmes sont particulièrement appliquées sur les lésions suintantes, les pommades sur les lésions sèches, les sprays, lotions ou gels sur le cuir chevelu ou les lésions macérées des plis de la peau.
Ce médicament est particulièrement indiqué en cas de psoriasis cutané ou du cuir chevelu, de dermite séborrhéique et de nombreuses autres dermatoses.

Précautions/Interactions :
Si une application sur le visage est nécessaire, elle sera de courte durée. Une infection bactérienne ou mycosique sera préalablement traitée avant toute utilisation de dermocorticoïdes.
Les effets indésirables risquent d'être accentués en cas d'augmentation des applications sans bénéfice médical.

Limiter la surface des lésions traitées, surtout chez l'enfant, par risque de passage de corticoïdes dans l'organisme.

Posologie :
Adulte et enfant > 12 ans : 1 à 2 Applic./j.
Grossesse : après avis médical
Allaitement : après avis médical

Effets secondaires :
Ils apparaissent surtout en cas de traitement prolongé et consistent en une atrophie ou fragilité cutanée et des vergetures. De l'acné, des éruptions cutanées ou des dépigmentations de la peau ont été rapportées.

Contre-indications :
Les infections virales, bactériennes, parasitaires ou mycosiques, les lésions ulcérées, l'acné doivent être traitées avant toute application de corticoïdes. L'utilisation de dermocorticoïdes est contre-indiquée chez le nourrisson ou en application sur les paupières.

Bon à savoir
Le médicament doit être appliqué par petites touches, puis étalé en massant légèrement jusqu'à absorption complète. La lotion est étalée directement sur le cuir chevelu en soulevant les cheveux, raie par raie. Dès les premiers résultats obtenus, il est préférable d'espacer progressivement les applications.

DIPROSONE
Corticoïdes

65 %

Prix : 3,72 € - crème, tube (30 g)
3,72 € - pommade, tube (30 g)
3,72 € - lotion, flacon (30 g)
Équivalents ou génériques : Betnéval, Diprolène, Efficort, Epitopic, Locoïd, Nérisone
Laboratoire : Schering-Plough
DCI : *bétaméthasone*
Présentations/Composition : Crème : tubes 30 g, 0,05 %
Pom. : tubes 30 g, 0,05 %
Lotion : flacons 30 g, 0,05 %

Indications : *Dermatose corticosensible*
Les dermocorticoïdes, dérivés de la cortisone, diminuent les réactions inflammatoires de la peau et la croissance des cellules de certaines lésions dermatologiques. Les crèmes sont particulièrement appliquées sur les lésions suintantes, les pommades sur les lésions sèches,

les sprays, lotions ou gels sur le cuir chevelu ou les lésions macérées des plis de la peau.
Ce médicament est particulièrement indiqué en cas de psoriasis cutané ou du cuir chevelu, d'eczéma de contact et de nombreuses autres dermatoses. Il est également utilisé en traitement de courte durée pour diminuer les réactions inflammatoires des piqûres d'insectes.

Précautions/Interactions :
Si une application sur le visage est nécessaire, elle sera de courte durée. Une infection bactérienne ou mycosique sera préalablement traitée avant toute utilisation de dermocorticoïdes.
Les effets indésirables risquent d'être accentués en cas d'augmentation des applications sans bénéfice médical.
Limiter la surface des lésions traitées, surtout chez l'enfant, par risque de passage de corticoïdes dans l'organisme.

Posologie
Adulte et enfant > 12 ans : 1 à 2 Applic./j.
Grossesse : après avis médical
Allaitement : après avis médical

Effets secondaires :
Ils apparaissent surtout en cas de traitement prolongé et consistent en une atrophie ou fragilité cutanée et des vergetures. De l'acné, des éruptions cutanées ou des dépigmentations de la peau ont été rapportées.

Contre-indications :
Les infections virales, bactériennes, parasitaires ou mycosiques, les lésions ulcérées, l'acné doivent être traitées avant toute application de corticoïdes. L'utilisation de dermocorticoïdes est contre-indiquée chez le nourrisson ou en application sur les paupières.

Bon à savoir
Le médicament doit être appliqué par petites touches, puis étalé en massant légèrement jusqu'à absorption complète. La lotion doit être directement étalée sur le cuir chevelu en soulevant les cheveux, raie par raie. Dès les premiers résultats obtenus, il est préférable d'espacer progressivement les applications.

DISULONE
Antibiotiques

65 %
Prix : 13,95 € - 100 comprimés
Équivalents ou génériques : Aucun

Laboratoire : Aventis
DCI : *dapsone*
Présentations/Composition : Cp. : 100 mg
Indications : *Lèpre, Dermatite herpétiforme, Polychondrite atrophiante*
Cet antilépreux possède une action très efficace dans toutes les formes de lèpre avec l'apparition de résistances bactériennes très faible, inférieure à 2 %. Il est également efficace en cas de dermatite herpétiforme et de polychondrite atrophiante grâce à son action anti-inflammatoire.

Précautions/Interactions :
Un bilan sanguin préalable est nécessaire à la recherche d'un déficit en G6PD puis régulièrement au cours du traitement pour dépister des troubles sanguins (nécessitant l'arrêt immédiat). Les posologies minimales sont utilisées en cas d'insuffisance rénale ou hépatique.
En cas d'association, la didanosine est administrée 2 à 3 heures après la dapsone.

Posologie
Adulte
Lèpre : 100 mg/j.
Autres maladies : 50 à 300 mg/j.
Enfant (lèpre)
< 50 kg : 75 mg/j.
< 25 kg : 50 mg/j.
< 12 kg : 25 mg/j.
Grossesse : oui
Allaitement : non

Effets secondaires :
Des troubles sanguins, digestifs peuvent survenir. Plus rarement, des troubles neurologiques, des vertiges, des insomnies, des maux de tête, des hépatites, des réactions cutanées peuvent apparaître. Des œdèmes des lésions léproïdes ou un érythème noueux peuvent être dus à l'évolution de la maladie sous traitement.

Contre-indications :
Une allergie aux sulfones contre-indique le traitement.

Bon à savoir
Le traitement, d'un coût modéré, permet de traiter en 3 ans tous les types de lèpre.

DITROPAN
Traitements de l'incontinence urinaire

30 % ; TFR
Prix : 4,93 € - 60 comprimés (5 mg)

Divina

Équivalents ou génériques : *Driptane, Oxybutynine Biogaran, Oxybutynine EG, Oxybutynine Merck, Oxybutynine Ratiopharm, Oxybutynine Zydus*
Laboratoire : Sanofi-Aventis
DCI : *oxybutynine*
Présentations/Composition : Cp. : 5 mg

Indications : *Incontinence urinaire*
Ditropan est prescrit pour le traitement de l'incontinence urinaire, de l'impériosité urinaire et de la pollakiurie (envie trop fréquente d'uriner).

Précautions/Interactions :
La dose initiale est de 2,5 mg trois fois par jour, cette dose pouvant être augmentée jusqu'à 5 mg trois à quatre fois par jour.
Le traitement par l'oxybutynine doit être réévalué au bout de 4 à 6 semaines puisqu'une fonction vésicale normale peut être rétablie chez certains patients.
Ditropan ne doit pas être utilisé dans le traitement de l'incontinence urinaire due à l'effort.
Ditropan doit être utilisé avec prudence chez le sujet âgé pouvant être plus sensible aux effets de l'oxybutynine, ainsi que chez les patients présentant une neuropathie végétative, une hernie hiatale, ou une autre affection gastro-intestinale sévère, une affection hépatique ou rénale, des troubles du rythme cardiaque, une insuffisance vasculaire cérébrale.
L'administration prolongée d'oxybutynine peut entraîner une gêne par diminution du débit salivaire et ainsi favoriser l'apparition de caries, d'une parodontolyse, de candidoses buccales.
L'association de Ditropan est contre-indiquée avec lisuride (risque de confusion mentale), et elle doit être faite avec précaution en cas de traitement associé avec des médicaments à base d'atropine ou autres substances atropiniques : antidépresseurs imipraminiques, antihistaminiques, antispasmodiques, antiparkinsoniens et certains neuroleptiques.

Posologie :
Enfants et adultes
de 5 à 9 ans : 2,5 mg 3 fois/j.
de 9 à 12 ans : 5 mg 2 fois/j.
> 12 ans : 5 mg 3 fois/j.
Grossesse : non
Allaitement : non

Effets secondaires :
Ditropan est responsable de sécheresse buccale, constipation, troubles de la vision, palpitations cardiaques, rougeur du visage, agitation, parfois de céphalées, rétention urinaire, somnolence, peau sèche, diarrhée, troubles mentaux chez les personnes âgées.

Contre-indications :
Ditropan est contre-indiqué en cas d'hypersensibilité à l'oxybutynine, en cas de rétention urinaire liée à des maladies de la prostate, occlusion intestinale, megacôlon, atonie intestinale, colite, myasthénie, glaucome.

En cas d'oubli :
Reprendre le traitement sans dépasser la dose quotidienne prescrite.

DIVINA
Œstrogènes

65 %

Prix : 7,95 € - 21 comprimés
Équivalents ou génériques : Climaston, Climène, Kliogest, Trisequens
Laboratoire : HRA Pharma
DCI : *estradiol, médroxyprogestérone*
Présentations/Composition : Cp. blanc : 2 mg d'estradiol et Cp. bleu : 2 mg d'estradiol et 10 mg de médroxyprogestérone

Indications : *Ménopause, Prévention ostéoporose*
Divina est un traitement de la ménopause, associant des œstrogènes et des progestatifs. Il permet d'atténuer les symptômes de la ménopause (bouffées de chaleur, insomnies, troubles génito-urinaires, fatigue) et de prévenir l'ostéoporose (déminéralisation osseuse fréquente après la ménopause).

Précautions/Interactions :
Divina est un traitement complet de la ménopause par voie orale associant œstrogènes et progestatifs.
Divina n'est pas un contraceptif.
L'association des œstrogènes est contre-indiquée avec la rifampicine, les barbituriques, les anticonvulsivants.
Le traitement au long cours (indispensable dans le cadre de la prévention de l'ostéoporose) nécessite systématiquement un bilan clinique, biologique et radiologique (mammographie) pour rechercher une tumeur des seins ou de l'utérus. Ce bilan doit être effectué régulièrement.

En cas de grossesse, le traitement doit être arrêté, mais ne justifie pas une interruption de la grossesse.

Posologie :
Ménopause, Prévention ostéoporose : 1 Cp./j. 21 j. (11 Cp. blancs puis 10 Cp. bleus) puis arrêt 7 j.

Effets secondaires :
Le traitement avec les œstrogènes provoque nausées, prise de poids, maux de tête, douleurs des seins, irritabilité, nervosité, jambes lourdes, saignements intermenstruels ou absence de règles, candidose vaginale, diminution de libido, irritation oculaire par les lentilles de contact, sans que ces symptômes nécessitent une interruption du traitement. Il provoque plus rarement hypertension artérielle, accidents vasculaires cérébraux, ictères, hypercholestérolémies ou hypertri-glycéridémies, diabète, tumeurs mammaires, galactorrhées, qui nécessitent toujours l'arrêt du traitement. Les œstrogènes sont souvent responsables d'une augmentation du risque de calculs biliaires.

Contre-indications :
Les œstrogènes sont contre-indiqués en cas d'antécédents de cancer du sein et de maladies thrombo-emboliques, hypertension artérielle, maladies des coronaires ou des valves cardiaques, tumeurs de l'utérus, hémorragies génitales inexpliquées, maladie hépatique, insuffisance rénale, migraines importantes.

En cas d'oubli :
Prendre le comprimé oublié au plus tard 12 heures après l'heure habituelle de la prise pour éviter la survenue d'une hémorragie dite de « privation ».

Bon à savoir
Le tabac, même à dose modérée, est toujours déconseillé avec le traitement œstrogénique.

DODÉCAVIT
Vitamines

30 %
Prix : 3,27 € - 6 ampoules (0,5 mg)
Équivalents ou génériques : Vitamine B12 Delagrange, Vitamine B12 Gerda, Vitamine B12 Lavoisier
Laboratoire : L'Arguenon - SERB
DCI : *hydroxocobalamine*
Présentations/Composition : Cp. : 0,5 mg d'hydroxocobalamine (Vit. B12)/2 ml
Indications : *Douleur rebelle*
Dodécavit est indiqué dans le traitement des douleurs rebelles du type sciatiques, névralgies cervico-brachiales, douleurs d'origine neurologique.

Précautions/Interactions :
Dodécavit est administré uniquement par voie intramusculaire stricte.
En raison des réactions allergiques possibles, Dodécavit est déconseillé chez les personnes présentant des antécédents allergiques (asthme, eczéma).

Posologie :
Adulte : 1 Amp. Inj./j. ou 3 fois/Sem. (jusqu'à 10 Inj.)
Grossesse : oui
Allaitement : oui

Effets secondaires :
La vitamine B12 provoque parfois des réactions allergiques (urticaire, prurit) et l'injection intra-musculaire est douloureuse. Elle colore les urines en rouge. En cas de traitement prolongé elle peut être responsable d'une baisse du taux sanguin de potassium et de l'apparition d'une acné.

Contre-indications :
La vitamine B12 est contre-indiquée en cas de tumeurs malignes car elle peut accélérer la croissance cancéreuse, et en cas d'antécédents d'allergie aux cobalamines.

DOGMATIL
Neuroleptiques

65 % ; (Gel et Flac.) 30 % ; TFR
Prix : 5,23 € - 12 comprimés (200 mg)
3,86 € - 30 gélules
2,35 € - flacon (200 ml)
Équivalents ou génériques : *Synédil, Sulpiride Ivax, Sulpiride Merck, Sulpiride Sandoz, Sulpiride Téva, Sulpiride Winthrop*
Laboratoire : Sanofi-Aventis
DCI : *sulpiride*
Présentations/Composition : Cp. : 200 mg ; Gél : 50 mg ; Sol. Buv. : 0,5 g/100 ml
Indications : *États psychotiques aigus ou chroniques*
Les neuroleptiques ont un effet régulateur sur le fonctionnement cérébral en cas de troubles

psychotiques graves, aigus ou chroniques. Ils sont indiqués notamment lorsque la maladie se manifeste par des hallucinations, des épisodes délirants, des états de confusion et d'agitation. Dogmatil possède d'autre part une action sédative rapide, c'est pourquoi il est utilisé en urgence en cas d'état d'agitation et d'agressivité intenses, dangereux pour le patient ou pour autrui.

Précautions/Interactions :
Il est impératif de suspendre le traitement en cas de fièvre inexpliquée (possibilité de syndrome malin).
Ce médicament doit être utilisé avec prudence chez les personnes âgées, les parkinsoniens, les épileptiques, les cardiaques et en cas d'insuffisance rénale.
L'alcool, certains médicaments contre les nausées et apparentés aux neuroleptiques (alirapride, métoclopramide, métopimazine, thiéthylpérazine), la bromocriptine, le lisuride, la lévodopa, le lithium, l'apomorphine sont déconseillés. Il faut utiliser avec précaution les anticholinergiques, les antidiabétiques, les antihypertenseurs et la carbamazépine.

Posologie :
États déficitaires
Gél. : 200 à 600 mg/j.
États productifs : 800 à 1600 mg/j.
Grossesse : après avis médical
Allaitement : non

Effets secondaires :
Assez fréquemment peuvent survenir une prise de poids parfois importante, un arrêt des règles, un gonflement des seins accompagné ou non d'écoulements, une frigidité ou une impuissance. Plus rarement, des mouvements anormaux et une rigidité musculaire apparaissent soit précocement soit assez tardivement après le traitement. Exceptionnellement, un syndrome malin se déclenche et nécessite l'arrêt immédiat du neuroleptique : pâleur, fièvre et troubles neurologiques pouvant conduire à un coma.

Contre-indications :
Ce médicament est contre-indiqué chez les personnes atteintes de phéochromocytome.

Signes de surdosage :
Le surdosage de sulpiride provoque des torticolis spasmodiques, des mouvements anormaux de la langue et des contractures de la mâchoire. Un syndrome parkinsonien et parfois un coma nécessitent une hospitalisation urgente.

> **Bon à savoir**
> La forme injectable permet un traitement d'attaque durant 2 semaines environ, avant de passer à la forme orale.

DOLIPRANE
Antalgiques

65 %

Prix : 1,74 € - 16 comprimés (500 mg)
1,81 € - 8 comprimés (1000 mg)
1,74 € - 16 gélules (500 mg)
1,74 € - 12 sachets (500 mg)
1,68 € - 8 sachets (1000 mg)
1,94 € - 12 sachets (100, 150, 200, 300 mg)
1,81 € - 16 comprimés effervescents (500 mg)
1,81 € - 10 suppositoires (100, 150, 200, 300 mg)
1,98 € - 8 suppositoires (1000 mg)
1,74 € - susp. buvable enfant 15 mg/kg (100 ml)

Équivalents ou génériques : Claradol, Dafalgan, Dolitabs, Dolko, Dolotec, Efferalgan, Panadol, *Paracétamol Actavis*, *Paracétamol Alter*, *Paracétamol Arrow*, *Paracétamol Bayer*, *Paracétamol Biogaran*, *Paracétamol Charpentier*, *Paracétamol EG*, *Paracétamol ISM*, *Paracétamol Merck*, *Paracétamol Oberlin*, *Paracétamol Panpharma*, *Paracétamol Qualimed*, *Paracétamol Ranbaxy*, *Paracétamol Ratiopharm*, *Paracétamol Rhodapap*, *Paracétamol RPG*, *Paracétamol Téva*, *Paracétamol Zydus*, Paralyoc, Perfalgan, Sédarène

Laboratoire : Théraplix
DCI : *paracétamol*
Présentations/Composition : Cp. Adulte : 500 mg, 1 g, effervescent 500 mg, gélules 500 mg
Sach. Adulte : 500 mg
Nourrisson (3 à 8 kg) : 100 mg (12 Sach.)
Jeune enfant (8 à 16 kg) : 150 mg (12 Sach.)
Enfant (16 à 32 kg) : 200 et 300 mg (12 Sach.)
Suppos. Adulte : 1 g (8 Suppos.)
Nourrisson (3 à 8 kg) : 100 mg (10 Suppos.)
Jeune enfant (8 à 16 kg) : 150 mg (10 Suppos.)

Enfant (16 à 32 kg) : 200 à 300 mg (10 Suppos.)

Indications : *Douleur, Fièvre*
Le paracétamol est employé pour lutter contre la fièvre et contre les douleurs d'origines diverses. Son efficacité est comparable à celle de l'aspirine mais il ne possède pas d'action anti-inflammatoire prononcée ; par contre, sa tolérance digestive est meilleure.

Précautions/Interactions :
Le paracétamol ne doit pas être consommé de façon régulière sans avis médical. Pour un adulte de plus de 15 ans, prendre 0,5 à 1 g par prise en espaçant les prises d'au moins 4 heures. En cas de dysfonctionnement des cellules rénales, espacer les prises d'au moins 8 heures. La dose maximale est de 3 g par jour.
Pour un enfant ou un nourrisson, les doses sont de 60 mg/kg/j. à répartir en 3 ou 4 fois dans la journée en respectant bien un intervalle de 4 heures. La prise en dehors des repas permet un effet plus rapide.
En cas d'utilisation de sachets, diluer la poudre dans un peu d'eau, de lait ou de jus de fruit, bien remuer et avaler de suite. Les sachets de poudre contiennent environ 2 g de sucre et ne conviennent pas aux diabétiques ou aux personnes suivant un régime hypoglucidique.

Posologie :
Adulte
Cp. : 1 à 2 Cp. 1 à 3 fois/j.
Suppos. : 1 Suppos. 1 à 4 fois/j.
Grossesse : oui
Allaitement : oui

Effets secondaires :
Dans de rares cas, le paracétamol peut déclencher une réaction avec rougeurs de la peau et urticaire nécessitant l'arrêt du traitement.

Contre-indications :
Une hypersensibilité connue au paracétamol, une insuffisance hépatique ou rénale contre-indiquent l'utilisation de ce médicament. Le paracétamol peut être utilisé pendant la grossesse ou l'allaitement.

Délai d'action :
Les effets du paracétamol se manifestent en 30 à 60 minutes.

Signes de surdosage :
Après une intoxication au paracétamol, des nausées, vomissements, anorexie, pâleur du visage, ou des douleurs abdominales apparaissent dans les 24 heures. Au-delà de 10 g, un coma irréversible est susceptible d'aboutir à la mort.

Bon à savoir

Le paracétamol est un médicament très efficace contre les douleurs et la fièvre. Il possède l'avantage de pouvoir être administré pendant la grossesse et l'allaitement. Prendre les gélules avec de l'eau ou du jus de fruit et espacer les prises d'au moins 4 heures.
Le Doliprane possède des formes pédiatriques et peut être prescrit aux enfants de moins de 15 ans en respectant bien les doses en fonction du poids de l'enfant.

DOPERGINE
Antiparkinsoniens

65 %
Prix : 9,27 € - 30 comprimés (0,2 mg)
18,42 € - 30 comprimés (0,5 mg)
Équivalents ou génériques : Arolac
Laboratoire : Schering
DCI : *lisuride*
Présentations/Composition : Cp. : 0,2 et 0,5 mg

Indications : *Maladie de Parkinson, Hyperprolactinémie, Interruption de la lactation après accouchement*
Le lisuride est un dérivé de l'ergot de seigle, champignon parasite de cette céréale. Il régularise l'activité de certains neurones du cerveau en simulant les effets de la dopamine qui est le neurotransmetteur déficitaire dans la maladie de Parkinson. Il est utilisé dans la maladie de Parkinson en association à la lévodopa pour retarder ou diminuer l'apparition des fluctuations d'activité ou des mouvements anormaux provoqués par la lévodopa. Il possède également une action contre l'hypersécrétion de prolactine, hormone responsable de troubles des règles et de stérilité chez la femme ou d'impuissance et de gynécomastie (développement des seins) chez l'homme. Il est aussi indiqué pour stopper la montée laiteuse ou la lactation après accouchement.

Précautions/Interactions :
Il est préférable de surveiller la tension artérielle en début de traitement. Les doses sont diminuées en cas d'insuffisance rénale. Il faut utiliser ce médicament avec prudence en cas de détérioration mentale, de maladies cardiovasculaires, de troubles psychiatriques, d'ulcères gastro-duodénaux et de phénomènes de Raynaud.
Les macrolides (sauf la spiramycine), la méthylergométrine, le flunarizine, les neuroleptiques et apparentés (alizapride, métoclopramide, métopimazine, thiéthylpérazine), les anticholinergiques, les sympathomimétiques et les boissons alcoolisées sont déconseillés pendant tout le traitement.

Posologie :
Adulte
Parkinson : 0,1 mg/j. en augmentant chaque Sem. de 0,1 mg jusqu'à 0,8 à 5 mg/j.
Hyperprolactinémie : 0,1 mg le soir le 1er j. ; 0,1 mg midi et soir le 2e j. ; puis 0,1 mg 3 fois/j.
Inhibition lactation : 0,2 mg le soir le 1er j. puis 0,2 mg midi et soir
Grossesse : non
Allaitement : non

Effets secondaires :
Des nausées et des vomissements, une perte d'appétit apparaissent transitoirement en début de traitement. Des phénomènes d'euphorie ou d'excitation, des insomnies, une confusion mentale, des délires ou des hallucinations peuvent survenir au cours du traitement. Plus rarement, Dopergine est responsable de somnolence, vertiges, maux de tête, sécheresse de la bouche, constipation, œdèmes des membres inférieurs et éruptions cutanées.

Contre-indications :
Une maladie coronarienne, des troubles circulatoires artériels et des troubles psychiatriques contre-indiquent la prise de dérivés de l'ergot de seigle.

Délai d'action :
Les délais d'action sont très variables d'une personne à l'autre et les doses ne doivent être augmentées, dans la maladie de Parkinson, que tous les 3 à 4 jours.

En cas d'oubli :
Reprendre le traitement progressivement en demandant conseil à votre médecin.

Signes de surdosage :
Le surdosage constitue ce que l'on appelle l'ergotisme et consiste en troubles psychiatriques (hallucinations et délires), en nausées, vomissements, variations de la tension artérielle, troubles des mouvements musculaires. Le traitement doit être diminué ou arrêté et un antidote peut être prescrit (métoclopramide ou sulpiride).

> **Bon à savoir**
> Il est préférable de prendre les comprimés au cours des repas et de les conserver à l'abri de l'humidité et de la lumière.

DOPRAM
Stimulant respiratoire

Prix : Usage hospitalier
Équivalents ou génériques : Aucun
Laboratoire : Eumedica
DCI : *doxapram*
Présentations/Composition : Amp. : 100 mg de doxapram

Indications : *Insuffisance respiratoire chronique*
Dopram est indiqué dans le traitement de l'hypoventilation de l'insuffisance respiratoire chronique, en complément de l'oxygénothérapie, ou comme stimulant de la ventilation pulmonaire après une anesthésie.

Précautions/Interactions :
Ce médicament est utilisé en situation d'urgence, lors d'une détresse respiratoire ou d'une baisse du taux d'oxygène dans le sang lors d'une insuffisance respiratoire.
La méthode habituelle est une perfusion de 180 ml de glucose dans laquelle sont dilués 400 g de Dopram. La perfusion est faite au début à la vitesse de 1,5 mg par minute et une analyse des gaz du sang est faite 30 minutes plus tard pour contrôler l'amélioration. La vitesse peut être augmentée jusqu'au maximum de 3 mg/minute.
Le Dopram est utilisé également en injection intraveineuse lors d'une dépression respiratoire médicamenteuse, par exemple après une anesthésie générale. Dans ce cas la posologie est de 1 à 1,5 mg par kg de poids corporel.

Posologie :
Adulte : 1 à 1,5 mg/kg de poids corporel

Grossesse : non
Enfant < 12 ans : non
Allaitement : non

Effets secondaires :
Dopram peut être responsable de nausées, salivation, vomissements, diarrhée, troubles neurologiques (tremblements, spasmes, hypertonicité musculaire), rétention d'urine ou, au contraire, de perte urinaire, de troubles du rythme cardiaque, d'hypertension artérielle, de toux, et de spasme bronchique.

Contre-indications :
Dopram est contre-indiqué en cas d'hypersensibilité au doxapram, en cas de maladie épileptique, d'insuffisance respiratoire de type mécanique (obstruction bronchique), d'asthme, de pneumothorax, de fibrose pulmonaire, d'accident vasculaire cérébral ou d'hémorragie cérébrale, de maladie cardiovasculaire, d'hypertension artérielle sévère, de maladie des coronaires.

DORIBAX
Antibiotiques

H

Prix : Usage hospitalier
Équivalents ou génériques : Aucun
Laboratoire : Janssen-Cilag
DCI : *doripénème*
Présentations/Composition : Flacons de Poud. Inj. : 250 à 500 mg de doripénème

Indications : *Infections*
Doribax est indiqué en cas de pneumonie nosocomiale, infections intra-abdominales compliquées, pyélonéphrite et infections urinaires compliquées.

Précautions/Interactions :
La posologie habituelle est de 500 mg, 3 fois par jour, sous forme de perfusion intraveineuse, pendant une durée de 5 à 14 jours maximum.
En cas d'insuffisance rénale modérée la posologie par perfusion doit être réduite à 250 mg, avec 2 administrations par 24 h.

Posologie :
Adulte : 500 mg, 3 fois/j.
Enfant < 18 ans : non
Grossesse : non
Allaitement : non

Effets secondaires :
Doribax peut être responsable de phlébites, de maux de tête, de réactions allergiques cutanées, de nausées et de diarrhées.

Contre-indications :
Doribax est contre-indiqué en cas de réaction allergique aux antibiotiques de la classe des pénicillines et autres antibiotiques et en cas de colite pseudo-membraneuse.

DOSTINEX
Hormones

 65 %

Prix : 33,03 € - 8 comprimés
Équivalents ou génériques : *Cabergoline Téva*
Laboratoire : Pfizer
DCI : *cabergoline*
Présentations/Composition : Cp. : 0,5 mg de cabergoline

Indications : *Hyperprolactinémie*
Dostinex est indiqué dans l'hyperprolactinémie liée à la présence d'un adénome ou de ses manifestations cliniques : galactorrhée, oligo ou aménorrhée, infertilité (femme) ; gynécomastie, impuissance (homme).

Précautions/Interactions :
La posologie initiale habituelle est de 1 comprimé par semaine, à prendre le soir au coucher. La posologie est adaptée ultérieurement en fonction des résultats du dosage de la prolactine, et peut être augmentée à 2 ou 3 comprimés par semaine, à prendre en 2 fois.
Ce médicament doit être utilisé avec précaution en cas d'insuffisance hépatique, d'antécédents de maladie psychiatrique, de maladie coronarienne ou vasculaire.
Son utilisation est contre-indiquée avec les neuroleptiques et est déconseillée avec les alcaloïdes de l'ergot de seigle (ergotamine, dihydroergotamine, méthylergométrine), certains antibiotiques (macrolides, sauf spiramycine).
Un traitement avec la cabergoline nécessite une contraception durant tout le traitement en raison de la méconnaissance des éventuels effets du produit sur le fœtus.

Posologie :
Adulte : 1 Cp./Sem.
Enfant et adolescent < 18 ans : non
Grossesse : non
Allaitement : non

Doxium

Effets secondaires :
Dostinex est responsable de somnolence et d'accès de sommeil d'apparition soudaine, en particulier chez les personnes souffrant d'une maladie de Parkinson, interdisant la conduite automobile durant le traitement. Dostinex peut provoquer une baisse de la tension artérielle, notamment en début de traitement.
Dostinex peut être parfois responsable de troubles de la sexualité (augmentation de la libido et hypersexualité) et d'une compulsion au jeu (jeu pathologique), en particulier chez des patients traités pour une maladie de Parkinson et recevant des doses élevées de Dostinex. Dans ce cas, une diminution du traitement est alors nécessaire.
La cabergoline peut être responsable de nausées et de vomissements, de douleurs abdominales et de constipation.

Contre-indications :
Dostinex est contre-indiqué en cas d'hypersensibilité à la cabergoline, en cas de traitement neuroleptique en cours, ou en association avec la phénylpropanolamine. Il ne peut pas être utilisé en cas de maladies des valvules cardiaques.

DOXIUM
Veinotoniques

 NR

Prix : 3,69 € - 30 comprimés
Équivalents ou génériques : Aucun
Laboratoire : Europhta
DCI : *dobésilate de calcium*
Présentations/Composition : Cp. : 250 mg

Indications : *Insuffisance veineuse, Baisse de l'acuité visuelle*
Doxium améliore les symptômes dus à l'insuffisance veineuse : sensation de jambes lourdes, « impatiences » des membres inférieurs lors du coucher, douleurs, hémorragies superficielles dues à la fragilité capillaire. Doxium est également utilisé comme traitement d'appoint pour les baisses d'acuité visuelle d'origine vasculaire.

Précautions/Interactions :
Comme tous les médicaments contenant des sulfites (agent conservateur), Doxium peut parfois être à l'origine d'une réaction d'hypersensibilité.

Posologie :
Adulte : 3 à 6 Cp./j. au milieu des repas
Grossesse : non
Allaitement : non

Effets secondaires :
Doxium peut provoquer parfois des troubles digestifs mineurs.

Contre-indications :
Il n'existe pas de contre-indications à l'emploi de Doxium, hormis une éventuelle hypersensibilité à l'un de ses composants.

En cas d'oubli :
Prendre le comprimé sans dépasser la dose journalière prescrite.

Bon à savoir
> Les comprimés doivent être pris pendant les repas.

DROLEPTAN
Neuroleptiques

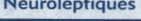 65 % ; (Amp.)
Prix : 7,04 € - flacon (30 ml)
Usage hospitalier - 1 ampoule injectable
Équivalents ou génériques : Dipipéron, *Dropéridol Arrow*
Laboratoire : Janssen-Cilag
DCI : *dropéridol*
Présentations/Composition : Sol. Buv. : 20 mg/ml ; Amp. Inj. : 1,25 mg/ml et 5 mg/ml

Indications : *États psychotiques aigus ou chroniques*
Les neuroleptiques ont un effet régulateur sur le fonctionnement cérébral en cas de troubles psychotiques graves, aigus ou chroniques. Ils sont indiqués notamment lorsque la maladie se manifeste par des hallucinations, des épisodes délirants, des états de confusion et d'agitation. Droleptan possède d'autre part une action sédative rapide. Droleptan n'a que deux indications précises : les états d'agitations et les nausées et vomissements induits par les traitements à base de morphine.

Précautions/Interactions :
Il est impératif de suspendre le traitement en cas de fièvre inexpliquée (possibilité de syndrome malin). Il faut utiliser avec prudence ce médicament chez les personnes âgées, les

parkinsoniens, les épileptiques, les cardiaques et en cas d'insuffisance rénale.
L'alcool, certains médicaments contre les nausées et apparentés aux neuroleptiques (alirapride, métoclopramide, métopimazine, thiéthylpérazine), la bromocriptine, le lisuride, la lévodopa, le lithium, l'apomorphine sont déconseillés. Il faut utiliser avec précaution les anticholinergiques, les antidiabétiques, les antihypertenseurs et la carbamazépine.

Posologie :
Adulte
Voie orale : 5 à 20 mg/j.
Voie Inj. : 5 mg IM toutes les 4 à 6 h
Grossesse : non
Allaitement : non

Effets secondaires :
Assez fréquemment peuvent survenir une prise de poids parfois importante, un arrêt des règles, un gonflement des seins accompagné ou non d'écoulements, une frigidité ou une impuissance. Plus rarement, des mouvements anormaux et une rigidité musculaire apparaissent soit précocement soit assez tardivement après le traitement. Exceptionnellement, un syndrome malin se déclenche et nécessite l'arrêt immédiat du neuroleptique : pâleur, fièvre et troubles neurologiques pouvant conduire à un coma.

Délai d'action :
Les injections sont efficaces en 15 à 30 minutes.

Signes de surdosage :
Le surdosage provoque un syndrome parkinsonien, des difficultés respiratoires, une hypotension artérielle et parfois un coma qui nécessitent une hospitalisation urgente.

Bon à savoir
> Les effets sédatifs de ce neuroleptique lui permettent d'être prescrit dans les états d'agitation ou d'anxiété.

DT POLIO
Vaccins

65 %
Prix : 6,70 € - 1 seringue
Équivalents ou génériques : Aucun
Laboratoire : Aventis Pasteur, Merck Sharp & Dohme
DCI : *vaccin diphtérique, tétanique, poliomyélitique*

Présentations/Composition : 1 seringue de 0,5 ml : 1 dose d'anatoxine tétanique purifiée, 1 dose d'anatoxine diphtérique purifiée et les virus poliomyélitiques 1, 2 et 3

Indications : *Prévention du tétanos, Prévention de la diphtérie, Prévention de la poliomyélite*
Vaccin associant la diphtérie et le tétanos et la poliomyélite, DT Polio doit être utilisé lorsqu'il est n'est pas nécessaire d'associer d'autres vaccins comme la coqueluche.

Précautions/Interactions :
DT Polio est injecté par voie intramusculaire, en suivant de préférence les prescriptions du calendrier officiel de vaccination (première vaccination à partir de 2 mois).
L'immunité est acquise à partir de la 2e injection.

Posologie :
Enfant : 3 Inj. à 1 mois d'intervalle, rappel 1 an après la 3e Inj.
Grossesse : non
Allaitement : non

Effets secondaires :
Ce vaccin est souvent responsable de réactions locales, avec douleur, rougeur, qui peuvent persister plusieurs jours. Une fièvre est également fréquente dans les 24 à 48 heures qui suivent l'injection.

Bon à savoir
> Le vaccin est à conserver au réfrigérateur entre 2 °C et 8 °C et à l'abri de la lumière.

DUKORAL
Vaccinations

 NR
Prix : Libre
Équivalents ou génériques : Aucun
Laboratoire : Crucell
DCI : *vibrio cholerae, toxine cholérique*
Présentations/Composition : Susp. en flacon : bactéries vibrio cholerae et 1 mg de toxine cholérique recombinante.

Indications : *Choléra*
Dukoral est indiqué pour la prévention du choléra dans les zones endémiques chez l'adulte et chez l'enfant à partir de 2 ans.

Précautions/Interactions :
Cette vaccination est faite en deux doses chez l'adulte et l'enfant de plus de 6 ans, à une

Dulciphak

semaine d'intervalle. La dernière vaccination doit être faite au minimum une semaine avant le voyage en zone endémique.
Une administration de rappel doit être pratiquée tous les 2 ans.
Pour les enfants de 2 à 6 ans, la vaccination comprend 3 doses, administrées à une semaine d'intervalle, la dernière ayant lieu au minimum une semaine avant le départ. Le rappel doit être effectué 6 mois plus tard.
Dukoral est un vaccin par voie orale.
La vaccination ne remplace pas les mesures diététiques et hygiéniques en vigueur dans les zones d'endémie.

Posologie :
Adulte : 2 doses
Grossesse : oui
Enfant de 2 à 6 ans : 3 doses
Allaitement : oui

Effets secondaires :
Dukoral peut être responsable de fièvre, fatigue, frissons, plus rarement de maux de tête et vertiges, et parfois de troubles gastro-intestinaux.

Contre-indications :
La vaccination anticholérique est contre-indiquée en cas de fièvre, d'infection, de maladie gastro-intestinale, de diarrhées, de nausées et vomissements. Elle est contre-indiquée chez le nouveau-né et le nourrisson de moins de 2 ans.

Bon à savoir

> La vaccination se présente sous forme d'un flacon contenant la suspension vaccinale proprement dite et un sachet de granulés effervescents de bicarbonate de soude. Les granulés doivent être dissous dans 150 ml d'eau et la suspension vaccinale est ajoutée. Le vaccin doit être bu au maximum dans les 2 heures qui suivent. Pour les nourrissons réduire de moitié la quantité d'eau bicarbonatée.

DULCIPHAK
Maladies des yeux

NR

Prix : 1,64 € - flacon (10 ml)
Équivalents ou génériques : Catacol POS, Catarsat, Vitamine C collyre, VitaphaKol
Laboratoire : Allergan

DCI : *silicium organique*
Présentations/Composition : Colly. : flacon 10 ml

Indications : *Cataracte*
Ce médicament prévient la formation de la cataracte (opacification du cristallin) en inhibant la formation d'oxygène intra-oculaire qui interviendrait dans la genèse de la maladie.

Précautions/Interactions :
Si un autre collyre est administré, attendre 15 minutes entre les 2 instillations.
En cas d'aggravation des symptômes, il est conseillé de consulter son médecin.

Posologie :
Adulte : 2 Gttes 3 fois/j.
Grossesse : oui
Allaitement : oui

Effets secondaires :
Une allergie est possible à l'un des constituants du collyre.

Contre-indications :
Une allergie connue aux différents constituants du collyre en contre-indique l'usage.

Bon à savoir

> Le flacon, une fois ouvert, se conserve 1 mois maximum.

DUOFILM
Traitements des verrues

 NR

Prix : Libre
Équivalents ou génériques : Kérafilm, Verrufilm
Laboratoire : Stiefel
DCI : *acide salicylique, acide lactique*
Présentations/Composition : Sol. pour Applic. Loc. : flacon 15 ml

Indications : *Verrues*
L'acide salicylique contenu dans ce médicament s'oppose au développement de la couche cornée de la peau fabriquée en excès dans les verrues. Ce traitement est indiqué en cas de verrue plantaire et de verrue de la main.

Précautions/Interactions :
Ce médicament n'est pas indiqué en cas de verrue du visage ou des organes génitaux. Il ne faut pas l'appliquer sur une muqueuse ou une surface trop étendue par risque de passage du produit dans l'organisme.

Des irritations locales sont possibles avec des sensations de brûlure et de formation de croûtes. Si des saignements surviennent, il est préférable d'arrêter l'application du produit pendant 3 jours.

Posologie :
Adulte : 1 Applic. le soir pendant 6 à 12 Sem.
Grossesse : après avis médical
Allaitement : après avis médical

Effets secondaires :
Des irritations locales sont possibles avec des sensations de brûlure et de formation de croûtes.

Contre-indications :
Une allergie aux salicylés (aspirine) contre-indique le traitement.

Délai d'action :
Le traitement demande 6 à 12 semaines d'application quotidienne. En cas d'arrêt trop précoce, une rechute peut survenir.

> **Bon à savoir**
>
> La zone traitée doit être savonnée, rincée et séchée avant d'appliquer à l'aide du pinceau le liquide sans déborder sur la peau saine. Il est préférable de protéger la peau environnante avec une rondelle protectrice, un vernis spécial (Verlim) ou du vernis à ongles. L'application se fait habituellement le soir mais si elle est effectuée le matin, protéger la zone avec un pansement adhésif. Tous les 2 ou 3 jours, limer doucement la surface de la verrue pour en éliminer la couche superficielle en évitant de faire saigner.
> Il faut bien refermer le flacon car le produit est très inflammable et le tenir hors de portée des enfants.

DUOPLAVIN
Antiagrégants plaquettaires

65 %

Prix : 27,72 € - 30 comprimés
Équivalents ou génériques : Aucun
Laboratoire : Sanofi
DCI : *clopidogrel, acide acétylsalicylique*
Présentations/Composition : Cp. : 75 mg de clopidogrel et 75 mg d'acide acétylsalicylique

Indications : *Athérothrombose*
Duoplavin est l'association de deux médicaments utilisés dans le traitement de la thrombose artérielle due aux plaques d'athérome. Il est indiqué dans le traitement de la maladie coronarienne (crise d'angine de poitrine) et dans le traitement de l'infarctus du myocarde.

Précautions/Interactions :
La posologie habituelle est de 1 comprimé par jour.
Duoplavin est généralement utilisé après un traitement initial qui associe clopidogrel et acide acétylsalicylique.
Le traitement doit durer plusieurs mois.
Il ne peut pas être utilisé en cas d'insuffisance rénale ou hépatique sévère.

Posologie :
Adulte : 1 Cp./j.
Enfant < 18 ans : non
Grossesse : non
Allaitement : non

Effets secondaires :
En raison de la présence d'acide acétylsalicylique, même à faible dose, Duoplavin est susceptible de provoquer des saignements cutanés (hématomes, contusions) ou digestifs. Il peut également être responsable de troubles digestifs tels que dyspepsie, douleurs abdominales, diarrhées. Beaucoup plus rarement Duoplavin peut être à l'origine d'effets indésirables neurologiques, psychiatriques, immunologiques ou respiratoires.

Contre-indications :
Duoplavin est contre-indiqué en cas d'hypersensibilité à ses composants et en cas de maladie hémorragique ou de suspicion d'hémorragie, en particulier gastroduodénale ou intracrânienne. Il est également contre-indiqué en cas d'hypersensibilité aux anti-inflammatoires non stéroïdiens, d'insuffisance rénale ou hépatique sévère et en cas de maladie du système respiratoire associant asthme, rhinite et présence de polypes nasaux.

En cas d'oubli
Si l'oubli est constaté moins de 12 heures après l'horaire habituel de la prise, prendre immédiatement un comprimé. En cas de délai supérieur à 12 heures, ne pas prendre le comprimé et attendre l'horaire habituel. Ne pas doubler la dose.

DUPHALAC
Laxatifs

30 % ; TFR

Prix : 2,77 € - flacon (200 ml)

Duphaston

3,49 € - 20 sachets buvables

Équivalents ou génériques : *Lactulose Almus*, *Lactulose Biogaran*, *Lactulose Biphar*, *Lactulose EG*, *Lactulose G Gam*, *Lactulose Ivax*, *Lactulose Merck*, *Lactulose Merck Génériques*, *Lactulose Qualimed*, *Lactulose Ratiopharm*, *Lactulose RPG*, *Lactulose Sandoz*, *Lactulose Téva*, *Lactulose Winthrop*, *Lactulose Zydus*

Laboratoire : Solvay

DCI : *lactulose*

Présentations/Composition : Poud. pour Sol. Buv. : 3,33 g de lactulose/c. à c.
Sach. : 10 g de lactulose

Indications : *Constipation, Encéphalopathie hépatique*

Le lactulose améliore le transit intestinal, hydrate les selles et a la propriété d'empêcher l'absorption intestinale de l'ammoniaque, très toxique en cas d'encéphalopathie hépatique.

Précautions/Interactions :

Duphalac peut être utilisé à tous les âges pour traiter la constipation, y compris chez la femme enceinte et le nourrisson.
Le traitement doit être de courte durée.
Duphalac est un traitement qui ne dispense pas de suivre les règles habituelles de prévention de la constipation : boire beaucoup d'eau, manger des fruits et des légumes, avoir une activité physique régulière.
En cas de constipation prolongée, d'alternance de diarrhée et de constipation, ou de douleurs abdominales, consulter un médecin.
À l'hôpital, Duphalac est utilisé en lavement ou administré par une sonde gastrique dans le traitement de l'encéphalopathie hépatique.

Posologie :
Adulte
Constipation : 1 à 3 Sach./j. ou 1 à 3 c. à s.
Encéphalopathie hépatique : 1 à 2 Sach. 3 fois/j.
Enfant
0-12 mois : 1 c. à c. de Poud. ou 1 c. à c. de Sol. Buv./j.
1-6 ans : 1 à 2 c. à c. de Poud. ou 1 à 2 c. à c. de Sol. Buv./j.
7-14 ans : 1 Sach. de Poud./j.

Effets secondaires :
Duphalac peut provoquer ballonnements et selles molles ou liquides. Parfois le lactulose peut être responsable d'un prurit anal.

Contre-indications :
Duphalac est contre-indiqué en cas de suspicion d'occlusion intestinale et de maladies inflammatoires du côlon (maladie de Crohn, rectocolite).

Délai d'action :
L'effet sur la constipation se manifeste dès le premier jour de traitement.

Signes de surdosage :
Le surdosage provoque une diarrhée nécessitant d'interrompre le traitement.

> **Bon à savoir**
> Diluer la poudre dans un verre d'eau, jus de fruits ou dans un yaourt.

DUPHASTON
Progestatifs

65 % ; TFR

Prix : 3,59 € - 10 comprimés

Équivalents ou génériques : *Estima*, *Progestérone Biogaran*, *Progestérone Merck*, *Progestérone Ratiopharm*, *Progestérone Sandoz*, *Progestérone Téva*, Utrogestan

Laboratoire : Solvay

DCI : *dydrogestérone*

Présentations/Composition : Cp. : 10 mg de dydrogestérone

Indications : *Ménopause, Endométriose, Insuffisance lutéale et stérilité, Dysménorrhées, Troubles des règles, Mastopathies bénignes*

Duphaston est un progestatif indiqué dans les situations où il est nécessaire d'augmenter ou de remplacer la production naturelle d'hormones progestatives : Duphaston est utilisé dès l'adolescence en cas d'irrégularités menstruelles, chez la femme adulte dans le cadre du traitement de la stérilité, des aménorrhées, de l'endométriose, des mastopathies bénignes, et à l'époque de la ménopause.

Précautions/Interactions :
En cas de grossesse, Duphaston n'est pas conseillé, mais ne justifie pas son interruption. Un bilan clinique, biologique et radiologique (mammographie) est fait systématiquement au cours d'un traitement prolongé.

Posologie :
Adulte
Insuffisance lutéale : 2 Cp./j. du 16e au 25e j.

Endométriose : 3 Cp./j. en traitement continu ou discontinu
Ménopause : 1 à 2 Cp./j. pendant les 12 à 14 derniers j. du cycle

Effets secondaires :
Duphaston peut provoquer des saignements intermenstruels, qui ne justifient pas l'interruption du traitement.

Contre-indications :
Duphaston est contre-indiqué en cas d'insuffisance hépatique.

DURAPHAT
Dentifrices

NR
Prix : Libre
Équivalents ou génériques : Aucun
Laboratoire : Colgate
DCI : *fluorure de sodium*
Présentations/Composition : Tube de 100 g de pâte dentifrice : 5 mg de fluor pour 1 g de pâte

Indications : *Carie dentaire*
Duraphat est un dentifrice indiqué pour la prévention de la carie dentaire, en particulier chez les patients à risque de caries multiples.

Précautions/Interactions :
Duraphat doit être utilisé 3 fois par jour pour le brossage des dents, après chaque repas. Brosser les dents dans le sens vertical pendant un minimum de 3 minutes.

Posologie :
Adulte : 3 Applic./j.
Enfant < 16 ans : non
Grossesse : non
Allaitement : non

Effets secondaires :
À fortes doses (plus de 5 mg/kg), le fluor est responsable d'intoxication qui se manifeste par des troubles digestifs (vomissements, diarrhées, douleurs abdominales). Une utilisation abusive chronique de fluor provoque l'apparition de taches sur les dents (fluorose), avec fragilité de l'émail. Cet effet apparaît lorsque l'absorption de fluor est supérieure à 1,5 mg par jour pendant plusieurs mois ou années.

Contre-indications :
Duraphat est contre-indiqué en cas d'hypersensibilité au fluor et chez l'enfant de moins de 16 ans.

DUROGÉSIC
Antalgiques

 65 %
Prix : 21,93 € - 5 dispositifs transdermiques (12 µg/h)
31,04 € - 5 dispositifs transdermiques (25 µg/h)
50,85 € - 5 dispositifs transdermiques (50 µg/h)
68,49 € - 5 dispositifs transdermiques (75 µg/h)
82,90 € - 5 dispositifs transdermiques (100 µg/h)
Équivalents ou génériques : Actiq, *Matrifen*, *Fentanyl Actavis*, *Fentanyl EG*, *Fentanyl Téva*, *Fentanyl Winthrop*
Laboratoire : Janssen-Cilag
DCI : *fentanyl*
Présentations/Composition : Transderm. : 12 µg/h, 25 µg/h ; 50 µg/h ; 75 µg/h ; 100 µg/h

Indications : *Douleur*
Grâce à un dispositif se collant sur la peau, Durogésic libère progressivement à travers le derme un dérivé de la morphine qui agit au niveau du système nerveux central. Ce médicament est indiqué dans le traitement des douleurs intenses ou insensibles aux antalgiques habituels notamment les douleurs cancéreuses. Il n'est pas efficace dans le traitement urgent de la douleur.

Précautions/Interactions :
Le fentanyl est un médicament réservé à l'adulte. La dose initiale de 25 µg/h est progressivement augmentée par le médecin tous les 3 jours jusqu'à obtenir une sédation totale de la douleur. Elle sera donnée avec précaution chez les personnes souffrant d'insuffisance respiratoire, hépatique ou rénale, d'hypertension intracrânienne et chez les sujets âgés.
Le fentanyl positive les tests effectués lors des contrôles antidopage sportifs.
Il ne faut pas l'associer à d'autres antalgiques ou antitussifs morphiniques, aux dépresseurs du système nerveux central (certains antidépresseurs nerveux, calmants, hypnotiques) et à l'alcool.
En raison des risques de dépendance induits par ce médicament, sa délivrance par les

Duspatalin

pharmacies obéit aux règles de la délivrance des stupéfiants : ordonnance pour 28 jours et délivrance fractionnée en 2 fois. La prescription doit être faite sur une ordonnance spéciale (arrêté du 31 mars 1999).

Posologie :
Adulte : dose initiale : 25 µg/h augmentée de 25 µg/h tous les 3 j. jusqu'au soulagement complet
Personne âgée ou de poids < 50 kg : doses diminuées
Grossesse : non
Allaitement : non

Effets secondaires :
Les effets habituels du fentanyl sont l'apparition d'une somnolence, d'une sécheresse de la bouche, de nausées, de vomissements qui disparaissent en cours de traitement. Peuvent survenir également une constipation, un ralentissement de la fréquence respiratoire, une excitation possible chez la personne âgée et parfois des hallucinations. Une dépendance physique et psychique peut s'installer d'autant plus vite que les doses sont élevées et le traitement prolongé. On a pu noter de manière exceptionnelle des réactions cutanées avec des rougeurs et des démangeaisons qui disparaissent après enlèvement du timbre adhésif.

Contre-indications :
Ce médicament est réservé à l'adulte. Le fentanyl et les adhésifs du dispositif peuvent provoquer une hypersensibilité chez certaines personnes qui ne devront plus en reprendre. Il n'est pas conseillé de calmer les douleurs post-chirurgicales avec le fentanyl ni d'en prescrire aux personnes souffrant de graves difficultés respiratoires ou aux femmes enceintes ou qui allaitent.

Délai d'action :
Le taux maximum de fentanyl dans le sang ainsi que sa pleine efficacité contre la douleur sont atteints en 24 à 72 heures. Après retrait du dispositif cutané, l'action du médicament se fait sentir encore pendant de nombreuses heures.

Signes de surdosage :
Le signe avant-coureur du surdosage est l'apparition d'une somnolence qui va s'accompagner d'une très forte contraction des pupilles, éventuellement d'une baisse de la tension artérielle et de la température centrale du corps.

Bon à savoir
Le dispositif cutané est appliqué sur une partie saine et non pileuse de la peau comme le bras ou le torse. Si cela est impossible, couper les poils (ne pas les raser pour ne pas irriter la peau), puis rincer à l'eau et non avec d'autres solutions. Appliquer immédiatement après l'ouverture du sachet en collant le centre du timbre adhésif en premier puis en se déplaçant vers la périphérie. Il est renouvelé tous les 3 jours en changeant le lieu d'application à chaque fois. Les dispositifs sont remis dans leur pochette plastique et redonnés au pharmacien qui se chargera de leur élimination car ils sont très toxiques. Il est conseillé de boire abondamment, de consommer des aliments riches en fibres (crudités, légumes) et de faire de l'exercice pour favoriser le fonctionnement intestinal et empêcher l'apparition d'une constipation.

DUSPATALIN
Antispasmodiques

15 % ; TFR

Prix : 2,48 € - 30 comprimés (100 mg)
4,43 € - 30 gélules (200 mg)
3,02 € - flacon (200 ml)
Équivalents ou génériques : Spasmopriv, Mébévérine EG, Mébévérine Merck, Mébévérine Qualimed, Mébévérine Zydus
Laboratoire : Solvay
DCI : *mébévérine*
Présentations/Composition : Cp. : 100 mg de mébévérine ; Gél. : 200 mg de mébévérine ; Susp. Buv. : 10 mg/ml de mébévérine

Indications : *Troubles fonctionnels digestifs*
Duspatalin est un traitement d'appoint des troubles fonctionnels du tube digestif et des voies biliaires.

Précautions/Interactions :
Ne pas utiliser sur de longues périodes sans avis médical.
Duspatalin peut être utilisé en cas de glaucome ou d'hypertrophie de la prostate.

Posologie :
Adulte : 2 Cp. 3 fois/j. ou 1 Gél. matin et soir
Enfant
< 3 ans : 1/2 c. à c. 3 fois/j.
4 à 8 ans : 1 c. à c. 3 fois/j.
9 à 10 ans : 2 c. à c. 3 fois/j.

Grossesse : non au 1ᵉʳ trimestre
Allaitement : non

Effets secondaires :
Duspatalin peut provoquer des nausées, des maux de tête et des vertiges.

Délai d'action :
Duspatalin est actif en 1 heure.

DYNASTAT
Antalgiques

H

Prix : Usage hospitalier
Équivalents ou génériques : Aucun
Laboratoire : Pharmacia
DCI : *parécoxib*
Présentations/Composition : Flacon : 20 mg ou 40 mg de parécoxib

Indications : *Douleur*
Dynastat est indiqué dans le traitement des douleurs postopératoires.

Précautions/Interactions :
La posologie habituelle de Dynastat est de une injection intraveineuse ou intramusculaire, renouvelée toutes les 6 à 12 heures selon l'intensité de la douleur.
La dose maximale par injection est de 40 mg, et de 80 mg par 24 heures.
Dynastat n'est pas recommandé chez l'enfant, pendant la grossesse (contre-indication absolue au cours du troisième trimestre), chez les personnes âgées et en cas d'insuffisance rénale, hépatique ou cardiaque.
En cas de nécessité, Dynastat peut être associé à des antalgiques opiacés, à condition de respecter les contre-indications et précautions d'emploi respectives.

Posologie :
Adulte : 1 à 4 Inj. en IM ou IV /j.
Enfant : non
Grossesse : non
Allaitement : non

Effets secondaires :
Dynastat peut être responsable de réactions allergiques, d'aggravation de syndromes d'insuffisances hépatique, rénale ou cardiaque, de troubles digestifs et cérébraux.

Contre-indications :
Dynastat est contre-indiqué en cas d'antécédents de bronchospasme, de rhinite allergique, et de réactions allergiques à la suite de la prise d'aspirine ou autres anti-inflammatoires. Dynastat est également contre-indiqué en cas d'insuffisance hépatique sévère, de maladie digestive hémorragique, d'insuffisance cardiaque sévère, d'accident vasculaire cérébral, ou d'obésité sévère (indice de masse corporelle supérieur à 30).
Les médicaments de la classe des coxibs sont contre-indiqués chez les patients présentant une maladie cardiaque (telle qu'une angine de poitrine, un infarctus du myocarde ou une insuffisance cardiaque) ou une maladie cérébro-vasculaire (antécédent d'accident vasculaire cérébral ou d'accident ischémique transitoire). Le médecin doit évaluer le risque cardiovasculaire avant toute prescription de Dynastat.

DYNEXANGIVAL
Anesthésiques

NR

Prix : Libre
Équivalents ou génériques : Aucun
Laboratoire : Kreussler
DCI : *lidocaïne*
Présentations/Composition : Tube de 10 g de gel : 100 mg de chlorhydrate de lidocaïne

Indications : *Aphtes, Irritations des gencives*
Dynexangival est un gel indiqué pour soulager les douleurs buccales provoquées par les aphtes, les blessures traumatiques de la bouche, des gencives, ou les irritations provoquées par les prothèses dentaires.

Précautions/Interactions :
Dynexangival est un gel dentaire qui est utilisé en applications gingivales ou buccales 4 à 6 fois par jour.
Le traitement doit être le plus court possible et ne pas excéder 5 jours.
Déposer une petite quantité de gel sur le doigt et masser la zone douloureuse en répartissant bien le gel.

Posologie :
Adulte : 4 à 6 Applic./j.
Enfant < 6 ans : à éviter
Grossesse : non
Allaitement : non

Dysalfa

Effets secondaires :
Exceptionnellement, Dynexangival peut être responsable de malaises (lipothymies), de réactions de nervosité, agitation, tremblements, troubles visuels, maux de tête, nausées, en cas de passage du produit anesthésique dans le sang.

Contre-indications :
Dynexangival est contre-indiqué en cas d'allergie aux anesthésiques locaux à base de lidocaïne.

DYSALFA
Médicaments de la prostate

30 % ; TFR
Prix : 8,23 € - 15 comprimés (1 mg)
14,87 € - 28 comprimés (5 mg)
Équivalents ou génériques : Hytrine, *Térazosine Biogaran*, *Térazosine Merck*, *Térazosine Téva*
Laboratoire : Solvay pharma
DCI : *térazosine*
Présentations/Composition : Cp. : 1 mg ou 5 mg de térazosine anhydre

Indications : *Hypertrophie de la prostate*
Dysalfa est un médicament du système nerveux sympathique, agissant sur les récepteurs alpha et qui a la propriété de provoquer un relâchement des fibres musculaires au niveau de la vessie, de l'urètre et de la prostate. Il est indiqué pour soulager les symptômes provoqués par une hypertrophie (ou un adénome) de la prostate.

Précautions/Interactions :
Le risque d'hypotension orthostatique provoqué par le médicament est plus important chez les patients âgés de plus de 65 ans.
En cas d'antécédent d'hypertension artérielle, Dysalfa peut provoquer une chute importante de tension artérielle, dans les heures qui suivent la prise du médicament. Les épisodes d'hypotension n'interdisent généralement pas la poursuite du traitement.
L'association de Dysalfa est déconseillée avec les autres alpha-bloquants et avec les antagonistes du calcium (nifédipine, bépridil, diltiazem).
Le traitement doit être arrêté en cas d'aggravation d'une angine de poitrine.
Signalez votre traitement en cas d'anesthésie générale.

Posologie :
Adulte : 1 à 2 Cp./j. en moyenne 5 mg/j.

Effets secondaires :
Dysalfa provoque une hypotension artérielle, accélération du rythme cardiaque, asthénie, somnolence, éruption cutanée, prurit, parfois une éjaculation rétrograde et une envie d'uriner plus fréquente.

Contre-indications :
Dysalfa est contre-indiqué en cas d'hypersensibilité au produit, en cas d'antécédents d'hypotension orthostatique et d'insuffisance hépatique sévère.

> ***Bon à savoir***
> *Commencer par un comprimé de 1 mg le soir au coucher puis augmentation progressive des doses en se conformant strictement à la prescription médicale. Après un arrêt de traitement pendant au moins 48 heures, il est nécessaire d'observer à nouveau un schéma posologique d'augmentation progressive des doses car une hypotension peut survenir à la reprise.*

EAU OXYGÉNÉE GIFRER
Antiseptiques

 NR

Prix : 2,53 € - flacon (250 ml)
2,03 € - flacon (125 ml)
3,03 € - dose (5 ml)
3,03 € - vaporisateur (125 ml)
Équivalents ou génériques : Eau oxygénée Faure, Eau oxygénée Gilbert
Laboratoire : Gifrer Barbezat
DCI : *peroxyde d'hydrogène*
Présentations/Composition : Flacon : 250 et 125 ml
Boîte de 16 doses à usage unique de 5 ml
Vapo. : 125 ml

Indications : *Désinfection cutanée*
L'eau oxygénée est faiblement antiseptique mais possède un effet de nettoyage sur les plaies grâce à son effervescence et stoppe les hémorragies capillaires des petites lésions superficielles.

Précautions/Interactions :
Utiliser l'eau oxygénée sur la peau et non sur les muqueuses, notamment génitales. En cas de contact avec les yeux, rincer abondamment.
L'emploi simultané d'autres antiseptiques risque d'annuler les effets du produit.
Cet antiseptique ne convient pas pour désinfecter la peau avant une injection.

Posologie :
Adulte et enfant : plusieurs Applic./j.
Grossesse : oui
Allaitement : ne pas utiliser sur les seins

Effets secondaires :
Des picotements ou des sensations de brûlures peuvent survenir.

Contre-indications :
Ce produit ne doit pas être mis au contact des yeux.

> **Bon à savoir**
> Un antiseptique pouvant être contaminé par des germes dès son ouverture, il doit être conservé peu de temps. Le flacon doit être conservé à l'abri de la lumière et de la chaleur.

EBIXA
Anti-démence

 15 %

Prix : 73,23 € - 56 comprimés (10 mg)
73,23 € - 28 comprimés (20 mg)
83,99 € - flacon (50 g)
Équivalents ou génériques : Aucun
Laboratoire : Lundbeck
DCI : *mémantine*
Présentations/Composition : Cp. : 10 et 20 mg
Flacon : 50 g (10 mg/g)

Indications : *Maladie d'Alzheimer*
Ebixa est indiqué pour le traitement des formes sévères de la maladie d'Alzheimer.

Précautions/Interactions :
Le traitement doit être commencé et suivi sous la surveillance d'un médecin spécialiste.
La dose quotidienne maximale du traitement est de 20 mg. Cette dose doit être obtenue par paliers successifs de 5 mg de une semaine.
Pendant la première semaine, le traitement est administré en une prise quotidienne, puis en 2 prises quotidiennes à partir de la 2e semaine.
L'association d'Ebixa à des médicaments tels que amantadine, kétamine ou dextrométhorphane doit être évitée en raison du risque fréquent d'apparition d'effets secondaires indésirables.
Ebixa doit être associé avec prudence à des médicaments contenant cimétidine, ranitidine, procaïnamide, quinidine, quinine et nicotine.

Posologie :
Adulte : 1 à 2 Cp./j. (dose maxi 20 mg/j.)
Enfant : non
Grossesse : non
Allaitement : non

Effets secondaires :
Ebixa peut être responsable de maux de tête, confusion mentale, infection et incontinence urinaires, troubles digestifs, troubles de l'équilibre, hallucinations et hypertonie musculaire.

Contre-indications :
Ebixa est contre-indiqué en cas d'insuffisance rénale sévère, et doit être utilisé avec prudence en cas d'épilepsie, infarctus du myo-

carde, hypertension artérielle et infection urinaire sévère.

Signes de surdosage :
En cas de surdosage, Ebixa provoque un état d'agitation, avec hallucination, signes de psychose, somnolence et état de stupeur.

> *Bon à savoir*
> *Ebixa doit être administré par voie orale 2 fois par jour. Les comprimés peuvent être pris pendant ou en dehors des repas, avec un peu d'eau. Pour que ce médicament soit efficace, il doit être pris tous les jours, de préférence sous contrôle d'un proche du patient.*

ECALTA
Antifongique

Prix : Usage hospitalier
Équivalents ou génériques : Aucun
Laboratoire : Pfizer
DCI : *anidulafungine*
Présentations/Composition : Flacon de 30 g de Poud. : 100 mg d'anidulafungine
Indications : *Candidose*
Ecalta est réservé au traitement des candidoses profondes et disséminées.

Précautions/Interactions :
La posologie habituelle est de 200 mg en injection intraveineuse le premier jour, puis de 100 mg par jour, pendant 35 jours au maximum.
Ce traitement ne peut être prescrit et instauré que par un spécialiste des maladies fongiques, dans le cadre hospitalier.

Posologie :
Adulte : 100 mg/j.
Enfant et adolescent < 18 ans : non
Grossesse : oui, si nécessaire
Allaitement : oui, si nécessaire

Effets secondaires :
Ecalta peut parfois être responsable de troubles cutanés (éruption, prurit, urticaire), de bouffées de chaleur, de convulsions et maux de tête, de troubles digestifs (nausées, vomissements, diarrhées) et hépatiques.

Contre-indications :
Ecalta est contre-indiqué en cas d'hypersensibilité à l'anidulafungine.

ECLARAN
Antiacnéiques

 30 %

Prix : 2,95 € - gel 5 %, tube (45 g)
2,95 € - gel 10 %, tube (45 g)
Équivalents ou génériques : Curaspot, Cutacnyl, Effacné, Pannogel, Panoxyl
Laboratoire : Pierre Fabre
DCI : *peroxyde de benzoyle*
Présentations/Composition : Eclaran 5 Gel : tube 45 g
Eclaran 10 Gel : tube 45 g

Indications : *Acné*
Le peroxyde de benzoyle est un antioxydant puissant qui possède des propriétés antiseptiques et anti-inflammatoires en réduisant le nombre de bactéries cutanées. Il diminue également la production de sébum par la peau. Il est indiqué dans le traitement de l'acné vulgaire et notamment de l'acné juvénile débutante ou de l'acné des peaux fragiles. Il est aussi utilisé en cures d'entretien d'acnés stabilisées.

Précautions/Interactions :
Pour ne pas irriter la peau, ne pas dépasser 2 lavages par jour au savon et utiliser un shampooing doux. L'application de parfums ou de lotions alcoolisées sur le visage est à éviter.
Un écran solaire total est nécessaire pendant tout le traitement. Si une journée au soleil est prévue, l'application du gel ou des tampons sera suspendue la veille, le jour même et le lendemain. La réexposition au soleil doit être prudente et progressive après le traitement.
En cas de contact accidentel avec les yeux, la bouche, les narines ou les muqueuses, bien se rincer à l'eau. Il est déconseillé d'associer simultanément plusieurs préparations locales antiacnéiques différentes ou d'appliquer le produit sur une plaie ou une lésion cutanée.

Posologie :
Adulte et adolescent
Traitement d'attaque : 1 Applic./j. tous les 2 ou 3 j. pendant 3 mois
Traitement d'entretien : puis 1 Applic. tous les 2 ou 3 j.
Grossesse : après avis médical
Allaitement : après avis médical

Effets secondaires :
Une sensation de cuisson, des rougeurs, des poussées pustuleuses peuvent survenir imposant l'arrêt du traitement si elles persistent. Une sensibilité accrue aux UV est possible.

Contre-indications :
Une allergie aux peroxydes (eau oxygénée) contre-indique le traitement.

Délai d'action :
Une période contraignante avec des irritations et des poussées pustuleuses peut survenir le 1er mois. Une phase d'accoutumance avec amélioration de la peau survient vers la 6e semaine et les résultats les plus importants se situent aux environs de la 12e à 14e semaine de traitement.

> **Bon à savoir**
> Ce produit s'utilise 15 minutes après la toilette, sur une peau sèche. Le gel est appliqué du bout des doigts en légers massages jusqu'à pénétration complète du produit et sans laisser de couche sur la peau. Le tube doit être bien refermé après usage et conservé à une température inférieure à 25 °C. Attention, les peroxydes peuvent entraîner une décoloration des vêtements, des serviettes ou de la literie.

EDEX
Médicaments de la dysfonction érectile

30 %
Prix : 24,44 € - 2 cartouches (10 µg)
24,44 € - 2 cartouches (20 µg)
Équivalents ou génériques : Caverject
Laboratoire : Schwarz
DCI : *alprostadil*
Présentations/Composition : Sol. Inj. : 5 ou 10 ou 20 µg d'alprostadil

Indications : *Impuissance*
Edex est une prostaglandine qui a un effet relaxant rapide sur les muscles lisses et les parois artérielles, et provoque en particulier une érection. Il est indiqué en injection locale pour le traitement de l'impuissance.

Précautions/Interactions :
Edex est déconseillé en cas d'antécédent d'accident cardio-vasculaire dans les 3 mois précédant le traitement. Il ne faut pas utiliser Edex plus de 2 fois par semaine, et toujours laisser au moins 24 heures d'intervalle entre 2 injections.
L'association d'Edex est déconseillée avec les anticoagulants, les vasodilatateurs et les antihypertenseurs.
L'injection intrapénienne nécessite un apprentissage, auprès du médecin ou d'un centre spécialisé. Il est fortement recommandé de respecter la prescription et de consulter régulièrement le médecin afin de prévenir l'apparition d'effets secondaires.

Posologie :
Adulte : 1 Inj. intrapénienne de 5 à 20 µg maxi 2 Inj./Sem.

Effets secondaires :
Edex provoque une douleur au point d'injection et peut être responsable d'hypotension artérielle, maux de tête, vertiges, troubles du rythme cardiaque. Edex peut provoquer une érection prolongée et douloureuse ainsi qu'un nodule fibreux au point d'injection.

Contre-indications :
Edex est contre-indiqué en cas d'hypersensibilité aux prostaglandines, chez les sujets prédisposés au priapisme, et chez les patients dont l'épouse est enceinte ou susceptible de l'être, en raison du passage d'alprostadil dans le sperme.

Signes de surdosage :
Le surdosage peut être responsable d'un priapisme (érection douloureuse de plus de 3 heures) nécessitant une hospitalisation et un traitement en urgence. Le surdosage peut aussi être suspecté en cas d'apparition d'un état dépressif, d'une diarrhée ou de troubles de la respiration.

Délai d'action :
L'action d'Edex se manifeste en 10 à 15 minutes et dure environ 1 heure.

> **Bon à savoir**
> Edex est un produit efficace, mais d'utilisation peu pratique en raison de la nécessité de faire une injection intrapénienne. Il est à conserver au réfrigérateur.

Les médicaments doivent être conservés hors de portée des enfants.

ÉDUCTYL
Laxatifs

🗊 30 %

Prix : 2,17 € - 12 suppositoires adulte (4 g)
1,98 € - 12 suppositoires enfant (2 g)
Équivalents ou génériques : Aucun
Laboratoire : Techni
DCI : *tartrate de potassium, bicarbonate de sodium*
Présentations/Composition : Suppos. adulte : 1,15 g de tartrate acide de potassium et 0,70 g de bicarbonate de sodium
Suppos. enfant : 0,575 g de tartrate acide de potassium et 0,35 g de bicarbonate de sodium

Indications : *Constipation*
Éductyl libère du gaz carbonique dans le rectum et provoque ainsi un réflexe de défécation. Il est indiqué pour les traitements ponctuels de la constipation.

Précautions/Interactions :
Le traitement avec Éductyl est toujours un traitement de courte durée.
Il est également utilisé pour la préparation des examens endoscopiques du rectum.
Éductyl est un traitement qui ne dispense pas de suivre les règles habituelles de prévention de la constipation : boire beaucoup d'eau, manger des fruits et des légumes, avoir une activité physique régulière.

Posologie :
Adulte : 1 Suppos. quelques mn avant défécation
Enfant : 1 Suppos. enfant quelques mn avant défécation

Effets secondaires :
Éductyl provoque parfois des brûlures anales et une inflammation du rectum.

Contre-indications :
Éductyl est contre-indiqué en cas d'hémorroïdes, de fistule anale et maladies inflammatoires du côlon (maladie de Crohn, rectocolite).

Délai d'action :
L'effet sur la constipation se manifeste en quelques minutes.

EFFEDERM
Antiacnéiques

🗊 30 %

Prix : 3,10 € - crème, tube (30 g)
4,82 € - lotion, flacon (50 ml)
Équivalents ou génériques : Différine, Locacid, Retacnyl
Laboratoire : CS
DCI : *trétinoïne*
Présentation/Composition : Crème : tube 30 g
Lotion : flacon 50 ml (1 dose = 14 ml)

Indications : *Acné*
Ce médicament diminue la rétention du sébum par la peau. Il est indiqué dans le traitement de l'acné juvénile, des acnés associées à des comédons ou des microkystes, ainsi que dans la maladie de Favre et Racouchot qui provoque une perte d'élasticité de la peau associée à des comédons ou des microkystes.

Précautions/Interactions :
Pour ne pas irriter la peau, ne pas dépasser 2 lavages par jour au savon et utiliser un shampooing doux. L'application de parfums ou de lotions alcoolisées sur le visage est à éviter.
Un écran solaire total est nécessaire pendant tout le traitement. Si une journée au soleil est prévue, l'application du gel ou des tampons sera suspendue la veille, le jour même et le lendemain. La réexposition au soleil doit être prudente et progressive après le traitement.
En cas de contact accidentel avec les yeux, la bouche, les narines ou les muqueuses, bien se rincer à l'eau. Il est déconseillé d'associer simultanément plusieurs préparations locales antiacnéiques différentes.

Posologie :
Adulte et adolescent : 1 Applic./j tous les 2 ou 3 j. pendant 3 mois en traitement d'attaque puis 1 Applic. tous les 2 ou 3 j.
Grossesse : oui 2e et 3e trimestres
Allaitement : non

Effets secondaires :
Une sensation de cuisson, des rougeurs, des poussées pustuleuses peuvent survenir. Une sensibilité accrue aux UV est systématique.

Contre-indications :
Effederm est contre-indiqué en cas d'allergie à l'un des constituants.

Délai d'action :
Une période contraignante avec des irritations et des poussées pustuleuses peut survenir le premier mois. Une phase d'accoutumance avec amélioration de la peau survient vers la 6e semaine et les résultats les plus importants se situent aux environs de la 12e à 14e semaine de traitement.

Bon à savoir
Ce produit s'utilise 15 minutes après la toilette, sur une peau sèche. La crème est à appliquer du bout des doigts en légers massages jusqu'à pénétration complète du produit et sans laisser de couche sur la peau. La lotion doit être déposée sur un tampon à démaquiller. Il est conseillé d'utiliser de 1 à 6 doses selon la surface à traiter. Le tampon est jeté après usage. Bien se rincer les mains après application. Le tube doit être bien refermé après usage et conservé à une température inférieure à 25 °C.

EFFERALGAN VITAMINE C
Antalgiques

NR
Prix : 1,94 € - 20 comprimés
Équivalents ou génériques : Actron, Céfaline hauth, Claradol 500 caféine, Fervex, Sédarène
Laboratoire : Bristol-Myers Squibb
DCI : *paracétamol, acide ascorbique*
Présentations/Composition : Cp. effervescent : paracétamol 330 mg ; acide ascorbique (vit. C) 200 mg

Indications : *Douleur, Fièvre*
L'Efferalgan vitamine C associe le paracétamol, utilisé dans le traitement symptomatique de la fièvre et des douleurs (maux de tête, douleurs dentaires, osseuses, musculaires) et la vitamine C (ou acide ascorbique) qui est recommandée contre les états de fatigue. L'Efferalgan vitamine C est prescrit pour combattre la fièvre et les douleurs notamment quand elles sont accompagnées d'un syndrome grippal.

Précautions/Interactions :
Ce médicament, réservé aux adultes et aux enfants de plus de 8 ans (ou plus de 25 kg), n'est pas à utiliser de façon prolongée sans avis médical. Les prises sont espacées d'au moins 4 heures. La posologie maximale de paracétamol pour un adulte est de 3 g/j. et de 60 mg/kg/j. pour un enfant.
Respecter les posologies car l'excès de vitamine C (supérieur à 1 g/j.) peut provoquer des calculs rénaux. Chez les personnes souffrant d'une maladie enzymatique (déficit en G6 PD), les prises supérieures à 1 g/j. de vitamine C peuvent provoquer une destruction des globules rouges (hémolyse).
En cas de d'insuffisance rénale, il faut espacer les prises d'au moins 8 heures.

Posologie :
Adulte : 1 à 2 Cp. à renouveler toutes les 4 h (9 Cp. maxi/j.)
Enfant
de 8 à 10 ans (25 à 30 kg) : 1 Cp. à renouveler toutes les 6 heures (5 Cp. maxi/j.)
de 10 à 12 ans (30 à 35 kg) : 1 à 2 Cp. à renouveler toutes les 6 heures (6 Cp. maxi/j.)
de 12 à 15 ans (35 à 50 kg) : 1 à 2 Cp. à renouveler toutes les 6 heures (7 Cp. maxi/j.)
Grossesse : oui
Allaitement : oui

Effets secondaires :
On a décrit de rares cas d'accidents allergiques à type de rougeur de la peau et urticaire qui nécessitent l'arrêt du traitement. Exceptionnellement, une chute du nombre de plaquettes dans le sang peut survenir. Risque de calculs rénaux pour des consommations prolongées de vitamine C supérieures à 1 g/j.

Contre-indications :
Ce médicament est adapté aux adultes et aux enfants de plus de 8 ans. Les personnes souffrant d'hypersensibilité au paracétamol ou de maladies graves du foie ne doivent pas prendre ce médicament.
Les personnes suivant un régime sans sel ne peuvent pas prendre ce médicament car il en contient une quantité importante.
À dose habituelle, le paracétamol peut être prescrit pendant la grossesse et l'allaitement.

Délai d'action :
Après absorption, l'effet se fait ressentir rapidement en 15 à 30 minutes.

Signes de surdosage :
Le surdosage provoque des nausées, vomissements, perte d'appétit, pâleur, douleurs abdominales. Un surdosage massif peut provoquer exceptionnellement une insuffisance hépatique.

Bon à savoir

Ne pas donner aux enfants de moins de 8 ans. Faire dissoudre entièrement le comprimé effervescent dans un grand verre d'eau avant de l'avaler (risque de distension gastrique s'il est avalé directement). Pour les enfants, rajouter éventuellement du sirop pour masquer le goût salé du médicament. Il est possible d'utiliser Efferalgan vitamine C pendant la grossesse et l'allaitement.

EFFEXOR
Antidépresseur

65 %

Prix : 19,33 € - 30 gélules
Équivalents ou génériques : Venlafaxine Actavis, Venlafaxine Almus, Venlafaxine Alter, Venlafaxine Arrow, Venlafaxine Biogaran, Venlafaxine Bluefish, Venlafaxine Bouchara, Venlafaxine Cristers, Venlafaxine EG, Venlafaxine Evolugen, Venlafaxine Isomed, Venlafaxine Mylan, Venlafaxine Qualimed, Venlafaxine Ratiopharm, Venlafaxine Sandoz, Venlafaxine Téva, Venlafaxine Wyeth, Venlafaxine Winthrop
Laboratoire : Wyeth
DCI : *venlafaxine*
Présentations/Composition : Gél. : 37,5 ou 75 mg de venlafaxine

Indications : *Dépression*
Ce médicament est indiqué pour le traitement des épisodes dépressifs majeurs, de l'anxiété, des phobies et des attaques de panique.

Précautions/Interactions :
La posologie initiale est de 75 mg en une prise quotidienne puis elle doit être évaluée régulièrement et adaptée, jusqu'à la dose maximale de 375 mg par jour, par paliers de quelques jours à quelques semaines.
Dans la plupart des cas, le traitement dure plusieurs mois et doit être interrompu progressivement.
En cas d'insuffisance hépatique ou rénale, le traitement doit être commencé à la dose de 37,5 mg par jour.
Pour les troubles anxieux ou les attaques de panique, la posologie initiale est généralement de 37,5 mg par jour qui peut être augmentée progressivement jusqu'à 225 mg par jour.

Effexor doit être utilisé avec précaution en cas d'hypertension oculaire, de glaucome, d'hypertension artérielle, d'insuffisance cardiaque et de troubles du rythme cardiaque.
Ce médicament peut aggraver les saignements, en particulier chez les patients traités par médicaments anticoagulants ou antiagrégants plaquettaires.
Il peut augmenter le cholestérol sanguin et provoquer une sécheresse buccale.
Effexor n'est pas recommandé dans le cadre du traitement de l'obésité.

Posologie :
Adulte : 37,5 à 375 mg/j.
Enfant et adolescent < 18 ans : non
Grossesse : non
Allaitement : non

Effets secondaires :
Effexor peut être responsable de suicide ou d'aggravation d'idées suicidaires, jusqu'à l'amélioration du syndrome dépressif ou anxieux, nécessitant une surveillance attentive, surtout en début de traitement et chez les patients qui ont évoqué antérieurement des idées suicidaires.
Effexor peut également être responsable d'un syndrome dit sérotoninergique, avec altération de l'état mental (agitation, hallucinations, coma), troubles végétatifs (tachycardie, fièvre), troubles musculaires et gastro-intestinaux. Il peut aggraver un glaucome, une hypertension artérielle, une épilepsie préexistante.

Contre-indications :
Effexor est contre-indiqué en cas d'hypersensibilité à la venlafaxine, en cas de traitement antidépressif concomitant à base d'IMAO ou d'antibiotiques comme linezolide.

EFFIPREV
Contraceptifs

NR ; TFR

Prix : Libre
Équivalents ou génériques : Adépal, Amarance, Cilest, Daily, Ludéal, Minidril, Triella, Trinordiol
Laboratoire : Effik
DCI : *norgestimate, éthinylestradiol*
Présentations/Composition : Cp. : 0,250 mg de norgestimate et 0,035 mg d'éthinylestradiol

Indications : *Contraception orale*
Effiprev est un contraceptif estroprogestatif minidosé utilisé pour la contraception orale et le traitement des dysménorrhées.

Précautions/Interactions :
Au contraire des pilules de première génération, « normodosées » - qui peuvent être prises à n'importe quelle heure de la journée - les « minipilules » doivent être prises tous les jours à heure fixe.
La prise d'Effiprev exige de faire un examen clinique, un bilan avec dosage du sucre et des graisses dans le sang, frottis cervical, mammographie.
Effiprev doit être arrêté en cas de survenue d'effets secondaires. Selon leur importance, il faut changer de « pilule » ou choisir un autre moyen de contraception (préservatif, stérilet).
La survenue de maux de tête inhabituels, d'une élévation de la tension artérielle ou de troubles oculaires nécessite d'arrêter la prise d'Effiprev.
En cas de vomissements, il est prudent de reprendre un comprimé pour s'assurer de la couverture contraceptive.
Il n'y a aucune raison d'utiliser Effiprev pendant la grossesse, mais si la prise a été prolongée pendant les premières semaines de grossesse alors que celle-ci n'était pas encore connue, il n'y a aucun risque pour l'enfant ni pour la mère.
Effiprev est contre-indiqué avec ritonavir et est déconseillé avec les anticonvulsivants, griséofulvine, rifabutine, rifampicine.
En cas d'intervention chirurgicale, il est préférable d'interrompre la pilule un mois avant la date prévue.
La prise de la pilule est fortement déconseillée chez les femmes de plus de 40 ans, en cas d'obésité ou de tabagisme important.

Posologie :
Adulte : 1 Cp./j. pendant 21 j. puis arrêt 7 j.

Effets secondaires :
Effiprev provoque fréquemment nausées, prise de poids, maux de tête, douleurs des seins, irritabilité, symptômes dépressifs, jambes lourdes, acné, séborrhée, saignements intermenstruels ou absence de règles, candidose vaginale, diminution de libido, irritation oculaire par les lentilles de contact, sans que ces symptômes nécessitent une interruption du traitement. Il provoque aussi hypertension artérielle, accidents vasculaires cérébraux, ictères, hypercholestérolémies ou hypertriglycéridémies, diabète, tumeurs mammaires, qui nécessitent toujours l'arrêt du traitement. Effiprev est souvent responsable d'une augmentation du risque de calculs biliaires. Après l'arrêt de la pilule, une période d'absence de règles de quelques mois est possible, nécessitant de faire un bilan clinique et biologique en cas de persistance.

Contre-indications :
Effiprev est contre-indiqué en cas d'antécédents de cancer du sein et de maladies thromboemboliques, hypertension artérielle, maladies des coronaires ou des valves cardiaques, tumeurs de l'utérus, hémorragies génitales inexpliquées, maladie hépatique, insuffisance rénale, migraines importantes.

En cas d'oubli :
En cas d'oubli de moins d'une journée, prendre immédiatement le comprimé oublié. En cas d'oubli prolongé, il est préférable d'arrêter le traitement, d'utiliser un autre moyen de contraception (préservatif) et de reprendre le traitement lors des règles suivantes.

> **Bon à savoir**
> *Effiprev est un contraceptif efficace présentant peu de risques, à condition de respecter les règles de sécurité. Les accidents vasculaires dus à la pilule sont favorisés par le tabagisme, l'obésité et les varices.*

EFFORTIL
Antihypotenseurs

NR
Prix : Libre
Équivalents ou génériques : Aucun
Laboratoire : Boehringer Ingelheim
DCI : *étiléfrine*
Présentations/Composition : Sol. Buv. : 5 mg (10 Gttes)
Sol. Inj. : 10 mg/Amp.

Indications : *Hypotension orthostatique*
Effortil augmente le débit cardiaque et élève la tension artérielle. Il est utilisé pour prévenir l'hypotension orthostatique.

Précautions/Interactions :
L'injection intraveineuse d'Effortil nécessite de surveiller la tension artérielle et le rythme cardiaque.
Son utilisation est déconseillée en association avec les anesthésiques, les antidépresseurs imi-

praminiques et IMAO, le brétylium, la guanéthidine, les médicaments à base de réserpine.
Attention : Effortil peut positiver les tests antidopage.

Posologie :
Adulte : 25 Gttes 3 fois/j. ou 1 Amp. Inj. en Perf. IV
Grossesse : non
Allaitement : non

Effets secondaires :
Effortil provoque des crises de tachycardie (palpitations) et des maux de tête. Les sulfites de la solution buvable peuvent provoquer des réactions allergiques.

Contre-indications :
Effortil est contre-indiqué en cas d'hypertension artérielle, chez les patients présentant une angine de poitrine ou une hyperthyroïdie, une allergie connue aux sulfites, ainsi que pendant la grossesse et l'allaitement.

Délai d'action :
L'effet sur la tension artérielle se manifeste 20 à 30 minutes après la prise.

En cas d'oubli :
Prendre immédiatement le comprimé oublié sans dépasser la dose journalière prescrite.

Signes de surdosage :
Il provoque une hypertension artérielle, des céphalées et des palpitations nécessitant une surveillance en milieu spécialisé.

> **Bon à savoir**
> Effortil est un traitement classique de l'hypotension orthostatique, aussi bien en traitement de fond qu'en traitement d'urgence. Mais il ne doit être utilisé que sur prescription médicale, lorsque l'hypotension est invalidante ou source d'éventuels accidents.

EFIENT
Antiagrégant plaquettaire

 65 %
Prix : 56,04 € - 30 comprimés (10 mg)
Équivalents ou génériques : Aucun
Laboratoire : Lilly
DCI : *prasugrel*
Présentations/Composition : Cp. : 10 mg de prasugrel

Indications : *Prévention de la thrombose artérielle*
Efient est indiqué, en cas d'association avec l'acide acétylsalicylique, pour la prévention de la thrombose chez les patients qui présentent un angor instable ou un infarctus du myocarde.

Précautions/Interactions :
La posologie initiale habituelle est de 60 mg en une seule prise, suivie d'une administration de 10 mg par jour, pendant 12 mois.
Chez les patients de plus de 75 ans, ce médicament n'est pas recommandé, ou avec une dose réduite (5 mg).
Ce médicament peut être utilisé en cas d'insuffisance hépatique modérée ou rénale.
Efient doit être utilisé avec précaution en cas de traumatisme récent ou de risque d'hémorragie.
Efient doit être utilisé avec précaution dans les populations asiatiques.

Posologie :
Adulte : 10 mg/j.
Enfant et adolescent < 18 ans : non
Grossesse : non
Allaitement : non

Effets secondaires :
Efient peut être responsable d'une éruption cutanée et de saignements qui conduisent à l'arrêt du traitement.

Contre-indications :
Efient est contre-indiqué en cas de réaction allergique, d'hémorragie, d'accident vasculaire cérébral, d'insuffisance hépatique sévère, chez les sujets âgés sauf nécessité absolue, et en cas de faible poids (patients de moins de 60 kg).

En cas d'oubli :
Prendre le comprimé immédiatement sauf si vous êtes près de l'heure à laquelle vous prenez habituellement votre médicament. Ne prenez pas une double dose pour compenser l'oubli.

EFUDIX
Antinéoplasiques

 65 %
Prix : 26,93 € - tube de crème (20 g)
50,23 € - tube de crème (40 g)
Équivalents ou génériques : Aucun

Laboratoire : CSP
DCI : *fluorouracile*
Présentations/Composition : Crème : tube de 20 ou 40 g contenant 1 ou 2 g de fluorouracile

Indications : *Condylomes, Lésions précancéreuses cutanées*

Efudix est indiqué dans le traitement des condylomes génitaux, des kératoses préépithéliomateuses, ainsi que de l'érythroplasie de Queyrat (carcinome de la verge) et de la maladie de Bowen quand la chirurgie est impossible.

Précautions/Interactions :

La dose habituelle du traitement est de 1 à 2 applications par jour pendant 4 semaines au maximum.
Efudix doit être appliqué sur la lésion, en couche mince, en évitant la peau saine, les muqueuses ou l'œil. Il est recommandé de se laver les mains après usage et après application, de recouvrir la lésion d'un pansement occlusif.
En cas de contact avec les muqueuses ou l'œil, rincer abondamment à l'eau.
Ne pas exposer les zones traitées au soleil.
L'application du produit entraîne normalement une réaction inflammatoire, puis une destruction de la lésion cutanée, avec formation d'un ulcère et d'une zone de nécrose. Ensuite, la lésion se ferme progressivement laissant éventuellement une zone hyperpigmentée. En cas de réaction nécrotique trop rapide ou douloureuse, diminuer les doses et leur fréquence d'application.

Posologie :
Adulte : 1 à 2 Applic./j.
Enfant : non
Grossesse : non
Allaitement : non

Effets secondaires :
Efudix peut être responsable de réactions inflammatoires locales avec douleurs, prurit et brûlure, surtout en cas d'application sur la peau saine. Dans ce cas, diminuer la dose ou interrompre le traitement pendant quelques jours.

Contre-indications :
Efudix est contre-indiqué en cas d'hypersensibilité aux composants.

ELAVIL
Antidépresseurs

 65 %

Prix : 4,40 € - 60 comprimés (25 mg)
Équivalents ou génériques : Défanyl, Laroxyl, Ludiomil, Quitaxon, Surmontil
Laboratoire : Substipharm
DCI : *amitriptyline*
Présentations/Composition : Cp. : 25 mg

Indications : *États dépressifs, Prévention des attaques de panique, Douleur rebelle*

Les antidépresseurs sont des stimulants de l'humeur qui permettent de traiter la tristesse des dépressions nerveuses. Ils agissent sur les centres nerveux du cerveau par l'intermédiaire des neuromédiateurs en régulant leur activité. Les antidépresseurs imipraminiques sont réputés être parmi les plus efficaces dans les états dépressifs de toute nature, dans la prévention des rechutes de psychose maniaco-dépressive, d'attaque de panique ou de phobies. Elavil est également indiqué dans le traitement de violentes douleurs comme les névralgies faciales et d'autres douleurs d'origine neurologique. Il est également efficace dans l'énurésie ou les crises de terreur nocturne de l'enfant.

Précautions/Interactions :

Une surveillance attentive du traitement est nécessaire en cas d'épilepsie, de maladies cardiovasculaires, d'insuffisance coronarienne, rénale ou hépatique et en cas de dysfonctionnement thyroïdien.
Le traitement est mis en route progressivement puis la dose efficace est stabilisée pendant 4 à 6 mois minimum. Le médecin choisit ensuite de poursuivre ou d'interrompre l'antidépresseur en fonction des symptômes. Dans ce cas, l'arrêt doit se faire progressivement et se dérouler sur 1 mois environ.
Les autres antidépresseurs sont contre-indiqués. L'alcool, les amphétamines, la clonidine, la guanéthidine, l'oxaflozane, l'oxitriptan, le rilménidine sont déconseillés. Les anesthésiants locaux à l'adrénaline, les anticholinergiques, les anticonvulsivants, les antihypertenseurs, le baclofène et les dépresseurs du système nerveux central sont à utiliser avec précautions et surveillance.

Eligard

En début ou en fin de traitement, les antidépresseurs sont souvent associés à des anxiolytiques ou à des somnifères, car l'action excitante des antidépresseurs peut provoquer une insomnie ou un état d'agitation et des crises d'angoisse qui peuvent parfois conduire au suicide.

Posologie :
Adulte : 25 à 150 mg/j. (250 mg/j. maxi)
Enfant > 4 ans : 10 à 30 mg/j.
Grossesse : après avis médical
Allaitement : non

Effets secondaires :
Une bouche sèche, une constipation, des troubles de la vision, une augmentation de la fréquence cardiaque, une rétention urinaire en cas d'adénome de la prostate, des insomnies et de l'anxiété, des confusions mentales, une prise de poids, un retard à l'éjaculation, une impuissance ou une frigidité, des sueurs, des troubles du rythme cardiaque, des éruptions cutanées allergiques peuvent survenir au cours du traitement.

Contre-indications :
Le glaucome par angle fermé, l'adénome de la prostate et l'allergie connue aux imipraminiques contre-indiquent la prise de cet antidépresseur.

Délai d'action :
Le délai d'action des antidépresseurs varie de 7 jours à 4 voire 6 semaines après la mise en route du traitement.

En cas d'oubli :
Reprendre les comprimés sans dépasser la dose quotidienne.

Signes de surdosage :
L'intoxication aiguë aux imipraminiques provoque des vertiges, des difficultés à se tenir debout ou à prononcer les mots, des tremblements, puis un coma avec un risque de troubles du rythme cardiaque pouvant conduire au décès. Une hospitalisation en urgence est alors nécessaire.

Bon à savoir
Au cours des dépressions nerveuses, une hospitalisation est parfois nécessaire car le changement d'humeur provoqué par le médicament est parfois trop rapide, avec un risque de suicide accru, nécessitant une surveillance et un traitement complémentaire à base d'anxiolytiques, de somnifères et dans certains cas de neuroleptiques.

ELIGARD
Traitements hormonaux anticancéreux

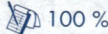 100 %
Prix : 124 € - 1 seringue (7,5 mg)
333,04 € - 1 seringue (22,5 mg)
635,90 € - 1 seringue (45 mg)
Équivalents ou génériques : Aucun
Laboratoire : Astellas
DCI : *leuproréline acétate*
Présentations/Composition : 1 seringue contenant 9,7 mg ou 26,9 mg de leuproréline

Indications : *Cancer de la prostate*
Eligard est indiqué dans le traitement du cancer de la prostate avancé hormonodépendant.

Précautions/Interactions :
La posologie d'Eligard est d'une injection sous-cutanée, 3 fois par mois.
Le traitement doit être continué à long terme, sans interruption en cas de rémission du cancer.
La surveillance du traitement est assurée par le contrôle du taux de PSA et éventuellement du taux de testostérone sanguin en début de traitement. Ce taux augmente pendant les premières semaines du traitement pour diminuer ensuite à un niveau égal à celui d'une castration.
L'administration du médicament doit être faite uniquement par voie sous-cutanée, en changeant les sites d'injection.
Ce traitement doit être utilisé avec précaution en cas de métastase, de maladie endocrinienne testiculaire, en cas de diabète, obésité, tabagisme, en raison du risque important d'ostéoporose.
En cas de non-amélioration des symptômes de la maladie, il est inutile de poursuivre le traitement.

Posologie :
Adulte : 1 Inj. SC/mois (7,5 mg) ou 1 Inj. SC/3 mois (22,5 mg)
Enfant : non
Femme : non

Effets secondaires :
Eligard est responsable de nombreux effets secondaires, locaux et généraux. Il peut être responsable de fièvre et de fatigue, mais aussi

de nombreux effets adverses au niveau de la peau, des os (ostéoporose et risque de fractures), de l'appareil pulmonaire et cardiovasculaire, du système nerveux et de l'appareil urinaire (risque d'obstruction urinaire).

Contre-indications :
Eligard est contre-indiqué en cas d'hypersensibilité à la leucoproréline, chez les patients ayant subi précédemment une orchidectomie (castration chirurgicale). Il ne doit pas être utilisé en monothérapie chez les patients atteints de cancer de la prostate avec compression médullaire ou métastases vertébrales. Il est contre-indiqué chez les femmes et les enfants.

ÉLIXIR PARÉGORIQUE GIFRER
Antidiarrhéiques

 NR

Prix : Libre
Équivalents ou génériques : Élixir parégorique Lipha
Laboratoire : Gifrer & Barbezat
DCI : *opium*
Présentations/Composition : Sol. Buv. : 50 g de teinture benzoïque d'opium, 250 mg d'acide benzoïque, 250 mg d'essence d'anis, 100 mg de camphre pour 100 g

Indications : *Diarrhée*
Élixir parégorique est indiqué pour le traitement des diarrhées aiguës et chroniques.

Précautions/Interactions :
Élixir parégorique est un traitement de la diarrhée qui doit toujours être associé à une réhydratation en cas de perte en eau importante. Un traitement de 2 jours est généralement suffisant.
Élixir parégorique est interdit chez l'enfant de moins de 6 ans.
Élixir parégorique appartient à la famille des opiacés, mais, aux doses habituelles, il n'a pas d'effet sur le système nerveux central.
Élixir parégorique peut provoquer une somnolence et doit donc être utilisé avec précaution par les conducteurs.
Élixir parégorique ne peut pas être utilisé par les sportifs car il contient une substance dopante interdite.
Élixir parégorique doit être utilisé avec précaution chez l'enfant, les personnes âgées et chez les personnes présentant une insuffisance respiratoire chronique, et, dans la mesure du possible, on lui préférera d'autres remèdes antidiarrhéiques.

Posologie :
Adulte : 1 à 2 c. à c. 1 à 4 fois/j.
Grossesse : non
Allaitement : non

Effets secondaires :
Élixir parégorique peut provoquer une constipation nécessitant de réduire ou d'arrêter le traitement. Il peut également provoquer une réaction allergique cutanée, une sécheresse de la bouche, des vomissements, ballonnements, douleurs abdominales.

Contre-indications :
Élixir parégorique est contre-indiqué en cas de maladies inflammatoires du côlon (maladie de Crohn, rectocolite), et en cas d'hypersensibilité à l'un des composants, en particulier l'acide benzoïque.

Délai d'action :
L'effet sur la diarrhée se manifeste en 1 à 2 heures.

Signes de surdosage :
Élixir parégorique peut provoquer une dépression grave du système nerveux central, avec somnolence, troubles de la respiration et de la coordination motrice et paralysie digestive. L'hospitalisation en urgence est nécessaire pour l'administration d'antidotes (naloxone).

Bon à savoir
En cas de prise prolongée et à fortes doses Élixir parégorique provoque un phénomène de dépendance physique et psychique. Son usage doit être évité ou être le plus court possible.

ELLAONE
Contraceptif

65 %

Prix : 24,15 € - 1 comprimé (30 mg)
Équivalents ou génériques : Aucun
Laboratoire : HRA Pharma
DCI : *ulipristal*
Présentations/Composition : Cp. : 30 mg d'ulipristal

Indications : *Contraception d'urgence*
Ellaone est indiqué pour la contraception d'urgence dans les 120 heures (5 jours) suivant un rapport sexuel non protégé ou en cas d'échec d'une autre méthode contraceptive.

Précautions/Interactions :
La posologie est de 1 comprimé à prendre le plus tôt possible, et au plus tard 5 jours après un rapport sexuel non protégé.
En cas de vomissement dans les 3 heures qui suivent la prise du médicament, il est préférable de renouveler la prise.
Ce médicament peut être utilisé à n'importe quel moment du cycle menstruel.
Ellaone ne doit pas être utilisé en cas d'administration simultanée d'une autre contraception d'urgence à base de lévonorgestrel.
Ellaone est déconseillé en cas d'insuffisance hépatique ou d'asthme.
En l'absence d'études suffisantes, l'usage réitéré de ce médicament au cours du même cycle menstruel n'est pas recommandé.

Posologie :
Adulte : 1 Cp.
Enfant et adolescent < 18 ans : non
Grossesse : non
Allaitement : non pendant au moins 36 heures après la prise

Effets secondaires :
Ellaone peut favoriser les infections (rhinopharyngite, infection urinaire, conjonctivite, infection vaginale, infection fongique), être responsable de troubles de l'humeur, de maux de tête, de vertiges, plus rarement de somnolence.

Contre-indications :
Ellaone est contre-indiqué en cas de grossesse.

> **Bon à savoir**
> Ellaone peut être pris avant, pendant ou après les repas.

ELOXATINE
Antinéoplasiques

H

Prix : Libre
Équivalents ou génériques : Oxaliplatine Accord, Oxaliplatine Actavis, Oxaliplatine Arrow, Oxaliplatine Ebewe, Oxaliplatine Hospira, Oxaliplatine HPI, Oxaliplatine Kabi, Oxaliplatine Medac, Oxaliplatine Téva
Laboratoire : Sanofi-Aventis
DCI : *oxaliplatine*
Présentations/Composition : Flacon 36 ml : 50 mg d'oxaliplatine

Indications : *Cancer colorectal*
Eloxatine est un médicament anticancéreux qui est utilisé dans le traitement colorectal, après opération, et en association avec d'autres médicaments anticancéreux comme le 5-fluorouracile et l'acide folinique, ainsi que dans le traitement des formes métastatiques de ce cancer.

Précautions/Interactions :
La posologie habituelle d'Eloxatine est de 85 mg par mètre carré de surface corporelle, avec une administration par voie intraveineuse tous les jours pendant 6 mois.
Eloxatine est un médicament onéreux qui peut être prescrit seulement à l'hôpital par un médecin spécialiste en cancérologie et qui nécessite une surveillance particulière pendant le traitement.
Eloxatine peut être utilisé chez le sujet âgé ainsi qu'en cas d'insuffisance rénale ou hépatique légère à modérée.
Eloxatine ne peut être manipulé et administré que par un personnel spécialisé respectant les normes strictes d'utilisation des médicaments cytotoxiques. Les équipements qui servent à la préparation et à l'administration du médicament sont considérés comme des déchets toxiques qui doivent faire l'objet d'une procédure spécifique d'élimination à l'hôpital.
Le traitement par Eloxatine nécessite une surveillance clinique attentive afin de détecter l'apparition d'effets secondaires digestifs et neurologiques qui nécessitent d'ajourner le traitement ou de l'administrer plus lentement.

Posologie :
Adulte : 85 mg/m^2 tous les 15 j.
Enfants < 18 ans : non
Grossesse : non
Allaitement : non

Effets secondaires :
Eloxatine peut être responsable de nombreux effets secondaires, nécessitant un arrêt du traitement, une diminution des doses ou une surveillance accrue : fièvre ou hypothermie, hypersudation, agitation ou apathie, anxiété, fatigue, mouvements anormaux, maux de tête,

troubles des facultés mentales, convulsions, crampes, troubles de l'élocution et de la déglutition, rigidité musculaire, tremblements, vertiges, acné et troubles allergiques cutanés, nausée, troubles digestifs, infections.

Contre-indications :
Eloxatine est contre-indiqué en cas d'hypersensibilité à l'oxaliplatine, en cas de maladie médullaire et de trouble de la coagulation.

ELUDRIL BAIN DE BOUCHE
Traitements du nez, de la gorge et des oreilles

15 %
Prix : 2,30 € - flacon (90 ml)
Équivalents ou génériques : Bétadine buccale, Givalex, Hextril
Laboratoire : Pierre Fabre
DCI : *chlorhexidine, chlorobutanol*
Présentations/Composition : Sol. pour bain de bouche : chlorhexidine 0,5 ml, chlorobutanol 500 mg/100 ml

Indications : *Infections buccales, Infections stomatologiques*
Ce médicament est un antiseptique local utilisé dans le traitement d'appoint des infections de la cavité buccale ou en soins post-opératoires stomatologiques.

Précautions/Interactions :
Eludril bain de bouche doit être recraché après son utilisation. Il ne faut pas l'utiliser chez les enfants de moins de 6 ans, car il risque de l'avaler.
L'essence de menthe de la solution peut provoquer une intolérance locale.
Il est conseillé de ne pas associer d'autres antiseptiques locaux qui dénaturent son action.

Posologie :
Adulte et enfant > 6 ans : 1 bain de bouche 3 fois/j.
Grossesse : sur avis médical
Allaitement : non

Effets secondaires :
Une irritation locale peut survenir après les bains de bouche. La chlorhexidine peut colorer en brun la langue et les dents mais cette coloration disparaît à l'arrêt du traitement. Des réactions allergiques parfois graves peuvent être déclenchées par la chlorhexidine ou l'un des constituants.

Contre-indications :
Eludril bain de bouche est contre-indiqué pour les enfants de moins de 6 ans et pour les personnes allergiques à l'un des constituants.

> *Bon à savoir*
>
> *Si les symptômes persistent malgré le traitement, il est préférable de consulter le médecin, notamment en cas de signes infectieux et de fièvre. La solution est versée dans le verre doseur jusqu'au trait de 10, 15 ou 20 ml puis complétée avec de l'eau tiède. Les bains de bouche sont effectués avec cette solution.*

ELUDRIL COLLUTOIRE/ ELUDRIL TABLETTE
Traitements du nez, de la gorge et des oreilles

NR
Prix : Libre
Équivalents ou génériques : Collu-Hextril, Collunovar collutoire, Thiovalone
Laboratoire : Pierre Fabre
DCI : *chlorhexidine, tétracaïne*
Présentations/Composition : Collutoire : chlorhexidine 50 mg, tétracaïne 15 mg/ 100 ml

Indications : *Infections oropharyngées*
Ce médicament est un antiseptique local qui est utilisé dans le traitement d'appoint des infections de la cavité buccale ou de la gorge. La tétracaïne, anesthésique local, permet de diminuer la douleur qui est souvent associée aux infections de la gorge. Les tablettes contiennent également de la vitamine C qui permet une meilleure défense de l'organisme contre les maladies infectieuses.

Précautions/Interactions :
Ce traitement ne doit pas dépasser les 5 jours et ne doit pas être utilisé chez l'enfant de moins de 6 ans (en collutoire) et chez l'enfant de moins de 30 mois (en tablette).
Les tablettes contiennent de l'essence de menthe qui peut provoquer des spasmes du larynx chez les enfants de moins de 30 mois.
Il est conseillé de ne pas utiliser le collutoire avant de manger ou de boire car il anesthésie la gorge et risque de provoquer des fausses routes alimentaires.

Enantone

Ce médicament contient une substance positivant les tests antidopage.
Il est conseillé de ne pas associer d'autres antiseptiques locaux qui dénaturent l'action du collutoire ou des tablettes.

Posologie :
Adulte et enfant > 12 ans
Collutoire : 1 Pulv. 3 à 5 fois/j.
Tablette : 4 tablettes/j.
Enfant de 6 à 12 ans
Collutoire : 1 Pulv. 2 à 3 fois/j.
Tablette : 4 tablettes/j.
Enfant de 30 mois à 6 ans : 2 tablettes/j.
Grossesse : non
Allaitement : non

Effets secondaires :
Une irritation locale peut survenir après les pulvérisations. La chlorhexidine peut colorer en brun la langue et les dents mais cette coloration disparaît à l'arrêt du traitement et peut provoquer des réactions allergiques parfois graves.

Contre-indications :
Ce médicament est contre-indiqué chez les enfants de moins de 6 ans et chez les personnes allergiques à l'un des constituants.

Signes de surdosage :
Un traitement trop prolongé peut provoquer un passage dans l'organisme de tétracaïne et déclencher des convulsions et une défaillance du système cardio-vasculaire.

Bon à savoir
Si les symptômes persistent malgré le traitement, il est préférable de consulter le médecin, notamment en cas de signes infectieux et de fièvre. Le flacon est pressurisé et ne doit pas être exposé à une température supérieure à 50 °C.

ENANTONE
Hormones

65 %
Prix : 137,40 € - 1 flacon (3,75 mg)
368,09 € - 1 flacon (11,25 mg)
699,98 € - 1 flacon (38,58 mg)
Équivalents ou génériques : Aucun
Laboratoire : Takeda
DCI : *leuproréline*
Présentations/Composition : Flacons : 3,75 mg ou 11,25 mg de leuproréline

Indications : *Cancer de la prostate, Cancer du sein, Endométriose, Puberté précoce*
Enantone est analogue à une hormone hypothalamique, RH, qui contrôle la libération de l'hormone hypophysaire LH, qui elle-même contrôle les sécrétions hormonales des glandes sexuelles (ovaires et testicules). L'administration d'Enantone a pour effet de bloquer complètement le fonctionnement des glandes sexuelles. Il est utilisé dans les maladies où il est nécessaire de diminuer ou d'arrêter la production d'hormones sexuelles, notamment dans le cas des cancers de la prostate et du sein, mais aussi dans l'endométriose ou la puberté précoce.

Précautions/Interactions :
Pour le traitement du cancer de la prostate, Enantone est utilisé en association avec d'autres médicaments, et la poursuite du traitement exige de faire régulièrement des examens cliniques et biologiques de contrôle.

Pour le traitement de l'endométriose, il faut vérifier l'absence de grossesse avant le début du traitement, qui est limité à 6 mois.

Posologie :
Adulte (Cancer de la prostate, Endométriose) :
3,75 mg IM ou SC/4 Sem. ou 11,25 mg/12 Sem. ou 28,58 mg/6 mois (cancer de la prostate)
Enfant (Puberté précoce) : 3,75 mg IM ou SC/4 Sem. si poids > 20 kg
Grossesse : non
Allaitement : non

Effets secondaires :
Enantone est responsable de nombreux effets secondaires, avec notamment une recrudescence des douleurs osseuses et des symptômes urinaires, pendant les premières semaines de traitement du cancer de la prostate. Enantone est également responsable de bouffées de chaleur, maux de tête, disparition de la libido, impuissance, prise de poids, sécheresse vaginale, douleurs musculaires, dépression, fatigue, réactions allergiques cutanées et douleur au point d'injection.

Contre-indications :
Enantone est contre-indiqué en cas d'hypersensibilité au produit.

ENBREL
Immunosupresseurs

 65 %

Prix : 514,33 € - 4 flacons (25 mg)
989,19 € - 4 flacons (50 mg)
Équivalents ou génériques : Aucun
Laboratoire : Wyeth
DCI : *étanercept*
Présentations/Composition : 4 flacons Poud. Pour Inj. avec seringues : 25 ou 50 mg d'étanercept

Indications : *Psoriasis, Polyarthrite rhumatoïde*
Enbrel est indiqué dans le traitement de la polyarthrite rhumatoïde, de l'arthrite juvénile idiopathique, du rhumatisme psoriasique, de la spondylarthrite ankylosante, et du psoriasis en plaques grave chronique.

Précautions/Interactions :
Enbrel ne peut être prescrit que par un médecin spécialiste.
Le taux de remboursement de ce médicament onéreux dépend de l'indication du traitement.
Il est remboursé à 65 % dans la plupart des maladies rhumatismales et psoriasiques, après échec des autres traitements. Il est remboursé en cas de prescription pour un psoriasis modéré, seulement en cas d'échec de 2 traitements comme la photothérapie, le méthotrexate et la ciclosporine.
La posologie habituelle est de 50 milligrammes 1 à 2 fois par semaine. Chez les enfants à partir de 4 ans, la posologie est de 0,4 milligramme par kilo et par prise, 2 fois par semaine.
Ce médicament est utilisé uniquement par voie sous-cutanée.
Il doit être utilisé avec précaution en cas d'infection en cours, de déficit immunitaire, de diabète instable, lors des périodes de vaccination, en cas de sclérose en plaques, ou de maladie cardiovasculaire.
Les femmes en âge de procréer doivent suivre une contraception durant le traitement.

Posologie :
Adulte : 25 à 50 mg 1 à 2 fois/Sem.
Enfant < 4 ans : non
Grossesse : non
Allaitement : non

Effets secondaires :
Enbrel peut être responsable de nombreux effets secondaires, qui justifient une surveillance attentive du traitement par un médecin spécialiste. Il peut en particulier favoriser les infections, les hémorragies et les inflammations gastro-intestinales.

Contre-indications :
Enbrel est contre-indiqué en cas d'hypersensibilité à étanercept et en cas de septicémie ou d'infection grave. Il est également contre-indiqué en cas de traitement simultané avec l'anakinra (Kineret).

En cas d'oubli :
Injecter la dose dès que possible, mais ne pas injecter de dose double.

ENCEPUR
Vaccinations

 NR

Prix : Libre
Équivalents ou génériques : Aucun
Laboratoire : Novartis
DCI : *virus de l'encéphalite à tiques souche K23*
Présentations/Composition : Seringue de 0,5 ml : 0,5 µg du virus de l'éncéphalite à tiques

Indications : *Méningo-encéphalite à tiques*
Encepur est indiqué pour l'immunisation préventive contre l'encéphalite à tiques, chez les adultes et les enfants à partir de 12 ans.

Précautions/Interactions :
La vaccination habituelle est de 3 injections intra-musculaires. La deuxième injection doit être réalisée 1 à 3 mois après la première, et la troisième injection doit être administrée 9 à 12 mois après la deuxième.
Si une immunisation rapide est nécessaire, les 3 injections peuvent être réalisées en 3 semaines.
Les doses de rappel peuvent être réalisées tous les 3 à 5 ans si nécessaire.
L'injection doit être réalisée de préférence dans l'épaule.

Posologie :
Adulte : 3 Inj.
Enfant et adolescent < 12 ans : non
Grossesse : oui, si indispensable
Allaitement : oui si indispensable

Endotélon

Effets secondaires :
Encepur peut être responsable d'un syndrome grippal, avec sueurs et tremblements, particulièrement après la première injection, qui peut durer 2 à 3 jours. Il peut également être responsable de maux de tête, de douleurs et de réactions locales au point d'injection (rougeur, œdème).

Contre-indications :
Encepur est contre-indiqué en cas d'hypersensibilité au virus ou aux excipients du vaccin, en cas d'infection, de fièvre et de baisse de l'état général. L'injection intraveineuse, qui pourrait provoquer un collapsus, est rigoureusement contre-indiquée.

ENDOTÉLON
Veinotoniques

 NR

Prix : 2,62 € - 20 comprimés (50 mg)
Équivalents ou génériques : Aucun
Laboratoire : Sanofi-Aventis
DCI : *oligomères procyanidoliques*
Présentations/Composition : Cp. : 50 mg

Indications : *Insuffisance veineuse, Baisse de l'acuité visuelle*

Endotélon améliore les symptômes dus à l'insuffisance veineuse : sensation de jambes lourdes, « impatiences » des membres inférieurs lors du coucher, douleurs, hémorragies superficielles dues à la fragilité capillaire. Endotélon est également utilisé dans le traitement du lymphœdème du bras (œdème qui apparaît dans les suites de la chirurgie du cancer du sein) et comme traitement d'appoint pour les baisses d'acuité visuelle d'origine vasculaire.

Précautions/Interactions :
L'emploi d'Endotélon ne nécessite pas de précautions particulières.

Posologie :
Adulte : 6 Cp./j. à 50 mg/j. en cure de 20 j./mois
Grossesse : après avis médical
Allaitement : non

Effets secondaires :
Endotélon peut provoquer parfois des troubles digestifs mineurs ou des réactions allergiques cutanées.

Contre-indications :
Il n'existe pas de contre-indications à l'emploi d'Endotélon, hormis une éventuelle hypersensibilité à l'un de ses composants.

En cas d'oubli :
Prendre le comprimé sans dépasser la dose journalière prescrite.

> **Bon à savoir**
> Les comprimés doivent être pris loin des repas.

ENDOXAN
Immunodépresseurs

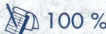 100 %

Prix : 12,74 € - 50 comprimés (50 mg)
9,13 € - 10 flacons pour injection (100 mg)
5,11 € - 1 flacon pour injection (500 mg)
Équivalents ou génériques : Aucun
Laboratoire : Baxter
DCI : *cyclophosphamide*
Présentations/Composition : Cp. : 50 mg ; flacon pour Inj. : 100 mg ; flacon pour Inj. : 500 mg ; flacon pour Inj. : 1 g (usage hospitalier)

Indications : *Cancer du sein, Cancer de l'ovaire, Cancer du testicule, Cancer des bronches, Maladie de Hodgkin, Cancer lymphatique, Leucémies, Polyarthrite rhumatoïde sévère, Périartérite noueuse, Lupus érythémateux*

Ce médicament appartenant à la famille des moutardes à l'azote inhibe la multiplication cellulaire. Il est indiqué dans certains cancers des ovaires, des bronches, des testicules, de la vessie, des os et en cas de métastases des cancers du sein. Il prévient les phénomènes de rejet en cas de greffe de moelle. Il est également utilisé dans le traitement de la maladie de Hodgkin, de cancers lymphatiques et de leucémies. À faible dose, il est utilisé dans le traitement de la polyarthrite rhumatoïde, du lupus érythémateux, des périartérites noueuses et des syndromes néphrotiques.

Précautions/Interactions :
Les comprimés doivent être avalés sans être broyés ni fractionnés. Une contraception efficace est mise en place tout au long du traitement et 3 mois après l'arrêt de celui-ci chez les patients des 2 sexes.

Des bilans sanguins doivent être effectués régulièrement au cours du traitement. Il faut boire beaucoup. La prise d'Uromitexan prévient la toxicité vésicale du produit.
L'association aux anthracyclines, à la ciclosporine et aux vaccins vivants atténués est déconseillée.

Posologie :
Adulte et enfant
Cancers : 300 à 800 mg/m^2/j. en cycles de 1 à 5 j. tous les 21 à 30 j.
Maladies immunitaires : Cp. : 1 à 2,5 mg/kg/j.
IV : 0,7 à 1g/m^2 tous les 21 j.
Grossesse : non
Allaitement : non

Effets secondaires :
La tolérance à l'Endoxan est généralement bonne et les nausées, les vomissements, les pertes de cheveux, les réactions allergiques, les arrêts des règles ou de la fabrication des spermatozoïdes, assez fréquents, sont diminués à l'aide de traitements adaptés ou sont réversibles à l'arrêt du médicament. Une toxicité sanguine ou vésicale est à surveiller régulièrement. Des cas de pigmentation de la peau et des ongles, de desquamation des mains ou des pieds, de toxicité cardiaque ou pulmonaire sont plutôt rares. En cas de traitement prolongé (plus de 6 mois) et à doses fortes (plus de 50 g au total), un risque de leucémie est à craindre.

Contre-indications :
Les intolérances connues à la cyclophosphamide en contre-indiquent l'utilisation ultérieure. Une insuffisance rénale grave ne permet pas de suivre le traitement.

> **Bon à savoir**
> *Les comprimés doivent être absorbés le matin à jeun sans être croqués, et accompagnés d'une quantité importante de boissons. Les nausées peuvent être soulagées par la prise d'antiémétiques. La perte des cheveux, généralement réversible à l'arrêt du traitement, peut être prévenue par le port d'un casque réfrigérant quelques heures après la prise médicamenteuse.*
> *La posologie d'Endoxan est calculée en fonction de la surface corporelle (m^2).*

> Les médicaments doivent être conservés hors de portée des enfants.

ENTECET
Médicaments de la digestion

 NR
Prix : 5,25 € - 60 comprimés
Équivalents ou génériques : Flaviastase
Laboratoire : Sorin-Maxim
DCI : *enzymes digestives*
Présentations/Composition : Cp. : 150 mg d'extrait d'orge germée, 50 mg d'amylase fongique, 50 mg de protéase fongique, 70 mg de complexe enzymatique fongique et 50 mg de lipase fongique

Indications : *Dyspepsie*
Entecet est utilisé dans les troubles de la digestion (dyspepsie).

Précautions/Interactions :
Entecet, qui associe des enzymes naturelles de la digestion, est un médicament réservé à l'adulte.
Avaler les comprimés sans les croquer, avec un verre d'eau.

Posologie :
Adulte : 1 à 2 Cp. au cours des repas
Grossesse : oui
Allaitement : oui

Effets secondaires :
Entecet peut provoquer une diarrhée.

Contre-indications :
Entecet est contre-indiqué en cas d'hypersensibilité et de réactions allergiques aux protéines enzymatiques et en cas d'obstruction des voies biliaires.

ÉOSINE AQUEUSE COOPER
Antiseptiques

NR
Prix : Libre
Équivalents ou génériques : Éosine aqueuse Gilbert, Éosine aqueuse Gifrer
Laboratoire : RPR Cooper
DCI : *éosine disodique*
Présentations/Composition : Sol. pour Applic. Loc. : flacons 45 et 100 ml

Indications : *Désinfection cutanée*
Cet antiseptique est très utilisé dans la désinfection des petites plaies superficielles et de

Ephydrol

l'érythème fessier du nourrisson grâce à son pouvoir asséchant.

Précautions/Interactions :
Ce produit colore fortement la peau et le linge en rouge.
L'emploi simultané d'autres antiseptiques risque d'annuler les effets du produit.

Posologie :
Adulte : 1 à 2 Applic./j.
Grossesse : oui
Allaitement : ne pas appliquer sur les seins

Effets secondaires :
Ce colorant peut déclencher une réaction cutanée soit spontanément, soit par l'action du soleil.

Contre-indications :
Une allergie à l'éosine contre-indique l'utilisation de ce produit.

> **Bon à savoir**
> Un antiseptique pouvant être contaminé par des germes dès son ouverture, il doit être conservé peu de temps. Cet antiseptique est bien toléré par la peau des bébés car peu allergisant.

EPHYDROL
Antitranspirations

 NR

Prix : Libre
Équivalents ou génériques : Aucun
Laboratoire : Saunier Daguin
DCI : *sanicle, fioraventi, lavande, camphre, bergamote, citron, menthol, saligénine*
Présentations/Composition : Crème : tube 60 g
Sol. pour Applic. Loc. : flacons 60 et 120 ml

Indications : *Transpiration excessive*
Ce produit associe des essences de bergamote, de citron, de lavande, du camphre et de la teinture de plantain qui diminuent la transpiration excessive du corps : mains, pieds, aisselles.

Précautions/Interactions :
Ephydrol est réservé à l'adulte et à l'enfant de plus de 12 ans.
Appliquer sur une peau saine car la teneur en alcool pourrait irriter une muqueuse ou une peau lésée.
Respecter un délai de 48 heures après un rasage ou une épilation des aisselles avant d'utiliser le détranspirant.

Posologie :
Adulte
Crème : 1 à 2 Applic./j.
Vaporisateur : 1 Pulv./j.
Grossesse : non
Allaitement : non

Effets secondaires :
Si les doses ne sont pas respectées chez la personne âgée, une agitation, une confusion et de la somnolence risquent de survenir.

Contre-indications :
Une hypersensibilité à l'un des constituants, des antécédents d'épilepsie contre-indiquent le traitement. Il est impératif de ne pas traiter les nourrissons de moins de 30 mois.

> **Bon à savoir**
> La crème s'applique sur une peau saine sans masser. Sur les pieds ou sous les aisselles, l'application ou la pulvérisation se fait après la toilette et en laissant sécher.
>
> Pour diminuer une transpiration excessive, il est recommandé d'utiliser un savon au Ph neutre, de se laver 2 fois par jour, de s'épiler les aisselles car les poils conservent les mauvaises odeurs. Il est conseillé de porter des vêtements amples en coton, d'éviter le port de baskets 7 jours sur 7, de changer de vêtements et de chaussures tous les jours, de manger des repas sans épices, sans trop de graisses, ni de sucres ou d'alcool et dormir sans chauffage excessif.

EPIDUO
Antiacnéiques

 NR

Prix : Libre
Équivalents ou génériques : Curaspot, *Adapalène Téva*
Laboratoire : Galderma
DCI : *adapalène, peroxyde de benzoyle*
Présentations/Composition : Gel : tube de 30 g contenant 1 mg d'adapalène et 25 mg de peroxyde benzoyle pour 1 g de gel

Indications : *Acné*
Epiduo est indiqué dans le traitement des formes sévères d'acné, avec comédons, papules et pustules.

Précautions/Interactions :
La dose habituelle du traitement est d'une application le soir, au coucher, après nettoyage de la peau.
Appliquer le gel sur toute la zone atteinte en couche mince.
Espacer les applications en cas d'irritation trop importante (par exemple 1 fois tous les 2 jours). Ne pas appliquer sur l'œil, les lèvres, ou d'éventuelles lésions cutanées (blessures, eczéma).
Éviter l'exposition au soleil pendant la durée du traitement.
Les premiers signes d'amélioration apparaissent après 1 à 4 semaines de traitement.

Posologie :
Adulte et enfant > 12 ans : 1 Applic./j.
Grossesse : non
Allaitement : non

Effets secondaires :
Epiduo peut être responsable de réactions inflammatoires locales avec douleurs, prurit, sécheresse de la peau et sensation de brûlure, qui diminuent progressivement avec la durée du traitement.

Contre-indications :
Epiduo est contre-indiqué en cas d'hypersensibilité aux composants.

> **Bon à savoir**
> Ne pas appliquer Epiduo sur les cheveux ou les vêtements car il peut provoquer une décoloration.

EPITOMAX
Antiépileptiques

65 %
Prix : 27,40 € - 28 comprimés (100 mg)
51,05 € - 28 comprimés (200 mg)
13,99 € - 28 comprimés (50 mg)
13,99 € - 28 gélules (50 mg)
10,60 € - 28 gélules (25 mg)
Équivalents ou génériques : Topiramate Actavis, Topiramate Arrow, Topiramate Biogaran, Topiramate Bluefish, Topiramate EG, Topiramate Mylan, Topiramate Sandoz, Topiramate Téva, Topiramate Zydus
Laboratoire : Janssen-Cilag
DCI : *topiramate*
Présentations/Composition : Cp. : 15, 25, 50, 100 ou 200 mg de topiramate

Gél. : 25 ou 50 mg de topiramate
Indications : *Épilepsies*
Epitomax est utilisé pour le traitement des crises d'épilepsie, généralisées ou partielles, en association avec d'autres traitements antiépileptiques.

Précautions/Interactions :
La modification du traitement antiépileptique peut s'accompagner d'une recrudescence des crises et impose une surveillance accrue.
Il est recommandé de boire abondamment pour éviter la formation de calculs rénaux.
Le début du traitement doit être progressif jusqu'à atteindre la dose efficace, par paliers de 25 à 50 mg de 1 semaine, en prise unique le soir.
L'arrêt du traitement doit être progressif pour éviter un phénomène de rebond des crises épileptiques.
Chez l'enfant, Epitomax peut être responsable d'une perte de poids, nécessitant parfois des compléments alimentaires.
En cas de grossesse envisagée, l'indication d'Epitomax doit être pesée avec précaution en raison du risque de malformation inhérent à la plupart des traitements antiépileptiques. En cas de grossesse déclarée, il ne faut pas interrompre le traitement, ce qui serait préjudiciable à la mère comme au fœtus.

Posologie :
Adulte : 200 à 600 mg/j.
Enfant : 5 à 9 mg/kg/j.
Grossesse : sur avis médical
Allaitement : non

Effets secondaires :
Epitomax peut être responsable de vertiges, troubles de l'équilibre, troubles de l'élocution, de la vue et de la mémoire, d'une excitation ou d'un ralentissement psychomoteur, de somnolence, anorexie, dépression, asthénie.
En raison de son effet sur l'appétit (Épitomax diminue l'appétit), ce médicament est de plus en plus étudié dans le cadre du traitement de l'obésité.

Contre-indications :
Epitomax est contre-indiqué en cas d'hypersensibilité au topiramate, aux sulfamides et en cas de galactosémie congénitale. L'allaitement est déconseillé pendant le traitement.

Epivir

Signes de surdosage :
Le surdosage exige une surveillance en milieu spécialisé et un lavage gastrique.

Bon à savoir
Le début et la fin du traitement doivent être progressifs. Avaler les comprimés avec un peu d'eau, au cours ou après les repas.

EPIVIR
Antiviraux

 100 %

Prix : 148,50 € - 60 comprimés (150 mg)
35,59 € - solution buvable (240 ml)
148,47 € - 30 comprimés (300 mg)
Équivalents ou génériques : Aucun
Laboratoire : GlaxoSmithKline
DCI : *lamivudine*
Présentations/Composition : Cp. : 150 et 300 mg (60 et 30 Cp.)
Sol. Buv. : 240 ml à 10 mg/ml

Indications : *Infection VIH*
Les analogues nucléosidiques ralentissent la réplication (multiplication) des rétrovirus du Sida (VIH1 et VIH2) en inhibant le fonctionnement d'une enzyme virale, la reverse transcriptase. Ce médicament, associé à d'autres antirétroviraux, est prescrit dans le traitement de l'infection par le VIH chez l'adulte et l'enfant de plus de 12 ans.

Précautions/Interactions :
Il est conseillé d'absorber le médicament 1 heure avant ou 2 heures après les repas, ou pendant un repas si l'état de la personne le justifie.
Le traitement doit être interrompu en cas d'apparition d'une pancréatite. Les doses doivent être diminuées en cas de dysfonctionnement des cellules rénales et le médicament sera prescrit avec précaution en cas de cirrhose du foie liée à une hépatite B.
Quelques médicaments interagissent avec ce traitement comme le cotrimoxazole, le ganciclovir et le foscarnet. Demandez conseil à votre médecin avant toute prise médicamenteuse. Les conducteurs de véhicule ou de machine doivent être avertis que des malaises peuvent survenir pendant le traitement.

Posologie :
Adulte et enfant > 12 ans : 150 mg (1Cp. ou 15 ml) 2 fois /j. ou 1 Cp. (300 mg) 1 fois /j.
Grossesse : non au cours du 1er trimestre
Allaitement : non

Effets secondaires :
Des maux de tête, des malaises, de la fatigue, des nausées, des vomissements, des diarrhées avec douleurs abdominales, des insomnies, des toux et des modifications d'analyses sanguines ont été signalés. Des cas de pancréatites et de dysfonctionnement des cellules nerveuses périphériques sont survenus en cours de traitement.

Contre-indications :
En cas d'hypersensibilité à la lamivudine, le traitement est déconseillé.

Bon à savoir
Ce médicament, toujours associé à d'autres antirétroviraux, est prescrit initialement et renouvelé annuellement à l'hôpital. Ce traitement ne diminue pas les risques de transmission du VIH par voie sexuelle et l'utilisation du préservatif est toujours indispensable lors des rapports. Les comprimés sont conservés à une température comprise entre 2 et 30 °C et la solution entre 2 et 25 °C. Une fois ouvert, le flacon se conserve 1 mois.

EPORATIO
Antianémiques

65 %

Prix : 140,72 € - 1 seringue 1 ml (20 000 UI)
520,90 € - 4 seringues 1 ml (20 000 UI)
209,69 € - 1 seringue 1 ml (30 000 UI)
Équivalents ou génériques : Aucun
Laboratoire : Ratiopharm
DCI : *époetine thêta*
Présentations/Composition : Seringue : 20 000 ou 30 0000 UI/ml d'époetine thêta

Indications : *Anémie*
Eporatio est indiqué dans le traitement de l'anémie, de l'insuffisance rénale et en cas d'anémies lors de chimiothérapies.

Précautions/Interactions :
En cas d'insuffisance rénale, la posologie maximale est de 20 UI/kg, 3 fois par semaine pendant 4 semaines, puis de 40 à 700 UI/kg, 1 à 3 fois par semaine en fonction des résultats d'examens.

En cas de chimiothérapie, la posologie est 20 000 UI en une seule administration, une fois par semaine pendant 4 semaines, puis de 40 000 à 60 000 UI par semaine.
Eporatio ne peut être prescrit que par des médecins spécialisés.
Eporatio peut être administré par voie intraveineuse ou par voie sous-cutanée.
Eporatio est considérée comme une substance dopante et son usage est interdit aux athlètes pendant et en dehors des compétitions.

Posologie :
Adulte : Insuffisance rénale : 40 à 700 UI/kg, 3 fois/Sem.
Chimiothérapie : 40 000 à 60 000 UI/Sem.
Enfant < 18 ans : oui
Grossesse : oui, si nécessaire
Allaitement : oui, si nécessaire

Effets secondaires :
Eporatio peut être responsable de maux de tête et d'un syndrome pseudo-grippal avec fièvre, frissons et fatigue. Il peut être également responsable de crises hypertensives.

Contre-indications :
Eporatio est contre-indiqué en cas de réaction allergique, d'hypertension artérielle et de complications de l'hypertension artérielle, telles qu'un accident vasculaire cérébral ou des céphalées. L'apparition de maux de tête chez des patients qui présentent habituellement une tension normale exige une attention particulière et, si nécessaire, une diminution ou une interruption du traitement.

ERAZABAN
Antiviraux

NR
Prix : Libre
Équivalents ou génériques : Aucun
Laboratoire : Tonipharm
DCI : *docosanol*
Présentations/Composition : Tube de crème de 2 g : 200 mg de docosanol

Indications : *Herpès labial*
Erazaban est indiqué pour les poussées d'herpès labial dès les stades précoces.

Précautions/Interactions :
La posologie habituelle est de 5 applications par jour pendant 4 à 6 jours.
Le traitement doit être commencé le plus vite possible dès l'apparition des premiers symptômes d'herpès labial (bouton de fièvre) : sensation de brûlure, rougeur localisée.
Éviter le contact avec les yeux.

Posologie :
Adulte : 5 Applic./j.
Enfant < 12 ans : non
Grossesse : oui
Allaitement : oui

Effets secondaires :
Erazaban peut être responsable de maux de tête et de réactions cutanées au lieu d'application (rougeur, sécheresse de la peau).

Contre-indications :
Erazaban est contre-indiqué en cas de réaction allergique.

ERBITUX
Anticorps monoclonaux

H
Prix : Flacon 5 mg/ml (20 et 100 ml)
Équivalents ou génériques : Aucun
Laboratoire : Merck
DCI : *cetuximab*
Présentations/Composition : 1 flacon 50 ml : 100 mg de cetuximab

Indications : *Cancer colorectal*
Erbitux est utilisé en association avec Irinotecan dans le cadre du traitement du cancer colorectal avec métastases.

Précautions/Interactions :
Erbitux ne peut être administré que sous la surveillance d'un médecin expérimenté dans le cadre de chimiothérapie cytotoxique. Une surveillance étroite est nécessaire pendant la perfusion et pendant au moins 1 heure après la fin de la perfusion.
Le traitement ne peut être fait qu'à l'hôpital, car Erbitux peut être responsable d'une réaction allergique nécessitant un traitement en urgence.
Cette spécialité est administrée par voie intraveineuse par une pompe à perfusion, soit un goutte-à-goutte, soit une seringue électrique.
Pour la dose initiale, la durée de perfusion recommandée est de 120 minutes. Pour les doses hebdomadaires ultérieures, la durée de perfusion recommandée est de 60 minutes. La

Ercéfuryl

vitesse maximale de perfusion ne doit pas dépasser 5 millilitres par minute.
En l'absence d'études suffisantes concernant ce nouveau médicament, Erbitux doit être utilisé avec précaution en cas de troubles des fonctions rénale, hépatique, chez les personnes âgées et en cas d'antécédents de maladie cardiaque ou hématologique.

Posologie :
Adulte : 400 mg/m^2 (de surface corporelle)/Inj. IV, 1 fois/Sem. (1 Sem.) puis 250 mg/m^2/Sem.
Enfant < 18 ans : non
Grossesse : non
Allaitement : non

Effets secondaires :
Erbitux peut être responsable de troubles cutanés (acné, rougeurs, urticaire, modifications des ongles), de troubles du système immunitaire avec en particulier apparition de crises d'asthme, essoufflement, fièvre, baisse de la tension artérielle, nausées et vomissements et de réactions allergiques (conjonctivite).

Contre-indications :
Erbitux est contre-indiqué en cas d'hypersensibilité à cetuximab.

> **Bon à savoir**
> Erbitux ne peut être administré que dans le cadre de l'hôpital, et par un personnel spécialisé.

ERCÉFURYL
Antidiarrhéiques

 NR

Prix : Libre - 12 gélules (200 mg)
Équivalents ou génériques : Bifix, Édiston, Perabacticel, *Lumifurex*, *Nifuroxazide Arrow*, *Nifuroxazide Biogaran*, *Nifuroxazide Cristers*, *Nifuroxazide EG*, *Nifuroxazide G Gam*, *Nifuroxazide Ivax*, *Nifuroxazide Merck*, *Nifuroxazide Ratiopharm*, *Nifuroxazide RPG*, *Nifuroxazide Sandoz*, *Nifuroxazide Winthrop*, Panfurex
Laboratoire : Sanofi-Aventis
DCI : *nifuroxazide*
Présentations/Composition : Gél. : 200 mg de nifuroxazide

Indications : *Diarrhée*
Ercéfuryl est un antibactérien indiqué pour le traitement des diarrhées aiguës.

Précautions/Interactions :
Ercéfuryl est un traitement de la diarrhée qui doit toujours être associé à une réhydratation en cas de perte en eau importante. Un traitement de quelques jours est généralement suffisant et il ne doit pas dépasser 7 jours au maximum.
En cas de fièvre et de signes généraux (fatigue), il est nécessaire d'administrer une antibiothérapie spécifique, après recherche de l'agent infectieux responsable de la diarrhée.

Posologie :
Adulte : 4 Gél. 200 mg/j. en 4 prises
Enfant : 3 à 4 Gél. 200 mg/j. ou 2 à 3 c. mes./j.
Grossesse : oui
Allaitement : oui

Effets secondaires :
Ercéfuryl peut provoquer une réaction allergique.

Contre-indications :
Ercéfuryl est contre-indiqué en cas d'antécédent d'allergie aux antibiotiques de la famille des nitrofuranes.

Délai d'action :
L'effet sur la diarrhée se manifeste en quelques heures.

ERYTHROCINE
Antibiotiques

65 %

Prix : 2,59 € - flacon 60 ml (250 mg/5 ml)
2,71 € - 12 sachets (250 mg)
3,76 € - flacon 60 ml (500 mg/5 ml)
3,83 € - 12 sachets (500 mg)
7,60 € - 20 comprimés (500 mg)
Équivalents ou génériques : Abboticine, Egery, *Ery*
Laboratoire : Abbott
DCI : *érythromycine*
Présentations/Composition : Sir. : 250, et 500 mg/c. mes. ; Gran. : 250 et 500 mg/Sach. ; Cp. : 500 mg

Indications : *Infections bactériennes*
L'érythromycine est un antibiotique diffusant très bien dans tous les tissus de l'organisme, sauf au niveau du cerveau, du liquide céphalo-rachidien et des urines. Il est utilisé dans les infections dentaires, les pneumonies, la coqueluche, le chancre mou et les infections

à Mycoplasma et Chlamydiae. Il permet également de remplacer les pénicillines en cas de contre-indications, ou d'allergie, pour traiter les angines, rhinopharyngites, bronchites, la scarlatine, la syphilis, etc.

Précautions/Interactions :
Cet antibiotique ne doit pas être utilisé en cas d'otite chez l'enfant de moins de 6 ans.
En cas d'insuffisance hépatique, une surveillance biologique du foie est nécessaire.
L'astémizole, le terfénadine, les médicaments responsables de certains troubles cardiaques (torsades de pointes), les dérivés de l'ergot de seigle et le cisapride sont contre-indiqués. La carbamazépine, la théophylline, le triazolam, les lincosanides, la bromocriptine et le tacrolimus sont déconseillés. La digoxine, la warfarine, la ciclosporine et le lisuride doivent être utilisés avec précaution.

Posologie :
Adulte : 1 g 2 à 3 fois/j.
Enfant : 30 à 50 mg/kg/j. en 2 à 3 prises
Nourrisson : 30 à 50 mg/kg/j. en 2 à 3 prises
Grossesse : oui
Allaitement : non

Effets secondaires :
Des nausées, maux de ventre, vomissements, diarrhées et dans certains cas une hépatite peuvent survenir en cours de traitement.

Contre-indications :
La prise de cet antibiotique est contre-indiquée en cas d'allergie aux macrolides.

Bon à savoir
La prise avant les repas de cet antibiotique améliore son efficacité.

ESBERIVEN
Veinotoniques

NR
Prix : Libre
Équivalents ou génériques : Aucun
Laboratoire : Abbott
DCI : *mélilot, héparine sodique, rutoside*
Présentations/Composition : Esberiven crème tube 100 g : 100 mg de mélilot 5000 UI d'héparine sodique

Indications : *Insuffisance veineuse, Phlébites superficielles, Hémorroïdes*
Esberiven améliore les symptômes dus à l'insuffisance veineuse : sensation de jambes lourdes, « impatiences » des membres inférieurs lors du coucher, douleurs, hémorragies superficielles dues à la fragilité capillaire, phlébites superficielles.

Précautions/Interactions :
L'emploi d'Esberiven ne nécessite pas de précautions particulières.

Posologie :
Adulte : 2 à 4 Applic./j.
Grossesse : après avis médical
Allaitement : non

Effets secondaires :
Esberiven peut provoquer parfois des troubles digestifs mineurs ou des réactions allergiques mineures.

Contre-indications :
Il n'existe pas de contre-indications à l'emploi de Esberiven, hormis une éventuelle hypersensibilité à l'un de ses composants.

Bon à savoir
Malgré la présence d'héparine la crème Esberiven n'a pas d'activité anticoagulante en application locale. Ne pas confondre avec Esberiven Fort (en comprimés) qui ne contient pas d'héparine.

ESBRIET
Immunosuppresseurs

 H

Prix : 561,44 € - 21 comprimés
Équivalents ou génériques : Aucun
Laboratoire : InterMune
DCI : *pirfénidone*
Présentations/Composition : Gél. : 267 mg de pirfénidone

Indications : *Fibrose pulmonaire interstitielle diffuse*
Esbriet est indiqué pour le traitement de la fibrose pulmonaire idiopathique légère à modérée chez l'adulte.

Précautions/Interactions :
La posologie de ce médicament doit être établie progressivement, sur une période de 2 semaines, par paliers successifs : 1 comprimé 3 fois par jour, puis

Esidrex

2 comprimés, puis 3 comprimés 3 fois par jour, pour arriver au maximum de 9 comprimés par jour.
En cas d'interruption du traitement de plus de 14 jours, la phase progressive de début de traitement doit être répétée. Si l'interruption est inférieure à 14 jours, le traitement peut être poursuivi.
Ce traitement ne peut être instauré que par un médecin spécialisé.

Posologie :
Adulte : 6 à 9 Cp./j.
Grossesse : non
Enfant < 18 ans : non
Allaitement : non

Effets secondaires :
Esbriet est fréquemment responsable d'effets indésirables, comme : fatigue, sensation de douleur dans la poitrine, vertiges, somnolence, maux de tête, réaction cutanée au soleil (photosensibilisation ou coup de soleil) avec éruption. Il est responsable de nombreux troubles gastro-intestinaux comme dyspepsie, nausées, vomissements, douleurs abdominales, diarrhées ou constipation, avec perte de l'appétit et du poids. En cas d'apparition de troubles gastro-intestinaux il est nécessaire de réduire la posologie. Les réactions cutanées exigent l'utilisation d'un protecteur solaire.

Contre-indications :
Esbriet est contre-indiqué en cas d'hypersensibilité à la pirfénidone, en cas d'insuffisance hépatique ou rénale sévère.

Bon à savoir
Esbriet doit être administré avec un verre d'eau pendant les repas, afin de diminuer le risque d'effets secondaires, en particulier les nausées et les vertiges.

ESIDREX
Diurétiques

65 %
Prix : 2,63 € - 30 comprimés (25 mg)
6,49 € - 84 comprimés (25 mg)
Équivalents ou génériques : Aucun
Laboratoire : Novartis
DCI : *hydrochlorothiazide*
Présentations/Composition : Cp. : 25 mg d'hydrochlorothiazide

Indications : *Hypertension artérielle, Œdème*
Esidrex est un diurétique utilisé dans le traitement de l'hypertension artérielle et des œdèmes provoqués par les maladies cardiovasculaires et rénales.

Précautions/Interactions :
Risque de troubles cérébraux (encéphalopathie) chez les insuffisants hépatiques.
Le traitement exige de surveiller régulièrement les taux sanguins de sodium, de potassium, de glucose, d'acide urique, de calcium, ainsi que de faire une évaluation régulière de la fonction rénale.
L'association avec d'autres médicaments est déconseillée dans le cas du lithium et des médicaments qui provoquent des anomalies du rythme cardiaque (torsades de pointes).
L'association doit être faite avec précaution avec les anti-inflammatoires non stéroïdiens, les autres antihypertenseurs, les digitaliques, les antidiabétiques, les antidépresseurs et les corticoïdes.
Il est déconseillé de l'utiliser chez les femmes enceintes, notamment pour traiter les œdèmes de la grossesse, car il peut être à l'origine d'une hypotrophie fœtale (petit poids à la naissance).

Posologie :
Adulte
Hypertension : 1 Cp./j.
Œdème : 2 à 4 Cp./j.
Grossesse : non
Allaitement : non

Effets secondaires :
Ils sont surtout liés à la baisse éventuelle du taux de potassium dans le sang et sont corrigés en recherchant la dose la mieux adaptée. Ce médicament peut provoquer des allergies cutanées, des troubles digestifs, des maux de tête, une impuissance, une augmentation de la glycémie et des lipides sanguins.

Contre-indications :
Il est interdit en cas d'encéphalopathie hépatique, d'insuffisance rénale grave et s'il existe des antécédents d'allergie aux sulfamides.

Délai d'action :
L'action diurétique se manifeste au bout de 2 heures.

En cas d'oubli :
Prendre le comprimé oublié sans dépasser la dose journalière prescrite.

Signes de surdosage :
Déshydratation, baisse de la tension artérielle, et troubles hydroélectriques qui se manifestent par des crampes, des vertiges, des troubles de la conscience ou des palpitations cardiaques.

ESPÉRAL
Sevrage

65 %
Prix : 2,39 € - 20 comprimés
Équivalents ou génériques : Aucun
Laboratoire : Sanofi-Aventis
DCI : *disulfirame*
Présentations/Composition : Cp. : 500 mg

Indications : *Maintien du sevrage alcoolique*
Il est utilisé après un sevrage alcoolique réussi chez des personnes pour lesquelles l'envie de boire est irrépressible ou après des échecs répétés d'autres thérapeutiques. Lorsqu'il est associé à de l'alcool, ce médicament déclenche des réactions très désagréables (effet antabuse).

Précautions/Interactions :
Ce médicament étant très dangereux en cas d'ingestion massive d'alcool, il doit être absorbé après un sevrage réussi et par une personne bien informée des effets secondaires. Un complément de vitamines B1 et B6 est nécessaire pour éviter les complications neurologiques.
Des examens de sang sont régulièrement pratiqués pour détecter précocement une toxicité hépatique qui impose l'arrêt immédiat du traitement.
Toute boisson alcoolisée et tout médicament en contenant sont contre-indiqués. L'isoniazide, les imidazolés, la phénytoïne sont déconseillés et les anticoagulants oraux (AVK) sont à utiliser avec précaution.

Posologie :
Adulte : 1 Cp. le matin à jeun pendant plusieurs Sem. puis diminution progressive
Grossesse : non
Allaitement : non

Effets secondaires :
Les effets secondaires provoqués par l'alcool consistent en rougeurs et chaleur du visage, sueurs, sensation de malaise, nausées, vomissements, palpitations et baisse de la tension artérielle. Si l'absorption d'alcool est très importante, des troubles cardiovasculaires et neurologiques peuvent entraîner un coma, voire le décès. À doses fortes (> 500 mg/j.) ou après des traitements de plus de 6 mois, le médicament peut être responsable d'atteinte neurologique périphérique ou du nerf optique. Ces complications sont réversibles à l'arrêt du traitement et avec l'apport de vitamines B1 et B6. Une hépatite, parfois mortelle, peut survenir de façon extrêmement rare dans les 2 mois après le début d'un traitement. On a pu noter également des maux de tête, des goûts métalliques dans la bouche, des troubles sexuels, des crises convulsives, des réactions cutanées allergiques, des baisses de la mémoire et des états confusionnels.

Contre-indications :
L'insuffisance hépatique, rénale, coronarienne ou respiratoire sévère, une maladie épileptique, des troubles psychiques graves, une maladie du nerf optique et une allergie connue à ce médicament contre-indiquent le traitement.

Délai d'action :
Le délai d'action est rapide et la durée d'efficacité est de 48 heures.

En cas d'oubli :
Reprendre le traitement sans dépasser la dose quotidienne.

Signes de surdosage :
L'intoxication aiguë est souvent associée à l'alcool et elle entraîne des troubles cardiovasculaires et neurologiques qui peuvent déboucher sur un coma et le décès.

Bon à savoir
Le traitement est souvent débuté à l'hôpital à la suite d'une cure de sevrage d'alcool et il est poursuivi sous surveillance médicale. Les comprimés sont pris le matin au petit déjeuner.

ÉTHINYL-ŒSTRADIOL
Œstrogènes

65 %
Prix : 1,13 € - 15 comprimés
Équivalents ou génériques : Estréva, Estrofem, Œstrodose, Oromone, Physiogine, Progynova, Provames
Laboratoire : Aventis
DCI : *éthinylestradiol*

Etioven

Présentations/Composition : Cp. : 0,050 mg d'éthinyl-œstradiol

Indications : *Traitement de la fertilité, Ménopause*
Éthinyl-œstradiol est indiqué pour tous les cas d'œstrogénothérapie : traitement de l'hypofertilité, préparation à certains examens gynécologiques, éventuellement traitement de la ménopause.

Précautions/Interactions :
Éthinyl-œstradiol est utilisé pour la préparation des examens gynécologiques (colposcopie, hystéroscopie) à la dose d'1 comprimé par jour pendant une semaine.
Dans le cadre du traitement de la fertilité, Éthinyl-œstradiol peut être utilisé du 10e au 13e jour du cycle pour modifier la glaire cervicale.
Éthinyl-œstradiol peut être utilisé dans le cadre du traitement de la ménopause en complément d'un traitement progestatif, mais on lui préfère le traitement par gel percutané ou par patch.
Éthinyl-œstradiol n'est pas indiqué pendant la grossesse, mais la découverte d'une grossesse au cours du traitement ne justifie pas son interruption.

Posologie :
Adulte
Examen gynécologique : 1 Cp./j. pendant 1 Sem.
Ménopause : 1/2 Cp./j. pendant 21 j.

Effets secondaires :
Éthinyl-œstradiol provoque nausées, prise de poids, maux de tête, douleurs des seins, irritabilité, symptômes dépressifs, jambes lourdes, acné, séborrhée, saignements intermenstruels ou absence de règles, candidose vaginale, diminution de libido, irritation oculaire par les lentilles de contact, sans que ces symptômes nécessitent une interruption du traitement. Il provoque aussi hypertension artérielle, accidents vasculaires cérébraux, ictères, hypercholestérolémies ou hypertriglycéridémies, diabète, tumeurs mammaires, qui nécessitent toujours l'arrêt du traitement. Éthinyl-œstradiol est souvent responsable d'une augmentation du risque de calculs biliaires.

Contre-indications :
Éthinyl-œstradiol est contre-indiqué en cas d'antécédents de cancer du sein et de maladies thrombo-emboliques, hypertension artérielle, maladies des coronaires ou des valves cardiaques, tumeurs de l'utérus, hémorragies génitales inexpliquées, maladie hépatique, insuffisance rénale, migraines importantes.

Signes de surdosage :
Le surdosage provoque des nausées, vomissements, douleurs des seins et parfois saignements importants en dehors des règles.

ETIOVEN
Veinotoniques

 NR

Prix : 6,40 € - 30 comprimés
Équivalents ou génériques : Aucun
Laboratoire : Aventis
DCI : *naftazone*
Présentations/Composition : Cp. : 30 mg

Indications : *Insuffisance veineuse*
Etioven améliore les symptômes dus à l'insuffisance veineuse : sensation de jambes lourdes, « impatiences » des membres inférieurs lors du coucher, douleurs.

Précautions/Interactions :
L'emploi d'Etioven ne nécessite pas de précautions particulières.

Posologie :
Adulte : 1 Cp./j.
Grossesse : non
Allaitement : non

Effets secondaires :
Etioven peut provoquer parfois des troubles digestifs mineurs.

En cas d'oubli :
Prendre le comprimé sans dépasser la dose journalière prescrite.

Bon à savoir
Le comprimé est à prendre en milieu de journée.

EUCALYPTINE LE BRUN
Antitussifs

 NR

Prix : Libre
Équivalents ou génériques : Claradol Codéine, Codédrill sans sucre, Dinacode, Euphon, Néo-Codion, Padéryl, Pulmosérum

Laboratoire : Martin-Johnson & Johnson Merck Sharp & Dohme-Chibret
DCI : *codéine, cinéole*
Présentations/Composition : Caps. adulte : 15 mg de codéine et 100 mg de cinéole (eucalyptol), boîte de 14
Sir. : 6,10 mg de codéine et 1,07 mg de cinéole/c. mes. Flacon de 200 ml

Indications : *Toux*
Eucalyptine Le Brun est actif sur tous les types de toux, en particulier les toux sèches gênantes, grâce à ses composants, la codéine et l'eucalyptol.

Précautions/Interactions :
Eucalyptine Le Brun capsules est réservé à l'adulte.
Le sirop d'Eucalyptine Le Brun est autorisé chez l'enfant à partir de 30 mois.
D'autres présentations d'Eucalyptine autorisées chez l'enfant et le nourrisson ne contiennent pas de codéine, mais uniquement du cinéole, du sulfogaïacol et du paracétamol (Eucalyptine Le Brun suppositoire nourrisson et Eucalyptine Paracétamol suppositoire adulte et enfant).
La posologie doit être diminuée de moitié chez les personnes âgées ou en cas d'insuffisance hépatique.
Eucalyptine Le Brun est réservé au traitement des toux sèches gênantes. Il n'est pas indiqué en cas de toux grasse, productive, pour laquelle il est préférable d'utiliser un médicament expectorant ou fluidifiant des sécrétions bronchiques.
L'usage d'Eucalyptine Le Brun doit être aussi limité que possible.
La consommation d'alcool est fortement déconseillée pendant le traitement.
L'utilisation de la codéine est contre-indiquée avec la morphine et ses dérivés, et elle doit être faite avec prudence avec tous les médicaments qui ont une activité dépressive sur le système nerveux (antidépresseurs, anxiolytiques, etc.).
Eucalyptine Le Brun peut positiver les tests antidopage et ne doit donc pas être utilisé par les sportifs.

Posologie :
Adulte : 1 à 2 Caps./prise sans dépasser 8 Caps./j. ou 6 c. à s./j. de Sir.
Enfant (Sir.)
30 mois à 6 ans : 1/2 c. mes./6 kg/j.
6 à 15 ans : 1 c. mes./6 kg/j.
Grossesse : non
Allaitement : non

Effets secondaires :
Comme tous les dérivés opiacés, la codéine peut provoquer de la somnolence, une constipation, des vertiges et des troubles digestifs.

Contre-indications :
Eucalyptine Le Brun est contre-indiqué en cas d'allergie à l'un de ses constituants, en cas d'insuffisance respiratoire et d'asthme.

Délai d'action :
L'effet du médicament apparaît 1 heure après la prise et dure 12 heures.

EULEXINE
Hormones

100 % ; TFR
Prix : 29,09 € - 30 comprimés
Équivalents ou génériques : *Flutamide Arrow, Flutamide Biogaran, Flutamide Cristers, Flutamide EG, Flutamide Ivax, Flutamide Merck, Flutamide Téva, Prostadirex*
Laboratoire : Schering-Plough
DCI : *flutamide*
Présentations/Composition : Cp. : 250 mg de flutamide

Indications : *Cancer de la prostate, Acné de la femme*
Eulexine est un médicament qui a une activité purement antiandrogénique (il s'oppose à l'activité des hormones mâles). Il est utilisé surtout pour le traitement du cancer de la prostate en association avec une castration chirurgicale ou médicale. Flutamide est également utilisé dans le traitement de l'acné grave chez la femme.

Précautions/Interactions :
Le traitement nécessite un contrôle régulier de la fonction hépatique et du taux de méthémoglobine.
Eulexine doit être utilisé avec prudence en cas de traitement anticoagulant.

Posologie :
Adulte : 3 Cp./j.

Effets secondaires :
Eulexine est responsable de maux de tête, bouffées de chaleur, gynécomastie, impuissance, nausées et vomissements, douleurs

abdominales et parfois d'une hépatite nécessitant d'interrompre le traitement.

Contre-indications :
Eulexine est contre-indiqué en cas d'hypersensibilité au produit.

EUPANTOL
Antiulcéreux

 65 %

Prix : 7,08 € - 14 comprimés (20 mg)
13,58 € - 28 comprimés (20 mg)
7,85 € - 14 comprimés (40 mg)
15,16 € - 28 comprimés (40 mg)
Équivalents ou génériques : Inipomp, Ipraalox, Prazopant, *Pantoprazole Zen*
Laboratoire : BBFarma
DCI : *pantoprazole*
Présentations/Composition : Cp. : 20 et 40 mg de pantoprazole

Indications : *Ulcère gastro-duodénal, Reflux gastro-œsophagien*
Eupantol est un antiulcéreux antisécrétoire appartenant à la famille des « inhibiteurs de la pompe à protons », qui inhibe la sécrétion acide gastrique quelle que soit son origine. Il est indiqué dans le traitement des ulcères gastro-duodénaux, en association à un traitement antibiotique lorsque l'origine infectieuse est prouvée (helicobacter pylori) et dans le traitement de la maladie de Zollinger-Ellison (hypersécrétion gastrique souvent associée à une tumeur du pancréas). Il est également utilisé pour le traitement des œsophagites provoquées par le reflux gastro-œsophagien.

Précautions/Interactions :
Eupantol est réservé à l'adulte en raison de l'absence d'études chez l'enfant.
La durée du traitement est de 4 à 8 semaines : 1 mois en moyenne pour un ulcère duodénal, 4 à 6 semaines pour un ulcère gastrique évolutif, 4 à 8 semaines pour une œsophagite. Le traitement d'entretien du reflux gastro-duodénal, accompagné ou non d'œsophagite, est de 15 mg par jour.
Avant de traiter un ulcère, il est nécessaire de s'assurer du caractère bénin de la lésion par un examen endoscopique.
Le traitement de l'ulcère gastro-duodénal d'origine infectieuse (provoquée par la bactérie helicobacter pylori) exige une trithérapie composée d'Eupantol à raison de 1 comprimé 40 mg matin et soir et de 2 antibiotiques : clarithromycine et amoxicilline ou métronazole ou tinidazole, pendant 7 jours. Le traitement doit être continué avec Eupantol seul, à la dose de 40 mg par jour, pendant 3 semaines.

Posologie :
Adulte : 40 mg/j. en 1 prise
Grossesse : non
Allaitement : non

Effets secondaires :
Eupantol provoque des troubles digestifs (nausées, diarrhées ou constipation), des douleurs musculaires, des maux de tête, plus rarement des éruptions cutanées, urticaire, prurit, vertiges, des troubles de la formule sanguine et des tests hépatiques. Un traitement de longue durée favorise les infections gastriques.

Délai d'action :
Eupantol est efficace 4 jours après le début du traitement.

En cas d'oubli :
Prendre le comprimé sans dépasser la dose journalière prescrite.

> *Bon à savoir*
> *Les pansements gastriques comme les sels d'aluminium, de calcium ou de magnésium peuvent diminuer l'absorption de pantoprazole. Il est préférable de les prendre au moins 2 heures après Eupantol.*

EUPHON
Traitements du nez, de la gorge et des oreilles

30 %

Prix : Libre
Équivalents ou génériques : Aucun
Laboratoire : Mayoly Spindler
DCI : *erysimum*
Présentations/Composition : Pastille : boîte de 70 pastilles (avec ou sans sucre)

Indications : *Mal de gorge*
L'erysimum calme les douleurs de gorge dans les affections oropharyngées et de la cavité buccale.

Précautions/Interactions :
Chaque pastille avec sucre apporte 0,4 g de saccharose dont il faut tenir compte en cas de régime hypoglucidique.

Ces pastilles ne doivent pas être utilisées pour les enfants de moins de 6 ans.
Posologie :
Adulte : 10 à 12 Past./j.
Enfant > 6 ans : 5 à 6 Past./j.
Grossesse : oui
Allaitement : oui
Effets secondaires :
Dans de rares cas, une hypersensibilité peut apparaître.
Contre-indications :
Les pastilles sans sucre contiennent de la saccharine et sont contre-indiquées en cas d'allergie à cet édulcorant.

> **Bon à savoir**
> Les pastilles doivent être sucées lentement et non croquées. Si les symptômes persistent malgré le traitement, il est préférable de consulter le médecin, notamment en cas de signes infectieux et de fièvre.

EUPHYLLINE
Antiasthmatiques

30 %
Prix : 1,96 € - 30 gélules LP (50 mg)
2,06 € - 30 gélules LP (100 mg)
2,16 € - 30 gélules LP (200 mg)
3,08 € - 30 gélules LP (300 mg)
3,45 € - 30 gélules LP (400 mg)
Équivalents ou génériques : Dilatrane, Tédralan, Théostat, Xanthium
Laboratoire : Altana
DCI : *théophylline*
Présentations/Composition : Gél. LP : 50, 100, 200, 300 et 400 mg

Indications : *Asthme, Bronchopneumopathies chroniques*
La théophylline provoque une dilatation des bronches qui justifie son utilisation dans le traitement de l'asthme et des maladies pulmonaires obstructives. Mais la théophylline a également une action générale sur l'organisme : elle stimule le cœur, la respiration et le système nerveux central, elle favorise la dilatation des vaisseaux coronariens et la relaxation des muscles lisses du système digestif et urinaire. Elle est utilisée dans le traitement de la crise d'asthme et pour son traitement de fond, ainsi que pour soigner les bronchopneumopathies où il est nécessaire d'avoir une action bronchodilatatrice.

Précautions/Interactions :
La dose efficace de théophylline est très variable d'un individu à l'autre, et elle doit être adaptée progressivement, jusqu'à l'obtention d'un effet thérapeutique sans effets secondaires indésirables.
La dose quotidienne doit être prise en 2 fois (matin et soir).
La théophylline doit être utilisée avec précaution en cas d'insuffisance coronarienne, ulcère gastro-duodénal, hypertension artérielle et antécédents de maladies neurologiques convulsives (épilepsies).
L'emploi de la théophylline est contre-indiqué avec l'énoxacine et la troléandomycine qui peuvent être responsable d'un surdosage de théophylline.
La théophylline est déconseillée avec érythromycine et viloxazine, et elle doit être utilisée avec précaution lorsqu'elle est associée à cimétidine, fluconazole, ciprofloxacine, ticlopidine, ritonavir ou tacrine, ainsi que de nombreux autres médicaments qui peuvent augmenter ou diminuer le taux sanguin de théophylline.

Posologie :
Adulte : 7 à 12 mg/kg/j. (Gél. LP ou Sir.) ou 1 Suppos. 1 à 2 fois/j.
Enfant : 10 mg/kg/j.
Grossesse : oui, selon avis médical
Allaitement : non

Effets secondaires :
La théophylline provoque des troubles digestifs (nausées, vomissements), des palpitations cardiaques et un état d'excitation nerveux avec insomnie et maux de tête.

Contre-indications :
La théophylline est interdite chez les enfants de moins de 30 mois et en cas d'allergie à la théophylline.

Délai d'action :
L'effet du médicament apparaît en 1/2 heure.

Signes de surdosage :
Le surdosage se manifeste par une tachycardie importante, une hyperthermie, une exagération des signes digestifs et neurologiques, avec notamment des convulsions chez l'enfant. La suspicion de surdosage exige une hospitalisation en service spécialisé pour examens et lavage gastrique.

EUPHYPERTUIS
Antidépresseurs

📕 NR

Prix : Libre
Équivalents ou génériques : Aucun
Laboratoire : Bayer
DCI : *extrait de millepertuis*
Présentations/Composition : Cp. : 500 mg d'extrait sec de millepertuis

Indications : *Dépression*
Euphypertuis est un médicament de phytothérapie utilisé dans le traitement des états dépressifs légers.

Précautions/Interactions :
La posologie habituelle est de 1 comprimé par jour, à prendre le matin ou le soir, pendant 4 à 6 semaines.

Posologie :
Adulte : 1 Cp./j.
Grossesse : non
Enfant < 18 ans : non
Allaitement : non

Effets secondaires :
Le millepertuis est rarement à l'origine d'effets indésirables. Il peut toutefois être à l'origine de troubles neurologiques mineurs (céphalées), digestifs (nausées, vomissements, diarrhées ou constipation) ou cutanés (photosensibilisation, coup de soleil), qui régressent tous dès l'arrêt du traitement.

Contre-indications :
Le millepertuis est contre-indiqué chez l'enfant et le nourrisson ainsi que pendant la grossesse et l'allaitement. Il est également contre-indiqué lors de nombreux traitements médicamenteux, car il peut modifier l'activité des médicaments suivants : anticoagulants, anticonvulsivants, immunosuppresseurs, contraceptifs oraux. Son usage doit être interrompu et signalé lors d'une anesthésie locale ou générale.

EUPRESSYL
Antihypertenseurs

📕 65 %

Prix : 7,30 € - 30 gélules (30 mg)
37,97 € - 180 gélules (30 mg)
14,05 € - 30 gélules (60 mg)
70,71 € - 180 gélules (60 mg)

Équivalents ou génériques : Mediatensyl, *Urapidil Mylan*
Laboratoire : Altana
DCI : *urapidil*
Présentations/Composition : Gél. : 30 et 60 mg

Indications : *Hypertension artérielle*
L'urapidil agit par blocage de récepteurs sympathiques dans la paroi des vaisseaux et provoque ainsi une vasodilatation généralisée. Pour cette raison, elle est active sur tous les types d'hypertension artérielle.

Précautions/Interactions :
Chez les personnes âgées, la posologie peut être réduite de moitié.
Les interactions sont rares, mais il faut surveiller plus attentivement le traitement en cas d'utilisation d'anti-inflammatoires non stéroïdiens ou de corticoïdes, car ils peuvent réduire l'effet antihypertenseur de l'Eupressyl.
À l'inverse, les antidépresseurs imipraminiques, les neuroleptiques, peuvent exagérer l'effet antihypertenseur et favoriser une hypotension.
Il ne faut pas l'utiliser en association avec des inhibiteurs calciques, en raison du risque d'hypotension, mais il peut sans inconvénient être associé à un traitement diurétique ou bêta-bloquant.
L'effet d'Eupressyl pendant la grossesse et l'allaitement est mal connu, il est donc déconseillé de l'utiliser.

Posologie :
Adulte : 2 Gél. 60 mg/j. (1/2 dose chez les personnes âgées)
Grossesse : non
Allaitement : non

Effets secondaires :
Ils sont peu fréquents et se manifestent surtout par des maux de tête ou des maux gastriques, en début de traitement. Il peut provoquer également de la fatigue, une hypotension ou une réaction allergique cutanée.

Contre-indications :
Eupressyl est contre-indiqué en cas d'allergie connue à l'urapidil, et en cas de grossesse ou d'allaitement.

Délai d'action :
L'effet antihypertenseur apparaît en 4 à 6 heures.

En cas d'oubli :
Prendre immédiatement le comprimé oublié sans dépasser la dose journalière prescrite.

Signes de surdosage :
Il provoque une hypotension artérielle grave nécessitant une hospitalisation et éventuellement un traitement adapté pour réactiver le tonus vasculaire.

> *Bon à savoir*
> *La forme injectable est réservée à l'usage hospitalier.*

EURARTESIM
Antiparasitaires

NR
Prix : Libre
Équivalents ou génériques : Aucun
Laboratoire : Sigma-Tau
DCI : *piperaquine, artémisinine (artenimol)*
Présentations/Composition : Cp. : 160 ou 320 mg de piperaquine et 20 ou 40 mg de dihydroartémisinine

Indications : *Paludisme*
Eurartesim est indiqué pour le traitement du paludisme à Plasmodium falciparum, chez l'adulte et l'enfant à partir de 6 mois.

Précautions/Interactions :
Le traitement est de 1 administration par jour pendant 3 jours. La posologie est déterminée par le poids : chez l'enfant de 6 mois (jusqu'à 7 kg) la dose à respecter est de 1/2 comprimé par jour de 160 mg/20 mg, puis la dose augmente progressivement jusqu'à 4 comprimés à 320 mg/40 mg chez les adultes de 75 à 100 kg.
En cas de vomissements dans les 30 premières minutes, la dose entière doit être administrée de nouveau. Si les vomissements sont plus tardifs (entre 30 minutes et 1 heure), il faut reprendre la moitié de la dose totale.
Les patients ne doivent pas recevoir plus de 2 traitements de 3 jours sur une période 12 mois, et il est nécessaire d'attendre au moins 2 mois après la première cure pour renouveler la prise.

Posologie :
Adulte : 1 à 3 Cp./j. pendant 3 j.
Grossesse : non
Enfant < 6 mois : non
Allaitement : non

Effets secondaires :
Eurartesim peut être responsable d'anémie, de maux de tête, de prurit, de douleurs musculaires et articulaires, moins fréquemment de perte de l'appétit avec nausées et vomissements.

Contre-indications :
Eurartesim est contre-indiqué en cas de complication du paludisme, en cas de trouble du rythme cardiaque, d'hypertension artérielle, de maladie cardiaque. Avant l'administration, le médecin doit vérifier les traitements en cours, car l'association avec de nombreux médicaments est contre-indiquée, en particulier ceux qui peuvent avoir une influence sur le rythme cardiaque. Ce médicament ne peut être utilisé que dans les cas de paludisme à Plasmodium falciparum.

> *Bon à savoir*
> *Eurartesim doit être administré avec un verre d'eau, au minimum 3 heures après un repas et il est nécessaire d'attendre 3 heures avant le prochain repas. Pour les jeunes enfants les comprimés peuvent être écrasés et dilués dans un peu d'eau.*

EURAX
Antiprurigineux

NR
Prix : Libre
Équivalents ou génériques : Aucun
Laboratoire : Novartis
DCI : *crotamiton*
Présentations/Composition : Crème : tube 40 g

Indications : *Prurit, Piqûres d'insectes*
Eurax contribue à atténuer le prurit (envie de se gratter) provoqué par les piqûres d'insectes.

Précautions/Interactions :
La crème doit être appliquée sur des lésions non infectées.
Il est nécessaire d'appliquer la crème sur de faibles étendues, en dehors des plis cutanés, notamment chez le nourrisson pour éviter le passage du produit dans l'organisme.
En cas de contact avec les paupières ou les yeux, rincer abondamment avec de l'eau et prévenir son médecin.
Eurax ne doit pas être utilisé sur les muqueuses.

Eurobiol

Posologie :
Adulte : 2 à 3 Applic./j.
Enfant : 1 Applic./j.
Grossesse : non
Allaitement : non

Effets secondaires :
La crème peut provoquer des réactions allergiques cutanées. En cas de passage dans l'organisme, Eurax peut provoquer une méthémoglobinémie (modification de l'hémoglobine).

Contre-indications :
L'application de la crème est contre-indiquée en cas d'allergie à l'un des constituants, en cas de lésions dermatologiques infectées ou suintantes.

Bon à savoir
En cas de lésions surinfectées, il est nécessaire de désinfecter la zone cutanée avant d'appliquer la crème.

EUROBIOL
Médicaments de la digestion

65 % ; (Cp.) NR
Prix : 35,25 € - 100 gélules (25 000 UI)
19,01 € - 1 flacon de granulés (12 500 UI)
Équivalents ou génériques : Alipase, Créon
Laboratoire : Mayoly Spindler
DCI : *extrait pancréatique*
Présentations/Composition : Poud. orale : 0,45 g de pancréas total lyophilisé de porc/ c. mes.
Cp. : 250 mg de pancréas total lyophilisé de porc
Gél. : 150 mg d'extrait d'orge germée, 50 mg d'amylase fongique, 50 mg de protéase fongique, 70 mg de complexe enzymatique fongique et 50 mg de lipase fongique

Indications : *Insuffisance pancréatique*
Eurobiol est utilisé dans le traitement de l'insuffisance pancréatique sous toutes ses formes : pancréatite chronique et insuffisance pancréatique à la suite de mucoviscidose ou d'interventions chirurgicales (gastrectomie, pancréatectomie). Eurobiol est un mélange d'enzymes d'origine pancréatique qui se substituent à l'excrétion pancréatique déficiente.

Précautions/Interactions :
Eurobiol associe des enzymes naturelles qui ont un rôle de substitution. Ces enzymes ont pour fonction principale de digérer les graisses alimentaires. Une diarrhée graisseuse est le signe de l'inefficacité du traitement.
Il est parfois nécessaire d'attendre plusieurs semaines avant de constater l'efficacité du traitement.
Il est important de boire beaucoup d'eau pendant le traitement.

Posologie :
Adulte : Gran. : 24 à 30 c./j.,
Gél. UI : 6 Gél./j.
Enfant : Gran. : 2 à 3 c./j.
Gél. : ; 4 Gél./j.
Nourrisson : Gél. : 2 Gél./j.
Grossesse : oui
Allaitement : oui

Effets secondaires :
Eurobiol peut provoquer une constipation sévère, surtout si le dosage est trop élevé.

Bon à savoir
La quantité nécessaire d'Eurobiol est variable d'un individu à l'autre et dépend du régime alimentaire. La posologie doit être réglée en fonction du nombre de selles par jour et de leur teneur en graisses.

EUTHYRAL
Hormones

15 %
Prix : 3,21 € - 50 comprimés
Équivalents ou génériques : Aucun
Laboratoire : Merck Lipha Santé
DCI : *liothyronine, lévothyroxine*
Présentations/Composition : Cp. : 20 mg de liothyronine sodique et 100 mg de lévothyroxine sodique

Indications : *Hypothyroïdies*
Euthyral est indiqué pour le traitement de toutes les insuffisances de la glande thyroïde comme traitement hormonal substitutif.

Précautions/Interactions :
Euthyral est administré en 1 prise par jour, par paliers successifs pour atteindre la posologie suffisante, après 6 à 8 semaines de traitement.
En cas de troubles du rythme cardiaque, angine de poitrine, hypertension artérielle, insuffisance de la glande surrénale, anorexie, dénutrition,

tuberculose, diabète, une surveillance attentive du traitement doit être effectuée.
Euthyral doit être utilisé avec précaution en cas de traitement avec des anticoagulants oraux, anticonvulsivants, barbituriques, griséofulvine, rifampicine, carbamazépine, sels de fer, colestyramine.

Posologie :
Adulte : 1/2 à 1,5 Cp./j. en 1 seule prise
Grossesse : oui, après avis médical
Allaitement : oui, après avis médical

Effets secondaires :
Euthyral peut aggraver des troubles cardiaques préexistants, être responsable d'une insuffisance surrénale aiguë ou d'une élévation du taux de calcium dans les urines chez l'enfant, lors des traitements prolongés.

Contre-indications :
Euthyral est contre-indiqué en cas d'insuffisance cardiaque sévère et de troubles du rythme cardiaque.

Signes de surdosage :
Le surdosage en hormone thyroïdienne provoque accélération cardiaque, maux de tête, insomnie, température, irritabilité, amaigrissement, diarrhée, nécessitant d'interrompre le traitement pendant quelques jours.

Bon à savoir
> Euthyral est réservé au traitement des hypothyroïdies. Les « cocktails » associant des hormones thyroïdiennes, des diurétiques et des amphétamines ou « coupe-faim » dans un but amaigrissant sont inefficaces, dangereux et interdits.

EVIPLERA
antiviral

H 100 %
Prix : 756,57 € - 30 comprimés
Équivalents ou génériques : Aucun
Laboratoire : Gilead
DCI : *emtricitabine, rilpivirine, ténofovir*
Présentations/Composition : Cp. : 245 mg de ténofovir, 25 mg de rilpivirine et 200 mg de emtricitabine

Indications : *Infection à VIH*
Eviplera est une trithérapie indiquée chez le patient adulte porteur du VIH et n'ayant jamais reçu de traitement antirétroviral.

Précautions/Interactions :
La posologie est de 1 comprimé par jour, chez l'adulte, même en cas d'insuffisance rénale ou hépatique légère.
Ce médicament ne peut être pris en charge à 100 % que dans le cas des patients infectés par le VIH-1 avec une charge virale spécifique (inférieure ou égale à 100 000 virus/ml) et qui ne peuvent pas être traités par l'Éfavirenz. Ce traitement ne peut être prescrit que par un médecin spécialiste du VIH.
Pendant le traitement les femmes doivent utiliser une méthode contraceptive.

Posologie :
Adulte : 1 Cp./j.
Grossesse : oui, si nécessaire
Enfant < 18 ans : non
Allaitement : non

Effets secondaires :
Eviplera est fréquemment responsable d'insomnies et d'états dépressifs, de maux de tête et de vertiges, de nausées, vomissements et diarrhées, et, plus rarement, d'une pancréatite.

Contre-indications :
Eviplera est contre-indiqué chez les enfants et adolescents de moins de 18 ans, et en cas d'allaitement (l'allaitement est contre-indiqué chez toutes les porteuses de VIH, en raison du risque de passage du virus dans le lait). Son emploi doit être évité avec de très nombreux médicaments qui peuvent diminuer son efficacité, et avec le millepertuis.

Bon à savoir
> Ce médicament doit toujours être pris pendant un repas. En cas d'oubli inférieur à 12 heures, prendre immédiatement le comprimé oublié au cours d'un repas. Si l'oubli est supérieur à 12 heures, continuer le traitement normalement, sans doubler la dose. En cas de vomissement dans les 4 heures après l'administration, renouveler la prise.

EVISTA
Antiostéoporoses

65 %
Prix : 23,34 € - 28 comprimés (60 mg)
65,78 € - 84 comprimés
Équivalents ou génériques : Optruma, *Raloxifène Sandoz*, *Raloxifène Téva*

Laboratoire : Mediwin Limited
DCI : *raloxifène*
Présentations/Composition : Cp. : 60 mg de chlorhydrate de raloxifène

Indications : *Ostéoporose, Ménopause*
Evista est indiqué pour la prévention des fractures vertébrales non traumatiques chez les femmes ménopausées à risque accru d'ostéoporose, et en cas d'ostéoporose postménopausique.

Précautions/Interactions :
Evista peut être responsable de troubles vasculaires équivalents à ceux du traitement hormonal de substitution. Au cours du traitement, une supplémentation alimentaire en calcium est nécessaire.
Evista doit être interrompu en cas d'immobilisation prolongée.
Evista n'est pas recommandé en cas d'insuffisance hépatique, et la surveillance des tests hépatiques est nécessaire au cours du traitement.
Evista ne peut être utilisé que chez les femmes ménopausées, et ne peut être prescrit chez les femmes en âge de procréer, allaitantes, ni chez les hommes.

Posologie :
Adulte : 1 Cp./j.
Enfant : non
Grossesse : non
Allaitement : non

Effets secondaires :
Evista peut être responsable de thrombose veineuse profonde, embolie pulmonaire, thrombose vasculaire périphérique, thrombophlébite, bouffées de chaleur, crampes.

Contre-indications :
Evista est contre-indiqué chez les femmes en âge de procréer, en cas d'insuffisance hépatique, en cas d'antécédents de maladie thromboembolique, de saignements vaginaux, de cancer de l'endomètre et de cancer du sein.

Signes de surdosage :
Le surdosage exige une surveillance en milieu spécialisé et un lavage gastrique.

> **Bon à savoir**
> Le comprimé peut être pris à n'importe quelle heure de la journée, avant, pendant ou après les repas.

EVRA
Contraceptifs

 NR
Prix : Libre
Équivalents ou génériques : Aucun
Laboratoire : Janssen-Cilag
DCI : *éthinylestradiol, norelgestromine*
Présentations/Composition : Dispos. Transderm. contenant 6 mg de norelgestromine et 0,75 mg d'éthinylestradiol

Indications : *Contraception*
Evra est indiqué pour la contraception chez la femme adulte de 18 à 45 ans.

Précautions/Interactions :
Evra est un dispositif transdermique qui doit être appliqué sur la peau, et renouvelé toutes les semaines pendant 3 semaines.
Après 3 semaines, observer un intervalle de une semaine sans traitement, puis recommencer un nouveau cycle.
Changer de patch le même jour de la semaine (l'heure de la journée n'importe pas).
Appliquer sur la peau sèche, sans irritation ou écorchure, sans crème ou autre produit de beauté. Ne pas appliquer sur les seins.
Le traitement doit commencer le premier jour des règles, ou le premier jour de l'hémorragie en cas de contraception hormonale antérieure.
En cas de retard dans l'application initiale du patch, il est prudent d'utiliser une contraception non hormonale (préservatif) durant la première semaine.
Comme toutes les méthodes contraceptives hormonales, la prescription d'Evra doit être faite après un examen clinique et biologique permettant de mettre en évidence les risques possibles de complications, en particulier en cas de tabagisme, obésité, âge supérieur à 35 ans, antécédents de maladie cardiaque ou vasculaire, suspicion de diabète ou autre maladie métabolique pouvant être à l'origine de complications vasculaires.

Posologie :
Adulte : 1 Patch/Sem.
Enfant : non
Grossesse : non
Allaitement : non

Effets secondaires :
Evra peut être responsable de nausées, prise de poids, maux de tête, douleurs des seins, irri-

tabilité, symptômes dépressifs, jambes lourdes, acné, séborrhée, saignements intermenstruels ou absence de règles, candidose vaginale, diminution de libido, irritation oculaire par les lentilles de contact, sans que ces symptômes nécessitent une interruption du traitement. Evra peut également provoquer hypertension artérielle, accidents vasculaires cérébraux, ictères, hypercholestérolémies ou hypertriglycéridémies, diabète, tumeurs mammaires, qui nécessitent toujours l'arrêt du traitement.

Contre-indications :
Evra est contre-indiqué comme tous les contraceptifs hormonaux dans les cas suivants : thrombose veineuse, infarctus du myocarde, accident vasculaire cérébral, migraine, diabète, hypertension artérielle, anomalies des lipides sanguins, cancer du sein, cancers des organes génitaux, ou maladie hépatique.

EXELON
Maladie d'Alzheimer

📄 15 %
Prix : 32,22 € - 28 gélules (1,5 mg)
61,17 € - 56 gélules (1,5 mg)
32,22 € - 28 gélules (3 mg)
61,17 € - 56 gélules (3 mg)
32,22 € - 28 gélules (4,5 mg)
61,17 € - 56 gélules (4,5 mg)
32,22 € - 28 gélules (6 mg)
61,17 € - 56 gélules (6 mg)
31,88 € - 1 flacon Sol. Buv. (50 ml)
73,53 € - 30 dispositifs transdermiques (4,6 mg/24h)
73,53 € - 30 dispositifs transdermiques (9,5 mg/24h)
Équivalents ou génériques : *Rivastigmine Actavis*, *Rivastigmine Biogaran*, *Rivastigmine EG*, *Rivastigmine Mylan*, *Rivastigmine Sandoz*, *Rivastigmine Zydus*
Laboratoire : Novartis
DCI : *rivastigmine*
Présentations/Composition : Gél. : 1,5 mg, 3 mg, 4,5 mg, 6 mg ; Sol. buv. : 2 mg/ml ; dispositif Transderm. : 4,6 ou 9,5 mg/24 h

Indications : *Maladie d'Alzheimer*
Ce médicament, très récent, améliore les facultés mentales des personnes atteintes de la maladie d'Alzheimer dans les formes légères et modérées. Il agit en augmentant la quantité d'un neuromédiateur, l'acétylcholine, et en favorisant le fonctionnement des neurones cérébraux. Les possibilités de mémorisation, les performances intellectuelles et la vie quotidienne sont ainsi améliorées.

Précautions/Interactions :
Le traitement doit être débuté et supervisé par un médecin ayant l'expérience du diagnostic des patients atteints de la maladie d'Alzheimer.
Les posologies sont adaptées en cas d'insuffisance hépatique ou rénale.
Les comprimés sont donnés au patient par un proche qui s'assure de la régularité de la prise du médicament. En cas d'arrêt décidé par le médecin, le traitement doit être diminué progressivement.
Une surveillance particulière est assurée en cas d'antécédents de troubles du rythme cardiaque, d'ulcère gastro-duodénal, d'adénome de la prostate ou d'asthme.
Avec Exelon, la succinylcholine et ses dérivés myorelaxants doivent être utilisés avec précaution, l'alcool et les autres anticholinestérasiques sont contre-indiqués.

Posologie :
Adulte : 1,5 mg 2 fois/j. pendant 15 j. puis 3 à 6 mg 2 fois/j.
Gél. et Sol. Buv. peuvent être substitués par le dispositif Transderm. (1/jour)
Grossesse : non
Allaitement : non

Effets secondaires :
Exelon peut provoquer des diarrhées, étourdissements, perte d'appétit, agitation, confusion mentale, infections urinaires ou des voies aériennes supérieures, malaises, maux de tête, fatigue, nausées, vomissements et insomnies. Dans de très rares cas, il peut provoquer syncope, hémorragies digestives ou troubles du rythme cardiaque.

Contre-indications :
Exelon est contre-indiqué en cas d'allergie aux carbamates et d'insuffisance hépatique sévère.

Signes de surdosage :
En cas de surdosage, une hospitalisation d'urgence est nécessaire pour administrer l'antidote (atropine).

> *Bon à savoir*
>
> Ce médicament peut être pris en 2 fois au cours des repas. La prescription initiale est réalisée par un spécialiste et est valable un an. Une ordonnance de renouvellement peut être prescrite ensuite par tout médecin pour

Extavia

une nouvelle période d'un an. Le renouvellement suivant est effectué par un spécialiste après bilan médical et neurologique.

EXTAVIA
Sclérose en plaques

65 %

Prix : 827,31 € - 15 flacons
Équivalents ou génériques : Bétaferon
Laboratoire : Novartis
DCI : *interféron 1b*
Présentations/Composition : Flacon : 250 µg d'interferon beta 1b

Indications : *Sclérose en plaques*
Extavia est indiqué dans le traitement des patients atteints de la forme rémittente-récurrente de sclérose en plaques avec au moins deux poussées au cours des deux dernières années. Il est également indiqué dans les formes secondairement progressives de la maladie ainsi que dans les affections démyélinisantes qui peuvent évoluer vers une sclérose en plaques.

Précautions/Interactions :
La posologie initiale est d'une injection sous-cutanée de 0,25 ml qui doit être répétée tous les 2 jours, avec augmentation progressive jusqu'à 1 ml.
Le traitement doit être continué à la dose de 1 ml tous les 2 jours.
Ce traitement ne peut être prescrit que par un neurologue spécialiste de la sclérose en plaques.
Ce traitement doit être continué aussi longtemps que possible. Il doit être interrompu s'il n'a aucune influence sur la fréquence et la récurrence des poussés de la maladie.

Posologie :
Adulte : 1 Inj. SC tous les 2 j.
Enfant < 12 ans : non
Grossesse : non
Allaitement : non

Effets secondaires :
Extavia est responsable d'un syndrome pseudo-grippal, d'une baisse des lymphocytes dans le sang, parfois d'une hépatite médicamenteuse. Les injections répétées peuvent être à l'origine de lésions cutanées.

Contre-indications :
Extavia est contre-indiqué en cas d'hypersensibilité à l'interféron 1b, en cas de dépression sévère et en cas de maladie épileptique non stabilisée.

> *Bon à savoir*
> Pour éviter les lésions et les infections cutanées, il est important de respecter un calendrier rigoureux de rotation des lieux d'injection.

EXTENCILLINE
Antibiotiques

65 %

Prix : 4,38 € - 1 préparation injectable (600000 UI)
4,38 € - 1 préparation injectable (1,2 MUI)
4,38 € - 1 préparation injectable (2,4 MUI)
Équivalents ou génériques : Pénicilline G
Laboratoire : Aventis
DCI : *benzatine-benzylpénicilline*
Présentations/Composition : Amp. Inj. : 600000 UI, 1,2 MUI, 2,4 MUI

Indications : *Infections bactériennes*
Cette pénicilline est administrée par voie intramusculaire et libère progressivement dans l'organisme de la pénicilline G. Elle est indiquée dans les infections dues à un streptocoque (angines) ou un tréponème (syphilis, béjel, pinta, pian). Elle est également utilisée pour prévenir les rechutes de rhumatisme articulaire aigu et les infections pneumococciques chez les personnes aspléniques (ayant eu une ablation de la rate) ou atteintes de drépanocytose.

Précautions/Interactions :
La posologie est adaptée en cas d'insuffisance rénale.
L'action antibiotique est augmentée en association avec les aminosides, l'acide clavulanique et l'acide fusidique.

Posologie :
Adulte : 2,4 MUI en 1 Inj.
Enfant
> 25 kg : 1,2 MUI
< 25 kg : 0,6 MUI
Grossesse : oui
Allaitement : oui

Effets secondaires :
Des réactions allergiques comme de l'urticaire, des éruptions cutanées, de la fièvre, des

douleurs articulaires peuvent survenir au cours du traitement. Les doses élevées d'Extencilline peuvent provoquer des vertiges, hallucinations, troubles de la conscience, convulsions, douleurs au point d'injection.

Contre-indications :
Ce traitement est contre-indiqué en cas d'allergie aux pénicillines et aux céphalosporines.

EXTRANASE
Anti-inflammatoires

NR
Prix : 1,71 € - 40 comprimés
2,48 € - 80 comprimés
Équivalents ou génériques : Aucun
Laboratoire : Rottapharm
DCI : *bromelaines*
Présentations/Composition : Cp. : 900 nanokatals de bromelaines

Indications : *Inflammation*
Extranase est indiqué comme traitement de complément en cas d'œdèmes posttraumatiques ou postopératoires.

Précautions/Interactions :
Extranase est réservé à l'adulte et à l'enfant de plus de 6 ans.

Posologie :
Adulte : 3 Cp. 3 fois/j.
Enfant 6 à 15 ans : 1 Cp. 3 fois/j.
Grossesse : non
Allaitement : non

Effets secondaires :
Extranase ne provoque pas d'effets secondaires notables, sauf en cas de réaction allergique à l'un de ses constituants.

Contre-indications :
Extranase est contre-indiqué en cas d'hypersensibilité à l'un de ses constituants ainsi que chez l'enfant de moins de 6 ans.

> **Bon à savoir**
> Les comprimés doivent être avalés avec un peu d'eau, sans les écraser.

EZETROL
Hypocholestérolémiants

65 %
Prix : 40,35 € - 28 comprimés
Équivalents ou génériques : Aucun
Laboratoire : Mediwin Limited
DCI : *ézétimibe*
Présentations/Composition : Cp. : 10 mg d'ézétimibe

Indications : *Hypercholestérolémie essentielle*
Ezetrol est un médicament indiqué dans le traitement des hypercholestérolémies familiales (IIb) en complément d'un médicament de la classe des statines lorsque celui-ci est insuffisant à contrôler seul (et avec régime alimentaire adapté) le niveau de cholestérol. Il peut être utilisé en traitement unique en cas d'intolérance aux statines.

Précautions/Interactions :
La posologie habituelle d'Ezetrol est d'un comprimé de 10 mg par jour, en association ou non avec une statine.
L'association avec un traitement par les fibrates n'est pas recommandée.
Ezetrol doit être utilisé avec précaution en cas d'insuffisance hépatique.
Ce traitement n'est pas recommandé chez les enfants de moins de 10 ans, en l'absence de données cliniques suffisantes.

Posologie :
Adulte : 1 Cp./j. de 10 mg
Grossesse : non
Allaitement : non

Effets secondaires :
Ezetrol peut être responsable de nombreux effets secondaires, nécessitant un arrêt du traitement, une diminution des doses ou une surveillance accrue : fatigue, maux de tête, réactions allergiques, douleurs musculaires, diarrhée ou constipation, nausées, vomissements, douleurs abdominales.

Contre-indications :
Ezetrol est contre-indiqué en cas d'hypersensibilité à l'ézétimibe ou aux excipients, en cas de grossesse ou d'allaitement et en cas de maladie hépatique évolutive.

En cas d'oubli :
Ne pas doubler la dose, continuer le traitement habituel.

> **Bon à savoir**
> Prendre le comprimé avec un verre d'eau pendant ou en dehors d'un repas sans le croquer ni l'écraser.

FANSIDAR
Antiparasitaires

NR
Prix : Libre
Équivalents ou génériques : Aucun
Laboratoire : Roche
DCI : *sulfadoxine, pyriméthamine*
Présentations/Composition : Cp. 500 mg : sulfadoxine : 500 mg, pyriméthamine : 25 mg

Indications : *Paludisme*
Ce médicament est destiné à traiter les accès de paludisme transmis par les moustiques lorsque les autres antipaludéens sont inefficaces ou contre-indiqués. Le Fansidar, qui contient 2 agents antiparasitaires, n'est pas utilisé dans la prévention du paludisme.

Précautions/Interactions :
La dose est prise en 1 seule fois et ne doit pas être dépassée. Si la dose est répétée, un intervalle minimum de 8 jours est indispensable entre 2 prises.
En cas d'association au triméthoprime, il est nécessaire de suivre un traitement d'acide folinique (vitamine B).

Posologie :
Adulte : 2 à 3 Cp.
Enfant
< 4 ans : 1/2 Cp.
4 à 8 ans : 1 Cp.
9 à 14 ans : 2 Cp.
Grossesse : non en fin de grossesse
Allaitement : non

Effets secondaires :
Des réactions cutanées et muqueuses allergiques graves ainsi que des modifications biologiques du sang peuvent survenir.

Contre-indications :
Les personnes intolérantes aux sulfamides, ayant déjà présenté des réactions cutanées allergiques, souffrant de dysfonctionnement grave des cellules hépatiques ou rénales ne doivent absolument pas prendre ce médicament.

Délai d'action :
Une dose unique suffit à assurer une efficacité thérapeutique pendant 10 à 28 jours.

Signes de surdosage :
Le surdosage nécessite une hospitalisation d'urgence car il provoque des vomissements, des convulsions et un dysfonctionnement respiratoire, surtout chez l'enfant.

Bon à savoir
Une bonne prévention contre le paludisme passe par une protection contre les piqûres de moustiques : utilisation de vêtements longs après le coucher du soleil, crèmes répulsives, insecticides, moustiquaires. Un traitement prophylactique est souvent indispensable lors de voyage en pays endémiques, renseignez-vous auprès de votre médecin ou de votre agence de voyage, qui vous indiquera le centre spécialisé le plus proche de votre domicile.

FASIGYNE
Anti-infectieux gynécologiques

65 %
Prix : 4,06 € - 4 comprimés
Équivalents ou génériques : Aucun
Laboratoire : Pfizer
DCI : *tinidazole*
Présentations/Composition : Cp. : 500 mg de tinidazole

Indications : *Vaginites, Urétrite*
Fasigyne est indiqué pour le traitement des infections génitales à trichomonas. Il est également utilisé pour le traitement des vaginites bactériennes, des lambliases et des amibiases.

Précautions/Interactions :
Les 4 comprimés doivent être pris en une fois, de préférence en dehors des repas.
La prise d'alcool est fortement déconseillée le jour du traitement et pendant les 4 jours suivants en raison de la survenue de troubles digestifs et d'un effet antabuse (réaction d'intolérance à l'alcool avec vomissements et tachycardie).

Posologie :
Adulte : 4 Cp. en 1 prise unique
Grossesse : non
Allaitement : non

Effets secondaires :
Fasigyne peut être responsable de troubles digestifs (nausées, goût métallique, vomissements, diarrhées), d'allergies cutanées, et, dans certains cas, de troubles neurologiques et sanguins.

Contre-indications :
Il n'existe pas de contre-indications à l'utilisation de Fasigyne en dehors d'une éventuelle hypersensibilité à ses composants.

> *Bon à savoir*
>
> Le traitement des affections à trichomonas est rapide, mais il n'est vraiment efficace que s'il est pris simultanément par les 2 partenaires.

FASTURTEC
Détoxicants en oncologie

H

Prix : Usage hospitalier
Équivalents ou génériques : Aucun
Laboratoire : Sanofi-Synthélabo
DCI : *rasburicase*
Présentations/Composition : Flacons : 1,5 ou 7,5 mg de Poud. pour Sol. à diluer pour Perf.

Indications : *Hyperuricémie*
Fasturtec est indiqué dans le traitement et la prévention de l'augmentation du taux d'acide urique dans le sang, chez les patients souffrant de cancers sanguins, et qui présentent un risque d'insuffisance rénale aiguë en raison de la libération brutale d'acide urique, suite au traitement chimiothérapique et à la destruction rapide de cellules cancéreuses.

Précautions/Interactions :
La durée du traitement est de 5 à 7 jours.
Le traitement doit être administré une fois par jour, sous la forme d'une perfusion de 30 minutes.
Fasturtec doit être administré sous la surveillance d'un médecin habitué aux chimiothérapies des hémopathies malignes.
Fasturtec doit seulement être utilisé immédiatement avant ou durant l'initiation de la chimiothérapie.
Aucune adaptation posologique n'est nécessaire en cas d'insuffisance rénale ou hépatique. L'administration de rasburicase n'impose aucune modification de la chimiothérapie.

Posologie :
Adulte : 0,2 mg/kg/j.
Enfant : non
Grossesse : non
Allaitement : non

Effets secondaires :
Fasturtec peut être responsable de réactions allergiques, notamment au niveau de la peau et des bronches, exigeant une surveillance attentive du traitement, et son arrêt en cas de survenue de réactions.
Fasturtec peut être également à l'origine de maux de tête, troubles digestifs, fièvre et de signes d'anémie par destruction des globules rouges (anémie hémolytique).

Contre-indications :
Fasturtec est contre-indiqué en cas de déficit en G6PD et autres désordres métaboliques susceptibles d'entraîner une anémie hémolytique.

FAZOL G
Anti-infectieux gynécologiques

30 % ; TFR
Prix : 4,96 € - 3 ovules
Équivalents ou génériques : *Éconazole Arrow*, Gynomyk, Gyno-Pevaryl, Gyno-Trosyd, Lomexin, Terlomexin
Laboratoire : CS
DCI : *isoconazole*
Présentations/Composition : Ovules vaginaux : 300 mg de nitrate d'isoconazole

Indications : *Mycoses vaginales*
Fazol G est indiqué pour les infections vaginales à Candida albicans et les surinfections bactériennes.

Précautions/Interactions :
Placer l'ovule au fond du vagin, de préférence en position allongée.
Il est préférable de faire le traitement après les règles, mais, si nécessaire, il ne faut pas l'interrompre en cas de survenue des règles.
Pendant le traitement les injections vaginales, les tampons, les spermicides et les rapports sexuels sont déconseillés, y compris avec des préservatifs. Ceux-ci renforcent l'irritation locale et la douleur, et présentent un risque de rupture.
Le traitement à base d'ovules doit être accompagné d'un traitement local avec une crème antifongique et, si nécessaire, d'un traitement par voie orale, surtout en cas de récidive.
Pour la toilette, éviter les savons acides qui favorisent le développement des champignons. Utiliser de préférence un savon surgras.

La majorité des candidoses vaginales disparaissent à l'aide d'un traitement de quelques jours. En cas de récidive, le traitement par voie orale peut durer plusieurs semaines ou plusieurs mois.

Posologie :
Adulte : 1 ovule vaginal le soir pendant 3 j.
Grossesse : oui
Allaitement : oui

Effets secondaires :
Fazol G peut provoquer une irritation locale qui ne justifie pas l'interruption du traitement.

Contre-indications :
Il n'existe pas de contre-indications à l'utilisation de Fazol G en dehors d'une éventuelle hypersensibilité à ses composants.

> **Bon à savoir**
> Le traitement antifongique ne se justifie que s'il existe des signes cliniques d'infection vaginale (leucorrhée, prurit, rougeur locale). La présence de champignons, détectée lors d'examens biologiques, ne nécessite pas un traitement systématique.

FELDÈNE
Anti-inflammatoires non stéroïdiens

15 % ; (Gél.)   30 % ; TFR

Prix : 3,67 € - 30 gélules (10 mg)
3,98 € - 15 gélules (20 mg)
3,98 € - 15 comprimés dispersibles (20 mg)
6,98 € - 15 suppositoires (20 mg)
1,59 € - 1 ampoule injectable (20 mg)
2,62 € - 2 ampoules injectables (20 mg)
Équivalents ou génériques : Brexin, Cycladol, <u>Piroxicam Biogaran</u>, <u>Piroxicam Cristers</u>, <u>Piroxicam EG</u>, <u>Piroxicam Mylan</u>, <u>Piroxicam Pfizer</u>, <u>Piroxicam RPG</u>, <u>Piroxicam Téva</u>, <u>Piroxicam Winthrop</u>, <u>Piroxicam Zydus</u>
Laboratoire : Pfizer
DCI : *piroxicam*
Présentations/Composition : Gél. : 10 mg (30 Gél.) ; 20 mg (15 Gél.)
Cp. dispersible : 20 mg (15 Cp.)
Suppos. : 20 mg (15 Suppos.)
Amp. Inj. : 20 mg (1 Amp./2 Amp.)

Indications : *Inflammation*
Feldène est indiqué dans le traitement symptomatique de l'arthrose, de la polyarthrite rhumatoïde ou de la spondylarthrite ankylosante, mais ne doit pas être un médicament de première intention. Il n'est pas recommandé dans les poussées aiguës de rhumatisme abarticulaire (bursites, tendinites) ou d'arthrose (douleurs aiguës de l'arthrose), ni dans les inflammations de l'appareil locomoteur consécutives à des traumatismes, ou pour les douleurs d'origine neurologique (sciatique, radiculalgies).

Précautions/Interactions :
Ce médicament est réservé à l'adulte de plus de 15 ans et doit être utilisé à dose la plus faible possible pendant la durée de traitement la plus courte. Ne jamais dépasser la dose de 20 mg par jour au risque d'augmenter l'apparition d'effets indésirables. Avant toute mise en route d'un traitement par AINS, il faudra s'assurer de l'absence d'infection bactérienne, virale ou parasitaire dont les signes ou les symptômes peuvent être masqués.
La prescription d'AINS doit être prudente chez les personnes souffrant d'insuffisance hépatique, rénale ou cardiaque, de diabète et en cas d'antécédents d'ulcère gastro-duodénal. L'efficacité d'un stérilet peut être diminuée.
De nombreux médicaments sont déconseillés avec le piroxicam : les anticoagulants, l'aspirine et ses dérivés salicylés, les autres AINS, le diflunisal, le lithium, le méthotrexate (traitement anticancéreux), le Ticlid. Certains traitements imposent une surveillance accrue : les antihypertenseurs, les diurétiques, certains traitements cardiaques (bêta-bloquants), certains antidiabétiques (sulfamides), certains traitements anti-goutteux (bénémide) et anti-sida (zidovudine).
Pour éviter la survenue de troubles gastro-intestinaux, le traitement peut être accompagné de médicaments protecteurs de la muqueuse gastrique (misoprostol, inhibiteur de la bombe à protons), en particulier chez les personnes âgées.

Posologie :
Adulte > 15 ans
Cp./Gél./Suppos. : 20 mg/j. en 1 prise pour traitement d'attaque puis 10 à 20 mg/j. en 1 prise
Amp. Inj. : 1 Amp./j. en 1 Inj. pendant 2 à 3 j. pour traitement d'attaque puis poursuivre par 1 forme orale ou rectale
Personne âgée : mêmes dosages
Grossesse : non
Allaitement : non

Effets secondaires :
Les AINS provoquent assez souvent en début de traitement une perte d'appétit, des nausées, des vomissements, de la diarrhée ou de la constipation, des maux de ventre, une inflammation de la gorge. Plus rarement peuvent survenir des ulcérations digestives avec hémorragies, des réactions d'hypersensibilité (rougeur de la peau, urticaire, crise d'asthme, œdème de Quincke), des maux de tête, une somnolence ou une insomnie, des vertiges, des sifflements dans les oreilles et quelques troubles des examens sanguins.
Le Feldène peut être responsable également de colite, de confusion, d'angoisse ou d'irritabilité, d'œdèmes des jambes et d'exceptionnels cas de pancréatite.
Dans de très rares cas, l'injection peut être légèrement douloureuse pendant quelques instants.
Le traitement doit être immédiatement interrompu en cas de survenue de troubles gastro-intestinaux ou de réaction allergique.

Contre-indications :
Feldène est contre-indiqué chez les enfants de moins de 15 ans, en cas d'hypersensibilité au piroxicam, en cas d'antécédents d'ulcère, d'hémorragie ou de perforation gastro-intestinale, ou en cas d'antécédents prédisposant à des hémorragies intestinales (rectocolite hémorragique, maladie de Crohn, cancers digestifs, diverticulite). Feldène ne doit pas être utilisé en association avec d'autres AINS, y compris AINS sélectifs de la COX-2 et acide acétylsalicylique, ou en cas de traitement anticoagulant. Feldène est également contre-indiqué en cas d'antécédents d'allergie médicamenteuse, en particulier en cas de réactions cutanées allergiques (érythème polymorphe, syndrome de Stevens-Johnson, syndrome de Lyell).

Délai d'action :
Le Feldène est rapidement actif dans l'organisme. Les concentrations sont maximales dans le sang en 45 minutes avec la forme injectable, en 1 heure avec les formes orales et en 2 heures avec la forme rectale.

Signes de surdosage :
Les intoxications massives nécessitent un transfert à l'hôpital pour lavage gastrique.

> **Bon à savoir**
> La prise des comprimés au milieu des repas avec un grand verre d'eau diminue les troubles digestifs mais ne les annule pas. Ils peuvent survenir également avec les formes injectables ou rectales. Il est conseillé de rester en position assise 15 à 30 minutes après une prise orale du médicament pour diminuer le risque d'irritation de l'œsophage. Lubrifier le suppositoire avant de l'insérer dans le rectum. Si des éruptions cutanées, des démangeaisons, des selles noires ou tout autre malaise inhabituel apparaissaient, il est conseillé de prévenir son médecin. La patiente en âge de procréer doit utiliser une méthode de contraception efficace pendant toute la durée du traitement car il peut entraîner une fausse couche et ses effets sur le fœtus ne sont pas connus. En cas de grossesse, il faut cesser la prise du médicament et consulter immédiatement son médecin.
> Il est préférable de conserver les ampoules injectables à l'abri de la lumière, les comprimés dispersibles et les suppositoires à l'abri de la chaleur et de l'humidité.

FÉMARA
Antihormones

100 %
Prix : 111,21 € - 30 comprimés
Équivalents ou génériques : *Létrozole Accord*, *Létrozole Arrow*, *Létrozole Biogaran*, *Létrozole Bluefish*, *Létrozole Cristers*, *Létrozole EG*, *Létrozole Isomed*, *Létrozole Mylan*, *Létrozole Ranbaxy*, *Létrozole Ratiopharm*, *Létrozole Sandoz*, *Létrozole Téva*, *Létrozole Zentiva*, *Létrozole Zydus*
Laboratoire : Mediwin limited
DCI : *létrozole*
Présentations/Composition : Cp. : 2,5 mg de létrozole

Indications : *Cancer du sein*
Fémara est utilisé dans le traitement du cancer du sein chez la femme ménopausée, après échec ou intolérance du traitement au tamoxifène. Fémara peut aussi être utilisé comme traitement initial en cas de cancer du sein hormono-dépendant à un stade avancé chez la femme ménopausée.

Précautions/Interactions :
La conduite automobile est déconseillée pendant le traitement en raison des risques d'étourdissements et de vertiges.

Firmagon

Posologie :
Adulte : 2,5 mg/j. en 1 prise
Grossesse : non
Allaitement : non

Effets secondaires :
Fémara provoque éruption cutanée, prurit, parfois une alopécie, somnolence, céphalées, fatigue, vertiges, œdèmes, prise de poids. Il peut aussi être responsable de saignements génitaux, de nausées, vomissements, constipation, crampes musculaires et douleurs articulaires, troubles de la numération sanguine.

Contre-indications :
Fémara est contre-indiqué pendant la grossesse et l'allaitement, ainsi que chez la femme qui n'est pas encore ménopausée.

FIRMAGON
Antinéoplasiques

100 %
Prix : 149,01 € - 1 flacon 6 ml (80 mg)
261,17 € - 2 flacons 6 ml (120 mg)
Équivalents ou génériques : Aucun
Laboratoire : Ferring
DCI : *degarelix*
Présentations/Composition : Flacon de Poud. Inj. : 80 à 120 mg de degarelix

Indications : *Cancer de la prostate*
Firmagon est indiqué dans les stades avancés du cancer de la prostate.

Précautions/Interactions :
La posologie habituelle est de 120 mg lors des 2 premières administrations, puis de 1 administration par mois de 80 mg à partir du deuxième mois.
La surveillance du traitement est faite par le dosage du taux de testostérone, qui s'abaisse immédiatement après le début du traitement.
Ce médicament est administré par voie sous-cutanée.

Posologie :
Adulte : 80 mg/mois
Enfant < 18 ans : non
Grossesse : non
Allaitement : non

Effets secondaires :
Firmagon peut être responsable d'un syndrome pseudo-grippal (fièvre, frissons, fatigue) et de réactions cutanées au lieu d'application. Il est également responsable d'insomnie et de baisse du désir sexuel avec atrophie testiculaire (effet de la baisse de testostérone dans le sang), de vertiges et de maux de tête, de transpiration accrue (hyperhydrose, avec sueurs nocturnes), de douleurs musculaires, de diarrhées et de nausées, de prise de poids, de gynécomastie.

Contre-indications :
Firmagon est contre-indiqué en cas de réaction allergique. Son emploi est exclu chez les enfants et les femmes.

FIVASA
Anti-inflammatoires

65 %
Prix : 40,02 € - 100 comprimés (400 mg)
22,63 € - 30 suppositoires (500 mg)
67,79 € - 90 comprimés (800 mg)
Équivalents ou génériques : Aucun
Laboratoire : Norgine
DCI : *mesalazine*
Présentations/Composition : Cp. : 400 mg et 800 mg de mesalazine ; Suppos. : 500 mg

Indications : *Rectocolite hémorragique, Maladie de Crohn*
Fivasa est indiqué dans le traitement des crises initiales, légères à modérées, de rectocolite hémorragique, ou de la maladie de Crohn.

Précautions/Interactions :
La posologie habituelle initiale est de 4 à 8 comprimés par jour, en plusieurs administrations par jour, au cours des repas, pendant 4 à 8 semaines, puis la posologie peut être diminuée à 2 à 4 comprimés par jour en fonction de la réponse au traitement.
Fivasa doit être utilisé avec précaution en cas d'insuffisance hépatique ou rénale.

Posologie :
Adulte : 4 à 8 Cp. 400 mg/j. ou 2 à 4 Cp. 800 mg/j. ou 2 à 3 Suppos./j.
Enfant < 18 ans : non
Grossesse : oui, maxi 2 g/j.
Allaitement : non

Effets secondaires :
Fivasa peut être responsable de nombreux effets secondaires : troubles digestifs avec perte de l'appétit, nausées et vomissements, constipation et diarrhée, troubles neurologiques avec confusion mentale, somnolence,

troubles de la mémoire, douleurs articulaires, troubles cutanés et cardiovasculaires.

Contre-indications :
Il n'existe pas de contre-indications à l'usage de Fivasa, en dehors de l'hypersensibilité au produit ou aux excipients (présence de galactose).

FLAGYL
Antibiotiques

65 % ; (Ovules) 30 %

Prix : 3,63 € - 20 comprimés (250 mg)
3,12 € - 4 comprimés (500 mg)
5,12 € - 14 comprimés (500 mg)
4,66 € - flacon (120 ml)
3,10 € - 10 ovules (500 mg)
Équivalents ou génériques : Fasigyne, Tibéral Roche
Laboratoire : Aventis
DCI : *métronidazole*
Présentations/Composition : Cp. : 250 et 500 mg ; Susp. Buv. : 125 mg/c. mes.

Indications : *Infections bactériennes, Infections parasitaires*
Cet antibiotique possède une action originale car il est transformé, au sein des cellules, en produit toxique pour les germes qui l'assimilent et il les détruit ainsi. Il est particulièrement actif sur les bactéries du système digestif et sur des parasites comme les amibes, les trichomonas et les giardia.

Précautions/Interactions :
Des examens neurologiques et sanguins doivent être effectués régulièrement au cours des traitements prolongés et l'apparition de vertiges, troubles de la marche, confusion mentale ou convulsions impose l'arrêt immédiat du traitement.
La posologie est diminuée en cas d'insuffisance rénale.
L'alcool et le disulfiram sont contre-indiqués en association avec ce traitement. Les antivitamines K, le fluoro-uracile et le vécuronium en association sont à surveiller. Les anticoagulants oraux risquent de provoquer un syndrome hémorragique s'ils sont associés au Flagyl.

Posologie :
Adulte
Voie orale : 1 à 1,5 g/j. en 3 à 4 prises

Voie Inj. : 1 à 1,5 g/j. en 2 à 3 Perf.
Enfant
Voie orale : 20 à 30 mg/kg/j. en 3 à 4 prises
Voie Inj. : 20 à 30 mg/kg/j. en 2 à 3 Perf.
Grossesse : oui aux 2e et 3e trimestres
Allaitement : non

Effets secondaires :
Flagyl peut provoquer des troubles digestifs, du prurit, de l'urticaire, des troubles sanguins et neurologiques. Une coloration brun-rouge des urines est habituelle et sans gravité.

Contre-indications :
Flagyl est contre-indiqué en cas d'allergie aux nitro-imidazolés.

> *Bon à savoir*
> Le mélange d'alcool provoque un effet antabuse (nausées, vomissements, bouffées de chaleur, rougeur du visage, hypotension artérielle).

FLANID
Anti-inflammatoires

65 % ; TFR

Prix : 3,41 € - 30 comprimés (100 mg)
4,05 € - 15 comprimés (200 mg)
Équivalents ou génériques : Aucun
Laboratoire : Pierre Fabre
DCI : *acide tiaprofénique*
Présentations/Composition : Cp. : 100 ou 200 mg d'acide tiaprofénique

Indications : *Traitement de la douleur*
Flanid est indiqué pour le traitement des épisodes douloureux au cours de rhumatismes inflammatoires, arthrose, polyarthrite rhumatoïde, douleurs lombaires, ainsi que pour les douleurs dentaires, dysménorrhées ou douleurs posttraumatiques.

Précautions/Interactions :
Flanid doit être utilisé avec précaution en cas d'antécédents allergiques de type asthme, rhinite chronique, sinusite.
Le risque d'hémorragie gastrique ou d'ulcère est imprévisible et peut survenir à n'importe quel moment au cours du traitement. Le risque est plus élevé chez les patients soumis à un traitement anticoagulant ou antiagrégant plaquettaire.

Posologie :
Adulte : 400 mg/j.

Flaviastase

Enfant > 15 kg (4 ans) : 10 mg/kg/j.
Grossesse : non
Allaitement : non

Effets secondaires :
Flanid peut être responsable de nausées, diarrhées, vomissements, douleurs gastriques, ulcère gastro-duodénal, éruptions cutanées et de réactions allergiques.

Contre-indications :
Flanid est contre-indiqué en cas d'hypersensibilité à l'un de ses composants, à l'aspirine et aux anti-inflammatoires non-stéroïdiens, ainsi qu'en cas d'ulcère gastro-intestinal évolutif et d'insuffisance hépatique ou rénale sévères.

Bon à savoir
Les comprimés peuvent être avalés avec un grand verre d'eau, de préférence au cours des repas. Chez le jeune enfant, ils doivent être dissous dans un grand verre d'eau.

FLAVIASTASE
Médicaments de la digestion

 NR

Prix : 2,70 € - 50 comprimés
Équivalents ou génériques : Entecet
Laboratoire : Iphym
DCI : *extrait enzymatique*
Présentations/Composition : Cp. : Poud. enzymatique d'origine fongique correspondant à 1 300 UI biochimiques de lipase et 8 200 unités de protéase

Indications : *Dyspepsie*
Flaviastase est indiqué dans les troubles mineurs de la digestion (dyspepsie) et les digestions lentes ou « difficiles ».

Précautions/Interactions :
Flaviastase associe des enzymes naturelles qui ont un rôle de substitution. Ces enzymes ont pour fonction principale d'aider à digérer les graisses alimentaires.

Posologie :
Adulte : 1 à 4 Cp./j.
Enfant > 6 ans : 1 à 2 Cp./j.
Grossesse : oui
Allaitement : oui

Effets secondaires :
Flaviastase peut provoquer une constipation si le dosage est trop élevé.

Bon à savoir
Croquer ou avaler les comprimés, de préférence pendant les repas.

FLÉCAÏNE
Antiarythmiques

65 % ; Amp. H ; TFR

Prix : 9,09 € - 30 comprimés (100 mg)
17,07 € - 30 gélules LP (50 mg)
17,07 € - 30 gélules LP (100 mg)
17,07 € - 30 gélules LP (150 mg)
17,07 € - 30 gélules LP (200 mg)
Usage hospitalier - ampoule (15 ml)
Usage hospitalier - ampoule (4 ml)
Équivalents ou génériques : *Flécaïnide Arrow, Flécaïnide Biogaran, Flécaïnide EG, Flécaïnide Merck, Flécaïnide Qualimed, Flécaïnide RPG, Flécaïnide Sandoz, Flécaïnide Téva*
Laboratoire : 3 M
DCI : *flécaïnide*
Présentations/Composition : Cp. : 100 mg ; Cp. LP : 50, 100, 150, 200 mg ; Sol. Inj. : 150 mg/15 ml et 40 mg/4 ml

Indications : *Traitement des troubles du rythme ventriculaire*
La Flécaïne est utilisée pour traiter les tachycardies ventriculaires graves qui mettent en jeu la survie du patient. Elle est également utilisée pour soigner certains troubles du rythme supraventriculaire. Dans tous les cas, le traitement ne peut être entrepris que sous stricte surveillance cardiologique, en milieu hospitalier.

Précautions/Interactions :
La posologie habituelle de Flécaïne est de 100 mg au début, pouvant être augmentée jusqu'à 200 mg (300 mg maxi). Chez les personnes agées, le traitement doit être commencé avec des doses de 50 mg.
Flécaïne, comme la plupart des médicaments du rythme cardiaque, peut aggraver parfois les troubles qu'elle prétend soigner. Le traitement ne peut être instauré et suivi que par un cardiologue.
L'usage de la Flécaïne est contre-indiqué avec les antiarythmiques quinidiniques (Longacor) ainsi qu'avec les médicaments qui donnent des troubles particuliers du rythme ventriculaire appelés torsades de pointes (respon-

sables de syncope et de mort subite) : amiodarone, sotalol, disopyramide, brétylium. Il est déconseillé avec les bêta-bloquants et tous les médicaments qui peuvent provoquer une baisse du potassium (corticoïdes, tétracosactide, diurétiques hypokaliémiants).

Posologie :
Adulte : 100 à 200 mg/j.
Grossesse : après avis médical
Allaitement : non

Effets secondaires :
La Flécaïne peut être responsable de l'aggravation d'une insuffisance cardiaque ou de troubles du rythme ventriculaire. Elle peut provoquer des troubles neurologiques avec des vertiges, des tremblements, des troubles visuels. Elle peut entraîner une chute des cheveux.

Contre-indications :
La Flécaïne est contre-indiquée lorsque le patient présente un bloc auriculo-ventriculaire complet, en cas de troubles de conduction intraventriculaire (bloc de branche gauche), en cas d'antécédents d'infarctus du myocarde et en cas d'insuffisance cardiaque sévère.

Délai d'action :
La Flécaïne est active sur le cœur 2 à 3 heures après la prise orale.

En cas d'oubli :
Prendre immédiatement le comprimé sans dépasser la dose journalière prescrite.

FLIXONASE
Anti-inflammatoires

30 %

Prix : 9,86 € - flacon pulvérisateur
Équivalents ou génériques : Aucun
Laboratoire : GlaxoSmithKline
DCI : *fluticasone propionate*
Présentations/Composition : Flacon : 6 000 µg de fluticasone propionate (120 doses)

Indications : *Rhinite allergique*
Flixonase est utilisé dans le traitement de la rhinite allergique saisonnière et des polypes de la région nasosinusienne.

Précautions/Interactions :
Flixonase est un corticoïde actif dans le traitement des rhinites et des polyposes nasales. Il doit être utilisé régulièrement lors des récurrences saisonnières sous la forme de 2 pulvérisations dans chaque narine, le matin.
La moitié de la dose (une pulvérisation par jour dans chaque narine) est suffisante chez les enfants de 4 à 12 ans. Il est contre-indiqué chez les enfants de moins de 4 ans.
Comme tous les corticoïdes, Flixonase peut être considéré comme une substance dopante.

Posologie :
Adulte : 2 Pulv./j. dans chaque narine
Enfant > 4 ans : 1 Pulv./j. dans chaque narine
Enfant < 4 ans : non
Grossesse : oui, si nécessaire
Allaitement : oui, si nécessaire

Effets secondaires :
Flixonase est un corticoïde à effet local, mais sans effet systémique notable. Une candidose nasale et pharyngée est possible, au cours d'un traitement de longue durée, ainsi qu'une sécheresse de la bouche et du nez.

Contre-indications :
Flixonase est contre-indiqué en cas d'hypersensibilité au fluticasone, en cas de saignements de nez, de troubles de la coagulation, d'infection à herpès de la bouche ou des yeux.

FLIXOTIDE
Antiasthmatiques

65 %

Prix : 34,23 € - flacon pressurisé (120 doses à 250 µg)
34,23 € - distributeur (60 doses à 500 µg)
9,64 € - distributeur (60 doses à 100 µg)
Équivalents ou génériques : Aucun
Laboratoire : GlaxoSmithKline
DCI : *fluticasone*
Présentations/Composition : Susp. pour Inhal. buccale de 120 doses à 250 µg
Poud. pour Inhal. : 500 µg/dose ; 100 µg/dose

Indications : *Asthme*
Flixotide est un anti-inflammatoire stéroïdien (corticoïde) d'action locale, utilisé dans le traitement continu des asthmes persistants. Il n'est pas utilisé dans le traitement de la crise d'asthme ni dans l'état de mal asthmatique.

Précautions/Interactions :
La posologie est variable selon les individus. Flixotide est réservé à l'adulte.
Flixotide est généralement utilisé en 2 prises par jour.

Flodil

Bien se rincer la bouche à l'eau après utilisation pour éviter le développement d'une candidose buccale.
L'effet thérapeutique de Flixotide se fait sentir au bout de 4 à 7 jours de traitement.
Flixotide doit toujours être interrompu progressivement.
Le traitement est plus efficace après traitement des éventuelles infections bronchiques associées.
Flixotide doit être utilisé avec prudence chez les sportifs car il peut positiver les tests antidopage.

Posologie :
Adulte : 2 à 4 bouffées à 250 μg 2 fois/j. selon importance de l'asthme
Grossesse : oui, sous contrôle médical
Allaitement : non

Effets secondaires :
Flixotide peut provoquer un enrouement ou une pharyngite et parfois une candidose buccale. Il peut également provoquer un spasme bronchique qui exige d'utiliser un bronchodilatateur d'action immédiate (Ventoline ou Bricanyl).

Contre-indications :
Flixotide est contre-indiqué en cas d'allergie à la fluticasone et en cas d'intolérance au médicament (spasme bronchique ou toux après administration).

Signes de surdosage :
À long terme, Flixotide a les mêmes inconvénients que tous les traitements corticoïdes (prise de poids, hypertension artérielle, diabète), mais les effets indésirables disparaissent avec l'arrêt du traitement, qui doit toujours être progressif.

> **Bon à savoir**
> Le flacon pressurisé doit être utilisé correctement : agiter le flacon, introduire l'embout dans la bouche, puis appuyer sur le fond du flacon tout en inspirant. Retenir sa respiration quelques secondes. Chaque pression délivre une dose précise. Flixotide peut également être inhalé sous forme de poudre à l'aide d'un appareil spécial, Diskus.

FLODIL
Antihypertenseurs

65 %
Prix : 10,60 € - 30 comprimés LP
19,33 € - 90 comprimés LP
Équivalents ou génériques : Logimax, *Félodipine Sandoz*, *Félodipine Winthrop*
Laboratoire : Astra Zeneca
DCI : *félodipine*
Présentations/Composition : Cp. LP : 5 mg

Indications : *Hypertension artérielle, Angine de poitrine*
Flodil est indiqué pour le traitement de l'hypertension artérielle et pour certaines formes d'angine de poitrine, en particulier l'angor de Prinzmetal (crise d'angine de poitrine au repos). En inhibant l'entrée du calcium dans les cellules musculaires des parois artérielles, la félodipine provoque une vasodilatation, sans entraîner d'augmentation de la fréquence artérielle.

Précautions/Interactions :
Il est nécessaire de faire des tests hépatiques en cas d'apparition de signes d'intolérance (vomissements, perte d'appétit).
Son utilisation est déconseillée en association avec la cyclosporine, le dantrolène (Dantrium), et elle doit être faite avec précaution si le traitement comporte d'autres vasodilatateurs. Les interactions sont également possibles avec les alpha-1-bloquants (alfuzosine, prazocine), le baclofène (Liorésal), la cimétidine (Tagamet), l'itraconazole, la phénitoïne et la rifampicine, ainsi que les corticoïdes, les neuroleptiques et les antidépresseurs imipraminiques.

Posologie :
Adulte : 1 à 2 Cp. 5 mg/j.
Grossesse : non
Allaitement : non

Contre-indications :
En dehors de la grossesse et de l'allaitement, les seules contre-indications à la félodipine sont l'allergie à la félodipine et l'insuffisance hépatique grave.

Effets secondaires :
On a observé des céphalées, bouffées de chaleur, œdèmes des membres inférieurs, hypotension, crampes, douleurs abdominales, nausées, parfois douleurs typiques de l'angine de poitrine nécessitant d'interrompre le traitement.

Délai d'action :
L'effet sur la tension artérielle se manifeste 24 heures après la prise.

En cas d'oubli :
Prendre immédiatement le comprimé oublié sans dépasser la dose journalière prescrite.

Signes de surdosage :
Il provoque une hypotension artérielle et une augmentation de la fréquence cardiaque, exigeant une surveillance en milieu hospitalier.

> *Bon à savoir*
>
> Grâce à son action originale sur les parois vasculaires, inhibant l'entrée du calcium dans les cellules, la félodipine provoque une dilatation des vaisseaux et des artères coronaires. Ce mécanisme, aujourd'hui classique, fait des inhibiteurs calciques l'une des classes thérapeutiques les plus utilisées dans le traitement des maladies vasculaires, notamment l'angine de poitrine et l'hypertension.

FLOXYFRAL
Antidépresseurs

 65 % ; TFR

Prix : 10,47 € - 30 comprimés (50 mg)
9,47 € - 15 comprimés (100 mg)
Équivalents ou génériques : *Fluvoxamine EG*, *Fluvoxamine Merck*, *Fluvoxamine Sandoz*, *Fluvoxamine Téva*
Laboratoire : Solvay
DCI : *fluvoxamine*
Présentations/Composition : Cp. : 50 et 100 mg

Indications : *États dépressifs, Prévention des attaques de panique, Troubles obsessionnels compulsifs*
Les antidépresseurs sont des stimulants de l'humeur qui permettent de traiter la tristesse des dépressions nerveuses. Ils agissent sur les centres nerveux du cerveau par l'intermédiaire des neuromédiateurs en régulant leurs activités. Les antidépresseurs sérotoninergiques ont une efficacité équivalente aux imipraminiques dans les états dépressifs de toute nature, dans la prévention des attaques de panique ou de phobies sans en avoir la toxicité cardiaque. Le Floxyfral est également indiqué dans les troubles obsessionnels compulsifs (pulsion irrépressible de certains comportements ou actions : consommation d'aliments ou de médicaments, vérification incessante des fermetures de portes, du gaz, etc.).

Précautions/Interactions :
Une surveillance attentive est nécessaire en cas d'épilepsie et d'insuffisance hépatique.
Le traitement est mis en route progressivement puis la dose efficace est stabilisée pendant 4 à 6 mois minimum. Le médecin choisit ensuite de poursuivre ou d'interrompre l'antidépresseur en fonction des symptômes. Dans ce cas, l'arrêt est progressif et se déroule sur 1 mois environ.
Le sumatriptan et les autres antidépresseurs sont contre-indiqués. L'alcool, les anticoagulants oraux (AVK), les bêta-bloquants, la carbamazépine, le lithium, la théophilline et les dépresseurs du système nerveux central sont utilisés avec précautions.

Posologie :
Adulte : 100 mg le soir (300 mg/j. maxi en plusieurs prises)
Grossesse : non
Allaitement : non

Effets secondaires :
Une bouche sèche, une constipation ou une diarrhée, des insomnies et de l'anxiété, des maux de tête, une prise ou une perte de poids, des vomissements, une agitation, des vertiges peuvent survenir au cours du traitement.

Contre-indications :
Seule l'association au sumatripan et aux antidépresseurs IMAO contre-indique la prise de cet antidépresseur.

Délai d'action :
Le délai d'action des antidépresseurs varie de 7 jours à 4 voire 6 semaines après la mise en route du traitement.

En cas d'oubli :
Reprendre les comprimés sans dépasser la dose quotidienne.

Signes de surdosage :
L'intoxication aiguë aux sérotoninergiques étant mal connue, elle nécessite une hospitalisation en urgence.

> *Bon à savoir*
>
> Au cours des dépressions nerveuses, une hospitalisation est parfois nécessaire car le changement d'humeur provoqué par le médicament est parfois trop rapide, avec un risque de suicide accru, nécessitant une surveillance et un traitement complémentaire à

base d'anxiolytiques, de somnifères et dans certains cas de neuroleptiques.

FLUANXOL
Neuroleptiques

 65 %

Prix : 6,86 € - flacon (10 ml)
7,69 € - 4 ampoules injectables (20 mg/ml)
7,85 € - 1 ampoule injectable (100 mg/ml)
Équivalents ou génériques : Clopixol
Laboratoire : Lundbeck
DCI : *flupentixol*
Présentations/Composition : Sol. Buv. : 1 mg de flupentixol dichlorydrate/Gtte
Amp. Inj. : 20 mg et 100 mg de flupentixol décanoate/ml

Indications : *États psychotiques aigus ou chroniques*
Les neuroleptiques ont un effet régulateur sur le fonctionnement cérébral en cas de troubles psychotiques graves, aigus ou chroniques. Ils sont indiqués notamment lorsque la maladie se manifeste par des hallucinations, des épisodes délirants, des états de confusion et d'agitation. Fluanxol possède d'autre part une action sédative rapide, c'est pourquoi il est utilisé en urgence en cas d'état d'agitation et d'agressivité intenses, dangereux pour le patient ou pour autrui.

Précautions/Interactions :
Il est impératif de suspendre le traitement en cas de fièvre inexpliquée (possibilité de syndrome malin). Il faut utiliser avec prudence ce médicament chez les personnes âgées, les parkinsoniens, les épileptiques, les cardiaques et en cas d'insuffisance rénale.
L'alcool, certains médicaments contre les nausées et apparentés aux neuroleptiques (alirapride, métoclopramide, métopimazine, thiéthylpérazine), la bromocriptine, le lisuride, la lévodopa, le lithium, l'apomorphine sont déconseillés. Il faut utiliser avec précaution les anticholinergiques, les antidiabétiques, les antihypertenseurs et la carbamazépine.

Posologie :
Adulte
Voie orale : 20 à 80 mg/j. en 1 ou 2 prises (400 mg maxi/j.)
Voie Inj. : 20 à 80 mg IM toutes les 2 à 4 Sem.

Enfant > 5 ans (voie orale) : 2 à 5 mg/j. (25 mg maxi/j.)
Grossesse : non
Allaitement : non

Effets secondaires :
Assez fréquemment peuvent survenir une prise de poids parfois importante, un arrêt des règles, un gonflement des seins accompagné ou non d'écoulements, une frigidité ou une impuissance, des éruptions cutanées allergiques, une hépatite et une rétinite pigmentaire. Plus rarement, un état dépressif, une confusion mentale, des mouvements anormaux et une rigidité musculaire apparaissent soit précocement soit assez tardivement après le traitement. Exceptionnellement, un syndrome malin se déclenche et nécessite l'arrêt immédiat du neuroleptique : pâleur, fièvre et troubles neurologiques pouvant conduire à un coma.

Contre-indications :
Un risque de glaucome à angle fermé, de rétention urinaire par obstacle prostatique contre-indiquent le traitement.

Délai d'action :
Les effets antipsychotiques du Fluanxol apparaissent de 15 jours à 1 mois après le début du traitement.

Signes de surdosage :
Le surdosage provoque un syndrome parkinsonien et parfois un coma qui nécessitent une hospitalisation urgente.

FLUBILAR
Médicaments de la digestion

 NR

Prix : Libre
Équivalents ou génériques : Aucun
Laboratoire : Byk
DCI : *camphorate de méthyle*
Présentations/Composition : Sol. Buv. : 200 mg de camphorate de méthyle/Amp.

Indications : *Dyspepsie, Constipation*
Flubilar diminue les contractions des canaux biliaires tout en améliorant la sécrétion et l'excrétion de la bile. Il est indiqué dans les troubles mineurs de la digestion (dyspepsie) et est un traitement d'appoint pour la constipation.

Précautions/Interactions :
Flubilar agit sur les douleurs liées à la contraction de la vésicule biliaire.
En cas de persistance des douleurs malgré le traitement ou en cas de fièvre associée, consulter un médecin.
Flubilar 200 mg est réservé à l'adulte.

Posologie :
Adulte
Dyspepsie : 1 Amp. 200 mg avant les repas
Constipation : 3 Amp. 200 mg le matin à jeun

Effets secondaires :
Flubilar peut provoquer une diarrhée à forte dose.

Contre-indications :
Flubilar est contre-indiqué en cas de maladie inflammatoire du côlon (maladie de Crohn, rectocolite), de suspicion d'occlusion intestinale, d'insuffisance hépatique et d'obstruction des voies biliaires. Il est également contre-indiqué en cas d'allergie à l'un des constituants, notamment le rouge cochenille A (E 124).

FLUDEX
Diurétiques

65 % ; TFR
Prix : 12,60 € - 30 comprimés
7,03 € - 30 comprimés LP
Équivalents ou génériques : Indapamide Biogaran, Indapamide EG, Indapamide Merck, Indapamide Mylan, Indapamide Qualimed, Indapamide Ranbaxy, Indapamide Ratiopharm, Indapamide Sandoz, Indapamide Téva, Indapamide Winthrop
Laboratoire : Servier
DCI : *indapamide*
Présentations/Composition : Cp. : 2,5 mg ; Cp. LP : 1,5 mg

Indications : *Hypertension artérielle*
Fludex est un diurétique qui agit en augmentant l'excrétion urinaire du sodium, ce qui provoque une diminution de la tension artérielle. On l'emploie uniquement dans le traitement de l'hypertension.

Précautions/Interactions :
Il existe un risque de troubles cérébraux (encéphalopathie) chez les insuffisants hépatiques.
Le traitement exige de surveiller régulièrement les taux sanguins de sodium, de potassium, de glucose, d'acide urique, de calcium, ainsi que de faire une évaluation régulière de la fonction rénale.
L'association avec d'autres médicaments est déconseillée dans le cas du lithium et des médicaments qui provoquent des anomalies du rythme cardiaque, en particulier les médicaments antiarythmiques, et elle doit être faite avec précaution dans le cas d'une association avec les anti-inflammatoires non stéroïdiens, les autres antihypertenseurs, les digitaliques, les antidiabétiques, les antidépresseurs et les corticoïdes.
Le Fludex peut provoquer une réponse positive lors des contrôles sportifs antidopage.

Posologie :
Adulte : 1 Cp./j. pour forme 2,5 mg ou pour forme 1,5 mg LP
Grossesse : non
Allaitement : non

Effets secondaires :
Fludex peut aggraver une encéphalopathie hépatique (en cas d'insuffisance hépatique sévère) et il peut provoquer des troubles électrolytiques (baisse trop importante du taux sanguin de potassium). Il est parfois responsable de réactions allergiques cutanées et de troubles digestifs (nausées, constipation), vertiges, céphalées, sécheresse de la bouche.

Contre-indications :
Fludex est contre-indiqué en cas d'encéphalopathie hépatique, d'allergie aux sulfamides, et d'insuffisance rénale.

Délai d'action :
L'effet antihypertenseur se manifeste au bout de 12 heures.

En cas d'oubli :
Prendre immédiatement le comprimé oublié sans dépasser la dose journalière de 1 comprimé par jour.

Signes de surdosage :
Fludex provoque une déshydratation et des troubles hydroélectriques qui se manifestent par des crampes, des vertiges, des troubles de la conscience ou des palpitations cardiaques.

Bon à savoir

Appartenant à la famille des diurétiques, ce médicament est utilisé exclusivement pour le traitement de l'hypertension artérielle, à des doses où l'effet diurétique se manifeste peu.

FLUENZ
Vaccination

 NR

Prix : Libre
Équivalents ou génériques : Aucun
Laboratoire : MedImmune
DCI : *antigènes des virus de la grippe A (H1N1, H3N2) et de la grippe B*
Présentations/Composition : Susp. pour Pulv. nasale de 0,2 ml

Indications : *Vaccination antigrippale*
Fluenz est indiqué pour la vaccination contre la grippe chez les enfants de 2 à 18 ans.

Précautions/Interactions :
La posologie est de 1 pulvérisation nasale (la moitié de la dose dans chaque narine), à renouveler 4 semaines plus tard en cas de primovaccination contre la grippe.
L'administration doit être réalisée par un médecin, un infirmier ou un pharmacien.

Posologie :
Enfant < 18 ans : 1 Pulv. nasale à renouveler
Grossesse : non
Enfant < 2 ans : non
Allaitement : non

Effets secondaires :
Fluenz est fréquemment responsable de perte de l'appétit, de maux de tête, de rhinopharyngites, de douleurs musculaires.

Contre-indications :
Fluenz est contre-indiqué en cas de fièvre, infection, en particulier infection à VIH, leucémie, asthme, ou en cas de traitement par immunosuppresseur ou corticoïdes à forte dose. Il est contre-indiqué chez l'enfant de moins de 2 ans et chez l'adulte.

FLUOCARIL
Antiseptiques buccaux

NR ; Gel 30 %

Prix : Libre
Équivalents ou génériques : Hextril, Sanogyl, Fluodontyl
Laboratoire : Sanofi-Synthélabo
DCI : *monofluorophosphate de sodium, fluorure de sodium*
Présentations/Composition : Sol. Bain de bouche : flacon 300 ml et 1 l
Gel dentifrice : tube 50 ml (177 mg de fluorure de sodium) et 75 ml (331 mg de fluorure de sodium)
Pâte dentifrice : tube de 50 ml, 75 ml (177 mg de fluorure de sodium) et 125 ml, flacon doseur 90 et 100 ml
Gel dentaire : flacon de 250 g

Indications : *Prévention de la carie dentaire*
Ces produits, par leur haute teneur en fluor, empêchent l'apparition des caries et assurent une hygiène des dents par les bains de bouche ou le brossage des dents.

Précautions/Interactions :
La solution pour bains de bouche est réservée à l'adulte et à l'enfant de plus de 6 ans et la pâte dentifrice 250 à l'enfant de plus de 10 ans, car leur forte teneur en fluor pourrait provoquer un surdosage en cas d'ingestion. Ces produits ne doivent pas être avalés.

Posologie :
Adulte
Bain de bouche : 1 à 3 bains/j. après le brossage des dents
Gel et pâte dentifrices : 1 brossage après chaque repas
Grossesse : oui
Allaitement : oui

Effets secondaires :
De rares réactions allergiques locales peuvent survenir.

Contre-indications :
Une allergie à l'un des constituants, notamment aux parabènes, contre-indique l'usage de Fluocaril.

Signes de surdosage :
Le risque de surdosage existe essentiellement chez l'enfant en cas d'ingestion massive. Des traces jaunâtres peuvent apparaître sur l'émail des dents.

> **Bon à savoir**
> *Le bain de bouche se fait avec du produit pur après un brossage soigneux des dents de 2 à 3 minutes.*

FLUVERMAL
Antiparasitaires

65 %

Prix : 3,19 € - 6 comprimés
3,51 € - suspension buvable (30 ml)

Équivalents ou génériques : Helmintox, Combantrin, Zentel, Vermifuge Sorin
Laboratoire : MC Neil
DCI : *flubendazole*
Présentations/Composition : Cp. : 100 mg ; Susp. Buv. : 100 mg/c. à c.
Indications : *Oxyures, Ascaris, Ankylostome, Trichocéphale*
Ce médicament est actif sur les vers parasites comme les oxyures, les ascaris, les ankylostomes et les trichocéphales en bloquant leurs systèmes d'alimentation.

Précautions/Interactions :
Les comprimés sont à avaler avec un peu d'eau ou à croquer pendant les repas. Toutes les nourritures ou les boissons peuvent être prises avec le traitement et ni jeûne ni purge ne sont nécessaires.

Posologie :
Adulte et enfant
Oxyures : 1 Cp. ou 1 c. à c. en 1 fois
Autres parasites : 1 Cp. ou 1 c. à c. matin et soir pendant 3 j.
Grossesse : non
Allaitement : non

Effets secondaires :
Fluvermal provoque parfois des douleurs abdominales, des nausées et des diarrhées.

> **Bon à savoir**
> Pour éviter une réinfestation par des oxyures après traitement, il est nécessaire de procéder à une toilette quotidienne de la région de l'anus et du périnée et à un brossage des ongles qui seront coupés courts chez l'enfant. Les sous-vêtements et les vêtements de nuit sont changés chaque jour. Tous les membres de la famille, même sans symptôme, sont traités le même jour car ils peuvent être porteurs du parasite.

FOCETRIA
Vaccination

100 %
Prix : 3,11 € - 1 seringue
Équivalents ou génériques : Aucun
Laboratoire : Novartis
DCI : *antigène virus grippe A / H1N1*
Présentations/Composition : Susp. Inj. en seringue préremplie 0,5 ml (7,5 µg d'antigène du virus de la grippe A)

Indications : *Grippe A*
Ce vaccin est indiqué dans la prophylaxie de la grippe A, en cas de pandémie officiellement déclarée.

Précautions/Interactions :
La posologie préconisée est de 0,5 ml par voie intramusculaire, à renouveler éventuellement 3 semaines plus tard.
Ce vaccin peut être administré simultanément au vaccin de la grippe saisonnière (pratiquer la vaccination dans des membres différents).

Posologie :
Adulte : 1 dose 0,5 ml/ 2 fois
Enfant : 1 dose 0,5 ml
Grossesse : oui
Allaitement : oui

Effets secondaires :
Ce vaccin peut être responsable de maux de tête, de sudations, de douleurs musculaires et articulaires, de fièvre, fatigue et parfois d'un syndrome pseudo-grippal pendant 1 à 2 jours.

Contre-indications :
Focetria est contre-indiqué en cas d'allergie, en cas de fièvre ou d'infection sévère aiguë.

FONCITRIL 4000
Diurétiques

NR
Prix : Libre
Équivalents ou génériques : Aucun
Laboratoire : Lafon
DCI : *triméthylphloroglucinol, citrate monopotassique dihydraté, citrate monosodique monohydraté, acide citrique*
Présentations/Composition : Sach. de granulés : 100 mg de triméthylphloroglucinol, 2 g de citrate monopotassique dihydraté, 2 g de citrate monosodique monohydrate et 1,3 g d'acide citrique (30 Sach.)

Indications : *Goutte, Calcul rénal, Hyperuricémie*
Ce médicament est un traitement de complément pour la goutte et les infections urinaires.

Précautions/Interactions :
En raison de la présence de sel, ce médicament doit être utilisé avec précaution dans les hypertensions graves et l'insuffisance cardiaque.
Sa propriété alcalinisante des urines peut être mal tolérée dans les insuffisances rénales, en

favorisant une élévation du taux sanguin de potassium.
Vérifier régulièrement le pH des urines à l'aide d'une bandelette.

Posologie :
Adulte : 1 à 2 Sach./j. dans un grand verre d'eau

En cas d'oubli :
Prendre le comprimé oublié sans dépasser la dose journalière prescrite.

> **Bon à savoir**
> Il est important de boire abondamment pendant le traitement.

FONGILEINE
Anti-infectieux

NR ; TFR

Prix : Libre
Équivalents ou génériques : Gynopura, Dermazol, Éconazole Biogaran, Éconazole EG, Éconazole GNR, Éconazole Merck, Éconazole Mylan, Éconazole Qualimed, Éconazole Ranbaxy, Éconazole Ratiopharm, Éconazole RPG, Éconazole Téva, Éconazole Zydus, Pevaryl
Laboratoire : Gifrer Barbezat
DCI : *nitrate d'éconazole*
Présentations/Composition : Tube crème et flacon Poud. 30 g : 0,3 g d'éconazole

Indications : *Candidose, Dermatophytoses, Intertrigos*
Fongileine est indiqué dans le traitement du pityriasis versicolor, des teignes de la peau et du cuir chevelu, du sycosis, folliculite, des maladies à candida comme la balanite ou la vulvite candidosique, des intertrigos à dermatophytes des orteils et de la région génitale ou anale, de l'onyxis et perionyxis, de la perlèche candidosique.

Précautions/Interactions :
La posologie habituelle est d'une application deux fois par jour, pendant une période variable selon la nature de la lésion cutanée. Les dermatophytoses simples nécessitent un traitement de 8 jours alors que les lésions des ongles peuvent exiger un traitement de plusieurs semaines.
Le traitement doit être appliqué sur la peau sèche, avec massage de la région à traiter jusqu'à pénétration de la crème.

Ne pas utiliser de savon acide en cas de candidose.

Posologie :
Adulte et enfant : 1 à 2 Applic./j.
Grossesse : oui
Allaitement : oui

Effets secondaires :
Fongileine peut être responsable de réactions allergiques locales, telles que eczéma, rougeur locale, irritation cutanée, prurit.

Contre-indications :
Fongileine est contre-indiqué en cas d'hypersensibilité à éconazole ou aux produits de l'excipient.

> **Bon à savoir**
> Fongileine doit être appliqué sur la peau sèche, et utilisé en massage. Il faut se laver les mains après chaque application et éviter tout contact avec l'œil.

FONLIPOL
Hypolipémiants

15 %

Prix : 5,68 € - 50 comprimés (400 mg)
35,12 € - 360 comprimés (400 mg)
Équivalents ou génériques : Aucun
Laboratoire : Céphalon
DCI : *tiadénol*
Présentations/Composition : Cp. : 400 mg

Indications : *Cholestérol, Triglycérides*
Fonlipol est un médicament original, au mécanisme d'action encore mal connu, qui a la propriété de réduire les taux sanguins de cholestérol et de triglycérides lorsque le régime alimentaire s'avère insuffisant. Pour être efficace il doit être pris chaque jour, pendant plusieurs mois, et son utilisation ne dispense pas de continuer le régime alimentaire.

Précautions/Interactions :
L'usage de ce médicament nécessite de faire un bilan lipidique tous les 6 mois, et de modifier le traitement en cas de résultat insuffisant. Il ne présente pas de risque d'interaction connu et donc ne nécessite pas beaucoup de précautions d'emploi. Il est cependant moins actif sur la baisse du cholestérol et des triglycérides sanguins que les autres classes de médicaments hypolipémiants.

Posologie :
Adulte : 4 à 6 Cp./j. en 2 prises
Grossesse : non
Allaitement : non

Contre-indications :
L'utilisation du Fonlipol est contre-indiquée en cas d'insuffisance hépatique ou rénale, ainsi que pendant la grossesse et l'allaitement.

Effets secondaires :
Le Fonlipol n'a aucun effet secondaire connu.

En cas d'oubli :
Prendre immédiatement le comprimé oublié sans dépasser la dose journalière prescrite.

> **Bon à savoir**
> Le Fonlipol est moins actif que les autres hypolipémiants et ne baisse le cholestérol total et les tryglicérides que de 5 à 10 % seulement.

FORLAX
Laxatifs

30 %
Prix : 3,74 € - 20 sachets
Équivalents ou génériques : Transipeg, Macrogol Biogaran, Macrogol Mylan, Macrogol Qualimed
Laboratoire : Beaufour-Ipsen
DCI : *macrogol*
Présentations/Composition : Poud. pour Sol. Buv. : 10 g de macrogol 4000/Sach.

Indications : *Constipation*
Macrogol 4000 est un produit qui a la propriété d'hydrater et donc d'augmenter le volume des selles et ainsi de favoriser mécaniquement l'expulsion en cas de constipation.

Précautions/Interactions :
Forlax est un traitement de la constipation qui ne dispense pas de suivre les règles habituelles de prévention de la constipation : boire beaucoup d'eau, manger des fruits et des légumes, faire une activité physique régulière. Forlax est réservé à l'adulte.
En cas de constipation prolongée, d'alternance de diarrhée et de constipation, ou de douleurs abdominales, consulter un médecin.
Il est préférable d'attendre au minimum 2 heures avant de prendre un autre médicament, car le macrogol peut gêner son absorption intestinale.

Posologie :
Adulte : 1 à 3 Sach./j.
Enfant : non
Grossesse : oui
Allaitement : oui

Effets secondaires :
Forlax peut provoquer une diarrhée, nécessitant d'interrompre le traitement.

Contre-indications :
Forlax est contre-indiqué en cas de maladies inflammatoires du côlon (maladie de Crohn, rectocolite) et de suspicion d'occlusion intestinale.

Délai d'action :
L'effet sur la constipation se manifeste après 2 à 3 jours de traitement.

> **Bon à savoir**
> Diluer le contenu du sachet dans un verre d'eau et boire immédiatement.

FORMODUAL
Antiasthmatiques

65 %
Prix : 44,63 € - flacon pour inhalations
Équivalents ou génériques : Innovair
Laboratoire : Chiesi
DCI : *béclométasone, formotérol*
Présentations/Composition : Sol. en flacon pressurisé pour Inhal. : 100 µg de dipropionate de béclometasone et 6 µg de fumarate de formotérol par dose (120 doses)

Indications : *Asthme*
Formodual est une association de 2 médicaments, un corticoïde et un bronchodilatateur de longue durée d'action, indiqué pour le traitement de l'asthme persistant, chez les patients insuffisamment contrôlés par la corticothérapie et les bronchodilatateurs de courte durée d'action.

Précautions/Interactions :
La posologie habituelle est de 1 à 2 inhalations par jour, sans dépasser 4 doses par jour. Ce médicament n'est pas indiqué pour le traitement de la crise d'asthme.

Posologie :
Adulte : 2 à 4 Inhal./j.
Enfant < 18 ans : non
Grossesse : non
Allaitement : oui, si nécessaire

Forsteo

Effets secondaires :
Les effets secondaires sont rares et se manifestent lorsque la posologie est trop élevée ou lorsque le traitement est prolongé. Il peut être responsable de troubles psychiatriques (confusion), de maux de tête, tremblements, vertiges, de troubles de la voix (dysphonie), d'un syndrome grippal avec pharyngite, d'une rhinite, d'une infection fongique (candidose buccale), parfois de troubles digestifs.

Contre-indications :
Formodual est contre-indiqué en cas d'allergie aux 2 composants principaux et chez les enfants et adolescents de moins de 18 ans.

Bon à savoir
Se rincer la bouche, se gargariser ou se brosser les dents après l'inhalation.

FORSTEO
Régulateurs du métabolisme phospho-calcique

65 %
Prix : 370,20 € - 1 stylo
Équivalents ou génériques : Aucun
Laboratoire : Eli Lilly
DCI : *teriparatide*
Présentations/Composition : Seringue préremplie de 3 ml : 250 µg/ml de mg de teriparatide (28 doses)

Indications : *Ostéoporose post-ménopausique*
Forsteo est indiqué dans les formes avérées d'ostéoporose survenant après la ménopause, avec fractures pathologiques. Forsteo diminue l'incidence des fractures vertébrales.

Précautions/Interactions :
La posologie de Forsteo est d'une injection quotidienne de 20 µg (une dose). La durée maximale du traitement est de 18 mois.
Forsteo est un médicament d'exception dont la prescription doit être faite avec une ordonnance spéciale (ordonnance de médicament d'exception).
Le traitement doit être accompagné d'un régime adéquat en calcium et vitamine D.
Forsteo doit être utilisé avec précaution en cas d'antécédents de lithiase rénale, d'insuffisance rénale modérée, et lors de traitements digitaliques pour insuffisance cardiaque.

Posologie :
Adulte : 1 Inj. de 20 µg/j.
Enfant : non

Grossesse : non
Allaitement : non

Effets secondaires :
Forsteo peut être responsable de nombreux effets secondaires, nécessitant un arrêt du traitement, une diminution des doses ou une surveillance accrue : fatigue, réactions allergiques locales, prise de poids, sensation d'oppression thoracique, crampes, maux de tête, vertiges, troubles dépressifs, troubles cardiovasculaires, nausées, vomissements.

Contre-indications :
Forsteo est contre-indiqué en cas d'hypersensibilité à tériparatide ou à l'un des excipients, en cas d'insuffisance rénale sévère, en cas d'hypercalcémie, hyperparathyroïdie, maladie de Paget, en cas d'augmentation des phosphatases alcalines, et en cas de radiothérapie.

En cas d'oubli :
Ne pas doubler la dose, continuer le traitement habituel.

Bon à savoir
Faire une injection par jour, en utilisant une nouvelle aiguille à chaque injection (utiliser des aiguilles pour stylo injecteur d'insuline), de préférence tous les jours à la même heure, dans la cuisse ou l'abdomen.

FORTUM
Antibiotiques

65 %
Prix : 12,58 € - 1 flacon (1 g)
24,62 € - 1 flacon (2 g)
4,13 € - 1 flacon (250 mg)
6,56 € - 1 flacon (500 mg)
Équivalents ou génériques : *Ceftazidime Actavis, Ceftazidime Aguettant, Ceftazidime Arrow, Ceftazidime Biogaran, Ceftazidime Kabi, Ceftazidime Mylan, Ceftazidime Panpharma, Ceftazidime Sandoz, Ceftazidime Téva, Ceftazidime Winthrop*
Laboratoire : GlaxoSmithKline
DCI : *ceftazidime*
Présentations/Composition : Poud. pour Sol. Inj. ou Gél. : 250 mg à 2 g de ceftazidime

Indications : *Infections bactériennes*
Fortum est indiqué dans le traitement des infections sensibles à la ceftazidime, en particulier les méningites (sauf les méningites à Listeria monocitogenes).

Précautions/Interactions :
La dose habituelle du traitement est de 25 à 50 mg par kilo par jour chez le nouveau-né, de 50 mg par kilo par jour en intraveineuse ou en intramusculaire chez l'enfant et le nourrisson. Ces doses peuvent être augmentées jusqu'à 200 mg par kilo par jour en cas de maladies associées comme la mucoviscidose.
Chez l'adulte, la posologie habituelle est de 3 grammes par jour, en 3 prises intraveineuses ou intramusculaires (une prise toutes les 8 heures).
La posologie doit être diminuée en cas d'insuffisance rénale.
Fortum peut être utilisé pendant l'allaitement, mais doit être interrompu en cas de survenue d'effets indésirables chez le nourrisson (diarrhée, éruption cutanée).

Posologie :
Adulte : 3 à 6 g/j.
Enfant : 25 à 200 mg/kg/j.
Grossesse : oui, si nécessaire
Allaitement : oui, si nécessaire

Effets secondaires :
Les effets indésirables les plus fréquents sont les troubles digestifs, avec stomatite, diarrhée, nausées, vomissements. Ils sont réversibles spontanément ou avec l'arrêt du traitement. Très rarement, les médicaments de la classe des céphalosporines peuvent provoquer des complications neurologiques avec des troubles de la conscience, des mouvements anormaux, des hallucinations et des convulsions, en particulier en cas de dosage trop important ou mal adapté.
Fortum peut être à l'origine d'une douleur au point d'injection et d'une réaction allergique cutanée.

Contre-indications :
Fortum est contre-indiqué en cas d'hypersensibilité au produit ou à ses excipients. Il ne doit jamais être utilisé en cas d'allergie aux antibiotiques du groupe des bêta-lactamines (pénicillines, céphalosporines).

FOSAMAX
Antiostéoporoses

65 % ; TFR
Prix : 32,60 € - 28 comprimés (10 mg)
24,39 € - 4 comprimés (70 mg)
63,20 € - 12 comprimés (70 mg)

Équivalents ou génériques : Acide Alendronique Actavis, Acide Alendronique Almus, Acide Alendronique Arrow, Acide Alendronique Biogaran, Acide Alendronique EG, Acide Alendronique Isomed, Acide Alendronique Merck, Acide Alendronique PHR, Acide Alendronique Qualimed, Acide Alendronique Ranbaxy, Acide Alendronique Ratiopharm, Acide Alendronique Sandoz, Acide Alendronique Téva, Acide Alendronique Winthrop, Acide Alendronique Zydus, Alendronate Téva
Laboratoire : Merck Sharp & Dohme-Chibret
DCI : *acide alendronique*
Présentations/Composition : Cp. : 10 et 70 mg

Indications : *Ostéoporose*
Fosamax diminue l'action des cellules détruisant naturellement l'os et empêche la décalcification osseuse. Il est indiqué comme traitement curatif de l'ostéoporose survenant après la ménopause et s'accompagnant de fractures ou de tassements vertébraux.
Fosamax est remboursé à 65 % dans la seule indication du traitement de l'ostéoporose post-ménopausique avérée avec au moins une fracture. Dans les autres cas il n'est pas remboursé.

Précautions/Interactions :
Ce médicament, réservé aux adultes, est très agressif à l'égard de la muqueuse œsophagienne. Il convient donc de le prendre strictement à jeun, en position debout ou assise, avec un grand verre d'eau, et de ne pas s'allonger pendant au moins 1/2 heure après la prise.
Devant l'apparition de tout symptôme digestif (difficultés à avaler, brûlures œsophagiennes ou gastriques...) arrêter le traitement et prévenir son médecin.
L'aspirine, l'ibuprofène et les autres anti-inflammatoires non stéroïdiens (AINS) sont déconseillés. Si des pansements gastriques, des antiacides, du calcium sont associés, les prendre 1/2 heure après le Fosamax.

Posologie :
Adulte : 1 Cp./j. le matin avant le petit déjeuner
Grossesse : non
Allaitement : non

Effets secondaires :
Si le médicament est pris couché ou avec trop peu d'eau, des inflammations de l'œsophage peuvent survenir. Parfois apparaissent également des douleurs abdominales, une constipation, des ballonnements, de la diarrhée, des douleurs ostéo-articulaires et des maux de tête.

Contre-indications :
Les maladies de l'œsophage, un dysfonctionnement des cellules rénales, une allergie antérieure à l'alendronate et une hypocalcémie sont des contre-indications. Ce traitement visant les femmes ménopausées, le Fosamax n'est pas prescrit lors d'une grossesse ou d'un allaitement.

Délai d'action :
L'action de l'alendronate est différée et se mesure sur plusieurs années de traitement.

> **Bon à savoir**
> *Pour diminuer l'irritation œsophagienne, il est préférable d'avaler le comprimé 1/2 heure avant le premier repas de la journée afin que les aliments assurent la protection de la muqueuse digestive. Il est conseillé de ne pas absorber une nourriture irritante pour l'œsophage (alcool, poivre, piment, thé, café) et de diminuer sa consommation de tabac pendant le traitement. Veiller à avoir une alimentation riche en protides et en calcium pour favoriser la minéralisation osseuse.*

FOSCAVIR
Antiviraux

Prix : Usage hospitalier
Équivalents ou génériques : Aucun
Laboratoire : Astra
DCI : *foscarnet sodique hexahydraté*
Présentations/Composition : Sol. Inj. : Perf . IV 12 g/500 ml
Indications : *Maladie à cytomégalovirus, Maladie à herpès virus*
Ce médicament est utilisé dans le traitement des infections par cytomégalovirus (CMV) de la rétine de l'œil et du tube digestif (œsophagite, colite) chez les personnes atteintes du sida par VIH. Il est également prescrit dans les infections de la peau et des muqueuses provoquées par le virus herpès chez les personnes ayant des défenses immunitaires affaiblies (immunodépression).

Précautions/Interactions :
Les doses doivent être diminuées en cas de dysfonctionnement des cellules rénales et en cas de baisse du taux de calcium dans le sang.
Les médicaments toxiques pour le rein ou qui abaissent le taux de calcium dans le sang accroissent la toxicité de ce médicament. Cette toxicité peut être prévenue en assurant une bonne hydratation.

Posologie :
Adulte
CMV : 180 mg/kg/j. en 2 ou 3 Perf. d'1 h mini. en traitement d'attaque (2 à 3 Sem.) puis 90 à 120 mg/kg/j. en 1 Perf. de 2 h jusqu'à cicatrisation
Herpès : 80 à 120 mg/kg/j. en 2 ou 3 Perf. d'1 h mini en traitement d'attaque (2 à 3 Sem.)
Grossesse : non
Allaitement : non

Effets secondaires :
Des troubles rénaux et digestifs peuvent survenir ainsi que des ulcérations génitales. Rarement, quelques convulsions, maux de tête, éruptions cutanées, phlébites sont rapportés.

Contre-indications :
En l'absence d'étude préalable, Foscavir est contre-indiqué pendant la grossesse et l'allaitement, ainsi que chez les enfants de moins de 15 ans.

Signes de surdosage :
Le surdosage provoque des fourmillements, des modifications de la sensibilité cutanée et exceptionnellement des convulsions ou une insuffisance rénale.

> **Bon à savoir**
> *Des ulcérations génitales pouvant survenir chez les personnes traitées par Foscavir, il est conseillé d'avoir une hygiène locale rigoureuse. Le produit, à conserver à une température comprise entre 15 et 30 °C, est toxique pour les yeux et la peau et peut provoquer des irritations locales et des sensations de brûlures. Dans ce cas, il est important de bien se rincer à l'eau et prévenir le médecin.*

FOSFOCINE
Antibiotiques

Prix : Usage hospitalier
Équivalents ou génériques : Fosfomycine Actavis, Fosfomycine Arrow, Fosfomycine Biogaran, Fosfomycine Cristers, Fosfomycine EG, Fosfomycine Mylan, Fosfomycine Ranbaxy, Fosfomycine Ratiopharm, Fosfomycine Sandoz, Fosfomycine Winthrop
Laboratoire : Sanofi-Aventis
DCI : *fosfomycine*
Présentations/Composition : Amp. Inj. : 1 g et 4 g de fosfomycine

Indications : *Infections bactériennes sévères*
Cet antibiotique est réservé aux infections bactériennes graves en milieu hospitalier provoquées par des germes résistant aux antibiotiques habituels. Il est indiqué dans les infections à staphylocoques, les endocardites, les septicémies et les méningites.

Précautions/Interactions :
Une surveillance sanguine est nécessaire pendant le traitement car cet antibiotique apporte beaucoup de sel. Les posologies sont adaptées en cas d'insuffisance rénale.
Un autre antibiotique est généralement associé pour compléter l'action de la fosfomycine.
Il est nécessaire de surveiller le traitement en cas d'association avec les digitaliques, les médicaments hypokaliémants ou responsables de troubles cardiaques (torsades de pointes).

Posologie :
Adulte et enfant : 100 à 200 mg/kg/j. en 2 à 3 Perf.
Grossesse : non au 1er trimestre
Allaitement : non

Effets secondaires :
Fosfocine peut provoquer un apport de sel et une perte en potassium, des réactions cutanées allergiques. Afin d'éviter une inflammation des veines au lieu de perfusion, il est nécessaire de changer fréquemment les endroits d'injection. Des apparitions de résistances bactériennes avec la fosfomycine imposent un traitement en association avec un autre antibiotique.

Contre-indications :
Une allergie à la fosfomycine contre-indique le traitement.

Bon à savoir
Cet antibiotique est rarement utilisé, car il nécessite des perfusions de 4 heures minimum. De plus il est très toxique pour les veines et apporte une quantité de chlorure de sodium (sel) très importante pour l'organisme.

FOZITEC
Antihypertenseurs

65 %
Prix : 8,42 € - 30 comprimés (10 mg)
9,98 € - 30 comprimés (20 mg)
Équivalents ou génériques : Fosinopril Arrow, Fosinopril Cristers, Fosinopril EG, Fosinopril Mylan, Fosinopril Winthrop
Laboratoire : Merck Serono
DCI : *fosinopril*
Présentations/Composition : Cp. : 10 et 20 mg de fosinopril

Indications : *Hypertension artérielle*
Fozitec est indiqué dans le traitement de l'hypertension artérielle et de l'insuffisance cardiaque congestive. Inhibiteur de l'enzyme de conversion de l'angiotensine I en angiotensine II, Fozitec active les systèmes enzymatiques rénaux et surrénaliens qui contrôlent le métabolisme du sodium et du potassium. Il permet ainsi de réduire la tension artérielle, quelle que soit sa gravité. Il est également actif sur l'insuffisance cardiaque.

Précautions/Interactions :
Le traitement doit être initié sous contrôle spécialisé, en particulier chez les personnes âgées et les patients suivant plusieurs traitements (cardiaques, diabétiques), en raison de la possibilité d'une chute brutale de la tension artérielle, en particulier en début de traitement.
Il est déconseillé d'utiliser Fozitec en association avec le lithium ou avec des médicaments pouvant provoquer une élévation du potassium sanguin, comme les diurétiques hyperkaliémiques (dits épargneurs de potassium).

Posologie :
Adulte : 1 Cp./j. 10 à 20 mg/j.
Grossesse : non
Allaitement : non

Fractal

Effets secondaires :
Fozitec est responsable de maux de tête, baisse brutale de la tension artérielle (hypotension orthostatique), de troubles digestifs, réactions cutanées, prurit, toux sèche, troubles sexuels.

Contre-indications :
Fozitec est contre-indiqué en cas d'antécédents de réactions allergiques sévères (œdème de Quincke), grossesse et allaitement.

> **Bon à savoir**
> *Fozitec peut être administré indifféremment avant ou après les repas, en une seule prise quotidienne.*

FRACTAL
Hypolipémiants

65 %

Prix : 7,18 € - 30 gélules (20 mg)
19,48 € - 90 gélules (20 mg)
7,98 € - 30 gélules (40 mg)
21,76 € - 90 gélules (40 mg)
32,98 € - 30 gélules LP (80 mg)
84,07 € - 90 gélules LP (80 mg)
Équivalents ou génériques : Lescol, Fluvastatine Actavis, Fluvastatine Biogaran, Fluvastatine Cristers, Fluvastatine EG, Fluvastatine Evolugen, Fluvastatine Isomed, Fluvastatine Mylan, Fluvastatine Qualimed, Fluvastatine Ranbaxy, Fluvastatine Sandoz, Fluvastatine Téva, Fluvastatine Winthrop, Fluvastatine Zydus
Laboratoire : Pierre Fabre
DCI : *fluvastatine*
Présentations/Composition : Gél. : 20, 40 mg et 80 mg à libération prolongée

Indications : *Cholestérol*
Le Fractal est un inhibiteur de l'HMG Co-A réductase ou statine, qui agit au niveau du foie en inhibant partiellement la synthèse du cholestérol et en abaissant le taux sanguin de cholestérol LDL. Les statines sont actives sur les hypercholestérolémies familiales ainsi que sur les hypercholestérolémies secondaires associées ou non à une augmentation des tryglicérides, conséquence d'un régime alimentaire trop riche en graisses saturées. Les statines ne sont pas actives sur les hypertriglycéridémies isolées, ni sur certaines formes d'hypercholestérolémies familiales (dites homozygotes).
Les statines jouent un rôle important dans la prévention d'un infarctus du myocarde chez les patients présentant une angine de poitrine. L'usage des statines ne dispense pas de poursuivre le régime alimentaire. En quelques semaines les statines provoquent une baisse de 30 % du cholestérol sanguin, baisse plus accentuée pour le cholestérol LDL.

Précautions/Interactions :
Il est nécessaire d'attendre 4 à 6 semaines pour juger de l'effet du traitement. Avant de commencer le traitement, puis tous les 3 mois, il est indispensable de faire un bilan biologique hépatique, avec dosage des transaminases. Si le taux de transaminases est trop élevé, il faut interrompre le traitement.
Les statines peuvent provoquer une atteinte musculaire, qui se manifeste par des douleurs, de la faiblesse musculaire, et une élévation transitoire des CPK (créatinine phosphokinases, enzymes d'origine musculaire libérées en cas de destruction du tissu musculaire). Le risque d'atteinte musculaire est augmenté en cas de traitement simultané avec des médicaments immunosuppresseurs (ciclosporine), ou en association avec des fibrates, de l'acide nicotinique ou un traitement antifongique.
Le Fractal doit être employé avec précaution en cas d'utilisation simultanée de médicaments anticoagulants oraux (antivitamines K).

Posologie :
Adulte : 20 mg/j. (soir, avant ou après le repas) avec adaptation en fonction des résultats, et dose maxi de 80 mg/j.
Grossesse : non
Allaitement : non

Contre-indications :
L'utilisation du Fractal est contre-indiquée en cas d'insuffisance hépatique, d'insuffisance rénale sévère, de myopathie, de taux élevé des transaminases sanguines, lors de la grossesse, de l'allaitement et chez les enfants.

Effets secondaires :
Les statines provoquent des troubles digestifs (constipation, nausées, ballonnements, diarrhée) et parfois de la fatigue, des céphalées et des troubles dépressifs.

En cas d'oubli :
Prendre immédiatement le comprimé oublié sans dépasser la dose journalière prescrite.

> **Bon à savoir**
> Les statines sont très actifs sur le cholestérol, notamment pour abaisser le cholestérol LDL. Cependant ils ne sont pas actifs sur toutes les hypercholestérolémies et ont peu d'effet sur le taux de triglycérides.

FRAGMINE
Anticoagulants

📇 65 %

Prix : 6,42 € - 2 seringues (2 500 UI)
12,28 € - 2 seringues (5 000 UI)
35,21 € - 6 seringues (5 000 UI)
63,31 € - 10 seringues (7 500 UI)
17,60 € - 2 seringues (10 000 UI)
41,77 € - 5 seringues (10 000 UI)
53,48 € - 5 seringues (12 500 UI)
63,31 € - 5 seringues (15 000 UI)
75,12 € - 5 seringues (18 000 UI)
Équivalents ou génériques : Aucun
Laboratoire : Pfizer
DCI : *daltéparine sodique*
Présentations/Composition : Seringues pré-remplies contenant de 0,2 à 1 ml de 2 500 à 18 000 UI

Indications : *Prévention et traitement des thromboses veineuses*
La daltéparine est une héparine modifiée, dite de « bas poids moléculaire » dont l'action spécifique est de prévenir la formation de caillots veineux, à l'origine de phlébites et d'embolies pulmonaires.
La daltéparine est utilisée pour prévenir et traiter les accidents de thromboses vasculaires à la suite d'interventions chirurgicales et d'immobilisations prolongées. Elle est administrée uniquement par voie sous-cutanée.
La daltéparine est aussi utilisée pour prévenir la coagulation dans le matériel de circulation extracorporelle, utilisé lors de l'hémodialyse (rein artificiel).

Précautions/Interactions :
En raison de la survenue possible d'une thrombopénie (baisse trop importante du taux de plaquettes sanguines), l'administration de daltéparine nécessite une surveillance en début de traitement, car la thrombopénie peut être le signe d'une obstruction vasculaire grave ou d'une allergie.
Il faut effectuer un dosage biologique des plaquettes avant le début du traitement, puis 2 fois par semaine en cas de traitement prolongé.
Il faut éviter, autant que possible, les injections et les examens qui peuvent provoquer une hémorragie.
Le traitement avec daltéparine doit être entrepris avec prudence en cas de maladie susceptible de provoquer des saignements : hypertension artérielle, ulcère gastro-duodénal, insuffisance hépatique, maladie de la rétine.
L'association de Fragmine est déconseillée avec tous les médicaments qui peuvent entraîner une hémorragie : aspirine, anti-inflammatoires non stéroïdiens, Ticlid, corticoïdes.

Posologie :
Adulte
Prophylaxie thromboembolie : oui
Traitement curatif thromboembolie : 100 à 200 UI/kg en 1 à 2 Inj./j. sans dépasser la dose journalière de 18 000 UI (la dose dépend du poids corporel et de la numération des plaquettes sanguines)
Grossesse : non
Allaitement : oui, après avis médical

Effets secondaires :
L'héparine et ses dérivés sont susceptibles de provoquer des troubles de la coagulation et d'aggraver une hémorragie. Au niveau du point d'injection, elle peut provoquer une hémorragie ou une nécrose locale, et plus souvent, on observe la formation d'un petit nodule sous-cutané qui se résorbe en quelques jours.
Plus rarement, lors d'un traitement prolongé, l'héparine peut provoquer une ostéoporose ou une perturbation des examens de contrôle hépatique.

Contre-indications :
La daltéparine est contre-indiquée en cas d'antécédent d'allergie à ce produit ou à toute autre héparine, et en cas de diminution trop importante du taux de plaquettes sanguines lors d'une utilisation précédente d'héparine. Elle est également contre-indiquée en cas d'endocardite infectieuse, en cas de maladie susceptible de provoquer des saignements, et après toute intervention portant sur le cerveau ou la moelle épinière.

Délai d'action :
La daltéparine est efficace au bout de 3 à 4 heures.

Fraxiparine

En cas d'oubli :
Pratiquer immédiatement l'injection oubliée sans dépasser la dose journalière prescrite.

Signes de surdosage :
Une administration trop importante de daltéparine provoque un effondrement du taux de plaquettes sanguines et pour cette raison aggrave le risque d'hémorragie. Il est parfois nécessaire d'injecter un antidote, le sulfate de protamine, qui inhibe l'action de l'héparine.

Bon à savoir

L'injection sous-cutanée de daltéparine est faite de préférence dans la peau de l'abdomen, en introduisant l'aiguille perpendiculairement dans l'épaisseur du pli cutané. Il est préférable d'alterner les lieux d'injection, afin d'éviter les petites hémorragies locales.

FRAXIPARINE
Anticoagulants

65 %

Prix : 18,78 € - 2 seringues (1 ml)
84,42 € - 10 seringues (0,8 ml)
18,78 € - 2 seringues (0,8 ml)
14,91 € - 2 seringues (0,6 ml)
42,22 € - 6 seringues (0,6 ml)
7,74 € - 2 seringues (0,3 ml)
22,12 € - 6 seringues (0,3 ml)
Équivalents et génériques : Aucun
Laboratoire : Sanofi-Synthélabo
DCI : *nadroparine calcique*
Présentations/Composition : Seringues préremplies : 1900 UI/0,2 ml, 2850 UI/0,3 ml, 5700 UI/0,6 ml, 7600 UI/0,8 ml et 9500 UI/1 ml

Indications : *Thromboses veineuses, Phlébites*
La Fraxiparine est une héparine modifiée, dite de « bas poids moléculaire » dont l'action spécifique est de prévenir la formation de caillots veineux, à l'origine de phlébites et d'embolies pulmonaires.
La Fraxiparine est utilisée pour prévenir et traiter les accidents de thromboses vasculaires à la suite d'interventions chirurgicales et d'immobilisations prolongées. Elle est administrée uniquement par voie sous-cutanée.
La Fraxiparine est aussi utilisée pour prévenir la coagulation dans le matériel de circulation extracorporelle utilisé lors de l'hémodialyse (rein artificiel).

Précautions/Interactions :
En raison de la survenue possible d'une thrombopénie (baisse trop importante du taux de plaquettes sanguines), l'administration de la nadroparine nécessite une surveillance en début de traitement, car la thrombopénie peut être le signe d'une obstruction vasculaire grave ou d'une allergie.
Il faut effectuer un dosage biologique des plaquettes avant le début du traitement, puis 2 fois par semaine en cas de traitement prolongé.
Il faut éviter autant que possible les injections et les examens qui peuvent provoquer une hémorragie.
Le traitement à la nadroparine doit être entrepris avec prudence en cas de maladie susceptible de provoquer des saignements : hypertension artérielle, ulcère gastro-duodénal, insuffisance hépatique, maladie de la rétine.
L'association de la nadroparine est déconseillée avec tous les médicaments qui peuvent entraîner une hémorragie : aspirine, anti-inflammatoires non stéroïdiens, Ticlid, corticoïdes.

Posologie :
Adulte
Prophylaxie thromboembolie : 1 Inj. 0,3 ml/j. pendant 3 j. puis 0,4 ml, pour poids compris entre 51 et 70 kg
Traitement thrombose veineuse : 2 Inj./j. 0,4 ml à 1 ml en fonction du poids
Grossesse : non
Allaitement : oui, après avis médical

Effets secondaires :
L'héparine et ses dérivés sont susceptibles de provoquer des troubles de la coagulation et d'aggraver une hémorragie. Au niveau du point d'injection, elle peut provoquer une hémorragie ou une nécrose locale, et plus souvent, on observe la formation d'un petit nodule sous-cutané qui se résorbe en quelques jours.
Plus rarement, lors d'un traitement prolongé, l'héparine peut provoquer une ostéoporose ou une perturbation des examens de contrôle hépatique.

Contre-indications :
La nadroparine est contre-indiquée en cas d'antécédent d'allergie à ce produit ou à toute autre héparine et en cas de diminution trop importante du taux de plaquettes sanguines lors d'une utilisation précédente d'héparine. Elle est également contre-indiquée en cas d'endocardite infectieuse, en cas de maladie susceptible de provoquer des saignements, et

après toute intervention portant sur le cerveau ou la moelle épinière.

Délai d'action :
La nadroparine est efficace au bout de 3 heures.

En cas d'oubli :
Pratiquer immédiatement l'injection oubliée sans dépasser la dose journalière prescrite.

Signes de surdosage :
Une administration trop importante de nadroparine provoque un effondrement du taux de plaquettes sanguines et pour cette raison aggrave le risque d'hémorragie. Il est parfois nécessaire d'injecter un antidote, le sulfate de protamine, qui inhibe l'action de l'héparine.

> **Bon à savoir**
> L'injection sous-cutanée de nadroparine est faite de préférence dans la peau de l'abdomen, en introduisant l'aiguille perpendiculairement dans l'épaisseur du pli cutané. Il est préférable d'alterner les lieux d'injection, afin d'éviter les petites hémorragies locales.

FUCIDINE
Antibactériens

30 %
Prix : 2,93 € - pommade, tube (15 g)
2,93 € - crème, tube (15 g)
Équivalents ou génériques : Diacutis, Acide fusidique Arrow, Acide fusidique Biogaran, Acide fusidique EG, Acide fusidique Mylan, Acide fusidique Ratiopharm, Acide fusidique Sandoz
Laboratoire : Leo
DCI : *acide fusidique*
Présentations/Composition : Pom. et crème : tube 15 g (2 %)
Indications : *Surinfection cutanée*
Cet antibiotique est utilisé dans la prévention et le traitement de certaines infections cutanées, notamment impétigo et furonculose.

Précautions/Interactions :
La durée du traitement ne doit pas excéder 8 jours. Désinfecter la peau au préalable avec un antiseptique et la sécher.
Pour éviter le passage de l'antibiotique dans l'organisme, appliquer la crème ou la pommade sur une petite surface.
Éviter l'application autour de l'œil et sur la paupière.

Posologie :
Adulte
Lésion sèche : 1 à 2 Applic./j. de Pom.
Lésion suintante : 1 à 2 Applic./j. de crème
Grossesse : après avis médical
Allaitement : ne pas appliquer sur le sein

Effets secondaires :
Des cas d'eczéma ont été rapportés. Un risque de passage d'antibiotique dans l'organisme existe en cas d'étendue des lésions traitées, notammant chez le nourrisson.

Contre-indications :
Ne pas utiliser ce médicament en cas de sensibilisation antérieure. La pommade ne doit pas être appliquée sur les ulcères de jambe.

> **Bon à savoir**
> Étaler la pommade ou la crème en couche fine sur les lésions. Il n'est pas nécessaire de recouvrir l'antibiotique d'un pansement.

FUMAFER
Sels minéraux

65 % ; (Poud.) NR
Prix : 2,63 € - 100 comprimés
Libre - poudre orale
Équivalents ou génériques : Fero-Grad, Tardyferon, Tot'hema, Ferrostrane, Ascofer, Inofer
Laboratoire : Sanofi-Synthélabo
DCI : *fumarate ferreux*
Présentations/Composition : Cp. : 66 mg de fumarate ferreux
Poud. : 100 mg de fumarate ferreux par c./dose
Indications : *Prévention des carences en fer, Anémie par carence en fer*
Fumafer est indiqué pour le traitement des carences en fer, habituelles lors des anémies et surtout pour la prévention des carences en fer chez les femmes enceintes et les nourrissons.

Précautions/Interactions :
Les comprimés de Fumafer sont réservés à l'adulte et à l'enfant de plus de 10 ans. La poudre orale peut être utilisée chez le nourrisson.
Le traitement de la carence en fer est généralement de 4 à 6 mois minimum. Un contrôle des taux de fer dans l'organisme doit être effectué après 3 mois de traitement.
Ne pas consommer trop de thé pendant le traitement, car il inhibe l'absorption du fer.

L'utilisation du fer est déconseillée avec les cyclines (antibiotiques), les diphosphonates, les fluoroquinolones, la pénicillamine, les sels de magnésium, d'aluminium ou de calcium, la thyroxine. S'il est nécessaire de prendre des pansements gastriques à base d'aluminium ou de magnésium, il est préférable d'attendre 2 heures après la prise de fer.

Posologie :
Adulte et enfant > 10 ans : 2 à 3 Cp./j.
Enfant
1-6 mois : 1 à 2 c. dose/j.
6-12 mois : 2 à 3 c. dose/j.
12-30 mois : 3 à 4 c. dose/j.
Grossesse : 1 Cp. ou 1 à 2 c. dose/j. à partir du 4e mois
Allaitement : oui

Effets secondaires :
Le fer provoque des troubles digestifs avec nausées, diarrhée ou constipation. Il colore habituellement les selles en noir, et peut provoquer une coloration brune ou noire des dents, qui régresse à l'arrêt du traitement.

Contre-indications :
Le traitement à base de fer est contre-indiqué dans certaines maladies anémiques caractérisées par une surcharge en fer (anémie hypersidérémique), et en cas d'hémochromatose.

Signes de surdosage :
La surcharge en fer provoque des accidents digestifs graves chez l'enfant, avec une nécrose de la muqueuse digestive, des saignements et une obstruction digestives, nécessitant une hospitalisation en urgence pour l'administration d'antidotes.

Bon à savoir
Pour les nourrissons, diluer la poudre dans un peu d'eau ou de lait et administrer de préférence entre les biberons ou avant les repas, en fractionnant la dose en plusieurs prises quotidiennes.

FUNGIZONE
Antifongiques

65 % ; (Susp. cut.) NR
Prix : 8,80 € - 40 gélules (250 mg)
5,74 € - suspension buvable (40 ml)
Équivalents ou génériques : Aucun
Laboratoire : Bristol-Myers Squibb
DCI : *amphotéricine B*

Présentations/Composition : Gél. : 250 mg/ Gél. ; Susp. Buv. : 500 mg/ c. à c.

Indications : *Candidose, Pityriasis, Mycoses sévères*
Ce médicament s'oppose au développement des champignons chez l'homme. Les formes orales sont utilisées dans le traitement ou la prévention des candidoses cutanées, vaginales et digestives chez les personnes présentant une baisse des défenses immunitaires.

Précautions/Interactions :
Le traitement injectable est entrepris à l'hôpital après analyse et identification du champignon. Des contrôles sanguins sont régulièrement effectués. Les doses sont adaptées en cas de dysfonctionnement des cellules rénales.
Pendant un traitement par voie orale, les médicaments modificateurs du transit intestinal ou les pansements digestifs sont prohibés. De nombreux médicaments, notamment cardiologiques, sont contre-indiqués avec la forme injectable, il est donc important de prévenir le médecin.
Le Fungizone en perfusion (réservé à l'usage hospitalier) doit être utilisé avec précaution en cas de traitement cardio-vasculaire (antiarythmiques, digitaliques) et avec tous les médicaments qui peuvent provoquer une baisse du taux de potassium dans le sang.

Posologie :
Adulte
Voie orale : 6 à 8 Gél./j. en 2 ou 3 prises pendant 15 j.
Enfant et nourrisson (voir orale) : 1 c. à c./j. pour 10 kg de poids en 2 à 3 prises
Grossesse : non, sauf état grave de la mère
Allaitement : non

Effets secondaires :
Le traitement par perfusions entraîne habituellement des frissons et de la fièvre, des maux de tête, des douleurs diffuses et une sensation de malaise général, des modifications de la fonction rénale ou sanguine.

Contre-indications :
Ce médicament est contre-indiqué en cas de sensibilisation antérieure et d'insuffisance rénale pour la forme injectable.

Signes de surdosage :
Les perfusions trop importantes sont toxiques pour les reins et le cœur.

> **Bon à savoir**
> L'utilisation trop fréquente d'un savon acide favorise le développement d'une candidose.

FURADANTINE
Antibiotiques

65 %

Prix : 3,21 € - 21 gélules (50 mg)
Équivalents ou génériques : Microdoïne
Laboratoire : Merck Lipha Santé
DCI : *nitrofurantoïne*
Présentations/Composition : Gél. : 50 mg de nitrofurantoïne

Indications : *Cystites*
Furadantine est indiqué dans le traitement des infections urinaires (cystites) non compliquées de la femme.

Précautions/Interactions :
La dose habituelle du traitement est de 3 à 6 gélules par jour, pendant 8 jours maximum. Chez l'enfant de plus de 6 ans, Furandantine peut être utilisé pour la prévention des récidives de cystite ou pour la prévention de la pyélonéphrite aiguë.

Posologie :
Adulte et enfant > 6 ans : 1 à 2 Gél./3 fois/j.
Grossesse : oui, si nécessaire
Allaitement : oui, si nécessaire

Effets secondaires :
En traitement prolongé Furadantine peut être responsable de réactions inflammatoires pulmonaires aiguës ou chroniques (pneumopathies interstitielles, fibrose) ou hépatiques (cholestase, nécrose, hépatite chronique) qui nécessitent l'interruption immédiate du traitement.

Contre-indications :
Furadantine est contre-indiqué en cas d'hypersensibilité aux composants et en cas d'insuffisance rénale sévère.

> **Bon à savoir**
> Le traitement est normalement responsable d'une coloration brune des urines.

FUZEON
Antiviraux

H

Prix : Usage hospitalier

Équivalents ou génériques : Aucun
Laboratoire : Roche
DCI : *enfuvirtide*
Présentations/Composition : 60 flacons de 3 ml (90 mg/ml)

Indications : *Infections à VIH*
Fuzeon est indiqué dans le traitement de l'infection à VIH-1 (Sida) en association avec d'autres remèdes antirétroviraux.

Précautions/Interactions :
La posologie habituelle de Fuzeon est de 90 mg par injection sous-cutanée avec 2 injections maximum par jour.
Fuzeon ne peut être prescrit que par des médecins expérimentés dans le traitement du Sida.
Chez les enfants de 6 à 16 ans, la posologie doit être adaptée en fonction du poids.
Fuzeon doit être utilisé uniquement en voie sous-cutanée en changeant à chaque fois le lieu d'injection.
Fuzeon doit être utilisé avec précaution en cas d'insuffisance hépatique ou rénale, ou en cas d'hépatite associée.
Fuzeon, comme tous les médicaments antirétroviraux, ne prévient pas le risque de transmission du virus VIH par voie sexuelle ou par contamination sanguine. Il faut donc continuer de prendre les précautions habituelles.

Posologie :
Adulte : 1 à 2 Inj. SC/j.
Enfant < 6 ans : non
Grossesse : avec précaution
Allaitement : non

Effets secondaires :
Fuzeon peut être responsable de réactions allergiques, telles que éruptions cutanées, fièvre, nausées et vomissements, frissons, réaction hépatique, signe d'insuffisance rénale, exigeant l'interruption du traitement. Fuzeon peut augmenter le risque d'infections bactériennes, en particulier de pneumonies.

Contre-indications :
Fuzeon est contre-indiqué en cas d'intolérance au principe actif. En cas de grossesse, en l'absence d'études documentées, il ne peut être utilisé que s'il y a un bénéfice possible pour le fœtus. En cas d'allaitement, il est contre-indiqué, comme l'allaitement est contre-indiqué en raison de la présence possible du virus VIH dans le lait maternel.

GABITRIL
Antiépileptiques

 30 %

Prix : 29,94 € - 50 comprimés (5 mg)
55,31 € - 50 comprimés (10 mg)
80,32 € - 50 comprimés (15 mg)
Équivalents ou génériques : Aucun
Laboratoire : Céphalon
DCI : *tiagabine*
Présentations/Composition : Cp. : 5, 10 et 15 mg

Indications : *Épilepsies*
Ce médicament permet le traitement des épilepsies, caractérisées par des activités anarchiques des neurones du cerveau, en facilitant le fonctionnement électrique cérébral par augmentation des neuromédiateurs dans les cellules. Il est indiqué dans les épilepsies partielles avec ou sans crise généralisée secondaire, en association aux autres antiépileptiques lorsqu'ils sont insuffisamment efficaces.

Précautions/Interactions :
Ce traitement est réservé à l'adulte et aux enfants de plus de 12 ans. Un bilan hépatique préalable puis régulier est effectué et les doses sont diminuées en cas d'insuffisance hépatique.
Un arrêt brutal du traitement peut entraîner une reprise de la maladie épileptique.
La carbamazépine, le phénobarbital, la phénytoïne, le primidone doivent être associés avec prudence.

Posologie :
Adulte et enfant > 12 ans : 15 à 70 mg/j.
Grossesse : non
Allaitement : non

Effets secondaires :
Des sensations de vertige, fatigue et somnolence, maux de tête et tremblements surviennent assez fréquemment. Plus rarement, apparaissent une nervosité, diarrhée, humeur dépressive ou des ecchymoses.

Contre-indications :
Une allergie connue à la tiagabine, un dysfonctionnement grave des cellules hépatiques et certaines formes d'épilepsies (syndrome de Lennox-Gastaut) contre-indiquent le traitement.

Signes de surdosage :
Une somnolence, des vertiges, des tremblements, un mutisme voire un coma peuvent apparaître après une intoxication massive mais régressent sans séquelles en 24 heures.

> **Bon à savoir**
> La dose optimale est obtenue en augmentant progressivement le traitement par paliers hebdomadaires. Les comprimés se prennent en 3 fois au cours des repas et ils se conservent à une température inférieure à 25 °C.

GALVUS
Antidiabétiques

65 %

Prix : 24,33 € - 30 comprimés
47,51 € - 60 comprimés
Équivalents ou génériques : Aucun
Laboratoire : Novartis
DCI : *vildagliptine*
Présentations/Composition : Cp. : 50 mg de vildagliptine

Indications : *Diabète type 2*
Galvus est indiqué dans le traitement du diabète de type 2 (non insulino-dépendant) en association à la metformine, aux sulfamides hypoglycémiants ou aux thiazolidinédiones.

Précautions/Interactions :
La posologie habituelle est d'un comprimé le matin et un comprimé le soir, à prendre pendant ou en dehors des repas. Des doses supérieures à 100 mg par jour ne sont pas recommandées.
Galvus est réservé au traitement du diabète de type 2, en association avec d'autres classes de médicaments antidiabétiques. Il ne doit pas être utilisé en cas de diabète de type 1 (insulino-dépendant).

Posologie :
Adulte : 2 Cp./j.
Enfant < 12 ans : non
Grossesse : non
Allaitement : non

Effets secondaires :
En association avec d'autres antidiabétiques comme la metformine, Galvus peut être responsable d'hypoglycémie et, dans de rares cas, de tremblement, asthénie, vertiges.

Contre-indications :
Galvus est contre-indiqué en cas d'hypersensibilité à la vildagliptine et en cas d'insuffisance hépatique.

En cas d'oubli
Prenez le comprimé dès que vous vous rendez compte de l'oubli. Si vous êtes proche de l'horaire du comprimé suivant, continuez le traitement normalement. Ne prenez pas de dose double pour compenser l'oubli.

GANFORT
Antiglaucomateux

 65 %

Prix : 22,06 € - 1 flacon (3 ml)
Équivalents ou génériques : Aucun
Laboratoire : Allergan
DCI : *bimatoprost, timolol maléate*
Présentations/Composition : Flacon 3 ml : 0,9 mg de bimatoprost et 15 mg de timolol
Indications : *Glaucome chronique à angle ouvert, Hypertonie intra-oculaire*
Ganfort est indiqué dans le traitement de l'hyperpression oculaire, après échec des traitements aux bêtabloquants ou aux analogues des prostaglandines.

Précautions/Interactions :
La posologie habituelle est d'une goutte dans chaque œil par jour, de préférence le matin.
En cas d'utilisation de lentilles de contact, les enlever avant l'instillation du collyre et attendre 15 minutes avant de les remettre.
Ganfort doit être utilisé avec précaution en cas d'antécédents de maladie cardiaque, de diabète, de sécheresse oculaire et de maladie de la cornée.
Après un traitement de longue durée, Ganfort peut être responsable d'une croissance des cils et d'une modification parfois permanente de la pigmentation de l'iris.
Le timolol est une substance dopante interdite pendant et en dehors des compétitions.

Posologie :
Adulte : 1 Instill./j.
Enfant : non
Grossesse : non
Allaitement : non

Effets secondaires :
Ganfort peut être responsable de maux de tête et d'infections sans gravité (rhume, infections des voies aériennes supérieures).

Contre-indications :
Ganfort est contre-indiqué en cas d'hypersensibilité au bimatoprost et au timolol, en cas d'asthme, de broncho-pneumopathie obstructive, de troubles du rythme cardiaque, d'insuffisance cardiaque, d'angine de poitrine, et en cas de septicémie ou d'infection grave. Il est également contre-indiqué en cas de traitement simultané avec l'anakinra (Kineret).

En cas d'oubli
Instiller la dose dès que possible, mais ne pas instiller de dose double.

> **Bon à savoir**
> Après ouverture, le flacon peut être conservé 28 jours à température ambiante. En cas d'utilisation de plusieurs médicaments ophtalmiques, respecter un intervalle de 5 minutes avant l'application de chacun d'eux.

GARDASIL
Vaccin antipapillomavirus

 65 %

Prix : 123,66 € - 1 seringue
Équivalents ou génériques : Cervarix
Laboratoire : Sanofi Pasteur MSD
DCI : *papillomavirus Hum type 6, 11, 16, 18*
Présentations/Composition : 1 seringue préremplie 0,5 ml : 20 µg de papillomavirus Hum type 6, 40 µg de papillomavirus Hum type 11, 40 µg de papillomavirus Hum type 16, 20 µg de papillomavirus Hum type 18
Indications : *Prévention du cancer du col de l'utérus*
Ce vaccin est indiqué pour la prévention du cancer de l'utérus dû au papillomavirus chez les enfants et adolescents, et chez les jeunes femmes, ainsi que dans les maladies vulvaires et les condylomes dus au papillomavirus.

Précautions/Interactions :
Gardasil est indiqué pour la prévention de l'infection à papillomavirus chez les enfants et

Gardénal

adolescentes de 9 à 15 ans, ainsi que chez les jeunes filles de 16 à 26 ans.
Il ne doit pas être utilisé chez l'homme, ou les adultes de plus de 26 ans, ni chez les enfants de moins de 9 ans.
L'administration du vaccin est faite en 3 injections intramusculaires. La seconde injection doit être faite au maximum 2 mois après la première, et la troisième au maximum 6 mois après la seconde. Les 3 doses doivent être administrées en moins de 1 an.
Gardasil doit être utilisé avec précaution en cas de traitement immunosuppresseur, de déficit immunitaire ou de trouble de la coagulation.
Gardasil est un vaccin à effet préventif. Il n'a pas d'effet curatif sur le cancer de l'utérus ou sur d'autres maladies dues au papillomavirus.

Posologie :
Femme < 26 ans, enfant > 9 ans : 3 Inj. IM en moins d'1 an
Homme et adulte > 26 ans : non
Enfant < 9 ans : non
Grossesse : non
Allaitement : oui

Effets secondaires :
Gardasil peut être responsable d'effets allergiques au point d'injection.

Contre-indications :
Gardasil est contre-indiqué chez l'enfant de moins de 9 ans, en cas d'hypersensibilité au papillomavirus ou aux excipients du vaccin, également en cas de fièvre ou d'infection aiguë.

Bon à savoir

Ce vaccin doit être utilisé à l'adolescence, avant le début de la vie sexuelle. Gardasil protège contre 4 types de virus et Cervarix contre les 2 types les plus communs, qui sont les types 16 et 18.

GARDÉNAL
Antiépileptiques

65 %
Prix : 2,26 € - 80 comprimés (10 mg)
1,62 € - 30 comprimés (50 mg)
2,30 € - 20 comprimés (100 mg)
1,80 € - flacon de lyophilisat (40 mg)
Usage hospitalier - flacon de lyophilisat (200 mg)

Équivalents ou génériques : Aparoxal, Alepsal, Kaneuron, Mysoline
Laboratoire : Aventis
DCI : *phénobarbital*
Présentations/Composition : Cp. : 10, 50, 100 mg ; Flacon Lyoph. : 40 et 200 mg

Indications : *Épilepsies*
Les barbituriques permettent le traitement des épilepsies, caractérisées par des activités anarchiques des neurones du cerveau, en stabilisant le fonctionnement cérébral. Le Gardénal est indiqué dans la prévention à long terme des crises d'épilepsie mais n'est pas efficace dans une certaine forme d'épilepsie se manifestant par des absences (pertes de connaissance brèves ou « petit mal »). Sous forme injectable, il est utilisé dans le traitement de l'état de mal épileptique, succession incessante de crises épileptiques, quand les autres antiépileptiques sont inefficaces.

Précautions/Interactions :
La posologie est diminuée en cas d'insuffisance hépatique ou rénale, chez la personne âgée et en cas de dépendance à l'alcool. Un arrêt brutal du traitement peut entraîner une reprise de la maladie épileptique. Une somnolence s'installe souvent en début de traitement mais régresse habituellement.
De la vitamine D et de l'acide folique sont prescrits chez l'enfant traité pour éviter des carences. La grossesse n'interrompt pas le traitement de la mère mais impose un supplément en vitamine K pendant la grossesse et chez le nouveau-né à la naissance, pour éviter un risque d'hémorragie chez l'enfant.
Les contraceptifs oraux (pilule) sont parfois rendus inefficaces par les barbituriques, nécessitant l'utilisation d'un moyen mécanique de contraception. L'alcool et les rétinoïdes sont contre-indiqués avec le traitement. Certains antidépresseurs, les antivitamines K, la ciclosporine, les corticostéroïdes, la digitoxine, le disopyramide, la doxycycline, le félodipine et l'isradipine, les hormones thyroïdiennes, l'itraconazole, le progabide, les quinidiniques, le tacrolimus, la théophylline, certains bêta-bloquants, les somnifères, les benzodiazépines sont utilisés avec précaution.

Posologie :
Adulte
Traitement oral : 2 à 3 mg/kg/j.
Traitement injectable : 10 mg/kg/j.

Enfant
Traitement oral : 3 à 4 mg/kg/j.
Traitement injectable : 20 à 40 mg/j.
Nourrisson
Traitement injectable : 10 à 20 mg/j.
Grossesse : oui
Allaitement : non

Effets secondaires :
Une somnolence en début de traitement et une hyperactivité chez l'enfant peuvent survenir. Plus rarement peuvent apparaître une confusion mentale chez la personne âgée, des troubles de la mémoire ou de l'humeur, de l'acné chez les adolescents, une anémie. Exceptionnellement mais imposant l'arrêt immédiat du phénobarbital surviennent un rachitisme, une ostéomalacie (perte de calcium), des rhumatismes, des éruptions cutanées, une perte de l'équilibre ou une maladie de Dupuytren (rétraction tendineuse des mains).

Contre-indications :
Une hypersensibilité aux barbituriques, une insuffisance respiratoire sévère ou une porphyrie contre-indiquent la prise du médicament.

Délai d'action :
Après une prise orale, la dose maximale dans le sang est atteinte en 8 heures chez l'adulte et 4 heures chez l'enfant mais l'efficacité ne se juge qu'après 15 jours de traitement. Par voie intraveineuse, l'effet se fait ressentir au bout de 5 minutes.

Signes de surdosage :
Après une prise massive de barbituriques, des nausées, des vomissements, des maux de tête, une confusion mentale voire un coma accompagné d'une respiration lente et d'une chute de la tension artérielle surviennent dans l'heure suivante et nécessitent une hospitalisation d'urgence.

> **Bon à savoir**
> Le traitement oral débute à doses progressives et en une prise au coucher. En injection intraveineuse l'effet est immédiat. En injection sous-cutanée et intramusculaire le délai d'action est de plusieurs heures. Les comprimés doivent être conservés à l'abri de l'humidité.

Les médicaments doivent être conservés hors de portée des enfants.

GASTROPAX
Médicaments de la digestion

 NR

Prix : 1,33 € - boîte de poudre (100 g)
Équivalents ou génériques : Aucun
Laboratoire : Lehning
DCI : *belladone, badiane, kaolin, carbonate de calcium, carbonate de magnésium*
Présentations/Composition : Poud. orale : 0,04 ml de teinture de belladone, 0,04 ml de teinture de badiane, 260 mg de kaolin, 0,64 g de carbonate de calcium, 0,64 g de trisilicate de magnésium, 480 mg de carbonate de magnésium, 120 mg de charbon végétal, 120 mg de thym, 60 mg de phosphate tricalcique, 120 mg de réglisse, 1 g de bicarbonate de sodium, 240 mg de sulfate de sodium et 240 mg d'hydroxyde de magnésium/c. à c.

Indications : *Dyspepsie, Constipation*
Gastropax est utilisé dans les troubles de la digestion (dyspepsie) et les reflux acides. Il est également utilisé comme traitement d'appoint de la constipation.

Précautions/Interactions :
Gastropax n'est pas conseillé aux patients qui suivent un régime sans sel en raison de sa teneur en sodium.
Comme tous les médicaments qui ont un effet laxatif, Gastropax ne doit pas être utilisé de façon prolongée sans avis médical.

Posologie :
Adulte : 1 c. à c. avant chacun des 3 repas
Grossesse : oui
Allaitement : oui

Effets secondaires :
À forte dose, Gastropax peut provoquer une diarrhée.

Contre-indications :
Gastropax est contre-indiqué en cas de glaucome et d'hypertrophie de la prostate.

GASTROPULGITE
Pansements gastro-intestinaux

15 %

Prix : 4,20 € - 30 sachets
Équivalents ou génériques : Actapulgite

Gaviscon

Laboratoire : Beaufour-Ipsen
DCI : *attapulgite de Mormoiron, hydroxyde d'aluminium, carbonate de magnésium*
Présentations/Composition : Sach. : 2,5 g d'attapulgite de Mormoiron activée et 0,5 g de gel d'hydroxyde d'aluminium et de carbonate de magnésium

Indications : *Douleur et trouble du transit gastro-intestinal, Ballonnement intestinal*
Protecteur de la muqueuse gastrique et intestinale, adsorbant de l'eau et des gaz, Gastropulgite est utilisé dans le traitement des affections gastro-intestinales et des reflux gastro-œsophagiens.

Précautions/Interactions :
Il est toujours nécessaire de vérifier la bénignité des lésions intestinales avant de suivre un traitement prolongé.
Avec de nombreux médicaments il est nécessaire de respecter un intervalle d'au moins deux heures.
Gastropulgite ne doit pas être utilisé chez le nourrisson.

Posologie :
Adulte : 2 à 3 Sach./j. après les repas ou au moment des douleurs
Enfant > 10 kg : 2 Sach./j.

Effets secondaires :
En cas de malformation du tube digestif (mégacôlon) ou de séjour prolongé au lit, Gastropulgite provoque une constipation.

Contre-indications :
Gastropulgite est contre-indiqué en cas de maladies obstructives du tube digestif et en cas d'insuffisance rénale sévère.

Délai d'action :
Gastropulgite est efficace en 1 heure sur les symptômes digestifs.

> **Bon à savoir**
> Le contenu du sachet peut être dilué dans un verre d'eau sucrée.

GAVISCON
Pansements gastro-intestinaux

15 % ; TFR
Prix : 3,05 € - 24 sachets
2,29 € - flacon (250 ml)
2,67 € - flacon (150 ml)

Équivalents ou génériques : Topaal, *Alginate de Sodium/Bicarbonate de Sodium Biogaran*, *Alginate de Sodium/Bicarbonate de Sodium EG*, *Alginate de Sodium/Bicarbonate de Sodium Sandoz*, *Alginate de Sodium/Bicarbonate de Sodium Téva*

Laboratoire : Reckitt Benckiser Healthcare

DCI : *alginate de sodium, bicarbonate de sodium, hydroxyde d'aluminium*

Présentations/Composition : Susp. Buv. en sachets : 500 mg d'alginate de sodium et 267 mg de bicarbonate de sodium/Sach.
Susp. Buv. en flacon : 250 mg d'alginate de sodium et 133,5 mg de bicarbonate de sodium/c. à c.
Susp. Buv. nourrisson : 50 mg d'alginate de sodium et 26,7 mg de bicarbonate de sodium/ml

Indications : *Reflux gastro-œsophagien*
Gaviscon forme un gel surnageant à la surface du contenu gastrique et protège ainsi l'œsophage contre le reflux des sécrétions acides de l'estomac.

Précautions/Interactions :
Avec de nombreux médicaments, en particulier certains antibiotiques, il est nécessaire de respecter un intervalle d'au moins 2 heures entre chaque prise.

Posologie :
Adulte : 2 c. à c. 3 fois/j.
Nourrisson
0-1 mois : 1 ml après chacun des 6 repas
1-2 mois : 1,5 ml après chacun des 5 repas
2-4 mois : 2 ml après chacun des 5 repas
4-18 mois : 2,5 ml après chacun des 4 repas
> 18 mois : 5 ml après chacun des 4 repas

Effets secondaires :
Gaviscon peut être responsable d'une constipation et de calcifications rénales lors d'un usage prolongé.

Contre-indications :
Gaviscon est contre-indiqué en cas d'insuffisance rénale sévère.

Délai d'action :
Gaviscon est efficace immédiatement et son action dure 3 à 4 heures.

GEL DE POLYSILANE
Pansements gastro-intestinaux

🚫 NR

Prix : 5,76 € - 30 sachets
2,62 € - tube (170 g)
Équivalents ou génériques : Siligaz
Laboratoire : UPSA
DCI : *diméticone*
Présentations/Composition : Sach. : 2,25 g de diméticone ; Tube : 2,25 g de diméticone/c. à s.

Indications : *Douleur et trouble du transit gastro-intestinal, Ballonnement intestinal*
Protecteur de la muqueuse intestinale et adsorbant de l'eau et des gaz, Gel de polysilane est un silicone utilisé dans le traitement des gastralgies et des colites avec diarrhée et ballonnement.

Précautions/Interactions :
Il est toujours nécessaire de vérifier que les lésions intestinales sont bénignes avant de suivre un traitement prolongé.
Il est nécessaire de respecter un intervalle d'au moins 2 heures entre chaque prise avec de nombreux médicaments.
Il faut tenir compte de l'apport en sucre et en sel, en cas de diabète ou de régime sans sel.

Posologie :
Adulte : 3 Sach./j. avant les repas
Enfant : 1 à 3 Sach. ou c. à s./j.
Grossesse : oui
Allaitement : oui

Effets secondaires :
Gel de polysilane provoque ou aggrave parfois une constipation.

Contre-indications :
Gel de polysilane est contre-indiqué en cas de maladies obstructives du tube digestif.

Délai d'action :
Ce médicament est efficace en 1 heure sur les symptômes digestifs.

Bon à savoir
Le contenu du sachet peut être dilué dans un verre d'eau.

GÉLOPECTOSE
Antidiarrhéiques

🚫 NR

Prix : Libre
Équivalents ou génériques : Aucun
Laboratoire : Nutripharm
DCI : *pectine, cellulose, silice colloïdale*
Présentations/Composition : Poud. orale : 240 mg de pectine, 180 mg de cellulose et 110 mg de silice colloïdale/c. à c. (boîte de 120 g)

Indications : *Diarrhée, Régurgitations du nourrisson*
Épaississant alimentaire, Gélopectose est indiqué pour le traitement des régurgitations et vomissements du nourrisson, ainsi que pour les diarrhées.

Précautions/Interactions :
Gélopectose est un traitement de la diarrhée qui doit toujours être associé à une réhydratation en cas de perte en eau importante.
En cas de fièvre et de signes généraux (fatigue), il est nécessaire d'administrer une antibiothérapie spécifique, après recherche de l'agent infectieux causal dans les selles.

Posologie :
Nourrisson
Régurgitations : 2 c. à c. rase/100 g de liquide
Diarrhée : 1 c. à s./100 g de liquide

Effets secondaires :
Gélopectose ne provoque pas d'effets secondaires indésirables.

Contre-indications :
Gélopectose est contre-indiqué dans certaines maladies intestinales du prématuré, en cas de maladies obstructives intestinales du nourrisson (mucoviscidose, maladie de Hirschsprung).

Bon à savoir
Verser la quantité nécessaire de Gélopectose dans un biberon très chaud et agiter pendant 30 secondes jusqu'à obtention du gel, puis ne pas agiter de nouveau. Il est préférable d'utiliser une eau faiblement minéralisée.

Gelox

GELOX
Pansements gastro-intestinaux

📋 15 %

Prix : 5,39 € - 30 sachets
Équivalents ou génériques : Mutésa, Rocgel, Maalox
Laboratoire : Beaufour-Ipsen
DCI : *hydroxyde d'aluminium, hydroxyde de magnésium, montmorillonite de beidellitique*
Présentations/Composition : Susp. Buv. : 2,50 g montmorillonite de beidellitique, 425 mg d'hydroxyde d'aluminium et 450 mg d'hydroxyde de magnésium

Indications : *Douleurs de l'œsophage, de l'estomac et du duodénum*
Protecteur de la muqueuse gastrique, Gelox soulage toutes les douleurs provoquées par l'inflammation ou l'ulcération des parois de l'œsophage, de l'estomac ou du duodénum.

Précautions/Interactions :
Gelox est actif pendant 30 à 60 minutes après la prise et la douleur peut réapparaître après cette durée. En moyenne, la posologie quotidienne ne doit pas dépasser 5 à 6 sachets.
Il est toujours nécessaire de vérifier que les lésions gastriques sont bénignes avant de suivre un traitement prolongé.
L'utilisation de Gelox est déconseillée avec de nombreux médicaments, notamment les quinidiniques (antiarythmiques cardiaques). Il est nécessaire de respecter un intervalle d'au moins 2 heures entre chaque prise avec la plupart des médicaments.

Posologie :
Adulte : 1 Sach. 1 à 2 h après le repas
Grossesse : oui
Allaitement : oui

Effets secondaires :
En cas d'utilisation prolongée, le phosphate d'aluminium peut être responsable d'une carence en phosphore et il peut être à l'origine d'une encéphalo-pathie, en particulier chez les personnes souffrant d'une insuffisance rénale sévère.

Contre-indications :
Gelox est interdit en cas d'insuffisance rénale sévère.

Délai d'action :
Gelox est efficace immédiatement sur les douleurs gastriques et œsophagiennes et son action dure 30 à 60 minutes.

> **Bon à savoir**
> L'alimentation joue un rôle protecteur contre les douleurs gastriques provoquées par les sécrétions acides. Il est donc inutile de prendre Gelox avant ou pendant les repas. Il est efficace seulement sur les estomacs vides et au moment des douleurs. C'est pourquoi il est préférable de le prendre entre 90 minutes et 2 heures après le repas, et, si nécessaire, au coucher. Le contenu du sachet peut être absorbé pur ou dilué dans un verre d'eau.

GELTIM
Antiglaucomateux

📋 65 %

Prix : 8,99 € - 30 doses (1 mg)
Équivalents ou génériques : Aucun
Laboratoire : Thea
DCI : *timolol*
Présentations/Composition : 30 récipients de 0,4 g de gel contenant 1 mg de timolol

Indications : *Hypertension oculaire, Glaucome*
Geltim est un gel oculaire indiqué pour diminuer la pression intra-oculaire en cas de glaucome à angle ouvert.

Précautions/Interactions :
La dose habituelle du traitement est de 1 goutte de gel dans chaque œil, le matin.
Si le traitement ophtalmologique comporte plusieurs collyres, Geltim doit être utilisé 15 minutes au minimum après les autres collyres.
La normalisation de la tension oculaire nécessite au moins 4 semaines de traitement.
Le port de lentilles de contact doit être évité.
Le traitement doit être interrompu progressivement et en cas d'intervention chirurgicale, informer l'anesthésiste de ce traitement.
Le timolol est considéré comme une substance dopante.
Geltim peut être responsable de troubles visuels, de vertiges et d'asthénie, nécessitant une grande prudence dans la conduite automobile.

Posologie :
Adulte > 18 ans : 1 Gtte/œil/j.

Grossesse : oui, si nécessaire
Allaitement : non (interrompre l'allaitement si le traitement est nécessaire)

Effets secondaires :
Le timolol est un médicament de la classe des bêtabloquants. En cas d'application oculaire, le risque de passage dans la circulation générale existe et, dans ce cas, les effets secondaires possibles sont ceux que l'on rencontre avec tous les traitements bêtabloquants, comme les troubles cardiovasculaires (ralentissement du rythme cardiaque, aggravation d'une maladie cardiovasculaire préexistante), troubles neurologiques (maux de tête, vertiges, dépression, insomnie, cauchemars, impuissance) et respiratoires (asthme).

Contre-indications :
Geltim est contre-indiqué en cas d'hypersensibilité aux composants, en cas d'antécédents d'asthme, de broncho-pneumopathie chronique obstructive, de rhinite allergique sévère, d'insuffisance cardiaque, d'angine de poitrine, de troubles de la conduction cardiaque et de ralentissement du rythme du cœur (bradycardie), ainsi que d'hypotension artérielle. Il est également contre-indiqué en cas de lésion de la cornée (kératite).

GELUCYSTINE
Protéines

 NR

Prix : Libre
Équivalents ou génériques : Aucun
Laboratoire : Jolly-Jatel
DCI : *L-cystine*
Présentations/Composition : Gél. : 500 mg de L-cystine

Indications : *Maladies des ongles*
Gelucystine est indiqué comme traitement adjuvant en cas de fragilité des cheveux et des ongles.

Précautions/Interactions :
La posologie habituelle est de 2 à 4 gélules par jour.

Posologie :
Adulte : 2 à 4 Gél./j.
Grossesse : oui
Enfant < 18 ans : oui
Allaitement : oui

Effets secondaires :
Il n'existe pas d'effets secondaires connus à l'usage de ce médicament.

Contre-indications :
Gelucystine est contre-indiqué en cas d'hypersensibilité à la cystine ou dans les cas rares de trouble du métabolisme des acides aminés (cystinurie)

GELUTROPHYL
Décongestionnant nasal

NR

Prix : Libre
Équivalents ou génériques : Aucun
Laboratoire : Jolly-Jatel
DCI : *Éthanolamine*
Présentations/Composition : Gél. : 200 mg de ténoate d'éthanolamine

Indications : *Rhinopharyngite*
Gelutrophyl est indiqué comme traitement d'appoint des affections rhinopharyngées.

Précautions/Interactions :
La posologie habituelle est de 3 gélules par jour pendant 3 semaines, et de 1 à 2 gélules par jour chez les enfants de plus de 6 ans.

Posologie :
Adulte : 3 Gél./j.
Grossesse : non
Enfant < 6 ans : non
Allaitement : non

Effets secondaires :
Gelutrophyl peut être à l'origine de troubles gastro-intestinaux mineurs.

Contre-indications :
Gelutrophyl est contre-indiqué en cas d'hypersensibilité à l'éthanolamine et ne peut pas être utilisé chez les jeunes enfants et les nourrissons.

GÉNOTONORM
Hormones

100 %

Prix : 374,48 € - cartouche (12 mg/ml)
170,80 € - cartouche (5,3 mg/ml)
136,24 € - 7 seringues (0,6 mg/0,25 ml)
180,22 € - 7 seringues (0,8 mg/0,25 ml)
222,79 € - 7 seringues (1 mg/0,25 ml)
265,27 € - 7 seringues (1,2 mg/0,25 ml)

Gentalline

307,74 € - 7 seringues (1,4 mg/0,25 ml)
350,21 € - 7 seringues (1,6 mg/0,25 ml)
392,68 € - 7 seringues (1,8 mg/0,25 ml)
435,16 € - 7 seringues (2 mg/0,25 ml)
Équivalents ou génériques : Maxomat, Norditropine, Saizen, Umatrope, Zomacton
Laboratoire : Pfizer
DCI : *somatropine recombinante*
Présentations/Composition : Cartouches contenant 12 et 5,3 mg/ml
Seringues contenant de 0,6 à 2 mg/0,25 ml de somatropine

Indications : *Retard de croissance, Syndrome de Turner*
Génotonorm est une hormone qui stimule la croissance. Elle est indiquée dans le traitement des retards de croissance et pour celui des petites tailles liées à certaines maladies (syndrome de Turner, insuffisance rénale).

Précautions/Interactions :
Génotonorm ne peut être prescrit que par un médecin spécialisé, après bilan clinique et biologique des causes du retard de croissance.
Génotonorm ne peut être utilisé que par voie sous-cutanée, en changeant chaque jour le lieu d'injection pour éviter l'apparition de boules graisseuses (lipodystrophies).
La dose hebdomadaire doit être répartie en injections quotidiennes.
Ce traitement doit être utilisé avec précaution en cas de traitement corticoïde ou diabétique (insuline).
Pendant la durée du traitement il est indispensable de faire régulièrement un bilan sanguin et endocrinologique (surveillance de la glande thyroïde).

Posologie :
Enfant
Retard de croissance : 0,025 à 0,035 mg/kg/j.
Syndrome de Turner : 0,050 mg/kg/j.

Effets secondaires :
Génotonorm est responsable d'œdèmes, de sang dans les urines, de modifications biologiques (insuline, phosphatases alcalines, lipides), parfois d'une hypothyroïdie et du développement d'anticorps antihormone de croissance.

Contre-indications :
Génotonorm est contre-indiqué en cas de tumeur cancéreuse, ou en cas de traitement anticancéreux. Il ne peut pas être utilisé lorsque la croissance est terminée.

Bon à savoir
L'hormone de croissance a permis de faire disparaître beaucoup de cas de nanisme. Cependant, les premières hormones de croissance, d'origine humaine, ont été responsables de plusieurs cas de maladie de Creutzfeldt-Jakob. Cela n'est plus possible aujourd'hui avec des médicaments comme Génotonorm, d'origine entièrement synthétique.

GENTALLINE
Antibiotiques

65 %

Prix : 1,22 € - ampoule injectable (10 mg/1 ml)
1,78 € - ampoule injectable (40 mg/2 ml)
2,52 € - ampoule injectable (80 mg/2 ml)
3,66 € - ampoule injectable (160 mg/2 ml)
Équivalents ou génériques : Gentamicine Dakota, Gentamicine Panpharma
Laboratoire : Schering-Plough
DCI : *gentamicine*
Présentations/Composition : Amp. Inj. : 10 mg/1 ml ; 40, 80 et 160 mg/2 ml

Indications : *Infections bactériennes*
Les aminosides sont très utilisés dans les infections rénales et urinaires mais également, en association à d'autres antibiotiques, dans des infections graves génitales, respiratoires, ostéo-articulaires, cutanées, endocardiques ou septicémiques. Ces antibiotiques ne sont pas absorbés par le système digestif, ils sont donc tous administrés par voie injectable.

Précautions/Interactions :
La posologie est diminuée en cas d'insuffisance rénale.
Une surveillance auditive est effectuée en cas de traitement prolongé, en raison de la toxicité des aminosides sur l'oreille interne.
La céfaloridine ne doit pas être associée et le cisplatine, l'elliptinium, les polymyxines et la toxine botulique sont déconseillés. Si le tacrolimus, certains diurétiques, les curarisants, la zalcitabine sont associés, il faut surveiller attentivement le traitement.

Posologie :
Adulte et enfant : 3 mg/kg/j. en 2 à 3 Inj. IM
Nourrisson : 3 à 4,5 mg/kg/j. en 2 à 3 Inj. IM

Grossesse : non
Allaitement : non

Effets secondaires :
Une toxicité de l'oreille interne est favorisée par les doses élevées, les traitements prolongés ou répétés ainsi que chez les nourrissons, les prématurés ou les personnes âgées. Une toxicité rénale peut survenir mais est réversible à l'arrêt du traitement. De rares réactions allergiques ont été rapportées.

Contre-indications :
Les allergies aux aminosides et la myasthénie sont les 2 contre-indications au traitement.

Signes de surdosage :
Une hospitalisation est nécessaire pour éliminer l'antibiotique de l'organisme.

GEVATRAN
Vasodilatateurs

15 %

Prix : 4,01 € - 20 gélules
Équivalents ou génériques : *Di-Actane*, *Naftidrofuryl Biogaran*, *Naftidrofuryl EG*, *Naftidrofuryl Ivax*, *Naftidrofuryl Merck*, *Naftidrofuryl Qualimed*, *Naftidrofuryl Ranbaxy*, *Naftidrofuryl Ratiopharm*, *Naftidrofuryl Téva*, *Naftidrofuryl Winthrop*, Naftilux, Praxilène
Laboratoire : Merck Lipha Santé
DCI : *naftidrofuryl*
Présentations/Composition : Gél. : 200 mg de naftidrofuryl oxalate acide

Indications : *Thromboses vasculaires*
Gevatran est indiqué dans le traitement des maladies artérielles avec claudication intermittente, des troubles neurologiques dus aux maladies vasculaires cérébrales (mais non dans la maladie d'Alzheimer et autres démences) et dans les maladies vasculaires des extrémités (syndrome de Raynaud).

Précautions/Interactions :
Il est nécessaire de boire beaucoup d'eau pendant le traitement pour éviter la formation de calculs urinaires.
La posologie usuelle est de 3 gélules par jour (en 3 prises) pour le traitement des artériopathies des membres inférieurs avec claudication intermittente. Elle est de 2 gélules par jour dans les autres indications (traitement des accidents vasculaires cérébraux et troubles de la sénescence).

Posologie :
Adulte : 2 à 3 Gél./j.
Grossesse : non
Allaitement : non

Effets secondaires :
Gevatran peut être responsable de troubles digestifs (nausées, diarrhées, vomissements, maux d'estomac), et parfois d'une œsophagite.

Contre-indications :
Gevatran est contre-indiqué en cas d'hypersensibilité à l'un des composants et en cas d'antécédent de calculs calciques ou oxaliques.

> *Bon à savoir*
> Prendre les gélules sans les ouvrir, avec un grand verre d'eau, toujours au milieu des repas.

GILENYA
Immunosuppresseurs

65 %

Prix : 1 923,17 € - 28 gélules
Équivalents ou génériques : Aucun
Laboratoire : Novartis
DCI : *fingolimod*
Présentations/Composition : Gél. : 0,5 mg de fingolimod

Indications : *Sclérose en plaques*
Gilenya est indiqué pour le traitement de la sclérose en plaques chez les patients qui présentent une forme très active de la maladie et qui n'ont pas répondu au cours des 12 mois précédents à un traitement par l'interféron bêta.

Précautions/Interactions :
La posologie est de 1 gélule par jour pendant une période indéterminée.
Ce médicament étant rigoureusement interdit pendant la grossesse, il est nécessaire de suivre une contraception efficace durant le traitement.
Ce médicament ne peut pas être utilisé chez l'enfant ni l'adolescent, ni en cas d'insuffisance hépatique.
Ce médicament ne peut être prescrit que par un spécialiste de la sclérose en plaques.

Ginkor

Posologie :
Adulte : 1 Gél./j.
Enfant < 18 ans : non
Grossesse : non
Allaitement : non

Effets secondaires :
Gilenya est responsable de nombreux effets indésirables, justifiant une surveillance étroite du traitement par un spécialiste. Les plus fréquents sont fatigue, dépression, maux de tête, vertiges, paresthésies, migraines, troubles cutanés (eczéma, chute de cheveux, prurit). Ce médicament peut favoriser les infections virales (grippes, infections à herpès), provoque des douleurs dorsales, des diarrhées, une perte de poids. Il ralentit le rythme du cœur, élève la tension artérielle et provoque fréquemment de la toux.

Contre-indications :
Gilenya est contre-indiqué en cas de déficit immunitaire, de déficit des globules blancs, en cas d'infection sévère, et ne doit pas être administré avec certains médicaments comme les autres médicaments immunosuppresseurs ni les médicaments antiarythmiques, en raison de la diminution de la fréquence cardiaque provoquée par ce médicament. Il ne peut pas être utilisé en cas d'hépatite, de tuberculose, de cancer, ni de grossesse.

Bon à savoir
Ce médicament doit être pris à heure fixe, pendant ou en dehors des repas. Ne pas doubler la dose en cas d'oubli.

GINKOR
Veinotoniques

NR

Prix : 6,11 € - 30 gélules
6,11 € - 30 sachets
Libre - suppositoires
Libre - gel
Équivalents ou génériques : Aucun
Laboratoire : Beaufour-Ipsen
DCI : *ginkgo biloba*
Présentations/Composition : Gel tube de 40 g : 140 mg de ginkgo biloba
Gél. + Sach. : 14 mg de ginkgo biloba, 300 mg de chlorhydrate d'heptaminol et 300 mg de troxérutine
Suppos. : 20 mg de ginkgo biloba, 40 mg de butoforme

Indications : *Insuffisance veineuse, Hémorroïdes*
Le gel Ginkor, en application locale, améliore les symptômes dus à l'insuffisance veineuse : sensation de jambes lourdes, « impatiences » des membres inférieurs lors du coucher, douleurs. Il est également utilisé pour soulager les phlébites superficielles. Le Ginkor Fort, en gélules ou sachets (poudre pour solution buvable) est actif sur les signes fonctionnels de l'insuffisance veineuse et soulage la crise hémorroïdaire. Il est aussi possible d'utiliser Ginkor Procto, sous forme de suppositoires, pour le traitement des hémorroïdes.

Précautions/Interactions :
Ginkor Fort doit être utilisé avec précaution chez les patients hypertendus, en raison de la présence d'heptaminol.
Le traitement de la crise hémorroïdaire avec Ginkor Fort ou Ginkor Procto doit être de courte durée. Si aucune amélioration n'est constatée au bout de quelques jours, il est nécessaire de consulter un spécialiste.
Ginkor Fort peut positiver les tests sportifs antidopage.

Posologie :
Adulte
Insuffisance veineuse : 2 Gél. ou Sach./j.
Hémorroïdes : 3 à 4 Gél. ou Sach./j. ou 1 à 2 Suppos.
Grossesse : non
Allaitement : non

Contre-indications :
En raison de la présence d'heptaminol, Ginkor Fort est contre-indiqué en cas d'hyperthyroïdie ou de traitement par les antidépresseurs IMAO.

En cas d'oubli :
Prendre le comprimé sans dépasser la dose journalière prescrite.

Signes de surdosage :
En cas de prise massive de Ginkor Fort, il est nécessaire de surveiller la tension artérielle (risque d'hypertension) et le rythme cardiaque.

Bon à savoir
Il ne faut pas appliquer le gel Ginkor sur les muqueuses ou les plaies et il est recom-

mandé, après application, d'éviter l'exposition au soleil.

GLIBÉNÈSE
Antidiabétiques

65 % ; TFR

Prix : 2,91 € - 20 comprimés
10,01 € - 100 comprimés
Équivalents ou génériques : Minidiab, Glipizide Merck
Laboratoire : Pfizer
DCI : *glipizide*
Présentations/Composition : Cp. : 5 mg de glipizide

Indications : *Diabète type 2*
Glibénèse est un sulfamide hypoglycémiant à courte durée d'action indiqué pour le traitement du diabète non insulino-dépendant (diabète de type 2) de l'adulte et du sujet âgé, lorsque le régime n'est pas suffisant pour contrôler l'hyperglycémie.

Précautions/Interactions :
Glibénèse est un médicament réservé à l'adulte.
La dose habituelle peut varier en fonction du régime, des résultats de contrôle sanguin et de l'évolution du diabète. Glibénèse peut éventuellement être associé à un antidiabétique de la classe des biguanides.
La prise de Glibénèse ne dispense pas de suivre un régime hypocalorique adapté.
Des hypoglycémies peuvent survenir au cours du traitement, en cas de prise excessive, d'alimentation déséquilibrée, d'insuffisance rénale ou hépatique, en particulier chez les sujets âgés. La prescription doit être progressive avec contrôles constants des taux de sucre dans le sang et l'urine, afin d'éviter les hypoglycémies.
L'association de Glibénèse est contre-indiquée avec miconazole, procaïne et elle déconseillée avec l'alcool, les anti-inflammatoires non stéroïdiens, les antidépresseurs IMAO. Elle doit être faite avec précaution avec de nombreux médicaments, notamment les œstroprogestatifs, certains antihypertenseurs, les anticoagulants par voie orale. Signalez toujours à votre médecin la prise d'un nouveau médicament, car il peut modifier l'équilibre du traitement antidiabétique.

Posologie :
Adulte : 1 à 4 Cp./j. en 2 prises
Grossesse : non
Allaitement : non

Effets secondaires :
Glibénèse peut provoquer des réactions allergiques cutanées avec érythème, urticaire, prurit, qui régressent à l'arrêt du traitement. Il est également à l'origine de troubles digestifs ou sanguins, réversibles et sans gravité.

Contre-indications :
Glibénèse est contre-indiqué en cas de diabète insulino-dépendant infanto-juvénile (diabète de type 1), en cas de diabète grave (acido-cétose, coma diabétique), d'insuffisance rénale ou hépatique, ainsi qu'en cas d'allergie aux sulfamides.

Délai d'action :
Glibénèse est efficace en 1 à 2 heures et le taux plasmatique optimal est obtenu généralement en 2 prises quotidiennes.

Signes de surdosage :
La prise excessive de Glibénèse provoque une hypoglycémie avec hypotension artérielle, sueurs, sensation de faim et état de malaise. Le traitement doit être immédiatement arrêté et une hospitalisation est préférable en cas de perte de conscience pour perfusion d'une solution de sucre.

GLIVEC
Anticancéreux

100 %

Prix : 1 159,97 € - 60 comprimés (100 mg)
2 294,30 € - 30 comprimés (400 mg)
Équivalents ou génériques : Aucun
Laboratoire : Novartis
DCI : *imatinib*
Présentations/Composition : Cp. : 100 ou 400 mg d'imatinib

Indications : *Leucémies, cancers*
Glivec est indiqué dans le traitement de la leucémie myéloïde chronique et aiguë, des tumeurs stromales gastro-intestinales et de dermatofibrosarcome protuberans.

Précautions/Interactions :
La dose habituelle du traitement est de 400 à 600 milligrammes par jour, pendant au minimum 3 mois, accompagnée d'une surveillance hématologique régulière. Chez

Glucagen

l'enfant, la posologie est établie en fonction de la surface corporelle.
Ce traitement ne peut être instauré et accompagné que par un médecin expérimenté dans le traitement des hémopathies malignes et des sarcomes.

Posologie :
Adulte : 400 à 600 mg/j.
Enfant et adolescent : oui
Grossesse : non
Allaitement : non

Effets secondaires :
Glivec est responsable de diminution importante des taux de globules blancs neutrophiles et des plaquettes, nécessitant un contrôle hématologique permanent et une adaptation du traitement. Il est également responsable d'œdèmes, de maux de tête, de vertiges, de troubles oculaires et auditifs, et peut favoriser une insuffisance cardiaque.

Contre-indications :
Glivec est contre-indiqué en cas d'hypersensibilité aux composants. En cas de grossesse, il ne doit être utilisé qu'en cas d'absolue nécessité et il est recommandé aux femmes en âge de procréer de suivre une contraception adaptée durant le traitement.

GLUCAGEN
Hormones

🔖 65 %

Prix : 19,12 € - 1 flacon (1 mg)
Équivalents ou génériques : Aucun
Laboratoire : Novo Nordisk
DCI : *glucagon*
Présentations/Composition : Flacon pour préparation Inj. : 1 mg de glucagon humain biogénétique

Indications : *Hypoglycémie*
Glucagen est une hormone humaine obtenue par génie génétique sur culture de levures. Elle est utilisée pour traiter les épisodes d'hypoglycémie dans le cadre du traitement du diabète. Elle est également utilisée dans certains examens d'imagerie (tomodensitométrie, résonance magnétique, angiographie).

Précautions/Interactions :
En cas d'hypoglycémie sévère, administrer 1 mg de glucagon (0,5 mg chez l'enfant de moins de 8 ans), en injection sous-cutanée, intra-musculaire ou intra-veineuse. Le malade doit réagir au bout de 10 minutes. Si cela ne suffit pas une perfusion de glucose par voie veineuse est alors nécessaire. En cas d'urgence, les injections de glucagon doivent être faites par l'entourage du malade.
Lors des examens radiologiques, le glucagon est utilisé parce qu'il inhibe la mobilité des organes digestifs et facilite ainsi l'examen. L'effet est obtenu en quelques minutes et dure environ une heure.

Posologie :
Adulte : 1 mg en Inj. SC, IV ou IM
Enfant < 25 kg : 0,5 mg en Inj. SC, IV ou IM
Grossesse : après avis médical
Allaitement : après avis médical

Effets secondaires :
Glucagen peut provoquer des nausées et vomissements, surtout lorsque l'injection est trop rapide, une tachycardie, et plus rarement, des réactions allergiques.

Contre-indications :
Glucagen est contre-indiqué en cas de phéochromocytome, d'intolérance au glucagon et dans le traitement des hypoglycémies dues à l'alcool ou aux sulfamides hypoglicémiants.

Délai d'action :
Glucagen est efficace en 10 minutes.

Signes de surdosage :
Une injection excessive de glucagon (plus de 2 mg) peut provoquer une chute du taux de potassium.

GLUCANTIME
Antiparasitaires

🔖 65 %

Prix : 12,56 € - 5 ampoules (5 ml)
Équivalents ou génériques : Pentacarinat
Laboratoire : Aventis
DCI : *antimoniate de méglumine*
Présentations/Composition : Amp. Inj. 5 ml : 300 mg/ml

Indications : *Leishmaniose*
Ce médicament qui contient de l'antimoine, proche de l'arsenic, est actif contre des parasites tropicaux responsables de la maladie de Kala-Azar (leishmaniose viscérale) ou des boutons d'Orient (leishmaniose cutanée).

Précautions/Interactions :
Des électrocardiogrammes ainsi que des contrôles sanguins et urinaires sont nécessaires pendant toute la durée du traitement. Les doses sont diminuées en cas d'anomalie, notamment en cas de dysfonctionnement des cellules cardiaques, hépatiques ou rénales.
Les ampoules injectables contiennent des sulfites pouvant entraîner des réactions allergiques graves.

Posologie :
Adulte et enfant
Traitement général : 75 mg/kg/j. en IM pendant 20 à 40 j. mini. et jusqu'à guérison
Cutané : Inj. de 1 à 3 ml à la base de la lésion à intervalle de 1 à 2 j.
Grossesse : oui, si nécessaire
Allaitement : non

Effets secondaires :
Les effets indésirables consistent en maux de tête, malaise général, difficultés à respirer, œdèmes du visage, douleurs abdominales et modifications des électrocardiogrammes.

Contre-indications :
Une insuffisance hépatique, rénale, cardiaque ou une hypersensibilité à l'un des constituants du produit ne permettent pas de prendre ce traitement.

Signes de surdosage :
Un surdosage important provoque l'apparition d'un ictère (jaunisse), d'une anémie, d'une insuffisance rénale, cardiaque (baisse de la fréquence cardiaque, troubles électriques).

> **Bon à savoir**
>
> Une alimentation riche en protéines et très variée pour corriger les carences en fer, en oligo-éléments et en vitamines doit être instaurée avant et pendant tout le traitement. L'apparition du moindre effet indésirable, provoqué par la toxicité de l'antimoine, doit être signalé au médecin qui diminuera les doses ou arrêtera le traitement.

GLUCONATE DE CALCIUM
Sels minéraux

65 % ; (20 Amp.) NR
Prix : 6,75 € - 10 ampoules (10 ml)
Libre - 20 ampoules buvables

Gluconate de calcium

Équivalents ou génériques : Calciforte, *Gluconate de calcium Aguettant*, *Gluconate de calcium Braun*, *Gluconate de calcium Lavoisier*
Laboratoire : Chaix et Du Marais
DCI : *gluconate de calcium*
Présentations/Composition : Amp. Buv. : 1 g de gluconate de calcium ; Amp. Inj. : 1 g de gluconate de calcium

Indications : *Carences en calcium, Ostéoporose, Tétanie*
Le calcium est indiqué pour toutes les carences en calcium, notamment lors de la croissance, de la grossesse ou de l'allaitement. Par voie injectable, il est utilisé dans le traitement d'urgence de la tétanie ou comme antidote lors d'une élévation trop importante du taux sanguin de potassium. Il est également utilisé dans le traitement initial de certains cas de rachitisme et comme traitement d'appoint lors de réactions allergiques (morsures ou piqûres d'animaux venimeux).

Précautions/Interactions :
Gluconate de calcium est réservé à l'adulte et à l'enfant de plus de 4 ans.
L'administration de longue durée nécessite de faire régulièrement des contrôles du taux de calcium dans le sang et les urines, notamment en cas d'insuffisance rénale.
L'utilisation du calcium en comprimés est déconseillée en cas de traitement avec des médicaments digitaliques, en raison de la survenue possible de troubles du rythme grave, et l'utilisation de calcium injectable est formellement contre-indiquée dans ce cas.
L'utilisation du calcium doit être faite avec précaution en cas de traitement avec des cyclines (antibiotiques), les diurétiques thiazidiques et les diphosphonates (traitement de l'ostéoporose).
L'administration de calcium par voie intraveineuse doit être faite lentement, en position allongée.

Posologie :
Adulte
Carence ostéoporose : 6 à 10 Amp. Buv./j. au moment des repas
Tétanie hypocalcémie : 1 Amp. Inj. IV ou IM 10 ml 1 à 5 fois/j.
Enfant
Carence ostéoporose : 1 Cp. par jour
Tétanie hypocalcémie : 1/2 à 1 Amp. Inj./j.
Grossesse : oui
Allaitement : oui

Gluconate de potassium

Effets secondaires :
Le calcium provoque des troubles digestifs avec constipation, flatulence et nausées. En cas de traitement prolongé il provoque un excès de calcium dans le sang et les urines, à l'origine de calcifications. Par voie intraveineuse, le calcium peut provoquer des bouffées de chaleur et des vomissements, surtout si l'injection est trop rapide.

Contre-indications :
Le calcium est contre-indiqué en cas d'hypersensibilité, d'hypercalcémie, hypercalciurie, maladies dues à des calcifications calciques (calculs rénaux), ou en cas d'immobilisation prolongée qui s'accompagne d'une hypercalcémie (dans ce cas-là, le traitement au calcium, souvent nécessaire, ne sera commencé que lors de la phase de mobilisation active).

Signes de surdosage :
Le surdosage provoque soif, augmentation du volume des urines, nausées, vomissements, déshydratation, hypertension artérielle, troubles circulatoires et constipation. Il est nécessaire d'arrêter immédiatement tout traitement à base de calcium et de vitamine D.

> **Bon à savoir**
> Il est préférable d'utiliser le calcium en association avec un traitement à la vitamine D, qui facilite son absorption. En cas de traitement prolongé, notamment pour le traitement de l'ostéoporose, il doit être pris en alternance avec un traitement au phosphore. Pour des raiso bleu a un effet rapide et efficace sur les crises tétaniques de la spasmophilie.

GLUCONATE DE POTASSIUM
Sels minéraux

65 %

Prix : 2,24 € - flacon (250 ml)
Équivalents ou génériques : Kaléorid, Nati-K
Laboratoire : Aérocid
DCI : *gluconate de potassium*
Présentations/Composition : Sir. : 750 mg de potassium/c. à c.

Indications : *Carences en potassium*
Gluconate de potassium est utilisé pour traiter les carences en potassium, en particulier lorsqu'elles sont provoquées par un traitement médicamenteux à base de corticoïdes, laxatifs ou diurétiques.

Précautions/Interactions :
Gluconate de potassium doit être utilisé avec prudence chez les sujets âgés.
Le potassium est contre-indiqué avec les diurétiques épargneurs de potassium, et son utilisation est déconseillée avec les antihypertenseurs appartenant à la classe des inhibiteurs de l'enzyme de conversion.
Il est nécessaire de doser le taux de potassium avant et pendant le traitement pour éviter les accidents.

Posologie :
Adulte : 2 à 4 c. à s./j.
Enfant : 1 à 8 c. à c./j.
Grossesse : oui
Allaitement : oui

Effets secondaires :
Le potassium peut être à l'origine d'une hyperkaliémie, dont le contrôle repose sur le dosage régulier du taux de potassium sanguin. Le potassium est irritant pour la muqueuse gastrique.

Contre-indications :
Le potassium est contre-indiqué en cas d'hyperkaliémie ou dans les situations pouvant provoquer une hyperkaliémie, telles que insuffisance rénale, maladie d'Addison, diabète non soigné.

Signes de surdosage :
Le surdosage en potassium est responsable d'hyperkaliémie, qui peut être à l'origine d'une mort subite. En cas de suspicion de prise massive de potassium, l'hospitalisation est nécessaire.

GLUCOPHAGE
Antidiabétiques

65 %

Prix : 3,82 € - 30 comprimés (850 mg)
2,40 € - 30 comprimés (500 mg)
4,04 € - 30 comprimés (1 g)
13,60 € - 90 comprimés (1 g)
Équivalents ou génériques : *Metformine Almus, Metformine Alter, Metformine Arrow, Metformine Biogaran, Metformine Bluefish, Metformine EG, Metformine Isomed, Metformine Mylan, Metformine Pfizer, Metformine PHR, Metformine Ranbaxy,*

Metformine Ratiopharm, *Metformine RPG*, *Metformine Sandoz*, *Metformine Téva*, *Metformine Winthrop*, *Metformine Zydus*, Medalspin, Stagid
Laboratoire : Merck Lipha Santé
DCI : *metformine*
Présentations/Composition : Cp. : 500, 850 mg et 1 g de metformine

Indications : *Diabète type 1, Diabète type 2*
Glucophage est un biguanide indiqué pour le traitement du diabète non insulino-dépendant (diabète de type 2) de l'adulte et du sujet âgé lorsque le régime n'est pas suffisant pour contrôler l'hyperglycémie, ainsi que pour le diabète insulino-dépendant (diabète de type 1), en complément de l'insuline.

Précautions/Interactions :
La dose habituelle est de 2 comprimés, en 2 prises quotidiennes à 12 heures d'intervalle. Glucophage peut être associé à l'insuline dont il permet de réduire les doses. La posologie doit être adaptée en fonction des résultats de la glycémie et ne doit pas dépasser 3 grammes par jour.
Au contraire des sulfamides hypoglycémiants, Glucophage ne stimule pas la sécrétion d'insuline mais permet une meilleure utilisation de l'insuline circulante et du glucose. Glucophage ne provoque pas d'hypoglycémie même chez le non-diabétique, en revanche il peut provoquer des accidents d'acido-cétose.
La prise de Glucophage ne dispense pas de suivre un régime hypocalorique adapté.
Le traitement avec Glucophage exige de faire préalablement et régulièrement un dosage de créatinine pour évaluer la fonction rénale.
L'association de Glucophage est déconseillée avec l'alcool, danazol (Danatrol). Elle doit être faite avec précaution avec de nombreux médicaments, notamment chlorpromazine, corticoïdes, progestatifs, salbutamol, terbutaline, ritodrine, diurétiques et produits de contraste iodés (radiologie). Signalez toujours à votre médecin la prise d'un nouveau médicament, car il peut modifier l'équilibre du traitement antidiabétique.
En cas d'examen radiologique nécessitant l'emploi de produits de contraste, il faut arrêter le traitement 48 heures avant puis le reprendre 48 heures après l'examen. En cas de nécessité il sera nécessaire de le remplacer par un traitement à l'insuline.

Posologie :
Adulte : 2 Cp./j. en 2 prises
Grossesse : non
Allaitement : non

Effets secondaires :
Glucophage provoque des troubles digestifs (nausées, vomissements, diarrhées), le plus souvent au début du traitement. Le principal effet indésirable de Glucophage est l'acidocétose, ou acidose lactique, qui nécessite un traitement en urgence. Cet accident survient lorsque le diabète est mal équilibré, en cas d'apparition d'une insuffisance rénale, hépatique, ou en cas d'intoxication éthylique. L'acidose lactique se manifeste par des crampes, douleurs abdominales, troubles digestifs, asthénie qui évolueront rapidement vers l'hypothermie et un état comateux en l'absence de traitement.

Contre-indications :
Glucophage est contre-indiqué en cas d'insuffisance rénale même modérée, examen radiologique avec produits de contraste, intervention chirurgicale, insuffisance hépatique, alcoolisme chronique, maladies pouvant entraîner un défaut d'oxygénation tissulaire (infarctus du myocarde, insuffisance cardiaque) ainsi que dans les maladies susceptibles de provoquer une défaillance rénale (infections avec septicémies, déshydratation, diarrhées importantes).

Délai d'action :
Glucophage est efficace en 2 à 3 heures et les prises doivent être espacées de 12 heures.

Signes de surdosage :
La prise excessive de Glucophage provoque une acidose lactique.

GLUCOR
Antidiabétiques

65 %
Prix : 12,36 € - 90 comprimés (50 mg)
34,79 € - 270 comprimés (50 mg)
16,63 € - 90 comprimés (100 mg)
46,84 € - 270 comprimés (100 mg)
Équivalents ou génériques : *Acarbose Arrow*, *Acarbose Biogaran*
Laboratoire : Bayer
DCI : *acarbose*

Glucovance

Présentations/Composition : Cp. : 50 mg et 100 mg d'acarbose

Indications : *Diabète type 2*
Glucor est indiqué pour le traitement du diabète non insulino-dépendant (diabète de type 2) de l'adulte et du sujet âgé lorsque le régime n'est pas suffisant pour contrôler l'hyperglycémie ou en complément d'autres traitements.

Précautions/Interactions :
Acarbose est un inhibiteur d'enzymes digestives, d'origine microbienne, qui permet de réguler l'absorption des sucres et donc de mieux contrôler l'hyperglycémie du diabétique.
Glucor est indiqué pour le diabète de type 2 de l'adulte, sans acido-cétose, après échec du régime alimentaire seul. Glucor peut être utilisé seul ou en complément d'autres traitements.
En cas de posologie élevée il est nécessaire de faire régulièrement un dosage des transaminases hépatiques.
La prise de Glucor ne dispense pas de suivre un régime hypocalorique adapté.
Si le diabète peut être contrôlé par le régime seul, un traitement avec Glucor n'est pas justifié.
L'association de Glucor est déconseillée avec des enzymes digestives ou du charbon, qui peuvent gêner son action.

Posologie :
Adulte : 3 Cp./j. (50 mg) en 3 prises
Grossesse : non
Allaitement : non

Effets secondaires :
Glucor provoque des troubles digestifs (flatulences, ballonnements, diarrhées), le plus souvent au début du traitement.

Contre-indications :
Glucor est contre-indiqué en cas de maladie digestive avec troubles de la digestion et de l'absorption, ulcères gastro-intestinaux, hernies importantes, syndromes d'occlusion. Il est également contre-indiqué en cas d'insuffisance rénale et hépatique.

Signes de surdosage :
Le surdosage de Glucor provoque des diarrhées importantes. En cas de surdosage, éviter les boissons sucrées pendant les heures qui suivent.

GLUCOVANCE
Antidiabétiques

 65 %

Prix : 5,08 € - 30 comprimés (500 mg/2,5 mg)
13,44 € - 90 comprimés (500 mg/2,5 mg)
5,08 € - 30 comprimés (500 mg/5 mg)
13,44 € - 90 comprimés (500 mg/5 mg)
Équivalents ou génériques : Aucun
Laboratoire : Merck
DCI : *metformine, glibenclamide*
Présentations/Composition : Cp. : 500 mg de metformine et 2,5 ou 5 mg de glibenclamide

Indications : *Diabète type 2*
Glucovance est indiqué dans le traitement du diabète de type 2 chez l'adulte, en substitution d'une bithérapie par metformine et glibenclamide, chez des patients dont le taux de sucre dans le sang est stable et bien contrôlé.

Précautions/Interactions :
La posologie habituelle initiale de Glucovance est égale au traitement antérieur par metformine et glibenclamide, puis la dose est adaptée en fonction des examens de contrôle (glycémie, HbA1c).
Le traitement commence avec les comprimés dosés à 500 mg/2,5 mg, qui seront remplacés par des comprimés à 500 mg/5 mg si nécessaire.
L'adaptation posologique se fait toutes les 2 semaines ou plus, par palier de 1 comprimé, en fonction des résultats glycémiques. Une augmentation progressive de la posologie peut permettre d'améliorer la tolérance gastro-intestinale et éviter la survenue d'hypoglycémies.
La posologie maximale recommandée est de 6 comprimés de Glucovance 500 mg/2,5 mg par jour ou de 3 comprimés de Glucovance 500 mg/5 mg par jour.
La répartition des prises dépend de la posologie quotidienne pour un patient donné, soit : 1 prise par jour, le matin avec le petit-déjeuner, pour une posologie de 1 comprimé par jour ; 2 prises par jour, matin et soir, pour une posologie de 2 ou 4 comprimés par jour ; 3 prises par jour, matin, midi et soir, pour une posologie de 3 comprimés par jour.
Les comprimés doivent être pris au moment des repas. La répartition des prises sera adaptée en fonction des habitudes alimentaires de

chaque patient. Cependant, toute prise de comprimé doit être suivie d'un repas suffisamment riche en sucres afin d'éviter la survenue d'épisodes hypoglycémiques.
Ce traitement ne sera prescrit que si le patient est susceptible de s'alimenter régulièrement (y compris la prise de petit-déjeuner). Il est important que la prise d'hydrates de carbone soit régulière ; le risque d'hypoglycémie étant augmenté par la prise tardive d'un repas, par une alimentation insuffisante ou par un repas non équilibré en hydrates de carbone. L'hypoglycémie survient de préférence en période de régime hypocalorique, après un effort important ou prolongé, après ingestion d'alcool, ou lors de l'administration concomitante d'autres médicaments hypoglycémiants.

Posologie :
Adulte : 1 à 3 Cp./j. puis adapter la dose
Enfant : non
Grossesse : non
Allaitement : non

Effets secondaires :
Le principal effet secondaire est l'hypoglycémie qui se manifeste par des céphalées, faim, nausées, vomissements, fatigue extrême, troubles du sommeil, insomnie, agressivité, concentration et réactivité diminuées, dépression, confusion, troubles de l'élocution, troubles visuels, tremblements, paralysies et paresthésies, vertige, délire, convulsions, somnolence, perte de connaissance, respiration superficielle et bradycardie. D'autres symptômes peuvent survenir : sueurs, peur, tachycardie, hypertension, palpitations, angine de poitrine et arythmie. Ces symptômes peuvent être absents quand l'hypoglycémie survient lentement, en cas de neuropathie végétative ou si le patient est traité par bêta-bloquants, clonidine, réserpine, guanéthidine ou d'autres sympathomimétiques.
Une complication plus rare est l'acidose lactique, qui peut survenir en cas d'accumulation ou de surdosage de metformine, en particulier chez la personne âgée, ou en cas d'insuffisance rénale. L'acidose lactique est caractérisée par une dyspnée, des douleurs abdominales, et une hypothermie suivie d'un coma. Le diagnostic biologique repose sur une diminution du pH sanguin, une augmentation du taux d'acide lactique dans le sang à 5 mmol/l. Devant toute suspicion d'acidose il convient d'arrêter la metformine et d'hospitaliser le patient d'urgence.

Contre-indications :
Glucovance est contre-indiqué en cas d'hypersensibilité à la metformine ou à la glibenclamide, en cas de diabète de type 1 (insulinodépendant), en cas d'insuffisance rénale et des complications rénales du diabète, en cas de déshydratation, d'infection sévère, en cas d'insuffisance cardiaque hépatique ou respiratoire, en cas d'alcoolisme aigu.

En cas d'oubli :
Ne pas doubler la dose, continuer le traitement habituel.

> **Bon à savoir**
> Avaler le comprimé sans le croquer ni l'écraser avec un verre d'eau au moment du repas.

GONADOTROPHINE CHORIONIQUE
Hormones

65 %
Prix : 6,96 € - 6 ampoules (500 UI)
10,99 € - 6 ampoules (1 500 UI)
6,06 € - 1 ampoule (5000 UI)
Équivalents ou génériques : Aucun
Laboratoire : Organon
DCI : *hormone gonadotrope*
Présentations/Composition : Amp. : 500, 1 500 ou 5 000 UI d'hormone gonadotrope d'origine placentaire

Indications : *Stérilité*
Gonadotrophine chorionique (ou HCG) est utilisée chez la femme pour le traitement de certaines stérilités par absence d'ovulation, ou pour le déclenchement de l'ovulation lors d'une procréation médicalement assistée. Chez l'homme, la gonadotrophine chorionique est utilisée pour le traitement des stérilités par déficience de la spermatogenèse ou en cas de cryptorchidie.

Précautions/Interactions :
Gonadotrophine chorionique (HCG) est utilisée uniquement par des spécialistes dans le cadre du traitement de la stérilité, après un bilan biologique complet.

Gonapeptyl

HCG est utilisée uniquement par voie intramusculaire.

Pour les déclenchements de l'ovulation, HCG est utilisée en association avec les gonadotrophines ménopausiques (HMG), avec en général une injection intramusculaire de 5000 UI de HCG 24 ou 48 heures après la dernière injection de HMG, et selon les résultats de la surveillance du volume des ovaires à l'échographie et du taux d'œstradiol dans le sang.

Chez l'homme, HCG est utilisée pour le traitement de la cryptorchidie, à la dose de 500 à 1 500 UI par semaine pendant 6 semaines (ce traitement est effectué entre l'âge de 3 et 6 ans, où l'on procède généralement à un traitement chirurgical).

HCG peut provoquer une réaction positive des tests antidopage.

Posologie :
Adulte
Stérilité féminine : 5 000 à 1 000 UI en 1 à 2 fois
Hypogonadisme homme : 1 500 UI 2 à 3 fois/Sem. pendant 3 à 4 mois (en association avec HMG)
Enfant
Cryptorchidie : 500 UI à 1 500 UI 2 à 3 fois/Sem. pendant 6 Sem.

Effets secondaires :
Gonadotrophine chorionique peut être responsable d'une augmentation de la taille des ovaires dans 1 à 2 % des cas, avec douleurs, nausées, vomissements, prise de poids, et, parfois, rupture de kyste ovarien. En raison de l'origine humaine de ce remède, la transmission d'un agent infectieux connu ou inconnu ne peut pas être complètement écartée. Le risque de grossesse multiple est élevé (25 %).

Contre-indications :
Gonadotrophine chorionique est contre-indiquée en cas de tumeur de l'hypophyse, d'élévation trop importante du taux d'hormone lutéinique (LH), en cas de tumeurs des ovaires ou des testicules. Elle est également contre-indiquée avant l'âge de 18 ans chez la femme.

Bon à savoir
Ce traitement ne peut être utilisé qu'en milieu spécialisé, avec surveillance clinique et biologique quotidienne.

GONAPEPTYL
Hormones

65 %

Prix : 121,76 € - 1 seringue préremplie
Équivalents ou génériques : Aucun
Laboratoire : Ferring
DCI : *triptoréline*
Présentations/Composition : 1 seringue préremplie contenant 3,75 mg de triptoréline

Indications : *Cancer de la prostate, Fibrome utérin, Endométriose, Puberté précoce*

Gonapeptyl est indiqué dans toutes les maladies où il est nécessaire de diminuer la sécrétion de testostérone chez l'homme ou d'œstradiol chez la femme, en particulier dans le cadre du traitement du cancer de la prostate, du fibrome utérin, de l'endométriose ou de la puberté précoce.

Précautions/Interactions :

Gonapeptyl est utilisé pour le traitement du cancer de la prostate à la dose d'une injection (une seringue par voie intramusculaire ou sous-cutanée) toutes les 4 semaines, pour une durée indéfinie. Ce traitement peut être utilisé à la même dose chez les sujets âgés et en cas d'insuffisance rénale. Afin de contrôler l'effet thérapeutique, les taux plasmatiques de l'antigène spécifique de la prostate (PSA) et de la testostérone seront surveillés régulièrement pendant le traitement.

Gonapeptyl est utilisé pour le traitement de l'endométriose et des fibromes utérins, à la dose d'une seringue par mois, par voie sous-cutanée ou intramusculaire. Le traitement ne doit pas dépasser 6 mois.

Pour le traitement de la puberté précoce, Gonapeptyl est utilisé à la dose de 3 injections initiales, le 1er jour, le 14e et le 28e jour, puis le traitement est continué à la dose de une injection par mois. Il sera interrompu en fonction des résultats sur la maturation osseuse du patient. La dose initiale du traitement est fonction du poids de l'enfant : pour les enfants de moins de 20 kg, la dose initiale est de 1,875 mg (une demi-dose) ; entre 20 et 30 kg, elle est de

2,5 mg (2/3 de dose) et si le poids corporel dépasse 30 kg, la dose est complète.
Pour toutes les indications, le traitement ne peut être prescrit que par un médecin spécialiste.
Gonapeptyl est considéré comme un médicament dopant et ne peut en aucun cas être utilisé par les sportifs, pendant ou en dehors des compétitions.
Ce médicament ne peut pas être utilisé avec un traitement associé à base d'œstradiol. Chez la femme en âge de procréer, il est nécessaire de s'assurer de l'absence de grossesse avant le début du traitement.
Gonapeptyl doit être utilisé avec précaution en cas de tumeur ovarienne, testiculaire, en cas de traitement hormonal associé, de métastase, d'obstacle sur les voies urinaires.

Posologie :
Adulte : 1 Inj. SC ou IM/mois
Enfant : oui
Grossesse : non
Allaitement : non

Effets secondaires :
Gonapeptyl est responsable de nombreux effets secondaires, locaux et généraux. Il peut être responsable de fièvre et de fatigue, mais aussi de nombreux effets adverses au niveau de la peau, des os (ostéoporose et risque de fractures), de l'appareil pulmonaire et cardio-vasculaire, du système nerveux et de l'appareil urinaire (risque d'obstruction urinaire).

Contre-indications :
Gonapeptyl est contre-indiqué en cas d'hypersensibilité à la triptoréline ou à l'un des excipients du produit, et en cas de cancer prostatique non hormono-dépendant ou comme traitement unique du cancer de la prostate chez des patients présentant une compression médullaire ou des signes de métastases vertébrales ; après orchidectomie (castration chirurgicale). Chez la femme, Gonapeptyl est contre-indiqué en cas d'ostéoporose symptomatique. Chez l'enfant, Gonapeptyl ne peut pas être utilisé en cas de tumeur cérébrale évolutive.

GRISÉFULINE
Antifongiques

65 %
Prix : 4,14 € - 30 comprimés (250 mg)
4,43 € - 20 comprimés (500 mg)
6,71 € - 30 comprimés (500 mg)
Équivalents ou génériques : Aucun
Laboratoire : Sanofi-Aventis
DCI : *griséofulvine*
Présentations/Composition : Cp. : 250 et 500 mg

Indications : *Mycoses à dermatophytes*
Ce médicament s'oppose au développement des champignons chez l'homme et notamment des dermatophytes responsables d'atteintes cutanées (pied d'athlète, herpès circiné), des ongles ou du cuir chevelu (teignes).

Précautions/Interactions :
Les comprimés sont à prendre au cours des repas. Une protection contre le soleil est nécessaire pendant et au cours du traitement. Des contrôles sanguins sont régulièrement effectués en cas de traitement prolongé au-delà d'1 mois et de fortes doses, supérieures à 1,5 gramme par jour. Les doses sont adaptées en cas d'insuffisance hépatique.
Un moyen de contraception mécanique (préservatif, stérilet, diaphragme) doit venir en complément de la pilule qui devient moins efficace pendant le traitement. Prévenez votre médecin si vous prenez des anticoagulants oraux et d'autres médicaments car leur effet est diminué et exige un contrôle plus fréquent.

Posologie :
Adulte
Peau et cuir chevelu : 500 mg à 1 g/j. en 2 prises pendant 2 à 8 Sem.
Ongles : 500 mg à 1 g/j. en 2 prises pendant 4 à 12 mois
Enfant
Peau et cuir chevelu : 10 à 20 mg/kg/j. en 2 prises pendant 2 à 8 Sem.
Ongles : 10 à 20 mg/kg/j. en 2 prises pendant 4 à 12 mois
Grossesse : non
Allaitement : non

Effets secondaires :
Le traitement peut entraîner des maux de tête, des vertiges, des insomnies ou de la somnolence, des nausées, des perturbations du goût, une sensation de soif, des modifications sanguines ou hépatiques. Des réactions d'allergie et de sensibilité au soleil parfois graves ont été rapportées.

Contre-indications :
L'allergie à la griséofulvine est une contre-indication formelle.

Guronsan

Bon à savoir
La protection contre le soleil nécessite de ne pas s'exposer et de s'enduire les parties découvertes (mains et visage) d'un écran total. La consommation d'alcool est déconseillée pendant toute la durée du traitement.

GURONSAN
Antiasthéniques

 NR

Prix : Libre
Équivalents ou génériques : Aucun
Laboratoire : Rete
DCI : *glucuronamide, acide ascorbique, caféine*
Présentations/Composition : Cp. Efferv. : 400 mg de glucuronamide, 500 mg d'acide ascorbique et 50 mg de caféine

Indications : *Traitement de la fatigue*
Guronsan est indiqué dans le traitement de la fatigue par surmenage ou lors de la convalescence.

Précautions/Interactions :
Guronsan est réservé à l'adulte.
Guronsan n'est pas indiqué pour traiter une carence spécifique en vitamines.
Ne pas prendre Guronsan après 16 heures en raison du risque d'insomnie.
Le traitement ne doit pas dépasser 4 semaines.
L'association de Guronsan est déconseillée avec énoxacine, ciprofolxacine, norfloxacine.
Dissoudre le comprimé dans un verre d'eau.

Posologie :
Adulte : 1 à 2 Cp./j.
Grossesse : non
Allaitement : non

Effets secondaires :
Guronsan peut être responsable de palpitations cardiaques, d'excitation et d'insomnies.

Contre-indications :
Guronsan est contre-indiqué en cas d'hypersensibilité à l'un de ses composants.

GYMISO
Prostaglandines

Prix : Usage hospitalier
Équivalents ou génériques : Aucun
Laboratoire : HRA Pharma
DCI : *misoprostol*
Présentations/Composition : Cp. 200 mg de misoprostol

Indications : *Interruption volontaire de grossesse*
Gymiso est utilisé pour le traitement médicamenteux de l'interruption volontaire de grossesse, en association avec le médicament Mifégyne.

Précautions/Interactions :
Gymiso doit être utilisé au plus tard au 49e jour d'aménorrhée.
Seuls les médicaments Mifégyne et Gymiso doivent être utilisés dans l'interruption volontaire de grossesse par voie médicamenteuse.
Dans l'interruption médicale de grossesse intra-utérine, en association à la mifépristone et au plus tard au 49e jour d'aménorrhée, ce médicament doit être administré 36 à 48 heures après la prise orale de mifépristone. La posologie de ce médicament est de 400 microgrammes, soit 2 comprimés en une prise par voie orale.
Gymiso peut être utilisé dans la préparation du col utérin avant interruption chirurgicale de grossesse au cours du 1er trimestre. Dans ce cas, le médicament doit être administré 3 à 4 heures avant l'intervention chirurgicale.
En cas de grossesse sur dispositif intra-utérin (stérilet), celui-ci sera retiré avant l'utilisation de mifépristone-misoprostol.
Gymiso ne peut pas être utilisé en cas de traitement simultané par des AINS, qui peuvent diminuer fortement l'action du médicament.
Avant la prescription, le médecin détermine l'âge et le siège de la grossesse, et demande une échographie en cas de doute, notamment en cas de suspicion de grossesse extra-utérine.
L'IVG médicamenteuse peut être responsable d'hémorragies prolongées (jusqu'à 12 jours après la prise de mifépristone) parfois abondantes. Les métrorragies surviennent dans la quasi-totalité des cas et ne sont donc nullement une preuve d'expulsion complète.
La patiente ne doit pas s'éloigner du centre prescripteur tant que l'expulsion complète n'aura pas été constatée.
Environ 14 jours après utilisation de mifépristone et de Gymiso, les patientes doivent se présenter à une visite de contrôle afin de vérifier que l'interruption de la grossesse est complète. Dans le cas où celle-ci serait incomplète,

une interruption chirurgicale de la grossesse sera réalisée.

Posologie :
Femme adulte : 2 Cp. à prendre en 1 seule fois
Grossesse : non
Allaitement : non

Effets secondaires :
Gymiso est responsable d'effets secondaires généraux et neurologiques comme de la fièvre, des maux de tête, vertiges et étourdissements. Il peut être responsable de troubles cutanés, gastro-intestinaux ou encore génito-urinaires (saignements, contraction utérine).

Contre-indications :
Gymiso est contre-indiqué lorsque la grossesse a plus de 50 jours, ainsi qu'en cas de grossesse extra-utérine et de syndrome digestif occlusif.

GYNERGÈNE CAFÉINÉ
Antimigraineux

30 %
Prix : 3,17 € - 20 comprimés
Équivalents ou génériques : Aucun
Laboratoire : Novartis
DCI : *ergotamine, caféine*
Présentations/Composition : Cp. : 1 mg d'ergotamine tartrate, 100 mg de caféine

Indications : *Migraine, Algies vasculaires de la face*
L'ergotamine est un dérivé de l'ergot de seigle, champignon parasite de la céréale. Elle s'oppose à l'action d'un neuromédiateur, la sérotonine, responsable de vasodilatation cérébrale. Son action est bien démontrée dans le traitement de la crise douloureuse de migraine et en cas d'algies vasculaires de la face (violentes douleurs du visage d'origine vasculaire).

Précautions/Interactions :
Ce médicament est utilisé avec prudence en cas d'insuffisance hépatique ou rénale sévères. Pour une meilleure efficacité, il est conseillé d'absorber les comprimés dès le début de la crise migraineuse.
Pour diminuer les nausées, il est préférable de prendre le médicament pendant ou après les repas et d'associer éventuellement un anti-émétique.

Le sumatripan et les antibiotiques macrolides sont contre-indiqués (sauf la spiramycine) en association. La bromocryptine, l'ergotamine, le méthysergide, les bêta-bloquants, la méthylergométrine sont déconseillés.

Posologie :
Adulte : 2 mg à renouveler 1 fois (6 mg/j. maxi)
Enfant > 10 ans : 1 mg à renouveler 1 fois (3 mg/j. maxi)
Grossesse : non
Allaitement : non

Effets secondaires :
Quelques nausées et vomissements peuvent survenir surtout en cas de prise à jeun. Des maux de tête peuvent revenir à chaque arrêt du traitement (possibilité de dépendance), en cas d'utilisation répétée (plus de 2 jours par semaine) et de dépassement des posologies habituelles.

Contre-indications :
Un état infectieux grave, une insuffisance hépatique ou rénale sévère, un syndrome de Raynaud, une artériopathie, une hypertension artérielle sévère et une insuffisance coronarienne contre-indiquent le traitement.

Délai d'action :
L'ergotamine est efficace dans 75 % des cas en moins de 2 heures.

Signes de surdosage :
Le surdosage provoque des symptômes définissant « l'ergotisme » : apparition de fourmillements et d'engourdissements des extrémités des mains ou des pieds qui imposent l'arrêt immédiat du traitement et l'hospitalisation urgente.

> **Bon à savoir**
> *L'ergotamine est le traitement de choix de la crise de migraine et des algies vasculaires de la face car elle est très efficace.*

GYNO-PEVARYL
Anti-infectieux gynécologiques

30 % ; TFR
Prix : 4,65 € - 3 ovules
5,25 € - 1 ovule LP
Équivalents ou génériques : Fazol G, Gynomyk, Gynopura, Gyno-Trosyd, Lomexin, Myleugyn, Terlomexin, *Econazole Arrow*,

Gyno-Pevaryl

<u>Éconazole Biogaran</u>, <u>Éconazole EG</u>, <u>Éconazole Merck</u>, <u>Éconazole Mylan</u>, <u>Éconazole Qualimed</u>, <u>Éconazole Ranbaxy</u>, <u>Éconazole Ratiopharm</u>, <u>Éconazole RPG</u>, <u>Éconazole Sandoz</u>, <u>Éconazole Zydus</u>
Laboratoire : Jansen Cilag
DCI : *éconazole*
Présentations/Composition : Ovules vaginaux : 150 mg de nitrate d'éconazole

Indications : *Mycoses vaginales*
Gyno-Pevaryl est indiqué pour les infections vaginales à Candida albicans et les surinfections bactériennes.

Précautions/Interactions :
Placer l'ovule au fond du vagin, de préférence en position allongée.
Il est préférable de faire le traitement après les règles, mais, si nécessaire, il ne faut pas l'interrompre en cas de survenue des règles.
Pendant le traitement les injections vaginales, les tampons, les spermicides et les rapports sexuels sont déconseillés, y compris avec des préservatifs. Gyno-Pevaryl peut entraîner une rupture du préservatif.
Le traitement à base d'ovules doit être accompagné d'un traitement local avec une crème antifongique et, si nécessaire, d'un traitement par voie orale, surtout en cas de récidive.
Pour la toilette, éviter les savons acides qui favorisent le développement des champignons. Utiliser de préférence un savon surgras.
La majorité des candidoses vaginales disparaissent à l'aide d'un traitement unidose avec un ovule à libération prolongée, éventuellement renouvelé le lendemain matin.

Posologie :
Adulte : 1 ovule LP le soir en 1 seule prise ou 1 ovule le soir au coucher pendant 3 j.
Grossesse : oui
Allaitement : oui

Effets secondaires :
Gyno-Pevaryl peut provoquer une irritation locale qui ne justifie pas l'interruption du traitement.

Contre-indications :
Il n'existe pas de contre-indications à l'utilisation de Gyno-Pevaryl en dehors d'une éventuelle hypersensibilité à ses composants.

> **Bon à savoir**
> *Le traitement antifongique ne se justifie que s'il existe des signes cliniques d'infection vaginale (leucorrhée, prurit, rougeur locale). La présence de champignons, détectée lors d'examens biologiques, ne nécessite pas un traitement systématique.*

HALAVEN
Antinéoplasiques

Prix : Usage hospitalier
Équivalents ou génériques : Aucun
Laboratoire : Eisai
DCI : *éribuline*
Présentations/Composition : Flacon de 2 ml : 0,88 mg de éribuline

Indications : *Cancer du sein*
Halaven est indiqué dans le traitement du cancer du sein, dans les formes avancées ou avec métastases, lorsque les traitements antérieurs n'ont pas arrêté la progression de la maladie.

Précautions/Interactions :
La posologie est de 1,23 mg par m^2 de surface corporelle avec une administration le premier jour, puis le huitième jour, en injection intraveineuse. Le cycle suivant de traitement est initié 21 jours plus tard.
Ce médicament ne peut être administré qu'à hôpital, sous la surveillance d'un médecin spécialiste.
La dose est réduite en cas d'altération de la formule sanguine et d'insuffisance rénale ou hépatique.
Ce médicament doit être utilisé avec précaution, par un personnel spécialisé utilisant des vêtements de protection.
Les femmes en âge de procréer doivent suivre une contraception pendant le traitement.
En cas de traitement chez un homme, il existe un risque de stérilité définitive.

Posologie :
Adulte : 2 Inj. IV par période de 21 j.
Grossesse : non
Enfant < 18 ans : non
Allaitement : non

Effets secondaires :
Halaven peut favoriser les infections bactériennes et fongiques, comme les candidoses orales, les rhinopharyngites et les infections urinaires. Il peut être responsable d'une baisse des globules blancs dans le sang. Il favorise l'insomnie et la dépression, les affections cutanées, en particulier la perte de cheveux et les éruptions cutanées, les douleurs articulaires et musculaires, les troubles gastro-intestinaux (nausées, vomissements, constipation ou diarrhée) et les troubles respiratoires.

Contre-indications :
Il n'existe aucune indication pour utiliser Halaven chez les enfants et les jeunes adultes. Il est contre-indiqué en cas d'allaitement et doit être évité en cas de troubles du rythme cardiaque.

HALDOL
Neuroleptiques

65 % ; (Cp. 1 mg) 30 %
Prix : 1,77 € - 40 comprimés (1 mg)
3,27 € - 30 comprimés (5 mg)
2,65 € - flacon (2 mg/ml)
Équivalents ou génériques : Aucun
Laboratoire : Janssen-Cilag
DCI : *halopéridol*
Présentations/Composition : Cp. : 1 et 5 mg ; Sol. Buv. : 2 mg/ml ; Amp. Inj. : 5 mg/ml

Indications : *États psychotiques aigus ou chroniques, Vomissements induits par les traitements anticancéreux*
Les neuroleptiques ont un effet régulateur sur le fonctionnement cérébral en cas de troubles psychotiques graves, aigus ou chroniques. Ils sont indiqués notamment lorsque la maladie se manifeste par des hallucinations, des épisodes délirants, des états de confusion et d'agitation. Haldol possède d'autre part une action sédative rapide, c'est pourquoi il est utilisé en urgence en cas d'état d'agitation et d'agressivité intenses, dangereux pour le patient ou pour autrui. Il permet de diminuer les nausées et les vomissements induits par les traitements anticancéreux.

Précautions/Interactions :
Il est impératif de suspendre le traitement en cas de fièvre inexpliquée (possibilité de syndrome malin). Il faut utiliser avec prudence ce médicament chez les personnes âgées, les parkinsoniens, les épileptiques, les cardiaques et en cas d'insuffisance rénale.
La solution buvable d'Haldol faiblement dosée est préférée chez les enfants. Les conducteurs de véhicule ou les utilisateurs de machine doivent savoir qu'une somnolence est fréquente au cours du traitement.
L'alcool, certains médicaments contre les nausées et apparentés aux neuroleptiques (aliapride, métoclopramide, métopimazine, thiéthylpérazine), la bromocriptine, le lisuride, la lévodopa, le lithium, l'apomorphine sont déconseillés. Il faut utiliser avec précaution les anticholinergiques, les

Halfan

antidiabétiques, les antihypertenseurs et la carbamazépine.

Posologie :
Adulte
Voie orale : 2 à 40 mg/j.
Voie Inj. : 5 mg IM 1 à 4 fois/j.
Enfant > 3 ans : 1 à 2 Gttes/année/j.
Grossesse : non
Allaitement : non

Effets secondaires :
Assez fréquemment peuvent survenir une prise de poids parfois importante, un arrêt des règles, un gonflement des seins accompagné ou non d'écoulements, une frigidité ou une impuissance. Plus rarement, des mouvements anormaux et une rigidité musculaire apparaissent soit précocement soit assez tardivement après le traitement. Exceptionnellement, un syndrome malin se déclenche et nécessite l'arrêt immédiat du neuroleptique : pâleur, fièvre et troubles neurologiques pouvant conduire à un coma.

Délai d'action :
Les injections sont efficaces en 15 à 30 minutes.

Signes de surdosage :
Le surdosage provoque un syndrome parkinsonien, des difficultés respiratoires, une hypotension artérielle et parfois un coma qui nécessitent une hospitalisation urgente.

Bon à savoir
Les ampoules injectables sont conservées à l'abri de la lumière et de la chaleur.

HALFAN
Antiparasitaires

 NR
Prix : Libre
Équivalents ou génériques : Aucun
Laboratoire : GlaxoSmithKline
DCI : *halofantrine*
Présentations/Composition : Cp. : 250 mg (6 Cp.) ; Susp. Buv. : 100 mg/ c. mes. (flacon 45 ml)

Indications : *Paludisme*
Ce médicament permet de traiter les accès de paludisme, maladie parasitaire transmise par les moustiques, lorsque les souches de parasites sont résistantes à la chloroquine. Il n'est pas indiqué dans la prévention du paludisme à l'occasion d'un séjour en zone d'endémie.

Précautions/Interactions :
Il est conseillé de prendre le traitement en dehors d'un repas. La suspension buvable est plus adaptée aux enfants et la cuillère mesure de 5 ml correspond à 100 mg.
Un bilan cardiaque sera effectué avant de débuter le traitement pour déceler des contre-indications.
De nombreux médicaments ayant une toxicité cardiaque sont contre-indiqués en association avec ce traitement.

Posologie :
Adulte et enfant : 24 mg/kg/j. en 3 prises espacées de 6 heures
Grossesse : non
Allaitement : non

Effets secondaires :
Il peut survenir des troubles digestifs, des éruptions cutanées avec du prurit et une insuffisance rénale. Les complications majeures consistent en troubles du rythme cardiaque pouvant aller jusqu'au décès.

Contre-indications :
Les personnes présentant une altération du rythme cardiaque ne doivent pas prendre ce traitement.

Signes de surdosage :
Aucun surdosage n'a été rapporté mais un risque d'arrêt cardio-respiratoire peut survenir. Une hospitalisation rapide est nécessaire dès l'apparition des premiers troubles.

Bon à savoir
Les médicaments sont à conserver à l'abri de la lumière. Après ouverture, le flacon est à utiliser dans les 15 jours. Une bonne prévention contre le paludisme passe par une protection contre les piqûres de moustiques : utilisation de vêtements longs après le coucher du soleil, crèmes répulsives, insecticides, moustiquaires ou air conditionné.

HAVLANE
Hypnotiques

65 %
Prix : 3,17 € - 20 comprimés
Équivalents ou génériques : Noctamide, Normison

Laboratoire : Aventis
DCI : *loprazolam*
Présentations/Composition : Cp. : 1 mg

Indications : *Insomnies*
Ce médicament, de la famille des benzodiazépines, est un puissant somnifère qui possède également une action anxiolytique, relaxante pour les muscles et anti-convulsivante. Sa prescription est limitée dans le temps, car un risque de dépendance s'installe rapidement, provoquant un syndrome de sevrage à l'arrêt du traitement. Il est indiqué en cas d'insomnies occasionnelle, transitoire ou chronique.

Précautions/Interactions :
La posologie est diminuée de plus de la moitié chez les personnes âgées, les insuffisants hépatiques ou rénaux.
L'alcool ne doit pas être associé à ce médicament. Les dépresseurs du système nerveux, la cimétidine, les inhibiteurs de la pompe à neutrons, la phénytoïne, le cisapride, la clozapine, le nitulamide sont déconseillés.

Posologie :
Adulte : 1/2 à 1 Cp. au coucher
Grossesse : non au 1er trimestre
Allaitement : non

Effets secondaires :
Une somnolence, des difficultés de concentration, une faiblesse généralisée du corps, une sensation d'ébriété peuvent apparaître au cours du traitement. Des réactions paradoxales rares ont été rapportées avec un état d'excitation, des confusions mentales et parfois un comportement automatique accompagné d'une amnésie, des réactions allergiques cutanées.

Contre-indications :
Une insuffisance respiratoire ou hépatique sévère, une apnée du sommeil (arrêts de la respiration pendant la nuit), une myasthénie et une allergie aux benzodiazépines contre-indiquent la prise de ce médicament.

Délai d'action :
L'action de ce somnifère se fait sentir généralement au bout d'une 1/2 heure.

Signes de surdosage :
Un surdosage en benzodiazépines provoque une somnolence, un état d'ébriété et une dépression respiratoire pouvant conduire à un coma. Une hospitalisation est nécessaire pour délivrer l'antidote (flumazénil).

> **Bon à savoir**
> La prescription de ce somnifère est limitée à 4 semaines et son arrêt progressif s'étale sur 15 jours en cas de traitement prolongé. Il est conseillé d'absorber le somnifère au coucher et de respecter les règles du bon endormissement : se coucher dans une chambre calme, bien aérée, pas trop chauffée et dans l'obscurité.

HAXIFAL
Antibiotiques

30 %

Prix : 11,96 € - 10 comprimés (500 mg)
Équivalents ou génériques : Aucun
Laboratoire : Erempharma
DCI : *céfaclor*
Présentations/Composition : Cp. : 500 mg de céfaclor

Indications : *Infections bactériennes*
Haxifal est indiqué dans le traitement des infections urinaires et prostatites, des angines, des bronchites chroniques et pneumopathies, sinusites, otites et infections ORL.

Précautions/Interactions :
La posologie habituelle de Haxifal est de 250 mg à 500 mg toutes les 8 heures pendant 7 à 14 jours maximum.
Chez l'enfant la dose maximale est de 20 mg par kilo et par jour en 3 prises par jour.
Haxifal doit être utilisé avec prudence en cas d'allergie connue aux pénicillines et le traitement doit être interrompu en cas d'apparition de signes d'allergie.
Pendant le traitement il faut éviter de prendre des pansements gastriques à base d'alumine ou de magnésium qui peuvent diminuer l'absorption de l'antibiotique. En cas de nécessité, les prendre à distance de l'antibiotique (minimum une heure).

Posologie :
Adulte : 250 à 500 mg 3 fois /j.
Enfant : 20 mg/kg/j.
Grossesse : oui
Allaitement : oui

Effets secondaires :
Haxifal peut être responsable de troubles gastro-intestinaux, comme diarrhée ou constipation, selles molles, colite pseudo-membraneuse,

nausées et vomissements. Plus rarement, il peut être responsable d'effets secondaires neurologiques ou immunitaires.

Contre-indications :
Haxifal est contre-indiqué en cas d'hypersensibilité à céfaclor.

En cas d'oubli :
Ne pas doubler la dose, continuer le traitement habituel.

> *Bon à savoir*
> Les comprimés doivent être dissous dans un verre d'eau avant la prise.

HÉGOR
Antiparasitaires

NR
Prix : Libre
Équivalents ou génériques : Charlieu antipoux, Itax, Item, Para spécial poux, Parasidose, Pyreflor, Spray-Pax
Laboratoire : Incomex
DCI : *d-phénothrine*
Présentations/Composition : Shamp. : flacon 150 ml

Indications : *Pédiculose*
Ce shampooing est utilisé dans le traitement des poux adultes et des lentes du cuir chevelu.

Précautions/Interactions :
Il faut éviter absolument l'ingestion de ce médicament ainsi que son application sur les muqueuses ou dans les yeux. En cas de contact accidentel, il faut rincer abondamment à l'eau claire.
À tenir hors de portée des enfants.

Posologie :
Adulte et enfant : 1 Shamp./j. pendant 2 j.
Grossesse : non
Allaitement : non

Effets secondaires :
Ce shampooing peut provoquer une irritation ainsi que des rougeurs en cas de contact avec les muqueuses.

> *Bon à savoir*
> À garder à l'abri de la lumière et de la chaleur. Appliquer sur les cheveux mouillés puis frictionner jusqu'à l'obtention d'une mousse épaisse. Rincer abondamment les cheveux après avoir laissé agir 3 à 5 minutes. Recommencer l'opération 1 fois et passer le peigne

fin dans les cheveux pour éliminer les lentes mortes. Renouveler le shampooing le lendemain. Il est recommandé de traiter tous les membres de l'entourage, les vêtements, les draps et la literie afin d'éviter la réinfestation.

HELMINTOX
Antiparasitaires

 65 %
Prix : 2,07 € - 6 comprimés
2,32 € - 3 comprimés
2,32 € - flacon (15 ml)
Réservé aux DOM-TOM et à l'exportation
Équivalents ou génériques : Combantrin, Fluvermal, Zentel, Vermifuge Sorin
Laboratoire : Innotech
DCI : *pyrantel*
Présentations/Composition : Cp. : 125 mg (6 Cp.) ; 250 mg (3 Cp.)
Susp. Buv. : 125 mg/2,5 ml (flacon 15 ml)

Indications : *Ascaris, Oxyures, Ankylostome*
Ce médicament agit en bloquant la transmission neuromusculaire de petits vers qui parasitent le tube digestif comme les ascaris, les oxyures et les ankylostomes.
En les paralysant, il permet à l'organisme de les éliminer facilement dans les selles.

Précautions/Interactions :
La suspension buvable peut être donnée aux enfants de plus de 12 kg alors que les comprimés sont réservés aux enfants de plus de 6 ans et aux adultes.
En cas d'insuffisance rénale, les doses sont réduites.
Le lévamisole et la pipérazine sont deux médicaments contre-indiqués en association avec le pyrantel.

Posologie :
Adulte > 75 kg
Ascaris, oxyures : 8 Cp. ou 8 c. mes.
Ankylostomes : 16 Cp. ou 16 c. mes./j.
Adulte < 75 kg
Ascaris, oxyures : 6 Cp. ou 6 c. mes. en 1 prise
Ankylostomes : 12 Cp. ou 12 c. mes./j. pendant 2 ou 3 j.
Enfant
Ascaris, oxyures : 1 Cp. ou 1 c. mes./10 kg de poids en 1 prise
Ankylostomes : 2 Cp. ou 2 c. mes./10 kg de poids pendant 2 ou 3 j.

Grossesse : oui, si nécessaire
Allaitement : non

Effets secondaires :
Ils sont rares et consistent en nausées, vomissements, perte d'appétit, diarrhées, douleurs abdominales. Exceptionnellement, des maux de tête, des vertiges, des troubles du sommeil et des éruptions cutanées peuvent survenir.

Contre-indications :
Une hypersensibilité antérieure au produit contre-indique le traitement.

Signes de surdosage :
Le médicament n'étant pas absorbé par la muqueuse digestive, les surdosages n'ont entraîné que de légers troubles digestifs ou nerveux. Une hospitalisation est quand même recommandée.

> **Bon à savoir**
>
> Pour éviter une réinfestation par des oxyures après traitement, il est nécessaire de procéder à une toilette quotidienne de la région de l'anus et du périnée et à un brossage des ongles qui seront coupés courts chez l'enfant. Les sous-vêtements et les vêtements de nuit sont changés chaque jour. Tous les membres de la famille, même sans symptôme, doivent être traités le même jour car ils peuvent être porteurs du parasite.

HÉPARGITOL
Laxatifs

NR

Prix : 3,14 € - 20 sachets
Équivalents ou génériques : Aucun
Laboratoire : Élerté
DCI : *sorbitol, arginine*
Présentations/Composition : Poud. orale en Sach. bipoche : poche A : 1,845 g de sorbitol et 0,878 g d'acide citrique ; poche B : 1,570 g de sorbitol, 500 mg d'arginine, 66 mg de sulfate de sodium et 119 mg d'hydrogénophosphate de sodium

Indications : *Dyspepsie, Constipation*
Hépargitol qui est indiqué dans les troubles mineurs de la digestion (dyspepsie) est un traitement d'appoint de la constipation.

Précautions/Interactions :
Hépargitol agit sur les douleurs liées à la contraction de la vésicule biliaire et aux digestions « difficiles ».

Le traitement de la constipation doit être le plus court possible.
En cas de persistance des douleurs malgré le traitement ou en cas de fièvre associée, consulter un médecin.
Tenir compte de la présence de sodium et de saccharose en cas de régime sans sel ou de régime diabétique.

Posologie :
Adulte
Dyspepsie : 2 à 4 Sach./j. au début des repas
Constipation : 2 Sach. le matin à jeun
Enfant
> 5 ans : 1 à 2 Sach./j.
2 à 5 ans : 1 Sach./j. ou tous les 2 j.
Grossesse : non
Allaitement : non

Effets secondaires :
Hépargitol peut provoquer une diarrhée, nécessitant d'interrompre ou de diminuer le traitement.

Contre-indications :
Hépargitol est contre-indiqué en cas d'obstruction des voies biliaires, en cas de maladie inflammatoire du côlon (maladie de Crohn, rectocolite) et en cas de suspicion d'occlusion intestinale.

> **Bon à savoir**
>
> Diluer le contenu des 2 poches dans un verre d'eau, agiter jusqu'à dissolution complète et boire au début du repas.

HEPATOUM
Médicaments de la digestion

NR

Prix : Libre
Équivalents ou génériques : Aucun
Laboratoire : Hepatoum
DCI : *extrait enzymatique, extrait végétal*
Présentations/Composition : Cp. : 55 mg de pepsine de porc, 55 mg de pancréatine de porc et 55 mg de diastase d'orge (40 Cp.) Sol. Buv. : extrait alcoolique de 22,5 mg d'anémone pulsatille et curcuma, et 2,1 mg de citrate d'alvérine/c. à s. (Flac. 550 ml)

Indications : *Dyspepsie, Ballonnement intestinal*
Hepatoum est indiqué dans les troubles mineurs de la digestion (dyspepsie et ballon-

Hepsera

nements) et les digestions lentes ou « difficiles ».

Précautions/Interactions :
Les comprimés d'Hepatoum associent des enzymes naturelles qui ont un rôle de substitution. Ces enzymes ont pour fonction principale d'aider à digérer les graisses alimentaires.
Hepatoum solution buvable est interdit chez les enfants de moins de 12 ans.
Il faut tenir compte de la présence d'alcool dans la solution buvable, ce qui contre-indique son emploi en association avec des médicaments qui peuvent provoquer une réaction antabuse (réaction d'intolérance à l'alcool avec vomissements et tachycardie).

Posologie :
Adulte : 2 à 4 Cp. avant ou pendant le repas ou 2 à 3 c. à s.
Enfant > 12 ans : 1 à 2 c. à s. avant le repas
Grossesse : non
Allaitement : non

Contre-indications :
Hepatoum en comprimés est contre-indiqué en cas de maladie coeliaque par intolérance au gluten, et Hepatoum Solution buvable est contre-indiqué en cas d'hypersensibilité à l'un de ses constituants. Il est également contre-indiqué en cas d'insuffisance hépatique grave et obstruction des voies biliaires.

> **Bon à savoir**
>
> *Hepatoum comprimés et solution buvable sont 2 produits très différents. Le premier est constitué d'extraits enzymatiques de porc et est utilisé surtout pour les digestions difficiles, tandis que le second est constitué exclusivement d'extraits de plantes et est traditionnellement réservé aux « crises de foie », afin de faciliter l'élimination de la bile.*

HEPSERA
Antiviraux

65 %
Prix : 513,77 € - 30 comprimés
Équivalents ou génériques : Aucun
Laboratoire : Gilead Sciences
DCI : *adéfovir dipivoxil*
Présentations/Composition : 30 Cp. : 10 mg d'adéfovir dipivoxil

Indications : Hépatite B chronique virale
Hepsera est indiqué dans le traitement de l'hépatite virale chronique B active, avec élévation du taux sanguin des transaminases et dans le cas de la maladie hépatique décompensée. Hepsera n'est pas indiqué pour le traitement du Sida.

Précautions/Interactions :
La posologie habituelle de Hepsera est de un comprimé par jour (dose maximum).
Il est nécessaire de faire un bilan biologique de l'hépatite tous les 6 mois.
Le traitement doit être continué jusqu'à disparition de l'antigène de l'hépatite dans le sang.
En cas de décompensation de la maladie hépatique ou de cirrhose, le traitement doit être continué.
En cas d'insuffisance rénale, la posologie doit être diminuée (1 comprimé un jour sur 2, ou un jour sur 3).
Hepsera doit être utilisé avec précaution en cas d'association avec des médicaments à élimination urinaire, comme les aminosides, amphotéricine B, foscarnet, pentamidine, vancomycine, cidofovir et tenofovir.

Posologie :
Adulte : 1 Cp./j.
Enfant < 18 ans : non
Grossesse : non
Allaitement : non

Effets secondaires :
Hepsera peut être responsable d'amaigrissement, de perte de l'appétit, fatigue, maux de tête, diarrhée, douleur abdominale, ou aggravation de la maladie hépatique.

Contre-indications :
Hepsera est contre-indiqué en cas d'hypersensibilité au produit.

HEPT-A-MYL
Antihypotenseurs

NR
Prix : 2,34 € - 20 comprimés
2,53 € - solution buvable (20 ml)
Équivalents ou génériques : *Heptaminol Richard*
Laboratoire : Sanofi-Aventis
DCI : *heptaminol*
Présentations/Composition : Cp. : 187,8 mg ; Sol. Buv. : 254 mg (20 Gttes)

Indications : *Hypotension orthostatique*
Hept-a-myl augmente le débit cardiaque et élève la tension artérielle. Il est utilisé pour prévenir l'hypotension orthostatique, notamment lors des traitements neuroleptiques.

Précautions/Interactions :
Son utilisation est déconseillée en association avec les antidépresseurs IMAO.
Attention : Hept-a-myl peut positiver les tests sportifs antidopage.

Posologie :
Adulte : 1 à 2 Cp. ou 20 à 40 Gttes 3 fois/j.
Enfant : 20 à 40 Gttes/j.
Grossesse : non
Allaitement : non

Contre-indications :
Hept-a-myl est contre-indiqué en cas d'hypertension artérielle, chez les patients présentant une angine de poitrine ou une hyperthyroïdie, ainsi que pendant la grossesse et l'allaitement.

Délai d'action :
L'effet sur la tension artérielle se manifeste 20 à 30 minutes après la prise.

En cas d'oubli :
Prendre immédiatement le comprimé oublié sans dépasser la dose journalière prescrite.

Signes de surdosage :
Il provoque une hypertension artérielle, des céphalées et des palpitations nécessitant une surveillance en milieu spécialisé.

> **Bon à savoir**
> Hept-a-myl est un traitement classique de l'hypotension orthostatique. Il est très souvent prescrit pour corriger l'hypotension provoquée par certains traitements de longue durée, notamment les traitement psychotropes.

HEXAPNEUMINE
Antitussifs

15 %
Prix : 2,82 € - flacon sirop adulte (200 ml)
1,97 € - flacon sirop enfant (200 ml)
1,57 € - flacon sirop nourrisson (100 ml)
Équivalents ou génériques : Broncalène sans sucre, Clarix, Codotussyl, Dimétane, Respilène, Trophirès,
Laboratoire : Bouchara-Recordati
DCI : *pholcodine, biclotymol, guaïfénésine, chlorphénamine*

Présentations/Composition :
Sir. adulte : 20 mg pholcodine, 29,7 mg biclotymol, 30 mg guaïfénésine, 2 mg chlorphénamine ; Sir. enfant : 15 mg pholcodine, 22,5 mg biclotymol, 30 mg guaïfénésine, 1,5 mg chlorphénamine ; Sir. nourrisson : 5 mg biclotymol, 10 mg guaïfénésine, 0,25 mg chlorphénamine, 25 mg paracétamol

Indications : *Toux, Affections bronchiques du nourrisson*
Hexapneumine est actif sur les toux de toutes origines. La forme nourrisson n'agit pas sur la toux mais est utilisée pour le traitement des affections bronchiques sans gravité du nourrisson et du jeune enfant.

Précautions/Interactions :
La posologie doit être diminuée de moitié chez les personnes âgées ou en cas d'insuffisance hépatique.
Hexapneumine est réservé au traitement des toux sèches gênantes. Il n'est pas indiqué en cas de toux grasse, productive, pour laquelle il est préférable d'utiliser un médicament expectorant ou fluidifiant des sécrétions bronchiques.
L'usage de Hexapneumine doit être aussi limité que possible.
La consommation d'alcool est fortement déconseillée pendant le traitement.
L'utilisation d'Hexapneumine est contre-indiquée avec la morphine et ses dérivés, et elle doit être faite avec prudence avec tous les médicaments qui ont une activité dépressive sur le système nerveux (antidépresseurs, anxiolytiques, antiparkinsoniens, etc.).

Posologie :
Adulte : 3 à 6 c. à s./j.
Enfant
30 mois à 8 ans : 1 à 2 c. à c. en 2 prises/j.
8 à 10 ans : 4 à 6 c. à c./j.
11 à 15 ans : 2 à 3 c. à s./j.
Nourrisson : 1 à 3 c. à c./j.
Grossesse : oui, sauf 1er trimestre
Allaitement : non

Effets secondaires :
Comme tous les dérivés opiacés, la pholcodine peut provoquer de la somnolence, constipation, vertiges et troubles digestifs. La chlorphénamine peut être responsable de sécheresse de la bouche, de troubles visuels, de constipation et de confusion mentale ou excitation chez le patient âgé.

Hexomédine

Contre-indications :
Hexapneumine est contre-indiqué en cas d'insuffisance respiratoire et d'asthme.

Délai d'action :
L'effet du médicament apparaît 1 heure après la prise et dure 4 heures.

HEXOMÉDINE
Antiseptiques

15 %

Prix : 1,89 € - flacon (45 ml)
3,03 € - flacon (250 ml)
3,20 € - flacon pulvérisateur (60 ml)
2,62 € - tube de gel (30 g)
3,17 € - flacon (45 ml) solution transcutanée
Équivalents ou génériques : Hexomédine Mylan
Laboratoire : Sanofi Aventis France
DCI : *hexamidine*
Présentations/Composition : Sol. pour Applic. Loc. à 1‰ : flacon 45 et 250 ml, flacon pulvérisateur 60 ml
Sol. pour Applic. Loc. 1,5‰ : flacon 45 ml
Gel pour Applic. Loc. à 1‰ : tube 30 g

Indications : *Désinfection cutanée*
Cet antiseptique est particulièrement actif sur les staphylocoques, responsables d'infections cutanées. Il est également indiqué dans les infections des ongles et autour des ongles.

Précautions/Interactions :
La solution transcutanée ne s'applique pas sur les plaies car elle contient de l'alcool, ni sous pansement car elle risque de provoquer des nécroses locales, surtout chez l'enfant.
L'emploi simultané d'autres antiseptiques risque d'annuler les effets du produit.
Il n'est pas nécessaire de rincer après application.

Posologie :
Adulte
Solution + Gel : 2 ou 3 Applic. ou bains/j.
Spray : 2 à 3 Pulv./j.
Grossesse : après avis médical
Allaitement : ne pas appliquer sur les seins

Effets secondaires :
Des inflammations locales de la peau surviennent très rarement après l'utilisation de cet antiseptique.

Contre-indications :
Une sensibilité à ce produit contre-indique son utilisation. L'application sur les muqueuses est déconseillée. Le nettoyage des instruments de petite chirurgie ne s'effectue pas avec l'Hexomédine.

> **Bon à savoir**
> Un antiseptique pouvant être contaminé par des germes dès son ouverture, il doit être conservé peu de temps. L'Hexomédine peut être appliquée pure en pansements humides ou en bains locaux. L'Hexomédine transcutanée est appliquée soit en pansements humides de courte durée (30 à 45 minutes), soit en bains locaux de 1 à 3 minutes directement dans le flacon prévu à cet effet. Le flacon se garde alors 5 jours maximum. Le gel s'applique en couche mince à l'air libre ou en couche épaisse sous un pansement protecteur.

HEXTRIL
Antiseptiques buccaux

NR

Prix : Libre
Équivalents ou génériques : Fluocaril, Sanogyl
Laboratoire : Warner-Lambert
DCI : *hexétidine*
Présentations/Composition : Sol. bain de bouche : flacon 200 ml à 0,1 %
Gel gingival : tube de 10 g à 0,5 %
Pâte dentifrice : tube de 100 g

Indications : *Soins de bouche et des gencives*
L'hexétidine est un antiseptique qui est utilisé en bains de bouche après des soins stomatologiques ou opératoires et en traitement d'appoint des inflammations des gencives (gingivite). Le gel est indiqué en cas de gencives sensibles ou saignant facilement.

Précautions/Interactions :
La solution pour bains de bouche est réservée à l'adulte et à l'enfant de plus de 6 ans.
Ces produits ne doivent pas être avalés.
Les bains de bouche sont limités à 10 jours, car, au-delà, ils peuvent entraîner un déséquilibre de la flore bactérienne buccale.

Posologie :
Adulte
Bain de bouche : 1 à 3 bains/j. pendant 10 j. maxi

Pâte dentifrice : 1 brossage après chaque repas
Gel : 3 à 4 massages/j. pendant 5 j.
Grossesse : oui
Allaitement : oui
Contre-indications :
Une allergie à l'un des constituants contre-indique l'usage d'Hextril.

> **Bon à savoir**
> Le bain de bouche se réalise avec du produit pur ou dilué (1 gobelet d'eau pour 1 gobelet d'Hextril). Le gel se dépose sur l'extrémité d'un doigt ou d'un coton-tige puis l'on masse légèrement la gencive. La solution pour bain de bouche se conserve à l'abri de la lumière.

HIBITANE
Antiseptiques

 NR

Prix : Libre
Équivalents ou génériques : Biorgasept, Chlorhexidine aqueuse Gilbert, Septeal, Hibiscrub, Hibidil, Cytéal
Laboratoire : Zeneca
DCI : *chlorhexidine*
Présentations/Composition : Sol. pour Applic. Loc. : flacon 125 ml, bidon 5 l
Indications : *Désinfection cutanée*
Cet antiseptique est très actif après un temps de contact de 5 à 10 minutes avec la zone à désinfecter. Il est donc indiqué dans la désinfection des plaies et brûlures superficielles, de la peau et du champ opératoire avant chirurgie. Il est également utilisé dans la désinfection des grands brûlés.

Précautions/Interactions :
Cet antiseptique doit toujours être dilué avant d'être utilisé sur la peau avec de l'eau stérile (désinfection des plaies) ou de l'alcool à 70° (désinfection du champ opératoire).
L'emploi simultané d'autres antiseptiques risque d'annuler les effets du produit.

Posologie :
Adulte
Plaie, brûlure : 10 ml d'Hibitane dilué dans 1 l d'eau stérile
Champ opératoire : 100 ml d'Hibitane dilué dans 900 ml d'alcool à 70°
Grossesse : après avis médical
Allaitement : ne pas appliquer sur les seins

Effets secondaires :
Des cas d'eczéma de contact ont été rapportés.
Contre-indications :
Le nettoyage des yeux et des muqueuses ne doit pas être effectué avec ce médicament.
Cet antiseptique est également contre-indiqué dans le conduit auditif.
Hibitane ne convient pas à la désinfection du matériel médico-chirurgical.
Signes de surdosage :
En cas d'ingestion accidentelle, contacter un centre antipoison.

> **Bon à savoir**
> Les bouchons de liège ne doivent pas être utilisés pour refermer les flacons contenant de l'Hibitane. Il est nécessaire de conserver les flacons à l'abri de la lumière. Un antiseptique pouvant être contaminé par des germes dès son ouverture, il doit être conservé peu de temps.

HIRUCRÈME
Antihémorroïdaires

 NR

Prix : 1,70 € - tube de crème (30 g)
3,67 € - tube de crème (100 g)
Équivalents ou génériques : Aucun
Laboratoire : Bayer Santé Familiale
DCI : *extrait de sangsue*
Présentations/Composition : Crème : 150 unités d'hirudo medicinalis pour 30 g

Indications : *Hémorroïdes, Insuffisance veineuse, Phlébites superficielles*
Hirucrème est un traitement local de la douleur et du prurit provoqués par les crises hémorroïdaires. Il est également utilisé pour traiter les phlébites, inflammations superficielles et signes fonctionnels (jambes lourdes, paresthésies, impatiences) provoqués par l'insuffisance veineuse.

Précautions/Interactions :
Hirucrème est un traitement d'appoint de la crise hémorroïdaire : il soulage la douleur et le prurit provoqués par l'inflammation veineuse anale.
Le traitement doit être de courte durée. En cas de persistance des douleurs au-delà de quelques jours malgré le traitement, consulter un médecin.
Hirucrème est réservé à l'adulte.

Posologie :
Adulte
Hémorroïdes : 1 à 2 Applic. de crème/j.
Insuffisance veineuse : 2 à 3 Applic./j. suivies de massage
Grossesse : oui
Allaitement : oui

Contre-indications :
Il n'existe pas de contre-indications en dehors d'une éventuelle sensibilité aux composants.

HIZENTRA
Anti-infectieux

Prix : Usage hospitalier
Équivalents ou génériques : Aucun
Laboratoire : CSL Behring
DCI : *immunoglobuline humaine normale*
Présentations/Composition : Flacon : 200 mg/ml de IG humaine normale

Indications : *Déficit immunitaire*
Hizentra est indiqué pour le traitement des déficits immunitaires congénitaux responsables d'infections à répétition, et en cas d'hypoglobulinémie dans le traitement des myélomes et des leucémies lymphoïdes chroniques.

Précautions/Interactions :
La posologie est d'une injection sous-cutanée par jour de 0,2 à 0,5 g/kg/j., puis la posologie est adaptée pour maintenir un taux d'immunoglogulines de 0,4 à 0,8 g/kg.
Ce traitement ne peut être prescrit que par un spécialiste des déficits immunitaires.
Ce médicament doit être injecté à un rythme lent (maximum 15 g par heure et par site d'injection), nécessitant parfois d'utiliser 4 sites en même temps à l'aide de pompes à perfusion.
L'administration de ce médicament nécessite une formation du patient.

Posologie :
Adulte et enfant : 0,4 à 0,8 g/kg
Grossesse : oui
Allaitement : oui

Effets secondaires :
Hizentra peut être responsable de maux de tête, vertiges, migraines, agitation ou somnolence. Il est également responsable de troubles digestifs, fatigue, et de douleurs articulaires ou musculaires.

Contre-indications :
Hizentra est contre-indiqué en cas d'hypersensibilité aux composants et ne doit pas être administré sous une autre forme que la voie sous-cutanée.

HOMÉOPLASMINE
Cicatrisants

 NR

Prix : Libre
Équivalents ou génériques : Aucun
Laboratoire : Boiron
DCI : *souci des jardins, phytolaque, bryone dioïque, benjoin, acide borique*
Présentations/Composition : Pom. : tubes 18 et 40 g

Indications : *Dermite irritative sèche*
Les constituants gras de la pommade ont une action de protection et de régénération de la peau qui est utilisée dans le traitement d'appoint des crevasses, des gerçures, des engelures et des coups de soleil. La pommade est indiquée également en cas d'irritations de la muqueuse nasale.

Précautions/Interactions :
Le risque d'effets indésirables provoqués par l'acide borique est accentué en cas de traitement prolongé et répété, notamment sur de grandes surfaces, sur une peau très abîmée, sous un pansement ou chez un enfant en bas âge.
Une désinfection minutieuse de la surface traitée est nécessaire avant l'application de la pommade.

Posologie :
Adulte : 1 à 3 Applic./j.
Grossesse : après avis médical
Allaitement : après avis médical

Effets secondaires :
Chez l'enfant et le nourrisson, l'acide borique est responsable d'intoxications graves et d'irritations cutanées au niveau du siège ou de la bouche.

Contre-indications :
Les enfants de moins de 30 mois, les personnes ayant présenté une allergie à l'un des constituants ou présentant des lésions suintantes ne peuvent être traités par cette pommade.

HUILE DE PARAFFINE GILBERT
Laxatifs

NR
Prix : Libre
Équivalents ou génériques : Aucun
Laboratoire : Gilbert
DCI : *paraffine*
Présentations/Composition : Huile Buv. en flacon : 250 et 500 ml

Indications : *Constipation*
L'huile de paraffine agit comme lubrifiant du tube digestif et facilite l'évacuation en cas de constipation.

Précautions/Interactions :
L'huile de paraffine peut être utilisée à tous les âges pour traiter la constipation, y compris chez la femme enceinte et le nourrisson.
Le traitement doit être de courte durée, et exceptionnel chez l'enfant.
L'huile de paraffine est un traitement qui ne dispense pas de suivre les règles habituelles de prévention de la constipation : boire beaucoup d'eau, manger des fruits et des légumes, avoir une activité physique régulière.
En cas de constipation prolongée, d'alternance de diarrhée et de constipation, ou de douleurs abdominales, consulter un médecin.
L'utilisation prolongée de l'huile de paraffine peut réduire l'absorption des vitamines solubles dans l'huile (vitamines A, D, E, K).

Posologie :
Adulte : 1 à 3 c. à s./j.
Enfant : 1 à 3 c. à c./j.
Grossesse : oui
Allaitement : oui

Effets secondaires :
L'huile de paraffine peut provoquer un suintement anal et parfois un prurit de la région de l'anus. Cet inconvénient peut être réduit en associant un autre médicament, du type mucilage (Normacol).

Délai d'action :
L'effet sur la constipation se manifeste en 6 à 8 heures.

Signes de surdosage :
Le surdosage provoque une diarrhée nécessitant d'interrompre le traitement.

Bon à savoir
Il est préférable de prendre l'huile de paraffine loin des repas. En cas de prise le soir, tenir compte de l'effet du traitement, efficace en 6 à 8 heures.

HUILE GOMENOLÉE
Traitements du nez, de la gorge et des oreilles

NR
Prix : 1,51 € - flacon (22 ml) solution nasale à 2 %
1,51 € - flacon (22 ml) solution nasale à 5 %
Équivalents ou génériques : Aucun
Laboratoire : Gomenol
DCI : *gomenol*
Présentations/Composition : Sol. nasale : concentration gomenol 2 % et 5 %

Indications : *Infections des voies nasales*
Le gomenol est une huile essentielle naturelle extraite de Melaleuca viridiflora et possède des propriétés antiseptiques utilisées dans le traitement d'appoint des infections nasales et oropharyngées.

Précautions/Interactions :
Cette solution contient des terpènes pouvant déclencher des convulsions chez le jeune enfant et le nourrisson. Elle ne doit pas être utilisée chez l'enfant de moins de 6 ans.
Il est nécessaire de l'utiliser avec prudence en cas d'antécédent d'épilepsie.

Posologie :
Adulte (Sol. 5 %) : 2 à 4 Gttes dans chaque narine 3 fois/j.
Enfant > 6 ans (Sol. 2 %) : 2 à 4 Gttes dans chaque narine 3 fois/j.
Grossesse : non
Allaitement : non

Effets secondaires :
L'huile gomenolée peut provoquer des convulsions chez l'enfant de moins de 6 ans, agitation et confusion mentale chez la personne âgée en cas de non-respect des doses.

Contre-indications :
Les enfants et les adultes ayant eu des convulsions ne doivent pas suivre ce traitement.

Humalog

> *Bon à savoir*
> *Si les symptômes persistent malgré le traitement, il est préférable de consulter le médecin, notamment en cas de signes infectieux et de fièvre.*

HUMALOG
Hormones

 65 %

Prix : 21,78 € - flacon (10 ml)
41,48 € - 5 cartouches (3 ml)
43,18 € - 5 cartouches (3 ml en stylo prérempli)
Équivalents ou génériques : Aucun
Laboratoire : Lilly
DCI : *insuline*
Présentations/Composition : Sol. Inj. SC : 100 UI/ml d'insuline lispro

Indications : *Diabète type 1*
Humalog est indiqué pour le diabète de type 1 et pour tous les cas où il est nécessaire de faire un traitement hypoglycémiant en urgence.

Précautions/Interactions :
Le traitement à l'insuline exige une surveillance des taux de sucre et de corps cétoniques dans le sang et les urines, plusieurs fois par jour.
Les injections doivent être réparties dans la journée en fonction des repas.
Le traitement à l'insuline est responsable de nombreuses interactions avec d'autres remèdes, qui doivent être prescrits avec prudence, notamment les corticoïdes, les progestatifs, les sympathomimétiques (salbutamol, terbutaline), les bêta-bloquants et de nombreux antihypertenseurs, en particulier les inhibiteurs de l'enzyme de conversion.
Les boissons alcoolisées sont fortement déconseillées.
Les lieux d'injection doivent être différents chaque jour afin d'éviter des atrophies locales.
Il existe plusieurs présentations de Humalog : flacon 10 ml, cartouches de 1,5 ml, de 3 ml et stylos pré-remplis (Humalog-Humaject) jetables qui facilitent l'injection et son hygiène. L'emploi du stylo nécessite d'être expliqué par le médecin pour bien comprendre son réglage et son emploi.

Posologie :
Adulte : 0,5 à 1 UI/kg/j. en moyenne
Grossesse : oui
Allaitement : oui

Effets secondaires :
L'insuline peut provoquer rougeur et douleur au point d'injection, et exceptionnellement des réactions allergiques généralisées.

Contre-indications :
Il n'existe pas de contre-indication à l'utilisation de l'insuline. En cas d'hypersensibilité à une forme d'insuline, changer d'insuline. Les nouvelles générations d'insuline, identiques à l'insuline humaine, provoquent moins de phénomènes d'intolérance.

Signes de surdosage :
Le surdosage en insuline provoque une hypoglycémie, pouvant entraîner un coma et le décès. L'hypoglycémie se manifeste par une sensation de faim et des sueurs. Le traitement en urgence consiste à prendre immédiatement du sucre sous n'importe quelle forme (biscuit, boisson sucrée, etc.) ou, si nécessaire, à faire une injection de glucagon. En cas de doute, le traitement qui consiste à donner du sucre est sans aucun risque.

Délai d'action :
L'effet maximal de Humalog se situe entre 30 et 70 minutes après l'injection.

En cas d'oubli :
Faire immédiatement l'injection oubliée, sans dépasser la posologie quotidienne souhaitable, après les examens de contrôle nécessaires (glycosurie, glycémie).

> *Bon à savoir*
> *Conserver entre 2 °C et 8 °C, sans congeler. Après son ouverture, le flacon peut être conservé à température ambiante, à l'abri de la chaleur et de la lumière.*

HUMEX
Traitements du nez, de la gorge et des oreilles

 NR

Prix : Libre
Équivalents ou génériques : Aucun
Laboratoire : Urgo

DCI : *phénylpropanolamine, carbinoxamine, paracétamol*
Présentations/Composition : Gél. : phénylpropanolamine 75 mg, carbinoxamine 5 mg, paracétamol 50 mg (boîte de 10)

Indications : *Rhinopharyngite aiguë*
Ce décongestionnant des voies aériennes associe un antalgique calmant la fièvre et les douleurs, un vasoconstricteur des muqueuses rhino-pharyngées diminuant les écoulements de nez et les larmoiements, un antihistaminique pour soulager les réactions allergiques.

Précautions/Interactions :
Ce médicament doit être utilisé avec prudence en cas d'hypertension artérielle, d'insuffisance coronarienne, d'hyperthyroïdie, de diabète, de psychose, d'insuffisance rénale ou hépatique sévère.
Les tests antidopage sportifs peuvent être positivés par ce médicament. En cas d'anesthésie générale, il est préférable d'arrêter le traitement quelques jours auparavant.
Les boissons alcoolisées, les barbituriques, la guanéthidine et les IMAO sont contre-indiqués. L'atropine, les dépresseurs du système nerveux central, les neuroleptiques sont à surveiller.

Posologie :
Adulte enfant > 15 ans : 1 Gél. matin et soir
Grossesse : non
Allaitement : non

Effets secondaires :
Humex peut provoquer sécheresse de la bouche, troubles de la vue, rétention urinaire, confusion mentale ou excitation chez la personne âgée et très rarement des réactions allergiques.

Contre-indications :
Humex est contre-indiqué en cas d'antécédent d'allergie au paracétamol ou à l'un des constituants, en cas d'insuffisance coronarienne, hypertension artérielle sévère, glaucome par fermeture de l'angle et adénome de la prostate et chez les enfants de moins de 15 ans.

Signes de surdosage :
Des nausées, vomissements, perte d'appétit, pâleur et douleurs abdominales apparaissent dans les 24 heures qui suivent un surdosage important. Un surdosage massif peut provoquer une destruction des cellules hépatiques conduisant au décès. Une hospitalisation d'urgence est donc nécessaire dès l'apparition des premiers symptômes.

Bon à savoir
Ce médicament est très efficace et sans danger à condition de respecter les posologies.

HUMIRA
Immunosuppresseurs

65 %

Prix : 943,74 € - 2 seringues pré-remplies
Équivalents ou génériques : Aucun
Laboratoire : Abbvie
DCI : *adalimumab*
Présentations/Composition : Seringue de 0,8 ml contenant 40 mg d'adalimumab

Indications : *Polyarthrite rhumatoïde*
Humira est indiqué dans le traitement de la polyarthrite rhumatoïde modérée à sévère, en association ou non à d'autres traitements comme le méthotrexate. Ce médicament est également indiqué pour le traitement de la spondylarthrite ankylosante sévère et active chez l'adulte ayant eu une réponse inadéquate au traitement conventionnel.

Précautions/Interactions :
La posologie recommandée de Humira est une injection par voie sous-cutanée toutes les 2 semaines, pendant une durée minimale de 12 semaines.
La prescription et le suivi du patient doivent être faits sous la conduite d'un médecin spécialiste. Le traitement de fond habituel à base de méthotrexate, ainsi que les autres traitements à base de corticoïdes, d'aspirine, d'anti-inflammatoires non stéroïdiens peuvent être continués.
Les patients peuvent se faire eux-mêmes les injections, à condition d'avoir bien compris la procédure d'injection. Après injection, seringues et aiguilles doivent être immédiatement jetées dans un récipient spécial, qui doit absolument être tenu hors de portée des enfants.

Posologie :
Adulte : 1 Inj. SC/2 Sem.
Enfant : non
Grossesse : non
Allaitement : non

Effets secondaires :
Humira peut être responsable de très nombreux effets secondaires : réactions allergiques, troubles digestifs (nausées, vomissements, douleurs abdominales, anorexie), dermatologiques

Hydréa

(éruption cutanée, hyperesthésie), neurologiques (agitation, dépression, névralgie), cardiovasculaires (hypertension artérielle), infectieux (infections virale et bactérienne, méningite).

Contre-indications :
Humira est contre-indiqué en cas d'intolérance au produit, de tuberculose et d'infection sévère, ainsi qu'en cas d'insuffisance cardiaque sévère. Il doit être utilisé avec précaution en cas d'antécédents de tuberculose, de sclérose en plaques, ou de névrite optique.

En cas d'oubli :
Pratiquez l'injection dès que possible, puis continuez normalement le traitement au rythme prévu avec le médecin.

HYDRÉA
Anticancéreux

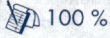 100 %

Prix : 6,17 € - 20 gélules
Équivalents ou génériques : Aucun
Laboratoire : Bristol Myers Squibb
DCI : *hydroxycarbamide*
Présentations/Composition : Gél. : 500 mg d'hydroxycarbamide

Indications : *Leucémie myéloïde chronique, Splénomégalie myéloïde, Polyglobulie*
Hydréa est un médicament suppresseur de la moelle osseuse et est indiqué dans le traitement de la leucémie myéloïde chronique, de la splénomégalie myéloïde, de la polyglobulie et de la thrombocytémie essentielle.

Précautions/Interactions :
La dose habituelle du traitement est de 30 à 60 milligrammes par jour en 1 à 3 prises journalières.
Ce traitement ne peut être instauré et accompagné que par un médecin expérimenté dans le traitement des hémopathies malignes.
Le traitement est adapté en fonction de la surveillance hématologique, en particulier du taux de globules blancs et de plaquettes.
Le traitement doit s'accompagner d'une prise de boissons suffisante afin d'assurer une diurèse abondante.

Posologie :
Adulte : 30 à 60 mg/kg/j.
Grossesse : non
Allaitement : non

Effets secondaires :
Les effets secondaires les plus fréquentes sont hématologiques : Hydréa provoque en effet une anémie et une diminution du taux des globules blancs. Il est également responsable de nausées, vomissements, diarrhées ou constipation, anorexie et de troubles cutanés, surtout après plusieurs années de traitement. Il peut provoquer des troubles neurologiques, essentiellement des céphalées, vertiges, parfois sensations de désorientation. Enfin, son effet sur le rein doit être surveillé, car il peut être responsable d'une insuffisance rénale transitoire, avec augmentation des taux d'urée, d'acide urique et de créatinine dans le sang.

Contre-indications :
Hydréa est contre-indiqué en cas d'hypersensibilité aux composants, et est formellement contre-indiqué en cas de grossesse et d'allaitement. En raison de la baisse de l'immunité générale, la vaccination contre la fièvre jaune (anti-amarile) est également formellement contre-indiquée, ainsi que l'usage de tout vaccin vivant atténué.

HYDROCLONAZONE
Antiseptiques

NR

Prix : Libre
Équivalents ou génériques : Aucun
Laboratoire : Promedica
DCI : *tosylchloramide sodique*
Présentations/Composition : Cp. : 12,2 mg (180 et 1000 Cp.)

Indications : *Désinfection de l'eau*
Cet antiseptique est destiné à purifier l'eau de boisson quand la désinfection ne peut être réalisée par une ébullition de 10 minutes.

Posologie :
1 Cp. pour 1 l d'eau

Contre-indications :
En cas de grossesse ou d'allaitement, demandez conseil à votre médecin.

> **Bon à savoir**
>
> L'eau doit être filtrée préalablement par du tissu ou un filtre à café. Les comprimés sont bien écrasés avant d'être placés dans le récipient contenant l'eau. Il faut laisser agir 1 heure ou 2 avant de consommer cette eau.

HYDROCORTISONE
Anti-inflammatoires : corticoïdes

🔖 65 %

Prix : 2,03 € - 1 flacon lyophilisat injectable 100 mg
2,27 € - 1 flacon suspension injectable 25 mg
2,58 € - 1 flacon suspension injectable 125 mg

Équivalents ou génériques : Dépo-Médrol , Hydrocortancyl, Hexatrione, Kenacort retard, Célestène chronodose, Dectancyl, *Hydrocortisone Upjohn*
Laboratoire : Leurquin Médiolanum
DCI : *hydrocortisone*
Présentations/Composition : Amp. Inj. : 25, 100 et 125 mg.

Indications : *Inflammation*
L'hydrocortisone, hormone naturelle fabriquée par les glandes surrénales, fait partie du groupe des corticoïdes. Elle possède une action anti-inflammatoire qui est utilisée en injection quand une forte dose locale de corticoïdes est nécessaire : dans ou autour d'une articulation (arthrite inflammatoire, arthrose en poussée, périarthrite scapulo-humérale), dans ou autour d'un ligament (épicondylite, tendinites), en cas de lombo-sciatiques, etc. Elle est également utilisée en dermatologie, en ophtalmologie, en ORL.
Néanmoins, cette hormone naturelle a moins d'effets anti-inflammatoires que les corticoïdes synthétiques.

Précautions/Interactions :
L'injection nécessite une désinfection soigneuse de la peau qui doit être saine et intacte de toute maladie.
Avant toute mise en route d'hydrocortisone, il faut s'assurer de l'absence d'infection bactérienne, virale ou parasitaire dont la survenue est favorisée. Il ne faut pas vacciner avec des vaccins comportant des virus vivants atténués. Les corticoïdes peuvent entraîner un déséquilibre d'un traitement antidiabétique qu'il convient donc de surveiller.
En cas d'antécédents d'ulcère gastro-duodénal, il est conseillé d'adjoindre un traitement anti-ulcéreux.
Certaines maladies (dysfonctionnement des cellules rénales, hypertension artérielle, ostéoporose...) nécessitent une surveillance particulière. Pour limiter l'apparition d'un syndrome de sevrage à l'arrêt d'un traitement prolongé par corticoïdes, il convient de diminuer progressivement les doses avant l'arrêt définitif. Les corticoïdes positivent les tests effectués lors des contrôles antidopage sportifs.
Certains médicaments sont déconseillés ou nécessitent une surveillance particulière : les dérivés de l'aspirine, les anticoagulants oraux et l'héparine, certains traitements cardiaques (digitaline, quinidiniques, amiodarone), les traitements antidiabétiques (insuline, metformine et sulfamides hypoglycémiants), les traitements antihypertenseurs et les vaccins vivants atténués.

Posologie :
Adulte : 1/4 Amp. à 2 Amp. à renouveler si nécessaire à quelques j. ou Sem. d'intervalle
Grossesse : non
Allaitement : non

Effets secondaires :
De rares cas de réactions d'hypersensibilité peuvent survenir avec dilatation des vaisseaux et douleurs lombaires transitoires voire œdème de Quincke.
L'injection peut provoquer une atrophie localisée des tissus musculaires et cutanés avec parfois rupture tendineuse. Elle peut être à l'origine d'une infection au point d'injection.
D'autres effets indésirables peuvent apparaître lors de traitements prolongé à fortes doses et consistent en rétention d'eau et de sel avec hypertension artérielle, fuite de potassium, hypofonctionnement parfois définitif des glandes surrénales avec diabète et arrêt de la croissance chez l'enfant, troubles musculaires et squelettiques (ostéoporose, fractures), troubles cutanés (acné, retard de cicatrisation), troubles digestifs (ulcères gastro-duodénaux, pancréatites), excitation avec troubles du sommeil ou euphorie, glaucome, cataracte.
À l'arrêt du traitement, un état dépressif peut s'installer ainsi qu'un syndrome de sevrage (fatigue, anxiété, amaigrissement, douleurs diffuses). Un phénomène de rebond peut apparaître avec une reprise évolutive de la maladie lors de l'arrêt du traitement.

Contre-indications :
Les corticoïdes sont contre-indiqués dans de nombreuses situations : toute maladie infectieuse évolutive notamment virale (herpès, zona ophtalmique, hépatite aiguë A, B, C), la goutte, l'ulcère gastro-duodénal en évolution, des états

Hyperium

psychotiques. Certains médicaments ne doivent pas être associés : l'hismanal, le Cordium, l'érythromycine en intraveineux, l'Halfan, le Barnétil. La grossesse n'est pas une contre-indication en cas de nécessité de traitement ; en revanche, l'allaitement en est une.

Bon à savoir

Il est conseillé aux personnes sous corticoïdes de suivre les horaires de prescription, de ne jamais interrompre brutalement le traitement et de ne prendre d'autres médicaments qu'après avis médical. Il est important de signaler la prise de corticoïdes en cas de vaccination, de désinfecter toute plaie et de signaler toute fièvre. En cas de traitement prolongé, un régime alimentaire doit être élaboré avec le médecin : peu salé, riche en protéines et en calcium, pauvre en sucres d'absorption rapide, modéré en sucres d'absorption lente. Les suppléments en potassium, calcium, vitamine D et pansements gastriques visent à diminuer la prise de poids, les œdèmes des jambes ou du visage, la fragilité osseuse ou cutanée et la gastrite.
En conséquence, il faut se peser très régulièrement, vérifier sa tension artérielle avec des appareillages automatiques, contrôler sa force musculaire, surveiller sa peau (vergetures, amincissement des ongles ou de la peau, augmentation de la pilosité) ou la présence de selles noires (saignement digestif).

HYPERIUM
Antihypertenseurs

65 %
Prix : 11,74 € - 30 comprimés
Équivalents ou génériques : Rilménidine Actavis, Rilménidine Alter, Rilménidine Arrow, Rilménidine Biogaran, Rilménidine EG, Rilménidine Evologen, Rilménidine Merck, Rilménidine Qualimed, Rilménidine Ranbaxy, Rilménidine Ratiopharm, Rilménidine Sandoz, Rilménidine Sandoz, Rilménidine Téva, Rilménidine Zydus
Laboratoire : Servier
DCI : rilménidine
Présentations/Composition : Cp. : 1 mg de rilménidine dihydrogénophosphate

Indications : *Hypertension artérielle*
Hyperium est indiqué dans le traitement de l'hypertension artérielle légère ou modérée.

Précautions/Interactions :
La posologie habituelle est de un comprimé par jour, le matin, pouvant être porté à deux comprimés en cas de réponse insuffisante. Le traitement doit être continué indéfiniment. Hyperium peut être associé à la plupart des traitements cardiovasculaires et antihypertenseurs, en particulier chez le patient diabétique.

Posologie :
Adulte : 1 Cp./j.
Grossesse : non
Allaitement : non

Effets secondaires :
Hyperium peut être responsable de fatigue, somnolence ou insomnie, palpitations cardiaques, maux d'estomac.

Contre-indications :
Hyperium est contre-indiqué en cas de syndrome dépressif grave et d'insuffisance rénale sévère.

HYTRINE
Médicaments de la prostate

30 % ; TFR
Prix : 8,20 € - 15 comprimés (1 mg)
19,33 € - 28 comprimés (5 mg)
Équivalents ou génériques : Dysalfa, Térazosine Biogaran, Térazosine Merck, Térazosine Téva
Laboratoire : Abbott
DCI : *térazosine*
Présentations/Composition : Cp. : 1 mg ou 5 mg d'anhydre de térazosine

Indications : *Hypertrophie de la prostate*
Hytrine est un médicament du système nerveux sympathique, agissant sur les récepteurs alpha et qui a la propriété de provoquer un relâchement des fibres musculaires au niveau de la vessie, de l'urètre et de la prostate. Il est indiqué pour soulager les symptômes provoqués par une hypertrophie (ou un adénome) de la prostate.

Précautions/Interactions :
Le risque d'hypotension orthostatique provoqué par le médicament est plus important chez les patients âgés de plus de 65 ans.
En cas d'antécédents d'hypertension artérielle, Hytrine peut provoquer une chute importante de tension artérielle, dans les heures qui suivent la prise du médicament. Les épisodes

d'hypotension n'interdisent généralement pas la poursuite du traitement.
L'association d'Hytrine est déconseillée avec les autres alpha-bloquants et avec les antagonistes du calcium (nifédipine, bépridil, diltiazem).
Le traitement doit être arrêté en cas d'aggravation d'une angine de poitrine.
Signalez votre traitement en cas d'anesthésie générale.

Posologie :
Adulte : 1 à 2 Cp./j. en moyenne 5 mg/j.

Effets secondaires :
Hytrine provoque une hypotension artérielle, accélération du rythme cardiaque, asthénie, somnolence, éruption cutanée, prurit, parfois éjaculation rétrograde et envie d'uriner plus fréquente.

Contre-indications :
Hytrine est contre-indiqué en cas d'hypersensibilité au produit, en cas d'antécédent d'hypotension orthostatique et en cas d'insuffisance hépatique sévère.

> **Bon à savoir**
> Commencer avec 1 comprimé le soir au coucher puis 2 comprimés en prise unique, toujours le soir. En cas d'interruption du traitement, une hypotension peut survenir lors de la reprise.

ICAZ
Antihypertenseurs

 65 %

Prix : 13,70 € - 30 gélules LP (2,5 mg)
37,12 € - 90 gélules LP (2,5 mg)
17,91 € - 30 gélules LP (5 mg)
47,32 € - 90 gélules LP (5 mg)
Équivalents ou génériques : Aucun
Laboratoire : Daiichi Sankyo France
DCI : *isradipine*
Présentations/Composition : Gél. LP : 2,5 et 5 mg
Indications : *Hypertension artérielle*
Icaz est indiqué pour le traitement de l'hypertension artérielle. En inhibant l'entrée du calcium dans les cellules musculaires des parois artérielles, l'isradipine provoque une vasodilatation générale, en particulier au niveau du cœur et du cerveau, sans entraîner d'augmentation de la fréquence artérielle.

Précautions/Interactions :
Le traitement doit être entrepris sous stricte surveillance lorsque le patient présente certains troubles du rythme cardiaque.
Son utilisation est déconseillée en association avec la cyclosporine, le dantrolène (Dantrium), et elle doit être faite avec précaution si le traitement comporte d'autres vasodilatateurs. Les interactions sont également possibles avec les alpha-1-bloquants (alfuzosine, prazocine), le baclofène (Liorésal), la cimétidine (Tagamet), l'itraconazole, la phénitoïne et la rifampicine, ainsi que les corticoïdes, les neuroleptiques et les antidépresseurs imipraminiques.
Chez les sujets âgés ou en cas d'insuffisance hépathique ou rénale, les doses sont réduites de moitié.

Posologie :
Adulte : 1 Gél. à 5 mg le matin
Grossesse : non
Allaitement : non

Contre-indications :
L'utilisation d'Icaz est contre-indiquée pendant la grossesse et l'allaitement, ainsi que chez les enfants de moins de 15 ans.

Effets secondaires :
Céphalées, bouffées de chaleur, œdèmes des membres inférieurs, hypotension, crampes, douleurs abdominales, nausées, parfois douleurs typiques de l'angine de poitrine nécessitent d'interrompre le traitement.

Délai d'action :
L'effet sur la tension artérielle se manifeste 5 à 7 heures après la prise.

En cas d'oubli :
Prendre immédiatement le comprimé oublié sans dépasser la dose journalière prescrite.

Signes de surdosage :
Il provoque une hypotension artérielle et une augmentation de la fréquence cardiaque, exigeant une surveillance en milieu hospitalier.

> **Bon à savoir**
>
> Grâce à son action originale sur les parois vasculaires, inhibant l'entrée du calcium dans les cellules, l'isradipine provoque une dilatation des vaisseaux et des artères coronaires. Ce mécanisme, aujourd'hui classique, fait des inhibiteurs calciques l'une des classes thérapeutiques les plus utilisées dans le traitement des maladies vasculaires, notamment l'angine de poitrine et l'hypertension.

IDARAC
Antalgiques

 15 %

Prix : 3,36 € - 20 comprimés (200 mg)
Équivalents ou génériques : Aucun
Laboratoire : Aventis
DCI : *floctafénine*
Présentations/Composition : Cp. : 200 mg
Indications : *Douleur*
L'Idarac est prescrit en cas de douleurs d'intensité mineure à modérée. La floctafénine supprime la douleur en bloquant l'influx nerveux en direction du cerveau.

Précautions/Interactions :
Il ne faut pas absorber ce médicament en cas d'antécédent d'allergie à celui-ci. En effet, si des symptômes allergiques mineurs étaient apparus lors d'une prise précédente (fourmillements des mains ou des pieds, rougeur brusque du visage, éruption cutanée, picotements laryngés, sensation de malaise), ne jamais reprendre le traitement.
Il faut éviter les prises occasionnelles et répétitives qui sont facteur de sensibilisation.
Les antihypertenseurs de type bêtabloquant ne doivent pas être associés à l'Idarac.

Posologie :
Adulte : 2 Cp. à la 1re prise puis 1 Cp. à chaque prise (4 Cp./j. maxi)
Grossesse : non
Allaitement : non

Effets secondaires :
Les effets indésirables sont rares et de nature allergique : urticaire, œdème de Quincke, fourmillements des mains, des pieds et du visage, chute de tension artérielle, respiration difficile de type asthmatique. Exceptionnellement peuvent survenir des nausées et des vomissements, un état de somnolence et une sensation de brûlure à la miction.

Contre-indications :
Les accidents antérieurs d'hypersensibilité à l'Idarac ou au Glifanan contre-indiquent la reprise de ce médicament. Les personnes souffrant d'insuffisance cardiaque sévère ou sous antihypertenseurs de type bêtabloquant ne doivent en aucun cas prendre de l'Idarac.

Délai d'action :
L'effet de l'Idarac est rapide et se fait sentir en moins d'une heure.

Signes de surdosage :
Les signes qui apparaissent en cas de surdosage sont une sécheresse de la bouche, une constipation, une accélération de la fréquence cardiaque ou une confusion mentale chez les personnes âgées.

Bon à savoir
Avaler les comprimés entiers ou mieux, préalablement délayés dans de l'eau. L'Idarac peut provoquer des réactions allergiques parfois graves mais elles sont généralement prévisibles, car des signes avant-coureurs sont apparus lors d'une prise antérieure : fourmillements des paumes des mains ou de la plante des pieds, rougeur du visage, boutons sur la peau et sensations de malaise.

IKARAN
Antihypotenseurs

30 %
Prix : 8,80 € - 30 comprimés LP (5 mg)
3,76 € - solution buvable
Équivalents ou génériques : Diergo-Spray, Dihydroergotamine GNR, Dihydroergotamine Novartis, Dihydroergotamine NVP, Séglor, Tamik

Laboratoire : Pierre Fabre
DCI : *dihydroergotamine*

Indications : Migraine, Insuffisance veineuse, Hypotension orthostatique
En raison de son action semblable à celle de certains médiateurs chimiques cérébraux, comme la sérotonine ou l'adrénaline, la dihydroergotamine est un vasoconstricteur artériel et veineux actif sur les crises de migraines et l'hypotension orthostatique ainsi que dans les syndromes d'insuffisance veineuse (sensation de jambes lourdes ou « impatiences »).

Précautions/Interactions :
Il est préférable d'éviter la prise de dihydroergotamine à jeun pour éviter nausées et vomissements.
La dihydroergotamine doit être utilisée avec précaution en cas d'insuffisance rénale, hépatique et en cas de maladie artérielle.
Son utilisation est contre-indiquée avec les macrolides en raison du risque accru d'ergotisme (spasme artériel pouvant provoquer une insuffisance circulatoire au niveau des extrémités), avec le sumatriptan, et elle est déconseillée avec la bromocriptine.

Posologie :
Adulte : 1 Cp. 2 fois/j. ou 30 Gttes 3 fois/j.
Grossesse : non
Allaitement : non

Effets secondaires :
La dihydroergotamine peut provoquer des nausées et des vomissements, surtout si elle est prise à jeun. Par voie intraveineuse, elle est responsable (rarement) d'un syndrome spécifique, appelé ergotisme, qui se manifeste par des sensations d'engourdissement et de fourmillements des extrémités, accompagnées de douleurs thoraciques. Ces symptômes exigent d'interrompre immédiatement le traitement.

Contre-indications :
La dihydroergotamine est interdite en cas d'hypersensibilité connue aux dérivés de l'ergot de seigle.

Délai d'action :
L'effet sur la tension artérielle se manifeste 20 à 30 minutes après la prise.

En cas d'oubli :
Prendre immédiatement le comprimé oublié sans dépasser la dose journalière prescrite.

Ikorel

Signes de surdosage :
Le signe le plus préoccupant du surdosage est l'ergotisme, qui nécessite une hospitalisation en urgence pour un traitement à base d'anticoagulants et de corticoïdes.

Bon à savoir
> La dihydroergotamine est extraite d'un parasite, l'ergot de seigle, qui est la base de nombreux médicaments. Elle est particulièrement active sous forme de spray ou par voie intraveineuse, mais peut également être utilisée comme traitement de fond contre l'hypotension artérielle.

IKOREL
Antiangoreux

 65 %
Prix : 6,86 € - 30 comprimés (10 mg)
12,57 € - 30 comprimés (20 mg)
Équivalents ou génériques : Adancor, Nicorandil Almus, Nicorandil Biogaran, Nicorandil Winthrop
Laboratoire : Bellon
DCI : *nicorandil*
Présentations/Composition : Cp. : 10 et 20 mg

Indications : *Angine de poitrine*
Ikorel est un vasodilatateur qui agit au niveau des cellules des parois artérielles et provoque une dilatation artérielle. Cet effet soulage le travail du cœur et Ikorel est employé en traitement de fond de l'angine de poitrine, quelle que soit sa gravité.

Précautions/Interactions :
Ikorel peut provoquer des aphtes et des ulcérations buccales qui nécessitent d'interrompre le traitement.
Il peut être utilisé en association avec d'autres traitements cardio-vasculaires comme les bêta-bloquants et les inhibiteurs calciques, mais il ne faut pas l'associer à la trinitrine ni au Corvasal.
Il doit être utilisé avec prudence chez les patients traités avec des antidépresseurs, en raison du risque accru d'hypotension.
La consommation d'alcool est fortement déconseillée, car elle peut augmenter l'effet hypotenseur du médicament.

Posologie
Adulte : Cp. 2 fois/j. en augmentant progressivement les doses jusqu'à 20 mg/j.

Grossesse : non
Allaitement : non

Effets secondaires :
Ikorel provoque des maux de tête, parfois une hypotension orthostatique et des troubles digestifs. Des aphtes et des ulcérations buccales peuvent survenir en début de traitement.

Contre-indications :
Ikorel est déconseillé pendant la grossesse et la période d'allaitement. Il est également déconseillé en cas d'allergie au nicorandil et d'hypotension artérielle. Il est contre-indiqué de l'employer avec le sildénafil (Viagra) en raison du risque d'hypotension brutale.

Délai d'action :
L'effet sur le système vasculaire se manifeste au bout d'une heure.

Signes de surdosage :
À haute dose, Ikorel provoque une vasodilatation généralisée avec hypotension, nécessitant une surveillance en milieu hospitalier.

ILARIS
Immunosuppresseurs

100 %
Prix : 11 945,98 € - 1 flacon.
Équivalents ou génériques : Aucun
Laboratoire : Novartis
DCI : *canakinumab*
Présentations/Composition : Flacon pour Inj. : 150 mg de canakinumab

Indications : *Syndrome périodique associé à la cryopyrine*
Ilaris est indiqué dans le traitement de maladies génétiques rares, comme les syndromes inflammatoires associés à la cryopyrine, qui se manifestent par des éruptions cutanées, des douleurs articulaires et de nombreuses complications sur le long terme.

Précautions/Interactions :
La posologie est de 1 injection sous-cutanée de 150 mg toutes les 8 semaines chez les patients de plus de 40 kg.
En l'absence d'amélioration clinique des signes inflammatoires, une seconde injection peut être administrée 1 semaine après la première.
Chez les enfants de plus de 4 ans, la posologie à respecter est de 2 mg/kg par administration.

Posologie :
Adulte : 1 Inj. SC/8 Sem.
Grossesse : oui, si nécessaire
Enfant < 4 ans : non
Allaitement : oui, si nécessaire

Effets secondaires :
Ilaris peut favoriser les rhinopharyngites et les infections urinaires, et provoquer une réaction cutanée au point d'injection. Ilaris est également responsable de vertiges.

Contre-indications :
Ilaris doit être évité chez les femmes enceintes ou en cas d'allaitement, sauf cas d'absolue nécessité. Une contraception efficace est recommandée pendant tout le traitement.

IMETH
Antirhumatismaux

65 %

Prix : 10,72 € - 10 comprimés (10 mg)
Équivalents ou génériques : Aucun
Laboratoire : Nordic Pharma
DCI : *méthotrexate*
Présentations/Composition : Cp. : 10 mg de méthotrexate

Indications : *Polyarthrite rhumatoïde, Psoriasis*
Imeth est indiqué dans le traitement de la polyarthrite rhumatoïde de l'adulte, et du psoriasis et ses formes articulaires (rhumatisme psoriasique), uniquement dans les formes qui résistent aux traitements habituels.

Précautions/Interactions :
La posologie habituelle initiale, en cas de polyarthrite rhumatoïde, est de 7,5 à 15 mg par semaine, en 1 à 3 administrations. Pendant la phase d'entretien, la prise du médicament est généralement de 1 fois par semaine, avec un maximum de 20 mg. Le traitement et sa durée doivent être adaptés en fonction des résultats.
En cas de psoriasis ou de rhumatisme psoriasique, la posologie initiale est de 2,5 à 5 mg la première semaine, puis peut être augmentée à 7,5 jusqu'à 15 mg, 1 à 3 fois par semaine, à partir de la deuxième semaine.
La consommation d'alcool est fortement déconseillée durant le traitement.
Imeth doit être utilisé avec précaution en cas de diabète, d'obésité, de maladies hépatiques, d'insuffisance rénale légère à modérée.

Imeth ne peut être prescrit que par un médecin spécialisé.

Posologie :
Adulte : 10 à 20 mg/Sem.
Enfant < 18 ans : non
Grossesse : non
Allaitement : non

Effets secondaires :
Imeth peut être responsable de nombreux effets secondaires, telles que des diarrhées ou des stomatites, qui nécessitent d'interrompre le traitement. Le méthotrexate peut provoquer une infertilité masculine et des anomalies parfois irréversibles de la spermatogénèse. Les hommes ne doivent pas procréer pendant les 6 mois qui suivent l'arrêt du traitement, et il est conseillé de faire une conservation du sperme avant le début du traitement. Imeth peut être responsable de maux de tête, vertiges, fatigue, chute de cheveux, infections.

Contre-indications :
Imeth est contre-indiqué en cas d'insuffisance rénale sévère, d'insuffisance hépatique sévère, en particulier lorsqu'elle est d'origine alcoolique. Il est également interdit en cas de maladies sanguines telles que leucopénie, neutropénie, thrombopénie, anémie, agranulocytose, aplasie médullaire. Les infections chroniques, telles qu'infections à VIH, sont également une contre-indication. Les vaccinations par virus vivants ne doivent pas être pratiquées durant le traitement. Les femmes en âge de procréer ne doivent pas prendre ce médicament, sauf nécessité absolue, en raison du risque de malformation fœtale.

IMIGRANE
Antimigraineux

65 %

Prix : 20,50 € - 6 comprimés (50 mg)
10,53 € - 2 ampoules pour pulvérisation nasale (10 ou 20 mg)
28,97 € - 6 ampoules pour pulvérisation nasale (20 mg)
Équivalents ou génériques : Imiject, *Sumatriptan Téva*
Laboratoire : GlaxoSmithKline
DCI : *sumatriptan*
Présentations/Composition : Cp. : 50 mg
Sol. Inj. : 1 ou 2 seringues préremplies (6 mg) avec ou sans auto-injecteur

Imodium

Sol. pour Pulv. nasale : boîte de 2, 6 Amp. de 10 ou 20 mg/0,1 ml

Indications : *Migraine, Algies vasculaires de la face*

Ce médicament est un vasoconstricteur artériel surtout actif au niveau crânien. La dilatation des vaisseaux étant suspectée dans la migraine, il est particulièrement actif en cas de crise douloureuse d'origine vasculaire : migraine et algies vasculaires de la face. La forme injectable est indiquée dans le traitement de la crise douloureuse sévère (migraine ou douleur de la face) quand tous les autres traitements ont échoué.

Précautions/Interactions :

Il est nécessaire de respecter les doses et les intervalles entre chaque prise afin de minimiser l'apparition des effets secondaires.

Ce traitement est utilisé avec prudence en cas d'insuffisance hépatique et en cas de facteurs de risque cardio-vasculaires (tabagisme, hypertension artérielle, hommes de plus de 40 ans et femmes ménopausées).

L'ergotamine, la dihydroergotamine, le méthysergide, les antidépresseurs IMAO ou sérotoninergiques sont contre-indiqués.

Posologie :
Adulte

Voie orale : 1 Cp. au début de la crise (2 à 3 Cp./j. maxi)
Voie Inj. : 1 Amp. de 6 mg SC (2 Amp./j. maxi)
Pulv. Nasale : 2 Pulv./j. maxi

Grossesse : non
Allaitement : non

Effets secondaires :

Ils sont assez rares et consistent en sensation de faiblesse ou de fatigue, somnolence, vertiges, bouffées de chaleur, bouche sèche, nausées, vomissements, réactions allergiques, fourmillements. Après une injection, une sensation d'oppression ou des douleurs thoraciques peuvent survenir ainsi qu'une douleur ou une irritation au point d'injection.

Contre-indications :

La prise de ce médicament est contre-indiquée en cas d'insuffisance hépatique ou rénale sévère, d'antécédent d'infarctus du myocarde, d'angor, de maladie artérielle ou de troubles du rythme cardiaque ainsi que chez les personnes de moins de 18 ans ou de plus de 65 ans.

Délai d'action :

Les effets sur la crise migraineuse se font ressentir 30 minutes après la prise orale.

Signes de surdosage :

En cas de surdosage, une hospitalisation est nécessaire pour une surveillance cardiaque.

> *Bon à savoir*
>
> *Ce traitement est employé en cas d'échec d'autres thérapeutiques. Une disparition complète de la migraine intervient dans les 2 heures suivant la prise du médicament chez près de 75 % des personnes. Une reprise de la douleur peut survenir quelques heures après dans 30 à 40 % des cas. En cas de douleurs vasculaires de la face, la disparition complète des algies intervient en 15 à 30 minutes chez 75 % des personnes. Les ampoules injectables se conservent à l'abri de la chaleur et de la lumière.*

IMODIUM
Antidiarrhéiques

30 %

Prix : 3,27 € - 20 gélules
2,76 € - solution buvable 90 ml

Équivalents ou génériques : Altocel, Arestal, Diarétyl, Diastrolib, Ercestop, Indiaral, Lopéramide Almus, Lopéramide Arrow, Lopéramide Biogaran, Lopéramide Cristers, Lopéramide EG, Lopéramide Evolugen, Lopéramide G Gam, Lopéramide Gifrer, Lopéramide Ivax, Lopéramide Merck, Lopéramide Qualimed, Lopéramide Ratiopharm, Lopéramide RPG, Lopéramide Synthélabo OTC, Lopéramide Téva, Lopéramide Viaref, Lopéramide Zydus

Laboratoire : Janssen-Cilag
DCI : *lopéramide*
Présentations/Composition : Gél. : 2 mg de lopéramide
Sol. Buv. : 0,2 mg/ml de lopéramide

Indications : *Diarrhée*

Imodium est indiqué pour le traitement des diarrhées aiguës et chroniques.

Précautions/Interactions :

Imodium est un traitement de la diarrhée qui doit toujours être associé à une réhydratation en cas de perte en eau importante.

Imodium gélules est réservé à l'adulte et à l'enfant de plus de 8 ans. Entre 2 et 8 ans, il ne

faut utiliser que la solution buvable. Imodium est contre-indiqué chez l'enfant de moins de 2 ans. Imodium appartient à la famille des opiacés, mais, aux doses habituelles, il n'a pas d'effet sur le système nerveux central.
Imodium peut provoquer une somnolence et doit donc être utilisé avec précaution par les conducteurs.

Posologie :
Adulte : 2 Gél. puis 1 Gél. après chaque selle diarrhéique maxi 8 Gél./j.
Enfant
2 à 8 ans : 1,5 ml /10 kg, maxi 5 fois/j.
> 8 ans : 1 à 2 Gél./j.
Grossesse : non
Allaitement : non

Effets secondaires :
Imodium peut provoquer une constipation nécessitant de réduire ou d'arrêter le traitement. Il peut également provoquer une réaction allergique cutanée, une sécheresse de la bouche, des vomissements, ballonnements, douleurs abdominales.

Contre-indications :
Imodium est contre-indiqué en cas de maladies inflammatoires du côlon (maladie de Crohn, rectocolite), en cas d'insuffisance hépatique et dans les dysenteries aiguës avec fièvre et sang dans les selles. Il ne doit pas non plus être utilisé dans le traitement des diarrhées provoquées par les antibiotiques.

Délai d'action :
L'effet sur la diarrhée se manifeste en 1 à 2 heures.

Signes de surdosage :
Imodium peut provoquer une dépression grave du système nerveux central, avec somnolence, troubles de la respiration et de la coordination motrice et paralysie digestive. L'hospitalisation en urgence est nécessaire pour l'administration d'antidotes (naloxone).

> **Bon à savoir**
> *Chez les enfants de moins de 8 ans, utiliser la mesurette graduée, qui permet de déterminer immédiatement la dose nécessaire (la graduation 12 correspond à la dose suffisante pour un enfant de 12 kg).*

Les médicaments doivent être conservés hors de portée des enfants.

IMOVANE
Hypnotiques

 65 %
Prix : 1,57 € - 5 comprimés (3,75 mg)
2,91 € - 14 comprimés (3,75 mg)
1,65 € - 5 comprimés (7,5 mg)
3,08 € - 14 comprimés (7,5 mg)
Équivalents ou génériques : *Zopiclone Alter, Zopiclone Arrow, Zopiclone Biogaran, Zopiclone EG, Zopiclone Merck, Zopiclone Qualimed, Zopiclone Ranbaxy, Zopiclone Ratiopharm, Zopiclone Sandoz, Zopiclone Téva, Zopiclone Winthrop, Zopiclone Zydus*
Laboratoire : Aventis
DCI : *zopiclone*
Présentations/Composition : Cp. : 3,75 mg

Indications : *Insomnies*
Ce médicament est un puissant somnifère qui possède également une action anxiolytique, relaxante pour les muscles et anti-convulsivante. Sa prescription est limitée dans le temps car un risque de dépendance s'installe rapidement, provoquant un syndrome de sevrage à l'arrêt du traitement. Il est indiqué en cas d'insomnie occasionnelle, transitoire ou chronique.

Précautions/Interactions :
La posologie est diminuée de plus de la moitié chez les personnes âgées, les insuffisants hépatiques ou rénaux.
L'alcool ne doit pas être associé à ce médicament et les dépresseurs du système nerveux sont déconseillés.

Posologie :
Adulte : 1 Cp. au coucher
Grossesse : non
Allaitement : non

Effets secondaires :
Une somnolence, une bouche sèche, des difficultés de concentration, une faiblesse généralisée du corps, une sensation d'ébriété peuvent apparaître au cours du traitement. Des réactions paradoxales rares ont été rapportées avec un état d'excitation, de l'agressivité, de l'irritabilité ou une confusion mentale. À fortes doses ou au cours de traitements prolongés, une dépendance s'installe empêchant l'arrêt du somnifère qui provoque une anxiété, des insomnies, des maux de tête, une agita-

Imurel

tion et parfois des hallucinations ou des convulsions.

Contre-indications :
Une insuffisance respiratoire sévère, une myasthénie et une allergie à la zopiclone contre-indiquent la prise de ce médicament.

Délai d'action :
L'action de ce somnifère se fait sentir généralement au bout d'une 1/2 heure.

Signes de surdosage :
Un surdosage en zopiclone provoque une somnolence, un état d'ébriété et une dépression respiratoire pouvant conduire à un coma. Une hospitalisation est nécessaire pour délivrer l'antidote (flumazénil).

> **Bon à savoir**
>
> La prescription de ce somnifère est limitée à 4 semaines et son arrêt progressif s'étale sur 15 jours en cas de traitement prolongé. Il est conseillé d'absorber le somnifère au coucher et de respecter les règles du bon endormissement : se coucher dans une chambre calme, bien aérée, pas trop chauffée et dans l'obscurité.

IMUREL
Immunodépresseurs

100 %
Prix : 30,61 € - 100 comprimés (50 mg)
10,57 € - 50 comprimés (25 mg)
Équivalents ou génériques : Azathioprine EG, Azathioprine Merck, Azathioprine Téva
Laboratoire : GlaxoSmithKline
DCI : *azathioprine*
Présentations/Composition : Cp. : 25 et 50 mg

Indications : *Prévention des rejets d'organes, Maladie immunitaire, Hépatite B chronique active, Hépatite C chronique active*
Imurel inhibe la synthèse de certains globules blancs intervenant dans la défense de l'organisme. Il est utilisé dans la prévention des rejets de greffe d'organes, considérés comme des corps étrangers ou dans certaines maladies où le système immunitaire est trop actif : lupus érythémateux, polyarthrite rhumatoïde sévère, hépatite chronique active, purpuras et certaines anémies ou maladies dermatologiques.

Précautions/Interactions :
Une contraception efficace doit être instaurée dès le début du traitement chez les femmes en âge de procréer. Une surveillance de la formule sanguine doit être régulière et le traitement est arrêté en cas de chute sévère des globules blancs ou des plaquettes.
Il est conseillé d'éviter de s'exposer au soleil pendant toute la durée du traitement, de protéger les parties découvertes du corps avec des écrans totaux et de faire examiner régulièrement sa peau par son médecin (risque accru de cancers cutanés).
Les doses sont diminuées en cas de dysfonctionnement des cellules hépatiques ou rénales ou en cas de traitement hypo-uricémiant (allopurinol). Le mycophénolate mofétil (Cellcept), les virus vivants atténués, les curarisants sont déconseillés.

Posologie :
Adulte
Greffe d'organe : 1 à 4 mg/kg/j. en 1 à 3 prises/j.
Maladies immunitaires : 1 à 3 mg/kg/j. en 1 à 3 prises/j.
Hépatite chronique active : 1 à 1,5 mg/kg/j. en 1 à 3 prises/j.
Grossesse : non
Allaitement : après avis médical

Effets secondaires :
Une baisse des globules blancs peut survenir mais elle est réversible à l'arrêt du traitement. De rares éruptions cutanées, fièvre, nausées, vomissements, diarrhées, perte de cheveux et douleurs musculaires peuvent apparaître. Des hépatites et des pancréatites sont exceptionnelles mais il existe une fréquence accrue de tumeurs cancéreuses lymphatiques ou épithéliales chez les transplantés.

Contre-indications :
Une allergie connue à l'azathioprine et l'exposition au soleil ou aux UV sont des contre-indications au traitement.

> **Bon à savoir**
>
> L'azathioprine n'a pas de conséquence sur la fertilité masculine ou féminine et les éventuelles pertes de cheveux sont réversibles à l'arrêt du traitement. Les comprimés sont avalés au cours des repas pour une meilleure tolérance digestive.

Le surdosage, très rare, provoque des nausées accompagnées de vomissements, une baisse de globules blancs et une altération de la fonction rénale, qui régressent à l'arrêt du traitement.

INCIVO
Antiviral

H 65 %
Prix : 9 059,95 € - 42 comprimés
Équivalents ou génériques : Aucun
Laboratoire : Janssen
DCI : *télaprevir*
Présentations/Composition : Cp. : 375 mg de télaprevir

Indications : *Hépatite virale C*
Incivo est indiqué dans le traitement de l'hépatite virale chronique de type C, seul ou en association avec d'autres traitements antiviraux.

Précautions/Interactions :
La posologie est de 2 comprimés, 3 fois par jour, pendant 12 semaines au maximum.
Ce traitement doit toujours être associé à la ribavirine et au péginterféron, pendant une période variable, dépendant du taux de virus détecté dans l'organisme.
Ce médicament ne peut être prescrit qu'à l'hôpital, par un médecin spécialiste.
Les femmes en âge de procréer doivent suivre une contraception pendant le traitement, y compris pendant que leur partenaire est en traitement, en raison du risque d'altération des spermatozoïdes.

Posologie :
Adulte : 6 Cp./j. pendant 12 Sem.
Grossesse : non
Enfant < 18 ans : non
Allaitement : non

Effets secondaires :
Incivo peut favoriser l'apparition d'œdèmes des extrémités, provoque des troubles du goût, des réactions allergiques cutanées, des infections (candidoses buccales), des troubles digestifs avec nausées, vomissements et, souvent, des symptômes anaux (prurit, hémorragies rectales).

Contre-indications :
Incivo est contre-indiqué en association avec de nombreux médicaments ainsi qu'avec le millepertuis. Il est contre-indiqué pendant la grossesse, l'allaitement et chez les enfants de moins de 18 ans. L'insuffisance hépatique sévère est également une contre-indication.

En cas d'oubli :
En cas d'oubli de moins de 4 heures, prendre immédiatement le comprimé oublié, toujours avec de la nourriture.

INCRELEX
Hormones

100 %
Prix : 707,49 € - 1 flacon 4 ml
Équivalents ou génériques : Aucun
Laboratoire : Beaufour Ipsen
DCI : *mécasermine*
Présentations/Composition : Sol. Inj. en flacon de 4 ml : 10 mg/ml de mécasermine

Indications : *Retards de croissance*
Increlex est indiqué pour le traitement de certains retards de croissance très rares de l'enfant et de l'adolescent, qui ne sont pas dues à un déficit en hormone de croissance, mais de l'IGF-1 (insulin like growth factor), protéine qui favorise l'entrée dans la cellule du glucose, des acides gras et des acides aminés, et stimule ainsi la croissance.

Précautions/Interactions :
La dose habituelle du traitement est de 0,04 mg/kg, avec augmentation progressive jusqu'à 0,12 mg/kg, en 2 administrations sous-cutanée par jour.
Ce traitement ne peut être prescrit et suivi que pas des endocrinologistes spécialisés dans le traitement des retards de croissance.
La durée du traitement dépend de son effet sur la croissance et des éventuels effets secondaires.

Posologie :
Adulte : non
Enfant à partir de 3 ans : 0,04 mg à 0,12 mg/kg/2 fois/j.
Grossesse : non
Allaitement : non

Effets secondaires :
Les effets secondaires les plus fréquents sont l'hypoglycémie, les troubles cardiovasculaires et d'éventuels troubles de croissance osseux, nécessitant une surveillance régulière du traitement.

INDOCOLLYRE
Anti-inflammatoires

 65 %
Prix : 3,99 € - flacon (100 ml)
Équivalents ou génériques : Aucun
Laboratoire : Chauvin
DCI : *indométacine*
Présentations/Composition : Flacon 100 ml : 100 mg d'indométacine
Indications : *Inflammation de l'œil*
Indocollyre est un collyre anti-inflammatoire indiqué dans la prévention et le traitement des manifestations inflammatoires au cours ou après la chirurgie de l'œil, en particulier dans le traitement de la cataracte.

Précautions/Interactions :
Il est déconseillé d'utiliser des lentilles de contact pendant le traitement.
En cas d'utilisation de plusieurs collyres, espacer les instillations de 15 minutes.
Indocollyre ne doit pas être utilisé en association avec les anticoagulants oraux, d'autres anti-inflammatoires non stéroïdiens, le diflunisal, l'héparine, le lithium, le méthotréxate et la ticlopidine.

Posologie :
Adulte : 1 Gtte dans l'œil, 4 à 6 fois/j.
Grossesse : non
Allaitement : non

Effets secondaires :
Indocollyre peut provoquer une sensation de chaleur ou de picotement lors de l'instillation.

Contre-indications :
Indocollyre est contre-indiqué en cas d'hypersensibilité à l'indométacine.

INDUCTOS
Réparateurs osseux

H
Prix : Usage hospitalier
Équivalents ou génériques : Aucun
Laboratoire : Wyeth-Lederlé
DCI : *dibotermine alfa*
Présentations/Composition : Flacon : 12 mg de dibotermine alfa
Indications : *Fracture*
Inductos est une protéine obtenue par génie génétique qui a la propriété de favoriser la production osseuse lors d'une fracture. Inductos est utilisé principalement pour les fractures du tibia en complément du traitement standard comprenant la réduction de la fracture ouverte et la fixation par enclouage centromédullaire.

Précautions/Interactions :
Inductos est un implant qui doit être appliqué dans des conditions chirurgicales sur les zones fracturées.
Inductos ne peut être appliqué qu'à l'hôpital par un chirurgien spécialisé en traumatologie ou orthopédie.
Inductos doit être utilisé une seule fois en application sur la fracture.
Inductos est utilisé de préférence sur les fractures diaphysaires d'os longs, comme le tibia. Il existe un risque de fragilité osseuse résiduelle, en cas d'application sur des zones d'appui (hanche), en cas d'association avec une prothèse osseuse, ou sur des fractures vertébrales.

Posologie :
Adulte : 1 Applic. de l'implant sur les os fracturés
Enfant : non
Grossesse : non
Allaitement : non

Effets secondaires :
Inductos peut être responsable de réactions immunitaires, notamment chez les personnes porteuses d'une maladie auto-immune, notamment la polyar-thrite rhumatoïde, le lupus érythémateux disséminé, la sclérodermie, le syndrome de Sjögren et la dermatomyosite/polymyosite. Inductos peut également être responsable d'une ossification ectopique (en dehors de l'os ou de la zone fracturée).

Contre-indications :
Inductos est contre-indiqué en cas d'hypersensibilité connue à la dibotermine alfa, au collagène bovin de type I ou à n'importe quel autre excipient. Inductos ne peut pas être utilisé en cas d'immaturité osseuse (enfant, nourrisson), en cas de maladie de Paget, de tumeur maligne, d'infection au site de la fracture, en cas de syndrome des loges tibiales, en cas de

fracture métastatique, ou en cas de traitement anticancéreux.

INEGY
Normolipémiants

65 %

Prix : 55,15 € - 30 comprimés (20 mg)
60,83 € - 30 comprimés (40 mg)
Équivalents ou génériques : Aucun
Laboratoire : MSD
DCI : *ézétimibe, simvastatine*
Présentations/Composition : Cp. : 10 mg d'ezétimibe et 20 mg ou 40 mg de simvastatine

Indications : *Hypercholestérolémie, Hyperlipidémie*
Inegy est indiqué dans le traitement des hypercholestérolémies IIa et les hyperlipidémies mixtes IIb, lorsque le traitement avec une statine seule est insuffisant, ou lorsque les patients reçoivent séparément un traitement associant simvastatine et ezétimibe.

Précautions/Interactions :
Pendant toute la durée du traitement, le patient doit suivre un régime hypolipidémiant adapté.
La posologie usuelle est de 10/20 mg ou 10/40 mg une fois par jour le soir. La posologie de 10/80 mg par jour est uniquement recommandée chez les patients présentant une hypercholestérolémie sévère et un risque élevé de complications cardiovasculaires.
La surveillance du traitement exige de doser régulièrement le taux de LDL-cholestérol. Les ajustements de doses, lorsqu'ils sont nécessaires, doivent être faits avec un intervalle minimum de 4 semaines.
Inegy doit être administré 2 heures avant ou 4 heures après un autre médicament hypocholestérolémiant comme une résine échangeuse d'ions.
En association avec amiodarone ou vérapamil, la posologie de ce médicament ne doit pas dépasser 10/20 mg par jour.
En association avec de la ciclosporine, du danazol ou de la niacine à doses hypolipémiantes, la posologie de ce médicament ne doit pas dépasser 10/10 mg par jour.
Inegy peut être utilisé chez le sujet âgé, chez les sujets souffrant d'une insuffisance rénale légère ou d'une insuffisance hépatique légère.
En revanche, il est contre-indiqué en cas d'insuffisance hépatique modérée ou sévère.
Inegy doit être utilisé avec précaution en cas d'hypothyroïdie, de maladie neuro-musculaire, d'alcoolisme chronique.
Inegy peut favoriser l'apparition de troubles neuro-musculaires, et, pour cette raison, il est nécessaire de signaler tout de suite au médecin l'apparition de toute douleur musculaire inexpliquée, sensibilité douloureuse ou faiblesse musculaire. On procède avant le traitement à un dosage sanguin de l'enzyme CPK (céphaline phosphokinase), en particulier chez les personnes présentant des facteurs de risque : patients de plus de 70 ans, insuffisance rénale, hypothyroïdie non contrôlée, antécédents personnels ou familiaux de maladie musculaire héréditaire, antécédents de toxicité musculaire avec une statine ou un fibrate, abus d'alcool.

Posologie :
Adulte : 1 à 2 Cp. le soir
Enfant : non
Grossesse : non
Allaitement : non

Effets secondaires :
Inegy est responsable de troubles neurologiques comme des maux de tête, troubles de la sensibilité, insomnie, troubles de la mémoire, étourdissements (il doit être utilisé avec précaution en cas de conduite automobile ou d'utilisation de machines). Il peut être responsable de troubles gastro-intestinaux, musculaires, immunologiques et hépatiques.

Contre-indications :
Inegy est contre-indiqué en cas d'hypersensibilité à l'un des composants, insuffisance hépatique sévère, en cas d'administration concomitante d'itraconazole, kétoconazole, érythromycine, clarithromycine, télithromycine, inhibiteurs de protéase du VIH et néfazodone.

En cas d'oubli :
Ne pas doubler la dose et continuer le traitement selon la prescription.

> ***Bon à savoir***
> Éviter de boire du jus de pamplemousse durant le traitement.

INEXIUM
Antiulcéreux

65%

Prix : 5,07 € - 7 comprimés (20 mg)
3,94 € - 14 comprimés (20 mg)
7,08 € - 28 comprimés (20 mg)
7,85 € - 14 comprimés (40 mg)
13,58 € - 28 comprimés (40 mg)
15,16 € - 28 sachets (10 mg)
Équivalents ou génériques : *Ésoméprazole Actavis, Ésoméprazole Arrow, Ésoméprazole Biogaran, Ésoméprazole EG, Ésoméprazole Mylan, Ésoméprazole PHR, Ésoméprazole Ranbaxy, Ésoméprazole Ratiopharm, Ésoméprazole Sandoz, Ésoméprazole Téva, Ésoméprazole Winthrop, Ésoméprazole Zydus*
Laboratoire : Pharma Lab
DCI : *ésoméprazole*
Présentations/Composition : Cp : 20 et 40 mg d'ésoméprazole

Indications : *Reflux gastro-œsophagien, Œsophagite*
Inexium est indiqué dans le reflux gastro-œsophagien chez les patients ayant une œsophagite et/ou des symptômes sévères de reflux comme alternative à la voie orale lorsque celle-ci n'est pas appropriée.

Précautions/Interactions :
La posologie habituelle initiale d'Inexium est de 20 à 40 mg par jour, par voie intraveineuse.
Le traitement doit être continué par voie orale, dès que possible.
Inexium peut être utilisé en cas d'insuffisance hépatique ou rénale légère à modérée.
Inexium doit être utilisé avec précaution en cas d'ulcère de l'estomac, car il peut en masquer les symptômes et retarder le diagnostic éventuel d'une lésion cancéreuse.
La diminution de l'acidité intragastrique au cours du traitement avec l'ésoméprazole peut diminuer ou augmenter l'absorption de médicaments si le mécanisme d'absorption est influencé par l'acidité gastrique. Comme lors de l'administration concomitante avec d'autres antisécrétoires gastriques ou avec des antiacides, l'absorption du kétoconazole et de l'itraconazole peut être diminuée au cours du traitement avec l'ésoméprazole. Les concentrations sanguines de médicaments comme diazépam, citalopram, imipramine, clomipramine, phénytoïne, etc. peuvent être augmentées, et une réduction des doses peut être nécessaire.

Posologie :
Adulte : 20 à 40 mg/j.
Moins de 18 ans : non
Grossesse : oui, avec précaution
Allaitement : non

Effets secondaires :
Inexium peut être responsable de nombreux effets secondaires, tels que des troubles de l'état général (perte de l'appétit, fièvre, prise de poids, œdème), troubles neurologiques (maux de tête, agitation, hallucinations, paresthésie, insomnie), troubles gastro-intestinaux, musculaires (douleurs articulaires et musculaires).

Contre-indications :
Inexium est contre-indiqué en cas d'hypersensibilité à l'ésoméprazole.

INIPOMP
Antiulcéreux

65 %

Prix : 8,33 € - 14 comprimés (20 mg)
16,14 € - 28 comprimés (20 mg)
9,05 € - 14 comprimés (40 mg)
17,60 € - 28 comprimés (40 mg)
Usage hospitalier - Flacon injectable (40 mg)
Équivalents ou génériques : Eupantol, Ipraalox, Pantoloc, Pantozol, Prazopant, *Pantoprazole Actavis, Pantoprazole Almus, Pantoprazole Alter, Pantoprazole Arrow, Pantoprazole Biogaran, Pantoprazole Bouchara, Pantoprazole Cristers, Pantoprazole EG, Pantoprazole Isomed, Pantoprazole KRKA, Pantoprazole Mylan, Pantoprazole PHR, Pantoprazole Qualimed, Pantoprazole Ranbaxy, Pantoprazole Ratiopharm, Pantoprazole Sandoz, Pantoprazole Sun, Pantoprazole Téva, Pantoprazole Winthrop, Pantoprazole Zen, Pantoprazole Zydus*
Laboratoire : Nicomed
DCI : *pantoprazole*
Présentations/Composition : Cp. : 20 mg et 40 mg de pantoprazole
flacon de Poud. pour Inj. IV de 40 mg de pantoprazole

Indications : *Ulcère gastro-duodénal, Reflux gastro-œsophagien*

Inipomp est un antiulcéreux antisécrétoire appartenant à la famille des « inhibiteurs de la pompe à protons », qui inhibe la sécrétion acide gastrique quelle que soit son origine. Il est indiqué dans le traitement des ulcères gastro-duodénaux, en association à un traitement antibiotique lorsque l'origine infectieuse est prouvée (helicobacter pylori) et dans le traitement de la maladie de Zollinger-Ellison (hypersécrétion gastrique souvent associée à une tumeur du pancréas). Il est également utilisé pour le traitement des œsophagites provoquées par le reflux gastro-œsophagien.

Précautions/Interactions :

Inipomp est réservé à l'adulte en raison de l'absence d'études chez l'enfant.
La durée du traitement est de 4 à 8 semaines : 1 mois en moyenne pour un ulcère duodénal, 4 à 6 semaines pour un ulcère gastrique évolutif, 4 à 8 semaines pour une œsophagite. Le traitement d'entretien du reflux gastro-duodénal, accompagné ou non d'œsophagite, est de 15 mg par jour.
Avant de traiter un ulcère, il est nécessaire de s'assurer du caractère bénin de la lésion par un examen endoscopique.
Le traitement de l'ulcère gastro-duodénal d'origine infectieuse (provoqué par la bactérie helicobacter pylori) exige une trithérapie composée d'Inipomp à raison de 1 comprimé 40 mg matin et soir et de 2 antibiotiques : clarithromycine et amoxicilline ou métronazole ou tinidazole, pendant 7 jours. Le traitement doit être continué avec Inipomp seul, à la dose de 40 mg par jour, pendant 3 semaines.

Posologie :
Adulte : 40 mg/j. en 1 prise
Grossesse : non
Allaitement : non

Effets secondaires :

Inipomp provoque des troubles digestifs (nausées, diarrhées ou constipation), des douleurs musculaires, des maux de tête, plus rarement des éruptions cutanées, urticaire, prurit, vertiges, des troubles de la formule sanguine et des tests hépatiques. Un traitement de longue durée favorise les infections gastriques.

Délai d'action :
Inipomp est efficace 4 jours après le début du traitement.

En cas d'oubli :
Prendre le comprimé sans dépasser la dose journalière prescrite.

> **Bon à savoir**
> Les pansements gastriques comme les sels d'aluminium, de calcium ou de magnésium peuvent diminuer l'absorption de pantoprazole. Il est préférable de les prendre au moins 2 heures après Inipomp.

INLYTA
Antinéoplasiques

Prix : Usage hospitalier
Équivalents ou génériques : Aucun
Laboratoire : Pfizer
DCI : *axitinib*
Présentations/Composition : Cp. : 1 à 5 mg d'axitinib

Indications : *Cancer rénal*
Inlyta est un deuxième recours pour le traitement du carcinome rénal, après un traitement antérieur.

Précautions/Interactions :

La posologie est de 5 mg, 2 fois par jour, pendant 2 semaines au minimum, en phase initiale. Par la suite, le traitement est adapté, pouvant varier de 2 à 10 mg par prise, 2 fois par jour, en fonction de la tolérance par le patient.
Ce médicament ne peut être prescrit qu'à l'hôpital, par un médecin spécialiste.
Les femmes en âge de procréer doivent suivre une contraception pendant le traitement.
Les interactions médicamenteuses ont une grande importance dans le métabolisme de ce médicament, car les taux sanguins d'axitinib peuvent doubler en raison de la présence ou non de médicaments inhibiteurs du CYP3A4, enzyme hépatique responsable du métabolisme de nombreux médicaments. Entrent dans cette classe les médicaments comme l'érythromycine, de nombreux antiviraux, les immunosuppresseurs et le jus de pamplemousse.

Posologie :
Adulte : 4 Cp. 5 mg/j. pendant 2 Sem.
Grossesse : oui, si nécessaire
Enfant < 18 ans : non
Allaitement : non

Innohep

Effets secondaires :
Inlyta est responsable de fatigue et de réactions inflammatoires, de vertiges, maux de tête et troubles du goût, de troubles cutanés (sécheresse de la peau, éruptions), de douleurs musculaires et articulaires et de troubles gastro-intestinaux (nausées, vomissements, diarrhée ou constipation).

Contre-indications :
Inlyta est contre-indiqué pendant l'allaitement et ne doit être utilisé pendant la grossesse qu'en cas de nécessité absolue.

En cas d'oubli :
Prendre immédiatement le comprimé oublié, pendant ou en dehors des repas, mais ne jamais doubler la dose.

INNOHEP
Anticoagulants

65 %

Prix : 6,23 € - 2 seringues (2 500 UI)
17,53 € - 6 seringues (2 500 UI)
9,04 € - 2 seringues (3 500 UI)
26,04 € - 6 seringues (3 500 UI)
11,87 € - 2 seringues (4 500 UI)
34,17 € - 6 seringues (4 500 UI)
23,13 € - 2 seringues (10000 UI)
103,54 € - 10 seringues (10000 UI)
28,60 € - 2 seringues (14000 UI)
127,63 € - 10 seringues (14000 UI)
35,62 € - 2 seringues (18000 UI)
160,87 € - 10 seringues (18000 UI)
Équivalents ou génériques : Aucun
Laboratoire : Leo
DCI : *tinzaparine sodique*
Présentations/Composition : Seringues préremplies : 2 500UI/0,25 ml ; 3 500UI/0,35 ml ; 4 500UI/0,45 ml ; 10 000UI/0,5 ml ; 14 000UI/0,7 ml ; 18 000UI/0,9 ml

Indications : *Prévention et traitement des thromboses veineuses et des embolies pulmonaires*
La tinzaparine est une héparine modifiée, dite de « bas poids moléculaire » dont l'action spécifique est de prévenir la formation de caillots veineux, à l'origine de phlébites et d'embolies pulmonaires.
La tinzaparine est utilisée pour prévenir et traiter les accidents de thromboses vasculaires à la suite d'interventions chirurgicales et de séjours prolongés au lit. Elle est administrée uniquement par voie sous-cutanée.

Précautions/Interactions :
En raison de la survenue possible d'une thrombopénie (baisse trop importante du taux de plaquettes sanguines), l'administration de tinzaparine nécessite une surveillance en début de traitement, car la thrombopénie (baisse excessive du taux de plaquettes) peut être le signe d'une obstruction vasculaire grave ou d'une allergie.
Il faut effectuer un dosage biologique des plaquettes avant le début du traitement, puis 2 fois par semaine en cas de traitement prolongé.
Il faut éviter autant que possible les injections et les examens qui peuvent provoquer une hémorragie.
Le traitement avec tinzaparine doit être entrepris avec prudence en cas de maladie susceptible de provoquer des saignements : hypertension artérielle, ulcère gastro-duodénal, insuffisance hépatique, maladie de la rétine.
L'association de tinzaparine est déconseillée avec tous les médicaments qui peuvent entraîner une hémorragie : aspirine (sauf dans le cas du traitement de l'infarctus du myocarde où l'association avec de faibles doses d'aspirine est conseillée, sous surveillance médicale), anti-inflammatoires non stéroïdiens, Ticlid, corticoïdes.

Posologie :
Adulte
Prophylaxie thromboembolie : 1 Inj./j. de 2 500 à 3 500 UI
Traitement curatif thrombose : 1 Inj./j. à 175 UI/kg
Grossesse : non
Allaitement : oui, après avis médical

Effets secondaires :
L'héparine et ses dérivés sont susceptibles de provoquer des troubles de la coagulation et d'aggraver une hémorragie. Au niveau du point d'injection, elle peut provoquer une hémorragie ou une nécrose locale, et plus souvent, on observe la formation d'un petit nodule sous-cutané qui se résorbe en quelques jours.

Contre-indications :
La tinzaparine est contre-indiquée en cas d'antécédent d'allergie à ce produit ou à toute autre héparine, et en cas de diminution trop

importante du taux de plaquettes sanguines lors d'une utilisation précédente d'héparine. Elle est également contre-indiquée en cas d'endocardite infectieuse, en cas de maladie susceptible de provoquer des saignements, et après toute intervention portant sur le cerveau ou la moelle épinière.

Délai d'action :
La tinzaparine est efficace au bout de 3 à 4 heures.

En cas d'oubli :
Pratiquer immédiatement l'injection oubliée sans dépasser la dose journalière prescrite.

Signes de surdosage :
Une administration trop importante de tinzaparine provoque un effondrement du taux de plaquettes sanguines et pour cette raison aggrave le risque d'hémorragie. Il est parfois nécessaire d'injecter un antidote, le sulfate de protamine, qui inhibe l'action de l'héparine.

> **Bon à savoir**
> *L'injection sous-cutanée de tinzaparine est faite de préférence dans la peau de l'abdomen, en introduisant l'aiguille perpendiculairement dans l'épaisseur du pli cutané. Il est préférable d'alterner les lieux d'injection, afin d'éviter les petites hémorragies locales.*

INOVELON
Antiépileptiques

65 %
Prix : 7,71 € - 10 comprimés (100 mg)
78,51 € - 60 comprimés (200 mg)
151,79 € - 60 comprimés (400 mg)
Équivalents ou génériques : Aucun
Laboratoire : Eisai
DCI : *rufinamide*
Présentations/Composition : Cp. : 100 à 400 mg de rufinamide

Indications : *Syndrome de Lennox-Gastaut*
Inovelon est indiqué dans le traitement des crises d'épilepsie associées au syndrome de Lennox-Gastaut (maladie épileptique comprenant des absences et parfois des chutes brutales sans perte de conscience).

Précautions/Interactions :
La posologie habituelle initiale est de 100 mg, 2 fois par jour, qui est augmentée pendant la phase d'entretien à 500 mg par jour, pouvant aller jusqu'à 1 800 mg par jour. En cas d'association avec le valproate, les doses doivent être diminuées. Chez l'adulte de plus de 70 kg, la posologie maximale est de 2 400 mg. Ce traitement ne peut être instauré que par un spécialiste en pédiatrie ou en neurologie.
Ce médicament peut être utilisé en cas d'insuffisance rénale, sans ajustement des doses.

Posologie :
Adulte : 500 à 1 800 mg/j.
Enfant < 4 ans : non
Grossesse : non
Allaitement : non

Effets secondaires :
Inovelon peut être responsable de fatigue, anxiété, troubles du sommeil, céphalées, vertiges, troubles cutanés (acné) et troubles de la vision.

Contre-indications :
Inovelon est contre-indiqué en cas de réaction d'hypersensibilité et chez l'enfant de moins de 4 ans.

INSPRA
Médicaments du cœur

65 %
Prix : 70,31 € - 28 comprimés
74,87 € - 30 comprimés
202,27 € - 90 comprimés
Équivalents ou génériques : Aucun
Laboratoire : Pfizer
DCI : *éplérénone*
Présentations/Composition : Cp. : 25 ou 50 mg d'éplérénone

Indications : *Infarctus du myocarde*
Inspra est utilisé comme traitement complémentaire dans le cadre du traitement post-infarctus du myocarde.

Précautions/Interactions :
Ce médicament est indiqué, en complément des traitements standards incluant les bêtabloquants, pour réduire le risque cardiovasculaire chez des patients présentant des troubles ventriculaires gauches et des signes cliniques d'insuffisance cardiaque après un infarctus du myocarde récent.
La posologie initiale de Inspra doit être de 25 mg, en une seule prise par jour, puis augmentée progressivement jusqu'à la posologie d'entretien de 50 mg, sur 4 semaines.

Insulatard

La surveillance du traitement exige de doser régulièrement le taux de potassium dans le sang.
En association avec amiodarone, diltiazem ou vérapamil, la posologie de ce médicament ne doit pas dépasser 25 mg par jour.
Inspra peut être utilisé chez le sujet âgé, chez les sujets porteurs d'une insuffisance rénale légère ou d'une suffisance hépatique légère.

Posologie :
Adulte : 1 Cp. le soir
Enfant : non
Grossesse : oui, avec précaution
Allaitement : non

Effets secondaires :
Inspra est responsable de fatigue, maux de tête, insomnie, étourdissements, crampes, douleurs musculaires, diarrhée, nausées, vomissements, troubles rénaux et cardiovasculaires.

Contre-indications :
Inegy est contre-indiqué en cas d'hypersensibilité à l'un des composants, insuffisance hépatique sévère, en cas d'administration concomitante de itraconazole, kétoconazole, érythromycine, clarithromycine, télithromycine, inhibiteurs de protéase du VIH et néfazodone.

En cas d'oubli :
Ne pas doubler la dose et continuer le traitement selon la prescription.

INSULATARD
Hormones

65 % ; (styl.) NR
Prix : 19,07 € - 5 cartouches (1,5 ml)
33,87 € - 5 cartouches (3 ml)
39,25 € - 5 stylos jetables
Équivalents ou génériques : Aucun
Laboratoire : Novo Nordisk
DCI : *insuline*
Présentations/Composition : Cartouche HM ge Penfill de 1,5 ml ou 3 ml : 150 UI d'insuline humaine biogénétique ; Stylos jetables Novolet : cartouche de 3 ml

Indications : *Diabète type 1*
Insulatard est indiqué pour le diabète de type 1 et pour tous les cas où il est nécessaire de faire un traitement hypoglycémiant en urgence.

Précautions/Interactions :
Le traitement à l'insuline exige une surveillance des taux de sucre et de corps cétoniques dans le sang et les urines, plusieurs fois par jour.
Les injections doivent être réparties dans la journée en fonction des repas.
Le traitement à l'insuline est responsable de nombreuses interactions avec d'autres remèdes, qui doivent être prescrits avec prudence, notamment les corticoïdes, les progestatifs, les sympathomimétiques (salbutamol, terbutaline), les bêta-bloquants et de nombreux antihypertenseurs, en particulier les inhibiteurs de l'enzyme de conversion.
Les boissons alcoolisées sont fortement déconseillées.
Les lieux d'injection doivent être changés chaque jour afin d'éviter des atrophies locales.
Insulatard dispose de différentes présentations : flacon 10 ml, cartouches de 1,5 ml, de 3 ml (Penfill) et stylos préremplis (Novolet) jetables qui facilitent l'injection et son hygiène. L'utilisation du stylo nécessite une explication du médecin pour bien comprendre son réglage et son emploi.

Posologie :
Adulte : 0,5 à 1 UI/kg/j. en moyenne
Grossesse : oui
Allaitement : oui

Effets secondaires :
L'insuline peut provoquer rougeur et douleur au point d'injection, et exceptionnellement des réactions allergiques généralisées.

Contre-indications :
Il n'existe pas de contre-indication à l'utilisation de l'insuline. En cas d'hypersensibilité à une forme d'insuline, changer d'insuline. Les nouvelles générations d'insuline, identiques à l'insuline humaine, provoquent moins de phénomènes d'intolérance.

Signes de surdosage :
Le surdosage en insuline provoque une hypoglycémie, pouvant entraîner un coma et le décès. L'hypoglycémie se manifeste par une sensation de faim et des sueurs. Le traitement en urgence consiste à prendre immédiatement du sucre sous n'importe quelle forme (biscuit, boisson sucrée, etc.) ou, si nécessaire, à faire une injection de glucagon. En cas de doute, le traitement qui consiste à donner du sucre est sans aucun risque.

Délai d'action :
Le délai d'action d'Insulatard est de 1 h 30. Son effet maximal se situe entre 4 et 12 heures après l'injection, et la durée d'action est de 24 heures.

En cas d'oubli :
Faire immédiatement l'injection oubliée, sans dépasser la posologie quotidienne souhaitable, après les examens de contrôle nécessaires (glycosurie, glycémie).

> **Bon à savoir**
> Conserver entre 2 °C et 8 °C, sans congeler. Après son ouverture, le flacon peut être conservé à température ambiante, à l'abri de la chaleur et de la lumière.

INSUMAN INTERMÉDIAIRE
Hormones

65 %
Prix : 7,29 € - flacon (10 ml)
35,23 € - 5 cartouches (3 ml)
Équivalents ou génériques : Aucun
Laboratoire : Aventis
DCI : *insuline*
Présentations/Composition : Sol. Inj. SC : 40 UI/ml d'insuline humaine hémisynthétique d'origine porcine ; Cartouche 3 ml : 300 UI d'insuline pour injecteur Optipen

Indications : *Diabète type 1*
Insuman est indiqué pour le diabète de type 1 et pour tous les cas où il est nécessaire de faire un traitement hypoglycémiant en urgence.

Précautions/Interactions :
Le traitement à l'insuline exige une surveillance des taux de sucre et de corps cétoniques dans le sang et les urines, plusieurs fois par jour.
Les injections doivent être réparties dans la journée en fonction des repas.
Le traitement à l'insuline est responsable de nombreuses interactions avec d'autres remèdes, qui doivent être prescrits avec prudence, notamment les corticoïdes, les progestatifs, les sympathomimétiques (salbutamol, terbutaline), les bêta-bloquants et de nombreux antihypertenseurs, en particulier les inhibiteurs de l'enzyme de conversion.
Les boissons alcoolisées sont fortement déconseillées.
Les lieux d'injection doivent être changés chaque jour afin d'éviter des atrophies locales.
Il existe plusieurs présentations d'Insuman : flacon 10 ml, cartouches de 3 ml pour injecteur Optipen. L'utilisation d'Optipen doit être expliquée par le médecin pour bien comprendre son réglage et son emploi.

Posologie :
Adulte : 0,5 à 1 UI/kg/j. en moyenne
Grossesse : oui
Allaitement : oui

Effets secondaires :
L'insuline peut provoquer rougeur et douleur au point d'injection, et exceptionnellement des réactions allergiques généralisées.

Contre-indications :
Il n'existe pas de contre-indication à l'utilisation de l'insuline. Cependant, en cas d'hypersensibilité à une forme d'insuline, il faut en changer. Les nouvelles générations d'insuline, identiques à l'insuline humaine, provoquent moins de phénomènes d'intolérance.

Signes de surdosage :
Le surdosage en insuline provoque une hypoglycémie, pouvant entraîner un coma et le décès. L'hypoglycémie se manifeste par une sensation de faim et des sueurs. Le traitement en urgence consiste à prendre immédiatement du sucre sous n'importe quelle forme (biscuit, boisson sucrée, etc.) ou, si nécessaire, à faire une injection de glucagon. En cas de doute, le traitement qui consiste à donner du sucre est sans aucun risque.

Délai d'action :
Le délai d'action d'Insuman Intermédiaire est de 30 à 45 minutes. Son effet maximal se situe entre 1 h 30 et 2 heures après l'injection, et la durée d'action est de 11 à 20 heures.

En cas d'oubli :
Faire immédiatement l'injection oubliée, sans dépasser la posologie quotidienne souhaitable, après les examens de contrôle nécessaires (glycosurie, glycémie).

> **Bon à savoir**
> Conserver entre 2 °C et 8 °C, sans congeler. Après son ouverture, le flacon peut être conservé à température ambiante, à l'abri de la chaleur et de la lumière.

INSUMAN RAPID
Hormones

🗐 65 %

Prix : 7,29 € - flacon (10 ml)
33,87 € - 5 cartouches (3 ml)
Équivalents ou génériques : Aucun
Laboratoire : Aventis
DCI : *insuline*
Présentations/Composition : Sol. Inj. SC : 40 UI/ml d'insuline humaine hémisynthétique d'origine porcine ; Cartouche 3 ml : 300 UI d'insuline pour injecteur Optipen

Indications : *Diabète type 1*
Insuman est indiqué pour le diabète de type 1 et pour tous les cas où il est nécessaire de faire un traitement hypoglycémiant en urgence.

Précautions/Interactions :
Le traitement à l'insuline exige une surveillance des taux de sucre et de corps cétoniques dans le sang et les urines, plusieurs fois par jour.
Les injections doivent être réparties dans la journée en fonction des repas.
Le traitement à l'insuline est responsable de nombreuses interactions avec d'autres remèdes, qui doivent être prescrits avec prudence, notamment les corticoïdes, les progestatifs, les sympathomimétiques (salbutamol, terbutaline), les bêta-bloquants et de nombreux antihypertenseurs, en particulier les inhibiteurs de l'enzyme de conversion.
Les boissons alcoolisées sont fortement déconseillées.
Les lieux d'injection doivent être changés chaque jour afin d'éviter des atrophies locales.
Il existe plusieurs présentations d'Insuman : flacon 10 ml, cartouches de 3 ml pour injecteur Optipen. L'emploi d'Optipen nécessite d'être expliqué par le médecin pour bien comprendre son réglage et son emploi.

Posologie :
Adulte : 0,5 à 1 UI/kg/j. en moyenne
Grossesse : oui
Allaitement : oui

Effets secondaires :
L'insuline peut provoquer rougeur et douleur au point d'injection, et exceptionnellement des réactions allergiques généralisées.

Contre-indications :
Il n'existe pas de contre-indication à l'utilisation de l'insuline. Cependant, en cas d'hypersensibilité à une forme d'insuline, il faut en changer. Les nouvelles générations d'insuline, identiques à l'insuline humaine, provoquent moins de phénomènes d'intolérance.

Signes de surdosage :
Le surdosage en insuline provoque une hypoglycémie, pouvant entraîner un coma et le décès. L'hypoglycémie se manifeste par une sensation de faim et des sueurs. Le traitement en urgence consiste à prendre immédiatement du sucre sous n'importe quelle forme (biscuit, boisson sucrée, etc.) ou, si nécessaire, à faire une injection de glucagon. En cas de doute, le traitement qui consiste à donner du sucre est sans aucun risque.

Délai d'action :
Le délai d'action d'Insuman Rapide est de 30 minutes. Son effet maximal se situe entre 1 et 2 heures après l'injection, et la durée d'action est de 5 à 8 heures.

En cas d'oubli :
Faire immédiatement l'injection oubliée, sans dépasser la posologie quotidienne souhaitable, après les examens de contrôle nécessaires (glycosurie, glycémie).

> *Bon à savoir*
> *Conserver entre 2 °C et 8 °C, sans congeler. Après son ouverture, le flacon peut être conservé à température ambiante, à l'abri de la chaleur et de la lumière.*

INTELENCE
Antiviral

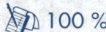

🗐 100 %

Prix : 505,13 € - 120 comprimés
Équivalents ou génériques : Aucun
Laboratoire : Janssen
DCI : *étravirine*
Présentations/Composition : Cp. : 100 ou 200 mg de étravirine

Indications : *Infections à VIH*
Intelence est indiqué dans le traitement des infections à VIH en complément d'autres traitements antiviraux.

Précautions/Interactions :
La posologie est de 2 comprimés à 100 mg (ou 1 comprimé à 200 mg), 2 fois par jour.
Ce médicament ne peut être prescrit que par un médecin spécialiste.
La prise de ce médicament doit être précédée d'une étude attentive des interactions médicamenteuses possibles, notamment avec d'autres traitements antirétroviraux, anti-infectieux, antiépileptiques, antiarythmiques, antifongiques, contraceptifs ou immunosuppresseurs.

Posologie :
Adulte : 4 Cp. 100 mg/j.
Grossesse : oui, si nécessaire
Enfant < 18 ans : non
Allaitement : non

Effets secondaires :
Intelence est responsable de fatigue, d'anxiété et d'insomnie, d'affections neurologiques périphériques (neuropathies), de maux de tête, d'éruptions cutanées et de troubles gastro-intestinaux.

Contre-indications :
Intelence est contre-indiqué pendant l'allaitement (contre-indiqué chez toutes les porteuses du VIH) et ne doit pas être utilisé pendant la grossesse ni chez les enfants et les adolescents.

En cas d'oubli :
Prendre immédiatement le comprimé oublié, toujours après un repas. Ne jamais doubler la dose.

INTRAIT DE MARRON D'INDE
Antihémorroïdaires

 NR
Prix : Libre
Équivalents ou génériques : Aucun
Laboratoire : Sanofi-Synthélabo
DCI : *marron d'Inde, méthesculétol sodique*
Présentations/Composition : Sol. Buv. : 135 mg d'extrait sec alcoolique de marronnier d'Inde et 27 mg de méthesculétol sodique/ 100 Gttes (flacon de 60 ml)

Indications : *Hémorroïdes*
Intrait de marron d'Inde est un veinotonique utilisé dans le traitement des crises hémorroïdaires.

Précautions/Interactions :
Intrait de marron d'Inde est un traitement d'appoint, en complément d'un traitement local.
Le traitement doit être de courte durée. En cas de persistance des douleurs au-delà de quelques jours malgré le traitement, consulter un médecin.
Intrait de marron d'Inde est un médicament réservé à l'adulte.
En raison de la présence d'alcool dans sa composition, l'association d'Intrait de marron d'Inde est déconseillée avec tous les médicaments qui peuvent provoquer un effet antabuse (réaction allergique à l'alcool avec vomissements et tachycardie), notamment le disulfirame, certains antibiotiques et antifongiques, les antidiabétiques, et avec les médicaments du système nerveux.
La présence d'alcool peut éventuellement altérer la vigilance des conducteurs d'automobile.

Posologie :
Adulte : 100 à 500 Gttes/j. en 3 à 6 prises
Grossesse : non
Allaitement : non

Contre-indications :
Il n'existe pas de contre-indications en dehors d'une éventuelle hypersensibilité à l'un des composants.

> **Bon à savoir**
> Prendre les gouttes dans un verre d'eau, avant les repas.

INVANZ
Antibiotiques

H
Prix : Usage hospitalier
Équivalents ou génériques : Aucun
Laboratoire : Merck Sharp & Dohme-Chibret
DCI : *ertapénème sodique*
Présentations/Composition : Flacon 20 ml

Indications : *Infections cutanées, Infections abdominales, Infections pulmonaires*
Invanz est indiqué dans le traitement des infections abdominales, pulmonaires, gynécologiques, cutanées, ainsi que dans le traitement des infections du pied chez les patients diabétiques.

Précautions/Interactions :
La posologie recommandée de Invanz est une administration par jour, pendant 3 à 14 jours en fonction de la gravité de l'infection.

Invirase

Invanz doit être utilisé avec précaution en cas d'antécédents d'allergie en général, et surtout en cas d'allergie à un médicament de la classe des bêta-lactamines, comme la pénicilline ou les céphalosporines.
La survenue de diarrhée est possible, nécessitant l'arrêt du traitement.

Posologie :
Adulte : 1 Perf./j. avec dose maxi 1 g entre 3 et 14 j.
Enfant : non
Grossesse : non
Allaitement : non

Effets secondaires :
Invanz peut être responsable de nombreux effets secondaires : réactions allergiques, troubles digestifs (nausées, vomissements, douleurs abdominales, anorexie, diarrhée), dermatologiques (éruption cutanée), neurologiques (agitation, dépression, névralgie), cardiovasculaires (hypertension artérielle), infectieux (candidose).

Contre-indications :
Invanz est contre-indiqué en cas d'allergie au produit et aux antibiotiques de la classe des bêta-lactamines en général.

En cas d'oubli :
Pratiquez l'injection dès que possible, puis continuez normalement le traitement au rythme prévu avec le médecin.

> **Bon à savoir**
> Invanz doit être utilisé dans un délai maximum de 4 heures après sortie du réfrigérateur.

INVIRASE
Antiviraux

H

Prix : Usage hospitalier
Équivalents ou génériques : Crixivan, Norvir
Laboratoire : Roche
DCI : *saquinavir*
Présentations/Composition : Gél. : 200 mg

Indications : *Infection VIH*
Les antiprotéases empêchent la maturation des virus du Sida (VIH) lorsqu'ils se répliquent. Les nouvelles particules virales ainsi créées ne sont pas infectieuses et ne peuvent plus se répliquer. Les antiprotéases sont associées à 2 autres médicaments antirétroviraux pour constituer la trithérapie antisida.

Précautions/Interactions :
Il est conseillé d'absorber les gélules dans les 2 heures après les repas.
Les doses doivent être diminuées en cas d'insuffisance hépatique grave.
De nombreux médicaments interagissent avec les antiprotéases comme le kétoconazole et la rifampicine : demandez conseil à votre médecin avant toute prise médicamenteuse.

Posologie :
Adulte et enfant > 13 ans : 600 mg toutes les 8 h
Grossesse : sur avis médical
Allaitement : non

Effets secondaires :
Des ballonnements abdominaux, des nausées, des diarrhées, des ulcérations de la muqueuse buccale, des anomalies des cellules hépatiques et sanguines, des calculs rénaux et des problèmes neurologiques ont été rapportés depuis la mise en route récente de ce traitement.

Contre-indications :
Il n'existe pas de contre-indication mais des adaptations de posologie en fonction de l'état clinique du patient.

Délai d'action :
Très rapidement, le saquinavir induit une inhibition de la réplication du virus dans l'organisme.

> **Bon à savoir**
> Ce médicament, toujours associé à d'autres antirétroviraux, est prescrit initialement et renouvelé annuellement à l'hôpital. Ce traitement ne diminue pas les risques de transmission du VIH par voie sexuelle et l'utilisation du préservatif est toujours indispensable lors des rapports. Les gélules sont à conserver à l'abri de l'humidité dans leur emballage d'origine.

IPERTEN
Antihypertenseurs

65 %
Prix : 14,21 € - 30 comprimés (10 mg)
38,53 € - 90 comprimés (10 mg)

Équivalents ou génériques : Manidipine Biogaran, Manidipine EG, Manidipine Mylan, Manidipine Ratiopharm, Manidipine Sandoz, Manidipine Zen
Laboratoire : Chiesi
DCI : *manidipine*
Présentations/Composition : Cp. : 10 mg ou 20 mg de manidipine

Indications : *Hypertension artérielle*
Iperten est indiqué pour le traitement de l'hypertension artérielle essentielle légère à modérée.

Précautions/Interactions :
La posologie est de 1 comprimé à 10 mg par jour, en début de traitement, pendant 2 à 4 semaines
La posologie d'entretien est de 10 à 20 mg par jour pendant une période indéterminée.
Chez les sujets âgés, ou en cas d'insuffisance rénale ou hépatique, la posologie ne doit pas dépasser 10 mg par jour.

Posologie :
Adulte : 1 Cp./j. (10 ou 20 mg)
Enfant < 18 ans : non
Grossesse : non
Allaitement : non

Effets secondaires :
Iperten peut être responsable de vertiges, maux de tête, bouffées vasomotrices, hypotension artérielle, plus rarement de nausées, vomissements, constipation, sécheresse buccale. Il peut également provoquer somnolence, fatigue, irritabilité, et quelquefois des troubles cutanés (éruption, eczéma, prurit, rougeur).

Contre-indications :
Iperten est contre-indiqué, chez l'enfant, en cas d'hypersensibilité aux composants, en cas de maladie cardiovasculaire récente (angine de poitrine, infarctus, insuffisance cardiaque). Il ne doit pas être utilisé en cas d'insuffisance rénale sévère et en cas d'insuffisance hépatique modérée à sévère.

> **Bon à savoir**
> Prendre les comprimés le matin, après le petit déjeuner, avec un verre d'eau, sans les croquer.

ISENTRESS
Antiviral

Prix : 699,76 € - 60 comprimés (400 mg)
Équivalents ou génériques : Aucun
Laboratoire : MSD-Chibret
DCI : *raltegravir*
Présentations/Composition : Cp. : 400 mg de raltegravir

Indications : *Infection à VIH*
Ce médicament est indiqué en association avec d'autres antirétroviraux dans le traitement de l'infection par le VIH-1 chez l'adulte ayant présenté un échec ou une intolérance aux médicaments des autres classes antirétrovirales.

Précautions/Interactions :
La posologie habituelle est de 400 mg, 2 fois par jour, par voie orale, à prendre en cours ou en dehors des repas.
Isentress doit toujours être administré en association avec d'autres antiviraux.
La prescription de Isentress ne peut être faite que par un médecin expérimenté dans le traitement de l'infection par VIH.
Isentress peut être prescrit chez les patients souffrant d'insuffisance rénale ou d'insuffisance hépatique légère à modérée.
Comme tous les médicaments du VIH, Isentress n'est pas un traitement de la cause de l'infection, et les mesures appropriées de protection contre la propagation sanguine ou sexuelle de virus doivent être maintenues durant le traitement.
Chez les patients infectés par le VIH présentant un déficit immunitaire sévère au moment de l'instauration du traitement par association d'antirétroviraux, une réaction inflammatoire à des infections opportunistes asymptomatiques ou résiduelles peut survenir et entraîner des manifestations cliniques graves ou une aggravation des symptômes (rétinites à cytomégalovirus, infections mycobactériennes généralisées et/ou localisées, pneumopathies à Pneumocystis jiroveci). Tout symptôme inflammatoire doit être évalué et un traitement doit être instauré si nécessaire.

Posologie :
Adulte : 15 à 30 mg/j.
Grossesse : non
Allaitement : non

Iskédyl

Effets secondaires :
Les effets secondaires les plus fréquents sont les troubles digestifs (diarrhée, nausées), nécessitant parfois l'arrêt du traitement, les troubles de l'état général avec fatigue, gêne thoracique, frissons et sensation de chaleur, irritabilité. Peu fréquemment, Isentress peut être responsable de troubles métaboliques (diabète, anomalie des graisses corporelles, obésité centrale, dyslipidémie, faciès émacié, hyperlactacidémie, hyperlipidémie, hypertriglycéridémie, augmentation de l'appétit, perte de poids, prise de poids), de troubles psychiatriques (dépression, insomnie, rêves étranges, anxiété), de troubles neurologiques (sensations vertigineuses, neuropathie périphérique, neuropathie, paresthésies, polyneuropathie, somnolence, céphalée de tension). Il peut également être responsable de troubles de la peau avec éruption, éruption maculaire, éruption maculo-papuleuse, dermatite acnéiforme, hyperhidrose, érythème, lipoatrophie, sueurs nocturnes, xérodermie, prurit.

Contre-indications :
Isentress est contre-indiqué en cas d'hypersensibilité au produit ou à ses excipients. Le ralté-gravir ne doit pas être administré avec d'autres médicaments tels que la rifampicine, la phénytoïne et le phénobarbital.

En cas d'oubli :
Prendre immédiatement le comprimé oublié, mais ne pas prendre une dose double en cas d'oubli de plus d'une journée.

ISKÉDYL
Vasodilatateurs

15 % ; (Sol. Inj.) NR

Prix : 2,53 € - solution buvable (30 ml)
4,51 € - solution buvable (70 ml)
3,30 € - 6 ampoules injectables
6,50 € - 100 comprimés (4,8 mg)
Équivalents ou génériques : Aucun
Laboratoire : Pierre Fabre
DCI : *raubasine, dihydroergocristine*
Présentations/Composition : Cp. : 4,8 mg de raubasine et 0,6 mg de dihydroergocristine
Amp. Inj. : 6,25 mg de raubasine et 0,3125 mg de dihydroergocristine
Sol. Buv. : 8 mg/ml de raubasine et 1 mg/ml de dihy-droergocristine

Indications : *Troubles vasculaires cérébraux*
Vasodilatateur, Iskédyl est un traitement d'appoint pour le traitement des troubles vasculaires cérébraux et des déficiences intellectuelles liés à l'âge (troubles de la mémoire et de l'attention).

Précautions/Interactions :
Iskédyl est bien toléré quels que soient les antécédents du patient. Il peut être utilisé en association avec tous les traitements nécessaires au cas de chaque personne.
L'effet vasodilatateur d'Iskédyl ne remplace pas le traitement de l'hypertension artérielle.

Posologie :
Adulte : 3 à 4 Cp. ou 90 à 120 Gttes/j. 3 à 6 Amp. Inj./j.
Grossesse : après avis médical
Allaitement : après avis médical

Effets secondaires :
Iskédyl peut être à l'origine de nausées.

Contre-indications :
Iskédyl ne peut pas être associé à certains antidépresseurs, appartenant à la classe des IMAO.

Délai d'action :
La dose plasmatique efficace est obtenue en quelques heures après le début du traitement.

En cas d'oubli :
Prendre le comprimé sans dépasser la dose journalière prescrite.

ISOPRINOSINE
Antiviraux

15 %

Prix : 4,69 € - 16 comprimés (500 mg)
9,90 € - 40 comprimés (500 mg)
Équivalents ou génériques : Aucun
Laboratoire : Sanofi-Synthélabo
DCI : *inosine, acédobène, dimépranol*
Présentations/Composition : Cp. 500 mg : boîtes de 16 et 40

Indications : *Rougeole à forme sévère, Leuco-encéphalite subaiguë sclérosante*
Isoprinosine stimule l'activité des globules blancs intervenant dans les défenses immunitaires de l'organisme contre l'action de virus responsables de formes sévères de rougeole ou d'infections graves de l'encéphale.

Précautions/Interactions :
Au cours des traitements prolongés, le taux d'acide urique dans le sang sera régulièrement surveillé.
Les effets indésirables de la zidovudine (AZT) risquent d'être augmentés en cas de prescription concomitante.

Posologie :
Adulte : 2 Cp. 3 fois/j. pendant 5 j. à renouveler éventuellement après un espace de 8 j. entre chaque cure
Grossesse : après avis médical
Allaitement : après avis médical

Effets secondaires :
De légères augmentations des taux d'acide urique dans le sang et les urines ont été notées en cours de traitement mais transitoirement.

> **Bon à savoir**
> Il est préférable de suivre un régime alimentaire pauvre en protéines animales (viandes, abats, charcuteries, poissons, crustacés, coquillages) afin d'éviter l'élévation du taux d'acide urique.

ISOPTINE
Antihypertenseurs

65 % ; TFR
Prix : 4,08 € - 75 comprimés (40 mg)
4,40 € - 30 gélules (120 mg)
11,50 € - 90 gélules (120 mg)
7,31 € - 30 comprimés LP (240 mg)
19,78 € - 90 comprimés LP (240 mg)
2,84 € - 5 ampoules injectables (5 mg)
Équivalents ou génériques : *Vérapamil Biogaran*, *Vérapamil EG*, *Vérapamil G Gam*, *Vérapamil Merck*, *Vérapamil Ratiopharm*, *Vérapamil Sandoz*, *Vérapamil Téva*
Laboratoire : Abbott
DCI : *vérapamil*
Présentations/Composition : Cp. : 40 mg ; Gél. : 120 mg
Cp. LP : 240 mg
Amp. Inj. : 5 mg

Indications : *Angine de poitrine, Hypertension artérielle, Infarctus du myocarde*
En inhibant l'entrée du calcium dans les cellules musculaires des parois artérielles, le vérapamil provoque une vasodilatation notamment au niveau des artères coronaires. Il déprime également l'activité du centre nerveux du cœur (nœud sinusal), permettant ainsi de traiter certaines anomalies du rythme cardiaque (tachycardies paroxystiques supraventriculaires). Il est aussi utilisé pour traiter et pour prévenir l'hypertension artérielle de l'infarctus du myocarde ou certaines maladies du muscle cardiaque (myocardiopathies).

Précautions/Interactions :
Le vérapamil doit être utilisé avec précaution en cas d'insuffisance cardiaque, de troubles du rythme (bloc auriculo-ventriculaire des 2e et 3e degrés), d'infarctus du myocarde en phase aiguë, et lors d'insuffisance hépatique.
Son utilisation doit être faite avec précaution si le traitement comporte les médicaments suivants : dantrolène (Dantrium), alpha-1-bloquants, vasodilatateurs, bêtabloquants, ciclosporine, rifampicine, itraconazole, antidépresseurs et corticoïdes.

Posologie :
Adulte
Angor : 3 Cp./j.
Infarctus du myocarde : 2 à 3 Gél./j.
Hypertension artérielle : 1 Cp. LP/j.
Grossesse : non
Allaitement : non

Effets secondaires :
Le vérapamil provoque une constipation, une hypotension artérielle, un ralentissement du pouls, et il peut aggraver certains troubles du rythme (blocs auriculo-ventriculaires).

Contre-indications :
Le vérapamil est contre-indiqué en présence de troubles sévères du rythme cardiaque (blocs auriculo-ventriculaires non contrôlés par un stimulateur cardiaque, anomalies de l'électrocardiogramme), en cas d'insuffisance ventriculaire gauche ainsi que chez les enfants.

Délai d'action :
L'effet maximum se manifeste vers le 9e jour de traitement.

En cas d'oubli :
Prendre immédiatement le comprimé oublié sans dépasser la dose journalière prescrite.

Signes de surdosage :
Il provoque une hypotension artérielle et un ralentissement de la fréquence cardiaque, exigeant un traitement en service médical spécialisé.

Bon à savoir

Grâce à son action originale sur les parois vasculaires, inhibant l'entrée du calcium dans les cellules, le vérapamil provoque une dilatation des vaisseaux et des artères coronaires. Ce mécanisme, aujourd'hui classique, fait des inhibiteurs calciques l'une des classes thérapeutiques les plus utilisées dans le traitement des maladies vasculaires, notamment l'angine de poitrine et l'hypertension.

ISOPTO-PILOCARPINE
Maladies des yeux

65 %

Prix : 2,29 € - collyre (0,5 %)
2,29 € - collyre (1 %)
2,29 € - collyre (2 %)
2,29 € - collyre (3 %)
2,29 € - collyre (4 %)
Équivalents ou génériques : Aucun
Laboratoire : Alcon
DCI : *pilocarpine*
Présentations/Composition : Colly. : 0,5, 1, 2, 3 et 4 %
Indications : *Glaucome chronique à angle ouvert, Glaucome aigu par fermeture de l'angle*
Ce médicament diminue la pression intra-oculaire, en favorisant l'écoulement de l'humeur aqueuse hors de l'œil. Il est indiqué dans le traitement des glaucomes chroniques à angle irrido-cornéen ouvert ou relativement étroit ainsi que dans les crises aiguës de glaucome par fermeture de l'angle.

Précautions/Interactions :
Un usage prolongé ou à fortes doses peut provoquer un passage du produit dans l'organisme.
En cas de myopie, un examen ophtalmologique rigoureux est nécessaire pour éliminer tout risque de décollement de rétine.
Prévenez le médecin en cas d'anesthésie générale, car le collyre est contre-indiqué avec les curarisants et l'atropine.

Posologie :
Adulte : 1 Gtte 3 fois/j.
Grossesse : après avis médical
Allaitement : après avis médical

Effets secondaires :
Des contractions pupillaires, des spasmes intra-oculaires, des sensations de brûlures, des écoulements de nez, des éternuements ont été rapportés. Quelques cas d'hypersalivation ont été notés.

Contre-indications :
Une allergie connue au produit, une inflammation de l'iris (iritis, iridyocyclite) sont des contre-indications au traitement.

Délai d'action :
L'effet se fait ressentir en 40 minutes et dure 12 à 24 heures.

Signes de surdosage :
Des instillations prolongées ou répétées peuvent provoquer un passage du produit dans l'organisme et entraîner une hypersalivation, une hypersécrétion lacrymale, des sueurs, des nausées, des vomissements, des spasmes des bronches et une chute de la tension artérielle qui nécessitent l'hospitalisation pour administrer un antidote, l'atropine.

Bon à savoir

Pour éviter un trop grand passage du produit dans l'organisme, exercer une légère pression à l'aide d'un mouchoir en papier. Le flacon, une fois ouvert, se conserve 15 jours maximum.

ISUDRINE
Pansements gastro-intestinaux

15 %

Prix : 2,73 € - 12 sachets
3,19 € - flacon (250 g)
Équivalents ou génériques : Aucun
Laboratoire : Boehringer Ingelheim
DCI : *phosphate d'aluminium, oxyde de magnésium*
Présentations/Composition : Susp. Buv. : 12,38 g de gel de phosphate d'aluminium et 152 mg d'oxyde de magnésium/Sach.
flacon : 9,28 g de gel de phosphate d'aluminium et 114 mg d'oxyde de magnésium/c. à s.

Indications : *Douleur de l'œsophage, de l'estomac et du duodénum*
Protecteur de la muqueuse gastrique, Isudrine soulage toutes les douleurs provoquées par l'inflammation ou l'ulcération des parois de l'œsophage, de l'estomac ou du duodénum.

Précautions/Interactions :
Isudrine est actif pendant 30 à 60 minutes après la prise et la douleur peut réapparaître après cette durée.
Il est toujours nécessaire de vérifier que les lésions gastriques sont bénignes avant de suivre un traitement prolongé.
L'utilisation d'Isudrine est déconseillée avec de nombreux médicaments, notamment les quinidiniques (antiarythmiques cardiaques). Il est nécessaire de respecter un intervalle d'au moins 2 heures entre chaque avec la plupart des médicaments.

Posologie :
Adulte : 1 à 2 Sach. ou 1 à 2 c. à s. 3 fois/j.
Enfant : 2 c. à c./j.

Effets secondaires :
Isudrine peut être responsable d'une constipation notamment chez les personnes âgées, nécessitant de boire beaucoup d'eau au cours de la journée.

Contre-indications :
Isudrine est contre-indiqué chez les enfants de moins de 6 mois et en cas d'insuffisance rénale sévère.

Délai d'action :
Isudrine est efficace immédiatement sur les douleurs gastriques et œsophagiennes et son action dure 30 à 60 minutes.

> **Bon à savoir**
>
> L'alimentation joue un rôle protecteur contre les douleurs gastriques provoquées par les sécrétions acides. Il est donc inutile de prendre Isudrine avant ou pendant les repas. Il est efficace seulement sur les estomacs vides et au moment des douleurs. C'est pourquoi il est préférable de le prendre de 90 minutes à 2 heures après le repas, et, si nécessaire, au coucher.

ITAX
Antiparasitaires

 NR

Prix : Libre
Équivalents ou génériques : Charlieu antipoux, Hégor, Item antipoux, Para spécial poux, Parasidose, Pyreflor, Spray-Pax
Laboratoire : Pierre Fabre
DCI : *d-phénothrine*

Présentations/Composition : Shamp. : 150 et 300 ml

Indications : *Pédiculose*
Ce shampooing est utilisé dans le traitement des poux adultes et des lentes du cuir chevelu.

Précautions/Interactions :
Il faut éviter absolument l'ingestion de ce médicament ainsi que son application sur les muqueuses ou dans les yeux. En cas de contact accidentel, il faut rincer abondamment à l'eau claire.
À tenir hors de portée des enfants.
Itax doit être utilisé avec précaution chez la femme enceinte, selon avis médical.

Posologie :
Enfant et adulte : 1 Shamp./j. pendant 2 j.
Grossesse : oui
Allaitement : oui

Effets secondaires :
Ce shampooing peut provoquer une irritation ainsi que des rougeurs en cas de contact avec les muqueuses.

Contre-indications :
Ce médicament ne doit pas être utilisé chez l'enfant de moins de 30 mois.

> **Bon à savoir**
>
> À garder à l'abri de la lumière et de la chaleur. Appliquer sur les cheveux mouillés puis frictionner jusqu'à l'obtention d'une mousse épaisse. Rincer abondamment les cheveux après avoir laissé agir 3 à 5 minutes. Recommencer l'opération une fois et passer le peigne fin dans les cheveux pour éliminer les lentes mortes. Renouveler le shampooing le lendemain. Il est recommandé de traiter tous les membres de l'entourage, les vêtements, les draps et la literie afin d'éviter la réinfestation.

IXEL
Antidépresseurs

65 %

Prix : 12,50 € - 56 gélules (25 mg)
22,04 € - 56 gélules (50 mg)
Équivalents ou génériques : *Milnacipran Arrow*
Laboratoire : Pierre Fabre
DCI : *milnacipran*

Ixiaro

Présentations/Composition : Gél. : 25 et 50 mg

Indications : *États dépressifs*
Les antidépresseurs sont des stimulants de l'humeur qui permettent de traiter la tristesse des dépressions nerveuses. Ils agissent sur les centres nerveux du cerveau par l'intermédiaire des neuromédiateurs en régulant leur activité. Ixel possède une efficacité équivalente aux imipraminiques dans les états dépressifs majeurs tout en étant moins toxique.

Précautions/Interactions :
Le traitement doit être utilisé avec prudence chez les personnes souffrant d'hypertension artérielle ou de maladie du cœur et la posologie doit être diminuée en cas d'insuffisance rénale.
Le traitement est mis en route progressivement puis la dose efficace est stabilisée pendant 4 à 6 mois minimum. Le médecin choisit ensuite de poursuivre ou d'interrompre l'antidépresseur en fonction des symptômes. Dans ce cas, l'arrêt est progressif et se déroule sur 1 mois environ.
Les antidépresseurs IMAO et le sumatriptan sont contre-indiqués. L'alcool, les antidépresseurs sérotoninergiques, l'adrénaline et la noradrénaline, la clonidine et ses dérivés, la digoxine sont déconseillés. En cas de traitement associé par le lithium, une surveillance médicale accrue est nécessaire.

Posologie :
Adulte
État dépressif : 50 mg 2 fois/j. au cours des repas
Insuffisant rénal : 25 à 50 mg/j.
Grossesse : non
Allaitement : non

Effets secondaires :
Une bouche sèche, des insomnies et de l'anxiété, des palpitations, des vertiges, des nausées, une constipation, des vomissements, des tremblements, des bouffées de chaleur et une hypersudation peuvent survenir au cours du traitement.

Contre-indications :
L'association avec les antidépresseurs IMAO, un adénome de la prostate, un âge inférieur à 15 ans ou une allergie connue au produit contre-indiquent la prise de cet antidépresseur.

Délai d'action :
Le délai d'action des antidépresseurs varie de 7 jours à 4 voire 6 semaines après la mise en route du traitement.

En cas d'oubli :
Reprendre les comprimés sans dépasser la dose quotidienne.

Signes de surdosage :
L'intoxication aiguë à l'Ixel nécessite une hospitalisation en urgence pour lavage gastrique et surveillance car des troubles réversibles de la vigilance et respiratoires peuvent survenir.

> **Bon à savoir**
> *Au cours des dépressions nerveuses, une hospitalisation est parfois nécessaire car le changement d'humeur provoqué par le médicament est parfois trop rapide, avec un risque de suicide accru, nécessitant une surveillance et un traitement complémentaire à base d'anxiolytiques, de somnifères et dans certains cas de neuroleptiques.*

IXIARO
Vaccinations

NR
Prix : Libre
Équivalents ou génériques : Aucun
Laboratoire : Intercell AG
DCI : *virus de l'encéphalite japonaise SA14-14-2*
Présentations/Composition : Seringue 0,5 ml : 0,6 µg du virus de l'éncéphalite japonaise

Indications : *Encéphalite japonaise*
Ixiaro est indiqué pour l'immunisation préventive contre l'encéphalite japonaise, maladie virale fréquente dans tous les pays asiatiques, transmise par des moustiques.

Précautions/Interactions :
Cette vaccination est réservée à l'adulte qui peut être exposé à un risque d'infection dans le cadre de son activité professionnelle.
La posologie est de 2 injections à un mois d'intervalle.
La nécessité d'une vaccination de rappel n'est pas encore déterminée.
Ce vaccin doit être administré par voie intramusculaire dans l'épaule. En cas de contre-indication à la voie intra-musculaire (risque d'hémorragie), il peut éventuellement être administré par voie sous-cutanée.

Posologie :
Adulte : 2 Inj.
Enfant et adolescent < 12 ans : non
Grossesse : non
Allaitement : non

Effets secondaires :
Ixiaro peut être responsable d'un syndrome grippal, avec sueurs et tremblements, particulièrement après la première injection, qui peut durer 2 à 3 jours. Il peut également être responsable de maux de tête, de douleurs et de réactions locales au point d'injection (rougeur, œdème).

Contre-indications :
Ixiaro est contre-indiqué en cas d'hypersensibilité au virus ou aux excipients du vaccin, en cas d'infection, de fièvre et de baisse de l'état général. L'injection intraveineuse, qui pourrait provoquer un collapsus, est rigoureusement contre-indiquée.

IXPRIM
Antalgiques

65 %
Prix : 4,85 € - 20 comprimés
Équivalents ou génériques : Zaldiar
Laboratoire : Aventis
DCI : *chlorhydrate de tramadol, paracétamol*
Présentations/Composition : Cp. : 37,5 mg de tramadol et 325 mg de paracétamol.

Indications : *Douleur*
Ixprim est indiqué dans le traitement des douleurs d'intensité modérée à intense.

Précautions/Interactions :
La posologie initiale habituelle est de 2 comprimés par jour, en une seule prise, et la dose maximale journalière est de 8 comprimés (soit 300 mg de tramadol et 2 600 mg de paracétamol), avec un intervalle de 6 heures entre les prises.
Ixprim peut être prescrit chez l'enfant à partir de l'âge de 12 ans.
La durée du traitement doit être limitée au strict nécessaire.
Ixprim n'est pas recommandé en cas d'insuffisance hépatique ou rénale sévère, et doit être utilisé avec précaution chez les patients de plus de 75 ans et ceux présentant une insuffisance respiratoire.
Le tramadol est susceptible de provoquer des troubles de sevrage à l'arrêt du traitement, avec agitation, anxiété, nervosité, insomnie, hyperkinésie, tremblements et symptômes gastro-intestinaux. Il ne peut pas être utilisé pour le traitement de substitution chez les patients présentant une dépendance aux opioïdes (morphine).
Son association est contre-indiquée avec les antidépresseurs de la classe des IMAO, et elle est déconseillée avec l'alcool, la carbamazépine, les médicaments agonistes ou antagonistes de la morphine (buprénorphine, nalbuphine, pentazocine), les benzodiazépines, les barbituriques, les antitussifs à base de dérivés morphiniques, antidépresseurs, antihistaminiques sédatifs, neuroleptiques, antihypertenseurs centraux, thalidomide, baclofène, neuroleptiques.
Le tramadol peut entraîner une somnolence ou une sensation de vertige, pouvant être exacerbées par l'alcool ou d'autres dépresseurs du système nerveux central. En cas de survenue de ces symptômes, le patient ne doit pas conduire ni utiliser de machines.

Posologie :
Adulte et enfant > 12 ans : 2 à 8 Cp./j.
Grossesse : non
Allaitement : non

Effets secondaires :
Les effets indésirables les plus fréquents sont les troubles gastro-intestinaux (nausées, vomissements, constipation, sécheresse buccale, douleurs abdominales, dyspepsie, flatulences), qui disparaissent grâce au traitement symptomatique associé, et les troubles du système nerveux central et périphérique (vertiges, céphalées, confusion). La toxicité hépatique du paracétamol est surtout à craindre chez les sujets souffrant d'insuffisance hépatique. Cette toxicité est également favorisée par de fortes doses de paracétamol et/ou un traitement prolongé.
Les autres effets indésirables sont dus essentiellement à la présence de tramadol et sont des troubles génito-urinaires, des troubles psychiatriques (hallucinations, confusion, troubles du sommeil, cauchemars), des convulsions, sueurs, réactions cutanées, fatigue.

Contre-indications :
Ixprim est contre-indiqué en cas d'hypersensibilité au produit ou à ses excipients, en cas d'intoxication aiguë aux hypnotiques, aux analgésiques centraux, aux opioïdes ou aux psychotropes, traitement aux IMAO, insuffisance hépatique sévère, épilepsie non contrôlée.

Izilox

Signes de surdosage :
Les symptômes du surdosage sont ceux typiquement observés avec d'autres analgésiques opiacés, et sont : myosis, vomissements, hypotension, collapsus cardiovasculaire, sédation et coma, crise épileptique et dépression respiratoire pouvant aller jusqu'à l'arrêt respiratoire. Une suspicion de surdosage nécessite une hospitalisation pour surveillance et traitement.

Le surdosage de paracétamol (à partir de 10 g de paracétamol ou 150 mg par kilo en une seule prise chez l'enfant) est responsable de nausées, vomissements, anorexie, pâleur, douleurs abdominales, qui apparaissent généralement dans les 24 premières heures. Il peut aboutir à une insuffisance hépatique et une encéphalopathie pouvant aller jusqu'au coma et à la mort.

Bon à savoir
Ixprim peut être pris avant ou pendant les repas. Ne pas mâcher ni fractionner. Il est important de ne pas dépasser la dose totale de paracétamol autorisée par jour, en raison du risque hépatique de ce médicament. Il est donc conseillé de ne pas prendre d'autres médicaments contenant du paracétamol, ou d'informer son médecin.

IZILOX
Antibiotiques

65 %
Prix : 20,80 € - 5 comprimés
29,01 € - 7 comprimés
Équivalents ou génériques : Aucun
Laboratoire : Bayer
DCI : *moxifloxacine chlorhydrate*
Présentations/Composition : Cp. : 400 mg de moxifloxacine chlorhydrate

Indications : *Bronchite chronique, Sinusite*
Izilox est un antibiotique indiqué dans le traitement des complications de la bronchite chronique, et des sinusites, après détection de l'agent infectieux responsable.

Précautions/Interactions :
La posologie habituelle est de un comprimé par jour.
La durée recommandée du traitement est de 5 à 10 jours.
Izilox est contre-indiqué en association avec certains médicaments antiarythmiques (quinidine, hydroquinidine, disopyramide, amiodarone, sotalol, dofétilide, ibutilide), avec les neuroleptiques (phénothiazine, pimozide, sertindole, halopéridol, sultopride), les antidépresseurs tricycliques, certains antibiotiques (sparfloxacine, érythromycine IV, pentamidine), ainsi que certains antihistaminiques (terfénadine, astémizole, mizolastine), car l'association peut provoquer des troubles du rythme cardiaque.

Un intervalle d'environ 6 heures doit être respecté entre l'administration d'Izilox et la prise de médicaments tels que les antiacides à base de magnésium ou d'aluminium, didanosine, sucralfate et médicaments contenant du fer ou du zinc.

Posologie :
Adulte : 1 Cp./j. de 400 mg
Enfant : non
Grossesse : non
Allaitement : non

Effets secondaires :
Izilox est responsable de nombreux effets secondaires, en particulier de troubles du rythme cardiaque, mais également de troubles neurologiques, digestifs, articulaires, hépatiques et cutanés. Il peut également provoquer des troubles biologiques, avec notamment une anémie, augmentation du taux des globules blancs, diminution des plaquettes, modifications du bilan hépatique.

Contre-indications :
Izilox est contre-indiqué en cas de maladie des tendons, d'insuffisance hépatique, rénale, de traitement par dialyse, de maladie du rythme cardiaque et d'insuffisance cardiaque.

Bon à savoir
Izilox doit être avalé avec un verre d'eau pendant ou en dehors des repas. Il est conseillé d'éviter l'exposition solaire durant le traitement. La moxifloxacine, comme tous les médicaments de la classe des fluoroquinolones, peut être à l'origine de tendinite et de rupture de tendons, en particulier chez les personnes âgées, traitées par corticoïdes, ou chez les personnes qui ont subi une transplantation d'organe (cœur, poumon, rein). Il existe une forme injectable, pour le traitement des pneumonies, réservée à la prescription hospitalière.

JAKAVI
Antinéoplasiques

100 %
Prix : 2 126,84 € - 60 comprimés (5 mg)
4 211,95 € - 60 comprimés (15 mg)
4 211,95 € - 60 comprimés (20 mg)
Équivalents ou génériques : Aucun
Laboratoire : Novartis
DCI : *ruxolitinib*
Présentations/Composition : Cp. : 5, 15 ou 20 mg de ruxolitinib
Indications : *Splénomégalie*
Jakavi est indiqué dans le traitement de la splénomégalie (augmentation de volume de la rate) chez les patients atteints de myélofibrose primitive ou secondaire (en cas de maladie de Vaquez ou de thrombocytémie essentielle).

Précautions/Interactions :
La posologie est de 15 mg 2 fois par jour si le taux de plaquettes est compris entre 100 000 et 200 000/mm^3, et de 20 mg 2 fois par jour si le taux de plaquettes est supérieur. Le traitement doit être interrompu si le taux de plaquettes est inférieur à 250 000/mm^3, ou si le taux de globules blancs neutrophiles est inférieur à 500/mm^3. La dose maximale est de 25 mg 2 fois par jour.
L'hémogramme doit être surveillé toutes les 2 à 4 semaines, pour adapter le traitement en fonction du taux de plaquettes.
Ce médicament ne peut être prescrit que par un médecin spécialiste.
La prise de ce médicament doit être précédée d'une étude attentive des interactions médicamenteuses possibles, notamment avec d'autres traitements antirétroviraux, anti-infectieux, antiépileptiques, antiarythmiques, antifongiques, contraceptifs ou immunosuppresseurs.
Les femmes en âge de procréer doivent suivre une contraception pendant le traitement.

Posologie :
Adulte : 2 Cp. 15 mg/j.
Grossesse : oui, si nécessaire
Enfant < 18 ans : non
Allaitement : non

Effets secondaires :
Jakavi est responsable de fatigue, douleurs osseuses, fièvre, prurit, sueurs nocturnes. Il peut également être à l'origine de maux de tête, vertiges, infections urinaires, anémie, saignements, prise de poids, augmentation du taux de cholestérol et hypertension artérielle.

Contre-indications :
Jakavi est contre-indiqué pendant l'allaitement et la grossesse et en cas de chute du taux de plaquettes et de globules blancs dans le sang (agranulocytose).

JAMYLÈNE
Laxatifs

 NR
Prix : Libre
Équivalents ou génériques : Aucun
Laboratoire : Expanpharm
DCI : *docusate de sodium*
Présentations/Composition : Cp. : 50 mg de docusate de sodium (boîte de 40 Cp.)
Indications : *Constipation*
Jamylène stimule la sécrétion d'eau et de sels minéraux par l'intestin. Il est indiqué pour les traitements de courte durée de la constipation.

Précautions/Interactions :
Le traitement doit être le plus court possible.
Un traitement trop prolongé peut créer une dépendance avec constipation sévère en cas de sevrage. Jamylène ne doit pas être utilisé avant d'avoir essayé les traitements avec des laxatifs hydratants ou lubrifiants.
Jamylène est réservé à l'adulte et à l'enfant de plus de 6 ans.
Jamylène est un traitement qui ne dispense pas de suivre les règles habituelles de prévention de la constipation : boire beaucoup d'eau, manger des fruits et des légumes, avoir une activité physique régulière.
L'utilisation de Jamylène est déconseillée avec de nombreux médicaments, en particulier les antiarythmiques, érythromycine, les digitaliques, les corticoïdes, les diurétiques.

Posologie :
Adulte : 2 à 6 Cp./j. en 1 à 2 prises
Enfant > 6 ans : maxi 1 Cp.
Grossesse : non
Allaitement : non

Effets secondaires :
Jamylène est responsable de diarrhées, douleurs abdominales et peut provoquer une baisse du taux de potassium dans le sang.

Januvia

Contre-indications :
Jamylène est contre-indiqué en cas de maladies inflammatoires du côlon (maladie de Crohn, rectocolite) et en cas de risque d'occlusion intestinale.

Délai d'action :
L'effet sur la constipation se manifeste en 24 heures.

Signes de surdosage :
Le surdosage provoque une diarrhée, des douleurs abdominales et une faiblesse musculaire, par fuite excessive de sels minéraux et en particulier de potassium nécessitant d'interrompre le traitement. Une hospitalisation pour surveillance et réhydratation est parfois nécessaire.

JANUVIA
Antidiabétiques

30 %
Prix : 24,83 € - 28 comprimés
Équivalents ou génériques : Aucun
Laboratoire : Merck Sharp Dohme-Chibret
DCI : *sitagliptine*
Présentations/Composition : Cp. : 100 mg de sitagliptine

Indications : *Diabète type 2*
Januvia est indiqué dans le traitement du diabète type 2, en association avec la metformine, lorsque celle-ci, en association avec un régime alimentaire et une activité physique adaptée, n'est pas suffisante pour contrôler le niveau de sucre dans le sang.

Précautions/Interactions :
Chez l'adulte, la posologie habituelle est de 1 comprimé de 100 mg par jour.
Januvia est remboursé à 65 % uniquement chez les patients diabétiques de type 2, pour améliorer le contrôle de la glycémie en association à la metformine lorsque celle-ci, utilisée en monothérapie avec un régime alimentaire et une pratique de l'exercice physique, ne permet pas d'obtenir un contrôle adéquat de la glycémie.
Januvia peut être utilisé en traitement unique, ou associé à la metformine, aux sulfamides hypoglycémiants ou aux médicaments de la classe des thiazolinediones.
Januvia peut être utilisé chez les patients présentant une insuffisance rénale légère et chez les personnes âgées.
Januvia n'est pas indiqué dans le traitement du diabète de type 1, ni en association avec l'insuline.

Posologie :
Adulte : 100 mg/j.
Grossesse : non
Allaitement : non

Effets secondaires :
Januvia, en traitement unique, n'est pas responsable d'hypoglycémie ni d'effets secondaires significatifs. L'association avec la metformine peut être responsable de nausées et, moins fréquemment, d'un état de somnolence, de diarrhées ou de douleurs abdominales. Avec les sulfamides hypoglycémiants, l'effet indésirable le plus fréquent est l'augmentation du risque d'hypoglycémie, nécessitant une diminution de la posologie des sulfamides.

Contre-indications :
Januvia est contre-indiqué en cas d'hypersensibilité au produit ou à ses excipients.

En cas d'oubli :
Si vous vous en apercevez peu de temps après l'heure de la prise, prenez la dose habituelle. Au contraire, si vous vous en apercevez peu de temps avant la prise suivante, ne doublez pas la dose.

JASMINE
Contraceptifs

NR
Prix : Libre
Équivalents ou génériques : Convuline, Drospibel 0,03/3 mg, *Éthinylestradiol/ Drospirenone Biogaran 0,03/3 mg*
Laboratoire : Bayer
DCI : *drospirenone, éthinylestradiol*
Présentations/Composition : Cp. : 3 mg de drospirenone et 0,03 mg d'éthinylestradiol

Indications : *Contraception orale*
Jasmine est indiqué pour la contraception hormonale par voie orale.

Précautions/Interactions :
La posologie est de 1 comprimé par jour pendant 21 jours puis arrêt 7 jours, à partir du

premier jour du cycle (premier jour des règles).
Prendre le comprimé de préférence tous les jours à la même heure.
L'hémorragie de privation survient pendant l'intervalle de 7 jours, mais il est fréquent que ces hémorragies soient irrégulières, parfois même absentes, surtout en début de traitement. En cas d'absence de règles pendant plusieurs cycles il est important de s'assurer de l'absence de grossesse.
Les estroprogestatifs oraux doivent être utilisés avec précaution dans tous les cas suivants : antécédents de maux de tête et de migraines, troubles de la vue, lors d'une intervention chirurgicale (augmentation du risque de thrombose), immobilisation, post-partum, varices, antécédents de maladie thromboembolique, âge supérieur à 35 ans, tabagisme, obésité, antécédents d'épilepsie, d'asthme, de chloasma (taches cutanées apparaissant sur le visage lors de la grossesse ou parfois lors de la prise de contraceptifs). La contraception orale est susceptible d'aggraver certaines pathologies, en particulier le cancer de l'utérus, les troubles des lipides sanguins, l'hypertension artérielle, le diabète, les troubles du rythme cardiaque et certaines maladies systémiques comme le lupus. Dans tous les cas il est important d'évaluer le rapport bénéfice/risque avant d'utiliser une contraception orale.
Le traitement estroprogestatif nécessite un examen gynécologique annuel avec frottis de dépistage. L'apparition d'une douleur des seins, d'une galactorrhée (émission de lait) ou d'une tumeur utérine, nécessite l'arrêt du traitement.

Posologie :
Adulte : 1 Cp./j. pendant 21 j. puis arrêt 7 j.
Enfant : non
Grossesse : non
Allaitement : non

Effets secondaires :
Les estroprogestatifs sont responsables de nombreux effets indésirables dont les plus fréquents sont les problèmes mammaires (tension, mastodynies) et les syndromes prémenstruels, les leucorrhées et vaginites. Les saignements intermenstruels ou les aménorrhées peuvent être fréquents en début de traitement et doivent faire rechercher une cause possible en cas de persistance. Le traitement peut diminuer la libido, être responsable de maux de tête, dépression, de nausées, vomissements et rarement de troubles cutanés.

Contre-indications :
Jasmine est contre-indiqué en cas de maladie cardiovasculaire ou thromboembolique (thrombophlébite, embolie pulmonaire), de diabète avec complications, de troubles de la coagulation, de maladies vasculaires cérébrales, de troubles du rythme cardiaque avéré, de cancers du sein, de l'utérus ou du foie, d'insuffisance hépatique sévère, de tumeur cérébrale (adénome de l'hypophyse, prolactinome), d'hémorragies génitales inexpliquées, de pancréatite, de lupus erythémateux disséminé.

> *Bon à savoir*
>
> Le millepertuis est contre-indiqué lors de l'utilisation d'estroprogestatifs.

JASMINELLE
Contraceptifs

NR
Prix : Libre
Équivalents ou génériques : Belanette, Drospibel 0,02/3 mg, *Éthinylestradiol/Drospirenone Biogaran 0,02/3 mg*
Laboratoire : Schering
DCI : *drospirenone, éthinylestradiol*
Présentations/Composition : Cp. : 3 mg de drospirenone acétate et 0,02 mg d'éthinylestradiol

Indications : *Contraception orale*
Jasminelle est indiqué pour la contraception hormonale par voie orale.

Précautions/Interactions :
La posologie est d'un comprimé par jour pendant 21 jours, puis d'une interruption de 7 jours.
Les comprimés doivent être pris de préférence tous les jours à la même heure, avec un peu d'eau.
La prise du premier comprimé doit commencer le premier jour des règles, et la contraception est efficace dès le premier jour.
Si le premier comprimé est pris entre le 2e et le 5e jour du cycle, il est prudent d'utiliser une autre méthode contraceptive pendant les 7 premiers jours (préservatifs). Au-delà du

Jevtana

5ᵉ jour, il est préférable d'attendre le cycle suivant.
En cas de relais avec un autre traitement contraceptif contraceptif oral, il faut terminer l'ancienne plaquette normalement, puis commencer le traitement avec Jasminelle le jour suivant, sans attendre les prochaines règles.
Si le traitement antérieur était un traitement progestatif ou un implant, il faut commencer le jour suivant l'arrêt du traitement ou le retrait de l'implant. Attention, la contraception n'est pas assurée durant les 7 premiers jours, et il est donc nécessaire d'utiliser une méthode complémentaire (préservatifs).
Après interruption de Jasminelle, il est possible qu'il y ait un retard de règles d'une semaine.
En cas de vomissements dans les 3 ou 4 heures qui suivent la prise du comprimé, il est possible que la contraception ne soit pas garantie, il est donc préférable de prendre un comprimé supplémentaire.
Comme tous les contraceptifs hormonaux, Jasminelle doit être utilisé avec précaution en cas de tabagisme, hypertension artérielle modérée, anomalie des lipides sanguins, diabète, obésité, antécédents familiaux de maladie thromboembolique, troubles du rythme cardiaque, sclérose en plaque, asthme, endométriose, varices, insuffisance cardiaque et rénale, affection bénigne du sein, et en cas de traitement phytothérapique avec le millepertuis.
Il peut aggraver des troubles de la pigmentation cutanée comme le chloasma.
Les saignements irréguliers sont fréquents durant le traitement, notamment au cours de premiers mois. Dans ce cas, vérifier l'absence de grossesse et continuer le traitement. En cas de persistance, faire des examens à la recherche de la cause et changer éventuellement de contraceptif.

Posologie :
Adulte : 1 Cp./j. pendant 21 j. puis arrêt 7 j.
Enfant : non
Grossesse : non
Allaitement : non

Effets secondaires :
Jasminelle peut être responsable de nausées et de vomissements, œdème, prise de poids, sensation de jambes lourdes, dysménorrhée, pertes génitales, tension mammaire, beaucoup plus rarement de troubles hépatiques, pancréatiques ou cardiovasculaires.

Contre-indications :
Comme tous les contraceptifs hormonaux, Jasminelle est contre-indiqué en cas de maladie thromboembolique, de maladie cardiaque et vasculaire, d'hépatite virale, d'insuffisance hépatique, d'hypertension artérielle, de diabète compliqué, de cancer du sein ou de l'utérus, de pancréatite, migraine, troubles de la vision, dépression sévère, épilepsie, absence de règles ou d'hémorragie génitale.

En cas d'oubli :
Si la période d'oubli est inférieure à 12 heures, prendre immédiatement le comprimé oublié et continuer normalement le traitement. Au-delà de 12 heures, faire la même chose, mais utiliser une méthode de contraception mécanique durant les 7 jours suivants.

> **Bon à savoir**
> Pour éviter les interruptions, il existe la présentation Jasminelle Continu, à 28 comprimés, qui doivent être pris pendant les 28 jours du cycle.

JEVTANA
Antinéoplasiques

Prix : Usage hospitalier
Équivalents ou génériques : Aucun
Laboratoire : Sanofi
DCI : *cabazitaxel*
Présentations/Composition : Flacon 1,5 ml : 60 mg de cabazitaxel

Indications : *Cancer de la prostate*
Jevtana est indiqué dans le traitement du cancer de la prostate métastatique, hormono-résistant, en association avec des corticoïdes, chez les patients qui ont reçu auparavant un traitement à base de docétaxel.

Précautions/Interactions :
Le traitement est de 25 mg par mètre carré de surface corporelle, administré par perfusion de 1 heure, toutes les 3 semaines.
Pendant toute la durée du traitement le patient doit recevoir des corticoïdes et des antihistaminiques pour combattre les effets secondaires.
Le traitement doit être adapté en fonction des réactions, notamment la fièvre, la diarrhée et la baisse des globules blancs. En cas de neutropénie inférieure à 1 500 cellules par milli-

mètre cube, le traitement doit être interrompu et repris après normalisation.
Ce traitement ne peut être prescrit et suivi que par un médecin spécialiste.

Posologie :
Adulte : 1 Perf./3 Sem.
Enfant : non
Grossesse : non
Allaitement : non

Effets secondaires :
Ce médicament est responsable de nombreux et fréquents effets secondaires exigeant une surveillance en milieu spécialisé. Il provoque des œdèmes périphériques, des douleurs thoraciques, des malaises, de l'anxiété, parfois des états confusionnels, des troubles du goût, des troubles neurologiques des nerfs périphériques, des vertiges, acouphènes, maux de tête, troubles de la sensibilité, des douleurs sciatiques, une chute des cheveux, des infections (infections urinaires, septicémie, grippes, herpès, zona), fatigue, fièvre, conjonctivite, des troubles digestifs (diarrhées, nausées, vomissements, constipation, douleurs abdominales), perte de l'appétit, déshydratations, troubles cardiovasculaires (fibrillation auriculaire), des infections respiratoires.

Contre-indications :
Jevtana est contre-indiqué en cas de neutropénie, d'insuffisance rénale ou hépatique et de vaccination contre la fièvre jaune (en raison de l'immunodépression, ce vaccin peut provoquer une infection). La consommation de millepertuis est également contre-indiquée.

JEXT
Analeptique cardiaque

65 %
Prix : 36,43 € - 1 dose (0,15 ou 0,3 mg)
Équivalents ou génériques : Anapen
Laboratoire : Alk Abello
DCI : *épinéphrine*
Présentations/Composition : Stylo pour Sol. Inj. : 1 dose d'épinéphrine

Indications : *Choc anaphylactique*
Jext est indiqué pour le traitement d'urgence des états de choc provoqués par des allergies graves dues à des piqûres d'insectes, des aliments, des médicaments ou lors d'un exercice physique intense.

Précautions/Interactions :
La posologie est d'une injection intramusculaire de 0,15 mg chez l'enfant de moins de 30 kg dès l'apparition des symptômes allergiques.
L'injection peut être renouvelée 5 à 15 minutes plus tard en cas d'aggravation ou de persistance des symptômes.
À partir de 30 kg et chez l'adulte, la posologie usuelle est d'une injection de 0,3 mg.

Posologie :
Adulte et enfant : 1 Inj. IM
Grossesse : oui, si nécessaire
Enfant < 15 kg : non
Allaitement : oui

Effets secondaires :
Jext peut être responsable de fatigue, maux de tête, tremblements, nervosité, anxiété, nausées et vomissements et de troubles cardiovasculaires, avec vasoconstriction des extrémités.

Contre-indications :
Jext est contre-indiqué chez les enfants de moins de 15 kg et doit impérativement être administré par voie intramusculaire.

> *Bon à savoir*
>
> Le dispositif est un stylo injecteur qu'il suffit de placer sur la cuisse et de déclencher. En cas d'urgence, il est possible de faire l'injection à travers les vêtements.

JONCTUM
Antirhumatismaux/Décontracturants

 NR
Prix : 10,64 € - 45 gélules
Équivalents ou génériques : Aucun
Laboratoire : Aventis
DCI : *oxacéprol*
Présentations/Composition : Gél. 200 mg

Indications : *Arthrose*
Jonctum est utilisé pour soulager les douleurs d'origine arthrosique en complément de traitements de fond.

Précautions/Interactions :
Ce médicament est réservé aux adultes.
Il n'existe pas d'interaction médicamenteuse connue.

Posologie :
Adulte : 1 Gél. matin, midi et soir
Personne âgée : même posologie

Jonctum 10 % crème

Grossesse : non
Allaitement : non

Effets secondaires :
Il existe peu d'effets indésirables rapportés.

Délai d'action :
Après prise orale, 20 % de la dose administrée est absorbée.

Bon à savoir

Absorber les gélules sans les ouvrir avec un grand verre d'eau, de lait ou de jus de fruit en début de repas. Les gélules sont à conserver à l'abri de l'humidité.

JONCTUM 10 % CRÈME
Cicatrisants

 NR

Prix : 4,54 € - crème (tube 30 g)
Équivalents ou génériques : Aloplastine, Biafine, Bioxyol, Cicatryl, Crème au calendula, Crème Biostim, Déflamol, Dermocuivre, Oxyplastine, Plasténan, Pommade au calendula LHF, Trophiderm, Vaseline stérilisée Hamel, Vita-dermacide
Laboratoire : Aventis
DCI : *oxacéprol*
Présentations/Composition : Crème stérile : tube 30 g

Indications : *Brûlure superficielle*
Cette pommade protège la peau. Elle est indiquée dans le traitement des brûlures superficielles de faible étendue.

Précautions/Interactions :
Il n'est pas conseillé d'appliquer la pommade sur une peau infectée ou suintante.

Posologie :
Adulte : 1 Applic./j.
Grossesse : après avis médical
Allaitement : après avis médical

Effets secondaires :
De rares allergies cutanées ont été rapportées.

Contre-indications :
Une allergie à l'un des constituants contre-indique cette pommade.

Bon à savoir

La pommade est appliquée sur la peau en massant légèrement pour la faire pénétrer. Elle est souvent proposée pour prévenir l'apparition de vergetures chez la femme enceinte.

JOSACINE
Antibiotiques

 65 %

Prix : 4,34 € - flacon 125 mg/c. mes. (60 ml)
6,62 € - flacon 250 mg/c. mes. (60 ml)
6,62 € - 12 sachets (250 mg)
10,14 € - flacon 500 mg/c. mes. (60 ml)
10,14 € - 12 sachets (500 mg)
13,66 € - 20 comprimés (500 mg)
13,66 € - 10 comprimés (1000 mg)
13,29 € - 10 sachets (1000 mg)
Équivalents ou génériques : Aucun
Laboratoire : Bayer
DCI : *josamycine*
Présentations/Composition : Susp. Buv. : 125, 250 et 500 mg/c. mes. ; Poud. orale : 250, 500 et 1000 mg ; Cp. : 500 et 1000 mg

Indications : *Infections bactériennes*
Josacine est un antibiotique diffusant très bien dans tous les tissus de l'organisme sauf au niveau du cerveau, du liquide céphalo-rachidien et des urines. Il est utilisé dans les infections dentaires, les pneumonies, la coqueluche, le chancre mou et les infections à Mycoplasma et Chlamydiæ. Il permet également de remplacer les pénicillines en cas de contre-indications, ou d'allergie, pour traiter les angines, rhinopharyngites, bronchites, scarlatine, syphilis.

Précautions/Interactions :
Josacine ne doit pas être utilisé en cas d'otite chez l'enfant de moins de 6 ans.
En cas d'insuffisance hépatique, une surveillance biologique du foie est nécessaire.
L'astémizole, le trefénadine, les médicaments responsables de certains troubles cardiaques (torsades de pointes), les dérivés de l'ergot de seigle et le cisapride sont contre-indiqués. La carbamazépine, la théophylline, le triazolam, les lincosanides, la bromocriptine et le tacrolimus sont déconseillés. La digoxine, la warfarine, la ciclosporine et le lisuride sont utilisés avec précaution.

Posologie :
Adulte : 1 g 2 fois/j.
Enfant et nourrisson : 30 à 50 mg/kg/j. en 2 prises
Grossesse : oui

Allaitement : non

Effets secondaires :
Des nausées, maux de ventre, vomissements, diarrhées et dans certains cas des hépatites peuvent survenir en cours de traitement.

Contre-indications :
Josacine est contre-indiqué en cas d'allergie aux macrolides.

Bon à savoir
La prise 1 heure avant les repas de cet antibiotique améliore son efficacité.

JOSIR
Médicaments de la prostate

 30 %

Prix : 22,47 € - 30 gélules LP (0,4 mg)
Équivalents ou génériques : Omix, Tamsulosine Almus, Tamsulosine Arrow, Tamsulosine Biogaran, Tamsulosine EG, Tamsulosine Isomed, Tamsulosine Merck, Tamsulosine Mylan, Tamsulosine Qualimed, Tamsulosine Ranbaxy, Tamsulosine Ratiopharm, Tamsulosine Sandoz, Tamsulosine Téva, Tamsulosine Winthrop, Tamsulosine Zydus
Laboratoire : Boehringer Ingelheim
DCI : *tamsulosine*
Présentations/Composition : Gél. : 0,4 mg de chlorhydrate de tamsulosine

Indications : *Hypertrophie de la prostate*
Josir est un médicament du système nerveux sympathique, agissant sur les récepteurs alpha et qui a la propriété de provoquer un relâchement des fibres musculaires au niveau de la vessie, de l'urètre et de la prostate. Il est indiqué pour soulager les symptômes provoqués par une hypertrophie (ou un adénome) de la prostate.

Précautions/Interactions :
Le risque d'hypotension orthostatique provoqué par le médicament est plus important chez les patients âgés de plus de 65 ans.
En cas d'antécédents d'hypertension artérielle, Josir peut provoquer une chute importante de tension artérielle, dans les heures qui suivent la prise du médicament. Les épisodes d'hypotension n'interdisent généralement pas la poursuite du traitement.

L'association de Josir est déconseillée avec les autres alpha-bloquants, avec les antagonistes du calcium (nifédipine, bépridil, diltiazem).
Le traitement doit être arrêté en cas d'aggravation d'une angine de poitrine.
Signalez votre traitement en cas d'anesthésie générale.

Posologie :
Adulte : 1 Gél./j.

Effets secondaires :
Josir provoque une hypotension artérielle, accélération du rythme cardiaque, asthénie, somnolence, éruption cutanée, prurit et parfois une éjaculation rétrograde.

Contre-indications :
Josir est contre-indiqué en cas d'hypersensibilité au produit, en cas d'antécédents d'hypotension orthostatique et d'insuffisance hépatique sévère.

Bon à savoir
Prendre la gélule de préférence à la fin du petit déjeuner, avec un verre d'eau, sans la croquer ni la mâcher.

JOUVENCE DE L'ABBÉ SOURY
Protecteurs vasculaires

NR

Prix : Libre
Équivalents ou génériques : Aucun
Laboratoire : Omega Pharma
DCI : *hamamélis, viburnum, calamus, piscidia, condurango, anis, cannelle*
Présentations/Composition : Cp. : 64 mg de hamamélis, 14 mg de viburnum, 7 mg de calamus, 4,5 mg de piscidie, tube contenant 4 g de hamamélis et 1 g de viburnum pour 100 g de gel, flacon de 210 ml contenant 191 mg/5 ml de hamamélis, 42 mg/5 ml de viburnum, 21,15 mg/5 ml de calamus et 13,55 mg/5 ml de piscidie

Indications : *Veinotonique*
La Jouvence de l'Abbé Soury est indiquée comme traitement complémentaire des troubles circulatoires veineux.

Précautions/Interactions :
Créée en 1745 par l'abbé Souris et l'abbé Delarue, la « tisane des 2 abbés » était initialement une tisane composée de 11 plantes.

Jouvence de l'abbé Soury

Elle existe aujourd'hui sous forme de solution, comprimés et de lotion.
La dose habituelle du traitement est de 6 comprimés par jour en 3 prises, ou de 2 cuillerées à café par jour.
Le gel doit être appliqué 2 à 3 fois par jour pour soulager la sensation de jambes lourdes.

Posologie :
Adulte et enfant : 6 Cp./j. ou 2 c. à c./j.
Grossesse : oui
Allaitement : oui

Effets secondaires :
La Jouvence de l'Abbé Soury n'a pas d'effets secondaires notables, hormis d'éventuels troubles intestinaux (diarrhée) en raison de la présence d'huile de ricin dans la formule.

Contre-indications :
La Jouvence de l'abbé Soury est contre-indiquée en cas d'hypersensibilité à l'un des composants du produit. Le gel ne doit pas être appliqué sur la peau en cas de lésions cutanées (eczéma, dermatoses).

KALÉORID
Sels minéraux

65 %
Prix : 1,96 € - 30 comprimés LP (600 mg)
2,57 € - 30 comprimés LP (1 g)
Équivalents ou génériques : Gluconate de potassium, Nati-K
Laboratoire : Leo
DCI : *chlorure de potassium*
Présentations/Composition : Cp. LP : 600 mg ou 1 g de chlorure de potassium
Indications : *Carences en potassium*
Kaléorid est utilisé pour traiter les carences en potassium, en particulier lorsqu'elles sont provoquées par un traitement médicamenteux à base de corticoïdes, laxatifs ou diurétiques.

Précautions/Interactions :
Le potassium doit être utilisé avec prudence chez les sujets âgés.
Le potassium est contre-indiqué avec les diurétiques épargneurs de potassium, et son utilisation est déconseillée avec les antihypertenseurs appartenant à la classe des inhibiteurs de l'enzyme de conversion.
Il est nécessaire de doser le taux de potassium avant et pendant le traitement pour éviter les accidents de surdosage.

Posologie :
Adulte : 3 à 4 Cp./j. au début puis à adapter en fonction des résultats d'examen
Enfant : à adapter en fonction des résultats d'examen
Grossesse : oui
Allaitement : oui

Effets secondaires :
Le potassium peut être à l'origine d'une hyperkaliémie, dont le contrôle repose sur le dosage régulier du taux de potassium sanguin. Le potassium est irritant pour la muqueuse gastrique.

Contre-indications :
Le potassium est contre-indiqué en cas d'hyperkaliémie ou dans les situations pouvant provoquer une hyperkaliémie, telles que insuffisance rénale, maladie d'Addison, diabète non soigné.

Signes de surdosage :
Le surdosage en potassium est responsable d'hyperkaliémie, qui peut être à l'origine d'une mort subite. En cas de suspicion de prise massive de potassium, l'hospitalisation est nécessaire.

Bon à savoir
Prendre les comprimés en 2 à 3 prises au cours de la journée, de préférence à la fin des repas.

KALETRA
Antirétroviraux

 100 %
Prix : 124,97 € - 60 comprimés (100/25 mg)
476,54 € - 120 comprimés (200/50 mg)
476,54 € - 5 flacons 60 ml (80/20 mg)
Équivalents ou génériques : Aucun
Laboratoire : Abbott
DCI : *lopinavir, ritonavir*
Présentations/Composition : Cp : 100 ou 200 mg de lopinavir et 25 ou 50 mg de ritonavir ; Sol. Buv. : 80/20 mg
Indications : *Infections à VIH*
Kaletra est indiqué dans le traitement des infections au VIH chez l'adulte et l'enfant, ainsi que lors de la contamination accidentelle par VIH, en association avec d'autres antiviraux.

Précautions/Interactions :
La posologie habituelle est de 400/100 mg par jour en 2 comprimés par jour (1 comprimé le matin et 1 comprimé le soir).
Chez l'enfant la posologie doit être adaptée en fonction de la surface corporelle et, pour les plus petits, elle doit commencer avec la posologie 100/25 mg.
La présentation en solution buvable est réservée aux patients qui ont des difficultés à avaler.
Ce traitement ne peut être prescrit et suivi que par un médecin spécialiste.

Posologie :
Adulte : 2 Cp./j.
Enfant < 2 ans : non
Grossesse : non
Allaitement : non

Effets secondaires :
Ce médicament est responsable de nombreux et fréquents effets secondaires. Il provoque des céphalées, œdèmes périphériques, neuropathies périphériques, vertiges, fatigue. Les

effets indésirables gastro-intestinaux sont fréquents, comme diarrhées, nausées, vomissements, reflux gastro-œsophagiens, gastro-enterites, douleurs et distensions abdominales, hépatite. Il provoque souvent une perte de poids, une élévation de la tension artérielle et peut favoriser le diabète.

Contre-indications :
Kaletra est contre-indiqué en cas d'insuffisance hépatique sévère, chez le nouveau-né, et lors de certains traitements concomitants, comme les corticoïdes, les statines (hypolipémiants) ou le millepertuis.

KALYDECO
Stimulant respiratoire

Prix : Usage hospitalier
Équivalents ou génériques : Aucun
Laboratoire : Vertex
DCI : *Ivacaftor*
Présentations/Composition : Cp. : 150 mg d'ivacaftor

Indications : *Mucoviscidose*
Kalydeco est indiqué pour le traitement de certaines formes génétiques de la mucoviscidose à partir de 6 ans.

Précautions/Interactions :
La posologie usuelle est de 2 comprimés par jour, pour une durée indéterminée.
Ce traitement ne peut être prescrit que par un médecin spécialiste de la mucoviscidose, après examen génétique pour déterminer si le patient est porteur d'une mutation génique spécifique lui permettant de bénéficier de ce traitement.
La posologie doit être diminuée en cas d'insuffisance hépatique ou rénale.
Kalydeco ne peut pas être utilisé avec de nombreux médicaments qui peuvent augmenter ou diminuer la disponibilité de ce médicament dans l'organisme, comme certains antibiotiques, antifongiques ou immunosuppresseurs.
Il est également déconseillé de consommer du jus de pamplemousse, des oranges amères ou du millepertuis.

Posologie :
Adulte et enfant : 2 Cp./j.
Grossesse : oui, si nécessaire
Enfant < 6 ans : non

Allaitement : oui, si nécessaire
Effets secondaires :
Kalydeco peut être responsable d'une éruption cutanée, et, plus rarement de douleurs des seins et des mamelons. Il peut également provoquer des maux de tête et des vertiges, des troubles de l'audition, des douleurs abdominales et des diarrhées ainsi que des infections respiratoires hautes (rhinopharyngites).

Contre-indications :
Kalydeco est contre-indiqué en cas d'hypersensibilité à ivacaftor ou aux excipients du comprimé.

KAOBROL
Pansements gastro-intestinaux

Prix : Libre
Équivalents ou génériques : Aucun
Laboratoire : GlaxoSmithKline
DCI : *hydrocarbonate de magnésium, carbonate de calcium, kaolin*
Présentations/Composition : Cp. : 210 mg d'hydrocarbonate de magnésium, 140 mg de carbonate de calcium, 210 mg de kaolin (boîte de 24 Cp.)

Indications : *Douleur et trouble du transit gastro-intestinal, Ballonnement intestinal*
Protecteur de la muqueuse gastrique et intestinale et adsorbant de l'eau et des gaz, Kaobrol est utilisé dans le traitement des affections intestinales avec diarrhée et ballonnement.

Précautions/Interactions :
Il est toujours nécessaire de vérifier que les lésions intestinales sont bénignes avant de suivre un traitement prolongé.
Il est nécessaire de respecter un intervalle d'au moins 2 heures entre chaque prise avec de nombreux médicaments.
En cas de diabète, il faut tenir compte de la teneur de Kaobrol en saccharose (1 g/Cp.)

Posologie :
Adulte : 1 à 2 Cp. à croquer après les repas
Grossesse : oui
Allaitement : oui

Effets secondaires :
En raison de la présence de calcium, Kaobrol peut provoquer une hypercalcémie et des calculs rénaux.

Contre-indications :
Kaobrol est contre-indiqué en cas de maladies obstructives du tube digestif.

Délai d'action :
Kaobrol est efficace en 1 heure sur les symptômes digestifs.

KAOLOGEAIS
Laxatifs

 NR

Prix : 3,58 € - boîte (250 g)
Équivalents ou génériques : Aucun
Laboratoire : Jacques Logeais
DCI : *oxyde de magnésium, sulfate de magnésium, méprobamate, kaolin, gomme de sterculia*
Présentations/Composition : Gran. : 100 mg d'oxyde de magnésium, 200 mg de méprobamate, 500 mg de sulfate de magnésium, 500 mg de kaolin lourd et 6 g de gomme de sterculia/c. mes.

Indications : *Constipation, Colopathie*
Kaologeais associe plusieurs remèdes actifs sur le système digestif. Il permet ainsi d'absorber l'eau et les gaz et de normaliser le transit intestinal. Il est utilisé dans le traitement des maladies du côlon et de la constipation.

Précautions/Interactions :
Kaologeais est un traitement de la constipation qui ne dispense pas de suivre les règles habituelles de prévention de la constipation : boire beaucoup d'eau, manger des fruits et des légumes, avoir une activité physique régulière. En cas de constipation prolongée, d'alternance de diarrhée et de constipation, ou de douleurs abdominales, consulter un médecin.
Tenir compte de la présence de sucre en cas de régime diabétique.
Kaologeais contient un anxiolytique (méprobamate), il peut donc provoquer une somnolence et la consommation d'alcool est déconseillée pendant la durée du traitement.
Éviter la prise de tout autre médicament dans les 2 heures qui suivent la prise de Kaologeais, car il peut gêner leur absorption au niveau de l'intestin.

Posologie :
Adulte : 1 c. mes. au début des repas
Grossesse : oui
Allaitement : oui

Effets secondaires :
Kaologeais peut provoquer un ballonnement intestinal.

Contre-indications :
Kaologeais est contre-indiqué en cas de suspicion d'occlusion intestinale.

Délai d'action :
L'effet sur la constipation se manifeste après 2 à 3 jours de traitement.

> *Bon à savoir*
> Il est conseillé de boire un verre d'eau avec les granulés, sans les mâcher.

KARAYAL
Laxatifs

 NR

Prix : 9,86 € - boîte (1 kg)
Équivalents ou génériques : Kaologeais
Laboratoire : Chiesi
DCI : *oxyde de magnésium, sulfate de magnésium, kaolin, gomme de sterculia*
Présentations/Composition : Gran. : 100 mg d'oxyde de magnésium, 100 mg de sulfate de magnésium, 2 g de kaolin lourd et 6 g de gomme de sterculia/c. mes.

Indications : *Constipation, Colopathie*
Karayal associe plusieurs remèdes actifs sur le système digestif. Il permet ainsi d'absorber l'eau et les gaz et de normaliser le transit intestinal. Il est utilisé dans le traitement des maladies du côlon et de la constipation.

Précautions/Interactions :
Karayal est un traitement de la constipation qui ne dispense pas de suivre les règles habituelles de prévention de la constipation : boire beaucoup d'eau, manger des fruits et des légumes, avoir une activité physique régulière. En cas de constipation prolongée, d'alternance de diarrhée et de constipation, ou de douleurs abdominales, consulter le médecin.

Posologie :
Adulte : 3 à 5 c. mes. au début des repas
Grossesse : oui
Allaitement : oui

Effets secondaires :
Karayal peut provoquer un ballonnement intestinal.

Kéforal

Contre-indications :
Karayal est contre-indiqué en cas de dilatation congénitale du côlon (mégacôlon), de suspicion d'occlusion intestinale, et en cas d'insuffisance rénale sévère.

Délai d'action :
L'effet sur la constipation se manifeste après 2 à 3 jours de traitement.

> **Bon à savoir**
> Il est conseillé de boire un peu d'eau avec les granulés, sans les mâcher.

KÉFORAL
Antibiotiques

 65 %

Prix : 4,84 € - 10 comprimés (500 mg)
5,80 € - 6 comprimés (1 g)
2,75 € - flacon 125 mg/5 ml (60 ml)
4,10 € - flacon 250 mg/5 ml (60 ml)
Équivalents ou génériques : Cefacet
Laboratoire : Sciencex
DCI : *céfalexine*
Présentations/Composition : Cp. : 500 mg ou 1 g de céfalexine ; Sol. Buv. : 125 mg/5 ml ou 250 mg/5 ml

Indications : *Infections*
Kéforal est indiqué pour le traitement des infections urinaires, bronchiques et ORL (sinusites, otites), ainsi que des angines à streptocoque.

Précautions/Interactions :
Chez l'adulte, la posologie usuelle est de 2 g par jour, en 2 administrations, pendant 7 à 10 jours.
Chez l'enfant, la posologie est de 25 à 50 mg par kg et par jour pendant 7 à 14 jours.
En cas d'insuffisance rénale, la posologie doit être réduite de moitié.

Posologie :
Adulte : 2 g/j.
Grossesse : oui
Enfant < 6 ans : non
Allaitement : oui

Effets secondaires :
Kéforal peut être responsable, très rarement, d'une réaction allergique cutanée avec fièvre et œdème, de troubles sanguins, de nausées, vomissements et diarrhées et d'infections gynécologiques à candidose.

Contre-indications :
Kéforal est contre-indiqué en cas d'allergie aux céphalosporines et chez l'enfant de moins de 6 ans.

KENACORT RETARD
Anti-inflammatoires : corticoïdes

 65 %

Prix : 2,71 € - 1 ampoule injectable (40 mg)
4,82 € - 1 ampoule injectable (80 mg)
Équivalents ou génériques : Aucun
Laboratoire : Bristol-Myers Squibb
DCI : *triamcinolone*
Présentations/Composition : Amp. Inj. : 40 et 80 mg

Indications : *Inflammation*
Les corticoïdes, anti-inflammatoires stéroïdiens sont des dérivés d'hormones naturelles fabriquées par les glandes surrénales : la cortisone et l'hydrocortisone. Ces molécules synthétiques ont une action anti-inflammatoire à dose faible et diminuent la réponse immunitaire de l'organisme à dose forte. Elles sont prescrites en cas de réactions allergiques majeures (œdème de Quincke, choc allergique, asthme sévère), de maladies inflammatoires graves en rhumatologie (polyarthrite rhumatoïde, rhumatisme articulaire aigu), ou dermatologie (eczémas, maladies graves de la peau), en gastro-entérologie (hépatite chronique évolutive, rectocolite hémorragique), en cancérologie (leucémies, myélomes, métastases), en pneumologie, en neurologie, lors de transplantation d'organes, etc. En comparaison avec les hormones naturelles, les corticoïdes synthétiques ont des effets indésirables moins prononcés et la rétention secondaire en eau et en sel est moins importante.

Ce médicament est utilisé en injection quand une forte dose locale de corticoïdes est nécessaire : dans ou autour d'une articulation (arthrite inflammatoire, arthrose en poussée, périarthrite scapulo-humérale), dans ou autour d'un ligament (épicondylite, tendinites), en cas de lombo-sciatiques, etc. Elle est également utilisée en dermatologie, en ophtalmologie, en ORL.

Néanmoins, cette hormone naturelle a moins d'effets anti-inflammatoires que les corticoïdes synthétiques.

Il est également utilisé pour réaliser un sevrage de corticoïdes quand un traitement oral s'est prolongé.

Précautions/Interactions :
Ce médicament est réservé à l'adulte et aux enfants de plus de 6 ans. Ne pas dépasser 80 mg chez l'enfant de moins de 12 ans.

Posologie :
Adulte
Voie IM : 40 à 120 mg toutes les 3 à 6 Sem.
Voie intra-articulaire : 10 à 80 mg toutes les 3 Sem.
Grossesse : non
Allaitement : non

Effets secondaires :
De rares cas de réactions d'hypersensibilité peuvent survenir avec dilatation des vaisseaux et douleurs lombaires transitoires voire œdème de Quincke.
L'injection peut provoquer une atrophie localisée des tissus musculaires et cutanés avec parfois rupture tendineuse. Elle peut être à l'origine d'une infection au point d'injection.
D'autres effets indésirables peuvent apparaître lors de traitements à fortes doses et prolongés et consistent en rétention d'eau et de sel avec hypertension artérielle, fuite de potassium, hypofonctionnement parfois définitif des glandes surrénales avec diabète sucré et arrêt de la croissance chez l'enfant, troubles musculaires et squelettiques (ostéoporose, fractures), troubles cutanés (acné, retard de cicatrisation), troubles digestifs (ulcères gastro-duodénaux, pancréatites), excitation avec troubles du sommeil ou euphorie, glaucome, cataracte.
À l'arrêt du traitement, un état dépressif peut s'installer ainsi qu'un syndrome de sevrage (fatigue, anxiété, amaigrissement, douleurs diffuses). Un phénomène de rebond peut apparaître avec une reprise évolutive de la maladie sous-jacente à l'arrêt du traitement.

Contre-indications :
Ne pas administrer à l'enfant de moins de 6 ans et ne pas injecter par voie intraveineuse et intrarachidienne.
Les corticoïdes sont contre-indiqués dans de nombreuses situations : toute maladie infectieuse évolutive notamment virale (herpès, zona ophtalmique, hépatite aiguë A, B, C), la goutte, l'ulcère gastro-duodénal en évolution, des états psychotiques. Certains médicaments ne doivent pas être associés : l'hismanal, le Cordium, l'érythromycine en intraveineux, l'Halfan, le Barnétil. La grossesse n'est pas une contre-indication en cas de nécessité de traitement ; par contre, l'allaitement en est une.

Délai d'action :
Action immédiate et prolongée (3 à 6 semaines).

Signes de surdosage :
Les signes de surdosage sont la surcharge pondérale, la fonte musculaire, des troubles digestifs, une ostéoporose, une hypertension artérielle, de l'acné, une excitation ou une agitation anormale, chez l'enfant, un arrêt de croissance qui disparaîtra avec l'élimination du produit.

Bon à savoir

Il est conseillé aux personnes sous corticoïdes de suivre les horaires de prescription, de ne jamais interrompre brutalement le traitement et de ne prendre d'autres médicaments qu'après avis médical. Il est important de signaler la prise de corticoïdes en cas de vaccination, de désinfecter toute plaie et de signaler toute fièvre. En cas de traitement prolongé, un régime alimentaire doit être élaboré avec le médecin : peu salé, riche en protéines et en calcium, pauvre en sucres d'absorption rapide, modéré en sucres d'absorption lente. Les suppléments en potassium, calcium, vitamine D et pansements gastriques visent à diminuer la prise de poids, les œdèmes des jambes ou du visage, la fragilité osseuse ou cutanée et la gastrite.

En conséquence, il faut se peser très régulièrement, vérifier sa tension artérielle avec des appareillages automatiques, contrôler sa force musculaire, surveiller sa peau (vergetures, amincissement des ongles ou de la peau, augmentation de la pilosité) ou la présence de selles noires (saignement digestif).

KEPPRA
Antiépileptiques

65 % ; (Sol. Inj.) **H**

Prix : 33,09 € - 60 comprimés (250 mg)
58,97 € - 60 comprimés (500 mg)
113,64 € - 60 comprimés (1 g)
97,34 € - flacon (300 ml)
Usage hospitalier - Solution injectable (5 ml)

Kérafilm

Équivalents ou génériques : Lévétiracétam Accord, Lévétiracétam ACT, Lévétiracétam Aguettant, Lévétiracétam Arrow, Lévétiracétam Biogaran, Lévétiracétam Mylan, Lévétiracétam Sandoz, Lévétiracétam Sun
Laboratoire : UCB
DCI : *lévétiracétam*
Présentations/Composition : Plaq. : 60 Cp. de 250 mg, 500 mg ou 1 g
Sol. Buv. : 100 mg/ml ; Sol. Inj. : 100 mg/ml

Indications : *Épilepsies partielles*
Keppra est indiqué dans le traitement des crises partielles d'épilepsie, avec ou sans généralisation secondaire, en association ou non à d'autres traitements antiépileptiques.

Précautions/Interactions :
Keppra ne peut être utilisé que chez l'adulte à partir de 16 ans.
La dose thérapeutique initiale est de 500 mg 2 fois par jour, qui peut être augmentée jusqu'à 1500 mg 2 fois par jour, par paliers progressifs de 2 à 4 semaines, en fonction de la tolérance et de la réponse au traitement.
Keppra peut être utilisé chez les patients présentant une insuffisance hépatique légère ou modérée.
À partir de 65 ans, et en cas d'insuffisance rénale, la posologie doit être adaptée.
Keppra ne modifie pas les concentrations plasmatiques des autres médicaments antiépileptiques (phénytoïne, carbamazépine, acide valproïque, phénobarbital, lamotrigine, gabapentine et primidone).

Posologie :
Adulte : 1 000 à 3 000 mg/j.
Grossesse : non
Allaitement : non

Effets secondaires :
Keppra peut être responsable de réactions d'agressivité, de troubles de l'appétit et de l'équilibre, de maux de tête, de troubles digestifs, oculaires, de somnolence, de tremblements et vertiges.

Contre-indications :
Keppra est contre-indiqué en cas d'hypersensibilité au produit, et doit être utilisé avec prudence en cas d'insuffisances rénale ou hépatique sévères.

> **Bon à savoir**
> Keppra doit être pris avec un peu d'eau, pendant ou en dehors des repas. La posologie quotidienne doit être administrée en 2 prises égales.

KÉRAFILM
Traitements des verrues

NR
Prix : Libre
Équivalents ou génériques : Duofilm, Verrufilm, Verrupan
Laboratoire : Pierre Fabre
DCI : *acide salicylique, acide lactique, collodion*
Présentations/Composition : Sol. pour Applic. Loc. : flacon 10 ml

Indications : *Verrues, Cors, Durillons*
L'acide salicylique contenu dans ce médicament s'oppose au développement de la couche cornée de la peau fabriquée en excès dans les cors, les durillons, œils-de-perdrix, verrues plantaires ou de la main.

Précautions/Interactions :
Ce médicament n'est pas indiqué en cas de verrue du visage ou des organes génitaux. Il ne faut pas l'appliquer sur une muqueuse ou une surface trop étendue par risque de passage du produit dans l'organisme.
Des irritations locales sont possibles avec des sensations de brûlure et de formation de croûtes. Si des saignements surviennent, il est préférable d'arrêter l'application du produit pendant 3 jours.
L'application du produit chez des personnes souffrant d'artérite des membres inférieurs, de diabète ou de troubles neurologiques des membres inférieurs.

Posologie :
Adulte : 1 Applic. matin et soir
Grossesse : après avis médical
Allaitement : après avis médical

Effets secondaires :
Des irritations locales sont possibles avec des sensations de brûlure et de formation de croûtes.

Contre-indications :
Une allergie aux salicylés (aspirine) contre-indique le traitement. L'application sur des cors infectés n'est pas conseillée.

Délai d'action :
En cas de verrue, le traitement demande 6 à 12 semaines d'application quotidienne car un arrêt trop précoce peut entraîner une rechute.

> **Bon à savoir**
>
> *La zone traitée doit être savonnée, rincée et séchée avant d'appliquer à l'aide du bouchon-applicateur le liquide sans déborder sur la peau saine. Il est préférable de protéger la peau environnante avec une rondelle protectrice, un vernis spécial (Verlim) ou du vernis à ongles. L'application se fait habituellement le matin et le soir. Tous les 2 ou 3 jours, limer doucement la surface de la verrue ou du cor pour en éliminer la couche superficielle en évitant de faire saigner.*
>
> *Il faut bien refermer le flacon car le produit est très inflammable et le tenir hors de portée des enfants.*

KERLONE
Antihypertenseurs

65 %

Prix : 12,89 € - 28 comprimés (20 mg)
35,17 € - 84 comprimés (20 mg)
Équivalents ou génériques : Aucun
Laboratoire : Schwarz
DCI : *bétaxolol*
Présentations/Composition : Cp. : 20 mg

Indications : *Hypertension artérielle, Prévention de l'angine de poitrine*

Kerlone appartient à la classe des bêta-bloquants, remèdes qui inhibent l'action de certaines hormones appelées catécholamines (dont l'adrénaline) au niveau du cœur, des poumons et des vaisseaux. Ils diminuent le rythme cardiaque, ralentissent la conduction de l'influx nerveux à l'intérieur du cœur, diminuent la force contractile du ventricule gauche, diminuent la consommation d'oxygène du cœur et baissent la tension artérielle. Mais ils ont aussi un effet sur le poumon (bronchoconstriction), les vaisseaux des extrémités (vasoconstriction) et le taux de sucre dans le sang (hypoglycémie). Kerlone est utilisé pour le traitement de l'hypertension artérielle et pour la prévention des crises d'angor d'effort.

Précautions/Interactions :

Le traitement par les bêta-bloquants doit être utilisé avec prudence en cas d'insuffisance cardiaque, de maladie respiratoire chronique, d'angor de Prinzmetal (crise d'angine de poitrine au repos), de certains troubles du rythme cardiaque, de diabète, de phéochromocytome, de maladie cutanée (psoriasis) et chez les patients âgés. En cas d'insuffisance rénale, le traitement doit être adapté en fonction des tests de contrôle de la créatinine.

L'association du Kerlone est contre-indiquée avec la floctafénine (Idarac) et le sultopride (Barnétil), et elle est déconseillée avec l'amiodarone (Cordarone).

Si vous devez être opéré, avertissez l'anesthésiste de votre traitement, car il ne doit pas être interrompu brutalement et il exige une surveillance particulière pendant l'intervention.

L'association doit être faite avec précaution en cas d'utilisation de médicaments antagonistes du calcium (Adalate, Tildiem, Cordium, Loxen, Isoptine), en cas d'association avec d'autres antiarythmiques, avec le baclofène (Liorésal), l'insuline et les médicaments antidiabétiques.

De nombreuses classes thérapeutiques doivent être utilisées avec prudence : antidépresseurs imipraminiques, neuroleptiques, anti-inflammatoires non stéroïdiens, tétracosactide (Synacthène), méfloquine (Lariam).

En cas de nécessité, le traitement avec Kerlone peut être continué pendant la grossesse, mais il faudra surveiller attentivement le nouveau-né pendant la première semaine après l'accouchement (fréquence cardiaque, glycémie).

Le Kerlone peut provoquer une réponse positive lors des tests antidopage réalisés chez les sportifs.

Posologie :
Adulte : 1 Cp./j.
Grossesse : oui, sous surveillance
Allaitement : non

Effets secondaires :

Les effets indésirables les plus fréquents sont la bradycardie, la fatigue, l'impuissance, l'insomnie et les troubles digestifs (douleurs gastriques, nausées, vomissements, diarrhées). Plus rarement, le Kerlone peut provoquer une crise d'asthme, une chute importante de la tension artérielle, une hypoglycémie, des éruptions cutanées, nécessitant dans tous les cas un arrêt du traitement.

Contre-indications :

Les bêta-bloquants sont interdits en cas d'asthme et d'insuffisance cardiaque non soignée. Ils ne peuvent pas être utilisés si le patient présente un rythme cardiaque trop lent (bradycardie) ou dans certains troubles du

Kestinlyo

rythme (bloc auriculo-ventriculaire de 2e ou 3e degré).
Ils sont contre-indiqués en cas de phénomène de Raynaud et de troubles artériels des mains et des pieds, en cas de tumeur non traitée de la glande surrénale (phéochromocytome), en cas d'hypotension artérielle, et d'antécédents d'allergie au bétaxolol.

Délai d'action :
L'effet du médicament apparaît en 1 à 2 heures après la prise.

En cas d'oubli :
Prendre immédiatement le comprimé oublié sans dépasser la dose journalière prescrite.

Signes de surdosage :
Il provoque un ralentissement excessif du cœur et une baisse importante de la tension qui exige une hospitalisation en service d'urgence pour l'administration d'antidotes.

Bon à savoir
Les traitements bêta-bloquants ne doivent jamais être interrompus brutalement chez les malades du cœur : l'arrêt brusque peut provoquer un infarctus du myocarde, des troubles du rythme graves et le décès.

KESTINLYO
Antiallergiques

30 %
Prix : 9,19 € - 30 lyophilisats
Équivalents ou génériques : Ébastine Téva
Laboratoire : Almirall
DCI : ébastine
Présentations/Composition : Lyoph. : 10 mg d'ébastine

Indications : *Rhinite allergique, Urticaire*
Kestinlyo est indiqué dans le traitement des réactions allergiques saisonnières ou permanentes, telles que les rhinites allergiques et les urticaires.

Précautions/Interactions :
La posologie usuelle est de 1 à 2 lyophilisats par jour en une seule prise.
Ce médicament est réservé à l'adulte et à l'enfant de plus de 12 ans

Posologie :
Adulte et enfant : 2 Cp./j.
Grossesse : non
Enfant < 12 ans : non

Allaitement : non
Effets secondaires :
Kestinlyo peut être responsable, peu fréquemment, de fatigue et de somnolence, de maux de tête et de sécheresse buccale.

Contre-indications :
Kestinlyo est contre-indiqué en cas d'hypersensibilité à l'ébastine et chez les enfants de moins de 12 ans. Il est aussi contre-indiqué en cas d'insuffisance hépatique sévère.

KETESSE
Antalgiques

NR
Prix : Libre
Équivalents ou génériques : Aucun
Laboratoire : Menarini
DCI : *dexketoprofène trometanol*
Présentations/Composition : Cp. : 25 mg de dexketoprofène trometanol

Indications : *Douleur*
Ketesse est indiqué pour le traitement des douleurs légères à modérées, telles que les dysménorrhées, les douleurs dentaires ou les douleurs articulaires.

Précautions/Interactions :
La posologie habituelle est de 1 comprimé toutes les 4 à 8 heures, sans dépasser la dose de 75 mg par jour.
Ce médicament ne doit être utilisé que pendant une courte période, pour calmer une douleur.
Ketesse peut être prescrit par une sage-femme. Chez les personnes âgées, ou en cas d'insuffisance hépatique ou rénale, il est préférable de réduire la dose quotidienne totale à 50 mg, soit 2 comprimés.

Posologie :
Adulte : 2 à 3 Cp./j.
Enfant et adolescent : non
Grossesse : non
Allaitement : non

Effets secondaires :
Si les contre-indications sont bien respectées, ce médicament est rarement responsable d'effets indésirables, qui peuvent être une insomnie ou somnolence, de l'anxiété, des maux de tête, vertiges, acouphènes, réactions allergiques cutanées, palpitations, et, éventuellement, hémorragies gastro-intestinales.

Contre-indications :
Ce médicament est contre-indiqué en cas d'allergie connue aux anti-inflammatoires non stéroïdiens ou à l'acide acétylsalicylique, en cas d'antécédent d'hémorragie digestive, de maladie de Crohn, de rectocolite hémorragique, de troubles de la coagulation. Il est fortement déconseillé chez les femmes qui ont des problèmes de fertilité et qui veulent être enceintes.

Bon à savoir
Il est préférable de prendre ce médicament à jeun, car il agit moins rapidement lorsqu'il est absorbé avec de la nourriture.

KINERET
Immunosuppresseurs

65 %

Prix : 36,62 € - 1 flacon (100 mg)
36,62 € - 1 seringue (100 mg)
222,14 € - 7 seringues (100 mg)
829,13 € - 28 seringues (100 mg)
Équivalents ou génériques : Aucun
Laboratoire : Amgen
DCI : *anakinra*
Présentations/Composition : Seringues préremplies : 100 mg d'anakinra/0,67 ml
Flacon : 100 mg d'anakinra/0,67 ml

Indications : *Polyarthrite rhumatoïde*
Kineret est indiqué dans le traitement de la polyarthrite rhumatoïde, en association avec méthotrexate, quand ce dernier traitement n'est pas satisfaisant en traitement unique.

Précautions/Interactions :
La dose recommandée est de 100 mg, administrée une fois par jour en injection sous-cutanée. La dose doit être administrée chaque jour, approximativement à la même heure.
Il est recommandé d'alterner les sites d'injection afin d'éviter toute gêne au point d'injection. Les sites les plus appropriés sont le haut des cuisses, l'abdomen (sauf près du nombril) et la partie postérieure du bras.
Le traitement doit être instauré et surveillé par un médecin spécialiste du traitement de la polyarthrite rhumatoïde.
Les patients de plus de 65 ans ne nécessitent pas de précaution particulière.
Kineret peut être utilisé chez les patients souffrant d'insuffisance hépatique, et chez ceux qui présentent une insuffisance rénale légère. Il est contre-indiqué en cas d'insuffisance rénale sévère.
Kineret doit être utilisé avec prudence en cas d'antécédents d'asthme.

Posologie :
Adulte : 1 Inj. SC/j.
Enfant : non
Grossesse : non
Allaitement : non

Effets secondaires :
Kineret peut être responsable d'une augmentation du risque infectieux (infections bactériennes, virales, mycoses), de douleurs et d'ecchymoses au point d'injection, de maux de tête et de réactions cutanées.

Contre-indications :
Kineret est contre-indiqué en cas d'hypersensibilité au produit, d'insuffisance rénale sévère. Le traitement doit être suspendu en cas d'apparition d'un syndrome infectieux grave ou de réactions allergiques.

Signes de surdosage
Le surdosage de Kineret peut être responsable d'un syndrome infectieux grave, avec septicémie et choc septique.

KIVEXA
Antiviraux

100 %

Prix : 445,73 € - 30 comprimés
Équivalents ou génériques : Aucun
Laboratoire : GlaxoSmithKline
DCI : *abacavir sulfate, lamivudine*
Présentations/Composition : Cp. : 600 mg de abacavir sulfate et 300 mg de lamivudine

Indications : *Infection VIH*
Kivexa est indiqué, en association à d'autres agents antirétroviraux, dans le traitement de l'infection par le virus de l'immunodéficience humaine (VIH) chez les adultes et les adolescents, à partir de 12 ans.

Précautions/Interactions :
Ce médicament, qui est l'association de 2 antirétroviraux, est indiqué dans le traitement de l'infection à VIH chez l'adulte et l'enfant de plus de 12 ans (ou plus de 40 kg).
La posologie est de 1 comprimé par jour. En cas de réduction nécessaire des doses, il est

préférable d'utiliser séparément les médicaments à base d'abacavir ou lamivudine.
Kivexa peut être utilisé en cas d'insuffisance hépatique ou rénale légère, mais n'est pas recommandé en cas d'insuffisance hépatique ou rénale sévère ou chez les personnes âgées. Kivexa doit être utilisé avec précaution chez les femmes, en cas d'obésité, de diabète, de pancréatite, de maladie hépatique (hépatite C ou B chronique active).
Kivexa ne peut être prescrit que par un médecin spécialiste.

Posologie :
Adulte : 1 Cp./j
Grossesse : non
Allaitement : non

Effets secondaires :
Kivexa est responsable de nombreux effets secondaires sur l'état général (fatigue, anorexie, augmentation du risque infectieux, malaise, léthargie), ainsi que de troubles du système nerveux (maux de tête, troubles de la sensibilité, insomnie), de troubles immunitaires, de troubles musculaires, gastro-intestinaux, hépatiques, pancréatiques, respiratoires.

Contre-indications :
Kivexa est contre-indiqué en cas d'hypersensibilité à abacavir ou lamivudine ou en cas d'insuffisance hépatique sévère. Les réactions d'hypersensibilité peuvent prendre des formes très variées, depuis des réactions allergiques cutanées, jusqu'à des infections pulmonaires, ou des troubles de l'état général. En cas de suspicion de réaction d'hypersensibilité, il est nécessaire d'avertir immédiatement son médecin et d'interrompre le traitement. Les réactions d'hypersensibilité sont plus fréquentes durant les 6 premières semaines de traitement. Ce médicament, ou tout autre médicament contenant de l'abacavir (Ziagen ou Trivizir) ne doit jamais être réadministré chez les patients ayant arrêté le traitement en raison d'une réaction d'hypersensibilité. La reprise du traitement par abacavir après une réaction d'hypersensibilité entraîne une réapparition rapide des symptômes en quelques heures. Cette récidive est généralement plus sévère que l'épisode initial et peut entraîner une hypotension mettant en jeu le pronostic vital, voire le décès.

En cas d'oubli :
Prendre immédiatement le comprimé oublié puis continuer normalement le traitement. Il est recommandé de suivre régulièrement le traitement afin de réduire les éventuelles réactions d'hypersensibilité.

Bon à savoir
Prendre les comprimés pendant ou en dehors des repas, avec un verre d'eau, sans les croquer ni les écraser.

KLIPAL
Analgésiques

65 %
Prix : 2,73 € - 12 comprimés
Équivalents ou génériques : Algisedal, Codoliprane, Dafalgan Codéine, Efferalgan Codéine, *Paracétamol Codéine Arrow*, *Paracétamol Codéine Biogaran*, *Paracétamol Codéine Cristers*, *Paracétamol Codéine EG*, *Paracétamol Codéine Ivax*, *Paracétamol Codéine Isomed*, *Paracétamol Codéine Merck*, *Paracétamol Codéine Sandoz*, *Paracétamol Codéine Téva*
Laboratoire : Pierre Fabre
DCI : *paracétamol, codéine*
Présentations/Composition : Cp. : 600 mg de paracétamol et 50 mg de codéine

Indications : *Douleur modérée*
Klipal est un analgésique contenant deux principes analgésiques actifs : la codéine, dérivé de l'opium, et le paracétamol actif sur la douleur et la fièvre. Il est indiqué pour tous les types de douleurs pour lesquelles les principes actifs pris isolément ont une action insuffisante.

Précautions/Interactions :
La dose habituelle est de 1 comprimé toutes les 4 à 6 heures, sans dépasser la dose de 3 grammes de paracétamol par jour.
Chez les personnes âgées, la posologie doit généralement être réduite de moitié.
Il est déconseillé de consommer de l'alcool lors d'un traitement avec Klipal.

Posologie :
Adulte : 4 à 5 Cp./j.
Grossesse : non
Allaitement : non

Effets secondaires :
Klipal peut provoquer des réactions allergiques cutanées, une baisse de taux de plaquettes sanguines, constipation, somnolence, vertiges, nausées, vomissements, spasmes

bronchiques, troubles respiratoires, et des réactions de dépendance (dues à la codéine).

Contre-indications :
Klipal est formellement contre-indiqué en cas d'insuffisance hépatique, d'hypersensibilité à l'un de ses constituants, d'asthme et insuffisance respiratoire. Il ne peut pas être utilisé avec d'autres médicaments dérivés de la morphine.

Signes de surdosage :
La codéine est responsable d'une dépression sévère des centres respiratoires, avec vomissements, troubles neurologiques. Chez l'enfant, elle provoque un ralentissement respiratoire, des convulsions, un œdème du visage et une rétention d'urine. Le paracétamol est responsable de nausées et vomissements, douleurs abdominales. L'hospitalisation en urgence est alors nécessaire pour une surveillance respiratoire.

Bon à savoir
Avaler les comprimés avec un grand verre d'eau.

KOGÉNATE
Coagulants

H

Prix : Usage hospitalier
Équivalents ou génériques : Advate, Helixate, Refacto
Laboratoire : Bayer
DCI : *facteur VIII*
Présentations/Composition : Lyoph. pour Inj. IV : 250 UI, 500 UI et 1000 UI

Indications : *Hémophilie*
Le facteur VIII est un des nombreux facteurs qui interviennent dans la longue chaîne de réactions chimiques aboutissant à la coagulation sanguine. Le Kogénate est un facteur VIII recombinant, dénommé ainsi parce qu'il est produit par des cellules de hamster « infectées » par un virus vecteur du code génétique du facteur VIII humain. Ce facteur VIII recombiné par des techniques de clonage est aussi efficace que le facteur VIII humain (facteur VIII-LFB) et a l'avantage de ne pas transmettre de virus humains comme le VIH (sida). L'usage du facteur VIII est limité au traitement et à la prévention des hémorragies chez les patients atteints d'hémophilie A ou souffrant d'un déficit congénital de facteur VIII.

Précautions/Interactions :
L'utilisation du facteur VIII nécessite une vaccination préalable contre les hépatites A et B.
Il est nécessaire de réaliser des tests afin de détecter la présence d'un facteur inhibiteur du facteur VIII au cas où le taux de facteur VIII reste insuffisant ou si le saignement persiste.

Posologie :
Adulte : dose individuelle en fonction du poids et des besoins du patient
Grossesse : non
Allaitement : non

Effets secondaires :
Les réactions allergiques sont rares. La réaction la plus fréquente est l'apparition d'anticorps inhibiteurs anti-facteur VIII qui peuvent compromettre l'efficacité du traitement, mais qui souvent disparaissent malgré la poursuite du traitement.
Le facteur VIII d'origine humaine peut être responsable de la transmission de maladies à virus.

Contre-indications :
Il n'existe pas de contre-indication, hormis une hypersensibilité aux protéines de souris ou de hamster. L'hémophilie A est très rare chez la femme, il n'y a donc pas lieu de la prescrire en cas de grossesse ou d'allaitement, sauf nécessité incontestable.

Délai d'action :
L'action du facteur VIII est immédiate.

KOMBOGLYZE
Antidiabétiques

65 %

Prix : 44,69 € - 60 comprimés
Équivalents ou génériques : Aucun
Laboratoire : Bristol-Myers Squibb
DCI : *saxagliptine, metformine*
Présentations/Composition : Cp. : 2,5 mg de saxagliptine et 1 000 mg de metformine

Indications : *Diabète*
Komboglyze est indiqué pour le traitement du diabète de l'adulte de type 2, chez les patients insuffisamment contrôlés par le régime alimentaire et le traitement par la metformine seule.

Korec

Précautions/Interactions :
La posologie usuelle est de 1 à 2 comprimés par jour.
Ce médicament est réservé à l'adulte et à l'enfant de plus de 18 ans.
Komboglyze peut être utilisé en cas d'insuffisance rénale légère, mais ne peut pas être employé en cas d'insuffisance hépatique.
Le traitement doit être arrêté en cas de diagnostic de grossesse ou de volonté de grossesse. Le traitement sera alors remplacé par l'insuline si nécessaire.

Posologie :
Adulte et enfant : 2 Cp./j.
Grossesse : non
Enfant < 18 ans : non
Allaitement : non

Effets secondaires :
La saxagliptine peut être responsable d'œdèmes périphériques, l'association avec la metformine peut provoquer des maux de tête, des réactions allergiques cutanées, des douleurs musculaires, des troubles gastro-intestinaux et des épisodes d'hypoglycémie.

Contre-indications :
Komboglyze est contre-indiqué en cas de diabète de type 1 (insulinodépendant), d'insuffisance rénale sévère, de déshydratation, d'infection, d'insuffisance cardiaque et d'infarctus du myocarde, d'insuffisance respiratoire ou hépatique, d'alcoolisme chronique.

KOREC
Antihypertenseurs

📋 65 %
Prix : 15,11 € - 28 comprimés (20 mg)
5,65 € - 28 comprimés (5 mg)
Équivalents ou génériques : Acuitel, _Quinapril Arrow_, _Quinapril Biogaran_, _Quinapril EG_, _Quinapril G Gam_, _Quinapril Téva_, _Quinapril Winthrop_
Laboratoire : Sanofi
DCI : _quinapril_
Présentations/Composition : Cp. : 5 à 20 mg de quinapril
Indications : _Hypertension artérielle, Insuffisance cardiaque_
Korec est indiqué dans le traitement de l'hypertension artérielle essentielle et de l'insuffisance cardiaque.

Précautions/Interactions :
La posologie habituelle est de 20 mg par jour en une seule prise quotidienne.
En cas de traitement préalable par des diurétiques, le traitement avec Korec doit être débuté 3 jours après l'interruption du diurétique avec une dose initiale de 5 mg.
Korec peut être associé à un diurétique (hydrochlorothiazide) en un seul comprimé, Koretic.
Le traitement doit être accompagné d'un bilan régulier de la fonction rénale (dosages sanguins de la créatinine et du potassium).
Le traitement de l'insuffisance cardiaque nécessite une dose initiale de 5 mg, qui peut être augmentée progressivement jusqu'à 20 mg.

Posologie :
Adulte : 20 mg/j.
Grossesse : non
Allaitement : non

Effets secondaires :
Korec peut être responsable de maux de tête, vertiges, asthénie, hypotension artérielle, troubles gastro-intestinaux et de toux.

Contre-indications :
Korec est contre-indiqué en cas d'allergie au quinapril ou à un médicament de la classe des inhibiteurs de l'enzyme de conversion.

> **Bon à savoir**
> _Prendre immédiatement le comprimé oublié sans dépasser la dose journalière prescrite et en respectant un intervalle de 12 heures avec la prise suivante._

KREDEX
Bêta-bloquants

📋 65 %
Prix : 8,21 € - 28 comprimés (12,5 mg)
8,21 € - 28 comprimés (25 mg)
4,37 € - 14 comprimés (6,25 mg)
Équivalents ou génériques : _Carvédilol Biogaran_, _Carvédilol EG_, _Carvédilol Merck_, _Carvédilol Pfizer_, _Carvédilol Téva_
Laboratoire : Roche
DCI : _carvédilol_
Présentations/Composition : Cp. : 6,25 mg, 12,5 mg ou 25 mg de carvédilol
Indications : _Insuffisance cardiaque_
Kredex est indiqué pour le traitement de l'insuffisance cardiaque congestive, en asso-

ciation avec le traitement diurétique, inhibiteurs de l'enzyme de conversion et digitaliques.

Précautions/Interactions :
Avant de recevoir un éventuel traitement par Kredex, le patient doit d'abord être traité avec les médicaments conventionnels de l'insuffisance cardiaque (diurétiques, inhibiteurs de l'enzyme de conversion, digitaliques), et son état doit être stable depuis au moins 4 semaines avant la première prise de Kredex.
La posologie du médicament doit être augmentée progressivement et le traitement ne doit pas être interrompu brutalement.
Les digitaliques et le carvédilol ralentissant la conduction auriculo-ventriculaire, ce médicament doit être utilisé sous surveillance renforcée chez les patients recevant un digitalique, en plus du traitement conventionnel par diurétique et inhibiteur de l'enzyme de conversion.
L'amiodarone, surtout en cas d'association aux digitaliques, ne doit être utilisée qu'en cas de stricte nécessité en raison du risque accru de troubles de la conduction auriculo-ventriculaire.
Kredex est contre-indiqué en cas de galactosémie congénitale, de syndrome de malabsorption du glucose et du galactose ou de déficit en lactase et en cas d'intolérance au fructose.
Le traitement doit être commencé sous surveillance médicale, avec contrôle des paramètres cardiovasculaire toutes les heures et électrocardiogramme au bout de 3 heures, puis chaque semaine et à chaque modification de posologie. En cas d'apparition d'une hypotension artérielle, un ralentissement important du pouls ou de signes de décompensation de l'insuffisance cardiaque, le traitement doit être diminué ou progressivement interrompu.
Kredex peut altérer la fonction rénale, et doit être utilisé avec précautions chez les patients diabétiques

Posologie :
Adulte : 25 mg 2 fois/j. par paliers progressifs de 3,125 mg
Enfant : non
Grossesse : non
Allaitement : non

Effets secondaires :
Kredex peut être responsable de sensations de vertige, de ralentissement du pouls, d'hypotension artérielle, d'aggravation de l'insuffisance cardiaque, œdème, nausée, augmentation du taux de sucre dans le sang, prise de poids, troubles de la vision.

Contre-indications :
Kredex ne doit pas être utilisé en cas d'insuffisance cardiaque sévère, d'insuffisance hépatique, asthme, bronchopneumopathie chronique obstructive, bloc auriculo-ventriculaire, bradycardie sévère.
Son association est contre-indiquée avec les antagonistes du calcium de type vérapamil, diltiazem et bépridil, certains antiarythmiques, clonidine, cimétidine, floctafénine, sultopride. Son association est déconseillée avec amiodarone.

Signes de surdosage :
Le surdosage provoque une hypotension artérielle, une diminution du rythme cardiaque, insuffisance cardiaque pouvant aller jusqu'à l'arrêt cardiaque, convulsions, troubles de la conscience. Il nécessite une hospitalisation en urgence.

> *Bon à savoir*
> Les comprimés doivent être avalés avec une boisson au moment des repas, pour ralentir la vitesse d'absorption et donc diminuer le risque de survenue d'hypotension artérielle.

KUVAN
Maladies métaboliques

65 %
Prix : 21,50 € - 30 comprimés
Équivalents ou génériques : Aucun
Laboratoire : Merck
DCI : *saproptérine*
Présentations/Composition : Cp. : 100 mg de saproptérine

Indications : *Hyperphenylalaninemie*
Kuvan est indiqué pour le traitement de l'hyperphénylalaninémie chez l'adulte et chez l'enfant âgé de 4 ans et plus, atteints de phénylcétonurie ou de déficit en tétrahydrobioptérine. L'hyperphénylalaninémie est due au déficit génétique d'une enzyme nécessaire au métabolisme de l'acide aminé (constituant des protéines) appelé phénylalanine. En l'absence de cette enzyme, la phénylalanine est dégradée et éliminé dans les urines sous formes de produits toxiques, les phénylcétones (phénylcétonurie). La phénylcétonurie est responsable de retards mentaux.

Kytril

Précautions/Interactions :
La posologie habituelle est de 10 mg/kg, en une prise par jour, puis elle est adaptée entre 5 et 20 mg par kg et par jour en fonction du taux requis de phénylalanine dans le sang.
Le traitement doit être accompagné d'un régime alimentaire pauvre en phénylalanine, acide aminé essentiel que l'on rencontre dans toutes les protéines et aussi dans d'autres produits, en particulier l'aspartame (rigoureusement interdit à toutes les personnes souffrant de phénylcétonurie).
La durée du traitement est indéterminée.
Ce traitement ne peut être prescrit que par un médecin spécialiste de cette maladie.
Ce traitement doit être instauré le plus tôt possible dans la vie de l'enfant, afin de prévenir les troubles cognitifs et les troubles psychiatriques consécutifs à l'augmentation prolongée du taux de phénylalanine dans le sang.
Il est nécessaire de mesurer les taux sanguins de phénylalanine et de tyrosine après chaque ajustement posologique et de les surveiller ensuite fréquemment. Les patients traités par ce médicament doivent poursuivre un régime pauvre en phénylalanine et procéder à des examens cliniques réguliers (tels qu'une surveillance des taux sanguins de phénylalanine et de tyrosine, de l'apport alimentaire et du développement psychomoteur).

Posologie :
Adulte : 5 à 20 mg/kg/j.
Enfant < 4 ans : non
Grossesse : non
Allaitement : non

Effets secondaires :
Kuvan peut être responsable de maux de tête, rhinite, toux, diarrhée, vomissements, douleurs abdominales.

Contre-indications :
Kuvan est contre-indiqué en cas d'hypersensibilité à la saproptérine.

En cas d'oubli
Prenez le comprimé dès que vous vous rendez compte de l'oubli. Si vous êtes près de l'horaire du comprimé suivant, continuez le traitement normalement. Ne prenez pas de dose double pour compenser l'oubli.

> *Bon à savoir*
> *Kuvan doit être administré en une dose quotidienne unique lors d'un repas (pour améliorer l'absorption) et à la même heure chaque jour, de préférence le matin. La dose journalière doit être dissoute dans un verre d'eau.*

KYTRIL
Antiémétiques

📕 65 %

Prix : 12,64 € - 2 comprimés (1 mg)
12,64 € - 1 comprimé (2 mg)
21,35 € - 1 ampoule (3 mg)
Équivalents ou génériques : *Granisétron Actavis*, *Granisétron Téva*, Zophren
Laboratoire : Roche
DCI : *granisétron*
Présentations/Composition : Cp. : 1 et 2 mg ; Amp. Inj. : 3 mg/3 ml

Indications : *Nausée, Vomissements*
Kytril est réservé à la prévention et au traitement des vomissements qui surviennent au cours des chimiothérapies et des radiothérapies anticancéreuses.

Précautions/Interactions :
Kytril est réservé à l'adulte et à l'enfant de plus de 15 ans.
Une prise par 24 heures est suffisante.

Posologie :
Adulte et enfant > 15 ans : 2 mg en Cp. ou 1 Amp. en Perf. IV dans l'heure qui précède la chimiothérapie
Grossesse : déconseillé
Allaitement : non

Effets secondaires :
Kytril provoque parfois des maux de tête, de la constipation ou une diminution de la tension artérielle.

Contre-indications :
Kytril est contre-indiqué en cas d'hypersensibilité au granisétron.

> *Bon à savoir*
> *Cette classe de médicaments est très coûteuse mais représente un réel progrès dans le traitement des vomissements dus aux chimiothérapies, avec un taux de succès de 90 %. Ce médicament est délivré avec une ordonnance d'un modèle spécial (médicament d'exception).*

LABURIDE
Antiépileptiques

Prix : En cours
Équivalents ou génériques : Aucun
Laboratoire : Wolfs
DCI : *phénéturide*
Présentations/Composition : Cp. : 200 mg de phénéturide

Indications : *Épilepsie*
Laburide est indiqué dans le traitement de l'épilepsie partielle chez l'adulte et chez l'enfant à partir de 2 ans.

Précautions/Interactions :
Laburide est indiqué dans le cadre de certaines crises d'épilepsie partielle ou focale, avec ou sans symptômes de généralisation.
Laburide est un nouveau médicament qui fait l'objet d'une Autorisation Temporaire d'Utilisation (ATU). L'objectif des ATU est de permettre l'accès précoce à de nouveaux traitements lorsqu'il y a un réel besoin de santé publique c'est-à-dire lorsqu'il s'agit de traiter des patients atteints d'une pathologie grave et en situation d'impasse thérapeutique.
Laburide ne peut être prescrit que par un médecin spécialiste dans le cadre de l'hôpital et ne peut être délivré que dans une pharmacie d'établissement hospitalier.

Posologie :
Adulte : 3 à 6 Cp./j.
Grossesse : pas d'informations
Allaitement : pas d'informations

Effets secondaires :
En cours d'élaboration.

Contre-indications :
En cours d'élaboration.

LACCODERME
Traitements du psoriasis

35 %
Prix : 1,92 € - tube (38 g)
Équivalents ou génériques : Anaxéryl, Caditar, Ramet cade savon
Laboratoire : Pierre Fabre
DCI : *huile de cade (ou goudron de bois de genévrier)*

Présentations/Composition : tube de 38 g : huile de cade : 2,28 g, huile de jusquiame : 2,28 g, acide salicylique : 342 mg

Indications : *Psoriasis, Lésions kératosiques*
Le goudron de bois de genévrier est un corps réducteur, c'est-à-dire avide d'oxygène, qui est employé pour réduire la vitesse de reproduction du derme dans certaines maladies de la peau et éviter ainsi les récidives. Il est indiqué dans le psoriasis et dans les maladies à prolifération cutanée comme l'ichtyose (appelée communément « peau de crocodile »), les eczémas secs et le lichen.

Précautions/Interactions :
Ce médicament s'applique exclusivement sur la peau et non sur les muqueuses. Éviter l'application accidentelle sur les yeux.
L'apparition d'une irritation locale impose l'arrêt du traitement.
La protection des zones traitées contre les UVB (ultraviolet B) par un écran total est nécessaire pendant le traitement, car les goudrons contiennent des agents cancérigènes (benzopyrènes).

Posologie :
Adulte
Peau : 2 Applic. Loc./j.
Cuir chevelu : 1 Applic. 3 fois/Sem.
Grossesse : non
Allaitement : non

Effets secondaires :
Ce médicament peut provoquer l'apparition d'inflammation de la base des poils (folliculite), des irritations locales, surtout au niveau des plis, et des éruptions cutanées de type acné qui nécessitent l'arrêt du traitement.

Contre-indications :
Les lésions cutanées suintantes, un psoriasis irrité ou pustuleux, une allergie connue aux goudrons ou à l'aspirine et ses dérivés contre-indiquent le traitement.

Bon à savoir
La pommade s'applique sur la peau matin et soir après lavage avec un savon dermatologique non agressif pour les lésions. Sur les cheveux, on applique la pommade le soir raie par raie 1 à 3 fois par semaine, en lavant avec un shampoing le lendemain matin.

LACTÉOL
Antidiarrhéiques

 NR

Prix : 4,04 € - 10 sachets Lactéol fort
Équivalents ou génériques : Bacilor
Laboratoire : Axcan
DCI : *lactobacillus acidophilus*
Présentations/Composition : Sach. (Lactéol fort) : 10 milliards lactobacillus acidophilus

Indications : *Diarrhée*
Lactéol apporte des micro-organismes qui facilitent le rééquilibrage de la flore bactérienne intestinale détruite lors des diarrhées.

Précautions/Interactions :
Lactéol est un traitement de la diarrhée qui doit toujours être associé à une réhydratation en cas de perte en eau importante.
En cas de fièvre et de signes généraux (fatigue), il est nécessaire d'administrer une antibiothérapie spécifique, après recherche de l'agent infectieux responsable de la diarrhée.

Posologie :
Adulte et enfant : 1 à 3 Sach./j.
Grossesse : oui
Allaitement : oui

Délai d'action :
L'effet sur la diarrhée se manifeste en 2 à 3 jours.

> **Bon à savoir**
> Les remèdes de cette famille ont longtemps été utilisés en complément des traitements antibiotiques, afin d'éviter les diarrhées provoquées par les antibiotiques, mais cette indication est aujourd'hui dépassée.

LACTULOSE BIPHAR
Laxatifs

30 % ; TFR

Prix : 3,27 € - 20 sachets (15 ml)
Équivalents ou génériques : Duphalac, Lactulose Almus, Lactulose Biogaran, Lactulose EG, Lactulose G Gam, Lactulose Ivax, Lactulose Merck, Lactulose Qualimed, Lactulose Ratiopharm, Lactulose RPG, Lactulose Sandoz, Lactulose Téva, Lactulose Winthrop, Lactulose Zydus
Laboratoire : Solvay

DCI : *lactulose*
Présentations/Composition : Sol. Buv. : 10 g de lactulose/Sach.

Indications : *Constipation, Encéphalopathie hépatique*
Le lactulose améliore le transit intestinal et a la propriété d'empêcher l'absorption intestinale de l'ammoniaque, très toxique en cas d'encéphalopathie hépatique.

Précautions/Interactions :
Lactulose Biphar peut être utilisé à tous les âges pour traiter la constipation, y compris chez la femme enceinte et le nourrisson.
Le traitement doit être de courte durée.
Lactulose Biphar est un traitement qui ne dispense pas de suivre les règles habituelles de prévention de la constipation : boire beaucoup d'eau, manger des fruits et des légumes, avoir une activité physique régulière.
En cas de constipation prolongée, d'alternance de diarrhée et de constipation, ou de douleurs abdominales, consulter un médecin.

Posologie :
Adulte
Constipation : 1 à 3 Sach./j. ou 1 à 3 c. à s.
Encéphalopathie hépatique : 1 à 2 Sach. 3 fois/j.
Enfant
0 à 12 mois : 1 c. à c.
1 à 6 ans : 1 à 2 c. à c.
7 à 14 ans : 1 c. à s.
Grossesse : oui
Allaitement : oui

Effets secondaires :
Lactulose Biphar peut provoquer des ballonnements et des selles molles ou liquides. Parfois le lactulose peut être responsable d'un prurit anal.

Contre-indications :
Lactulose Biphar est contre-indiqué en cas de suspicion d'occlusion intestinale et de maladies inflammatoires du côlon (maladie de Crohn, rectocolite).

Délai d'action :
L'effet sur la constipation se manifeste dès le premier jour de traitement.

Signes de surdosage :
Le surdosage provoque une diarrhée nécessitant d'interrompre le traitement.

> **Bon à savoir**
> Le contenu du sachet peut être avalé pur ou dilué dans une boisson.

LAMALINE
Antalgiques

💊 65 %

Prix : 2,47 € - 16 gélules
3,24 € - 10 suppositoires
Équivalents ou génériques : Aucun
Laboratoire : Solvay
DCI : *paracétamol, opium, caféine*
Présentations/Composition : Gél. : paracétamol 300 mg ; opium poudre 10 mg (soit 1 mg de morphine) ; caféine 30 mg
Suppos. : paracétamol 500 mg ; opium extrait 15 mg (soit 3 mg de morphine) ; caféine 50 mg

Indications : *Douleur*
La Lamaline calme les douleurs d'intensité légère à modérée grâce à l'association du paracétamol, antalgique et des dérivés de la morphine. La caféine, stimulant central, agit contre la fatigue ou contre la somnolence induite par le médicament.

Précautions/Interactions :
Ce médicament est réservé aux adultes. Les doses maximales à ne pas dépasser sont de 2 gélules par prise, et 10 gélules ou suppositoires par jour.
En cas de d'insuffisance rénale, espacer les prises d'au moins 8 heures.
Les doses quotidiennes doivent être réduites chez les personnes âgées ou souffrant de graves maladies respiratoires ; il convient de prendre la dernière prise en milieu d'après-midi car la caféine peut retarder le sommeil.
L'opium et la caféine positivent les tests effectués lors des contrôles antidopage sportifs.
Il est déconseillé d'absorber des boissons alcoolisées ou des médicaments contenant de l'alcool, d'autres dépresseurs du système nerveux central (certains antidépresseurs et anxiolytiques ainsi que d'autres médicaments utilisés en psychiatrie) qui accroissent la somnolence ainsi que des dérivés morphiniques qui pourraient entraîner des difficultés à respirer. La ciprofloxacine et la norfloxacine (antibiotiques) augmentent le taux de caféine dans le sang.

Posologie :
Adulte
Gél. : 3 à 5 Gél./j.
Suppos. : 2 à 3 Suppos./j.

Grossesse : non
Allaitement : non

Effets secondaires :
Avec le paracétamol peuvent survenir de rares cas d'accidents allergiques de type rougeur de peau avec de l'urticaire qui nécessitent l'arrêt du traitement. Exceptionnellement, on a décrit des chutes du nombre de plaquettes dans le sang. L'opium peut exagérer une tendance à la constipation et la caféine provoquer un état d'excitation, de l'insomnie et des palpitations cardiaques.

Contre-indications :
Ce médicament est réservé aux adultes de plus de 15 ans.
Les personnes souffrant d'hypersensibilité au paracétamol, d'insuffisance hépatique, de glaucome ou d'adénome prostatique ne doivent pas prendre ce médicament.

Délai d'action :
L'effet du paracétamol se fait sentir en 15 à 30 minutes et celui de la caféine en 1 heure environ.

Signes de surdosage :
Les signes de surdosages observés sont des nausées, vomissements, perte d'appétit, pâleur, douleurs abdominales. En cas de surdosage massif, une destruction des cellules hépatiques peut aboutir à un coma irréversible.

LAMICSTART
Antiépileptiques

💊 65 %

Prix : 10,21 € - 21 comprimés (25 mg)
29,15 € - 42 comprimés (50 mg)
Équivalents ou génériques : Aucun
Laboratoire : GlaxoSmithKline
DCI : *lamotrigine*
Présentations/Composition : Cp. : 25 mg ou 50 mg de lamotrigine

Indications : *Épilepsie*
Lamicstart est réservé au premier mois de traitement par lamotrigine, chez l'adulte et l'enfant de plus de 12 ans.

Précautions/Interactions :
Lamicstart est indiqué dans le traitement de l'épilepsie généralisée ainsi que dans le syn-

drome de Lennox-Gastaut et l'épilepsie partielle, avec ou sans généralisation secondaire. Lamicstart dosé à 25 mg n'est pas adapté à l'association avec d'autres médicaments antiépileptiques comme phénytoïne, carbamazépine, phénobarbital ou primidone. Dans ce cas-là, il faut utiliser des comprimés dosés à 50 mg.
La posologie de Lamicstart doit être sensiblement réduite, jusqu'à 75 %, en cas d'insuffisance hépatique modérée à sévère.
Chez la femme, la contraception hormonale est déconseillée pendant le traitement.
En cas de grossesse, l'intérêt du traitement pour la mère doit être rigoureusement évalué.
La lamotrigine peut aggraver certaines formes rares de crises myocloniques de l'épilepsie, ce qui peut être dû à des erreurs de dosage ou une interaction avec un autre médicament. En cas d'arrêt du traitement, il est préférable de diminuer progressivement les doses sur une période de 2 semaines, afin de prévenir l'irruption possible de crises épileptiques.

Posologie :
Adulte
1re sem. : 1 Cp. 25 mg/1 j. sur 2
2e sem. : 1 Cp. 25 mg/j.
3e sem. : 1 Cp. 50 mg/j.
4e sem. : 2 Cp. 50 mg/j.
Durée max. : 1 mois
Grossesse : avec précaution
Allaitement : non

Effets secondaires :
Lamicstart est responsable d'éruptions cutanées qui surviennent généralement dans les 8 premières semaines de traitement. La majorité des éruptions sont bénignes et transitoires, mais des éruptions graves sont possibles comme le syndrome de Stevens-Johnson et le syndrome de Lyell (nécrolyse épidermique toxique).
Chez l'adulte, le risque d'éruption cutanée grave est de 1 ‰ (plus élevé chez l'enfant). Pour cette raison, chez l'enfant de 2 à 12 ans, le traitement est réservé aux formes sévères des épilepsies partielles ou généralisées, réfractaires aux thérapeutiques antiépileptiques habituelles. En cas de survenue d'une éruption cutanée, il est indispensable d'arrêter immédiatement le traitement par lamotrigine et de contacter le médecin. Le risque de réaction allergique est majoré en cas de traitement associé avec le valproate de sodium ou valpromide. Lamicstart est également responsable de réactions d'hypersensibilité spécifiques, avec fièvre, atteinte hépatique ou rénale, trouble hématologique, ganglions, œdème, aboutissant parfois à un syndrome de coagulation intravasculaire disséminée.

Contre-indications :
Lamicstart est contre-indiqué en cas d'hypersensibilité à lamotrigine. L'usage du millepertuis est rigoureusement contre-indiqué pendant le traitement.

En cas d'oubli :
Si l'oubli est constaté peu de temps après l'heure prévue, prendre la dose habituelle. Si l'oubli est constaté peu de temps avant la prise suivante, ne pas doubler la dose. Si plusieurs doses ont été oubliées, prendre contact avec le médecin.

> **Bon à savoir**
> *Avaler le comprimé à heure fixe sans le croquer, avec un peu d'eau.*

LAMICTAL
Antiépileptiques

 65 %

Prix : 6,13 € - 30 comprimés (2 mg)
6,15 € - 30 comprimés (5 mg)
9,48 € - 30 comprimés (25 mg)
15,30 € - 30 comprimés (50 mg)
26,91 € - 30 comprimés (100 mg)
47,88 € - 30 comprimés (200 mg)
Équivalents ou génériques : Lamotrigine Almus, Lamotrigine Arrow, Lamotrigine Biogaran, Lamotrigine EG, Lamotrigine Ivax, Lamotrigine Merck, Lamotrigine Qualimed, Lamotrigine Ranbaxy, Lamotrigine Ratiopharm, Lamotrigine Sandoz, Lamotrigine Téva
Laboratoire : GlaxoSmithKline
DCI : *lamotrigine*
Présentations/Composition : Cp. : 2 mg, 5 mg, 25 mg, 50 mg, 100 mg ou 200 mg de lamotrigine

Indications : *Épilepsie*
Lamictal est indiqué pour le traitement de l'épilepsie généralisée ou partielle en monothérapie ou en association avec d'autres antiépileptiques.

Précautions/Interactions :
Le risque de réaction allergique cutanée est plus important chez l'enfant, et Lamictal est

donc réservé, chez l'enfant de 2 à 12 ans, aux formes sévères d'épilepsie, réfractaires aux autres traitements.
Le traitement doit être commencé et interrompu progressivement.
L'association lamotrigine-valproate de sodium, si elle est nécessaire, exige une diminution de moitié des doses de Lamictal.

Posologie :
Adulte : 200 à 500 mg/j. en 2 prises
Enfant : 5 à 15 mg/kg/j.
Grossesse : non
Allaitement : non

Effets secondaires :
Lamictal peut être responsable d'éruptions cutanées, habituellement bénignes, mais qui peuvent parfois être graves (syndrome de Lyell). Lamictal peut également provoquer des troubles sanguins, avec baisse du taux de globules blancs, des troubles hépatiques, maux de tête, sensations de vertige, troubles visuels, tremblements, somnolence, fatigue, excitation, troubles digestifs.

Contre-indications :
Lacmital est contre-indiqué en cas d'hypersensibilité à l'un de ses composants, chez l'enfant de moins de 2 ans, et en cas d'insuffisance hépatique sévère.

> **Bon à savoir**
> Le comprimé doit être dissous dans de l'eau. Il est également possible de le mâcher ou de l'avaler avec un peu d'eau.

LAMISIL
Antifongiques

30 % ; (Cp.) 65 %
Prix : 23,89 € - 14 comprimés
45,02 € - 28 comprimés
4,14 € - crème
5,39 € - 1 flacon pulvérisateur (15 ml)
Équivalents ou génériques : Lamisilate crème, Terbinafine Actavis, Terbinafine Almus, Terbinafine Alter, Terbinafine Arrow, Terbinafine Biogaran, Terbinafine Cristers, Terbinafine EG, Terbinafine Evolugen, Terbinafine Isomed, Terbinafine Merck, Terbinafine Qualimed, Terbinafine Ranbaxy, Terbinafine Ratiopharm, Terbinafine RPG, Terbinafine Sandoz, Terbinafine Winthrop, Terbinafine Zydus

Laboratoire : Novartis
DCI : *terbinafine*
Présentations/Composition : Cp. : 250 mg ; Crème : tube 15 g ; Flacon : 1 % Sol. pour Pulv. (15 ml)

Indications : *Mycoses étendues*
Ce médicament s'oppose au développement des champignons chez l'homme et notamment des onychomycoses (mycoses des ongles et du pourtour des ongles). Il est également indiqué en cas de mycoses cutanées étendues (dermatophytes et candida) qui ne peuvent être traitées par application locale ou qui sont résistantes aux traitements habituels. La crème est indiquée dans le traitement des atteintes cutanées et des muqueuses.

Précautions/Interactions :
Les comprimés sont à prendre avant les repas. Le contact de la crème avec les yeux est à éviter.
Les doses sont adaptées en cas d'insuffisance hépatique ou rénale.
La rifampicine est un médicament déconseillé pendant le traitement.

Posologie :
Adulte
Lésion cutanée : 1 Cp. ou 1 Applic./j. pendant 2 à 6 Sem.
Lésion des ongles : 1 Cp./j. pendant 3 à 6 mois
Grossesse : non
Allaitement : non

Effets secondaires :
Le traitement oral peut entraîner des nausées, des douleurs abdominales, des diarrhées, des perturbations du goût, des modifications sanguines ou hépatiques. Des réactions cutanées parfois graves ont été rapportées.

Contre-indications :
Une hypersensibilité à la terbinafine est une contre-indication formelle ainsi qu'une insuffisance hépatique ou rénale.

> **Bon à savoir**
> Ce médicament est très actif et permet de traiter la majorité des onychomycoses. La crème doit être appliquée après avoir nettoyé et séché la région à traiter, suivie d'un massage léger. Une gaze peut protéger la zone durant la nuit. Il est déconseillé de se nettoyer avec un savon acide qui favorise le

développement des candidoses. Les comprimés sont à conserver à l'abri de la lumière.

LAMPRÈNE
Antibiotiques

Prix : Usage hospitalier
Équivalents ou génériques : Aucun
Laboratoire : Novartis
DCI : *clofazimine*
Présentations/Composition : Caps. : 100 mg

Indications : *Lèpre*
Cet antilépreux, associé à la dapsone et à la rifampicine, possède une action très efficace en cas de lèpre où coexistent plusieurs types bacillaires.

Précautions/Interactions :
Ce traitement doit être utilisé avec prudence chez les conducteurs de machine ou de véhicules en raison de troubles visuels ou d'extrême fatigue qui risquent d'apparaître.
Les posologies minimales sont utilisées en cas d'insuffisance rénale ou hépatique et le traitement est diminué en cas d'apparition de diarrhées ou de vomissements persistants.

Posologie :
Adulte : 300 mg 1 j./mois et 50 mg les autres j.
Enfant
de 10 à 14 ans : 150 mg 1 j./mois et 50 mg 1 j. sur 2
< 10 ans : 100 mg 1 j./mois et 50 mg 2 fois/Sem.
Grossesse : possible sous surveillance
Allaitement : non sauf indication formelle

Effets secondaires :
Lamprène provoque une coloration brun-rouge de la peau, des conjonctives et de la cornée qui peut persister plusieurs années après l'arrêt du traitement. Une sécheresse cutanée, des éruptions cutanées, des troubles digestifs avec obstruction intestinale et divers troubles peuvent apparaître au cours du traitement.

Contre-indications :
Lamprène est contre-indiqué en cas d'allergie à la clofazimine.

Bon à savoir
Le traitement par clofazimine est administré en association à la rifampicine et la dapsone pendant au moins 2 ans.

LANSOŸL
Laxatifs

 NR

Prix : Libre
Équivalents ou génériques : Lubentyl, Transitol
Laboratoire : Jouveinal
DCI : *paraffine*
Présentations/Composition : Gel oral en pots de 225 g ou récipients unidoses de 15 g

Indications : *Constipation*
Lansoÿl agit comme lubrifiant du tube digestif et facilite l'évacuation en cas de constipation.

Précautions/Interactions :
Lansoÿl peut être utilisé à tous les âges pour traiter la constipation, y compris chez la femme enceinte et le nourrisson.
Le traitement doit être de courte durée (10 jours maximum), et exceptionnel chez l'enfant.
Lansoÿl est un traitement qui ne dispense pas de suivre les règles habituelles de prévention de la constipation : boire beaucoup d'eau, manger des fruits et des légumes, avoir une activité physique régulière.
En cas de constipation prolongée, d'alternance de diarrhée et de constipation, ou de douleurs abdominales, consulter un médecin.
L'utilisation prolongée de Lansoÿl peut réduire l'absorption des vitamines solubles dans l'huile (vitamines A, D, E, K).
Lansoÿl sans sucre, qui contient moins de sucre, est conseillé aux personnes qui suivent un régime amaigrissant. Les diabétiques doivent, dans tous les cas, tenir compte de la quantité de sucre ingérée.

Posologie :
Adulte : 1 c. à s. ou 1 dose 3 fois/j.
Enfant : 1 à 3 c. à c./j.
Grossesse : oui
Allaitement : oui

Effets secondaires :
Lansoÿl peut provoquer un suintement anal et parfois un prurit de la région de l'anus. Cet inconvénient peut être réduit en associant un autre médicament, du type mucilage (Normacol).

Délai d'action :
L'effet sur la constipation se manifeste en 6 à 8 heures.

Signes de surdosage :
Le surdosage provoque une diarrhée nécessitant d'interrompre le traitement.

> **Bon à savoir**
> Il est préférable de prendre l'huile de paraffine loin des repas. En cas de prise le soir, tenir compte de l'effet du traitement, efficace en 6 à 8 heures.

LANTUS
Hormones

65 %
Prix : 63,73 € - 5 stylos (3 ml)
63,73 € - 5 cartouches (3 ml)
43,92 € - flacon (10 ml)
Équivalents ou génériques : Aucun
Laboratoire : Sanofi-Aventis
DCI : *insuline glargine*
Présentations/Composition : 5 styl. de Sol. Inj. SC : 300 UI/3 ml d'insuline humaine biogénétique
Cartouches de 3 ml : 300 UI
Flacon de 10 ml : 1000 UI

Indications : *Diabète type 1*
Lantus est indiqué pour le traitement du diabète de type 1 de l'adulte et de l'enfant à partir de 6 ans.

Précautions/Interactions :
Le traitement à l'insuline exige une surveillance des taux de sucre et de corps cétoniques dans le sang et les urines, plusieurs fois par jour.
Lantus est une insuline d'action lente, qui doit être administrée une fois par jour, toujours au même moment de la journée.
Lantus n'est pas une insuline d'action rapide et ne peut donc pas être utilisé pour le traitement en urgence d'une hyperglycémie.
Lantus peut également être utilisé pour le traitement du diabète de type 2, en association avec des antidiabétiques oraux.
Le traitement à l'insuline est responsable de nombreuses interactions avec d'autres remèdes, qui doivent être prescrits avec prudence, notamment les corticoïdes, les progestatifs, les sympathomimétiques (salbutamol, terbutaline), les bêtabloquants et de nombreux antihypertenseurs, en particulier les inhibiteurs de l'enzyme de conversion.

Posologie
Adulte : 0,5 à 1 UI/kg/j. en moyenne 1 Inj. SC/j.
Enfant < 6 ans : non
Grossesse : oui, si nécessaire
Allaitement : oui, si nécessaire

Effets secondaires :
L'insuline peut provoquer rougeur et douleur au point d'injection, et exceptionnellement des réactions allergiques généralisées.

Contre-indications :
Il n'existe pas de contre-indication à l'utilisation de l'insuline. En cas d'hypersensibilité à une forme d'insuline, changer d'insuline. Les nouvelles générations d'insuline, identiques à l'insuline humaine, provoquent moins de phénomènes d'intolérance.

Signes de surdosage :
Le surdosage en insuline provoque une hypoglycémie, pouvant entraîner un coma et le décès. L'hypoglycémie se manifeste par une sensation de faim et des sueurs. Le traitement en urgence consiste à prendre immédiatement du sucre sous n'importe quelle forme (biscuit, boisson sucrée, etc.) ou, si nécessaire, à faire une injection de glucagon. En cas de doute, le traitement qui consiste à donner du sucre est sans aucun risque.

En cas d'oubli :
Faire immédiatement l'injection oubliée, sans dépasser la posologie quotidienne souhaitable, après les examens de contrôle nécessaires (glycosurie, glycémie).

LANZOR
Antiulcéreux

65 %
Prix : 8,81 € - 15 gélules (15 mg)
17,07 € - 30 gélules (15 mg)
8,97 € - 14 gélules (30 mg)
17,41 € - 28 gélules (30 mg)
Équivalents ou génériques : *Lansoprazole Actavis*, *Lansoprazole Almus*, *Lansoprazole Arrow*, *Lansoprazole Biogaran*, *Lansoprazole EG*, *Lansoprazole Evolugen*, *Lansoprazole Merck*, *Lansoprazole Mylan*, *Lansoprazole PHR*, *Lansoprazole Qualimed*, *Lansoprazole Ranbaxy*, *Lansoprazole Ratiopharm*, *Lansoprazole Sandoz*, *Lansoprazole Takeda*,

Lansoprazole Téva, *Lansoprazole Winthrop*, *Lansoprazole Zydus*, Ogast
Laboratoire : Aventis
DCI : *lansoprazole*
Présentations/Composition : Gél. : 15 et 30 mg de lanzoprazole.

Indications : *Ulcère gastro-duodénal, Reflux gastro-œsophagien*
Lanzor est un antiulcéreux antisécrétoire appartenant à la famille des « inhibiteurs de la pompe à protons », qui inhibe la sécrétion d'acide gastrique quelle que soit son origine. Il est indiqué dans le traitement des ulcères gastro-duodénaux, en association à un traitement antibiotique lorsque l'origine infectieuse est prouvée (helicobacter pylori) et dans le traitement de la maladie de Zollinger-Ellison (hypersécrétion gastrique souvent associée à une tumeur du pancréas). Il est également utilisé pour le traitement des œsophagites provoquées par le reflux gastro-œsophagien.

Précautions/Interactions :
Lanzor est réservé à l'adulte en raison de l'absence d'études chez l'enfant.
La durée du traitement est de 4 à 8 semaines : un mois en moyenne pour un ulcère duodénal, 4 à 6 semaines pour un ulcère gastrique évolutif, 4 à 8 semaines pour une œsophagite. Le traitement d'entretien du reflux gastro-duodénal, accompagné ou non d'œsophagite, est de 15 mg par jour.
Avant de traiter un ulcère, il est nécessaire de s'assurer du caractère bénin de la lésion par un examen endoscopique.
Le traitement de l'ulcère gastro-duodénal d'origine infectieuse (provoquée par la bactérie helicobacter pylori) exige une trithérapie composée de Lanzor à raison de 1 gélule matin et soir et de 2 antibiotiques : clarithromycine et amoxicilline ou métronazole ou tinidazole, pendant 7 jours. Le traitement doit être continué avec Lanzor seul, à la dose de 30 mg par jour, pendant 3 semaines.

Posologie :
Adulte : 30 mg/j. en 1 prise
Grossesse : non
Allaitement : non

Effets secondaires :
Lanzor provoque des troubles digestifs (nausées, diarrhées ou constipation), des douleurs musculaires, des maux de tête, plus rarement des éruptions cutanées, urticaire, prurit, vertiges, des troubles de la formule sanguine et des tests hépatiques. Un traitement de longue durée favorise les infections gastriques.

Délai d'action :
Lanzor est efficace 4 jours après le début du traitement.

En cas d'oubli :
Prendre le comprimé sans dépasser la dose journalière prescrite.

> **Bon à savoir**
> Les pansements gastriques comme les sels d'aluminium, de calcium ou de magnésium peuvent diminuer l'absorption de lanzoprazole. Il est préférable de les prendre au moins 2 heures après Lanzor.

LARGACTIL
Neuroleptiques

65 %
Prix : 3,40 € - 50 comprimés (25 mg)
5,83 € - 30 comprimés (100 mg)
3,77 € - flacon (30 ml)
3,86 € - 5 ampoules (5 ml)
Équivalents ou génériques : Nozinan, Tercian, Neuleptil
Laboratoire : Aventis
DCI : *chlorpromazine*
Présentations/Composition : Cp. : 25 et 100 mg ; Sol. Buv. : 4 % ; Amp. Inj. : 25 mg/5 ml

Indications : *États psychotiques aigus ou chroniques, États d'agitation et d'agressivité*
Les neuroleptiques ont un effet régulateur sur le fonctionnement cérébral en cas de troubles psychotiques graves, aigus ou chroniques. Ils sont indiqués notamment lorsque la maladie se manifeste par des hallucinations, des épisodes délirants, des états de confusion et d'agitation. Largactil possède d'autre part une action sédative rapide, c'est pourquoi il est utilisé en urgence en cas d'état d'agitation et d'agressivité intenses, dangereux pour le patient ou pour autrui. Il est également proposé dans les nausées et les vomissements rebelles, notamment après chimiothérapie cancéreuse.

Précautions/Interactions :
Il est impératif de suspendre le traitement en cas de fièvre inexpliquée (possibilité de syndrome malin). Il faut utiliser avec prudence ce médicament chez les personnes âgées, les

parkinsoniens, les épileptiques, les cardiaques, en cas de sclérose en plaques et en cas d'insuffisance rénale ou hépatique.
Il est conseillé de ne pas s'exposer au soleil (photosensibilisation).
L'alcool, certains médicaments contre les nausées et apparentés aux neuroleptiques (alirapride, métoclopramide, métopimazine, thiéthylpérazine), la bromocriptine, le lisuride, la lévodopa, le lithium, les psoralènes, l'apomorphine sont déconseillés. Il faut utiliser avec précaution les anticholinergiques, les antidiabétiques, les antihypertenseurs et la carbamazépine. Si un pansement gastrique doit être absorbé, il faut respecter un intervalle de 2 heures avec la prise du neuroleptique.

Posologie :
Adulte
Voie orale : 25 à 150 mg/j.
Voie Inj. : 25 à 50 mg à renouveler en IM ou IV
Enfant : 1 mg/kg/j.
Grossesse : après avis médical
Allaitement : non

Effets secondaires :
Assez fréquemment peuvent survenir une prise de poids parfois importante, un arrêt des règles, un gonflement des seins accompagné ou non d'écoulements, une frigidité ou une impuissance, des éruptions cutanées allergiques, une hépatite et une rétinite pigmentaire. Plus rarement, un état dépressif, une confusion mentale, des mouvements anormaux et une rigidité musculaire apparaissent soit précocement, soit assez tardivement après le traitement. Exceptionnellement, un syndrome malin se déclenche et nécessite l'arrêt immédiat du neuroleptique : pâleur, fièvre et troubles neurologiques pouvant conduire à un coma.

Contre-indications :
Une allergie connue au produit, un risque de glaucome ou de rétention urinaire et une porphyrie contre-indiquent le traitement.

Signes de surdosage :
Le surdosage provoque un syndrome parkinsonien et parfois un coma qui nécessitent une hospitalisation urgente.

> **Bon à savoir**
> *La chlorpromazine est considérée comme un neuroleptique efficace dans toutes les formes de psychoses.*

LARIAM
Antiparasitaires

65 %
Prix : 33,95 € - 8 comprimés
Équivalents ou génériques : Aucun
Laboratoire : Roche
DCI : *méfloquine*
Présentations/Composition : Cp. : 250 mg

Indications : *Paludisme*
Ce médicament est destiné à traiter et à prévenir les accès de paludisme transmis par les moustiques. Il est actif sur de nombreuses souches de parasites résistantes à d'autres antipaludéens et est réservé à certaines régions du monde.

Précautions/Interactions :
Les comprimés sont à avaler au cours d'un repas avec beaucoup d'eau. Ce traitement est réservé à l'adulte et aux enfants de plus de 15 kg. Les femmes en âge d'avoir des enfants doivent avoir une méthode de contraception efficace pendant tout le traitement et 3 mois après l'arrêt de celui-ci.
Pour éviter une sélection de souches parasitaires résistantes, le traitement préventif est limité à 3 mois. Au-delà, un traitement est entrepris seulement si un accès de paludisme se manifeste. Votre médecin en déterminera les modalités.
La quinine et l'acide valproïque sont contre-indiqués en association. Les bêta-bloquants, les anticoagulants oraux et les antidiabétiques nécessitent une surveillance particulière. Les conducteurs de voiture ou de machine risquent de présenter des vertiges et des troubles de l'équilibre.

Posologie :
Adulte > 60 kg
Prévention : 1 Cp. de 250 mg/Sem.
Traitement : 3 Cp. de 250 mg puis 2 Cp. 8 à 12 h après puis 1 Cp. 8 à 12 h après
Enfant (Prévention)
> 45 kg : 1 Cp. de 250 mg/Sem.
> 31 kg < 45 kg : 3/4 Cp. de 250 mg/Sem.
> 20 kg < 30 kg : 1/2 Cp. de 250 mg/Sem.
> 15 kg < 19 kg : 1/4 Cp. de 250 mg/Sem.
Grossesse : non
Allaitement : non

Effets secondaires :
Aux posologies habituelles, les effets indésirables sont extrêmement rares mais si des troubles psychiques comme de l'anxiété, de l'agitation ou des confusions surviennent, le traitement doit être arrêté immédiatement pour éviter une aggravation.

Contre-indications :
Les enfants de moins de 15 kg, les personnes souffrant d'insuffisance hépatique ou rénale, ou présentant des antécédents de convulsions, ou de troubles psychiques ne doivent pas prendre de Lariam.

Signes de surdosage :
Une hospitalisation urgente est nécessaire car le surdosage est responsable de convulsions et de graves troubles cardiaques et respiratoires.

Bon à savoir
Une bonne prévention contre le paludisme passe par une protection contre les piqûres de moustiques : utilisation de vêtements longs après le coucher du soleil, crèmes répulsives, insecticides, moustiquaires ou air conditionné. Un traitement prophylactique est souvent indispensable lors de voyage en pays endémiques, renseignez-vous auprès de votre médecin ou de votre agence de voyage.

LARMES ARTIFICIELLES
Maladies des yeux

 NR

Prix : 1,55 € - flacon (10 ml)
Équivalents ou génériques : Unilarm, Larmes artificielles Martinet
Laboratoire : CIBA Vision Ophthalmics
DCI : *chlorure de sodium*
Présentations/Composition : Flacon unidose : 0,4 ml

Indications : *Conjonctivite sèche, Syndrome de l'œil sec*
Ce produit remplace les larmes dans certaines maladies comme le syndrome de l'œil sec (maladie de Gougerot-Sjögren) ou dans les polyarthrites rhumatoïdes, les lupus et les conjonctivites sèches. Les larmes artificielles sont également utilisées pour améliorer le confort des lentilles de contact.

Précautions/Interactions :
Le flacon unidose ne contient pas de conservateur et risque une contamination bactérienne. Il doit donc être utilisé 1 seule fois et jeté après usage.

Posologie :
Adulte et enfant : 1 Gtte 4 à 8 fois/j.
Grossesse : oui
Allaitement : oui

Effets secondaires :
Le collyre peut entraîner de légères irritations locales.

Bon à savoir
Les larmes artificielles en flacon unidose ne contiennent pas de conservateur et ne risquent pas de provoquer d'allergies. Pour éviter un trop grand passage du produit dans l'organisme, exercer une légère pression à l'aide d'un mouchoir en papier. Le flacon, une fois ouvert, ne se conserve pas et doit être jeté en raison du risque de contamination bactérienne.

LAROSCORBINE
Vitamines

 NR

Prix : Libre
Équivalents ou génériques : Vitamine C 1000 Inava, Vitamine C Aguettant, Vitamine C Arkovital, Vitamine C Faure, Vitamine C Oberlin, Vitamine C Pierre Fabre, Vitamine C Upsa, Vitascorbol
Laboratoire : Bayer Santé Familiale
DCI : *acide ascorbique*
Présentations/Composition : Cp. : 250 mg d'acide ascorbique (Vit. C)
Cp. Efferv. : 1 g d'acide ascorbique
Poud. orale : 1 g d'acide ascorbique/Sach.
Sol. Inj. : 1 g d'acide ascorbique/Amp. 5 ml

Indications : *Fatigue, Carences en vitamine C*
La vitamine C est indiquée dans le traitement de la fatigue et dans les carences en vitamines C (scorbut).

Précautions/Interactions :
Les besoins en vitamine C, habituellement couverts par l'alimentation, sont plus importants chez la femme enceinte, allaitante, les fumeurs, et chez les nourrissons.

Posologie :
Adulte : 2 à 4 Cp./j.
Enfant > 6 ans : 1 à 2 Cp. 250 mg/j.
Grossesse : non, sauf avis médical
Allaitement : non

Effets secondaires :
La vitamine C à fortes doses (plus de 1 g par jour) peut provoquer des brûlures gastriques et des calculs urinaires. Réputée excitante, elle peut parfois gêner l'endormissement, il est donc conseillé de ne pas la prendre le soir.

Contre-indications :
La vitamine C est contre-indiquée en cas d'hypersensibilité à l'un de ses constituants ou en cas d'antécédents de calculs rénaux ou urinaires (calculs oxalocalciques).

> **Bon à savoir**
> La vitamine C est abondamment utilisée pour traiter toutes sortes d'états de fatigue ou pour prévenir l'apparition des infections virales (grippes, rhumes).

LAROXYL
Antidépresseurs

65 %
Prix : 4,40 € - 60 comprimés (25 mg)
3,47 € - 20 comprimés (50 mg)
3,48 € - flacon (20 ml)
5,55 € - 12 ampoules (2 ml)
Équivalents ou génériques : Elavil, Quitaxon, Défanyl, Surmontil, Ludiomil
Laboratoire : Roche
DCI : *amitriptyline*
Présentations/Composition : Cp. : 25 et 50 mg ; Sol. Buv. : 1 mg/Gtte ; Amp. Inj. : 50 mg

Indications : *États dépressifs, Prévention des attaques de panique, Douleur rebelle*
Les antidépresseurs sont des stimulants de l'humeur qui permettent de traiter la tristesse des dépressions nerveuses. Ils agissent sur les centres nerveux du cerveau par l'intermédiaire des neuromédiateurs en régulant leurs activités. Les antidépresseurs imipraminiques sont réputés être parmi les plus efficaces dans les états dépressifs de toute nature, dans la prévention des rechutes de psychose maniaco-dépressive, d'attaque de panique ou de phobies. Le Laroxyl est également indiqué dans le traitement de violentes douleurs comme les névralgies faciales et d'autres douleurs d'origine neurologique. Il est également efficace dans l'énurésie ou les crises de terreur nocturne de l'enfant. En pédiatrie, des études sont en cours pour évaluer son action dans les cas de syndromes dépressifs de l'enfant.

Précautions/Interactions :
Une surveillance attentive est nécessaire en cas d'épilepsie, de maladies cardio-vasculaires, d'insuffisance coronarienne, rénale ou hépatique et en cas de dysfonctionnement thyroïdien.
Le traitement est mis en route progressivement puis la dose efficace est stabilisée pendant 4 à 6 mois minimum. Le médecin choisit ensuite de poursuivre ou d'interrompre l'antidépresseur en fonction des symptômes. Dans ce cas, l'arrêt progressif se déroule sur 1 mois environ.
Les autres antidépresseurs sont contre-indiqués. L'alcool, les amphétamines, la clonidine, la guanéthidine, l'oxaflozane, l'oxitriptan, le rilménidine sont déconseillés. Les anesthésiants locaux à l'adrénaline, les anticholinergiques, les anticonvulsivants, les antihypertenseurs, le baclofène et les dépresseurs du système nerveux central sont à utiliser avec précautions et surveillance.
Il est préférable de prendre le traitement le soir.

Posologie :
Adulte : 25 à 150 mg/j. (250 mg/j. maxi)
Enfant > 4 ans : 10 à 30 mg/j.
Grossesse : après avis médical
Allaitement : non

Effets secondaires :
Une bouche sèche, une constipation, des troubles de la vision, une augmentation de la fréquence cardiaque, une rétention urinaire en cas d'adénome de la prostate, des insomnies et de l'anxiété, des confusions mentales, une prise de poids, un retard à l'éjaculation, une impuissance ou une frigidité, des sueurs, des troubles du rythme cardiaque, des éruptions cutanées allergiques peuvent survenir au cours du traitement.

Contre-indications :
Le glaucome par angle fermé, l'adénome de la prostate et l'allergie connue aux imipraminiques contre-indiquent la prise de cet antidépresseur.

Lasilix

Délai d'action :
Le délai d'action des antidépresseurs varie de 7 jours à 4 voire 6 semaines après la mise en route du traitement.

En cas d'oubli :
Reprendre les comprimés sans dépasser la dose quotidienne.

Signes de surdosage :
L'intoxication aiguë aux imipraminiques provoque des vertiges, des difficultés à se tenir debout ou à prononcer les mots, des tremblements, puis un coma avec un risque de troubles du rythme cardiaque pouvant conduire au décès. Une hospitalisation en urgence est alors nécessaire.

> **Bon à savoir**
> Au cours des dépressions nerveuses, une hospitalisation est parfois nécessaire car le changement d'humeur provoqué par le médicament est parfois trop rapide, avec un risque de suicide accru, nécessitant une surveillance et un traitement complémentaire à base d'anxiolytiques, de somnifères et dans certains cas de neuroleptiques.

LASILIX
Diurétiques

65 %

Prix : 2,91 € - 20 comprimés (40 mg)
2,31 € - 30 comprimés (20 mg)
1,14 € - 1 ampoule injectable
5,12 € - 30 gélules (60 mg)
Équivalents ou génériques : *Furosémide, Furosémide Arrow, Furosémide Biogaran, Furosémide EG, Furosémide Merck, Furosémide Ranbaxy, Furosémide Ratiopharm, Furosémide RPG, Furosémide Sandoz, Furosémide Téva, Furosémide Winthrop*
Laboratoire : Aventis
DCI : *furosémide*
Présentations/Composition : Cp. : 40 mg (20 Cp.) ; Cp. : 20 mg (30 Cp.) ; Gél. : 60 mg (30 Gél.) ; Amp. Inj. : 20 mg (1 Amp.)
Indications : *Hypertension artérielle, Insuffisance cardiaque, Insuffisance rénale*
Le Lasilix est un diurétique de référence utilisé dans le traitement au long cours des maladies cardio-vasculaires et rénales. On l'emploie aussi bien contre l'hypertension artérielle que pour les urgences, comme l'œdème aigu du poumon ou les rétentions hydriques sévères de l'insuffisance rénale grave ou de l'ascite d'origine hépatique.

Précautions/Interactions :
Risque de troubles cérébraux (encéphalopathie) chez les insuffisants hépatiques.
Le traitement exige de surveiller régulièrement les taux sanguins de sodium, de potassium, de glucose, d'acide urique, de calcium, ainsi que de faire une évaluation régulière de la fonction rénale.
L'association avec d'autres médicaments est déconseillée dans le cas du lithium et des médicaments qui provoquent des anomalies du rythme cardiaque (torsades de pointes).
L'association avec d'autres médicaments doit être faite avec précaution avec les anti-inflammatoires non stéroïdiens, les autres antihypertenseurs, les digitaliques, les antidiabétiques, les antidépresseurs et les corticoïdes.
Prévenez votre médecin et arrêtez le traitement en cas de fièvre ou de difficultés respiratoires.

Posologie :
Adulte : 1 à 2 Cp./j. à 20 mg, 40 mg, ou 60 mg
Grossesse : non
Allaitement : non

Effets secondaires :
Ce médicament provoque parfois des réactions allergiques cutanées. Il peut aggraver une encéphalopathie hépatique (en cas d'insuffisance hépatique sévère).
Il provoque une élévation de la glycémie, du taux sanguin d'acide urique, et il peut être à l'origine de calcifications rénales.

Contre-indications :
Il est interdit en cas d'encéphalopathie hépatique et s'il existe des antécédents d'allergie au furosémide ou aux sulfamides.
Il doit être utilisé avec prudence en cas de colique néphrétique et d'obstacle sur les voies urinaires.

Délai d'action :
En cas d'urgence, le Lasilix en forme injectable agit en quelques minutes sur les œdèmes et la rétention hydrique. Par voie orale, l'effet du médicament commence à se faire sentir en 1 heure.

Signes de surdosage :
Déshydratation et troubles hydroélectriques qui se manifestent par des crampes, des vertiges, des troubles de la conscience ou des palpitations cardiaques.

> **Bon à savoir**
>
> *Le Lasilix, malgré son ancienneté (1965), demeure l'un des grands classiques de la médecine d'urgence et du traitement de l'hypertension artérielle. Son usage dans le cadre de cures d'amaigrissement est fortement déconseillé car il est dangereux et inutile.*

LEELOO
Contraceptifs

65 %

Prix : 2,21 € - 1 plaquette (21 comprimés)
5,08 € - 3 plaquettes (21 comprimés)
Équivalents ou génériques : *Lovalulo*
Laboratoire : Theramex
DCI : *lévonorgestrel, éthinylestradiol*
Présentations/Composition : Cp. : 0,1 mg de lévonorgestrel et 0,02 mg d'éthinylestradiol

Indications : *Contraception*
Leeloo est indiqué pour la contraception hormonale féminine par voie orale.

Précautions/Interactions :
Les comprimés doivent être pris dans l'ordre indiqué sur la plaquette.
Lorsqu'il n'y a pas d'utilisation antérieure d'un contraceptif oral, Leeloo doit être utilisé le premier jour du cycle (premier jour des règles) puis continué sans interruption pendant 21 jours. Après un arrêt de 7 jours, commencer une nouvelle plaquette. Une hémorragie survient généralement 2 à 3 jours après le dernier comprimé.
En cas de relais d'un autre contraceptif oral, il faut prendre le premier comprimé le jour suivant la période habituelle sans comprimé.
En remplacement d'une autre méthode de contraception (remplacement d'implant ou de dispositif intra-utérin), il est recommandé d'utiliser simultanément une autre méthode contraceptive (préservatif).
En cas de diarrhées ou de vomissements dans les 3 à 4 heures qui suivent la prise d'un comprimé, il est recommandé d'utiliser d'autres moyens de contraception en complément.

Pour retarder les règles, il suffit de commencer la plaquette suivante sans période d'arrêt de 7 jours.
Comme tous les contraceptifs oraux, Leeloo doit être utilisé avec prudence après 35 ans, en cas de tabagisme, ou en cas de diagnostic d'une tumeur bénigne du sein ou de l'utérus.

Posologie :
Adulte : 1 Cp./j. pendant 21 j.
Enfant : non
Grossesse : non
Allaitement : non

Effets secondaires :
Leeloo peut être responsable de troubles de l'humeur, nervosité, somnolence, vertiges, acné et autres troubles cutanés.

Contre-indications :
Leeloo, comme tous les contraceptifs hormonaux, est contre-indiqué en cas de maladie thromboembolique, de maladies vasculaires cardiaques ou cérébrales, de maladies des valvules cardiaques ou de troubles du rythme, de troubles des lipides, de complications du diabète, de cancer du sein ou de l'utérus.

En cas d'oubli :
Prendre immédiatement le comprimé oublié, ou deux comprimés si l'oubli est perçu au moment de prendre le comprimé suivant. La contraception n'est pas assurée lorsque l'oubli est supérieur à 12 heures. La probabilité de grossesse est plus élevée si l'oubli est proche de la période habituelle sans comprimés de 7 jours.

LEPONEX
Neuroleptiques

65 %

Prix : 13,99 € - 14 comprimés (100 mg)
27,47 € - 28 comprimés (100 mg)
2,20 € - 7 comprimés (25 mg)
3,83 € - 14 comprimés (25 mg)
7,16 € - 28 comprimés (25 mg)
Équivalents ou génériques : *Clozapine Merck, Clozapine Panpharma*
Laboratoire : Novartis
DCI : *clozapine*
Présentations/Composition : Cp. : 25 et 100 mg de clozapine

Lepticur

Indications : *Schizophrénie, Maladie de Parkinson*

La clozapine est indiquée chez les patients schizophrènes résistant au traitement (absence d'amélioration malgré l'utilisation de deux médicaments différents pendant une durée suffisante) et chez les patients schizophrènes qui présentent avec les autres agents antipsychotiques des effets indésirables neurologiques sévères, impossibles à corriger. La clozapine est également indiquée pour le traitement des troubles psychotiques survenant au cours de l'évolution de la maladie de Parkinson.

Précautions/Interactions :

La posologie habituelle initiale de Leponex est de 12,5 mg par jour, qui peut être augmentée rapidement jusqu'à atteindre la dose efficace d'entretien, qui est généralement de 200 mg par jour. Dans certains cas la dose quotidienne peut être augmentée progressivement jusqu'à 900 mg par jour.

La clozapine peut provoquer une chute brutale des globules blancs dans le sang. Son utilisation doit être limitée aux patients atteints de schizophrénie, qui ne répondent pas ou qui sont intolérants au traitement par des médicaments antipsychotiques habituels ainsi qu'aux patients parkinsoniens présentant des troubles psychotiques lorsque d'autres stratégies thérapeutiques ont échoué, et qui, initialement, présentent une numération-formule leucocytaire normale (nombre de globules blancs supérieur ou égal à 3500/mm³). La numération-formule sanguine doit être pratiquée une fois par semaine pendant les 18 premières semaines, puis une fois par mois durant toute la durée du traitement, ainsi que pendant les 4 semaines qui suivent l'interruption du traitement.

Il faut contacter immédiatement le médecin traitant en cas de survenue de signes d'infection, qui peuvent être le symptôme d'une diminution des globules blancs dans le sang.

Leponex ne peut être prescrit que par un médecin spécialiste hospitalier.

Toute modification de la posologie (commencement, interruption, etc.) doit toujours être faite progressivement.

Chez les patients parkinsoniens, la dose habituelle d'entretien ne dépasse pas 100 mg par jour.

Leponex est responsable de nombreux effets secondaires et son emploi est relativement limité en fonction de l'examen clinique. Son association avec de nombreux médicaments actifs sur le système nerveux, cardiovasculaire, hépatique, et avec des médicaments qui peuvent avoir un effet négatif sur la moelle sanguine et la production de globules blancs doit être faite avec beaucoup de prudence.

Posologie :

Adulte : 12,5 mg au début, puis 300 mg ou +/j. (posologie d'entretien)
Enfant < 16 ans : non
Grossesse : oui, avec précaution
Allaitement : non

Effets secondaires :

Leponex peut être responsable de nombreux effets secondaires, nécessitant un arrêt du traitement, une diminution des doses ou une surveillance accrue : fièvre ou hypothermie, hypersudation, agitation ou apathie, anxiété, fatigue, mouvements anormaux, maux de tête, troubles des facultés mentales, convulsion, crampes, troubles de l'élocution et de la déglutition, rigidité musculaire, tremblement, vertiges, acné et troubles allergiques cutanés, nausées, vomissements, troubles hépatiques (augmentation des transaminases dans le sang). Les effets secondaires indésirables principaux sont liés à la baisse éventuelle des globules blancs.

Contre-indications :

Leponex est contre-indiqué en cas d'hypersensibilité à la clozapine, en cas d'antécédents de myocardiopathies, d'agranulocytose, de neutropénie, d'épilepsie, d'insuffisance rénale sévère, de maladie cardiovasculaire, de dépendance alcoolique ou toxique chronique. Il est également contre-indiqué lorsqu'il n'existe pas de possibilité de réaliser régulièrement les prises de sang nécessaires à la surveillance du traitement.

LEPTICUR
Antiparkinsoniens

📖 65 %

Prix : 3,06 € - 30 comprimés (5 mg)
4,70 € - 30 comprimés (10 mg)
2,23 € - 1 ampoule de solution injectable
Équivalents ou génériques : Aucun
Laboratoire : Aventis
DCI : *tropatépine*
Présentations/Composition : Cp. : 5 et 10 mg ; Amp. Inj. : 10 mg

Indications : *Maladie de Parkinson*

Lepticur inhibe l'action de l'acétylcholine, un neuromédiateur agissant au niveau du cerveau et des nerfs périphériques. Il est indiqué dans le traitement de la maladie de Parkinson, seul ou en association à d'autres antiparkinsoniens, lorsque les tremblements sont prédominants ou lorsque la maladie est accompagnée d'une hyperproduction gênante de salive.

Précautions/Interactions :

Lepticur est à utiliser avec prudence chez les personnes âgées, en cas de troubles du rythme cardiaque, d'angine de poitrine ou de bronchite chronique (il augmente la viscosité du mucus des bronches).

Les doses doivent être administrées progressivement et le traitement ne doit pas être arrêté brutalement pour éviter une rechute exacerbée de la maladie. Les femmes en âge de procréer doivent obligatoirement utiliser une contraception efficace pendant toute la durée du traitement.

Le lisuride (Arolac ou Dopergine), les médicaments contenant de l'atropine ou dérivés (certains antidépresseurs et antiallergiques) sont interdits ainsi que les autres antiparkinsoniens anticholinergiques.

Posologie :
Adulte : 4 à 6 Cp./j. en 2 à 3 prises
Grossesse : non
Allaitement : non

Effets secondaires :

Lepticur provoque sécheresse de la bouche, constipation, troubles de la vue, diminution des sécrétions lacrymales, palpitations, rétention urinaire en cas d'adénome de la prostate, risque de glaucome aigu en cas de glaucome à angle fermé ainsi qu'une excitation, euphorie, hallucinations ou confusion mentale chez la personne âgée. Ces effets secondaires disparaissent avec la diminution des doses.

Contre-indications :

Le glaucome à angle fermé, l'adénome de la prostate, les maladies cardiaques sont des contre-indications. Lepticur ne peut pas être utilisé chez les enfants de moins de 15 ans.

En cas d'oubli :

Reprendre le traitement sans dépasser la dose quotidienne.

Signes de surdosage :

Le surdosage se manifeste pas une exagération des effets secondaires et exige une hospitalisation.

> **Bon à savoir**
> Ce médicament n'est plus indiqué dans les syndromes parkinsoniens provoqués parfois par les traitements neuroleptiques car il pourrait les aggraver.

LERCAN
Antihypertenseurs

65 %

Prix : 13,12 € - 30 comprimés (10 mg)
35,83 € - 90 comprimés (10 mg)
13,12 € - 30 comprimés (20 mg)
35,83 € - 90 comprimés (20 mg)

Équivalents ou génériques : Zanidip, Lercanidipine Actavis, Lercanidipine Arrow, Lercanidipin Biogaran, Lercanidipine Bouchara, Lercanidipine Cristers, Lercanidipine EG, Lercanidipine Evolugen, Lercanidipin Mylan, Lercanidipine Qualimed, Lercanidipine Ranbaxy, Lercanidipine Ratiopharm, Lercanidipine Sandoz, Lercanidipine Téva, Lercanidipine Winthrop, Lercanidipine Zydus.

Laboratoire : Pierre Fabre
DCI : *lercanidipine*
Présentations/Composition : Cp. : 10 et 20 mg de lercanidipine

Indications : *Hypertension artérielle*

Lercan est indiqué dans le traitement de l'hypertension artérielle essentielle.

Précautions/Interactions :

Le traitement commence avec un comprimé (5 mg). La posologie habituelle est de 1 comprimé par jour, parfois 2 comprimés si nécessaire.

Lercan est réservé à l'adulte.

Lercan doit être utilisé avec précaution en cas de maladie cardiaque du type cardiomyopathie, troubles du rythme cardiaque, insuffisance cardiaque.

Lercan ne doit pas être associé au dantrolène, kétoconazole, itraconazole, et doit être utilisé avec précaution en cas de traitement simultané avec ciclosporine, des alpha-1-bloquants, baclofène, rifampicine ainsi que les traitements du cœur et des vaisseaux.

Levemir

Posologie :
Adulte : 1 Cp.
Grossesse : non
Allaitement : non

Effets secondaires :
En début de traitement, Lercan peut provoquer des maux de tête, rougeurs du visage, bouffées de chaleur, œdèmes des membres inférieurs, étourdissements, palpitations, troubles gastro-intestinaux, diarrhées, somnolence, douleurs musculaires, fatigue. En cas d'apparition de douleurs de type angine de poitrine, il est nécessaire d'interrompre le traitement.

Contre-indications :
Lercan est contre-indiqué en cas d'hypersensibilité connue à l'un des ses composants et en cas d'angine de poitrine instable, infarctus récent, insuffisance rénal ou hépatique sévères.

Signes de surdosage :
Le surdosage provoque une chute de la tension artérielle, des troubles du rythme cardiaque et un état de choc nécessitant une hospitalisation immédiate dans un service spécialisé.

> **Bon à savoir**
> Lercan doit être administré une fois par jour, le matin, avec un peu d'eau. Les comprimés ne doivent pas être pris avec du jus de pamplemousse.

LEVEMIR
Hormones

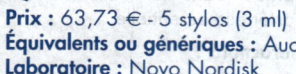

65 %
Prix : 63,73 € - 5 stylos (3 ml)
Équivalents ou génériques : Aucun
Laboratoire : Novo Nordisk
DCI : *insuline detemir*
Présentations/Composition : 5 Sty. de Sol. Inj. SC : 300 UI/3 ml

Indications : *Diabète type 1, Diabète type 2*
Levemir est indiqué dans le traitement du diabète de type 1 (insulino-dépendant) et dans le traitement du diabète de type 2 (diabète de l'adulte).

Précautions/Interactions :
Le traitement à l'insuline exige une surveillance des taux de sucre dans le sang plusieurs fois par jour.
Levemir est une insuline d'action prolongée, utilisée en association avec une insuline humaine d'action rapide administrée lors des repas.
Levemir est utilisée en 1 ou 2 injections par jour. La dose doit être calculée en fonction des repas, de l'activité physique, et des résultats du contrôle glycémique.
Le traitement à l'insuline est responsable de nombreuses interactions avec d'autres remèdes, qui doivent être prescrits avec prudence, notamment les corticoïdes, les progestatifs, les sympathomimétiques (salbutamol, terbutaline), les bêtabloquants et de nombreux antihypertenseurs, en particulier les inhibiteurs de l'enzyme de conversion.
L'insuline est considérée comme une substance dopante et est interdite au cours ou en dehors des compétitions sportives.

Posologie :
Adulte : 1 à 2 Inj. SC/j.
Enfant < 6 ans : non
Grossesse : oui, si nécessaire
Allaitement : oui, si nécessaire

Effets secondaires :
L'insuline peut provoquer rougeur et douleur au point d'injection, et exceptionnellement des réactions allergiques généralisées.

Contre-indications :
Il n'existe pas de contre-indication à l'utilisation de l'insuline. En cas d'hypersensibilité à une forme d'insuline, il faut changer d'insuline. Les nouvelles générations d'insuline, identiques à l'insuline humaine, provoquent moins de phénomènes d'intolérance.

En cas d'oubli :
Faire immédiatement l'injection oubliée, sans dépasser la posologie quotidienne souhaitable, après les examens de contrôle nécessaires (glycémie).

Signes de surdosage :
Le surdosage en insuline provoque une hypoglycémie, pouvant entraîner un coma et le décès. L'hypoglycémie se manifeste par une sensation de faim et des sueurs. Le traitement en urgence consiste à prendre immédiatement du sucre sous n'importe quelle forme (biscuit, boisson sucrée, etc.) ou, si nécessaire, à faire une injection de glucagon. En cas de doute, le traitement qui consiste à donner du sucre est sans aucun risque.

> **Bon à savoir**
> Levemir doit être conservé au réfrigérateur entre 2 et 8 °C, à l'abri de la lumière. Ce produit ne doit pas être congelé.

LEVITRA
Stimulants de l'érection

 NR

Prix : Libre
Équivalents ou génériques : Cialis, Viagra
Laboratoire : Bayer
DCI : *vardenafil*
Présentations/Composition : Cp. : 5, 10 ou 20 mg de vardenafil chlorhydrate trihydrate

Indications : *Dysfonction érectile*
Levitra est indiqué pour tous les troubles de la fonction érectile.

Précautions/Interactions :
Levitra ne peut être utilisé que par l'homme adulte (il n'est pas recommandé chez les personnes de moins de 18 ans).
Une stimulation sexuelle est requise pour que Levitra soit efficace.
La dose recommandée de Levitra est de 10 mg à prendre avant toute activité sexuelle prévue, pendant ou à distance des repas. En fonction de l'efficacité, la posologie peut varier de 5 à 20 mg.
Levitra peut être administré entre 30 minutes et une heure avant toute activité sexuelle.
La fréquence d'administration maximale recommandée est d'une prise par jour.
Aucun ajustement posologique n'est nécessaire chez les hommes âgés ou diabétiques.
En cas d'insuffisance rénale ou hépatique, la dose recommandée est de 1 comprimé de 10 mg maximum.
Un examen clinique général est nécessaire afin de déterminer les causes de la dysfonction érectile.
L'apparition d'un priapisme (érection de plus de 4 heures) exige une assistance médicale immédiate, en raison du risque d'impuissance permanente qui peut résulter des lésions du tissu pénien.

Posologie :
Adulte : 1 Cp./j. de 10 ou 20 mg
Grossesse : non
Allaitement : non

Effets secondaires :
Levitra peut être responsable de troubles et d'accidents cardiovasculaires (hypertension ou hypotension artérielle), de maux de tête, de rhinite, de conjonctivite, de troubles oculaires, de troubles cérébraux (vertiges, étourdissement), ou de priapisme.

Contre-indications :
Levitra est contre-indiqué de manière absolue en cas de maladie cardiaque (infarctus du myocarde, insuffisance cardiaque, douleur thoracique d'origine cardiaque), en cas de traitement par dérivés nitrés, accident vasculaire cérébral, hypertension ou hypotension artérielles.

> **Bon à savoir**
> Levitra ne peut pas être utilisé plus d'une fois par jour. Le comprimé doit être absorbé avec un verre d'eau, pendant ou en dehors des repas. Les repas riches en graisses retardent l'effet de Levitra. Il ne doit pas être administré avec du jus de pamplemousse.

LEVOTHYROX
Hormones

65 %

Prix : 1,07 € - 30 comprimés (25 µg)
1,55 € - 30 comprimés (50 µg)
2,08 € - 30 comprimés (75 µg)
2,58 € - 30 comprimés (100 µg)
3,28 € - 30 comprimés (125 µg)
3,60 € - 30 comprimés (150 µg)
4,36 € - 28 comprimés (175 µg)
4,92 € - 30 comprimés (200 µg)
Équivalents ou génériques : L-Thyroxine, Lévothyroxine Biogaran, Lévothyroxine Ratiopharm
Laboratoire : Merck Serono
DCI : *lévothyroxine*
Présentations/Composition : Cp. : 25 µg, 50 µg, 75 µg, 100 µg ou 150 µg de lévothyroxine sodique

Indications : *Hypothyroïdies*
Levothyrox est indiqué pour le traitement de toutes les insuffisances de la glande thyroïde comme traitement hormonal substitutif.

Précautions/Interactions :
Levothyrox est administré en 1 seule prise par jour, par paliers successifs pour atteindre la

posologie suffisante, après 6 à 8 semaines de traitement.
La surveillance du traitement doit être attentive en cas de troubles du rythme cardiaque, angine de poitrine, hypertension artérielle, insuffisance de la glande surrénale, anorexie, dénutrition, tuberculose, diabète.
Levothyrox doit être utilisé avec précaution en cas de traitement avec des anticoagulants oraux, anticonvulsivants, barbituriques, griséofulvine, rifampicine, carbamazépine, sels de fer, colestyramine.

Posologie :
Adulte : 100 à 150 µg/j. par paliers successifs de 25 µg
Grossesse : oui, après avis médical
Allaitement : oui, après avis médical

Effets secondaires :
Levothyrox peut aggraver des troubles cardiaques préexistants, être responsable d'une insuffisance surrénale aiguë ou d'une élévation du taux de calcium dans les urines chez l'enfant lors des traitements prolongés.

Contre-indications :
Levothyrox est contre-indiqué en cas d'insuffisance cardiaque sévère et de troubles du rythme cardiaque.

Signes de surdosage :
Le surdosage en hormone thyroïdienne provoque accélération cardiaque, maux de tête, insomnie, température, irritabilité, amaigrissement, diarrhée, nécessitant d'interrompre le traitement pendant quelques jours.

Bon à savoir
Levothyrox est réservé au traitement des hypothyroïdies. Les « cocktails » associant des hormones thyroïdiennes, des diurétiques et des amphétamines ou « coupe-faim » dans un but amaigrissant sont inefficaces, dangereux et interdits.

LEXOMIL
Tranquilisants

65 % ; TFR
Prix : 2,66 € - 30 comprimés
Équivalents ou génériques : *Bromazépam Arrow*, *Bromazépam Biogaran*, *Bromazépam Cristers*, *Bromazépam EG*, *Bromazépam Isomed*, *Bromazépam Mylan*, *Bromazépam Qualimed*, *Bromazépam Ratiopharm*, *Bromazépam RPG*, *Bromazépam Sandoz*, *Bromazépam Téva*, *Bromazépam Winthrop*, *Bromazépam Zydus*, *Quietiline*
Laboratoire : Roche
DCI : *bromazépam*
Présentations/Composition : Cp. baguette quadrisécable : 6 mg

Indications : *Anxiété, Difficulté d'endormissement*
Cet anxiolytique qui appartient à la famille des benzodiazépines a des effets calmants, de relaxation musculaire et anticonvulsivants. À plus fortes doses, il possède des effets sédatifs et d'induction du sommeil.

Précautions/Interactions :
La plus faible posologie efficace est recommandée et l'utilisation doit être prudente chez les personnes âgées, en cas d'insuffisance hépatique ou rénale. Après des traitements prolongés ou à fortes doses, l'arrêt est progressif et se réalise sur 15 jours environ.
Ne pas consommer d'alcool avec les benzodiazépines car il accentue leurs effets sédatifs et hypnotiques. Cette association peut également provoquer des troubles transitoires de la mémoire.
L'utilisation des benzodiazépines est déconseillée avec la cimétidine, les inhibiteurs de la pompe à neutrons (antiulcéreux gastriques), la phénytoïne, cisapride, clozapine, nitulamide et les médicaments du système nerveux (sauf avis médical contraire).

Posologie :
Adulte : 3 à 12 mg/j. en 1 à 3 prises
Grossesse : après avis médical
Allaitement : non

Effets secondaires :
Une somnolence, des difficultés de concentration, une faiblesse musculaire, des réactions paradoxales (agressivité, insomnie, excitation, confusion), des réactions allergiques ou une hépatite peuvent apparaître. Un risque de dépendance peut s'installer au cours de traitement prolongé ou à fortes doses, pouvant entraîner un syndrome de sevrage à l'arrêt du médicament (anxiété, insomnie, irritabilité, maux de tête, agitation, confusion, hallucinations ou convulsions).

Contre-indications :
Une insuffisance respiratoire, des apnées du sommeil, une maladie musculaire (myasthé-

nie), une allergie rare aux benzodiazépines, contre-indiquent le traitement.

En cas d'oubli :
Reprendre le traitement sans dépasser la dose quotidienne.

Signes de surdosage :
Un surdosage en benzodiazépine provoque une somnolence, un état d'ébriété, une dépression respiratoire pouvant conduire à un coma. Une hospitalisation est nécessaire pour administrer l'antidote (flumazénil).

> **Bon à savoir**
>
> La prescription de ce médicament est limitée à 12 semaines car, au-delà, un risque de dépendance s'installe progressivement.

LIBRAX
Antispasmodiques

 NR

Prix : 2,16 € - 30 comprimés
Équivalents ou génériques : Aucun
Laboratoire : CSP
DCI : *bromure de clidinium, chlordiazépoxide*
Présentations/Composition : Cp. : 2,5 mg de bromure de clidinium et 5 mg de chlordiazépoxide

Indications : Troubles fonctionnels digestifs
Librax est un traitement d'appoint pour les troubles fonctionnels du tube digestif et des voies biliaires, notamment pour les troubles intestinaux aggravés par l'anxiété.

Précautions/Interactions :
Librax ne peut pas être utilisé chez l'enfant de moins de 6 ans.
Le traitement doit être le plus court possible, et ne jamais dépasser 8 à 12 semaines.
La posologie doit être la plus faible possible et l'arrêt du traitement doit être fait progressivement sur plusieurs semaines pour éviter les troubles liés au sevrage, fréquents avec les traitements aux benzodiazépines.
La posologie doit être diminuée chez les personnes âgées et chez les insuffisants hépatiques ou rénaux.
L'utilisation de Librax est déconseillée avec l'alcool, la cimétidine (Tagamet), et elle doit être faite avec précaution avec tous les médicaments antidépresseurs, neuroleptiques, antiparkinsoniens, anxiolytiques.
Librax peut provoquer une somnolence dangereuse pour les conducteurs.

Posologie :
Adulte : 2 à 4 Cp./j.
Grossesse : non
Allaitement : non

Effets secondaires :
Librax peut provoquer une sécheresse de la bouche, une constipation, des troubles transitoires de la vue, une diminution des larmes, une sécheresse des sécrétions bronchiques, des palpitations cardiaques. Il est également responsable de fatigue, somnolence ou au contraire agitation, éruptions cutanées. Tous ces effets secondaires disparaissent à l'arrêt du traitement ou à la diminution de la posologie journalière.

Contre-indications :
Librax est contre-indiqué chez l'enfant de moins de 6 ans, en cas de glaucome et d'hypertrophie de la prostate, d'insuffisance hépatique sévère et d'hypersensibilité aux benzodiazépines.

Délai d'action :
Librax est actif en une heure.

Signes de surdosage :
Le surdosage entraîne des troubles du rythme cardiaque (tachycardie) et des signes d'intoxication par l'atropine (troubles de la vue, ouverture de la pupille, agitation, confusion) et les benzodiazépines, pouvant aller jusqu'au coma et nécessitant une hospitalisation en service spécialisé.

> **Bon à savoir**
>
> Très efficace sur l'anxiété, comme tous les médicaments de la famille des benzodiazépines, Librax ne doit cependant pas être utilisé en première intention pour soigner des troubles digestifs, en raison de l'importance des effets secondaires et des interactions.

LINCOCINE
Antibiotiques

 65 %

Prix : 6,02 € - 12 gélules
2,87 € - 1 ampoule injectable
Équivalents ou génériques : Dalacine
Laboratoire : Pfizer
DCI : *lincomycine*

Liorésal

Présentations/Composition : Gél. : 500 mg ; Amp. Inj. : 600 mg
Indications : *Infections bactériennes*
Cet antibiotique est réservé à certaines infections bactériennes graves en raison d'un risque de survenue d'une maladie inflammatoire du côlon, la colite pseudo-membraneuse provoquée par ce médicament.

Précautions/Interactions :
Les comprimés doivent être pris 1 à 2 heures avant les repas. La posologie est réduite en cas d'insuffisance hépatique ou rénale. Toute apparition de diarrhée en cours de traitement impose l'arrêt immédiat de l'antibiotique. Lincocine est à administrer avec prudence en cas d'antécédent d'asthme ou de terrain allergique.
En cas de diarrhée, il est conseillé de ne pas associer de ralentisseur du transit intestinal. Les macrolides, les streptogamines sont contre-indiqués et les curarisants doivent être utilisés avec précaution. Les antiacides et la colestyramine sont administrés avec un intervalle de 2 heures en cas de traitement oral.

Posologie :
Adulte
Voie orale : 1,5 à 2 g/j. en 3 à 4 prises avant les repas
Voie Inj. : 0,6 à 1,8 g/j. en 2 à 3 fois
Enfant et nourrisson > 1 mois
Voie orale : 30 à 60 mg/kg/j. en 3 à 4 prises avant les repas
Voie Inj. : 10 à 20 mg/kg/j. en 2 à 3 fois
Grossesse : non
Allaitement : non

Effets secondaires :
Lincocine peut provoquer des diarrhées, vomissements, nausées et plus rarement une colite pseudo-membraneuse avec diarrhées sanglantes. Des troubles sanguins ou hépatiques et des réactions allergiques sont possibles et des troubles cardiaques peuvent apparaître en cas de traitement par voie injectable.

Contre-indications :
Lincocine est contre-indiqué en cas d'allergie connue aux lincosanides, de méningite (inefficacité de l'antibiotique) et chez les nouveaux-nés.

Bon à savoir
Le traitement oral est modifié par la prise des aliments et nécessite d'être pris 1 à 2 heures avant les repas. La lincomycine, moins active, tend à être remplacée par la clindamycine (Dalacine).

LIORÉSAL
Antispastiques

30 % ; (Amp.) 100 % ; TFR
Prix : 6,97 € - 50 comprimés
Usage hospitalier - ampoules injectables
Équivalents ou génériques : *Baclofène Sun*
Laboratoire : Novartis
DCI : *baclofène*
Présentations/Composition : Cp. : 10 mg
Amp. Inj. : 0,05 mg/1 ml, 10 mg/20 ml, 10 mg/5 ml
Indications : *Contracture musculaire d'origine neurologique*
Ce médicament, agissant au niveau des neurones de la moelle épinière, diminue les spasmes et les contractures musculaires provoqués par la sclérose en plaques, les infirmités motrices d'origine cérébrale et les lésions de la moelle épinière.

Précautions/Interactions :
Ce médicament est utilisé avec prudence en cas de maladie épileptique, de troubles psychiatriques, d'antécédents d'ulcère ou d'accident vasculaire cérébral, d'insuffisance respiratoire ou hépatique et d'hypertonie des sphincters. L'apparition d'une somnolence en début de traitement est dangereuse pour les conducteurs de véhicule et les utilisateurs de machine.
Les doses sont diminuées en cas d'insuffisance rénale. À l'arrêt du traitement, les doses sont diminuées progressivement sur 1 à 2 semaines. L'alcool accroît la somnolence et les antidépresseurs imipraminiques, les antihypertenseurs, la lévodopa ou les dépresseurs du système nerveux central doivent être associés avec prudence.

Posologie :
Adulte
Traitement oral : 30 à 75 mg/j. en 3 à 4 prises aux repas
Traitement injectable : 1 Inj. intracérébrale/j. (300 à 800 µg/j. en moyenne)
Enfant : 0,5 à 1 mg/kg/j. en 3 à 4 prises aux repas
Grossesse : après avis médical
Allaitement : non

Effets secondaires :
Une somnolence et des nausées peuvent apparaître en début de traitement. Une hypotonie musculaire, des maux de tête, une bouche sèche, une constipation, des diarrhées, des vomissements, de l'hypotension artérielle, des troubles de la miction ou de l'accommodation, des réactions cutanées allergiques, des insomnies, un état d'euphorie, une confusion mentale, une dépression nerveuse et des risques d'épilepsie ont été rapportés.

Contre-indications :
Une myasthénie, une maladie de Parkinson et une allergie au baclofène contre-indiquent la prise du médicament.

En cas d'oubli :
Reprendre le traitement sans dépasser la dose quotidienne.

Signes de surdosage :
Le surdosage entraîne une hypotonie musculaire accompagnée de troubles respiratoires et de la conscience pouvant conduire au coma.

> *Bon à savoir*
>
> *La voie injectable est utilisée dans les cas sévères d'hypertonie musculaire qui sont un obstacle à la rééducation et quand la voie orale est inefficace. Ces injections intracérébrales ont lieu à l'hôpital en milieu spécialisé. Le baclofène est en cours d'essai pour le traitement de l'alcoolisme.*

LIPANOR
Hypolipémiants

65 % ; TFR

Prix : 5,71 € - 30 gélules (100 mg)
15,22 € - 90 gélules (100 mg)
Équivalents ou génériques : Ciprofibrate Arrow, Ciprofibrate Biogaran, Ciprofibrate Ivax, Ciprofibrate Merck, Ciprofibrate Qualimed, Ciprofibrate RPG, Ciprofibrate RTP, Ciprofibrate Sandoz, Ciprofibrate Téva, Ciprofibrate Winthrop
Laboratoire : Sanofi-Aventis
DCI : *ciprofibrate*
Présentations/Composition : Gél. : 100 mg
Indications : **Cholestérol, Triglycérides**
Lipanor est un médicament appartenant à la classe des fibrates, qui ont la propriété de réduire les taux sanguins de cholestérol et de triglycérides lorsque le régime alimentaire s'avère insuffisant. Pour être efficace il doit être pris chaque jour, pendant plusieurs mois, et son utilisation ne dispense pas de continuer le régime alimentaire.

Précautions/Interactions :
Il est nécessaire d'attendre quelques mois pour juger de l'effet du traitement. Mais s'il ne donne pas de résultat au bout de 3 à 6 mois, il est préférable de le modifier.
Un contrôle des tests hépatiques doit être fait régulièrement, au moins pendant les 12 premiers mois de traitement, car les fibrates peuvent augmenter le taux des transaminases.
Les fibrates peuvent provoquer des maladies musculaires. Il est donc nécessaire d'interrompre le traitement en cas d'apparition de douleurs musculaires ou si les tests de contrôle montrent une élévation importante du taux de l'enzyme CPK dans le sang.
Son utilisation est déconseillée en association avec les autres fibrates (Lipavlon, Lipur, Lipanthyl) et avec les hypolipémiants appartenant à la classe des inhibiteurs de la HMG Co-A réductase (simvastatine, pravastatine, fluvastatine).
Elle doit être faite avec précaution en cas d'utilisation simultanée de médicaments anticoagulants, car les fibrates peuvent augmenter leur effet et provoquer une hémorragie.

Posologie :
Adulte : 1 Gél./j.
Grossesse : non
Allaitement : non

Contre-indications :
L'utilisation des fibrates est contre-indiquée en cas d'insuffisance hépatique ou rénale.

Effets secondaires :
En dehors des douleurs et de la faiblesse musculaire, les fibrates peuvent provoquer des troubles digestifs, hépatiques et parfois des réactions allergiques cutanées. Une impuissance, une perte de cheveux, une prise de poids peuvent également survenir.

En cas d'oubli :
Prendre immédiatement le comprimé oublié sans dépasser la dose journalière prescrite.

> *Bon à savoir*
>
> *Les fibrates inhibent la synthèse du cholestérol et des triglycérides, et aident à diminuer le taux sanguin du « mauvais » cholestérol (VLDL et LDL). Mais leur usage ne sera pas d'un grand secours si le régime alimentaire*

LIPANTHYL
Hypolipémiants

65 % ; TFR

Prix : 6,18 € - 60 gélules (67 mg)
7,89 € - 30 comprimés (145 mg)
21,44 € - 90 comprimés (145 mg)
9,83 € - 30 gélules (160 mg)
9,94 € - 30 gélules (200 mg)
Équivalents ou génériques : Fégénor, Fénofibrate Actavis, Fénofibrate Almus, Fénofibrate Alter, Fénofibrate Arrow, Fénofibrate Biogaran, Fénofibrate Cristers, Fénofibrate EG, Fénofibrate Fournier, Fénofibrate G Gam, Fénofibrate Ivax, Fénofibrate Merck, Fénofibrate Mylan, Fénofibrate Qualimed, Fénofibrate Ranbaxy, Fénofibrate Ratiopharm, Fénofibrate RPG, Fénofibrate Sandoz, Fénofibrate Téva, Fénofibrate Winthrop, Fénofibrate Zydus, Fénathol, Sécalip
Laboratoire : Solvay pharma
DCI : *fénofibrate*
Présentations/Composition : Gél. : 67, 145, 160 et 200 mg

Indications : *Cholestérol, Triglycérides*
Le Lipanthyl est un médicament appartenant à la classe des fibrates, qui ont la propriété de réduire les taux sanguins de cholestérol et de triglycérides lorsque le régime alimentaire s'avère insuffisant. Pour être efficace il doit être pris chaque jour, pendant plusieurs mois, et son utilisation ne dispense pas de continuer le régime alimentaire.

Précautions/Interactions :
Il est nécessaire d'attendre quelques mois pour juger de l'effet du traitement. Mais s'il ne donne pas de résultat au bout de 3 à 6 mois, il est préférable de modifier le traitement.
Un contrôle des tests hépatiques doit être fait régulièrement, au moins pendant les 12 premiers mois de traitement, car les fibrates peuvent augmenter le taux des transaminases.
Les fibrates peuvent provoquer des maladies musculaires. Il est donc nécessaire d'interrompre le traitement en cas d'apparition de douleurs musculaires ou si les tests de contrôle montrent une élévation importante du taux de l'enzyme CPK dans le sang.
L'utilisation du Lypanthyl est déconseillée en association avec les autres fibrates (Lipavlon, Lipanor) et avec les hypolipémiants appartenant à la classe des inhibiteurs de la HMG Co-A réductase (simvastatine, pravastatine, fluvastatine).
Elle doit être faite avec précaution en cas d'utilisation simultanée de médicaments anticoagulants, car les fibrates peuvent augmenter leur effet et provoquer une hémorragie.

Posologie :
Adulte : 3 Gél. 67 mg/j. (ou 1 Gél. 200 mg/j.)
Grossesse : non
Allaitement : non

Contre-indications :
L'utilisation des fibrates est contre-indiquée en cas d'insuffisance hépatique ou rénale, ainsi que pendant la grossesse et l'allaitement et chez les enfants.

Effets secondaires :
En dehors des douleurs et de la faiblesse musculaire, les fibrates peuvent provoquer des troubles digestifs, hépatiques et parfois des réactions allergiques cutanées. Une impuissance, une perte de cheveux, une prise de poids peuvent également survenir.

En cas d'oubli :
Prendre immédiatement le comprimé oublié sans dépasser la dose journalière prescrite.

Bon à savoir
Les fibrates inhibent la synthèse du cholestérol et des triglycérides, et aident à diminuer le taux sanguin du « mauvais » cholestérol (VLDL et LDL). Mais leur usage ne sera pas d'un grand secours si le régime alimentaire pauvre en graisses et en sucres n'est pas poursuivi. Les gélules sont à prendre au moment des repas.

LIPUR
Hypolipémiants

65 %

Prix : 12,32 € - 60 comprimés (450 mg)
Équivalents ou génériques : Aucun
Laboratoire : Parke-Davis
DCI : *gemfibrozil*
Présentations/Composition : Cp. : 450 mg

Indications : *Cholestérol, Triglycérides*
Lipur est un médicament appartenant à la classe des fibrates, qui ont la propriété de réduire les taux sanguins de cholestérol et de triglycérides lorsque le régime alimentaire s'avère insuffisant. Pour être efficace il doit être pris chaque jour, pendant plusieurs mois, et son utilisation ne dispense pas de continuer le régime alimentaire.

Précautions/Interactions :
Il est nécessaire d'attendre quelques mois pour juger de l'effet du traitement. Mais s'il ne donne pas de résultat au bout de 3 à 6 mois, il est préférable de le modifier.
Un contrôle des tests hépatiques doit être fait régulièrement, au moins pendant les 12 premiers mois de traitement, car les fibrates peuvent augmenter le taux des transaminases.
Les fibrates peuvent provoquer des maladies musculaires. Il est donc nécessaire d'interrompre le traitement en cas d'apparition de douleurs musculaires ou si les tests de contrôle montrent une élévation importante du taux de l'enzyme CPK (créatine phosphokinase) dans le sang.
Son utilisation est déconseillée en association avec les autres fibrates (Lipavlon, Lipanor, Lipanthyl) et avec les hypolipémiants appartenant à la classe des inhibiteurs de la HMG Co-A réductase (simvastatine, pravastatine, fluvastatine).
Elle doit être faite avec précaution en cas d'utilisation simultanée de médicaments anticoagulants, car les fibrates peuvent augmenter leur effet et provoquer une hémorragie.

Posologie :
Adulte : 2 Cp. le soir
Grossesse : non
Allaitement : non

Contre-indications :
L'utilisation des fibrates est contre-indiquée en cas d'insuffisance hépatique ou rénale.

Effets secondaires :
En dehors des douleurs et de la faiblesse musculaire, les fibrates peuvent provoquer des troubles digestifs, hépatiques et parfois des réactions allergiques cutanées. Une impuissance, une perte de cheveux, une prise de poids peuvent également survenir.

En cas d'oubli :
Prendre immédiatement le comprimé oublié sans dépasser la dose journalière prescrite.

> **Bon à savoir**
> Les fibrates inhibent la synthèse du cholestérol et des triglycérides, et aident à diminuer le taux sanguin du « mauvais » cholestérol (VLDL et LDL). Mais leur usage ne sera pas d'un grand secours si le régime alimentaire pauvre en graisses et en sucres n'est pas poursuivi. Les gélules sont à prendre après les repas.

LITAK
Antinéoplasiques

100 %
Prix : 381,45 € - 1 flacon (5 ml)
1 671,58 € - 5 flacons (5 ml)
Équivalents ou génériques : Aucun
Laboratoire : Lipomed
DCI : *cladribine*
Présentations/Composition : Flacon de 5 ml : 10 mg de cladribine

Indications : *Leucémie*
Litak est indiqué dans le traitement de la leucémie à tricholeucocytes.

Précautions/Interactions :
Le traitement par ce médicament doit être commencé par un médecin qualifié ayant l'expérience de la chimiothérapie anticancéreuse.
Le traitement recommandé de la leucémie à tricholeucocytes consiste en une cure unique de ce médicament administrée par injection sous-cutanée pendant 5 jours consécutifs à raison de 0,14 mg/kg de poids corporel/jour.
Litak peut être utilisé chez les personnes âgées, mais exige dans ce cas une surveillance attentive des examens biologiques, ainsi que de la fonction hépatique et rénale.

Posologie :
Adulte : 1 Inj. SC de 0,14 mg/kg/j. pendant 5 j.
Enfant : non
Grossesse : non
Allaitement : non

Effets secondaires :
La cladribine est responsable d'effets indésirables toxiques sévères, tels que la myélosuppression et l'immunodépression, lymphopénie durable et infections opportunistes. Les patients traités par la cladribine doivent être étroitement surveillés afin de déceler tout

Livial

signe de toxicité. En cas d'infection, une antibiothérapie doit être instaurée si elle est cliniquement nécessaire.

Le traitement par cladribine est associé à la survenue de tumeurs malignes secondaires. Les tumeurs malignes secondaires sont prévisibles chez les patients souffrant de leucémie à tricholeucocytes ; le risque maximum étant atteint 2 ans après le diagnostic, mais pouvant survenir jusqu'à 15 ans plus tard.

Au cours du premier mois suivant le traitement, la myélosuppression est importante et des transfusions de globules rouges ou de plaquettes peuvent s'avérer nécessaires, en raison des risques d'anémie, de leucopénie, de saignements.

Les hommes traités par Litak ne doivent pas procréer au cours des six mois suivant l'arrêt du traitement. Une éventuelle cryoconservation de sperme avant le traitement doit être envisagé en raison du risque de baisse de fertilité liée au traitement par cladribine.

Contre-indications :
Litak est contre-indiqué en cas de traitement par un autre médicament myélosuppresseur, en cas d'insuffisance hépatique ou rénale modérée à sévère.

LIVIAL
Hormones

NR
Prix : Libre
Équivalents ou génériques : Aucun
Laboratoire : Organon
DCI : *tibolone*
Présentations/Composition : Cp. : 2,5 mg de tibolone

Indications : *Ménopause*
Livial est indiqué pour la correction des symptômes liés à la ménopause : troubles vasomoteurs (bouffées de chaleur et sueurs nocturnes), troubles trophiques génito-urinaires (atrophie vulvovaginale, dyspareunie, incontinence urinaire), troubles psychiques (troubles du sommeil, asthénie).

Précautions/Interactions :
Avant le début du traitement il est nécessaire de faire un examen gynécologique soigneux et un examen général afin d'éliminer tout risque de contre-indication, notamment de thromboembolie.

Le traitement sera instauré avec précaution en cas d'antécédents d'endométriose, d'hyperplasie de l'endomètre, de tumeur bénigne du sein, de tumeur hypophysaire à prolactine, de migraine sévère, de maladie hépatique, de porphyrie.

De petits saignements gynécologiques sont possibles en début de traitement. S'ils persistent, il est nécessaire d'interrompre le traitement.

Posologie :
Adulte : 1 Cp./j.
Grossesse : non
Allaitement : non

Effets secondaires :
Livial peut être responsable d'un accident vasculaire ou d'un ictère. Les effets secondaires les plus courants sont les saignements, écoulements vaginaux, douleurs abdominales et des seins, céphalées, migraines, troubles de la vue, troubles gastro-intestinaux, œdèmes, vertiges, prurit, prise de poids, nausées, acné, chute de cheveux, troubles de la libido.

Contre-indications :
Livial est contre-indiqué en cas d'hypersensibilité au produit, en cas de cancer sensible aux hormones, de maladie vasculaire thromboembolique, d'hémorragies génitales non diagnostiquées et en cas de troubles hépatiques sévères.

En cas d'oubli :
Le comprimé oublié pourra être pris immédiatement si l'oubli est constaté dans les 12 heures qui suivent l'heure habituelle de prise. Dans le cas contraire, la dose oubliée ne sera pas reprise et la prochaine dose devra être prise au moment habituel.

Bon à savoir
Les comprimés doivent être pris avec une boisson, de préférence toujours au même moment de la journée.

LOCACID
Antiacnéiques

30 %
Prix : 2,87 € - crème, tube (30 g)
2,87 € - lotion, flacon (15 ml)
Équivalents ou génériques : Différine, Effederm, Retacnyl
Laboratoire : Pierre Fabre

DCI : *trétinoïne*
Présentations/Composition : Crème : tube 30 g ; Sol. Loc. : flacon 15 ml
Indications : *Acné*

Ce médicament qui diminue la rétention du sébum par la peau, est indiqué dans le traitement de l'acné juvénile, des acnés associées à des comédons ou des microkystes et dans la maladie de Favre et Racouchot qui provoque une perte d'élasticité de la peau associée à des comédons ou des microkystes. Il est également indiqué dans le traitement de tous les autres types d'acné (vulgaire, conglobata, éruptions acnéiformes), acnés médicamenteuses (corticoïdes, barbituriques, brome, iode, vitamines B 12 ou D) et acnés de contact ou professionnelles (détergents, huiles, goudrons, chlore).

Précautions/Interactions :

Pour ne pas irriter la peau, ne pas dépasser 2 lavages par jour au savon et utiliser un shampooing doux. L'application de parfums ou de lotions alcoolisées sur le visage est à éviter.
Un écran solaire total est nécessaire pendant tout le traitement. Si une journée au soleil est prévue, l'application du gel ou des tampons sera suspendue la veille, le jour même et le lendemain. La réexposition au soleil doit être prudente et progressive après le traitement.
En cas de contact accidentel avec les yeux, la bouche, les narines ou les muqueuses, bien se rincer à l'eau. Il est déconseillé d'associer simultanément plusieurs préparations locales antiacnéiques différentes.

Posologie :
Adulte et adolescent : 1 Applic./j. tous les 2 ou 3 j. pendant 3 mois
Grossesse : oui 2e et 3e trimestres
Allaitement : non

Effets secondaires :

Une sensation de cuisson, des rougeurs, des poussées pustuleuses peuvent survenir. Une sensibilité accrue aux UV est systématique.

Contre-indications :

Locacid est contre-indiqué en cas d'allergie à l'un des constituants.

Délai d'action :

Une période contraignante avec irritations et poussées pustuleuses peut survenir le 1er mois. Une phase d'accoutumance avec amélioration de la peau survient vers la 6e semaine et les résultats les plus importants se situent aux environs de la 12e à 14e semaine de traitement.

> **Bon à savoir**
>
> Ce produit s'utilise 15 minutes après la toilette, sur une peau sèche. La crème, adaptée à la peau fragile et fine chez les sujets au teint clair, est appliquée du bout des doigts en légers massages jusqu'à pénétration complète du produit et sans laisser de couche sur la peau. La lotion, plus adaptée aux acnés du dos, est déposée directement sur la peau avec les doigts. Bien se rincer les mains après application. Le tube doit être bien refermé après usage et conservé à une température inférieure à 25 °C.

LOCALONE
Corticoïdes

NR
Prix : Libre
Équivalents ou génériques : Aucun
Laboratoire : Pierre Fabre
DCI : *triamcinolone, acide salicylique, alcool éthylique 95°*
Présentations/Composition : Lotion : flacon 122 ml

Indications : *Dermatose corticosensible*

Les dermocorticoïdes, dérivés de la cortisone, diminuent les réactions inflammatoires de la peau et la croissance des cellules de certaines lésions dermatologiques. L'acide salicylique inhibe la croissance cellulaire et renforce l'action des corticoïdes.

Les crèmes sont particulièrement appliquées sur les lésions suintantes, les pommades sur les lésions sèches, les sprays, lotions ou gels sur le cuir chevelu ou les lésions macérées des plis de la peau.

Ce médicament est particulièrement indiqué en cas de psoriasis du cuir chevelu, de dermite séborrhéique et de nombreuses autres dermatoses du cuir chevelu ou de régions pileuses.

Précautions/Interactions :

Cette lotion est utilisée exclusivement sur le cuir chevelu ou les régions pileuses et non sur le visage. Une infection bactérienne ou mycosique sera préalablement traitée avant toute utilisation de dermocorticoïdes.

Loceryl

Les effets indésirables risquent d'être accentués en cas d'augmentation des applications sans bénéfice médical.
Limiter la surface des lésions traitées, surtout chez l'enfant, par risque de passage de corticoïdes dans l'organisme.

Posologie :
Adulte et enfant > 12 ans : 1 à 2 Applic./j.
Grossesse : après avis médical
Allaitement : après avis médical

Effets secondaires :
Ils apparaissent surtout en cas de traitement prolongé et consistent en une atrophie ou fragilité cutanée et vergetures. Les corticoïdes provoquent de l'acné, des éruptions cutanées ou des dépigmentations de la peau. L'alcool éthylique peut provoquer des sensations de cuisson ou de brûlure sur des lésions suintantes.

Contre-indications :
Les infections virales, bactériennes, parasitaires ou mycosiques, les lésions ulcérées, l'acné doivent être traitées avant toute application de corticoïdes. L'utilisation de dermocorticoïdes est contre-indiquée chez le nourrisson ou en application sur les paupières.

> **Bon à savoir**
> Étaler la lotion directement sur le cuir chevelu en soulevant les cheveux, raie par raie, puis masser légèrement. Une quantité correspondant au compte-gouttes (2,5 ml) est suffisante. Dès les premiers résultats obtenus, il est préférable d'espacer progressivement les applications.

LOCERYL
Antifongiques

🛒 30 %
Prix : 21,84 € - 1 flacon de vernis (125 mg)
Équivalents ou génériques : Curanail, Amorolfine Arrow, Amorolfine Biogaran, Amorolfine EG, Amorolfine Mylan, Amorolfine PFA, Amorolfine Ratiopharm, Amorolfine Sandoz, Amorolfine Téva, Amorolfine Urgo, Amorolfine Winthrop
Laboratoire : Galderma
DCI : *amorolfine*
Présentations/Composition : Flacon 2,5 ml : 125 mg d'amorolfine

Indications : *Onychomycose*
Loceryl est indiqué pour le traitement des maladies fongiques de l'ongle.

Précautions/Interactions :
Loceryl doit être appliqué sur l'ongle atteint 1 à 2 fois par semaine pendant 6 mois (ongles des mains) et jusqu'à 9 mois (ongles des pieds).
Le traitement doit être fait sans interruption jusqu'à disparition complète des lésions.
Locéryl peut être prescrit par un pédicure ou podologue.
L'application doit être faite dans des conditions strictes d'hygiène afin d'éviter la contamination des ongles voisins.
Éviter le contact avec la bouche, les yeux et le conduit auditif.

Posologie :
Adulte : 1 à 2 Applic./Sem.
Enfant : non
Grossesse : non
Allaitement : non

Effets secondaires :
Loceryl est parfois responsable de sensations de brûlure ou d'anomalies résiduelles des ongles telles que les ongles cassants ou fragiles.

Contre-indications :
Loceryl est contre-indiqué en cas de réaction allergique au produit.

LODINE
Anti-inflammatoires non stéroïdiens

🛒 65 %
Prix : 7,66 € - 30 comprimés (200 mg)
7,29 € - 20 comprimés (300 mg)
Équivalents ou génériques : Aucun
Laboratoire : Daiichi Sankyo France
DCI : *étodolac*
Présentations/Composition : Cp. : 200 et 300 mg

Indications : *Inflammation, Douleur*
Les anti-inflammatoires non stéroïdiens (AINS) luttent contre l'inflammation et la douleur. Accessoirement, ils sont actifs contre la fièvre et fluidifient le sang. Ils sont utilisés en traitement de courte durée des inflammations articulaires aiguës et douloureuses, des tendinites, des traumatismes de l'appareil locomoteur, des douleurs vertébrales accom-

pagnées ou non de sciatiques, de névralgies. Ils sont également administrés en chirurgie orthopédique ou maxillo-faciale pour prévenir ou traiter les manifestations inflammatoires. Les traitements au long cours sont indiqués en cas de processus inflammatoires chroniques (certaines arthroses, polyarthrite rhumatoïde).

Précautions/Interactions :
Lodine est un médicament réservé à l'adulte de plus de 15 ans. Avant toute mise en route d'un traitement par AINS, il faudra s'assurer de l'absence d'infection. La prescription d'AINS doit être prudente chez les personnes souffrant de dysfonctionnement des cellules hépatiques, rénales ou cardiaques, le diabète et en cas d'antécédents d'ulcère gastro-duodénal.
De nombreux médicaments sont déconseillés avec les AINS : les anticoagulants, l'aspirine et ses dérivés salicylés, les autres AINS, le diflunisal, le lithium, le méthotrexate (traitement anticancéreux), le Ticlid. Certains traitements imposent une surveillance accrue : les antihypertenseurs, les diurétiques, certains traitements cardiaques (bêta-bloquants), certains antidiabétiques (sulfamides), certains traitement antigoutteux (bénémide) et antisida (zidovudine).
Si des pansements gastriques doivent être pris, les absorber au moins 2 heures après l'étodolac (diminution de l'absorption digestive).

Posologie :
Adulte > 15 ans
Traitement d'attaque : 600 mg/j. en 2 à 3 prises
Traitement d'entretien : 400 à 600 mg/j. en 1 à 2 prises
Personne âgée : même posologie
Grossesse : non
Allaitement : non

Effets secondaires :
Les AINS provoquent assez souvent en début de traitement une perte d'appétit, des nausées, des vomissements, de la diarrhée ou de la constipation, des maux de ventre, une inflammation de la gorge. Ils peuvent aussi provoquer des ulcérations digestives avec hémorragies, des réactions d'hypersensibilité (rougeur de la peau, urticaire, crise d'asthme, œdème de Quincke), des maux de tête, une somnolence ou une insomnie, des vertiges. Quelques troubles des examens sanguins peuvent survenir mais très rarement.

Contre-indications :
Ce médicament est contre-indiqué aux enfants de moins de 15 ans, aux personnes ayant présenté des allergies à cette molécule, à l'aspirine et ses dérivés, aux personnes souffrant d'ulcère gastro-duodénal, de dysfonctionnement des cellules hépatiques ou rénales.
Le dernier trimestre de la grossesse et l'allaitement sont des contre-indications à l'emploi des AINS. Au cours des 5 premiers mois de grossesse, les AINS ne se prennent qu'après avis médical et dans de cas très limités.

Délai d'action :
Le taux sanguin maximum est rapidement atteint, en 1 heure après l'absorption orale.

Signes de surdosage :
Les intoxications massives nécessitent un transfert à l'hôpital pour lavage gastrique.

Bon à savoir
La prise des comprimés au milieu des repas avec un grand verre d'eau diminue les troubles digestifs mais ne les annule pas. Ils peuvent survenir également avec les formes injectables ou rectales. Il est conseillé de rester en position assise 15 à 30 minutes après une prise orale du médicament pour diminuer le risque d'irritation de l'œsophage et de lubrifier le suppositoire avant de l'insérer dans le rectum. Si des éruptions cutanées, des démangeaisons, des selles noires ou tout autre malaise inhabituel apparaissaient, il est conseillé de prévenir son médecin. La patiente en âge de procréer doit utiliser une méthode de contraception efficace pendant toute la durée du traitement car il peut entraîner une fausse couche et ses effets sur le fœtus ne sont pas connus. En cas de grossesse, il faut cesser la prise du médicament et consulter immédiatement son médecin.

LOMEXIN
Anti-infectieux gynécologiques

30 % ; TFR
Prix : 4,75 € - 1 capsule vaginale
3,69 € - tube crème (15 g)
Équivalents ou génériques : *Éconazole Arrow*, Fazol G, Gynomyk, Gyno-Trosyd, Gyno-Pevaryl, Terlomexin

Lomudal

Laboratoire : Effik
DCI : *fenticonazole*
Présentations/Composition : Caps. vaginales : 600 mg de nitrate de fenticonazole Crème vaginale : 2 g de nitrate de fenticonazole pour 100 g

Indications : *Mycoses vaginales, Intertrigos, Dermatophyties*
Lomexin capsules est indiqué pour les infections vaginales à Candida albicans et les surinfections bactériennes. La crème est indiquée pour le traitement de toutes les infections à champignons : pityriasis versicolor, dermatophyties, intertrigos.

Précautions/Interactions :
Placer l'ovule au fond du vagin, de préférence en position allongée.
Il est préférable de faire le traitement après les règles, mais, si nécessaire, il ne faut pas l'interrompre en cas de survenue des règles.
Pendant le traitement les injections vaginales, les tampons, les spermicides et les rapports sexuels sont déconseillés, y compris avec des préservatifs. Lomexin peut entraîner une rupture du préservatif.
Pour la toilette, éviter les savons acides qui favorisent le développement des champignons. Utiliser de préférence un savon surgras.
La majorité des candidoses vaginales disparaissent à l'aide d'un traitement unidose avec une capsule, éventuellement renouvelée au bout de 3 jours.
Le traitement des infections cutanées et des ongles (intertrigos des plis, des orteils, pytiriasis versicolor) nécessite une application de crème par jour jusqu'à disparition des lésions, généralement après 2 à 4 semaines de traitement.

Posologie :
Adulte
Candidose vaginale : 1 Caps.
Intertrigo, pytiriasis, onyxis : 2 à 4 Sem. de traitement local
Grossesse : oui
Allaitement : oui

Effets secondaires :
Lomexin peut provoquer une irritation locale qui ne justifie pas l'interruption du traitement.

Contre-indications :
Il n'existe pas de contre-indications à l'utilisation de Lomexin en dehors d'une éventuelle hypersensibilité à ses composants.

> **Bon à savoir**
> Le traitement antifongique ne se justifie que s'il existe des signes cliniques d'infection vaginale (leucorrhée, prurit, rougeur locale). La présence de champignons, détectée lors d'examens biologiques, ne nécessite pas un traitement systématique.

LOMUDAL
Antiasthmatiques

30 %
Prix : 8,38 € - 30 capsules et Spinhaler
6,10 € - 30 capsules
13,02 € - flacon pressurisé (112 doses)
20,17 € - solution pour aérosol (48 Amp.)
Équivalents ou génériques : *Cromoglicate Pierre Fabre*, Zallyre
Laboratoire : Aventis
DCI : *cromoglicate de sodium*
Présentations/Composition : Caps. pour inhalation à 22,2 mg de cromoglicate de sodium/Caps.
Poud. pour aérosol en flacon pressurisé : 5 mg/dose
Sol. pour aérosol : 20 mg/Amp. de 2 ml

Indications : *Asthme, Asthme d'effort*
Lomudal est un antiasthmatique d'action locale qui diminue la sécrétion des médiateurs chimiques à l'origine de l'inflammation des bronches et de la bronchoconstriction. Pour cette raison Lomudal a un effet anti-inflammatoire et surtout antiallergique. Il est particulièrement efficace sur les asthmes allergiques (asthmes provoqués par les pollens, la poussière) et sur les asthmes provoqués par l'effort ou le froid.

Précautions/Interactions :
La posologie est variable selon les individus.
Lomudal est utilisé chez l'adulte comme chez l'enfant.
Abandonner le traitement s'il reste sans effet au bout d'un mois.
Le traitement peut durer plusieurs mois sans inconvénient et la posologie doit être augmentée dans les saisons critiques (pollens).
Lomudal est généralement utilisé en 3 prises par jour, dont 1 au coucher.
Le traitement est plus efficace après traitement des éventuelles infections bronchiques associées.

Posologie :
Adulte et enfant
Asthme : 1 Amp. ou 1 Caps. ou 2 bouffées 3 à 4 fois/j.
Asthme d'effort : 1 à 2 Caps. ou 2 bouffées 1/4 heure avant l'effort
Grossesse : déconseillé au 1er trimestre
Allaitement : non

Effets secondaires :
Lomudal peut provoquer un enrouement ou une pharyngite, soulagé par la prise d'un verre d'eau, ou éventuellement, en utilisant un bronchodilatateur d'effet rapide (Ventoline ou Bricanyl). Lomudal provoque parfois des réactions allergiques.

Contre-indications :
Lomudal est contre-indiqué en cas d'allergie au cromoglycate.

Signes de surdosage :
Pas de risque de surdosage, car le cromoglycate ne présente aucun danger et n'est pratiquement pas absorbé par l'organisme (effet bronchique local).

> **Bon à savoir**
> Le flacon pressurisé doit être utilisé correctement : agiter le flacon, introduire l'embout dans la bouche, puis appuyer sur le fond du flacon tout en inspirant. Retenir sa respiration quelques secondes. Chaque pression délivre une dose précise. Lomudal peut également être inhalé sous forme de poudre à l'aide d'un appareil spécial, le Spinhaler.

LONOTEN
Antihypertenseurs

65 %
Prix : 8,28 € - 40 comprimés (5 mg)
14,60 € - 40 comprimés (10 mg)
Équivalents ou génériques : Aucun
Laboratoire : Pfizer
DCI : *minoxidil*
Présentations/Composition : Cp. : 5 et 10 mg

Indications : *Hypertension artérielle*
Le Lonoten est réservé à l'hypertension artérielle grave et il est utilisé seulement en cas d'échec des traitements habituels, qui associent un antihypertenseur et un diurétique.
Un effet secondaire inattendu du minoxidil, la pousse des cheveux, a rendu ce médicament célèbre dans une autre application : l'alopécie. Dans ce cas, il est utilisé seulement en friction du cuir chevelu, et il favorise la repousse des cheveux en quelques mois (mais le résultat n'est pas garanti, le minoxidil n'ayant un effet positif que dans la moitié des cas au maximum). Tous les médicaments contenant du minoxidil, en dehors du Lonoten, sont réservés exclusivement à l'usage capillaire.

Précautions/Interactions :
Le minoxidil est réservé aux hypertensions sévères, après échec de tentatives de traitement associant au moins deux antihypertenseurs dont un diurétique. Il est utilisé en seconde intention, en association et non en substitution des traitements précédents.
Le traitement au Lonoten exige une surveillance rigoureuse, en raison des risques de perturbations hydro-électriques, de l'effet sur le cœur, et en particulier du risque de péricardite.
Le traitement nécessite de faire régulièrement un examen cardiaque et un électrocardiogramme afin de détecter la survenue d'anomalies. Une prise de poids trop importante est le signe d'une rétention d'eau et de sodium, exigeant de modifier le traitement diurétique ou de suivre un régime sans sel strict.
L'association du minoxidil est recommandée avec les diurétiques, les bêta-bloquants ou les antihypertenseurs centraux (Catapressan et Aldomet).
L'association du minoxidil est déconseillée avec les antihypertenseurs vasodilatateurs et avec tous les médicaments qui peuvent augmenter ou réduire son action : antidépresseurs imipraminiques, neuroleptiques, corticoïdes et anti-inflammatoires non stéroïdiens.

Posologie :
Adulte : 5 à 40 mg/j. en augmentation progressive (en association avec 1 autre traitement antihypertenseur)
Enfant < 12 ans : 0,2 mg/kg/j. jusqu'à 1 mg/kg/j.
Grossesse : non
Allaitement : non

Effets secondaires :
Le minoxidil peut provoquer des œdèmes avec une prise de poids, une accélération du rythme cardiaque, une augmentation de la pilosité (réversible à l'arrêt du traitement), et une légère anémie.

Lopressor

Contre-indications :
L'emploi du minoxidil est interdit en cas de rétrécissement mitral et d'hypertension artérielle pulmonaire, dans les suites d'un infarctus du myocarde, ainsi que pendant la grossesse et l'allaitement.

Délai d'action :
L'effet antihypertenseur apparaît en quelques jours.

En cas d'oubli :
Prendre immédiatement le comprimé oublié sans dépasser la dose journalière prescrite.

Signes de surdosage :
Il se manifeste par une hypotension excessive qui nécessite parfois une correction par des perfusions.

> **Bon à savoir**
> Réservé au traitement des hypertensions sévères, le minoxidil doit aujourd'hui sa notoriété à ses effets secondaires : il permet souvent de faire repousser les cheveux.

LOPRESSOR
Antihypertenseurs

65 % ; TFR
Prix : 2,94 € - 30 comprimés (100 mg)
7,39 € - 90 comprimés (100 mg)
7,94 € - 30 comprimés LP (200 mg)
21,56 € - 90 comprimés LP (200 mg)
Équivalents ou génériques : Seloken, Logimax, Logroton, _Métoprolol Ranbaxy_, _Métoprolol RPG_, _Métoprolol Sandoz_, Selozok
Laboratoire : Daiichi Sankyo France
DCI : _métoprolol_
Présentations/Composition : Cp. : 100 mg
Cp. LP : 200 mg

Indications : **Hypertension artérielle, Prévention de l'angine de poitrine, Troubles du rythme cardiaque, Infarctus du myocarde, Migraine**
Lopressor appartient à la classe des bêta-bloquants, remèdes qui inhibent l'action de certaines hormones appelées catécholamines (dont l'adrénaline) au niveau du cœur, des poumons et des vaisseaux. Ils diminuent le rythme cardiaque, ralentissent la conduction de l'influx nerveux à l'intérieur du cœur, diminuent la force contractile du ventricule gauche, diminuent la consommation d'oxygène du cœur et baissent la tension artérielle.

Mais ils ont aussi un effet sur le poumon (bronchoconstriction), les vaisseaux des extrémités (vasoconstriction) et le taux de sucre dans le sang (hypoglycémie). Lopressor est utilisé pour le traitement de l'hypertension artérielle, pour la prévention des crises d'angor d'effort, pour le traitement de fond de l'infarctus du myocarde, car il peut aider à prévenir les récidives. Lopressor est également actif dans le traitement de fond de la migraine, avec un comprimé par jour LP à 200 mg.

Précautions/Interactions :
Le traitement par les bêta-bloquants doit être utilisé avec prudence en cas d'insuffisance cardiaque, de maladie respiratoire chronique, d'angor de Prinzmetal (crise d'angine de poitrine au repos), de certains troubles du rythme cardiaque, de diabète, de phéochromocytome, de maladie cutanée (psoriasis) et chez les patients âgés.
L'association du Lopressor est contre-indiquée avec la floctafénine (Idarac) et le sultopride (Barnétil), et elle est déconseillée avec l'amiodarone (Cordarone).
Si vous devez être opéré, avertissez l'anesthésiste de votre traitement, car il ne doit pas être interrompu brutalement et il exige une surveillance particulière pendant l'intervention.
L'association doit être faite avec précaution en cas d'utilisation de médicaments antagonistes du calcium (Adalate, Tildiem, Cordium, Loxen, Isoptine), en cas d'association avec d'autres antiarythmiques, avec le baclofène (Liorésal), l'insuline et les médicaments antidiabétiques.
De nombreuses classes thérapeutiques doivent être utilisées avec prudence : antidépresseurs imipraminiques, neuroleptiques, anti-inflammatoires non stéroïdiens, tétracosactide (Synacthène), méfloquine (Lariam).
En cas de nécessité, le traitement au Lopressor peut être continué pendant la grossesse, mais il faudra surveiller attentivement le nouveau-né pendant la 1re semaine après l'accouchement (fréquence cardiaque, glycémie).
Le Lopressor peut provoquer une réponse positive lors des tests antidopage réalisés chez les sportifs.

Posologie :
Adulte
Hypertension, cœur : 200 mg/j. en 1 ou 2 prises
Migraine : 1/2 à 1 Cp. 200 mg/j.
Grossesse : oui, sous surveillance

Allaitement : non

Effets secondaires :
Les effets indésirables les plus fréquents sont la bradycardie, la fatigue, l'impuissance, l'insomnie et les troubles digestifs (douleurs gastriques, nausées, vomissements, diarrhées). Plus rarement, le Lopressor peut provoquer une crise d'asthme, une chute importante de la tension artérielle, une hypoglycémie, des éruptions cutanées, nécessitant dans tous les cas un arrêt du traitement.

Contre-indications :
Les bêta-bloquants sont interdits en cas d'asthme et d'insuffisance cardiaque non soignée. Ils ne peuvent pas être utilisés si le patient présente un rythme cardiaque trop lent (bradycardie) ou dans certains troubles du rythme (bloc auriculo-ventriculaire de 2e ou 3e degré).
Ils sont contre-indiqués en cas de phénomène de Raynaud et de troubles artériels des mains et des pieds, en cas de tumeur non traitée de la glande surrénale (phéochromocytome), en cas d'hypotension artérielle, et d'antécédents d'allergie au métoprolol.

Délai d'action :
L'effet du médicament apparaît 2 heures après la prise.

En cas d'oubli :
Prendre immédiatement le comprimé oublié sans dépasser la dose journalière prescrite.

Signes de surdosage :
Il provoque un ralentissement excessif du cœur et une baisse importante de la tension qui exige une hospitalisation en service d'urgence pour l'administration d'antidotes.

> *Bon à savoir*
> Les comprimés doivent être pris de préférence après les repas.
> Les traitements bêta-bloquants ne doivent jamais être interrompus brutalement chez les malades du cœur : l'arrêt brusque peut provoquer un infarctus du myocarde, des troubles du rythme graves et le décès.

LOPRIL
Antihypertenseurs

65 % ; TFR

Prix : 8,06 € - 30 comprimés (25 mg)
21,92 € - 90 comprimés (25 mg)
13,94 € - 30 comprimés (50 mg)
37,70 € - 90 comprimés (50 mg)

Équivalents ou génériques : Captéa, Captopril Arrow, Captopril Biogaran, Captopril EG, Captopril Ivax, Captopril Merck, Captopril Mylan, Captopril Qualimed, Captopril Sandoz, Captopril Téva, Captopril Winthrop, Captopril Zydus, Captopril/Hydrochlorothiazide Actavis, Captopril/Hydrochlorothiazide Arrow, Captopril/Hydrochlorothiazide Biogaran, Captopril/Hydrochlorothiazide EG, Captopril/Hydrochlorothiazide Merck, Captopril/Hydrochlorothiazide Qualimed, Captopril/Hydrochlorothiazide Ratiopharm, Captopril/Hydrochlorothiazide Sandoz, Captopril/Hydrochlorothiazide Téva

Laboratoire : Bristol-Myers Squibb
DCI : *captopril*
Présentations/Composition : Cp. : 25 et 50 mg (30 Cp.)

Indications : *Hypertension artérielle, Insuffisance cardiaque, Infarctus du myocarde, Insuffisance rénale diabétique*
Lopril est utilisé dans le traitement de fond de l'hypertension artérielle, de l'insuffisance cardiaque, de l'infarctus du myocarde et de l'insuffisance rénale. Inhibiteur de l'enzyme de conversion de l'angiotensine I en angiotensine II, le captopril active les systèmes enzymatiques rénaux et surrénaliens qui contrôlent l'élimination du sodium et du potassium et permet ainsi de réduire la tension artérielle, quelle que soit sa gravité. En outre, le captopril réduit le travail du cœur tout en augmentant le débit cardiaque et en améliorant la circulation sanguine, ce qui fait qu'il est utilisé pour le traitement de l'hypertension artérielle, de l'insuffisance cardiaque, de l'infarctus du myocarde après la phase aiguë, et pour traiter certaines maladies rénales, notamment lors des complications du diabète.

Précautions/Interactions :
Le captopril peut provoquer une réaction allergique localisée au visage, avec l'apparition d'un œdème de la face, de la langue, ou de la glotte (œdème de Quincke), imposant un arrêt immédiat et parfois définitif du médicament.
Il peut être à l'origine d'une toux sèche persistante, qui disparaît à l'arrêt du traitement.
Il est déconseillé de l'associer avec le lithium et avec les diurétiques épargneurs de potas-

sium (Aldactone), ainsi qu'avec les médicaments contenant du potassium.
Il doit être utilisé avec prudence en association avec les antidiabétiques, le baclofène (Liorésal), tous les diurétiques, les antidépresseurs, les anti-inflammatoires non stéroïdiens, les corticoïdes et avec les médicaments immunosuppresseurs qui peuvent provoquer une baisse du taux sanguin des globules blancs.

Posologie :
Adulte : 2 Cp./j. 25 mg ou 1 Cp./j 50 mg
Grossesse : non
Allaitement : non

Effets secondaires :
Les effets indésirables les plus courants sont les maux de tête, les vertiges, la baisse trop importante de la tension artérielle, la toux, les troubles digestifs (douleurs abdominales, nausées).

Contre-indications :
Il est interdit de l'utiliser en cas d'allergie connue au captopril et en cas d'antécédent de réaction allergique lors de la prise d'un médicament inhibiteur de l'enzyme de conversion.

Délai d'action :
L'effet sur la tension artérielle est sensible en 15 minutes et dure 12 heures pour chaque prise du médicament.

En cas d'oubli :
Prendre immédiatement le comprimé oublié sans dépasser la dose journalière prescrite, en respectant un intervalle de 12 heures avec la prise suivante.

Signes de surdosage :
Baisse trop importante de la tension artérielle.

> **Bon à savoir**
> Les inhibiteurs de l'enzyme de conversion représentent un progrès notable du traitement de l'hypertension artérielle et sont toujours l'objet d'importantes recherches. Leur usage est aujourd'hui largement répandu, même pour un premier traitement de l'hypertension artérielle.

LOVENOX
Anticoagulants

NR

Prix : 7,56 € - 2 seringues (2000 UI AntiXa/0,2 ml)
21,61 € - 6 seringues (2000 UI AntiXa/0,2 ml)
14,59 € - 2 seringues (4000 UI AntiXa/0,4 ml)
41,31 € - 6 seringues (4000 UI AntiXa/0,4 ml)
16,73 € - 2 seringues (6000 UI AntiXa/0,6 ml)
75,37 € - 10 seringues (6000 UI AntiXa/0,6 ml)
18,65 € - 2 seringues (8000 UI AntiXa/0,8 ml)
83,87 € - 10 seringues (8000 UI AntiXa/0,8 ml)
103,34 € - 10 seringues (10000 UI AntiXa/1 ml)
Équivalents ou génériques : Aucun
Laboratoire : Aventis
DCI : *énoxaparine sodique*
Présentations/Composition : Seringues préremplies : 20 mg/0,2 ml, 40 mg/0,4 ml, 60 mg/0,6 ml, 80 mg/0,8 ml, 100 mg/1 ml

Indications : *Prévention et traitement des thromboses veineuses, Angor instable*
L'énoxaparine est une héparine modifiée, dite de « bas poids moléculaire » dont l'action spécifique est de prévenir la formation de caillots veineux, à l'origine de phlébites et d'embolies pulmonaires.
L'énoxaparine est utilisée pour prévenir et traiter les accidents de thromboses vasculaires à la suite d'interventions chirurgicales et de séjours prolongés au lit. Elle est administrée uniquement par voie sous-cutanée.
L'énoxaparine est utilisée pour prévenir la coagulation dans le matériel de circulation extra-corporelle, utilisé lors de l'hémodialyse (rein artificiel).
L'énoxaparine est indiquée dans le traitement de l'angor instable et de l'infarctus du myocarde à la phase aiguë, pour des traitements de courte durée, en association avec l'aspirine.

Précautions/Interactions :
En raison de la survenue possible d'une thrombopénie (baisse trop importante du taux de plaquettes sanguines), l'administration d'énoxaparine nécessite une surveillance en début de traitement, car la thrombopénie peut être le signe d'une obstruction vasculaire grave ou d'une allergie.
Il faut effectuer un dosage biologique des plaquettes avant le début du traitement, puis 2 fois par semaine en cas de traitement prolongé.
Il faut éviter autant que possible les injections et les examens qui peuvent provoquer une hémorragie.
Le traitement avec énoxaparine doit être entrepris avec prudence en cas de maladie susceptible de provoquer des saignements : hypertension artérielle, ulcère gastro-duodé-

nal, insuffisance hépatique, maladie de la rétine.

L'association d'énoxaparine est déconseillée avec tous les médicaments qui peuvent entraîner une hémorragie : aspirine (sauf dans le cas du traitement de l'infarctus du myocarde où l'association avec de faibles doses d'aspirine est conseillée, sous surveillance médicale), anti-inflammatoires non stéroïdiens, Ticlid, corticoïdes.

Posologie :
Adulte
Prophylaxie thromboembolie : 1 Inj./j. 0,2 ml à 0,4 ml selon l'importance de l'acte chirurgical
Traitement curatif thrombose : 2 Inj./j. à la dose moyenne de 100 UI/kg
Grossesse : non
Allaitement : oui, après avis médical

Effets secondaires :
L'héparine et ses dérivés sont susceptibles de provoquer des troubles de la coagulation et d'aggraver une hémorragie. Au niveau du point d'injection, elle peut provoquer une hémorragie ou une nécrose locale, et plus souvent, on observe la formation d'un petit nodule sous-cutané qui se résorbe en quelques jours.
Plus rarement, lors d'un traitement prolongé, l'héparine peut provoquer une ostéoporose ou une perturbation des examens de contrôle hépatique.

Contre-indications :
L'énoxaparine est contre-indiquée en cas d'antécédent d'allergie à ce produit ou à toute autre héparine, et en cas de diminution trop importante du taux de plaquettes sanguines lors d'une utilisation précédente d'héparine. Elle est également contre-indiquée en cas d'endocardite infectieuse, en cas de maladie susceptible de provoquer des saignements, et après toute intervention portant sur le cerveau ou la moelle épinière.

Délai d'action :
L'énoxaparine est efficace au bout de 3 à 4 heures.

En cas d'oubli :
Pratiquer immédiatement l'injection oubliée sans dépasser la dose journalière prescrite.

Signes de surdosage :
Une administration trop importante d'énoxaparine provoque un effondrement du taux de plaquettes sanguines et pour cette raison aggrave le risque d'hémorragie. Il est parfois nécessaire d'injecter un antidote, le sulfate de protamine, qui inhibe l'action de l'héparine.

> *Bon à savoir*
> L'injection sous-cutanée d'énoxaparine est faite de préférence dans la peau de l'abdomen, en introduisant l'aiguille perpendiculairement dans l'épaisseur du pli cutané. Il est préférable d'alterner les lieux d'injection, afin d'éviter les petites hémorragies locales.

LOXAPAC
Neuroleptiques

65 %
Prix : 6,32 € - 30 comprimés (25 mg)
12,23 € - 12 comprimés (50 mg)
5,16 € - flacon (30 ml)
Équivalents ou génériques : Aucun
Laboratoire : Eisai
DCI : *loxapine*
Présentations/Composition : Cp. : 25 et 50 mg ; Sol. Buv. : 25 mg/ml

Indications : *États psychotiques aigus ou chroniques, États d'agitation et d'agressivité*
Les neuroleptiques ont un effet régulateur sur le fonctionnement cérébral en cas de troubles psychotiques graves, aigus ou chroniques. Ils sont indiqués notamment lorsque la maladie se manifeste par des hallucinations, des épisodes délirants, des états de confusion et d'agitation. Loxapac possède d'autre part une action sédative rapide, c'est pourquoi il est utilisé en urgence en cas d'état d'agitation et d'agressivité intenses du patient, dangereux pour lui ou pour les autres.

Précautions/Interactions :
Il est impératif de suspendre le traitement en cas de fièvre inexpliquée (possibilité de syndrome malin). Il faut utiliser avec prudence ce médicament chez les personnes âgées, les parkinsoniens, les épileptiques, les cardiaques, en cas de rétention urinaire ou de glaucome et en cas d'insuffisance rénale ou hépatique.
L'alcool, certains médicaments contre les nausées et apparentés aux neuroleptiques (alira-

pride, métoclopramide, métopimazine, thiéthylpérazine), la bromocriptine, le lisuride, la lévodopa, le lithium, les neuroleptiques phénothiaziniques, l'apomorphine sont déconseillés. Il faut utiliser avec précaution les anticholinergiques, les antidiabétiques, les antihypertenseurs et la carbamazépine.

Posologie :
Adulte
Voie orale : 50 à 150 mg/j. et jusqu'à 300 mg/j.
Voie Inj. : 50 à 300 mg/j. en 2 à 3 Inj. IM
Personne âgée : doses diminuées de moitié
Grossesse : non
Allaitement : non

Effets secondaires :
Une prise de poids parfois importante, un arrêt des règles, un gonflement des seins accompagné ou non d'écoulements, une frigidité ou une impuissance, des éruptions cutanées allergiques et une rétinite pigmentaire peuvent survenir. Plus rarement, des mouvements anormaux et une rigidité musculaire apparaissent soit précocement, soit assez tardivement après le traitement. Exceptionnellement, un syndrome malin se déclenche et nécessite l'arrêt immédiat du neuroleptique : pâleur, fièvre et troubles neurologiques pouvant conduire à un coma.

Contre-indications :
Une allergie connue au produit, une altération de la rétine contre-indiquent le traitement ainsi qu'un coma provoqué par des barbituriques ou par l'alcool.

Délai d'action :
Le taux sanguin maximal de produit est atteint en 1 heure après son administration.

LOXEN
Antihypertenseurs

65 %
Prix : 5,93 € - 30 comprimés (20 mg)
15,82 € - 90 comprimés (20 mg)
17,50 € - 60 gélules LP (50 mg)
46,20 € - 180 comprimés (50 mg)
Équivalents ou génériques : Aucun
Laboratoire : Novartis
DCI : *nicardipine*
Présentations/Composition : Cp. : 20 mg ; Gél. LP : 50 mg

Indications : *Hypertension artérielle*
En inhibant l'entrée du calcium dans les cellules musculaires des parois artérielles, la nicardipine provoque une vasodilatation généralisée, également au niveau des artères coronaires et des artères cérébrales, provoquant ainsi une baisse de la tension artérielle.

Précautions/Interactions :
La nicardipine doit être utilisée avec précaution en cas de troubles du rythme et lors d'insuffisance hépatique.
En début de traitement elle peut provoquer une chute trop importante de la tension artérielle.
Son utilisation doit être faite avec précaution si le traitement comporte les médicaments suivants : dantrolène (Dantrium), alpha-1-bloquants, vasodilatateurs, bêta-bloquants, ciclos-porine, tacrolimus, rifampicine, itraconazole, antidépresseurs et corticoïdes.

Posologie :
Adulte : 3 Cp./j.
Loxen LP 50 : 1 Gél. toutes les 12 h
Grossesse : non
Allaitement : non

Effets secondaires :
La nicardipine provoque des bouffées de chaleur en début de traitement, des œdèmes des membres inférieurs et des céphalées.

Contre-indications :
La nicardipine est contre-indiquée en cas d'infarctus du myocarde récent, ainsi qu'en association avec le dantrolène (Dantrium).

Délai d'action :
L'effet vasodilatateur apparaît en quelques heures.

En cas d'oubli :
Prendre immédiatement le comprimé oublié sans dépasser la dose journalière prescrite.

Signes de surdosage :
Il provoque une hypotension artérielle nécessitant une surveillance hospitalière afin de contrôler le maintien des fonctions cardiaques.

Bon à savoir
Grâce à son action originale sur les parois vasculaires, inhibant l'entrée du calcium dans les cellules, la nicardipine provoque une dilatation des vaisseaux et des artères coronaires. Ce mécanisme, aujourd'hui classique,

fait des inhibiteurs calciques l'une des classes thérapeutiques les plus utilisées dans le traitement des maladies vasculaires, notamment l'angine de poitrine et l'hypertension.

L-THYROXINE
Hormones

 65 %

Prix : 4,77 € - flacon (15 ml)
Équivalents ou génériques : Levothyrox, Lévothyroxine Biogaran
Laboratoire : Roche
DCI : *lévothyroxine*
Présentations/Composition : Sol. Buv. : 5 µg de lévothyroxine sodique/gtte

Indications : *Hypothyroïdies*
L-Thyroxine est indiqué pour le traitement de toutes les insuffisances de la glande thyroïde comme traitement hormonal substitutif.

Précautions/Interactions :
L-Thyroxine est administré en 1 seule prise par jour, par paliers successifs pour atteindre la posologie suffisante, après 6 à 8 semaines de traitement. La forme injectable n'est utilisée qu'en cas d'impossibilité d'utiliser la voie orale.

En cas de troubles du rythme cardiaque, angine de poitrine, hypertension artérielle, insuffisance de la glande surrénale, anorexie, dénutrition, tuberculose, diabète, une surveillance attentive doit être effectuée.

L-Thyroxine doit être utilisé avec précaution en cas de traitement avec des anticoagulants oraux, anticonvulsivants, barbituriques, griséofulvine, rifampicine, carbamazépine, sels de fer et colestyramine.

Posologie :
Adulte : 100 à 150 µg/j. par paliers successifs de 25 µg en 1 prise le matin à jeun
Grossesse : oui, après avis médical
Allaitement : oui, après avis médical

Effets secondaires :
L-Thyroxine peut aggraver des troubles cardiaques préexistants, être responsable d'une insuffisance surrénale aiguë ou d'une élévation du taux de calcium dans les urines chez l'enfant lors des traitements prolongés.

Contre-indications :
L-Thyroxine est contre-indiqué en cas d'insuffisance cardiaque sévère et de troubles du rythme cardiaque.

Signes de surdosage :
Le surdosage en hormone thyroïdienne provoque accélération cardiaque, maux de tête, insomnie, température, irritabilité, amaigrissement, diarrhée, nécessitant d'interrompre le traitement pendant quelques jours.

Bon à savoir
L-Thyroxine est réservé au traitement des hypothyroïdies. Les « cocktails » associant des hormones thyroïdiennes, des diurétiques et des amphétamines ou « coupe-faim » dans un but amaigrissant sont inefficaces, dangereux et interdits.

LUBENTYL
Laxatifs

15 %

Prix : 2,73 € - pot (250 g)
Équivalents ou génériques : Lansoÿl, Transitol
Laboratoire : Sanofi-Synthélabo
DCI : *paraffine*
Présentations/Composition : Gelée orale en pot de 250 g : 2,89 g de paraffine/c. à c.

Indications : *Constipation*
Lubentyl agit comme lubrifiant du tube digestif et facilite l'évacuation en cas de constipation.

Précautions/Interactions :
Lubentyl peut être utilisé à tous les âges pour traiter la constipation, y compris chez la femme enceinte et le nourrisson.

Le traitement doit être de courte durée (10 jours maximum), et exceptionnel chez l'enfant.

Lubentyl est un traitement qui ne dispense pas de suivre les règles habituelles de prévention de la constipation : boire beaucoup d'eau, manger des fruits et des légumes, avoir une activité physique régulière.

En cas de constipation prolongée, d'alternance de diarrhée et de constipation, ou de douleurs abdominales, consulter un médecin.

L'utilisation prolongée de l'huile de paraffine peut réduire l'absorption des vitamines solubles dans l'huile (vitamines A, D, E, K).

Lucentis

Les diabétiques doivent tenir compte de la quantité de sucre ingérée (1,5 g de glucides par cuillère à café).

Posologie :
Adulte : 2 c. à c./j.
Enfant : 1/2 c. à c./j.
Grossesse : oui
Allaitement : oui

Effets secondaires :
L'huile de paraffine peut provoquer un suintement anal et parfois un prurit de la région de l'anus. Cet inconvénient peut être réduit en associant un autre médicament, du type mucilage (Normacol).

Délai d'action :
L'effet sur la constipation se manifeste en 6 à 8 heures.

Signes de surdosage :
Le surdosage provoque une diarrhée nécessitant d'interrompre le traitement.

> **Bon à savoir**
> Il est préférable de prendre l'huile de paraffine loin des repas. En cas de prise le soir, tenir compte de l'effet du traitement, efficace en 6 à 8 heures.

LUCENTIS
Médicament ophtalmique

Prix : Libre
Équivalents ou génériques : Aucun
Laboratoire : Novartis
DCI : *ranibizumab*
Présentations/Composition : Flacon pour Sol. Inj. : 0,3 mg de ranibizumab

Indications : *Dégénérescence maculaire liée à l'âge*
Lucentis est indiqué pour traiter la néovascularisation rétinienne lors de la dégénérescence maculaire liée à l'âge, en cas d'échec d'autres traitements.

Précautions/Interactions :
Lucentis est un médicament original, de la classe des anticorps, qui s'oppose à la création de nouveaux vaisseaux au niveau de la rétine lors de la dégénérescence maculaire. Il permet de préserver l'acuité visuelle et parfois de l'améliorer.

Lucentis ne peut être prescrit et administré que par un ophtalmologiste spécialisé.
Lucentis est administré par injection à l'intérieur de l'œil, dans l'humeur vitrée.
La posologie est d'une injection de 0,5 milligramme par mois pendant un maximum de 3 mois.
Il faut respecter un intervalle d'un mois entre 2 injections.
Les femmes en âge de procréer doivent utiliser une contraception durant le traitement.

Posologie :
Adulte : 1 Inj. intra-oculaire/mois
Enfant : non
Grossesse : non
Allaitement : non

Effets secondaires :
Lucentis peut être responsable de nombreux effets secondaires, dont les plus fréquents sont les nausées, les douleurs musculaires au niveau du dos, l'augmentation de la pression artérielle, les maux de tête, les réactions cutanées, les bronchites et les anémies.

Contre-indications :
Lucentis est contre-indiqué en cas d'hypersensibilité à ranibizumab et en cas d'infection oculaire.

> **Bon à savoir**
> Le patient doit utiliser un collyre antibactérien dans les jours qui précèdent l'injection.

LUDIOMIL
Antidépresseurs

65 %
Prix : 5,75 € - 50 comprimés (25 mg)
9,50 € - 28 comprimés (75 mg)
2,76 € - 5 ampoules (5 ml)
Équivalents ou génériques : Laroxyl, Quitaxon, Défanyl, Surmontil, Elavil
Laboratoire : Novartis
DCI : *maprotiline*
Présentations/Composition : Cp. : 25 et 75 mg ; Amp. Inj. : 25 mg

Indications : *États dépressifs, Prévention des attaques de panique, Anxiété névrotique*
Les antidépresseurs sont des stimulants de l'humeur qui permettent de traiter la tristesse des dépressions nerveuses. Ils agissent sur les centres nerveux du cerveau par l'intermédiaire des neuromédiateurs en régulant leurs

activités. Le Ludiomil possède des actions proches des antidépresseurs imipraminiques qui sont réputés être parmi les plus efficaces dans les états dépressifs de toute nature, dans la prévention des rechutes de psychose maniaco-dépressive, d'attaque panique ou de phobies. Le Ludiomil possède une action sédative et il diminue fortement l'anxiété.

Précautions/Interactions :
Une surveillance attentive est nécessaire en cas d'épilepsie, de maladies cardio-vasculaires, d'insuffisance coronarienne, rénale ou hépatique et en cas de dysfonctionnement thyroïdien.
Le traitement est mis en route progressivement puis la dose efficace est stabilisée pendant 4 à 6 mois minimum. Le médecin choisit ensuite de poursuivre ou d'interrompre l'antidépresseur en fonction des symptômes. Dans ce cas, l'arrêt se fait progressivement et se déroule sur 1 mois environ.
Les autres antidépresseurs sont contre-indiqués. L'alcool, les amphétamines, la clonidine, la guanéthidine, l'oxaflozane, l'oxitriptan, le rilménidine sont déconseillés. Les anesthésiants locaux à l'adrénaline, les anticholinergiques, les anticonvulsivants, les antihypertenseurs, le baclofène et les dépresseurs du système nerveux central sont à utiliser avec précautions et surveillance.
Il est préférable de prendre le traitement le soir.

Posologie :
Adulte : 50 à 150 mg/j.
Enfant > 5 ans : 1 à 3 mg/kg/j.
Grossesse : après avis médical
Allaitement : non

Effets secondaires :
Une bouche sèche, une constipation, des troubles de la vision, une augmentation de la fréquence cardiaque, une rétention urinaire en cas d'adénome de la prostate, des insomnies et de l'anxiété, des confusions mentales, une prise de poids, un retard à l'éjaculation, une impuissance ou une frigidité, des sueurs, des troubles du rythme cardiaque, des éruptions cutanées allergiques peuvent survenir au cours du traitement.

Contre-indications :
Le glaucome par angle fermé, l'adénome de la prostate et l'allergie connue aux imipraminiques contre-indiquent la prise de cet antidépresseur.

Délai d'action :
Le délai d'action des antidépresseurs varie de 7 jours à 4 voire 6 semaines après la mise en route du traitement.

En cas d'oubli :
Reprendre les comprimés sans dépasser la dose quotidienne.

Signes de surdosage :
L'intoxication aiguë aux imipraminiques provoque des vertiges, des difficultés à se tenir debout ou à prononcer les mots, des tremblements, puis un coma avec un risque de troubles du rythme cardiaque pouvant conduire au décès. Une hospitalisation en urgence est alors nécessaire.

> *Bon à savoir*
>
> *Au cours des dépressions nerveuses, une hospitalisation est parfois nécessaire car le changement d'humeur provoqué par le médicament est parfois trop rapide, avec un risque de suicide accru, nécessitant une surveillance et un traitement complémentaire à base d'anxiolytiques, de somnifères et dans certains cas de neuroleptiques.*

LUMIGAN
Antiglaucomateux

 65 %
Prix : 18,79 € - flacon (3 ml)
Équivalents ou génériques : Aucun
Laboratoire : Allergan
DCI : *bimatoprost*
Présentations/Composition : Collyre (flacon 3 ml) : 0,3 mg/ml de bimatoprost

Indications : *Hypertonie intra-oculaire, Glaucome*
Lumigan est indiqué dans le traitement de la réduction de la pression intra-oculaire élevée chez les patients atteints d'hypertonie intra-oculaire ou de glaucome à angle ouvert. Son emploi n'a pas été étudié chez les patients qui présentent une inflammation oculaire, une néovascularisation, un glaucome à angle fermé, un glaucome congénital ou un glaucome à angle étroit.

Lumirelax

Précautions/Interactions :
La posologie habituelle est de une goutte par jour dans l'œil ou les yeux atteints, de préférence le soir.
Lumigan peut être associé aux traitements bêta-bloquants.
Si plusieurs médicaments ophtalmiques à usage local sont utilisés, chacun doit être administré à un intervalle d'au moins 5 minutes.
Lumigan doit être utilisé avec précaution chez les patients atteints d'insuffisance rénale ou hépatique.
Après instillation d'une goutte du produit, fermer l'œil pendant 30 secondes.
Les lentilles de contact doivent être retirées avant l'instillation et peuvent être remises 15 minutes après l'administration.

Posologie :
Adulte : 1 Gtte/j.
Enfant : non
Grossesse : non
Allaitement : non

Effets secondaires :
Lumigan peut être responsable d'une modification de l'acuité visuelle et d'autres troubles visuels (conjonctivite, blépharite, cataracte, œdème de la cornée, hémorragie oculaire). Il peut également provoquer des maux de tête, des troubles cutanés (eczéma), respiratoires et cérébraux.

Contre-indications :
Lumigan est contre-indiqué en cas d'hypersensibilité au produit ou au benzalkonium présent dans l'excipient et ne doit pas être utilisé avec des lentilles de contact souples (retirer les lentilles et les remettre 15 minutes après l'instillation).

LUMIRELAX
Antirhumatismaux/Décontracturants

15 % ; (baume) NR
Prix : 2,27 € - 20 comprimés
Prix libre - baume
Équivalents ou génériques : Aucun
Laboratoire : Zydus
DCI : *méthocarbamol*
Présentations/Composition : Cp. : 500 mg
Baume : tube de 80 g

Indications : *Contracture musculaire*
Relaxant musculaire utilisé en cas de contractures musculaires douloureuses au cours des torticolis, dorsalgies et lombalgies. Le baume contient également un révulsif, produit provoquant une vasodilatation locale et un afflux sanguin qui soulagent les douleurs musculaires et tendineuses.

Précautions/Interactions :
Ce médicament est réservé à l'adulte. La pommade doit être appliquée sur une peau saine et sans lésion. Surtout ne pas appliquer sur les muqueuses ou dans les yeux. La pommade ne doit pas être laissée sous un pansement.
Les comprimés doivent être prescrits avec précaution chez les personnes âgées ou souffrant de dysfonctionnement rénal. Il faut éviter d'associer des boissons alcoolisées ou des médicaments contenant de l'alcool.
Les traitements provoquant une somnolence seront prescrits avec prudence : certains antidépresseurs, les antihistaminiques sédatifs, les barbituriques, les morphiniques et les neuroleptiques.

Posologie :
Adulte
Cp. : 2 Cp. 2 à 3 fois/j.
Baume : 2 à 5 Applic./j.
Personne âgée : réduire la posologie
Grossesse : non
Allaitement : non

Effets secondaires :
La prise des comprimés peut provoquer une somnolence, plus rarement une éruption cutanée avec démangeaisons, de la fièvre, une conjonctivite avec congestion nasale. Exceptionnellement, apparaissent des vertiges, nausées, maux de tête, perte d'appétit, vision trouble.

Contre-indications :
Les personnes ayant présenté une hypersensibilité au médicament, des convulsions, une myasthénie ne doivent pas prendre ce médicament. L'application du baume provoque parfois des irritations ou des allergies locales. L'action du Lumirelax n'est pas connue chez le fœtus ou chez l'enfant ; pendant l'allaitement, demander l'avis de votre médecin avant utilisation.

Bon à savoir
Le baume doit être appliqué en massant légèrement pour faire pénétrer le produit. Bien se rincer les mains après application. Si

du produit est entré en contact avec une muqueuse ou les yeux, rincer abondamment à l'eau claire.
Les comprimés sont à prendre avec un grand verre d'eau au début des repas. Les urines peuvent être colorées en vert ou en marron foncé.

LUTÉNYL
Progestatifs

🔖 65 % ; TFR
Prix : 4,51 € - 10 comprimés (5 mg)
6,24 € - 14 comprimés (3,75 mg)
Équivalents ou génériques : *Chlormadinone Merck*, *Chlormadinone Qualimed*, *Chlormadinone Sandoz*, *Chlormadinone Téva*, Colprone, Lutéran, *Nomégestrol Biogaran*, *Nomégestrol Sandoz*, *Nomégestrol Téva*, *Nomégestrol Winthrop*, Surgestone
Laboratoire : Théramex
DCI : *nomégestrol*
Présentations/Composition : Cp. : 3,75 et 5 mg de nomégestrol
Indications : *Ménopause, Endométriose, Fibrome, Troubles des règles*
Luténylestindiquépourletraitementdel'insuffisance en progestérone de la ménopause, en complément du traitement œstrogénique, et pour tous les syndromes où il est nécessaire d'instaurer un traitement progestatif : dysménorrhées, endométriose, hémorragies provoquées par les fibromes utérins.

Précautions/Interactions :
Le traitement peut être augmenté ou diminué en fonction des symptômes et de la maladie à traiter.
L'association de Luténylestdoit être prudente avec les anticonvulsivants, barbituriques, griséofulvine, rifabutine, rifampicine. Elle doit être prudente avec les antidiabétiques : les progestatifs nécessitent souvent de rééquilibrer le traitement antidiabétique.
En cas de découverte de grossesse, le traitement doit être arrêté, mais ne justifie pas une interruption de la grossesse.

Posologie :
Adulte : 1 Cp./j. 12 à 14 j. par cycle

Effets secondaires :
Lutényl peut provoquer aménorrhée ou saignements intermenstruels, accidents thromboemboliques, douleur des seins, galactorrhée, prise de poids, accroissement de la pilosité, troubles de l'humeur, insomnie ou somnolence, fatigue et vertiges. Il peut aussi provoquer un ictère et être à l'origine de réactions allergiques cutanées.

Contre-indications :
Luténylestest contre-indiqué en cas d'antécédents de maladies thromboemboliques, d'insuffisance hépatique, et en cas de grossesse et allaitement.

LUTÉRAN
Progestatifs

🔖 65 % ; TFR
Prix : 1,25 € - 10 comprimés (2 mg)
2,25 € - 10 comprimés (5 mg)
Équivalents ou génériques : *Chlormadinone Merck*, *Chlormadinone Sandoz*, *Chlormadinone Téva*, Colprone, Lutényl, Surgestone
Laboratoire : Aventis
DCI : *chlormadinone*
Présentations/Composition : Cp. : 2 mg ou 5 mg de chlormadinone
Indications : *Ménopause, Endométriose, Fibrome, Troubles des règles*
Lutéran est indiqué pour le traitement de l'insuffisance en progestérone de la ménopause, en complément du traitement œstrogénique, et pour tous les syndromes où il est nécessaire d'instaurer un traitement progestatif : dysménorrhées, endométriose, hémorragies provoquées par les fibromes utérins.

Précautions/Interactions :
La posologie habituelle, en cas de traitement de substitution progestatif, est de 10 mg par jour pendant les 12 à 14 derniers jours du cycle. Le traitement peut être augmenté ou diminué en fonction des symptômes. En cas d'endométriose, le traitement est en continu avec 10 mg par jour. En cas d'hémorragies provoquées par un fibrome, le traitement est de 4 à 10 mg/j. pendant 10 jours.
L'association de Lutéran doit être prudente avec les anticonvulsivants, barbituriques, griséofulvine, rifabutine, rifampicine.
En cas de grossesse le traitement doit être arrêté, mais ne justifie pas une interruption de la grossesse.
Lutéran a un effet contraceptif à la dose de 10 mg par jour, utilisé notamment dans le

cadre de la contraception de la préménopause.

Posologie :
Adulte
Ménopause : 10 mg/j. pendant les 12 à 14 derniers jours du cycle
Endométriose : 10 mg/j.
Hémorragie : 4 à 10 mg/j. pendant 10 j.

Effets secondaires :
Lutéran peut provoquer aménorrhée ou saignements intermenstruels, accidents thromboemboliques, douleur des seins, galactorrhée, prise de poids, accroissement de la pilosité, troubles de l'humeur, insomnie ou somnolence, fatigue et vertiges. Il peut aussi provoquer un ictère et être à l'origine de réactions allergiques cutanées.

Contre-indications :
Lutéran est contre-indiqué en cas d'antécédents de maladies thromboemboliques, d'insuffisance hépatique, et en cas de grossesse et allaitement.

LUTRELEF
Traitements de la stérilité

100 %
Prix : 179,22 € - flacon (0,8 mg)
413,64 € - flacon (3,2 mg)
Équivalents ou génériques : Aucun
Laboratoire : Ferring
DCI : *gonadoréline*
Présentations/Composition : Flacon : 0,8 et 3,2 mg de gonadoréline

Indications : *Stérilité*
Lutrelef est un inducteur de l'ovulation chez les femmes présentant une absence ou un trouble de l'ovulation, lorsque la cause de la stérilité est hypophysaire ou hypothalamique.

Précautions/Interactions :
Lutrelef ne peut être utilisé qu'en milieu hospitalier, après bilan complet des causes de la stérilité et échec des traitements habituels.
Le traitement est effectué par voie intraveineuse ou sous-cutanée à l'aide d'un dispositif spécial (pompe) permettant de faire une injection régulière et automatique du produit pendant 10 jours.
Le cathéter sous-cutané ou intraveineux nécessite les précautions d'asepsie d'usage.

Posologie :
Adulte : Inj. de 5 à 20 µg/90 mn

Effets secondaires :
Lutrelef peut augmenter le risque de grossesse multiple.

Contre-indications :
Lutrelef est contre-indiqué dans toutes les stérilités qui ne relèvent pas strictement de son indication.

LUVERIS
Inducteurs de l'ovulation

100 %
Prix : 58,25 € - 1 flacon
166,31 € - 3 flacons
Équivalents ou génériques : Aucun
Laboratoire : Serono
DCI : *lutropine alfa*
Présentations/Composition : Sol. Inj. de 3 ml : 75 UI de lutropine alfa

Indications : *Stimulation du développement folliculaire*
Ce médicament est utilisé pour favoriser l'ovulation, en association avec l'hormone FSH, chez les femmes qui présentent un déficit des hormones LH et FSH.

Précautions/Interactions :
La posologie habituelle du traitement est de 1 injection sous-cutanée par jour du contenu d'un flacon, en association avec 75 à 150 UI de FSH. La durée du traitement et la date de la fécondation sont déterminées en fonction de la réponse biologique et échographique de chaque patiente.
Ce traitement ne peut être instauré que par un médecin spécialiste des problèmes de fertilité. Il doit être utilisé avec précaution en cas de troubles endocriniens d'origine thyroïdienne, surrénalienne ou hypophysaire.
Luveris est considéré comme une substance dopante et est interdite pendant et en dehors des compétitions sportives.

Posologie :
Adulte : 1 Inj. SC/j.
Enfant : non
Grossesse : non
Allaitement : non

Effets secondaires :
Luveris peut être responsable d'hyperstimulation ovarienne et de kyste ovarien, avec dou-

leurs abdominales et pelviennes. Il peut provoquer de nombreux troubles généraux tels que fatigue, douleurs articulaires, fièvre, irritation locale au niveau de l'injection, prurit, étourdissements. Il provoque parfois des troubles gastro-intestinaux (constipation, diarrhée, douleur abdominale, dyspepsie, nausées et vomissements).

Contre-indications :
Luveris n'est pas indiqué pour le traitement de l'insuffisance ovarienne, ou pour les maladies ou anomalies de l'utérus incompatibles avec une grossesse (fibromes).
Luveris est contre-indiqué en cas d'hypersensibilité au produit et à ses excipients, en cas de cancer de l'ovaire, de l'utérus, du sein, de l'hypophyse, de l'hypothalamus. Il est également contre-indiqué en cas d'affection de l'ovaire, de kyste ovarien et d'hémorragie génitale inexpliquée.

LYO-BIFIDUS
Antidiarrhéiques

 NR
Prix : 3,19 € - 6 sachets
Équivalents ou génériques : Aucun
Laboratoire : Zydus
DCI : *bacillus bifidus*
Présentations/Composition : Poud. orale :
1 milliard de bacillus bifidus

Indications : *Diarrhée*
Lyo-bifidus apporte des micro-organismes qui facilitent le rééquilibrage de la flore bactérienne intestinale détruite lors des diarrhées.

Précautions/Interactions :
Lyo-bifidus est un traitement de la diarrhée qui doit toujours être associé à une réhydratation en cas de perte en eau importante.
En cas de fièvre et de signes généraux (fatigue), il est nécessaire d'administrer une antibiothérapie spécifique, après recherche de l'agent infectieux responsable de la diarrhée.

Posologie :
Adulte : 2 Sach. 2 fois/j. à la fin des repas
Enfant > 3 ans : 3 à 6 Gél./j. en 3 à 4 prises
Grossesse : oui
Allaitement : oui

Délai d'action :
L'effet sur la diarrhée se manifeste en 2 à 3 jours.

> **Bon à savoir**
> Le bacillus bifidus, que vous pouvez vous procurer en pharmacie en sachets, est disponible également sous forme de yaourts que vous pouvez acheter dans n'importe quel supermarché.

LYRICA
Antiépileptiques

 65 %
Prix : 40,10 € - 56 gélules (75 mg)
57,75 € - 56 gélules (150 mg)
Équivalents ou génériques : Aucun
Laboratoire : Pfizer
DCI : *prégabaline*
Présentations/Composition : Gélules : 75 mg ou 150 mg de prégabaline

Indications : *Neuropathie, Épilepsies partielles, Trouble anxieux généralisé*
Lyrica est indiqué dans le traitement des troubles anxieux généralisés (TGA) chez l'adulte, des douleurs neuropathiques périphériques et dans le traitement de l'épilepsie partielle.

Précautions/Interactions :
Pour le traitement des douleurs neuropathiques comme de l'épilepsie partielle, la dose initiale est de 150 mg par jour. En fonction de la réponse et de la tolérance du patient, la posologie peut être augmentée à 300 mg par jour après un intervalle de 3 à 7 jours, et peut si nécessaire être augmentée à la dose maximale de 600 mg par jour après un intervalle supplémentaire de 7 jours.
S'il est nécessaire d'interrompre le traitement, l'arrêt doit être progressif sur une semaine.
Lyrica peut être utilisé en cas d'insuffisance hépatique. Il doit être utilisé avec précaution en cas de diabète car il peut provoquer une prise de poids.
En cas d'insuffisance rénale, les doses doivent être sensiblement réduites et adaptées en fonction des résultats de la clairance à la créatinine.

Posologie :
Adulte > 18 ans : 300 à 600 mg/j.
Grossesse : oui, avec précaution
Allaitement : non

Effets secondaires :
Lyrica est responsable de nombreux troubles secondaires : asthénie, troubles de l'équilibre, douleurs, œdèmes, obésité. Il peut être responsable d'étourdissements justifiant son usage très progressif chez les personnes âgées en raison du risque de chutes. Il est responsable d'effets secondaires au niveau du système nerveux, de réactions cutanées, de troubles gastro-intestinaux, génito-urinaires, cardiovasculaires et respiratoires.

Contre-indications :
Lyrica est contre-indiqué en cas d'hypersensibilité à prégabaline.

En cas d'oubli :
Lyrica doit être pris de façon régulière aux mêmes heures chaque jour. En cas d'oubli, prendre la gélule dès que possible, sauf si c'est le moment de prendre la dose suivante. Ne prenez jamais 2 doses en même temps pour compenser celle que vous n'avez pas prise.

LYSANXIA
Anxiolytiques

 65 %
Prix : 3,18 € - 40 comprimés (10 mg)
2,89 € - flacon 20 ml (600 gouttes)
Équivalents ou génériques : Prazepam Arrow, Prazepam Biogaran, Prazepam EG
Laboratoire : Defiante
DCI : *prazépam*
Présentations/Composition : Cp. : 10 mg de prazépam ; Flacon 20 ml : 15 mg/ml
Indications : *Anxiété*
Lysanxia est indiqué dans le traitement de l'anxiété et des troubles psychologiques et psychiatriques liés au sevrage alcoolique, en particulier pour les épisodes de delirium tremens.

Précautions/Interactions :
La posologie habituelle est de 10 à 30 mg par jour, pouvant être augmentée jusqu'à 60 mg par jour en comprimés ou en gouttes (30 gouttes = 15 mg de prazépam).
Le traitement ne doit pas dépasser 12 semaines, y compris la période de réduction de la posologie.
La posologie doit être diminuée chez les personnes âgées, en commençant avec 5 mg, ainsi qu'en cas d'insuffisance hépatique légère.

Posologie :
Adulte : 10 à 30 mg/j.
Enfant < 6 ans : non
Grossesse : déconseillé
Allaitement : déconseillé

Effets secondaires :
Comme toutes les benzodiazépines, Lysanxia est susceptible de provoquer de nombreux effets secondaires, comme faiblesse et hypotonies musculaires, fatigue, confusion, rêves anormaux, tremblements et surtout somnolence. Il est également responsable de vertiges, troubles de l'équilibre, maux de tête, troubles de l'élocution, éruption cutanée, palpitations. Il peut provoquer des effets paradoxaux, c'est-à-dire aggraver l'anxiété, avec épisode d'agitation, irritabilité, agressivité, colère, cauchemars et hallucinations, en particulier chez les personnes âgées, nécessitant la diminution ou l'arrêt du traitement. Lysanxia peut provoquer un phénomène de dépendance, notamment lors des traitements prolongés, nécessitant d'interrompre ce traitement le plus rapidement possible, de forme graduelle.

Contre-indications :
Ce médicament est contre-indiqué en cas d'hypersensibilité au prazépam, en cas d'insuffisance respiratoire ou hépatique sévère, en cas de syndrome d'apnée du sommeil et en cas de myasthénie.

Bon à savoir
Ce médicament peut provoquer une somnolence, en particulier lorsque la durée de sommeil est insuffisante. La conduite automobile est déconseillée.

LYSO 6
Antiseptiques

 NR
Prix : Libre
Équivalents ou génériques : Aucun
Laboratoire : Darcy
DCI : *lysozyme, pyridoxine*
Présentations/Composition : Cp. : 20 mg de chlorhydrate de lysozyme et 10 mg de chlorhydrate de pyridoxine

Indications : *Aphtes, Affections de la bouche et de la gorge*
Lyso 6 est indiqué pour le traitement de complément des affections buccopharyngées et des aphtes.

Précautions/Interactions :
Lyso 6 ne doit pas être utilisé de façon prolongée.
En cas d'apparition de symptômes d'infections (fièvre), il est recommandé de consulter un médecin.

Posologie :
Adulte : 6 à 8 Cp./j.
Grossesse : oui
Allaitement : oui

Contre-indications :
Lyso 6 est contre-indiqué en cas d'hypersensibilité à ses composants et chez l'enfant de moins de 6 ans. Il ne doit pas être utilisé en association avec la lévodopa (traitement de la maladie de Parkinson).

Bon à savoir
Laisser fondre les comprimés sous la langue, et attendre au moins une heure avant de répéter la dose.

LYSOCLINE
Antibiotiques

65 %
Prix : 5,31 € - 12 gélules
Équivalents ou génériques : Physiomycine
Laboratoire : Teofarma SRL
DCI : *métacycline*
Présentations/Composition : Gél. : 300 mg

Indications : *Infections bactériennes, Acné polymorphe juvénile, Acné rosacée*
Les tétracyclines sont utilisées particulièrement pour traiter la brucellose, les fièvres chroniques, les rickettsioses, les chlamydiases, les pasteurelloses, la peste et le choléra. On les utilise aussi dans la prévention et le traitement du paludisme dans les régions particulièrement endémiques. Elles sont indiquées également dans le traitement de différentes formes d'acné de l'adolescent.

Précautions/Interactions :
Les rayons UV artificiels ou solaires sont très toxiques pour la peau en association avec les tétracyclines. Une absence totale d'exposition aux ultraviolets et une protection par écran total des parties découvertes du corps sont nécessaires pendant la durée du traitement.
Les traitements de l'acné aux rétinoïdes sont contre-indiqués en association avec les tétracyclines. Les psoralènes, le zinc, les antivitamines K sont déconseillés.
L'aluminium, le calcium, le fer, le magnésium, la didanosine, les pansements gastriques sont à prendre 2 à 3 heures avant le traitement antibiotique.

Posologie :
Adulte : 600 mg/j. en 2 prises
Enfant > 8 ans : 7,5 à 15 mg/kg/j. en 2 prises
Grossesse : oui au 1er trimestre
Allaitement : non

Effets secondaires :
Lysocline peut entraîner un manque de croissance dentaire ou une coloration jaune et définitive des dents chez l'enfant de moins de 8 ans et le fœtus. Le traitement peut aussi entraîner une photosensibilisation et des troubles digestifs, et plus rarement des troubles sanguins, péricardites, hypertensions intracrâniennes et troubles allergiques.

Contre-indications :
Ce traitement est contre-indiqué chez les enfants de moins de 8 ans, au cours des 2e et 3e trimestres de la grossesse, en cas d'insuffisance hépatique et rénale, d'allergie aux tétracyclines et d'exposition solaire ou aux UV.

LYSOPADOL
Anesthésiques

NR
Prix : Libre
Équivalents ou génériques : Aucun
Laboratoire : Boehringer Ingelheim
DCI : *ambroxol*
Présentations/Composition : Past. : 20 mg d'ambroxol

Indications : *Mal de gorge*
Lysopadol est indiqué pour le soulagement des irritations bénignes de la gorge.

Précautions/Interactions :
Lysopadol est un anesthésique local qui apporte un soulagement rapide en cas d'irritation de la gorge.

Lytos

La posologie habituelle est de 1 à 6 pastilles par jour.
Le traitement ne doit pas dépasser 3 jours.

Posologie :
Adulte : 1 à 6 Past./j. pendant 3 j.
Enfant < 12 ans : non
Grossesse : non
Allaitement : non

Effets secondaires :
En raison de la présence de terpènes dans sa composition Lysopadol peut favoriser l'apparition d'épisodes d'agitation et même de convulsions chez l'enfant. Pour cette raison son usage n'est pas recommandé chez les enfants.

Contre-indications :
Loceryl est contre-indiqué en cas de réaction allergique au produit, ou en cas de présence de lésions ulcéreuses de la bouche.

LYTOS
Hypocalcémiants

65 %

Prix : 115,81 € - 30 comprimés
Équivalents ou génériques : Aucun
Laboratoire : Roche
DCI : *clodronate disodique*
Présentations/Composition : Cp. : 520 mg de clodronate disodique

Indications : *Hypercalcémie, Ostéolyse malignes*

Lytos est indiqué dans le traitement des hypercalcémies et des destructions osseuses (ostéolyse) dans le cadre de traitement de tumeurs malignes.

Précautions/Interactions :
Lytos appartient à la classe des biphosphonates. Il réduit les taux de calcémie et l'activité ostéoclastique (destructive de l'os) chez les patients porteurs de métastases osseuses.
Lytos est réservé à l'adulte.
En cas d'insuffisance rénale, la posologie doit être réduite de moitié.

Lytos doit être utilisé avec précaution ou est contre-indiqué en cas d'hypocalcémie.

Lytos doit être utilisé avec précaution en cas de traitement avec des sels de calcium, sels de fer, médicaments gastro-intestinaux, antiacides (sels, oxydes et hydroxydes de magnésium, aluminium et calcium), administrés par voie orale : ces médicaments provoquent une diminution de l'absorption digestive des bisphosphonates. Prendre ces produits à distance des bisphosphonates (plus de 2 heures, si possible).

Posologie :
Adulte : 2 à 4 Cp./j.
Grossesse : non
Allaitement : non

Effets secondaires :

Lytos est responsable de nombreux troubles secondaires : asthénie, troubles de l'équilibre, douleurs, amaigrissement. Il est responsable d'effets secondaires au niveau du système ostéo-musculaire, avec douleurs osseuses, articulaires, musculaires, parfois fractures. En cas de surdosage, Lytos est responsable d'hypocalcémie. Il est également responsable de troubles immunitaires, gastro-intestinaux, hépatiques et rénaux.

Contre-indications :

Lytos est contre-indiqué en cas d'hypersensibilité au clodronate et en cas d'insuffisance rénale sévère.

En cas d'oubli :

Ne prenez jamais 2 doses en même temps pour compenser celle que vous n'avez pas prise.

> **Bon à savoir**
>
> *La dose quotidienne totale peut être prise en une seule fois, par exemple au coucher au moins 2 heures après le dîner ou au réveil à jeun, 1 heure avant le petit déjeuner, en aucun cas avec du lait ou un quelconque aliment. La dose peut également être prise en 2 fois, afin d'améliorer la tolérance digestive.*

MAALOX
Pansements gastro-intestinaux

NR

Prix : Libre
Équivalents ou génériques : Mutésa, Rocgel, Gelox
Laboratoire : Sanofi-Aventis
DCI : *hydroxyde d'aluminium, hydroxyde de magnésium*
Présentations/Composition : Cp. : 400 mg d'hydroxyde d'aluminium et 400 mg d'hydroxyde de magnésium
Susp. Buv. : 525 mg d'hydroxyde d'aluminium et 600 mg d'hydroxyde de magnésium/c. à s. ou /Sach.
Indications : *Douleur de l'œsophage, de l'estomac et du duodénum*
Protecteur de la muqueuse gastrique, Maalox soulage toutes les douleurs provoquées par l'inflammation ou l'ulcération des parois de l'œsophage, de l'estomac ou du duodénum.

Précautions/Interactions :
Maalox est actif pendant 30 à 60 minutes après la prise, et la douleur peut réapparaître après cette durée. En moyenne, la posologie quotidienne ne doit pas dépasser 5 à 6 comprimés, sachets ou cuillères à soupe.
Il est toujours nécessaire de vérifier que les lésions gastriques sont bénignes avant de suivre un traitement prolongé.
L'utilisation de Maalox est déconseillée avec de nombreux médicaments, notamment avec les quinidiniques (antiarythmiques cardiaques). Il est nécessaire de respecter un intervalle d'au moins 2 heures entre chaque prise avec la plupart des médicaments.

Posologie :
Adulte : 1 à 2 Cp. à sucer ou à croquer après les repas ou 1 c. à s. ou 1 Sach. après les repas
Grossesse : oui
Allaitement : oui

Effets secondaires :
En cas d'utilisation prolongée, l'hydroxyde d'aluminium peut être responsable d'une carence en phosphore et être à l'origine d'une encéphalopathie, en particulier chez les personnes souffrant d'une insuffisance rénale sévère.

Contre-indications :
Maalox est interdit en cas d'insuffisance rénale sévère.

Délai d'action :
Maalox est efficace immédiatement sur les douleurs gastriques et œsophagiennes et son action dure 30 à 60 minutes.

> *Bon à savoir*
>
> L'alimentation joue un rôle protecteur contre les douleurs gastriques provoquées par les sécrétions acides. Il est donc inutile de prendre Maalox avant ou pendant les repas. Il est efficace seulement sur les estomacs vides et au moment des douleurs. C'est pourquoi il est préférable de le prendre 90 minutes après le repas, et, si nécessaire, au coucher.

MABTHERA
Immunomodulateurs

H

Prix : Usage hospitalier
Équivalents ou génériques : Aucun
Laboratoire : Roche
DCI : *rituximab*
Présentations/Composition : Sol. Inj. : 100 mg/10 ml ou 500 mg/50 ml de rituximab
Indications : *Lymphome non hodgkinien, Polyarthrite rhumatoïde*
Mabthera est utilisé dans le traitement de certains lymphomes, après échec d'autres traitements, et dans les formes sévères de polyarthrite rhumatoïde.

Précautions/Interactions :
Mabthera est un médicament coûteux. Il ne peut être prescrit que par un médecin spécialiste, dans le cadre de l'hôpital.
Le traitement habituel, en cas de lymphome est de 375 mg/m^2 de surface corporelle, en perfusion, une fois par semaine durant 4 semaines.
En cas de polyarthrite rhumatoïde, la posologie est de 1 000 mg, une fois toutes les 2 semaines, avec un maximum de 2 administrations.
Mabthera doit être utilisé avec précaution lorsque la masse tumorale est importante, en cas d'hémopathie maligne, d'insuffisance respira-

toire, d'hépatite, ou de traitement antihypertenseur.
Les femmes en âge de procréer doivent suivre une contraception pendant le traitement.
L'allaitement est contre-indiqué pendant le traitement et les 12 mois suivants.

Posologie :
Adulte : Perf. IV 375 mg/m^2
Enfant : non
Grossesse : oui, si indispensable
Allaitement : non

Effets secondaires :
Mabthera est responsable de nombreux effets secondaires, en traitement unique ou en association avec d'autres traitements, en particulier fièvre, frissons, tremblements, nausées, urticaire, maux de tête, irritation laryngée, rhinite, vomissements, douleurs au niveau de la tumeur, hypotension artérielle, exacerbation de maladies cardiaques préexistantes. Ces effets secondaires sont plus importants lors de la première perfusion. Un traitement par corticoïdes avant la perfusion de Mabthera diminue sensiblement la fréquence et la gravité des effets secondaires. Mabthera est responsable de nombreux effets secondaires au niveau de tous les grands groupes d'organes, justifiant une surveillance attentive du traitement par une équipe spécialisée.

Contre-indications :
Mabthera est contre-indiqué en cas d'hypersensibilité à rituximab, en cas d'infection sévère évolutive, en cas d'insuffisance cardiaque ou de maladie cardiovasculaire sévère.

MACUGEN
Médicaments vasculaires

100 %
Prix : 729,14 € - 1 seringue (0,3 mg)
Équivalents ou génériques : Aucun
Laboratoire : Pfizer
DCI : *pegaptanib*
Présentations/Composition : Seringue de 1 ml : 1,65 mg/90 microlitres de pegaptanib
Indications : *Dégénérescence maculaire liée à l'âge*
Macugen est indiqué pour le traitement de la néovascularisation rétinienne consécutive à la dégénérescence maculaire liée à l'âge.

Précautions/Interactions :
Macugen doit être injecté directement dans l'œil, au niveau de la vitrée, une fois toutes les six semaines.
Macugen ne peut être prescrit que par un médecin spécialiste dans le cadre de l'hôpital et ne peut être délivré que par une pharmacie d'établissement hospitalier.
La vision est temporairement floue après l'injection du médicament. La conduite automobile est interdite jusqu'au retour de la vision normale.

Posologie :
Adulte : 1 Inj./6 Sem. dans l'œil
Grossesse : non
Allaitement : non

Effets secondaires :
Macugen peut être responsable de réactions allergiques, de rhinopharyngite, de réactiosn locales indésirables telles que hémorragies de la vitrée et de la rétine, inflammation de l'œil, augmentation de la tension intra-oculaire, rougeur oculaire, cataracte, baisse de l'acuité visuelle.

Contre-indications :
Macugen est contre-indiqué en cas d'infection oculaire ou périoculaire, et en cas d'hypersensibilité au pegaptanib ou à l'un de ses excipients.

MADÉCASSOL
Veinotoniques

NR
Prix : 3,25 € - 25 comprimés
2,09 € - flacon poudreur
2,56 € - tube de crème
Équivalents ou génériques : Aucun
Laboratoire : Nicholas
DCI : *centella asiatica*
Présentations/Composition : Cp. : 10 mg d'hydrocotyle (centella asiatica)
Poud. : 2 g de centella asiatica
Crème : 10, 25 et 40 g

Indications : *Insuffisance veineuse, Cicatrisation, Ulcère cutané*
Madécassol est actif sur les signes fonctionnels de l'insuffisance veineuse (jambes lourdes, impatiences, douleurs). Il est également utilisé pour aider à la cicatrisation des plaies cutanées : Madécassol en comprimés améliore la cicatrisation des plaies, et, en poudre, aide à la cicatrisation des ulcères

cutanés. La forme pommade (dans laquelle Centella asiatica est associée à la néomycine et à l'hydrocortisone) est employée pour le traitement des maladies de peau exigeant une corticothérapie (eczéma surinfecté) ou pour le traitement des cicatrices bourgeonnantes.

Précautions/Interactions :
Madécassol en poudre ou en crème ne peut pas être utilisé sur des lésions cutanées surinfectées. L'utilisation de la pommade Madécassol Néomycine Hydrocortisone obéit aux règles d'utilisation des corticoïdes cutanés : le traitement doit être limité à 1 semaine et ne peut être employé sur des lésions d'origine bactérienne, virale ou mycosique.

Posologie :
Adulte
Insuffisance veineuse : 6 Cp./j.
Ulcères : 1 à 2 Applic. de Poud./j.
Grossesse : non
Allaitement : non

Effets secondaires :
Madécassol provoque quelquefois des troubles digestifs ou une réaction allergique locale. La pommade Madécassol Néomycine Hydrocortisone peut être responsable d'effets locaux provoqués par l'hydrocortisone (éruption, dépigmentation de la peau) ou par la Néomycine (réaction allergique).

Contre-indications :
Il n'existe pas de contre-indication à l'emploi de Centella asiatica seule, sous forme de comprimé ou en application locale, en dehors de la grossesse et de l'allaitement.

En cas d'oubli :
Prendre le comprimé sans dépasser la dose journalière prescrite.

Bon à savoir
Madécassol sous forme de poudre ou de crème ne peut pas être utilisé pour soigner des lésions oculaires.

MAG 2
Sels minéraux

NR

Prix : Libre
Équivalents ou génériques : Aucun
Laboratoire : Coopération pharmaceutique française
DCI : *pidolate de magnésium*

Présentations/Composition : Poud. Buv. : 2,25 g de pidolate de magnésium/Sach. Amp. Buv. : 1,5 g de pidolate de magnésium Amp. Inj. 10 ml : 1 g de pidolate de magnésium (0,8 %)

Indications : *Carences en magnésium*
Mag 2 est indiqué dans toutes les maladies qui provoquent une carence en magnésium, ainsi que pour le traitement des troubles liés à la spasmophilie.

Précautions/Interactions :
Les carences en magnésium sont exceptionnelles. Les besoins sont généralement couverts par l'alimentation, et sont un peu plus élevés chez la femme enceinte ou les sportifs.
L'utilisation de Mag 2 est déconseillée avec les cyclines (antibiotiques) et avec les quinidiniques (antiarythmiques cardiaques). Il est préférable d'espacer les 2 prises d'au moins 3 heures.
Il est préférable de ne pas associer calcium et magnésium dans la même prise.

Posologie :
Adulte : 2 Sach. ou 3 à 4 Amp. Buv./j. ou 2 à 3 Amp. Inj./j.
Enfant : 1 à 2 Sach. ou 3 Amp. Buv./j. ou 1/4 à 1/2 Amp. Inj./j. selon le poids
Grossesse : oui
Allaitement : non

Effets secondaires :
Le magnésium peut provoquer diarrhées et douleurs abdominales.

Contre-indications :
Le magnésium est contre-indiqué en cas d'insuffisance rénale sévère.

Bon à savoir
Bien que son activité ne soit pas démontrée, le magnésium est efficace contre les troubles associés à la spasmophilie, comme la fatigue, la nervosité ou les troubles du sommeil.

MAGNÉ B6
Sels minéraux

NR

Prix : 3,23 € - 50 comprimés
3,94 € - 30 ampoules buvables
Équivalents ou génériques : *Magnésium Vit B6 Biogaran*, *Magnésium Vit B6 Mylan*, *Magnésium Vit B6 Qualimed*
Laboratoire : Sanofi-Synthélabo

Magnésie S Pellegrino

DCI : *pyridoxine, magnésium*
Présentations/Composition : Cp. : 470 mg de lactate de magnésium et 5 mg de chlorhydrate de pyridoxine ou vitamine B6
Amp. Buv. : 186 mg de lactate de magnésium, 936 mg de pidolate de magnésium et 10 mg de chlorhydrate de pyridoxine
Indications : *Carences en magnésium*
Magné B6 est indiqué dans toutes les maladies qui provoquent une carence en magnésium, ainsi que pour le traitement des troubles liés à la spasmophilie.
Précautions/Interactions :
Les carences en magnésium sont exceptionnelles. Les besoins sont généralement couverts par l'alimentation, et sont un peu plus élevés chez la femme enceinte ou les sportifs.
L'utilisation de Magné B6 est contre-indiquée avec la lévodopa (traitement de la maladie de Parkinson).
L'utilisation de Magné B6 est déconseillée avec les cyclines (antibiotiques) et avec les quinidiniques (antiarythmiques cardiaques). Il est préférable d'espacer les 2 prises d'au moins 3 heures.
Il est préférable de ne pas associer calcium et magnésium dans la même prise.
Posologie :
Adulte : 6 à 8 Cp. ou 3 à 4 Amp. Buv./j.
Enfant : 4 à 6 Cp. ou 1 à 4 Amp. Buv./j.
Grossesse : oui
Allaitement : non
Effets secondaires :
Le magnésium peut provoquer diarrhées et douleurs abdominales.
Contre-indications :
Le magnésium est contre-indiqué en cas d'insuffisance rénale sévère.

> **Bon à savoir**
> Bien que son activité ne soit pas démontrée, le magnésium est efficace contre les troubles associés à la spasmophilie, comme la fatigue, la nervosité ou les troubles du sommeil.

MAGNÉSIE S PELLEGRINO
Médicaments de la digestion

NR
Prix : Libre
Équivalents ou génériques : Aucun
Laboratoire : Centrapharm

DCI : *hydroxyde de magnésium*
Présentations/Composition : Poud. pour Sol. Buv. : 4,09 g d'hydroxyde de magnésium/c. à c. (boîte de 100 g)
Poud. Efferv. : 2,03 g d'hydroxyde de magnésium/c. à c. (boîte de 100 g)
Indications : *Dyspepsie, Constipation*
Magnésie est utilisé dans les troubles de la digestion (dyspepsie) et les « crises de foie ». Il est également utilisé comme traitement d'appoint des constipations.
Précautions/Interactions :
Magnésie est réservé à l'adulte et à l'enfant de plus de 12 ans.
Magnésie n'est pas conseillé aux patients qui suivent un régime sans sel en raison de sa teneur en sodium.
Comme tous les médicaments qui ont un effet laxatif, Magnésie ne doit pas être utilisé de façon prolongée sans avis médical.
L'utilisation de Magnésie est déconseillée avec les médicaments à base de quinidine (antiarythmiques cardiaques) et avec un grand nombre de médicaments, en particulier avec les antibiotiques dont il gêne l'absorption. Il faut prendre Magnésie au minimum 2 heures après la prise de tout autre médicament.
Posologie :
Adulte
Dyspepsie : 1/4 à 1/2 c. à c. de Poud. ou 1/2 à 1 c. à c. de Poud. Efferv. le matin à jeun ou le soir au coucher
Constipation : 1/2 à 1 c. à c. de Poud. ou 1 à 2 c. à c. de Poud. Efferv. le matin à jeun ou le soir au coucher
Grossesse : oui
Allaitement : oui
Effets secondaires :
À forte dose, Magnésie peut provoquer une diarrhée et des douleurs abdominales.
Contre-indications :
Magnésie est contre-indiqué en cas d'insuffisance hépatique ou rénale grave, d'obstruction des voies biliaires et en cas de maladie inflammatoire du côlon.

MAGNÉSPASMYL
Sels minéraux

NR
Prix : Libre

Équivalents ou génériques : Aucun
Laboratoire : Aventis
DCI : *lactate de magnésium*
Présentations/Composition : Cp. : 47,4 mg de magnésium
Gran. : 47,4 mg de magnésium/c. mes.

Indications : *Carences en magnésium*
Magnéspasmyl est indiqué dans toutes les maladies qui provoquent une carence en magnésium, ainsi que pour le traitement des troubles liés à la spasmophilie.

Précautions/Interactions :
Les carences en magnésium sont exceptionnelles. Les besoins sont généralement couverts par l'alimentation, et sont un peu plus élevés chez la femme enceinte ou les sportifs.
Magnéspasmyl est réservé à l'adulte et à l'enfant de plus de 6 ans.
L'utilisation de Magnéspasmyl est déconseillée avec les cyclines (antibiotiques) et avec les quinidiniques (antiarythmiques cardiaques). Il est préférable d'espacer les 2 prises d'au moins 3 heures.
Il est préférable de ne pas associer calcium et magnésium dans la même prise.

Posologie :
Adulte : 6 à 10 Cp. ou c. mes./j.
Enfant : 4 à 8 Cp. ou c. mes./j.
Grossesse : oui
Allaitement : non

Effets secondaires :
Le magnésium peut provoquer diarrhées et douleurs abdominales.

Contre-indications :
Le magnésium est contre-indiqué en cas d'insuffisance rénale sévère.

> **Bon à savoir**
> Bien que son activité ne soit pas démontrée, le magnésium est efficace contre les troubles associés à la spasmophilie, comme la fatigue, la nervosité ou les troubles du sommeil. Les granulés peuvent être croqués ou dilués dans un verre d'eau.

MAGNEVIE B6
Anxiolytique

NR
Prix : Libre
Équivalents ou génériques : Aucun
Laboratoire : Sanofi
DCI : *magnésium, pyridoxine*
Présentations/Composition : Cp. : 100 mg de magnésium et 10 mg de vitamine B6 (pyridoxine)

Indications : *Carence en magnésium*
Magnevie B6 est indiqué pour les déficits en magnésium qui peuvent se manifester par des symptômes nerveux tels qu'irritabilité, anxiété, fatigue, troubles du sommeil, palpitations cardiaques, douleurs digestives, crampes, fourmillements des extrémités.

Précautions/Interactions :
La posologie habituelle est de 3 à 4 comprimés par jour pendant 1 mois.
Les comprimés doivent être pris au cours d'un repas avec un verre d'eau.
À utiliser avec précaution en cas d'insuffisance rénale.
La consommation abusive et prolongée n'est pas recommandée.

Posologie :
Adulte : 3 à 4 Cp./j.
Enfant < 12 ans : non
Grossesse : oui
Allaitement : oui

Effets secondaires :
À fortes doses, et lors d'usage prolongé, la vitamine B6 peut être responsable de neuropathies périphériques réversibles. Ce médicament peut également provoquer des réactions allergiques cutanées et des diarrhées.

Contre-indications :
Ce médicament est contre-indiqué en cas d'hypersensibilité au magnésium, ou en cas d'insuffisance rénale sévère.

MAGNOGÈNE
Sels minéraux

NR
Prix : 2,35 € - 60 gélules
1,77 € - flacon (125 ml)
Équivalents ou génériques : Aucun
Laboratoire : Novartis
DCI : *chlorure de magnésium*
Présentations/Composition : *Gél.* : 55 mg de chlorure de magnésium
Sol. Buv. : 0,62 g de chlorure de magnésium/c. à c.

Indications : *Carences en magnésium*
Magnogène est indiqué dans toutes les maladies qui provoquent une carence en magnésium, ainsi que pour le traitement des troubles liés à la spasmophilie.

Précautions/Interactions :
Les carences en magnésium sont exceptionnelles. Les besoins sont généralement couverts par l'alimentation, et sont un peu plus élevés chez la femme enceinte ou les sportifs.
Magnogène est réservé à l'adulte et à l'enfant de plus de 6 ans.
L'utilisation de Magnogène est déconseillée avec les cyclines (antibiotiques) et avec les quinidiniques (antiarythmiques cardiaques). Il est préférable d'espacer les 2 prises d'au moins 3 heures.
En raison de la présence d'alcool dans la solution buvable (0,53 g par cuillère à café), Magnogène est déconseillé avec tous les médicaments qui peuvent potentialiser l'effet de l'alcool ou provoquer un effet antabuse (réaction à la prise d'alcool avec rougeur, tachycardie, vomissements).
Il est préférable de ne pas associer calcium et magnésium dans la même prise.

Posologie :
Adulte : 5 à 8 Gél. ou 4 à 6 c. à c./j.
Enfant : 4 à 7 Gél. ou 3 à 6 c. à c./j.
Grossesse : oui
Allaitement : non

Effets secondaires :
Le magnésium peut provoquer diarrhées et douleurs abdominales.

Contre-indications :
Le magnésium est contre-indiqué en cas d'insuffisance rénale sévère.

> **Bon à savoir**
> Bien que son activité ne soit pas démontrée, le magnésium est efficace contre les troubles associés à la spasmophilie, comme la fatigue, la nervosité ou les troubles du sommeil.

MALOCIDE
Antiparasitaires

65 %
Prix : 7,39 € - 20 comprimés
Équivalents ou génériques : Aucun
Laboratoire : Aventis
DCI : *pyriméthamine*

Présentations/Composition : Cp. : 50 mg
Indications : *Toxoplasmose*
Ce médicament inhibe le métabolisme de l'acide folique qui est indispensable à la survie des parasites provoquant une toxoplasmose chez l'homme. Il est toujours prescrit en association avec un autre antiprotozoaire dans le traitement de la toxoplasmose.

Précautions/Interactions :
Ce médicament est réservé à l'adulte.
Des examens de sang sont effectués 2 fois par semaine pendant tout le traitement et de l'acide folique est administré régulièrement pour éviter une carence.
La didanosine, le triméthoprime et la zidovudine font l'objet d'une surveillance particulière lorsqu'ils sont prescrits simultanément.

Posologie :
Adulte : 1 Cp./j.
Adulte immuno-déprimé : 2 Cp. le 1er j. puis 1 Cp./j. pendant 6 Sem. puis 1 Cp. tous les 2 j.
Enfant : 1 mg/kg/j. en 2 à 3 prises/Sem.
Grossesse : oui, au cours des 2e et 3e trimestres
Allaitement : non

Effets secondaires :
À doses recommandées, il est possible de voir survenir une perte d'appétit, des crampes abdominales, des tremblements ou des convulsions. À doses plus importantes, des anomalies du sang dues à une carence en acide folique peuvent apparaître.

Contre-indications :
Malocide est contre-indiqué en cas d'insuffisance rénale ou hépatique ou en cas d'hypersensibilité à ce produit.

Signes de surdosage :
Le surdosage provoque l'apparition d'une perte d'appétit, de crampes abdominales, de tremblements ou de convulsions. Une hospitalisation est nécessaire.

MANTADIX
Antiviraux

65 %
Prix : 5,58 € - 50 capsules (100 mg)
Équivalents ou génériques : Aucun
Laboratoire : Bristol-Myers Squibb
DCI : *amantadine*

Présentations/Composition : Caps. : 100 mg (50 Caps.)

Indications : *Grippe, Maladie de Parkinson*

Ce médicament est préconisé pour prévenir et traiter la grippe et les infections respiratoires provoquées par le virus influenzæ A. Il est surtout prescrit lors d'épidémies touchant des centres de long séjour pour personnes âgées, chez les enfants et les adultes dits « à risque », c'est-à-dire présentant de graves troubles respiratoires, cardiaques ou des défenses immunitaires.

L'amantadine est active sur la maladie de Parkinson, en particulier sur les symptômes parkinsoniens induits par les traitements neuroleptiques. Il peut aussi être utilisé en complément du traitement habituel de la maladie de Parkinson, la lévodopa.

Précautions/Interactions :

Les personnes ayant des antécédents de maladies neurologiques, psychiatriques, cardiaques ou ayant présenté de l'eczéma cutané doivent être particulièrement suivies par leur médecin.
En cas d'insuffisance rénale, les posologies seront ajustées pour éviter un surdosage.
Certains médicaments du système nerveux étant contre-indiqués, en parler à votre médecin si vous en prenez.

Posologie :
Adulte < 65 ans
Grippe : 2 Cp./j. en 1 ou 2 prises
Parkinson : 1 à 4 Cp./j. en plusieurs prises
Adulte > 65 ans
Grippe : 1 Cp./j.
Enfant > 1 an : 5 mg/kg/j. en 1 ou 2 prises (150 mg maxi)
Grossesse : non
Allaitement : non

Effets secondaires :

Les effets les plus couramment rencontrés sont des vertiges, des insomnies et de la nervosité. Beaucoup plus rarement peuvent survenir des dépressions, de l'anxiété, des confusions, des hallucinations, des troubles digestifs et exceptionnellement, des difficultés à respirer et à uriner, de la fatigue, des vomissements et des éruptions cutanées.

Contre-indications :

L'hypersensibilité à ce médicament contre-indique sa prise.
Mantadix est contre-indiqué chez les enfants de moins de 1 an.

Signes de surdosage :

Le surdosage impose une hospitalisation immédiate pour éviter la survenue de convulsions, de troubles cardiaques et d'hypertension artérielle.

Bon à savoir

Le traitement de la grippe doit débuter dans les 24 à 48 heures après le début des signes et durer 24 à 48 heures après leur disparition. Le traitement préventif en institution peut durer 4 à 6 semaines après l'apparition d'un cas.
La vaccination contre le virus influenzæ A étant très efficace, il est préférable de se faire vacciner si l'on appartient au groupe dit « à risque » en demandant conseil à son médecin. Les capsules sont à conserver à l'abri de l'humidité.

MARSILID
Antidépresseurs

65 %

Prix : 123,75 € - 30 comprimés
Équivalents ou génériques : Aucun
Laboratoire : Laphal Développement
DCI : *iproniazide*
Présentations/Composition : Cp. : 50 mg

Indications : *États dépressifs*

Les antidépresseurs sont des stimulants de l'humeur qui permettent de traiter la tristesse des dépressions nerveuses. Les IMAO (inhibiteurs de la mono-amine oxydase) agissent sur les centres nerveux du cerveau par l'intermédiaire des neuromédiateurs sérotonine et noradrénaline en régulant leurs activités. Le Marsilid est un antidépresseur stimulant, qui possède une efficacité supérieure aux imipraminiques dans les états dépressifs majeurs, sans en avoir la toxicité cardiaque, mais de maniement délicat à cause de ses effets secondaires. Il est réservé aux échecs thérapeutiques ou dans certaines dépressions.

Précautions/Interactions :

Une surveillance attentive est nécessaire en cas de maladie épileptique. Les fonctions hépatique et rénale, ainsi que la tension artérielle seront surveillées régulièrement.
Les aliments riches en certains acides aminés (tyramine et tryptophane) sont déconseillés : fromages vieillis et aliments qui en contiennent

(pizza, lasagne, fondue), poissons fumés, bière et vin rouge, levures, soupes en sachet ou en boîte, viandes vieillies ou fermentées (gibier, charcuterie), choucroute, légumes et fruits trop mûrs, chocolat, ginseng.
L'alcool, les anesthésiques locaux et volatils halogénés, les morphiniques, les autres antidépresseurs, le sumatriptan, la carbamazépine, le dextrométhorphane, les anorexigènes, le guanéthidine, l'heptaminol, l'indoramine, la lévodopa, la méquitazine, le midodrine, la raubasine, les réserpiniques et les sympathomimétiques indirects (amphétaminiques, éphédrine) sont contre-indiqués. L'oxitriptan, la rilménidine, les sulfamides hypoglycémiants, la midodrine, le dantrolène, les fibrates, le kétoconazole sont déconseillés. La dopamine, la procarbazine et les dépresseurs du système nerveux central sont utilisés avec précaution.

Posologie :
Adulte : 50 à 150 mg/j. en 2 prises le matin puis 25 à 50 mg/j. ou tous les 2 j.
Grossesse : non
Allaitement : non

Effets secondaires :
Des insomnies, des éblouissements, des maux de tête, des vertiges, des sueurs, un état d'euphorie ou d'excitation peuvent apparaître. Des hypotensions artérielles entraînant parfois des syncopes imposent une diminution voire un arrêt du traitement. Des atteintes nerveuses (polynévrites), des convulsions et des hépatites parfois sévères ont été rapportées.

Contre-indications :
Un antécédent de toxicité avec ce médicament, une hypertension artérielle, un phéochromocytome, une maladie hépatique, les personnes âgées, les antécédents d'accidents vasculaires cérébraux, certaines maladies psychiatriques sont des contre-indications absolues à la prise de cet antidépresseur.

Délai d'action :
Le délai d'action de cet antidépresseur varie de 7 jours à 3 semaines après la mise en route du traitement.

En cas d'oubli :
Reprendre les comprimés sans dépasser la dose quotidienne.

Signes de surdosage :
L'intoxication aiguë au Marsilid nécessite une hospitalisation en urgence pour faire un lavage gastrique et mettre le patient sous surveillance car une agitation, une fièvre, des sueurs, une augmentation du rythme cardiaque, une chute de la tension artérielle ou des convulsions peuvent survenir.

> **Bon à savoir**
> Malgré son efficacité, Marsilid est peu utilisé en raison des nombreuses interdictions alimentaires qu'il exige, et de l'importance des interactions médicamenteuses. Son usage est réservé à des traitements spécifiques, en cas d'échec d'autres traitements antidépresseurs et dans tous les cas sous la surveillance d'un spécialiste.

MAXALT
Antimigraineux

65 %
Prix : 6,51 € - 2 lyophilisats (5 ou 10 mg)
18,44 € - 6 comprimés
Équivalents ou génériques : Aucun
Laboratoire : Merck Sharp & Dohme
DCI : *rizatriptan*
Présentations/Composition : Cp. : 5 ou 10 mg de rizatriptan

Indications : *Migraine*
Maxalt est indiqué dans le traitement des maux de tête et de la migraine.

Précautions/Interactions :
La dose habituelle du traitement est d'un comprimé à 10 mg, à renouveler éventuellement 2 heures plus tard. Maxalt soulage la douleur, la photophobie et les nausées en moyenne en une demi-heure.
En cas d'insuffisance rénale ou hépatique, ou en cas de traitement par un bêtabloquant (propanolol), la posologie doit être de 5 mg.
Maxalt n'est pas indiqué dans les migraines dites basilaires et hémiplégiques.
Maxalt doit être utilisé avec précaution en cas d'hypertension artérielle légère, de diabète et de tabagisme, ainsi que chez l'homme de plus de 40 ans, en raison de l'augmentation du risque de maladie vasculaire.
Maxalt n'est pas un médicament préventif de la crise de migraine.

Posologie :
Adulte > 18 ans : 10 mg au moment de la crise
Grossesse : non

Allaitement : non

Effets secondaires :
Maxalt peut être responsable de somnolence, étourdissements, fatigue, bouffées de chaleur, saignements de nez, sensation d'oppression thoracique et d'œdème périphérique.

Contre-indications :
Maxalt est contre-indiqué en cas d'hypersensibilité au produit ou à ses excipients et en cas de traitement par IMAO, ergotamine, alcaloïde de l'ergot de seigle, methysergide, sumatriptan. Il est également contre-indiqué en cas d'insuffisance rénale ou hépatique sévère, d'antécédents d'accident vasculaire cérébral, d'hypertension artérielle non contrôlée, de maladie coronarienne et de toute maladie vasculaire ischémique.

Bon à savoir
L'administration avec des aliments retarde d'une heure l'absorption du médicament et par conséquent son action sur la migraine.

MAXILASE
Anti-inflammatoires

 NR

Prix : 4,40 € - 24 comprimés
Équivalents ou génériques : *Alpha-amylase Téva*, Megamylase
Laboratoire : Sanofi-Synthélabo
DCI : *alpha-amylase*
Présentations/Composition : Cp. : 3000 U d'alpha-amylase
Flacon Sir. enfant : 125 ml contenant 1 000 U c. à c.

Indications : *Rhinopharyngite*
Maxilase est indiqué dans le traitement d'appoint des inflammations de la gorge.

Précautions/Interactions :
Maxilase soulage les symptômes liés à l'inflammation et à l'irritation de la gorge, mais ne se substitue pas à un traitement antibiotique en cas d'infection de la gorge. En cas d'apparition de fièvre, il est préférable de consulter un médecin.
Maxilase est réservé à l'adulte. Pour l'enfant utiliser la forme sirop.

Posologie :
Adulte : 1 Cp. 3 fois/j.
Enfant : 1 à 2 c. à c. 3 fois/j.

Grossesse : non
Allaitement : non

Contre-indications :
Maxilase est contre-indiqué en cas d'hypersensibilité à l'alpha-amylase.

Bon à savoir
Avaler les comprimés avec un verre d'eau, sans les croquer.

MEGACE
Anticancéreux

100 %

Prix : 83,05 € - 30 comprimés
Équivalents ou génériques : Aucun
Laboratoire : Bristol-Myers Squibb
DCI : *mégestrol*
Présentations/Composition : Cp. : 160 mg de mégestrol

Indications : *Cancer du sein*
Megace est indiqué dans le traitement palliatif des cancers du sein, mais ne se substitue pas aux autres traitements (chimiothérapie, radiothérapie, chirurgie).

Précautions/Interactions :
Megace doit être utilisé avec précautions en cas d'antécédent de thrombose veineuse ou d'embolie.

Posologie :
Adulte : 1 Cp./j.
Grossesse : non
Allaitement : non

Effets secondaires :
Megace peut provoquer une prise de poids, due à l'augmentation de l'appétit. Il peut aussi être responsable de nausées, vomissements, œdèmes, hémorragies génitales, douleurs des seins.

Contre-indications :
Megace est contre-indiqué pendant la grossesse, il convient donc de s'assurer de l'absence de grossesse avant le début du traitement.

MÉLADININE
Traitements du psoriasis

65 %

Prix : 3,33 € - 30 comprimés (10 mg)

Melaxose

2,87 € - flacon (24 ml) solution faible
3,37 € - flacon (24 ml) solution forte
Équivalents ou génériques : Psoraderm-5
Laboratoire : DB
DCI : *méthoxsalène*
Présentations/Composition : Cp. : 10 mg ;
Sol. pour Applic. Loc. : 0,1 % (faible) ; 0,75 % (forte)

Indications : *Psoriasis, Vitiligo, Pelade, Mycosis*
Ce médicament s'utilise lors de la PUVAthérapie qui consiste à associer une irradiation par UVA (rayons ultraviolet A) à la prise orale ou à l'application cutanée de psoralènes. Ce traitement photodynamise la peau et diminue les lésions cutanées dans certains psoriasis étendus, les psoriasis des mains et des pieds et d'autres maladies cutanées comme le mycosis fongoïde, les pelades, le lychen plan et certaines tumeurs (lymphome cutané).

Précautions/Interactions :
Les femmes en âge de procréer doivent utiliser une contraception efficace pendant la durée du traitement.
Une surveillance de la peau et des yeux par un spécialiste est conseillée à long terme pour dépister une cataracte, un vieillissement prématuré de la peau ou un cancer cutané.
Les durées d'exposition aux UV doivent être progressives et le port de lunettes noires efficaces contre les UVA est nécessaire pendant et après les séances (24 heures environ). Il est conseillé d'éviter de s'exposer au soleil en dehors des séances d'UV et de se protéger avec des écrans totaux pour éviter de graves brûlures.
Les médicaments photosensibilisants (provoquant des réactions à la lumière) ne doivent pas être utilisés pendant le traitement : amiodarone, phénothiazines, quinolones, sulfamides, tétracyclines.

Posologie :
Adulte
Traitement oral : 2 à 4 Cp. en moyenne et jusqu'à 6 Cp. maxi 2 heures avant la séance de PUVAthérapie
Traitement local : appliquer la Sol. avant la séance de PUVAthérapie
Grossesse : non
Allaitement : non

Effets secondaires :
Les nausées, les vomissements, les sécheresses de la peau, les augmentations de pilosité sont fréquents lors des prises orales de Méladinine. Il existe un risque de brûlures cutanées et de vieillissement cutané précoce en cas de traitement prolongé. Des opacifications du cristallin (cataracte) peuvent survenir en cas de mauvaise protection oculaire. Un risque de cancer cutané existe en cas de dépassement des doses recommandées.

Contre-indications :
Les personnes à peau trop claire, souffrant d'hypertension artérielle, d'insuffisance cardiaque, hépatique ou rénale, atteintes de lupus, de cataracte ou d'état précancéreux de la peau ne doivent absolument pas suivre le traitement.

Délai d'action :
Les comprimés ou les applications locales entraînent une photosensibilisation maximale entre 2 et 4 heures après la prise, qui disparaît en 6 à 12 heures.

Bon à savoir
Le traitement se déroule en 3 séances par semaine pendant 6 à 10 semaines puis 1 séance par semaine pendant 2 mois. Le résultat est bon dans 80 à 90 % des cas mais avec parfois des rechutes à l'arrêt du traitement. Les nausées, les brûlures d'estomac ou les inconforts abdominaux peuvent être améliorés en prenant les comprimés avec des aliments et notamment avec du lait. La solution forte ne sera utilisée qu'après 3 à 4 semaines de traitement avec la solution faible et uniquement en cas de bonne tolérance du traitement.

MELAXOSE
Laxatifs

30 %
Prix : 5,10 € - pot 150 g
Équivalents ou génériques : Transulose
Laboratoire : Biocodex
DCI : *lactulose, vaseline, paraffine*
Présentations/Composition : Gelée orale : 35 g de lactulose, 21,45 g de vaseline, 42,91 g de paraffine pour 100 g de gelée

Indications : *Constipation*
Melaxose est indiqué pour le traitement symptomatique de la constipation de l'adulte.

Précautions/Interactions :
La posologie habituelle est de 2 à 3 cuillerées à café en début de traitement puis diminuer jusqu'à une cuillerée à café par jour.
Diminuer la dose en cas d'apparition de diarrhées.
Ce traitement doit être considéré comme un complément du traitement de fond de la constipation qui repose sur l'activité physique et la rééducation alimentaire.
L'utilisation prolongée de ce médicament peut provoquer un trouble de l'absorption des vitamines liposolubles (vitamines A, D, E, K).
Il doit être utilisé avec précaution chez les personnes confinées au lit ou présentant des troubles de la déglutition en raison du risque de passage dans les bronches et de pneumopathie, ainsi que chez les personnes présentant des troubles hydroélectriques du fait d'une insuffisance rénale ou d'un traitement par les diurétiques.

Posologie :
Adulte : 2 à 3 c. à c./j.
Enfant < 12 ans : non
Grossesse : non
Allaitement : oui

Effets secondaires :
Ce médicament, du fait de la présence de paraffine, peut provoquer un suintement anal et une irritation anale. Il est responsable de ballonnement intestinal, flatulence, prurit, douleur anale, nécessitant une diminution de la posologie.

Contre-indications :
Ce médicament est contre-indiqué en cas d'hypersensibilité au lactulose ou à la paraffine, en cas de maladies intestinales inflammatoires comme la maladie de Crohn, et dans tous les cas de symptômes digestifs pouvant évoquer une occlusion intestinale ou une perforation digestive.

MÉLIANE
Contraceptifs

NR
Prix : Libre
Équivalents ou génériques : Efezial, Felixita, <u>Gestodène-Éthinylestradiol Arrow</u>, <u>Gestodène-Éthinylestradiol Biogaran</u>, <u>Gestodène-Éthinylestradiol EG</u>, <u>Gestodène-Éthinylestradiol Ratiopharm</u>, <u>Gestodène-Éthinylestradiol Sandoz</u>, <u>Gestodène-Éthinylestradiol Téva</u>, <u>Gestodène-Éthinylestradiol Winthrop</u>, Harmonet, Moneva, Tri-Minulet, Minulet, Phaeva
Laboratoire : Schering
DCI : *gestodène, éthinylestradiol*
Présentations/Composition : Cp. : 0,075 mg de gestodène et 0,02 mg d'éthinylestradiol
Indications : *Contraception orale*
Méliane est un contraceptif estroprogestatif minidosé utilisé pour la contraception orale.

Précautions/Interactions :
Au contraire des pilules de première génération, normodosées – qui peuvent être prises à n'importe quelle heure de la journée – les minipilules doivent être prises tous les jours à heure fixe.
La prise de Méliane exige de faire un examen clinique, un bilan avec dosage du sucre et des graisses dans le sang, frottis cervical, mammographie.
Méliane doit être arrêté en cas de survenue d'effets secondaires. Selon leur importance, il faut changer de pilule ou choisir un autre moyen de contraception (préservatif, stérilet).
La survenue de maux de tête inhabituels, d'une élévation de la tension artérielle ou de troubles oculaires nécessite d'arrêter la prise de Méliane.
En cas de vomissements, il est prudent de reprendre un comprimé pour s'assurer de la couverture contraceptive.
Il n'y a aucune raison d'utiliser Méliane pendant la grossesse, mais si la prise a été prolongée pendant les premières semaines de grossesse il n'y a aucun risque pour l'enfant ni pour la mère.
Méliane est déconseillé avec les anticonvulsivants, griséofulvine, rifabutine, rifampicine.
En cas d'intervention chirurgicale il est préférable d'interrompre la pilule un mois avant la date prévue.
La prise de la pilule est fortement déconseillée chez les femmes de plus de 40 ans, en cas d'obésité ou de tabagisme important.

Posologie :
Adulte : 1 Cp./j. pendant 21 j. puis arrêt 7 j.

Effets secondaires :
Méliane provoque fréquemment nausées, prise de poids, maux de tête, douleurs des seins, irritabilité, symptômes dépressifs, jambes lourdes, acné, séborrhée, saignements

intermenstruels ou absence de règles, candidose vaginale, diminution de libido, irritation oculaire par les lentilles de contact, sans que ces symptômes nécessitent une interruption du traitement. Il provoque aussi hypertension artérielle, accidents vasculaires cérébraux, ictères, hypercholestérolémies ou hypertriglycéridémies, diabète, tumeurs mammaires, qui nécessitent toujours l'arrêt du traitement. Méliane est souvent responsable d'une augmentation du risque de calculs biliaires. Après l'arrêt de la pilule, une période d'absence de règles de quelques mois est possible, nécessitant de faire un bilan clinique et biologique en cas de persistance.

Contre-indications :
Méliane est contre-indiqué en cas d'antécédents de cancer du sein et de maladies thromboemboliques, hypertension artérielle, maladies des coronaires ou des valves cardiaques, tumeurs de l'utérus, hémorragies génitales inexpliquées, maladie hépatique, insuffisance rénale, migraines importantes.

En cas d'oubli :
En cas d'oubli de moins d'une journée, prendre immédiatement le comprimé oublié. En cas d'oubli prolongé il est préférable d'arrêter le traitement ou de le continuer en utilisant un autre moyen de contraception (préservatif) jusqu'aux règles suivantes.

Bon à savoir
Méliane est un contraceptif efficace présentant peu de risques, à condition de respecter les règles de sécurité. Les accidents vasculaires dus à la pilule sont favorisés par le tabagisme, l'obésité et les varices.

MELODIA
Contraceptifs

 NR

Prix : Libre
Équivalents ou génériques : Edenelle, Minesse, Optinesse, Sylviane, *Gestodène-Éthinylestradiol Arrow*, *Gestodène-Éthinylestradiol Biogaran*, *Gestodène-Éthinylestradiol Téva*, *Gestodène-Éthinylestradiol Zen*
Laboratoire : Bayer
DCI : *gestodène, éthinylestradiol*
Présentations/Composition : Cp. : 0,06 mg de gestodène et 0,015 mg d'éthinylestradiol

Indications : *Contraception*
Melodia est indiqué pour la contraception hormonale orale.

Précautions/Interactions :
Ce traitement contraceptif consiste à prendre un comprimé jaune pâle par jour pendant 24 jours puis un comprimé blanc (placebo) durant les 4 jours suivants (total 28 jours). Puis commencer immédiatement la plaquette suivante, sans interruption.
L'hémorragie de privation survient pendant la période des comprimés blancs et peut éventuellement se prolonger pendant le début de la plaquette suivante.
En cas d'oubli de moins de 12 heures, prendre immédiatement le comprimé oublié. En cas d'oubli de plus de 12 heures, prendre le comprimé ou 2 comprimés si nécessaire et utiliser parallèlement une autre méthode contraceptive (préservatifs) pendant 7 jours.
Arrêter le traitement en cas de découverte d'une grossesse.

Posologie :
Adulte : 1 Cp./j.
Enfant : non
Grossesse : non
Allaitement : non

Effets secondaires :
Les estroprogestatifs sont responsables de nombreux effets indésirables dont les plus fréquents sont les problèmes mammaires (tension, mastodynies) et les syndromes prémenstruels, les leucorrhées et vaginites. Les saignements intermenstruels ou les aménorrhées peuvent être fréquentes en début de traitement et doivent rechercher une cause possible en cas de persistance. Le traitement peut diminuer la libido, être responsable de maux de tête, dépression, nausées, vomissements et, parfois, de troubles cutanés comme l'acné.

Contre-indications :
Melodia, comme tous les estroprogestatifs, est contre-indiqué en cas de maladie cardiovasculaire ou thromboembolique (thrombophlébite, embolie pulmonaire), de diabète avec complications, de troubles de la coagulation, de maladie vasculaire cérébrale, de troubles du rythme cardiaque avéré, d'hypertension artérielle, de cancers du sein, de l'utérus ou du foie, d'insuffisance hépatique sévère, de tumeur cérébrale (adénome de l'hypophyse,

prolactinome), d'hémorragie génitale inexpliquée, de pancréatite, de lupus érythémateux disséminé.

MENCEVAX
Vaccin méningococcique

 NR

Prix : Libre
Équivalents ou génériques : Menveo
Laboratoire : GlaxoSmithKline
DCI : *neisseria meningitidis*
Présentations/Composition : Flacon de 0,5 ml : 50 μg de neisseria mening des groupes A, C, W135 et Y.

Indications : *Méningite à méningocoque*
Ce vaccin est indiqué dans l'immunisation active des adultes, adolescents et enfants de plus de 2 ans contre la maladie méningococcique invasive due aux méningocoques des groupes A, C, W135 et Y.

Précautions/Interactions :
La posologie habituelle est de 1 injection sous-cutanée chez l'adulte, l'enfant et le nourrisson à partir de 2 ans.
En cas d'exposition à un risque accru de maladie méningococcique invasive, la revaccination peut être recommandée.

Posologie :
Adulte : 1 Inj. SC
Enfant < 2 ans : non
Grossesse : oui, si nécessaire
Allaitement : oui, si nécessaire

Effets secondaires :
Mencevax peut être responsable de troubles généraux tels que fatigue, anorexie, douleurs articulaires, fièvre, diarrhée, somnolence, irritation locale au niveau de l'injection.

Contre-indications :
Mencevax est contre-indiqué en cas d'hypersensibilité au produit et à ses excipients, en cas d'infection sévère et de fièvre. Il ne doit pas être administré chez les nouveaux-nés ni chez les enfants de moins de 2 ans.

MENINGITEC
Vaccin méningococcique

65 %
Prix : 24,15 € - seringue préremplie

Équivalents ou génériques : Neisvac
Laboratoire : Wyeth
DCI : *neisseria meningitidis, corynebacterium diphtheriae*
Présentations/Composition : Seringue préremplie de 0,5 ml : 10 μg de neisseria mening C11 et 15 μg de corynebacterium diphtheriae CRM197

Indications : *Infection à neisseria meningitidis*
Ce vaccin est indiqué dans l'immunisation active des nourrissons à partir de l'âge de 2 mois, des enfants, des adolescents et des adultes, pour la prévention des maladies invasives dues à neisseria meningitidis du sérogroupe C.

Précautions/Interactions :
Ce vaccin doit être utilisé chez le nourrisson de 2 à 12 mois par voie intramusculaire.
Le schéma vaccinal est de 2 injections, avec un intervalle de 2 mois entre les injections.
Chez les enfants et les adultes, la posologie est de 1 dose, sans nécessité de rappel.
Meningitec peut être administré simultanément à d'autres vaccins, mais à un point d'injection différent.

Posologie :
Adulte : 1 Inj. IM
Enfant < 1 an : oui
Grossesse : oui, si nécessaire
Allaitement : oui, si nécessaire

Effets secondaires :
Meningitec peut être responsable de troubles généraux tels que fatigue, pleurs inhabituels, anorexie, douleurs articulaires, fièvre, diarrhée, somnolence, irritation locale au niveau du point d'injection.

Contre-indications :
Ce vaccin n'est pas indiqué pour prévenir la diphtérie, maladie contre laquelle doit être utilisé le vaccin antidiphtérique. Meningitec est contre-indiqué en cas d'hypersensibilité au produit et à ses excipients, en cas d'infection sévère et de fièvre.

MENVEO
Vaccins meningococciques

 NR

Prix : Libre
Équivalents ou génériques : Mencevax
Laboratoire : Novartis

DCI : *neisseria meningitidis, corynebacterium diphtheriae*
Présentations/Composition : Flacon 0,5 ml : 10 µg de n. mening. A et 5 µg de n. mening. C, Y, W 135

Indications : *Méningite à méningocoque*
Menveo est indiqué pour la prévention des méningites à neisseria meningitidis chez l'adulte, l'adolescent et l'enfant à partir de 2 ans.

Précautions/Interactions :
Ce vaccin est administré sous forme d'une injection unique.
La nécessité d'une dose de rappel n'a pas encore été déterminée.
Ce vaccin est administré exclusivement par voie intramusculaire, de préférence dans l'épaule.

Posologie :
Adulte : 1 administration
Grossesse : oui, si nécessaire
Allaitement : non

Effets secondaires :
Menveo peut être responsable de maux de tête, troubles du sommeil (somnolence), nausées, vomissements, diarrhées, fatigue, irritabilité, syndrome pseudo-grippal (fièvre, frissons).

Contre-indications :
Menveo est contre-indiqué en cas de réaction allergique au produit ou à ses excipients.

MERCALM
Antiémétiques

NR
Prix : Libre
Équivalents ou génériques : Aucun
Laboratoire : Phygiène
DCI : *dimenhydrinate, caféine*
Présentations/Composition : Cp. : 50 mg de dimenhydrinate et 10 mg de caféine (boîte 15 Cp.)

Indications : *Nausée, Mal des transports*
Mercalm est indiqué pour le traitement des nausées et des vomissements provoqués par les transports (mal de mer, avion, voiture).

Précautions/Interactions :
Appartenant à la classe des antihistaminiques, Mercalm est efficace sur le vomissement et les vertiges.
L'utilisation de Mercalm est déconseillée avec l'alcool et la plupart des médicaments agissant sur le système nerveux (antidépresseurs, anxiolytiques).
Mercalm est déconseillé aux asthmatiques.

Posologie :
Adulte : 1 à 2 Cp./8 h, maxi 8 Cp./j.
Enfant
2 à 5 ans : 1/2 Cp./8 h, maxi 1 Cp./j.
5 à 15 ans : 1/2 à 1 Cp./8 h, maxi 3 Cp./j.
Grossesse : non
Allaitement : non

Effets secondaires :
Mercalm provoque une somnolence, une sécheresse de la bouche et du nez, une constipation, parfois des troubles de la vue et des troubles neurologiques chez les sujets âgés.

Contre-indications :
Mercalm est contre-indiqué en cas de glaucome et d'hypertrophie de la prostate.

Délai d'action :
Mercalm est efficace quelques minutes après administration.

Signes de surdosage :
À forte dose, Mercalm peut provoquer des convulsions et des hallucinations, nécessitant parfois un traitement anticonvulsivant.

> **Bon à savoir**
> Prendre le traitement 1/2 heure avant le départ et renouveler le traitement 8 heures plus tard si nécessaire.

MERCILON
Contraceptifs

NR
Prix : Libre
Équivalents ou génériques : Varnoline, *Désogestrel-Éthinylestradiol Biogaran*
Laboratoire : Organon
DCI : *désogestrel, éthinylestradiol*
Présentations/Composition : Cp. : 0,15 mg de désogestrel et 0,02 mg d'éthinylestradiol

Indications : *Contraception orale*
Mercilon est un contraceptif estroprogestatif minidosé utilisé pour la contraception orale.

Précautions/Interactions :
Au contraire des pilules de première génération, normodosées – qui peuvent être prises à

n'importe quelle heure de la journée – les minipilules doivent être prises tous les jours à heure fixe.
La prise de Mercilon exige de faire un examen clinique, un bilan avec dosage du sucre et des graisses dans le sang, frottis cervical, mammographie.
Mercilon doit être arrêté en cas de survenue d'effets secondaires. Selon leur importance, il faut changer de pilule ou choisir un autre moyen de contraception (préservatif, stérilet).
La survenue de maux de tête inhabituels, d'une élévation de la tension artérielle ou de troubles oculaires nécessite d'arrêter la prise de Mercilon.
En cas de vomissements, il est prudent de reprendre un comprimé pour s'assurer de la couverture contraceptive.
Il n'y a aucune raison d'utiliser Mercilon pendant la grossesse, mais si la prise a été prolongée pendant les premières semaines de grossesse, il n'y a aucun risque pour l'enfant ni pour la mère.
Mercilon est contre-indiqué avec ritonavir et est déconseillé avec les anticonvulsivants, griséofulvine, rifabutine, rifampicine.
En cas d'intervention chirurgicale il est préférable d'interrompre la pilule 1 mois avant la date prévue.
La prise de la pilule est fortement déconseillée chez les femmes de plus de 40 ans, en cas d'obésité ou de tabagisme important.

Posologie :
Adulte : 1 Cp./j. pendant 21 j. puis arrêt 7 j.

Effets secondaires :
Mercilon provoque fréquemment nausées, prise de poids, maux de tête, douleurs des seins, irritabilité, symptômes dépressifs, jambes lourdes, acné, séborrhée, saignements intermenstruels ou absence de règles, candidose vaginale, diminution de libido, irritation oculaire par les lentilles de contact, sans que ces symptômes nécessitent une interruption du traitement. Il provoque aussi hypertension artérielle, accidents vasculaires cérébraux, ictères, hypercholestérolémies ou hypertriglycéridémies, diabète, tumeurs mammaires, qui nécessitent toujours l'arrêt du traitement. Mercilon est souvent responsable d'une augmentation du risque de calculs biliaires. Après l'arrêt de la pilule, une période d'absence de règles de quelques mois est possible, nécessitant de faire un bilan clinique et biologique en cas de persistance.

Contre-indications :
Mercilon est contre-indiqué en cas d'antécédents de cancer du sein et de maladies thromboemboliques, hypertension artérielle, maladies des coronaires ou des valves cardiaques, tumeurs de l'utérus, hémorragies génitales inexpliquées, maladie hépatique, insuffisance rénale, migraines importantes.

En cas d'oubli :
En cas d'oubli de moins d'une journée, prendre immédiatement le comprimé oublié. En cas d'oubli prolongé, il est préférable d'arrêter le traitement ou de le continuer en utilisant un autre moyen de contraception (préservatif) jusqu'aux règles suivantes.

> **Bon à savoir**
> Mercilon est un contraceptif efficace présentant peu de risques, à condition de respecter les règles de sécurité. Les accidents vasculaires dus à la pilule sont favorisés par le tabagisme, l'obésité et les varices.

MERCRYL
Antiseptiques

NR
Prix : Libre
Équivalents ou génériques : Biseptinescrub, Dermobacter
Laboratoire : Menarini
DCI : *mercurobutol, sulfate de lauryle et de sodium*
Présentations/Composition : Sol. moussante pour Applic. Loc. : flacon de 300 ml et 1 l

Indications : *Désinfection cutanée*
Cet antiseptique à base de mercure est proposé dans la désinfection de la peau, notamment lorsqu'il existe des plaies superficielles, ainsi que dans la désinfection des muqueuses, particulièrement en gynécologie.

Précautions/Interactions :
Un passage de mercure dans l'organisme est théoriquement possible en cas de traitement prolongé et répété, notamment sur de grandes surfaces, sur une peau très abîmée, sous un pansement ou chez un enfant en bas âge. Cependant, on n'a jamais rapporté de tels cas, étant donné la faible teneur en mercure de cet antiseptique.
Ne pas utiliser successivement plusieurs antiseptiques différents.

Meronem

Posologie :
Adulte et enfant : plusieurs Applic./j.
Grossesse : non
Allaitement : non

Effets secondaires :
Une allergie, notamment un eczéma peut survenir.

Contre-indications :
Cet antiseptique est déconseillé en cas d'allergie à l'un des constituants.

> **Bon à savoir**
> Si la désinfection est réalisée avec du produit pur, il faut alors rincer à l'eau stérile la zone traitée. La solution peut être utilisée diluée au 1/10e et l'on dilue 5 bouchons doseurs pour 1 litre d'eau stérile. Le flacon est conservé à l'abri de la lumière.

MERONEM
Antibiotiques

Prix : 337,26 € - 10 flacons verre
Équivalents ou génériques : *Meropénème Kabi, Meropénème PAN*
Laboratoire : Astra Zeneca
DCI : *meropénème trihydrate*
Présentations/Composition : flacon : 1 g de meropénème

Indications : *Infections des voies respiratoires*
Meronem est indiqué pour le traitement des infections respiratoires sévères, en particulier en cas de mucoviscidose.

Précautions/Interactions :
La posologie habituelle est de 500 mg par voie intraveineuse toutes les 8 heures.
En cas d'infection à Pseudomonas aeruginosa, un second antibiotique est nécessaire, en complément du traitement avec Meronem.
Aucun ajustement des doses n'est nécessaire en cas d'insuffisance hépatique. En cas d'insuffisance rénale, la posologie doit être adaptée en fonction de la clairance de la créatinine.
Meronem doit être associé avec prudence à un traitement antiépileptique composé de valpromide ou d'acide valproïque, car il peut diminuer les concentrations sanguines de ces médicaments et provoquer ainsi une crise d'épilepsie.

Meronem ne peut pas être mélangé à d'autres médicaments.

Posologie :
Adulte : 1,5 à 6 g/j. en 3 administrations IV
Grossesse : non
Allaitement : non

Effets secondaires :
Meronem peut être responsable d'adénopathies, troubles rhumatismaux, digestifs, cérébraux (hallucinations, vertiges), infectieux (candidoses), éruptions cutanées (eczéma, érythème), fièvre et réactions allergiques.

Contre-indications :
La survenue de toute manifestation allergique impose l'arrêt du traitement et la mise en place d'un traitement adapté.

MESTACINE
Antibiotiques

65 %

Prix : 4,81 € - 6 comprimés
Équivalents ou génériques : *Minocycline Biogaran*
Laboratoire : Medi-Farma
DCI : *minocycline*
Présentations/Composition : Cp. : 100 mg de minocycline

Indications : *Infections*
Mestacine est indiqué pour le traitement des infections suivantes : brucellose, cholera, pasteurellose, infection pulmonaire à chlamydiae, à mycoplasma, à haemophilus influenzae, bronchites chroniques, infections génitales, urinaires ou ophtalmologiques à chlamydiae ou mycoplasma, rickettsiose, infection à coxiella burnetii, leptospirose, maladie de Lyme, infections à spirochètes, syphilis, acné, gonococcie.

Précautions/Interactions :
La posologie habituelle est de 100 à 200 mg par jour en 2 prises pour la plupart des maladies infectieuses.
Pour le traitement de l'acné la posologie est de 100 mg par jour pendant 10 à 15 jours, puis de 50 mg par jour (ou 100 mg tous les 2 jours).

Posologie :
Adulte : 1 à 2 Cp./j.
Enfant < 8 ans : non
Grossesse : non
Allaitement : non

Effets secondaires :
La minocycline peut être responsable d'une hypertension intracrânienne transitoire, avec vertiges, maux de tête, troubles de la vision. Elle peut également être responsable de réactions allergiques cutanées, de douleurs musculaires et de troubles digestifs (nausées, vomissements, diarrhées, dysphagies, pancréatites).

Contre-indications :
Ce médicament est contre-indiqué en cas d'hypersensibilité à la minocycline et aux autres antibiotiques de la famille des tétracyclines, en cas d'insuffisance hépatique sévère et lorsque le traitement comporte d'autres médicaments qui peuvent être toxiques pour le foie. Il doit être évité pendant toute la phase du développement dentaire, à partir du quatrième mois de grossesse et chez les enfants de moins de 8 ans, car les médicaments de la classe des tétracyclines peuvent colorer en jaune l'émail dentaire.

MÉTALYSE
Anticoagulants

H

Prix : Usage hospitalier
Équivalents ou génériques : Aucun
Laboratoire : Boehringer Ingelheim
DCI : *ténectéplase*
Présentations/Composition : Flacon : 10000 UI/10 ml Poud. et Sol. Inj.

Indications : *Infarctus du myocarde*
Métalyse est indiqué dans le traitement d'urgence de l'infarctus du myocarde, dans les 6 heures suivant l'apparition des premiers symptômes.

Précautions/Interactions :
Métalyse est un traitement indiqué pour la dissolution précoce des caillots sanguins obstruant les artères coronaires lors de l'infarctus du myocarde. Il n'est efficace que lors de la phase initiale du syndrome, et doit pour cette raison être effectué pendant la phase des 6 premières heures suivant les premiers symptômes.
La dose maximale est de 10000 unités (50 mg de ténectéplase), et doit être adaptée en fonction du poids du patient.
L'infarctus du myocarde exige l'instauration la plus précoce possible d'un traitement à l'héparine, pendant au moins 48 heures, en parallèle au traitement éventuel avec Métalyse.
Métalyse ne doit être utilisé qu'une seule fois.
La principale complication est le saignement ou l'hémorragie, y compris au point d'injection ou d'insertion du cathéter. En conséquence, tous les sites de saignement possibles doivent être surveillés au cours des heures suivant l'administration du produit.
En cas de saignement important, le traitement concomitant à l'héparine doit être arrêté, et un antidote (protamine) doit être utilisé si le saignement continue.

Posologie :
Adulte : 1 Inj. de 10000 unités
Enfant : non
Grossesse : non
Allaitement : non

Effets secondaires :
Métalyse peut être responsable d'ecchymoses, saignement de nez, éruptions cutanées, urticaire, fièvre, hémorragie cérébrale, digestive, uro-génitale, troubles digestifs, œdème pulmonaire.

Contre-indications :
Métalyse est contre-indiqué en cas de tumeur cérébrale, anévrisme artériel, syndrome vasculaire cérébral, démence, hypertension artérielle, péricardite, varices œsophagiennes, ulcère gastro-duodénal, pancréatite, syndrome hémorragique, cirrhose, hypertension portale, insuffisance hépatique, rétinopathie diabétique, hémorragie intra-oculaire, et de tout événement pouvant entraîner un risque hémorragique, tel que neurochirurgie ou traumatisme.

METEOSPASMYL
Antispasmodiques

 25 %

Prix : 3,61 € - 20 capsules
Équivalents ou génériques : Aucun
Laboratoire : Mayoly Spindler
DCI : *alvérine, siméthicone*
Présentations/Composition : Caps. : 60 mg de citrate d'alvérine et 300 mg de siméthicone

Indications : *Colopathie*
Météospasmyl est indiqué pour le traitement des manifestations digestives bénignes avec météorisme.

Précautions/Interactions :
La posologie habituelle est de 1 à 3 capsules par jour au début des repas, tant que persistent les symptômes.

Posologie :
Adulte : 1 à 3 Caps./j.
Enfant : non
Grossesse : non
Allaitement : non

Effets secondaires :
Météospasmyl peut être responsable d'éruption cutanée, prurit, nausées et constipation.

Contre-indications :
Météospasmyl est contre-indiqué en cas de réaction allergique au produit ou à ses excipients.

MÉTÉOXANE
Antispasmodiques

 15 %

Prix : 4,17 € - 60 gélules
Équivalents ou génériques : Aucun
Laboratoire : Iprad
DCI : *siméticone, phloroglucinol*
Présentations/Composition : Gél. : 125 mg de siméthicone et 80 mg de phloroglucinol

Indications : *Troubles fonctionnels digestifs, Ballonnement intestinal*
Météoxane est un traitement d'appoint pour les troubles fonctionnels du tube digestif et des voies biliaires, en raison de ses propriétés antispasmodiques et antiflatulentes.

Précautions/Interactions :
Météoxane est un médicament réservé à l'adulte.
Ne pas utiliser sur de longues périodes sans avis médical.
Météoxane peut être utilisé en cas de glaucome ou d'hypertrophie de la prostate.

Posologie :
Adulte : 2 Gél. 3 fois/j.
Grossesse : non au cours du 1er trimestre
Allaitement : non

Effets secondaires :
Météoxane peut provoquer, très rarement, des réactions allergiques.

Contre-indications :
Météoxane est contre-indiqué en cas d'hypersensibilité au siméticone ou au phloroglucinol.

Délai d'action :
Météoxane est actif en 1 heure.

> **Bon à savoir**
> Avaler les comprimés avec un peu d'eau avant les repas ou au moment des douleurs intestinales. Ce médicament peut être prescrit par les sages-femmes.

MÉTHADONE
Traitements dépendance aux opiacés

65 %

Prix : 0,78 € - sirop en unidoses (5 mg/3,75 ml)
0,90 € - sirop en unidoses (10 mg/7,5 ml)
1,14 € - sirop en unidoses (20 mg/15 ml)
1,27 € - sirop en unidoses (40 mg/15 ml)
1,39 € - sirop en unidoses (60 mg/15 ml)
Équivalents ou génériques : Méthadone AP-HP
Laboratoire : Mayoly-Spindler
DCI : *méthadone chlorhydrate*
Présentations/Composition : Sir. : 5, 10, 20, 40 et 60 mg de méthadone chlorhydrate par récipient unidose de sirop

Indications : *Traitement substitutif des opiacés*
La méthadone est délivrée, après des tentatives de sevrage qui ont échoué, à une personne dépendante d'un produit opiacé, l'héroïne en général, et qui a décidé de se sevrer. Cette prescription s'inscrit dans une prise en charge médicale, sociale et psychologique globale et s'adresse à des adultes ou des adolescents volontaires. La prescription et le suivi thérapeutique sont effectués initialement et quotidiennement par un centre spécialisé et peuvent se poursuivre chez un médecin généraliste.

Précautions/Interactions :
La Méthadone est délivrée avec précautions chez les personnes présentant de l'asthme, une insuffisance respiratoire, rénale, hépatique ou surrénalienne, une hypothyroïdie, une hypertrophie de la prostate ou un diabète.
Ce médicament positive les tests pratiqués lors des contrôles antidopage.
Des examens urinaires sont pratiqués régulièrement pour dépister la prise éventuelle d'autres opiacés.

En cas d'arrêt du traitement, la diminution des doses se fait par paliers progressifs de 5 à 10 mg par semaine.
L'alcool, les autres morphiniques, les antidépresseurs IMAO sont déconseillés et il faut associer avec précautions la fluoxétine, la cimétidine, la rifampicine, la phénytoïne, les acidifiants et les alcalinisants urinaires.

Posologie :
Adulte : 20 à 30 mg/j. en 1 prise puis 40 à 60 mg/j. en 1 prise (jusqu'à 120 mg/j.)
Grossesse : après avis médical
Allaitement : non

Effets secondaires :
En début de traitement, une euphorie, une somnolence, des vertiges, des nausées, des vomissements, de la constipation, une hypersudation, des difficultés à uriner et des œdèmes peuvent apparaître. En phase d'entretien, les effets secondaires les plus fréquents sont la constipation, l'hypersudation et les nausées. Une personne non dépendante aux opiacés risque une dépression respiratoire, une chute de la tension artérielle, un arrêt respiratoire et cardiaque après une prise de Méthadone.

Contre-indications :
Les enfants, les personnes souffrant d'insuffisance respiratoire ou allergiques à la Méthadone ne peuvent suivre ce traitement.

Délai d'action :
La dose optimale est recherchée en augmentant progressivement chaque semaine la posologie par paliers de 5 à 10 mg et le traitement n'est stabilisé qu'après quelques semaines.

En cas d'oubli :
Prendre la dose quotidienne sans dépasser la posologie prescrite.

Signes de surdosage :
Le surdosage en Méthadone entraîne une contraction des pupilles, des difficultés respiratoires avec œdème pulmonaire, de la somnolence voire un coma avec chute de la tension artérielle et arrêt respiratoire. Une hospitalisation d'urgence est nécessaire pour surveillance médicale et pour administrer l'antidote, la naloxone.

> **Bon à savoir**
> La prise en charge, la prescription et la délivrance de la Méthadone sont réalisées initialement en centre spécialisé. Lorsque la posologie est stabilisée, un médecin généraliste peut prendre le relais et la méthadone est délivrée par une pharmacie pour une durée ne pouvant excéder 7 jours.

MÉTHERGIN
Ocytociques

30 % ; (Amp.) 65 %
Prix : 3,28 € - 20 comprimés (0,125 mg)
3,14 € - solution buvable (0,25 mg)
2,04 € - 3 ampoules injectables (0,2 mg)
Équivalents ou génériques : Aucun
Laboratoire : Novartis
DCI : *méthylergométrine*
Présentations/Composition : Cp. : 0,125 mg ; Sol. Buv. : 0,25 mg/ml ; Sol. Inj. : 0,2 mg/1 ml

Indications : *Hémorragie de la délivrance, Hémorragie du retour de couches, Hémorragie après avortement*
Méthergin est un dérivé de l'ergot de seigle (parasite de la céréale) qui augmente le tonus des fibres musculaires de l'utérus et évite ainsi les hémorragies fréquentes de la délivrance ou des avortements. Méthergin est également utilisé pour des tests cardiologiques, afin de vérifier le tonus des artères lors de certaines angines de poitrine.

Précautions/Interactions :
Méthergin injectable ne peut être utilisé qu'à l'hôpital, dans des conditions strictes de surveillance du pouls et de la tension artérielle. Le traitement est fait sous forme d'injections intramusculaires, éventuellement continué par la prise de comprimés.
Méthergin doit être utilisé avec prudence en cas d'angine de poitrine, d'hypertension artérielle, de maladie cardiaque ou de troubles du rythme. Son association est déconseillée avec la bromocriptine, les autres dérivés de l'ergot de seigle (ergotamine), ainsi que tous les médicaments pouvant provoquer une vasoconstriction.

Posologie :
Adulte
Obstétrique : 1 Amp. Inj. IM de 1 ml après accouchement puis 1 à 2 Cp. ou 10 à 20 Gttes, 3 fois/j.
Cardiologie : 1 dose unique IV de 0,05 à 0,4 mg
Allaitement : oui, si nécessaire, 3 fois/j. maxi
Grossesse : non

Métopirone

Effets secondaires :
Méthergin provoque hypertension artérielle, accélération ou ralentissement du pouls, troubles liés à la constriction des vaisseaux, éruptions cutanées, maux de tête et troubles digestifs.

Contre-indications :
Méthergin est contre-indiqué en cas d'infarctus du myocarde, de maladie cardiaque grave, d'hypertension artérielle grave, de maladies infectieuses sévères et de grossesse. En cas d'allaitement, Méthergin peut être pris seulement en cas de nécessité absolue.

Signes de surdosage :
Le surdosage de Méthergin provoque nausées, vomissements, hypertension artérielle ou hypotension, vasoconstriction des extrémités, troubles respiratoires, convulsions, coma. Il est parfois nécessaire de faire un lavage gastrique et un traitement à base de vasodilatateurs.

MÉTOPIRONE
Hormones

Prix : Usage hospitalier
Équivalents ou génériques : Aucun
Laboratoire : Novartis
DCI : *métyrapone*
Présentations/Composition : Caps. : 250 mg de métyrapone
Indications : *Syndrome de Cushing*
Métopirone est indiqué dans le cadre du diagnostic de la maladie de Cushing et des insuffisances de production de certaines hormones surrénaliennes (cortisol) et pour le traitement du syndrome de Cushing.

Précautions/Interactions :
L'administration de Métopirone en dose unique ou multiple pendant une journée permet de réaliser des tests diagnostiques du fonctionnement de la glande surrénale et de déterminer l'origine d'un syndrome de Cushing.
Les comprimés doivent être pris vers minuit avec du lait ou du yaourt.
Les tests ne peuvent être réalisés qu'en milieu hospitalier.
Métopirone ne peut pas être utilisé avec les anticonvulsivants, les œstroprogestatifs et les antithyroïdiens.

Posologie :
Adulte
Diagnostic : 1 à 2 g (30 mg/kg chez l'enfant)
Traitement : Posologie individuelle variant entre 250 mg et 6 g/j.
Grossesse : non
Allaitement : non

Effets secondaires :
Métopirone provoque des troubles gastro-intestinaux, vertiges, céphalées, hypotension artérielle, réactions cutanées allergiques.

Contre-indications :
Métopirone est contre-indiqué en cas d'insuffisance surrénalienne connue.

METVIXIA
Anticancéreux

65 %

Prix : 207,16 € - tube (2 g)
Équivalents ou génériques : Aucun
Laboratoire : Galderma
DCI : *méthyle aminolevulinate chlorydrate*
Présentations/Composition : Tube de crème de 2 g : 168 mg/g de méthyle aminolevulinate chlorydrate
Indications : *Kératose actinique, Carcinome basocellulaire, Maladie de Bowen*
Metvixia est indiqué dans le traitement des maladies de peau avec hyperkératose et formations néoplasiques (carcinomes).

Précautions/Interactions :
La posologie est de 1 à 2 applications à intervalle d'une semaine, qui peuvent éventuellement être renouvelées au bout de 3 mois, suivies de séances de photothérapie.
L'application doit être faite après confirmation du diagnostic par biopsie dans le cas du carcinome basocellulaire superficiel ou de la maladie de Bowen.
Ce médicament ne doit être administré que par un médecin, une infirmière ou un autre professionnel de santé formé à l'utilisation d'un traitement photodynamique avec ce médicament.
Ce traitement est réservé aux lésions superficielles, dans les cas où le traitement chirurgical (toujours préférable) n'est pas recommandé.
L'exposition au soleil des régions traitées n'est pas recommandée pendant les quelques jours qui suivent le traitement.

Posologie :
Adulte : 1 Applic. renouvelable
Grossesse : non
Allaitement : non

Effets secondaires :
Les effets indésirables les plus fréquents sont dus à l'exposition lumineuse (photothérapie) et se manifestent par des douleurs cutanées, qui commencent au moment de l'illumination et durent quelques heures. Le traitement peut être également responsable de maux de tête, nausées, fatigue, malaise. Les réactions cutanées les plus fréquentes sont : douleur et inconfort décrit comme une sensation de brûlure et de piqûre, érythème, encroûtement, prurit, œdème, desquamation, cloques, saignement cutané, kératose, ulcération, sensation de piqûres/picotements cutanés, infection cutanée, érosion, sensation cutanée de chaleur.

Contre-indications :
Metvixia est contre-indiqué en cas d'hypersensibilité à la substance active ou à l'un des excipients (incluant l'huile d'arachide), en cas de carcinome basocellulaire sclérodermiforme, de carcinome basocellulaire nodulaire, de carcinomes intra-épithéliaux muqueux (Bowen muqueux) et de porphyrie.

MICARDIS
Antihypertenseurs

65 % ; (20 mg) NR

Prix : Libre - 28 comprimés (20 mg)
18,01 € - 30 comprimés (40 mg)
21,81 € - 30 comprimés (80 mg)
56,90 € - 90 comprimés (80 mg)
Équivalents ou génériques : Pritor
Laboratoire : Boehringer Ingelheim
DCI : *telmisartan*
Présentations/Composition : Cp. : 20, 40 ou 80 mg de telmisartan
Indications : *Hypertension artérielle*
Micardis est indiqué pour le traitement de l'hypertension artérielle essentielle.

Précautions/Interactions :
Micardis doit être utilisé avec précaution en cas de sténose de l'artère rénale, en raison du risque d'hypotension sévère, en cas d'insuffisance rénale même modérée, d'insuffisance cardiaque congestive, de cardiopathies obstructives et ischémiques, insuffisance hépatique, ulcère gastro-duodénal.

L'effet antihypertenseur du telmisartan, comme de tous les antagonistes de l'angiotensine, est moindre dans les populations noires.
L'effet antihypertenseur maximum est obtenu 4 à 8 semaines après le début du traitement.

Posologie :
Adulte : 40 à 80 mg 2 fois/j. en 1 prise
Enfant : non
Grossesse : non
Allaitement : non

Effets secondaires :
Micardis peut être responsable de douleurs lombaires, diarrhée, pharyngite, bronchite, insomnie, douleurs articulaires, anxiété, dépression, palpitations, éruptions cutanées.

Contre-indications :
Micardis est contre-indiqué en cas d'hypersensibilité à l'un de ses composants, en cas d'obstruction des voies biliaires, chez l'enfant de moins de 2 ans et en cas d'insuffisance hépatique ou rénale sévère.

MICROLAX
Laxatifs

NR

Prix : Libre
Équivalents ou génériques : Aucun
Laboratoire : Pharmacia & Upjohn
DCI : *sorbitol, citrate de sodium, laurylsulfoacétate de sodium*
Présentations/Composition : Gel rectal : 4,465 g de sorbitol, 450 mg de citrate de sodium et 45 mg de laurylsulfoacétate de sodium
Gel rectal formule bébé : 2,679 g de sorbitol, 270 mg de citrate de sodium et 27 mg de laurylsulfoacétate de sodium (boîtes de 6 unités)

Indications : *Constipation*
Microlax est un médicament à usage rectal qui provoque automatiquement la défécation. Il est indiqué pour les traitements ponctuels de la constipation.

Précautions/Interactions :
Le traitement avec Microlax doit toujours être de courte durée, surtout chez l'enfant.
Il est également utilisé pour la préparation des examens endoscopiques du rectum.
Microlax est un traitement qui ne dispense pas de suivre les règles habituelles de prévention de la constipation : boire beaucoup d'eau,

manger des fruits et des légumes, avoir une activité physique régulière.

Posologie :
Adulte : 1 Inj. rectale quelques mn avant défécation
Enfant et nourrisson : 1 Inj. rectale de Microlax bébé quelques mn avant défécation

Effets secondaires :
Microlax provoque parfois des brûlures anales et une inflammation du rectum.

Contre-indications :
Microlax est contre-indiqué en cas d'hémorroïdes, de fistule anale et maladies inflammatoires du côlon (maladie de Crohn, rectocolite).

Délai d'action :
L'effet sur la constipation se manifeste en 5 à 20 minutes.

> **Bon à savoir**
> Couper l'embout et introduire la canule dans le rectum. Vider le contenu dans le rectum et retirer la canule sans relâcher la pression sur le tube.

MICROVAL
Contraceptifs

 65 %
Prix : 1,68 € - 28 comprimés
3,83 € - 84 comprimés
Équivalents ou génériques : Mirena, Norlevo
Laboratoire : Wyeth-Lederlé
DCI : *lévonorgestrel*
Présentations/Composition : Cp. : 0,03 mg de lévonorgestrel

Indications : *Contraception orale*
Microval est un contraceptif progestatif microdosé utilisé pour la contraception orale.

Précautions/Interactions :
Microval n'est pas efficace le premier mois. Il est donc prudent d'utiliser un autre moyen de contraception pendant cette période.
La prise de Microval exige de faire un examen clinique, un bilan avec dosage du sucre et des graisses dans le sang, frottis cervical, mammographie.
Microval doit être arrêté en cas de survenue d'effets secondaires. Selon leur importance, il faut changer de pilule ou choisir un autre moyen de contraception (préservatif, stérilet).
En cas de vomissements, il est prudent de reprendre un comprimé pour s'assurer de la couverture contraceptive.
Il n'y a aucune raison d'utiliser Microval pendant la grossesse, mais si la prise a été prolongée pendant les premières semaines de grossesse alors que celle-ci n'était pas encore connue, il n'y a aucun risque pour l'enfant ni pour la mère.
Microval est contre-indiqué avec ritonavir et est déconseillé avec les anticonvulsivants, griséofulvine, rifabutine, rifampicine.

Posologie :
Adulte : 1 Cp./j. sans interruption

Effets secondaires :
Microval provoque des irrégularités de cycles avec saignements intermenstruels, œdèmes, gonflement des seins.

Contre-indications :
Microval est contre-indiqué en cas d'insuffisance hépatique, d'antécédents d'ictère, de cancer du sein ou de l'utérus, antécédents de grossesse extra-utérine.

En cas d'oubli :
Si l'oubli a moins de 12 heures, prendre immédiatement le comprimé oublié et continuer le traitement à l'heure habituelle les jours suivants. Si l'oubli est de plus de 12 heures, faire de même, mais utiliser un autre moyen de contraception pendant 2 semaines (préservatifs).

> **Bon à savoir**
> *Microval est une pilule sans œstrogène, conseillée chez les femmes de plus de 35 ans qui présentent des contre-indications à la prise de la pilule estroprogestative, en particulier les fumeuses, hypertendues, obèses, avec des taux élevés de lipides sanguins, ou celles qui présentent des risques de maladies vasculaires.*

MIFÉGYNE
Contraceptifs

H
Prix : Usage hospitalier
Équivalents ou génériques : Aucun
Laboratoire : Exelgyn
DCI : *mifépristone*
Présentations/Composition : Cp. : 200 mg de mifépristone

Indications : *Interruption volontaire de grossesse*

Mifégyne est un antiprogestérone qui, associé à une prostaglandine, facilite l'interruption volontaire de grossesse. L'emploi de ces médicaments est une alternative à la méthode traditionnelle d'avortement par aspiration.

Précautions/Interactions :

L'utilisation de Mifégyne pour une interruption de grossesse doit avoir lieu au maximum au 49e jour d'aménorrhée.

La prescription de Mifégyne doit obéir aux dispositions de l'article L. 176 du Code de la santé publique. Une première consultation doit avoir lieu avant le 42e jour d'aménorrhée afin de laisser un délai de réflexion obligatoire de 7 jours au minimum. Le médicament doit être pris en présence du médecin (3 comprimés en une 1 prise), et son administration sera suivie, 36 à 48 heures plus tard, de la prise d'une prostaglandine par voie orale : 0,4 mg de misoprostol (Cytotec). Cette combinaison de médicaments provoque une interruption de grossesse dans 95 % des cas.

Huit jours après l'IVG, une consultation est obligatoire pour un dosage hormonal sanguin et une échographie pour vérifier l'interruption effective de la grossesse.

Mifégyne ne peut pas être utilisé si la grossesse a plus de 50 jours.

Posologie :

Adulte : 3 Cp. en 1 seule prise

Effets secondaires :

Mifégyne provoque des saignements importants pendant 6 à 12 jours, des douleurs abdominales, nausées, vomissements, maux de tête et parfois réactions allergiques.

Contre-indications :

Mifégyne est contre-indiqué chez la femme de plus de 35 ans, fumeuse, en cas d'antécédents de maladies cardiovasculaires, de suspicion de grossesse extra-utérine, d'insuffisance surrénale, rénale ou hépatique, de diabète, de traitement prolongé aux corticoïdes et de troubles de la coagulation.

> **Bon à savoir**
>
> En dehors de son intérêt pour l'interruption de grossesse, où il représente une méthode moins traumatique que l'aspiration, Mifégyne pourrait à l'avenir être une « pilule du lendemain » efficace et sans danger.

MIGPRIV
Antimigraineux

 65 %

Prix : 8,03 € - boîte de 6 sachets
Équivalents ou génériques : Aucun
Laboratoire : Sanofi-Synthélabo
DCI : *acide acétylsalicylique, métoclopramide*
Présentations/Composition : Poud. orale : acide acétylsalicylique 900 mg, métoclopramide 10 mg/Sach.

Indications : *Migraine*

Ce médicament associe l'aspirine au métoclopramide qui stimule la motricité digestive et diminue les sensations nauséeuses. Il permet ainsi de calmer les douleurs de la migraine et les troubles digestifs qui peuvent y être associés tels que nausées et vomissements.

Précautions/Interactions :

Ce produit est réservé à l'adulte et à l'enfant de plus de 15 ans. Il doit être utilisé avec prudence en cas d'antécédents d'ulcère gastroduodénal, d'insuffisance rénale, d'asthme, de goutte et d'épilepsie.

Ce médicament est déconseillé lors des règles, en raison des effets anticoagulants de l'aspirine qui peut augmenter la durée et l'intensité de la menstruation.

Les boissons alcoolisées sont déconseillées pendant le traitement ainsi que les anticoagulants, le méthotrexate, les anti-inflammatoires non stéroïdiens, le ticlopidine, les traitements contre la goutte (benzbromarone et probénécide), les antidiabétiques, les corticoïdes, certains diurétiques, l'interféron alpha et le pentoxifylline.

Posologie :

Adulte : 1 à 3 Sach./j.
Grossesse : après avis médical
Allaitement : non

Effets secondaires :

Migpriv peut être responsable d'hémorragies, surtout digestives, d'ulcérations gastriques, d'un état de somnolence, de vertiges, d'insomnies, de mouvements anormaux, de réactions allergiques rarissimes mais parfois graves.

Contre-indications :

Ce médicament est contre-indiqué chez les enfants de moins de 15 ans et chez les personnes atteintes de maladies ulcéreuses, de troubles de la coagulation ou sous traitement anticoagulant ainsi qu'en cas de complications provoquées par les neuroleptiques.

Délai d'action :
Le soulagement de la douleur apparaît 20 minutes après la prise.

Signes de surdosage :
L'intoxication peut survenir surtout chez la personne âgée ou l'enfant. Elle se manifeste par des bourdonnements d'oreille, maux de tête et nausées. En cas d'intoxication massive, de la fièvre, une insuffisance respiratoire et des troubles métaboliques peuvent conduire au décès. Une hospitalisation est nécessaire d'urgence.

Bon à savoir
Ce médicament contient de l'aspartam et ne convient pas aux personnes atteintes de phénylcétonurie.

MIKELAN
Antihypertenseurs

65 %
Prix : 9,11 € - 30 comprimés (20 mg)
Équivalents ou génériques : Aucun
Laboratoire : Merck Lipha Santé
DCI : *cartéolol*
Présentations/Composition : Cp. : 20 mg

Indications : *Hypertension artérielle*
Mikelan appartient à la classe des bêta-bloquants, remèdes qui inhibent l'action de certaines hormones appelées catécholamines (dont l'adrénaline) au niveau du cœur, des poumons et des vaisseaux. Ils diminuent le rythme cardiaque, ralentissent la conduction de l'influx nerveux à l'intérieur du cœur, diminuent la force contractile du ventricule gauche, diminuent la consommation d'oxygène du cœur et baissent la tension artérielle. Mais ils ont aussi un effet sur le poumon (bronchoconstriction), les vaisseaux des extrémités (vasoconstriction) et le taux de sucre dans le sang (hypoglycémie). Mikelan est utilisé pour le traitement de l'hypertension artérielle.

Précautions/Interactions :
Le traitement par les bêta-bloquants doit être utilisé avec prudence en cas d'insuffisance cardiaque, de maladie respiratoire chronique, d'angor de Prinzmetal (crise d'angine de poitrine au repos), de certains troubles du rythme cardiaque, de diabète, de phéochromocytome, de maladie cutanée (psoriasis) et chez les patients âgés. En cas d'insuffisance rénale, le traitement doit être adapté en fonction des tests de contrôle de la créatinine.
L'association du Mikelan est contre-indiquée avec la floctafénine (Idarac) et le sultopride (Barnétil), et elle est déconseillée avec l'amiodarone (Cordarone).
Si vous devez être opéré, avertissez l'anesthésiste de votre traitement, car il ne doit pas être interrompu brutalement et il exige une surveillance particulière pendant l'intervention.
L'association doit être faite avec précaution en cas d'utilisation de médicaments antagonistes du calcium (Adalate, Tildiem, Cordium, Loxen, Isoptine), en cas d'association avec d'autres antiarythmiques, avec le baclofène (Liorésal), l'insuline et les médicaments antidiabétiques, la clonidine (Catapressan).
De nombreuses classes thérapeutiques doivent être utilisées avec prudence : antidépresseurs imipraminiques, neuroleptiques, anti-inflammatoires non stéroïdiens, tétracosactide (Synacthène), méfloquine (Lariam).
En cas de nécessité, le traitement avec Mikelan peut être continué pendant la grossesse, mais il faudra surveiller attentivement le nouveau-né pendant la 1re semaine après l'accouchement (fréquence cardiaque, glycémie).
Mikelan peut provoquer une réponse positive lors des tests antidopage réalisés chez les sportifs.

Posologie :
Adulte : 1 à 2 Cp./j.
Grossesse : oui, sous surveillance
Allaitement : non

Effets secondaires :
Les effets indésirables les plus fréquents sont la bradycardie, la fatigue, l'impuissance, l'insomnie et les troubles digestifs (douleurs gastriques, nausées, vomissements, diarrhées). Plus rarement, Mikelan peut provoquer une crise d'asthme, une chute importante de la tension artérielle, une hypoglycémie, des éruptions cutanées, nécessitant dans tous les cas un arrêt du traitement.

Contre-indications :
Les bêta-bloquants sont interdits en cas d'asthme et d'insuffisance cardiaque non soignée. Ils ne peuvent pas être utilisés si le patient présente un rythme cardiaque trop lent

(bradycardie) ou dans certains troubles du rythme (bloc auriculo-ventriculaire de 2ᵉ ou 3ᵉ degré).
Ils sont contre-indiqués en cas de phénomène de Raynaud et de troubles artériels des mains et des pieds, en cas de tumeur non traitée de la glande surrénale (phéochromocytome), en cas d'hypotension artérielle, et d'antécédents d'allergie au cartéolol.

Délai d'action :
L'effet du médicament apparaît en 1 à 4 heures après la prise.

En cas d'oubli :
Prendre immédiatement le comprimé oublié sans dépasser la dose journalière prescrite.

Signes de surdosage :
Il provoque un ralentissement excessif du cœur et une baisse importante de la tension qui exige une hospitalisation en service d'urgence pour l'administration d'antidotes.

Bon à savoir
Le cartéolol est utilisé sous forme de collyre pour le traitement du glaucome (Cartéol, Carpilo).
Les traitements bêta-bloquants ne doivent jamais être interrompus brutalement chez les malades du cœur : l'arrêt brusque peut provoquer un infarctus du myocarde, des troubles du rythme graves et le décès.

MILDAC
Médicaments du système nerveux

 NR
Prix : Libre
Équivalents ou génériques : Aucun
Laboratoire : Dr Willmar Schwabe GMBH
DCI : *extrait sec de millepertuis*
Présentations/Composition : Cp. : 300 mg d'extrait sec de millepertuis

Indications : *Dépression légère*
Mildac est indiqué dans le traitement des dépressions légères et transitoires.

Précautions/Interactions :
La posologie habituelle initiale de Mildac est d'un comprimé 3 fois par jour.
Il n'est pas recommandé de dépasser 15 jours de traitement sans avis médical.
Mildac est réservé à l'adulte. Le millepertuis est contre-indiqué en association avec de très nombreux médicaments comme : les anticoagulants oraux, les anticonvulsivants (éthosuximide, felbamate, fosphénytoïne, lamotrigine, phénobarbital, phénytoïne, primidone, tiagabine, topiramate, acide valproïque, valpromide) sauf avec la carbamazépine, le gabapentine et le vigabatrin, les contraceptifs oraux, la digoxine, les immunosuppresseurs (ciclosporine, sirolimus, tacrolimus), les inhibiteurs de protéases (amprénavir, atazanavir, fosamprénavir, indinavir, lopinavir, nelvinafir, ritonavir, saquinavir), l'irinotécan, la théophylline.
Mildac est un médicament naturel à base d'extraits de plantes.

Posologie :
Adulte : 1 Cp. 3 fois/j.
Grossesse : non
Allaitement : non

Effets secondaires :
Mildac peut être responsable d'effets secondaires neurologiques indésirables tels qu'anxiété, agitation, vertiges, nausées et vomissements.

Contre-indications :
Mildac est contre-indiqué en cas d'hypersensibilité au millepertuis ou aux excipients.

MINIDIAB
Antidiabétiques

 65 % ; TFR
Prix : 2,91 € - 20 comprimés
10,01 € - 100 comprimés
Équivalents ou génériques : Glibénèse, *Glipizide Merck*
Laboratoire : Pfizer
DCI : *glipizide*
Présentations/Composition : *Cp. : 5 mg de glipizide*

Indications : *Diabète type 2*
Minidiab est un sulfamide hypoglycémiant à courte durée d'action indiqué pour le traitement du diabète non insulino-dépendant (diabète de type 2) de l'adulte et du sujet âgé lorsque le régime n'est pas suffisant pour contrôler l'hyperglycémie.

Précautions/Interactions :
Minidiab est un médicament réservé à l'adulte.
La dose habituelle peut varier en fonction du régime, des résultats de contrôle sanguin et de

Minidril

l'évolution du diabète. Minidiab peut éventuellement être associé à un antidiabétique de la classe des biguanides.

La prise de Minidiab ne dispense pas de suivre un régime hypocalorique adapté.

Des hypoglycémies peuvent survenir au cours du traitement, en cas de prise excessive, d'alimentation déséquilibrée, d'insuffisance rénale ou hépatique, en particulier chez les sujets âgés. La prescription doit être progressive avec contrôles constants des taux de sucre dans le sang et l'urine, afin d'éviter les hypoglycémies.

L'association de Minidiab est contre-indiquée avec miconazole, procaïne, et elle est déconseillée avec l'alcool, les anti-inflammatoires non stéroïdiens, les antidépresseurs IMAO. Elle doit être faite avec précaution avec de nombreux médicaments, notamment les œstroprogestatifs, certains antihypertenseurs, les anticoagulants par voie orale. Signalez toujours à votre médecin la prise d'un nouveau traitement, car il peut modifier l'équilibre du traitement antidiabétique.

Posologie :
Adulte : 1 à 4 Cp./j. en 2 prises
Grossesse : non
Allaitement : non

Effets secondaires :
Minidiab peut provoquer des réactions allergiques cutanées avec érythème, urticaire, prurit, qui régressent à l'arrêt du traitement. Il est également à l'origine de troubles digestifs ou sanguins, réversibles et sans gravité.

Contre-indications :
Minidiab est contre-indiqué en cas de diabète insulinodépendant infanto-juvénile (diabète de type 1), en cas de diabète grave (acidocétose, coma diabétique), d'insuffisance rénale ou hépatique, ainsi qu'en cas d'allergie aux sulfamides.

Délai d'action :
Minidiab est efficace en 1 à 2 heures et le taux plasmatique optimal est obtenu généralement en 2 prises quotidiennes.

Signes de surdosage :
La prise excessive de Minidiab provoque une hypoglycémie avec hypotension artérielle, sueurs, sensation de faim et état de malaise. Le traitement doit être immédiatement arrêté et une hospitalisation est préférable en cas de perte de conscience pour perfusion d'une solution de sucre.

MINIDRIL
Contraceptifs

65 % ; TFR

Prix : 2,21 € - 1 plaquette (21 Cp.)
5,09 € - 3 plaquettes
Équivalents ou génériques : Adépal, Cilest, Effiprev, Triella, Trinordiol, Zikiale, Amarance, Daily, Evanecia, Ludéal, Pacilia
Laboratoire : Wyeth-Lederlé
DCI : *lévonorgestrel, éthinylestradiol*
Présentations/Composition : Cp. : 0,15 mg lévonorgestrel et 0,03 mg d'éthinylestradiol

Indications : *Contraception orale, Dysménorrhées*
Minidril est un contraceptif estroprogestatif minidosé utilisé pour la contraception orale ou pour le traitement de règles douloureuses.

Précautions/Interactions :
Au contraire des pilules de première génération, normodosées – qui peuvent être prises à n'importe quelle heure de la journée – les minipilules doivent être prises tous les jours à heure fixe.

La prise de Minidril exige de faire un examen clinique, un bilan avec dosage du sucre et des graisses dans le sang, frottis cervical, mammographie.

Minidril doit être arrêté en cas de survenue d'effets secondaires. Selon leur importance, il faut changer de pilule ou choisir un autre moyen de contraception (préservatif, stérilet).

La survenue de maux de tête inhabituels, d'une élévation de la tension artérielle ou de troubles oculaires nécessitent d'arrêter la prise de Minidril.

En cas de vomissements, il est prudent de reprendre un comprimé pour s'assurer de la couverture contraceptive.

Il n'y a aucune raison d'utiliser Minidril pendant la grossesse, mais si la prise a été prolongée pendant les premières semaines de grossesse, il n'y a aucun risque pour l'enfant ni pour la mère.

Minidril est contre-indiqué avec ritonavir et est déconseillé avec les anticonvulsivants, griséofulvine, rifabutine, rifampicine.

En cas d'intervention chirurgicale, il est préférable d'interrompre la pilule 1 mois avant la date prévue.

La prise de la pilule est fortement déconseillée chez les femmes de plus de 40 ans, en cas d'obésité ou de tabagisme important.

Posologie :
Adulte : 1 Cp./j. pendant 21 j. puis arrêt 7 j.

Effets secondaires :
Minidril provoque fréquemment nausées, prise de poids, maux de tête, douleurs des seins, irritabilité, symptômes dépressifs, jambes lourdes, acné, séborrhée, saignements intermenstruels ou absence de règles, candidose vaginale, diminution de libido, irritation oculaire par les lentilles de contact, sans que ces symptômes nécessitent une interruption du traitement. Il provoque aussi hypertension artérielle, accidents vasculaires cérébraux, ictères, hypercholestérolémies ou hypertriglycéridémies, diabète, tumeurs mammaires, qui nécessitent toujours l'arrêt du traitement. Minidril est souvent responsable d'une augmentation du risque de calculs biliaires. Après l'arrêt de la pilule, une période d'absence de règles de quelques mois est possible, nécessitant de faire un bilan clinique et biologique en cas de persistance.

Contre-indications :
Minidril est contre-indiqué en cas d'antécédents de cancer du sein et de maladies thromboemboliques, hypertension artérielle, maladies des coronaires ou des valves cardiaques, tumeurs de l'utérus, hémorragies génitales inexpliquées, maladie hépatique, insuffisance rénale, migraines importantes.

En cas d'oubli :
En cas d'oubli de moins d'une journée, prendre immédiatement le comprimé oublié. En cas d'oubli prolongé il est préférable d'arrêter le traitement ou de le continuer en utilisant d'autres moyens de contraception (préservatif) jusqu'aux règles suivantes.

> **Bon à savoir**
>
> *Minidril est un contraceptif efficace et présentant peu de risques, à condition de respecter les règles de sécurité. Les accidents vasculaires dus à la pilule sont favorisés par le tabagisme, l'obésité et les varices.*

MINIPRESS
Antihypertenseurs

65 %

Prix : 4,83 € - 30 comprimés (1 mg)
12,69 € - 90 comprimés (1 mg)
8,72 € - 30 comprimés (5 mg)
49,14 € - 90 comprimés (5 mg)
Équivalents ou génériques : Alpress
Laboratoire : Pfizer
DCI : *prazosine*
Présentations/Composition : Cp. : 1 et 5 mg

Indications : *Hypertension artérielle, Insuffisance cardiaque, Syndrome de Raynaud, Hypertrophie de la prostate*

La prazosine agit par blocage de récepteurs sympathiques dans la paroi des vaisseaux et provoque ainsi une vasodilatation généralisée. Pour cette raison, elle est bénéfique en cas d'hypertension artérielle, mais aussi dans le cadre du traitement de certaines insuffisances ventriculaires gauches, lorsqu'il faut augmenter le débit cardiaque. À l'inverse, elle est déconseillée en cas d'insuffisance ventriculaire droite ou en cas d'embolie pulmonaire. On l'utilise également pour ses propriétés vasodilatatrices pour le traitement des phénomènes de Raynaud (vasoconstriction douloureuse des vaisseaux des mains et des doigts) et dans le cadre du traitement de l'hypertrophie de la prostate (adénome).

Précautions/Interactions :
Le traitement doit être commencé très progressivement en raison du risque d'hypotension orthostatique (en position debout).

Le risque d'hypotension est accru lorsque le Minipress est utilisé pour le traitement des phénomènes de Raynaud ou pour un adénome prostatique.

Les précautions d'emploi doivent être particulièrement respectées chez les conducteurs de machine, toujours en raison des risques d'hypotension, avec malaises et vertiges.

Le danger du Minipress pendant la grossesse et l'allaitement n'a pas été établi, il est donc déconseillé de l'utiliser.

Le Minipress ne peut pas être pris avec le baclofène, et il est déconseillé avec les antihypertenseurs inhibiteurs calciques en raison du risque accru d'hypotension.

Minirin

Signaler à votre médecin si vous prenez des antidépresseurs, des corticoïdes ou un traitement neuroleptique.

Posologie :
Adulte : 2 à 3 Cp./j. (dose maxi 20 mg/j.).
La dose efficace sera obtenue en 3 semaines en augmentant progressivement par 1/2 Cp.

Effets secondaires :
La prazosine provoque une hypotension orthostatique transitoire, parfois des œdèmes des membres inférieurs. Elle peut être à l'origine de symptômes divers comme des maux de tête, congestion nasale, troubles visuels, somnolence, envie fréquente d'uriner, réactions cutanées, parfois impuissance ou priapisme.

Contre-indications :
La prazosine est contre-indiquée en cas d'allergie à la classe des quinazolines, en cas de maladie des valves cardiaques (rétrécissement aortique, rétrécissement mitral) entraînant un œdème pulmonaire et en cas d'insuffisance ventriculaire droite. Elle est interdite en cas d'angine de poitrine et ne doit pas être associée aux médicaments de la même classe (alpha-1-bloquants). Elle ne doit pas être prescrite chez les enfants de moins de 12 ans.

Délai d'action :
L'effet antihypertenseur apparaît en 2 heures.

En cas d'oubli :
Prendre immédiatement le comprimé oublié sans dépasser la dose journalière prescrite.

Signes de surdosage :
Il provoque une hypotension artérielle grave nécessitant une hospitalisation en urgence afin de réaliser une perfusion.

> *Bon à savoir*
>
> L'hypotension orthostatique fréquente en début de traitement disparaît généralement lors de la poursuite du traitement. Pour éviter cet inconvénient il faut respecter la consigne de commencer progressivement le traitement.

MINIRIN
Hormones

65 %

Prix : 26,04 € - 30 comprimés (0,1 mg)
20,32 € - flacon injectable (0,1 mg/ml)
20,32 € - spray (0,1 mg/dose)
Usage hospitalier - solution injectable (4 mg/ml)

Équivalents ou génériques : Minirinmelt
Laboratoire : Ferring
DCI : *desmopressine*
Présentations/Composition : Cp. : 0,1 mg d'acétate de desmopressine ; Sol. nasale : 0,1 mg/ml de desmopressine (flacon de 2,5 ml) ; Sol. nasale : 10 µg de desmopressine/dose (25 Pulv.) ; Sol. Inj. : 4 mg/ml (flacon 1 ml)

Indications : *Diabète insipide, Enurésie, Hémorragie*
Minirin est un médicament de synthèse analogue à l'hormone antidiurétique naturelle ou arginine vasopressine. Il est indiqué dans le traitement du diabète insipide et est également actif dans le traitement de l'énurésie ou de certaines hémorragies (hémophilie de type A, maladie de Willebrand). Minirin est également utilisé dans le traitement symptomatique de la nycturie (besoin d'uriner la nuit) chez l'adulte âgé de moins de 65 ans, lorsqu'elle est associée à une polyurie (sécrétion d'urine en quantité abondante) nocturne.

Précautions/Interactions :
Minirin est actif en pulvérisation nasale, mais est également utilisé en comprimés, perfusion et injections sous-cutanées.
La posologie doit être réduite en cas d'hypertension artérielle et d'insuffisance cardiaque.
Pour le traitement de l'énurésie, le traitement doit être pris le soir en évitant de boire avant le coucher pour prévenir une éventuelle intoxication par l'eau.
Minirin doit être associé avec précaution à un traitement comportant carbamazépine, clofibrate, chlorpropamide ou indométacine.
Minirin est utilisé en perfusion pour traiter les hémorragies, soit en traitement préventif avant une intervention chirurgicale, soit en traitement curatif.

Posologie :
Adulte
Diabète insipide : 10 à 20 mg/Pulv. nasale 1 à 2 fois/j. ou 0,1 mg 3 fois/j.
Enfant
Diabète insipide : 5 à 10 mg Pulv. nasale 1 à 2 fois/j.
Enurésie (> 5 ans) : 10 à 40 mg en Pulv. nasale 1 heure avant le coucher
Grossesse : non
Allaitement : non

Effets secondaires :
Minirin provoque parfois nausées, maux de tête, douleurs abdominales, congestion nasale.

Contre-indications :
Minirin est contre-indiqué en cas d'hypersensibilité au produit et dans la maladie de Willebrand de type II B.

Signes de surdosage :
Le surdosage de Minirin provoque une rétention trop importante d'eau et un syndrome d'intoxication par l'eau, avec modification des constantes sanguines. Le traitement doit être arrêté et le retour à l'équilibre peut être obtenu en utilisant des diurétiques.

MINOXIDIL
Vasodilatateurs

 NR

Prix : Libre
Équivalents ou génériques : Alostil, *Minoxidil Bailleul*, *Minoxidil Cooper*, *Minoxidil Merck*, *Minoxidil Sandoz*, Regaine
Laboratoire : CS
DCI : *minoxidil*
Présentations/Composition : Sol. 2 % pour Applic. Loc. : flacon 60 ml ; Amp. : 1 ml

Indications : *Perte de cheveux*
Minoxidil est un puissant vasodilatateur qui permet la repousse des cheveux. Il est d'autant plus efficace que la chute des cheveux est récente (moins de 10 ans), que le sujet est jeune (moins de 35 ans). De bons résultats sont obtenus chez 30 % des personnes traitées et surviennent après 4 et 12 mois de traitement continu.

Précautions/Interactions :
L'efficacité de ce produit n'a jamais été testée chez les adultes de moins de 18 ans ou de plus de 65 ans.
En cas de contact accidentel avec les yeux ou les muqueuses, rincer abondamment à l'eau pour éviter l'apparition d'irritations ou de brûlures.
Il faut surveiller l'apparition d'accélération du rythme cardiaque.
L'effet est de courte durée : la chute des cheveux recommence en général 3 à 4 mois après l'arrêt des applications.

Posologie :
Adulte : 1 ml matin et soir en massant légèrement
Grossesse : non prévu
Allaitement : non prévu

> **Bon à savoir**
> Le Minoxidil est à l'origine un traitement antihypertenseur et son action sur les cheveux a été découverte dans le cadre de ce traitement. En application locale, le Minoxidil n'a pas d'effet sur la tension artérielle.

MIRCERA
Antianémiques

 65 %

Prix : 67,58 € - 1 seringue 30 μg/0,3 ml
109,16 € - 1 seringue 50 μg/0,3 ml
161,13 € - 1 seringue 75 μg/0,3 ml
211,00 € - 1 seringue 100 μg/0,3 ml
249,70 € - 1 seringue 120 μg/0,3 ml
307,76 € - 1 seringue 150 μg/0,3 ml
404,52 € - 1 seringue 200 μg/0,3 ml
500,50 € - 1 seringue 250 μg/0,3 ml
709,44 € - 1 seringue 360 μg/0,6 ml
Équivalents ou génériques : Aucun
Laboratoire : Roche
DCI : *méthoxypolyéthylène glycol-epoetin beta*
Présentations/Composition : Seringues préremplies : de 30 à 360 μg de méthoxypolyéthylène glycol-epoetin beta

Indications : *Anémie*
Mircera est indiqué pour traiter l'anémie de l'insuffisance rénale chronique.

Précautions/Interactions :
Ce médicament stimule l'érythropoïétine, hormone sécrétée par le rein qui active la production de globules rouges par la moelle osseuse. La dose habituelle du traitement est de 1 injection sous-cutanée ou intraveineuse de 0,6 μg/kg de poids corporel toutes les 2 semaines, de façon à maintenir le taux d'hémoglobine entre 10 et 12 g/dl.
Ce médicament ne peut être prescrit que par un spécialiste de traitement de l'insuffisance rénale.
Ce médicament ne peut pas être utilisé chez l'enfant, mais ne possède pas de restriction pour l'usage chez les personnes âgées ou en cas d'insuffisance hépatique.

Mircera doit être utilisé avec précaution en cas d'apparition d'autres maladies fréquentes dans l'insuffisance rénale, comme une carence en fer, en vitamines, en cas d'infection, de lésion inflammatoire ou de traumatisme.

L'usage détourné de ce médicament chez des sujets sains (dans le but de dopage de la production de globules rouges chez les athlètes par exemple) peut être responsable d'une élévation trop importante du taux d'hémoglobine et d'accidents cardiovasculaires.

Posologie :
Adulte > 18 ans : 0,6 µg/kg/2 Sem.
Grossesse : oui, si nécessaire
Allaitement : déconseillé

Effets secondaires :
Mircera peut être responsable de réactions allergiques, de troubles généraux avec maux de tête, douleurs articulaires, fièvre, syndrome grippal, de troubles cardiovasculaires (embolie pulmonaire, thrombose veineuse ou artérielle), d'augmentation anormale du taux des globules rouges ou des plaquettes dans le sang (polyglobulie).

Contre-indications :
Mircera est contre-indiqué en cas d'hypersensibilité au produit ou à ses excipients ou à tout autre agent stimulant de l'érythropoïèse. Il est également contre-indiqué en cas d'hypertension artérielle non traitée ou de cancer.

MITOSYL
Cicatrisants

NR

Prix : Libre
Équivalents ou génériques : Avibon Pommade, Pommade Lelong
Laboratoire : Sanofi-Synthélabo
DCI : *oxyde de zinc, huile de foie de poisson*
Présentations/Composition : Pom. : tubes 65 et 150 g

Indications : *Dermite irritative sèche*
La vitamine A et les constituants gras de la pommade ont une action de protection et de régénération de la peau utilisée dans le traitement d'appoint des crevasses, des gerçures, des engelures, des coups de soleil et de l'érythème fessier du nourrisson. La pommade est indiquée également en cas de brûlures ou de plaies superficielles peu étendues.

Précautions/Interactions :
Un risque d'hypervitaminose A est possible en cas de traitement prolongé et répété, notamment sur de grandes surfaces, sur une peau très abîmée, sous un pansement ou chez un enfant en bas âge.
Une désinfection minutieuse de la surface traitée est nécessaire avant l'application de la pommade.
Un antiseptique oxydant, comme l'eau oxygénée par exemple, ne doit pas être utilisé car il dénature la vitamine A.

Posologie :
Adulte : 2 à 3 Applic. /j.
Grossesse : après avis médical
Allaitement : après avis médical

Effets secondaires :
Un eczéma de contact est possible mais extrêmement rare.

Contre-indications :
Les lésions suintantes ne peuvent pas être traitées par cette pommade.

Signes de surdosage :
Ils se manifestent chez le jeune enfant par des maux de tête, des douleurs osseuses et un bombement de la fontanelle.

Bon à savoir
La surface traitée est désinfectée soigneusement puis la pommade est appliquée 2 à 3 fois par jour en massant légèrement pour favoriser la pénétration. Sur une brûlure, la pommade est déposée en couche épaisse et recouverte d'un pansement stérile.

MIZOLLEN
Antiallergiques

30 %

Prix : 5,21 € - 15 comprimés
9,73 € - 30 comprimés
Équivalents ou génériques : Aucun
Laboratoire : Therabel Lucien Pharma
DCI : *mizolastine*
Présentations/Composition : Cp. : 10 mg de mizolastine

Indications : *Rhinoconjonctivite allergique, Urticaire*
Cette spécialité est indiquée dans le traitement symptomatique de la rhinoconjonctivite allergique saisonnière (rhume des foins), de la rhinoconjonctivite allergique perannuelle et de l'urticaire.

Précautions/Interactions :
Chez les adultes, y compris les sujets âgés, et les enfants de plus de 12 ans, la dose quotidienne recommandée est d'un comprimé à 10 mg.

Posologie :
Adulte : 1 Cp./j.
Grossesse : non
Allaitement : non

Effets secondaires :
Les effets indésirables les plus fréquents sont : diarrhées, douleurs abdominales, dyspepsies, sécheresse buccale, nausées, céphalées, vertiges. Les troubles gastro-intestinaux sont dus en grande partie à la présence d'huile de ricin dans la formulation de ce médicament. Une asthénie et une somnolence transitoires sont fréquentes, ainsi qu'une augmentation de l'appétit accompagnée d'une prise de poids. La tachycardie et les palpitations sont rares.

Contre-indications :
Mizollen est contre-indiqué en cas d'hypersensibilité au produit ou à ses excipients, en cas de traitement concomitant par des antibiotiques macrolides ou des antifongiques systémiques de type imidazolés, par un médicament connu pour allonger l'intervalle QT, par exemple les antiarythmiques de classe I et III. Il est également contre-indiqué en cas d'insuffisance hépatique, d'insuffisance cardiaque et de troubles du rythme cardiaque.

En cas d'oubli :
Prendre immédiatement le comprimé oublié, mais ne pas prendre une dose double en cas d'oubli de plus d'une journée.

MOBIC
Anti-inflammatoires non stéroïdiens

65 % ; (Amp. et Suppo.) 30 %
Prix : 3,62 € - 14 comprimés (7,5 mg)
6,71 € - 14 comprimés (15 mg)
11,53 € - 12 suppositoires (15 mg)
3,47 € - 3 ampoules injectables (15 mg)

Équivalents ou génériques : *Méloxicam Biogaran, Méloxicam EG, Méloxicam Pfizer, Méloxicam Sandoz, Méloxicam Téva, Méloxicam Winthrop*
Laboratoire : Boehringer Ingelheim
DCI : *méloxicam*
Présentations/Composition : Cp. : 7,5 mg (14 Cp.) ; 15 mg (14 Cp.)
Suppos. : 15 mg (12 Suppos.)
Sol. Inj. : 15 mg/1,5 ml

Indications et effets : *Inflammation*
Les AINS luttent contre l'inflammation, la douleur et accessoirement, ils sont également actifs contre la fièvre et fluidifient le sang. Mobic est indiqué dans les traitements de courte durée des crises inflammatoires d'arthrose et dans les traitements au long cours des symptômes de polyarthrite rhumatoïde.

Précautions/Interactions :
C'est un médicament réservé à l'adulte de plus de 15 ans. Ne jamais dépasser la dose de 15 mg par jour au risque d'augmenter l'apparition d'effets indésirables. Avant toute mise en route d'un traitement par AINS, il faudra s'assurer de l'absence d'infection bactérienne, virale ou parasitaire dont les signes ou les symptômes peuvent être masqués.
Les conducteurs de véhicule ou de machine seront informés de l'apparition possible d'étourdissements. La prescription d'AINS doit être prudente chez les personnes souffrant d'insuffisance hépatique, rénale ou cardiaque, de diabète et en cas d'antécédents d'ulcère gastro-duodénal. L'efficacité d'un stérilet peut être diminuée.
De nombreux médicaments sont déconseillés avec les AINS : les anticoagulants, l'aspirine et ses dérivés salicylés, les autres AINS, le diflunisal, le lithium, le méthotrexate (traitement anticancéreux), le Ticlid. Certains traitements imposent une surveillance accrue : les antihypertenseurs, les diurétiques, certains traitements cardiaques (bêta-bloquants), certains antidiabétiques (sulfamides), certains traitement antigoutteux (bénémide) et antisida (zidovudine).
Si des pansements gastriques doivent être pris, les absorber au moins 2 heures après les AINS (diminution de l'absorption digestive).

Posologie :
Adulte > 15 ans : 7,5 à 15 mg/j.
Personne âgée : 7,5 mg/j.
Grossesse : non

Allaitement : non

Effets secondaires :
Les AINS provoquent assez souvent en début de traitement une perte d'appétit, des nausées, des vomissements, de la diarrhée ou de la constipation, des maux de ventre, une inflammation de la gorge. Plus rarement peuvent survenir : ulcérations digestives avec hémorragies, des réactions d'hypersensibilité (rougeur de la peau, urticaire, crise d'asthme, œdème de Quincke), des maux de tête, une somnolence ou une insomnie, des vertiges, des sifflements dans les oreilles et quelques troubles des examens sanguins.
Le Mobic peut être à l'origine de certains troubles cardio-vasculaires : œdèmes des membres inférieurs, palpitations, rougeurs soudaines du visage.

Contre-indications :
Il est contre-indiqué aux enfants de moins de 15 ans, aux personnes ayant présenté des allergies à cette molécule ou à l'aspirine et ses dérivés, aux personnes souffrant d'ulcère gastro-duodénal, de dysfonctionnement des cellules hépatiques ou rénales, d'hémorragie cérébrale ou de toute autre nature.
Le dernier trimestre de la grossesse et l'allaitement sont des contre-indications à l'emploi de ce médicament. Au cours des 5 premiers mois de grossesse, les AINS ne se prennent qu'après avis médical et dans des cas très limités.
Les personnes allergiques aux sulfites ne doivent pas absorber de Mobic qui en contiennent.

Signes de surdosage :
Une prise massive de Mobic nécessite un transfert à l'hôpital.

> *Bon à savoir*
>
> *La prise des comprimés s'effectue en une seule fois par jour au milieu d'un repas avec un grand verre d'eau pour diminuer les troubles digestifs qui peuvent survenir également avec les formes rectales. Il est conseillé de rester en position assise 15 à 30 minutes après une prise orale du médicament pour diminuer le risque d'irritation de l'œsophage. Il est préférable de lubrifier le suppositoire avant de l'insérer dans le rectum pour diminuer les irritations. Si des éruptions cutanées, des démangeaisons, des selles noires ou tout autre malaise inhabituel apparaissaient, il est conseillé de prévenir son médecin. La patiente en âge de procréer doit utiliser une méthode de contraception efficace pendant toute la durée du traitement car il peut entraîner une fausse couche et ses effets sur le fœtus ne sont pas connus. En cas de grossesse, il faut cesser la prise du médicament et consulter immédiatement son médecin. Conserver les suppositoires à l'abri de la chaleur et de l'humidité.*

MOCLAMINE
Antidépresseurs

65 %

Prix : 9,04 € - 30 comprimés
Équivalents ou génériques : Aucun
Laboratoire : Biocodex
DCI : *moclobémide*
Présentations/Composition : Cp. : 150 mg

Indications : *États dépressifs*
Les antidépresseurs sont des stimulants de l'humeur qui permettent de traiter la tristesse des dépressions nerveuses. Les IMAO (inhibiteurs de la mono-amine oxydase) agissent sur les centres nerveux du cerveau par l'intermédiaire des neuromédiateurs sérotonine et noradrénaline en régulant leurs activités. Le Moclamine est un antidépresseur stimulant qui possède une efficacité équivalente aux imipraminiques dans les états dépressifs majeurs, sans en avoir la toxicité cardiaque. De génération plus récente que les anciens IMAO, Moclamine possède moins d'effets secondaires et est beaucoup mieux toléré que ceux-ci.

Précautions/Interactions :
Une surveillance attentive est nécessaire en cas d'épilepsie et de traitement par antihypertenseurs. La posologie est diminuée en cas d'insuffisance hépatique.
Le traitement est mis en route progressivement puis la dose efficace est stabilisée pendant 4 à 6 mois minimum. Le médecin choisit ensuite de poursuivre ou d'interrompre l'antidépresseur en fonction des symptômes. Dans ce cas, l'arrêt progressif se déroule sur 1 mois environ.
Les antidépresseurs IMAO, le sumatriptan, la péthidine, le dextrométhorphane et les sympathomimétiques sont contre-indiqués. L'alcool, les anesthésiques généraux, les autres antidépresseurs sont déconseillés. La cimétidine, les neuroleptiques, les antihypertenseurs et les

morphiniques doivent être utilisés avec précaution.

Posologie :
Adulte : 300 à 600 mg/j. en 2 à 3 prises (aux repas)
Grossesse : non
Allaitement : non

Effets secondaires :
Dans de rares cas, des insomnies, des nausées, des maux de tête, des vertiges ou des confusions mentales peuvent apparaître.

Contre-indications :
Un antécédent de toxicité avec ce médicament et un âge inférieur à 15 ans sont des contre-indications absolues à la prise de cet antidépresseur.

Délai d'action :
Le délai d'action des antidépresseurs varie de 7 jours à 4 voire 6 semaines après la mise en route du traitement.

En cas d'oubli :
Reprendre les comprimés sans dépasser la dose quotidienne.

Signes de surdosage :
L'intoxication aiguë au Moclamine nécessite une hospitalisation en urgence pour faire un lavage gastrique et mettre le patient sous surveillance car une agitation, une agressivité et des troubles du comportement peuvent survenir.

> **Bon à savoir**
> Une hospitalisation est parfois nécessaire en début de traitement car le changement d'humeur provoqué par le médicament est parfois trop rapide, avec un risque de suicide accru, nécessitant une surveillance et un traitement complémentaire à base d'anxiolytiques, de somnifères et dans certains cas de neuroleptiques.

MODANE
Laxatifs

 NR

Prix : 2,09 € - 20 comprimés
Équivalents ou génériques : Aucun
Laboratoire : Coopération pharmaceutique française
DCI : *séné, pantothénate de calcium*

Présentations/Composition : Cp. : 12,5 mg de pantothénate de calcium et 26 mg d'extrait de séné

Indications : *Constipation*
Modane contient du séné, plante laxative qui stimule la motricité intestinale.

Précautions/Interactions :
Le traitement doit être de courte durée (10 jours maximum).
Un traitement trop prolongé peut créer une dépendance avec constipation sévère en cas de sevrage. Le séné ne doit pas être utilisé avant d'avoir essayé les traitements avec des laxatifs hydratants ou lubrifiants.
Modane est réservé à l'adulte et à l'enfant de plus de 12 ans.
Modane est un traitement qui ne dispense pas de suivre les règles habituelles de prévention de la constipation : boire beaucoup d'eau, manger des fruits et des légumes, avoir une activité physique régulière.
L'utilisation de Modane est déconseillée avec de nombreux médicaments, en particulier les antiarythmiques, érythromycine, les digitaliques, les corticoïdes, les diurétiques.

Posologie :
Adulte : 1 à 2 Cp./j.
Grossesse : oui
Allaitement : oui

Effets secondaires :
Modane est responsable de diarrhées, douleurs abdominales et peut provoquer une baisse du taux de potassium dans le sang.

Contre-indications :
Modane est contre-indiqué en cas de maladies inflammatoires du côlon (maladie de Crohn, rectocolite) et en cas de risque d'occlusion intestinale.

Délai d'action :
L'effet sur la constipation se manifeste en 8 heures.

Signes de surdosage :
Le surdosage provoque une diarrhée nécessitant d'interrompre le traitement.

MODÉCATE
Neuroleptiques

65 %

Prix : 6,54 € - 3 ampoules (1 ml)

Modigraf

9,59 € - flacon multidose (5 ml)
Équivalents ou génériques : Piportil, Trilifan retard
Laboratoire : Sanofi-Aventis
DCI : *fluphénazine*
Présentations/Composition : Amp. Inj. : 25 mg
Sol. Inj. : flacon multidose 125 mg de fluphénazine

Indications : *États psychotiques aigus ou chroniques*
Les neuroleptiques ont un effet régulateur sur le fonctionnement cérébral en cas de troubles psychotiques graves, aigus ou chroniques. Ils sont indiqués notamment lorsque la maladie se manifeste par des hallucinations, des épisodes délirants, des états de confusion et d'agitation. Modécate possède d'autre part une action sédative rapide, c'est pourquoi il est utilisé en urgence en cas d'état d'agitation et d'agressivité intenses du patient, dangereux pour lui-même ou pour les autres.

Précautions/Interactions :
Il est impératif de suspendre le traitement en cas de fièvre inexpliquée (possibilité de syndrome malin). Il faut utiliser avec prudence ce médicament chez les personnes âgées, les parkinsoniens, les épileptiques, les cardiaques, en cas de sclérose en plaques et en cas d'insuffisance rénale ou hépatique.
Il est conseillé de ne pas s'exposer au soleil (photosensibilisation).
L'alcool, certains médicaments contre les nausées et apparentés aux neuroleptiques (alirapride, métoclopramide, métopimazine, thiéthylpérazine), la bromocriptine, le lisuride, la lévodopa, le lithium, les psoralènes, l'apomorphine sont déconseillés. Il faut utiliser avec précaution les anticholinergiques, les antidiabétiques, les antihypertenseurs et la carbamazépine. Si un pansement gastrique doit être absorbé, il faut respecter un intervalle de 2 heures avec la prise du neuroleptique.

Posologie :
Adulte : 25 à 150 mg IM toutes les 3 à 4 Sem.
Grossesse : non
Allaitement : non

Effets secondaires :
Assez fréquemment peuvent survenir une prise de poids parfois importante, un arrêt des règles, un gonflement des seins accompagné ou non d'écoulements, une frigidité ou une impuissance, des éruptions cutanées allergiques, une hépatite et une rétinite pigmentaire. Plus rarement, un état dépressif, une confusion mentale, des mouvements anormaux et une rigidité musculaire apparaissent soit précocement, soit assez tardivement après le traitement. Exceptionnellement, un syndrome malin se déclenche et nécessite l'arrêt immédiat du neuroleptique : pâleur, fièvre et troubles neurologiques pouvant conduire à un coma.

Contre-indications :
Une allergie connue au produit, un risque de glaucome ou de rétention urinaire, une porphyrie contre-indiquent le traitement.

Signes de surdosage :
Le surdosage provoque un syndrome parkinsonien et parfois un coma qui nécessitent une hospitalisation urgente.

Bon à savoir
La solution injectable doit être conservée à l'abri de la chaleur et de la lumière.

MODIGRAF
Immunosuppresseurs

100 %
Prix : 70,37 € - 50 sachets (0,2 mg)
70,37 € - 50 sachets (1 mg)
Équivalents ou génériques : Aucun
Laboratoire : Astellas Pharma
DCI : *tacrolimus*
Présentations/Composition : Sach. : 0,2 à 1 mg de tacrolimus

Indications : *Greffe*
Modigraf est indiqué pour le traitement de rejet de greffe (transplantation rénale, hépatique, cardiaque, pulmonaire, pancréatique, intestinale).

Précautions/Interactions :
La posologie habituelle est de 0,2 à 0,3 m/kg/j., 2 fois par jour au maximum, dès les premières 24 heures après une transplantation. Le traitement doit être continué à vie.
Ce traitement ne peut être instauré ou substitué à un autre traitement immunosuppresseur que par un médecin spécialiste, en raison de l'importance des interactions médicamenteuses et des effets secondaires possibles.

En cas d'insuffisance rénale ou hépatite modérée, la posologie doit être réduite.

Posologie :
Adulte : 0,2 à 0,3 mg/kg/j.
Enfant : oui
Grossesse : oui
Allaitement : non

Effets secondaires :
Le tacrolimus peut être responsable de fièvre, douleur, fatigue, œdèmes, prise de poids, insomnie, confusion, désorientation, anxiété, hallucinations, maux de tête, tremblements, vertiges, paresthésies, convulsions, dysesthésies, troubles de l'écriture, troubles cutanés (hypersudation, acné, éruption). Comme tous les immunosuppresseurs, il peut favoriser les infections. Il provoque fréquemment des nausées, des diarrhées, des douleurs abdominales ainsi que des troubles rénaux et urinaires. Rarement il peut être à l'origine d'une pancréatite aiguë.

Contre-indications :
Modigraf est contre-indiqué en cas d'allergie au tacrolimus ou aux macrolides.

MODIODAL
Psychostimulants

 65 %

Prix : 68,42 € - 30 comprimés (100 mg)
Équivalents ou génériques : *Modafinil Mylan*
Laboratoire : Céphalon
DCI : *modafinil*
Présentations/Composition : Cp. : 100 mg

Indications : *Hypersomnie, Narcolepsie*
Ce médicament, qui présente un effet éveillant et améliore la vigilance et l'activité motrice, est utilisé dans certaines maladies du sommeil : l'hypersomnie, augmentation très importante de la durée du sommeil et la narcolepsie, caractérisée par une tendance irrésistible au besoin de sommeil pouvant survenir à tout moment dans la journée.

Précautions/Interactions :
Les comprimés doivent être absorbés le matin et le midi car au-delà, le sommeil nocturne risque d'être perturbé. La posologie est diminuée par 2 en cas d'insuffisance hépatique.
La tension artérielle et la fréquence cardiaque sont particulièrement surveillées chez les hypertendus. Ce médicament positive les tests pratiqués lors des contrôles antidopage.
Les contraceptifs hormonaux risquent d'être moins efficaces pendant le traitement, un autre mode de contraception est alors conseillé.

Posologie :
Adulte : 2 Cp. le matin et le midi
Grossesse : après avis médical
Allaitement : après avis médical

Effets secondaires :
En début de traitement, peuvent survenir une sensation de tension interne, une excitation, une agressivité, des insomnies ou de l'anorexie qui disparaissent généralement rapidement. Plus rarement peuvent apparaître des maux de tête, des nausées ou des vomissements, des éruptions cutanées allergiques ou des mouvements anormaux de la bouche.

Contre-indications :
Lorsqu'il existe chez la personne traitée une anxiété majeure, il est préférable de débuter le traitement en centre spécialisé dans les troubles du sommeil. Une allergie connue au modafinil contre-indique la reprise du médicament.

Délai d'action :
La vigilance est améliorée dès la prise des premiers comprimés.

En cas d'oubli :
Ne pas prendre les comprimés oubliés au-delà du début d'après-midi car le sommeil du soir risque d'être fortement perturbé.

Signes de surdosage :
Le surdosage provoque des insomnies, de l'anxiété et de l'excitation qui nécessitent une hospitalisation pour surveillance cardiovasculaire pendant 48 heures.

> **Bon à savoir**
>
> *Ce médicament a l'avantage de ne pas être un dérivé amphétaminique et il ne perturbe pas le sommeil de la nuit lorsqu'il est pris le matin et le midi. Il doit être prescrit initialement par un médecin hospitalier car les troubles du sommeil nécessitent un bilan approfondi éliminant des causes neurologiques (tumeurs, épilepsie...). La prescription peut être poursuivie par un médecin généraliste mais sur ordonnance de médicament d'exception et elle peut être renouvelée à l'hôpital tous les ans après un nouveau bilan.*

MODOPAR
Antiparkinsoniens

 65 %

Prix : 4,58 € - 60 gélules (62,5 mg)
7,58 € - 60 gélules (125 mg)
12,76 € - 60 gélules (250 mg)
9,86 € - 60 gélules LP (125 mg)
9,06 € - 60 comprimés dispersibles (125 mg)
Équivalents ou génériques : Sinemet, <u>Carbidopa Lévodopa Téva</u>
Laboratoire : Roche
DCI : *lévodopa, bensérazide*
Présentations/Composition : Gél. : 62,5, 125 et 250 mg ; Gél. LP : 125 mg ; Cp. : 125 mg

Indications : *Maladie de Parkinson*
La lévodopa est transformée par certains neurones du cerveau en dopamine qui est le neurotransmetteur déficitaire dans la maladie de Parkinson. Elle est surtout indiquée pour améliorer la coordination motrice et pour diminuer les rigidités musculaires de la maladie de Parkinson. Elle est moins efficace pour diminuer les tremblements.

Précautions/Interactions :
L'absorption intestinale de la lévodopa étant diminuée par les protéines alimentaires, il est conseillé d'absorber les comprimés en dehors des repas. Ce médicament est utilisé avec prudence en cas de maladie coronarienne, de troubles du rythme cardiaque, de fluctuations de la tension artérielle et de troubles psychiatriques. En cas d'anesthésie générale, la lévodopa doit être arrêtée 6 à 12 heures avant et reprise 24 heures après.
Les doses sont instaurées très progressivement, par paliers, jusqu'à la dose minimale efficace sans la dépasser. Si des fluctuations d'activité apparaissent dans la journée, il faut fractionner les doses ou passer à une forme à libération prolongée (LP) qui les améliore dans 50 % des cas.
Ce médicament est contre-indiqué avec les neuroleptiques (sauf la clozapine), les réserpiniques, les anesthésiques généraux, la papavérine, les IMAO, le métoclopramide, le métopimazine, l'alizapride et le thiéthylpérazine.

Posologie :
Adulte : 6 Cp. 125 mg ou 3 Cp. 250 mg en 3 à 4 prises ou plus/j.

Grossesse : après avis médical
Allaitement : non

Effets secondaires :
En début de traitement peuvent apparaître des nausées, des vomissements, une perte d'appétit, une hypotension artérielle, des idées paranoïaques, des épisodes psychotiques ou des troubles cardiaques qui sont moins fréquents en débutant à doses faibles. Des colorations foncées des urines, des écoulements du nez, une hypersécrétion salivaire, des troubles de l'olfaction, des cauchemars, des sueurs, des troubles cardiaques ou sanguins peuvent survenir en cours de traitement. À long terme, il existe un risque d'apparition de mouvements involontaires associés à des crampes douloureuses qui peuvent être prévenus en utilisant des doses minimales.

Contre-indications :
Les maladies cardiaques, les psychoses graves, les démences, l'existence d'une confusion mentale, un ulcère gastro-duodénal, un mélanome malin (cancer de la peau) et le premier trimestre de la grossesse sont des contre-indications au traitement.

En cas d'oubli :
Contacter son médecin car la reprise du traitement doit être progressive.

Bon à savoir
> Ce traitement est très efficace dans la maladie de Parkinson notamment chez les personnes âgées et lorsque les tremblements ne sont pas prédominants. Néanmoins, ses effets s'amenuisent dans près de 80 % des cas après environ 10 ans de traitement, et obligent à changer de thérapie.

MODURÉTIC
Diurétiques

 65 % ; TFR

Prix : 3,93 € - 30 comprimés
Équivalents ou génériques : <u>Amiloride Hydrochlorothiazide Téva</u>, <u>Amiloride Hydrochlorothiazide RPG</u>
Laboratoire : Bristol-Myers Squibb
DCI : *amiloride, hydrochlorothiazide*
Présentations/Composition : Cp. : 5 mg d'amiloride et 50 mg d'hydrochlorothiazide (30 Cp.)

Indications : *Hypertension artérielle, Œdème*
Ce médicament est utilisé dans le traitement de fond de l'hypertension artérielle et des œdèmes d'origine cardiaque, rénale ou digestive.

Précautions/Interactions :
Le traitement exige de surveiller régulièrement les taux sanguins de sodium, de potassium, de glucose, d'acide urique, de calcium et d'évaluer régulièrement le bon fonctionnement du système rénal.
L'association avec certains médicaments est déconseillée, en particulier avec le lithium et certains médicaments qui provoquent des anomalies cardiaques (torsades de pointes), en particulier les médicaments antiarythmiques.
L'association avec certains médicaments doit être faite avec précaution, notamment avec les autres médicaments antihypertenseurs, les digitaliques, les antidiabétiques, les antidépresseurs et les corticoïdes.
Il est déconseillé de l'utiliser chez les femmes enceintes, notamment pour traiter les œdèmes physiologiques de la grossesse, ainsi que pendant la période d'allaitement.

Posologie :
Adulte : 1 à 2 Cp./j.

Effets secondaires :
Les effets indésirables dus à l'amiloride sont des troubles de l'appétit, une sécheresse de la bouche, un ballonnement abdominal et parfois des éruptions cutanées.
Modurétic est parfois responsable de fatigue, de douleurs diffuses, de troubles neurologiques (vertiges, fourmillements des extrémités, troubles visuels).

Contre-indications :
L'insuffisance rénale, les encéphalopathies d'origine hépatique ainsi qu'un taux sanguin élevé de potassium sont des contre-indications à l'emploi de ce médicament.
Il est déconseillé de l'utiliser pendant la grossesse et l'allaitement, notamment pour traiter les œdèmes physiologiques de la femme enceinte.

Délai d'action :
L'action diurétique maximale se manifeste au bout de 4 heures.

En cas d'oubli :
Prendre le comprimé oublié sans dépasser la dose journalière prescrite.

Signes de surdosage :
En provoquant des anomalies importantes des sels minéraux sanguins (baisse du sodium et élévation du taux de potassium), ce médicament est à l'origine de crampes, de vertiges, de troubles du rythme cardiaque (palpitations) et de troubles de l'attention (somnolence). Il est parfois nécessaire de procéder à un lavage gastrique pour éliminer une partie des médicaments ingérés et de procéder à des perfusions de sérum physiologique pour rétablir l'équilibre sanguin.

MOGADON
Hypnotiques

 30 %

Prix : 1,54 € - 20 comprimés
Équivalents ou génériques : Nuctalon, Rohypnol
Laboratoire : Centre de spécialités pharmaceutiques
DCI : *nitrazépam*
Présentations/Composition : Cp. : 5 mg
Indications : *Insomnies*
Ce médicament, de la famille des benzodiazépines, est un puissant somnifère qui possède également une action anxiolytique, relaxante pour les muscles et anti-convulsivante. Sa prescription est limitée dans le temps car un risque de dépendance s'installe rapidement, provoquant un syndrome de sevrage à l'arrêt du traitement. Il est indiqué en cas d'insomnie occasionnelle, transitoire ou chronique.

Précautions/Interactions :
La posologie est diminuée de plus de la moitié chez les personnes âgées, les insuffisants hépatiques ou rénaux.
L'alcool ne doit pas être associé à ce médicament. Les dépresseurs du système nerveux, la cimétidine, les inhibiteurs de la pompe à neutrons, la phénytoïne, le cisapride, la clozapine, le nitulamide sont déconseillés.

Posologie :
Adulte : 1/2 à 1 Cp. au coucher
Grossesse : non au 1er trimestre
Allaitement : non

Effets secondaires :
Une somnolence, des difficultés de concentration, une faiblesse généralisée du corps, une

sensation d'ébriété peuvent apparaître au cours du traitement. Des réactions paradoxales ont été rapportées avec un état d'excitation, des confusions mentales et parfois un comportement automatique accompagné d'une amnésie, des réactions allergiques cutanées.

Contre-indications :
Une insuffisance respiratoire ou hépatique sévère, une apnée du sommeil (arrêts de la respiration pendant la nuit), une myasthénie et une allergie aux benzodiazépines contre-indiquent la prise de ce médicament.

Délai d'action :
L'action de ce somnifère se fait sentir généralement au bout d'une 1/2 heure.

Signes de surdosage :
Un surdosage en benzodiazépines provoque une somnolence, un état d'ébriété et une dépression respiratoire pouvant conduire à un coma. Une hospitalisation est nécessaire pour délivrer l'antidote (flumazénil).

Bon à savoir
La prescription de ce somnifère est limitée à 4 semaines et son arrêt progressif s'étale sur 15 jours en cas de traitement prolongé. Il est conseillé d'absorber le somnifère au coucher et de respecter les règles du bon endormissement : se coucher dans une chambre calme, bien aérée, pas trop chauffée et dans l'obscurité.

MONEVA
Contraceptifs

NR

Prix : Libre
Équivalents ou génériques : Felixita, Gestodène-Éthinylestradiol Arrow, Gestodène-Éthinylestradiol Biogaran, Gestodène-Éthinylestradiol EG, Gestodène-Éthinylestradiol Ratiopharm, Gestodène-Éthinylestradiol Sandoz, Gestodène-Éthinylestradiol Téva, Gestodène-Éthinylestradiol Winthrop, Harmonet, Méliane, Tri-Minulet, Minulet, Phaeva
Laboratoire : Schering
DCI : *gestodène, éthinylestradiol*
Présentations/Composition : Cp. : 0,075 mg de gestodène et 0,03 mg d'éthinylestradiol

Indications : *Contraception orale*
Moneva est un contraceptif estroprogestatif minidosé utilisé pour la contraception orale.

Précautions/Interactions :
Au contraire des pilules de première génération, normodosées – qui peuvent être prises à n'importe quelle heure de la journée – les minipilules doivent être prises tous les jours à heure fixe.
La prise de Moneva exige de faire un examen clinique, un bilan avec dosage du sucre et des graisses dans le sang, frottis cervical, mammographie.
Moneva doit être arrêté en cas de survenue d'effets secondaires. Selon leur importance, il faut changer de pilule ou choisir un autre moyen de contraception (préservatif, stérilet).
La survenue de maux de tête inhabituels, d'une élévation de la tension artérielle ou de troubles oculaires nécessitent d'arrêter la prise de Moneva.
En cas de vomissements, il est prudent de reprendre 1 comprimé pour s'assurer de la couverture contraceptive.
Il n'y a aucune raison d'utiliser Moneva pendant la grossesse, mais si la prise a été prolongée pendant les premières semaines de grossesse, il n'y a pas de risque pour l'enfant ni pour la mère.
Moneva est déconseillé avec les anticonvulsivants, griséofulvine, rifabutine, rifampicine.
En cas d'intervention chirurgicale il est préférable d'interrompre la pilule 1 mois avant la date prévue.
La prise de la pilule est fortement déconseillée chez les femmes de plus de 40 ans, en cas d'obésité ou de tabagisme important.

Posologie :
Adulte : 1 Cp./j. pendant 21 j. puis arrêt 7 j.

Effets secondaires :
Moneva provoque fréquemment nausées, prise de poids, maux de tête, douleurs des seins, irritabilité, symptômes dépressifs, jambes lourdes, acné, séborrhée, saignements intermenstruels ou absence de règles, candidose vaginale, diminution de libido, irritation oculaire par les lentilles de contact, sans que ces symptômes nécessitent une interruption du traitement. Il provoque aussi hypertension artérielle, accidents vasculaires cérébraux, ictères, hypercholestérolémies ou hypertriglycéridémies, diabète, tumeurs mammaires, qui

nécessitent toujours l'arrêt du traitement. Moneva est souvent responsable d'une augmentation du risque de calculs biliaires. Après l'arrêt de la pilule, une période d'absence de règles de quelques mois est possible, nécessitant de faire un bilan clinique et biologique en cas de persistance.

Contre-indications :
Moneva est contre-indiqué en cas d'antécédents de cancer du sein et de maladies thromboemboliques, hypertension artérielle, maladies des coronaires ou des valves cardiaques, tumeurs de l'utérus, hémorragies génitales inexpliquées, maladie hépatique, insuffisance rénale, migraines importantes.

En cas d'oubli :
En cas d'oubli de moins d'une journée, prendre immédiatement le comprimé oublié. En cas d'oubli prolongé il est préférable d'arrêter le traitement ou de le continuer en utilisant un autre moyen de contraception (préservatif) jusqu'aux règles suivantes.

> **Bon à savoir**
> Moneva est un contraceptif efficace présentant peu de risques, à condition de respecter les règles de sécurité. Les accidents vasculaires dus à la pilule sont favorisés par le tabagisme, l'obésité et les varices.

MONICOR
Antiangoreux

65 %
Prix : 3,56 € - 30 gélules LP (20 mg)
6,57 € - 60 gélules LP (20 mg)
6,11 € - 30 gélules LP (40 mg)
8,10 € - 30 gélules LP (40 mg)
Équivalents ou génériques : Aucun
Laboratoire : Pierre Fabre
DCI : *mononitrate d'isosorbide*
Présentations/Composition : Gél. LP : 20 et 40 mg ; Gél. LP : 60 mg

Indications : Angine de poitrine, Insuffisance cardiaque
Le mononitrate d'isosorbide est un vasodilatateur puissant et d'effet rapide, à prédominance veineuse, qui soulage le travail du cœur et réduit ses besoins en oxygène. On l'utilise sous forme de gélules à absorption digestive qui ont une action prolongée (jusqu'à 24 heures) dans le cadre du traitement préventif de l'angine de poitrine. Il est aussi utilisé comme médicament de complément en cas d'insuffisance cardiaque.

Précautions/Interactions :
Le Monicor peut provoquer des maux de tête importants et une hypotension, notamment chez les personnes âgées. Il est donc nécessaire de commencer le traitement par de petites doses et de ne pas arrêter brutalement. Il doit être utilisé avec prudence en cas de migraine et de cardiomyopathie.
Il peut provoquer une cyanose, plus fréquemment à doses élevées, qui nécessite parfois de faire un dosage sanguin pour rechercher la méthémoglobine (signe d'intoxication).
Il doit être utilisé avec précaution chez les personnes âgées qui suivent d'autres traitements cardiovasculaires (diurétiques, antihypertenseurs, vasodilatateurs) en raison du risque d'hypotension.
Les formes à libération prolongée sont réservées au traitement préventif de l'angine de poitrine. Il est nécessaire de prendre 1 gélule à 20 ou 40 mg 2 fois par jour, en réservant un intervalle libre sans traitement, pendant la période où le patient présente le moins de risque de survenue d'une crise (généralement la nuit, en raison de l'absence d'effort et donc de facteurs favorisant la survenue d'une crise).

Posologie :
Adulte : 40 à 60 mg/j. en 1 à 2 prises
Grossesse : non
Allaitement : non

Effets secondaires :
Le Monicor provoque parfois des maux de tête, une rougeur du visage et une hypotension orthostatique avec des étourdissements, en particulier chez les personnes âgées.

Contre-indications :
Le Monicor est contre-indiqué avec le sildénafil (Viagra) en raison du risque d'hypotension brutale.

Délai d'action :
Le Monicor est absorbé en quelques minutes et sa présentation sous forme de microgranules assure une libération prolongée pendant plusieurs heures.

Signes de surdosage :
À haute dose, les dérivés nitrés provoquent une vasodilatation généralisée avec collapsus

Mopral

cardio-vasculaire et cyanose, nécessitant un traitement en service d'urgence.

> **Bon à savoir**
> Comme pour tous les dérivés nitrés, il est important de respecter un intervalle sans traitement dans la période du cycle de 24 heures où le patient présente le moins de risque de crise d'angine de poitrine.

MOPRAL
Antiulcéreux

📦 65 %

Prix : 10,43 € - 14 gélules (10 mg)
20,35 € - 28 gélules (10 mg)
4,32 € - 7 gélules (20 mg)
7,85 € - 14 gélules (20 mg)
15,16 € - 28 gélules (20 mg)
Usage hospitalier - flacon pour injection (40 mg/10 ml)

Équivalents ou génériques :
Oméprazole Actavis, Oméprazole ALS, Oméprazole Alter, Oméprazole Arrow, Oméprazole Arrow Génériques, Oméprazole Bouchara-Recordati, Oméprazole Biogaran, Oméprazole Cristers, Oméprazole Evologen, Oméprazole ISD, Oméprazole Ivax, Oméprazole Merck, Oméprazole Qualimed, Oméprazole RPG, Oméprazole Sandoz, Oméprazole Téva, Oméprazole Torlan, Oméprazole Winthrop, Oméprazole ZF, Oméprazole Zydus, Omédiprol, Zoltum

Laboratoire : BBFarma
DCI : *oméprazole*
Présentations/Composition : Gél. : 10 et 20 mg d'oméprazole ; flacon Inj. : 40 mg d'oméprazole

Indications : *Ulcère gastro-duodénal, Reflux gastro-œsophagien*
Mopral est un antiulcéreux antisécrétoire appartenant à la famille des « inhibiteurs de la pompe à protons », qui inhibe la sécrétion acide gastrique quelle que soit son origine. Il est indiqué dans le traitement des ulcères gastro-duodénaux, en association à un traitement antibiotique lorsque l'origine infectieuse est prouvée (helicobacter pylori) et dans le traitement de la maladie de Zollinger-Ellison (hypersécrétion gastrique souvent associée à une tumeur du pancréas). Il est également utilisé pour le traitement des œsophagites provoquées par le reflux gastro-œsophagien.

Précautions/Interactions :
Mopral est réservé à l'adulte. Il peut cependant être utilisé chez l'enfant de plus de 12 mois pour le traitement du reflux gastro-œsophagien. Chez le petit enfant le contenu de la gélule peut être mélangé à un aliment acide (yaourt, jus de fruit).
La durée du traitement est de 4 à 8 semaines : 1 mois en moyenne pour un ulcère duodénal, 4 à 6 semaines pour un ulcère gastrique évolutif, 4 à 8 semaines pour une œsophagite.
Avant de traiter un ulcère, il est nécessaire de s'assurer du caractère bénin de la lésion par un examen endoscopique.
Le traitement de l'ulcère gastro-duodénal d'origine infectieuse (provoqué par la bactérie helicobacter pylori) exige une trithérapie composée de Mopral à raison de 1 gélule 20 mg matin et soir et de 2 antibiotiques : clarithromycine et amoxicilline ou métronazole ou tinidazole, pendant 7 jours.
Le traitement doit être continué avec Mopral seul, à la dose de 20 mg par jour pendant 3 semaines.

Posologie :
Adulte : 20 mg/j. en 1 prise (Perf. IV lente lorsque la prise orale est impossible) maxi 40 mg/j.
Grossesse : non
Allaitement : non

Effets secondaires :
Mopral provoque des troubles digestifs (nausées, diarrhées ou constipation), des douleurs musculaires, des maux de tête, plus rarement des éruptions cutanées, urticaire, prurit, vertiges, des troubles de la formule sanguine et des tests hépatiques. Un traitement de longue durée favorise les infections gastriques.

Délai d'action :
Mopral est efficace 4 jours après le début du traitement.

En cas d'oubli :
Prendre le comprimé sans dépasser la dose journalière prescrite.

Signes de surdosage :
Il n'existe pas de cas connu de symptômes provoqués par le surdosage de Mopral sous forme de gélules. L'administration en perfusion intraveineuse ne doit pas dépasser 40 mg par

jour. Il existe un risque de surdité ou de cécité si le surdosage atteint 240 mg.

MOPRALPRO
Antiulcéreux

 NR

Prix : Libre
Équivalents ou génériques : Aucun
Laboratoire : Bayer
DCI : *oméprazole*
Présentations/Composition : Cp. : 20 mg d'oméprazole
Indications : *Reflux gastro-œsophagien*
Mopralpro est indiqué pour le traitement des symptômes du reflux gastro-œsophagien (régurgitations, pyrosis).

Précautions/Interactions :
La posologie habituelle est de 1 comprimé par jour, pendant 14 jours.
Mopralpro peut favoriser les infections gastro-intestinales et doit donc être utilisé pendant un temps limité. Si les douleurs ou régurgitations persistent, il est nécessaire de consulter un médecin pour rechercher un ulcère ou une autre pathologie gastro-intestinale.

Posologie :
Adulte : 1 Cp./j.
Enfant : oui
Grossesse : oui
Allaitement : oui

Effets secondaires :
Mopralpro est rarement responsable d'effets secondaires, parmi lesquels : malaises, maux de tête, étourdissements, paresthésies, somnolence, insomnie, vertiges, éruption cutanée.

Contre-indications :
Mopralpro est contre-indiqué en cas d'allergie à l'oméprazole. Il ne doit pas être pris avec certains médicaments, comme le nelfinavir, dont l'absorption est largement diminuée lors de l'administration concomitante d'oméprazole.

> **Bon à savoir**
> Le médicament doit être pris avant les repas. Il est préférable d'avaler les comprimés entiers, sans les croquer. Ils peuvent être dilués dans un verre d'eau ou un jus de fruit, mais pas dans du lait ni dans des boissons gazeuses.

MORPHINE
Antalgiques

 65 %

Prix : 10,32 € - Lavoisier 10 ampoules (10 mg)
17,60 € - Lavoisier 10 ampoules (50 mg)
19,50 € - Lavoisier 10 ampoules (100 mg)
2,14 € - Meram 7 ampoules (10 mg)
2,32 € - Meram 7 ampoules (20 mg)
Équivalents ou génériques : *Actiskenan*, Moscontin, Skénan, *Morphine Aguettant*, *Morphine sulfate Lavoisier*, *Morphine Renaudin*
Laboratoire : Chaix et Du Marais, Coopération pharmaceutique française
DCI : *morphine*
Présentations/Composition : Amp. Buv. : 10 mg ou 20 mg (disponible en pharmacie hospitalière)
Amp. Inj. : 10 mg (Lavoisier 10 Amp.) (Meram 7 Amp.),
20 mg (Meram 7 Amp.), 50 mg (Lavoisier 10 Amp.),
100 mg (Lavoisier 10 Amp.)

Indications : *Douleur*
La morphine calme les douleurs très intenses, notamment les douleurs postchirurgicales ou d'origine cancéreuse mais également celles des crises de coliques hépatiques, néphrétiques ainsi que celles de l'infarctus du myocarde. Elle est également utilisée en anesthésie et en obstétrique. Elle agit au niveau du système nerveux central en augmentant le seuil de perception de la douleur.

Précautions/Interactions :
La morphine peut être administrée oralement à l'enfant de plus de 6 mois et par injection à l'enfant de plus de 30 mois. Par voie orale, elle est répartie dans la journée, généralement en 6 prises identiques espacées de 4 heures, et elle est mélangée à de l'eau sucrée ou à une alimentation semi-liquide (yaourt, crème, purée). Elle peut également être injectée par voie sous-cutanée, en intramusculaire ou en perfusion intraveineuse continue.
Elle sera donnée avec précaution chez les personnes souffrant d'insuffisance respiratoire, hépatique ou rénale, d'hypertension intracrânienne et chez les sujets âgés.

Moscontin

Il ne faut pas l'associer à d'autres antalgiques ou antitussifs morphiniques, aux dépresseurs du système nerveux central (certains antidépresseurs nerveux, calmants, hypnotiques) et à l'alcool.

La morphine positive les tests effectués lors des contrôles antidopage sportifs.

Posologie :
Enfants > 6 mois
Voie orale : 1 à 1,5 mg/kg/j.
Voie SC et IM : non
Voie IV : non

Enfants > 30 mois
Voie orale : 1 à 1,5 mg/kg/j.
Voie SC et IM : 2 à 10 mg/j.
Voie IV : 0,01 à 0,02 mg/kg/h

Adulte
Voie orale : 60 à 100 mg/j.
Voie SC et IM : 10 à 50 mg/j.
Voie IV : 10 à 100 mg/j.

Personne âgée : réduire de moitié les doses adulte

Grossesse : oui
Allaitement : non

Effets secondaires :
Les effets secondaires habituels de la morphine sont la somnolence, les nausées, les vomissements qui disparaissent en cours de traitement, la constipation, un ralentissement de la fréquence respiratoire, une excitation possible chez la personne âgée et parfois des hallucinations. Une dépendance physique et psychique peut s'installer d'autant plus vite que les doses sont élevées et le traitement prolongé.

Contre-indications :
Forme injectable : enfant de moins de 30 mois.
Forme orale : enfant de moins de 6 mois.
La morphine est contre-indiquée chez les personnes souffrant de grave dysfonctionnement des cellules hépatiques ou respiratoires, après un traumatisme crânien récent ou en présence de douleurs abdominales d'origine indéterminée. On ne peut l'associer à d'autres dérivés morphiniques qui annulent ou majorent dangereusement son action.
La morphine peut être prescrite au cours de la grossesse en sachant que des doses fortes et prolongées au dernier trimestre risquent d'entraîner un syndrome de sevrage chez le fœtus après l'accouchement.

Délai d'action :
Le début d'action de la morphine par voie injectable est de 30 à 60 minutes et par voie orale de 60 à 90 minutes. Sa durée d'action est de 4 heures.

Signes de surdosage :
La somnolence est le premier signe d'un surdosage avec contraction extrême de la pupille, hypotension artérielle, baisse de température. Elle précède la défaillance respiratoire pouvant conduire au coma et au décès.

Bon à savoir
La morphine est plus efficace si elle est prise avant que la douleur ne devienne intense. Il est conseillé de boire abondamment, de consommer des aliments riches en fibres (crudités, légumes) et de faire de l'exercice pour favoriser le fonctionnement intestinal et empêcher l'apparition d'une constipation.
Antalgique majeur, la morphine suscite toujours des craintes de dépendance et les médecins ont tendance à ne pas l'utiliser de façon suffisante, malgré son efficacité et sa rapidité d'action contre les douleurs intenses. Elle devrait être aujourd'hui utilisée plus facilement, en raison des nouvelles orientations des pouvoirs publics en faveur de la lutte contre la douleur.

MOSCONTIN
Antalgiques

65 %

Prix : 4,47 € - 14 comprimés LP (10 mg)
9,69 € - 14 comprimés LP (30 mg)
19,52 € - 14 comprimés LP (60 mg)
28,70 € - 14 comprimés LP (100 mg)
Équivalents ou génériques : Morphine, Skénan
Laboratoire : Mundipharma
DCI : *sulfate de morphine*
Présentations/Composition : Cp. à LP : 10, 30, 60 et 100 mg de sulfate de morphine

Indications : *Douleur*
Le Moscontin libère progressivement dans l'organisme de la morphine qui agit au niveau du système nerveux central en bloquant la douleur. Ce médicament est indiqué dans le traitement des douleurs intenses ou non calmées par les antalgiques habituels, notamment celles d'origine cancéreuse. Il n'est pas

efficace dans le traitement urgent de la douleur.

Précautions/Interactions :
La morphine peut être administrée oralement à l'enfant de plus de 6 mois. La dose initiale est progressivement augmentée par le médecin tous les jours ou tous les 2 jours jusqu'à obtenir une sédation totale de la douleur. Elle sera donnée avec précaution chez les personnes souffrant d'insuffisance respiratoire, hépatique ou rénale, d'hypertension intracrânienne et chez les sujets âgés.
La morphine positive les tests effectués lors des contrôles antidopage sportifs.
Il ne faut pas l'associer à d'autres antalgiques ou antitussifs morphiniques, aux dépresseurs du système nerveux central (certains antidépresseurs nerveux, calmants, hypnotiques) et à l'alcool.

Posologie :
Adulte : dose initiale : 60 mg/j. en 2 prises
Enfant : dose initiale : 1 mg/kg/j. en 2 prises
Personne âgée : dose initiale : 30 mg/j. en 2 prises
Grossesse : si nécessaire et après avis médical
Allaitement : non

Effets secondaires :
Les effets secondaires habituels de la morphine sont l'apparition d'une somnolence, d'une sécheresse de la bouche, de nausées, de vomissements qui disparaissent en cours de traitement. Peuvent survenir également une constipation, un ralentissement de la fréquence respiratoire, une excitation possible chez la personne âgée et parfois des hallucinations. Une dépendance physique et psychique peut s'installer d'autant plus vite que les doses sont élevées et le traitement prolongé.

Contre-indications :
La morphine peut être prescrite à l'enfant de plus de 6 mois mais elle est contre-indiquée chez les personnes souffrant d'insuffisance hépatique ou respiratoire, après un traumatisme crânien récent ou en présence de douleurs abdominales d'origine indéterminée. On ne peut l'associer à d'autres dérivés morphiniques qui annulent ou majorent dangereusement son action. La morphine peut être prescrite au cours de la grossesse en sachant que des doses fortes et prolongées au dernier trimestre risquent d'entraîner un syndrome de sevrage chez le fœtus après l'accouchement. L'allaitement est une contre-indication.

Délai d'action :
Le début d'action de la morphine par voie orale est de 60 à 90 minutes. La durée d'action de la forme à libération prolongée est de 12 heures.

Signes de surdosage :
La somnolence est le premier signe d'un surdosage avec la contraction extrême de la pupille, l'hypotension artérielle, la baisse de température du corps. Elle précède la défaillance respiratoire pouvant conduire au coma et au décès.

Bon à savoir

Les comprimés sont à avaler avec un verre d'eau ou de jus de fruit sans être croqués ou mâchés. Ce médicament est plus efficace s'il est pris avant que la douleur ne devienne intense. Il est conseillé de boire abondamment, de consommer des aliments riches en fibres (crudités, légumes) et de faire de l'exercice pour favoriser le fonctionnement intestinal et empêcher l'apparition d'une constipation. On peut prendre des boissons froides, des glaces, des bonbons acidulés ou des gommes à mâcher pour soulager une sécheresse de la bouche. Il faut se lever doucement pour éviter une chute brutale de la tension artérielle.

MOTILIUM
Antiémétiques

30 %

Prix : 3,91 € - 40 comprimés (10 mg)
2,84 € - suspension buvable (200 ml)
5,07 € - 30 sachets (10 mg)
Équivalents ou génériques : Péridys, *Dompéridone Almus*, *Dompéridone Alter*, *Dompéridone Arrow*, *Dompéridone Biogaran*, *Dompéridone Cristers*, *Dompéridone EG*, *Dompéridone Ivax*, *Dompéridone Merck*, *Dompéridone Qualimed*, *Dompéridone Ratiopharm*, *Dompéridone RPG*, *Dompéridone Sandoz*, *Dompéridone Téva*, *Dompéridone Torlan*, *Dompéridone Winthrop*, *Dompéridone Zen*, *Dompéridone Zydus*
Laboratoire : Janssen-Cilag
DCI : *dompéridone*

Movicol

Présentations/Composition : Cp. : 10 mg de dompéridone ; Susp. Buv. : 2,5 mg de dompéridone/c. mes. ; Sach. de Gran. Efferv. : 10 mg de dompéridone

Indications : *Nausée, Vomissements*
Motilium est indiqué pour le traitement des nausées et des vomissements de toute origine : maladies du système digestif, troubles de la motricité intestinale, suites de traitement anticancéreux ou hémodialyse.

Précautions/Interactions :
À doses normales, Motilium n'a pas d'action directe sur les centres cérébraux.
Les doses doivent être réduites en cas d'insuffisance rénale ou hépatique.
Les comprimés et les granulés effervescents des sachets sont réservés à l'adulte.

Posologie :
Adulte : 1 à 2 Cp. 3 fois/j. ou 2 à 4 c. à c. 3 fois/j.
Enfant et nourrisson : 1/2 c. mes./5 kg de poids, 3 fois/j.
Grossesse : oui
Allaitement : non

Effets secondaires :
Motilium provoque très rarement des troubles neurologiques ressemblant à la maladie de Parkinson (tremblements, contractures musculaires). Il peut également être responsable, en cas de traitement prolongé, de l'augmentation du taux de prolactine dans le sang, ce qui peut provoquer une gynécomastie, un écoulement de lait et un arrêt des règles.

Contre-indications :
Motilium est contre-indiqué en cas d'hypersensibilité au produit, en cas d'antécédent de troubles neurologiques moteurs provoqués par un traitement (neuroleptiques), et en cas de maladie digestive qui peut être aggravée par une augmentation de la motricité intestinale : hémorragie, perforation, obstruction intestinales.

Délai d'action :
Motilium est efficace 30 minutes après administration.

En cas d'oubli :
Prendre le comprimé sans dépasser la dose journalière prescrite.

Signes de surdosage :
À forte dose, Motilium provoque une somnolence, des troubles de l'attention et des troubles de la coordination, qui disparaissent rapidement. Il est parfois nécessaire de faire un lavage gastrique.

Bon à savoir
Pour une meilleure efficacité, il est préférable de prendre Motilium 1/4 d'heure avant le repas.

MOVICOL
Laxatifs

30 %

Prix : 4,83 € - 20 sachets
6,64 € - 20 sachets enfant
Équivalents ou génériques : Moxalole
Laboratoire : Norgine Pharma
DCI : *macrogol bicarbonate de sodium, chlorure de potassium, chlorure de sodium*
Présentations/Composition : Sach. de Poud. : 13,125 g de macrogol, 0,1785 g de bicarbonate de sodium, 0,0317 g de chlorure de potassium et 0,3507 g de chlorure de sodium. Sach. enfant : 1/2 dose

Indications : *Constipation*
Movicol est indiqué pour le traitement symptomatique de la constipation chez l'adulte et pour le traitement de l'impaction fécale (accumulation de matières fécales dans le rectum, sans évacuation depuis plusieurs jours).

Précautions/Interactions :
La posologie habituelle est de 1 à 2 sachets par jour, en une seule prise, de préférence le matin.
L'effet se manifeste généralement au bout de 24 à 48 heures.
En cas de fécalome (impaction fécale) la posologie peut être augmentée jusqu'à 8 sachets par jour, en 2 prises de 4 sachets à diluer dans un demi-litre d'eau.
Pour éviter les récidives, il est nécessaire d'entreprendre une rééducation alimentaire et intestinale (consommation de fruits et végétaux, boissons en quantité suffisante, activité physique).
Chez les enfants, Movicol peut être utilisée à partir de 2 ans, pour évacuer les fécalomes. La dose recommandée est 4 à 5 sachets enfant par jour à partir de 2 ans, 6 à 8 sachets à partir de 4 ans, 8 à 10 sachets à partir de 9 ans. Les sachets doivent être dilués dans un demi-verre d'eau et conservés au

réfrigérateur. Le traitement doit continuer jusqu'à une reprise normale du transit intestinal, avec une durée maximale de 7 jours.

Posologie :
Adulte : 1 à 2 Sach./j.
Enfant : oui
Grossesse : oui
Allaitement : oui

Effets secondaires :
Movicol peut être responsable de douleurs abdominales, diarrhées et ballonnements, nécessitant une diminution de la dose. Très rarement il peut provoquer des réactions allergiques.

Contre-indications :
Movicol est contre-indiqué en cas de maladie inflammatoire intestinale (maladie de Crohn, rectocolite hémorragique) ou de maladie obstructive intestinale.

MUCOMYST
Fluidifiants bronchiques

NR ; (Amp.) 15 %
Prix : Libre - 18 sachets (200 mg)
3,28 € - poudre pour suspension buvable (200 mg/5 ml)
2,09 € - poudre pour suspension buvable (100 mg/5 ml)
4,40 € - 6 ampoules (1 g/5 ml)
Équivalents ou génériques : Euronac, Exomuc, Fluimicil, Genac, Solmucol, Tixair, Acétylcystéine Abott, Acétylcystéine Arrow, Acétylcystéine Bayer, Acétylcystéine Biogaran, Acétylcystéine EG, Acétylcystéine Merck, Acétylcystéine Ratiopharm, Acétylcystéine Sandoz, Acétylcystéine Téva
Laboratoire : Bristol-Myers Squibb
DCI : *acétylcystéine*
Présentations/Composition : Sach. : 200 mg d'acétylcystéine ; Poud. adulte pour Susp. Buv. : 200 et 100 mg d'acétylcystéine/c. mes. Cp. Efferv. : 200 mg d'acétylcystéine Amp. : 1 g d'acétylcystéine

Indications : *Bronchite*
L'acétylcystéine modifie le mucus des bronches et le rend plus fluide. Il est ainsi plus facilement éliminé, notamment en cas d'hypersécrétion, comme dans les bronchites et toutes les maladies des bronches. En permettant de « nettoyer » les bronches, l'acétylcystéine est un facteur important de traitement de la toux. Mucomyst est utilisé en instillation locale chez les patients trachéotomisés, afin de soigner l'encombrement bronchique.

Précautions/Interactions :
Mucomyst est utilisé à tous les âges.
Mucomyst est particulièrement indiqué en cas de toux grasse, symptôme d'une sécrétion bronchique abondante. Mucomyst ne calme pas la toux mais permet d'éliminer et d'expectorer plus facilement le mucus. Mucomyst respecte la toux, car elle est un mécanisme de défense de l'organisme.
Il est illogique d'associer Mucomyst avec un antitussif.
L'usage de Mucomyst doit être aussi limité que possible.
Pour utiliser Mucomyst en instillation locale dans les canules de trachéotomie, il faut diluer préalablement 1 à 2 ml de l'ampoule dans une quantité égale de sérum physiologique ou d'eau distillée. Mucomyst peut provoquer une liquéfaction trop rapide du mucus, provoquant ainsi une inondation des bronches. Il est alors nécessaire de procéder rapidement à une broncho-aspiration.
Mucomyst doit être utilisé avec prudence chez les patients asthmatiques.

Posologie :
Adulte : 3 c. mes./j.
Trachéotomisé : 1 à 2 ml de Sol. diluée pour instillation dans la canule de trachéotomie
Enfant
de 2 à 7 ans : 2 c. mes./j.
> 7 ans : 3 c. mes./j.
Grossesse : non
Allaitement : non

Effets secondaires :
Mucomyst peut être responsable de douleurs gastriques et doit être utilisé avec précaution chez les patients qui souffrent d'un ulcère gastro-duodénal. L'instillation directe dans la trachée, chez les patients trachéotomisés, peut provoquer un spasme bronchique, une sensation de brûlure ou une toux, surtout si le produit est insuffisamment dilué.

Contre-indications :
Mucomyst est contre-indiqué en cas d'hypersensibilité à l'un des composants et chez les nourrissons.

Mucothiol

Délai d'action :
L'effet du médicament apparaît en 1 à 2 heures après la prise et dure 6 heures.

> **Bon à savoir**
> Dans le traitement d'une bronchite, il est toujours préférable d'utiliser un fluidifiant de l'hypersécrétion bronchique plutôt qu'un antitussif. Celui-ci ne doit être employé que lorsque la toux est gênante et irritante pour la gorge. Après ouverture du flacon, il ne faut pas conserver plus de 12 jours la suspension buvable.

MUCOTHIOL
Fluidifiants bronchiques

 NR

Prix : 4,05 € - 20 comprimés (200 mg)
Équivalents ou génériques : Aucun
Laboratoire : Jolly-Jatel
DCI : *diacétylcystéine*
Présentations/Composition : Cp. : 200 mg de diacétylcystéine

Indications : *Bronchite*
Le diacétylcystéine modifie le mucus des bronches et le rend plus fluide. Il est ainsi plus facilement éliminé, notamment en cas d'hypersécrétion, comme dans les bronchites et toutes les maladies des bronches. En permettant de « nettoyer » les bronches, le diacétylcystéine est un facteur important de traitement de la toux.

Précautions/Interactions :
Mucothiol est utilisé à partir de 2 ans.
Mucothiol est particulièrement indiqué en cas de toux grasse, symptôme d'une sécrétion bronchique abondante. Mucothiol ne calme pas la toux mais permet d'éliminer et d'expectorer plus facilement le mucus. Mucothiol respecte la toux, car elle est un mécanisme de défense de l'organisme.
Il est illogique d'associer Mucothiol avec un antitussif.
L'usage de Mucothiol doit être aussi limité que possible.

Posologie :
Adulte : 3 Cp./j.
Grossesse : non
Allaitement : non

Effets secondaires :
Mucothiol peut être responsable de douleurs gastriques et doit être utilisé avec précaution chez les patients qui souffrent d'un ulcère gastro-duodénal.

Contre-indications :
En dehors d'une éventuelle hypersensibilité à l'un des constituants, il n'existe pas de contre-indication à l'utilisation de Mucothiol.

Délai d'action :
L'effet du médicament apparaît en 1 à 2 heures après la prise et dure 6 heures.

> **Bon à savoir**
> Dans le traitement d'une bronchite, il est toujours préférable d'utiliser un fluidifiant de l'hypersécrétion bronchique plutôt qu'un antitussif. Celui-ci ne doit être employé que lorsque la toux est gênante et irritante pour la gorge.

MULTAQ
Antiarythmiques

 NR

Prix : Libre
Équivalents ou génériques : Aucun
Laboratoire : Sanofi Aventis
DCI : *dronédarone*
Présentations/Composition : Cp. : 400 mg de dronédarone

Indications : *Fibrillation auriculaire*
Multaq est indiqué pour le maintien du rythme sinusal après une cardioversion réussie chez les patients adultes cliniquement stables atteints de fibrillation auriculaire paroxystique ou persistante. Ce médicament ne doit pas être administré aux patients ayant une dysfonction systolique du ventricule gauche, ou aux patients avec un antécédent ou présentant un épisode d'insuffisance cardiaque.

Précautions/Interactions :
La posologie habituelle est de 2 comprimés par jour (le matin et le soir).
Multaq n'est remboursé par la Sécurité sociale que pour les patients présentant des antécédents de fibrillation auriculaire et souffrant d'une hypertension artérielle, d'une hypertrophie ventriculaire gauche, d'une insuffisance coronaire, d'une contre-indication ou d'une intolérance à l'amiodarone.
Multaq ne peut pas être utilisé en association avec un autre traitement antiarythmique.

Le traitement nécessite de surveiller régulièrement le taux de créatinine dans le sang, ainsi que les taux de potassium et de magnésium.

Posologie :
Adulte : 2 Cp./j.
Enfant : non
Grossesse : non
Allaitement : non

Effets secondaires :
Multaq est responsable de fatigue, parfois de troubles du goût, d'éruption cutanée, de diarrhées, vomissements et nausées et de troubles hépatiques. Une anomalie des tests hépatiques pendant le traitement nécessite son interruption. Multaq peut également provoquer une bradycardie indésirable.

Contre-indications :
Multaq est contre-indiqué en cas d'allergie à la dronédarone et en cas d'insuffisance hépatique ou rénale sévère. Il est également contre-indiqué en cas de bloc auriculo-ventriculaire du second degré, de syndrome de dysfonctionnement sinusal, de bradycardie sinusale, d'insuffisance cardiaque.

En cas d'oubli :
Prendre immédiatement la dose oubliée, mais ne pas doubler la dose.

> **Bon à savoir**
> Multaq est un nouveau médicament sous surveillance renforcée, aux indications limitées. Son usage exige une surveillance cardiovasculaire régulière, ainsi qu'une surveillance de la fonction pulmonaire, hépatique et rénale.

MUPIDERM
Antibiotiques

30 %
Prix : 6,47 € - tube pommade (15 g)
Équivalents ou génériques : Aucun
Laboratoire : Almirall
DCI : *mupirocine*
Présentations/Composition : Tube Pom. : 300 mg de mupirocine (2 %)

Indications : *Infections cutanées*
Mupiderm est indiqué dans le traitement des infections cutanées, impétigos ou eczémas infectés, à condition que les lésions soient bien localisées et ne nécessitent pas de traitement par voie générale.

Précautions/Interactions :
Le traitement est à appliquer 2 à 3 fois par jour pendant 5 à 10 jours.
Mupiderm peut être recouvert d'un pansement.

Posologie :
Adulte : 2 à 3 Applic./j.
Grossesse : non
Allaitement : non

Effets secondaires :
Mupiderm peut parfois provoquer une irritation ou une sécheresse de la peau.

Contre-indications :
Mupiderm est contre-indiqué en cas de plaie ouverte ou étendue en raison du risque d'absorption de son excipient, le macrogol. Mupiderm ne peut pas être utilisé pour le traitement de lésions mammaires chez la femme allaitant, en raison du risque d'absorption par le nourrisson.

> **Bon à savoir**
> Ne pas utiliser Mupiderm avec d'autres traitements locaux en crème ou pommade.

MUTÉSA
Pansements gastro-intestinaux

NR
Prix : 1,66 € - suspension buvable (200 ml)
Équivalents ou génériques : Rocgel, Gelox, Maalox
Laboratoire : Wyeth-Lederlé
DCI : *oxyde d'aluminium, oxyde de magnésium, oxétacaïne*
Présentations/Composition : Susp. Buv. : 3,8 g de gel d'alumine, 1,35 g d'oxyde de magnésium et 0,187 g d'oxétacaïne pour 100 g

Indications : *Douleur de l'œsophage, de l'estomac et du duodénum*
Protecteur de la muqueuse gastrique, Mutésa soulage toutes les douleurs provoquées par l'inflammation ou l'ulcération des parois de l'œsophage, de l'estomac ou du duodénum.

Précautions/Interactions :
Mutésa est actif pendant 30 à 60 minutes après la prise et la douleur peut réapparaître après cette durée. En moyenne, la posologie

quotidienne ne doit pas dépasser 5 à 6 cuillères à soupe.
Il est toujours nécessaire de vérifier que les lésions gastriques sont bénignes avant de suivre un traitement prolongé.
L'utilisation de Mutésa est déconseillée avec de nombreux médicaments, notamment les quinidiniques (antiarythmiques cardiaques). Il est nécessaire de respecter un intervalle d'au moins 2 heures entre chaque prise avec la plupart des médicaments.

Posologie :
Adulte : 2 c. à s. au moment des douleurs ou 1 à 2 heures après les repas
Grossesse : non au 1er trimestre
Allaitement : non

Effets secondaires :
En cas d'utilisation prolongée, l'oxyde d'aluminium peut être responsable d'une carence en phosphore et il peut être à l'origine d'une encéphalo-pathie, en particulier chez les personnes souffrant d'une insuffisance rénale sévère.

Contre-indications :
Mutésa est interdit en cas d'insuffisance rénale sévère.

Délai d'action :
Mutésa est efficace immédiatement sur les douleurs gastriques et œsophagiennes et son action dure 30 à 60 minutes.

> **Bon à savoir**
> L'alimentation joue un rôle protecteur contre les douleurs gastriques provoquées par les sécrétions acides. Il est donc inutile de prendre Mutésa avant ou pendant les repas. Il est efficace seulement sur les estomacs vides et au moment des douleurs. C'est pourquoi il est préférable de le prendre de 90 minutes à 2 heures après le repas, et, si nécessaire, au coucher. Après la prise il est conseillé de prendre un verre d'eau, afin d'éviter l'anesthésie de la bouche et de la gorge due à la présence d'un anesthésique local dans la préparation (oxétacaïne).

MYCAMINE
Antifongique

65 %
Prix : 430 € - flacon 100 mg
266 € - flacon 50 mg

Équivalents ou génériques : Aucun
Laboratoire : Astellas Pharma
DCI : *micafungine*
Présentations/Composition : Flacon 10 ml : 50 ou 100 mg Poud. Inj. de micafungine

Indications : *Candidose disséminée*
Mycamine est indiqué pour le traitement des formes graves et disséminées des candidoses pour lesquelles les autres traitements disponibles ne sont pas possibles. Il est également indiqué dans le traitement des candidoses œsophagiennes.

Précautions/Interactions :
La posologie est de 100 mg par voie intraveineuse, une fois par jour, pendant au moins 14 jours, chez les patients de plus de 40 kg.
Ce traitement ne peut être prescrit que par un médecin spécialiste, dans le cadre hospitalier, après réalisation d'examens biologiques appropriés pour déterminer la nature de l'agent infectieux.
Le traitement doit être continué après la fin des symptômes cliniques jusqu'à l'obtention de 2 examens biologiques négatifs.
Mycamine est utilisé comme traitement antifongique préventif en cas de greffe de moelle osseuse. Dans ce cas, la posologie est de 50 mg par jour pendant 7 jours.
Chez les enfants, la posologie est de 1 mg par kg et par jour.

Posologie :
Adulte : 50 à 100 mg/j.
Enfant et adolescent < 18 ans : oui
Grossesse : non
Allaitement : non

Effets secondaires :
Mycamine est souvent responsable de troubles hépatiques, allant de l'altération des examens biologiques hépatiques (augmentation de la bilirubine et des transaminases), jusqu'à l'insuffisance hépatique avec augmentation de volume du foie. Il peut également être responsable d'une anémie et d'une baisse des globules blancs (neutropénie).

Contre-indications :
Mycamine est contre-indiqué en cas d'hypersensibilité à micafungine et en cas d'insuffisance hépatique.

MYCOHYDRALIN
Antifongiques

NR
Prix : Libre
Équivalents ou génériques : Aucun
Laboratoire : Bayer
DCI : *clotrimazole*
Présentations/Composition : Cp. : 200 mg de clotrimazole ; crème (tube 20 g) : 1 g de clotrimazole pour 100 g.
Indications : *Mycose vulvovaginale*
Mycohydralin est indiqué pour le traitement local des mycoses vulvovaginales à candida, des infections génitales et cutanées par candida et autres levures (onyxis, intertrigo, dermatophytoses).
Précautions/Interactions :
La posologie habituelle est de 1 comprimé à placer au fond du vagin 3 soirs de suite. Répéter le traitement en cas de récidive.
Pour les lésions cutanées ou génitales provoquées par les dermatophytes ou les candidoses, il faut compléter le traitement par l'application de la crème à la dose de 2 applications par jour pendant 1 à 2 semaines.
Posologie :
Adulte : 1 Cp. vaginal/j.
Enfant : oui, crème
Grossesse : oui
Allaitement : oui
Effets secondaires :
Mycohydralin peut être responsable, très rarement, de réactions locales telles des brûlures ou prurit, nécessitant une diminution des applications.
Contre-indications :
Mycohydralin est contre-indiqué en cas d'hypersensibilité au produit ou à d'autres médicaments de la classe des imidazoles.

MYCOSTATINE
Antifongiques

30 %
Prix : 3,06 € - 16 comprimés
1,79 € - 1 flacon (30 ml)
Équivalents ou génériques : Aucun
Laboratoire : Bristol-Myers Squibb
DCI : *nystatine*
Présentations/Composition : Cp. : 500000 UI ;
Susp. Buv. : 1 ml (24 doses)
Indications : *Candidose*
Ce médicament s'oppose au développement des champignons chez l'homme et il est utilisé dans le traitement ou la prévention des mycoses cutanées, vaginales et digestives provoquées par candida albicans.
Précautions/Interactions :
Les formes orales sont à prendre en 3 ou 4 prises par jour en dehors des repas. En cas de candidose de la bouche ou de la gorge, il est préférable d'écraser les comprimés pour qu'ils soient actifs sur les lésions, ou de se gargariser avec la solution buvable. Les traitements durent 3 semaines et sont renouvelés dans les cas de récidive.
Au cours d'un traitement par voie orale, les médicaments modificateurs du transit intestinal ou les pansements digestifs sont déconseillés.
Posologie :
Adulte : 8 à 12 Cp./j.
Enfant
Cp. : 2 à 8 Cp./j.
Susp. Buv. : 10 à 40 doses/j.
Nourrisson
Susp. Buv. : 5 à 30 doses/j.
Grossesse : non, sauf état grave de la mère
Allaitement : oui, sous surveillance médicale
Effets secondaires :
Le traitement par voie orale peut provoquer quelques nausées et diarrhées.
Contre-indications :
Ce médicament est contre-indiqué en cas de sensibilisation antérieure à la nystatine et aux molécules du même groupe.

Bon à savoir
L'utilisation trop fréquente d'un savon acide favorise le développement d'une candidose, il est préférable d'utiliser un savon à pH neutre ou alcalin. Les douches vaginales et les tampons ne sont pas conseillés. Le traitement est poursuivi pendant les règles et le partenaire est éventuellement traité en même temps.

MYCOSTER
Antifongique

30 %
Prix : 4,62 € - flacon poudre 30 g

Mynocine

4,62 € - flacon solution 30 g
4,68 € - crème 30 g
10,37 € - flacon 3 ml
Équivalents ou génériques : Ciclopirox Biogaran, Ciclopirox Mylan, Ciclopirox Qualimed, Ciclopirox Ratiopharm
Laboratoire : Pierre Fabre
DCI : *ciclopirox*
Présentations/Composition : Flacon Sol. et Poud. 30 g, ou crème : 0,3 g de ciclopirox ; flacon 3 ml avec pinceau applicateur : 8 % de ciclopirox (8 g/100 g).
Indications : *Intertrigo des orteils, Onychomycose, Dermatophytoses*
Mycoster est indiqué pour le traitement des intertrigos des orteils à dermatophytes (maladie des pieds d'athlète), et, en application sur la peau, de toutes les affections à champignons (dermatophytoses, candidoses).

Précautions/Interactions :
Intertrigo des orteils : La posologie est de 1 application par jour sur les orteils pendant 4 semaines.
Onychomycose (sans atteinte de la matrice de l'ongle) : une application par jour à l'aide du pinceau applicateur pendant 3 mois pour les mains, et jusqu'à 6 mois pour les pieds.
Dermatophytose, pytiriasis versicolor, candidose cutanée séborrhéique : 2 applications par jour de la solution ou de la crème pendant 3 à 4 semaines.

Posologie :
Adulte : 1 à 2 Applic./j.
Enfant et adolescent < 18 ans : oui
Grossesse : oui
Allaitement : oui

Effets secondaires :
Mycoster peut être à l'origine de réactions locales, avec érythème et sensation de brûlure.

Contre-indications :
Mycoster est contre-indiqué en cas d'hypersensibilité au ciclopirox.

MYNOCINE
Antibiotiques

65 %
Prix : 8,24 € - 28 gélules (50 mg)
4,83 € - 6 gélules (100 mg)
9,22 € - 15 gélules (100 mg)

Équivalents ou génériques : Minocycline Biogaran, Minocycline EG, Minocycline Merck, Minocycline Téva, Minocycline Winthrop, Zacnan
Laboratoire : Tonipharm
DCI : *minocycline*
Présentations/Composition : Gél. : 50 et 100 mg
Indications : *Infections bactériennes, Acné polymorphe juvénile, Acné rosacée*
Les tétracyclines sont utilisées particulièrement pour traiter la brucellose, les fièvres chroniques, les rickettsioses et les chlamydiases, les pasteurelloses, la peste et le choléra. On les utilise aussi dans la prévention et le traitement du paludisme dans les régions particulièrement endémiques. Elles sont indiquées également dans le traitement de différentes formes d'acné de l'adolescent.

Précautions/Interactions :
Les rayons UV artificiels ou solaires sont très toxiques pour la peau en association avec les tétracyclines. Une absence totale d'exposition aux ultraviolets et une protection par écran total des parties découvertes du corps sont nécessaires pendant la durée du traitement.
Les traitements de l'acné aux rétinoïdes sont contre-indiqués en association avec les tétracyclines. Les psoralènes, le zinc, les antivitamines K sont déconseillés.
L'aluminium, le calcium, le fer, le magnésium, la didanosine et les pansements gastriques sont à prendre 2 à 3 heures avant le traitement antibiotique.

Posologie :
Adulte : 200 mg/j. en 2 prises
Enfant > 8 ans : 4 mg/kg/j. en 2 prises
Grossesse : oui au 1er trimestre
Allaitement : non

Effets secondaires :
Mynocine peut entraîner un manque de croissance dentaire ou une coloration jaune et définitive des dents chez l'enfant de moins de 8 ans et le fœtus. Le traitement peut aussi entraîner une photosensibilisation et des troubles digestifs, et plus rarement des troubles sanguins, péricardites, hypertensions intracrâniennes et troubles allergiques. La minocycline provoque des troubles de l'équilibre d'origine vestibulaire (contrôlés par l'oreille interne), des pigmentations brunes ou bleues, des cicatrices d'acné et une coloration diffuse de la peau prédominante au visage.

Contre-indications :
Ce traitement est contre-indiqué chez les enfants de moins de 8 ans, au cours des 2e et 3e trimestres de la grossesse, en cas d'insuffisance hépatique et rénale, d'allergie aux tétracyclines et d'exposition au soleil ou aux UV.

MYOLASTAN
Antirhumatismaux/Décontracturants

 NR

Prix : 5,36 € - 20 comprimés
Équivalents ou génériques : *Panos, Tétrazépam Almus, Tétrazépam Biogaran, Tétrazépam Cristers, Tétrazépam EG, Tétrazépam Ivax, Tétrazépam Merck, Tétrazépam Qualimed, Tétrazépam RPG, Tétrazépam Sandoz, Tétrazépam Téva, Tétrazépam Winthrop, Tétrazépam Zydus*
Laboratoire : Sanofi-Aventis
DCI : *tétrazépam*
Présentations/Composition : Cp. : 50 mg
Indications : *Contracture musculaire*
Le Myolastan est utilisé en traitement d'appoint des contractures musculaires douloureuses, notamment après lumbago, traumatismes… Dérivé des benzodiazépines, il est également anxiolytique et sédatif.

Précautions/Interactions :
La durée du traitement sera strictement limitée dans le temps car une dépendance physique et psychique peut s'installer. L'arrêt du traitement sera progressif. Il convient de diminuer les doses chez les personnes souffrant d'insuffisance rénale ou hépatique, de difficultés respiratoires et chez les myasthéniques.
Les conducteurs de véhicule ou de machine doivent être informés du risque de somnolence après la prise de ce médicament.
L'alcool majore la somnolence et certains médicaments nécessitent une surveillance particulière : les dérivés morphiniques, les antidépresseurs et antihistaminiques sédatifs, les barbituriques, les neuroleptiques et le Catapressan.

Posologie :
Adulte : 50 mg le soir au début, pour arriver à 100 ou 150 mg répartis en 2 ou 3 prises dans la journée
Personne âgée : il est conseillé de diviser les doses par 2

Grossesse : possible aux 2e et 3e trimestres. Avis médical indispensable au 1er trimestre
Allaitement : non

Effets secondaires :
Peuvent survenir une somnolence, des baisses de la vigilance, une sensation d'être sous l'emprise de l'alcool, une fatigue importante, des éruptions cutanées. Chez certains et notamment chez les personnes âgées ou les enfants, des effets paradoxaux se manifestent : agressivité, irritabilité, agitation, tension, qui imposent l'arrêt du traitement.

Contre-indications :
Les personnes ayant déjà présenté une hypersensibilité aux benzodiazépines, souffrant d'une insuffisance respiratoire ou d'un dysfonctionnement grave des cellules hépatiques ou d'arrêt de la respiration pendant le sommeil ne doivent pas prendre ce traitement.

Délai d'action :
Le tétrazépam est rapidement absorbé après prise orale et son effet se fait sentir au bout d'1/4 d'heure.

Signes de surdosage :
Somnolence allant jusqu'au coma, confusion mentale, léthargie, difficultés respiratoires et de la marche.

Bon à savoir

Les comprimés sont à avaler avec un grand verre d'eau. Pour éviter les problèmes de somnolence dans la journée, il est conseillé de prendre la plus grande partie ou la totalité du traitement le soir avant le coucher. Le traitement sera le plus court possible pour éviter un syndrome de dépendance physique ou psychique.

MYSOLINE
Antiépileptiques

 15 %

Prix : 9,73 € - 50 comprimés (250 mg)
6,91 € - 28 comprimés (500 mg)
Équivalents ou génériques : Alepsal, Aparoxal, Gardénal, Kaneuron
Laboratoire : Serb
DCI : *primidone*
Présentations/Composition : Cp. : 250 mg

Mysoline

Indications : *Épilepsies, Tremblement essentiel de l'adulte*

Les barbituriques permettent le traitement des épilepsies, caractérisées par des activités anarchiques des neurones du cerveau, en stabilisant le fonctionnement cérébral. Le Mysoline est indiqué dans la prévention à long terme des crises d'épilepsie mais n'est pas efficace dans une certaine forme d'épilepsie se manifestant par des absences (pertes de connaissance brèves ou « petit mal »). Il est utilisé pour traiter le tremblement dit essentiel de l'adulte, c'est-à-dire quand aucune cause n'est retrouvée, et quand les autres traitements habituels (bêta-bloquants) ne donnent pas de résultat ou sont contre-indiqués.

Précautions/Interactions :

La posologie est diminuée en cas d'insuffisance hépatique ou rénale, chez la personne âgée et en cas de dépendance à l'alcool. Un arrêt brutal du traitement peut entraîner une reprise de la maladie épileptique. Une somnolence s'installe souvent en début de traitement mais régresse habituellement.

De la vitamine D et de l'acide folique sont prescrits chez l'enfant traité pour éviter des carences. La grossesse n'interrompt pas le traitement de la mère mais impose un supplément en vitamine K pendant la grossesse et chez le nouveau-né à la naissance pour éviter un risque d'hémorragie chez l'enfant.

Les contraceptifs oraux (pilule) sont parfois rendus inefficaces par les barbituriques nécessitant l'utilisation d'un moyen mécanique de contraception. L'alcool et les rétinoïdes sont contre-indiqués avec le traitement. Certains antidépresseurs, les antivitamines K, la ciclosporine, les corticostéroïdes, la digitoxine, le disopyramide, la doxycycline, le félodipine et l'isradipine, les hormones thyroïdiennes, l'itraconazole, le progabide, les quinidiniques, le tacrolimus, la théophylline, certains bêta-bloquants, les somnifères, les benzodiazépines doivent être utilisés avec précaution.

Posologie :

Adulte : 10 à 20 mg/kg/j.
Enfant : 10 à 40 mg/kg/j.
Grossesse : oui
Allaitement : non

Effets secondaires :

Une somnolence, des vertiges, une sensation de déséquilibre en début de traitement et une hyperactivité chez l'enfant peuvent survenir. Plus rarement peuvent apparaître des nausées, une perte de l'appétit, une fatigue importante, une confusion mentale chez la personne âgée, des troubles de la mémoire ou de l'humeur, de l'acné chez les adolescents, une anémie.

Contre-indications :

Une hypersensibilité aux barbituriques, une insuffisance respiratoire sévère ou une porphyrie contre-indiquent la prise du médicament.

Délai d'action :

L'efficacité du traitement se juge après 15 jours minimum de traitement.

Signes de surdosage :

Après une prise massive de barbituriques, des nausées, des vomissements, des maux de tête, une confusion mentale voire un coma accompagné d'une respiration lente et d'une chute de la tension artérielle surviennent dans l'heure suivante et nécessitent une hospitalisation d'urgence.

> **Bon à savoir**
>
> Le traitement débute à doses progressives et en une prise au coucher en augmentant d'un autre comprimé tous les 3 jours jusqu'au contrôle des crises d'épilepsie. Les comprimés doivent être conservés à l'abri de l'humidité et de la lumière.

NABUCOX
Anti-inflammatoires

🛒 65 %

Prix : 6,93 € - 14 comprimés (1 g)
12,67 € - 28 comprimés (1 g)
6,91 € - 28 comprimés (500 mg)
Équivalents ou génériques : Aucun
Laboratoire : Mayoly-Spindler
DCI : *nabumetone*
Présentations/Composition : Cp. : 1 g de nabumetone ; 500 mg de nabumetone

Indications : *Rhumatisme inflammatoire, Arthrose, Polyarthrite rhumatoïde*
Nabucox a des propriétés anti-inflammatoires, antalgiques, antipyrétiques et inhibitrices de l'agrégation plaquettaire. Il est indiqué dans les syndromes inflammatoires chroniques tels que les maladies rhumatismales.

Précautions/Interactions :
La dose habituelle est de 1 g par jour, en une seule prise, pouvant être portée à la dose maximum de 2 g par jour.
Chez les personnes âgées et en cas d'insuffisance rénale, ne pas dépasser 1 g par jour.
Nabucox ne peut pas être associé à un autre anti-inflammatoire (aspirine, anti-inflammatoire non stéroïdien).
Le traitement doit être interrompu en cas d'apparition d'une hémorragie digestive.
L'association est déconseillée avec les anticoagulants oraux, le lithium, le méthotrexate et la ticlopidine.

Posologie :
Adulte : 1 à 2 g/j.
Grossesse : non
Allaitement : non

Effets secondaires :
Nabucox peut être responsable de dyspepsie, diarrhées, nausées, douleurs abdominales, flatulences, constipation, maux de tête, vertiges, troubles du sommeil, réactions allergiques cutanées, plus rarement d'hémorragie digestive ou de maladie rénale. Il peut également entraîner une perturbation des tests biologiques hépatiques.

Contre-indications :
Nabucox est contre-indiqué en cas d'hypersensibilité au produit, aux anti-inflammatoires non stéroïdiens, à l'aspirine, en cas d'ulcère gastro-duodénal, d'insuffisance rénale ou hépatique sévère et chez l'enfant de moins de 15 ans.

Signes de surdosage :
Le surdosage nécessite un lavage gastrique.

> **Bon à savoir**
> Les comprimés doivent être dissous dans un verre d'eau et peuvent être pris avant ou pendant les repas.

NALGÉSIC
Antalgiques

🛒 65 %

Prix : 2,06 € - 16 comprimés (300 mg)
Équivalents ou génériques : Advil, Advitalb, Antarène, Brufen, Nureflex, Nurofen, Nurofenfem, Nurofenflash, Spedifen, Ibuprofène Actavis, Ibuprofène Almus, Ibuprofène Arrow, Ibuprofène Biogaran, Ibuprofène Cristers, Ibuprofène EG, Ibuprofène Mylan, Ibuprofène Neptenthes, Ibuprofène Qualimed, Ibuprofène Ranbaxy, Ibuprofène Ratiopharm, Ibuprofène RPG, Ibuprofène Sandoz, Ibuprofène Téva, Ibuprofène Zydus
Laboratoire : Sciencex
DCI : *fénoprofène calcium*
Présentations/Composition : Cp. : 300 mg

Indications : *Douleur*
Le Nalgésic est utilisé pour soulager les douleurs aiguës ou chroniques d'origine inflammatoire (rhumatisme), traumatique (entorse, luxation) ou après accouchement. Il est également très efficace contre les douleurs dentaires.

Précautions/Interactions :
Les personnes allergiques à l'aspirine ou à d'autres anti-inflammatoires stéroïdiens ne doivent absolument pas prendre de Nalgésic.
Les personnes ayant eu des antécédents d'ulcère gastro-duodénal, d'insuffisance rénale ou cardiaque prendront avec prudence ce médicament et surveilleront attentivement l'apparition d'effets secondaires. Les conducteurs de véhicule ou de machine seront informés de l'apparition possible de somnolence ou d'étourdissements.
Il est déconseillé d'associer à l'ibuprofène d'autres médicaments et notamment l'aspirine, les autres AINS, les anticoagulants, les barbituriques, certains traitements anticonvulsivants,

Naprosyne

antihypertenseurs ou antidiabétiques, le lithium, le méthotréxate, la zidovudine et les diurétiques.

Posologie :
Adulte : 1 Cp. 3 à 4 fois /j.
Grossesse : non sauf avis médical au cours des 5 premiers mois
Allaitement : non

Effets secondaires :
Ils consistent en troubles digestifs (nausées, vomissements, perte d'appétit...) en réactions allergiques (urticaire, démangeaisons, asthme, œdèmes), plus rarement en somnolence et étourdissement et exceptionnellement des hémorragies digestives pouvant être responsables d'une anémie.

Contre-indications :
L'ibuprofène est formellement déconseillé aux personnes allergiques à l'aspirine ou à un autre AINS, en cas d'ulcère gastro-duodénal ou d'insuffisance rénale.

Délai d'action :
Le délai d'action est rapide et les effets du Nalgésic durent environ 6 heures.

Bon à savoir

Prendre les comprimés au cours des repas avec un grand verre d'eau permet de diminuer les problèmes digestifs. En cas de douleur aiguë, il est possible de prendre 2 comprimés à la première prise.
Parce que le Nalgésic fluidifie le sang, les personnes devant subir une intervention chirurgicale arrêteront le traitement avant l'hospitalisation ou préviendront le médecin. Ne pas absorber d'autres médicaments, notamment ceux en vente libre, sans avis médical.

NAPROSYNE
Anti-inflammatoires non stéroïdiens

 65 % ; (Suppos.) 30 % ; TFR
Prix : 1,74 € - 10 comprimés (250 mg)
3,50 € - 10 comprimés (500 mg)
4,25 € - 8 comprimés (1000 mg)
4,23 € - 12 suppositoires (500 mg)
Équivalents ou génériques : Aleve, Apranax, Naproxène sodique EG, Naproxène sodique Téva, Naproxène Téva
Laboratoire : Grünenthal
DCI : naproxène

Présentations/Composition : Cp. : 250 mg (12 Cp.) ; 500 mg (15 Cp.) ; 750 mg (15 Cp.) ; 1000 mg (8 Cp.)
Suppos. : 500 mg (12 Suppos.)

Indications : *Inflammation*
Les anti-inflammatoires non stéroïdiens (AINS) luttent contre l'inflammation et la douleur. Accessoirement, ils sont actifs contre la fièvre et fluidifient le sang. Ils sont utilisés en traitement de courte durée des inflammations articulaires aiguës et douloureuses, des tendinites, des traumatismes de l'appareil locomoteur, des douleurs vertébrales accompagnées ou non de sciatiques, de névralgies. Ils sont également administrés en chirurgie orthopédique ou maxillo-faciale pour prévenir ou traiter les manifestations inflammatoires. Les formes à libération prolongée sont indiquées en cas de processus inflammatoires chroniques (certaines arthroses, polyarthrite rhumatoïde).
Chez la femme, le Naprosyne est utilisé pour calmer les règles douloureuses quand les examens médicaux ont éliminé toute cause de maladie.
Chez les enfants (plus de 25 kg), ce médicament est indiqué en cas de rhumatisme inflammatoire infantile, de douleurs postopératoires, et la forme à 250 mg est préférée (suppositoire ou comprimé). La forme injectable est également administrée en cas de crise aiguë de coliques néphrétiques, de lombo-sciatiques et de rhumatismes inflammatoires en poussée.

Précautions/Interactions :
Naprosyne, médicament réservé à l'adulte et aux enfants de plus de 25 kg, doit être utilisé avec prudence chez la personne âgée en raison des effets indésirables.
Avant toute mise en route d'un traitement par AINS, il faudra s'assurer de l'absence d'infection bactérienne, virale ou parasitaire dont les signes ou les symptômes peuvent être masqués. Pour les enfants, la présentation à 250 mg (comprimé ou suppositoire) est préférée et les présentations supérieures sont réservées aux adultes.
La prescription d'AINS doit être prudente chez les personnes souffrant de dysfonctionnement des cellules hépatiques, rénales ou cardiaques, de diabète, en cas d'antécédents d'ulcère gastro-duodénal et chez les femmes porteuses d'un stérilet dont l'efficacité peut être diminuée.

De nombreux médicaments sont déconseillés avec les AINS : les anticoagulants, l'aspirine et ses dérivés salicylés, les autres AINS, le diflunisal, le lithium, le méthotrexate (traitement anticancéreux), le Ticlid. Certains traitements imposent une surveillance accrue : les antihypertenseurs, les diurétiques, certains traitements cardiaques (bêta-bloquants), certains antidiabétiques (sulfamides), certains traitements antigoutteux (bénémide) et antisida (zidovudine).
Si des pansements gastriques doivent être pris, les absorber au moins 2 heures après le Naprosyne (diminution de l'absorption digestive).

Posologie :
Adulte
Cp. : 1 Cp. 500 mg matin et soir puis 1 Cp. 250 mg matin et soir
Suppos. : en 1 ou 2 prises matin ou soir
Enfant > 25 kg : 10 mg/kg/j.en 2 prises
Personnes âgées : réduire la posologie
Grossesse : formellement contre-indiqué au cours des 1er et 3e trimestres
2e trimestre : avis médical obligatoire
Allaitement : non

Effets secondaires :
Les AINS provoquent assez souvent en début de traitement une perte d'appétit, des nausées, des vomissements, de la diarrhée ou de la constipation, des maux de ventre, une inflammation de la gorge. Plus rarement peuvent survenir des ulcérations digestives avec hémorragies, des réactions d'hypersensibilité (rougeur de la peau, urticaire, crise d'asthme, œdème de Quincke), des maux de tête, une somnolence ou une insomnie, des vertiges, des sifflements dans les oreilles et quelques troubles des examens sanguins.
Le naproxène peut être à l'origine de difficultés de concentration, d'hépatite, d'œdèmes des jambes ou des bras, de troubles visuels et d'exceptionnelles pertes de l'audition. Si une intolérance rectale survient (brûlures, douleurs, démangeaisons) avec les suppositoires, il faut alors suspendre le traitement et prévenir son médecin.

Contre-indications :
Le naproxène est contre-indiqué chez les enfants de moins de 25 kg, les personnes ayant présenté des allergies à cette molécule ou à l'aspirine et ses dérivés, les personnes souffrant d'ulcère gastro-duodénal, d'insuffisance hépatique ou rénale. Les saignements récents du rectum interdisent l'utilisation des suppositoires.

Délai d'action :
Le taux maximum de naproxène est atteint en 4 heures après prise orale ou rectale. La durée d'action est très longue, notamment au niveau du liquide synovial des articulations.

Signes de surdosage :
En cas d'intoxication massive, l'hospitalisation d'urgence est préférable.

Bon à savoir
La prise des comprimés entiers, sans les croquer, avec un grand verre d'eau, au milieu des repas, diminue les troubles digestifs mais ne les annule pas. Ces troubles digestifs peuvent survenir également avec les formes rectales. Pour obtenir un effet plus rapide en cas de crise aiguë, il est conseillé de prendre les comprimés avant les repas. La position assise 15 à 30 minutes après une prise orale du médicament diminue le risque d'irritation de l'œsophage. Il est préférable de lubrifier le suppositoire avant de l'insérer dans le rectum et d'appliquer le gel sur une peau saine et non infectée. Si des éruptions cutanées, des démangeaisons, des selles noires ou tout autre malaise inhabituel apparaissaient, il est conseillé de prévenir son médecin. La patiente en âge de procréer doit utiliser une méthode de contraception efficace pendant toute la durée du traitement car il peut entraîner une fausse couche et ses effets sur le fœtus ne sont pas connus. En cas de grossesse, il faut cesser la prise du médicament et consulter immédiatement son médecin.

NARAMIG
Antimigraineux

65 %
Prix : 23,83 € - 6 comprimés
45,21 € - 12 comprimés
Équivalents ou génériques : Naratriptan Arrow, Naratriptan Biogaran, Naratriptan EG, Naratriptan Mylan, Naratriptan Ranbaxy, Naratriptan Sandoz, Naratriptan Téva, Naratriptan Zen, Naratriptan Zydus
Laboratoire : GlaxoSmithKline
DCI : *naratriptan*

Nardelzine

Présentations/Composition : Cp. : 2,5 mg de naratriptan

Indications : *Migraine*
Naramig est indiqué pour le traitement de la migraine avec ou sans signes précurseurs (aura).

Précautions/Interactions :
La posologie usuelle est de 1 comprimé lors de la crise, à renouveler éventuellement 4 heures plus tard, avec un maximum de 2 comprimés par jour.
Ce médicament est réservé à l'adulte de plus de 18 ans.
Naramig est déconseillé pendant la grossesse et l'allaitement, sauf en cas de nécessité absolue. Il est conseillé d'arrêter l'allaitement pendant la journée du traitement.

Posologie :
Adulte et enfant : 1 à 2 Cp./j.
Grossesse : oui, si nécessaire
Enfant < 18 ans : non
Allaitement : à éviter

Effets secondaires :
Naramig peut être responsable d'une sensation de fatigue et de bouffées de chaleur, de vertiges et somnolence, de nausées et vomissements.

Contre-indications :
Naramig est contre-indiqué en cas d'antécédents de maladie coronarienne et d'infarctus du myocarde, de maladie vasculaire, d'accident vasculaire cérébral, d'hypertension artérielle, d'insuffisance hépatique ou rénale sévère, et en association avec un autre traitement antimigraineux à base de triptans ou d'ergotamine.

NARDELZINE
Antidépresseurs

H

Prix : Usage hospitalier
Équivalents ou génériques : Aucun
Laboratoire : Pfizer
DCI : *phénelzine sulfate*
Présentations/Composition : Cp. : 15 mg de phénelzine sulfate

Indications : *Dépression*
Nardelzine est indiqué dans le traitement des syndromes dépressifs majeurs.

Précautions/Interactions :
Nardelzine est un antidépresseur appartenant à la classe des inhibiteurs de la monoamine oxydase, indiqué dans le traitement des épisodes majeurs de dépression.
En raison des particularités des médicaments de cette classe et de leur difficulté de prescription, il ne s'agit jamais d'un premier traitement de la dépression.
Le traitement recommandé est d'un comprimé 2 fois par jour au début, puis la posologie peut être augmentée jusqu'à 4 comprimés par jour en fonction de la réponse clinique.
Nardelzine est un nouveau médicament qui fait l'objet d'une Autorisation Temporaire d'Utilisation (ATU). L'objectif des ATU est de permettre l'accès précoce à de nouveaux traitements lorsqu'il y a un réel besoin de santé publique, c'est-à-dire lorsqu'il s'agit de traiter des patients atteints de pathologie grave et en situation d'impasse thérapeutique.
Nardelzine ne peut être prescrit que par un médecin spécialiste dans le cadre de l'hôpital et ne peut être délivré que par une pharmacie d'établissement hospitalier.

Posologie :
Adulte : 3 Cp./j.
Enfant : non
Grossesse : non
Allaitement : non

Effets secondaires :
En cours d'élaboration.

Contre-indications :
En cours d'élaboration.

NATI-K
Sels minéraux

65 %

Prix : 2,35 € - 40 comprimés (500 mg)
Équivalents ou génériques : Gluconate de potassium, Kaléorid
Laboratoire : DB
DCI : *tartrate de potassium*
Présentations/Composition : Cp. : 500 mg de tartrate de potassium

Indications : *Carences en potassium*
Nati-K est utilisé pour traiter les carences en potassium, en particulier lorsqu'elles sont provoquées par un traitement médicamenteux à base de corticoïdes, laxatifs ou diurétiques.

Précautions/Interactions :
Le potassium doit être utilisé avec prudence chez les sujets âgés.
Le potassium est contre-indiqué avec les diurétiques épargneurs de potassium, et son utilisation est déconseillée avec les antihypertenseurs appartenant à la classe des inhibiteurs de l'enzyme de conversion.
Il est nécessaire de doser le taux de potassium avant et pendant le traitement pour éviter les accidents de surdosage.

Posologie :
Adulte : 3 à 6 Cp./j. au début puis à adapter en fonction des résultats d'examen
Enfant : à adapter en fonction des résultats d'examen
Grossesse : oui
Allaitement : oui

Effets secondaires :
Le potassium peut être à l'origine d'une hyperkaliémie, dont le contrôle repose sur le dosage régulier du taux de potassium sanguin. Le potassium est irritant pour la muqueuse gastrique.

Contre-indications :
Le potassium est contre-indiqué en cas d'hyperkaliémie ou dans les situations pouvant provoquer une hyperkaliémie, telles que insuffisance rénale, maladie d'Addison, diabète non soigné.

Signes de surdosage :
Le surdosage en potassium est responsable d'une hyperkaliémie, qui peut être à l'origine d'une mort subite. En cas de suspicion de prise massive de potassium, l'hospitalisation est nécessaire.

Bon à savoir
Les comprimés sont à prendre en 2 à 3 fois au cours de la journée, de préférence à la fin des repas.

NATISPRAY
Antiangoreux

65 %
Prix : 6,25 € - solution pulvérisation buccale (0,30 mg/dose)
4,37 € - solution pulvérisation buccale (0,15 mg/dose)
Équivalents ou génériques : Aucun
Laboratoire : Procter & Gamble

DCI : *trinitrine*
Présentations/Composition : Sol. pour Pulv. : 0,15 et 0,30 mg/dose

Indications : *Angine de poitrine*
La trinitrine est un vasodilatateur puissant et d'effet très rapide qui agit en provoquant un relâchement des fibres musculaires lisses des parois vasculaires. Pour obtenir le meilleur effet elle doit être utilisée le plus rapidement possible lorsque le patient ressent les premiers symptômes de la crise d'angine de poitrine, généralement lors d'un effort physique ou d'un stress.
La trinitrine peut et doit être utilisée en prévention avant de faire un effort, afin d'éviter la survenue d'une crise. Faire une pulvérisation 2 à 3 minutes avant un effort tel que monter un escalier, sortir par temps froid, situation émotionnelle ou réunion stressante, rapport sexuel. On l'utilise également dans le cadre du traitement de l'œdème aigu du poumon, en association avec le traitement habituel.

Précautions/Interactions :
La trinitrine peut provoquer une cyanose, plus fréquemment à doses élevées, qui nécessite parfois de faire un dosage sanguin pour rechercher la méthémoglobine (signe d'intoxication).
La trinitrine peut être associée sans problème aux autres traitements cardio-vasculaires, en particulier aux bêta-bloquants.
Elle doit être utilisée avec précaution chez les personnes âgées qui suivent d'autres traitements cardio-vasculaires (diurétiques, antihypertenseurs, vasodilatateurs) car elle risque de provoquer une hypotension.

Posologie :
Adulte : 1 Pulv. à renouveler 2 fois, si la crise persiste, avec un intervalle de 2 à 3 minutes.
Grossesse : non
Allaitement : non

Effets secondaires :
La trinitrine provoque parfois des maux de tête, une rougeur du visage et une hypotension orthostatique, en particulier chez les personnes âgées.

Contre-indications :
La trinitrine est déconseillée pendant la grossesse et la période d'allaitement. Il est également contre-indiqué de l'employer avec le sildénafil (Viagra) en raison du risque d'hypotension brutale.

Nausicalm

Délai d'action :
L'effet sur la crise d'angine de poitrine se manifeste en 2 minutes.

Signes de surdosage :
À haute dose, la trinitrine provoque une vasodilatation généralisée avec collapsus cardiovasculaire et cyanose, nécessitant un traitement en service d'urgence.

Bon à savoir
> Médicament classique de l'angine de poitrine, la trinitrine reste inégalée dans le traitement d'urgence. Pour profiter au maximum de ses performances, il est indispensable de respecter le mode d'emploi de Natispray : pulvériser sous la langue, sans inhaler, après avoir pris la précaution de vérifier le bon fonctionnement du pulvérisateur. Une seule pulvérisation suffit. En cas de nécessité, c'est-à-dire si la douleur persiste, attendre 2 à 3 minutes avant de faire une 2e pulvérisation.

NAUSICALM
Antiémétiques

NR

Prix : Libre
Équivalents ou génériques : Aucun
Laboratoire : Brothier
DCI : *dimenhydrinate*
Présentations/Composition : Gél. : 50 mg de dimenhydrinate (boîte 14 Gél.)
Sir. 150 ml : 15,7 mg de dimenhydrinate/c. à c.

Indications : *Nausée, Mal des transports*
Nausicalm est indiqué pour le traitement des nausées et des vomissements provoqués par les transports (mal de mer, avion, voiture).

Précautions/Interactions :
Appartenant à la classe des antihistaminiques, Nausicalm est efficace sur le vomissement et les vertiges.
L'utilisation de Nausicalm est déconseillée avec l'alcool ainsi qu'avec la plupart des médicaments agissant sur le système nerveux (antidépresseurs, anxiolytiques).
Nausicalm est déconseillé aux asthmatiques.

Posologie :
Adulte : 1 à 2 Gél./8 heures, maxi 8 Gél./j. ou 1 à 2 c. à s. maxi 8 c. à s./j.

Enfant
2 à 6 ans : 1/2 à 1 c. à c./8 heures, maxi 5 c. à c./j.
6 à 15 ans : 1/2 à 1 Gél./8 heures, maxi 3 Gél./j. ou 1 à 2 c. à c./8 heures maxi 10 c. à c./j.
Grossesse : non
Allaitement : non

Effets secondaires :
Nausicalm provoque une somnolence, une sécheresse de la bouche et du nez, une constipation, parfois des troubles de la vue et des troubles neurologiques chez les sujets âgés.

Contre-indications :
Nausicalm est contre-indiqué en cas de glaucome et d'hypertrophie de la prostate.

Délai d'action :
Nausicalm est efficace quelques minutes après administration.

Signes de surdosage :
À forte dose, Nausicalm peut provoquer des convulsions et des hallucinations, nécessitant parfois un traitement anticonvulsivant.

Bon à savoir
> Prendre le traitement 1/2 heure avant le départ et renouveler 8 heures plus tard si nécessaire.

NAUTAMINE
Antiémétiques

NR

Prix : Libre
Équivalents ou génériques : Aucun
Laboratoire : Sanofi-Synthélabo
DCI : *diphénhydramine*
Présentations/Composition : Cp. : 90 mg de diphénhydramine (boîte 20 Cp.)

Indications : *Nausée, Mal des transports*
Nautamine est indiqué pour le traitement des nausées et des vomissements provoqués par les transports (mal de mer, avion, voiture).

Précautions/Interactions :
Appartenant à la classe des antihistaminiques, Nautamine est efficace sur le vomissement et les vertiges.
L'utilisation de Nautamine est déconseillée avec l'alcool et la plupart des médicaments agissant sur le système nerveux (antidépresseurs, anxiolytiques).
Nautamine est déconseillé aux asthmatiques.

Posologie :
Adulte : 1 à 1,5 Cp./8 heures, à renouveler 1 fois si nécessaire
Enfant
2 à 5 ans : 1/2 Cp.
5 à 13 ans : 1 Cp.
Grossesse : non
Allaitement : non

Effets secondaires :
Nautamine provoque une somnolence, une sécheresse de la bouche et du nez, une constipation, parfois des troubles de la vue et des troubles neurologiques chez les sujets âgés.

Contre-indications :
Nautamine est contre-indiqué en cas de glaucome et d'hypertrophie de la prostate. Il ne doit pas être utilisé chez l'enfant de moins de 2 ans.

Délai d'action :
Nautamine est efficace quelques minutes après son administration.

Signes de surdosage :
À forte dose, Nautamine peut provoquer des convulsions et des hallucinations, nécessitant parfois un traitement anticonvulsivant.

Bon à savoir
Prendre le traitement 1/2 heure avant le départ et renouveler quelques heures plus tard si nécessaire.

NEBCINE
Antibiotiques

65 %

Prix : 3,80 € - solution injectable (25 mg)
4,25 € - solution injectable (75 mg)
Équivalents ou génériques : Aucun
Laboratoire : Erempharma
DCI : *tobramycine*
Présentations/Composition : Sol. Inj. : 25 et 75 mg/flacon

Indications : *Infections bactériennes*
Les aminosides sont très utilisés dans les infections rénales et urinaires mais également, en association avec d'autres antibiotiques, dans des infections graves génitales, respiratoires, ostéo-articulaires, cutanées, endocardiques ou septicémiques. Ces antibiotiques n'étant pas résorbés par voie orale, ils sont tous administrés par voie injectable.

Précautions/Interactions :
La posologie est diminuée en cas d'insuffisance rénale.
Une surveillance auditive est effectuée en cas de traitement prolongé, en raison de la toxicité des aminosides sur l'oreille interne.
La céfaloridine ne doit pas être associée et le cisplatine, l'ellipitinium, les polymyxines et la toxine botulique sont déconseillés. Si le tacrolimus, certains diurétiques, les curarisants, la zalcitabine sont associés, il faut surveiller attentivement le traitement.

Posologie :
Adulte et enfant : 3 mg/kg/j. en 3 Inj. IM
Nourrisson : 3 mg/kg/j. en 3 Inj. IM
Grossesse : non
Allaitement : non

Effets secondaires :
Une toxicité de l'oreille interne est favorisée par les doses élevées, les traitements prolongés ou répétés ainsi que chez les nourrissons, les prématurés ou les personnes âgées. Une toxicité rénale peut survenir mais elle est réversible à l'arrêt du traitement. De rares réactions allergiques ont été rapportées.

Contre-indications :
Nebcine est contre-indiqué en cas d'allergie aux aminosides et de myasthénie.

Signes de surdosage :
Une hospitalisation est nécessaire pour éliminer l'antibiotique de l'organisme.

Bon à savoir
Une seule injection par jour peut réduire la toxicité sur l'oreille interne.

NEBIDO
Hormones

 NR

Prix : Libre
Équivalents ou génériques : Aucun
Laboratoire : Schering
DCI : *testostérone undecylate*
Présentations/Composition : Ampoule 5 ml : 1 000 mg de testostérone sulfate

Indications : *Hypogonadisme*
Nebido est une testostérone (hormone androgène) indiquée dans le traitement des hypogonadismes masculins.

Précautions/Interactions :
Nebido est indiqué dans le traitement des hypogonadismes masculins, lorsque le déficit en testostérone est confirmé cliniquement et biologiquement.

La posologie habituelle est d'une injection intramusculaire d'une ampoule toutes les 10 à 14 semaines chez l'adulte ou le sujet âgé.

L'intervalle entre les injections peut être réduit jusqu'à 6 semaines en fonction des résultats biologiques du dosage du taux de testostérone dans le sang.

Le taux de testostérone doit être surveillé régulièrement durant le traitement.

La recherche d'une maladie de la prostate et un dosage de PSA doivent être réalisés avant le début du traitement, puis tous les 6 mois.

Nebido doit être administré exclusivement par voie intramusculaire, très lentement.

Nebido doit être utilisé avec précaution en cas de diabète, en cas de cancer avec métastases osseuses, en cas d'insuffisance cardiaque, hépatique ou rénale, ou en cas de troubles de la coagulation.

Nebido n'est pas recommandé chez l'adulte sain dans le but d'augmenter la masse musculaire ou les performances sportives. Pour la même raison Nebido est considéré comme un agent dopant anabolisant et est donc interdit aux athlètes pendant et en dehors des compétitions.

Posologie :
Adulte : 1 Inj./10 à 14 Sem.
Grossesse : non
Allaitement : non

Effets secondaires :
Nebido est responsable de l'aggravation de maladies prostatiques, exigeant une surveillance attentive et régulière de la prostate durant le traitement. Nebido est souvent responsable d'irritation, nervosité, agressivité, prise de poids, érections prolongées ou trop fréquentes, aggravation d'apnée du sommeil.

Nebido est responsable de réactions cutanées, notamment d'acné, séborrhée, alopécie, de troubles hépatiques et rénaux.

Contre-indications :
Nebido est contre-indiqué en cas de cancer de la prostate, du sein, du foie, en cas d'hypersensibilité à la testostérone ou aux excipients.

NÉO-CODION
Antitussifs

30 % (Cp., Sir. enf.) NR
Prix : 2,50 € - 20 comprimés
2,67 € - flacon sirop adulte (180 ml)
1,74 € - flacon sirop enfant (125 ml)
1,63 € - 12 suppositoires enfant
Équivalents ou génériques : Padéryl, Codédrill sans sucre, Claradol Codéine, Dinacode, Eucalyptine, Euphon, Pulmosérum, Terpine Gonnon, Tussipax
Laboratoire : Bouchara-Recordati
DCI : *codéine, sulfogaïacol, benzoate de sodium, eucalyptol*
Présentations/Composition : Cp. : 25 mg de codéine, 100 mg de sulfogaïacol
Sir. adulte : 25,8 mg de codéine/c. à s.
Sir. enfant : 5,5 mg de codéine
Suppos. enfant : 13 mg de codéine

Indications : *Toux*
Néo-Codion est actif sur tous les types de toux, en particulier les toux sèches gênantes, grâce à son composant principal, la codéine, dérivé de l'opium. Le sirop nourrisson ne contient pas de codéine et possède une activité davantage expectorante.

Précautions/Interactions :
Néo-Codion est réservé à l'adulte et à l'enfant de plus de 6 ans.

Chez le nourrisson de plus de 3 mois, on ne peut utiliser que le sirop nourrisson, qui ne contient pas de codéine.

Néo-Codion est réservé au traitement des toux sèches gênantes. Il n'est pas indiqué en cas de toux grasse, productive, pour laquelle il est préférable d'utiliser un médicament expectorant ou fluidifiant des sécrétions bronchiques.

L'usage de Néo-Codion doit être aussi limité que possible, en raison de ses effets secondaires et du risque de dépendance.

La consommation d'alcool est fortement déconseillée pendant le traitement.

L'usage des suppositoires est déconseillé chez les patients qui ont des antécédents d'épilepsie (en raison de la présence d'eucalyptol excitant pour le système nerveux), et l'usage du sirop est déconseillé chez les diabétiques.

L'utilisation de la codéine est contre-indiquée avec la morphine et ses dérivés, et elle doit être faite avec prudence avec tous les médicaments qui ont une activité dépressive sur le système nerveux (antidépresseurs, anxiolytiques, etc.).

Posologie :
Adulte : 1 Cp. ou 1 c. à s. 4 fois/j. maxi
Enfant > 6 ans
6 à 8 ans : 1 mg/kg, soit 1 mes. graduée à 5 ml
8 à 12 ans : 10 ml
12 à 15 ans : 15 ml
Nourrisson > 3 mois : 1 c. à c. 2 à 3 fois/j. de sirop nourrisson
Grossesse : non, sauf nécessité absolue
Allaitement : non

Effets secondaires :
Comme tous les dérivés opiacés, la codéine peut provoquer de la somnolence, constipation, des vertiges et troubles digestifs. Les suppositoires, en raison de la présence d'eucalyptol, peuvent être excitants chez les personnes âgées et provoquer des convulsions chez l'enfant.

Contre-indications :
Néo-Codion est contre-indiqué en cas d'allergie à l'un de ses constituants, en cas d'insuffisance respiratoire et d'asthme.

Délai d'action :
L'effet du médicament apparaît 30 minutes à 1 heure après la prise et dure 12 heures.

Signes de surdosage :
Le surdosage provoque une insuffisance respiratoire aiguë, des vomissements et des troubles de l'équilibre, nécessitant une hospitalisation immédiate.

> **Bon à savoir**
> La codéine est un dérivé de l'opium et peut provoquer une pharmaco-dépendance. Pour cette raison la délivrance de Néo-Codion est limitée à une boîte, éventuellement renouvelable.

NÉO-MERCAZOLE
Hormones

65 %

Prix : 3,74 € - 50 comprimés (5 mg)
4,50 € - 30 comprimés (20 mg)
Équivalents ou génériques : Aucun
Laboratoire : DB Pharma

DCI : *carbimazole*
Présentations/Composition : Cp. : 5 ou 20 mg de carbimazole
Indications : *Hyperthyroïdie, Maladie de Basedow*
Néo-Mercazole est indiqué dans le traitement des hyperthyroïdies. Il bloque la production d'hormone thyroïdienne en inhibant l'utilisant de l'iode.

Précautions/Interactions :
Le traitement avec Néo-Mercazole nécessite de faire régulièrement un contrôle de la formule sanguine afin de détecter l'apparition d'une chute des globules blancs.
Le traitement commence avec des doses élevées, progressivement diminuées selon l'effet sur la maladie et le résultat des examens de contrôle.

Posologie :
Adulte : 4 à 12 Cp. à 5 mg (ou 1 à 3 Cp. à 20 mg)/j. pendant quelques Sem. puis 1 à 4 Cp. à 5 mg/j. pendant plusieurs mois
Grossesse : oui après avis médical
Allaitement : oui après avis médical

Effets secondaires :
Néo-Mercazole peut provoquer une chute du taux des globules blancs dans le sang, se manifestant par une angine, fièvre, nécessitant de faire en urgence des examens de contrôle. Il est également à l'origine de réactions allergiques avec éruption cutanée, urticaire, prurit, douleurs articulaires et musculaires, courbatures, nécessitant l'arrêt du traitement.

Contre-indications :
Néo-Mercazole est contre-indiqué dans certains cancers de la thyroïde (dits TSH-dépendants) et lors de maladies sanguines préexistantes.

Signes de surdosage :
Le surdosage provoque une hypothyroïdie avec éventuelle augmentation du goitre, nécessitant de diminuer la posologie.

NÉORAL
Immunosupresseurs

 100 %

Prix : 26,77 € - 60 capsules (10 mg)
61,90 € - 60 capsules (25 mg)
119,50 € - 60 capsules (50 mg)
232,93 € - 60 capsules (100 mg)
195,85 € - flacon (50 ml)

Néoral

Équivalents ou génériques : Sandimmun
Laboratoire : Novartis
DCI : *ciclosporine*
Présentations/Composition : Caps. molles : 10, 25, 50 et 100 mg
Sol. Buv. : 100 mg/ml (flacon 20 et 50 ml)

Indications : *Greffe d'organes, de tissus, de moelle osseuse, Polyarthrite rhumatoïde, Psoriasis*

La ciclosporine diminue la fabrication par l'organisme de certains globules blancs qui interviennent dans des maladies immunitaires ou dans les phénomènes de rejet d'organes, de moelle osseuse ou de tissus après des greffes. Elle est utilisée pour traiter le psoriasis lorsque l'ensemble des traitements habituellement actifs (rétinoïdes, PUVAthérapie) a échoué ou est contre-indiqué, la polyarthrite rhumatoïde en cas d'inefficacité ou d'intolérance des autres traitements, ou certaines maladies graves du rein, de la peau, des yeux et de la moelle osseuse.

Précautions/Interactions :

Les gélules peuvent être avalées intactes ou mâchées. La solution buvable doit être diluée dans une boisson froide (lait chocolaté, jus de fruit), bien remuée et absorbée immédiatement. Ne pas changer de boisson au cours du traitement, ne pas utiliser le jus de pamplemousse ni de gobelet en verre.
Des examens de sang sont effectués régulièrement au cours du traitement pour vérifier le taux sanguin et l'absence de toxicité de la ciclosporine.
Les aliments riches en potassium sont à éviter (banane, fraise, pomme de terre, brocoli, épinard) et la tension artérielle doit être régulièrement prise.
Le tacrolimus (Prograf) est contre-indiqué en association avec la ciclosporine. De très nombreux autres médicaments (diurétiques épargneurs de potassium, macrolides, melphalan, fluconazole, itraconazole, kétaconazole) nécessitent une surveillance appropriée.
Les vaccins à virus vivants atténués sont formellement contre-indiqués.

Posologie :
Adulte
Psoriasis : 2,5 mg/kg/j. en 2 prises puis augmentation progressive de 0,5 mg/kg tous les mois ou tous les 2 mois jusqu'à amélioration satisfaisante (maxi : 5 mg/kg/j.).

Polyarthrite rhumatoïde : 2 à 15 mg/kg/j. en 2 prises

Grossesse : oui, si nécessaire
Allaitement : non

Effets secondaires :

Fréquemment peuvent survenir une insuffisance rénale, hépatique, des nausées, vomissements, une perte d'appétit, une hypertension artérielle, un gonflement des gencives, des crises de goutte et une augmentation de la pilosité.
Plus rarement se manifestent des douleurs articulaires, un taux de potassium élevé, des troubles neurologiques et de l'acné.

Contre-indications :

Toute hypersensibilité antérieure à la ciclosporine est une contre-indication formelle à la reprise du médicament. En cas de polyarthrite rhumatoïde, le traitement est impossible s'il existe un antécédent de cancer, une insuffisance rénale, une hypertension artérielle ou un état infectieux mal contrôlé par les médicaments.

Délai d'action :

Il est parfois nécessaire d'attendre 12 semaines avant de ressentir les effets bénéfiques du traitement.

Signes de surdosage :

La toxicité rénale est le premier signe du surdosage.

Bon à savoir

Le Néoral qui possède une absorption orale améliorée et une meilleure efficacité remplace le Sandimmun. L'efficacité du traitement atteint 75 à 94 % des cas de psoriasis sévère, mais il ne doit pas dépasser 2 ans. Pour un traitement le plus efficace possible, avaler entièrement la dose de ciclosporine après avoir agité la boisson diluante. Après utilisation du doseur, essuyer l'extérieur avec un mouchoir en papier et ne pas le rincer à l'eau. Conserver une bonne hygiène dentaire en se brossant les dents avec une brosse à soies souples.

La solution buvable doit être protégée de la lumière et stockée à température ambiante et non au réfrigérateur (mauvaise homogénéisation).

NÉOSYNÉPHRINE
Maladies des yeux

🔺 65 %

Prix : 1,97 € - flacon (10 ml)
Équivalents ou génériques : Aucun
Laboratoire : Europhta
DCI : *phényléphrine*
Présentations/Composition : Colly. : phényléphrine 10 g/100 ml

Indications : *Fond d'œil, Inflammation du segment antérieur de l'œil, Chirurgie oculaire*
Ce collyre entraîne une vasoconstriction rapide et importante des vaisseaux de la conjonctive et, aux concentrations supérieures à 5 %, une mydriase (dilatation de la pupille) de durée limitée mais sans trouble de l'accommodation. Il est indiqué pour dilater les pupilles afin de réaliser des examens de fond de l'œil, des interventions chirurgicales et pour traiter des affections inflammatoires du segment antérieur de l'œil.

Précautions/Interactions :
Ce collyre doit être utilisé avec prudence et les instillations ne doivent pas être répétées chez les insuffisants coronariens et les personnes présentant des troubles du rythme cardiaque.
Les bêta-bloquants, les IMAO et certains anesthésiques généraux sont contre-indiqués. Prévenez le médecin en cas d'intervention nécessitant une anesthésie générale.

Posologie :
Adulte et enfant
Fond d'œil : 1 à 3 Gttes 15 min. avant le fond d'œil
Usage thérapeutique : 1 Gtte 3 fois/j.
Grossesse : oui
Allaitement : oui

Effets secondaires :
Une dilatation des pupilles et des troubles de la vue peuvent apparaître de façon transitoire. En cas d'instillations répétées, une élévation de la tension artérielle, des tremblements, une pâleur, des maux de tête et plus rarement des troubles du rythme cardiaque peuvent survenir. Un risque de glaucome aigu existe si le collyre est instillé en cas d'angle irrido-cornéen étroit.

Contre-indications :
Ce collyre ne doit pas être utilisé chez le nouveau-né ou en cas d'angle irrido-cornéen étroit.

Délai d'action :
L'action est immédiate (moins d'1/4 d'heure) et de durée limitée.

> **Bon à savoir**
> Pour éviter un trop grand passage du produit dans l'organisme, exercer une légère pression à l'aide d'un mouchoir en papier. Le flacon, une fois ouvert, se conserve 15 jours maximum.

NEULASTA
Immunostimulants

🔺 100 %

Prix : 1 230,51 € - 1 ampoule
1 070,77 € - 1 seringue
1 070,77 € - 1 stylo prérempli
Équivalents ou génériques : Aucun
Laboratoire : Amgen
DCI : *pegfilgrastim*
Présentations/Composition : Amp. 0,6 ml : 6 mg de pegfilgrastim

Indications : *Neutropénie postchimiothérapie cytotoxique*
Neulasta est indiqué dans le traitement des diminutions de taux de globules blancs provoquées par les chimiothérapies des tumeurs malignes.

Précautions/Interactions :
Neulasta peut être prescrit uniquement par des médecins spécialistes.
Neulasta doit être utilisé uniquement pour traiter les neutropénies induites par les chimiothérapies.
La dose habituelle est de 1 ampoule en injection sous-cutanée 24 heures après chaque cycle de chimiothérapie.

Posologie :
Adulte : 1 Inj. SC unique après chaque cycle de chimiothérapie
Enfant : non
Grossesse : non
Allaitement : non

Effets secondaires :
Neulasta peut être responsable de chocs allergiques, de toux et dépression respiratoire,

douleur abdominale, fièvre nécessitant l'interruption du traitement.

Contre-indications :
Neulasta est contre-indiqué dans le traitement des leucémies aiguës, leucémies myéloïdes et syndrome myéloblastique.

Bon à savoir
Neulasta doit être injecté à température ambiante. Après avoir sorti l'ampoule du réfrigérateur, il faut attendre une demi-heure avant de pratiquer l'injection.

NEULEPTIL
Neuroleptiques

65 %
Prix : 7,50 € - 50 gélules
8,77 € - 50 comprimés
3,72 € - flacon (30 ml à 1 %)
7,18 € - flacon (30 ml à 4 %)
Équivalents ou génériques : Nozinan, Tercian, Largactil
Laboratoire : Aventis
DCI : *propériciazine*
Présentations/Composition : Gél. : 10 mg ; Cp. : 25 mg ; Sol. Buv. : 0,25 et 1 mg/Gtte
Indications : *États psychotiques aigus ou chroniques, États d'agitation et d'agressivité, Névralgies faciales, Zona*
Les neuroleptiques ont un effet régulateur sur le fonctionnement cérébral en cas de troubles psychotiques graves, aigus ou chroniques. Ils sont indiqués notamment lorsque la maladie se manifeste par des hallucinations, des épisodes délirants, des états de confusion et d'agitation. Neuleptil possède d'autre part une action sédative rapide, c'est pourquoi il est utilisé en urgence en cas d'état d'agitation et d'agressivité intenses du patient, dangereux pour lui-même ou pour les autres.

Précautions/Interactions :
Il est impératif de suspendre le traitement en cas de fièvre inexpliquée (possibilité de syndrome malin). Il faut utiliser avec prudence ce médicament chez les personnes âgées, les parkinsoniens, les épileptiques, les cardiaques, en cas de sclérose en plaques et en cas d'insuffisance rénale ou hépatique.
Il est conseillé de ne pas s'exposer au soleil (photosensibilisation).

L'alcool, certains médicaments contre les nausées et apparentés aux neuroleptiques (alirapride, métoclopramide, métopimazine, thiéthylpérazine), la bromocriptine, le lisuride, la lévodopa, le lithium, les psoralènes, l'apomorphine sont déconseillés. Il faut utiliser avec précaution les anticholinergiques, les antidiabétiques, les antihypertenseurs et la carbamazépine. Si un pansement gastrique doit être absorbé, il faut respecter un intervalle de 2 heures avec la prise du neuroleptique.

Posologie :
Adulte : 5 à 100 mg/j.
Enfant : 1 mg/année/j.
Grossesse : non
Allaitement : non

Effets secondaires :
Assez fréquemment peuvent survenir une prise de poids parfois importante, un arrêt des règles, un gonflement des seins accompagné ou non d'écoulements, une frigidité ou une impuissance, des éruptions cutanées allergiques, une hépatite et une rétinite pigmentaire. Plus rarement, un état dépressif, une confusion mentale, des mouvements anormaux et une rigidité musculaire apparaissent soit précocement, soit assez tardivement après le traitement. Exceptionnellement, un syndrome malin se déclenche et nécessite l'arrêt immédiat du neuroleptique : pâleur, fièvre et troubles neurologiques pouvant conduire à un coma.

Contre-indications :
Une allergie connue au produit, un risque de glaucome ou de rétention urinaire, une porphyrie contre-indiquent le traitement.

Signes de surdosage :
Le surdosage provoque un syndrome parkinsonien et parfois un coma qui nécessitent une hospitalisation urgente.

Bon à savoir
La solution buvable doit être conservée à l'abri de la chaleur et de la lumière.

NEUPRO
Antiparkinsoniens

65 %
Prix : 15,12 € - 7 sachets 2 mg/24 h
58,52 € - 30 sachets 2 mg/24 h
21,44 € - 7 sachets 4 mg/24 h

81,62 € - 30 sachets 4 mg/24 h
104,71 € - 30 sachets 6 mg/24 h
127,45 € - 30 sachets 8 mg/24 h
Équivalents ou génériques : Aucun
Laboratoire : UCB Pharma
DCI : *rotigotine*
Présentations/Composition : Dispositifs Transderm. : 2 à 8 mg de rotigotine

Indications : *Maladie de Parkinson, Syndrome des « jambes sans repos »*
Neupro est indiqué en traitement unique dès les premiers symptômes de la maladie de Parkinson ou en association avec la levodopa, lorsque les effets de celle-ci s'atténuent. Il est également indiqué dans le traitement du syndrome des « jambes sans repos » d'intensité modérée à sévère.

Précautions/Interactions :
La posologie habituelle est de 1 dispositif transdermique par jour dont la dose est déterminée par la réponse clinique.
Dans le cas du syndrome des « jambes sans repos », le traitement doit durer au moins 6 mois.
Dans le cas de la maladie de Parkinson, la posologie maximale est généralement de 8 mg, mais peut atteindre des doses supérieures (16 mg).
L'augmentation de la posologie comme l'arrêt du traitement doivent être progressifs.
Neupro ne doit pas être administré avec d'autres médicaments du système nerveux tels que les neuroleptiques, les antidépresseurs et les anxiolytiques. La consommation d'alcool doit être évitée.

Posologie :
Adulte : 1 à 4 dispositifs Transderm./j.
Enfant : non
Grossesse : non
Allaitement : non

Effets secondaires :
Neupro peut être responsable d'hypotension orthostatique, de troubles du sommeil (épisodes d'endormissement d'apparition brutale), de troubles des pulsions (jeu pathologique, augmentation de la libido, hypersexualité), d'hallucinations, de complications de fibrose (fibrose rétropéritonéale, infiltration pulmonaire, valvulopathies, péricardite), de troubles de la vision. Des réactions cutanées allergiques peuvent apparaître à l'endroit de l'application.

Contre-indications :
Neupro est contre-indiqué en cas d'allergie à la rotigotine. Il ne doit pas être utilisé en cas d'examen par résonance magnétique en raison de la présence d'aluminium dans le revêtement.

> *Bon à savoir*
> Le dispositif doit être appliqué sur une peau propre et saine (éviter d'appliquer sur d'éventuelles lésions cutanées) dans les régions de la cuisse, de l'abdomen, de l'épaule ou du bras. Éviter d'utiliser le même endroit 2 fois en 14 jours. Éviter également l'exposition excessive au soleil ou à la chaleur.

NEURONTIN
Antiépileptiques

65 % ; TFR
Prix : 11,12 € - 90 gélules (100 mg)
30,00 € - 90 gélules (300 mg)
35,35 € - 90 gélules (400 mg)
50,59 € - 90 comprimés (600 mg)
62,39 € - 90 comprimés (800 mg)
Équivalents ou génériques : *Gabapentine Arrow, Gabapentine Biogaran, Gabapentine Cristers, Gabapentine EG, Gabapentine G Gam, Gabapentine Merck, Gabapentine Qualimed, Gabapentine Ranbaxy, Gabapentine Ratiopharm, Gabapentine RPG, Gabapentine Téva, Gabapentine Torlan, Gabapentine Winthrop, Gabapentine Zydus*
Laboratoire : BBFarma
DCI : *gabapentine*
Présentations/Composition : Gél. : 100, 300 et 400 mg ; Cp. : 600 et 800 mg

Indications : *Épilepsies partielles*
Ce médicament permet le traitement des épilepsies, caractérisées par des activités anarchiques des neurones du cerveau, en facilitant le fonctionnement cérébral par augmentation des neuromédiateurs dans les cellules. Il est indiqué dans les épilepsies partielles en association aux autres antiépileptiques lorsqu'ils sont insuffisamment efficaces.

Précautions/Interactions :
Ce médicament est réservé à l'adulte. Les doses sont diminuées en cas d'insuffisance rénale. La gabapentine n'est pas efficace sur les absences (pertes de connaissance brèves

ou « petit mal ») et peut même accroître la fréquence des crises.
En cas de nécessité, un traitement doit être stoppé progressivement en une semaine car un arrêt brutal peut entraîner une reprise de la maladie épileptique.
Il n'existe pas d'interaction médicamenteuse connue mais les antiacides doivent être pris à distance du traitement.

Posologie :
Adulte : 1 Cp. matin et midi, 2 Cp. le soir ou plus
Grossesse : si nécessité absolue
Allaitement : non

Effets secondaires :
Ils sont assez fréquents et consistent en somnolence, sensations vertigineuses, troubles de l'équilibre, fatigue, maux de tête et tremblements. Plus rarement, peuvent survenir des nausées et des vomissements, une sensation de nez bouché et des éruptions cutanées.

Contre-indications :
Une allergie connue à la gabapentine interdit la reprise du traitement.

En cas d'oubli :
Continuer le traitement en cours sans dépasser la dose quotidienne.

Bon à savoir
La gabapentine est utilisée en association à d'autres anticonvulsivants lorsqu'ils ne permettent pas de stabiliser la maladie épileptique. Ce complément thérapeutique diminue de 50 % la fréquence des crises dans au moins 1/4 des cas rebelles.

NEVANAC
Anti-inflammatoire

 NR

Prix : Libre
Équivalents ou génériques : Aucun
Laboratoire : Alcon
DCI : *népafénac*
Présentations/Composition : Flacon 5 ml : 5 mg de népafénac

Indications : *Cataracte*
Nevanac est indiqué pour le traitement de la douleur et de l'inflammation postopératoire lors d'une chirurgie de la cataracte.

Précautions/Interactions :
La posologie usuelle est de 1 goutte dans chaque œil, 3 fois par jour, jusqu'à 21 jours après l'intervention.
Il est préférable de commencer le traitement 24 heures avant la chirurgie de la cataracte et d'instiller une goutte dans chaque œil 30 minutes avant l'intervention.

Posologie :
Adulte : 2 Gttes 3 fois/j.
Grossesse : non
Enfant < 18 ans : non
Allaitement : oui

Effets secondaires :
Nevanac provoque rarement des effets indésirables, tels que des maux de tête ou des nausées, une gêne oculaire, des troubles de la vision.

Contre-indications :
Nevanac est contre-indiqué en cas d'hypersensibilité au népafénac ou en cas de réactions allergiques aux médicaments comme l'aspirine ou les anti-inflammatoires non stéroïdiens.

Bon à savoir
Bien agiter le flacon avant utilisation. En cas de traitement associé par collyres, espacer les instillations des différents médicaments de 5 minutes. Ne pas utiliser de lentilles pendant le traitement.

NEXEN
Anti-inflammatoires

65 %

Prix : 7,40 € - 30 comprimés ou sachets-granules 100 mg
1,92 € - 10 comprimés 100 mg
4,65 € - 30 comprimés 100 mg
Équivalents ou génériques : Nimesulide EG, Nimesulide Téva
Laboratoire : Therabel Lucien Pharma
DCI : *nimesulide*
Présentations/Composition : Cp. ou Sach. (granules) : 100 mg de nimesulide

Indications : *Arthrose, Douleur*
Nexen est un anti-inflammatoire et antalgique indiqué dans le traitement de l'arthrose douloureuse et de tout type de douleurs, comme les dysménorrhées.

Précautions/Interactions :
La posologie habituelle est de 2 comprimés par jour, à prendre le matin et le soir.
La consommation d'alcool est déconseillée pendant le traitement, ainsi que l'usage d'autres médicaments antalgiques ou anti-inflammatoires.

Posologie :
Adulte : 2 Cp./j.
Enfant < 12 ans : non
Grossesse : non
Allaitement : non

Effets secondaires :
Nexen peut être responsable d'œdèmes et, rarement, de réactions allergiques cutanées ou respiratoires (urticaire, érythème, asthme). Plus fréquemment, il peut provoquer des diarrhées, nausées et vomissements.

Contre-indications :
Nexen est contre-indiqué en cas d'hypersensibilité au nimesulide ou à l'acide acétylsalicylique, en cas d'insuffisance hépatique, d'antécédents d'asthme ou de rhinite allergique, d'ulcère gastro-duodénal, d'hémorragie digestive ou cérébrale, de réactions cutanées allergiques (urticaire). Il est également contre-indiqué en cas d'insuffisance hépatique, rénale ou cardiaque.

NICOBION
Vitamines

NR

Prix : Libre
Équivalents ou génériques : Aucun
Laboratoire : Astra
DCI : *nicotinamide*
Présentations/Composition : Cp. : 500 mg de nicotinamide (Vit. PP) (boîte de 30 Cp.)

Indications : *Carences en vitamine PP, Alcoolisme chronique*
Nicobion est indiqué dans le traitement de la pellagre (carences en vitamine PP ou vitamine B3), dans le traitement de l'alcoolisme chronique, dans les syndromes de malabsorptions intestinales qui peuvent s'accompagner d'un déficit en vitamines, et en accompagnement de certains traitements.

Précautions/Interactions :
Nicobion est réservé à l'adulte.

Avaler les comprimés avec un verre d'eau, sans les croquer.

Posologie :
Adulte : 1 à 2 Cp./j.
Grossesse : non
Allaitement : non

Contre-indications :
Il n'existe pas de contre-indications à l'utilisation de Nicobion, hormis une éventuelle hypersensibilité à ses composants.

NICOPATCH
Traitements dépendance tabagisme

NR

Prix : Libre
Équivalents ou génériques : Nicotinell TTS, Nicorette patch
Laboratoire : Pierre Fabre
DCI : *nicotine*
Présentations/Composition : Patch. : 10, 20 et 30 cm^2 libérant 7 mg de nicotine/10 cm^2 en 24 h (boîtes de 7 et 28 patchs).

Indications : *Sevrage du tabac*
Le timbre cutané délivre de façon régulière à travers la peau une quantité de nicotine tout au long de la journée. La dose de nicotine dans le sang, comparable à celle obtenue en fumant 10 cigarettes par jour, permet de diminuer les sensations de manque physique provoqué par le sevrage du tabac.

Précautions/Interactions :
Ce traitement demande un sevrage complet du tabac et l'absence de prise de nicotine à mâcher pour éviter un surdosage dangereux en nicotine.
Les timbres sont pliés et jetés à la fin de chaque utilisation et doivent être tenus hors de portée des enfants.
Ce traitement est utilisé avec prudence en cas d'hypertension artérielle, d'angine de poitrine, de maladies cardiovasculaires, rénales ou hépatiques, d'hyperthyroïdie, de diabète, d'insuffisance cérébrovasculaire et d'ulcère gastro-duodénal.
Le propoxyphène, le furosémide, le propanolol, les bêta et alphabloquants, la nifédipine et le cortisol peuvent avoir des effets modifiés par la nicotine.

Nicoprive

Posologie :
Adulte : 1 timbre percutané/j. à dose dégressive pendant 6 à 12 Sem.
Grossesse : non
Allaitement : non

Effets secondaires :
L'application peut provoquer localement des irritations et très rarement des rougeurs très importantes qui imposent l'arrêt du traitement. Des nausées, des vomissements, des maux de tête, de l'anxiété, de l'irritabilité, des insomnies, des vertiges, des diarrhées ou de la constipation, des douleurs abdominales, des toux, des pharyngites peuvent survenir.

Contre-indications :
Un infarctus du myocarde récent, une angine de poitrine, des arythmies cardiaques, un accident cérébrovasculaire récent, une hypersensibilité à la nicotine et une maladie dermatologique étendue gênant la pose du timbre contre-indiquent ce traitement. L'utilisation chez l'adolescent fumeur est contre-indiquée.

Délai d'action :
La délivrance de nicotine dans l'organisme est effective 1 à 2 heures après la pose du timbre.

En cas d'oubli :
Replacer un timbre cutané en respectant le dosage prescrit.

Signes de surdosage :
Une hospitalisation d'urgence est nécessaire lorsque des personnes sous patch continuent de fumer. Dans ce cas, le surdosage peut provoquer des accidents cardiaques.

> **Bon à savoir**
> Le médecin détermine l'importance de la dépendance physique et psychique au tabac et prescrit le dispositif cutané le plus adapté : pour les fumeurs de plus de 20 cigarettes par jour, il est recommandé de commencer par le patch de 30 cm^2 ; pour les fumeurs consommant 20 cigarettes par jour ou moins, le patch de 20 cm^2 est mieux adapté. Le traitement est poursuivi par période de 3 à 4 semaines, en diminuant progressivement les doses jusqu'à l'arrêt définitif.

NICOPRIVE
Traitements dépendance tabagisme

NR
Prix : Libre

Équivalents ou génériques : Aucun
Laboratoire : Théranol Deglaude
DCI : *quinine ascorbate, vitamine B1, vitamine PP, vitamine C, vitamine B6, extrait de crataegus*
Présentations/Composition : Patch : 10 cm^2 (7 mg de nicotine), 20 cm^2 (14 mg), 30 cm^2 (21 mg)

Indications : *Sevrage du tabac*
Ce médicament associe de la quinine, qui permet de diminuer les sensations de manque physique provoquées par le sevrage du tabac, à des vitamines (B1, B6, C) dont les taux sanguins sont souvent diminués chez les fumeurs. Un extrait de plante, crataegus, atténue la nervosité du fumeur privé de tabac.

Précautions/Interactions :
Ce traitement demande un sevrage complet du tabac dès le début du traitement.
Les anticoagulants oraux (AVK) peuvent avoir des effets amplifiés en cas d'association avec ce médicament.

Posologie :
Adulte : 2 Cp. 4 fois/j. pendant 4 Sem.
Grossesse : non
Allaitement : non

Effets secondaires :
En début de traitement, des nausées, des diarrhées ou des vertiges peuvent survenir. Des réactions allergiques exceptionnelles à la quinine ont été rapportées qui ont entraîné de la fièvre, des éruptions cutanées, des hépatites ou des hémorragies parfois mortelles.

Contre-indications :
Des troubles de la conduction électrique cardiaque ou une allergie connue à la quinine contre-indiquent ce traitement.

> **Bon à savoir**
> Les comprimés sont conservés à l'abri de la chaleur et de l'humidité.

NICORETTE DISPOSITIF TRANSDERMIQUE
Traitements dépendance tabagisme

NR
Prix : Libre
Équivalents ou génériques : Nicotinell TTS, Nicopatch
Laboratoire : Pharmacia & Upjohn

DCI : *nicotine*
Présentations/Composition : Patch : 10, 20 et 30 cm^2 libérant 5 mg/10 cm^2 en 24 h (boîtes de 7 patchs)

Indications : *Sevrage du tabac*
Le timbre cutané délivre de façon régulière à travers la peau une quantité de nicotine tout au long de la journée. La dose de nicotine dans le sang, comparable à celle obtenue en fumant 10 cigarettes par jour, permet de diminuer les sensations de manque physique provoquées par le sevrage du tabac.

Précautions/Interactions :
Ce traitement demande un sevrage complet du tabac et l'absence de prise de nicotine à mâcher pour éviter un surdosage dangereux en nicotine.
Les timbres sont pliés et jetés à la fin de chaque utilisation et tenus hors de portée des enfants.
Ce traitement est utilisé avec prudence en cas d'hypertension artérielle, d'angine de poitrine, de maladies cardiovasculaires, rénales ou hépatiques, d'hyperthyroïdie, de diabète, d'insuffisance cérébrovasculaire et d'ulcère gastro-duodénal.
Le propoxyphène, le furosémide, le propanolol, les bêta et alphabloquants, la nifédipine et le cortisol peuvent avoir des effets modifiés par la nicotine.

Posologie :
Adulte : 1 timbre percutané/j. à dose dégressive pendant 6 à 12 Sem.
Grossesse : non
Allaitement : non

Effets secondaires :
L'application peut provoquer localement des irritations et très rarement des rougeurs très importantes qui imposent l'arrêt du traitement. Des nausées, des vomissements, des maux de tête, un état d'anxiété, d'irritabilité, des insomnies, des vertiges, des diarrhées ou de la constipation, des douleurs abdominales, des toux, des pharyngites peuvent survenir.

Contre-indications :
Un infarctus du myocarde récent, une angine de poitrine, des arythmies cardiaques, un accident cérébrovasculaire récent, une hypersensibilité à la nicotine et une maladie dermatologique étendue gênant la pose du timbre contre-indiquent ce traitement. L'utilisation chez l'adolescent fumeur est contre-indiquée.

Délai d'action :
La délivrance de nicotine dans l'organisme est effective 1 à 2 heures après la pose du timbre.

En cas d'oubli :
Replacer un timbre cutané en respectant le dosage prescrit.

Signes de surdosage :
Une hospitalisation d'urgence est nécessaire lorsque des personnes sous patch continuent de fumer. Dans ce cas, le surdosage peut provoquer des accidents cardiaques.

> **Bon à savoir**
> *Le médecin détermine l'importance de la dépendance physique et psychique au tabac et prescrit le dispositif cutané le plus adapté : pour les fumeurs de plus de 20 cigarettes par jour, il est recommandé de commencer par le patch de 30 cm^2; pour les fumeurs consommant 20 cigarettes quotidiennement ou moins, le patch de 20 cm^2 est mieux adapté. Le traitement est poursuivi par périodes de 3 à 4 semaines, en diminuant progressivement les doses jusqu'à l'arrêt définitif. Il est absolument nécessaire d'arrêter de fumer pendant le sevrage pour éviter des effets secondaires nocifs.*

NICORETTE GOMME
Traitements dépendance tabagisme

NR
Prix : Libre
Équivalents ou génériques : Nicopass, Nicogum sans sucre, Nicorette gomme fruits sans sucre, Nicorette menthe, Nicorette orange, Nicotinelle fruit, Niquitin
Laboratoire : Pfizer
DCI : *nicotine*
Présentations/Composition : Gom. : boîtes de 36 ou 96 Gom. de 2 et 4 mg

Indications : *Sevrage du tabac*
La gomme à mâcher délivre de façon régulière dans la bouche de la nicotine. La nicotine passe dans le sang à travers la muqueuse qui est sous la langue. Elle permet ainsi de diminuer les sensations de manque physique provoquées par le sevrage du tabac.

Précautions/Interactions :
Ce traitement demande un sevrage complet du tabac et l'absence de prise de nicotine en

patch pour éviter un surdosage dangereux en nicotine.
Il est conseillé de ne pas dépasser les 60 mg par jour et 6 mois de traitement.
Ce traitement est utilisé avec prudence en cas d'hypertension artérielle, d'angine de poitrine, de maladies cardio-vasculaires, rénales ou hépatiques, d'hyperthyroïdie, de diabète, d'insuffisance cérébro-vasculaire et d'ulcère gastro-duodénal.
Le propoxyphène, le furosémide, le propanolol, les béta et alphabloquants, la nifédipine et le cortisol peuvent avoir leurs effets modifiés par la nicotine.

Posologie :
Adulte : 6 à 10 Gom./j. à mâcher lentement
Grossesse : non
Allaitement : non

Effets secondaires :
La mastication trop rapide peut entraîner des irritations pharyngées, une hypersalivation, un hoquet, des maux de ventre et des nausées.

Contre-indications :
Un infarctus du myocarde récent, une angine de poitrine, un ulcère gastro-duodénal en évolution ou une hypersensibilité à la nicotine contre-indiquent ce traitement. L'utilisation chez l'adolescent est contre-indiquée.

Délai d'action :
La quantité de nicotine délivrée dans l'organisme en mâchant une gomme à 4 mg chaque heure est comparable à celle obtenue en fumant 1 cigarette par heure, sans les pics qui se produisent lors de l'inhalation de la fumée.

Signes de surdosage :
Le risque de surdosage est très faible car l'absorption de nicotine par voie linguale est lente mais en cas de consommation excessive, des troubles du rythme cardiaque peuvent survenir. Des nausées, des maux de tête, des palpitations, des vasoconstrictions artérielles avec perte de connaissance peuvent survenir en cas de consommation excessive.

Bon à savoir
La nicotine est libérée par la mastication lente de la gomme. Une gomme doit être mâchée à chaque fois qu'est ressenti le besoin de fumer, soit en moyenne 10 fois par jour, sans dépasser les 30 gommes par jour. Quand l'envie de fumer s'estompe, le nombre de gommes à mâcher est réduit progressivement. Il est conseillé d'attendre 3 mois de traitement avant de commencer à diminuer. Le traitement s'arrête quand la consommation est inférieure à 2 gommes par jour ou que le traitement dépasse 6 mois. On peut remplacer les gommes par des inhalations de nicotine (Nicotine Inhaleur).

NIFLURIL/NIFLUGEL
Anti-inflammatoires non stéroïdiens

30 % ; (Gél.) 65 %
Prix : 2,89 € - 30 gélules
2,32 € - 8 suppositoires enfant
2,63 € - 8 suppositoires adulte
2,81 € - tube de gel (60 g)
2,14 € - tube de pommade (60 g)
Équivalents ou génériques : Aucun
Laboratoire : Bristol-Myers Squibb
DCI : *acide niflumique*
Présentations/Composition : Gél. : 250 mg ; Suppos. enfant : 400 mg ; Suppos. adulte : 700 mg ; Gel : 2,5 % ; Pom. : 3 %

Indications : *Inflammation, Douleur, Gingivite*
Les anti-inflammatoires non stéroïdiens (AINS) luttent contre l'inflammation et la douleur. Accessoirement, ils sont actifs contre la fièvre et fluidifient le sang. Ils sont utilisés en traitement de courte durée des inflammations articulaires aiguës et douloureuses, des tendinites, des traumatismes de l'appareil locomoteur, des douleurs vertébrales accompagnées ou non de sciatiques, de névralgies. Ils sont également administrés en chirurgie orthopédique, dentaire ou maxillo-faciale pour prévenir ou traiter les manifestations inflammatoires. La pommade et le gel diminuent les œdèmes et les douleurs des entorses, des tendinites et des veinites après sclérose. La forme enfant permet le traitement symptomatique des polyarthrites rhumatoïdes juvéniles et des douleurs dentaires ou ORL en cas d'inflammation.

Précautions/Interactions :
L'administration des suppositoires enfant est possible dès l'âge de 6 mois, des présentations adultes (gélule 250 mg et suppositoire 700 mg) dès 12 ans, et du gel gingival dès 30 mois. Avant toute mise en route d'un traitement par AINS, il faudra s'assurer de l'absence d'infection bactérienne, virale ou

parasitaire dont les signes ou les symptômes peuvent être masqués.
Les conducteurs de véhicule ou de machine doivent être informés de l'apparition possible de vertiges et de somnolence. La prescription d'AINS doit être prudente chez les personnes souffrant d'insuffisance hépatique, rénale ou cardiaque, de diabète et en cas d'antécédents d'ulcère gastro-duodénal, et chez les femmes porteuses d'un stérilet dont l'efficacité peut être diminuée.
De nombreux médicaments sont déconseillés avec les AINS : les anticoagulants, l'aspirine et ses dérivés salicylés, les autres AINS, le diflunisal, le lithium, le méthotrexate (traitement anticancéreux), le Ticlid. Certains traitements imposent une surveillance accrue : les antihypertenseurs, les diurétiques, certains traitements cardiaques (bêta-bloquants), certains antidiabétiques (sulfamides), certains traitements antigoutteux (bénémide) et antisida (zidovudine).
Si des pansements gastriques doivent être pris, les absorber au moins 2 heures après le Nifluril (diminution de l'absorption digestive).

Posologie :
Suppos. enfant
Enfant 6 à 30 mois : 1/2 Suppos. 2 fois/j.
Enfant de 30 mois à 12 ans : 1 Suppos./j.
et par 10 kg de poids : 3 Suppos./j. maxi
Gél. 250 mg
Enfant > 12 ans : 2 à 3 Gél./j.
Adulte : 3 à 4 Gél./j. (maxi 6 Gél.)
Suppos. adulte
Enfant > 12 ans : 1 Suppos. 2 fois/j.
Adulte : 1 Suppos. 2 fois/j.
Pom. et gel cutanés
Enfant > 12 ans : 3 Applic./j.
Adulte : 3 Applic./j.
Grossesse : au cours des 5 premiers mois après avis médical
Allaitement : non

Effets secondaires :
Les AINS provoquent assez souvent en début de traitement une perte d'appétit, des nausées, des vomissements, de la diarrhée ou de la constipation, des maux de ventre, une inflammation de la gorge. Des ulcérations digestives avec hémorragies, des réactions d'hypersensibilité (rougeur de la peau, urticaire, crise d'asthme, œdème de Quincke), des maux de tête, une somnolence, des vertiges et quelques anomalies des examens sanguins peuvent survenir. D'exceptionnels cas d'intoxication au fluor, contenu dans la molécule, ont été rapportés après des traitements à fortes doses et durant plusieurs années. Les suppositoires sont parfois responsables de brûlures rectales, de démangeaisons et de saignements.

Contre-indications :
Le Nifluril est contre-indiqué chez les personnes ayant présenté des allergies à cette molécule ou à l'aspirine et ses dérivés, chez les personnes souffrant d'ulcère gastro-duodénal, d'insuffisance hépatique ou rénale. Les suppositoires ne sont pas conseillés chez les personnes ayant présenté une inflammation ou des saignements récents du rectum.

Délai d'action :
Après absorption orale, le taux maximal du médicament dans le sang est atteint en 2 heures environ et se maintient 4 à 6 heures.

Signes de surdosage :
L'intoxication massive au Nifluril entraîne peu d'effets en dehors de signes d'irritation digestive, de somnolence et de maux de tête.

> **Bon à savoir**
>
> Le respect des présentations en fonction des âges des enfants permet d'éviter les accidents de surdosage. La prise des gélules entières, sans les croquer, avec un grand verre d'eau au milieu des repas diminue les troubles digestifs mais ne les annule pas. Ils peuvent survenir également avec les formes rectales. Pour obtenir un effet plus rapide en cas de crise aiguë, il est conseillé de prendre les gélules avant les repas. La position assise 15 à 30 minutes après une prise orale du médicament diminue le risque d'irritation de l'œsophage. Il est préférable de lubrifier le suppositoire avant de l'insérer dans le rectum et d'appliquer le gel ou la pommade sur une peau saine et non infectée.
>
> Si des éruptions cutanées, des démangeaisons, des selles noires ou tout autre malaise inhabituel apparaissaient, il est conseillé de prévenir son médecin. La patiente en âge de procréer doit utiliser une méthode de contraception efficace pendant toute la durée du traitement car il peut entraîner une fausse couche et ses effets sur le fœtus ne sont pas connus. En cas de grossesse, il faut cesser la prise du médicament et consulter immédiatement son médecin.

NIMOTOP
Inhibiteurs calciques

🗜 65 %
Prix : 47,95 € - 90 comprimés (30 mg)
Usage hospitalier - flacon (10 mg/50 ml)
Équivalents ou génériques : Aucun
Laboratoire : Bayer
DCI : *nimodipine*
Présentations/Composition : Cp. : 30 mg de nimodipine

Indications : *Accident vasculaire cérébral*
Nimotop est indiqué dans le traitement des déficits neurologiques dus à une hémorragie méningée par rupture d'anévrisme.

Précautions/Interactions :
Nimotop est un médicament de la classe des inhibiteurs calciques qui favorisent la dilatation des petites artères. Il est indiqué dans les déficits neurologiques dus aux ruptures artérielles tels que les anévrismes cérébraux. Ce médicament doit être administré le plus rapidement possible après l'accident.
La durée habituelle de traitement est de 3 semaines.
La posologie doit être diminuée en cas d'insuffisance hépatique.
Nimotop doit être utilisé avec précaution en cas d'insuffisance cardiaque, d'insuffisance rénale sévère, en cas de troubles du rythme cardiaque et chez les personnes âgées.
L'association de Nimotop avec des médicaments contenant du dantrolène est déconseillée et il doit être utilisé avec précaution en cas de traitement concomitant avec des alpha-1- bloquants (alfuzosine, prazosine), car l'association peut être responsable de chutes importantes de la tension artérielle, et avec les anticonvulsivants, itraconazole, rifampicine, acide valproïque, valproate de sodium, bêta-bloquants.

Posologie :
Adulte : 2 Cp./4 h
Enfant : non
Grossesse : non
Allaitement : non

Effets secondaires :
Nimotop est responsable de troubles neurologiques (maux de tête, dépression, léthargie, somnolence, vertiges, étourdissements), de troubles cutanés, musculaires, gastro-intestinaux, cardiovasculaires et hépatiques.

Contre-indications :
Nimotop est contre-indiqué en cas d'hypersensibilité à la nimodipine.

NIQUITINMINIS
Desintoxication tabagique

🗜 NR
Prix : Libre
Équivalents ou génériques : Aucun
Laboratoire : GlaxoSmithKline
DCI : *nicotine*
Présentations/Composition : Cp. : 1,5 à 2 mg de nicotine

Indications : *Dépendance tabagique*
Ce médicament est indiqué dans le sevrage tabagique afin de soulager les symptômes de sevrage.

Précautions/Interactions :
La posologie habituelle du traitement est de 1 comprimé toutes les 2 heures pendant 6 semaines, puis la dose doit être progressivement diminuée sur plusieurs semaines.
L'usage de la nicotine de substitution au tabac aide à soulager les symptômes de sevrage (humeur dépressive, insomnie, irritabilité, sentiment de frustration ou de colère, anxiété, difficulté de concentration, agitation ou impatience, ralentissement du rythme cardiaque, augmentation de l'appétit, augmentation du poids).
La posologie maximale est de 15 comprimés par jour et le traitement ne doit pas excéder 6 mois.
Ce médicament n'est pas recommandé aux femmes enceintes ni aux femmes qui allaitent, toutefois les dangers de ce médicament sont moindres que ceux engendrés par le tabac chez le fœtus ou le nouveau-né. Si le traitement est indispensable pendant l'allaitement, le prendre juste avant la tétée et ne pas en prendre pendant les 2 heures qui précèdent la tétée suivante.

Posologie :
Adulte > 17 ans : 1 Cp. toutes les 2 ou 4 h
Grossesse : oui, si nécessaire
Allaitement : oui, si nécessaire

Effets secondaires :
Ce médicament peut être responsable d'une irritation de la bouche, avec apparition d'aphtes, de troubles intestinaux transitoires,

surtout en début de traitement avec nausées, vomissements, dyspepsie, hoquet. Il peut aussi être à l'origine de palpitations cardiaques, de maux de gorge, de rhinite et de toux.

Contre-indications :
Niquitinminis est contre-indiqué en cas d'hypersensibilité au produit et à ses excipients ainsi que chez le non-fumeur. Il est strictement réservé à l'adulte.

Bon à savoir

Le comprimé à sucer doit être placé dans la bouche où il va se dissoudre. Il doit régulièrement être déplacé d'un côté de la bouche à l'autre, jusqu'à dissolution complète (environ 10 minutes). Le comprimé ne doit être ni mâché ni avalé, car la nicotine libérée progressivement doit être absorbée par la muqueuse buccale. S'abstenir de boire ou de manger lorsque le comprimé est dans la bouche.

NISAPULVOL
Antiallergiques

 NR

Prix : 2,15 € - flacon (50 g)
Équivalents ou génériques : Aucun
Laboratoire : Mayoly-Spindler
DCI : *parahydroxybenzoate de benzyle*
Présentations/Composition : Poud. : flacon 50 g

Indications : *Prurit*
Ce médicament est indiqué dans le traitement d'appoint du prurit (envie de se gratter), lors de maladies prurigineuses comme la varicelle.

Précautions/Interactions :
Avant d'appliquer le produit, demandez conseil à votre médecin pour rechercher la cause du prurit.

Posologie :
Adulte : 2 à 3 Applic./j.
Grossesse : non
Allaitement : non

Effets secondaires :
Il existe un risque d'allergie au produit.

Contre-indications :
L'application sur une plaie surinfectée ou suintante est contre-indiquée. Ne pas appliquer en cas d'allergie connue aux acides phénols (parahydroxybenzoates, également appelés parabens) ni en cas de varicelle.

NISIS
Antihypertenseurs

65 %

Prix : 15,50 € - 30 comprimés (40 mg)
41,59 € - 90 comprimés (40 mg)
18,60 € - 30 comprimés (80 mg)
49,08 € - 90 comprimés (80 mg)
23,26 € - 30 comprimés (160 mg)
60,46 € - 90 comprimés (160 mg)
Équivalents ou génériques : Cotareg, Tareg, Nisisco, Valsartan Actavis, Valsartan Arrow, Valsartan Biogaran, Valsartan Cristers, Valsartan EG, Valsartan Evolugen, Valsartan Isomed, Valsartan KRKA, Valsartan Mylan, Valsartan PHR, Valsartan Ranbaxy, Valsartan Ratiopharm, Valsartan Sandoz, Valsartan Téva, Valsartan Zen, Valsartan Zydus
Laboratoire : Beaufour-Ipsen
DCI : *valsartan*
Présentations/Composition : Cp. : 40, 80 et 160 mg

Indications : *Hypertension artérielle*
Antagoniste des récepteurs de l'angiotensine II, le valsartan bloque tous les effets de cet enzyme et provoque une baisse du taux sanguin d'aldostérone. Ce nouveau médicament est actif sur tous les types d'hypertension et n'entraîne pas d'augmentation de la fréquence cardiaque. Utilisé en prise journalière unique, il est actif pendant 24 heures sur la tension artérielle et il peut être associé sans inconvénient à un diurétique, en prenant toutefois des précautions en début de traitement pour éviter une hypotension excessive.

Précautions/Interactions :
Le valsartan doit être utilisé avec précaution chez les patients présentant une insuffisance rénale, une insuffisance cardiaque, des antécédents d'infarctus ou d'accident vasculaire cérébral.
Le risque d'hypotension, surtout en début de traitement, est plus important chez les patients qui suivent un traitement diurétique ou qui présentent une hypertension d'origine rénale. C'est pourquoi le traitement doit être surveillé attentivement lorsque le patient a reçu récemment des traitements antihypertenseurs à base

Nitriderm

de diurétiques, en particulier les diurétiques épargneurs de potassium (Aldactone).

Il doit également être utilisé avec précaution avec le lithium, l'insuline et les médicaments antidiabétiques, le baclofène (Liorésal), ainsi qu'avec les corticoïdes, les anti-inflammatoires non stéroïdiens et les antidépresseurs imipraminiques.

Posologie :
Adulte : 80 à 160 mg/j. le matin à jeun
Grossesse : non
Allaitement : non

Effets secondaires :
Le valsartan peut provoquer une hypotension orthostatique, des maux de tête et des étourdissements, ainsi qu'une détérioration de la fonction rénale, réversible à l'arrêt du traitement.

Contre-indications :
Les contre-indications sont l'allergie au valsartan, l'insuffisance hépatique grave, ainsi que la grossesse et l'allaitement. Il est également fortement déconseillé en cas de sténose de l'artère rénale.

Délai d'action :
L'effet sur la tension artérielle se manifeste en 2 semaines. La réduction maximale de la tension artérielle est atteinte au bout de 4 semaines de traitement.

En cas d'oubli :
Prendre immédiatement le comprimé oublié sans dépasser la dose journalière prescrite.

NITRIDERM
Antiangoreux

📦 65 %
Prix : 14,76 € - 30 dispositifs (5 mg/24 h)
16,02 € - 30 dispositifs (10 mg/24 h)
17,29 € - 30 dispositifs (15 mg/24 h)
Équivalents ou génériques : Cordipatch, Diafusor, Discotrine, Trinipatch, Épinitril, Trinitine Merck
Laboratoire : Novartis
DCI : *trinitrine*
Présentations/Composition : Dispositifs transderm. : 25, 50, 75 mg de trinitrine

Indications : *Angine de poitrine*
La trinitrine est un vasodilatateur puissant et d'effet très rapide qui agit en provoquant un relâchement des fibres musculaires lisses des parois vasculaires. Le Nitriderm est utilisé pour le traitement préventif des crises d'angine de poitrine, en utilisant pour commencer le dispositif le plus faiblement dosé, et en adaptant progressivement la posologie aux besoins du patient.

Précautions/Interactions :
La trinitrine peut provoquer une cyanose qui nécessite parfois de faire un dosage sanguin pour rechercher la méthémoglobine (signe d'intoxication).

La trinitrine peut être associée sans problème aux autres traitements cardio-vasculaires, en particulier aux bêta-bloquants.

Elle doit être utilisée avec précaution chez les personnes âgées qui suivent d'autres traitements cardio-vasculaires (diurétiques, antihypertenseurs, vasodilatateurs) car elle risque de provoquer une hypotension. En cas de baisse trop importante de la tension, retirer immédiatement le dispositif.

En cas de survenue d'une crise d'angine de poitrine il est nécessaire d'associer un traitement adapté, c'est-à-dire de la trinitrine par voie sublinguale.

En cas d'interruption du traitement, qui ne peut être effectué que sous contrôle médical, il est prudent de prévoir un traitement de substitution pour éviter la survenue d'une crise d'angine de poitrine.

Posologie :
Adulte : 1 dispositif/j. en changeant chaque j. le lieu d'applic.
Grossesse : non
Allaitement : non

Effets secondaires :
La trinitrine provoque parfois des maux de tête, une rougeur du visage, une hypotension orthostatique, des nausées et parfois une irritation locale dans le cas d'emploi d'un dispositif transdermique.

Contre-indications :
Nitriderm est contre-indiqué en cas d'hypersensibilité aux dérivés nitrés, de cardiomyopathie, de glaucome aigu.

La trinitrine est déconseillée pendant la grossesse et la période d'allaitement. Il est également contre-indiqué de l'employer avec le sildénafil (Viagra) en raison du risque d'hypotension brutale.

Délai d'action :
Nitriderm permet d'obtenir un taux constant de trinitrine dans le sang 2 heures après l'application.

> **Bon à savoir**
> Le patch de Nitriderm doit être collé sur la peau dans un endroit sain, sec et propre, de préférence dépourvu de poils, par exemple sur le côté latéral du thorax. Le même endroit ne peut pas être utilisé avant plusieurs jours, afin d'éviter les irritations locales. Les patch sont à conserver à une température inférieure à 25 °C et doivent être tenus hors de la portée des enfants.

NIVAQUINE
Antiparasitaires

65 % ; (Amp.) 30 %
Prix : 2,55 € - 20 comprimés (100 mg)
5,87 € - 100 comprimés (100 mg)
Libre - 4 comprimés (300 mg)
3,83 € - flacon de 150 ml
2,32 € - Solution injectable (2 ml)
Équivalents ou génériques : Plaquenil
Laboratoire : Aventis
DCI : *chloroquine*
Présentations/Composition : Cp. : 100 mg (20 et 100 Cp.) ; 300 mg (4 Cp.)
Sir. : 25 mg/c. mes. (flacon 150 ml)
Sol. Inj. : 100 mg/Amp. (5 Amp.)

Indications : *Paludisme*
Ce médicament permet de prévenir et de traiter les accès de paludisme, maladie parasitaire transmise par les moustiques. De nombreuses souches de parasites sont devenues résistantes à certains antipaludéens ; demandez conseil à votre médecin ou à un centre spécialisé avant de voyager en zone d'endémie.

Précautions/Interactions :
Les comprimés à 300 mg sont réservés à l'adulte et à l'enfant de plus de 12 ans. Il est conseillé d'absorber les comprimés au milieu d'un repas.
Les traitements prolongés nécessitent une surveillance ophtalmologique régulière. Les doses sont adaptées en cas de dysfonctionnement des cellules rénales. La Nivaquine risque de déclencher une crise aiguë de porphyrie chez les personnes qui en sont atteintes.
En cas d'association, la Nivaquine doit être absorbée 2 heures avant ou 2 heures après des pansements gastriques ou œsophagiens.

Posologie :
Adulte (Voie orale)
Préventif : 100 mg/j. 6 ou 7 j./Sem. 300 mg/j. 2 j./Sem.
Curatif : 1er j. : 600 mg en 1 fois puis 300 mg 6 h après ; 2e et 3e j. : 300 mg en 1 prise
Adulte (Voie Inj. IM)
Curatif : 1 Inj. de 300 mg/j. pendant 5 j.
Enfant
Préventif : 1,7 mg/kg/j.
Curatif : 1er j. : 10 mg/kg en 1 fois puis 5 mg/kg 6 h après ; 2e et 3e j. : 5 mg /kg/j. pendant 5 j.
Grossesse : oui
Allaitement : après avis médical

Effets secondaires :
Il peut survenir rarement des troubles digestifs, des éruptions cutanées avec du prurit, des sensibilisations aux ultraviolets, des maux de tête et des colorations ardoisées des ongles et des muqueuses. À doses élevées des troubles oculaires et des altérations réversibles de la rétine peuvent apparaître. La forme injectable contient des sulfites qui peuvent entraîner des réactions allergiques graves.

Contre-indications :
Les personnes présentant une altération de la rétine ne doivent pas prendre ce traitement.

Délai d'action :
Pour être efficace, la forme à 300 mg doit être prise 1 semaine avant le départ en zone d'endémie.

Signes de surdosage :
Les symptômes d'un surdosage sont des maux de tête, des troubles visuels et des vomissements. Si une hypotension artérielle ou des troubles cardiaques apparaissent, un arrêt cardio-respiratoire peut survenir brutalement. Une hospitalisation rapide est nécessaire dès l'apparition des premiers troubles.

> **Bon à savoir**
> Un traitement préventif débute 1 semaine avant le départ en zone d'endémie pour la forme à 300 mg ou la veille du départ pour la forme à 100 mg et pour les enfants de moins de 12 ans. Les prises sont maintenues tout le voyage à raison de 2 prises par

semaine de comprimés à 300 mg, par exemple le lundi et le jeudi. Les comprimés à 100 mg sont pris chaque jour, 6 ou 7 jours par semaine. Le traitement est poursuivi 4 semaines après le retour pour être efficace contre les parasites. Une bonne prévention contre le paludisme passe par une protection contre les piqûres de moustiques : utilisation de vêtements longs après le coucher du soleil, crèmes répulsives, insecticides, moustiquaires ou air conditionné.

NIZAXID
Antiulcéreux

15 %

Prix : 20,70 € - 15 gélules (300 mg)
21,35 € - 30 gélules (150 mg)
Équivalents ou génériques : Aucun
Laboratoire : Norgine
DCI : *nizatidine*
Présentations/Composition : Gél. : 150 et 300 mg de nizatidine

Indications : *Ulcère gastro-duodénal, Reflux gastro-œsophagien*
Nizatidine inhibe la sécrétion d'acide gastrique et est indiquée dans le traitement des ulcères gastro-duodénaux et des œsophagites provoquées par le reflux gastro-œsophagien.

Précautions/Interactions :
Nizaxid est réservé à l'adulte et à l'enfant de plus de 15 ans.
Avant tout traitement, il est nécessaire de vérifier le caractère bénin de l'ulcère par un examen endoscopique.
La posologie doit être diminuée en cas d'insuffisance rénale, en fonction de l'importance de l'insuffisance, mesurée par la clairance de la créatinine. Elle doit également être diminuée en cas d'insuffisance hépatique.
En cas de traitement à forte dose, celui-ci doit être interrompu progressivement.
Nizaxid n'est pas utilisé dans le traitement de l'ulcère d'origine infectieuse (helicobacter pylori).

Posologie :
Adulte : 300 mg/j. (prise unique le soir) pendant 4 à 8 Sem.
Grossesse : non
Allaitement : non

Effets secondaires :
Nizaxid provoque des troubles digestifs (nausées, diarrhées ou constipation), des douleurs musculaires, des maux de tête, plus rarement des éruptions cutanées, vertiges, excitation ou fatigue, des troubles de la formule sanguine et des tests hépatiques, des troubles cardiaques (ralentissement du cœur). Un traitement de longue durée favorise les infections gastriques.

Contre-indications :
Nizaxid est contre-indiqué en cas d'hypersensibilité connue à la nizatidine.

Délai d'action :
Nizaxid est efficace 1 heure après son administration.

En cas d'oubli :
Prendre le comprimé sans dépasser la dose journalière prescrite.

> *Bon à savoir*
> *Les pansements gastriques comme les sels d'aluminium, de calcium ou de magnésium peuvent diminuer l'absorption de la nizatidine. Il est préférable de les prendre au moins 2 heures après Nizaxid.*

NOCERTONE
Antimigraineux

30 %

Prix : 2,95 € - 30 comprimés
Équivalents ou génériques : Aucun
Laboratoire : Sanofi-Aventis
DCI : *oxétorone*
Présentations/Composition : Cp. : 60 mg oxétorone fumarate

Indications : *Migraine*
Ce médicament s'oppose aux effets de la sérotonine, neuromédiateur responsable de vasodilatation soupçonnée d'être à l'origine de migraines. Il est indiqué dans le traitement de fond des migraines et des céphalées d'origine vasculaire.

Précautions/Interactions :
Ce médicament est utilisé avec prudence en cas d'antécédents de crises épileptiques.
L'alcool et les médicaments dépresseurs du système nerveux central sont fortement déconseillés.

Posologie :
Adulte : 1 à 3 Cp./j. en 2 prises (repas du soir et au coucher)
Grossesse : après avis médical
Allaitement : non

Effets secondaires :
Une somnolence peut survenir en début de traitement ou lorsque les doses sont fortes ainsi qu'une diarrhée cédant à l'arrêt du médicament.

Contre-indications :
Une hypersécrétion de prolactine est une contre-indication au traitement.

Signes de surdosage :
Un syndrome parkinsonien grave entraînant parfois un coma peut survenir en cas d'intoxication massive.

Bon à savoir
Ce traitement doit être pris plusieurs mois pour être pleinement efficace dans le cas des migraines ou des céphalées d'origine vasculaire.

NOCVALÈNE
Sédatifs

NR
Prix : Libre
Équivalents ou génériques : Arkogélules aubépine, Aubépine, Actisane, Biocarde, Euphytose, Passiflore
Laboratoire : Arkopharma
DCI : *aubépine, coquelicot, passiflore*
Présentations/Composition : Gél. Adulte : 103 mg de chaque composant (30 Gél.) ; Gél. Enfant : 60 mg de chaque composant (30 Gél.)

Indications : *Troubles légers du sommeil*
Ce médicament associe les vertus apaisantes de 3 plantes utilisées traditionnellement en phytothérapie. Il est indiqué dans les cas d'agitation et de troubles légers du sommeil chez l'adulte et l'enfant.

Posologie :
Adulte : 1 à 2 Gél./j. (5 Gél. maxi/j.)
Enfant
> 30 mois : 1 Gél./j.
5 ans : 1 ou 2 Gél./j.
10 ans : 2 ou 3 Gél./j.
12 à 15 ans : 3 à 4 Gél./j.

Bon à savoir
Les gélules s'absorbent le soir avec un grand verre d'eau. Pour les enfants, il est possible d'ouvrir les gélules et de mélanger le contenu avec un peu de confiture ou un yaourt. Les gélules sont conservées à l'abri de la lumière, de l'humidité et de la chaleur.

NOLVADEX
Hormones

 100 %
Prix : 8,62 € - 30 comprimés (10 mg)
17,74 € - 30 comprimés (20 mg)
Équivalents ou génériques : Tamoxifène Arrow, Tamoxifène Biogaran, Tamoxifène EG, Tamoxifène Merck, Tamoxifène Ratiopharm, Tamoxifène RPG, Tamoxifène Sandoz, Tamoxifène Téva, Tamoxifène Zydus
Laboratoire : Astra Zeneca
DCI : *tamoxifène*
Présentations/Composition : Cp. : 10 ou 20 mg de tamoxifène

Indications : *Cancer du sein*
Nolvadex est utilisé dans le traitement du cancer du sein, pour la prévention des récidives ou pour le traitement des formes évoluées avec métastases.

Précautions/Interactions :
Le traitement avec Nolvadex augmente le risque de cancer de l'endomètre et exige un examen gynécologique régulier. Consultez votre médecin en cas de saignement génital anormal.
Un traitement prolongé nécessite de faire régulièrement un bilan hépatique.
Chez les femmes non ménopausées, Nolvadex peut favoriser la fertilité et la formation de kystes ovariens. Il est nécessaire de s'assurer de l'efficacité de la contraception, la grossesse étant interdite pendant le traitement et jusqu'à 2 mois après son interruption.
L'association de Nolvadex avec les anticoagulants oraux exige un contrôle rigoureux des examens de coagulation.

Posologie :
Adulte : 20 mg/j. en 1 ou 2 prises
Grossesse : non
Allaitement : non

Nootropyl

Effets secondaires :
Nolvadex provoque des anomalies de l'endomètre (atrophies, hypertrophies, polypes), des troubles visuels (cataracte, modification de la cornée, rétinites), bouffées de chaleur, prurit vulvaire, nausées, leucorrhées, éruptions cutanées, troubles de la formule sanguine, hépatite.

NOOTROPYL
Vasodilatateurs

15 % ; TFR

Prix : 7,03 € - 45 gélules
4,16 € - 60 gélules
3,65 € - solution buvable (125 ml)
8,87 € - 30 ampoules buvables
4,38 € - 12 ampoules injectables
Équivalents ou génériques : Gabacet, Piracétam Arrow, Piracétam Biogaran, Piracétam EG, Piracétam Merck, Piracétam Qualimed, Piracétam RPG, Piracétam Sandoz, Piracétam Téva, Piracétam Zydus
Laboratoire : UCB
DCI : *piracétam*
Présentations/Composition : Gél. : 800 mg ; Sol. Buv. : 125 ml avec seringue doseuse ; Amp. Inj. : 15 ml

Indications : *Troubles vasculaires cérébraux*
Nootropyl est un vasodilatateur indiqué comme traitement d'appoint pour corriger les troubles de l'attention, de l'équilibre (vertiges, étourdissements) et du comportement liés à l'âge et à la déficience circulatoire cérébrale. Chez les enfants, il peut jouer un rôle dans le traitement de la dyslexie. Sous forme injectable, il est utilisé pour les traitements des infarctus cérébraux. Chez l'adulte, ce médicament est indiqué pour le traitement des myoclonies d'origine corticale (contractions musculaires).

Précautions/Interactions :
Nootropyl est à utiliser avec prudence chez les insuffisants rénaux. Les doses doivent être diminuées en fonction des résultats des examens de contrôle de la créatinine.

Posologie :
Adulte
Déficience circulatoire cérébrale : 1 dose ou 1 Cp. ou 1 Gél./j. avant les repas
Infarctus cérébral : 1 Amp. Inj. 3 fois/j. en IV ou IM
Enfant : 50 mg/kg/j.

Grossesse : non
Allaitement : non
Effets secondaires :
Nootropyl est parfois à l'origine de troubles digestifs (douleurs gastriques, nausées, vomissements) ou de troubles nerveux, avec agitation et insomnie, en particulier chez les personnes âgées.

Contre-indications :
Nootropyl est contre-indiqué en cas d'insuffisance rénale sévère.

Délai d'action :
La dose plasmatique efficace est obtenue en moins d'1 heure après le début du traitement.

> *Bon à savoir*
>
> Le piracétam fait partie de la panoplie des médicaments utilisés pour le traitement des accidents vasculaires cérébraux et des déficiences liées à des troubles psychiatriques ou neurologiques en raison de son action positive sur l'oxygénation et l'utilisation du glucose par le cerveau.

NORDAZ
Anxiolytiques

65 %

Prix : 2,78 € - 30 comprimés (7,5 mg)
4,32 € - 30 comprimés (15 mg)
Équivalents ou génériques : Aucun
Laboratoire : Bouchara Recordati
DCI : *nordazepam*
Présentations/Composition : Cp. : 7,5 ou 15 mg de nordazepam

Indications : *Anxiété*
Nordaz est indiqué pour le traitement de l'anxiété et des troubles psychologiques et psychiatriques liés au sevrage alcoolique, en particulier pour les épisodes de delirium tremens.

Précautions/Interactions :
La posologie habituelle est de 7,5 à 15 mg par jour, en prise unique le soir.
Le traitement ne doit pas dépasser 8 à 12 semaines pour la majorité des patients, y compris la période de réduction de la posologie. La posologie doit être diminuée chez les personnes âgées, avec un dosage allant de 3,75 à 7,5 mg par jour, ainsi qu'en cas d'insuffisance hépatique ou rénale légère.

Posologie :
Adulte : 10 à 30 mg/j.
Enfant < 6 ans : non
Grossesse : déconseillé
Allaitement : déconseillé

Effets secondaires :
Comme toutes les benzodiazépines, Nordaz est susceptible de provoquer de nombreux effets secondaires, comme faiblesse et hypotonie musculaires, fatigue, confusion, rêves anormaux, tremblements et surtout somnolence. Il est également responsable de vertiges, troubles de l'équilibre, maux de tête, troubles de l'élocution, éruptions cutanées, palpitations. Il peut provoquer des effets paradoxaux, c'est-à-dire aggraver l'anxiété, avec épisode d'agitation, irritabilité, agressivité, colère, cauchemars et hallucinations, en particulier chez les personnes âgées, nécessitant la diminution ou l'arrêt du traitement. Nordaz peut provoquer un phénomène de dépendance, notamment lors des traitements prolongés, nécessitant d'interrompre ce traitement le plus rapidement possible, de façon graduelle.

Contre-indications :
Ce médicament est contre-indiqué en cas d'hypersensibilité au prazépam et aux benzodiazépines, en cas d'insuffisance respiratoire ou hépatique sévère, en cas de syndrome d'apnée du sommeil et en cas de myasthénie.

Bon à savoir
> Ce médicament peut provoquer une somnolence, en particulier lorsque la durée de sommeil est insuffisante. La conduite automobile est déconseillée.

NORDITROPINE
Hormones

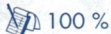 100 %

Prix : 160,54 € - cartouche (5 mg/1,5 ml)
312,20 € - cartouche (10 mg/1,5 ml)
463,08 € - cartouche (15 mg/1,5 ml)
Équivalents ou génériques : Aucun
Laboratoire : Novo Nordisk
DCI : *somatropine recombinante*
Présentations/Composition : Cartouche : 5, 10 ou 15 mg de somatropine

Indications : *Retard de croissance, Syndrome de Turner*
Norditropine est une hormone qui stimule la croissance. Elle est indiquée dans le traitement des retards de croissance et dans le traitement des petites tailles liées à certaines maladies (syndrome de Turner, insuffisance rénale).

Précautions/Interactions :
Norditropine ne peut être prescrit que par un médecin spécialisé, après bilan clinique et biologique pour rechercher les causes du retard de croissance.
Norditropine ne peut être utilisé que par voie sous-cutanée, en changeant chaque jour le lieu d'injection pour éviter l'apparition de boules graisseuses (lipodystrophies).
La dose hebdomadaire doit être répartie en injections quotidiennes.
Ce traitement doit être utilisé avec précaution en cas de traitement corticoïde ou diabétique (insuline).
Pendant la durée du traitement il est indispensable de faire régulièrement un bilan sanguin et endocrinologique (surveillance de la glande thyroïde).

Posologie :
Enfant
Retard de croissance : 0,025 à 0,035 mg/kg/j.
Syndrome de Turner : 0,050 mg/kg/j.
Grossesse : non
Allaitement : non

Effets secondaires :
Norditropine est responsable d'œdèmes, de sang dans les urines, de modifications biologiques (insuline, phosphatases alcalines, lipides), parfois d'une hypothyroïdie et du développement d'anticorps antihormone de croissance.

Contre-indications :
Norditropine est contre-indiqué en cas de tumeur cancéreuse, ou en cas de traitement anticancéreux. Il ne peut pas être utilisé lorsque la croissance est terminée.

Bon à savoir
> L'hormone de croissance a permis de faire disparaître beaucoup de cas de nanisme. Cependant les premières hormones de croissance, d'origine humaine, ont été responsables de plusieurs cas de maladie de Creutzfeldt-Jakob. Cela n'est plus possible aujourd'hui avec des médicaments comme Norditropine, d'origine entièrement synthétique.

NORLEVO
Contraceptifs

📋 65 %

Prix : 7,50 € - 1 comprimé (gratuit pour les mineures)
Équivalents ou génériques : Aucun
Laboratoire : HRA
DCI : *lévonorgestrel*
Présentations/Composition : Cp. : 1,5 mg de lévonorgestrel

Indications : *Contraception d'urgence*
Norlevo est indiqué pour la contraception post-coïtale et la contraception d'urgence, notamment dans les cas suivants : rupture ou oubli d'un préservatif, oubli du contraceptif oral au-delà du délai maximal acceptable depuis la dernière prise, expulsion d'un dispositif intra-utérin, déplacement ou ablation trop précoce d'un diaphragme vaginal ou d'une cape contraceptive, échec de la méthode du coït interrompu, rapport sexuel pendant la période supposée fertile lors de la méthode de l'abstinence périodique (méthode des températures), viol.

Précautions/Interactions :
Norlevo doit être utilisé dans un délai maximum de 72 heures après le rapport sexuel.
Norlevo peut être prescrit par une sage-femme et délivré gratuitement à une mineure, après entretien avec le pharmacien visant à s'assurer que la situation de la personne mineure correspond aux critères d'urgence et aux conditions d'utilisation de cette contraception.
Norlevo ne doit pas être utilisé comme méthode régulière de contraception.
L'efficacité de Norlevo n'est pas garantie à 100 %. Si les règles ont un retard de 5 jours à la date normale prévue, il sera nécessaire de faire un test de grossesse.
En cas d'allaitement, il est recommandé d'allaiter avant la prise du médicament, et d'éviter de le faire après la prise, en raison du passage de l'hormone dans le lait.
Norlevo peut être pris à n'importe quelle période du cycle.
Après utilisation de la contraception d'urgence, il est recommandé d'utiliser un moyen contraceptif local (préservatif, spermicide, cape cervicale) jusqu'au retour des règles suivantes. L'utilisation de Norlevo ne contre-indique pas la poursuite d'une contraception hormonale régulière.
En cas de vomissement dans les 2 heures qui suivent la prise de Norlevo, il est prudent de renouveler la prise.

Posologie :
Adulte : 2 Cp.
Grossesse : non
Allaitement : non

Effets secondaires :
Norlevo peut être responsable de nausées et vomissements, vertiges, fatigue, maux de tête, saignements vaginaux et douleurs mammaires.

Contre-indications :
Norlevo est contre-indiqué en cas d'hypersensibilité aux composants, de risque de grossesse extra-utérine, de maladie de Crohn.

> **Bon à savoir**
> Les règles normales en abondance, qui suivent la prise de Norlevo, surviennent en général à la date prévue, mais il existe parfois une avance ou un retard de quelques jours.

NORMACOL
Laxatifs

📋 15 %

Prix : 5,42 € - 30 sachets
10,18 € - boîte (1 kg)
Équivalents ou génériques : Aucun
Laboratoire : Norgine
DCI : *gomme de sterculia*
Présentations/Composition : Sach. de gran. : 10 g de gomme de sterculia

Indications : *Constipation*
La gomme de sterculia est un mucilage qui a la propriété d'augmenter le volume des selles et ainsi de favoriser mécaniquement l'expulsion en cas de constipation.

Précautions/Interactions :
Normacol est un traitement mécanique de la constipation, qui ne dispense pas de suivre les règles habituelles de prévention de la constipation : boire beaucoup d'eau, manger des fruits et des légumes, avoir une activité physique régulière.
En cas de constipation prolongée, d'alternance de diarrhée et de constipation, ou de douleurs abdominales, consulter un médecin.

Normacol existe également en association avec la bourdaine, plante qui a également des propriétés laxatives mais dont l'usage doit être limité.

Posologie :
Adulte : 1 à 3 c. à c. au début des repas ou 2 à 4 Sach./j.
Grossesse : oui
Allaitement : oui

Effets secondaires :
Normacol peut provoquer un ballonnement intestinal.

Contre-indications :
Normacol est contre-indiqué en cas de dilatation congénitale du côlon (mégacôlon) et de suspicion d'occlusion intestinale.

Délai d'action :
L'effet sur la constipation se manifeste après 2 à 3 jours de traitement.

> *Bon à savoir*
> Il est conseillé de boire un peu d'eau avec les granulés, sans les mâcher, afin d'éviter une éventuelle obstruction, favorisée par la prise du médicament sans eau.

NOROXINE
Antibiotiques

65 %

Prix : 6,29 € - 10 comprimés
Équivalents ou génériques : Norfloxacine Arrow, Norfloxacine Biogaran, Norfloxacine EG, Norfloxacine Ivax, Norfloxacine Merck, Norfloxacine Qualimed, Norfloxacine Ratiopharm, Norfloxacine Sandoz, Norfloxacine Téva, Norfloxacine Winthrop
Laboratoire : Merck Sharp & Dohme-Chibret
DCI : *norfloxacine*
Présentations/Composition : Cp. : 400 mg de norfloxacine

Indications : *Infections urinaires, Infections génitales*
Noroxine est un antibiotique utilisé dans le traitement des infections urinaires, prostatiques ou du col de l'utérus, en particulier pour le traitement des infections sexuellement transmissibles (gonococcies).

Précautions/Interactions :
Le traitement habituel de la cystite féminine est de 2 comprimés par jour (en 2 prises) pendant trois jours.
Éviter l'exposition au soleil durant le traitement.
Le traitement doit être interrompu en cas d'apparition de symptômes de tendinite, en particulier au niveau du talon d'Achille et dans ce cas consulter un spécialiste.

Posologie :
Adulte : 2 Cp./j.
Grossesse : non
Allaitement : non

Effets secondaires :
Noroxine peut être responsable de troubles digestifs (nausées, diarrhée), anorexie, réactions allergiques cutanées, douleurs musculaires, articulaires et tendineuses, troubles neurologiques (céphalées, vertiges, convulsions, insomnies, candidose génitale, troubles psychiques), troubles sanguins (anémie) et hépatiques.

Contre-indications :
Noroxine est contre-indiqué en cas d'antécédents de maladies des tendons, ou en cas d'hypersensibilité à la norfloxacine. Il ne peut pas être utilisé chez l'enfant en fin de croissance, car il peut provoquer des maladies articulaires.

> *Bon à savoir*
> Ne pas utiliser un verre de lait pour ingurgiter les comprimés de Noroxine. La norfloxacine, comme tous les médicaments de la classe des fluoroquinolones, peut être à l'origine de tendinite et de rupture de tendons, en particulier chez les personnes âgées, traitées par corticoïdes, ou chez les personnes qui ont subi une transplantation d'organe (cœur, poumon, rein).

NORPROLAC
Hormones

65 %

Prix : 6,94 € - 6 comprimés (25 µg et 50 µg)
30,93 € - 30 comprimés (75 µg)
52,26 € - 30 comprimés (150 µg)
Équivalents ou génériques : Aucun
Laboratoire : Ferring
DCI : *quinagolide*

Norset

Présentations/Composition : Cp. : 25 µg, 50 µg, 75 µg ou 150 µg de quinagolide

Indications : *Syndrome lié à l'hyperprolactinémie*

Norprolac est indiqué dans le traitement des syndromes endocriniens liés à une hyperproduction de prolactine par le système hypophyso-hypothalamique (troubles du cycle menstruel, stérilité, galactorrhée, gynécomastie, impuissance).

Précautions/Interactions :

Le traitement pour un adénome de l'hypophyse et une hyperprolactinémie ne peut être entrepris qu'après un bilan spécialisé afin d'écarter un éventuel traitement chirurgical.
L'arrêt de la lactation avec Norprolac nécessite de contrôler régulièrement la tension artérielle pendant les premiers jours du traitement. Ce traitement est déconseillé en cas d'antécédents de maladie psychiatrique ou d'hypertension artérielle.
Les boissons alcoolisées sont déconseillées pendant le traitement.
Il est préférable de prendre les comprimés au cours des repas.

Posologie :
Adulte
Hyperprolactinémie : 1 Cp. 25 µg le soir au coucher pendant 3 j. puis augmentation par palier de 3 j. jusqu'à 150 µg en moyenne :
Grossesse : non
Allaitement : non

Effets secondaires :
Norprolac est responsable de troubles digestifs, hypotension orthostatique, parfois troubles psychiques (confusion, hallucinations), sécheresse de la bouche, constipation, œdèmes des membres inférieurs.

Contre-indications :
Norprolac est contre-indiqué en cas d'hypersensibilité au lisuride ou à d'autres dérivés de l'ergot de seigle, ou en cas d'hypertension artérielle ou d'insuffisance coronarienne.

NORSET
Antidépresseurs

65 %

Prix : 13,37 € - 30 comprimés
33,84 € - solution buvable 66 ml

Équivalents ou génériques : *Mirtazapine Almus*, *Mirtazapine Arrow*, *Mirtazapine EG*, *Mirtazapine Merck*, *Mirtazapine Pfizer*, *Mirtazapine Qualimed*, *Mirtazapine Ranbaxy*, *Mirtazapine Ratiopharm*, *Mirtazapine Sandoz*, *Mirtazapine Téva*, *Mirtazapine Winthrop*, *Mirtazapine Zydus*

Laboratoire : Organon

DCI : *mirtazapine*

Présentations/Composition : Cp. ou Sol. Buv. : de 15 mg de mirtazapine/Cp. ou /ml

Indications : *Dépression grave*

Norset est indiqué dans le traitement des épisodes dépressifs majeurs.

Précautions/Interactions :

La dose habituelle du traitement est de 1 comprimé de 15 mg par jour en phase initiale, qui peut être augmentée jusqu'à 3 comprimés par jour en 1 à 2 prises.
La durée habituelle du traitement est de plusieurs mois et son interruption doit être progressive.
Norset doit être utilisé avec précaution en cas de fièvre, d'affection rhinopharyngée, d'insuffisance hépatique ou rénale, de maladies cardiovasculaires et de troubles psychotiques. Les maladies prostatiques, la constipation, le glaucome et le diabète peuvent être aggravés par le traitement.
Le traitement doit être interrompu en cas d'apparition d'idées de suicide, d'accès d'agitation ou de convulsions.
La conduite automobile est déconseillée en raison du risque de somnolence associé à ce médicament.

Posologie :
Adulte > 18 ans : 15 à 45 mg/j.
Grossesse : non
Allaitement : non

Effets secondaires :
Norset peut être responsable de troubles sanguins, avec diminution des plaquettes et des globules blancs, qui se manifestent par de la fièvre et des infections de la gorge. Les traitements antidépresseurs augmentent souvent le risque de suicide, particulièrement en début de traitement. Norset augmente l'appétit et peut être responsable de troubles cardiovasculaires, avec en particulier une diminution de la tension artérielle.

Contre-indications :
Norset est contre-indiqué en cas d'hypersensibilité au produit ou à ses excipients, en cas d'ictère et en cas d'allaitement. La consommation d'alcool est fortement déconseillée au cours du traitement.

NORVIR
Antiviraux

 100 %

Prix : 27,11 € - 30 comprimés (100 mg)
Équivalents ou génériques : Crixivan, Invirase
Laboratoire : Abbott
DCI : *ritonavir*
Présentations/Composition : Cp. : 100 mg

Indications : *Infection VIH*
Les antiprotéases empêchent la maturation des virus du Sida (VIH) lorsqu'ils se répliquent. Les nouvelles particules virales ainsi créées ne sont pas infectieuses et ne peuvent plus se répliquer. Les antiprotéases sont associées à 2 autres médicaments antirétroviraux pour constituer la trithérapie antisida.

Précautions/Interactions :
Il est conseillé d'absorber les capsules au cours des repas pour masquer le goût amer. Les doses doivent être diminuées en cas d'hépatite ou d'insuffisance hépatique.
De nombreux médicaments interagissent avec les antiprotéases : demandez conseil à votre médecin avant toute prise médicamenteuse.

Posologie :
Adulte et enfant > 12 ans : 600 mg toutes les 12 h (6 Caps.)
Grossesse : études en cours
Allaitement : non

Effets secondaires :
Des ballonnements abdominaux, des nausées, des diarrhées, des vomissements, des éruptions cutanées, des vertiges, des insomnies ou de la somnolence, des anomalies des cellules hépatiques et sanguines, des calculs rénaux et des problèmes neurologiques ont été rapportés depuis la mise en route récente de ce traitement.

Contre-indications :
Il n'existe pas de contre-indication mais des études sont en cours pour évaluer le traitement chez les enfants de moins de 12 ans. De très nombreux médicaments sont contre-indiqués en association avec le Norvir ; en parler à votre médecin.

Délai d'action :
Très rapidement, le ritonavir induit une inhibition de la réplication du virus dans l'organisme.

> *Bon à savoir*
> Ce médicament, toujours associé à d'autres antirétroviraux, est prescrit initialement et renouvelé annuellement à l'hôpital. Le traitement ne diminue pas les risques de transmission du VIH par voie sexuelle et l'utilisation du préservatif est toujours indispensable lors des rapports. Les capsules sont à conserver au réfrigérateur entre 2 et 8 °C.

NOVATREX
Traitement du psoriasis

65 %

Prix : 4,05 € - 12 comprimés (2,5 mg)
Équivalents ou génériques : *Méthotrexate AP-HP*, *Méthotrexate Bellon*, *Méthotrexate Merck*, *Méthotrexate Sandoz*, *Méthotrexate Téva*
Laboratoire : Wyeth-Lederlé
DCI : *méthotrexate*
Présentations/Composition : Cp. : 2,5 mg

Indications : *Psoriasis, Polyarthrite rhumatoïde*
Le méthotrexate s'oppose au développement cellulaire des jeunes cellules et ainsi à la croissance anarchique des tissus cutanés dans le psoriasis ou des tissus ostéo-articulaires dans la polyarthrite rhumatoïde. Il est indiqué dans le psoriasis à grandes plaques résistant aux traitements classiques (rétinoïdes et PUVAthérapie), dans le psoriasis érythrodermique et le psoriasis pustuleux généralisé.

Précautions/Interactions :
Les femmes en âge de procréer doivent obligatoirement utiliser une contraception efficace pendant toute la durée du traitement car le méthotrexate provoque de graves malformations chez le fœtus.
Des bilans sanguins, rénaux, pulmonaires et hépatiques sont régulièrement effectués avant et pendant le traitement à la recherche d'effets toxiques graves. Il est fortement conseillé de ne pas consommer de boissons alcoolisées et d'arrêter le tabac au cours de la thérapie.

La phénylbutazone, l'aspirine et ses dérivés, la triméthoprime, le probénécide sont contre-indiqués. Les traitements à base d'anti-inflammatoires non stéroïdiens (AINS), de barbituriques, de ciclosporine, de diflunisal, de phénytoïne, de sulfamides sont à surveiller lorsqu'ils sont associés au méthotrexate.

Posologie :
Adulte
Psoriasis : 7,5 à 25 mg en 1 prise/Sem.
Polyarthrite rhumatoïde : 7,5 à 15 mg en 1 prise/Sem.
Grossesse : non
Allaitement : non

Effets secondaires :
Des nausées et des vomissements, de la diarrhée, des ulcérations buccales ou gastro-intestinales, des pertes de cheveux, de la fièvre, des allergies, des éruptions cutanées, un arrêt des règles ou de la fabrication des spermatozoïdes, une toxicité rénale, pulmonaire, hématologique ou hépatique peuvent survenir au cours du traitement.

Contre-indications :
De graves insuffisances rénales, hépatiques ou pulmonaires contre-indiquent le traitement.

Délai d'action :
Le traitement est efficace en 2 à 6 semaines en moyenne, parfois en quelques jours.

En cas d'oubli :
Reprendre les comprimés oubliés sans dépasser la dose hebdomadaire.

Signes de surdosage :
Une intoxication peut provoquer une toxicité rénale, pulmonaire, hématologique ou hépatique et nécessite une hospitalisation urgente. L'antidote spécifique est l'acide folinique.

Bon à savoir

Les comprimés doivent être conservés à l'abri de la lumière. Ce traitement entraîne une rémission du psoriasis dans 60 % des cas ou une amélioration très nette dans 80 % des cas en 2 à 6 semaines de traitement. Dans le psoriasis pustuleux, des rechutes sont malheureusement possibles à l'arrêt du traitement. Le méthotrexate semble être le traitement le plus efficace des polyarthrites sévères mais son effet disparaît rapidement à l'arrêt du traitement. Grâce à son efficacité et sa faible toxicité à petites doses, il pourrait être le traitement de nombreuses autres maladies comme des maladies musculaires (myosites), des sarcoïdoses, des spondylarthrites ankylosantes...

NOVONORM
Antidiabétiques

 65 %

Prix : 12,67 € - 90 comprimés (0,5 mg)
35,68 € - 270 comprimés (0,5 mg)
35,68 € - 270 comprimés (1 mg)
41,55 € - 270 comprimés (2 mg)

Équivalents ou génériques : *Répaglinide Accord*, *Répaglinide Actavis*, *Répaglinide Arrow*, *Répaglinide Biogaran*, *Répaglinide Cristers*, *Répaglinide EG*, *Répaglinide Mylan*, *Répaglinide Ranbaxy*, *Répaglinide Ratiopharm*, *Répaglinide Sandoz*, *Répaglinide Téva*, *Répaglinide Winthrop*, *Répaglinide Zydus*

Laboratoire : Novo Nordisk
DCI : *répaglinide*
Présentations/Composition : Cp. : 0,5 mg, 1 mg ou 2 mg de répaglinide

Indications : *Diabète type 2*
Novonorm est un antidiabétique oral qui stimule la sécrétion d'insuline par le pancréas. Il est indiqué pour le traitement du diabète de type 2.

Précautions/Interactions :
Novonorm doit être utilisé après échec des traitements diététiques de réduction de l'hyperglycémie.
En raison de sa nouveauté, il ne peut être utilisé en association avec d'autres antidiabétiques, ni en cas d'insuffisance hépatique. Il ne peut pas non plus être utilisé chez les enfants ou les personnes âgées.
La dose initiale est de 0,5 mg pouvant être portée à une moyenne de 4 mg par jour, par paliers successifs de 1 mg.

Posologie :
Adulte : 1 à 4 mg/j.
Grossesse : non
Allaitement : non

Effets secondaires :
Novonorm peut être responsable de réactions d'hypoglycémie, de troubles de la vision, douleurs abdominales, diarrhée, nausées, vomissements, constipation, modifications des tests hépatiques et de réactions allergiques cutanées.

Contre-indications :
Novonorm est contre-indiqué en cas d'hypersensibilité à l'un de ses composants, en cas de diabète du type 1, d'épisode d'acidocétose, grossesse, allaitement, insuffisance hépatique et rénale sévères.

NOZINAN
Neuroleptiques

65 % ; (Cp. 2 mg) 30 %
Prix : 3,70 € - 50 comprimés (2 mg)
4,65 € - 20 comprimés (25 mg)
13,20 € - 20 comprimés (100 mg)
7,71 € - flacon (30 ml)
2,41 € - 5 ampoules (1 ml)
Équivalents ou génériques : Neuleptil, Tercian, Largactil
Laboratoire : Aventis
DCI : *lévomépromazine*
Présentations/Composition : Cp. : 2 mg, 25 et 100 mg ; Sol. Buv. : 1 mg/Gtte ; Amp. Inj. : 25 mg

Indications : *États psychotiques aigus ou chroniques, États d'agitation et d'agressivité, Névralgies faciales, Zona*
Les neuroleptiques ont un effet régulateur sur le fonctionnement cérébral en cas de troubles psychotiques graves, aigus ou chroniques. Ils sont indiqués notamment lorsque la maladie se manifeste par des hallucinations, des épisodes délirants, des états de confusion et d'agitation. Nozinan possède d'autre part une action sédative rapide, c'est pourquoi il est utilisé en urgence en cas d'état d'agitation et d'agressivité intenses du patient, dangereux pour lui-même ou pour les autres.

Précautions/Interactions :
Il est impératif de suspendre le traitement en cas de fièvre inexpliquée (possibilité de syndrome malin). Il faut utiliser avec prudence ce médicament chez les personnes âgées, les parkinsoniens, les épileptiques, les cardiaques, en cas de sclérose en plaques et en cas d'insuffisance rénale ou hépatique.
Il est conseillé de ne pas s'exposer au soleil (photosensibilisation).
L'alcool, certains médicaments contre les nausées et apparentés aux neuroleptiques (alirapride, métoclopramide, métopimazine, thiéthylpérazine), la bromocriptine, le lisuride, la lévodopa, le lithium, les psoralènes, l'apomorphine sont déconseillés. Il faut utiliser avec précaution les anticholinergiques, les antidiabétiques, les antihypertenseurs et la carbamazépine. Si un pansement gastrique doit être absorbé, il faut respecter un intervalle de 2 heures avec la prise du neuroleptique.

Posologie :
Adulte
Voie orale : 25 à 250 mg/j.
Voie Inj. : 25 mg IM 3 à 4 fois/j.
Enfant : 1 mg/année/j. (ex. : 6 ans = 6 mg/j.)
Grossesse : non
Allaitement : non

Effets secondaires :
Assez fréquemment peuvent survenir une prise de poids parfois importante, un arrêt des règles, un gonflement des seins accompagné ou non d'écoulements, une frigidité ou une impuissance, des éruptions cutanées allergiques, une hépatite et une rétinite pigmentaire. Plus rarement, un état dépressif, une confusion mentale, des mouvements anormaux et une rigidité musculaire apparaissent soit précocement soit assez tardivement après le traitement. Exceptionnellement, un syndrome malin se déclenche et nécessite l'arrêt immédiat du neuroleptique : pâleur, fièvre et troubles neurologiques pouvant conduire à un coma.

Contre-indications :
Une allergie connue au produit, un risque de glaucome ou de rétention urinaire, une porphyrie contre-indiquent le traitement.

Signes de surdosage :
Le surdosage provoque un syndrome parkinsonien et parfois un coma qui nécessitent une hospitalisation urgente.

> *Bon à savoir*
> Les solutions buvable et injectable doivent être conservées à l'abri de la chaleur et de la lumière.

NUCTALON
Hypnotiques

30 %
Prix : 2,41 € - 20 comprimés
Équivalents ou génériques : Mogadon, Rohypnol
Laboratoire : Tadeka
DCI : *estazolam*
Présentations/Composition : Cp. : 2 mg

Nulojix

Indications : *Insomnies*
Ce médicament, de la famille des benzodiazépines, est un puissant somnifère qui possède également une action anxiolytique, relaxante pour les muscles et anti-convulsivante. Sa prescription est limitée dans le temps car un risque de dépendance s'installe rapidement, provoquant un syndrome de sevrage à l'arrêt du traitement. Il est indiqué en cas d'insomnie occasionnelle, transitoire ou chronique.

Précautions/Interactions :
La posologie est diminuée de plus de la moitié chez les personnes âgées, les insuffisants hépatiques ou rénaux.
L'alcool ne doit pas être associé à ce médicament. Les dépresseurs du système nerveux, la cimétidine, les inhibiteurs de la pompe à neutrons, la phénytoïne, le cisapride, la clozapine, le nitulamide sont déconseillés.

Posologie :
Adulte : 1/2 à 1 Cp. au coucher
Grossesse : non au 1er trimestre
Allaitement : non

Effets secondaires :
Une somnolence, des difficultés de concentration, une faiblesse généralisée du corps, une sensation d'ébriété peuvent apparaître au cours du traitement. Des réactions paradoxales ont été rapportées avec un état d'excitation, des confusions mentales et parfois un comportement automatique accompagné d'une amnésie, des réactions allergiques cutanées.

Contre-indications :
Une insuffisance respiratoire ou hépatique sévère, une apnée du sommeil (arrêts de la respiration pendant la nuit), une myasthénie et une allergie aux benzodiazépines contre-indiquent la prise de ce médicament.

Délai d'action :
L'action de ce somnifère se fait sentir généralement au bout d'une 1/2 heure.

Signes de surdosage :
Un surdosage en benzodiazépines provoque une somnolence, un état d'ébriété et une dépression respiratoire pouvant conduire à un coma. Une hospitalisation est nécessaire pour délivrer l'antidote (flumazénil).

> **Bon à savoir**
> La prescription de ce somnifère est limitée à 4 semaines et son arrêt progressif s'étale sur 15 jours en cas de traitement prolongé. Il est conseillé d'absorber le somnifère au coucher et de respecter les règles du bon endormissement : se coucher dans une chambre calme, bien aérée, pas trop chauffée et dans l'obscurité.

NULOJIX
Immunosupresseurs

Prix : Usage hospitalier
Équivalents ou génériques : Aucun
Laboratoire : Bristol Myers Squibb
DCI : *Bélatacept*
Présentations/Composition : Poud. pour Sol. à diluer : 250 mg de bélatacept

Indications : *Rejet de greffe*
Nulojix est indiqué pour la prévention de rejet de greffe lors des transplantations de rein. Il doit être associé à plusieurs médicaments, comme les corticoïdes et les antagonistes des récepteurs de l'interleukine-2.

Précautions/Interactions :
Nulojix est administré en perfusion veineuse d'une durée de 30 minutes. Les doses sont calculées à partir du poids du patient. Dans la phase initiale, il est administré à raison de 10 mg par kg de poids corporel au jour 1 (jour de la transplantation ou jour qui la précède), puis de nouveau aux jours 5, 14 et 28. Des doses supplémentaires sont administrées à la fin des semaines 8 et 12.
Nulojix ne doit être prescrit et supervisé que par un médecin expérimenté dans la prise en charge de patients ayant reçu une transplantation de rein.
Après la phase initiale, qui dure 3 mois, Nulojix est administré à une dose d'entretien de 5 mg/kg toutes les quatre semaines à partir de la fin de la semaine 16.
Nulojix est contre-indiqué pendant la grossesse, sauf en cas d'absolue nécessité, et en cas d'utilisation chez une femme en âge de procréer il est recommandé d'utiliser une contraception efficace en raison de l'absence de données sur les effets sur le fœtus.

Posologie :
Adulte : 10 à 30 mg/j.
Enfant < 18 ans : pas d'information
Grossesse : déconseillé
Allaitement : non

Effets secondaires :
Nulojix peut être responsable d'infections des voies urinaires, d'infections à cytomégalovirus, de fièvre, d'une augmentation du taux de créatinine (signe d'insuffisance rénale), de pyélonéphrite, diarrhées, gastro-entérite (diarrhées et vomissements), d'un mauvais fonctionnement du rein transplanté, d'une baisse des globules blancs et des globules rouges, d'une pneumonie, d'une déshydratation.

Contre-indications :
Nulojix ne doit pas être utilisé chez les personnes pouvant présenter une hypersensibilité (allergie) au principe actif ou à l'un des autres composants. Il ne doit pas être utilisé chez les patients qui n'ont pas été exposés au virus Epstein-Barr (il faut rechercher la présence d'anticorps spécifiques de ce virus) ou chez lesquels une exposition antérieure est incertaine. Cela est dû au fait que les patients traités par Nulojix qui, n'ayant pas été exposés auparavant à ce virus, ont un risque plus élevé de développer un type de cancer appelé syndrome lymphoprolifératif post-transplantation.

NUROFENTABS
Anti-inflammatoires

 NR

Prix : Libre
Équivalents ou génériques : Advil, Adviltab, Antarène, Brufen, Ibutabs, Nureflex, Nurofen, Nurofenfem, Nurofenflash, Spedifen, *Ibuprofène Actavis*, *Ibuprofène Almus*, *Ibuprofène Arrow*, *Ibuprofène Biogaran*, *Ibuprofène Cristers*, *Ibuprofène EG*, *Ibuprofène Mylan*, *Ibuprofène Neptenthes*, *Ibuprofène Ranbaxy*, *Ibuprofène Ratiopharm*, *Ibuprofène RPG*, *Ibuprofène Sandoz*, *Ibuprofène Téva*, *Ibuprofène Zydus*
Laboratoire : Boots Healthcare
DCI : *ibuprofène*
Présentations/Composition : Cp. : 200 mg d'ibuprofène

Indications : *Douleur, Fièvre*
Nurofentabs est utile dans le traitement des douleurs de tous types, en particulier les douleurs dentaires, les dysménorrhées, les états fébriles et les maux de tête.

Précautions/Interactions :
La posologie habituelle initiale de Nurofentabs est de 1 à 2 comprimés maximum toutes les 6 heures, éventuellement toutes les 4 heures si nécessaire.
Le traitement doit toujours être de courte durée (3 à 5 jours maximum).
Comme tous les anti-inflammatoires non stéroïdiens, Nurofentabs ne peut pas être utilisé en cas d'infection par la varicelle (risque d'aggravation de l'infection).
Nurofentabs doit être utilisé avec précaution en cas d'antécédents de maladie gastro-intestinale.
L'ibuprofène doit être utilisé avec prudence en cas d'association avec l'aspirine ou d'autres anti-inflammatoires non stéroïdiens, les corticoïdes, les antihypertenseurs et diurétiques, les anticoagulants, le lithium, le méthotrexate, la zidovudine.

Posologie :
Adulte : 1 à 2 Cp. toutes les 4 à 6 h.
Enfant < 12 ans : non
Grossesse : non, pendant le dernier trimestre
Allaitement : oui

Effets secondaires :
Nurofentabs peut être responsable de nombreux effets secondaires, au niveau du système digestif (douleurs, nausées et vomissements, diarrhée), du système immunitaire (réactions allergiques) ou du système nerveux. Les effets secondaires les plus courants sont les troubles digestifs.

Contre-indications :
Nurofentabs est contre-indiqué en cas d'antécédents d'hypersensibilité connue à l'ibuprofène ou à l'aspirine.
Il est aussi contre-indiqué en cas d'antécédents de bronchospasme, d'asthme, de rhinite ou d'urticaire associés à la prise d'aspirine ou d'autres anti-inflammatoires non stéroïdiens, en cas d'antécédents d'ulcère gastro-duodénal, en cas d'insuffisance hépatique, rénale ou cardiaque sévère.

> **Bon à savoir**
> Laisser fondre le comprimé sur la langue. Il n'est pas nécessaire de boire un verre d'eau pour l'avaler.

OCTAGAM
Immunostimulants

Prix : Usage hospitalier
Équivalents ou génériques : Clairyg, Tegeline
Laboratoire : Octapharma
DCI : *immunoglobulines (IgG) humaines*
Présentations/Composition : Flacon : 10 g/ 200 ml ; 1 g/20 ml ; 2,5 g/50 ml ; 5 g/ 100 ml

Indications : *Purpura et autres déficits immunitaires*
Octagam est indiqué dans le traitement du purpura thrombocytopénique, dans la maladie de Kawasaki, dans les déficits immunitaires primitifs ou secondaires, dans certaines transplantations et dans le traitement de l'infection à VIH chez l'enfant.

Précautions/Interactions :
Octagam doit être utilisé par voie intraveineuse et la posologie doit être adaptée en fonction de la maladie et du résultat recherché.
Octagam doit être utilisé avec précaution en cas d'insuffisance rénale, de diabète, d'obésité et chez les sujets âgés.

Posologie :
Adulte : 0,4 à 0,8 g/kg/administration puis 0,2 à 0,8 g/kg toutes les 2 ou 3 Sem.
Enfant : oui
Grossesse : oui, si nécessaire
Allaitement : oui

Effets secondaires :
Octagam peut être responsable d'insuffisance rénale aiguë, de réactions allergiques, de fièvre, de troubles digestifs (nausées, vomissements), de troubles cardiovasculaires (hypotension artérielle).

Contre-indications :
Octagam est contre-indiqué de manière absolue en cas d'hypersensibilité au produit, ainsi qu'en cas de déficit en immunoglobuline A.

OCTAPLEX
Facteurs de coagulation

H 100 %
Prix : 300,00 € - flacon (20 ml)
Équivalents ou génériques : Aucun
Laboratoire : Octapharma
DCI : *facteur II, VII, IX, X de coagulation humain, Protéines C et S*
Présentations/Composition : Flacon 20 ml : les facteurs II (220 – 760 UI), VII (180 - 480 UI), IX (500 UI), X (360 - 600 UI) de coagulation et les protéines C (140 - 620 UI) et S (140 - 640 UI)

Indications : *Hémophilie, Prophylaxie accidents hémorragiques*
Octaplex est indiqué dans le traitement en urgence des saignements et prophylaxie péri-opératoire des accidents hémorragiques en cas de déficit acquis en facteurs de coagulation du complexe prothrombique ou en cas de déficit congénital de l'un des facteurs vitamine K dépendant.

Précautions/Interactions :
Le traitement doit être initié par un médecin spécialiste des troubles de la coagulation, dans le cadre de l'hôpital. Ce médicament ne peut être délivré que par la pharmacie d'un établissement hospitalier.
La posologie et la durée du traitement de substitution dépendent de la sévérité du déficit en facteurs de coagulation, de la localisation et de l'intensité de l'accident hémorragique, ainsi que de l'état clinique du patient.
Ce médicament ne peut être administré que par voie intraveineuse, dans des conditions rigoureuses d'asepsie et de vitesse d'injection, sous le contrôle du médecin.
Octaplex doit être utilisé avec précaution en cas de trouble de la coagulation, de maladie coronarienne et d'insuffisance hépatique.

Posologie :
Adulte et enfant : adapté en fonction de la situation clinique et biologique
Grossesse : non, sauf nécessité absolue
Allaitement : non, sauf nécessité absolue

Effets secondaires :
Octaplex est responsable de nombreux effets secondaires, dont le plus important est le risque de thrombo-embolie et de coagulation intravasculaire disséminée, qui sont plus fréquents lors de la répétition du traitement et chez les personnes souffrant de troubles cardiovasculaires. Octaplex est également responsable de nombreux effets secondaires allergiques.

Contre-indications :
Octaplex est contre-indiqué en cas d'hypersensibilité aux facteurs de la coagulation

ODRIK
Antihypertenseurs

🔲 65 %

Prix : 11,68 € - 30 gélules (4 mg)
7,56 € - 30 gélules (2 mg)
3,05 € - 30 gélules (0,5 mg)
Équivalents ou génériques : Trandolapril Actavis, Trandolapril Biogaran, Trandolapril EG, Trandolapril Mylan, Trandolapril Qualimed, Trandolapril Ratiopharm
Laboratoire : Abbott
DCI : *trandolapril*
Présentations/Composition : Gél. : 0,5, 2 et 4 mg de trandolapril

Indications : *Hypertension artérielle*
Inhibiteur de l'enzyme de conversion de l'angiotensine I en angiotensine II, Odrik est utilisé dans le traitement de l'hypertension artérielle essentielle et le traitement de l'infarctus du myocarde.

Précautions/Interactions :
La dose habituelle est de 1 comprimé par jour à 2 mg, à prendre avant, pendant ou après les repas.
Si l'effet sur l'hypertension est insuffisant, la posologie peut être augmentée après 3 à 4 semaines jusqu'à 4 mg par jour.
Dans le cas de l'infarctus du myocarde, le traitement peut être instauré 3 à 7 jours après l'infarctus, en commençant avec des doses faibles (0,5 mg).
En cas de traitement par un diurétique, il est préférable d'interrompre le diurétique et de le réintroduire plus tard, si nécessaire.
En cas d'insuffisance rénale, le traitement doit être adapté en fonction des examens biologiques (clairance de la créatinine).
Toute association avec un autre traitement actif sur le cœur et les vaisseaux doit être faite avec précaution et après avis d'un spécialiste.
L'association d'Odrik est déconseillée avec les diurétiques épargneurs de potassium, lithium, estramustine. Elle doit être faite avec précaution en cas de traitement simultané avec des anti-inflammatoires non stéroïdiens, aspirine, antidiabétiques (insuline, sulfamides hypoglycémiants), baclofène, diurétiques hypokaliémiants (risque d'hypotension brutale).

Posologie :
Adulte : 1 Cp./j.
Grossesse : non
Allaitement : non

Effets secondaires :
Odrik est responsable de céphalées, fatigue, vertiges, hypotension artérielle, réactions cutanées (prurit), toux et parfois œdème de Quincke. Il est responsable également de modifications biologiques, telles qu'une augmentation de l'urée et de la créatinine plasmatique, augmentation du taux de potassium, anémie.

Contre-indications :
Odrik est contre-indiqué en cas d'hypersensibilité au trandolapril, d'antécédent d'œdème de Quincke, et doit être utilisé avec précaution en cas d'hyperkaliémie, de sténose bilatérale de l'artère rénale et lors de l'utilisation de diurétiques hyperkaliémiants.

ŒSCLIM
Hormones

🔲 65 %

Prix : 7,53 € - 8 timbres (25 µg)
7,53 € - 8 timbres (37,5 µg)
7,53 € - 8 timbres (50 µg)
Libre - 8 timbres (100 µg)
Équivalents ou génériques : Dermestril
Laboratoire : Solvay pharma
DCI : *estradiol*
Présentations/Composition : Dispos. Transderm. : 0,025 mg, 0,0375 mg 0,050 mg ou 0,1 mg d'estradiol/24 h

Indications : *Ménopause*
Œsclim permet de corriger le déficit en œstrogènes de la ménopause et de traiter les symptômes liés à cette carence : bouffées de chaleur, troubles psychiques, fatigue, troubles génito-urinaires.

Précautions/Interactions :
Le traitement peut être continu ou discontinu (24 à 28 jours par mois).
Il doit être accompagné, au moins pendant 12 jours par mois, par un traitement progestatif. Une hémorragie peut apparaître à chaque interruption du traitement.

Œstrogel

Un examen médical doit avoir lieu avant l'instauration du traitement et régulièrement au cours de celui-ci.

Posologie :
Adulte : 1 patch 2 fois par Sem. (50 µg) à modifier en fonction des résultats. Si symptômes persistent, utiliser dosage 100 µg

Effets secondaires :
Œsclim peut favoriser les accidents cardiovasculaires, ictère, tumeurs bénignes ou malignes du sein ou de l'utérus, galactorrhée, nécessitant l'arrêt du traitement. Les effets secondaires les plus habituels sont les effets liés au sous-dosage (persistance de bouffées de chaleur, maux de tête, saignements, asthénie, insomnie) ou au surdosage. Le timbre peut provoquer une petite irritation locale.

Contre-indications :
Œsclim est contre-indiqué en cas de tumeur maligne du sein ou de l'utérus, de tumeur de l'hypophyse, d'hémorragies génitales non diagnostiquées, ainsi qu'en cas de tumeurs bénignes du sein, endométriose, insuffisance hépatique ou rénale, antécédents de maladies thromboemboliques.

Signes de surdosage :
Le surdosage provoque des nausées, une tension des seins, une sensation de jambes lourdes, une irritabilité, une hypersécrétion de glaire cervicale, nécessitant d'appliquer un timbre moins fortement dosé.

Bon à savoir
Le timbre doit être appliqué sur la peau sèche et propre, en évitant les plis et les régions irritées. Il ne doit pas être appliqué sur les seins, ni 2 fois au même endroit. Le timbre ne doit pas être exposé au soleil, car l'estradiol est dégradé par rayons ultraviolets. Il est possible de prendre un bain ou une douche tout en gardant le timbre.

ŒSTROGEL
Hormones

65 %
Prix : 3,42 € - tube (80 g)
Équivalents ou génériques : *Œstrodose*, Estréva Gel
Laboratoire : Besins
DCI : *estradiol*

Présentations/Composition : Gel pour Applic. Loc : 60 mg de 17-bêta-estradiol pour 100 g

Indications : *Ménopause*
Œstrogel permet de corriger le déficit en œstrogènes de la ménopause et de traiter les symptômes liés à cette carence : bouffées de chaleur, troubles psychiques, fatigue, troubles génito-urinaires.

Précautions/Interactions :
L'application d'Œstrogel doit être faite quotidiennement 24 à 28 jours par mois, et doit s'accompagner de l'application de progestatifs au moins 12 jours par mois.
Une hémorragie peut apparaître à chaque interruption du traitement.
La posologie quotidienne varie selon les personnes. En cas de persistance des troubles, il est recommandé de doubler la dose de gel, ou de la réduire de moitié en cas de surdosage.
Un examen médical doit avoir lieu avant l'instauration du traitement et régulièrement au cours de celui-ci.

Posologie :
Adulte : 1 mes. de 2,5 g de gel/j. pendant 24 à 28 j./mois

Effets secondaires :
Œstrogel peut favoriser les accidents cardiovasculaires, ictère, tumeurs bénignes ou malignes du sein ou de l'utérus, galactorrhée, nécessitant l'arrêt du traitement. Les effets secondaires les plus habituels sont les effets liés au sous-dosage (persistance de bouffées de chaleur, maux de tête, saignement, asthénie, insomnie) ou au surdosage.

Contre-indications :
Œstrogel est contre-indiqué en cas de tumeur maligne du sein ou de l'utérus, de tumeur de l'hypophyse, d'hémorragies génitales non diagnostiquées, ainsi qu'en cas de tumeurs bénignes du sein, endométriose, insuffisance hépatique ou rénale, antécédents de maladies thromboemboliques.

Signes de surdosage :
Le surdosage provoque des nausées, une tension des seins, une sensation de jambes lourdes, une irritabilité, une hypersécrétion de glaire cervicale, nécessitant de réduire le volume de l'application quotidienne.

> **Bon à savoir**
>
> *Le gel est à appliquer sur la peau de l'abdomen, des cuisses, des bras ou des épaules, sauf les seins et les muqueuses, sans masser. L'application peut avoir lieu le soir ou le matin, après la toilette. Laisser sécher 1 à 2 minutes avant de s'habiller.*

OFLOCET
Antibiotiques

65 % ; TFR

Prix : 11,79 € - 10 comprimés
Usage hospitalier - 1 flacon (200 mg/40 ml)
Équivalents ou génériques : Monoflocet, Ofloxacine Aguettant, Ofloxacine Almus, Ofloxacine Arrow, Ofloxacine Biogaran, Ofloxacine EG, Ofloxacine Evolugen, Ofloxacine Ivax, Ofloxacine Macopharma, Ofloxacine Merck, Ofloxacine Mylan, Ofloxacine Qualimed, Ofloxacine Ratiopharm, Ofloxacine Téva, Ofloxacine Winthrop
Laboratoire : Aventis
DCI : *ofloxacine*
Présentations/Composition : Cp. : 200 mg
Amp. Inj. : 200 mg

Indications : *Infections bactériennes*
Les quinolones de 2e génération possèdent une activité antibiotique 100 fois plus forte que les quinolones de 1re génération et diffusent très bien dans l'ensemble des tissus de l'organisme. Ils sont indiqués dans les infections ostéo-articulaires, génito-urinaires dont les infections prostatites, hépato-biliaires, abdominales, digestives, respiratoires, ORL, cutanées, septicémiques et méningites. Cet antibiotique est également indiqué dans le traitement minute de la cystite aiguë de la femme.

Précautions/Interactions :
Ce médicament est utilisé avec prudence en cas d'épilepsie ou d'antécédent de convulsions.
La posologie est adaptée en cas d'insuffisances hépatique ou rénale sévères.
La théophylline et ses dérivés sont contre-indiqués. Les anticoagulants AVK sont à surveiller en cas d'association. Les anti-acides doivent être pris avec un intervalle de 2 heures.

Posologie :
Adulte
Voie orale : 200 mg 2 fois/j.
Voie Inj. : 200 mg 2 fois/j.
Cystite aiguë de la femme : 400 mg en 1 prise
Grossesse : non
Allaitement : non

Effets secondaires :
Oflocet peut provoquer des douleurs articulaires, tendinites du tendon d'Achille avec parfois rupture, altérations de cartilage de conjugaison chez l'enfant, nausées, vomissements, vertiges, maux de tête, réactions allergiques. De façon plus exceptionnelle, peuvent survenir des troubles visuels, insomnies, hallucinations ou une confusion mentale et des convulsions.

Contre-indications :
Oflocet est contre-indiqué en cas d'antécédent de tendinite ou d'allergie provoquée par une quinolone, de déficit en G6PD, d'une exposition au soleil ou aux UV et chez les enfants jusqu'à la fin de la croissance.

> **Bon à savoir**
>
> *La ofloxacine, comme tous les médicaments de la classe des fluoroquinolones, peut être à l'origine de tendinite et de rupture de tendons, en particulier chez les personnes âgées, traitées par corticoïdes, ou chez les personnes qui ont subi une transplantation d'organe (cœur, poumon, rein).*

OGAST
Antiulcéreux

65 %

Prix : 8,81 € - 15 gélules (15 mg)
17,07 € - 30 gélules (15 mg)
4,85 € - 7 gélules (30 mg)
8,97 € - 14 gélules (30 mg)
15,16 € - 28 gélules (30 mg)
Équivalents ou génériques : Lanzor, Ogastoro
Laboratoire : Takeda
DCI : *lansoprazole*
Présentations/Composition : Gél. : 15 et 30 mg de lansoprazole

Indications : *Ulcère gastro-duodénal, Reflux gastro-œsophagien*
Ogast est un antiulcéreux antisécrétoire appartenant à la famille des « inhibiteurs de la pompe à protons », qui inhibe la sécrétion

Okimus

acide gastrique quelle que soit son origine. Il est indiqué dans le traitement des ulcères gastro-duodénaux, en association à un traitement antibiotique lorsque l'origine infectieuse est prouvée (helicobacter pylori) et dans le traitement de la maladie de Zollinger-Ellison (hypersécrétion gastrique souvent associée à une tumeur du pancréas). Il est également utilisé pour le traitement des œsophagites provoquées par le reflux gastro-œsophagien.

Précautions/Interactions :
Ogast est réservé à l'adulte en raison de l'absence d'études chez l'enfant.
La durée du traitement est de 4 à 8 semaines : 1 mois en moyenne pour un ulcère duodénal, 4 à 6 semaines pour un ulcère gastrique évolutif, 4 à 8 semaines pour une œsophagite. Le traitement d'entretien du reflux gastro-duodénal, accompagné ou non d'œsophagite, est de 15 mg par jour.
Avant de traiter un ulcère, il est nécessaire de s'assurer du caractère bénin de la lésion par un examen endoscopique.
Le traitement de l'ulcère gastro-duodénal d'origine infectieuse (provoquée par la bactérie helicobacter pylori) exige une trithérapie composée d'Ogast à raison de 1 gélule 20 mg matin et soir et de 2 antibiotiques : clarithromycine et amoxicilline ou métronazole ou tinidazole, pendant 7 jours. Le traitement doit être continué avec Ogast seul, à la dose de 30 mg par jour, pendant 3 semaines.

Posologie :
Adulte : 30 mg/j. en 1 prise
Grossesse : non
Allaitement : non

Effets secondaires :
Ogast provoque des troubles digestifs (nausées, diarrhées ou constipation), des douleurs musculaires, des maux de tête, plus rarement des éruptions cutanées, de l'urticaire, un prurit, des vertiges, des troubles de la formule sanguine et des tests hépatiques. Un traitement de longue durée favorise les infections gastriques.

Délai d'action :
Ogast est efficace 4 jours après le début du traitement.

En cas d'oubli :
Prendre le comprimé sans dépasser la dose journalière prescrite.

> **Bon à savoir**
> *Les pansements gastriques comme les sels d'aluminium, de calcium ou de magnésium peuvent diminuer l'absorption de lansoprazole. Il est préférable de les prendre au moins 2 heures après Ogast.*

OKIMUS
Myorelaxant

 15 %
Prix : 2,69 € - 20 comprimés
Équivalents ou génériques : Aucun
Laboratoire : Biocodex
DCI : *quinine, aubépine*
Présentations/Composition : Cp. : 80 mg de quinine et 60 mg d'extrait d'aubépine

Indications : *Crampes musculaires*
Okimus est indiqué pour le traitement des crampes nocturnes persistantes de l'adulte malgré les traitements habituels (étirements, hydratation).

Précautions/Interactions :
La posologie usuelle est de 3 à 4 comprimés le soir au coucher, pendant 4 semaines au maximum.
En raison des risques d'effets secondaires, ce médicament, délivré seulement sur ordonnance, doit être utilisé avec précaution, pendant une période limitée, et lorsque les crampes nocturnes affectent significativement la vie des patients.

Posologie :
Adulte : 3 à 4 Cp./j.
Grossesse : non
Enfant < 18 ans : non
Allaitement : oui

Effets secondaires :
La quinine peut être responsable d'effets secondaires graves, tels qu'hépatite, état de choc, baisse du taux des globules rouges et blancs et des plaquettes. Elle peut également provoquer des troubles de l'acuité auditive, vertiges, maux de tête, troubles de la vision.

Contre-indications :
La quinine est contre-indiquée en cas de myasthénie, de troubles du rythme cardiaque, de traitement avec des médicaments à base de quinine.

OLIGOCURE
Antiasthéniques

📋 NR
Prix : Libre
Équivalents ou génériques : Aucun
Laboratoire : Labcatal
DCI : *manganèse, cuivre, or*
Présentations/Composition : Sol. Buv. : 30 mg de gluconate de manganèse, 30 mg de gluconate de cuivre et 0,6 mg d'or colloïdal pour 100 ml.

Indications : *Asthénie*
Oligure est un traitement d'appoint de l'asthénie fonctionnelle.

Précautions/Interactions :
La posologie habituelle d'Oligocure est de 2 doses par jour, à prendre en une seule fois, le matin à jeun, pendant 4 semaines.
Le contenu de la dose doit être gardé sous la langue pendant 1 à 2 minutes, avant d'être avalé.
Chez l'enfant de plus de 6 ans, la posologie conseillée est de 1 dose par jour.

Posologie :
Adulte : 2 doses/j.
Enfant < 6 ans : non
Grossesse : déconseillé
Allaitement : déconseillé

Effets secondaires :
Il n'existe pas d'effets secondaires connus pour ce médicament.

Contre-indications :
Oligocure ne doit pas être utilisé chez les personnes pouvant présenter une hypersensibilité (allergie) aux principes actifs, ni chez les enfants de moins de 6 ans.

OLMETEC
Antihypertenseurs

📋 65 %
Prix : 12,58 € - 30 comprimés (10 mg)
34,47 € - 90 comprimés (10 mg)
19,72 € - 30 comprimés (20 mg)
52,35 € - 90 comprimés (20 mg)
20,04 € - 30 comprimés (40 mg)
53,14 € - 90 comprimés (40 mg)
Équivalents ou génériques : Alteis
Laboratoire : Daiichi Sankyo France
DCI : *olmesartan*
Présentations/Composition : Cp. : 10, 20 ou 40 mg d'olmesartan

Indications : *Hypertension artérielle*
Olmetec est indiqué dans le traitement de l'hypertension artérielle essentielle.

Précautions/Interactions :
La posologie habituelle initiale de Olmetec est d'un comprimé de 10 mg par jour. Elle doit être adaptée selon les effets obtenus, avec des doses comprises entre 20 et 40 mg maximum, en une seule prise par jour, ou en association avec un diurétique thiazidique.
L'effet antihypertenseur apparaît au bout de 2 semaines de traitement et atteint son maximum au bout de 8 semaines.
Chez les patients âgés de plus de 65 ans ou ceux qui présentent une insuffisance rénale légère à modérée, la dose maximale quotidienne est de 20 mg.
Olmetec doit être utilisé avec précaution en cas de maladie cardiovasculaire, de maladie des valvules cardiaques, d'hypertension artérielle secondaire à une maladie rénale ou surrénale, en cas d'insuffisance hépatique.

Posologie :
Adulte : 1 Cp./j. de 10 mg, puis adapter la dose jusqu'à 40 mg
< 18 ans : non
Grossesse : non
Allaitement : non

Effets secondaires :
Olmetec peut être responsable de fatigue, céphalées, étourdissements et vertiges, d'une hypotension artérielle orthostatique, de réactions allergiques cutanées, douleurs musculaires, et de troubles digestifs.

Contre-indications :
Olmetec est contre-indiqué en cas d'hypersensibilité à olmesartan et en cas d'obstruction des voies biliaires.

En cas d'oubli :
Ne pas doubler la dose, continuer le traitement habituel.

> *Bon à savoir*
> Avaler le comprimé avec un verre d'eau pendant ou en-dehors d'un repas, tous les jours à la même heure, sans le croquer ni l'écraser.

OMACOR
Vitamines

📋 65 %

Prix : 25,64 € - 28 capsules (1 000 mg)
Équivalents ou génériques : Aucun
Laboratoire : Pierre Fabre
DCI : *acides oméga 3, vitamine E*
Présentations/Composition : Caps. : 100 mg d'acides oméga 3

Indications : *Hyperlipidémie, Infarctus du myocarde*
Omacor est indiqué dans le traitement des hypertriglycéridémies en complément d'un régime alimentaire, dans le traitement de l'infarctus du myocarde, en complément d'autres médicaments protecteurs du système vasculaire.

Précautions/Interactions :
La posologie habituelle d'Omacor est de 2 capsules par jour, pouvant être augmentée jusqu'à 4 par jour.
Dans le cadre du traitement complémentaire de l'infarctus du myocarde, une capsule par jour est suffisante.
Omacor ne peut être remboursé par l'assurance maladie que dans l'indication suivante : traitement adjuvant en prévention secondaire de l'infarctus du myocarde, en association aux traitements de référence (incluant les statines, les anti-agrégants plaquettaires, les bêtabloquants et les inhibiteurs de l'enzyme de conversion de l'angiotensine). Dans tous les autres cas Ormacor ne peut être remboursé par l'assurance maladie.

Posologie :
Adulte : 1 à 2 Caps./j.
Enfant : non
Grossesse : non
Allaitement : non

Effets secondaires :
Omacor peut être responsable de troubles cutanés (acné, eczéma) et de troubles digestifs : nausées, vomissements, reflux gastro-œsophagien, éructations, etc.

Contre-indications :
Omacor est contre-indiqué en cas d'hypersensibilité aux autres acides d'oméga 3, en cas de maladie de la coagulation, de traitement par médicament anticoagulant, en cas de traumatisme ou d'intervention chirurgicale, ainsi qu'en cas de maladie hépatique.

En cas d'oubli :
Ne pas doubler la dose, continuer le traitement habituel.

Bon à savoir
Avaler les capsules avec un peu d'eau, au moment des repas.

OMIX
Médicaments de la prostate

📋 30 %

Prix : 12,58 € - 30 gélules LP (0,4 mg)
Équivalents ou génériques : Josir, *Tamsulosine Almus*, *Tamsulosine Arrow*, *Tamsulosine Biogaran*, *Tamsulosine EG*, *Tamsulosine Isomed*, *Tamsulosine Mylan*, *Tamsulosine Qualimed*, *Tamsulosine Ranbaxy*, *Tamsulosine Ratiopharm*, *Tamsulosine Sandoz*, *Tamsulosine Téva*, *Tamsulosine Winthrop*, *Tamsulosine Zydus*
Laboratoire : Yamanouchi
DCI : *tamsulosine*
Présentations/Composition : Gél. LP : 0,4 mg de chlorhydrate de tamsulosine

Indications : *Hypertrophie de la prostate*
Omix est un médicament du système nerveux sympathique, agissant sur les récepteurs alpha et qui a la propriété de provoquer un relâchement des fibres musculaires au niveau de la vessie, de l'urètre et de la prostate. Il est indiqué pour soulager les symptômes provoqués par une hypertrophie (ou un adénome) de la prostate.

Précautions/Interactions :
Le risque d'hypotension orthostatique provoqué par le médicament est plus important chez les patients âgés de plus de 65 ans.
En cas d'antécédents d'hypertension artérielle, Omix peut provoquer une chute importante de tension artérielle, dans les heures qui suivent la prise du médicament. Les épisodes d'hypotension n'interdisent généralement pas la poursuite du traitement.
L'association d'Omix est déconseillée avec les autres alpha-bloquants et avec les antagonistes du calcium (nifédipine, bépridil, diltiazem).
Le traitement doit être arrêté en cas d'aggravation d'une angine de poitrine.

Signalez votre traitement en cas d'anesthésie générale.

Posologie :
Adulte : 1 Gél./j.

Effets secondaires :
Omix provoque une hypotension artérielle, accélération du rythme cardiaque, asthénie, somnolence, éruption cutanée, prurit et parfois une éjaculation rétrograde.

Contre-indications :
Omix est contre-indiqué en cas d'hypersensibilité au produit, en cas d'antécédents d'hypotension orthostatique et d'insuffisance hépatique sévère.

Bon à savoir
Prendre la gélule de préférence à la fin du petit déjeuner, avec un verre d'eau, sans la croquer ni la mâcher.

ONCOVIN
Anticancéreux

100 %

Prix : 13,29 € - 1 flacon injectable
Équivalents ou génériques : *Vincristine HPI*, *Vincristine Sandoz*, *Vincristine Téva*
Laboratoire : Laboratoires Eurogenerics
DCI : *vincristine*
Présentations/Composition : Sol. Inj. : 1 mg de vincristine

Indications : *Maladie de Hodgkin*
Ce médicament est indiqué dans le traitement de nombreuses maladies cancéreuses, en association avec d'autres médicaments : maladie de Hodgkin, leucémie aiguë lymphoblastique, rhabdomyosarcome, ostéosarcome, purpura thrombopénique idiopathique, cancer du col de l'utérus, lymphome malin non hodgkinien, tumeur embryonnaire de l'enfant, sarcome d'Ewing, tumeur de Wilms, neuroblastome, myélome, cancer du sein, cancer du poumon, lymphome folliculaire non hodgkinien et lymphome diffus non hodgkinien.

Précautions/Interactions :
La posologie du traitement est de 1,4 mg par m^2 de surface corporelle par administration, à la fréquence maximale d'une fois par semaine, par voie intraveineuse.
Chez l'enfant à partir de 10 kg, la posologie usuelle est de 1 à 2 mg par m^2, une fois par semaine. Chez l'enfant de moins de 10 kg, la dose est réduite à 0,05 mg par m^2.
En cas d'insuffisance hépatique la dose doit être réduite.
Ce médicament ne peut être prescrit que par des médecins spécialistes des traitements anticancéreux.
Il doit être utilisé avec précaution en cas de maladie cardiaque, d'infection, de traitement antérieur anticancéreux, d'insuffisance médullaire. Un hémogramme doit être réalisé avant chaque administration, afin de détecter une infection ou une baisse du taux des globules blancs.
Ce médicament nécessite un protocole très rigoureux de dosage et de préparation, et ne peut être administré que dans le cadre de l'hôpital par un personnel spécialisé (dont doivent être exclues les femmes enceintes).

Posologie :
Adulte : 1,4 mg/m^2
Enfant < 10 kg : 0,05 mg/m^2
Grossesse : non
Allaitement : non

Effets secondaires :
Oncovin est parfois responsable de fièvre et d'altération de la tension artérielle, mais les effets secondaires les plus fréquents sont les effets neurologiques. La vincristine est en effet responsable de l'apparition de neuropathies périphériques, avec troubles de la sensibilité et de la marche, qui disparaissent progressivement après l'arrêt du traitement. Les troubles neurologiques sont aussi responsables de constipation, de douleurs abdominales, de convulsions, plus rarement de troubles des nerfs crâniens (troubles auditifs, visuels ou troubles de l'équilibre). L'administration intraveineuse doit être faite avec précaution, afin d'éviter tout risque d'extravasation, responsable de nécrose des tissus environnant.

Contre-indications :
Oncovin est contre-indiqué en cas d'hypersensibilité au produit et à ses excipients, en cas de neuropathie périphérique, en cas de vaccination contre la fièvre jaune ou par tout vaccin vivant atténué, ainsi que de traitement par phénytoïne. Il est rigoureusement contre-indiqué pendant la grossesse, et les femmes en âge de procréer traitées par ce médicament doivent suivre une contraception.

Bon à savoir
En cas de projection accidentelle dans l'œil ou sur la peau, rincer abondamment avec de l'eau et consulter éventuellement un ophtalmologiste (risque d'ulcération de la cornée).

ONGLYZA
Antidiabétiques

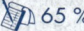 65 %
Prix : 45,38 € - 30 comprimés (5 mg)
Équivalents ou génériques : Aucun
Laboratoire : Bristol Myers Squibb
DCI : *saxagliptine*
Présentations/Composition : Cp. : 5 mg de saxagliptine

Indications : *Diabète type 2*
Onglyza est indiqué dans le traitement du diabète de type 2 en association avec d'autres médicaments antidiabétiques (metformine, sulfamides hypoglycémiants, thiazolidinediones).

Précautions/Interactions :
La posologie habituelle est de 1 comprimé par jour.
Onglyza doit être utilisé en association avec un autre traitement antidiabétique (metformine ou autre) lorsque ces traitements, associés à un régime alimentaire et à un programme d'activité physique approprié, ne sont pas suffisants pour contrôler la glycémie.

Posologie :
Adulte : 1 Cp./j.
Enfant < 18 ans : non
Grossesse : non
Allaitement : non

Effets secondaires :
Onglyza peut être responsable d'un œdème périphérique, de maux de tête, d'une éruption cutanée, de douleurs musculaires, de vomissements. Il peut favoriser des infections des voies respiratoires, urinaires ou gastro-intestinales.

Contre-indications :
Onglyza est contre-indiqué en cas d'allergie à la saxagliptine. Il ne doit pas être utilisé en cas d'insuffisance rénale ou hépatique modérée à sévère.

> Les médicaments doivent être conservés hors de portée des enfants.

OPALGYNE
Anti-inflammatoires

 NR
Prix : Libre
Équivalents ou génériques : Aucun
Laboratoire : Innothéra
DCI : *benzydamine*
Présentations/Composition : Sol. vaginale : 140 mg de chlorhydrate de benzydamine - boîtes de 2 et 6 flacons

Indications : *Inflammation vaginale*
Opalgyne est un anti-inflammatoire indiqué comme traitement de complément dans les inflammations et infections vaginales.

Précautions/Interactions :
Introduire la canule dans le vagin et comprimer le flacon jusqu'à ce qu'il soit vide. Répéter l'opération 2 fois par jour pendant 3 jours. Opalgyne est un traitement symptomatique qui ne dispense pas de rechercher la cause de l'inflammation.

Posologie :
Adulte : 2 flacons/j. pendant 3 j.

OPTICRON
Maladies des yeux

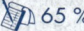 30 %
Prix : 3,77 € - flacon (5 ml)
3,59 € - 24 ampoules unidoses (0,35 ml)
Équivalents ou génériques : *Cromoglicate Arrow*, *Cromoglicate Biogaran*, Allergocomod, Zallyre
Laboratoire : Coopération pharmaceutique française
DCI : *cromoglicate de sodium*
Présentations/Composition : Colly. : cromoglicate de sodium : 100 mg/flacon et 7 mg/Amp.

Indications : *Conjonctivite allergique*
Opticron est indiqué dans toutes les manifestations allergiques de l'œil, notamment les conjonctivites allergiques.

Précautions/Interactions :
Les flacons unidoses ne contiennent pas de conservateur, le benzalkonium, et ne sont pas contre-indiqués avec le port des lentilles cornéennes.

Posologie :
Adulte et enfant : 1 Gtte 4 fois/j.
Grossesse : oui
Allaitement : oui

Effets secondaires :
Des picotements ou des brûlures, un larmoiement, un prurit (envie de se gratter) et troubles de la vision peuvent survenir de façon transitoire.

Contre-indications :
Une allergie au benzalkonium contre-indique l'utilisation du collyre mais pas celle des flacons unidoses.

Bon à savoir
Pour éviter un trop grand passage du produit dans l'organisme, exercer une légère pression à l'aide d'un mouchoir en papier. Le flacon, une fois ouvert, se conserve au frais et à l'abri de la lumière. Les flacons unidoses qui ne contiennent pas de conservateur se jettent après usage.

OPTILOVA
Contraceptif

65 %
Prix : 2,39 € - 1 plaquette 28 comprimés
5,06 € - 3 plaquettes 28 comprimés
Équivalents ou génériques : Aucun
Laboratoire : Majorelle
DCI : *éthinylestradiol, lévonorgestrel*
Présentations/Composition : Cp. : 20 µg d'éthinylestradiol et 100 microgrammes de lévonorgestrel.

Indications : *Contraception orale*
Optilova est un contraceptif hormonal de seconde génération.

Précautions/Interactions :
La posologie usuelle est de 1 comprimé blanc pendant 21 jours puis un comprimé rouge les 7 jours suivants, sans oubli, à partir du premier jour des règles.
En cas de substitution d'un autre contraceptif, prendre le premier comprimé le jour suivant l'arrêt du contraceptif antérieur.
Si Optileva prend la suite d'une contraception par dispositif intra-utérin ou par injection, prendre le premier comprimé le jour du retrait ou le jour prévu pour l'injection. Pendant les 7 premiers jours, utiliser également un préservatif par précaution.

Posologie :
Adulte : 1 Cp./j.
Grossesse : non
Enfant : non
Allaitement : non

Effets secondaires :
Optilova peut être responsable de maux de tête, troubles de l'humeur et de la libido, anxiété, acné et taches cutanées (chloasma), hirsutisme ou chute de cheveux, troubles gastro-intestinaux (nausées, vomissements, douleur abdominale). Il peut favoriser les infections vaginales (candidoses) et les troubles vasculaires, comme l'insuffisance veineuse et l'hypertension artérielle.

Contre-indications :
Comme tous les contraceptifs hormonaux, Optilova est contre-indiqué en cas d'embolie pulmonaire, de maladie cardiovasculaire, de prédisposition aux thromboses artérielles et veineuses, de diabète, d'hypertension artérielle, d'insuffisance hépatique, de cancer du sein, de pancréatite, de migraine et de saignements génitaux inexpliqués.

En cas d'oubli
L'oubli d'un comprimé rouge (placebo) n'a pas de réelle importance. En cas d'oubli d'un comprimé blanc, le prendre immédiatement. Si le retard de la prise a moins de 12 heures, la contraception n'est pas affectée. Si le retard est de plus de 12 heures il peut remettre en cause l'effet contraceptif.

Bon à savoir
Optilova appartient au groupe des pilules de seconde génération, qui présentent moins d'effets secondaires et d'accidents que les pilules dites de troisième et de quatrième génération, responsables chaque année d'un nombre significatif d'accidents cardiovasculaires, principalement par embolie pulmonaire. Cette relative innocuité ne doit pas empêcher de suivre les conseils habituels afin d'éviter les effets indésirables que présentent tous les contraceptifs, en particulier lorsqu'ils sont associés au tabagisme.

OPTREX
Maladies des yeux

NR
Prix : Libre

Oracéfal

Équivalents ou génériques : Aucun
Laboratoire : Etris
DCI : *chlorobutanol, acide borique, acide salicylique*
Présentations/Composition : Sol. oculaire : flacon 190 ml

Indications : *Lavage oculaire*
Ce collyre permet une antisepsie légère utilisée dans le lavage des yeux en cas d'irritation conjonctivale.

Précautions/Interactions :
Il est conseillé de nettoyer les paupières et les cils avec une compresse imbibée du produit avant de rincer l'œil.
Les lentilles cornéennes ne doivent pas être mises au contact du collyre.

Posologie :
Adulte et enfant : 4 à 6 lavages/j.
Grossesse : oui
Allaitement : oui

Effets secondaires :
Une légère irritation locale peut survenir.

Contre-indications :
Une allergie à l'un des constituants contre-indique l'utilisation de ce collyre.

Bon à savoir
Les lavages oculaires se font de façon directe par jet en retournant le flacon et en appuyant légèrement sur celui-ci. Le flacon doit être tenu à bonne distance de l'œil pour éviter un contact qui risquerait de provoquer une contamination bactérienne. Le flacon, une fois ouvert, se conserve 1 mois maximum.

ORACÉFAL
Antibiotiques

65 % ; TFR

Prix : 2,24 € - flacon 125 mg/c. mes. (60 ml)
3,56 € - flacon 250 mg/c. mes. (60 ml)
5,74 € - flacon 500 mg/c. mes. (60 ml)
5,30 € - 6 comprimés (1 g)
5,83 € - 12 gélules (500 mg)
Équivalents ou génériques : Alfatil, Céfacet, Kéforal, *Céfadroxil Mylan*
Laboratoire : Bristol-Myers Squibb
DCI : *céfadroxil*
Présentations/Composition : Poud. pour Sir. : 125, 250 et 500 mg/c. mes. ;
Gél. : 500 mg ; Cp. : 1 g

Indications : *Infections bactériennes*
Les céphalosporines sont indiquées dans les infections ORL, respiratoires, génito-urinaires, ostéo-articulaires, cutanées et, en association à un aminoside, dans les infections sévères à l'exception des méningites.

Précautions/Interactions :
La posologie est diminuée en cas d'insuffisance rénale.
Les associations avec d'autres antibiotiques toxiques pour les reins ou des diurétiques sont à surveiller.

Posologie :
Adulte : 2 g/j. en 2 prises
Enfant et nourrisson : 50 mg/kg/j. en 2 prises
Grossesse : oui
Allaitement : oui

Effets secondaires :
Des réactions allergiques, troubles digestifs avec parfois des candidoses et troubles sanguins peuvent parfois survenir.

Contre-indications :
Oracéfal est contre-indiqué en cas d'allergie aux céphalosporines et aux pénicillines, ainsi qu' en cas de méningite.

Signes de surdosage :
Des nausées, vomissements, douleurs épigastriques et diarrhées sont les signes d'une intoxication nécessitant un traitement hospitalier.

Bon à savoir
Les céphalosporines sont prescrites dans les infections ORL et respiratoires à la place des pénicillines, car elles sont actives sur le germe hémophilus influenzæ, très souvent responsable de ces maladies.

ORACILLINE
Antibiotiques

65 %

Prix : 6,95 € - flacon (120 ml à 250000 UI/ 5 ml)
8,73 € - flacon (120 ml à 500000 UI/5 ml)
13,63 € - flacon (180 ml à 1 M UI/ 10 ml)
5,07 € - 12 comprimés (1 M UI)
Équivalents ou génériques : Aucun
Laboratoire : Schwarz
DCI : *pénicilline V*

Présentations/Composition : Susp. Buv. : 250000 UI, 500000 UI/5 ml et 1 M UI/10 ml Cp. : 1 M UI

Indications : *Infections bactériennes*
Cette pénicilline est administrée par voie orale dans des infections d'intensité moyenne et de localisation cutanée, respiratoire, ORL, dentaires, notamment lorsqu'elles sont dues à un streptocoque (angine, impétigo, érysipèle, scarlatine). Elle est également utilisée pour prévenir les rechutes de rhumatisme articulaire aigu, les gangrènes gazeuses et les infections streptococciques en milieu chirurgical.

Précautions/Interactions :
La posologie est adaptée en cas d'insuffisance rénale.

Posologie :
Adulte : 3 à 4 MUI/j. en 3 à 4 prises
Enfant et nourrisson : 100000 UI/kg/j. en 3 à 4 prises (500000 UI maxi/j.)
Grossesse : oui
Allaitement : oui

Effets secondaires :
Oracilline peut provoquer des réactions allergiques comme de l'urticaire, des éruptions cutanées, de la fièvre, des douleurs articulaires.

Contre-indications :
Oracilline est contre-indiqué en cas d'allergie aux pénicillines, aux céphalosporines et aux protéines du lait de vache.

ORALAIR
Allergènes

 15 %

Prix : 68,64 € - 31 comprimés
Equivalents ou génériques : Aucun
Laboratoire : Stallergenes
DCI : *dactyle aggloméré, flouve odorante, ivraie vivace, paturin des prés, fléole des prés*
Présentations/Composition : 3 Cp. à 100 unités + 28 Cp. à 300 unités de dactyle aggloméré, de flouve odorante, d'ivraie vivace, de paturin des prés, de fléole des prés

Indications : *Rhinite allergique*
Oralair est un traitement contre la rhinite allergique saisonnière provoquée par les pollens de graminées.

Précautions/Interactions :
La posologie usuelle est de 1 comprimé à 100 IR le premier jour, puis de 2 comprimés à 100 IR le deuxième jour, puis de 1 comprimé à 300 IR pendant 28 jours.
A partir du deuxième mois le traitement est de 300 IR par jour, jusqu'à la fin de la saison pollinique.
Le traitement peut débuter 4 mois avant la saison pollinique.
Ce traitement ne peut être prescrit que par des médecins spécialistes du traitement des maladies allergiques.
Il n'est justifié qu'après diagnostic de l'allergie aux pollens par test cutané.

Posologie :
Adulte : 1 Cp./j.
Grossesse : non
Enfant < 5 ans : non
Allaitement : non

Effets secondaires :
Oralair peut être responsable de maux de tête, de troubles du goût, de vertiges, d'anxiété, le plus souvent dans les premiers temps du traitement, de réactions allergiques cutanées (prurit, urticaire), de conjonctivite, de troubles gastro-intestinaux (sécheresse de la bouche, œdème de la langue) et respiratoires.

Contre-indications :
Oralair est contre-indiqué en cas de traitement par un médicament bétabloquant, en cas d'asthme, de maladie auto-immune, de cancer, d'inflammation de la gorge et de la bouche.

> **Bon à savoir**
>
> Le comprimé doit être pris de préférence le matin à jeun, en le laissant fondre sous la langue avant de l'avaler.

ORAP
Neuroleptiques

 65 %

Prix : 1,92 € - 30 comprimés (1 mg)
5,11 € - 30 comprimés (4 mg)
Equivalents ou génériques : Aucun
Laboratoire : Janssen Cilag
DCI : *pimozide*
Présentations/Composition : Cp. : 1 à 4 mg de pimozide

Oravir

Indications : *Psychose, Schizophrénie, Délire*
Ce médicament est indiqué dans les états psychotiques chroniques comme les schizophrénies, les délires chroniques non schizophréniques (délires paranoïaques, psychoses hallucinatoires chroniques). Il est également indiqué dans les chorées et syndrome de Gilles de la Tourette, les troubles graves du comportement (agitation, automutilations, stéréotypies) notamment dans le cadre des syndromes autistiques.

Précautions/Interactions :
La posologie habituelle du traitement est de 6 à 10 mg par jour en une seule prise le soir au coucher de préférence.
Le traitement doit être commencé avec une dose de 2 à 4 mg par jour, qui est augmentée progressivement par paliers.
Le traitement doit être surveillé, voire interrompu en cas d'apparition de fièvre ou de troubles du rythme cardiaque, qui peuvent évoquer la survenue d'un syndrome malin des neuroleptiques (pâleur, hyperthermie, troubles végétatifs, altération de la conscience, rigidité musculaire, sudation et instabilité artérielle).
L'absorption d'alcool est fortement déconseillée durant le traitement.

Posologie :
Adulte : 6 à 10 mg/j.
Enfant > 6 ans : 0,02 à 02,2 mg/kg/j.
Grossesse : non
Allaitement : non

Effets secondaires :
Orap est fréquemment responsable de troubles du système nerveux (somnolence, syncope, vertiges, maux de tête, fatigue). Comme beaucoup de médicaments neuroleptiques, ses effets secondaires les plus fréquents sont la fièvre, la sudation, les troubles musculaires et articulaires ainsi que les troubles cardio-vasculaires.

Contre-indications :
Orap est contre-indiqué en cas d'hypersensibilité au produit et à ses excipients, en cas de syndrome dépressif, de maladie de Parkinson, d'alcoolisme. Il ne peut pas être associé à de très nombreux médicaments comme les dopaminergiques, les antifongiques, les médicaments antiviraux et certains antibiotiques. Il doit être utilisé avec précaution en cas de traitement simultané d'une hypertension artérielle, en raison du risque de survenue d'hypotension.

ORAVIR
Antiviral

65 %
Prix : 21,31 € - 10 comprimés (125 mg)
107,82 € - 21 comprimés (500 mg)
Équivalents ou génériques : Aucun
Laboratoire : Novartis
DCI : *famciclovir*
Présentations/Composition : Cp. : 125 ou 500 mg de famciclovir

Indications : *Zona, Herpès génital*
Oravir est indiqué pour le traitement ou la prévention du zona, du zona ophtalmique et de l'herpès génital, chez les patients à l'immunité intacte ou à l'immunité déprimée.

Précautions/Interactions :
La posologie usuelle est de 500 mg 3 fois par jour pendant 7 jours pour le traitement curatif du zona chez l'adulte immunocompétent. Le traitement doit commencer le plus tôt possible après l'apparition du zona.
En cas de déficit de l'immunité, du fait d'une maladie associée comme l'infection à VIH, le traitement doit durer 10 jours.
Dans le cas de l'infection génital à virus herpès simplex, le traitement est de 250 mg 3 fois par jour pendant 5 jours lors du premier épisode et de 125 mg 2 fois par jour lors des épisodes de récidive, le plus rapidement possible après l'apparition des premiers symptômes.
Oravir peut également être utilisé comme traitement préventif des récidives de l'herpès génital, avec 250 mg 2 fois par jour pendant 12 mois.
Ce traitement peut être utilisé en cas d'insuffisance hépatique légère et chez les personnes de plus de 65 ans.
Le traitement est à éviter pendant la grossesse et l'allaitement. S'il est absolument nécessaire, il est préférable d'arrêter l'allaitement en l'absence d'informations suffisantes sur le passage du médicament dans le lait maternel.

Posologie :
Adulte : 1 Cp. 3 fois/j.
Grossesse : non
Enfant < 18 ans : non
Allaitement : non

Effets secondaires :
Oravir peut être responsable de maux de tête, vertiges, somnolence, éruption cutanée, nausées et vomissements.

Contre-indications :
Oravir est contre-indiqué en cas d'hypersensibilité à famciclovir, chez les nourrissons et enfants jusqu'à 18 ans.

ORBÉNINE
Antibiotiques

📋 65 % ; (Amp.) 📋 30 %
Prix : 8,09 € - 16 gélules (500 mg)
2,87 € - 1 ampoule injectable
Équivalents ou génériques : Bristopen
Laboratoire : Astellas pharma
DCI : *cloxacilline*
Présentations/Composition : Gél. : 500 mg ; Amp. Inj. : 1 g/5 ml

Indications : *Infections bactériennes à staphylocoques*
La cloxacilline est un antibiotique résistant aux pénicillinases des staphylocoques, enzymes fabriquées par ces bactéries et qui leur confère une résistance accrue aux antibiotiques de la famille des pénicillines. Elle est prescrite dans les infections cutanées, ostéo-articulaires, broncho-respiratoires et génito-urinaires. Elle est également indiquée en cas d'endocardite et de septicémie.

Précautions/Interactions :
En cas de réactions cutanées ou allergiques, il faut arrêter le traitement et prévenir son médecin. Seule la posologie des injections est adaptée en cas d'insuffisance rénale.
Le mélange d'autres médicaments dans les perfusions est déconseillé.

Posologie :
Adulte
Voie orale : 2 à 3 g/j. en 2 à 4 prises
Voie Inj. : 50 à 100 mg/kg/j. en 2 à 6 fois
Enfant et nourrisson
Voie orale : 25 à 50 mg/kg/j. en 2 à 4 fois
Voie Inj. : 50 à 100 mg/kg/j. en 2 à 6 fois
Grossesse : oui
Allaitement : oui

Effets secondaires :
Orbénine peut provoquer des éruptions cutanées, réactions allergiques (assez rares), troubles digestifs, sanguins ou rénaux.

Contre-indications :
Une allergie connue aux pénicillines contre-indique la prise de cet antibiotique.

Signes de surdosage :
À très fortes doses et en cas d'insuffisance rénale, Orbénine peut provoquer des convulsions et des troubles de la conscience.

> **Bon à savoir**
> Cet antibiotique est à prendre 1/2 heure avant les repas. Il n'existe pas de forme pédiatrique sous forme de sirop, mais l'antibiotique n'étant pas altéré par l'acidité gastrique, il est préférable, pour les enfants, de séparer les gélules et de mélanger le contenu à un yaourt ou à de la confiture.

ORDIPHA
Antibiotiques

📋 65 %
Prix : 10,22 € - 3 comprimés (500 mg)
Équivalents ou génériques : Aucun
Laboratoire : Tonipharm
DCI : *azithromycine*
Présentations/Composition : Cp. : 500 mg d'azithromycine

Indications : *Infections des voies respiratoires*
Ordipha est indiqué pour le traitement des angines à streptocoque bêta-hémolytique, des surinfections bronchiques, des bronchites chroniques et des infections de la bouche et de la gorge.

Précautions/Interactions :
La posologie habituelle pour le traitement des angines à streptocoque et des infections stomatologiques est de 1 comprimé par jour pendant 3 jours.
En cas de bronchite chronique, ou chez les sujets âgés, ou encore s'il existe une insuffisance hépatique légère à modérée, le traitement est de 1 comprimé le premier jour et de 1/2 comprimé les 4 jours suivants.

Posologie :
Adulte : 1 Cp./j., pendant 3 j.
Enfant < 6 ans : non
Grossesse : non
Allaitement : non

Effets secondaires :
Ordipha peut être responsable, rarement, de troubles du goût et de l'acuité auditive, de ver-

tiges, de réactions cutanées allergiques, de nausées, de vomissements, de diarrhées et de troubles hépatiques.

Contre-indications :
Ordipha est contre-indiqué en cas d'allergie à l'azithromycine et à tous les antibiotiques de la classe des macrolides. Il ne peut pas être utilisé en association avec les alcaloïdes de l'ergot de seigle (dihydroergotamine, ergotamine), avec le cisapride, la bromocriptine, la cabergoline ou le pergolide.

ORELOX
Antibiotiques

 65 %

Prix : 10,32 € - 10 comprimés (100 mg)
12,49 € - solution buvable 100 ml (8 mg/ml)
7,37 € - solution buvable 50 ml (8 mg/ml)
Équivalents ou génériques : *Cefpodoxime Actavis*, *Cefpodoxime Almus*, *Cefpodoxime Arrow*, *Cefpodoxime Biogaran*, *Cefpodoxime EG*, *Cefpodoxime Isomed*, *Cefpodoxime Merck*, *Cefpodoxime Qualimed*, *Cefpodoxime Ratiopharm*, *Cefpodoxime Sandoz*, *Cefpodoxime Téva*, *Cefpodoxime Winthrop*, *Cefpodoxime Zydus*
Laboratoire : Sanofi Aventis France
DCI : *cefpodoxime*
Présentations/Composition : Cp. : 100 mg et Sol. Buv. : 8 mg/ml de cefpodoxime

Indications : *Infections bactériennes*
Orelox est indiqué dans le traitement des sinusites, pneumopathies bactériennes, de la bronchopneumopathie obstructive chronique, des angines à germes sensibles à ce médicament en particulier le streptocoque A bêta-hémolytique.

Précautions/Interactions :
La posologie habituelle du traitement est de 400 mg par jour en 2 prises à 12 heures d'intervalle.
Orelox peut être utilisé chez les personnes âgées, ou en cas d'insuffisance hépatique ou rénale légère, sans précautions particulières.
Il doit être utilisé avec précaution en cas de survenue de diarrhée et en cas d'insuffisance rénale sévère.

Posologie :
Adulte : 400 mg/j.
Grossesse : oui, si nécessaire

Allaitement : oui, si nécessaire
Effets secondaires :
Orelox peut être responsable de maux de tête ainsi que de vertiges, ce qui peut compromettre la conduite automobile.

Contre-indications :
Orelox est contre-indiqué en cas d'hypersensibilité aux antibiotiques de la classe des céphalosporines et la prescription doit être prudente en cas d'antécédents d'allergie aux pénicillines. Il est contre-indiqué en cas de colite pseudomembraneuse.

ORENCIA
Immunosuppresseurs

Prix : Usage hospitalier
Équivalents ou génériques : Aucun
Laboratoire : Bristol Myers Squibb
DCI : *abatacept*
Présentations/Composition : Poud. pour Perf. : 250 mg de abatacept

Indications : *Polyarthrite rhumatoïde*
Orencia est indiqué dans le traitement de la polyarthrite rhumatoïde active modérée à sévère, en association avec le méthotrexate, chez les patients adultes ayant eu une réponse insuffisante ou une intolérance à d'autres traitements de fond.

Précautions/Interactions :
La dose habituelle de Orencia est de 500 mg pour un patient de moins de 60 kg. La dose doit être administrée en une seule fois, en perfusion intraveineuse de 30 minutes, puis répétée 2 semaines puis 4 semaines plus tard. Par la suite, le traitement doit être administré une fois par mois.
La posologie doit être augmentée en fonction du poids du patient.
Ce traitement doit être initié et surveillé par des médecins spécialistes expérimentés dans le diagnostic et le traitement de la polyarthrite rhumatoïde.

Posologie :
Adulte : 500 mg à 1 000 mg/j. (en fonction du poids)
Grossesse : oui, si nécessaire
Allaitement : non

Effets secondaires :
Les effets secondaires les plus fréquents sont la fatigue, les troubles digestifs (nausées, diarrhées), cardiovasculaires (tachycardie, bradycardie, palpitations, hypertension artérielle), les maux de tête, les infections des voies respiratoires inférieures (dont bronchite), les infections urinaires, l'herpès, les infections des voies respiratoires supérieures (dont trachéite et rhinopharyngite), les rhinites et, moins fréquemment, les infections dentaires, les ulcères cutanés infectées ou les lésions dues à des champignons.

Contre-indications :
Orencia est contre-indiqué en cas d'hypersensibilité au produit ou à ses excipients, en cas d'infection sévère et de septicémie. Les vaccinations sont contre-indiquées pendant le traitement et durant les 3 mois suivant son arrêt.

ORNITAÏNE
Médicaments de la digestion

 NR

Prix : 2,81 € - 20 ampoules buvables (10 ml)
Équivalents ou génériques : Aucun
Laboratoire : Schwarz
DCI : *ornithine, bétaïne, sorbitol*
Présentations/Composition : Sol. Buv. : 50 mg d'ornithine, 1 g de bétaïne, 3 g de sorbitol, 500 mg d'acide citrique et 80 mg d'oxyde de magnésium

Indications : *Dyspepsie*
Ornitaïne est indiqué dans les troubles mineurs de la digestion (dyspepsie).

Précautions/Interactions :
Ornitaïne est réservé à l'adulte.
Ornitaïne agit sur les douleurs liées à la contraction de la vésicule biliaire et aux digestions « difficiles ».
En cas de persistance des douleurs malgré le traitement ou en cas de fièvre associée, consulter le médecin.
Il est déconseillé d'associer Ornitaïne avec des médicaments contenant du kayexalate, cette association pouvant entraîner un accident grave au niveau du côlon (nécrose colique).
Ornitaïne contient de l'alcool (0,19 g par ampoule), il est donc déconseillé en association avec de nombreux médicaments en particulier les médicaments sédatifs du système nerveux (neuroleptiques) et avec tous les médicaments qui risquent de provoquer un effet antabuse (réaction d'intolérance à l'alcool avec vomissements et tachycardie).

Posologie :
Adulte : 1 Amp. avant les repas
Grossesse : non
Allaitement : non

Effets secondaires :
Ornitaïne peut provoquer diarrhées et douleurs abdominales.

Contre-indications :
Ornitaïne est contre-indiqué en cas d'insuffisance hépatique et d'obstruction des voies biliaires.

OROKEN
Antibiotiques

 65 %

Prix : 10,43 € - 8 comprimés
10,48 € - flacon enfant (40 ml)
6,43 € - flacon nourrisson (40 ml)
Équivalents ou génériques : *Céfixime Actavis, Céfixime Almus, Céfixime EG, Céfixime Evologen, Céfixime Mylan, Céfixime Qualimed, Céfixime Ranbaxy, Céfixime Ratiopharm, Céfixime Téva, Céfixime Winthrop, Céfixime Zydus*
Laboratoire : Aventis
DCI : *céfixime*
Présentations/Composition : Cp. : 200 mg ; Poud. pour Susp. Buv. : 40 et 100 mg/dose

Indications : *Infections bactériennes*
Les céphalosporines de 3e génération ont une meilleure activité sur certaines bactéries que celles de 1re et 2e générations et diffusent mieux dans les tissus de l'organisme. Cet antibiotique est indiqué dans les infections ORL (otites, sinusites), pulmonaires, bronchiques et urinaires. Il est également indiqué dans le traitement des urétrites gonococciques.

Précautions/Interactions :
La posologie est diminuée en cas d'insuffisance rénale sévère.

Posologie :
Adulte
Infections bactériennes : 200 mg 2 fois/j.
Urétrite gonococcique : 400 mg en 1 prise unique
Enfant > 6 mois : 8 à 16 mg/kg/j. en 2 fois
Grossesse : non
Allaitement : non

Orthoclone OKT3

Bon à savoir

Les céphalosporines sont prescrites dans les infections ORL et respiratoires à la place des pénicillines, car elles sont actives sur le germe hémophilus influenzæ, très souvent responsable de ces maladies.

ORTHOCLONE OKT3
Immunodépresseurs

Prix : Usage hospitalier
Équivalents ou génériques : Aucun
Laboratoire : Imtix Pasteur Mérieux
DCI : *immunoglobulines (IgG) de souris*
Présentations/Composition : Sol. Inj. flacon de 5 ml : 100 mg d'IgG

Indications : *Transplantation d'organes, Aplasie médullaire*
Ces immunoglobulines de souris sont des anticorps efficaces qui bloquent les fonctions des globules blancs humains intervenant dans les réactions de rejet après des greffes d'organes. Elles sont utilisées au cours des transplantations d'organes, notamment de rein, de cœur ou de foie pour éviter les rejets.

Précautions/Interactions :
Un traitement par corticoïdes est entrepris simultanément pour réduire les réactions quasi constantes survenant entre la première et la 48e heure après la première injection (voir effets secondaires).
Une diminution de la quantité d'eau du corps est obligatoire avant le début du traitement pour éviter une surcharge pulmonaire et un œdème.
Si une prescription de ciclosporine est nécessaire pendant le traitement, les doses sont diminuées de moitié.

Posologie :
Adulte : 5 mg/j. pendant 10 à 14 j.
Grossesse : absence d'étude
Allaitement : absence d'étude

Effets secondaires :
Les principaux effets sont des réactions allergiques immédiates (fièvre, frissons, maux de tête, difficultés à respirer, diarrhée, vomissements) survenant entre la première et la 48e heure après le début du traitement. Des œdèmes pulmonaires peuvent survenir en cas de surcharge hydrique du corps. Des cancers lymphatiques ont été rapportés après la prise de très fortes doses ou en association avec la ciclosporine lorsque les doses n'avaient pas été diminuées.

Contre-indications :
Une allergie connue aux protéines de souris, une surcharge hydrique contre-indiquent le traitement.

Bon à savoir

Les flacons doivent être conservés à l'abri de la lumière et à une température comprise entre + 2 et + 8 °C, sans être congelés ni agités.

OSIGRAFT
Inducteur ostéogénèse

Prix : Usage hospitalier
Équivalents ou génériques : Aucun
Laboratoire : Howmedica
DCI : *eptotermine alfa*
Présentations/Composition : Flacon : 3,5 mg d'eptotermine alfa

Indications : *Fracture du tibia*
Osigraft favorise la reconstitution osseuse en cas d'échec de l'autogreffe.

Précautions/Interactions :
Osigraft ne peut être employé que par un chirurgien, en une seule fois, au cours d'une intervention chirurgicale de réparation osseuse. Le médicament doit être utilisé selon un protocole rigoureux afin d'être disposé sur le site de la fracture avec le maximum d'efficacité. Les résultats de l'application d'Osigraft sont comparables à ceux d'une autogreffe.

Posologie :
Adulte : Implantation sur la lésion osseuse
Enfant : non
Grossesse : non
Allaitement : non

Effets secondaires :
Osigraft peut être responsable de réactions allergiques locales et éventuellement d'une infection, en raison de l'intervention chirurgicale.

Contre-indications :
Osigraft est contre-indiqué chez l'enfant, en cas de maladie auto-immune, de polyarthrite rhumatoïde, de lupus, de sclérodermie, mala-

die de Gougerot-Sjogren, dermatomyosite, ou d'une polymyosite. Il est également contre-indiqué en cas d'infection en cours, de fracture vertébrale ou de fracture pathologique, telle qu'une fracture due à l'ostéoporose, en cas de métastase osseuse, d'ostéomalacie (décalcification osseuse) ou d'ostéoporose. Il ne peut pas être utilisé en cas de traitement en cours par chimiothérapie ou radiothérapie.

OSLIF
Antiasthmatiques

📱 65 %

Prix : 34,68 € - 30 gélules (150 mg ou 300 mg)
Équivalents ou génériques : Onbrez
Laboratoire : Pierre Fabre
DCI : *indacatérol*
Présentations/Composition : Gél. : 150 ou 300 mg d'indacatérol

Indications : *Bronchopneumopathie chronique obstructive*
Oslif est indiqué pour le traitement des patients souffrant de bronchpneumopathie chronique obstructive.

Précautions/Interactions :
La posologie habituelle d'Oslif est une inhalation par jour de 150 ou 300 mg. Le traitement doit être administré tous les jours à heure fixe, à l'aide de l'inhalateur livré avec les gélules. L'inhalateur ne doit pas être conservé plus de 30 jours.

Posologie :
Adulte : 150 à 300 mg/j.
Enfant < 18 ans : non
Grossesse : non
Allaitement : non

Effets secondaires :
Oslif peut être responsable de maux de tête, de rhinopharyngite, de toux, d'infections respiratoires et de spasmes musculaires. Il peut aggraver un diabète et provoquer des œdèmes périphériques.

Contre-indications :
Oslif ne doit pas être utilisé chez les personnes pouvant présenter une hypersensibilité (allergie) au principe actif, ni chez les enfants de moins de 18 ans. Il ne peut pas être utilisé actuellement dans le traitement de l'asthme, en raison de l'insuffisance de données sur l'utilisation de ce médicament pour traiter la maladie asthmatique.

OTIPAX
Traitements du nez, de la gorge et des oreilles

📱 15 %

Prix : 2,49 € - flacon (15 ml)
2,49 € - flacon (30 ml)
Équivalents ou génériques : Aucun
Laboratoire : Biocodex
DCI : *lidocaïne, phénazone*
Présentations/Composition : Sol. auriculaire : flacon compte-gouttes 15 ml ; flacon pressurisé avec valve doseuse 30 ml

Indications : *Otite externe, Otite moyenne*
Otipax réunit un anti-inflammatoire et un anesthésique local. Il soulage la douleur des otites externes et moyennes (à tympan fermé) et des otites congestives provoquées par le changement brusque de pression (plongée sous-marine, altitude).

Précautions/Interactions :
Il est nécessaire de vérifier l'absence de perforation du tympan avant l'instillation de la solution.
Le traitement est de 10 jours au maximum, au-delà la conduite à tenir doit être réévaluée.

Posologie :
Adulte et enfant
Flacon compte-gouttes : 4 Gttes 2 à 3 fois/j.
Flacon pressurisé : 2 Instill. 2 fois/j.
Grossesse : sur avis médical
Allaitement : non

Effets secondaires :
Une toxicité grave de l'oreille peut survenir après instillation en cas de perforation du tympan car les produits pénètrent dans l'oreille interne. Une allergie à l'un des constituants peut se déclencher au cours de traitement.

Contre-indications :
Otipax est contre-indiqué en cas de perforation du tympan et d'allergie à l'un des constituants.

> *Bon à savoir*
> Le flacon ne doit pas être trop froid, car l'instillation de gouttes froides dans l'oreille peut provoquer des vertiges.

OXYBOLDINE
Médicaments de la digestion

 NR

Prix : Libre
Équivalents ou génériques : Aucun
Laboratoire : RPR Cooper
DCI : *boldine, sulfate de sodium, phosphate de sodium*
Présentations/Composition : Cp. Efferv. : 0,5 mg de boldine, 54 mg de sulfate de sodium et 132 mg de dihydrogénophosphate de sodium (boîte de 36 Cp.)

Indications : *Dyspepsie*
Oxyboldine est utilisé dans les troubles de la digestion (dyspepsie) et les douleurs d'origine gastrique ou œsophagienne.

Précautions/Interactions :
Oxyboldine n'est pas conseillé aux patients qui suivent un régime sans sel en raison de sa teneur en sodium.

Posologie :
Adulte : 1 Cp. dans un verre d'eau avant les repas ou au moment des douleurs
Grossesse : oui
Allaitement : oui

Effets secondaires :
À forte dose, Oxyboldine peut provoquer une diarrhée.

Contre-indications :
Oxyboldine est contre-indiqué en cas d'insuffisance hépatique grave.

OXYCONTIN
Antalgiques

 65 %

Prix : 15,16 € - 28 comprimés (10 mg)
29,83 € - 28 comprimés (20 mg)
55,54 € - 28 comprimés (40 mg)
88,03 € - 28 comprimés (80 mg)
116,65 € - 28 comprimés (120 mg)
Équivalents ou génériques : Aucun
Laboratoire : Mundipharma
DCI : *oxycodone*
Présentations/Composition : Cp. : 10, 20, 40, 80 et 120 mg d'oxycodone chlorhydrate

Indications : *Douleur*
Oxycontin est indiqué dans le traitement des douleurs chroniques d'origine cancéreuse, intenses ou rebelles aux autres analgésiques de niveau plus faible, chez l'adulte (à partir de 18 ans).

Précautions/Interactions :
La dose efficace est déterminée en fonction des traitements antérieurs par dérivés de la morphine. En cas de traitement initial, la posologie habituelle est de 1 comprimé à 10 mg toutes les 12 heures.
La dose sera augmentée tant que la douleur n'est pas contrôlée, par paliers de 12 heures. Oxycontin ne peut être utilisé que chez l'adulte de plus de 18 ans.
La prise du médicament est répartie en 2 prises par jour, si possible avec un intervalle de 12 heures entre les 2 prises.
L'association d'Oxycontin est contre-indiquée avec les dérivés ou les antagonistes de la morphine (buprénorphine, nalbuphine, pentazocine), avec l'alcool, et elle doit être faite avec précaution avec les médicaments dépresseurs du système nerveux central tels que autres dérivés morphiniques (analgésiques et antitussifs), antidépresseurs sédatifs, antihistaminiques H1 sédatifs, barbituriques, benzodiazépines et autres anxiolytiques, neuroleptiques, clonidine.
Oxycontin doit être utilisé avec précaution en cas de constipation et de suspicion de syndrome occlusif digestif, en cas d'hypertension intracrânienne et d'hypertrophie prostatique.
Il existe un risque de somnolence, d'accoutumance et de syndrome de sevrage, nécessitant un arrêt progressif du traitement.
Chez les sportifs, Oxycontin est considéré comme un produit dopant.

Posologie :
Adulte : 1 Cp. de 10 mg/12 h
Grossesse : non
Allaitement : non

Effets secondaires :
Oxycontin est responsable de nombreux effets secondaires, en particulier au niveau du cœur, du foie, du système digestif et respiratoire.

Contre-indications :
Oxycontin est contre-indiqué en cas d'insuffisances hépatique ou respiratoire sévères, et en cas de traitement concomitant avec un autre dérivé de la morphine. La consommation

d'alcool est contre-indiquée durant le traitement.

En cas d'oubli :
Ne pas prendre 2 comprimés pour compenser le comprimé oublié.

Signes de surdosage :
Le surdosage d'Oxycontin, comme tous les dérivés morphiniques, est responsable d'un arrêt respiratoire, de troubles du rythme cardiaque, d'une hypertonie musculaire, de convulsions, nausées, vomissements, d'une diminution de la tension artérielle et de la température corporelle, nécessitant une hospitalisation en urgence pour surveillance.

Bon à savoir
Les comprimés doivent être avalés sans être croqués.

OXYNORM
Antalgiques

🧾 65 %
Prix : 3,46 € - 14 gélules (5 mg)
5,79 € - 14 gélules (10 mg)
10,94 € - 14 gélules (20 mg)
Équivalents ou génériques : Aucun
Laboratoire : Mundipharma
DCI : *oxycodone*
Présentations/Composition : Gél. : 5, 10 ou 20 mg d'oxycodone

Indications : *Douleur*
Ce médicament est indiqué dans les douleurs chroniques d'origine cancéreuse, intenses ou rebelles aux antalgiques de niveau plus faible.

Précautions/Interactions :
La posologie initiale habituelle du traitement est de 5 mg toutes les 4 à 6 heures, puis la dose doit être adaptée en fonction de la réponse clinique.
Ce médicament est classé comme stupéfiant et ne peut être prescrit que pour 28 jours sur ordonnance sécurisée. Les formes injectables sont réservées à l'usage hospitalier.
Oxynorm est réservé à l'adulte de plus de 18 ans. Il n'est pas adapté au traitement de la dépendance aux opiacés et la consommation d'alcool est fortement déconseillée durant le traitement.
Il doit être utilisé avec précaution en cas d'insuffisance hépatique modérée et en cas de troubles prostatiques (rétention urinaire).

Chez les personnes âgées, les doses doivent être réduites.
L'oxycodone est considérée comme une substance dopante.
Ce médicament ne doit pas, si possible, être associé à des médicaments dépresseurs du système nerveux central comme les dérivés de la morphine, les antidépresseurs, les barbituriques et les benzodiazépines.

Posologie :
Adulte > 18 ans : 5 mg toutes les 4 à 6 h
Grossesse : non
Allaitement : non

Effets secondaires :
Ce médicament est responsable de constipation, nausées et vomissements, troubles urinaires, troubles cardiaques (hypotension artérielle, ralentissement du rythme cardiaque) et respiratoires.
En cas de traitement prolongé, l'arrêt brutal entraîne un syndrome de sevrage, caractérisé par les symptômes suivants : anxiété, irritabilité, frissons, mydriase, bouffées de chaleur, sudation, larmoiement, rhinorrhée, nausées, vomissements, crampes abdominales, diarrhées, arthralgies.
L'apparition de ce syndrome de sevrage sera évitée par une diminution progressive des doses.

Contre-indications :
Oxynorm est contre-indiqué en cas d'hypersensibilité au produit et à ses excipients, en cas d'insuffisance respiratoire, d'insuffisance hépatique, et en cas de traitement simultané par des dérivés de la morphine.

OZIDIA
Antidiabétiques

🧾 65 % ; TFR
Prix : 6,88 € - 30 comprimés (5 mg)
12,61 € - 30 comprimés (10 mg)
Équivalents ou génériques : Glibénèse, Minidiab, *Glipizide Merck*
Laboratoire : Pfizer
DCI : *glipizide*
Présentations/Composition : Cp. à libération modifiée : 5 et 10 mg de glipizide

Indications : *Diabète type 2*
Ozidia est un sulfamide hypoglycémiant à courte durée d'action, indiqué pour le traitement du diabète non insulino-dépendant (dia-

Ozidia

bète de type 2) de l'adulte et du sujet âgé lorsque le régime n'est pas suffisant pour contrôler l'hyperglycémie.

Précautions/Interactions :
Ozidia est réservé à l'adulte, mais est contre-indiqué au-delà de 65 ans.
La dose habituelle peut varier en fonction du régime, des résultats de contrôle sanguin et de l'évolution du diabète. Ozidia peut éventuellement être associé à un antidiabétique de la classe des biguanides.
La prise d'Ozidia ne dispense pas de suivre un régime hypocalorique adapté.
Des hypoglycémies peuvent survenir au cours du traitement, en cas de prise excessive, d'alimentation déséquilibrée, d'insuffisance rénale ou hépatique, en particulier chez les sujets âgés. La prescription doit être progressive avec contrôles constants des taux de sucre dans le sang et l'urine, afin d'éviter les hypoglycémies.
L'association d'Ozidia est contre-indiquée avec miconazole, procaïne, et elle est déconseillée avec l'alcool, les anti-inflammatoires non stéroïdiens, les antidépresseurs IMAO. Elle doit être faite avec précaution avec de nombreux médicaments, notamment les œstro-progestatifs, certains antihypertenseurs, les anticoagulants par voie orale. Signalez toujours à votre médecin la prise d'un nouveau médicament, car il peut modifier l'équilibre du traitement antidiabétique.

Posologie :
Adulte : 5 à 20 mg/j. en 1 prise
Grossesse : non
Allaitement : non

Effets secondaires :
Ozidia peut provoquer des réactions allergiques cutanées avec érythème, urticaire, prurit, qui régressent à l'arrêt du traitement. Il est également à l'origine de troubles digestifs ou sanguins, réversibles et sans gravité.

Contre-indications :
Ozidia est contre-indiqué en cas de diabète insulino-dépendant infanto-juvénile (diabète de type 1), en cas de diabète grave (acido-cétose, coma diabétique), d'insuffisance rénale ou hépatique, ainsi qu'en cas d'allergie aux sulfamides.

Délai d'action :
Ozidia est efficace en 2 à 3 heures et le taux plasmatique optimal est obtenu en 1 prise quotidienne.

Signes de surdosage :
La prise excessive d'Ozidia provoque une hypoglycémie avec hypotension artérielle, sueurs, sensation de faim et état de malaise. Le traitement doit être immédiatement arrêté et une hospitalisation est préférable en cas de perte de conscience pour perfusion d'une solution de sucre.

PALUDRINE
Antiparasitaires

🚫 65 %
Prix : 14,29 € - 56 comprimés
Équivalents ou génériques : Aucun
Laboratoire : Zeneca
DCI : *proguanil*
Présentations/Composition : Cp. : 100 mg (56 Cp.)

Indications : *Paludisme*
Ce médicament permet de prévenir les accès de paludisme, maladie parasitaire transmise par les moustiques. Il est souvent associé à la chloroquine car de nombreuses souches de parasites sont devenues résistantes à certains antipaludéens. Avant de voyager en zone d'endémie, demandez conseil à votre médecin ou à un centre spécialisé.

Précautions/Interactions :
Les nourrissons de moins de 1 an doivent recevoir au maximum 1/4 de comprimé par jour. Les doses sont adaptées en cas de dysfonctionnement des cellules rénales.

Posologie :
Adulte et enfant > 12 ans
Traitement préventif : 2 Cp./j.
Enfant
< 1 an : 1/4 Cp./j.
1 à 4 ans : 1/2 Cp./j.
5 à 8 ans : 1 Cp./j.
9 à 12 ans : 1 Cp./j.
Grossesse : oui
Allaitement : oui

Effets secondaires :
Il peut survenir parfois une intolérance gastrique qui cède en général à la poursuite du traitement. Des éruptions cutanées, des pertes de cheveux, des aphtes ou une inflammation de la cavité buccale ont été rapportés.

Signes de surdosage :
Les symptômes d'un surdosage sont l'apparition de sang dans les urines avec une douleur gastrique et des vomissements. Une hospitalisation est conseillée.

Bon à savoir
Le traitement préventif débute la veille du départ. Les prises sont maintenues tout le voyage et le traitement est poursuivi 4 semaines après le retour pour être efficace contre les parasites. Une bonne prévention contre le paludisme passe par une protection contre les piqûres de moustiques : utilisation de vêtements longs après le coucher du soleil, crèmes répulsives, insecticides, moustiquaires ou air conditionné.

PANCRÉLASE
Médicaments de la digestion

 NR
Prix : Libre
Équivalents ou génériques : Aucun
Laboratoire : DB
DCI : *pancréatine, cellulase*
Présentations/Composition : Cp. : 100 mg de pancréatine et 100 mg de cellulase fongique

Indications : *Dyspepsie, Ballonnement intestinal*
Pancrélase est indiqué dans les troubles mineurs de la digestion (dyspepsie et ballonnements) et les digestions lentes ou « difficiles ».

Précautions/Interactions :
Pancrélase associe des enzymes naturelles qui ont un rôle de substitution. Ces enzymes ont pour fonction principale d'aider à digérer les graisses alimentaires.
Pancrélase est réservé à l'adulte.

Posologie :
Adulte : 1 Cp. avant les 2 principaux repas
Grossesse : non
Allaitement : non

Effets secondaires :
Pancrélase ne provoque pas d'effets secondaires indésirables.

Contre-indications :
Pancrélase est contre-indiqué en cas d'hypersensibilité à l'un de ses constituants.

Bon à savoir
Avaler le comprimé sans croquer avec un peu d'eau.

PANNOGEL
Antiacnéiques

🚫 30 %
Prix : 2,60 € - tube (40 g)
Équivalents ou génériques : Curaspot, Cutacnyl, Eclaran, Effacné, Panoxyl

Pansoral

Laboratoire : CS
DCI : *peroxyde de benzoyle*
Présentations/Composition : Gel aqueux 5 et 10 % : tube 40 g

Indications : *Acné*
Le peroxyde de benzoyle est un antioxydant puissant qui possède des propriétés antiseptiques et anti-inflammatoires en réduisant le nombre de bactéries cutanées. Il diminue également la production de sébum par la peau. Il est indiqué dans le traitement de l'acné vulgaire et notamment l'acné juvénile débutante ou l'acné des peaux fragiles. Il est aussi utilisé en cure d'entretien d'acnés stabilisées.

Précautions/Interactions :
Pour ne pas irriter la peau, ne pas dépasser 2 lavages par jour à son savon et utiliser un shampooing doux. L'application de parfums ou de lotions alcoolisées sur le visage est à éviter.
Un écran solaire total est nécessaire pendant tout le traitement. Si une journée au soleil est prévue, l'application du gel ou des tampons sera suspendue la veille, le jour même et le lendemain. La réexposition au soleil doit être prudente et progressive après le traitement.
En cas de contact accidentel avec les yeux, la bouche, les narines ou les muqueuses, bien se rincer à l'eau. Il est déconseillé d'associer simultanément plusieurs préparations locales antiacnéiques différentes ou d'appliquer le produit sur une plaie ou une lésion cutanée.

Posologie :
Adulte et adolescent : 1 Applic./j. tous les 2 ou 3 j. pendant 3 mois
Grossesse : après avis médical
Allaitement : après avis médical

Effets secondaires :
Une sensation de cuisson, des rougeurs, des poussées pustuleuses peuvent survenir qui imposent l'arrêt du traitement si elles persistent. Une sensibilité accrue aux UV est possible.

Contre-indications :
Une allergie aux peroxydes (eau oxygénée) contre-indique le traitement.

Délai d'action :
Une période contraignante avec irritations et poussées pustuleuses peut survenir le premier mois. Une phase d'accoutumance avec amélioration de la peau survient vers la 6e semaine et les résultats les plus importants se situent aux environs de la 12e à 14e semaine de traitement.

> **Bon à savoir**
> *Ce produit s'utilise 15 minutes après la toilette, sur une peau sèche. Le gel est à appliquer du bout des doigts en légers massages jusqu'à pénétration complète du produit et sans laisser de couche sur la peau. Le tube doit être bien refermé après usage et conservé à une température inférieure à 25 °C. Attention, les peroxydes peuvent entraîner une décoloration des vêtements, des serviettes ou de la literie.*

PANSORAL
Antiseptiques

NR

Prix : Libre
Équivalents ou génériques : Aucun
Laboratoire : Pierre Fabre Médicament
DCI : *salicylate, cétalkonium*
Présentations/Composition : Tube de gel de 15 g : 8,7/100 g de salicylate choline et 0,01/100 g de cetalkonium chlorure

Indications : *Inflammation de la bouche*
Pansoral est indiqué pour le traitement d'appoint des douleurs liées à l'inflammation de la muqueuse buccale.

Précautions/Interactions :
La posologie habituelle est de 1 à 4 applications par jour sur les gencives.

Posologie :
Adulte : 1 à 4 Applic./j.
Enfant < 6 ans : non
Grossesse : oui
Allaitement : oui

Effets secondaires :
Pansoral peut être responsable de réactions allergiques cutanées.

Contre-indications :
Pansoral est contre-indiqué en cas d'allergie aux salicylés. Il n'est pas recommandé aux enfants de moins de 6 ans en raison de sa teneur en alcool, ni en cas d'insuffisance hépatique.

PANTESTONE
Hormones

65 %
Prix : 17,66 € - 60 capsules
Équivalents ou génériques : Aucun
Laboratoire : Organon
DCI : *testostérone*
Présentations/Composition : Caps. : 40 mg d'undécanoate de testostérone

Indications : *Déficit androgénique*
Pantestone est indiqué dans le traitement de tous les déficits en hormone mâle, permanents ou transitoires.

Précautions/Interactions :
Le traitement prolongé nécessite un contrôle régulier de la prostate et des seins.
Pantestone contient une substance interdite aux sportifs de compétition (dopage).

Posologie :
Adulte : 3 à 4 Caps./j. pendant 2 à 3 Sem. puis 1 à 3 Caps./j.

Effets secondaires :
Pantestone peut provoquer agitation, irritabilité, prise de poids qui (symptômes d'un surdosage) nécessitent de réduire la posologie. Il peut être responsable d'une acné et d'une séborrhée.

Contre-indications :
Pantestone est contre-indiqué en cas de cancer de la prostate, de cancer du sein chez l'homme, et en cas d'insuffisance cardiaque ou rénale sévères. Il est interdit chez la femme.

PARA PLUS
Antiparasitaires

 NR

Prix : Libre
Équivalents ou génériques : Aucun
Laboratoire : SCAT
DCI : *perméthrine, malathion, butoxyde de pipéronyle*
Présentations/Composition : Flacon pressurisé pour Applic. cutanée 90 g

Indications : *Pédiculose du cuir chevelu*
Ce médicament est utilisé dans le traitement des poux adultes et des lentes du cuir chevelu.

Précautions/Interactions :
Ce produit ne doit pas être avalé ni laissé à la portée des enfants. Il doit être appliqué sur les cheveux en évitant les muqueuses, les yeux, le nez et la bouche. Rincer abondamment en cas de contact accidentel.
Pulvériser dans un endroit aéré en évitant les objets incandescents, une flamme ou les sèche-cheveux.

Posologie :
Adulte, Enfant > 2 ans : Flacon pressurisé : 1 Applic.
Enfant < 2 ans : Réduire de moitié le temps d'applic. du produit pressurisé
Grossesse : après avis médical
Allaitement : après avis médical

Effets secondaires :
Ce produit peut provoquer une irritation du cuir chevelu ainsi que des rougeurs en cas de contact avec les muqueuses.

Contre-indications :
La forme pressurisée ne doit pas être utilisée chez les enfants ayant des antécédents de bronchiolite ni chez les personnes asthmatiques.
Les effets de ce médicament chez la femme enceinte étant mal connus, demandez conseil à votre médecin ou à votre pharmacien.

Signes de surdosage :
En cas d'application trop importante et si du produit coule dans le dos, rincer abondamment.

Bon à savoir

Pulvériser le produit par pressions de 1 seconde à une distance de 3 cm et en écartant les mèches de cheveux. Laisser agir 10 minutes, laver avec un shampooing doux et rincer abondamment. Chez les enfants de moins de 2 ans, laisser agir 5 minutes seulement. Il est préférable d'appliquer le produit en imbibant un coton chez les nourrissons de moins de 6 mois.
Peigner les cheveux afin de décrocher les lentes mortes.

PARA SPÉCIAL POUX
Antiparasitaires

NR

Prix : Libre

Parapsyllium

Équivalents ou génériques : Charlieu antipoux, Hégor, Itax, Item antipoux, Parasidose, Pyreflor, Spray-Pax
Laboratoire : SCAT
DCI : *dépalléthrine, butoxyde de pipéronyle*
Présentations/Composition : Flacon pressurisé pour Applic. cutanée : 90 g
Shamp. : 125 et 250 ml

Indications : *Pédiculose du cuir chevelu*
Ce médicament est utilisé dans le traitement des poux adultes et des lentes du cuir chevelu.

Précautions/Interactions :
Ce produit ne doit pas être avalé ni laissé à la portée des enfants. Il doit être appliqué sur les cheveux en évitant les muqueuses, les yeux, le nez et la bouche. Rincer abondamment en cas de contact accidentel.
Pulvériser dans un endroit aéré en évitant les objets incandescents, une flamme ou les sèche-cheveux.

Posologie :
Adulte, Enfant > 2 ans : *Flacon pressurisé* : 1 Applic. ; *Shamp.* : 1 lavage 2 j. de suite
Enfant < 2 ans : Le temps d'applic. du produit pressurisé est réduit de moitié
Grossesse : après avis médical
Allaitement : après avis médical

Effets secondaires :
Ce produit peut provoquer une irritation du cuir chevelu ainsi que des rougeurs en cas de contact avec les muqueuses.

Contre-indications :
La forme pressurisée ne doit pas être utilisée chez les enfants ayant des antécédents de bronchiolite ni chez les personnes asthmatiques.
En l'absence d'informations suffisantes sur son éventuelle toxicité sur le fœtus et le nouveau-né, il est préférable de ne pas l'utiliser pendant la grossesse ni l'allaitement.

Signes de surdosage :
En cas d'application trop importante et si du produit coule dans le dos, rincer abondamment.

Bon à savoir
Pulvériser le produit par pressions de 1 seconde à une distance de 3 cm et en écartant les mèches de cheveux. Laisser agir 30 minutes, laver avec un shampooing doux et rincer abondamment. Chez les enfants de moins de 2 ans, laisser agir 15 minutes seulement. Il est préférable d'appliquer le produit en imbibant un coton chez les nourrissons de moins de 6 mois.
Appliquer le shampooing sur les cheveux mouillés, masser le cuir chevelu puis rincer. Recommencer l'opération en laissant agir le shampooing 5 minutes avant de rincer. Recommencer le lendemain.
Peigner les cheveux afin de décrocher les lentes mortes.

PARAPSYLLIUM
Laxatifs

15 %
Prix : 3,57 € - 10 sachets
3,46 € - flacon (100 g)
Équivalents ou génériques : Psylia, Transilane
Laboratoire : Pharmygiène
DCI : *psyllium, paraffine*
Présentations/Composition : Poud. pour Susp. Buv. : 3,33 g de graine de psyllium et 3,33 g de paraffine liquide/Sach.

Indications : *Constipation*
Parapsyllium augmente le volume des selles et facilite l'expulsion par effet mécanique en cas de constipation.

Précautions/Interactions :
Parapsyllium est réservé à l'adulte.
Parapsyllium est un traitement mécanique de la constipation, qui ne dispense pas de suivre les règles habituelles de prévention de la constipation : boire beaucoup d'eau, manger des fruits et des légumes, avoir régulièrement une activité physique.
En cas de constipation prolongée, d'alternance de diarrhée et de constipation, ou de douleurs abdominales, consulter un médecin.

Posologie :
Adulte : 1 Sach. ou 1 c. à s. dans 1 verre d'eau
Grossesse : oui
Allaitement : oui

Effets secondaires :
Parapsyllium peut provoquer un ballonnement intestinal.

Contre-indications :
Parapsyllium est contre-indiqué en cas de dilatation congénitale du côlon (mégacôlon), de suspicion d'occlusion intestinale.

Délai d'action :
L'effet sur la constipation se manifeste après 2 à 3 jours de traitement.

> **Bon à savoir**
> Diluer le contenu du sachet dans un grand verre d'eau ou de jus de fruits et boire de préférence le soir au coucher.

PARIET
Antiulcéreux

🛒 65 %
Prix : 7,77 € - 14 comprimés (10 mg)
13,58 € - 28 comprimés (10 mg)
19,36 € - 14 comprimés (20 mg)
15,16 € - 28 comprimés (20 mg)
Équivalents ou génériques : Rabéprazole Actavis, Rabéprazole Biogaran, Rabéprazole Isomed, Rabéprazole KRKA, Rabéprazole PHR, Rabéprazole Sandoz, Rabéprazole Téva, Rabéprazole Zen, Rabéprazole Zydus
Laboratoire : Pharma Lab
DCI : *rabéprazole*
Présentations/Composition : Cp. : 10 et 20 mg de rabéprazole

Indications : *Ulcère gastro-duodénal*
Pariet est indiqué pour le traitement de tous les ulcères de la sphère digestive haute, ulcères gastro-duodénaux et œsophagites, ainsi que pour l'élimination de Helicobacter pylori en association avec l'antibiothérapie.

Précautions/Interactions :
Le traitement habituel de l'ulcère est de 20 mg par jour, pendant une durée d'environ 4 semaines. En cas de traitement de Helicobacter pylori, la durée du traitement recommandée, en association avec des antibiotiques, est de 7 jours (2 prises par jour).
Avant le début du traitement il est recommandé de faire un examen clinique soigneux afin d'éliminer la possibilité d'une tumeur maligne.

Posologie :
Adulte : 20 mg/j.
Grossesse : non
Allaitement : non

Effets secondaires :
Pariet peut être responsable de maux de tête, diarrhées, nausées, rhume, douleurs abdominales, fatigue, flatulences, vomissements, infections, toux, constipation, insomnie.

Contre-indications :
Pariet est contre-indiqué en cas d'hypersensibilité au produit.

> **Bon à savoir**
> Le traitement doit être généralement pris en une seule fois, le matin avant le petit déjeuner, sauf en cas de traitement de la maladie ulcéreuse due à Helicobacter pylori, où le traitement est réparti en deux prises dans la journée.

PARKINANE
Antiparkinsoniens

🛒 65 %
Prix : 1,93 € - 50 gélules LP (2 mg)
1,93 € - 20 gélules LP (5 mg)
Équivalents ou génériques : Artane
Laboratoire : Eisai
DCI : *trihexyphénidyle*
Présentations/Composition : Gél. LP : 2 et 5 mg

Indications : *Maladie de Parkinson*
Parkinane inhibe l'action de l'acétylcholine, un neuromédiateur agissant au niveau du cerveau et des nerfs périphériques. Il est indiqué dans le traitement de la maladie de Parkinson, seul ou en association à d'autres antiparkinsoniens, lorsque les tremblements sont prédominants ou lorsque la maladie est accompagnée d'une hyperproduction gênante de salive.

Précautions/Interactions :
Ce médicament est à utiliser avec prudence chez les personnes âgées, en cas de troubles du rythme cardiaque, d'angine de poitrine ou de bronchite chronique (il augmente la viscosité du mucus des bronches).
Les doses doivent être administrées progressivement et le traitement ne doit pas être arrêté brutalement pour éviter une rechute exacerbée de la maladie. Les femmes en âge de procréer doivent obligatoirement utiliser une contraception efficace pendant toute la durée du traitement.
Le lisuride (Arolac ou Dopergine), les médicaments contenant de l'atropine ou dérivés (certains antidépresseurs et antiallergiques) sont interdits ainsi que les autres antiparkinsoniens anticholinergiques.

Posologie :
Adulte : 2 à 10 mg/j. en 1 prise

Parlodel

Grossesse : non
Allaitement : non

Effets secondaires :
Parkinane provoque sécheresse de la bouche, constipation, troubles de la vue, diminution des sécrétions lacrymales, palpitations, rétention urinaire en cas d'adénome de la prostate, risque de glaucome aigu en cas de glaucome à angle fermé ainsi qu'une excitation, euphorie, hallucinations ou confusion mentale chez la personne âgée. Ces effets secondaires disparaissent avec la diminution des doses.

Contre-indications :
Le glaucome à angle fermé, l'adénome de la prostate, les maladies cardiaques sont des contre-indications. Parkinane ne peut pas être utilisé chez les enfants de moins de 15 ans.

En cas d'oubli :
Reprendre le traitement sans dépasser la dose quotidienne.

Signes de surdosage :
Le surdosage se manifeste par une exagération des effets secondaires et exige une hospitalisation.

Bon à savoir
Ce médicament n'est plus indiqué dans les syndromes parkinsoniens provoqués parfois par les traitements neuroleptiques car il pourrait les aggraver.

PARLODEL
Antiparkinsoniens

65 % ; TFR
Prix : 4,18 € - 20 comprimés (2,5 mg)
6,00 € - 30 comprimés (2,5 mg)
9,26 € - 30 gélules (5 mg)
16,37 € - 30 gélules (10 mg)
Équivalents ou génériques : Bromokin
Laboratoire : Novartis
DCI : *bromocriptine*
Présentations/Composition : Cp. : 2,5 mg ; Gél. : 5 et 10 mg

Indications : *Maladie de Parkinson, Hyperprolactinémie, Interruption de la lactation après accouchement*
La bromocriptine est un dérivé de l'ergot de seigle, champignon parasite de cette céréale. Elle régularise l'activité de certains neurones du cerveau en simulant les effets de la dopamine qui est le neurotransmetteur déficitaire dans la maladie de Parkinson. Elle est utilisée dans la maladie de Parkinson en association à la lévodopa pour retarder ou diminuer l'apparition des fluctuations d'activité ou des mouvements anormaux provoqués par la lévodopa. Elle possède également une action contre l'hypersécrétion de prolactine, hormone responsable de troubles des règles et de stérilité chez la femme ou d'impuissance et de gynécomastie (développement des seins) chez l'homme. Elle est également indiquée pour stopper la montée laiteuse ou la lactation après l'accouchement.

Précautions/Interactions :
Il est préférable de surveiller la tension artérielle en début de traitement. Les doses sont diminuées en cas d'insuffisance rénale. Il faut utiliser ce médicament avec prudence en cas de détérioration mentale, de maladies cardiovasculaires, de troubles psychiatriques, d'ulcères gastro-duodénaux et de phénomènes de Raynaud.
Les macrolides (sauf la spiramycine), la méthylergométrine, le flunarizine, les neuroleptiques et apparentés (alizapride, métoclopramide, métopimazine, thiéthylpérazine), les anticholinergiques, les sympathomimétiques, la griséofulvine et les boissons alcoolisées sont déconseillés pendant tout le traitement.

Posologie :
Adulte
Parkinson : 1,25 mg/j. en augmentant chaque Sem. de 2,5 mg jusqu'à 20 à 40 mg/j.
Hyperprolactinémie : 1,25 mg le soir le 1er j. ; 1,25 mg midi et soir le 2e j. ; puis 2,5 mg 2 fois/j.
Inhibition lactation : 1,25 mg le soir le 1er j. ; 1,25 mg midi et soir le 2e j. ; puis 2,5 mg 2 fois/j.

Grossesse : non
Allaitement : non

Effets secondaires :
Des nausées et des vomissements, une perte d'appétit apparaissent de façon transitoire en début de traitement. Des phénomènes d'euphorie ou d'excitation, des insomnies, une confusion mentale, des délires ou des hallucinations peuvent survenir au cours du traitement. Plus rarement, peuvent apparaître un état de somnolence, vertiges, maux de tête, sécheresse de la bouche, constipation,

œdèmes des membres inférieurs, maladies pulmonaires et cardio-vasculaires.

Contre-indications :
Une maladie coronarienne, des troubles circulatoires artériels et des troubles psychiatriques contre-indiquent la prise de dérivés de l'ergot de seigle.

Délai d'action :
Les délais d'action sont très variables d'une personne à l'autre et les doses ne doivent être augmentées que tous les 3 à 4 jours.

En cas d'oubli :
Reprendre le traitement progressivement en demandant conseil à votre médecin.

Signes de surdosage :
Le surdosage constitue ce que l'on appelle l'ergotisme et consiste en troubles psychiatriques (hallucinations et délires), en nausées, vomissements, variations de la tension artérielle, troubles des mouvements musculaires. Le traitement doit être diminué ou arrêté et un antidote peut être prescrit (métoclopramide ou sulpiride).

> **Bon à savoir**
> Il est préférable de prendre les comprimés au cours des repas et de les conserver à l'abri de l'humidité et de la lumière.

PASER
Antituberculeux

Prix : Usage hospitalier
Équivalents ou génériques : Aucun
Laboratoire : Lucane Pharma
DCI : *acide para-aminosalicylique*
Présentations/Composition : Sach. de Gran. : 4 g d'acide para-aminosalicylique

Indications : *Tuberculose*
Paser est indiqué, chez l'adulte, en association avec plusieurs autres médicaments antibiotiques bactéricides ou bactériostatiques réputés actifs sur mycobacterium tuberculosis dans le traitement de la tuberculose multi-résistante en fonction des résultats de l'antibiogramme ou bien lorsque l'utilisation de l'isoniazide et de la rifampicine est impossible pour des raisons de résistance croisée ou d'intolérance.

Précautions/Interactions :
La posologie habituelle Paser est de 1 sachet 3 fois par jour.
Le contenu du sachet peut être administré immédiatement après dilution dans un aliment ou une boisson acide (yaourt, jus d'orange).

Posologie :
Adulte : 3 Sach./j.
Enfant < 2 ans : non
Grossesse : non
Allaitement : non

Effets secondaires :
Paser peut être responsable de fièvre, nausées, vomissements, diarrhées, douleurs gastro-abdominales, et, plus rarement, de réactions allergiques cutanées ou de troubles endocriniens.

Contre-indications :
Paser ne doit pas être utilisé chez les personnes pouvant présenter une hypersensibilité (allergie) au principe actif ou aux anti-inflammatoires non stéroïdiens, ni chez les enfants de moins de 2 ans. Il ne peut pas être utilisé en cas d'insuffisance rénale sévère.

PÉFLACINE
Antibiotiques

65 % ; (Inj.) H

Prix : 87,02 € - 28 comprimés
15,49 € - 2 comprimés
Usage hospitalier - Forme injectable
Équivalents ou génériques : Aucun
Laboratoire : Aventis
DCI : *péfloxacine*
Présentations/Composition : Cp. : 400 mg

Indications : *Infections bactériennes*
Les quinolones de 2e génération possèdent une activité antibiotique 100 fois plus forte que les quinolones de 1re génération et diffusent très bien dans l'ensemble des tissus de l'organisme. Ils sont indiqués dans les infections ostéo-articulaires, génito-urinaires dont les infections prostatites, hépato-biliaires, abdominales, digestives, respiratoires, ORL, cutanées, septicémiques et méningites. Cet antibiotique est également indiqué dans le traitement minute de la cystite aiguë de la femme et de l'urétrite gonococcique de l'homme.

Pegasys

Précautions/Interactions :
Ce médicament est utilisé avec prudence en cas d'épilepsie ou d'antécédent de convulsions.
La posologie est adaptée en cas d'insuffisances hépatique ou rénale sévères.
La théophylline et ses dérivés sont contre-indiqués. Les anticoagulants AVK sont à surveiller en cas d'association avec Péflacine, et les anti-acides doivent être pris avec un intervalle de 2 heures.

Posologie :
Adulte
Cystite aiguë : 800 mg en 1 prise
Urétrite gonococcique : 800 mg en 1 prise
Autres : 400 mg 2 fois/j.
Grossesse : non
Allaitement : non

Effets secondaires :
Péflacine peut provoquer des douleurs articulaires, tendinites du tendon d'Achille avec parfois rupture, altérations de cartilage de conjugaison chez l'enfant, nausées, vomissements, vertiges, maux de tête, réactions allergiques et, dans certains cas, des troubles visuels, insomnies, hallucinations ou une confusion mentale et des convulsions.

Contre-indications :
Péflacine est contre-indiqué en cas d'antécédent de tendinite ou d'allergie provoquée par une quinolone, de déficit en G6PD, d'exposition au soleil ou aux UV ainsi que chez les enfants jusqu'à la fin de la croissance.

PEGASYS
Antiviraux

📖 65 %
Prix : 156,77 € - 1 seringue (0,135 mg)
595,15 € - 4 seringues (0,135 mg)
179,93 € - 1 seringue (0,180 mg)
679,31 € - 4 seringues (0,180 mg)
Équivalents ou génériques : Aucun
Laboratoire : Roche
DCI : *interféron alfa-2a*
Présentations/Composition : Seringue préremplie : 0,135 ou 0,180 mg pour 0,5 ml de Sol. Inj.

Indications : *Hépatite C virale*
Pegasys est indiqué dans le traitement de l'hépatite chronique prouvée chez les patients âgés de 18 ans et plus, en particulier chez les patients ayant un taux sérique élevé de transaminases, y compris les patients présentant une cirrhose compensée.

Précautions/Interactions :
La posologie recommandée est de 180 microgrammes une fois par semaine, en association avec la ribavirine ou en monothérapie. La durée du traitement dépend du type du virus en cause, et est généralement de 24 à 48 semaines.
La posologie peut être réduite à 135 microgrammes, et parfois moins, en cas d'effets secondaires indésirables. Elle peut être de nouveau augmentée en cas de disparition ou d'atténuation des effets secondaires.
La surveillance du traitement impose un contrôle fréquent de la numération sanguine et des tests hépatiques. Une réduction de la dose est recommandée lorsque le nombre de globules blancs neutrophiles est inférieur à 750/mm^3.
Il est nécessaire de changer souvent de site d'injection pour diminuer le risque de lésions cutanées ou hémorragiques fréquentes avec ce type de médicaments.
Le traitement nécessite une surveillance de l'acuité visuelle. En cas d'apparition de troubles oculaires, un examen ophtalmologique est nécessaire.
Pegasys doit être utilisé avec précaution chez les patients souffrant de diabète ou d'hypertension artérielle.
Le traitement avec interféron peut être responsable d'un syndrome pseudo-grippal, avec fièvre, nécessitant l'emploi d'un médicament contre la fièvre, comme paracétamol.
En cas d'apparition de toux ou d'essoufflement, il est nécessaire de faire une radiographie pulmonaire.

Posologie :
Adulte : 1 Inj./Sem.
Grossesse : non
Allaitement : non

Effets secondaires :
Pegasys peut être responsable de nombreux effets secondaires, avec en particulier un état pseudo-grippal avec fièvre, toux et dyspnée, de troubles cutanés, hépatiques, digestifs, cardiaques, cérébraux. En raison de l'importance des effets secondaires possibles, le traitement doit être suivi par un médecin spécialiste.

Contre-indications :
Pegasys est contre-indiqué en cas d'épilepsie, de troubles psychiatriques graves à type de dépression, de maladie cardio-vasculaire, d'insuffisance rénale et en cas de maladie hépatique décompensée. Il est également contre-indiqué en cas de maladie de la glande thyroïde, de transplantation, et il doit être utilisé avec prudence en cas de trouble sanguin, d'hypertension artérielle, de diabète et d'un syndrome fébrile.

PENTACARINAT
Antiparasitaires

 65 %
Prix : 34,56 € - poudre pour aérosol et usage parentéral IM IV (300 mg)
Équivalents ou génériques : Glucantime
Laboratoire : RPR Bellon
DCI : *isétionate de pentamidine*
Présentations/Composition : Poud. pour aérosol et usage parentéral IM IV 300 mg

Indications : *Leishmaniose, Trypanosome, Pneumocystis carinii*
Ce médicament de synthèse est actif contre des parasites tropicaux responsables de la maladie de Kala-Azar (leishmaniose viscérale) ou des boutons d'Orient (leishmaniose cutanée), de la maladie du sommeil (trypanosome transporté par la mouche Tsé Tsé). Il est également indiqué, en aérosol, dans la prévention de certaines pneumonies chez les personnes atteintes de Sida.

Précautions/Interactions :
Des contrôles sanguins et urinaires sont nécessaires pendant toute la durée du traitement et les doses sont diminuées en cas de dysfonctionnement des cellules rénales. Une surveillance particulière est nécessaire lorsque des troubles de la tension artérielle, un diabète, des problèmes hépatiques ou sanguins existent.
Le Pentacarinat en aérosol peut déclencher de la toux ou des difficultés à respirer.
La didanosine, le foscarnet, la zalcitabine et de nombreux autres médicaments nécessitent des précautions d'emploi lorsqu'ils sont associés au traitement.

Posologie :
Adulte
Traitement général : 3 à 4 mg/kg/j. en IM ou IV 1 fois/j. ou tous les 2 j. pendant 7 à 14 j.
Aérosol : 300 mg 1 fois/mois
Grossesse : oui, si nécessaire
Allaitement : non

Effets secondaires :
Le traitement peut entraîner des troubles de la fonction rénale, pancréatique et sanguine, et provoquer des modifications de l'électrocardiogramme.
Les effets indésirables de l'utilisation en aérosol consistent en toux, essoufflement et spasmes des bronches. Les injections sont parfois douloureuses.

Bon à savoir
Le nébulisateur utilisé est spécifique au traitement (de type Respirgard II ou similaire). Si l'appareil est réutilisable, la stérilisation ou le changement du réservoir et du circuit est obligatoire. La poudre du flacon est mélangée avec 6 ml d'eau pour préparation injectable et agitée jusqu'à obtention d'une solution limpide. La totalité du flacon doit être inhalée et la nébulisation s'arrête après 15 à 30 minutes. La solution reconstituée doit être utilisée dans les 24 heures.

PEPCIDAC
Antiulcéreux

 NR
Prix : Libre
Équivalents ou génériques : *Famotidine EG*, *Famotidine Merck*
Laboratoire : Martin-Johnson & Johnson-Merck Sharp & Dohme-Chibret
DCI : *famotidine*
Présentations/Composition : Cp. et Lyoph. : 10 mg de famotidine (boîte de 12 Cp.)

Indications : *Brûlure d'estomac, Renvois acides (pyrosis), Aigreurs d'estomac*
Pepcidac est réservé au traitement symptomatique des douleurs d'estomac ou d'œsophage provoquées par le reflux gastro-œsophagien.

Précautions/Interactions :
Pepcidac est réservé à l'adulte.
Il est déconseillé de suivre un traitement de plus de 2 semaines sans avis médical.

Posologie :
Adulte : 1 Cp. au moment des symptômes ou le soir, maxi 2 Cp./j.
Grossesse : non
Allaitement : non

Pepsane

Effets secondaires :
Pepcidac provoque des troubles digestifs (nausées, diarrhées ou constipation), sécheresse de la bouche, maux de tête, plus rarement des éruptions cutanées, vertiges, confusions, des troubles de la formule sanguine et des tests hépatiques. Un traitement de longue durée favorise les infections gastriques.

Contre-indications :
Pepcidac est contre-indiqué en cas d'hypersensibilité connue à la famotidine.

Délai d'action :
Pepcidac est efficace 1 heure après son administration.

En cas d'oubli :
Prendre le comprimé sans dépasser la dose journalière prescrite.

> **Bon à savoir**
> Les comprimés sont à conserver à l'abri de l'humidité et à une température inférieure à 30 °C.

PEPSANE
Pansements gastro-intestinaux

 NR

Prix : 4,16 € - 30 sachets
Équivalents ou génériques : Aucun
Laboratoire : Rosa-Phytopharma
DCI : *diméticone, gaïazulène*
Présentations/Composition : Sach. : 3 g de diméticone et 4 mg de gaïazulène

Indications : *Douleur et trouble du transit gastro-intestinal, Ballonnement intestinal*
Protecteur de la muqueuse intestinale et adsorbant de l'eau et des gaz, Pepsane est un silicone utilisé dans le traitement des gastralgies et des colites avec diarrhée et ballonnement.

Précautions/Interactions :
Il est toujours nécessaire de vérifier que les lésions intestinales sont bénignes avant de suivre un traitement prolongé.
Il est nécessaire de respecter un intervalle d'au moins 2 heures entre chaque prise avec de nombreux médicaments.

Posologie :
Adulte : 1 à 2 Sach. 3 fois/j. avant les repas ou au moment des douleurs
Grossesse : oui
Allaitement : oui

Effets secondaires :
Dans certains cas, Pepsane peut provoquer ou aggraver une constipation.

Contre-indications :
Pepsane est contre-indiqué en cas de maladies obstructives du tube digestif.

Délai d'action :
Pepsane est efficace en 1 heure sur les symptômes digestifs.

> **Bon à savoir**
> Absorber directement le contenu du sachet. Les sachets sont à conserver à l'abri de la chaleur.

PERCUTALGINE
Antirhumatismaux/Décontracturants

 15 %

Prix : 2,30 € -10 ampoules pour application locale
4,05 € - flacon de spray pour application locale (40 ml)
2,09 € - tube de gel (30 g)
Équivalents ou génériques : Cortisal
Laboratoire : Besins
DCI : *dexaméthasone, salicylamide, salicylate de glycol*
Présentations/Composition : Amp. pour Applic. Loc. : dexaméthasone 1 mg, salicylamide 170 mg, salicylate de glycol 200 mg
Spray pour Applic. Loc. : dexaméthasone 0,5 mg, salicylamide 85 mg, salicylate de glycol 100 mg
Gel pour Applic. Loc. : dexaméthasone 50 mg, salicylamide 2 g, salicylate de glycol 10 g

Indications : *Inflammation de l'appareil locomoteur*
Percutalgine est une association d'un corticoïde et de dérivés d'aspirine qui soulagent les inflammations et les douleurs articulaires, les tendinites et les entorses.

Précautions/Interactions :
Le médicament doit être appliqué sur une peau saine, sans lésion et sans infection bactérienne, virale ou mycosique. Surtout ne pas appliquer sur les muqueuses ou dans les yeux. Le traitement au long cours doit être supervisé par un médecin car il peut y avoir passage du médicament dans l'organisme.

Posologie :
Adulte
Amp. : 4 à 6 Amp./j. en 2 à 3 Applic. puis 2 à 4 Amp./j. en 2 Applic.
Gel : 3 Applic./j.
Spray : 8 à 12 Pulv./j. en 2 ou 3 Applic. puis 4 à 8 Pulv./j. en 2 ou 3 Applic.
Grossesse : non
Allaitement : non

Effets secondaires :
Il est possible que de l'eczéma, des démangeaisons ou des rougeurs apparaissent à l'endroit où la pommade a été appliquée, il faut alors arrêter le traitement.

Contre-indications :
Ne pas appliquer sur une peau lésée, infectée ou sur une plaie. Les personnes allergiques à l'un des produits ou à l'aspirine ne doivent pas utiliser ce médicament.
Ce médicament n'est pas conseillé chez la femme enceinte ou qui allaite car les substances passent dans le sang et les effets ne sont pas connus chez le fœtus et le nourrisson.

Bon à savoir
La solution pour application cutanée doit être dispersée sur l'endroit à traiter sans frotter. Le gel et le spray sont étalés sans masser pour faire pénétrer le produit. Bien se rincer les mains après application. Si le médicament est entré en contact avec une muqueuse ou les yeux, rincer abondamment à l'eau claire.

PERGOTIME
Traitements de la stérilité

65 %
Prix : 3,70 € - 5 comprimés
Équivalents ou génériques : Clomid
Laboratoire : Serono
DCI : *clomifène*
Présentations/Composition : Cp. : 50 mg de clomifène
Indications : *Stérilité, Aménorrhée*
Pergotime est un inducteur de l'ovulation chez les femmes présentant une absence ou un trouble de l'ovulation, avec un bilan hormonal normal. Pergotime est également utilisé pour tester l'ovulation dans le cas d'une aménorrhée prolongée après prise de contraceptifs oraux.

Précautions/Interactions :
Pergotime ne peut être utilisé que sous contrôle médical, et seulement à partir du 5e jour du cycle.
Avant tout traitement, il faut s'assurer de l'absence de grossesse.
En cas d'échec, il est possible de faire un 2e traitement, après un intervalle de 1 mois, et en doublant la dose (2 comprimés par jour), sans dépasser 3 traitements.
Son association est déconseillée avec les gonadotrophines, en raison du risque accru de kyste ovarien et de grossesse multiple.

Posologie :
Adulte : 1Cp./j./5 j. du 5e au 10e j. du cycle

Effets secondaires :
Pergotime peut provoquer une hypertrophie ovarienne, avec douleur abdominale, des troubles visuels nécessitant l'arrêt immédiat du médicament, et peut être à l'origine d'une grossesse multiple. Il est également responsable de nausées, vomissements, fatigue, dépression, vertiges, maux de tête, chute de cheveux, bouffées de chaleur.

Contre-indications :
Pergotime ne peut pas être utilisé en cas de grossesse, de maladie hépatique, de tumeur de l'hypophyse, de cancer des organes génitaux, d'hémorragie génitale.

Bon à savoir
Les inducteurs de l'ovulation donnent de bons résultats avec un taux de succès (grossesse) évalué à 70 % des traitements.

PÉRIACTINE
Stimulants de l'appétit

NR
Prix : Libre
Équivalents ou génériques : Aucun
Laboratoire : Merck Sharp & Dohme-Chibret
DCI : *cyproheptadine*
Présentations/Composition : Cp. : 4 mg de cyproheptadine
Indications : *Stimulation de l'appétit, Rhinite, Conjonctivite allergique, Dermatose allergique*
Périactine est un antihistaminique indiqué dans le traitement des manifestations allergiques cutanées ou ORL. Il a également la propriété de stimuler l'appétit.

Permixon

Précautions/Interactions :
Périactine ne peut pas être utilisé chez l'enfant de moins de 2 ans.
Périactine doit être utilisé avec précaution en cas de traitement avec des médicaments actifs sur le système nerveux central : neuroleptiques, antiparkinsoniens, antidépresseurs, anesthésiques, somnifères.
La consommation d'alcool est déconseillée pendant le traitement.

Posologie :
Adulte : 1 à 3 Cp./j.
Enfant
2 à 7 ans : 1/2 à 1 Cp./j.
7 à 14 ans : 1/2 à 3 Cp./j.
Grossesse : non
Allaitement : non

Effets secondaires :
Périactine provoque une somnolence et, comme la plupart des médicaments antihistaminiques, est responsable de sécheresse de la bouche, constipation, troubles de la vue, rétention urinaire, confusion mentale chez les personnes âgées.

Contre-indications :
Périactine est contre-indiqué en cas de glaucome et de maladies de la prostate.

PERMIXON
Médicaments de la prostate

30 %
Prix : 25,39 € - 60 gélules
69,82 € - 180 gélules
Équivalents ou génériques : Prodinan
Laboratoire : Pierre Fabre
DCI : *serenoa repens*
Présentations/Composition : Gél. : 160 mg d'extrait de serenoa repens

Indications : *Hypertrophie de la prostate*
Permixon est un extrait de plantes indiqué dans le traitement des troubles urinaires liés à l'hypertrophie de la prostate.

Précautions/Interactions :
La surveillance du traitement exige de faire régulièrement un examen clinique, un dosage de PSA (antigène spécifique de la prostate) et une urographie intraveineuse afin de détecter l'apparition d'un cancer de la prostate.
Permixon est utilisé en cures de 6 à 8 semaines.

Posologie :
Adulte : 2 Cp./j. au moment des repas

Effets secondaires :
Permixon ne provoque pas d'effets indésirables.

Contre-indications :
Il n'existe pas de contre-indications à l'emploi de Permixon.

PERSANTINE
Anticoagulants

 NR
Prix : 2,16 € - 30 comprimés (75 mg)
5,32 € - 100 comprimés (75 mg)
Libre - Ampoules injectables
Équivalents ou génériques : Cléridium
Laboratoire : Boehringer Ingelheim
DCI : *dipyridamole*
Présentations/Composition : Cp. : 75 mg ; 10 Amp. Inj. : 10 mg/2 ml

Indications : *Prévention des thromboses vasculaires*
Persantine est indiqué dans la prévention des accidents thromboemboliques, dans la prévention des accidents vasculaires cérébraux et comme traitement de complément dans les maladies des coronaires.
Persantine a une activité anti-agrégante plaquettaire et agit également sur les polyglobulies (augmentation du nombre de globules rouges) fréquentes dans certaines maladies cardiaques congénitales.

Précautions/Interactions :
Il faut éviter l'emploi de dipyridamole dans la phase initiale de l'infarctus du myocarde.
Si nécessaire, dipyridamole peut être associé à l'aspirine, à l'héparine et aux anticoagulants oraux.
Le traitement doit être commencé progressivement afin de prévenir l'apparition de céphalées.

Posologie :
Adulte
Polyglobulies cardiopathies congénitales : 2 Cp./j.
Prévention thromboembolie : 3 à 5 Cp./j. à 75 mg
Enfant
Polyglobulies cardiopathies congénitales : 2 à 4 mg/kg/j. en 2 à 3 prises
Grossesse : non

Allaitement : non

Effets secondaires :
Le dipyridamole est responsable de maux de tête, de bouffées de chaleur, de baisse de la tension artérielle, d'éruptions cutanées, surtout en début de traitement.

Contre-indications :
Il n'existe pas de contre-indications à l'emploi de dipyridamole, hormis une hypersensibilité antérieure au produit.

Délai d'action :
Le dipyridamole est actif en quelques heures.

En cas d'oubli :
Prendre immédiatement le comprimé oublié sans dépasser la dose journalière prescrite.

Signes de surdosage :
Le surdosage de dipyridamole provoque des troubles gastro-intestinaux et des maux de tête qui disparaissent rapidement.

PERUBORE
Anticongestionnants

 NR

Prix : Libre
Équivalents ou génériques : Aucun
Laboratoire : Mayoly Spindler
DCI : *lavande, thym, romarin, thymol*
Présentations/Composition : Caps. : 18 mg d'essence de lavande, 34 mg d'essence de thym, 48 mg d'essence de romarin et 2 mg de thymol.

Indications : *État congestif des voies aériennes supérieures*
Perubore est indiqué comme traitement d'appoint en cas d'inflammation de la gorge.

Précautions/Interactions :
La posologie habituelle est de 1 capsule 3 fois par jour, par inhalation, dans un bol d'eau bouillante ou un inhalateur.

Posologie :
Adulte : 3 Caps./j.
Enfant < 12 ans : non
Grossesse : non
Allaitement : non

Effets secondaires :
Perubore peut être exceptionnellement responsable de réactions allergiques locales.

Contre-indications :
Perubore ne doit pas être utilisé chez les personnes pouvant présenter une hypersensibilité (allergie) aux principes actifs et en cas d'antécédents de convulsions.

PEVARYL
Antifongiques

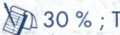 30 % ; TFR

Prix : 6,68 € - flacon de poudre (30 g)
13,13 € - lotion 1 %
5,58 € - solution 1 % (30 g)
4,98 € - émulsion 1 % (30 ml)
4,79 € - crème 1 % (30 g)
Équivalents ou génériques : *Dermazol, Éconazole Arrow, Éconazole Biogaran, Éconazole EG, Éconazole Merck, Éconazole Mylan, Éconazole Ranbaxy, Éconazole Ratiopharm, Éconazole RPG, Éconazole Sandoz, Éconazole Téva, Éconazole Zydus,* Fongiléine, Gynopura, Mycoapaysil, Mycosedermyl, Myleugyn
Laboratoire : Mc Neil
DCI : *éconazole*
Présentations/Composition : Poud. ; Sol. ; lotion ; Émul. ; crème pour Applic. locale : 1 g/100 g d'éconazole

Indications : *Candidose, Dermatophyties*
Pevaryl est utilisé pour le traitement des candidoses cutanées : intertrigos génito-cruraux, anaux et périanaux, perlèche, vulvite et balanite, dermatophyties, teignes, pityriasis versicolor, érythrasma.

Précautions/Interactions :
Il est déconseillé d'utiliser un savon acide pendant le traitement, car cela favorise le développement du candida.
Le traitement local dure généralement 2 à 3 semaines, accompagné, si nécessaire d'un traitement antifongique par voie orale.

Posologie :
Adulte : 2 Applic./j.
Grossesse : oui
Allaitement : oui

Effets secondaires :
Pevaryl peut être responsable d'une sensation de brûlure cutanée, prurit et réaction allergique cutanée à base de rougeur nécessitant l'arrêt du traitement.

Contre-indications :
Pevaryl est contre-indiqué en cas d'hypersensibilité aux composants.

> **Bon à savoir**
> Faire pénétrer le produit dans les lésions cutanées en massant légèrement.

PHAEVA
Contraceptifs

 NR

Prix : Libre
Équivalents ou génériques : Felixita, Gestodène-Éthinylestradiol Arrow, Gestodène-Éthinylestradiol Biogaran, Gestodène-Éthinylestradiol EG, Gestodène-Éthinylestradiol Ratiopharm, Gestodène-Éthinylestradiol Sandoz, Gestodène-Éthinylestradiol Téva, Gestodène-Éthinylestradiol Winthrop, Harmonet, Méliane, Moneva, Minulet, Tri-Minulet
Laboratoire : Schering
DCI : *gestodène, éthinylestradiol*
Présentations/Composition : Cp. beiges : 0,05 mg de gestodène et 0,03 mg d'éthinylestradiol ; Cp. bruns : 0,07 mg de gestodène et 0,04 mg d'éthinylestradiol ; Cp. blancs : 0,10 mg de gestodène et 0,03 mg d'éthinylestradiol

Indications : *Contraception orale*
Phaeva est un contraceptif estroprogestatif minidosé utilisé pour la contraception orale.

Précautions/Interactions :
Au contraire des pilules de première génération, « normodosées » – qui peuvent être prises à n'importe quelle heure de la journée – les « minipilules » doivent être prises tous les jours à heure fixe.
La prise de Phaeva exige de faire un examen clinique, un bilan avec dosage du sucre et des graisses dans le sang, frottis cervical, mammographie.
Phaeva doit être arrêté en cas de survenue d'effets secondaires. Selon leur importance, il faut changer de « pilule » ou choisir un autre moyen de contraception (préservatif, stérilet).
La survenue de maux de tête inhabituels, d'une élévation de la tension artérielle ou de troubles oculaires nécessite d'arrêter la prise de Phaeva.

En cas de vomissements, il est prudent de reprendre 1 comprimé pour s'assurer de la couverture contraceptive.
Bien que Phaeva ne soit pas conseillé pendant la grossesse, il n'y a aucun risque pour l'enfant ni pour la mère si la prise a été prolongée pendant les premières semaines.
Phaeva est déconseillé avec les anticonvulsivants, griséofulvine, rifabutine, rifampicine.
En cas d'intervention chirurgicale il est préférable d'interrompre la pilule 1 mois avant la date prévue.
La prise de la pilule est fortement déconseillée chez les femmes de plus de 40 ans, en cas d'obésité ou de tabagisme important.

Posologie :
Adulte : 1 Cp./j. pendant 21 j. (6 Cp. beiges, 5 Cp. bruns, 10 Cp. blancs) puis arrêt 7 j.

Effets secondaires :
Phaeva provoque fréquemment nausées, prise de poids, maux de tête, douleurs des seins, irritabilité, symptômes dépressifs, jambes lourdes, acné, séborrhée, saignements intermenstruels ou absence de règles, candidose vaginale, diminution de libido, irritation oculaire par les lentilles de contact, sans que ces symptômes nécessitent une interruption du traitement. Il provoque aussi hypertension artérielle, accidents vasculaires cérébraux, ictères, hypercholestérolémies ou hypertriglycéridémies, diabète, tumeurs mammaires, qui nécessitent toujours l'arrêt du traitement. Phaeva est souvent responsable d'une augmentation du risque de calculs biliaires. Après l'arrêt de la pilule, une période d'absence de règles de quelques mois est possible, nécessitant de faire un bilan clinique et biologique en cas de persistance.

Contre-indications :
Phaeva est contre-indiqué en cas d'antécédents de cancer du sein et de maladies thromboemboliques, hypertension artérielle, maladies des coronaires ou des valves cardiaques, tumeurs de l'utérus, hémorragies génitales inexpliquées, maladie hépatique, insuffisance rénale, migraines importantes.

En cas d'oubli :
En cas d'oubli de moins d'une journée, prendre immédiatement le comprimé oublié. En cas d'oubli prolongé il est préférable d'arrêter le traitement ou de le continuer en

utilisant d'autres moyens de contraception (préservatif) jusqu'aux prochaines règles.

> **Bon à savoir**
> Phaeva est un contraceptif efficace et présentant peu de risques, à condition de respecter les règles de sécurité. Les accidents vasculaires dus à la pilule sont favorisés par le tabagisme, l'obésité et les varices.

PHARMATEX
Contraceptifs

 NR

Prix : Libre
Équivalents ou génériques : Alpagelle
Laboratoire : Innothéra
DCI : *chlorure de benzalkonium*
Présentations/Composition : Crème vaginale : 1,2 g de chlorure de benzalkonium/100 g (tube de 72 g) ; tubes-canules : 54 mg de chlorure de benzalkonium/tube ; mini-ovule : 18,9 mg de chlorure de benzalkonium ; ovule : 18,9 mg de chlorure de benzalkonium, boîtes de 10 et 20 ; tampon vaginal : 60 mg de chlorure de benzalkonium, boîte de 6

Indications : *Contraception locale*
Les spermicides en application locale sont une méthode de contraception lorqu'il est impossible d'utiliser les méthodes classiques de la contraception orale ou des dispositifs intra-utérins (stérilet).

Précautions/Interactions :
Pharmatex existe sous forme de crème vaginale, de tube-canule, de mini-ovule, ovule et tampon.
Introduire la crème ou l'ovule au fond du vagin, en position allongée, 5 minutes avant le rapport sexuel. La protection dure 10 heures, et 24 heures dans le cas du tampon.
En cas de rapports multiples, remettre de la crème, sauf en cas d'utilisation du tampon.
Après les rapports, faire uniquement une toilette externe. Attendre 2 heures avant de faire une toilette vaginale.
Il ne faut pas utiliser Pharmatex avec les traitements vaginaux, qui risquent d'inactiver le spermicide, et s'abstenir de faire une toilette vaginale avec du savon, qui peut également inactiver l'effet spermicide.

Posologie :
Adulte : 1 Applic. avant chaque rapport sexuel

Effets secondaires :
Pharmatex n'offre pas une sécurité absolue contre le risque de grossesse.

Contre-indications :
Pharmatex est contre-indiqué en cas de lésion vaginale, de traitement par voie vaginale, et en cas d'hypersensibilité au chlorure de benzalkonium.

Délai d'action :
L'action de Pharmatex est immédiate et dure environ 10 heures.

PHÉNERGAN
Antiallergiques

NR ; (Cp.) 15 %

Prix : 1,28 € - 20 comprimés (25 mg)
Libre - sirop flacon (150 ml)
Libre - 5 ampoules injectables (2 mg)
Libre - crème tube (30 g)
Équivalents ou génériques : Allergefon, Aphilan, Dimégan, Polaramine, Théralène
Laboratoire : UCB Pharma
DCI : *prométhazine*
Présentations/Composition : Cp. : 25 mg
Sir. : 0,1 % : 5 mg/c. à c.
Amp. Inj. : 50 mg
Crème à 2 % : tube de 30 g

Indications : *Allergie*
Phénergan est indiqué pour le traitement des rhinites allergiques (pollen, graminée, acariens ou autres), des conjonctivites allergiques, de l'urticaire, des affections cutanées allergiques. Il est également utilisé en traitement de fond des œdèmes allergiques comme l'œdème de Quincke. Le Phénergan, comme les autres antihistaminiques, inhibe l'action de l'histamine, responsable des phénomènes allergiques.
Les éternuements, les écoulements du nez et des yeux, les urticaires et les œdèmes sont ainsi diminués voire arrêtés.
Phénergan est indiqué pour diminuer le prurit (envie de se gratter) dans certaines affections dermatologiques (eczémas, prurigos). Ce médicament est également utilisé contre l'insomnie de l'adulte et le mal des transports.
En crème, il est appliqué en cas de prurit,

piqûres d'insectes, brûlures superficielles, prurigo...
Phénergan est à absorber en plusieurs prises au milieu des repas. La plus forte dose sera donnée le soir au coucher.

Précautions/Interactions :
Dans le cadre de la prévention de la mort subite du nourrisson, il est recommandé de ne pas utiliser le Phénergan chez les enfants de moins de 18 mois.
Phénergan pouvant provoquer une somnolence, les conducteurs de véhicule ou de machine devront être prudents surtout en début de traitement. Les ampoules injectables contiennent des sulfites pouvant être à l'origine de graves réactions allergiques.
Il est déconseillé d'associer des médicaments dépresseurs du système nerveux central, d'autres antihistaminiques et certains antidépresseurs ainsi que des boissons alcoolisées.
Appliquer la crème en couche mince, 3 à 4 fois par jour.
Phénergan est utilisé en perfusion ou par voie intramusculaire, dans les formes aiguës d'allergies, uniquement chez l'adulte, à la dose d'une ampoule, pouvant être éventuellement renouvelée une fois.

Posologie :
Adulte : 2 à 6 Cp. (insomnie : 1 Cp. le soir)
Enfant
18 mois à 2 ans : 1/2 à 3 c. à c. de Sir.
de 2 à 5 ans : 3 à 5 c. à c. de Sir.
de 5 à 10 ans : 5 à 10 c. à c. de Sir.
de 10 à 15 ans : 2 à 3 Cp.
Grossesse : non
Allaitement : non

Effets secondaires :
Phénergan occasionne fréquemment une somnolence dans la journée. Peuvent survenir une sécheresse buccale, des troubles de la vision, une hyperviscosité des sécrétions bronchiques, une constipation, une rétention urinaire, une confusion mentale ou une excitation chez le sujet âgé comme chez l'enfant et le nourrisson. Exceptionnellement, on a pu noter une chute du nombre de certains globules blancs dans le sang ; l'apparition de fièvre, d'angine ou de toute autre infection impose d'avertir son médecin.
Une sensibilisation cutanée spontanée ou provoquée par le soleil peut se déclencher avec l'emploi de Phénergan crème.

Contre-indications :
Les personnes présentant un glaucome par angle fermé ou des troubles urétro-prostatiques ne doivent pas prendre de Phénergan. La crème ne doit pas être appliquée sur une peau suintante, infectée, irritée ou présentant un eczéma.

Signes de surdosage :
Chez l'enfant, les premiers signes d'une intoxication sont : agitation, hallucination, impossibilité de se tenir debout, convulsions. Les pupilles sont fixes et dilatées. Il existe une rougeur de la face et la température du corps augmente. Si l'intoxication est grave, elle peut être responsable d'un coma, irréversible. Chez l'adulte, le coma peut survenir d'emblée.

> **Bon à savoir**
>
> Antihistaminique classique, le Phénergan est souvent utilisé comme calmant chez l'enfant. Il s'agit d'une solution de facilité, abusive et préjudiciable à l'enfant, qui doit être le plus possible évitée.

PHOSPHALUGEL
Pansements gastro-intestinaux

15 %
Prix : 4,01 € - 26 sachets
2,31 € - flacon (250 g)
Équivalents ou génériques : Aucun
Laboratoire : Astellas pharma
DCI : *phosphate d'aluminium*
Présentations/Composition : Sach. ou Susp. Buv. : 2,47 g de phosphate d'aluminium/Sach. ou c. à s.

Indications : *Douleur de l'œsophage, de l'estomac et du duodénum*
Protecteur de la muqueuse gastrique, Phosphalugel soulage toutes les douleurs provoquées par l'inflammation ou l'ulcération des parois de l'œsophage, de l'estomac ou du duodénum.

Précautions/Interactions :
Phosphalugel est actif pendant 30 à 60 minutes après la prise et la douleur peut réapparaître après cette durée. En moyenne, la posologie quotidienne ne doit pas dépasser 5 à 6 sachets ou cuillères à soupe.
Il est toujours nécessaire de vérifier que les lésions gastriques sont bénignes avant de suivre un traitement prolongé.

L'utilisation de Phosphalugel est déconseillée avec de nombreux médicaments, notamment avec les quinidiniques (antiarythmiques cardiaques). Il est nécessaire de respecter un intervalle d'au moins 2 heures entre chaque prise avec la plupart des médicaments.

Posologie :
Adulte : 1 à 2 c. à s. ou Sach. au moment des douleurs ou 1 à 2 h après les repas
Grossesse : oui
Allaitement : oui

Effets secondaires :
Phosphalugel peut être responsable d'une constipation notamment chez les personnes âgées, nécessitant de boire beaucoup d'eau au cours de la journée.

Délai d'action :
Phosphalugel est efficace immédiatement sur les douleurs gastriques et œsophagiennes et son action dure 30 à 60 minutes.

Bon à savoir
L'alimentation joue un rôle protecteur contre les douleurs gastriques provoquées par les sécrétions acides. Il est donc inutile de prendre Phosphalugel avant ou pendant les repas. Il est efficace seulement sur les estomacs vides et au moment des douleurs. C'est pourquoi il est préférable de le prendre de 90 minutes à 2 heures après le repas, et, si nécessaire, au coucher.

PHOSPHOCHOLINE
Médicaments de la digestion

NR

Prix : Libre
Équivalents ou génériques : Aucun
Laboratoire : Ponroy
DCI : *citrate de sodium, phosphate de sodium, citrate de choline*
Présentations/Composition : Gran. Efferv. : 125 mg d'hydrogénophosphate de sodium, 0,6 de citrate de choline et 0,875 g de citrate de sodium/c. à c. (boîte 125 g)

Indications : *Dyspepsie*
Phosphocholine est utilisé dans les troubles de la digestion (dyspepsie) et les douleurs d'origine gastrique ou œsophagienne.

Précautions/Interactions :
Phosphocholine n'est pas conseillé aux patients qui suivent un régime sans sel ni aux diabétiques, en raison de sa teneur en sodium et en sucre.

Posologie :
Adulte : 1 c. à c. dans un verre d'eau avant les repas ou au moment des douleurs

Effets secondaires :
À forte dose, Phosphocholine peut provoquer une diarrhée, nécessitant d'interrompre la prise de ce médicament.

Contre-indications :
Phosphocholine est contre-indiqué en cas d'insuffisance hépatique grave ou d'obstruction des voies biliaires.

PHOSPHOLINE IODIDE
Maladies des yeux

 NR

Prix : Libre
Équivalents ou génériques : Aucun
Laboratoire : Promedica
DCI : *iodure d'écothiopate*
Présentations/Composition : Colly. : flacon 0,03 %

Indications : *Glaucome chronique à angle ouvert, Hypertonie intra-oculaire, Strabisme convergent*
Ce médicament diminue la pression intra-oculaire du glaucome en favorisant l'écoulement de l'humeur aqueuse hors de l'œil. Il est indiqué dans le traitement des glaucomes chroniques à angle irrido-cornéen ouvert ainsi que dans les hypertonies intra-oculaires résiduelles après chirurgie. Il est également indiqué dans les strabismes convergents qu'il corrige en diminuant le tonus musculaire.

Précautions/Interactions :
Un usage prolongé ou à fortes doses peut provoquer un passage du produit dans l'organisme. La conduite automobile, notamment la nuit, et l'utilisation de machines sont déconseillées après instillation.
En cas de myopie, un examen ophtalmologique rigoureux est nécessaire pour éliminer un risque de décollement de rétine.
L'arrêt du traitement est nécessaire 15 jours avant une intervention chirurgicale pour glaucome.

Physiogine

Prévenez le médecin en cas d'anesthésie générale car le collyre est contre-indiqué avec les curarisants et certains anesthésiques. Les antimyasthéniques ont des effets parfois augmentés lorsque le collyre est associé.

Posologie :
Adulte : 1 Gtte 1 à 2 fois/j. ou 2 à 3 fois/Sem.
Grossesse : après avis médical
Allaitement : après avis médical

Effets secondaires :
Des contractions pupillaires, des spasmes intra-oculaires, des sensations de brûlures, des écoulements de nez, des modifications du champ visuel, une vasodilatation conjonctivale, une hypersécrétion lacrymale et des clignements de paupières sont assez fréquents.

Contre-indications :
Un risque de glaucome à angle fermé ou de décollement de rétine, un asthme, une myopie importante, une inflammation de l'iris et du corps cilaire, des troubles intestinaux spasmodiques sont des contre-indications au traitement.

Délai d'action :
L'effet est de longue durée et le contrôle de la tension intra-oculaire se fait 24 heures sur 24.

Signes de surdosage :
Des instillations prolongées ou répétées peuvent provoquer un passage du produit dans l'organisme et entraîner une hypersalivation, une hypersécrétion lacrymale, des sueurs, des nausées, des vomissements, des spasmes des bronches et une chute de la tension artérielle qui nécessitent l'hospitalisation pour administrer l'antidote : l'atropine.

> **Bon à savoir**
> Pour éviter un trop grand passage du produit dans l'organisme, exercer une légère pression sur l'œil à l'aide d'un mouchoir en papier après instillation. Le flacon, une fois ouvert, se conserve au réfrigérateur à une température de 4 °C et 15 jours maximum.

PHYSIOGINE
Hormones

30 % ; (Ov.) 15 %

Prix : 5,15 € - crème vaginale (15 g)
3,91 € - 15 ovules
5,43 € - 30 comprimés

Équivalents ou génériques : Colposeptine, Trophigil, Gydrelle, Trophicrème, Colpotrophine
Laboratoire : Organon
DCI : *estriol*
Présentations/Composition : Cp. : 1 mg d'estriol ; Crème vaginale : 100 mg d'estriol/100 g ; Ovules vaginaux : 0,5 mg d'estriol

Indications : *Affections vaginales des carences œstrogéniques*
Physiogine est indiqué pour les troubles vulvaires et vaginaux fréquents à la ménopause : sécheresse vaginale, prurit, douleurs lors des rapports sexuels, atrophie vaginale.

Précautions/Interactions :
Physiogine peut être utilisé sous forme de comprimés (voie orale), crème ou ovule (voie vaginale). Faiblement dosé en œstrogènes, il est surtout actif sur les troubles vulvaires et vaginaux de la ménopause.

L'utilisation des œstrogènes est contre-indiquée pendant la grossesse, mais la découverte d'une grossesse, en cours de traitement, ne justifie pas son interruption.

Comme pour tout traitement œstrogénique un bilan clinique, sanguin et mammographique régulier est indispensable.

Posologie :
Ménopause : 1/2 Cp./j. 21 j. par mois ou 1 Applic. de crème/jour ou 1 ovule/j./3 Sem.

Effets secondaires :
Physiogine peut provoquer un prurit ou une irritation locale. Le traitement doit être interrompu si apparaissent l'une des complications habituelles du traitement œstrogénique : accident cardio-vasculaire, tumeur du sein ou de l'utérus, céphalées, calculs biliaires.

Contre-indications :
Physiogine est contre-indiqué en cas d'antécédents de cancer du sein ou de l'utérus, de maladies thromboemboliques, de troubles oculaires d'origine vasculaire ou d'affection hépatique récente.

> **Bon à savoir**
> Physiogine agit sur les troubles vaginaux de la ménopause mais n'a aucun effet sur les troubles psychologiques ou osseux.

PHYSIOMER
Traitements du nez, de la gorge et des oreilles

NR
Prix : Libre
Équivalents ou génériques : Stérimar
Laboratoire : Sanofi-Synthélabo
DCI : *eau de mer*
Présentations/Composition : Sol. nasale : flacon nourrisson 115 ml ; flacon adulte et enfant 135 ml

Indications : *Lavage des fosses nasales*
Physiomer est de l'eau de mer légèrement désalinisée qui permet de nettoyer les fosses nasales lors des rhino-pharyngites.

Précautions/Interactions :
Les embouts du flacon sont très spécifiques des âges des enfants ; bien respecter les indications des flacons.

Posologie :
Adulte et enfant : 1 à 4 lavages/j.
Grossesse : oui
Allaitement : oui

Effets secondaires :
Un risque de fausses routes dans la trachée ou de spasmes du larynx existe en utilisant le flacon adulte chez le nourrisson car la pression de l'eau de mer est trop forte.

Contre-indications :
Le flacon enfant et adulte s'utilise chez les enfants de plus de 30 mois.

Bon à savoir

> Le lavage des fosses nasales s'effectue en position couchée, la tête sur le côté ou en position debout, la tête penchée en avant pour éviter un passage dans la trachée.

PHYSIOTENS
Antihypertenseurs

65 %
Prix : 9,89 € - 30 comprimés (0,2 mg)
9,26 € - 28 comprimés (0,2 mg)
27,11 € - 90 comprimés (0,2 mg)
10,21 € - 30 comprimés (0,4 mg)
16,28 € - 28 comprimés (0,4 mg)
28,09 € - 90 comprimés (0,4 mg)
Équivalents ou génériques : Moxonidine Biogaran, Moxonidine EG, Moxonidine Merck, Moxonidine Mylan, Moxonidine Ratiopharm, Moxonidine Sandoz, Moxonidine Téva
Laboratoire : Solvay
DCI : *moxonidine*
Présentations/Composition : Cp. : 0,2 et 0,4 mg

Indications : *Hypertension artérielle*
La moxonidine agit sur les centres cérébraux (au niveau du bulbe) responsables du contrôle du système nerveux sympathique. Elle provoque une baisse de la tension systolique comme de la tension diastolique, ainsi qu'un ralentissement du pouls. Les comprimés doivent être pris le matin, en une seule prise quotidienne, et la posologie sera réduite en cas d'insuffisance rénale.

Précautions/Interactions :
Les doses doivent être adaptées en cas d'insuffisance rénale et les changements de posologie doivent se faire en douceur : en effet, une modification ou un arrêt brusque du traitement peut provoquer une crise hypertensive par effet « rebond ». Le Physiotens est déconseillé chez les enfants de moins de 16 ans, en cas d'épilepsie, de maladie de Parkinson et de glaucome.
Éviter la consommation d'alcool.
L'action du Physiotens est majorée par l'emploi d'autres antihypertenseurs comme les diurétiques, les bêta-bloquants, les inhibiteurs de l'enzyme de conversion, les vasodilatateurs.
L'association du Physiotens est contre-indiquée avec le sultopride (Barnétil), le baclofène (Liorésal), certains antidépresseurs (les imipraminiques).
Il faut être prudent en cas d'association avec tous les médicaments agissant sur le système nerveux (neuroleptiques, antidépresseurs, benzodiazépines, etc.), avec les corticoïdes et les anti-inflammatoires non stéroïdiens.

Posologie :
Adulte : 0,2 à 0,4 mg/j. maxi en 1 prise matinale
Grossesse : non
Allaitement : non

Effets secondaires :
La moxonidine provoque une somnolence et une sécheresse de la bouche, avec céphalées, fatigue et nausées. Le risque de somnolence est accru en cas de consommation d'alcool.

Piasclédine

La prudence est recommandée pour la conduite automobile ou d'engins mécaniques.

Contre-indications :
La moxonidine est contre-indiquée en cas d'état dépressif grave, d'insuffisance rénale sévère et en cas d'hypersensibilité à la moxonidine.

Délai d'action :
L'effet antihypertenseur apparaît en 3 heures.

En cas d'oubli :
Prendre immédiatement le comprimé oublié sans dépasser la dose journalière prescrite.

Signes de surdosage :
Il provoque une hypotension artérielle et un état de somnolence pouvant aller jusqu'au coma avec ralentissement du pouls. Il est parfois nécessaire, en cas de prise importante, de pratiquer un lavage d'estomac.

PIASCLÉDINE
Antirhumatismaux

15 %
Prix : 7,88 € - 15 gélules
Équivalents ou génériques : Aucun
Laboratoire : Expanscience
DCI : *insaponifiables d'avocat et de soja*
Présentations/Composition : Gél. : 300 mg
Indications : *Arthrose, Parodontopathies*
Piasclédine est utilisée pour soulager les douleurs d'origine arthrosique, en complément de traitements de fond.
Par son action favorisant la croissance des jeunes cellules, elle est également proposée dans le traitement des maladies des gencives (parodontopathie).

Précautions/Interactions :
Il n'existe pas d'interaction médicamenteuse connue.

Posologie :
Adulte : 1 Gél./j.
Grossesse : effet inconnu
Allaitement : effet inconnu

Effets secondaires :
De très rares effets peuvent survenir et consistent en régurgitations à odeur lipidique.

> **Bon à savoir**
> *Pour éviter les inconvénients de régurgitations possibles, prendre le médicament au milieu des repas.*

PIPORTIL
Neuroleptiques

65 % ; (5 Amp.)   NR
Prix : 15,12 € - 20 comprimés
27,15 € - flacon compte-gouttes (10 ml)
5,54 € - 5 ampoules (2 ml)
12,70 € - 3 ampoules (1 ml)
13,31 € - 1 ampoule (4 ml)
Équivalents ou génériques : Aucun
Laboratoire : Spécia
DCI : *pipotiazine*
Présentations/Composition : Cp. : 10 mg ; Sol. Buv. : 1 mg/Gtte ; Amp. Inj. : 10, 25 et 100 mg

Indications : *États psychotiques aigus ou chroniques, États d'agitation et d'agressivité*
Les neuroleptiques ont un effet régulateur sur le fonctionnement cérébral en cas de troubles psychotiques graves, aigus ou chroniques. Ils sont indiqués notamment lorsque la maladie se manifeste par des hallucinations, des épisodes délirants, des états de confusion et d'agitation. Piportil possède d'autre part une action sédative rapide, c'est pourquoi il est utilisé en urgence en cas d'état d'agitation et d'agressivité intenses du patient, dangereux pour lui-même ou pour autrui.

Précautions/Interactions :
Il est impératif de suspendre le traitement en cas de fièvre inexpliquée (possibilité de syndrome malin). Il faut utiliser avec prudence ce médicament chez les personnes âgées, les parkinsoniens, les épileptiques, les cardiaques, en cas de sclérose en plaques et en cas d'insuffisance rénale ou hépatique.
Il est conseillé de ne pas s'exposer au soleil (photosensibilisation).
L'alcool, certains médicaments contre les nausées et apparentés aux neuroleptiques (alirapride, métoclopramide, métopimazine, thiéthylpérazine), la bromocriptine, le lisuride, la lévodopa, le lithium, les psoralènes, l'apomorphine sont déconseillés. Il faut utiliser avec précaution les anticholinergiques, les antidiabétiques, les antihypertenseurs et la carbamazépine. Si un pansement gastrique doit être absorbé, il faut respecter un intervalle de 2 heures avec la prise du neuroleptique.

Posologie :
Adulte
Voie orale : 10 à 20 mg/j.

Voie Inj. : 25 à 200 mg IM toutes les 3 à 4 Sem.
Enfant (Voie Inj.) : 12,5 à 50 mg toutes les 3 à 4 Sem.
Grossesse : non
Allaitement : non

Effets secondaires :
Une prise de poids parfois importante, un arrêt des règles, un gonflement des seins accompagné ou non d'écoulements, une frigidité ou une impuissance, des éruptions cutanées allergiques, une hépatite et une rétinite pigmentaire peuvent survenir. Plus rarement, un état dépressif, une confusion mentale, des mouvements anormaux et une rigidité musculaire apparaissent soit précocement, soit assez tardivement après le traitement. Exceptionnellement, un syndrome malin se déclenche et nécessite l'arrêt immédiat du neuroleptique : pâleur, fièvre et troubles neurologiques pouvant conduire à un coma.

Contre-indications :
Une allergie connue au produit, un risque de glaucome ou de rétention urinaire et une porphyrie contre-indiquent le traitement.

Signes de surdosage :
Le surdosage provoque un syndrome parkinsonien et parfois un coma qui nécessitent une hospitalisation urgente.

Bon à savoir
Les solutions buvable et injectable doivent être conservées à l'abri de la chaleur et de la lumière.

PIPRAM FORT
Antibiotiques

65 %
Prix : 9,19 € - 10 comprimés
Équivalents ou génériques : Aucun
Laboratoire : Aventis
DCI : *acide pipémidique trihydrate*
Présentations/Composition : Cp. : 400 mg d'acide pipémidique

Indications : *Infections urinaires*
L'acide pipémidique est indiqué exclusivement dans les infections urinaires basses non compliquées aiguës ou récidivantes de l'adulte.

Précautions/Interactions :
Le traitement est de 1 à 2 comprimés par jour. L'acide pipémidique peut être utilisé à posologie normale en cas d'insuffisance rénale sévère, chez l'insuffisant hépatique et chez le patient sous anticoagulant.

Posologie :
Adulte : 1 à 2 Cp./j.
Grossesse : non
Allaitement : non

Effets secondaires :
Pipram peut être responsable de troubles de l'accommodation visuelle, anxiété, asthénie, maux de tête, de troubles respiratoires, digestifs (constipation), confusion ou de candidose.

Contre-indications :
Pipram est contre-indiqué chez les patients porteurs de déficit en glucose-6-phosphate-déshydrogénase et en lactase, en raison de la composition de l'excipient. Il est également contre-indiqué en cas d'hypersensibilité aux quinolones.

Signes de surdosage :
Le surdosage est responsable de confusion mentale, convulsions, diarrhée, hypertension intracrânienne et de troubles digestifs (nausées, vomissements).

Bon à savoir
Prendre les comprimés le matin et le soir, au cours des repas. Pendant le traitement, éviter l'exposition au soleil.

PIRILÈNE
Antibiotiques

65 %
Prix : 8,72 € - 60 comprimés
Équivalents ou génériques : Aucun
Laboratoire : Aventis
DCI : *pyrazinamide*
Présentations/Composition : Cp. : 500 mg

Indications : *Tuberculose*
Cet antituberculeux possède une action principalement sur les bacilles intracellulaires et son efficacité est limitée à certaines mycobactéries responsables de la tuberculose. Il est toujours prescrit en association avec les autres antituberculeux et pendant les 2 premiers mois du traitement de la tuberculose pulmonaire pour éradiquer rapidement le germe et éviter sa dissémination. Il est également indiqué en cas

Plaquenil

de résistance des bacilles aux autres antituberculeux.

Précautions/Interactions :
En raison de la toxicité hépatique et uricémique importante de Pirilène, un bilan préalable et régulier tout au long du traitement est nécessaire. Tout signe de toxicité hépatique ou d'élévation de l'uricémie impose l'arrêt immédiat du traitement.
La posologie doit être diminuée en cas d'insuffisance rénale.
La toxicité hépatique est particulièrement surveillée en cas d'association à l'isoniazide.

Posologie :
Adulte : 30 mg/kg/j. en 1 prise (2 g/j. maxi)
Enfant : 20 mg/kg/j. en 1 prise
Grossesse : sur avis médical
Allaitement : sur avis médical

Effets secondaires :
Les fortes doses provoquent une toxicité hépatique ou articulaire avec augmentation de l'uricémie et douleurs articulaires. Ces troubles sont réversibles en 2 à 3 mois après l'arrêt du traitement. Pirilène peut provoquer également des troubles digestifs, des éruptions cutanées, une anémie ou un phénomène de photosensibilisation.

Contre-indications :
Pirilène est contre-indiqué en cas d'allergie au pyrazinamide, d'insuffisance hépatique ou rénale, d'hyperuricémie non contrôlée ainsi qu'avec les porphyries.

> **Bon à savoir**
> Le traitement au Pirilène est limité aux 2 mois du traitement initial. Pour être efficace, un traitement antituberculeux associe plusieurs médicaments pour éviter l'apparition de résistances bactériennes. On met en place un traitement initial avec 3 ou 4 antituberculeux pendant 2 mois puis 2 antituberculeux pendant 6 mois en cas de quadrithérapie initiale, ou pendant 9 mois en cas de trithérapie initiale.

PLAQUENIL
Anti-inflammatoires

🔲 65 %
Prix : 5,39 € - 30 comprimés
Équivalents ou génériques : Aucun
Laboratoire : Sanofi-Aventis

DCI : *hydroxychloroquine*
Présentations/Composition : Cp. : 200 mg d'hydroxychloroquine

Indications : *Polyarthrite rhumatoïde*
Plaquenil est utilisé dans le traitement de la polyarthrite rhumatoïde et du lupus érythémateux.

Précautions/Interactions :
Pour des raisons encore mal élucidées, les antipaludéens de synthèse (médicaments actifs contre le paludisme) représentent un traitement efficace de la polyarthrite rhumatoïde, des lupus érythémateux et des lucites.
La posologie habituelle est de 1 à 2 comprimés par jour, pendant plusieurs mois.
Dans la prévention du paludisme, Plaquenil est parfois encore utilisé, à la posologie d'un comprimé par jour.
La rétinopathie est constamment un risque lors des traitements au long cours à base d'antipaludéens de synthèse. Il est donc nécessaire de pratiquer un examen ophtalmologique au début du traitement, puis une fois par an si nécessaire, en particulier chez les sujets âgés. Plaquenil doit être utilisé avec précaution en cas d'insuffisance hépatique et de psoriasis.

Posologie :
Adulte : 1 Cp./j.
Enfant > 6 ans : 20 mg/kg/j.
Grossesse : déconseillé
Allaitement : non

Effets secondaires :
Plaquenil peut être responsable de troubles gastro-intestinaux (nausées, diarrhées, anorexie, douleurs abdominales). Très rarement, il peut être responsable d'une hépatite toxique, de troubles neurologiques, cutanés ou de troubles visuels (troubles de l'accommodation, vision floue).

Contre-indications :
Plaquenil est contre-indiqué en cas de rétinopathie, comme tous les antipaludéens de synthèse et en cas d'hypersensibilité à l'hydroxochloroquine.

PLASTÉNAN
Cicatrisants

🔲 NR
Prix : Libre
Équivalents ou génériques : Aucun

Laboratoire : Isopharm
DCI : *acide acexamique*
Présentations/Composition : Pom. : tube 40 g

Indications : *Ulcère cutané*
Plasténan contient de l'acide acexamique qui favorise la cicatrisation cutanée. Il est indiqué dans le traitement d'appoint d'ulcérations superficielles de la peau.

Précautions/Interactions :
Plasténan est utilisé dans les cas de lésions cutanées non infectées qui doivent être nettoyées avant application.

Posologie :
Adulte : 1 à 2 Applic./j.
Grossesse : après avis médical
Allaitement : après avis médical

Contre-indications :
Une hypersensibilité à l'un des constituants, notamment la lanoline (graisse de laine), contre-indique le traitement.

> **Bon à savoir**
> Le tube est conservé à une température inférieure à 25 °C.

PLAVIX
Anti-agrégants plaquettaires

65 %

Prix : 35,47 € - 30 comprimés
Équivalents ou génériques : Clopidogrel Actavis, Clopidogrel Almus, Clopidogrel Alter, Clopidogrel ARG, Clopidogrel Biogaran, Clopidogrel Bouchara, Clopidogrel Cristers, Clopidogrel EG, Clopidogrel Evolugen, Clopidogrel Isomed, Clopidogrel KRKA, Clopidogrel Mylan, Clopidogrel PHR, Clopidogrel Qualimed, Clopidogrel RPG, Clopidogrel Ratiopharm, Clopidogrel Sandoz, Clopidogrel Winthrop, Clopidogrel Zentiva, Clopidogrel ZYF
Laboratoire : Sanofi-Aventis
DCI : *clopidogrel*
Présentations/Composition : Cp. : 75 ou 300 g de clopidogrel

Indications : *Maladie vasculaire*
Plavix est indiqué dans le traitement des accidents vasculaires liés à l'athérosclérose, à la suite d'un accident vasculaire cérébral, infarctus du myocarde, oblitération artérielle des membres inférieurs.

Précautions/Interactions :
La dose habituelle est de un comprimé par jour.
Comme tous les antiagrégants plaquettaires, Plavix ne peut pas être administré en cas de lésion hémorragique récente. En cas d'infarctus du myocarde, le traitement sera instauré quelques jours après l'accident cardiaque, de même lors des accidents vasculaires cérébraux ou les interventions chirurgicales portant sur les coronaires (pontages, pose de stents).
Consulter le médecin en cas de saignement anormal ou prolongé. Arrêter le traitement 7 jours avant une intervention chirurgicale ou dentaire programmée.
Plavix doit être utilisé avec précaution en cas d'insuffisance hépatique ou rénale. Il existe également une forme 300 mg qui est réservée au traitement initial, à l'hôpital, de l'angine de poitrine instable, en association avec l'acide acétylsalicylique.

Posologie :
Adulte : 1 Cp./j.
Grossesse : non
Allaitement : non

Effets secondaires :
Plavix peut être responsable de troubles hémorragiques et de troubles sanguins (diminution des globules blancs), de réactions allergiques cutanées.

Contre-indications :
Plavix est contre-indiqué en cas d'hypersensibilité au clopidogrel, en cas d'insuffisance hépatique sévère et en cas de lésion hémorragique récente (ulcère gastrique, hémorragie cérébrale).

> **Bon à savoir**
> Plavix peut être administré pendant ou en dehors des repas.

PLENESIA
Sédatifs légers

NR

Prix : Libre
Équivalents ou génériques : Aucun
Laboratoire : Mediflore
DCI : *eschscholtzia, passiflore*

Plitican

Présentations/Composition : Cp. : 150 mg d'extrait sec de eschscholtzia et 150 mg de passiflore

Indications : *Neurotonie*
Plenesia est un médicament de phytothérapie utilisé pour les états neurotoniques simples, en particulier en cas de troubles légers du sommeil.

Précautions/Interactions :
Plenesia est recommandé pour le traitement des états de nervosité et de neurotonie qui s'accompagnent de troubles du sommeil.
La posologie habituelle est de 2 à 3 comprimés par jour, et de 1 à 2 comprimés chez l'enfant de plus de 11 ans. Ce médicament n'est pas recommandé chez les jeunes enfants (moins de 6 ans), en raison du risque de fausse route alimentaire.

Posologie :
Adulte : 2 à 3 Cp./j.
Enfant (plus de 11 ans) : 1 à 2 Cp./j.
Grossesse : non
Allaitement : non

Contre-indications :
Plenesia est contre-indiqué en cas d'hypersensibilité aux composants du médicament et en cas d'intolérance au lactose et au galactose présents dans l'excipient.

PLITICAN
Antiémétiques

65 % ; (Cp.)   NR

Prix : Libre - 12 comprimés
5,62 € - 6 ampoules injectables (50 mg)
Équivalents ou génériques : Aucun
Laboratoire : Sanofi-Aventis
DCI : *alizapride*
Présentations/Composition : Cp. : 50 mg d'alizapride
Amp. Inj. : 50 mg/2 ml d'alizapride

Indications : *Nausées, Vomissements*
Plitican est indiqué pour le traitement des nausées et des vomissements de toute origine : maladies du système digestif, suites de chimiothérapies anticancéreuses.

Précautions/Interactions :
Appartenant à la même famille que les neuroleptiques, Plitican agit sur les centres cérébraux responsables du vomissement en inhibant un médiateur chimique cérébral, la dopamine. Aux doses thérapeutiques habituelles, Plitican n'a pas d'effet neuroleptique. Plitican provoque une somnolence et doit donc être utilisé avec précaution chez les conducteurs d'engin et de machine.
L'utilisation de Plitican est déconseillée avec la lévodopa (traitement de la maladie de Parkinson), avec les antihypertenseurs, les antihypotenseurs et avec la plupart des médicaments agissant sur le système nerveux (antidépresseurs, anxiolytiques).

Posologie :
Adulte
Nausées, vomissements : 2 à 4 Cp./j.
Chimiothérapie : 2 à 5 mg/kg/j. en 2 Inj. IM ou IV
Enfant
Nausées, vomissements : 5 mg/kg/j.
Grossesse : non
Allaitement : non

Effets secondaires :
Plitican provoque des troubles neurologiques ressemblant à la maladie de Parkinson (contractures et spasmes musculaires). Il est responsable de somnolence, vertiges, maux de tête, diarrhées. En traitement prolongé il peut provoquer une gynécomastie, un écoulement de lait et un arrêt des règles.

Contre-indications :
Plitican est contre-indiqué en cas d'antécédents d'hypersensibilité aux neuroleptiques, avec notamment des troubles de la coordination musculaire, et en cas de phéochromocytome (tumeur de la glande surrénale).

Délai d'action :
Plitican est efficace 30 minutes après son administration.

En cas d'oubli :
Prendre le comprimé sans dépasser la dose journalière prescrite.

Signes de surdosage :
À forte dose, Plitican provoque une hypertonie musculaire, nécessitant parfois un traitement par des médicaments myorelaxants ou antiparkinsoniens.

PNEUMO 23
Vaccins

65 %

Prix : 13,91 € - 1 seringue

Équivalents ou génériques : Pneumovax, Prevenar
Laboratoire : Pasteur Vaccins
DCI : *vaccin pneumococcique polyosidique polyvalent*
Présentations/Composition : 1 seringue 0,5 ml : polyosides capsulaires purifiés de streptococcus pneumoniae

Indications : *Prévention des infections à pneumocoques*
Cette vaccination est recommandée pour toutes les personnes qui présentent des risques importants de pneumonie, en particulier les porteurs de maladies cardiaques et respiratoires.

Précautions/Interactions :
S'abstenir de faire cette vaccination en cas de maladie infectieuse et de syndrome fébrile.
Une seule injection assure une protection de 3 à 5 ans.

Posologie :
Adulte et enfant : 1 Inj. puis rappel tous les 5 ans
Grossesse : non
Allaitement : non

Effets secondaires :
Ce vaccin est souvent responsable d'une réaction rapide après la vaccination, avec fièvre et fatigue. Au point d'injection, le vaccin peut être responsable d'une réaction locale, avec douleur, rougeur, œdème.

Contre-indications :
Pneumo 23 est contre-indiqué en cas d'hypersensibilité à l'un des composants et en cas de poussée évolutive de maladie chronique.

> **Bon à savoir**
> Le vaccin est à conserver au réfrigérateur entre 2 °C et 8 °C.

POLARAMINE
Antiallergiques

 NR
Prix : 1,48 € - 30 comprimés (2 mg)
2,04 € - 30 comprimés LP (6 mg)
1,48 € - sirop flacon (125 ml)
1,69 € - 5 ampoules injectables (5 mg)
Équivalents ou génériques : Allergefon, Aphilan, Dimégan, Phénergan, Théralène
Laboratoire : Schering-Plough
DCI : *dexchlorphéniramine*

Présentations/Composition : Cp. : 2 mg ; Cp. LP : 6 mg
Sir. : 0,1 % : 0,5 mg c. à c.
Amp. Inj. : 5 mg

Indications : *Allergie*
Polaramine est indiquée pour le traitement des rhinites allergiques (pollen, graminée, acariens ou autres), des conjonctivites allergiques, de l'urticaire, des affections cutanées allergiques. Elle est également utilisée en traitement de fond des œdèmes allergiques comme l'œdème de Quincke. La Polaramine, comme les autres antihistaminiques, inhibe l'action de l'histamine, responsable de phénomènes allergiques comme éternuements, écoulements du nez, larmoiements, urticaires, œdèmes.
La solution injectable est utilisée pour prévenir ou traiter des accidents allergiques aigus, des accidents transfusionnels, médicamenteux, au cours des désensibilisations, avant des examens radiologiques utilisant des produits de contraste.

Précautions/Interactions :
Les prises sont à répartir en 3 à 4 fois dans la journée.
Dans le cadre de la prévention de la mort subite du nourrisson, il est recommandé de ne pas utiliser Polaramine chez les enfants de moins de 18 mois.
Les ampoules injectables contiennent des sulfites pouvant être à l'origine de graves réactions allergiques.
Il est déconseillé d'associer à la Polaramine des médicaments dépresseurs du système nerveux central, d'autres antihistaminiques et certains antidépresseurs ainsi que des boissons alcoolisées.

Posologie :
Adulte
Cp. : 1 Cp. 3 ou 4 fois/j.
Cp. LP : 1 Cp. LP 1 ou 2 fois/j.
Amp. Inj. : 1 Amp. Inj. à renouveler si besoin
Enfant de 30 mois à 15 ans
Sir. : 2 c. à c. 3 ou 4 fois /j.
Cp. : 1 Cp. 2 à 3 fois/j.
Nourrisson 18 à 30 mois
Sir. : 1 c. à c. 1 à 2 fois /j.

Effets secondaires :
Polaramine occasionne fréquemment une somnolence dans la journée. Peuvent survenir une sécheresse buccale, des troubles de la vision, une hyperviscosité des sécrétions bron-

chiques, une constipation, une rétention urinaire, une confusion mentale ou une excitation chez le sujet âgé. Exceptionnellement, on a pu noter une chute du nombre de certains globules blancs dans le sang. L'apparition de fièvre, d'angine ou de toute autre infection impose d'avertir son médecin.

Contre-indications :
Les personnes présentant un glaucome à angle fermé ou des troubles urétro-prostatiques ne doivent pas prendre Polaramine.
La grossesse et l'allaitement contre-indiquent l'utilisation de ce médicament.

Délai d'action :
Pour la forme à libération prolongée, 3 mg de Polaramine sont libérés dès l'ingestion et les 3 autres mg sont libérés 4 à 6 heures plus tard.

Signes de surdosage :
Chez l'enfant, les premiers signes d'une intoxication sont : agitation, hallucination, impossibilité de se tenir debout, convulsions. Les pupilles sont fixes et dilatées. On observe une rougeur de la face et la température du corps augmente. Si l'intoxication est grave, elle peut être responsable d'un coma, irréversible. Chez l'adulte, le coma peut survenir d'emblée.

Précautions/Interactions :
Il est nécessaire de vérifier l'absence de perforation du tympan avant l'instillation de la solution.
Le traitement est de 10 jours au maximum.

Posologie :
Adulte : 1 à 5 Gttes en bain d'oreille 2 fois/j.
Enfant : 1 à 2 Gttes en bain d'oreille 2 fois/j.
Grossesse : sur avis médical
Allaitement : non

Effets secondaires :
En cas de perforation du tympan, l'instillation de Polydexa solution auriculaire peut provoquer une toxicité grave de l'oreille, car les produits pénètrent dans l'oreille interne. La néomycine peut déclencher une allergie aux antibiotiques aminoglycosides.

Contre-indications :
Une perforation du tympan et une allergie à l'un des constituants contre-indiquent le traitement.

Bon à savoir
> Pour rendre l'instillation plus confortable, tiédir le flacon au préalable. Le bain d'oreille se réalise après instillation de quelques gouttes, la tête penchée en avant pendant quelques minutes.

POLYDEXA SOLUTION AURICULAIRE
Traitements du nez, de la gorge et des oreilles

30 %
Prix : 2,44 € - flacon (10,5 ml)
Équivalents ou génériques : Antibio-Synalar, Panotile, Auricularum
Laboratoire : Bouchara-Recordati
DCI : *néomycine, polymyxine B, dexaméthasone*
Présentations/Composition : Sol. auriculaire : flacon compte-gouttes 10,5 ml

Indications : *Otite externe, Otite moyenne*
Ce médicament permet d'avoir une action locale anti-inflammatoire grâce au corticoïde, et antibactérienne grâce à 2 antibiotiques associés. Il diminue ainsi l'inflammation et l'infection au cours des otites externes à tympan fermé et au cours des otites moyennes en complément d'une antibiothérapie générale.

POLYDEXA SOLUTION NASALE
Traitements du nez, de la gorge et des oreilles

 NR
Prix : 2,20 € - flacon (15 ml)
Équivalents ou génériques : Dérinox
Laboratoire : Bouchara-Recordati
DCI : *néomycine, polymyxine B, dexaméthasone, phényléphrine*
Présentations/Composition : Sol. nasale : flacon Pulv. 15 ml

Indications : *Obstruction nasale, Rhinite, Sinusite, Pharyngite*
Ce médicament permet de contracter les vaisseaux sanguins de la muqueuse nasale, d'avoir une action anti-inflammatoire grâce au corticoïde associé, et antibactérienne grâce à 2 antibiotiques. Il diminue ainsi l'obstruction du nez et la sensation de nez bouché au cours des affections rhino-pharyngées ainsi que

l'inflammation et l'infection au cours des rhinites, des sinusites ou des pharyngites.

Précautions/Interactions :
Polydexa solution nasale peut être utilisé chez les enfants de plus de 30 mois mais doit l'être avec prudence chez les adultes, en cas d'hypertension artérielle, d'angine de poitrine, de maladies cardio-vasculaires et d'hyperthyroïdie.
Le traitement est de 7 jours au maximum, car au-delà une dépendance s'installe avec une sensation de nez bouché apparaissant 6 à 8 heures après chaque instillation et nécessitant à nouveau une instillation, favorisant des complications nasales (hypertrophie des cornets, obstruction nasale chronique).
Ce médicament contient une substance qui positive les tests antidopage pratiqués lors de compétitions sportives.
Certains anesthésiques généraux, le brétylium, la bromocriptine, la guanéthidine, les IMAO et les réserpiniques sont déconseillés.

Posologie :
Adulte : 1 Pulv. 3 à 5 fois/j.
Enfant de 30 mois à 15 ans : 1 Pulv. 3 fois/j.
Grossesse : non
Allaitement : non

Effets secondaires :
Polydexa solution nasale peut provoquer une sensation de sécheresse locale, et en cas d'utilisation prolongée ou à doses excessives, maux de tête, insomnies, palpitations. La néomycine peut déclencher une allergie aux antibiotiques aminoglycosides.

Contre-indications :
Polydexa solution nasale est contre-indiqué en cas de glaucome par fermeture de l'angle, adénome prostatique, infection virale ou bactérienne sans antibiotique associé.

Délai d'action :
L'action vasoconstrictrice est immédiate dès l'instillation.

Signes de surdosage :
Chez un enfant, un surdosage peut provoquer hypothermie, endormissement, coma pouvant entraîner un arrêt respiratoire.

> **Bon à savoir**
> Si les symptômes persistent ou s'aggravent, une antibiothérapie générale peut être nécessaire. Consultez le médecin.

POLYGYNAX
Anti-infectieux gynécologiques

30 %

Prix : 3,51 € - 6 capsules vaginales
Équivalents ou génériques : Aucun
Laboratoire : Innothec
DCI : *néomycine, polymyxine B, nystatine*
Présentations/Composition : Caps.vaginales : 35000 UI de néomycine, 35000 UI de polymyxine B et 100000 UI de nystatine

Indications : *Mycoses vaginales, Intertrigos, Dermatophyties*
Polygynax est indiqué pour le traitement des infections vaginales bactériennes et mycosiques.

Précautions/Interactions :
Placer la capsule au fond du vagin, de préférence en position allongée.
Il est préférable de faire le traitement après les règles, mais, si nécessaire, il ne faut pas l'interrompre en cas de survenue des règles.
Pendant le traitement les injections vaginales, les tampons, les spermicides et les rapports sexuels sont déconseillés, y compris avec des préservatifs. Polygynax peut entraîner une rupture du préservatif.
Le traitement local doit être accompagné d'un traitement par voie orale, surtout en cas de récidive.
Pour la toilette, éviter les savons acides qui favorisent le développement des champignons. Utiliser de préférence un savon surgras.

Posologie :
Adulte : 1 Caps./j./12 j.
Grossesse : non
Allaitement : non

Effets secondaires :
Polygynax peut provoquer une irritation locale ou un eczéma, surtout si le traitement est prolongé.

Contre-indications :
Il n'existe pas de contre-indications à l'utilisation de Polygynax en dehors d'une éventuelle hypersensibilité à ses composants.

> **Bon à savoir**
> Le traitement antifongique ne se justifie que s'il existe des signes cliniques d'infection vaginale (leucorrhée, prurit, rougeur locale).

La présence de champignons, détectée lors d'examens biologiques, ne nécessite pas un traitement systématique.

POLY-KARAYA
Pansements gastro-intestinaux

 NR

Prix : 5,97 € - 30 sachets
Équivalents ou génériques : Aucun
Laboratoire : Sanofi-Synthélabo
DCI : *gomme karaya, polyvinylpolypyrrolidone*
Présentations/Composition : Gran. : 4 g de gomme karaya, 2 g de polyvinylpolypyrrolidone

Indications : *Douleur et trouble du transit gastro-intestinal, Ballonnement intestinal*
Protecteur de la muqueuse gastrique et intestinale et adsorbant de l'eau et des gaz, Poly-karaya est utilisé dans le traitement des affections intestinales avec diarrhée et ballonnement.

Précautions/Interactions :
Il est toujours nécessaire de vérifier que les lésions intestinales sont bénignes avant de suivre un traitement prolongé.
Il est important de tenir compte de la présence de sucre (3,55 g par sachet) en cas de diabète.
En cas de malformation digestive (mégacôlon), Poly-karaya peut être responsable de constipation.

Posologie :
Adulte : 3 Sach./j. à avaler avec un peu d'eau

Effets secondaires :
Paradoxalement, Poly-karaya peut provoquer une sensation de ballonnement intestinal en début de traitement.

Contre-indications :
Poly-karaya est contre-indiqué en cas de maladies obstructives du tube digestif.

Délai d'action :
Poly-karaya est actif en quelques heures sur les troubles digestifs.

> **Bon à savoir**
> La gomme de sterculia (karaya) a la propriété de fixer jusqu'à 96 fois son poids en eau. Elle permet ainsi d'augmenter le volume des selles et de réguler le transit intestinal.

PRADAXA
Anticoagulant

65 %

Prix : 14,10 € - 10 gélules
40,04 € - 30 gélules
75,78 € - 60 gélules
Équivalents ou génériques : Aucun
Laboratoire : Boehringer Ingelheim
DCI : *dabigatran*
Présentations/Composition : Gél. : 75 ou 110 mg de dabigatran

Indications : *Thromboembolie veineuse*
Pradaxa est indiqué dans la prévention des embolies veineuses chez les patients qui vont être opérés pour une prothèse totale de hanche.

Précautions/Interactions :
La posologie est de 1 comprimé de 110 mg entre 1 et 4 heures après l'intervention, puis de 2 comprimés par jour pendant 10 jours (220 mg/j) en une seule prise.
En cas de traitement concomitant par l'amiodarone, la posologie quotidienne peut être réduite à 150 mg.
En cas d'insuffisance rénale modérée, la posologie initiale est de 1 comprimé à 75 mg, puis de 150 mg par jour pendant 10 jours.
Ce médicament doit être utilisé avec prudence en cas d'obésité (supérieure à 110 kg) ou de maigreur (poids inférieur à 50 kg).
Pradaxa doit être utilisé avec prudence en cas d'antécédent d'ulcère gastro-duodénal, de thrombopénie (baisse des plaquettes sanguines) et d'hémorragie ou traumatisme récent.

Posologie :
Adulte : 2 Cp./j.
Enfant et adolescent < 18 ans : non
Grossesse : non
Allaitement : non

Effets secondaires :
Le principal effet secondaire de Pradaxa est le saignement, avec hématome, anémie et thrombopénie. Les saignements peuvent survenir au niveau de la peau (ecchymoses), de la plaie, du système digestif (hémorragie gastro-intesti-

nale) et du rein (présence de sang dans les urines).

Contre-indications :
Pradaxa est contre-indiqué en cas d'allergie, d'insuffisance rénale chronique, de saignement veineux ou artériel important, de trouble de la coagulation, d'insuffisance hépatique et en cas de traitement concomitant avec la quinidine.

En cas d'oubli
Si vous oubliez de prendre ce médicament, prenez la dose quotidienne habituelle à la même heure le lendemain. Ne prenez pas de dose double pour compenser la dose que vous avez oublié de prendre.

PRAVADUAL
Normolipémiants

📦 65 %

Prix : 19,39 € - 30 comprimés
Équivalents ou génériques : Aucun
Laboratoire : Bristol Myers Squibb
DCI : *pravastatine, acide acétylsalicylique*
Présentations/Composition : Cp. : 40 mg de pravastatine et 81 mg d'acide acétylsalicylique

Indications : *Prévention des maladies cardiovasculaires*
L'association d'un anti-cholestérol (statine) et d'un antiagrégant plaquettaire (acide acétylsalicylique) est un traitement préventif des maladies cardiovasculaires chez les patients présentant des antécédents d'angor ou d'infarctus du myocarde.

Précautions/Interactions :
La posologie habituelle est de 40 milligrammes de pravastatine en une seule prise par jour, de préférence le soir, associée à l'aspirine.
Pravadual ne convient pas dans le traitement de la phase aiguë de l'infarctus du myocarde.
Pravadual doit être utilisé avec précaution en cas d'insuffisance hépatique ou rénale.
Il doit être utilisé avec précaution en cas d'associations avec d'autres traitements à visée cardiovasculaire ou autre, notamment en cas d'association avec les médicaments métabolisés par l'enzyme CYP3A4.
La consommation d'alcool n'est pas recommandée pendant le traitement.
En cas d'apparition de douleurs musculaires, il faut faire un dosage sanguin de la créatine phosphokinase. Son élévation trop importante peut justifier l'interruption du traitement.

Posologie :
Adulte > 18 ans : 1 Cp./j.
Grossesse : non
Allaitement : non

Effets secondaires :
Pravadual peut être responsable de troubles musculaires et hépatiques, ainsi que de complications hémorragiques, qui sont liées à la présence d'acide acétylsalicylique. Pravadual peut être responsable de perturbations du bilan biologique hépatique, surtout en début de traitement, qui justifient rarement l'arrêt du traitement.

Contre-indications :
Pravadual est contre-indiqué en cas d'hypersensibilité à la pravastatine ou à l'aspirine, en cas de maladie hépatique en cours, d'ulcère gastroduodénal ou de saignement digestif, d'accident vasculaire cérébral, asthme, insuffisance rénale aiguë ou de troubles de la coagulation.

En cas d'oubli :
Continuer le traitement, mais ne pas prendre de dose double.

PRAXILÈNE
Vasodilatateurs

📦 15 %

Prix : 4,44 € - 20 comprimés (200 mg)
17,99 € - 90 comprimés (200 mg)
2,99 € - 20 gélules (100 mg)
Équivalents ou génériques : *Di-Actane*, Gevatran, Naftilux, *Naftidrofuryl Biogaran*, *Naftidrofuryl EG*, *Naftidrofuryl Ivax*, *Naftidrofuryl Merck*, *Naftidrofuryl Qualimed*, *Naftidrofuryl Ranbaxy*, *Naftidrofuryl Ratiopharm*, *Naftidrofuryl Téva*, *Naftidrofuryl Winthrop*
Laboratoire : Merck Lipha Santé
DCI : *naftidrofuryl*
Présentations / Composition : Cp. à 200 mg et Gél. à 100 mg de naftidrofuryl

Praxinor

Indications : *Troubles vasculaires cérébraux, Artériopathies des membres inférieurs*
Praxilène est un vasodilatateur indiqué comme traitement d'appoint pour la claudication intermittente provoquée par les obstructions vasculaires des membres inférieurs. Il aide à corriger les troubles de l'attention, de l'équilibre et du comportement liés à l'âge et à la déficience circulatoire cérébrale. Il est également utilisé dans le traitement du syndrome de Raynaud (troubles vasculaires des mains avec vasoconstriction intense au froid ou au stress).

Précautions/Interactions :
Les comprimés doivent toujours être pris au cours des repas, avec un verre d'eau. Lorsqu'ils sont avalés à jeun et sans eau ils peuvent provoquer une inflammation de l'œsophage.
Praxilène est un vasodilatateur mais ne constitue pas un traitement de l'hypertension artérielle.

Posologie :
Adulte : 1 Cp. 3 fois/j.
Grossesse : non
Allaitement : non

Effets secondaires :
Praxilène est parfois à l'origine de troubles digestifs (douleurs gastriques, nausées, vomissements), d'éruptions cutanées et d'hépatites.

Contre-indications :
Praxilène est contre-indiqué en cas d'hypersensibilité au naftidrofuryl, ainsi que pendant la grossesse et l'allaitement.

Délai d'action :
La dose plasmatique efficace est obtenue en 2 à 3 heures après le début du traitement.

Surdosage :
En cas de surdosage accidentel, Praxilène provoque des convulsions, un ralentissement du cœur et des troubles de la conduction cardiaque exigeant une surveillance en milieu spécialisé.

En cas d'oubli :
Prendre le comprimé sans dépasser la dose journalière prescrite.

> **Bon à savoir**
> *Vasodilatateur classique, longtemps utilisé pour le traitement des artériopathies obstructives des membres inférieurs, le Praxilène a cependant été interdit en 1995 sous sa forme injectable, en raison du risque de troubles de la conduction auriculo-ventriculaire et de décès par mort subite.*

PRAXINOR
Antihypotenseurs

 NR

Prix : 2,48 € - 20 comprimés
Équivalents ou génériques : Aucun
Laboratoire : Merck Lipha Santé
DCI : *théodrénaline, caféine*
Présentations/Composition : Cp. : 5 mg de théoadrénaline et 100 mg de caféine

Indications : *Hypotension orthostatique*
Praxinor augmente le débit cardiaque et élève la tension artérielle. Il est utilisé pour prévenir l'hypotension orthostatique.

Précautions/Interactions :
Son utilisation est déconseillée en association avec les antidépresseurs IMAO et la guanéthidine.
L'utilisation de Praxinor est déconseillée avec les anesthésiques. En cas d'intervention chirurgicale, il est nécessaire d'interrompre le traitement quelques jours avant la date prévue de l'opération.

Posologie :
Adulte : 2 Cp. le matin et 1 à 2 Cp. l'après-midi
Grossesse : non
Allaitement : non

Effets secondaires :
Praxinor provoque des gastralgies, des nausées, des éruptions cutanées et parfois des accès d'hypertension avec bradycardie ou tachycardie.

Contre-indications :
Praxinor est contre-indiqué en cas d'hypertension artérielle, chez les patients présentant une hyperthyroïdie, un glaucome, une hypertrophie de la prostate, ainsi que pendant la grossesse et l'allaitement.

Délai d'action :
L'effet sur la tension artérielle se manifeste 20 à 30 minutes après la prise.

En cas d'oubli :
Prendre immédiatement le comprimé oublié sans dépasser la dose journalière prescrite.

Signes de surdosage :
Il provoque une hypertension artérielle, des céphalées et des palpitations nécessitant une surveillance en milieu spécialisé.

PRESTOLE
Diurétiques

65 %
Prix : 6,18 € - 30 gélules
Équivalents ou génériques : Isobar
Laboratoire : Almirall
DCI : *triamtérène, hydrochlorothiazide*
Présentations/Composition : Gél. : 50 mg de triamtérène et 25 mg d'hydrochlorothiazide

Indications : *Hypertension artérielle*
Prestole est une association de diurétiques indiquée dans le traitement de l'hypertension artérielle en cas d'échec d'un diurétique seul.

Précautions/Interactions :
La dose habituelle est d'une gélule par jour, à prendre le matin.
Le taux de potassium doit être régulièrement contrôlé, ainsi que le sodium, la glycémie, la calcémie et le fonctionnement du système rénal.
Prestole peut provoquer des réponses positives lors des tests antidopage.
Prestole ne peut pas être associé à d'autres diurétiques épargneurs de potassium, aux sels de potassium, ciclosporine, tacrolimus, inhibiteurs de l'enzyme de conversion, antagoniste de l'angiotensine II. Son usage doit être fait avec précaution en cas de traitement cardiaque ou en cas d'existence de troubles du rythme cardiaque, et seulement après avis d'un spécialiste (cardiologue).

Posologie :
Adulte : 1 Gél./j.
Grossesse : non
Allaitement : non

Effets secondaires :
Prestole peut provoquer une baisse sévère du taux de potassium, et parfois une hausse de ce taux, en particulier en cas d'insuffisance rénale ou de diabète. Il provoque également une élévation des taux d'acide urique, glycémie, créatinine, urée, parfois du calcium. Il peut aggraver une insuffisance hépatique, être responsable d'un état de déshydratation, de réactions d'hypersensibilité cutanée, nausées, vomissements, constipation ou diarrhée, crampes musculaires, maux de tête, fatigue, vertiges, sécheresse de la bouche, fourmillements des extrémités.

Contre-indications :
Prestole est formellement contre-indiqué en cas d'insuffisance hépatique (stade terminal) et rénale, en cas d'hypersensibilité aux sulfamides et au triamtérène, et en association avec d'autres diurétiques épargneurs de potassium.

Signes de surdosage :
En cas de surdosage, Prestole provoque nausées, vomissements, fatigue, élimination excessive d'urine, fièvre, nécessitant une hospitalisation pour surveillance et traitement.

> **Bon à savoir**
> Avaler les comprimés avec un grand verre d'eau.

PRETERAX
Antihypertenseurs

65 %
Prix : 10,99 € - 30 comprimés
Équivalents ou génériques : Aucun
Laboratoire : Servier
DCI : *perindopril, indapamide*
Présentations/Composition : Cp. : 2,5 mg de perindopril et 0,625 mg d'indapamide

Indications : *Hypertension artérielle*
Preterax est une association de médicaments antihypertenseurs, indiquée dans le traitement de l'hypertension artérielle essentielle, en cas d'échec d'un diurétique seul ou d'un inhibiteur de l'enzyme de conversion de l'angiotensine 1 en angiotensine 2.

Précautions/Interactions :
La dose habituelle est de une gélule par jour, à prendre le matin.
Le perindopril, comme tous les inhibiteurs de l'enzyme de conversion, peut être responsable d'une toux persistante, qui disparaît avec l'arrêt du traitement.
Chez les personnes âgées, la dose de début du traitement doit être ajustée en fonction de l'effet sur la tension et des dosages du sodium et du potassium sanguin.
Il est recommandé d'interrompre le traitement en cas d'intervention chirurgicale programmée.

Avant le début du traitement et pendant toute sa durée, il est nécessaire de contrôler périodiquement les taux sanguins de sodium, potassium, calcium et sucre. Une baisse du taux de sodium, notamment, peut être responsable d'une brusque chute de tension artérielle.

Preterax peut provoquer une réponse positive aux tests antidopage.

L'association de Preterax est déconseillée avec le lithium et elle doit être faite avec précaution en cas de traitement par antidiabétiques, baclofène, anti-inflammatoires, corticoïdes.

Posologie :
Adulte : 1 Gél./j.
Grossesse : non
Allaitement : non

Effets secondaires :
Le perindopril est responsable de maux de tête, fatigue, vertiges, troubles de l'humeur et du sommeil, crampes. Il peut provoquer une hypotension orthostatique, des réactions allergiques cutanées, des douleurs gastriques avec anorexie. La survenue d'un œdème de Quincke nécessite l'arrêt du traitement. Au point de vue biologique, il peut être à l'origine d'une anémie et d'une augmentation de l'urée et de la créatinine, nécessitant des précautions en cas d'insuffisance rénale.

L'indapamide est responsable de réactions cutanées, nausées, constipation, sécheresse de la bouche, vertiges, fatigue et d'une encéphalopathie hépatique en cas d'insuffisance hépatique sévère.

Contre-indications :
Preterax est contre-indiqué en cas d'hypersensibilité au perindopril ou aux sulfamides, en cas d'antécédent d'œdème de Quincke, lors de la prise d'un inhibiteur de l'enzyme de conversion, en cas d'insuffisances hépatique ou rénale sévères.

Signes de surdosage :
Le surdosage provoque une hypotension artérielle avec nausées, vomissements, crampes, vertiges, somnolence, états confusionnels, diminution du volume des urines. Des désordres hydroélectrolytiques (hyponatrémie, hypokaliémie) peuvent survenir. L'hospitalisation est nécessaire pour lavage gastrique et administration de charbon activé.

Bon à savoir
Le comprimé doit être pris le matin, de préférence avant le petit déjeuner.

PRÉVISCAN
Anticoagulants

65 %
Prix : 3,93 € - 30 comprimés
Équivalents ou génériques : Aucun
Laboratoire : Procter & Gamble
DCI : *fluindione*
Présentations/Composition : Cp. sécables : 20 mg

Indications : *Prévention et traitement des thromboses veineuses, Embolie pulmonaire*

Préviscan est un anticoagulant appartenant au groupe des « antivitamines K ». Il agit sur différents facteurs de la coagulation nécessaires à la coagulation sanguine et empêche la formation de caillots à l'intérieur des vaisseaux. Préviscan est utilisé pour prévenir les accidents de thrombose veineuse et les embolies pulmonaires, en relais d'un traitement à l'héparine ou dans les suites d'une intervention chirurgicale. La durée du traitement est fonction du risque encouru : il est de quelques mois après une embolie pulmonaire mais peut durer toute la vie chez les porteurs d'une prothèse valvulaire cardiaque.

Préviscan est indiqué chez tous les patients qui présentent un risque ou une récidive de thrombose veineuse et dans les suites de maladies valvulaires cardiaques, maladies du rythme cardiaque, infarctus du myocarde.

Précautions/Interactions :
La posologie de Préviscan est très variable d'un individu à l'autre et ne peut être déterminée qu'après plusieurs tests. Le traitement commence avec une prise de 20 mg, suivie d'un contrôle biologique à partir du 3e ou 4e jour pour déterminer la sensibilité au produit et son efficacité.

La dose efficace sera recherchée 10 mg par 10 mg et contrôlée par un test de coagulation appelé temps de Quick, exprimé en unités INR. L'INR doit être compris entre 2 et 3 dans le cas d'une prévention simple et entre 3 et 4,5 chez les porteurs de prothèses valvulaires.

Lorsque la dose efficace est obtenue et maintenue dans un équilibre stable, il suffit de faire un contrôle mensuel.

Il est nécessaire d'éviter les injections intra-musculaires ou intra-articulaires en raison du risque hémorragique.

Si le traitement avec Préviscan fait suite à un traitement à l'héparine, les 2 traitements doivent se chevaucher quelques jours jusqu'à ce que le Préviscan soit efficace.

Certains médicaments sont contre-indiqués lors d'un traitement avec Préviscan : il s'agit de l'aspirine à forte dose, des anti-inflammatoires pyrazolés (phénylbutazone) et du miconazole (Daktarin) en raison du risque hémorragique.

De très nombreux médicaments sont déconseillés ou doivent être utilisés avec précaution. Quel que soit le traitement que vous devez prendre, il est indispensable d'expliquer au médecin que vous suivez un traitement anticoagulant, afin de vérifier les interactions possibles.

Il est préférable de diminuer la consommation des aliments riches en vitamine K, dont la consommation excessive peut nécessiter de modifier la posologie : foie et abats, choux, navet, laitue, brocolis, cresson, épinards, et la viande en général.

Posologie :
Adulte
Prophylaxie thromboembolie : 20 mg le 1er j. puis ajustement en fonction des résultats des tests. La dose moyenne est comprise entre 10 et 20 mg en 1 seule prise/j.

Grossesse : non
Allaitement : non

Effets secondaires :
Préviscan peut être responsable d'hémorragies en cas de dosage trop important ou de lésion hémorragique.

Le fluindione est parfois responsable de réactions allergiques cutanées (prurit, urticaire) et surtout de réactions immunitaires graves, avec insuffisance rénale, hépatique ou médullaire. En cas d'apparition d'une fièvre inexpliquée en début de traitement, d'une réaction allergique ou de signes d'atteinte hépatique, il est nécessaire d'interrompre immédiatement le traitement.

Contre-indications :
Préviscan est contre-indiqué en cas de maladie hémorragique et en cas de maladie susceptible de saigner : accident vasculaire cérébral, ulcère gastro-duodénal, hypertension sévère, chirurgie de l'œil. Il est également interdit en cas d'insuffisance rénale ou hépatique grave.

Délai d'action :
Le fluindione est actif au bout de 36 à 72 heures.

En cas d'oubli :
Prendre immédiatement le comprimé sans dépasser la dose journalière prescrite.

Signes de surdosage :
Si le contrôle biologique montre un surdosage, il suffit de réduire la dose quotidienne jusqu'à normalisation des tests. En cas d'hémorragies, il faut arrêter le traitement et il est parfois nécessaire d'injecter de la vitamine K ou des facteurs coagulants.

Bon à savoir
Préviscan est un médicament de complément indispensable dans les suites de nombreuses maladies vasculaires où il existe un risque de formation de caillot et d'obstruction. Le traitement est souvent de longue durée et il est indispensable de prévenir votre médecin en cas de prise de tout autre médicament, car de nombreux produits pharmaceutiques ou alimentaires peuvent augmenter le risque hémorragique, en particulier l'aspirine et l'alcool.

PREXIDINE
Antiseptiques

NR ; (200 ml)   15 %
Prix : 2,98 € - flacon (200 ml)
Libre - flacon (500 ml)
Libre - flacon (55 ml)
Équivalents ou génériques : *Dosiseptine*
Laboratoire : Expansience
DCI : *chlorhexidine digluconate*
Présentations/Composition : Flacons pour bains de bouche : 0,12 % de chlorhexidine.

Indications : *Infections buccales*
Prexidine est indiqué dans le traitement d'appoint des lésions infectieuses de la bouche et des soins post-opératoires en stomatologie.

Prezista

Précautions/Interactions :
Prexidine ne peut être utilisé qu'en bain de bouche (ne pas avaler).
Faire 1 à 3 bains de bouche par jour, d'une minute, de préférence après le repas et après le brossage des dents.
Ne pas mettre au contact des yeux ou de la muqueuse nasale.
Ne pas utiliser plus de 5 jours.
Ce médicament doit être utilisé avec précaution en cas de fièvre et de parotidite (pathologie des glandes salivaires).

Posologie :
Adulte : 1 bain de bouche 1 à 3 fois/j.
Enfant < 12 ans : non
Grossesse : oui
Allaitement : oui

Effets secondaires :
Prexidine peut être responsable d'une sensation de brûlure au niveau de la langue, de sécheresse de la bouche, et d'une sensation de goût amer.

Contre-indications :
Prexidine est contre-indiqué en cas d'hypersensibilité à la chlorhexidine ou à l'un des composants de l'excipient (azorubine).

Bon à savoir
Il est recommandé de se brosser les dents et de se rincer la bouche à l'eau avant chaque utilisation de ce médicament. Prexidine peut provoquer une coloration brune de la langue et des dents chez les buveurs de café et de thé, réversible à l'arrêt du traitement.

PREZISTA
Antiviraux

100 %
Prix : 734,70 € - 480 comprimés (75 mg)
734,70 € - 240 comprimés (150 mg)
734,70 € - 120 comprimés (300 mg)
490,33 € - 60 comprimés (400 mg)
734,70 € - 60 comprimés (600 mg)
Équivalents ou génériques : Aucun
Laboratoire : Janssen Cilag
DCI : *darunavir ethanolate*
Présentations/Composition : Cp. : 300 mg de darunavir

Indications : *Infections à VIH*
Prezista est un médicament antirétroviral utilisé dans le traitement de l'infection à VIH en cas de résistance à d'autres traitements, ou en association avec d'autres traitements.

Précautions/Interactions :
Prezista ne peut être prescrit que par un médecin spécialisé dans le traitement du Sida.
Le traitement habituel est de 600 milligrammes par jour, en 2 prises, au cours des repas, en association avec un autre agent antirétroviral, le ritonavir.
Le traitement ne peut être entrepris qu'après un bilan biologique et clinique, afin d'évaluer les risques d'aggravation du bilan lipidique et glucidique, ainsi que les risques de complications infectieuses.

Posologie :
Adulte : 2 Cp. matin et soir (maxi 600 mg matin et soir)
Enfant : oui, à partir de 6 ans
Grossesse : oui, si nécessaire
Allaitement : non

Effets secondaires :
Prezista peut être responsable de troubles musculaires, osseux et articulaires, de troubles digestifs (diarrhées), hépatiques, de troubles du métabolisme des lipides (lipodystrophies, altérations du cholestérol et des triglycérides), et de troubles neurologiques.

Contre-indications :
Prezista est contre-indiqué en cas d'hypersensibilité à darunavir, en cas d'insuffisance hépatique sévère, et en association avec d'autres traitements (rifampicine, millepertuis et tous les médicaments métabolisés par l'enzyme CYP3A4).

En cas d'oubli :
Si l'oubli ne dépasse pas 6 heures, il faut prendre immédiatement les comprimés, toujours avec un verre d'eau et au cours d'un repas. Si l'oublie remonte à plus de 6 heures, il faut prendre la dose suivante, mais ne pas doubler la dose.

PRIALT
Antalgiques

H
Prix : Usage hospitalier
Équivalents ou génériques : Aucun
Laboratoire : Eisai
DCI : *ziconotide*

Présentations/Composition : Flacon 1 ml : 100 µg de ziconotide

Indications : *Douleur*
Pradaxa est indiqué pour le traitement des douleurs intenses en cas d'échec d'autres thérapeutiques, chez les patients nécessitant une analgésie intrarachidienne.

Précautions/Interactions :
La posologie habituelle est de 2,4 µg par jour dans la phase initiale, qui peut être augmentée jusqu'à 21,6 µg par jour au maximum.
Ce traitement ne peut être réalisé que par des médecins expérimentés dans l'administration de médicaments par voie intrarachidienne.
Ce médicament ne peut pas être utilisé en cas de chimiothérapie intrarachidienne concomitante.

Posologie :
Adulte : 2, 4 à 21,6 µg./j.
Enfant et adolescent < 18 ans : non
Grossesse : non
Allaitement : non

Effets secondaires :
Le risque principal est le risque infectieux (méningite) en raison de l'installation d'un système permanent d'administration par voie intrarachidienne. Prialt peut être à l'origine de douleurs musculaires et de myopathies, et surtout de troubles neuropsychiatriques, tels que hallucinations, délires, réactions paranoïaques et maniaques, généralement réversibles en cas d'arrêt du traitement. Le Prialt peut aggraver la dépression, par ailleurs fréquente chez les patients qui souffrent de douleurs intenses, et augmenter le risque de suicide.

Contre-indications :
Prialt est contre-indiqué en cas d'hypersensibilité au zicotinide, et en association avec un autre traitement par voie intra-rachidienne.

PRIMALAN
Antiallergiques

30 %
Prix 3,69 € - 14 comprimés (5 mg)
5,39 € - 14 comprimés (10 mg)
2,62 € - sirop flacon (60 ml)
Équivalents ou génériques : Aucun
Laboratoire : Pierre Fabre
DCI : *méquitazine*

Présentations/Composition : Cp. : 5 mg et 10 mg
Sir. : 1,25 mg /c. mes.

Indications : *Allergie*
Primalan est indiqué pour le traitement des rhinites allergiques (pollen, graminée, acariens ou autres), des conjonctivites allergiques, de l'urticaire et des affections cutanées allergiques. Il est également utilisé en traitement de fond des œdèmes allergiques comme l'œdème de Quincke. Le Primalan, comme les autres antihistaminiques, inhibe l'action de l'histamine, responsable de phénomènes allergiques comme éternuements, écoulements du nez, larmoiements, urticaires, œdèmes.
Primalan est indiqué pour diminuer le prurit (envie de se gratter) dans certaines affections dermatologiques (eczémas, prurigos).

Précautions/Interactions :
Primalan est à prendre le matin et le soir ou bien en une prise unique le soir.
Quelques médicaments sont déconseillés avec Primalan : les antispasmodiques (Viscéralgine), certains traitements de la maladie de Parkinson et certains traitements utilisés en psychiatrie.

Posologie :
Adulte : 2 Cp./j.
Enfant et nourrisson
Cp. : 1/2 Cp./10 kg de poids/j.
Sir. : 1 c. mes./5 kg de poids/j.
Grossesse : non
Allaitement : non

Effets secondaires :
Quelques rares effets pouvant survenir disparaissent habituellement en cours de traitement : sécheresse de la bouche, troubles visuels, confusion mentale ou excitation chez la personne âgée.

Contre-indications :
Primalan ne doit pas être associé à certains antidépresseurs et ne doit pas être prescrit à des personnes atteintes de glaucome ou d'adénome prostatique.

Signes de surdosage :
En cas d'intoxication massive et accidentelle sont apparus : un état de somnolence, des nausées, des vomissements, une sécheresse buccale, des troubles visuels, une confusion mentale ou une excitation.

Primpéran

> **Bon à savoir**
> Primalan est un médicament contre les symptômes de l'allergie qui a l'avantage d'avoir une longue durée d'action et de ne pas provoquer de somnolence lors de son utilisation. Ses effets indésirables sont peu importants et disparaissent généralement assez vite au cours du traitement.

PRIMPÉRAN
Antiémétiques

30 % ; (Amp.) 65 % ; TFR

Prix : 3,81 € - 40 comprimés (10 mg)
1,68 € - 3 ampoules injectables (10 mg/2 ml)
2,67 € - 12 ampoules injectables (10 mg/2 ml)
8,95 € - 6 ampoules injectables (100 mg/5 ml)
1,93 € - 10 suppositoires (10 mg)
2,09 € - 10 suppositoires (20 mg)

Équivalents ou génériques : Anausin, Métoclopramide GNR, Métoclopramide Merck, Métoclopramide RCA, Métoclopramide Sandoz, Prokinyl

Laboratoire : Sanofi-Aventis

DCI : *métoclopramide*

Présentations/Composition : Cp. : 10 mg de métoclopramide
Sol. Inj. : 10 mg/2 ml et 100 mg/5 ml de métoclopramide
Suppos. : 10 et 20 mg de métoclopramide

Indications : *Nausées, Vomissements*
Primpéran est indiqué pour le traitement des nausées et des vomissements de toute origine : maladies du système digestif, troubles de la motricité intestinale, suites de traitement anticancéreux ou hémodialyse.

Précautions/Interactions :
Appartenant à la même famille que les neuroleptiques, Primpéran agit sur les centres cérébraux responsables du vomissement en inhibant un médiateur chimique cérébral, la dopamine. Aux doses thérapeutiques habituelles, Primpéran n'a pas d'effet neuroleptique.
La forme injectable est surtout utilisée pour traiter les vomissements provoqués par les médicaments anticancéreux.
Les doses doivent être réduites en cas d'insuffisances rénale ou hépatique.

L'utilisation de Primpéran est contre-indiquée lors d'un traitement à la lévodopa (traitement de la maladie de Parkinson) et chez les patients suivant un traitement antiépileptique.
L'utilisation de Primpéran est déconseillée avec l'alcool, avec les antihypertenseurs ainsi qu'avec la plupart des médicaments agissant sur le système nerveux (antidépresseurs, anxiolytiques).

Posologie :
Adulte
Nausées, vomissements : 1/2 à 1 Cp. 3 fois/j.
Traitement anticancéreux : 0,5 mg/kg, 4 fois/j.
Grossesse : oui si nécessaire
Allaitement : oui après avis médical

Effets secondaires :
Primpéran provoque des troubles neurologiques ressemblant à la maladie de Parkinson (contractures et spasmes musculaires). Il est responsable de somnolence, fatigue, vertiges, de troubles digestifs (diarrhée, ballonnements). En traitement prolongé il peut provoquer une gynécomastie, un écoulement de lait et un arrêt des règles.

Contre-indications :
Primpéran est contre-indiqué en cas d'hypersensibilité au produit, en cas d'antécédent de troubles neurologiques moteurs provoqués par un traitement (par exemple neuroleptiques), et en cas de maladie digestive qui peut être aggravée par une augmentation de la motricité intestinale : hémorragie, perforation, obstruction intestinales.

Délai d'action :
Primpéran est efficace 30 minutes après administration.

En cas d'oubli :
Prendre le comprimé sans dépasser la dose journalière prescrite.

Signes de surdosage :
À forte dose, Primpéran provoque une somnolence, des troubles de l'attention et des troubles musculaires (contractures, hypertonie), qui disparaissent rapidement.

> **Bon à savoir**
> Respecter toujours un intervalle de 6 heures minimum entre les prises.

PRINCI B
vitamines

NR
Prix : Libre
Équivalents ou génériques : Aucun
Laboratoire : SERP
DCI : *pyridoxine, thiamine*
Présentations/Composition : Cp. : 50 mg de chlorhydrate de pyridoxine et 250 mg de nitrate de thiamine

Indications : *Asthénie*
Princi B est indiqué comme le traitement d'appoint de l'asthénie.

Précautions/Interactions :
La posologie habituelle est de 1 à 3 comprimés par jour pendant 4 semaines.
Ce médicament est réservé à l'adulte.

Posologie :
Adulte : 3 Cp./j.
Enfant < 18 ans : non
Grossesse : non
Allaitement : non

Effets secondaires :
Princi B peut être exceptionnellement responsable de réactions neurologiques (neuropathie, paresthésie) en cas de traitement prolongé et à fortes doses.

Contre-indications :
Princi B ne doit pas être utilisé chez les personnes pouvant présenter une hypersensibilité (allergie) aux principes actifs et en cas de traitement par la levodopa.

PRIODERM
Antiparasitaires

NR
Prix : Libre
Équivalents ou génériques : Aucun
Laboratoire : Sarget
DCI : *malathion*
Présentations/Composition : Lotion : flacon 110 ml
Sol. pour Applic. cutanée : flacon pressurisé 100 ml

Indications : *Pédiculose du cuir chevelu*
Ce médicament est utilisé dans le traitement des poux adultes et des lentes du cuir chevelu.

Précautions/Interactions :
Ce produit ne doit pas être avalé ni laissé à la portée des enfants. Il doit être appliqué sur les cheveux en évitant les muqueuses, les yeux, le nez et la bouche. Rincer abondamment en cas de contact accidentel.

Posologie :
Adulte et enfant > 2 ans : 1 Applic. unique
Enfant < 2 ans : 1 Applic. unique sous surveillance médicale
Grossesse : non
Allaitement : non

Effets secondaires :
Ce produit peut provoquer une irritation ou des pellicules du cuir chevelu ainsi que des rougeurs en cas de contact avec les muqueuses.

Signes de surdosage :
L'absorption accidentelle du produit nécessite une hospitalisation urgente car elle peut conduire à un coma.

> *Bon à savoir*
>
> *Ce produit est utilisé en cas d'inefficacité des autres produits contre les poux.*
> *Appliquer 10 à 20 ml de la solution pure sur les cheveux humides. Laisser sécher à l'air sans utiliser de sèche-cheveux et rincer 12 heures après le traitement. Les enfants de moins de 2 ans doivent être traités sous surveillance médicale.*

PRIVIGEN
Immunoglobulines

 H
Prix : Usage hospitalier
Équivalents ou génériques : Kiovig
Laboratoire : CSL Behring
DCI : *immunoglobulines (IgG) humaines*
Présentations/Composition : Flacons de 25 à 200 ml : de 5 à 20 g d'immunoglobulines humaines normales (100 mg/ml)

Indications : *Déficit immunitaire, Myélome, Leucémies*
Privigen est indiqué en cas de déficit immunitaire génétique, de myélome ou de leucémie lymphoïde chronique, d'infections récidivantes en particulier chez les enfants infectés par le VIH. Il est également indiqué dans le traitement de maladies comme le purpura thrombopénique, le syndrome de Guillain Barré, la

maladie de Kawasaki, la myasthénie et autres maladies rares.

Précautions/Interactions :
La posologie dépend de chaque indication et de la réponse de chaque patient au traitement. En général l'administration initiale est de 0,4 à 0,8 g/kg de poids corporel, suivie d'une dose de 0,2 g à 0,8 g/kg de poids corporel toutes les 4 semaines.
L'intervalle entre les doses dépend de la réponse au traitement et peut varier de 2 à 4 semaines.
En cas de syndrome de Guillain Barré, la dose usuelle est de 0,4 g/kg, une fois par jour, pendant 3 à 7 jours.
En cas de maladie de Kawasaki, la dose usuelle est de 1,6 à 2 g/kg/j. pendant 2 à 5 jours, en association avec l'acide acétylsalicylique.
Ce traitement ne peut être administré qu'à l'hôpital, par perfusion intraveineuse, sous la surveillance d'une infirmière ou d'un médecin.
Il doit être utilisé avec précaution en cas d'obésité, d'hypertension artérielle, de maladie artérielle, de diabète, d'antécédents de thrombose artérielle, en cas d'insuffisance rénale chronique, et chez les sujets âgés.
Les vaccins constitués de virus vivants atténués (rougeole, rubéole, oreillons, varicelle) ne doivent pas être administrés pendant une période d'au moins 3 mois après la fin du traitement avec ce médicament.

Posologie :
Adulte : 0,4 à 0,8 mg/kg de poids corporel
Enfant < 18 ans : oui
Grossesse : oui, si nécessaire
Allaitement : oui

Effets secondaires :
Privigen, comme tous les produits d'origine humaine, peut transmettre des agents infectieux encore inconnus, en dépit des contrôles effectués pour éliminer tout risque de transmission d'un agent infectieux connu (VIH, virus de l'hépatite B ou C). Privigen est fréquemment responsable de maux de tête et parfois de réactions cutanées du type eczéma ou psoriasis, qui régressent à l'arrêt du traitement. Il peut être également responsable de vertiges, de douleurs musculaires et articulaires et de nausées.

Contre-indications :
Privigen est contre-indiqué en cas de réaction allergique.

PROCORALAN
Antiangoreux

📱 65 %
Prix : 49,96 € - 56 comprimés (5 mg)
64,01 € - 56 comprimés (7,5 mg)
Équivalents ou génériques : Aucun
Laboratoire : Servier
DCI : *ivabradine*
Présentations/Composition : Cp. : 5 ou 7,5 mg de ivabradine

Indications : *Angine de poitrine*
Procoralan est indiqué pour le traitement de l'angine de poitrine stable chronique chez les patients en rythme sinusal normal et présentant une contre-indication ou une intolérance aux bêtabloquants.

Précautions/Interactions :
La posologie initiale est de 5 mg 2 fois par jour, qui peut être augmentée jusqu'à 7,5 mg 2 fois par jour en fonction de la réponse thérapeutique, après 3 ou 4 semaines de traitement.
En cas de ralentissement cardiaque en dessous de 50 battements par minute ou en cas de symptômes liés à la bradycardie (vertiges, hypotension, fatigue), le traitement peut être diminué jusqu'à 2,5 mg 2 fois par jour.
Procoralan n'est pas conseillé pour le traitement ou la prévention des troubles du rythme cardiaque. Le patient doit être surveillé régulièrement par électrocardiogramme pour détecter la survenue d'une éventuelle fibrillation auriculaire.
Procoralan peut être utilisé en cas d'insuffisance hépatique ou rénale légère, mais il est contre-indiqué en cas d'insuffisance hépatique sévère, ou d'insuffisance cardiaque sévère.
L'association avec d'autres antiangoreux qui diminuent la fréquence cardiaque (diltiazem, vérapamil) n'est pas recommandée.
Procoralan ne doit pas être associé à des médicaments qui peuvent modifier le rythme cardiaque, tels que quinidine, disopyramide, bépridil, sotalol, ibutilide, amiodarone, ou pimozide, ziprasidone, sertindole, méflo-

quine, halofantrine, pentamidine, cisapride, érythromycine.

Il est déconseillé de consommer du jus de pamplemousse ou des médicaments à base de millepertuis durant le traitement.

La survenue d'éventuels effets visuels impose la prudence pour la conduite automobile, surtout la nuit.

Posologie :
Adulte : 5 à 75,5 mg 2 fois/j.
Grossesse : non
Allaitement : non

Effets secondaires :
Procoralan est responsable de maux de tête (pendant le premier mois de traitement) et de sensations vertigineuses, liées à une éventuelle bradycardie, de troubles du rythme cardiaque (bradycardie, extrasystolie, bloc auriculo-ventriculaire du premier degré), de troubles de la vision (survenue de phénomènes lumineux transitoires, ou phosphènes, qui disparaissent généralement avec la poursuite du traitement ou son arrêt). Procoralan peut aussi être responsable, moins fréquemment, de troubles digestifs, de dyspnée et de troubles musculaires (crampes).

Contre-indications :
Procoralan est contre-indiqué en cas d'hypersensibilité au produit ou à ses excipients, en cas de fréquence cardiaque de repos inférieure à 60 battements par minute avant le traitement, en cas d'infarctus aigu du myocarde et d'angine de poitrine instable, d'hypotension sévère (< 90/50 mmHg), d'insuffisance hépatique sévère, de maladie du rythme cardiaque (bloc sino-auriculaire, bloc auriculo-ventriculaire de 3ᵉ degré, porteur de pacemaker), d'insuffisance cardiaque sévère. Son association est contre-indiquée avec les antifongiques azolés (kétoconazole, itraconazole), les antibiotiques de la famille des macrolides (clarithromycine, érythromycine par voie orale, josamycine, télithromycine), les inhibiteurs de protéases (nelfinavir, ritonavir) ou la néfazodone.

Signes de surdosage :
Le surdosage peut provoquer un ralentissement sévère et prolongé du rythme cardiaque, nécessitant une hospitalisation pour surveillance et administration d'antidotes.

PROCTOLOG
Antihémorroïdaires

15 %

Prix : 3,46 € - crème (20 g)
3,46 € - 10 suppositoires
Équivalents ou génériques : Aucun
Laboratoire : Pfizer
DCI : *trimébutine, ruscogénines*
Présentations/Composition : Crème : 5,8 g de trimébutine, 500 mg de ruscogénines pour 100 g
Suppos. : 120 mg de trimébutine, 10 mg de ruscogénines

Indications : *Hémorroïdes*
Proctolog est un traitement local de la douleur et du prurit provoqués par les crises hémorroïdaires.

Précautions/Interactions :
Proctolog est un traitement d'appoint de la crise hémorroïdaire : il soulage la douleur et le prurit provoqués par l'inflammation veineuse anale.
Le traitement doit être de courte durée. En cas de persistance des douleurs au-delà de quelques jours malgré le traitement, consulter un médecin.
Proctolog est un médicament réservé à l'adulte.

Posologie :
Adulte : 1 à 2 Applic. de crème/j. ou 2 Suppos./j.
Grossesse : oui
Allaitement : oui

Effets secondaires :
Proctolog provoque parfois des réactions allergiques cutanées.

Contre-indications :
Il n'existe pas de contre-indications en dehors d'une éventuelle sensibilité aux constituants.

PROFÉNID/BI-PROFÉNID
Anti-inflammatoires non stéroïdiens

65 % ; (Gel) 15 % ; (Suppos. + Amp.) 30 % ; TFR

Prix : 2,87 € - 24 gélules (50 mg)
8,67 € - 14 gélules LP (200 mg)
7,85 € - 20 comprimés : Bi-profénid (150 mg)

Profénid/Bi-Profénid

8,26 € - 14 comprimés LP (200 mg)
7,10 € - 30 comprimés (100 mg)
2,32 € - 2 ampoules injectables (100 mg)
5,85 € - 6 ampoules injectables (100 mg)
3,54 € - 12 suppositoires (100 mg)

Équivalents ou génériques : Kétoprofène Arrow, Kétoprofène Biogaran, Kétoprofène EG, Kétoprofène Mylan, Kétoprofène Ranbaxy, Kétoprofène RPG, Kétoprofène Sandoz, Kétoprofène Téva, Kétoprofène Zen, Toprec

Laboratoire : Aventis

DCI : *kétoprofène*

Présentations/Composition : Gél. : 50 mg (24 Gél.) ; 200 mg à LP (14 Gél.)
Cp. Bi-profénid : 150 mg (20 Cp.) ; 200 mg à LP (14 Cp.)
Amp. Inj. : 100 mg (2 et 6 Amp.)
Suppos. : 100 mg (12 Suppos.)
Gel : 2,5 % (tube 60 g)

Indications : *Inflammation, Douleur*
Les anti-inflammatoires non stéroïdiens (AINS) luttent contre l'inflammation et la douleur. Accessoirement, ils sont actifs contre la fièvre et fluidifient le sang. Ils sont utilisés en traitement de courte durée des inflammations articulaires aiguës et douloureuses, des tendinites, des traumatismes de l'appareil locomoteur, des douleurs vertébrales accompagnées ou non de sciatiques, de névralgies. Les formes à libération prolongée sont indiquées pour les traitements au long cours des processus inflammatoires chroniques (certaines arthroses, polyarthrite rhumatoïde). La forme injectable est également administrée en cas de crise aiguë de coliques néphrétiques, de lombo-sciatiques et de rhumatismes inflammatoires en poussée.

Précautions/Interactions :
Le kétoprofène est un médicament réservé à l'adulte de plus de 15 ans et doit être utilisé avec prudence chez les personnes âgées en raison des effets indésirables. Avant toute mise en route d'un traitement par AINS, il faudra s'assurer de l'absence d'infection bactérienne, virale ou parasitaire dont les signes ou les symptômes peuvent être masqués. Des maux de tête avec étourdissement et sensation de tête vide imposent l'arrêt du traitement s'ils persistent après diminution de la posologie.
La prescription d'AINS doit être prudente chez les personnes souffrant d'insuffisance hépatique, rénale ou cardiaque, de diabète et en cas d'antécédents d'ulcère gastro-duodénal.
De nombreux médicaments sont déconseillés avec les AINS : les anticoagulants, l'aspirine et ses dérivés salicylés, les autres AINS, le diflunisal, le lithium, le méthotrexate (traitement anticancéreux), le Ticlid. Certains traitements imposent une surveillance accrue : les antihypertenseurs, les diurétiques, certains traitements cardiaques (bêta-bloquants), certains antidiabétiques (sulfamides), certains traitements antigoutteux (bénémide) et utilisés contre le sida (zidovudine).
Si des pansements gastriques doivent être pris, les absorber au moins 2 heures après le kétoprofène (diminution de l'absorption digestive).

Posologie :
Adulte > 15 ans
Voie orale : 300 mg en 2 à 3 prises/j. puis 100 à 200 mg en 1 à 2 prises
Voie rectale : 100 mg en 2 prises/j. puis 100 mg le soir au coucher en complément éventuel d'une forme orale
Voie Inj. IM : 100 à 200 mg en 2 Inj.
Personne âgée : réduire les posologies
Grossesse : non
Allaitement : non

Effets secondaires :
Les AINS provoquent assez souvent en début de traitement une perte d'appétit, des nausées, des vomissements, de la diarrhée ou de la constipation, des maux de ventre, une inflammation de la gorge. Plus rarement peuvent survenir : ulcérations digestives avec hémorragies, des réactions d'hypersensibilité (rougeur de la peau, urticaire, crise d'asthme, œdème de Quincke), des maux de tête, une somnolence ou une insomnie, des vertiges, des sifflements dans les oreilles et quelques troubles des examens sanguins.
La forme injectable peut être responsable également de douleurs ou de sensations de brûlures au point d'injection, le gel de rougeurs ou de démangeaisons cutanées et les suppositoires de brûlures locales.

Contre-indications :
Le kétoprofène est contre-indiqué aux enfants de moins de 15 ans, aux personnes ayant présenté des allergies à cette molécule ou à l'aspirine et ses dérivés, aux personnes souf-

frant d'ulcère gastro-duodénal, d'insuffisance hépatique ou rénale.

Délai d'action :
Le taux maximum de Profénid dans le sang est obtenu en 20 minutes avec la forme injectable, 45 minutes avec la forme rectale, 60 minutes avec la forme orale simple, 1 heure 20 avec la forme Bi-profénid et en 6 heures avec la forme à libération prolongée. Les durées d'action sont également plus ou moins longues d'une forme à l'autre.

Bon à savoir
La prise des comprimés entiers, sans les croquer, avec un grand verre d'eau, au milieu des repas, diminue les troubles digestifs mais ne les annule pas. Ces troubles digestifs peuvent survenir également avec les formes injectables ou rectales. Pour obtenir un effet plus rapide en cas de crise aiguë, il est conseillé de prendre les comprimés avant les repas. La position assise 15 à 30 minutes après une prise orale du médicament diminue le risque d'irritation de l'œsophage. Il est préférable de lubrifier le suppositoire avant de l'insérer dans le rectum et d'appliquer le gel sur une peau saine et non infectée. Si des éruptions cutanées, des démangeaisons, des selles noires ou tout autre malaise inhabituel apparaissaient, il est conseillé de prévenir son médecin. La patiente en âge de procréer doit utiliser une méthode de contraception efficace pendant toute la durée du traitement car il peut entraîner une fausse couche et ses effets sur le fœtus ne sont pas connus. En cas de grossesse, il faut cesser la prise du médicament et consulter immédiatement son médecin. Les gélules et les suppositoires se conservent mieux à une température inférieure à 30 °C et à l'abri de l'humidité.

PROGESTÉRONE RETARD
Progestatifs

30 % ; (Amp. 500 mg) 30 %
Prix : 2,01 € - 1 ampoule (250 mg)
4,70 € - 3 ampoules (250 mg)
3,22 € - 1 ampoule (500 mg)
8,20 € - 3 ampoules (500 mg)
Équivalents ou génériques : Aucun
Laboratoire : Schering

DCI : *progestérone*
Présentations/Composition : Sol. Inj. : 250 mg ou 500 mg de caproate d'hydroxyprogestérone

Indications : *Insuffisance en progestérone, Stérilité, Menace d'avortement ou d'accouchement prématuré*
Progestérone Retard est indiqué en obstétrique, pour prévenir un avortement en relation avec une insuffisance naturelle en progestérone, ou pour empêcher un accouchement précoce, lorsque celui-ci est la conséquence d'une trop grande mobilité de l'utérus. Il est également utilisé lorsqu'il est impossible d'utiliser la voie orale, pour le traitement des insuffisances en progestérone dans le cas des troubles des règles ou du traitement de la stérilité.

Précautions/Interactions :
L'injection doit être faite avec une seringue en verre.
L'association de Progestérone Retard est contre-indiquée avec les anticonvulsivants, car ils diminuent l'efficacité du traitement.

Posologie :
Adulte
Menace d'avortement : 1 Amp. 500 mg/j. puis 1 mg/Sem.
Insuffisance lutéale : 1 Amp. 250 mg le 16e j. du cycle

Effets secondaires :
Progestérone Retard peut provoquer des saignements qui ne justifient pas l'interruption du traitement.

Contre-indications :
Progestérone Retard ne doit pas être utilisé à partir de la 36e semaine de grossesse, car il peut provoquer une aménorrhée après l'accouchement.

PROGESTOGEL
Progestatifs

30 %
Prix : 5,69 € - tube (80 g)
Équivalents ou génériques : Aucun
Laboratoire : Besins
DCI : *progestérone*
Présentations/Composition : Gel pour Applic. locale : 25 mg de progestérone /mes.

Indications : *Mastopathies bénignes*
Progestogel est un traitement des maladies bénignes des seins (mastodynies) en cas d'insuffisance en progestérone.

Précautions/Interactions :
Appliquer une mesure de gel sur chaque sein et masser légèrement pour faire pénétrer.
Progestogel doit être utilisé tous les jours, même pendant les règles.

Posologie :
Adulte : 1 Applic./j.
Grossesse : oui si nécessaire

PROGRAF
Immunosupresseurs

H

Prix : 68,64 € - 50 gélules (0,5 mg)
122,24 € - 50 gélules (1 mg)
552,00 € - 50 gélules (5 mg)
Équivalents ou génériques : Advagraf
Laboratoire : Fujisawa
DCI : *tacrolimus*
Présentations/Composition : Gél. : 0,5 mg, 1 et 5 mg

Indications : *Transplantation d'organes*
Le tacrolimus inhibe la formation des globules blancs intervenant dans les processus de rejet d'organe après transplantation. Il est proposé en prévention ou en traitement du rejet d'organe, notamment hépatique ou rénal, chez des personnes résistantes au traitement par corticoïdes ou par Orthoclone.

Précautions/Interactions :
La forme orale est toujours préférée à la forme injectable qui ne sera utilisée qu'en dernier recours. Les femmes en âge de procréer doivent utiliser une contraception efficace pendant la durée du traitement.
La posologie est diminuée en cas d'insuffisance hépatique. Le dosage sanguin du tacrolimus est effectué régulièrement au cours du traitement et le fonctionnement normal du foie, du cœur, des yeux sont vérifiés.
Les interactions médicamenteuses sont mal connues car le traitement est récent. La ciclosporine est contre-indiquée en association avec tacrolimus. Le potassium et les diurétiques épargneurs de potassium, les macrolides, le melphalan, le fluconazole, l'itraconazole, le kétoconazole, le danazole, le nicardipine et les vaccins vivants atténués sont déconseillés. Avertissez votre médecin de la prise d'un nouveau médicament.

Posologie :
Adulte et enfant
Traitement oral : 0,10 à 0,30 mg/kg/j. en 2 prises puis adaptation pour obtenir 5 à 15 ng/ml dans le sang
Traitement IV : 0,01 à 0,05 mg/kg/j. puis adaptation pour obtenir 5 à 15 ng/ml dans le sang
Grossesse : non
Allaitement : non

Effets secondaires :
Une toxicité rénale et neurologique peuvent apparaître au cours du traitement. Il peut ainsi provoquer une hypertension artérielle, des œdèmes, un diabète, des diarrhées, des vomissements, de la fièvre, des éruptions cutanées, des pertes de cheveux ou une pilosité accrue, une anémie, une augmentation du potassium dans le sang.

Contre-indications :
Une allergie connue au tacrolimus ou aux macrolides ainsi qu'à l'huile de ricin en injection sont des contre-indications au traitement.

Signes de surdosage :
Quelques cas de surdosage ont été décrits et ont provoqué des tremblements, des maux de tête, des nausées et des vomissements, des troubles cardiaques, des infections, de l'urticaire, une léthargie et une insuffisance rénale. Aucun antidote n'est connu.

> *Bon à savoir*
>
> *Il est recommandé d'avaler les gélules avec de l'eau 1 heure avant ou 2 à 3 heures après les repas, 2 fois par jour. Les gélules peuvent être ouvertes et le contenu mélangé à de l'eau si elles ne peuvent être avalées. Après ouverture de la plaquette thermoformée, les gélules doivent être absorbées immédiatement. Les gélules sont conservées à l'abri de la chaleur et les flacons injectables à l'abri de la lumière.*

PROKINYL
Antiémétiques

30 % ; TFR

Prix : 4,43 € - 30 gélules LP (15 mg)

Équivalents ou génériques : Anausin, <u>Métoclopramide GNR</u>, <u>Métoclopramide Merck</u>, <u>Métoclopramide RCA</u>, Primpéran
Laboratoire : Techni
DCI : *métoclopramide*
Présentations/Composition : Gél. LP : 15 mg de métoclopramide

Indications : *Nausées, Vomissements*
Prokinyl est indiqué pour le traitement des nausées et des vomissements de toute origine : maladies du système digestif, troubles de la motricité intestinale.

Précautions/Interactions :
Appartenant à la même famille que les neuroleptiques, Prokinyl agit sur les centres cérébraux responsables du vomissement en inhibant un médiateur chimique cérébral, la dopamine. Aux doses thérapeutiques habituelles, Prokinyl n'a pas d'effet neuroleptique. Prokinyl est réservé à l'adulte.
Les doses doivent être réduites en cas d'insuffisance rénale ou hépatique.
L'utilisation de Prokinyl est contre-indiquée lors d'un traitement à la lévodopa (traitement de la maladie de Parkinson) et chez les patients suivant un traitement antiépileptique.
L'utilisation de Prokinyl est déconseillée avec l'alcool, avec les antihypertenseurs et avec la plupart des médicaments agissant sur le système nerveux (antidépresseurs, anxiolytiques).

Posologie :
Adulte et enfant > 20 kg : 1 Gél. 2 fois/j.
Grossesse : oui, si nécessaire
Allaitement : après avis médical

Effets secondaires :
Prokinyl provoque des troubles neurologiques ressemblant à la maladie de Parkinson (contractures et spasmes musculaires). Il est responsable de somnolence, fatigue, vertiges, de troubles digestifs (diarrhée, ballonnements). En traitement prolongé il peut provoquer une gynécomastie, un écoulement de lait et un arrêt des règles.

Contre-indications :
Prokinyl est contre-indiqué en cas d'hypersensibilité au produit, en cas d'antécédent de troubles neurologiques moteurs provoqués par un traitement (par exemple neuroleptiques), et en cas de maladie digestive qui peut être aggravée par une augmentation de la motricité intestinale : hémorragie, perforation, obstruction intestinales.

Délai d'action :
Prokinyl est efficace 30 minutes après son administration.

En cas d'oubli :
Prendre le comprimé sans dépasser la dose journalière prescrite.

Signes de surdosage :
Prokinyl provoque une somnolence, des troubles de l'attention et des troubles musculaires (contractures, hypertonie) qui disparaissent rapidement.

> *Bon à savoir*
> Respecter toujours un intervalle de 6 heures minimum entre les prises.

PROPECIA
Antialopéciques

NR
Prix : Libre
Équivalents ou génériques : Aucun
Laboratoire : Merck Sharp & Dohme-Chibret
DCI : *finastéride*
Présentations/Composition : Cp. : 1 mg de finastéride

Indications : *Alopécie*
Propecia est indiqué pour le traitement et la prévention des stades peu évolués de l'alopécie chez l'homme.

Précautions/Interactions :
L'efficacité et la durée du traitement doivent être régulièrement évaluées par le médecin traitant.
Trois à six mois de traitement en une prise par jour sont généralement nécessaires avant de pouvoir constater une stabilisation manifeste de la chute des cheveux.
Une utilisation continue est recommandée pour maintenir le bénéfice thérapeutique.
Si le traitement est arrêté, les effets bénéfiques commencent à régresser au sixième mois et disparaissent après 9 à 12 mois.
Aucun ajustement de la posologie n'est nécessaire chez les patients ayant une insuffisance rénale.

Posologie :
Homme : 1 Cp./j.
Femme : non
Grossesse : non
Allaitement : non

Effets secondaires :
Propecia peut être responsable de réactions allergiques cutanées, de troubles sexuels réversibles à l'arrêt du traitement (diminution de la libido, de l'érection et de l'éjaculation).

Contre-indications :
Propecia est contre-indiqué en cas d'hypersensibilité aux composants ainsi que chez les femmes.

> *Bon à savoir*
> Des comprimés cassés ou écrasés ne doivent pas être manipulés par des femmes enceintes ou susceptibles de l'être en raison de la possibilité d'absorption du finastéride et, par conséquent, du risque potentiel pour un fœtus de sexe masculin. Les comprimés sont pelliculés, ce qui empêche le contact avec le principe actif lors d'une manipulation normale, à condition que les comprimés ne soient ni cassés, ni écrasés.

PROPIONATE DE SODIUM CHIBRET
Médicaments des yeux

 NR

Prix : 1,37 € - flacon (10 ml)
Équivalents ou génériques : Bleu de méthylène Faure, Sophtal, Vitabact
Laboratoire : Merck Sharp & Dohme-Chibret
DCI : *propionate de sodium*
Présentations/Composition : Colly. flacon 10 ml : propionate de sodium 500 mg

Indications : *Traitement antiseptique*
Ce collyre est proposé dans les affections superficielles de l'œil telles que conjonctivite, kératite, blépharite car il contient un antiseptique.

Précautions/Interactions :
Si des rougeurs ou des douleurs persistaient après quelques jours de traitement, consulter votre médecin car ce collyre ne contient pas d'antibiotique et ne peut traiter les infections bactériennes graves de l'œil.
Les lentilles de contact doivent être retirées en cas d'infection oculaire et réutilisées en fin de traitement.
Éviter le contact avec le bord du flacon pour éviter une contamination possible du collyre.

Posologie :
Adulte : 1 ou 2 Gttes dans chaque œil 4 fois/j.
Grossesse : après avis médical
Allaitement : après avis médical

Effets secondaires :
Possibilité de réactions locales allergiques ou irritatives.

Contre-indications :
Les antécédents d'allergie aux ammoniums quaternaires contre-indiquent ce collyre.

Délai d'action :
Effet immédiat au niveau de l'œil.

> *Bon à savoir*
> Avant d'administrer le collyre, se laver les mains ; nettoyer les paupières et les cils au besoin. Ensuite :
> - se coucher ou s'asseoir, tête penchée vers l'arrière et légèrement inclinée sur le côté, et regarder vers le haut ;
> - tirer la paupière inférieure vers le bas (ou la pincer délicatement entre le pouce et l'index de façon à former un réceptacle) puis, sans toucher la paupière ou les cils, instiller la solution entre la paupière et le globe oculaire (cul de sac conjonctival) ; refermer doucement les paupières ; garder l'œil fermé pendant 1 à 2 minutes tout en exerçant une légère pression à l'aide d'un papier absorbant (mouchoir) sur l'angle interne de l'œil pour réduire le passage du produit dans l'organisme en éliminant le surplus. Ne pas conserver le flacon plus de 15 jours après l'ouverture.

PRORACYL
Antithyroïdiens

 65 %

Prix : 9,11 € - 30 comprimés
26,23 € - 90 comprimés
Équivalents ou génériques : Aucun
Laboratoire : Genopharm
DCI : *propylthiouracile*
Présentations/Composition : Cp. : 50 mg de propylthiouracile

Indications : *Hyperthyroïdie*
Proracyl est indiqué dans le traitement de l'hyperthyroïdie et de la maladie de Basedow.

Précautions/Interactions :
En cas de traitement par le propylthiouracile seul, le traitement doit être débuté par une dose d'attaque pour obtenir la réduction de l'hyperthyroïdie en général en 3 à 5 semaines (surveillance clinique et hormonale). Les doses seront alors baissées progressivement pour atteindre en 3 ou 4 mois une dose d'entretien qui est poursuivie en général au moins 18 mois.

L'adaptation du traitement est indispensable car, pour une posologie insuffisante, les signes d'hyperthyroïdie réapparaissent ou s'aggravent ; pour une posologie excessive, une hypothyroïdie s'installe, caractérisée d'abord par une diminution de l'hormone T4, puis l'élévation de la TSH, d'où l'augmentation du volume du goitre.

L'administration se fait ordinairement en trois prises quotidiennes : 150 à 300 mg, soit 3 à 6 comprimés par jour chez l'enfant de plus de 10 ans. Parfois, peuvent être utilisées des posologies plus faibles (50 à 300 mg par jour) en cas d'hyperthyroïdie discrète, de grossesse ou d'intolérance suspectée aux antithyroïdiens.

Dès l'amélioration clinique et normalisation de l'hormone T4, la posologie est réduite à 50 à 200 mg par jour (soit 1 à 4 comprimés), en une, deux ou trois prises quotidiennes.

En cas de traitement qui associe propylthiouracile et hormone thyroïdienne, le schéma thérapeutique est le même, avec association de l'hormone thyroïdienne (lévothyroxine ou triiodothyronine) dans la seconde phase.

Au contraire de l'iode radioactif (traitement préférentiel de l'hyperthyroïdie), le propylthiouracile peut être utilisé pendant la grossesse.

Posologie :
Adulte : 50 à 200 mg/j.
Enfant > 10 ans : oui
Grossesse : oui
Allaitement : oui

Effets secondaires :
Le principal effet indésirable des médicaments de la classe des antithyroïdiens de synthèse est la rechute de l'hyperthyroïdie, pendant ou après le traitement. L'effet indésirable le plus grave est l'agranulocytose, qui se manifeste par une fièvre et une angine, nécessitant de faire une surveillance régulière de l'hémogramme, au début du traitement puis tous les 10 jours pendant 2 mois. Proracyl peut également provoquer un érythème, urticaire, douleurs articulaires, gastriques et hépatite.

Contre-indications :
Proracyl est contre-indiqué en cas d'hypersensibilité au produit ou à ses excipients.

PRORHINEL
Traitements du nez, de la gorge et des oreilles

 NR

Prix : Libre
Équivalents ou génériques : Nécyrane
Laboratoire : Novartis
DCI : *polysorbate 80, benzododécinium*
Présentations/Composition : Sol. Nasale : 10 Amp. 10 ml et pipette ; 10 Amp. 10 ml ; 18 Amp. 5 ml ; 2 Amp. 10 ml et flacon Pulv. ; 4 Amp. 10 ml et flacon Pulv.

Indications : *Infections des voies nasales*
Prorhinel est un antiseptique utilisé localement pour empêcher le développement bactérien dans les infections de la muqueuse rhinopharyngée.

Précautions/Interactions :
Les ampoules s'utilisent exclusivement par voie nasale.
Il est conseillé de ne pas associer d'autres antiseptiques locaux qui dénaturent l'action du collutoire.

Posologie :
Adulte et enfant : 1 Instill. ou un lavage nasal 1 à 3 fois/j.
Grossesse : oui
Allaitement : oui

Effets secondaires :
Une irritation locale ou des allergies peuvent survenir après les pulvérisations.

Contre-indications :
Prorhinel est contre-indiqué aux personnes allergiques aux ammoniums quaternaires.

> **Bon à savoir**
> *Si les symptômes persistent malgré le traitement, il est préférable de consulter le médecin, notamment en cas de signes infectieux et de fièvre. Les ampoules, une fois ouvertes, sont à conserver 8 jours maximum.*

PROSTIGMINE
Antimyasthéniques

65 %

Prix : 3,05 € - 6 ampoules injectables
Équivalents ou génériques : Mestinon, Mytélase
Laboratoire : Centre de spécialités pharmaceutiques
DCI : *néostigmine*
Présentations/Composition : Amp. Inj. : 0,5 mg

Indications : *Myasthénie, Atonie intestinale*
Ce médicament prolonge l'activité naturelle de l'acétylcholine qui est un des neuromédiateurs responsables de la contraction musculaire. Il est indiqué dans la myasthénie, maladie caractérisée par une diminution de l'activité musculaire, et dans les constipations sévères par diminution d'activité du tube digestif.

Précautions/Interactions :
Ce médicament est utilisé avec précaution en cas de bronchite avec spasmes et en cas d'insuffisance rénale.
Le traitement est débuté à doses faibles puis augmenté progressivement jusqu'à obtention de résultats satisfaisants.
Les morphiniques, les opiacés et les cholinergiques sont associés avec précaution.

Posologie :
Adulte
Myasthénie : 2 à 5 Amp./j. en 4 à 6 Inj. SC ou IM
Atonie intestinale : 1/2 à 1 Amp./j. en SC ou IM à renouveler 4 à 5 h après
Grossesse : après avis médical
Allaitement : non

Effets secondaires :
Prostigmine provoque des crampes abdominales, des diarrhées, des nausées, une hypersalivation, une contraction des pupilles et un ralentissement du rythme cardiaque qui disparaissent après réduction de la posologie.

Contre-indications :
Prostigmine est contre-indiqué en cas d'asthme, de maladie de Parkinson, d'obstacle mécanique des voies digestives ou urinaires, paralysie intestinale ou allergie à la néostigmine.

En cas d'oubli :
Reprendre le traitement sans dépasser la dose quotidienne.

Signes de surdosage :
Le surdosage entraîne des contractions anormales des muscles, des crampes, des troubles de la déglutition ou respiratoires pouvant conduire à un coma, des douleurs abdominales, des diarrhées, une hypersalivation, un ralentissement du rythme cardiaque. Une hospitalisation urgente est nécessaire pour surveillance et administration éventuelle de l'antidote : l'atropine.

PROTAMINE
Coagulants

65 %

Prix : 1,77 € - flacon (10 ml)
Équivalents ou génériques : Aucun
Laboratoire : Sanofi-Aventis
DCI : *sulfate de protamine*
Présentations/Composition : Flacon 10 ml : 1000 Unités antihéparine/ml

Indications : *Inhibition de l'héparine*
Protamine neutralise immédiatement l'action de l'héparine et de ses dérivés. Elle est utilisée en cas d'hémorragie provoquée par un surdosage en héparine.

Précautions/Interactions :
Protamine est utilisée uniquement par voie intraveineuse.
L'injection doit être faite lentement pour éviter une éventuelle hypotension et un ralentissement du cœur.
100 Unités anti-héparine de protamine est l'antidote de 100 Unités d'héparine ou de 1 mg d'énoxaparine.
Un contrôle biologique doit être réalisé après l'injection, afin de s'assurer qu'il n'y a plus d'héparine en circulation.

Posologie :
Adulte : 1 Inj. IV selon importance de l'hémorragie
Grossesse : oui
Allaitement : oui

Effets secondaires :
En cas d'injection trop rapide, Protamine provoque une hypotension artérielle, une bradycardie (ralentissement du cœur), des troubles respiratoires et des bouffées de chaleur. Par-

fois, Protamine est responsable de maux de tête, réactions allergiques, fièvre.

Délai d'action :
Protamine est immédiatement actif.

Signes de surdosage :
Une injection trop importante de Protamine produit l'effet contraire à celui recherché : à fortes doses la Protamine provoque une hémorragie ou ne parvient pas à arrêter l'hémorragie en cours.

PROTELOS
Médicaments de la minéralisation osseuse

30 %

Prix : 44,44 € - 28 sachets
Équivalents ou génériques : Aucun
Laboratoire : Servier
DCI : *strontium ranélate*
Présentations/Composition : Sach. de Gran. : 2 g de strontium ranélate

Indications : *Ostéoporose*
Protelos est indiqué dans le traitement de l'ostéoporose post-ménopausique. Il réduit le risque de fractures vertébrales et de la hanche.

Précautions/Interactions :
La dose quotidienne recommandée est d'un sachet de 2 g en une seule prise par voie orale.
Le traitement par Protelos nécessite un régime alimentaire riche en calcium et en vitamine D.
Protelos peut être utilisé pendant de longues périodes, y compris chez les femmes très âgées, sans modification de posologie.
Protelos peut être utilisé en cas d'insuffisance hépatique, d'insuffisance rénale légère à modérée mais est déconseillé en cas d'insuffisance rénale sévère.
Protelos doit être utilisé avec précaution en cas de maladie thromboembolique ou en cas d'embolie pulmonaire.
Protelos ne doit pas être associé à un traitement par des antibiotiques de la classe des tétracyclines ou par des quinolones.

Posologie :
Adulte : 1 Sach./j.
Grossesse : non
Allaitement : non

Effets secondaires :
Protelos peut être responsable de maux de tête, de troubles vasculaires à type de thrombose et de réactions allergiques avec éruption cutanée, fièvre, ganglions, apparaissant 3 à 6 semaines après le début du traitement. Arrêter immédiatement la prise du médicament en cas d'éruption de boutons ou de plaques cutanées.

Contre-indications :
Protelos est contre-indiqué en cas d'hypersensibilité aux composants du médicament et en cas de phénylcétonurie en raison de la présence d'aspartam.

Bon à savoir
| Protelos doit être pris à distance d'un aliment à base de laitages (minimum 2 heures).

PROVAMES
Hormones

65 %

Prix : 2,33 € - 25 comprimés
Équivalents ou génériques : Estréva, Éthinyl-Œstradiol, Oromone, *Œstrodose*, Estrofem, Progynova, Physiogine
Laboratoire : Aventis
DCI : *estradiol*
Présentations/Composition : Cp. : 2 mg d'estradiol

Indications : *Ménopause*
Provames est indiqué pour l'œstrogénothérapie de la ménopause, en complément du traitement progestatif.

Précautions/Interactions :
Provames est utilisé dans le cadre du traitement de la ménopause, en complément d'un traitement progestatif, mais on lui préfère le traitement par gel percutané ou par patch qui présente moins de risques d'accidents thrombo-emboliques et qui a moins d'effets négatifs sur les taux de graisses dans le sang. Le traitement est généralement associé à un traitement progestatif complémentaire pendant les 12 derniers jours du cycle. En cas de signes de surdosage, le traitement peut être diminué à 1 comprimé tous les 2 jours.
L'association des œstrogènes est contre-indiquée avec la rifampicine, les barbituriques, les anticonvulsivants.

Le traitement au long cours nécessite systématiquement un bilan clinique, biologique et radiologique (mammographie) pour rechercher une tumeur des seins ou de l'utérus. Ce bilan doit être effectué régulièrement.

Posologie :
Adulte : 1 Cp./j. pendant 25 j.

Effets secondaires :
Le traitement avec les œstrogènes provoque nausées, prise de poids, maux de tête, douleurs des seins, irritabilité, nervosité, jambes lourdes, saignements intermenstruels ou absence de règles, candidose vaginale, diminution de libido, irritation oculaire par les lentilles de contact, sans que ces symptômes nécessitent une interruption du traitement. Il provoque plus rarement hypertension artérielle, accidents vasculaires cérébraux, ictères, hypercholestérolémies ou hypertri-glycéridémies, diabète, tumeurs mammaires, galactorrhées, qui nécessitent toujours l'arrêt du traitement. Les œstrogènes sont souvent responsables d'une augmentation du risque de calculs biliaires.

Contre-indications :
Les œstrogènes sont contre-indiqués en cas d'antécédents de cancer du sein et de maladies thrombo-emboliques, hypertension artérielle, maladies des coronaires ou des valves cardiaques, tumeurs de l'utérus, hémorragies génitales inexpliquées, maladie hépatique, insuffisance rénale, migraines importantes.

Signes de surdosage :
Le surdosage provoque des nausées, vomissements, douleurs des seins et parfois saignements importants en dehors des règles. Le sous-dosage se manifeste par une persistance des signes ménopausiques que l'on cherche à atténuer : bouffées de chaleur, insomnie, signes dépressifs.

> **Bon à savoir**
> Le tabac, même à dose modérée, est toujours déconseillé avec le traitement œstrogénique.

PROZAC
Antidépresseurs

65 % ; TFR
Prix : 10,51 € - 28 comprimés
7,58 € - 14 gélules
6,15 € - flacon (70 ml)

Équivalents ou génériques : *Fluoxétine Actavis, Fluoxétine Almus, Fluoxétine Alter, Fluoxétine Arrow, Fluoxétine Biogaran, Fluoxétine Bouchara, Fluoxétine Cristers, Fluoxétine EG, Fluoxétine Evolugen, Fluoxétine Isomed, Fluoxétine Merck, Fluoxétine PHR, Fluoxétine Qualimed, Fluoxétine Ratiopharm, Fluoxétine Ranbaxy, Fluoxétine Sandoz, Fluoxétine Set, Fluoxétine Téva, Fluoxétine Torlan, Fluoxétine Winthrop, Fluoxétine Zydus,* Floxyfral, Seropram, Zoloft

Laboratoire : Lilly
DCI : *fluoxétine*
Présentations/Composition : Cp. : 20 mg ; Gél. : 20 mg ; Sol. Buv. : 20 mg/5 ml

Indications : *États dépressifs, Troubles obsessionnels compulsifs*

Les antidépresseurs sont des stimulants de l'humeur qui permettent de traiter la tristesse des dépressions nerveuses. Ils agissent sur les centres nerveux du cerveau par l'intermédiaire des neuromédiateurs en régulant leurs activités. Les antidépresseurs sérotoninergiques ont une efficacité équivalente aux imipraminiques dans les états dépressifs de toute nature, sans en avoir la toxicité cardiaque. Le Prozac est également indiqué dans les troubles obsessionnels compulsifs (pulsion irrépressible de certains comportements ou actions : consommation d'aliments ou de médicaments, vérifications incessantes des fermetures de portes, du gaz, etc.).

Précautions/Interactions :
Une surveillance attentive du traitement est nécessaire en cas d'épilepsie et d'insuffisance hépatique.
Le traitement est mis en route progressivement puis la dose efficace est stabilisée pendant 4 à 6 mois minimum. Le médecin choisit ensuite de poursuivre ou d'interrompre l'antidépresseur en fonction des symptômes. Dans ce cas, l'arrêt progressif se déroule sur 1 mois environ.
Le sumatriptan et les autres antidépresseurs sont contre-indiqués. L'alcool, la carbamazépine, le lithium, la phénytoïne et les dépresseurs du système nerveux central doivent être utilisés avec précaution.

Posologie :
Adulte : 20 à 60 mg/j. en 1 prise le matin ou le soir (300 mg/j. maxi en plusieurs prises)
Grossesse : non

Allaitement : non

Effets secondaires :
Une bouche sèche, des nausées, des sueurs, une diarrhée, des insomnies et de l'anxiété, des maux de tête, une perte de poids, des vomissements, une agitation, peuvent survenir au cours du traitement. L'arrêt du traitement doit être immédiat en cas d'apparition de réactions cutanées allergiques, de fièvre, de difficultés respiratoires ou de toux, d'hypoglycémie, de convulsions, d'hémorragie ou de perte de cheveux.

Contre-indications :
L'association avec le sumatriptan et les antidépresseurs IMAO, une hypersensibilité connue au médicament contre-indiquent la prise de cet antidépresseur.

Délai d'action :
Le délai d'action des antidépresseurs varie de 7 jours à 4 voire 6 semaines après la mise en route du traitement.

En cas d'oubli :
Reprendre les comprimés sans dépasser la dose quotidienne.

Signes de surdosage :
L'intoxication aiguë aux sérotoninergiques étant mal connue, elle nécessite une hospitalisation en urgence car un risque de convulsions est possible.

Bon à savoir

Le Prozac n'est pas une « pilule du bonheur » que l'on peut utiliser sans discernement. Le traitement doit être prescrit par un médecin et doit être suivi rigoureusement, sans interruption.

PSORADERM-5
Traitements du psoriasis

NR

Prix : Libre
Équivalents ou génériques : Méladinine
Laboratoire : Sunlife
DCI : *bergaptène*
Présentations/Composition : Cp. : 20 mg

Indications : *Psoriasis, Vitiligo, Pelade, Mycosis*
Ce médicament s'utilise lors de la PUVAthérapie qui consiste à associer une irradiation par UVA (rayons ultraviolet A) à la prise orale ou à l'application cutanée de psoralènes. Ce traitement photodynamise la peau et diminue les lésions cutanées dans certains psoriasis étendus, les psoriasis des mains et des pieds et d'autres maladies cutanées comme le mycosis fongoïde, les pelades, le lychen plan et certaines tumeurs (lymphome cutané).

Précautions/Interactions :
Les femmes en âge de procréer doivent utiliser une contraception efficace pendant la durée du traitement. Une surveillance de la peau et des yeux par un spécialiste est conseillée à long terme pour dépister une cataracte, un vieillissement prématuré de la peau ou un cancer cutané.
Les durées d'exposition aux UV doivent être progressives et le port de lunettes noires efficaces contre les UVA est nécessaire pendant et après les séances (24 heures environ). Il est conseillé d'éviter de s'exposer au soleil en dehors des séances d'UV et de se protéger avec des écrans totaux pour éviter de graves brûlures.
Les médicaments photosensibilisants (provoquant des réactions à la lumière) ne doivent pas être utilisés pendant le traitement : amiodarone, phénothiazines, quinolones, sulfamides, tétracyclines.

Posologie :
Adulte : 2 à 4 Cp. en moyenne 2 h avant la séance de PUVAthérapie
Grossesse : non
Allaitement : non

Effets secondaires :
Les nausées, les vomissements sont rares mais les sécheresses de la peau, les augmentations de la pilosité sont plus fréquentes. Il existe un risque de brûlures et de vieillissement cutané précoce en cas de traitement prolongé. Des opacifications du cristallin (cataracte) peuvent survenir en cas de mauvaise protection oculaire. Un risque de cancer cutané existe en cas de dépassement des doses recommandées.

Contre-indications :
Les personnes à peau très claire, souffrant d'hypertension artérielle, d'insuffisances cardiaque, hépatique ou rénale, atteintes de lupus, de cataracte ou d'état précancéreux de la peau ne doivent absolument pas suivre le traitement.

Pulmicort

Délai d'action :
Les comprimés ou les applications locales entraînent une photosensibilisation maximale entre 2 et 4 heures après la prise, qui disparaît en 6 à 12 heures.

Bon à savoir

Le traitement se déroule en 3 séances par semaine pendant 6 à 10 semaines puis 1 séance par semaine pendant 2 mois. Le résultat est bon dans 80 à 90 % des cas, mais avec parfois des rechutes à l'arrêt du traitement.

PULMICORT
Antiasthmatiques

65 % ; TFR

Prix : 18,86 € - flacon pressurisé (200 doses à 100 µg)
18,86 € - flacon pressurisé (100 doses à 200 µg)
27,70 € - suspension pour inhalation 0,5 mg/2 ml (20 flacons unidoses)
38,07 € - suspension pour inhalation (20 flacons unidoses à 1 mg/2 ml)
38,01 € - Turbuhaler (100 doses à 400 µg)
38,01 € - Turbuhaler (200 doses à 200 µg)
22,87 € - Turbuhaler (200 doses à 100 µg)
Équivalents ou génériques : *Budesonide Arrow*, *Budesonide Biogaran*, *Budesonide Isomed*, *Budesonide PHR*, *Budesonide Sandoz*, *Budesonide Téva*
Laboratoire : Astra
DCI : *budésonide*
Présentations/Composition : Susp. pour Inhal. buccale : 200 doses à 100 µg, 100 doses à 200 µg, 0,5 mg/0,2 ml et 1 mg/2 ml. Poud. pour Inhal. avec appareil distributeur (Turbuhaler) à 100, 200 et 400 µg/dose

Indications : *Asthme*
Pulmicort est un anti-inflammatoire stéroïdien (corticoïde) d'action locale, utilisé dans le traitement continu des asthmes modérés exigeant un traitement quotidien, et dans le traitement des asthmes sévères. Il n'est pas utilisé dans le traitement de la crise d'asthme ni dans l'état de mal asthmatique.

Précautions/Interactions :
La posologie est variable selon les individus. Pulmicort est généralement utilisé en 2 prises par jour.

Bien se rincer la bouche à l'eau après utilisation pour éviter le développement d'une candidose buccale.
L'effet thérapeutique de Pulmicort se fait sentir au bout de 4 à 7 jours de traitement.
Pulmicort doit être utilisé avec précaution en cas d'ulcère gastro-duodénal, de tuberculose ou d'infection mycosique.
Le traitement doit toujours être interrompu progressivement.
Pulmicort est plus efficace après traitement des éventuelles infections bronchiques associées.
Pulmicort doit être utilisé avec prudence chez les sportifs car il peut positiver les tests antidopage.

Posologie :
Adulte
Asthme modéré : 400 à 800 µg/j.
Asthme sévère : 2 mg/j. en 2 à 4 Inhal./j.
Enfant > 4 ans
Asthme modéré : 200 à 400 µg/j.
Asthme sévère : 1 mg/j. en 2 à 4 Inhal./j.
Grossesse : non
Allaitement : non

Effets secondaires :
Pulmicort peut provoquer un enrouement ou une pharyngite comme tous les corticoïdes et parfois une candidose buccale. Il peut également provoquer un spasme bronchique qui exige d'utiliser un bronchodilatateur d'action immédiate (Ventoline ou Bricanyl).

Contre-indications :
Il n'existe pas de contre-indications à l'emploi de budésonide hormis une hypersensibilité déjà connue à ce produit.

Signes de surdosage :
À long terme, Pulmicort a les mêmes inconvénients que tous les traitements corticoïdes (prise de poids, hypertension artérielle, diabète), mais les effets indésirables disparaissent avec l'arrêt du traitement, qui doit toujours être progressif.

Bon à savoir

Le flacon pressurisé doit être utilisé correctement : agiter le flacon, introduire l'embout dans la bouche, puis appuyer sur le fond du flacon tout en inspirant. Retenir sa respiration quelques secondes. Chaque pression délivre une dose précise. Pulmicort est également utilisé en nébulisation chez les enfants ou à l'aide d'un appareil distributeur de poudre pour inhalation, le Turbuhaler.

PULMOSÉRUM
Antitussifs

 NR

Prix : 2,12 € - solution buvable
Équivalents ou génériques : Padéryl, Codédrill sans sucre, Claradol Codéine, Dinacode, Eucalyptine, Euphon, Néo-Codion, Terpine Gonnon, Tussipax
Laboratoire : Bailly-Speab
DCI : *codéine, gaïacol*
Présentations/Composition : Sol. Buv. : 12 mg de codéine, 75 mg de gaïacol/c. à s.

Indications : *Toux*
Le Pulmosérum est actif sur tous les types de toux, en particulier les toux sèches gênantes, grâce à son composant principal, la codéine, dérivé de l'opium.

Précautions/Interactions :
Pulmosérum est réservé à l'adulte.
La posologie doit être diminuée de moitié chez les personnes âgées ou en cas d'insuffisance hépatique.
Pulmosérum est réservé au traitement des toux sèches gênantes. Il n'est pas indiqué en cas de toux grasse, productive, pour laquelle il est préférable d'utiliser un médicament expectorant ou fluidifiant des sécrétions bronchiques.
L'usage de Pulmosérum doit être aussi limité que possible, en raison de ses effets secondaires et du risque de dépendance.
La consommation d'alcool est fortement déconseillée pendant le traitement.
L'utilisation de la codéine est contre-indiquée avec la morphine et ses dérivés, et elle doit être faite avec prudence avec tous les médicaments qui ont une activité dépressive sur le système nerveux (antidépresseurs, anxiolytiques, etc.).
Pulmosérum peut positiver les tests antidopage et ne doit donc pas être utilisé par les sportifs.

Posologie :
Adulte : 1 à 2 c. à s. maxi 8 c. à s./j.
Grossesse : non
Allaitement : non

Effets secondaires :
Comme tous les dérivés opiacés, la codéine peut provoquer de la somnolence, une constipation, des vertiges et des troubles digestifs.

Contre-indications :
Pulmosérum est contre-indiqué en cas d'allergie à l'un de ses constituants, en cas d'insuffisance respiratoire et d'asthme.

Délai d'action :
L'effet du médicament apparaît 30 minutes après la prise et dure 12 heures.

Signes de surdosage :
Le surdosage provoque une insuffisance respiratoire aiguë, des vomissements et des troubles de l'équilibre, nécessitant une hospitalisation immédiate.

PUREGON
Inducteurs de l'ovulation

 100 %

Prix : 46,51 € - 1 flacon (100 UI/0,5 ml)
209,34 € - 5 flacons (100 UI/0,5 ml)
67,10 € - 1 cartouche (150 UI/0,18 ml)
67,10 € - 1 flacon (150 UI/0,5 ml)
283,55 € - 5 flacons (150 UI/0,5 ml)
87,71 € - 1 flacon (200 UI/0,5 ml)
401,10 € - 5 flacons (200 UI/0,5 ml)
128,90 € - 1 cartouche (300 UI/0,18 ml)
117,24 € - 5 ampoules injectables (50 UI/1 ml)
24,77 € - 1 flacon (50 UI/0,5 ml)
98,56 € - 5 flacons (50 UI/0,5 ml)
228,92 € - 1 cartouche (600 UI/0,72 ml)
36,20 € - 1 flacon (75 UI/0,5 ml)
145,71 € - 5 flacons (75 UI/0,5 ml)
338,16 € - 1 cartouche (900 UI/1,08 ml)
Équivalents ou génériques : Aucun
Laboratoire : Organon
DCI : *follitropine beta*
Présentations/Composition : Flacon ou cartouche : de 100 à 900 UI de follitropine

Indications : *Stérilité*
Puregon est indiqué pour le traitement de l'infertilité féminine en cas d'absence d'ovulation chez les femmes ne répondant pas au traitement par le citrate de clomifène, en cas d'hyperstimulation ovarienne contrôlée pour induire le développement de follicules multiples dans le cadre des programmes de procréation médicalement assistée (fécondation in vitro avec transfert d'embryon, transfert de

Purivist

gamètes dans les trompes, injection intracytoplasmique de spermatozoïde). Chez l'homme, ce médicament est indiqué dans certains cas de déficience de la spermatogenèse.

Précautions/Interactions :
En cas d'anovulation, la posologie habituelle est de 50 UI, pendant au moins sept jours. En l'absence de réponse ovarienne, la dose quotidienne est ensuite progressivement augmentée jusqu'à ce que la croissance folliculaire et/ou les concentrations plasmatiques d'estradiol indiquent que la réponse est adéquate. Pour les concentrations d'estradiol, une augmentation quotidienne de 40 à 100 % est considérée comme optimale. La dose quotidienne est ensuite maintenue jusqu'à l'obtention de conditions préovulatoires. Ces conditions sont obtenues lorsque l'échographie met en évidence un follicule dominant d'au moins 18 mm de diamètre et/ou lorsque les concentrations plasmatiques d'estradiol atteignent 300 à 900 picogrammes/ml (1000 à 3000 pmol/l). 7 à 14 jours de traitement suffisent habituellement à créer ces conditions. L'administration de ce médicament est alors interrompue et l'ovulation peut être induite par administration de gonadotrophine chorionique humaine (hCG).
Si le nombre de follicules répondeurs est trop élevé ou si les concentrations d'estradiol augmentent trop rapidement (plus d'un doublement par jour pendant 2 ou 3 jours consécutifs), la dose quotidienne devra être réduite. Comme les follicules de plus de 14 millimètres peuvent conduire à une grossesse, la présence de multiples follicules préovulatoires de plus de 14 mm fait courir le risque de grossesses multiples. Dans ce cas, l'hCG ne sera pas administrée et la grossesse devra être évitée afin de prévenir une grossesse multiple
Dans le cadre de protocoles de stimulation ovarienne, une dose initiale de 100 à 225 UI est recommandée pendant au moins les 4 premiers jours. Ensuite, la dose peut être ajustée individuellement, en fonction de la réponse ovarienne.
Chez l'homme, ce médicament doit être administré à une posologie de 450 UI/semaine, de préférence répartie en trois doses de 150 UI. Le traitement devra être poursuivi pendant au moins 3 à 4 mois avant d'obtenir une amélioration de la spermatogenèse. Si un patient n'a pas répondu après cette période, le traitement combiné peut être poursuivi : un traitement pendant 18 mois voire plus peut être nécessaire pour obtenir une spermatogenèse.

Ce traitement ne peut être prescrit que par un médecin spécialiste des maladies de la fertilité.

Posologie :
Adulte : à partir de 50 UI/j.
Grossesse : non
Allaitement : non

Effets secondaires :
Puregon est responsable de troubles gastro-intestinaux (vomissements, nausées, douleurs abdominales), de symptômes liés à la stimulation ovarienne, avec inconfort abdominal jusqu'au syndrome d'hyperstimulation ovarienne qui se manifeste par des douleurs abdominales aiguës, des kystes ovariens bilatéraux et possibilité de rupture de kyste ovarien. En cas de grossesse, des effets indésirables liés à la stimulation ovarienne sont possibles, tels qu'une grossesse multiple ou une grossesse extra-utérine. Puregon peut également être à l'origine de réactions locales au site d'injection intramusculaire ou sous-cutanée avec ecchymoses, douleur, rougeur, gonflement et prurit, pour la plupart modérées et transitoires. Chez l'homme, le traitement avec Puregon peut provoquer une gynécomastie.

Contre-indications :
Puregon est contre-indiqué en cas d'hypersensibilité au produit ou à ses excipients, en cas de cancer du sein, de l'ovaire, de l'utérus, du testicule, de l'hypophyse et de l'hypothalamus, en cas de saignement gynécologique de cause indéterminée, en cas de kyste ovarien ou en cas de malformation utérine.

PURIVIST
Antiallergiques

30 %
Prix : 6,88 € - 1 flacon (5 ml)
Équivalents ou génériques : Aucun
Laboratoire : Allergan
DCI : *épinastine*

Présentations/Composition : Sol. : 0,5 mg/ml d'épinastine

Indications : *Conjonctivite allergique*

Purivist est un médicament antiallergique utilisé dans le traitement de la conjonctivite allergique.

Précautions/Interactions :

La posologie recommandée chez l'adulte est d'une goutte, 2 fois par jour, dans chacun des yeux affectés, pendant toute la durée des symptômes. La durée maximale du traitement est de 8 semaines.

En cas de traitement concomitant avec d'autres médicaments ophtalmiques, un intervalle minimum de 10 minutes doit être respecté entre chaque instillation.

Purivist peut être utilisé sans restriction par les personnes âgées, ainsi que par les adolescents (12 ans et plus) et par les personnes souffrant d'insuffisance hépatique ou rénale.

Posologie :

Adulte et > 12 ans : 1 Gtte 2 fois/j. dans chaque œil

Enfant < 12 ans : non

Grossesse : non

Allaitement : non

Effets secondaires :

Purivist peut être responsable de maux de tête, sensation de brûlure locale, prurit, eczéma ophtalmique, irritation oculaire, sensation de bouche sèche, crise d'asthme.

Contre-indications :

Purivist est contre-indiqué en cas d'hypersensibilité à l'épinastine, et doit être utilisé avec précaution en cas de kératite.

En cas d'oubli :

Pratiquer l'instillation dès que possible. En cas d'oubli prolongé, ne pas doubler la dose, continuer le traitement habituel.

> **Bon à savoir**
> Ne pas utiliser Purivist avec des lentilles de contact.

PYOSTACINE
Antibiotiques

 65 %

Prix : 12,81 € - 16 comprimés (250 mg)
25,05 € - 16 comprimés (500 mg)
Équivalents ou génériques : Aucun
Laboratoire : Aventis
DCI : *pristinamycine*
Présentations/Composition : Cp. : 250 et 500 mg

Indications : *Infections bactériennes*

La pristinamycine est un antibiotique diffusant très bien dans tous les tissus de l'organisme sauf au niveau du cerveau et du liquide céphalo-rachidien. Il est utilisé dans les infections staphylococciques, les pneumonies, les infections cutanées et ostéo-articulaires, les infections génitales. Il permet également de remplacer les pénicillines en cas de contre-indications, notamment en cas d'une allergie, comme traitement des angines, des rhino-pharyngites, des bronchites, de la scarlatine, de la syphilis et la prévention des endocardites bactériennes.

Précautions/Interactions :

La ciclosporine doit être utilisée avec précaution en association avec la Pyostacine.

Posologie :

Adulte : 2 à 3 g/j.
Enfant : 50 à 100 mg/kg/j. en 2 à 3 prises aux repas
Grossesse : oui
Allaitement : oui

Effets secondaires :

Pyostacine peut provoquer des nausées, maux de ventre, vomissements, diarrhées et dans certains cas réactions allergiques.

Contre-indications :

Pyostacine est contre-indiqué en cas d'allergie aux syner gistines.

> **Bon à savoir**
> La prise pendant les repas de cet antibiotique diminue les troubles digestifs.

QLAIRA
Contraceptifs

 NR

Prix : Libre
Équivalents ou génériques : Aucun
Laboratoire : Bayer
DCI : *estradiol, dienogest*
Présentations/Composition : Plaq. : 28 Cp.

Indications : *Contraception*
Qlaira est un contraceptif estroprogestatif indiqué pour la contraception par voie orale.

Précautions/Interactions :
1 comprimé par jour à heure fixe pendant 28 jours, en respectant l'ordre des comprimés indiqué sur la plaquette.
La plaquette suivante doit être commencée le jour suivant la fin de la plaquette précédente, sans interruption.
Comme pour tous les estroprogestatifs, la prescription d'une contraception orale nécessite un bilan sanguin (glycémie, cholestérol, triglycérides) avant la prise, puis trois mois plus tard, puis un an plus tard, puis tous les 2 ans en l'absence d'anomalies.
En début de traitement, le premier comprimé doit être pris le premier jour des règles.
Une hémorragie survient habituellement lors de la prise des derniers comprimés de la plaquette et peut continuer au moment de commencer la plaquette suivante.
En cas de relais d'un autre traitement estroprogestatif, prendre le premier comprimé le lendemain du jour de l'interruption du traitement précédent.
En cas de substitution d'une contraception mécanique (DIU), prendre le premier comprimé le jour du retrait. Il est préférable d'utiliser une méthode contraceptive complémentaire (préservatifs) durant les 10 premiers jours du traitement.
En raison des dosages hormonaux des comprimés (correspondant aux couleurs différentes), l'oubli d'un comprimé (ou le vomissement) nécessite, selon les cas, de prendre le comprimé oublié ou de recommencer la plaquette depuis le début. Bien suivre les instructions.

Posologie :
Adulte : 1 Cp./j.
Enfant et adolescent < 18 ans : non

Grossesse : non
Allaitement : non

Effets secondaires :
Le risque le plus important de la contraception estroprogestative est la thromboembolie qui doit être suspectée en cas d'apparition d'une douleur dans une jambe ou dans la poitrine. Le risque de thromboembolie augmente avec l'âge, l'obésité, le tabagisme, le diabète et les dyslipidémies. La contraception hormonale peut également aggraver une migraine ou une hypertension artérielle préexistante. La contraception hormonale est également responsable de troubles digestifs, avec nausées, vomissements, douleurs d'estomac, diarrhées, dyspepsies.

Contre-indications :
Qlaira est contre-indiqué en cas d'allergie aux composants, en cas de maladie thromboembolique, de maladie cardiovasculaire, d'hypertension artérielle, de migraine, dyslipidémie, diabète, pancréatite, cancer du sein ou de l'endomètre, insuffisance hépatique sévère.

> **Bon à savoir**
> Prendre le comprimé tous les jours à heure fixe afin d'éviter les oublis. En cas d'oubli d'un comprimé, bien suivre les instructions de la plaquette et utiliser une contraception mécanique complémentaire.

QUESTRAN
Hypolipémiants

65 %

Prix : 17,84 € - 50 sachets (4 g)
Équivalents ou génériques : Aucun
Laboratoire : Bristol-Myers Squibb
DCI : *colestyramine*
Présentations/Composition : Sach. : 4 g

Indications : *Cholestérol, Prurit des maladies hépatiques*
La colestyramine est une résine non absorbée par le système digestif et qui a la propriété de former un complexe insoluble avec les sels biliaires et permettant ainsi l'augmentation de leur élimination par les selles. Ce mécanisme empêche l'absorption d'une grande quantité de cholestérol. Ce traitement ne doit être entrepris qu'en cas d'échec du régime alimen-

taire poursuivi pendant plusieurs mois, et il ne dispense pas de la poursuite du régime.

Le Questran soulage le prurit intense des jaunisses provoqué par la rétention des sels biliaires, due à un obstacle sur les voies biliaires (calculs).

Précautions/Interactions :

Il est nécessaire d'attendre quelques mois pour juger de l'effet du traitement. Mais s'il ne donne pas de résultat au bout de 3 à 6 mois, il est préférable de le modifier.

Son utilisation est déconseillée en association avec les médicaments qui permettent de dissoudre les calculs biliaires (Chenodex, Delursan).

Elle doit être faite avec précaution en cas d'utilisation simultanée de médicaments anticoagulants, de fibrates, de médicaments digitaliques et d'hormones thyroïdiennes.

La colestyramine peut affecter l'absorption des vitamines ; il est donc nécessaire, en cas de traitement prolongé de prendre des suppléments vitaminiques.

Posologie :

Adulte : 1 Sach. 3 fois/j. avant les repas
Grossesse : non
Allaitement : non

Contre-indications :

L'utilisation de la colestyramine est contre-indiquée en cas d'insuffisance hépatique, en particulier lors d'une obstruction complète des voies biliaires, en cas de constipation chronique sévère, ainsi que pendant la grossesse, l'allaitement et chez les enfants.

Effets secondaires :

La colestyramine provoque fréquemment une constipation, des douleurs abdominales, des ballonnements, ou parfois des diarrhées.

En cas d'oubli :

Attendre le prochain repas et ne pas prendre le Questran avec d'autres remèdes.

> **Bon à savoir**
>
> *Le Questran doit toujours être administré seul, après avoir dilué la résine dans un verre d'eau, et loin de tout autre traitement, notamment les pilules contraceptives (2 heures avant ou 4 heures après les autres remèdes), car il peut annuler leur effet.*

QUITAXON
Antidépresseurs

 65 %

Prix : 1,96 € - 40 comprimés (10 mg)
4,26 € - 20 comprimés (50 mg)
1,88 € - flacon (30 ml)
2,41 € - 10 ampoules (2 ml)
Équivalents ou génériques : Laroxyl, Ludiomil, Défanyl, Surmontil, Elavil
Laboratoire : Pharmadéveloppement
DCI : *doxépine*
Présentations/Composition : Cp. : 10 et 50 mg ; Sol. Buv. : 0,5 mg/Gtte Amp. Inj. : 25 mg/2 ml

Indications : *États dépressifs, Prévention des attaques de panique, Anxiété névrotique*

Les antidépresseurs sont des stimulants de l'humeur qui permettent de traiter la tristesse des dépressions nerveuses. Ils agissent sur les centres nerveux du cerveau par l'intermédiaire des neuromédiateurs en régulant leurs activités. Le Ludiomil possède des actions proches des antidépresseurs imipraminiques qui sont réputés être parmi les plus efficaces dans les états dépressifs de toute nature, dans la prévention des rechutes de psychose maniaco-dépressive, d'attaque panique ou de phobies. Le Quitaxon, qui possède une action sédative, diminue fortement l'anxiété. Il est donc plutôt utilisé dans les dépressions anxieuses, agitées et où existe un fort risque suicidaire.

Précautions/Interactions :

Une surveillance attentive est nécessaire en cas d'épilepsie, de maladies cardio-vasculaires, d'insuffisance coronarienne, rénale ou hépatique et en cas de dysfonctionnement thyroïdien.

Le traitement est mis en route progressivement puis la dose efficace est stabilisée pendant 4 à 6 mois minimum. Le médecin choisit ensuite de poursuivre ou d'interrompre l'antidépresseur en fonction des symptômes. Dans ce cas, l'arrêt progressif se déroule sur 1 mois environ.

Les autres antidépresseurs sont contre-indiqués. L'alcool, les amphétamines, la clonidine, la guanéthidine, l'oxaflozane, l'oxitriptan, le rilménidine sont déconseillés. Les anesthésiants locaux à l'adrénaline, les anticholinergiques, les anticonvulsivants, les antihypertenseurs, le baclofène et les dépresseurs du système nerveux central sont à utiliser avec précaution et sous surveillance.

Posologie :
Adulte : 25 à 100 mg/j. (400 mg/j. maxi)
Enfant > 4 ans : 0,5 à 1 mg/kg/j.
Grossesse : après avis médical
Allaitement : non

Effets secondaires :
Une bouche sèche, une constipation, des troubles de la vision, une augmentation de la fréquence cardiaque, une rétention urinaire en cas d'adénome de la prostate, des insomnies et de l'anxiété, des confusions mentales, une prise de poids, un retard à l'éjaculation, une impuissance ou une frigidité, des sueurs, des troubles du rythme cardiaque, des éruptions cutanées allergiques peuvent survenir au cours du traitement.

Contre-indications :
Le glaucome par angle fermé, l'adénome de la prostate et l'allergie connue aux imipraminiques contre-indiquent la prise de cet antidépresseur.

Délai d'action :
Le délai d'action des antidépresseurs varie de 7 jours à 4 voire 6 semaines après la mise en route du traitement.

En cas d'oubli :
Reprendre les comprimés sans dépasser la dose quotidienne.

Signes de surdosage :
L'intoxication aiguë aux imipraminiques provoque des vertiges, des difficultés à se tenir debout ou à prononcer les mots, des tremblements, puis un coma avec un risque de troubles du rythme cardiaque pouvant conduire au décès. Une hospitalisation en urgence est alors nécessaire.

> **Bon à savoir**
> Une hospitalisation est parfois nécessaire en début de traitement car le changement d'humeur provoqué par le médicament est parfois trop rapide, avec un risque de suicide accru, nécessitant une surveillance et un traitement complémentaire à base d'anxiolytiques, de somnifères et dans certains cas de neuroleptiques.

QUTENZA
Antalgiques

Prix : Usage hospitalier
Équivalents ou génériques : Aucun
Laboratoire : Astellas
DCI : *capsaicine*
Présentations/Composition : Patch cutané : 179 mg de capsaicine par cm^2

Indications : *Douleur neuropathique*
Qutenza est indiqué pour le traitement des douleurs neuropathiques, chez les adultes non diabétiques, en association ou non avec d'autres médicaments antalgiques.

Précautions/Interactions :
Le patch doit être appliqué sur la zone douloureuse, qui doit être séchée et rasée, sans égratignures ou lésions, après application d'un anesthésique local.
Le patch doit être appliqué pendant 30 minutes sur le pied et pendant 60 minutes sur d'autres parties du corps.
En cas de récidive de la douleur l'application peut être répétée 3 mois plus tard.
Qutenza ne peut être utilisé que dans les centres spécialisés de traitement de la douleur, sous la supervision d'un médecin spécialiste.
L'utilisation de ce médicament nécessite des précautions particulières, tels que le port de gants spéciaux et l'élimination rigoureuse des déchets, afin d'éviter les effets indésirables.

Posologie :
Adulte : 1 Applic./3 mois
Enfant : non
Grossesse : non
Allaitement : non

Effets secondaires :
Qutenza peut être responsable d'une rougeur locale avec paresthésie, douleur, œdème, prurit. Rarement, il peut provoquer des nausées, des douleurs des extrémités, exceptionnellement une infection ou un zona.

Contre-indications :
Qutenza est contre-indiqué en cas de d'hypersensibilité à la capsaicine et en cas de lésion cutanée à l'endroit de la zone à traiter. Il ne doit pas être appliqué sur le visage ni sur le cuir chevelu.

RANIPLEX
Antiulcéreux

🔖 15 % ; TFR

Prix : 4,22 € - 14 comprimés (75 mg)
7,90 € - 28 comprimés (75 mg)
4,22 € - 14 comprimés effervescents (75 mg)
7,90 € - 28 comprimés effervescents (75 mg)
12,50 € - 30 comprimés (150 mg)
11,49 € - 14 comprimés (300 mg)
23,02 € - 30 sachets (150 mg)
21,19 € - 14 sachets (300 mg)
6,17 € - 5 ampoules injectables (50 mg/2 ml)

Équivalents ou génériques : Azantac, Ranitidine Arrow, Ranitidine Biogaran, Ranitidine DCI pharma, Ranitidine EG, Ranitidine G Gam, Ranitidine Ivax, Ranitidine Merck, Ranitidine Mylan, Ranitidine Qualimed, Ranitidine Ranbaxy, Ranitidine Ratiopharm, Ranitidine RPG, Ranitidine Sandoz, Ranitidine Téva, Ranitidine Winthrop, Ranitidine Zydus

Laboratoire : Solvay pharma

DCI : *ranitidine*

Présentations/Composition : Cp., Sach. de Gran. : 75, 150 et 300 mg de ranitidine ; Cp. efferv. : 75 mg ; Sol. Inj. : 50 mg/2 ml de ranitidine

Indications : *Ulcère gastro-duodénal, Reflux gastro-œsophagien*
Ranitidine inhibe la sécrétion d'acide gastrique et est indiquée dans le traitement des ulcères gastro-duodénaux, en association à un traitement antibiotique lorsque l'origine infectieuse est prouvée (helicobacter pylori) et dans le traitement de la maladie de Zollinger-Ellison (hypersécrétion gastrique souvent associée à une tumeur du pancréas). Elle est également utilisée pour le traitement du reflux gastro-œsophagien, et, sous forme injectable, pour le traitement des hémorragies provoquées par la maladie ulcéreuse.

Précautions/Interactions :
Avant tout traitement, il est nécessaire de vérifier le caractère bénin de l'ulcère par un examen endoscopique.
La posologie doit être diminuée en cas d'insuffisance rénale, en fonction de son importance, mesurée par la clairance de la créatinine.
En cas de traitement à forte dose, celui-ci doit être interrompu progressivement.

Le traitement de l'ulcère gastro-duodénal d'origine infectieuse (provoquée par la bactérie helicobacter pylori) exige une trithérapie composée de Raniplex et de 2 antibiotiques : clarithromycine et amoxicilline ou métronazole ou tinidazole, pendant 7 jours, suivie d'un traitement avec Raniplex seul pendant 2 à 4 semaines.

Posologie :
Adulte
Ulcère : 300 mg/j. (prise unique le soir)
Urgence : 1 à 4 Amp. Inj. IM ou IV/j.
Zollinger-Ellison : 600 mg/j. en 4 prises
Reflux gastro-œsophagien : 1 Cp. 75 mg au moment des reflux, maxi 3 Cp./j.

Grossesse : non

Allaitement : non

Effets secondaires :
Raniplex provoque des troubles digestifs (nausées, diarrhées ou constipation), des douleurs musculaires, des maux de tête, plus rarement des éruptions cutanées, vertiges, excitation ou fatigue, des troubles de la formule sanguine et des tests hépatiques, des troubles cardiaques (ralentissement du cœur). Un traitement de longue durée favorise les infections gastriques.

Contre-indications :
Raniplex est contre-indiqué en cas d'hypersensibilité connue à la ranitidine et en cas de phénylcétonurie.

Délai d'action :
Raniplex est efficace une heure après administration.

En cas d'oubli :
Prendre le comprimé sans dépasser la dose journalière prescrite.

> **Bon à savoir**
>
> *L'absorption de Raniplex n'est pas influencée par l'alimentation. Les comprimés peuvent donc être pris avant, pendant ou après les repas. Faire dissoudre les comprimés effervescents et les granulés dans 1/2 verre d'eau. Les pansements gastriques comme les sels d'aluminium, de calcium ou de magnésium peuvent diminuer l'absorption de la ranitidine. Il est préférable de les prendre au moins 2 heures après Raniplex.*

RAPAMUNE
Immunosuppresseurs

100 %
Prix : 66,85 € - 30 comprimés (0,5 mg)
129,59 € - 30 comprimés (1 mg)
249,04 € - 30 comprimés (2 mg)
249,04 € - flacon (60 ml)
Équivalents ou génériques : Aucun
Laboratoire : Wyeth-Lederlé
DCI : *sirolimus*
Présentations/Composition : Cp. : 0,5 à 2 mg de sirolimus ; Sol. Buv. : 1 mg/ml

Indications : *Greffe*
Rapamune est indiqué en prévention du rejet d'organe chez les patients adultes présentant un risque immunologique faible à modéré recevant une transplantation rénale.

Précautions/Interactions :
Rapamune est généralement utilisé en association avec la ciclosporine et les corticoïdes pendant 2 à 3 mois.
Le traitement d'initiation (pendant les 2 à 3 mois après la transplantation) consiste en une dose de charge de 6 mg par voie orale, administrée dès que possible après la transplantation, suivie d'une dose de 2 mg une fois par jour. La posologie doit ensuite être adaptée individuellement par le médecin spécialiste.
Le traitement d'entretien consiste en une suppression progressive de la ciclosporine sur une période de 4 à 8 semaines et la posologie de Rapamune doit être ajustée afin d'obtenir des concentrations résiduelles dans le sang total comprises entre 12 et 20 ng. Rapamune doit être associé à des corticoïdes. Chez les patients pour lesquels l'arrêt de la ciclosporine est un échec ou ne peut être envisagé, l'association de ciclosporine et de Rapamune ne doit pas être poursuivie au-delà de 3 mois après la transplantation. Chez ces patients, Rapamune doit être arrêté et un autre protocole immunosuppresseur doit être instauré quand cela est cliniquement nécessaire.
Il est recommandé de surveiller étroitement les concentrations résiduelles de sirolimus dans le sang total chez les patients présentant une insuffisance hépatique légère à modérée.

Posologie :
Adulte : 2 mg/j.
Grossesse : non
Allaitement : non

Effets secondaires :
Rapamune peut être à l'origine de douleurs articulaires, de troubles digestifs (diarrhées, douleurs abdominales), hépatite, troubles cutanés (érythème, purpura, tumeur cutanée), infection urinaire, pneumonie, stomatite, troubles du rythme cardiaque.

Contre-indications :
Rapamune est contre-indiqué en cas d'hypersensibilité au produit. Il est déconseillé d'utiliser des vaccins vivants durant le traitement.

> *Bon à savoir*
> Rapamune doit être administré par voie orale, et ne doit pas être pris avec du jus de pamplemousse. Il doit être pris à la même heure par rapport à la prise de ciclosporine, soit 4 heures après la dose de ciclosporine, et soit toujours avec, ou toujours sans nourriture.

RASILEZ
Antihypertenseur

65 %
Prix : 19,76 € - 30 comprimés (150 mg)
23,71 € - 30 comprimés (300 mg)
Équivalents ou génériques : Aucun
Laboratoire : Novartis
DCI : *aliskiren*
Présentations/Composition : Cp. : de 150 ou 300 mg d'aliskiren

Indications : *Hypertension artérielle*
Rasilez est indiqué dans le traitement de l'hypertension artérielle essentielle.

Précautions/Interactions :
La posologie recommandée de ce médicament est de 150 à 300 mg par jour, en une seule prise, en commençant par 150 mg et en augmentant progressivement la dose.
Rasilez peut être utilisé, avec précaution, en cas d'insuffisance hépatique, rénale et chez les personnes âgées.
Rasilez peut être associé à d'autres traitements antihypertenseurs, comme les diurétiques (hydrochlorothiazide), les autres médicaments qui bloquent le système rénine-angiotensine (inhibiteurs de l'enzyme de conversion, antagonistes de l'angiotensine II).
Le traitement doit être interrompu en cas de diarrhée sévère, de nausées et vomissements, d'apparition d'une maladie cardiaque ou

hépatique, et de toute maladie qui peut être responsable d'une insuffisance rénale aiguë.

Posologie :
Adulte : 1 Cp./j.
Enfant et adolescent < 18 ans : non
Grossesse : non
Allaitement : non

Effets secondaires :
Rasilez peut être responsable d'une réaction allergique cutanée (éruption), de diarrhées, avec douleur abdominale et dyspepsie, et, rarement, de toux.

Contre-indications :
Rasilez est contre-indiqué en cas d'allergie à aliskiren. Il est contre-indiqué en association avec tous les médicaments qui inhibent la glycoprotéine P (protéine qui provoque une résistance à l'action des médicaments et dont l'inhibition entraîne des concentrations tissulaires trop importantes), comme la ciclosporine, la quinidine et le vérapamil. Rasilez ne doit pas être associé au jus de pamplemousse.

Bon à savoir
Les repas contenant beaucoup de graisses réduisent l'absorption de ce médicament. Prenez-le tous les jours à heure fixe, de préférence au cours d'un repas contenant peu de graisses, comme le petit déjeuner.

RECTOPANBILINE
Laxatifs

NR

Prix : Libre
Équivalents ou génériques : Aucun
Laboratoire : Sarget
DCI : *extrait de bile, gélatine, glycérol*
Présentations/Composition : Gel rectal : 97,5 mg d'extrait de bile de bœuf, 81,2 mg de gélatine et 5 g de glycérol (boîte de 6 unités)
Suppos. : 0,7 g d'extrait de bile de bœuf, 520 mg de gélatine et 1,47 g de glycérol (10 Suppos.)

Indications : *Constipation*
Rectopanbiline est un médicament à usage rectal qui provoque automatiquement la défécation. Il est indiqué pour les traitements ponctuels de la constipation.

Précautions/Interactions :
Le traitement avec Rectopanbiline est toujours un traitement de courte durée.
Rectopanbiline est réservé à l'adulte et à l'enfant de plus de 12 ans.
Il est également utilisé pour la préparation des examens endoscopiques du rectum.
Rectopanbiline est un traitement qui ne dispense pas de suivre les règles habituelles de prévention de la constipation : boire beaucoup d'eau, manger des fruits et des légumes, avoir une activité physique régulière.

Posologie :
Adulte : 1 Inj. rectale quelques mn avant défécation

Effets secondaires :
Rectopanbiline provoque parfois des brûlures anales et une inflammation du rectum.

Contre-indications :
Rectopanbiline est contre-indiqué en cas d'hémorroïdes, de fistule anale et maladies inflammatoires du côlon (maladie de Crohn, rectocolite).

Délai d'action :
L'effet sur la constipation se manifeste en 5 à 20 minutes.

Bon à savoir
Couper l'embout et introduire la canule dans le rectum. Vider le contenu dans le rectum et retirer la canule sans relâcher la pression sur le tube.

REGORAFENIB
Antinéoplasiques

H

Prix : Usage hospitalier
Équivalents ou génériques : Aucun
Laboratoire : Bayer
DCI : *regorafenib*
Présentations/Composition : Cp. : 40 mg de regorafenib

Indications : *Cancer colorectal*
Regorafenib est indiqué pour le traitement des cancers colorectaux de l'adulte avec métastases, en cas d'échec de thérapies antérieures.

Précautions/Interactions :
La posologie usuelle est de 160 mg par jour pendant 3 semaines, suivie d'un arrêt d'une

semaine. Puis le traitement peut être continué en fonction de la résistance du patient aux effets secondaires.
La dose minimale est de 80 mg par jour et la dose maximale de 160 mg par jour. Le traitement doit être surveillé, puis diminué ou interrompu momentanément en fonction des effets toxiques.

Posologie :
Adulte : 2 à 4 Cp./j.
Grossesse : non
Enfant < 18 ans : non
Allaitement : non

Effets secondaires :
Regorafenib est responsable de fatigue et de douleurs, de maux de tête et de tremblements, d'un syndrome main-pied (sécheresse et crevasses dans la paume des mains et la plante des pieds), de chute des cheveux, d'infections et de fièvre, de troubles sanguins et musculaires, de diarrhées, d'inflammation de la bouche et de la gorge.

Contre-indications :
Regorafenib est contre-indiqué en cas d'hypersensibilité au principe actif, et en cas d'allergie à l'huile de soja et d'arachide, ainsi qu'aux cacahuètes.

RELPAX
Antimigraineux

 65 %
Prix : 8,78 € - 2 comprimés
24,05 € - 6 comprimés
37,07 € - 10 comprimés
Équivalents ou génériques : Aucun
Laboratoire : Pfizer
DCI : *élétriptan hydrobromure*
Présentations/Composition : Cp. : 20 mg et 40 mg d'élétriptan hydrobromure

Indications : *Migraine*
Relpax est indiqué dans le traitement des crises de migraine, avec ou sans signes annonciateurs (aura).

Précautions/Interactions :
Le traitement est de 40 à 80 mg par jour en une seule prise, à renouveler si nécessaire au bout de 2 heures.
Relpax n'est pas indiqué pour le traitement de la migraine s'accompagnant de signes oculaires ou provoquant une paralysie musculaire. De même, Relpax n'est pas indiqué dans le traitement des céphalées banales.
Relpax ne peut pas être utilisé en traitement préventif.
Chez les hommes de plus de 40 ans et chez les femmes ménopausées, il est préférable d'effectuer un bilan cardiaque avant le traitement.
Relpax doit être utilisé avec précaution en cas de traitement avec kétonazole, érythromycine, josamycine, certains antiviraux et le millepertuis.

Posologie :
Adulte : 40 à 80 mg en 1 prise
Enfant : non
Grossesse : non
Allaitement : non

Effets secondaires :
Relpax peut être responsable de diarrhée, syndrome dépressif, douleurs diffuses, troubles articulaires et digestifs.

Contre-indications :
Relpax est contre-indiqué en cas d'insuffisances rénale ou hépatique sévères, en cas d'insuffisance cardiaque, hypertension artérielle, maladie des coronaires ou antécédents d'accident vasculaire cérébral. Il ne peut pas être associé avec l'ergotamine, les alcaloïdes de l'ergot de seigle, méthylsergide et les agonistes sérotoninergiques.

REMICADE
Anticorps monoclonal

H

Prix : En cours
Équivalents ou génériques : Aucun
Laboratoire : Schering Plough
DCI : *infliximab*
Présentations/Composition : flacon : 100 mg de infliximab

Indications : *Maladie de Crohn, Spondylarthrite ankylosante, Polyarthrite rhumatoïde*
Ce médicament est indiqué dans le traitement de la maladie de Crohn active, sévère, chez les patients qui n'ont pas répondu malgré un traitement approprié et bien conduit par un corticoïde et/ou un immunosuppresseur, ou

chez lesquels ce traitement est contre-indiqué ou mal toléré.

Il est également indiqué dans le traitement de la rectocolite hémorragique et des maladies rhumatismales comme la polyarthrite rhumatoïde, la spondylarthrite ankylosante, le rhumatisme psoriasique et le psoriasis.

Précautions/Interactions :
La posologie initiale du traitement est de 2 injections de 5 mg/kg de infliximab à 2 semaines d'intervalle. En cas de réponse positive, la dose peut être répétée 2 fois, à 1 mois d'intervalle, puis une fois toutes les 8 semaines.
Ce médicament ne peut être prescrit que par un médecin gastroentérologue, rhumatologue ou dermatologue spécialisé dans la prise en charge des maladies inflammatoires chroniques.
Le traitement doit être administré par voie intraveineuse, à l'hôpital, en suivant un protocole rigoureux, afin d'éviter les réactions aiguës.
Les femmes en âge de procréer doivent utiliser une contraception appropriée afin de prévenir toute grossesse et poursuivre son utilisation pendant au moins 6 mois après la fin du traitement par infliximab.

Posologie :
Adulte : 1 Inj./8 Sem.
Enfant < 6 ans : non
Grossesse : non
Allaitement : non

Effets secondaires :
Remicade est responsable de réactions liées à la perfusion, avec douleur thoracique, fatigue, fièvre, œdèmes laryngés, bronchospasme, nécessitant une interruption immédiate de la perfusion et un traitement intensif avec antihistaminiques et corticoïdes. Il est également responsable de douleurs abdominales, diarrhée, nausées, dyspepsie et, plus rarement, de maladies gastro-intestinales comme une diverticulite, une perforation intestinale ou une hémorragie. Il peut modifier les tests hépatiques et être à l'origine de troubles cardiovasculaires, respiratoires, cérébraux (dépression, amnésie, agitation, confusion, insomnie, somnolence) ou encore de maux de tête et vertiges. Il provoque fréquemment des réactions allergiques cutanées, avec urticaire, prurit, hypersudation ou sécheresse cutanée.

Contre-indications :
Remicade est contre-indiqué en cas d'hypersensibilité au produit et à ses excipients, en cas de tuberculose, d'infection sévère, de septicémie ou d'insuffisance cardiaque modérée à sévère.

REMINYL
Antidémence

 15 %

Prix : 43,05 € - 56 comprimés (4 mg)
55,64 € - 56 comprimés (8 mg)
65,87 € - 56 comprimés (12 mg)
43,05 € - 28 gélules LP (8 mg)
55,64 € - 28 gélules LP (16 mg)
65,87 € - 28 gélules LP (24 mg)
47,54 € - 1 flacon 100 ml (4 mg/ml)
Équivalents ou génériques : *Galantamine Arrow*, *Galantamine Biogaran*, *Galantamine KRKA*, *Galantamine Mylan*, *Galantamine Zentiva*, *Galantamine Zydus*
Laboratoire : Jansen Cilag
DCI : *galantamine*
Présentations/Composition : Cp. : 4, 8 ou 12 mg de galantamine ; Gél. LP : 8, 16 ou 24 mg et Sol. Buv. : 4 mg/ml de galantamine

Indications : *Maladie d'Alzheimer*
Ce médicament est indiqué dans le traitement symptomatique de la maladie d'Alzheimer dans ses formes légères à modérément sévères.

Précautions/Interactions :
La posologie habituelle du traitement est de 4 à 8 mg 2 fois par jour, puis elle est augmentée régulièrement, toutes 4 semaines, pour atteindre 24 mg par jour en 2 prises.
Reminyl n'est remboursé que dans l'indication de traitement symptomatique de la maladie d'Alzheimer dans ses formes légères à modérément sévères.
Reminyl ne doit pas être utilisé dans les démences autres que la maladie d'Alzheimer.
Reminyl doit être utilisé avec précautions en cas de maladies cardiovasculaires et de troubles du rythme cardiaque.

Posologie :
Adulte : 16 à 48 mg/j. en 2 prises
Grossesse : non
Allaitement : non

Effets secondaires :
Reminyl est fréquemment responsable de fièvre, troubles cardiaques, troubles gastro-intestinaux (nausées, vomissements, diarrhée, douleurs abdominales, dyspepsie, anorexie, perte de poids), de rhinite et d'infection urinaire. Il est également responsable de troubles du système nerveux (somnolence, syncope, tremblements, vertiges, maux de tête, fatigue).

Contre-indications :
Reminyl est contre-indiqué en cas d'hypersensibilité au produit et à ses excipients et en cas d'insuffisance rénale ou hépatique sévère.

REMODULIN
Antiagrégants plaquettaires

Prix : Usage hospitalier
Équivalents ou génériques : Aucun
Laboratoire : United Therapeutics Europe
DCI : *treprostinil*
Présentations/Composition : Flacon Sol. Inj. 20 ml : 10 mg/ml de treprostinil

Indications : *Hypertension artérielle pulmonaire*
Remodulin est un puissant vasodilatateur au niveau de la circulation artérielle pulmonaire et un antiagrégant plaquettaire.

Précautions/Interactions :
Remodulin ne peut être prescrit que par un médecin spécialiste dans le cadre de l'hôpital. Ce médicament ne peut être utilisé qu'en milieu hospitalier spécialisé dans le cadre d'un traitement intensif des maladies cardiaques et pulmonaires. Il ne peut être utilisé qu'en perfusion, avec des doses très faibles au début (1,25 ng par kilo et par minute), pendant une semaine, et doit être adapté en fonction des résultats cliniques.
Remodulin doit être utilisé avec précaution en cas d'hypotension artérielle, d'obésité, d'insuffisance hépatique ou rénale, ainsi qu'en cas et de maladie cardiaque.
Remodulin doit être utilisé avec précaution en cas d'association avec des diurétiques, médicaments antihypertenseurs, vasodilatateurs, médicaments antiagrégants plaquettaires et anti-inflammatoires non stéroïdiens (AINS).

Posologie :
Adulte : 1,25 ng/kg/min

Grossesse : non
Allaitement : non

Effets secondaires :
Remodulin peut être responsable d'hypotension artérielle, de maux de tête, de diarrhées, nausées et vomissements. Il est à l'origine de risques hémorragiques et allergiques qui justifient son utilisation uniquement en milieu hospitalier spécialisé.

Contre-indications :
Remodulin est contre-indiqué en cas d'hypersensibilité au treprostinil, en cas de maladie thromboembolique, d'insuffisance cardiaque, d'insuffisance hépatique, d'ulcère gastroduodénal, d'hémorragie cérébrale, de traumatisme récent, de maladies des valvules cardiaques, d'angor et infarctus du myocarde, de troubles du rythme cardiaque et d'accident vasculaire cérébral.

REMOVAB
Antinéoplasiques

Prix : Usage hospitalier
Équivalents ou génériques : Aucun
Laboratoire : Fresenius
DCI : *catumaxomab*
Présentations/Composition : Seringues pré-remplies de 0,1 à 0,5 ml : 10 à 50 µg de catumaxomab

Indications : *Tumeur du péritoine*
Removab est indiqué pour le traitement intrapéritonéal de l'ascite maligne chez les patients qui présentent une tumeur maligne du péritoine ou du rétropéritoine.

Précautions/Interactions :
L'administration de ce médicament doit être réalisée en 4 perfusions intrapéritonéales avec 10 µg le premier jour, 20 µg le troisième jour, 50 µg le septième jour et 150 µg le dixième jour.
Ce médicament ne peut être prescrit que par un médecin cancérologue.

Posologie :
Adulte : 10 à 150 µg en 4 Inj./10 j.
Enfant < 18 ans : non
Grossesse : oui, si nécessaire
Allaitement : non

Effets secondaires :
Removab présente de nombreux et fréquents effets indésirables, dont les plus importants sont la fièvre, la fatigue, les frissons, la douleur, les douleurs thoraciques, les œdèmes et la soif. Il peut provoquer aussi des vomissements, des nausées, une dyspnée, une hypotension. Les effets secondaires nécessitent un traitement symptomatique à base d'antalgiques et d'anti-inflammatoires.

Contre-indications :
Removab est contre-indiqué en cas de réaction allergique au catumaxomab. Il ne peut être utilisé que par voie intrapéritonéale. Il ne peut pas être utilisé en cas d'amaigrissement trop important.

RENITEC
Antihypertenseurs

65 % ; TFR

Prix : 4,63 € - 28 comprimés (5 mg)
11,66 € - 28 comprimés (20 mg)
Équivalents ou génériques : *Énalapril Actavis*, *Énalapril Almus*, *Énalapril Arrow*, *Énalapril Biogaran*, *Énalapril Biostabilex*, *Énalapril EG*, *Énalapril Evolugen*, *Énalapril G Gam*, *Énalapril Ivax*, *Énalapril Merck*, *Énalapril Mylan*, *Énalapril Qualimed*, *Énalapril Ratiopharm*, *Énalapril RPG*, *Énalapril Sandoz*, *Énalapril Téva*, *Énalapril Winthrop*, *Énalapril Zydus*
Laboratoire : Merck Sharp & Dohme-Chibret
DCI : *énalapril*
Présentations/Composition : Cp. : 5 mg, 20 mg
Indications : *Hypertension artérielle, Insuffisance cardiaque*
Inhibiteur de l'enzyme de conversion de l'angiotensine I en angiotensine II, l'énalapril active les systèmes enzymatiques rénaux et surrénaliens qui contrôlent l'élimination du sodium et du potassium et permet ainsi de réduire la tension artérielle, quelle que soit sa gravité. En outre l'énalapril réduit le travail du cœur tout en augmentant le débit cardiaque et en améliorant la circulation sanguine, ce qui fait qu'il est utilisé à la fois pour le traitement de l'hypertension artérielle et de l'insuffisance cardiaque.

Précautions/Interactions :
L'énalapril peut provoquer une réaction allergique localisée au visage, avec l'apparition d'un œdème de la face, de la langue, ou parfois de la glotte (œdème de Quincke), imposant un arrêt immédiat et parfois définitif du médicament.
Il peut être à l'origine d'une toux sèche persistante, qui disparaît à l'arrêt du traitement.
Il est déconseillé de l'associer avec le lithium et avec les diurétiques épargneurs de potassium (Aldactone), ainsi qu'avec les médicaments contenant du potassium.
Il doit être utilisé avec prudence en association avec les antidiabétiques, le baclofène (Lioresal), tous les diurétiques, les antidépresseurs, les anti-inflammatoires non stéroïdiens, les corticoïdes et avec les médicaments immunosuppresseurs qui peuvent provoquer une baisse du taux sanguin des globules blancs.

Posologie :
Adulte : 1 Cp./j. à 20 mg
Grossesse : non
Allaitement : non

Effets secondaires :
Les effets indésirables les plus courants sont les maux de tête, les vertiges, la baisse trop importante de la tension artérielle, la toux, les troubles digestifs (douleurs abdominales, nausées).

Contre-indications :
Il est interdit de l'utiliser en cas d'allergie connue à l'énalapril et en cas d'antécédent de réaction allergique lors de la prise d'un médicament inhibiteur de l'enzyme de conversion.

Délai d'action :
L'effet sur la tension artérielle est sensible en 1 heure.

En cas d'oubli :
Prendre immédiatement le comprimé oublié sans dépasser la dose journalière prescrite.

Signes de surdosage :
Baisse trop importante de la tension artérielle.

> **Bon à savoir**
> *Les inhibiteurs de l'enzyme de conversion représentent un progrès notable du traitement de l'hypertension artérielle et sont toujours l'objet d'importantes recherches. Leur usage est aujourd'hui largement répandu, même pour un premier traitement de l'hypertension artérielle. Ils sont actifs dans les hypertensions sévères et peuvent être utilisés chez les patients qui présentent une détérioration de la fonction rénale.*

RENNIE
Pansements gastro-intestinaux

 NR

Prix : Libre
Équivalents ou génériques : Aucun
Laboratoire : Roche Nicholas
DCI : *carbonate de calcium, carbonate de magnésium*
Présentations/Composition : Cp. : 680 mg de carbonate de calcium et 80 mg de carbonate de magnésium (boîtes de 36, 48 et 96 Cp.)

Indications : *Douleur de l'œsophage, de l'estomac et du duodénum*
Protecteur de la muqueuse gastrique, Rennie soulage toutes les douleurs provoquées par l'inflammation ou l'ulcération des parois de l'œsophage, de l'estomac ou du duodénum.

Précautions/Interactions :
Il est toujours nécessaire de vérifier que les lésions gastriques sont bénignes avant de suivre un traitement prolongé.
L'utilisation de Rennie est déconseillée avec de nombreux médicaments, notamment les quinidiniques (antiarythmiques cardiaques). Il est nécessaire de respecter un intervalle d'au moins 2 heures entre chaque prise avec la plupart des médicaments.
En cas de diabète ou de régime sans sel, il est préférable d'utiliser la formule Rennie sans sucre.

Posologie :
Adulte : 1 à 2 Cp. à sucer ou à croquer après les repas ou au moment des douleurs
Grossesse : oui
Allaitement : oui

Effets secondaires :
En cas d'utilisation prolongée, Rennie peut être responsable d'une augmentation du taux de calcium dans le sang et de calculs rénaux.

Contre-indications :
Rennie est interdit en cas d'insuffisance rénale sévère.

Délai d'action :
Rennie est efficace immédiatement sur les douleurs gastriques et œsophagiennes et son action dure 30 à 60 minutes.

Bon à savoir
L'alimentation joue un rôle protecteur contre les douleurs gastriques provoquées par les sécrétions acides. Il est donc inutile de prendre Rennie avant ou pendant les repas. Il est efficace seulement sur les estomacs vides et au moment des douleurs. C'est pourquoi il est préférable de le prendre après le repas, et, si nécessaire, au coucher.

RENVELA
Antiphosphores

 65 %

Prix : 191,15 € - 180 comprimés (800 mg)
277,99 € - 90 sachets (2,4 g)
Équivalents ou génériques : Aucun
Laboratoire : Genzyme
DCI : *sevelamer*
Présentations/Composition : Cp. : 800 mg de sevelamer ; Sach. : 2,4 g pour Susp. Buv.

Indications : *Hyperphosphorémie*
Renvela est indiqué pour le contrôle du taux de phosphore dans le sang chez les patients en hémodialyse ou en dialyse péritonéale.

Précautions/Interactions :
La posologie dépend du taux de phosphore dans le sang. Si le phosphate sérique est compris entre 1,76 et 2,42 mmol/l, la posologie initiale est de 1 comprimé par jour. S'il est supérieur à 2,42 mmol/l, le traitement commence avec 2 comprimés par jour, jusqu'à normalisation du taux de phosphore. Par la suite, le traitement doit être poursuivi avec 3 ou jusqu'à 6 comprimés par jour, ou l'équivalent en sachets de poudre.
Ce médicament doit être pris 3 fois par jour au cours des repas, soit en comprimés (avaler sans croquer), soit dilué dans un verre d'eau pour la poudre.
Il doit être utilisé avec précautions en cas de dysphagie, de trouble de la déglutition, de maladies du transit intestinal ou de maladies inflammatoires intestinales. La survenue d'une constipation peut être un signe précurseur de complications intestinales.
Le traitement avec ce médicament peut provoquer une diminution de certaines vitamines (A, D, E, K), ce qui justifie l'emploi de compléments vitaminiques.

Posologie :
Enfant < 18 ans : non

Effets secondaires :
Renvela est souvent responsable de nausées, vomissements, douleurs abdominales, constipation ou diarrhées et dyspepsie.

Contre-indications :
Renvela est contre-indiqué en cas de réaction allergique au sevelamer. Il est contre-indiqué en cas de taux bas de phosphates dans le sang et en cas d'occlusion intestinale.

RÉPARIL GEL
Antirhumatismaux/Décontracturants

NR

Prix : Libre
Équivalents ou génériques : Aucun
Laboratoire : Madaus
DCI : *aescine amorphe, aescine polysulfate de sodium,*
Présentations/Composition : Pom. tube de 40 g : aescine amorphe 1 g ; aescine polysulfate de sodium 1 g ; salicylate de diéthylamine 5 g

Indications : *Inflammation de l'appareil locomoteur, Insuffisance veineuse*
Ce gel associe l'aescine, qui tonifie la paroi des veines et un salicylate, dérivé de l'aspirine, qui diminue la douleur et l'inflammation. Il est proposé dans l'insuffisance veineuse et ses complications inflammatoires (phlébite superficielle, sclérose de varices) ainsi qu'en traumatologie bénigne (contusions, ecchymoses) comme traitement d'appoint.

Précautions/Interactions :
La pommade doit être appliquée sur une peau saine et sans lésion. Surtout ne pas appliquer sur les muqueuses, dans les yeux ou sur les seins chez une femme qui allaite.
En cas d'inflammation ou de douleurs importantes, la pommade peut être appliquée sur une compresse en regard de la région endolorie.

Posologie :
Adulte : 2 à 4 Applic./j. en massant légèrement
Grossesse : non
Allaitement : non

Effets secondaires :
Il est possible que de l'eczéma, des démangeaisons ou des rougeurs apparaissent à l'endroit où la pommade a été appliquée, nécessitant l'arrêt du traitement.

Contre-indications :
Il est formellement déconseillé d'appliquer le gel chez les personnes allergiques à l'un des composants, en cas de lésions cutanées ou de plaies, sur les muqueuses.

> **Bon à savoir**
> Le gel doit être appliqué sur la peau en massant légèrement pour faire pénétrer le produit. Ne pas appliquer sur une trop grande surface pour éviter un passage en quantité dans l'organisme. Bien se rincer les mains après application. En cas de contact du produit avec une muqueuse ou les yeux, rincer abondamment à l'eau claire.

REQUIP
Antiparkinsoniens

65 %

Prix : 4,07 € - 21 comprimés (0,25 mg)
6,04 € - 21 comprimés (0,5 mg)
9,26 € - 21 comprimés (1 mg)
14,46 € - 21 comprimés (2 mg)
29,08 € - 21 comprimés (5 mg)
12,29 € - 21 comprimés LP (2 mg)
16,23 € - 28 comprimés LP (2 mg)
29,65 € - 28 comprimés LP (4 mg)
54,55 € - 28 comprimés LP (8 mg)
Équivalents ou génériques : *Ropinirole Actavis*, *Ropinirole Arrow*, *Ropinirole EG*, *Ropinirole KRKA*, *Ropinirole Sandoz*, *Ropinirole Téva*, Vunexin
Laboratoire : GlaxoSmithKline
DCI : *ropinirole*
Présentations/Composition : Cp. : 0,25 mg, 0,5 mg, 1 mg, 2 mg, 4 mg, 5 mg et 8 mg

Indications : *Maladie de Parkinson*
Le ropinirole régularise l'activité de certains neurones du cerveau en simulant les effets de la dopamine qui est le neurotransmetteur déficitaire dans la maladie de Parkinson. Il est utilisé dans la maladie de Parkinson, seul ou en association à la lévodopa pour retarder ou diminuer l'apparition des fluctuations d'activité ou des mouvements anormaux provoqués par la lévodopa.

Resolor

Précautions/Interactions :
Il est préférable de surveiller la tension artérielle en début de traitement. Il faut utiliser ce médicament avec prudence en cas de détérioration mentale, de maladies cardio-vasculaires et de troubles psychiatriques.

Les neuroleptiques et apparentés (alizapride, métoclopramide, métopimazine, thiéthylpérazine) sont contre-indiqués. La théophylline, cimétidine, ciprofloxacine, fluvoxamine et les œstrogènes sont à utiliser avec prudence.

Posologie :
Adulte : 0,75 mg en 3 prises/j. la 1re Sem. puis augmentation de 0,75 mg/j. chaque Sem. (3 à 9 mg/j. en moyenne et jusqu'à 24 mg/j.)
Grossesse : non
Allaitement : non

Effets secondaires :
Des nausées, vomissements, somnolence, œdèmes des membres inférieurs, douleurs abdominales et syncopes peuvent survenir. Lorsque le ropinirole est associé à la lévodopa, des hallucinations, une confusion mentale, des troubles des mouvements musculaires et des baisses de tension artérielle peuvent apparaître. Requip peut être responsable de crises de sommeil soudaines et impérieuses, survenant parfois en situations dangereuses (conduite automobile par exemple).

Contre-indications :
Une allergie connue au médicament, une insuffisance rénale ou hépatique contre-indiquent le traitement.

En cas d'oubli :
Reprendre le traitement progressivement en demandant conseil à votre médecin.

Signes de surdosage :
Le surdosage consiste en troubles psychiatriques, en nausées, vomissements, variations de la tension artérielle, troubles des mouvements musculaires. Le traitement doit être diminué ou arrêté et un antidote peut être prescrit (métoclopramide ou neuroleptique).

> **Bon à savoir**
> Il est préférable de prendre les comprimés au cours des repas et de les conserver à l'abri de la lumière.

RESOLOR
Laxatif

NR
Prix : Libre
Équivalents ou génériques : Aucun
Laboratoire : Shire
DCI : *prucalopride*
Présentations/Composition : Cp. : 1 ou 2 mg de prucalopride

Indications : *Constipation*
Resolor est indiqué pour le traitement de la constipation chronique de la femme après échec des traitements laxatifs habituels.

Précautions/Interactions :
La posologie usuelle est de 2 mg par jour pendant 3 mois.
Ce traitement est réservé à la femme adulte, et ne doit donc pas être employé chez les hommes, en l'absence d'études cliniques, ni chez les enfants et adolescents de moins de 18 ans.
La dose peut être diminuée jusqu'à 1 mg par jour chez les personnes âgées ou en cas d'insuffisance hépatique modérée.

Posologie :
Adulte femme : 1 à 2 mg/j.
Grossesse : non
Enfant < 18 ans : non
Allaitement : non

Effets secondaires :
Les effets indésirables les plus fréquents sont des maux de têtes, nausées et douleurs abdominales.

Contre-indications :
Resolor est contre-indiqué en cas d'hypersensibilité au principe actif, d'insuffisance rénale sévère ou de dialyse rénale, ou en cas d'obstruction ou perforation intestinale, maladie inflammatoire digestive, comme la maladie de Crohn, ou autres maladies du colon ou du rectum qui peuvent s'accompagner d'ulcérations et de saignements.

RESPILÈNE
Anti-tussif

15 %
Prix : 2,82 € - flacon sirop enfant (200 ml)
Équivalents ou génériques : Aucun

Laboratoire : Sanofi Aventis
DCI : *pholcodine*
Présentations/Composition : Flacon 200 ml : 0,12 g de pholcodine

Indications : *Toux*
Respilène est indiqué pour le traitement symptomatique de la toux non productive gênante de l'enfant.

Précautions/Interactions :
La posologie est de 2,5 ml toutes les 4 heures en fonction de l'importance de la toux.
Chez le petit enfant de plus de 30 mois, la posologie est de 0,08 à 0,15 mg par kg, toutes les 4 heures. La dose à ne pas dépasser est de 1 mg par kg et par jour.

Posologie :
Adulte : 2,5 ml 6 fois/j.
Grossesse : non
Enfant < 30 mois : non
Allaitement : non

Effets secondaires :
Respilène peut être responsable de somnolence.

Contre-indications :
Respilène est contre-indiqué en cas d'hypersensibilité à la pholcodine, en cas d'insuffisance respiratoire, d'asthme et chez le nourrisson.

RETACRIT
Antianémique

65 %

Prix : 45,87 € - 6 seringues 1000 UI/0,3 ml
86,52 € - 6 seringues 2000 UI/0,6 ml
127,17 € - 6 seringues 3000 UI/0,9 ml
167,82 € - 6 seringues 4000 UI/0,4 ml
206,70 € - 6 seringues 5000 UI/0,5 ml
244,54 € - 6 seringues 6000 UI/0,6 ml
320,23 € - 6 seringues 8000 UI/0,8 ml
395,92 € - 6 seringues 10000 UI/1 ml
140,72 € - 1 seringue 20000 UI/0,5 ml
206,69 € - 1 seringue 30000 UI/0,75 ml
269,76 € - 1 seringue 40000 UI/1 ml
Équivalents ou génériques : Aucun
Laboratoire : Hospira
DCI : *epoétine zeta*
Présentations/Composition : Seringues préremplies : de 1000 à 40000 UI d'époétine zeta

Indications : *Anémie*
Retacrit est indiqué dans le traitement de l'anémie de l'insuffisance rénale chronique chez les adultes et les enfants traités par hémodialyse. Il est également indiqué pour diminuer les besoins de transfusions en cas de traitement anticancéreux, ou pour augmenter la production de sang en cas de don de sang autologue (prélèvement de sang pour une transfusion au cours d'une chirurgie ultérieure).

Précautions/Interactions :
La posologie initiale habituelle de ce médicament est de 50 UI/kg par voie intraveineuse, 3 fois par semaine, pendant 4 semaines au minimum. En fonction des résultats sur le taux d'hémoglobine (qui ne doit pas dépasser 10 à 12 g/dl), la posologie peut être augmentée jusqu'à 300 UI/kg par administration.
Ce traitement ne peut être prescrit que par des médecins expérimentés dans ce type de traitement.
Le traitement par Retacrit nécessite un traitement complémentaire en fer.
En cas d'anémie induite par une chimiothérapie, la posologie initiale habituelle est de 150 UI/kg par voie sous-cutanée, 3 fois par semaine. Le traitement doit être ajusté au bout de 4 semaines en fonction des résultats de l'hémoglobine et doit être continué jusqu'à 4 semaines après la fin de la chimiothérapie.
Lorsque ce médicament est utilisé afin d'augmenter la production de sang dans le cadre d'un programme d'auto-transfusion chirurgicale, ce traitement ne peut être utilisé que chez les patients qui présentent une anémie modérée et seulement si l'intervention chirurgicale requiert un volume important de sang.
Retacrit est considéré comme une substance dopante, interdite aux athlètes pendant comme en dehors des compétitions.

Posologie :
Adulte : 75 à 300 UI/kg/Sem.
Enfant et adolescent < 18 ans : oui
Grossesse : oui, si nécessaire
Allaitement : oui, si nécessaire

Effets secondaires :
Retacrit peut être responsable de maux de tête, de douleurs musculaires et d'un syndrome grippal, en particulier lorsqu'il est administré par voie intraveineuse. Comme toutes les érythropoïetines, Retacrit augmente le risque de thrombose, et donc le risque

Retrovir

d'infarctus, d'accident vasculaire cérébral ou d'hémorragie rétinienne.

Contre-indications :
Retacrit est contre-indiqué en cas d'allergie à l'épôetine, en cas d'aplasie médullaire, d'hypertension artérielle non contrôlée, en cas de maladie cardiovasculaire récente et de risque de thrombo-embolie.

RETROVIR
Antiviraux

100 %

Prix : 28,97 € - 100 comprimés (100 mg)
136,06 € - 100 gélules (250 mg)
240,31 € - 60 comprimés (300 mg)
31,28 € - flacon (200 ml)
Équivalents ou génériques : Aucun
Laboratoire : GlaxoSmithKline
DCI : *zidovudine*
Présentations/Composition : Cp. et Gél. : 100 mg, 250 mg ou 300 mg de zidovudine
Sol. buv. : 100 mg/10 ml

Indications : *Infection VIH*
Retrovir est indiqué, en association avec d'autres agents antirétroviraux pour le traitement de l'infection par le virus de l'immunodéficience humaine (VIH) chez l'adulte et l'enfant. Retrovir est indiqué en monothérapie chez la femme enceinte (à partir de la 14e semaine d'aménorrhée) séropositive pour le VIH, et chez son enfant nouveau-né pour la prévention primaire de la transmission materno-fœtale VIH-1.

Précautions/Interactions :
Retrovir ne permet pas la guérison de l'infection à VIH et la survenue de maladies liées à l'immunodépression est toujours possible.
Le traitement doit être prescrit et surveillé par un médecin spécialiste.
Le traitement exige une surveillance biologique régulière à la recherche d'anomalies hématologiques ou hépatiques.
Il n'a pas été démontré que Retrovir prévient la transmission sexuelle ou sanguine du VIH.
L'utilisation de Retrovir chez les femmes enceintes de plus de 14 semaines d'aménorrhée, suivie du traitement des nouveau-nés, réduit significativement le taux de transmission materno-fœtale du VIH.

Posologie :
Adulte : 500 à 600 mg/j. en 2 ou 3 prises
Enfant : 360 à 480 mg/m^2 de surface corporelle
Grossesse : non
Allaitement : non

Effets secondaires :
Retrovir peut être responsable de troubles digestifs, nausées, vomissements, douleurs abdominales, pigmentation anormale de la muqueuse buccale, diarrhée, flatulence, anomalies des examens du sang et du foie, pancréatite, maux de tête et troubles psychiques, toux, pigmentation de la peau et des ongles, réactions cutanées allergiques, hypersudation.

Contre-indications :
Retrovir est contre-indiqué en cas d'hypersensibilité au produit, en cas de troubles hématologiques graves, chez le nouveau-né présentant des troubles hépatiques.

REVASC
Antithrombotiques

H

Prix : En cours
Équivalents ou génériques : Aucun
Laboratoire : Canyon Pharmaceuticals
DCI : *desirudine*
Présentations/Composition : flacon : 15 mg de desirudine

Indications : *Thromboses veineuses*
Ce médicament est indiqué dans la prévention des thromboses veineuses profondes après chirurgie de prothèse de hanche ou de genou.

Précautions/Interactions :
La posologie habituelle du traitement est de 1 injection sous-cutanée avant l'intervention puis de 2 injections par jour pendant les 9 à 12 jours qui suivent l'intervention.
Revasc doit être utilisé avec précaution en cas d'antécédents de maladie vasculaire, de maladie rétinienne, de troubles de la coagulation, ou de saignement gastrique.

Posologie :
Adulte : 2 Inj. SC/j.
Grossesse : non
Allaitement : non

Effets secondaires :
Revasc est responsable de nausées et moins fréquemment de saignements gastriques, vomissements, constipation. Il peut être à l'origine d'une hypotension artérielle, de saigne-

ments de nez, parfois d'une thrombophlébite et de réactions allergiques cutanées.

Contre-indications :
Revasc est contre-indiqué en cas d'hypersensibilité au produit et à ses excipients, en cas d'insuffisance rénale ou hépatique sévère, d'endocardite et de grossesse. Revasc ne peut être administré que par voie sous-cutanée (la voie intramusculaire est contre-indiquée).

REVATIO
Vasodilatateurs

Prix : Usage hospitalier
Équivalents ou génériques : Aucun
Laboratoire : Pfizer
DCI : *sildenafil citrate*
Présentations/Composition : Cp. : 20 mg de sildenafil

Indications : *Hypertension artérielle pulmonaire*
Revatio est un bronchodilatateur utilisé dans le traitement de l'hypertension pulmonaire de forme grave.

Précautions/Interactions :
La posologie habituelle est d'un comprimé 3 fois par jour.
Revatio ne peut être prescrit que par un médecin spécialisé (cardiologie, pneumologie, médecine interne) dans le cadre de l'hôpital.
Revatio peut être utilisé chez les personnes âgées, sauf en cas d'insuffisance rénale sévère.
Revatio doit être utilisé avec précaution en cas d'antécédents de maladie cardiovasculaire, de maladie de la rétine, d'anomalies des organes génitaux, de maladie hémorragique et d'ulcère gastroduodénal.

Posologie :
Adulte : 3 Cp./j.
Enfant < 18 ans : non
Grossesse : non
Allaitement : non

Effets secondaires :
Revatio est responsable d'érections prolongées et parfois de priapisme nécessitant un traitement en urgence. La substance active du Revatio est la même que celle du Viagra.

Contre-indications :
Revatio est contre-indiqué en cas d'hypersensibilité au sildenafil, en cas d'insuffisance hépatique sévère, d'accident vasculaire cérébral, d'infarctus du myocarde, d'hypotension artérielle. Son utilisation est contre-indiquée en cas de traitement simultané par les dérivés nitrés et les antifongiques comme ketoconazole ou itraconazole.

En cas d'oubli :
Inhaler la dose dès que possible, mais ne pas inhaler de dose double.

Signes de surdosage :
Revatio peut être responsable de troubles visuels, de maux de tête, de congestion nasale et de bouffées vasomotrices.

REVAXIS
Vaccins

65 %

Prix : 10,21 € - 1 seringue préremplie
Équivalents ou génériques : Aucun
Laboratoire : Sanofi Pasteur MSD
DCI : *anatoxine diphtérique, anatoxine tétanique, virus poliomyélitique inactivé de type 1, 2, 3*
Présentations/Composition : 1 seringue 0,5 ml

Indications : *Vaccination diphtérie, Tétanos, Poliomyélite*
Ce vaccin est indiqué dans la revaccination des adultes.

Précautions/Interactions :
La posologie habituelle du traitement est de 1 dose de vaccin en injection sous-cutanée ou intramusculaire.
Si la vaccination antérieure date de plus de 10 ans, une deuxième dose peut être proposée à 1 mois d'intervalle, principalement en cas d'exposition à un risque de diphtérie.
Ce vaccin est réservé à l'adulte, mais il peut être éventuellement utilisé chez les enfants de plus de 6 ans en cas de pénurie de vaccin DTP.
Ce vaccin n'a pas lieu d'être utilisé si la personne a reçu dans les 5 années précédentes une primo-vaccination complète ou un rappel avec un vaccin contenant une anatoxine diphtérique ou tétanique.

Posologie :
Adulte : 1 à 2 Inj. IM ou SC
Enfant < 6 ans : non

Grossesse : à éviter
Allaitement : non

Effets secondaires :
Revaxis est fréquemment responsable d'affections gastro-intestinales (nausées, vomissements), de maux de tête, de fièvre passagère, de vertiges et de fatigue.

Contre-indications :
Revaxis est contre-indiqué en cas d'hypersensibilité au produit et à ses excipients, en cas de fièvre, infection, altération de l'état général, et en cas de notion de troubles neurologiques survenus à l'occasion d'une vaccination antérieure. En cas d'infection par le VIH, la vaccination est recommandée.

REVIA
Desintoxication alcoolique

65 %
Prix : 36,80 € - 28 comprimés (50 mg)
Équivalents ou génériques : Naltrexone Mylan
Laboratoire : Bristol Myers Squibb
DCI : *naltrexone*
Présentations/Composition : Cp. : 50 mg de naltrexone

Indications : *Dépendance alcoolique*
Ce médicament est indiqué dans le maintien de la désintoxication alcoolique après la phase initiale de sevrage.

Précautions/Interactions :
La posologie habituelle du traitement est de 1 comprimé par jour, avec un grand verre d'eau.
Le traitement par la naltrexone ne peut être institué qu'après la phase de sevrage alcoolique et doit être associé à la prise en charge psychologique. Ce traitement est adapté aux patients souffrant d'une alcoodépendance psychique.
La durée maximale du traitement est de 3 mois.

Posologie :
Adulte : 1 Cp./j.
Enfant < 6 ans : non
Grossesse : oui, si nécessaire
Allaitement : non

Effets secondaires :
Revia est fréquemment responsable de fatigue, anorexie, amaigrissement, douleurs articulaires, nausées, vomissements, douleurs abdominales, diarrhée, constipation, soif, modification des tests hépatiques, troubles sexuels (retard de l'éjaculation, baisse de la libido), douleur thoracique, rhinite et d'un syndrome dépressif avec idées suicidaires. Il peut également être responsable de réactions allergiques cutanées.

Contre-indications :
Revia est contre-indiqué en cas d'hypersensibilité au produit et à ses excipients, en cas d'hépatite, d'insuffisance hépatique sévère et chez les sujets de plus de 60 ans. Il ne doit pas être associé à un autre traitement par opiacés.

REVITALOSE
Antiasthéniques

NR
Prix : Libre
Équivalents ou génériques : Aucun
Laboratoire : Darcy
DCI : *magnésium, acides aminés*
Présentations/Composition : Sol. Buv. (Amp. jumelées) : 200 mg d'aspartate de magnésium, 200 mg de L-lysine, 25 mg de L-leucine, 10 mg de L-phénylalanine, 10 mg de L-valine, 1,125 g d'ascorbate de sodium.

Indications : *Traitement de la fatigue*
Revitalose est indiqué dans le traitement de la fatigue par surmenage ou lors de la convalescence.

Précautions/Interactions :
Revitalose est réservé à l'adulte.
En raison du risque d'insomnie, éviter de prendre Revitalose après 16 heures.
Le traitement ne doit pas dépasser 4 semaines.
Prendre 1 dose par jour, composée de 2 ampoules jumelées, diluée dans un verre d'eau.

Posologie :
Adulte : 1 dose/j.
Grossesse : oui
Allaitement : oui

Effets secondaires :
En raison de la présence de vitamine C, Revitalose peut favoriser la formation de calculs rénaux.

REVLIMID
Anticancéreux

Prix : Usage hospitalier
Équivalents ou génériques : Aucun
Laboratoire : Celgene Europe Limited
DCI : *lenalidomide*
Présentations/Composition : Cp. : 5, 10, 15 ou 25 mg de lenalidomide

Indications : *Myélome multiple*
Ce médicament est indiqué, en association avec la dexaméthasone, pour le traitement du myélome multiple chez les patients ayant déjà reçu au moins un traitement antérieur.

Précautions/Interactions :
Revlimid ne peut être prescrit que par des médecins expérimentés dans le domaine de la prise en charge du myélome multiple.
La dose initiale recommandée est de 25 mg de lénalidomide par voie orale en une prise par jour pendant les jours 1 à 21 de chaque cycle de 28 jours. La dose recommandée de dexaméthasone est de 40 mg en une prise par jour par voie orale les jours 1 à 4, 9 à 12 et 17 à 20 de chaque cycle de 28 jours pour les 4 premiers cycles de traitement, puis de 40 mg en une prise par jour les jours 1 à 4, tous les 28 jours pour les cycles suivants. La posologie est ensuite maintenue ou modifiée en fonction des résultats des examens cliniques et des analyses biologiques.
Le traitement par lénalidomide ne doit pas être initié si la numération des polynucléaires neutrophiles (NPN) est inférieure à $1,0 \times 10^9$ par litre et/ou si la numération plaquettaire est inférieure à 75×10^9 par litre ou, selon le niveau d'infiltration des plasmocytes dans la moelle osseuse, si la numération plaquettaire est inférieure à 30×10^9 par litre.
Le traitement d'entretien est ajusté ou arrêté en fonction des résultats de la numération formule.
En raison de sa proximité avec la thalidomide, dont les effets tératogènes sont bien connus, toutes les précautions doivent être prises pour éviter au maximum le risque de grossesse.
Toute patiente ou partenaire de patient est considérée comme susceptible de procréer, sauf si elle présente au moins l'un des critères suivants : âge minimum de 50 ans et aménorrhée naturelle depuis au moins un an ; ménopause précoce confirmée par un gynécologue spécialisé ; salpingo-ovariectomie bilatérale ou hystérectomie.
Chez la femme susceptible de procréer, l'utilisation du lénalidomide est contre-indiquée à moins que toutes les conditions suivantes soient remplies : la patiente comprend les risques tératogènes éventuels qu'encourrait l'enfant à naître en cas d'exposition au cours de la grossesse ; elle comprend la nécessité d'une contraception efficace, sans interruption, commencée 4 semaines avant le traitement, poursuivie pendant toute sa durée et jusque 4 semaines après la fin de celui-ci ; même en cas d'aménorrhée, toute femme susceptible de procréer doit suivre et respecter toutes les mesures de contraception efficace ; elle est informée et comprend les conséquences potentielles d'une grossesse et la nécessité de consulter rapidement un médecin s'il existe un risque de grossesse.
Un test de grossesse doit être fait sous contrôle médical lors de la consultation ou dans les 3 jours précédant la consultation où le lénalidomide est prescrit si la patiente utilise une contraception efficace depuis au moins 4 semaines. Le test doit confirmer que la patiente n'est pas enceinte au moment où elle débute le traitement par le lénalidomide. Un nouveau test de grossesse sous contrôle médical doit être effectué toutes les 4 semaines et jusqu'à 4 semaines après l'arrêt du traitement, sauf en cas de stérilisation tubaire confirmée. Ces tests de grossesse doivent être faits le jour de la consultation dédiée à la prescription ou dans les 3 jours précédents.
Pour les hommes traités par lénalidomide, il n'existe pas d'informations suffisantes sur le passage du lénalidomide dans le sperme. Les hommes traités par lénalidomide doivent comprendre les risques tératogènes éventuels en cas de rapport sexuel avec une femme susceptible de procréer ; comprendre qu'il est nécessaire d'utiliser des préservatifs en cas de rapport sexuel avec une femme susceptible de procréer.

Rhinaaxia

Posologie :
Adulte : 25 mg/j.
Grossesse : non
Allaitement : non

Effets secondaires :
Revlimid est responsable de nombreux effets secondaires, dus à la toxicité propre du produit et à son association avec la dexaméthasone. Les effets indésirables les plus fréquents sont les troubles de l'état général (fatigue, œdème périphérique, fièvre, frissons, malaise), faiblesse musculaire, crampes, arthralgies et douleurs musculaires, troubles gastro-intestinaux (constipation, diarrhée, nausées, prise et perte de poids, vomissement, dyspepsie, gastrite, distension abdominale, douleur abdominale, stomatite, bouche sèche, flatulences), troubles endocriniens, rénaux, génito-urinaires, vasculaires (thrombose veineuse profonde, thrombose veineuse des membres, hypotension, hypertension, hypotension orthostatique, bouffées vasomotrices), respiratoires (embolie pulmonaire, dyspnée, dyspnée à l'effort, bronchite, toux, pharyngite, rhinopharyngite, enrouement, hoquets) ; psychiatriques (insomnie, confusion mentale, hallucinations, dépression, agressivité, agitation, altération de l'humeur, anxiété, nervosité, irritabilité, changements d'humeur).

Contre-indications :
Revlimid est contre-indiqué en cas d'hypersensibilité au produit ou à ses excipients, chez les femmes enceintes et chez toutes les femmes susceptibles de procréer, à moins que toutes les conditions requises par le programme de prévention de la grossesse soient remplies.

En cas d'oubli :
Prendre immédiatement le comprimé oublié si celui-ci a été oublié depuis moins de 12 heures, mais ne pas prendre une dose double en cas d'oubli de plus d'une journée.

> *Bon à savoir*
> Les gélules de ce médicament doivent être prises chaque jour environ à la même heure. Les gélules ne doivent être ni brisées ni mâchées. Elles doivent être avalées entières, de préférence avec de l'eau, au cours ou en dehors des repas.

Les médicaments doivent être conservés hors de portée des enfants.

RHINAAXIA
Antiallergiques

 15 %

Prix : 4,40 € - 1 flacon pulvérisateur (13 ml)
Équivalents ou génériques : Aucun
Laboratoire : Thea
DCI : *magnésium isopaglumique acide*
Présentations/Composition : 1 flacon de 13 ml : 6 g/100 ml de magnésium isopaglumique acide

Indications : *Rhinite allergique*
Rinhaaxia est indiqué dans le traitement de la rhinite allergique.

Précautions/Interactions :
La posologie habituelle est de 2 pulvérisations dans chaque narine, à renouveler si nécessaire 5 fois par jour au maximum.

Posologie :
Adulte : 2 Pulv./narine maxi 5 fois/j.
Enfant : oui
Grossesse : non pendant le 1er trimestre
Allaitement : non

Effets secondaires :
Rhinaaxia peut être responsable de réactions asthmatiques, de réactions allergiques cutanées (eczéma, irritation cutanée) et des muqueuses (muqueuse nasale).

Contre-indications :
Rhinaaxia ne possède pas de contre-indication, hormis en cas d'hypersensibilité au produit.

RIFADINE
Antibiotiques

65 %

Prix : 17,59 € - 30 gélules
7,06 € - flacon (120 ml)
5,72 € - 1 ampoule
Équivalents ou génériques : Rimactan
Laboratoire : Aventis
DCI : *rifampicine*
Présentations/Composition : Gél. : 300 mg ; Susp. Buv. : 50 mg/2,5 ml
Amp. : 600 mg Poud. pour Sol. Inj.

Indications : *Tuberculose, Lèpre, Brucellose, Légionellose, Prévention de la méningite* *cérébro-spinale à méningocoques et à hæmophylus influenzæ*

Cet antituberculeux majeur est actif contre les mycobactéries responsables de la tuberculose, de la lèpre et sur de nombreux autres germes responsables de la légionellose, de la brucellose, de staphylococcies graves ou de trachomes. Elle est également indiquée pour prévenir les méningites à méningocoques ou à haemophylus influenza chez les personnes qui ont été au contact d'un malade.

Précautions/Interactions :
Possédant une toxicité hépatique, rénale et sanguine importante, un bilan préalable et régulier tout au long du traitement est nécessaire.
Les posologies sont adaptées en fonction d'une insuffisance hépatique ou rénale existante. Chez une femme enceinte, le traitement est possible mais de la vitamine K est administrée en fin de grossesse et chez le nouveau-né pour prévenir un risque hémorragique.
Avec Rifadine, les contraceptifs hormonaux sont contre-indiqués car un risque de grossesse est possible. Le fluconazole, l'itraconazole et le kétoconazole sont prescrits avec un intervalle de 12 heures entre les prises orales de Rifadine. De nombreux autres médicaments perdent de leur efficacité en association à cet antituberculeux, renseignez-vous auprès de votre médecin.

Posologie :
Adulte
Voie orale : en 1 prise à jeun 10 mg/kg/j.
Voie Inj. : 10 mg/kg/j.
Enfant et nourrisson
$\breve{5}$ 7 ans : Voie orale 8 à 12 mg/kg/j. ; Voie Inj. 10 mg/kg/j.
1 mois à 7 ans : Voie orale 10 à 20 mg/kg/j. ; Voie Inj. 10 mg/kg/j.
< 1 mois : Voie orale 10 mg/kg/j. ; Voie Inj. 10 mg/kg/j.
Grossesse : non, sauf avis médical
Allaitement : non

Effets secondaires :
Une toxicité hépatique est rare en monothérapie et plus fréquente en cas d'association à l'isoniazide. Des troubles digestifs avec nausées et vomissements peuvent survenir mais cèdent généralement en prenant les comprimés au cours des repas. Rifadine colore en rouge les urines, les larmes, les selles, les lentilles cornéennes. Des réactions allergiques surviennent en cas de traitement discontinu et imposent l'arrêt définitif du traitement.

Contre-indications :
Une allergie à la rifampicine, une porphyrie et des contraceptifs hormonaux contre-indiquent la prise de cet antituberculeux.

> **Bon à savoir**
> *Pour être efficace, un traitement antituberculeux associe plusieurs médicaments pour éviter l'apparition de résistances bactériennes. On met en place un traitement initial avec 3 ou 4 antituberculeux pendant 2 mois, puis 2 antituberculeux pendant 6 mois en cas de quadrithérapie initiale ou pendant 9 mois en cas de trithérapie initiale.*

RIFATER
Antibiotiques

65 %
Prix : 25,30 € - 60 comprimés
Équivalents ou génériques : Aucun
Laboratoire : Aventis
DCI : *isoniazide (INH), rifampicine, pyrazinamide*
Présentations/Composition : Cp. : rifampicine : 120 mg ; isoniazide : 50 mg ; pyrazinamide : 300 mg

Indications : *Tuberculose*
Ce médicament associe 3 antituberculeux majeurs pour le traitement de la tuberculose sous toutes ses formes, notamment la tuberculose pulmonaire. Cette trithérapie est limitée aux 2 premiers mois du traitement et le relais est généralement pris par une association rifampicine-isoniazide.

Précautions/Interactions :
Les toxicités des 3 antituberculeux s'additionnent avec ce médicament, notamment hépatique, sanguine, rénale ou uricémique. Un bilan sanguin préalable et régulier tout au long du traitement est donc nécessaire. Tout signe de toxicité hépatique impose l'arrêt immédiat du traitement.
En cas d'insuffisance rénale, les posologies sont adaptées et le traitement est utilisé avec prudence en cas d'antécédents psychiatrique, alcoolique ou convulsif.
Des vitamines B3 et B6, des anticonvulsivants sont prescrits pour diminuer les risques neurologiques ou de pellagre induits par le traitement.

Rilutek

Le niridazole est contre-indiqué et les anesthésiques volatils halogénés, la carbamazépine, le disulfirame sont à surveiller. La rifampicine, le pyrazinamide, et les médicaments hépatotoxiques sont utilisés avec précaution. Les antiacides sont prescrits avec un intervalle de 2 heures entre les prises orales de Rifater. De nombreux autres médicaments perdent de leur efficacité en association aux antituberculeux, renseignez-vous auprès de votre médecin.

Posologie :
Adulte en 1 prise à jeun
> 65 kg : 6 Cp./j.
> 50 kg : 5 Cp./j.
> 40 kg : 4 Cp./j.
> 30 kg : 3 Cp./j.
Grossesse : non, sauf avis médical
Allaitement : non

Effets secondaires :
Les fortes doses provoquent une toxicité hépatique, rénale ou neurologique avec convulsions en cas de carence en vitamine B6. Des troubles digestifs avec risques de colite pseudo-membraneuse, psychiatriques ou sanguins, des éruptions cutanées, une pellagre, de l'acné, un lupus et des douleurs musculaires peuvent survenir. Rifater colore en rouge les urines, les larmes, les selles, les lentilles cornéennes.

Contre-indications :
Une allergie à l'isoniazide, à la rifampicine et au pyrazinamide, une insuffisance hépatique ou rénale, une hyperuricémie, une porphyrie et une association au niridazole contre-indiquent la prise de cet antituberculeux.

> **Bon à savoir**
>
> Pour être efficace, un traitement antituberculeux associe plusieurs médicaments pour éviter l'apparition de résistances bactériennes. On met en place un traitement initial avec 3 ou 4 antituberculeux pendant 2 mois, puis 2 antituberculeux pendant 6 mois en cas de quadrithérapie initiale ou pendant 9 mois en cas de trithérapie initiale.

RILUTEK
Antispastiques

 100 %
Prix : 361,49 € - 56 comprimés

Équivalents ou génériques : *Riluzole Actavis, Riluzole Biogaran, Riluzole EG, Riluzole Mylan, Riluzole Sandoz, Riluzole Téva, Riluzole Zen*
Laboratoire : Aventis
DCI : *riluzole*
Présentations/Composition : Cp. : 50 mg

Indications : *Maladie de Charcot (sclérose latérale amyotrophique)*
Ce médicament inhibe l'activité du glutamate qui est un neuromédiateur supposé intervenir, selon les connaissances médicales actuelles, dans la mort cellulaire des neurones au cours de la maladie de Charcot.

Précautions/Interactions :
Ce médicament peut entraîner une toxicité hépatique importante qui impose une surveillance régulière par des examens sanguins : tous les mois pendant 3 mois puis tous les 3 mois par la suite. En cas de toxicité hépatique trop importante, le traitement est arrêté.
Le traitement est instauré avec précautions en cas d'antécédents d'hépatites virales ou médicamenteuses. Il n'est pas recommandé en cas d'insuffisance rénale.
La théophylline et ses dérivés, les imipraminiques, la caféine, le diazépam, le diclofénac, la fluvoxamine, le nicergoline, les quinolones, l'oméprazole, la rifampicine et le tabac peuvent modifier l'activité du riluzole.

Posologie :
Adulte : 50 mg 2 fois/j.
Grossesse : non
Allaitement : non

Effets secondaires :
Des nausées et des vomissements, une somnolence, des maux de tête, une fatigue anormale, des douleurs abdominales, des étourdissements, une accélération du rythme cardiaque, des picotements autour de la bouche peuvent survenir. L'effet secondaire le plus grave est une toxicité hépatique nécessitant d'interrompre le traitement.

Contre-indications :
Les maladies hépatiques et une allergie au riluzole sont des contre-indications au traitement.

RIMIFON
Antibiotiques

📦 65 % ; (Sol. Inj.) **H**
Prix : 43,80 € - 200 comprimés (50 mg)
50,32 € - 100 comprimés (150 mg)
Usage hospitalier - solution injectable
Équivalents ou génériques : Aucun
Laboratoire : Laphal Développement
DCI : *isoniazide (INH)*
Présentations/Composition : Cp. : 50 et 150 mg ; Amp. Inj. : 500 mg

Indications : *Tuberculose*
Cet antituberculeux majeur possède une action principalement sur les mycobactéries responsables de la tuberculose et non sur les mycobactéries atypiques responsables de la lèpre ou d'autres maladies. Il est toujours prescrit en association avec les autres antituberculeux pour le traitement ou la prévention de la tuberculose.

Précautions/Interactions :
Le Rimifon étant très toxique pour le foie, un bilan préalable et régulier tout au long du traitement est nécessaire. Tout signe de toxicité hépatique impose l'arrêt immédiat du traitement.
Les posologies sont à adapter en fonction d'une insuffisance rénale existante et le traitement doit être utilisé avec prudence en cas d'antécédents psychiatrique, alcoolique ou convulsif.
Des vitamines B3 et B6, des anticonvulsivants sont prescrits pour diminuer les risques neurologiques ou de pellagre, induits par le traitement.
Rimifon est contre-indiqué avec le niridazole et les anesthésiques volatils halogénés, la carbamazépine, le disulfirame sont à surveiller. La rifampicine, le pyrazinamide, et les médicaments hépatotoxiques doivent être utilisés avec précaution. Les antiacides sont prescrits avec un intervalle de 2 heures entre les prises orales de Rimifon.

Posologie :
Adulte : 5 mg/kg/j. en 1 prise à jeun (300 mg/j. maxi)
Enfant : 10 mg/kg/j. en 1 prise à jeun (300 mg/j. maxi)
Nourrisson : 15 mg/kg/j. en 1 prise à jeun

Grossesse : oui aux 2e et 3e trimestres et sur avis médical au 1er trimestre
Allaitement : sur avis médical

Effets secondaires :
Les fortes doses provoquent une toxicité hépatique ou neurologique avec convulsions en cas de carence en vitamine B6. Des troubles digestifs, psychiatriques ou sanguins, des éruptions cutanées, une pellagre, de l'acné, un lupus et des douleurs musculaires peuvent survenir mais de façon exceptionnelle.

Contre-indications :
Une allergie à l'isoniazide, une insuffisance hépatique et une association au niridazole contre-indiquent la prise de cet antituberculeux.

> *Bon à savoir*
>
> Pour être efficace, un traitement antituberculeux associe plusieurs médicaments pour éviter l'apparition de résistances bactériennes. On met en place un traitement initial avec 3 ou 4 antituberculeux pendant 2 mois, puis 2 antituberculeux pendant 6 mois en cas de quadrithérapie initiale, ou pendant 9 mois en cas de trithérapie initiale.

RINOCLENIL
Anti-inflammatoires

📦 30 %
Prix : 8,19 € - flacon 120 doses
Équivalents ou génériques : Rhinomaxil
Laboratoire : Lemoine
DCI : *béclométasone*
Présentations/Composition : Flac. : 100 µg de béclométasone par dose inhalée

Indications : *Rhinite allergique*
Rinoclenil est indiqué pour le traitement des rhinites allergiques saisonnières et des rhinites inflammatoires chroniques.

Précautions/Interactions :
La posologie habituelle est de 1 pulvérisation dans chaque narine, 1 à 2 fois par jour. Soit une dose de 200 à 400 µg de béclométasone par jour.
Ne pas dépasser la dose de 600 µg par jour. Diminuer ou arrêter le traitement dès l'amélioration des symptômes.

Posologie :
Adulte : 1 à 2 Inhal./j.

Risordan

Enfant : non
Grossesse : oui, si nécessaire
Allaitement : oui, si nécessaire

Effets secondaires :
Rinoclenil peut favoriser une candidose buccale (pour diminuer le risque se rincer la bouche avec un verre d'eau après chaque inhalation). En cas d'utilisation fréquente à forte dose, ce médicament peut favoriser les effets secondaires habituels de la corticothérapie.

Contre-indications :
Rinoclenil est contre-indiqué en cas de d'hypersensibilité, en cas de trouble de la coagulation, de saignement de nez, ou lors d'une infection à herpès virus de la région oro-pharyngée.

RISORDAN
Antiangoreux

65 % ; (10 mg) NR

Prix : 1,39 € - 30 comprimés (5 mg)
3,25 € - 60 comprimés (10 mg)
5,67 € - 120 comprimés (10 mg)
5,08 € - 60 comprimés (20 mg)
5,93 € - 60 comprimés LP (20 mg)
6,05 € - 60 comprimés LP (40 mg)
8,31 € - 30 comprimés LP (60 mg)
Équivalents ou génériques : Langoran
Laboratoire : Aventis
DCI : *isosorbide dinitrate*
Présentations/Composition : Cp. : 5, 10, 20 mg ; Cp. LP : 20, 40 et 60 mg

Indications : *Angine de poitrine, Œdème aigu du poumon, Insuffisance cardiaque*
Le dinitrate d'isosorbide est un vasodilatateur puissant et d'effet rapide à prédominance veineuse qui soulage le travail du cœur et réduit ses besoins en oxygène. En absorption buccale (voie perlinguale), il est aussi actif que la trinitrine pour prévenir et traiter une crise d'angine de poitrine. On l'utilise aussi sous forme de comprimés à absorption digestive qui ont une action prolongée (jusqu'à 24 heures). Le Risordan est utilisé en traitement complémentaire contre l'œdème aigu du poumon et l'insuffisance cardiaque congestive gauche.

Précautions/Interactions :
Le Risordan peut provoquer des maux de tête importants et une hypotension, notamment chez les personnes âgées. Il est donc nécessaire de commencer le traitement par de petites doses et ne pas arrêter brutalement.
Il doit être utilisé avec prudence en cas de migraine et de cardiomyopathie.
Il peut provoquer une cyanose, plus fréquemment à doses élevées, qui nécessite parfois de faire un dosage sanguin pour rechercher la méthémoglobine (signe d'intoxication).
Il doit être utilisé avec précaution chez les personnes âgées qui suivent d'autres traitements cardio-vasculaires (diurétiques, antihypertenseurs, vasodilatateurs) en raison du risque d'hypotension.
Les formes à libération prolongée sont réservées au traitement préventif de l'angine de poitrine. Il est nécessaire de prendre 1 comprimé à 20 ou 40 mg 2 à 3 fois par jour, en réservant un intervalle libre sans traitement, pendant la période où le patient présente le moins de risque de survenue d'une crise (généralement la nuit, en raison de l'absence d'effort et donc de facteurs favorisant la survenue d'une crise).

Posologie :
Adulte
Angor : 1 Cp. 5 mg par voie sublinguale 3 à 6 fois/j.
Traitement préventif : 1 Cp. 40 à 60 mg/j.
Grossesse : non
Allaitement : non

Effets secondaires :
Le Risordan provoque parfois des maux de tête, une rougeur du visage et une hypotension orthostatique avec des étourdissements, en particulier chez les personnes âgées.

Contre-indications :
Le Risordan est contre-indiqué avec le sildénafil (Viagra) en raison du risque d'hypotension brutale.

Délai d'action :
L'effet sur la crise d'angine de poitrine se manifeste en 2 minutes, à condition que l'administration se fasse par voie perlinguale. Par voie digestive, l'effet commence à apparaître en quelques dizaines de minutes.

Signes de surdosage :
À haute dose, la trinitrine provoque une vasodilatation généralisée avec collapsus cardio-vasculaire et cyanose, nécessitant un traitement en service d'urgence.

> **Bon à savoir**
>
> En cas de crise d'angine de poitrine, les comprimés de Risordan doivent être sucés pour faciliter leur absorption par voie sublinguale. Dans les autres cas, notamment pour le traitement au long cours de l'angine de poitrine ou de l'insuffisance cardiaque, les comprimés ne doivent être ni sucés ni croqués, mais avalés.

RISPERDAL
Neuroleptiques

65 %

Prix : 38,79 € - 60 comprimés (1 mg)
13,78 € - flacon 30 ml (1 mg/ml)
27,01 € - flacon 60 ml (1 mg/ml)
50,36 € - flacon 120 ml (1 mg/ml)
72,37 € - 60 comprimés (2 mg)
72,37 € - 30 comprimés (4 mg)
121,71 € - solution injectable 25 mg/ml (Risperdalconsta)
156,62 € - solution injectable 37,5 mg/ml (Risperdalconsta)
121,71 € - solution injectable 25 mg/ml
17,90 € - 28 comprimés (0,5 mg - Risperdaloro)
21,94 € - 28 comprimés (1 mg - Risperdaloro)
36,55 € - 28 comprimés (2 mg - Risperdaloro)
52,21 € - 28 comprimés (3 mg - Risperdaloro)
89,54 € - 28 comprimés (4 mg - Risperdaloro)

Équivalents ou génériques : Risperidone Actavis, Risperidone Almus, Risperidone Alter, Risperidone Arrow, Risperidone Biogaran, Risperidone Cristers, Risperidone EG, Risperidone Evologen, Risperidone Merck, Risperidone Mylan, Risperidone Qualimed, Risperidone Ranbaxy, Risperidone Ratiopharm, Risperidone Sandoz, Risperidone Téva, Risperidone Winthrop, Risperidone Wivern, Risperidone Zydus.
Laboratoire : Janssen-Cilag
DCI : *risperidone*
Présentations/Composition : Cp. : de 0,5 à 4 mg de risperidone, Sol. Buv. : 1 mg/ml et Sol. Inj. de 2 ml : 25 ou 37,5 mg/ml de risperidone

Indications : *Schizophrénie*
Risperdal est indiqué pour le traitement au long cours de la schizophrénie et des troubles psychotiques de l'adulte, pour le traitement des accès maniaques et pour le traitement des troubles du comportement chez les enfants avec retard mental.

Précautions/Interactions :
Le traitement avec Risperdal doit être débuté progressivement avec 2 mg le premier jour (en 1 ou 2 prises), 4 mg le 2e jour puis 6 mg le 3e jour, en raison du risque d'hypotension artérielle. Le traitement d'entretien est généralement de 4 à 8 mg par jour. Pour le traitement des accès maniaques, la durée du traitement est limitée à 3 semaines.
Le traitement avec Risperdal est remboursé à 65 % dans le cas du traitement des troubles psychotiques ou des accès maniaques de l'adulte, mais n'est pas remboursé pour le traitement des troubles du comportement de l'enfant de 5 à 11 ans avec retard mental.
Risperdal doit être utilisé avec précaution en cas d'insuffisance hépatique ou rénale et chez les sujets âgés.
Pour les enfants de 5 à 11 ans, la posologie habituelle est de 0,50 mg le premier jour, puis de 0,50 à 1,5 mg par jour, à adapter en fonction du poids et de la réponse thérapeutique.
La prise concomitante de ce médicament avec de l'alcool, de la lévodopa ou un antiparkinsonien dopaminergique (amantadine, apomorphine, bromocriptine, entacapone, lisuride, pergolide, piribédil, ropinirole, sélégiline et pramipexole) est déconseillée.
La prise de ce médicament n'est pas conseillée dans le cadre du traitement des troubles psychotiques ou des troubles du comportement qui accompagnent les démences.

Posologie :
Adulte : 4 à 8 mg/j.
Enfant de 5 à 11 ans : 0,5 à 1,5 mg/j.
Enfant < 5 ans : non
Grossesse : oui, si nécessaire
Allaitement : non

Effets secondaires :
En tant que neuroleptique, Risperdal est susceptible de provoquer les effets indésirables liés à l'usage de cette classe de médicaments, tels que les dyskinésies tardives, les troubles endocriniens et métaboliques (diabète, obésité, troubles génito-urinaires) ou les troubles

vasculaires, voire d'un syndrome malin (hyperthermie, rigidité musculaire, troubles neurovégétatifs, altération de la conscience, augmentation des créatines phosphokinases sériques), nécessitant l'arrêt de traitement. Chez les personnes âgées, son emploi n'est pas recommandé en raison du risque d'accident vasculaire cérébral.

Contre-indications :
Risperdal est contre-indiqué en cas d'hypersensibilité au produit ou à ses excipients et pendant l'allaitement qui doit être suspendu si la poursuite du traitement par Risperdal s'avère indispensable.

En cas d'oubli :
Ne pas doubler la dose. Attendre l'heure habituelle pour prendre la dose suivante prévue.

Signes de surdosage :
Le surdosage est responsable de somnolence, sédation, tachycardie, hypotension et symptômes extrapyramidaux, troubles cardiaques, nécessitant une hospitalisation pour surveillance et administration d'antidotes.

RITALINE
Psychostimulants

65 %
Prix : 17,46 € - 28 gélules LP (10 mg)
25,87 € - 28 gélules LP (20 mg)
32,66 € - 28 gélules LP (30 mg)
40,77 € - 28 gélules LP (40 mg)
Équivalents ou génériques : Aucun
Laboratoire : Novartis
DCI : *méthylphénidate*
Présentations/Composition : Cp. : 10 mg ; Gél. LP : 20 à 40 mg de chlorhydrate de méthylphénidate

Indications : *Déficit de l'attention avec hyperactivité*
Ritaline est indiqué dans le traitement des troubles déficitaires de l'attention avec hyperactivité chez l'enfant de plus de 6 ans, en association avec des mesures d'accompagnement psychologique et scolaire appropriées.

Précautions/Interactions :
La posologie habituelle est de 1 comprimé par jour de 10 mg.
La dose journalière peut être augmentée jusqu'à 60 mg par jour, par paliers.

Ce médicament ne peut être prescrit que par un médecin spécialiste des troubles du comportement de l'enfant.
La prescription de ce médicament est limitée à 28 jours.
Ce médicament est réservé à l'enfant de plus de 6 ans. Il ne doit pas être utilisé chez l'adulte ni chez les personnes âgées.
L'usage de ce médicament exige un contrôle régulier de l'état cardiovasculaire et psychiatrique de l'enfant.
Ce traitement doit être utilisé en permanence et interrompu normalement au moment de l'adolescence.

Posologie :
Enfant > 6 ans : 1 Cp./j.
Adulte et enfant < 6 ans : non
Grossesse : non
Allaitement : non

Effets secondaires :
Ritaline est un dérivé des amphétamines qui peut provoquer une hyperstimulation du système nerveux central avec insomnie, cauchemars, nervosité, irritabilité, euphorie suivie de périodes de fatigue et de dépression. Il peut être responsable de maux de tête, vertiges, tremblements, hallucinations et parfois d'idées suicidaires nécessitant une surveillance régulière du traitement. Il peut également être responsable de chute de cheveux, prurit, urticaire, douleurs musculaires, sécheresse de la bouche, douleurs abdominales, diminution de l'appétit, de rhinopharyngite et de troubles du rythme cardiaque (palpitations, tachycardie).

Contre-indications :
Ritaline est contre-indiqué en cas de glaucome, phéochromocytome, en association avec certains médicaments psychotropes comme les IMAO, en cas de maladie thyroïdienne, de maladie psychiatrique (dépression, anorexie mentale, trouble bipolaire, schizophrénie), en cas de maladie cardiovasculaire préexistante (cardiomyopathie, troubles du rythme) ou en cas de maladie vasculaire cérébrale connue.

En cas d'oubli :
Ne pas prendre les comprimés oubliés au-delà du début d'après-midi car le sommeil du soir risque d'être fortement perturbé.

Signes de surdosage :
Une intoxication médicamenteuse provoque une agitation, des tremblements, une augmentation du rythme cardiaque, de l'hypertension

artérielle, des sueurs, des maux de tête, une dilatation des pupilles, une bouche sèche, des vomissements, des convulsions, un état psychotique ou dépressif qui nécessitent une hospitalisation en urgence.

> **Bon à savoir**
>
> Malgré ses nombreux effets secondaires, Ritaline représente un progrès dans le traitement de l'enfant hyperactif. Cependant, ce traitement doit être instauré après un bilan approfondi par des spécialistes (pédiatre, psychiatre) pour éviter les abus de traitements constatés dans certains pays.

RIVOTRIL
Antiépileptiques

 65 %

Prix : 2,57 € - 40 comprimés (2 mg)
2,06 € - flacon de solution buvable (20 ml)
4,72 € - 6 ampoules injectables (1 mg)
Équivalents ou génériques : Aucun
Laboratoire : Roche
DCI : *clonazépam*
Présentations/Composition : Cp. : 2 mg ; Sol. Buv. : 0,1 mg/Gtte ; Amp. Inj. : 1 mg
Indications : *Crise d'épilepsie, États de mal épileptique, Convulsions du nourrisson et de l'enfant*
La crise d'épilepsie, ou convulsion, est caractérisée par des activités anarchiques des neurones pouvant provoquer des lésions cérébrales si elle ne cesse pas très vite. Le clonazépam possède une action anticonvulsivante très rapide par voie intraveineuse. Il est donc utilisé pour stopper les crises convulsives en urgence. Il permet ainsi de traiter la crise d'épilepsie, l'état de mal épileptique (succession incessante de crises épileptiques) et toutes les formes d'épilepsies rebelles à d'autres traitements, notamment chez l'enfant.

Précautions/Interactions :
La posologie est diminuée en cas d'insuffisance rénale ou hépatique et chez les personnes âgées. Il est utilisé avec prudence chez les patients souffrant de graves maladies respiratoires.
Les boissons alcoolisées sont fortement déconseillées pendant le traitement ainsi que la cimétidine, les inhibiteurs de la pompe à neutrons diminuant l'acidité gastrique, la phénytoïne, le cisapride, le clozapine, le nilutamide et les médicaments diminuant l'éveil cérébral.

Rivotril est un médicament assimilé aux stupéfiants dont la prescription est limitée aux spécialistes de neurologie et pédiatrie.

Posologie :
Adulte
Voie IM : 1 à 2 mg 4 à 6 fois/ j.
Voie orale : 0,1 mg/kg/j.
Nourrisson et enfant
Voie IM : 0,2 à 0,5 mg 4 à 6 fois/j.
Voie orale : 0,1 mg/kg/j.
Grossesse : oui
Allaitement : non

Effets secondaires :
Une somnolence, une sensation d'ébriété, des difficultés de concentration, des faiblesses musculaires, de l'irritabilité, de l'agressivité, de l'excitation et des confusions peuvent survenir au cours du traitement.

Contre-indications :
Une allergie connue aux benzodiazépines (très rare), une insuffisance respiratoire, des apnées du sommeil et des paralysies musculaires (myasthénie) contre-indiquent la prise du médicament.

Délai d'action :
Le clonazépam agit en moins de 4 minutes par voie intraveineuse et son action peut durer 3 heures.

Signes de surdosage :
L'intoxication massive provoque une grave diminution du rythme respiratoire, une sensation d'ébriété et un coma pouvant conduire au décès. L'hospitalisation urgente est nécessaire pour administrer l'antidote : le flumazénil.

> **Bon à savoir**
>
> Grâce à son action très rapide, la voie intraveineuse est la voie de prédilection pour traiter une crise convulsive ou un état de mal épileptique, mais elle nécessite un matériel de réanimation et s'effectue à l'hôpital. La solution buvable se conserve à l'abri de la lumière.

ROACCUTANE
Antiacnéiques

NR
Prix : Libre
Équivalents ou génériques : Aucun
Laboratoire : Roche

Rocéphine

DCI : *isotretinoïne*
Présentations/Composition : Gel : 15 mg de isotretinoïne
Indications : *Acné*
Roaccutane est indiqué dans le traitement de l'acné juvénile simple ou compliquée de comédons et de microkystes.

Précautions/Interactions :
Chez l'adulte, la posologie habituelle est de 1 à 2 applications cutanées par jour, pendant 3 mois au maximum.
Roaccutane ne doit pas être utilisé en cas d'exposition au soleil ou aux rayons ultraviolets (éviter l'application la veille, le jour et le lendemain de l'exposition).
Ne pas appliquer sur les paupières, les muqueuses et éviter le contact avec l'œil ou la bouche. En cas de contact accidentel, rincer abondamment avec de l'eau tiède.
Ne pas associer Roaccutane avec un traitement aux tétracyclines.
Ne pas utiliser pendant le traitement des cosmétiques ou des parfums.

Posologie :
Adulte : 1 Appl./j.
Grossesse : non
Allaitement : non

Effets secondaires :
Roaccutane est responsable de réactions allergiques cutanées avec irritation, dépigmentation, œdème, picotement et prurit, sécheresse et photosensibilisation, nécessitant souvent d'espacer les applications en début de traitement.

Contre-indications :
Roaccutane est contre-indiqué en cas d'hypersensibilité au produit ou à ses excipients. Il est également contre-indiqué en cas d'insuffisance rénale ou hépatique, d'hyperlipidémie et chez les femmes en l'absence de contraception en raison du risque tératogène. Son emploi est rigoureusement interdit au cours de la grossesse, et si une grossesse est découverte durant le traitement, celui-ci doit être immédiatement arrêté.

Bon à savoir
Ce produit s'utilise 15 minutes après la toilette, sur une peau sèche. Le gel est à appliquer du bout des doigts en légers massages jusqu'à pénétration complète du produit et sans laisser de couche sur la peau. Bien se rincer les mains après application. Le tube doit être bien refermé après usage et conservé à une température inférieure à 25 °C.

ROCÉPHINE
Antibiotiques

65 % ; TFR

Prix : Usage hospitalier - flacon (250 mg)
7,80 € - 1 ampoule injectable (1 g/10 ml)
4,52 € -1 ampoule injectable (500 mg/2 ml)
Usage hospitalier - flacon (2 g)
Équivalents ou génériques : Ceftriaxone Actavis, Ceftriaxone Almus, Ceftriaxone Arrow, Ceftriaxone BGA, Ceftriaxone Cristers, Ceftriaxone Dakota, Ceftriaxone EG, Ceftriaxone Evolugen, Ceftriaxone G Gam, Ceftriaxone Ivax, Ceftriaxone Kabi, Ceftriaxone Merck, Ceftriaxone Qualimed, Ceftriaxone RPG, Ceftriaxone RTP, Ceftriaxone Sandoz, Ceftriaxone Téva, Ceftriaxone Winthrop, Triacefan
Laboratoire : Roche
DCI : *ceftriaxone sodique*
Présentations/Composition : flacons : 250 mg et 2 g de ceftriaxone sodique.
Amp. Inj. : 500 mg et 1 g de ceftriaxone sodique

Indications : *Infections bactériennes*
Rocéphine est indiqué dans le traitement des infections bactériennes, après confirmation du diagnostic et isolement du germe responsable, notamment en cas de prostatites, pyélonéphrites et infections urinaires récidivantes, maladie de Lyme, pneumopathies bactériennes, méningites, otites, ou purpura fulminans.

Précautions/Interactions :
La posologie maximale de Rocéphine est de 2 g par jour, en une seule administration par voie intramusculaire ou sous-cutanée, pendant 14 à 21 jours, en fonction de la sévérité de l'infection.
Rocéphine doit être utilisé avec précaution en cas d'allergie connue aux pénicillines, en cas d'insuffisances hépatique ou rénale, en cas d'ictère.
La présence de lidocaïne dans la préparation peut provoquer une réaction positive aux tests antidopage chez les sportifs.

Posologie :
Adulte : dose maxi : 2 g/j. en 1 administration

Enfant et nourrisson : 50 mg/kg/j. en 1 administration voie SC, IM, IV
Grossesse : avec précaution
Allaitement : oui

Effets secondaires :
Rocéphine peut être responsable de réactions allergiques, au niveau de la peau et des bronches, de troubles neurologiques et en particulier d'encéphalopathie, de douleur abdominale, de douleur au point d'injection et de troubles digestifs.

Contre-indications :
Rocéphine est contre-indiqué en cas d'hypersensibilité au produit, en cas d'allergie aux céphalosporines et aux anesthésiques locaux comme la lidocaïne. En raison de la présence de lidocaïne dans la préparation, Rocéphine est contre-indiqué en cas de porphyrie et de bloc auriculo-ventriculaire.

ROCMALINE
Médicaments de la digestion

NR
Prix : Libre
Équivalents ou génériques : Aucun
Laboratoire : Roques
DCI : *arginine, acide malique*
Présentations/Composition : Sol. Buv. : 413 mg d'arginine et 1,5 g d'acide malique/Amp. de 10 ml (boîte de 20 Amp.)

Indications : *Dyspepsie*
Rocmaline qui est indiqué dans les troubles mineurs de la digestion (dyspepsie) est un traitement d'appoint des maladies d'origine hépatique.

Précautions/Interactions :
Rocmaline agit sur les douleurs liées à la contraction de la vésicule biliaire.
En cas de persistance des douleurs malgré le traitement ou en cas de fièvre associée, consulter un médecin.
Tenir compte de la teneur en sucre en cas de régime diabétique.

Posologie :
Adulte : 3 Amp./j. au cours des repas
Grossesse : non
Allaitement : non

Effets secondaires :
Rocmaline peut provoquer des réactions allergiques, en raison de la présence de sulfites.

Bon à savoir
Diluer le contenu des ampoules dans un verre d'eau à boire au cours du repas.

RODOGYL
Antibiotiques

65 %
Prix : 6,59 € - 20 comprimés
Équivalents ou génériques : *Missilor, Spiramycine/Metronidazole Almus, Spiramycine/Metronidazole Arrow, Spiramycine/Metronidazole Biogaran, Spiramycine/Metronidazole Cristers, Spiramycine/Metronidazole EG, Spiramycine/Metronidazole Qualimed, Spiramycine/Metronidazole Ranbaxy, Spiramycine/Metronidazole Sandoz, Spiramycine/Metronidazole Téva, Spiramycine/Metronidazole Torlan, Spiramycine/Metronidazole Zydus*
Laboratoire : Aventis
DCI : *métronidazole, spiramycine*
Présentations/Composition : Cp. : 125 mg

Indications : *Infections bactériennes stomatologiques*
Rodogyl (association d'antibiotiques) possède une action originale, car il est transformé, au sein des cellules, en produit toxique par les germes qui l'assimilent et les détruit ainsi. Il est exclusivement utilisé dans le traitement des infections aiguës, chroniques ou récidivantes en stomatologie comme les abcès dentaires, phlegmons, cellulites péri-maxillaires, ostéites, parodontites, parotidites et la prévention des infections postopératoires en chirurgie stomatologique.

Précautions/Interactions :
Des examens neurologiques et sanguins sont à effectuer régulièrement au cours des traitements prolongés et l'apparition de vertiges, de troubles de la marche, de confusion mentale ou de convulsions impose l'arrêt immédiat du traitement.
La posologie est diminuée en cas d'insuffisance rénale.
L'alcool et le disulfiram sont contre-indiqués avec Rodogyl. Les antivitamines K, le fluoro-uracile et le vécuronium sont à surveiller.

Posologie :
Adulte : 1 à 1,5 g/j. en 2 à 3 prises

Enfant
> 10 ans : 750 mg/j. en 2 à 3 prises
> 5 ans : 250 mg/j. en 2 à 3 prises
Grossesse : oui aux 2e et 3e trimestres
Allaitement : non

Effets secondaires :
Rodogyl peut provoquer des troubles digestifs, du prurit, de l'urticaire, des troubles sanguins et neurologiques. Une coloration brun-rouge des urines est habituelle et sans gravité.

Contre-indications :
Rodogyl est contre-indiqué en cas d'allergie aux nitro-imidazolés.

Bon à savoir
L'alcool provoque un effet antabuse : nausées, vomissements, bouffées de chaleur et rougeur du visage, hypotension artérielle. Les comprimés sont à prendre au cours des repas.

ROFÉRON-A
Antiviraux

Prix : Usage hospitalier
Équivalents ou génériques : Avonex, Bétaferon, Imukin, IntronA, Viraféron
Laboratoire : Roche
DCI : *interféron alfa-2a*
Présentations/Composition : Amp. Inject. : 3 MUI/ml ; 4,5 MUI/ml ; 6 MUI/ml ; 9 MUI/ml
Indications : *Hépatite B chronique active, Hépatite C chronique active, Tumeur maligne*
L'interféron est une protéine naturelle humaine qui permet aux cellules de résister aux infections virales. Il permet également à l'organisme humain de neutraliser les virus et d'éliminer les cellules déjà infectées par le virus. Il s'oppose aussi au développement de certaines tumeurs cancéreuses.
L'interféron est indiqué dans le traitement des hépatites B et C chroniques actives chez les personnes qui n'ont jamais été traitées par l'interféron, dans le traitement de certaines leucémies, du sarcome de Kaposi associé au Sida et du cancer du sein à un stade avancé.

Précautions/Interactions :
Avant et pendant le traitement, des bilans complets et une surveillance médicale régulière seront effectués. Les hommes et les femmes en âge de procréer devront avoir une contraception efficace.

En cas d'apparition de fièvre, de réactions allergiques, de troubles visuels ou d'autres signes prévenir son médecin et lui demander conseil avant de prendre des médicaments.
Les médicaments contenant des salicylés (aspirine et dérivés) ne sont pas conseillés ; utilisez plutôt le paracétamol pour calmer des douleurs. Les conducteurs de véhicule ou utilisateurs de machine doivent être avertis d'une diminution des capacités à réagir que le traitement peut induire.

Posologie :
Adulte
Hépatite B ou C chronique active : 1 Inj. SC ou IM de 3 à 6 MUI 3 fois/Sem. pendant 12 mois maxi
Tumeur maligne : 1 Inj. SC ou IM de 3 à 36 MUI 3 fois/Sem. durée de traitement variable
Grossesse : non
Allaitement : non

Effets secondaires :
Une fièvre, une fatigue, des frissons, une perte de l'appétit, des maux de tête et des courbatures surviennent chez un très grand nombre de personnes traitées. Ces signes disparaissent habituellement sous paracétamol. Une sécheresse de la peau et des muqueuses, une perte modérée des cheveux et des saignements du nez peuvent également survenir. De nombreux autres effets secondaires peuvent apparaître mais ils régressent généralement à l'arrêt du traitement.

Contre-indications :
Les personnes ayant déjà été traitées par interféron ou ayant présenté des phénomènes d'hypersensibilité ne peuvent pas suivre ce traitement ainsi que celles présentant des troubles cardiaques, neurologiques, rénaux et thyroïdiens. Les hépatites chroniques accompagnées de grave cirrhose du foie ne peuvent être traitées par interféron. L'efficacité n'ayant pas été démontrée chez l'enfant, le traitement sera décidé en fonction de chaque cas. Le nouveau-né ne peut recevoir des injections de Roféron-A.

Signes de surdosage :
Aucun surdosage n'a été rapporté mais des doses trop importantes et répétées (doses compatibles avec les posologies recommandées par les médecins mais qui provoquent, chez certaines personnes, des intoxications) ont

provoqué des troubles de la conscience qui ont nécessité des hospitalisations.

> **Bon à savoir**
>
> L'interféron est prescrit initialement par un médecin hospitalier spécialisé dans la prise en charge d'un tel traitement.
> Il est nécessaire d'assurer un bon état d'hydratation pendant le traitement et donc de boire régulièrement tout au long de la journée.
> Les flacons d'interféron doivent être conservés au réfrigérateur, à l'abri de la lumière et ne pas être congelés. Le flacon de Roféron-A 18 MUI doit être utilisé dans les 30 jours qui suivent le premier prélèvement. Les flacons de lyophilisants ne contiennent pas de conservateur et doivent être utilisés en 1 fois pour éviter toute contamination par des germes.

ROHYPNOL
Hypnotiques

NR
Prix : 1,63 € - 14 comprimés
Libre - 20 comprimés
Équivalents ou génériques : Mogadon, Nuctalon
Laboratoire : Roche
DCI : *flunitrazépam*
Présentations/Composition : Cp. : 1 mg
Indications : *Insomnies*
Ce médicament, de la famille des benzodiazépines, est un puissant somnifère qui possède également une action anxiolytique, relaxante pour les muscles et anti-convulsivante. Sa prescription est limitée dans le temps, car un risque de dépendance s'installe rapidement, provoquant un syndrome de sevrage à l'arrêt du traitement. Il est indiqué en cas d'insomnies occasionnelle, transitoire ou chronique.

Précautions/Interactions :
La posologie est diminuée de plus de la moitié chez les personnes âgées, les insuffisants hépatiques ou rénaux.
L'alcool ne doit pas être associé à ce médicament. Les dépresseurs du système nerveux, la cimétidine, les inhibiteurs de la pompe à neutrons, la phénytoïne, le cisapride, la clozapine, le nitulamide sont déconseillés.

Posologie :
Adulte : 1/2 à 1 Cp. au coucher
Grossesse : non au 1er trimestre
Allaitement : non

Effets secondaires :
Une somnolence, des difficultés de concentration, une faiblesse généralisée du corps, une sensation d'ébriété peuvent apparaître au cours du traitement. Des réactions paradoxales ont été rapportées avec un état d'excitation, des confusions mentales et parfois un comportement automatique accompagné d'une amnésie, des réactions allergiques cutanées.

Contre-indications :
Une insuffisance respiratoire ou hépatique sévère, une apnée du sommeil (arrêts de la respiration pendant la nuit), une myasthénie et une allergie aux benzodiazépines contre-indiquent la prise de ce médicament.

Délai d'action :
L'action de ce somnifère se fait sentir généralement au bout d'une 1/2 heure.

Signes de surdosage :
Un surdosage en benzodiazépines provoque une somnolence, un état d'ébriété et une dépression respiratoire pouvant conduire à un coma. Une hospitalisation est nécessaire pour délivrer l'antidote (flumazénil).

> **Bon à savoir**
>
> L'association avec l'alcool provoque des états euphoriques et des épisodes amnésiques, souvent provoqués dans un but délictueux. Pour cette raison, Rohypnol 2 mg a été interdit en 1996 et, depuis 1998, les comprimés libèrent un colorant bleu lorsqu'ils sont mélangés à une boisson, permettant ainsi de détecter immédiatement sa présence. La prescription de ce somnifère est limitée à 4 semaines et son arrêt doit se faire sur 15 jours progressivement en cas de traitement prolongé. Il est conseillé d'absorber le somnifère au coucher et de respecter les règles du bon endormissement : se coucher dans une chambre calme, bien aérée, pas trop chauffée et dans l'obscurité.

ROSICED
Cicatrisants

30 %
Prix : 5,62 € - gel, tube (30 g)

Rotarix

Équivalents ou génériques : Rosex, Rozagel
Laboratoire : Pierre Fabre
DCI : *métronidazole*
Présentations/Composition : Gel : tube 30 g

Indications : *Rosacée (couperose)*
Le métronidazole possède une action locale anti-inflammatoire utilisée dans le traitement de la rosacée (ou couperose).

Précautions/Interactions :
En cas d'apparition de rougeur ou de sensation persistante de chaleur après application, il faut interrompre le traitement.
En cas de contact avec les yeux, rincer abondamment à l'eau claire et prévenir le médecin.
L'alcool, le disulfirame et certains anticoagulants ne sont pas conseillés en association.

Posologie :
Adulte : 2 Applic./j. pendant 6 Sem.
Grossesse : non au cours du 1er trimestre
Allaitement : non

Effets secondaires :
Des picotements, un prurit (envie de se gratter) et des sensations de chaleur peuvent survenir.

Contre-indications :
Une allergie au métronidazole contre-indique le traitement.

> **Bon à savoir**
> Le gel s'applique sur les lésions en couche mince et après la toilette.

ROTARIX
Vaccins

 NR

Prix : Libre
Équivalents ou génériques : Rotateq
Laboratoire : GlaxoSmithKline
DCI : *rotavirus humain*
Présentations/Composition : Flacon Poud. + seringue préremplie 1 ml

Indications : *Gastro-entérites à rotavirus*
Rotarix est utilisé pour la prévention des gastro-entérites sévères à rotavirus.

Précautions/Interactions :
Ce vaccin ne peut être administré que par voie orale, pendant ou en dehors des repas.
La seconde dose doit être administrée 4 semaines plus tard au minimum.
Rotarix peut être administré simultanément avec les vaccins habituels du schéma de vaccination des nourrissons.
Il existe un second vaccin contre les gastro-entérites à rotavirus, RotaTeq (Sanofi Pasteur), mis au point à partir de souches différentes, et qui exige 3 prises par voie orale à partir de l'âge de 6 semaines.

Posologie :
Nourrisson : 2 doses à 1 mois d'intervalle à l'âge de 6 semaines
Enfant et adulte : non
Grossesse : non
Allaitement : non

Effets secondaires :
Rotarix ne provoque pas d'effets secondaires, en dehors d'une éventuelle réaction transitoire, à type de troubles gastro-intestinaux, pleurs et troubles du sommeil.

Contre-indications :
Rotarix est contre-indiqué en cas d'hypersensibilité à rotavirus, en cas de maladie gastro-intestinale comme une invagination intestinale, fièvre, infection aiguë, déficit immunitaire, diarrhées, vomissements.

> **Bon à savoir**
> Rotarix doit être conservé au réfrigérateur entre 2 et 8 °C et administré rapidement après reconstitution du vaccin.

ROVAMYCINE
Antibiotiques

65 % ; (Sach.) NR

Prix : 5,39 € - flacon 150 ml
2,47 € - 10 sachets nourrissons
4,19 € - 10 sachets enfants
6,34 € - 10 sachets grands enfants
15,12 € - 16 comprimés 1,5 M UI
9,65 € - 10 comprimés 3 M UI
Équivalents ou génériques : Spiramycine Cristers, Spiramycine EG, Spiramycine Sandoz, Spiramycine Téva
Laboratoire : Aventis
DCI : *spiramycine*

Présentations/Composition : Sir. : 0,375 M UI ; Gran. : 0,375 M UI, 0,75 M UI, 1,5 M UI ; Cp. : 1,5 M UI, 3 Mm UI

Indications : *Infections bactériennes, Prévention de la méningite cérébro-spinale, Toxoplasmose de la femme enceinte*

Rovamycine est un antibiotique diffusant très bien dans tous les tissus de l'organisme sauf au niveau du cerveau, du liquide céphalorachidien et des urines. Il est utilisé dans les infections dentaires, ORL, cutanées, osseuses, génitales (prostatites) et les pneumonies. Il est également indiqué dans la prévention des méningites cérébro-spinales chez les sujets allergiques à la rifampicine et qui ont été exposés aux sécrétions oropharyngées du malade dans les 10 jours précédant son hospitalisation. Il permet également de remplacer les pénicillines en cas de contre-indications, notamment lorsque existe une allergie, dans la prévention du rhumatisme articulaire aigu. Il permet aussi de traiter la toxoplasmose de la femme enceinte.

Précautions/Interactions :
En cas d'insuffisance hépatique, une surveillance biologique du foie est nécessaire.
Les dérivés de l'ergot de seigle et le cisapride sont contre-indiqués. La théophylline, le triazolam, les lincosanides, la bromocriptine et le tacrolimus sont déconseillés. La ciclosporine et le lisuride sont à utiliser avec précaution.

Posologie :
Adulte
Voie orale : 6 à 9 M UI/j. en 2 ou 3 prises
Voie IV : 1,5 M UI en 1 h 3 fois/j.
Enfant (voie orale) : 1,5 M UI/10 kg/j. en 2 ou 3 prises
Nourrisson (voie orale) : 2 Sach. à 0,375 M UI/5 kg/j. en 2 prises ou 2 c. mes. de Sir./5 kg/j. en 2 prises
Grossesse : oui
Allaitement : non

Effets secondaires :
Rovamycine peut provoquer nausées, maux de ventre, vomissements, diarrhées et dans certains cas des hépatites.

Contre-indications :
De rares allergies aux macrolides peuvent contre-indiquer la prise de cet antibiotique.

Bon à savoir

Mettre les granulés dans un verre d'eau puis remplir le sachet d'eau et mélanger dans un verre jusqu'à l'obtention d'une suspension homogène. La prise de l'antibiotique au cours des repas ne modifie pas son efficacité.

ROZACRÈME
Anti-infectieux

30 %

Prix : 6,30 € - tube (30 g)
Équivalents ou génériques : Rozagel, Rozex
Laboratoire : Biorga
DCI : *métronidazole*
Présentations/Composition : Tube crème 30 g : 75 cg de métronidazole

Indications : *Acné rosacée*
Rozacrème est indiqué dans le traitement local de la rosacée.

Précautions/Interactions :
Faire deux applications par jour sur la surface à traiter, après la toilette, pendant 3 à 4 mois. Interrompre totalement ou momentanément le traitement en cas d'intolérance locale.
La zone traitée par le métronidazole ne doit pas être exposée au soleil, ni aux rayons ultraviolets. Éviter le contact avec les yeux.

Posologie :
Adulte : 2 Applic./j.
Grossesse : non
Allaitement : non

Effets secondaires :
Rozacrème peut provoquer une irritation locale avec sensation de picotement et de brûlure.

Contre-indications :
Rozacrème est contre-indiqué en cas d'hypersensibilité au métronidazole.

Bon à savoir

À conserver à une température de moins de 25 °C, mais ne pas mettre au réfrigérateur.

RUBOZINC
Sels minéraux

30 %

Prix : 5,62 € - 30 gélules
Équivalents ou génériques : Aucun

Rufol

Laboratoire : Labcatal
DCI : *zinc*
Présentations/Composition : Gél. : 15 mg de zinc

Indications : *Acné*
Rubozinc est indiqué dans le traitement de l'acné inflammatoire macrokystique et/ou nodulaire et de l'acrodermatite entéropathique.

Précautions/Interactions :
Rubozinc doit être administré à distance des repas. Le traitement habituel, de 1 à 2 gélules par jour, doit être pris en 1 fois, à jeun, avec un grand verre d'eau.
Le zinc ne doit pas être administré en cas de traitement à base de tétracyclines (antibiotiques). Il faut également éviter la prise simultanée de médicaments à base de sels d'aluminium, de calcium ou de fer et attendre au moins 2 heures après la prise de zinc.

Posologie :
Adulte et adolescent : 2 Gél./j. pendant 3 mois puis 1 Gél./j.
Grossesse : oui
Allaitement : oui

Effets secondaires :
Le zinc provoque parfois des troubles digestifs mineurs avec douleurs abdominales, diarrhées, nausées.

Contre-indications :
Rubozinc est contre-indiqué en cas d'intolérance au gluten.

> **Bon à savoir**
> Pour être efficace le traitement doit être de longue durée, avec une prise de zinc journalière, sans interruption. Il faut éviter les aliments contenant de l'acide phytique (pain complet, germes de soja, maïs), qui gêne l'absorption du zinc.

RUFOL
Antiseptiques urinaires

NR
Prix : Libre
Équivalents ou génériques : Aucun
Laboratoire : Debat
DCI : *sulfaméthizol*
Présentations/Composition : Cp. : 100 mg de sulfaméthizol

Indications : *Infections urinaires*
Rufol est indiqué dans le traitement de la cystite féminine à Escherichia Coli qui ne présente pas de complications.

Précautions/Interactions :
La dose habituelle est de 2 comprimés 3 fois par jour, pendant 3 à 4 jours.
Boire beaucoup d'eau pendant le traitement.
L'association de Rufol est déconseillée avec la phénytoïne, et elle exige des précautions lors d'un traitement simultané avec méthotréxate, tolbutamide, chlorpropamide et les anticoagulants par voie orale, car il peut augmenter le risque d'hémorragie. Si son utilisation est indispensable, il est nécessaire de surveiller le taux de prothrombine pendant le traitement.

Posologie :
Adulte : 6 Cp./j.
Grossesse : non
Allaitement : non

Effets secondaires :
Rufol peut provoquer des troubles intestinaux (nausées, vomissements), des réactions cutanées allergiques et des troubles sanguins.

Contre-indications :
Rufol est contre-indiqué en cas d'insuffisance rénale et hépatique sévère et chez la jeune fille de moins de 12 ans.

RYTHMODAN
Antiarythmiques

30 %
Prix : 4,80 € - 40 gélules (100 mg)
8,38 € - 20 comprimés LP (250 mg)
Équivalents ou génériques : *Isorythm*
Laboratoire : Aventis
DCI : *disopyramide*
Présentations/Composition : Gél. : 100 mg
Cp. LP : 250 mg

Indications : *Prévention des tachycardies ventriculaires, Prévention des tachycardies supraventriculaires*
Le disopyramide permet le maintien du rythme cardiaque normal (sinusal) et empêche les récidives en cas d'extrasystoles, de tachycardie ou de fibrillations auriculaire ou ventriculaire. Il est également utilisé pour le traitement préventif des tachycardies paroxystiques supraventriculaires.

Précautions/Interactions :
La posologie du disopyramide est habituellement de 4 à 6 gélules par jour, mais cette dose doit être sensiblement réduite chez les personnes âgées et en cas d'insuffisance rénale ou hépatique. Dans ce cas, la posologie sera adaptée en fonction du taux sanguin de créatinine.
Le disopyramide, comme la plupart des médicaments du rythme cardiaque, peut aggraver parfois les troubles qu'il prétend soigner. Le traitement ne peut être instauré et suivi que par un cardiologue.
L'usage de la disopyramide est interdit avec les médicaments qui donnent des troubles particuliers du rythme ventriculaire appelés torsades de pointes (responsables de syncope et de mort subite) : amiodarone, sotalol, brétylium, bépridil, sultopride, vincamine, astémizole, ainsi qu'avec les médicaments antiarythmiques dérivés de la quinidine (Longacor).
Lors du traitement avec Rythmodan, il est contre-indiqué d'utiliser des laxatifs stimulants, en raison du risque de baisse du taux de potassium dans le sang.
Il doit être associé avec précaution avec les digitaliques, les bêta-bloquants, tous les médicaments qui peuvent provoquer une baisse du potassium (corticoïdes, tétracosactide, diurétiques hypokaliémiants), la carbamazépine, phénobarbital, phénytoïne, primidone, rifampicine.
Chez les insuffisants rénaux et les diabétiques, Rythmodan peut provoquer une hypoglycémie. La glycémie doit donc être renforcée en cas d'utilisation de ce médicament

Posologie :
Adulte : 4 à 6 Gél./j. à adapter à chaque patient, en fonction de l'âge et de l'état de la fonction rénale et hépatique
Grossesse : non
Allaitement : non

Effets secondaires :
Le disopyramide peut provoquer des troubles de la conduction cardiaque, et paradoxalement, favoriser l'apparition d'extrasystoles ou de tachycardies ventriculaires qui nécessitent l'arrêt immédiat du traitement. Il provoque une sécheresse de la bouche, une constipation, des troubles visuels (diplopie, troubles de l'accommodation), des troubles urinaires pouvant aller jusqu'à la rétention d'urines chez les patients souffrant d'un adénome prostatique.

Contre-indications :
Le disopyramide est interdit en cas d'insuffisance cardiaque, d'infarctus du myocarde, de troubles de la conduction ventriculaire (blocs de branche), de glaucome, d'hypertrophie de la prostate et lors de l'emploi d'autres médicaments antiarythmiques.

Délai d'action :
Le disopyramide est actif sur le cœur 4 heures après la prise orale.

Signes de surdosage :
En cas de prise massive, le disopyramide provoque des troubles cardiaques, neurologiques, et respiratoires graves. L'hospitalisation en service d'urgence est nécessaire.

En cas d'oubli :
Prendre immédiatement le comprimé sans dépasser la dose journalière prescrite.

RYTHMOL
Antiarythmiques

🛒 65 %
Prix : 11,95 € - 30 comprimés (300 mg)
Équivalents ou génériques : Aucun
Laboratoire : Abbott
DCI : *propafénone*
Présentations/Composition : Cp. : 300 mg

Indications : *Traitement des troubles du rythme ventriculaire, Tachycardie supraventriculaire*
Le Rythmol est utilisé pour traiter les arythmies, les tachycardies, les fibrillations auriculaires et ventriculaires graves qui mettent en jeu la survie du patient. Dans tous les cas, le traitement ne peut être entrepris que sous stricte surveillance cardiologique, en milieu hospitalier.

Précautions/Interactions :
La posologie du Rythmol est habituellement de 2 comprimés par jour, mais cette dose doit être diminuée chez les personnes âgées et chez les patients qui présentent une insuffisance hépatique. Un électrocardiogramme doit toujours être pratiqué avant le début du traitement.
L'usage du Rythmol est contre-indiqué avec les antiarythmiques quinidiniques (Longacor) ainsi qu'avec les médicaments qui donnent des troubles particuliers du rythme ventriculaire appelés torsades de pointes (responsables de syncope et de mort subite) : astémizole, bépridil, érythromycine IV,

Rythmol

halofantrine, pentamidine, sparfloxacine, sultopride et vincamine.

Il doit être associé avec précaution avec les digitaliques, les bêta-bloquants, tous les médicaments qui peuvent provoquer une baisse du potassium (corticoïdes, tétracosactide, diurétiques hypokaliémiants), la carbamazépine, phénobarbital, phénytoïne, primidone, rifampicine, les anticoagulants oraux.

Posologie :
Adulte : 2 Cp./j.
Grossesse : non
Allaitement : non

Effets secondaires :
Le Rythmol peut aggraver une insuffisance cardiaque préexistante ou un trouble de la conduction cardiaque. Il peut également provoquer des nausées, vomissements, une constipation, une éruption cutanée, des troubles neurologiques (troubles visuels, vertiges, troubles du goût, maux de tête).

Contre-indications :
Le Rythmol est contre-indiqué en cas d'infarctus du myocarde, d'insuffisance cardiaque, de trouble de la conduction ventriculaire (bloc de branche) et il doit être utilisé avec précaution en cas d'insuffisance hépatique et d'insuffisance respiratoire, ainsi que pendant la grossesse et l'allaitement.

Délai d'action :
Le Rythmol est actif sur le cœur 3 heures après la prise orale.

Signes de surdosage :
La prise massive de Rythmol provoque un état de choc et des troubles cardiaques et neurologiques qui imposent une hospitalisation en urgence en service spécialisé.

En cas d'oubli :
Prendre immédiatement le comprimé sans dépasser la dose journalière prescrite.

SABRIL
Antiépileptiques

🗞 65 %
Prix : 47,73 € - 60 comprimés
49,89 € - 60 sachets solution buvable
Équivalents ou génériques : Aucun
Laboratoire : Marion-Merrell
DCI : vigabatrin
Présentations/Composition : Cp. : 500 mg ; Sach. Sol. Buv. : 500 mg

Indications : *Épilepsies partielles, Spasmes infantiles*
Ce médicament est utilisé dans le traitement des épilepsies, caractérisées par des activités anarchiques des neurones du cerveau, en facilitant le fonctionnement électrique cérébral par augmentation des neuromédiateurs dans les cellules. Il est indiqué dans les épilepsies partielles en association aux autres antiépileptiques lorsqu'ils sont insuffisamment efficaces et dans les spasmes infantiles (ou syndrome de West).

Précautions/Interactions :
Les doses sont diminuées en cas d'insuffisance rénale. Un examen neurologique doit être effectué en cas de modification de la vision des couleurs.
En cas de nécessité, le traitement doit être arrêté progressivement, car un arrêt brutal peut entraîner une reprise de la maladie épileptique.
Ce produit doit être utilisé avec prudence en cas d'antécédents psychiatriques.

Posologie :
Adulte : 2 à 4 g/j.
Enfant et nourrisson : 40 à 100 mg/kg/j.
Grossesse : si nécessité absolue
Allaitement : non

Effets secondaires :
Ils sont assez fréquents et consistent en somnolence, sensations vertigineuses, troubles de l'équilibre, fatigue, maux de tête, réactions psychotiques, agressivité et troubles visuels avec atteinte du nerf optique. Plus rarement peuvent survenir une prise de poids et des douleurs abdominales.

Contre-indications :
Une allergie connue au vigabatrin interdit la reprise du traitement.

En cas d'oubli :
Continuer le traitement en cours sans dépasser la dose quotidienne.

Bon à savoir
Le vigabatrin est utilisé en association à d'autres anticonvulsivants lorsqu'ils ne permettent pas de stabiliser la maladie épileptique. Ce complément thérapeutique diminue de 50 % la fréquence des crises dans au moins 1/4 des cas rebelles.

SAFORELLE
Antiseptiques

🗞 NR
Prix : Libre
Équivalents ou génériques : Aucun
Laboratoire : Iprad
DCI : *sodium laurysulfate*
Présentations/Composition : Flacon 50 ml : 0,1 % de laurylsulfate de sodium

Indications : *Soins gynécologiques*
Saforelle est indiqué pour les soins gynécologiques externes antiseptiques ou antibactériens.

Précautions/Interactions :
La dose recommandée est de 2 applications par jour, pendant une période maximale de 7 jours.
Appliquer à la main, sans utiliser de gant de toilette.
Rincer abondamment à l'eau pendant environ une minute après l'application, puis sécher sans frotter.
Le traitement s'accompagnera de conseils d'hygiène (port de sous-vêtements en coton, éviter les douches vaginales, le port de vêtements trop serrés, l'application de tampon interne pendant le traitement).
Ne pas utiliser en intravaginal.
Interrompre le traitement en cas de réaction allergique locale.

Posologie :
Adulte : 2 Applic./j.
Grossesse : oui
Allaitement : oui

Effets secondaires :
Il n'existe pas d'effet secondaire à l'utilisation de Saforelle, hormis une éventuelle réaction locale d'allergie.

Contre-indications :
Saforelle est contre-indiqué en cas d'hypersensibilité au laurylsulfate de sodium.

SALAZOPYRINE
Antirhumatismaux/Décontracturants

🏥 65 %
Prix : 14,48 € - 100 comprimés
Équivalents ou génériques : Pentasa, Rowasa, Dipentum
Laboratoire : Pfizer
DCI : *sulfasalazine*
Présentations/Composition : Cp. : 500 mg
Indications : *Rhumatisme inflammatoire chronique, Rectocolite hémorragique*
Par son action anti-inflammatoire, la Salasopyrine permet le traitement de fond de la polyarthrite rhumatoïde, des rectocolites hémorragiques et de la maladie de Crohn.

Précautions/Interactions :
Des examens de sang seront prescrits par votre médecin régulièrement au cours du traitement pour vérifier l'absence de toxicité de la salazopyrine. En cas de dysfonctionnement des cellules hépatiques ou rénales, il faut diminuer les doses.
Il est conseillé de boire abondamment chaque jour pendant le traitement.
Certains anticoagulants et antidiabétiques nécessitent une surveillance particulière ainsi que les traitements cardiaques à base de digoxine.

Posologie :
Polyarthrite rhumatoïde
Adulte : débuter par 1 Cp./j. puis augmenter progressivement jusqu'à 4 Cp./j.
Gatro-entérologie
Adulte : 8 à 12 Cp./j. en 3 à 6 prises régulièrement espacées puis 2 Cp. 2 fois/j.
Enfant : 100 à 150 mg/kg/j. puis 50 à 75 mg/j.
Grossesse : réduire les doses
Allaitement : possible après avis médical

Effets secondaires :
Des troubles digestifs fréquents peuvent apparaître (nausées, vomissements, perte d'appétit) qui sont atténués en diminuant la posologie. La fécondité chez l'homme peut être diminuée. Certaines modifications des examens sanguins ou l'apparition de signes d'hypersensibilité (éruption cutanée avec urticaire, fièvre) imposent l'arrêt du traitement.

Contre-indications :
La Salazopyrine est formellement déconseillée aux personnes qui ont présenté une allergie aux sulfamides, à l'aspirine et ses dérivés, ou possédant certaines anomalies enzymatiques (déficit en G6PD). Les prématurés et les nouveau-nés ne peuvent prendre ce médicament.

Délai d'action :
Après ingestion orale, la salazopyrine doit cheminer dans l'intestin grêle jusqu'au côlon pour être absorbée et passer dans le sang.

Bon à savoir
Ne pas croquer ou mâcher le comprimé qui résiste aux sucs gastriques et prévenir le médecin s'il est évacué intact après défécation. Ne pas abandonner ou diminuer le traitement si une amélioration est ressentie car les rechutes sont plus graves. La salazopyrine peut donner une coloration jaune-orangé aux urines et à la peau.

SALBUMOL
Utérorelaxants

🏥 65 % ; (Cp. + Suppos.) 🏥 30 %
Prix : 3,31 € - 40 comprimés (2 mg)
2,44 € - 6 ampoules injectables (0,5 mg)
2,48 € - 12 suppositoires
Usage hospitalier - ampoule injectable (5 mg/5 ml)
Équivalents ou génériques : *Salbutamol Merck, Salbutamol Renaudin, Salbutamol Téva*
Laboratoire : GlaxoSmithKline
DCI : *salbutamol*
Présentations/Composition : Cp. : 2 mg de salbutamol ; Sol. Inj. : 0,5 mg/1 ml ou 5 mg/5 ml de sulfate de salbutamol ; Suppos. : 1 mg de sulfate de salbutamol
Indications : *Menace d'avortement ou d'accouchement prématuré, États de mal asthmatique*
Salbumol a une action immédiate sur les contractions utérines en cas de menace d'accouchement prématuré ou dans les troubles de la contraction de l'utérus lors de l'accouchement. Salbumol est également utilisé pour le traitement en urgence de l'état de mal asthmatique.

Précautions/Interactions :
Salbumol injectable ne peut être utilisé qu'à l'hôpital, dans des conditions strictes de surveillance du pouls et de la tension artérielle. Le traitement est fait sous forme de perfusion, éventuellement continué par la prise de comprimés.
Salbumol doit être utilisé avec prudence en cas d'angine de poitrine, d'hypertension artérielle, de maladie cardiaque ou de troubles du rythme.
Son association est déconseillée avec certains anesthésiques et elle doit être faite avec prudence en cas de traitement antidiabétique.

Posologie :
Adulte : Perf. IV 30 à 40 Gttes/mn puis 1 à 2 Cp. 4 fois/j.

Effets secondaires :
Salbumol peut provoquer tachycardie, tremblements, maux de tête, vertiges.

Contre-indications :
Salbumol ne peut pas être utilisé en cas d'infarctus du myocarde, de maladie cardiaque grave, d'hyperthyroïdie, ou en cas de poursuite de la grossesse faisant courir un risque à la mère ou à l'enfant.

SANDIMMUN
Immunosupresseurs

Prix : Usage hospitalier
Équivalents ou génériques : Néoral
Laboratoire : Novartis
DCI : *ciclosporine*
Présentations/Composition : Caps. molles : 25, 50 et 100 mg
Sol. Buv. : 100 mg/ml (flacons : 10 et 50 ml)
Amp. Inj. : 1 et 5 ml à 50 mg/ml

Indications : *Greffe d'organes, de tissus, de moelle osseuse, Polyarthrite rhumatoïde, Psoriasis*
La ciclosporine diminue la fabrication par l'organisme de certains globules blancs qui interviennent dans des maladies immunitaires ou dans les phénomènes de rejet d'organes, de moelle osseuse ou de tissus après des greffes. Elle est également utilisée pour traiter la polyarthrite rhumatoïde ou le psoriasis ainsi que certaines maladies graves du rein, de la peau, des yeux et de la moelle osseuse.

Précautions/Interactions :
Les gélules peuvent être avalées intactes ou mâchées. La solution buvable doit être diluée dans une boisson froide (lait chocolaté, jus de fruit), bien remuée et absorbée immédiatement. Ne pas changer de boisson au cours du traitement, ne pas utiliser de jus de pamplemousse ni de gobelet en verre.
Les perfusions sont exclusivement intraveineuses.
Des examens de sang sont effectués régulièrement au cours du traitement pour vérifier le taux sanguin et l'absence de toxicité de la ciclosporine. Les aliments riches en potassium sont à éviter (banane, fraise, pomme de terre, brocoli, épinard) et la tension artérielle doit être régulièrement prise.
Le tacrolimus (Prograf) est contre-indiqué en association avec la ciclosporine. De très nombreux autres médicaments (diurétiques épargneurs de potassium, macrolides, melphalan, fluconazole, itraconazole, kétaconazole) nécessitent une surveillance appropriée.
Les vaccins à virus vivants atténués sont formellement contre-indiqués.

Posologie :
Adulte et enfant
Greffe : 6 à 15 mg/kg/j. en 2 à 3 prises en Perf. continue sur 24 h ou 3 Perf./j. puis diminution progressive jusqu'à 2 à 8 mg/kg/j. en 2 prises
Autres indications : 2 à 15 mg/kg/j. en 2 prises ou en Perf. IV
Grossesse : oui, en cas de nécessité
Allaitement : non

Effets secondaires :
Fréquemment peuvent survenir une insuffisance rénale, hépatique, des nausées, vomissements, une perte d'appétit, une hypertension artérielle, un gonflement des gencives, des crises de goutte et une augmentation de la pilosité.
Plus rarement se manifestent des douleurs articulaires, un taux de potassium élevé, des troubles neurologiques et de l'acné.

Contre indications :
Toute hypersensibilité antérieure à la ciclosporine est une contre-indication formelle à la reprise du médicament. En cas de polyarthrite rhumatoïde, le traitement est impossible s'il existe un antécédent de cancer, une insuffi-

Sandostatine

sance rénale, une hypertension artérielle ou un état infectieux mal contrôlés par les médicaments.

Délai d'action :
Il est parfois nécessaire d'attendre 12 semaines avant de ressentir les effets bénéfiques du traitement.

Signes de surdosage :
La toxicité rénale est le premier signe du surdosage.

> **Bon à savoir**
> Le Néoral, qui possède une absorption orale améliorée et une meilleure efficacité, remplace le Sandimmun. Pour un traitement le plus efficace possible, avaler entièrement la dose de ciclosporine après avoir bien agité la boisson diluante. Après utilisation du doseur, essuyer l'extérieur avec un mouchoir en papier et ne pas le rincer à l'eau. Conserver une bonne hygiène dentaire en se brossant les dents avec une brosse à soies souples.
> La solution buvable doit être protégée de la lumière et stockée à température ambiante et non au réfrigérateur (mauvaise homogénéisation).

SANDOSTATINE
Antihormones

100 %

Prix : 45,45 € - 6 ampoules (0,05 mg/1 ml)
80,38 € - 6 ampoules (0,1 mg/1 ml)
351,94 € - 6 ampoules (0,5 mg/1 ml)
Équivalents ou génériques : Siroctid, Somatuline, *Octréotide Hospira*
Laboratoire : Novartis
DCI : *octréotide*
Présentations/Composition : Sol. Inj. : 50 µg, 100 µg ou 500 µg d'acétate d'octréotide

Indications : *Acromégalie, Tumeur endocrine digestive, Adénome hypophysaire*
Sandostatine inhibe l'hormone de croissance et est indiqué dans le traitement de l'acromégalie, en complément de la radiothérapie et de la chirurgie. Il est également utilisé pour le traitement des symptômes digestifs provoqués par les tumeurs endocrines digestives (tumeurs carcinoïdes).

Précautions/Interactions :
Sandostatine ne peut être prescrit que par un médecin spécialisé, après bilan clinique et biologique.
En cas de diarrhées, il est nécessaire de prendre des extraits pancréatiques.

Posologie :
Adulte : 1 Inj. IM/14 j.
Grossesse : non
Allaitement : non

Effets secondaires :
Sandostatine provoque une douleur au point d'injection, diarrhée, flatulence, douleurs abdominales, nausées et peut être responsable de l'apparition de calculs biliaires lors des traitements prolongés.

Contre-indications :
Sandostatine est contre-indiqué en cas d'hypersensibilité au produit.

> **Bon à savoir**
> Sandostatine doit être conservé au réfrigérateur entre 2 °C et 8 °C.

SANMIGRAN
Antimigraineux

30 %

Prix : 6,58 € - 50 comprimés
11,58 € - 100 comprimés
Équivalents ou génériques : Aucun
Laboratoire : Novartis
DCI : *pizotifène*
Présentations/Composition : Cp. : 0,5 mg

Indications : *Migraine*
Ce médicament, d'abord utilisé comme antidépresseur, s'oppose aux effets de la sérotonine, neuromédiateur responsable de vasodilatation soupçonnée d'être à l'origine de migraines. Il est indiqué dans le traitement de fond des migraines et des céphalées d'origine vasculaire.

Précautions/Interactions :
L'alcool, les anticholinergiques et les médicaments dépresseurs du système nerveux central sont fortement déconseillés.

Posologie :
Adulte : 1 Cp. 3 fois/j.
Enfant : 1/2 Cp. 3 fois/j.
Grossesse : non
Allaitement : non

Effets secondaires :
Une somnolence peut survenir en début de traitement et, plus rarement, une prise de poids, des nausées, une constipation, des vertiges ou des douleurs musculaires.

Contre-indications :
Sanmigran est déconseillé en cas de glaucome par fermeture de l'angle ou d'adénome de la prostate.

Délai d'action :
La dose d'équilibre est atteinte en 3 à 4 jours.

Signes de surdosage :
Le surdosage peut entraîner une dépression ou une excitation du système nerveux central.

SANOGYL
Antiseptiques buccaux

 NR

Prix : Libre
Équivalents ou génériques : Fluocaril, Hextril, Fluodontyl
Laboratoire : Pharmascience
DCI : *fluorure de sodium*
Présentations/Composition : Tubes de 55, 70, 105, 115 et 140 mg
Indications : *Prévention de la carie dentaire*
Ces produits, par leur haute teneur en fluor, empêchent l'apparition des caries et assurent une hygiène dentaire par les bains de bouche ou le brossage des dents.

Précautions/Interactions :
Le Sanogyl blanc est réservé à l'adulte et à l'enfant de plus de 10 ans, car sa forte teneur en fluor peut provoquer un surdosage en cas d'ingestion.
Ces produits ne doivent pas être avalés.

Posologie :
Adulte : 1 brossage après chaque repas
Grossesse : oui
Allaitement : oui

> **Bon à savoir**
> Un brossage soigneux dure de 2 à 3 minutes et se réalise dans le sens vertical, de la gencive à l'extrémité de la dent.

SARGÉNOR
Antiasthéniques

 NR

Prix : Libre
Équivalents ou génériques : Aucun
Laboratoire : Sarget
DCI : *aspartate d'arginine*
Présentations/Composition : Cp. et Cp. Efferv. : 1 g d'aspartate d'arginine (boîtes de 20 et 40 Cp.)
Sol. Buv. : 1 g d'aspartate d'arginine/Amp. de 5 ml (boîtes de 20 et 40 Amp.)

Indications : *Traitement de la fatigue*
Sargénor est indiqué dans le traitement de la fatigue par surmenage ou lors de la convalescence.

Précautions/Interactions :
Les comprimés sont réservés à l'adulte et à l'enfant de plus de 12 ans.
Le traitement ne doit pas dépasser 4 semaines, généralement par cures de 8 à 15 jours.
Les personnes qui suivent un régime diabétique doivent tenir compte de la teneur en saccharose de la solution buvable.

Posologie :
Adulte : 2 à 3 Cp./j. ou 2 à 3 Amp./j.
Enfant
> *30 mois* : 1 à 2 Amp./j.
> *12 ans* : 1 à 2 Cp./j.
Grossesse : oui
Allaitement : oui

SAVARINE
Antiparasitaires

65 %

Prix : 16,89 € - 28 comprimés
Équivalents ou génériques : Plaquenil
Laboratoire : Zeneca
DCI : *proguanil, chloroquine*
Présentations/Composition : Cp. : chloroquine 100 mg, proguanil 200 mg

Indications : *Paludisme*
Ce médicament permet de prévenir les accès de paludisme, maladie parasitaire transmise par les moustiques. Il contient deux produits actifs car de nombreuses souches de parasites sont devenues résistantes à certains antipaludéens. Avant de voyager en zone d'endémie,

Scopoderm

demandez conseil à votre médecin ou à un centre spécialisé.

Précautions/Interactions :
Ce médicament est réservé à l'adulte et aux enfants de plus de 15 ans. Le comprimé est à absorber chaque jour à heure fixe, de préférence à la fin d'un repas et avec beaucoup d'eau.
Les traitements prolongés nécessitent une surveillance ophtalmologique régulière. Les doses sont adaptées en cas d'insuffisance rénale ou hépatique. Ce produit risque de déclencher une crise aiguë de porphyrie chez les personnes qui en sont atteintes.
En cas d'association, Savarine doit être absorbée 2 heures avant ou 2 heures après des pansements gastriques ou œsophagiens.

Posologie :
Adulte et enfant > 15 ans : 1 Cp./j.
Grossesse : oui
Allaitement : oui

Effets secondaires :
Il peut survenir parfois une intolérance gastrique qui cède en général à la poursuite du traitement. Des éruptions cutanées, des pertes de cheveux, des aphtes ou une inflammation de la cavité buccale ont été rapportées. Des maux de tête et des colorations ardoisées des ongles et des muqueuses ont été rapportés. À doses élevées, des troubles oculaires et des altérations réversibles de la rétine peuvent apparaître.

Contre-indications :
Les personnes présentant une altération de la rétine ou une insuffisance rénale grave ne doivent pas prendre ce traitement.

Signes de surdosage :
Les symptômes d'un surdosage en chloroquine sont des maux de tête, des troubles visuels et des vomissements. Si une hypotension artérielle ou des troubles cardiaques apparaissent, un arrêt cardio-respiratoire peut survenir brutalement. Un surdosage en proguanil se manifeste par une gêne épigastrique, des vomissements, des saignements dans les urines. Une hospitalisation rapide est nécessaire dès l'apparition des premiers troubles.

> **Bon à savoir**
> Le traitement préventif débute la veille du départ. Les prises sont maintenues tout le voyage et le traitement est poursuivi 4 semaines après le retour pour être efficace contre les parasites. Une bonne prévention contre le paludisme passe par une protection contre les piqûres de moustiques : utilisation de vêtements longs après le coucher du soleil, crèmes répulsives, insecticides, moustiquaires ou air conditionné.

SCOPODERM
Antiémétiques

 NR
Prix : Libre - 5 dispositifs
Équivalents ou génériques : Aucun
Laboratoire : Novartis
DCI : *scopolamine*
Présentations/Composition : Dispositif Transderm. : 1 mg de scopolamine

Indications : *Nausées, Mal des transports*
Scopoderm est indiqué pour le traitement des nausées et des vomissements provoqués par les transports (mal de mer, avion, voiture).

Précautions/Interactions :
Scopoderm doit être appliqué derrière l'oreille, dans un endroit sec, propre et dépourvu de poils.
Il est préférable de l'utiliser la veille au soir du départ ou le plus longtemps possible avant le départ, car il commence à être efficace entre 6 et 12 heures après installation.
Un seul dispositif assure une protection pendant 72 heures.
L'utilisation de Scopoderm est déconseillée avec l'alcool et la plupart des médicaments agissant sur le système nerveux (antidépresseurs, anxiolytiques).
Scopoderm est déconseillé aux asthmatiques et aux patients qui présentent une insuffisance hépatique ou rénale.

Posologie :
Adulte : 1 dispositif Transderm. à garder le temps nécessaire
Grossesse : non
Allaitement : non

Effets secondaires :
Scopoderm provoque une somnolence, une sécheresse de la bouche et du nez, une constipation, une mydriase (dilatation des pupilles). Il provoque parfois une réaction allergique locale, ou des vertiges et des nausées pendant les jours qui suivent l'arrêt de l'utilisation.

Contre-indications :
Scopoderm est contre-indiqué en cas de glaucome et d'hypertrophie de la prostate. Il ne doit pas être utilisé chez l'enfant de moins de 15 ans, ni en cas d'hypersensibilité connue à la scopolamine.

> **Bon à savoir**
> Afin d'éviter tout contact de la scopolamine avec les yeux, il est prudent de se laver les mains après toute manipulation du dispositif. Si celui-ci se décolle spontanément il doit être remplacé. Ne pas laisser manipuler le dispositif par des enfants.

SECTRAL
Antihypertenseurs

65 %
Prix : 6,14 € - 30 comprimés (200 mg)
16,46 € - 90 comprimés (200 mg)
11,50 € - 30 comprimés (400 mg)
31,69 € - 90 comprimés (400 mg)
19,51 € - 28 comprimés LP (500 mg)
Équivalents ou génériques : Acébutolol Almus, Acébutolol Alter, Acébutolol Arrow, Acébutolol Biogaran, Acébutolol EG, Acébutolol G Gam, Acébutolol Ivax, Acébutolol Merck, Acébutolol Mylan, Acébutolol Qualimed, Acébutolol Ranbaxy, Acébutolol Ratiopharm, Acébutolol Sandoz, Acébutolol Téva, Acébutolol Winthrop, Acébutolol Zydus
Laboratoire : Aventis
DCI : *acébutolol*
Présentations/Composition : Cp. : 200 et 400 mg ; Cp. LP : 500 mg

Indications : Hypertension artérielle, Prévention de l'angine de poitrine, Troubles du rythme cardiaque, Infarctus du myocarde
Le Sectral appartient à la classe des bêta-bloquants, remèdes qui inhibent l'action de certaines hormones appelées catécholamines (dont l'adrénaline) au niveau du cœur, des poumons et des vaisseaux. Ils diminuent le rythme cardiaque, ralentissent la conduction de l'influx nerveux à l'intérieur du cœur, diminuent la force contractile du ventricule gauche, diminuent la consommation d'oxygène du cœur et abaissent la tension artérielle. Mais ils ont aussi un effet sur le poumon (bronchoconstriction), les vaisseaux des extrémités (vasoconstriction) et le taux de sucre dans le sang (hypoglycémie). Le Sectral est utilisé pour le traitement de l'hypertension artérielle, pour la prévention des crises d'angor d'effort, pour le traitement de certains troubles du rythme cardiaque, et dans le cadre du traitement de l'infarctus du myocarde, où il peut être une aide utile pour prévenir les récidives.

Précautions/Interactions :
Le traitement par les bêta-bloquants doit être utilisé avec prudence en cas d'insuffisance cardiaque, de maladie respiratoire chronique, d'angor de Prinzmetal (crise d'angine de poitrine au repos), de certains troubles du rythme cardiaque, de diabète, de phéochromocytome, de maladie cutanée (psoriasis) et chez les patients âgés. En cas d'insuffisance rénale, le traitement sera diminué si le Sectral provoque un ralentissement cardiaque trop important.
L'association du Sectral est contre-indiquée avec la floctafénine (Idarac) et le sultopride (Barnétil), et elle est déconseillée avec l'amiodarone (Cordarone) ainsi qu'avec les diurétiques.
Si vous devez être opéré, avertissez l'anesthésiste de votre traitement, car il ne doit pas être interrompu brutalement et il exige une surveillance particulière pendant l'intervention.
L'association doit être faite avec précaution en cas d'utilisation de médicaments antagonistes du calcium (Adalate, Tildiem, Cordium, Loxen, Isoptine), en cas d'association avec d'autres antiarythmiques, avec le baclofène (Liorésal), l'insuline et les médicaments antidiabétiques.
De nombreuses classes thérapeutiques doivent être utilisées avec prudence : antidépresseurs imipraminiques, neuroleptiques, anti-inflammatoires non stéroïdiens, tétracosactide (Synacthène), méfloquine (Lariam).

Posologie :
Adulte
Hypertension : 400 mg /j. en 1 à 2 prises
Cœur : 400 à 800 mg/j.
Grossesse : oui, sous surveillance
Allaitement : non

Effets secondaires :
Les effets indésirables les plus fréquents sont la bradycardie, la fatigue, l'impuissance, l'insomnie et les troubles digestifs (douleurs gastriques, nausées, vomissements, diarrhées). Plus rarement, le Sectral peut provoquer une crise d'asthme, une chute importante de la tension artérielle, une hypoglycémie, des éruptions

Sédermyl

cutanées, nécessitant dans tous les cas un arrêt du traitement.

Contre-indications :
Les bêta-bloquants sont interdits en cas d'asthme et d'insuffisance cardiaque non soignée. Ils ne peuvent pas être utilisés si le patient présente un rythme cardiaque trop lent (bradycardie) ou dans certains troubles du rythme (bloc auriculo-ventriculaire de 2e ou 3e degré).
Ils sont contre-indiqués en cas de phénomène de Raynaud et de troubles artériels des mains et des pieds, en cas de tumeur non traitée de la glande surrénale (phéochromocytome), en cas d'hypotension artérielle, et d'antécédents d'allergie à l'acébutolol.

Délai d'action :
L'effet du médicament apparaît 4 heures après la prise.

En cas d'oubli :
Prendre immédiatement le comprimé oublié sans dépasser la dose journalière prescrite.

Signes de surdosage :
Il provoque un ralentissement excessif du cœur et une baisse importante de la tension qui exige une hospitalisation en service d'urgence pour l'administration d'antidote.

> **Bon à savoir**
> Les comprimés doivent être avalés sans être écrasés. Il est préférable d'attendre 1 à 2 heures en cas de prise d'un médicament gastrique. Les formes en solution buvable ou injectables sont réservées à l'usage hospitalier.
> Les traitements bêta-bloquants ne doivent jamais être interrompus brutalement chez les malades du cœur : l'arrêt brusque peut provoquer un infarctus du myocarde, des troubles du rythme graves et le décès.

SÉDERMYL
Antiprurigineux

NR
Prix : Libre
Équivalents ou génériques : Apaisyl gel, Butix, Onctose, Phénergan
Laboratoire : Merck Lipha Santé
DCI : *isothipendyl*
Présentations/Composition : Crème : tubes 35 et 60 g

Indications : *Prurit, Piqûres d'insectes*
Sédermyl est un antihistaminique local qui diminue les réactions allergiques de l'organisme. Il contribue à atténuer le prurit (envie de se gratter) provoqué par les piqûres d'insectes.

Précautions/Interactions :
La crème doit être appliquée sur des lésions non infectées et en aucun cas chez les nourrissons.

Posologie :
Adulte : 2 à 3 Applic./j.
Grossesse : non
Allaitement : non

Effets secondaires :
La crème peut provoquer quelques réactions d'allergie.

Contre-indications :
L'application de ce gel est contre-indiquée en cas d'allergie à l'isothipendyl, en cas de lésions dermatologiques infectées ou suintantes.

> **Bon à savoir**
> En cas de lésions surinfectées, il est nécessaire de désinfecter la zone cutanée avant d'appliquer le gel.

SÉGLOR
Antihypotenseurs

30 %
Prix : 9,11 € - 30 gélules (5 mg)
17,67 € - 60 gélules (5 mg)
9,91 € - 30 comprimés Lyoc (5 mg)
Équivalents ou génériques : Diergo-Spray, *Dihydroergotamine GNR*, *Dihydroergotamine NVP*, *Ikaran*, *Tamik*
Laboratoire : Schwarz pharma
DCI : *dihydroergotamine*
Présentations/Composition : Gél. : 5 mg ; Sol. Buv. : 2 mg/ml ; Cp. : 5 mg

Indications : *Migraine, Hypotension orthostatique*
En raison de son action semblable à celle de certains médiateurs chimiques cérébraux, comme la sérotonine ou l'adrénaline, la dihydroergotamine est un vasoconstricteur artériel et veineux actif sur les crises de migraines et l'hypotension orthostatique, ainsi que dans les syndromes d'insuffisance veineuse (sensation de jambes lourdes ou « impatiences »).

Précautions/Interactions :
Il est préférable d'éviter la prise de dihydroergotamine à jeun pour éviter nausées et vomissements.
La dihydroergotamine doit être utilisée avec précaution en cas d'insuffisance rénale, hépatique et en cas de maladie artérielle.
Son utilisation est contre-indiquée avec les macrolides en raison du risque accru d'ergotisme, avec le sumatriptan, et elle est déconseillée avec la bromocriptine.

Posologie :
Adulte : 1 Cp. 2 fois/j.
Grossesse : non
Allaitement : non

Effets secondaires :
La dihydroergotamine peut provoquer des nausées et des vomissements, surtout si elle est prise à jeun. Par voie intraveineuse, elle est responsable (rarement) d'un syndrome spécifique, appelé ergotisme, qui se manifeste par des sensations d'engourdissement et de fourmillements des extrémités, accompagnées de douleur thoracique. Ces symptômes exigent d'interrompre immédiatement le traitement.

Contre-indications :
La dihydroergotamine est interdite en cas d'hypersensibilité connue aux dérivés de l'ergot de seigle.

Délai d'action :
L'effet sur la tension artérielle se manifeste 20 à 30 minutes après la prise.

En cas d'oubli :
Prendre immédiatement le comprimé oublié sans dépasser la dose journalière prescrite.

Signes de surdosage :
Le signe le plus préoccupant du surdosage est l'ergotisme, qui nécessite une hospitalisation en urgence pour un traitement à base d'anticoagulants et de corticoïdes.

> *Bon à savoir*
> La dihydroergotamine est extraite d'un parasite, l'ergot de seigle, qui est la base de nombreux médicaments. Elle est particulièrement active sous forme de spray ou par voie intraveineuse, mais peut également être utilisée comme traitement de fond contre l'hypotension artérielle.
> Les gélules se prennent le matin et le soir au milieu des repas avec un verre. La forme lyoc se laisse fondre sous la langue ou dans un verre d'eau.

SELGINE
Antiseptiques buccaux

 NR

Prix : Libre
Équivalents ou génériques : Aucun
Laboratoire : Novartis
DCI : *chlorure de sodium*
Présentations/Composition : Pâte dentifrice : 15 g de chlorure de sodium pour 100 g

Indications : *Prévention de la carie dentaire, Soins des gencives*
Cette pâte dentifrice, par sa haute teneur en sel marin, stimule la sécrétion salivaire, améliore la vascularisation des gencives et permet ainsi d'améliorer l'hygiène dentaire et buccale.

Précautions/Interactions :
La pâte dentifrice peut être utilisée chez l'enfant.

Posologie :
Adulte et enfant : 1 brossage après chaque repas et avant le coucher
Grossesse : oui
Allaitement : oui

> *Bon à savoir*
> Un brossage soigneux dure de 2 à 3 minutes et se réalise dans le sens vertical, de la gencive à l'extrémité de la dent. Laisser agir quelques minutes après le brossage.

SELSUN
Antiparasitaires

NR

Prix : Libre
Équivalents ou génériques : Aucun
Laboratoire : Abbott
DCI : *sulfure de sélénium*
Présentations/Composition : Sol. Loc. : flacon de 120 ml

Sénokot

Indications : *Pityriasis versicolor, Dermatose séborrhéique du cuir chevelu*
Ce médicament est utilisé dans le traitement des dermatoses provoquées par pityriasis versicolor.
Selsun possède un effet détergent qui est utilisé dans le traitement des séborrhées du cuir chevelu.

Précautions/Interactions :
Il est conseillé d'appliquer ce produit sur une peau saine en évitant les yeux et les muqueuses.
Rincer abondamment en cas de contact accidentel.

Posologie :
Adulte et enfant
Pityriasis versicolor : 2 Applic./Sem. sur le corps entier 2 Sem. de suite
Séborrhée : 1 Applic. sur le cuir chevelu
Grossesse : après avis médical
Allaitement : après avis médical

Effets secondaires :
Une irritation du cuir chevelu peut survenir avec l'utilisation de ce médicament.
Attention : le fait d'utiliser ce produit de manière prolongée peut aggraver une séborrhée existante.

Contre-indications :
L'existence de plaies ou de lésions étendues conséquentes à une autre maladie contre-indiquent l'utilisation de ce médicament.

Signes de surdosage :
Il faut impérativement contacter un centre antipoison en cas d'ingestion accidentelle.

> **Bon à savoir**
> Agiter le flacon avant de s'en servir.
> En cas de pityriasis versicolor, se nettoyer le corps avec une solution détergente, se sécher, puis appliquer Selsun avec un gant de toilette. Laisser agir 15 minutes avant de rincer abondamment. Pour traiter les séborrhées, mouiller les cheveux, appliquer l'équivalent de 2 cuillères à café de produit et masser le cuir chevelu. Laisser agir 3 minutes, rincer abondamment puis recommencer l'opération. Ne pas oublier de se laver soigneusement les mains et de se brosser les ongles.

SÉNOKOT
Laxatifs

 NR

Prix : Libre
Équivalents ou génériques : Aucun
Laboratoire : Sarget
DCI : *séné*
Présentations/Composition : Cp. : 152 mg de Poud. de séné (boîte de 30 Cp.)
Gran. : 597,3 mg de Poud. de séné/c. à c. (boîte de 240 g)

Indications : *Constipation*
Sénokot contient du séné, plante laxative qui stimule la motricité intestinale.

Précautions/Interactions :
Le traitement doit être de courte durée (10 jours maximum).
Un traitement prolongé peut créer une dépendance avec constipation sévère en cas de sevrage. Le séné ne doit pas être utilisé avant d'avoir essayé les traitements avec des laxatifs osmotiques ou lubrifiants.
Sénokot est réservé à l'adulte et à l'enfant de plus de 12 ans.
Sénokot est un traitement qui ne dispense pas de suivre les règles habituelles de prévention de la constipation : boire beaucoup d'eau, manger des fruits et des légumes, avoir une activité physique régulière.
L'utilisation de Sénokot est déconseillée avec de nombreux médicaments, en particulier les antiarythmiques, érythromycine, les digitaliques, les corticoïdes, les diurétiques.

Posologie :
Adulte : 2 à 3 Cp. le soir au coucher ou 1 c. à c.
Grossesse : non
Allaitement : non

Effets secondaires :
Sénokot est responsable de diarrhées, douleurs abdominales et peut provoquer une baisse du taux de potassium dans le sang.

Contre-indications :
Sénokot est contre-indiqué en cas de maladies inflammatoires du côlon (maladie de Crohn, rectocolite) et en cas de risque d'occlusion intestinale.

Délai d'action :
L'effet sur la constipation se manifeste en 8 à 12 heures.

Signes de surdosage :
Le surdosage provoque une diarrhée nécessitant d'interrompre le traitement.

SEPTIVON
Antiseptiques

📋 15 %
Prix : 2,45 € - flacon (250 ml)
3,87 € - flacon (500 ml)
Équivalents ou génériques : Cutisan
Laboratoire : Chefaro-Ardeval
DCI : *triclocarban*
Présentations/Composition : Sol. moussante pour Applic. Loc. : flacon 250 et 500 ml

Indications : *Désinfection cutanée et muqueuse*
La solution antiseptique permet le nettoyage antibactérien de la peau et des muqueuses infectées ou susceptibles de se surinfecter. Elle est également utilisée dans le traitement local d'appoint d'infections vaginales.

Précautions/Interactions :
Les antiseptiques gynécologiques peuvent entraver l'activité contraceptive des spermicides locaux.
Éviter le contact avec les yeux, utiliser aux dilutions recommandées et rincer abondamment après usage. Ne pas utiliser successivement plusieurs antiseptiques.
La chaleur (> 50 °C) dégrade le triclocarban et libère des substances toxiques. Utiliser une eau tiède et ne pas laver de linge avec ce produit.

Posologie :
Adulte : Pur ou dilué : 1 bouchon/l d'eau rincer abondamment
Nourrisson : *Local* : Dilué : 1 c. à c./l d'eau, rincer abondamment ; *Bain* : Dilué :
1 bouchon/5 l d'eau, rincer abondamment
Grossesse : non au moment de l'accouchement
Allaitement : après avis médical

Effets secondaires :
Des réactions allergiques ou de sensibilisation par la lumière peuvent exceptionnellement survenir.

Contre-indications :
Si une hypersensibilité existe avec ce produit, ne pas le réutiliser. La solution non diluée n'est pas conseillée sur une peau lésée ou brûlée ainsi que chez le prématuré et le nourrisson.

L'antiseptie chirurgicale (matériel et peau) n'est pas réalisée avec ce produit.

> **Bon à savoir**
> La solution diluée et un flacon entamé doivent être utilisés rapidement pour éviter tout risque de contamination bactérienne. Conserver les flacons à l'abri de la chaleur.

SERC
Antivertigineux

📋 30 %
Prix : 8,49 € - 90 comprimés
Équivalents ou génériques : Betaserc, Extovyl, Bétahistine Actavis, Bétahistine Almus, Bétahistine Arrow, Bétahistine Biogaran, Bétahistine Biphar, Bétahistine Bouchara, Bétahistine EG, Bétahistine Ivax, Bétahistine Merck, Bétahistine Mylan, Bétahistine Qualimed, Bétahistine Ranbaxy, Bétahistine Téva, Bétahistine Winthrop, Bétahistine Zydus, Lectil
Laboratoire : Solvay
DCI : *bétahistine*
Présentations/Composition : Cp. : 8 mg

Indications : *Vertiges*
Ce médicament ayant une action analogue à l'histamine améliore la circulation sanguine du labyrinthe, organe de l'équilibre de l'oreille interne. Il est indiqué pour diminuer les symptômes provoqués par les crises de vertiges.

Précautions/Interactions :
Ce traitement est réservé à l'adulte et doit être utilisé avec prudence chez les asthmatiques.
Ce médicament ne doit pas être associé aux antihistaminiques.

Posologie :
Adulte : 1 à 2 Cp./j. au cours des repas
Grossesse : non
Allaitement : non

Effets secondaires :
Serc provoque une sécheresse de la bouche.

Contre-indications :
Un ulcère gastro-duodénal ou un phéochromocytome contre-indiquent le traitement.

En cas d'oubli :
Prendre les comprimés oubliés sans dépasser la posologie quotidienne.

SÉRÉCOR
Antiarythmiques

📋 30 %
Prix : 7,77 € - 20 gélules LP
19,03 € - 60 gélules LP
Équivalents ou génériques : Aucun
Laboratoire : Sanofi-Aventis
DCI : *hydroquinidine*
Présentations/Composition : Gél. LP : 300 mg

Indications : *Prévention des tachycardies ventriculaires, Prévention des tachycardies supraventriculaires*
La quinidine permet le maintien du rythme cardiaque normal (sinusal) et empêche les récidives en cas d'extrasystoles, de tachycardie ou de fibrillations auriculaire ou ventriculaire. Elle est également utilisée pour le traitement préventif des tachycardies paroxystiques supraventriculaires.

Précautions/Interactions :
La quinidine est déconseillée ou ne peut être utilisée que sous contrôle médical strict en cas d'insuffisance cardiaque, de troubles de la conduction nerveuse à l'intérieur des ventricules (blocs de branche) et en cas de myasthénie.
En raison de la gravité des réactions d'hypersensibilité éventuelles, on fait généralement un test avant le traitement. Si au bout de quelques heures après la prise d'une gélule, le patient présente des réactions allergiques (hypotension, éruption cutanée, fièvre, crise d'asthme, ou modifications de l'électrocardiogramme), il ne faudra pas continuer le traitement. Dans certains cas, il est possible de le continuer en diminuant les doses.
La quinidine, comme la plupart des médicaments du rythme cardiaque, peut aggraver parfois les troubles qu'elle prétend soigner. Le traitement ne peut être instauré et suivi que par un cardiologue.
Il est nécessaire de faire un contrôle régulier du taux sanguin de potassium, dont la baisse peut aggraver les troubles du rythme.
L'usage de la quinidine est interdit avec les médicaments qui donnent des troubles particuliers du rythme ventriculaire appelés torsades de pointes (responsables de syncope et de mort subite) : amiodarone, sotalol, disopyramide, brétylium.
Il est déconseillé lorsque le patient utilise des antiacides gastriques à base de sels de magnésium et des laxatifs stimulants, en raison du risque de baisse du taux de potassium dans le sang.
Il doit être associé avec précaution avec les digitaliques, les bêta-bloquants, tous les médicaments qui peuvent provoquer une baisse du potassium (corticoïdes, tétracosactide, diurétiques hypokaliémiants), la carbamazépine, phénobarbital, phénytoïne, primidone, rifampicine, ainsi que les alcalinisants urinaires (acétazolamide, bicarbonate de sodium, trométamol) qui peuvent provoquer un surdosage du médicament dans le sang.

Posologie :
Adulte : 2 à 4 Gél./j. à adapter à chaque patient
Grossesse : non
Allaitement : non

Effets secondaires :
La quinidine provoque des troubles digestifs (nausées, vomissements, diarrhées), parfois des réactions d'hypersensibilité (purpura, anémie hémolytique, troubles cardiaques) ou des signes neurologiques qui sont la preuve d'un début de surdosage : troubles visuels, auditifs, respiratoires, agitation.

Contre-indications :
La quinidine est contre-indiquée en cas d'antécédents d'hypersensibilité, en cas de bloc auriculo-ventriculaire non contrôlé par un stimulateur cardiaque, lors de certains troubles du rythme et notamment ceux provoqués par le traitement aux digitaliques.

Délai d'action :
La quinidine est active sur le cœur 2 heures après la prise orale.

Signes de surdosage :
En cas de prise massive, la quinidine provoque des troubles neurologiques et sensoriels aigus, et peut être à l'origine d'un arrêt respiratoire. L'hospitalisation en service d'urgence est nécessaire.

En cas d'oubli :
Prendre immédiatement le comprimé sans dépasser la dose journalière prescrite.

Bon à savoir
Les dérivés quinidiniques (dérivés de la quinine) sont un traitement indispensable dans un grand nombre de troubles du rythme car-

diaque. Mais leur usage est complexe et ne peut être fait que sous contrôle médical et parfois seulement en milieu hospitalier.

SÉRESTA
Anxiolytiques

65 % ; TFR

Prix : 1,84 € - 30 comprimés (10 mg)
2,73 € - 20 comprimés (50 mg)
Équivalents ou génériques : Aucun
Laboratoire : Biodim
DCI : *oxazépam*
Présentations/Composition : Cp. : 10 et 50 mg

Indications : *Anxiété, Difficulté d'endormissement*
Cet anxiolytique qui appartient à la famille des benzodiazépines a des effets calmants, relaxants et anticonvulsivants. À plus fortes doses, il possède des effets sédatifs et hypnotiques.

Précautions/Interactions :
La plus faible posologie efficace est recommandée et l'utilisation doit être prudente chez les personnes âgées, en cas d'insuffisance hépatique ou rénale. Après des traitements prolongés ou à fortes doses, l'arrêt est progressif et se réalise sur 15 jours environ.
Ne pas consommer d'alcool avec les benzodiazépines, car il accentue leurs effets sédatifs et hypnotiques. Cette association peut également provoquer des troubles transitoires de la mémoire.
L'utilisation des benzodiazépines est déconseillée avec la cimétidine, les inhibiteurs de la pompe à neutrons (antiulcéreux gastriques), la phénytoïne, cisapride, clozapine, nitulamide et les médicaments du système nerveux (sauf avis médical contraire).

Posologie :
Adulte : 10 à 50 mg/j. en 1 à 3 prises
Grossesse : après avis médical
Allaitement : non

Effets secondaires :
Séresta provoque somnolence, difficultés de concentration, faiblesse musculaire, réactions paradoxales (agressivité, insomnie, excitation, confusion), réactions allergiques ou hépatite. Un risque de dépendance peut s'installer au cours de traitement prolongé ou à fortes doses pouvant entraîner un syndrome de sevrage à l'arrêt du médicament (anxiété, insomnie, irritabilité, maux de tête, agitation, confusion, hallucinations ou convulsions).

Contre-indications :
Une insuffisance respiratoire, des apnées du sommeil, une maladie musculaire (myasthénie), une allergie rare aux benzodiazépines, contre-indiquent le traitement.

En cas d'oubli :
Reprendre le traitement sans dépasser la dose quotidienne.

Signes de surdosage :
Un surdosage en benzodiazépine provoque une somnolence, un état d'ébriété, une dépression respiratoire pouvant conduire à un coma. Une hospitalisation est nécessaire pour administrer l'antidote (flumazénil).

> **Bon à savoir**
> La prescription de ce médicament est limitée à 12 semaines, car, au-delà, un risque de dépendance s'installe progressivement.

SERETIDE DISKUS
Antiasthmatiques

65 %

Prix : 43,70 € - 60 doses (250/50 µg par dose)
58,24 € - 60 doses (500/50 µg par dose)
Équivalents ou génériques : Aucun
Laboratoire : GlaxoSmithKline
DCI : *fluticasone, salmétérol*
Présentations/Composition : Poud. pour Inhal. en récipient unidose : 100, 250 ou 500 µg de fluticasone et 50 µg de salmétérol par dose

Indications : *Asthme*
Seretide est indiqué dans le traitement de l'asthme persistant, lorsqu'il est nécessaire d'associer un corticoïde et un bronchodilatateur bêta-2 agoniste de longue durée d'action, en particulier lorsque le traitement continu avec des corticoïdes associés à un bronchodilatateur à la demande s'avère insuffisant.

Précautions/Interactions :
Chez l'adulte et l'adolescent la dose habituelle est de deux inhalations par jour (100 µg de propionate de fluticasone et 50 µg de salmétérol) avec augmentation progressive des doses du flucitasone (250 µg puis 500 µg si

Serevent

nécessaire). Chez l'enfant de plus de 4 ans le traitement est identique, mais avec seulement les doses minimum.

Le traitement ne doit pas être interrompu brutalement et il n'est pas adapté au traitement de la crise d'asthme. Le patient sous traitement de Seretide, doit toujours avoir à portée de la main un bronchodilatateur d'action rapide en cas de besoin. S'il l'utilise trop fréquemment, ceci signifie que le traitement de fond n'est pas adapté. Dans ce cas, il est important de consulter rapidement le spécialiste.

Posologie :
Adulte : 2 Inhal./j.
Grossesse : non
Allaitement : non

Effets secondaires :
Le salmétérol peut être responsable de tremblements, maux de tête, troubles du rythme cardiaque, douleurs musculaires et articulaires, réactions cutanées. Le fluticasone peut provoquer une raucité de la voix et une candidose buccale.

Contre-indications :
Seretide est contre-indiqué en cas d'hypersensibilté à l'un de ses composants.

Signes de surdosage :
Le surdosage provoque des céphalées, tremblements et une accélération du rythme cardiaque. Le traitement doit être adapté par un spécialiste, sans être interrompu totalement.

> **Bon à savoir**
> Il est important de bien se rincer la bouche avec de l'eau après inhalation afin de prévenir l'apparition d'une candidose buccale.

SEREVENT
Antiasthmatiques

📖 65 %
Prix : 21,72 € - poudre (60 doses)
21,72 € - flacon suspension (120 doses)
Équivalents ou génériques : Serevent Diskus, Siserol
Laboratoire : GlaxoSmithKline
DCI : *salmétérol*
Présentations/Composition : Poud. pour Inhal. : 50 µg/dose ; Susp. pour Inhal. : 25 µg/dose

Indications : *Asthme, Prévention de l'asthme d'effort*

Serevent est un bronchodilatateur appartenant à la classe des bêta-stimulants. Il agit sur les récepteurs bêta-adrénergiques présents dans les parois bronchiques et provoque rapidement une dilatation des bronches en cas de spasme bronchique.

Serevent n'est pas utilisé pour le traitement de la crise d'asthme, mais pour le traitement continu, en association avec des corticoïdes, car il a une action retardée et de longue durée. Il est également utilisé pour la prévention de l'asthme d'effort. Il doit dans ce cas être inhalé 1/2 heure avant l'effort.

Serevent est utilisé dans le traitement symptomatique de la broncho-pneumopathie chronique obstructive.

Précautions/Interactions :
Serevent est réservé à l'adulte et à l'enfant de plus de 4 ans.

Il est important de bien respecter le mode d'emploi de l'appareil (Diskhaler) qui permet d'inhaler la poudre de salmétérol.

L'inhalation de la poudre peut provoquer une toux ou un enrouement. Il faut se rincer la bouche à l'eau après inhalation du médicament.

Serevent doit être associé à un traitement anti-inflammatoire (corticoïde).

Les sportifs ne peuvent pas utiliser Serevent, car il peut positiver les tests antidopage.

Serevent doit être utilisé avec prudence en cas de maladie cardiaque, d'hyperthyroïdie ou d'hypertension artérielle.

Posologie :
Adulte et enfant > 4 ans
Asthme : 1 dose de Poud. 50 µg ou 2 Inhal. à 25 µg matin et soir
Prévention asthme : 1 dose 50 µg 15 à 30 min. avant l'effort
Grossesse : non, sauf nécessité absolue
Allaitement : non

Effets secondaires :
Serevent peut provoquer une accélération du rythme cardiaque, des crampes musculaires, un tremblement, des maux de tête, parfois une toux sèche ou un enrouement en raison de l'inhalation de la poudre.

Contre-indications :
Serevent est contre-indiqué en cas de survenue de toux ou de spasme bronchique paradoxal après inhalation.

Délai d'action :
L'effet du médicament apparaît 15 minutes après l'inhalation et dure 12 heures.

Signes de surdosage :
Le surdosage se manifeste par une tachycardie importante, accompagnée de maux de tête, mais il est surtout le signe de l'aggravation de la maladie asthmatique.

> **Bon à savoir**
> Serevent peut être utilisé sous forme de poudre à l'aide d'un appareil spécial (Diskhaler) dont l'emploi correct sera montré par le médecin, ou sous forme de flacon pressurisé.

SERMION
Vasodilatateurs

15 %

Prix : 4,12 € - 30 gélules (5 mg)
5,08 € - 30 lyocs (5 mg)
6,00 € - 30 gélules (10 mg)
13,09 € - 90 gélules (10 mg)
5,26 € - 30 lyocs (10 mg)
Équivalents ou génériques : *Nicergoline Biogaran*, *Nicergoline EG*, *Nicergoline Merck*, *Nicergoline Qualimed*, *Nicergoline Ranbaxy*, *Nicergoline Téva*
Laboratoire : Aventis
DCI : *nicergoline*
Présentations/Composition : Gél. et Lyoph. : 5 et 10 mg de nicergoline

Indications : *Troubles vasculaires cérébraux, Artériopathies des membres inférieurs*
Sermion est un vasodilatateur indiqué comme traitement d'appoint de la claudication intermittente provoquée par les obstructions vasculaires des membres inférieurs. Il aide à corriger les troubles de l'attention, de l'équilibre et du comportement liés à l'âge et à la déficience circulatoire cérébrale.

Précautions/Interactions :
Sermion est bien toléré quels que soient les antécédents du patient. Il peut provoquer une hypotension artérielle, surtout en début de traitement.

Le traitement est composé de gélules, mais en cas d'intolérance digestive il est possible d'utiliser des lyophilisats (lyoc) à diluer dans un verre d'eau et à prendre avant chacun des 3 repas.

Posologie :
Adulte : 3 Gél./j. en 3 prises avant les repas
Grossesse : non
Allaitement : non

Effets secondaires :
Sermion est parfois à l'origine de douleurs gastriques, de crampes, de bouffées de chaleur et d'étourdissements, surtout en position debout.

Contre-indications :
Il n'existe pas de contre-indications à l'usage de Sermion.

Délai d'action :
La dose plasmatique efficace est obtenue en une heure après le début du traitement.

En cas d'oubli :
Prendre le comprimé sans dépasser la dose journalière prescrite.

Signes de surdosage :
En cas de surdosage accidentel, Sermion peut provoquer une hypotension artérielle.

> **Bon à savoir**
> Sermion est un traitement secondaire, que l'on utilise en appoint de traitements plus importants. Il ne suffit pas à traiter à lui seul une hypertension artérielle, mais il peut être utile dans le cadre du traitement d'accidents ou d'obstructions vasculaires, grâce à son effet vasodilatateur.

SEROPLEX
Antidépresseurs

65 %

Prix : 7,64 € - 14 comprimés (5 mg)
14,71 € - 28 comprimés (5 mg)
21,28 € - 28 comprimés (10 mg)
23,87 € - 28 comprimés (15 mg)
29,79 € - 28 comprimés (20 mg)
Équivalents ou génériques : Aucun
Laboratoire : Lundbeck
DCI : *escitalopram*
Présentations/Composition : Cp. : 5, 10, 15 et 20 mg d'escilolapram

Seropram

Indications : *Dépression, Attaque de panique*
Seroplex est indiqué dans le traitement des syndromes dépressifs graves et dans le traitement des attaques de panique avec ou sans agoraphobie, ainsi que dans le traitement du trouble de « l'anxiété sociale » (phobie sociale).

Précautions/Interactions :
Le traitement du syndrome dépressif est de 10 à 20 mg par jour en une seule prise par jour.
Le traitement du syndrome de panique commence avec une posologie de 5 mg qui est augmentée progressivement.
La dose doit être adaptée en fonction de la réponse thérapeutique.
Le traitement doit durer plusieurs mois et ne doit pas être arrêté brutalement.
L'effet thérapeutique commence à se manifester après 2 à 4 semaines de traitement.
Le traitement doit être continué pendant 6 mois après l'amélioration des symptômes.
Seroplex doit être utilisé avec précaution en cas d'antécédents de convulsions, épilepsie, syndrome maniaco-dépressif, diabète, et avec les traitements associés suivants : antidiabétiques, insuline, anticoagulants oraux, aspirine, anti-inflammatoires, ainsi que les traitements à base de millepertuis.
L'anxiété peut être augmentée en début de traitement, exigeant une initiation du traitement à faible dose.

Posologie :
Adulte : 1 à 2 Cp./j.
Enfant : non
Grossesse : non
Allaitement : non

Effets secondaires :
Seroplex peut être responsable de troubles hépatiques, de l'appétit, d'anxiété, de troubles cérébraux, digestifs, de crampes, troubles cutanés, glaucome, fièvre, hémorragie.

Contre-indications :
Seroplex est contre-indiqué en cas d'hypersensibilité au produit et en cas de traitement concomitant avec des médicaments antidépresseurs de la classe des IMAO.

Signes de surdosage :
Le surdosage est responsable de troubles du rythme cardiaque, d'agitation, convulsions, dépression respiratoire, nausées, vomissements, tremblements et vertiges.

SEROPRAM
Antidépresseurs

65 %
Prix : 19,14 € - 28 comprimés
Équivalents ou génériques : *Citalopram Actavis*, *Citalopram Almus*, *Citalopram Alter*, *Citalopram Arrow*, *Citalopram Biogaran*, *Citalopram Bluefish*, *Citalopram Cristers*, *Citalopram EG*, *Citalopram Evologen*, *Citalopram G Gam*, *Citalopram Isomed*, *Citalopram Ivax*, *Citalopram Merck*, *Citalopram Qualimed*, *Citalopram Ranbaxy*, *Citalopram Ratiopharm*, *Citalopram RPG*, *Citalopram Sandoz*, *Citalopram Téva*, *Citalopram Winthrop*, *Citalopram Zydus*
Laboratoire : Lundbeck
DCI : *citalopram*
Présentations/Composition : Cp. : 20 mg
Indications : *États dépressifs, Prévention des attaques de panique*
Les antidépresseurs sont des stimulants de l'humeur qui permettent de traiter la tristesse des dépressions nerveuses. Ils agissent sur les centres nerveux du cerveau par l'intermédiaire des neuromédiateurs en régulant leurs activités. Les antidépresseurs sérotoninergiques ont une efficacité équivalente aux imipraminiques dans les états dépressifs de toute nature, dans la prévention des attaques de panique ou de phobies sans en avoir la toxicité cardiaque.

Précautions/Interactions :
Une surveillance attentive est nécessaire en cas d'épilepsie et d'insuffisance hépatique ou rénale. La posologie est réduite chez les personnes de plus de 65 ans.
Le traitement est mis en route progressivement puis la dose efficace est stabilisée pendant 4 à 6 mois minimum. Le médecin choisit ensuite de poursuivre ou d'interrompre l'antidépresseur en fonction des symptômes. Dans ce cas, l'arrêt est progressif et se déroule sur 1 mois environ.
Le sumatriptan et les autres antidépresseurs sont contre-indiqués. L'alcool, les anticoagulants oraux (AVK), la phénytoïne, la carbamazépine, le lithium et les dépresseurs du système nerveux central doivent être utilisés avec précaution.

Posologie :
Adulte : 20 à 60 mg/j. en 1 prise
Adulte > 65 ans : 20 à 30 mg/j. en 1 prise

Grossesse : non
Allaitement : non
Effets secondaires :
Une bouche sèche, une somnolence, des insomnies et de l'anxiété, des maux de tête, des vertiges, des nausées ou des vomissements, des diarrhées ou une constipation, des pertes ou des prises de poids, une impuissance ou des troubles de l'éjaculation, une hypersudation, une baisse ou une augmentation du rythme cardiaque, des éruptions cutanées ou un prurit (envie de se gratter) peuvent survenir au cours du traitement.

Contre-indications :
L'association au sumatriptan et à d'autres antidépresseurs, un âge inférieur à 15 ans ou une insuffisance rénale sévère contre-indiquent la prise de cet antidépresseur.

Délai d'action :
Le délai d'action des antidépresseurs varie de 7 jours à 4 voire 6 semaines après la mise en route du traitement.

En cas d'oubli :
Reprendre les comprimés sans dépasser la dose quotidienne.

Signes de surdosage :
L'intoxication aiguë au Seropram nécessite une hospitalisation en urgence pour faire un lavage gastrique et mettre le patient sous surveillance car elle provoque des nausées, des vomissements, des tremblements des mains, une somnolence et une faiblesse du corps généralisée.

Bon à savoir

> Une hospitalisation est parfois nécessaire en début de traitement car le changement d'humeur provoqué par le médicament est parfois trop rapide, avec un risque de suicide accru, nécessitant une surveillance et un traitement complémentaire à base d'anxiolytiques, de somnifères et dans certains cas de neuroleptiques.

SIBÉLIUM
Antimigraineux

📋 15 %
Prix : 9,44 € - 30 comprimés
Équivalents ou génériques : Aucun
Laboratoire : Janssen-Cilag

DCI : *flunarizine*
Présentations/Composition : Cp. : 10 mg
Indications : *Migraine*
Ce médicament s'oppose aux effets de la sérotonine, neuromédiateur responsable de vasodilatation soupçonnée être à l'origine de migraines. Il est indiqué dans le traitement de fond des migraines et des vertiges d'origine vestibulaire, organe de l'oreille interne responsable du contrôle de l'équilibre.

Précautions/Interactions :
Il est conseillé d'absorber les comprimés le soir pour éviter un risque de somnolence dans la journée.
L'alcool, la bromocriptine, le lisuride, les œstro-progestatifs, les anticholinergiques et les médicaments dépresseurs du système nerveux central sont fortement déconseillés.

Posologie :
Adulte : 1/2 à 1 Cp. le soir
Adulte > 65 ans : 1/2 Cp. le soir
Enfant : 1/2 Cp. le soir
Grossesse : non
Allaitement : non

Effets secondaires :
Une somnolence et une prise de poids peuvent survenir en début de traitement et, plus rarement, une fatigue importante, des vomissements, des maux de ventre, des maux de tête, des insomnies ou une dépression nerveuse cédant à l'arrêt du traitement.

Contre-indications :
En cas de maladie de Parkinson, de dépression nerveuse, il est contre-indiqué de prendre ce traitement.

Délai d'action :
L'efficacité du traitement se fait ressentir après environ 2 mois de traitement.

Signes de surdosage :
Le surdosage peut entraîner une somnolence, une excitation ou une accélération du rythme cardiaque.

SIFROL
Antiparkinsoniens

📋 65 %
Prix : 11,83 € - 30 comprimés (0,18 mg)
37,35 € - 100 comprimés (0,18 mg)
43,74 € - 30 comprimés (0,7 mg)

133,59 € - 100 comprimés (0,7 mg)
4,24 € - 10 comprimés LP (0,26 mg)
11,62 € - 30 comprimés LP (0,26 mg)
7,93 € - 10 comprimés LP (0,52 mg)
22,71 € - 30 comprimés LP (0,52 mg)
15,29 € - 10 comprimés LP (1,05 mg)
42,96 € - 30 comprimés LP (1,05 mg)
74,30 € - 30 comprimés LP (2,1 mg)
Équivalents ou génériques : Oprymea, *Pramipexole Actavis*, *Pramipexole Bluefish*, *Pramipexole EG*, *Pramipexole Mylan*, *Pramipexole Ranbaxy*, *Pramipexole Téva*, *Pramipexole Zydus*
Laboratoire : Boehringer Ingelheim
DCI : *pramipexole dichlorhydrate*
Présentations/Composition : Cp. : 0,18 mg ou 0,7 mg de pramipexole ; Cp. LP 0,26 mg à 2,1 mg de pramipexole

Indications : *Maladie de Parkinson*
Sifrol est indiqué dans le traitement de la maladie de Parkinson et dans le syndrome des jambes sans repos.

Précautions/Interactions :
Sifrol est utilisé dans le traitement de la maladie de Parkinson, en association ou non avec la levodopa, ou en substitution de la levodopa lorsque l'effet de cette dernière s'épuise.
Le traitement doit être commencé par paliers hebdomadaires de 0,088 milligramme par prise, 3 fois par jour, avant d'atteindre la posologie d'entretien, qui varie de 0,088 milligramme par prise jusqu'à 1,1 milligramme par prise.
Sifrol peut être administré simultanément avec un autre traitement antiparkinsonien.
En cas d'arrêt, l'interruption du médicament doit également être progressive.
En cas d'insuffisance rénale, les posologies doivent être adaptées, en fonction des taux de créatinine.
Pour le traitement du syndrome des jambes sans repos, la posologie habituelle est de 0,088 milligramme en une seule prise 2 à 3 heures avant le coucher.
Le Sifrol est parfois responsable d'accès de sommeil d'apparition soudaine, rendant la conduite automobile dangereuse.
L'utilisation simultanée de médicaments antipsychotiques n'est pas recommandée.

Posologie :
Adulte : 0,088 mg à 1,1 mg 3 fois/j.
Comprimés à libération prolongée (LP) :
Semaine 1 : 0,26 mg/j.
Semaine 2 : 0,52 mg/j.
Semaine 3 : 1,05 mg/j.
Puis augmenter la posologie si nécessaire jusqu'au maximum de 3,15 mg/j.
Enfant et adolescent : non
Grossesse : non
Allaitement : non

Effets secondaires :
Sifrol peut être responsable de somnolences soudaines, d'hallucinations visuelles, de troubles moteurs et de troubles de la vision, nécessitant un contrôle ophtalmologique régulier. Sifrol peut également être responsable d'une hypotension artérielle.

Contre-indications :
Sifrol est contre-indiqué en cas d'hypersensibilité à pramipexole.

En cas d'oubli :
Continuer normalement le traitement, ne pas prendre de dose double pour compenser le médicament oublié.

Bon à savoir
> Les comprimés doivent être avalés avec un verre d'eau pendant ou en dehors des repas.

SIKLOS
Antinéoplasiques

Prix : Usage hospitalier
Équivalents ou génériques : Aucun
Laboratoire : Addmédica
DCI : *hydroxycarbamide*
Présentations/Composition : Cp. : 1 000 mg d'hydroxycarbamide

Indications : *Drépanocytose*
Siklos est indiqué pour le traitement des crises douloureuses de l'anémie à hématies falciformes (drépanocytose).

Précautions/Interactions :
La posologie usuelle est de 15 à 30 mg par kg par jour, en une seule prise journalière, chez l'adulte et l'enfant à partir de 2 ans.
Le traitement doit être continué jusqu'à amélioration clinique et biologique.
En cas de diminution trop importante des globules blancs et du taux d'hémoglobine, le traitement doit être interrompu ou diminué, et

repris par paliers après normalisation des examens sanguins.
La grossesse est déconseillée pendant le traitement et les femmes traitées doivent suivre une contraception.

Posologie :
Adulte et enfant : 15 à 30 mg/kg/j.
Grossesse : oui, si indispensable
Enfant < 2 ans : non
Allaitement : non

Effets secondaires :
Les effets indésirables les plus fréquents sont des maux de têtes et des vertiges. Dans des cas rares, le traitement est responsable d'une baisse réversible du nombre de spermatozoïdes (oligospermie).

Contre-indications :
Siklos est contre-indiqué en cas d'hypersensibilité au principe actif, d'insuffisance rénale ou hépatique sévère, de diminution sévère des éléments sanguins (neutropénie, thrombopénie) et d'allaitement.

Signes de surdosage
En cas de prise trop importante de ce médicament, supérieure au maximum de la dose recommandée qui est de 35 mg par kg par jour, le risque de troubles sanguins est important, avec anémie et chute importante du nombre de globules blancs et de plaquettes. Le surdosage est également responsable de réactions cutanées (rougeur et œdème des pieds et des mains).

SILIGAZ
Pansements gastro-intestinaux

 NR

Prix : Libre
Équivalents ou génériques : Gel de polysilane
Laboratoire : Arkomédika
DCI : *diméticone*
Présentations/Composition : Caps. : 250 mg de diméticone (boîte de 32 Caps.)

Indications : *Douleur et trouble du transit gastro-intestinal, Ballonnement intestinal*
Protecteur de la muqueuse intestinale et adsorbant de l'eau et des gaz, Siligaz est un silicone utilisé dans le traitement des gastralgies et des colites avec diarrhée, ballonnement et flatulences.

Précautions/Interactions :
Il est toujours nécessaire de vérifier que les lésions intestinales sont bénignes avant de suivre un traitement prolongé.
Il est nécessaire de respecter un intervalle d'au moins 2 heures entre chaque prise avec de nombreux médicaments.
Ce médicament est réservé à l'adulte et à l'enfant de plus de 15 ans.

Posologie :
Adulte : 2 Caps. avant ou après les repas avec un verre d'eau
Grossesse : oui
Allaitement : oui

Effets secondaires :
Dans certains cas, Siligaz peut provoquer ou aggraver une constipation.

Contre-indications :
Siligaz est contre-indiqué en cas de maladies obstructives du tube digestif.

Délai d'action :
Siligaz est efficace en 1 heure sur les symptômes digestifs.

SILKIS
Antipsoriasiques

 30 %

Prix : 29,23 € - pommade (tube de 100 g)
10,67 € - pommade (tube de 30 g)
Équivalents ou génériques : Aucun
Laboratoire : Galderma
DCI : *calcitriol*
Présentations/Composition : Pom. : 3 µg de calcitriol/g

Indications : *Psoriasis*
Silkis est indiqué dans le traitement des formes légère à modérée de psoriasis, atteignant jusqu'à 35 % de la surface corporelle, spécialement dans les atteintes du visage et des plis.

Précautions/Interactions :
La posologie habituelle de Silkis est de une application matin et soir, pendant une durée de 6 semaines.
La dose totale quotidienne ne doit pas dépasser 30 g de pommade.
Appliquer en couche mince sur la surface à traiter, sans dépasser 35 % de la surface corporelle en une seule application.
Ne pas laisser au contact des enfants, et se laver soigneusement les mains après usage.

Silodyx

Silkis doit être utilisé uniquement pour le traitement du psoriasis en plaques ou des plis, et non dans les autres formes de psoriasis comme le psoriasis en gouttes, pustuleux, érythrodermique.
En cas d'irritation cutanée importante provoquée par le traitement, espacer les applications.

Posologie :
Adulte : 1 à 2 Applic./j.
Grossesse : oui, après avis du spécialiste
Allaitement : non

Effets secondaires :
Silkis peut être responsable de réactions allergiques à base de prurit, rougeur et irritation de la peau et d'une élévation du taux de calcium dans le sang et les urines.

Contre-indications :
Silkis est contre-indiqué en cas de traitement en cours avec un remède contenant du calcium ou susceptible d'augmenter le taux de calcium dans le sang, comme certains diurétiques, en cas d'insuffisance rénale chronique, d'insuffisance hépatique, d'hypercalcémie et de toute maladie liée à un trouble du métabolisme du calcium.

> *Bon à savoir*
> Silkis doit être appliqué sur toute la surface à traiter et ne doit pas être recouvert par un pansement occlusif. Éviter tout contact de la pommade avec les yeux.

SILODYX
Antiprostatiques

30 %

Prix : 15,12 € - 30 gélules (4 mg)
15,12 € - 30 gélules (8 mg)
Équivalents ou génériques : Urorec
Laboratoire : Zambon
DCI : *silodosine*
Présentations/Composition : Gél. : 4 ou 8 mg de silodosine

Indications : *Hypertrophie bénigne de la prostate*
Silodyx est indiqué pour le contrôle des symptômes de l'hypertrophie bénigne de la prostate.

Précautions/Interactions :
La posologie habituelle est de 1 gélule de 8 mg par jour.
La posologie est identique en cas d'insuffisance rénale légère ou en cas d'insuffisance hépatique légère à modérée et chez les patients âgés.
Si l'insuffisance rénale est modérée, la posologie initiale doit être abaissée à 4 mg et adaptée par la suite en fonction des contrôles de la créatinine.
En raison de l'effet de cette classe de médicament (alphabloquant) sur l'iris, Silodyx peut être responsable du syndrome de l'iris flasque préopératoire qui peut compliquer une chirurgie de la cataracte. Dans ces conditions, il est préférable d'arrêter le traitement par Silodyx 1 à 2 semaines avant une chirurgie de la cataracte lorsque celle-ci est programmée.

Posologie :
Adulte : 8 mg/j.
Enfant < 18 ans : non
Grossesse : non
Allaitement : non

Effets secondaires :
Silodyx peut être responsable d'une diminution de la libido et de troubles de l'éjaculation (éjaculation rétrograde, diminution du volume de l'éjaculat), effet réversible à l'arrêt du traitement. Il peut provoquer vertiges, diarrhées, nausées, sensation de bouche sèche, hypotension orthostatique et congestion nasale.

Contre-indications :
Silodyx est contre-indiqué en cas de réaction allergique à la silodosine. Son usage est déconseillé en cas d'hypotension, de syncope, d'insuffisance rénale ou hépatique sévère.

> *Bon à savoir*
> Ce médicament doit être pris de préférence entier à heure fixe, au cours d'un repas, avec un verre d'eau.

SIMPONI
Immunosuppresseurs

 65 %

Prix : 937,23 € - 1 seringue préremplie (1 ml)
937,23 € - 1 stylo prérempli (1 ml)
Équivalents ou génériques : Aucun
Laboratoire : MSD
DCI : *golimumab*
Présentations/Composition : Sol. Inj. : 50 mg de golimumab

Indications : *Polyarthrite rhumatoïde*
Simponi est indiqué dans le traitement de la polyarthrite rhumatoïde de l'adulte, en association avec le méthotréxate. Il est également utilisé pour le traitement du rhumatisme psoriasique et de la spondylarthrite ankilosante.

Précautions/Interactions :
La posologie usuelle est de 1 injection sous-cutanée une fois par mois, en même temps que le méthotrexate.
Ce traitement ne peut être prescrit qu'à l'hôpital par un médecin spécialiste, au moins pendant la première année de traitement.

Posologie :
Adulte : 1 Inj. SC/mois
Grossesse : oui, si nécessaire
Enfant < 18 ans : non
Allaitement : non

Effets secondaires :
Les effets indésirables les plus fréquents sont fièvre, fatigue, réaction allergique cutanée au point d'injection, dépression, insomnie, chute de cheveux, infections respiratoires, troubles gastro-intestinaux.

Contre-indications :
Simponi est contre-indiqué en cas d'hypersensibilité au principe actif, de tuberculose, d'infection, de traitement concomitant avec des médicaments biologiques (biothérapie), et d'allaitement. Le traitement est fortement déconseillé pendant la grossesse et lors des vaccinations.

SINEMET
Antiparkinsoniens

 65 %
Prix : 10,80 € - 100 comprimés (100 mg)
13,99 € - 50 comprimés (250 mg)
4,69 € - 30 comprimés LP (100 mg)
8,44 € - 30 comprimés LP (200 mg)
Équivalents ou génériques : *Carbidopa Lévodopa Téva*
Laboratoire : Bristol-Myers Squibb
DCI : *lévodopa, carbidopa*
Présentations/Composition : Cp. : 100 et 250 mg ; Cp. LP : 100 et 200 mg

Indications : *Maladie de Parkinson*
La lévodopa est transformée par certains neurones du cerveau en dopamine qui est le neurotransmetteur déficitaire dans la maladie de Parkinson. Elle est surtout indiquée pour améliorer la coordination motrice et diminuer les rigidités musculaires dans cette maladie de Parkinson. Elle est moins efficace pour diminuer les tremblements de la maladie.

Précautions/Interactions :
L'absorption intestinale de la lévodopa étant diminuée par les protéines alimentaires, il est conseillé d'absorber les comprimés en dehors des repas. Ce médicament est utilisé avec prudence en cas de maladie coronarienne, de troubles du rythme cardiaque, de fluctuations de la tension artérielle et de troubles psychiatriques. En cas d'anesthésie générale, la lévodopa est arrêtée 6 à 12 heures avant et reprise 24 heures après.

Les doses sont instaurées très progressivement, par paliers, jusqu'à la dose minimale efficace sans la dépasser. Si des fluctuations d'activité apparaissent dans la journée, il faut fractionner les doses ou passer à une forme à libération prolongée (LP) qui les améliore dans 50 % des cas.

Ce médicament est contre-indiqué avec les neuroleptiques (sauf la clozapine), les réserpiniques, les anesthésiques généraux, la papavérine, les IMAO, le métoclopramide, le métopimazine, l'alizapride et le thiéthylpérazine.

Posologie :
Adulte : débuter par la forme 100 mg puis 3 à 6 Cp. 250 mg ou 200 LP en 3 à 4 prises ou plus/j.
Grossesse : après avis médical
Allaitement : non

Effets secondaires :
En début de traitement peuvent apparaître des nausées, des vomissements, une perte d'appétit, une hypotension artérielle en se levant, des idées paranoïaques, des épisodes psychotiques ou des troubles cardiaques qui sont moins fréquents en débutant à doses faibles. Des colorations foncées des urines, des écoulements du nez, une hypersécrétion salivaire, des troubles de l'olfaction, des cauchemars, des sueurs, des troubles cardiaques ou sanguins peuvent survenir en cours de traitement. À long terme, il existe un risque d'apparition de mouvements involontaires associés à des crampes douloureuses qui peuvent être prévenus en utilisant des doses minimales.

Singulair

Contre-indications :
Les maladies cardiaques, les psychoses graves, les démences, l'existence d'une confusion mentale, un ulcère gastro-duodénal, un mélanome malin (cancer de la peau) et le 1er trimestre de la grossesse sont des contre-indications au traitement.

En cas d'oubli :
Recontacter son médecin car la reprise du traitement doit être progressive.

> **Bon à savoir**
> Ce traitement est très efficace pour traiter la maladie de Parkinson notamment chez les personnes âgées et lorsque les tremblements ne sont pas prédominants. Néanmoins, ses effets s'amenuisent dans près de 80 % des cas après environ 10 ans de traitement et obligent à changer de thérapie.

SINGULAIR
Antiasthmatiques

 65 %

Prix : 27,87 € - 28 comprimés (10 mg)
27,87 € - 28 comprimés (5 mg)
27,87 € - 28 comprimés (4 mg)
27,87 € - 28 sachets granulés (4 mg)
Équivalents ou génériques : Aucun
Laboratoire : Merck Sharp & Dohme Chibret
DCI : *montelukast*
Présentations/Composition : Cp. : 4, 5 ou 10 mg de montelukast ; Granulés : 4 mg de montelukast

Indications : *Asthme*
Ce médicament est indiqué dans le traitement de l'asthme d'effort ou de l'asthme persistant malgré un traitement corticoïde.

Précautions/Interactions :
La posologie habituelle du traitement est de 1 comprimé par jour, le soir, avant ou pendant le repas.
L'effet sur l'asthme apparaît dès le premier jour du traitement.
Le traitement doit être poursuivi en cas d'amélioration ou, au contraire, en cas d'exacerbation des symptômes de l'asthme.
Singulair n'est pas indiqué pour le traitement de la crise d'asthme.
Singulair peut être associé au traitement corticoïde ou par bêta 2 mimétiques.
Singulair peut soulager les symptômes de la rhinite allergique saisonnière.

Posologie :
Adulte : 1 Cp. 10 mg/j.
Enfant < 5 ans : 1 Sach. Gran. 4 mg/j
Enfant > 5 ans et adolescent : 1 Cp. 5 mg/j
Grossesse : oui, si nécessaire
Allaitement : oui, si nécessaire

Effets secondaires :
Singulair est parfois responsable de douleurs articulaires et musculaires, nausées, vomissements, sécheresse de la bouche, dyspepsie, diarrhée, modification des tests hépatiques, de troubles nerveux avec étourdissements, cauchemars ou rêves anormaux, hallucinations, somnolence, insomnie, paresthésie, hypoesthésie, hyperactivité psychomotrice (irritabilité, fébrilité, agitation avec possibilité de comportement agressif et tremblements), convulsions, dépression.
Rarement ce médicament pourrait être associé à une augmentation des globules blancs éosinophiles et à une maladie rare, le syndrome de Churg-Strauss, caractérisée par des crises d'asthme et une inflammation diffuse des vaisseaux, d'origine inconnue.

Contre-indications :
Singulair est contre-indiqué en cas d'hypersensibilité au produit et à ses excipients.

SINTROM
Anticoagulants

65 %

Prix : 2,85 € - 30 comprimés
Équivalents et génériques : Mini-Sintrom
Laboratoire : Novartis
DCI : *acénocoumarol*
Présentations/Composition : Cp. sécables :
4 x 4 mg d'acénocoumarol
Mini-Sintrom : 1 mg d'acénocoumarol

Indications : *Prévention et traitement des thromboses veineuses, Embolie pulmonaire*
Sintrom est un anticoagulant appartenant au groupe des « antivitamines K ». Il agit sur différents facteurs de la coagulation nécessaires à la coagulation sanguine et empêche la formation de caillots à l'intérieur des vaisseaux. Sintrom est utilisé pour prévenir les accidents de thrombose veineuse et les embolies pulmonaires, en relais d'un traitement à l'héparine

Sintrom

ou dans les suites d'une intervention chirurgicale. La durée du traitement est fonction du risque encouru : il est de quelques mois après une embolie pulmonaire mais peut durer toute la vie chez les porteurs d'une prothèse valvulaire cardiaque.

Sintrom est indiqué chez tous les patients qui présentent un risque ou une récidive de thrombose veineuse et dans les suites de maladies valvulaires cardiaques, maladies du rythme cardiaque, infarctus du myocarde.

Précautions/Interactions :

La posologie de Sintrom est très variable d'un individu à l'autre et ne peut être déterminée qu'après plusieurs tests. Le traitement commence par 1 comprimé de 4 mg, suivi d'un contrôle biologique 36 heures puis 48 heures plus tard pour déterminer la sensibilité au produit et son efficacité.

La dose efficace sera recherchée mg par mg (1/4 de comprimé ou 1 comprimé de Mini-Sintrom) et contrôlée par un test de coagulation appelé temps de Quick, exprimé en unités INR. L'INR doit être compris entre 2 et 3 dans le cas d'une prévention simple, et entre 3 et 4,5 chez les porteurs de prothèses valvulaires. Lorsque la dose efficace est obtenue et maintenue dans un équilibre stable, il suffit de faire un contrôle mensuel.

Il est nécessaire d'éviter les injections intra-musculaires ou intra-articulaires en raison du risque hémorragique.

Si le traitement au Sintrom fait suite à un traitement à l'héparine, les 2 traitements doivent se chevaucher quelques jours, jusqu'à ce que le Sintrom soit efficace.

Certains médicaments sont contre-indiqués lors d'un traitement au Sintrom : il s'agit de l'aspirine à forte dose, des anti-inflammatoires pyrazolés (phénylbutazone) et du miconazole (Daktarin) en raison du risque hémorragique.

De très nombreux médicaments sont déconseillés ou doivent être utilisés avec précaution. Quel que soit le traitement que vous devez prendre, il est indispensable d'informer votre médecin que vous suivez un traitement anticoagulant.

Il est préférable de diminuer la consommation des aliments riches en vitamine K, dont la consommation excessive peut nécessiter de modifier la posologie : foie et abats, choux, navet, laitue, brocolis, cresson, épinards, et la viande en général.

Posologie :

Adulte : 4 mg le 1er j. puis ajustement mg/mg en fonction des résultats des tests. La dose moyenne est comprise entre 1 et 8 mg en 2 prises/j.

Grossesse : non

Allaitement : non

Effets secondaires :

Sintrom peut être responsable d'hémorragies en cas de dosage trop important ou de lésion hémorragique.

L'acénocoumarol peut être responsable de troubles digestifs (nausées, douleurs gastriques, vomissements, diarrhée), urticaire, alopécie, ulcérations buccales.

Contre-indications :

Sintrom est contre-indiqué en cas de maladie hémorragique et en cas de maladie susceptible de saigner : accident vasculaire cérébral, ulcère gastro-duodénal, hypertension sévère, chirurgie de l'œil. Il est également interdit en cas d'insuffisances rénale ou hépatique graves.

Délai d'action :

L'acénocoumarol est actif au bout de 24 à 48 heures.

En cas d'oubli :

Prendre immédiatement le comprimé sans dépasser la dose journalière prescrite.

Signes de surdosage :

Si le contrôle biologique montre un surdosage, il suffit de réduire la dose quotidienne jusqu'à normalisation des tests. En cas d'hémorragies, il faut arrêter le traitement et il est parfois nécessaire d'injecter de la vitamine K ou des facteurs coagulants.

> **Bon à savoir**
>
> Sintrom est un médicament de complément indispensable dans les suites de nombreuses maladies vasculaires où il existe un risque de formation de caillot et d'obstruction. Le traitement est souvent de longue durée et il est indispensable de prévenir votre médecin en cas de prise de tout autre médicament, car de nombreux produits pharmaceutiques ou alimentaires peuvent augmenter le risque hémorragique, en particulier l'aspirine et l'alcool.

SKELID
Antirhumatismaux/Décontracturants

📦 65 %
Prix : 124,03 € - 28 comprimés (200 mg)
Équivalents ou génériques : Aucun
Laboratoire : Sanofi-Synthélabo
DCI : *acide tiludronique*
Présentations/Composition : Cp. : 200 mg
Indications : *Maladie de Paget*
Le Skelid diminue l'action des cellules détruisant naturellement l'os et empêche la décalcification des os. Il est utilisé dans le traitement de la maladie de Paget, caractérisée par une destruction et une reconstruction anarchique de certains os.
Précautions/Interactions :
Le médicament, réservé à l'adulte, est à prendre en une prise quotidienne, 2 heures avant ou après un repas notamment s'il contient du calcium (lait, fromages, yaourts). Le traitement de la maladie de Paget nécessite un régime riche en protides, calcium et vitamine D.
Les personnes souffrant d'insuffisance rénale doivent prendre ce médicament avec précaution.
Les pansements gastriques, les antiacides, les sels de fer et de calcium diminuent l'absorption du Skelid ; ils doivent donc être pris 2 heures avant ou après la prise de celui-ci. L'indométacine (Ainscrid, Indocid) augmente le taux de Skelid dans le sang.
Posologie :
Adulte : 2 Cp. à 200 mg/j. en 1 seule prise pendant 3 mois
Grossesse : non
Allaitement : non
Effets secondaires :
Peuvent survenir des nausées, diarrhées, maux d'estomac et parfois des sensations de fatigue ou des vertiges, des maux de tête et des réactions cutanées.
Contre-indications :
Elles concernent les personnes souffrant de graves dysfonctionnements des cellules rénales, et la maladie de Paget chez l'enfant.
Délai d'action :
L'action du Skelid ne se mesure qu'après 3 mois de traitement en moyenne et peut durer 18 mois après l'arrêt de celui-ci.

Signes de surdosage :
Chute du taux du calcium dans le sang et dysfonctionnement des cellules rénales.

Bon à savoir
Les comprimés sont à prendre en une prise unique par jour et à distance des repas avec un grand verre d'eau ou de jus de fruits mais jamais avec du lait. Si des nausées accompagnent les prises du médicament, absorber les comprimés au moment du coucher.

SMECTA
Pansements gastro-intestinaux

📦 30 %
Prix : 5,01 € - 30 sachets
8,84 € - 60 sachets
Équivalents ou génériques : Aucun
Laboratoire : Beaufour-Ipsen
DCI : *diosmectite*
Présentations/Composition : Sach. : 3 g de diosmectite
Indications : *Douleur et trouble du transit gastro-intestinal, Ballonnement intestinal*
Protecteur de la muqueuse intestinale et adsorbant de l'eau et des gaz, Smecta est utilisé dans le traitement des colites avec diarrhée et ballonnement.
Précautions/Interactions :
Il est toujours nécessaire de vérifier que les lésions intestinales sont bénignes avant de suivre un traitement prolongé.
Il est nécessaire de respecter un intervalle d'au moins 2 heures entre chaque prise avec de nombreux médicaments.
Posologie :
Adulte : 3 Sach./j. après les repas
Enfant
< 12 mois : 1 Sach./j.
1 à 2 ans : 2 Sach./j.
> 2 ans : 2 à 3 Sach./j.
Grossesse : oui
Allaitement : oui
Effets secondaires :
Dans certains cas, Smecta peut provoquer ou aggraver une constipation.
Contre-indications :
Smecta est contre-indiqué en cas de maladies obstructives du tube digestif.

Délai d'action :
Ce médicament est efficace en 1 heure sur les symptômes digestifs.

> **Bon à savoir**
> Le contenu du sachet peut être dilué dans un verre d'eau sucrée. Pour les enfants, il peut être dilué dans le biberon ou de la purée.

SOLIAN
Neuroleptiques

65 % ; TFR
Prix : 13,69 € - 30 comprimés (100 mg)
50,71 € - 60 comprimés (200 mg)
50,71 € - 30 comprimés (400 mg)
Équivalents ou génériques : Amisulpride Actavis, Amisulpride Alter, Amisulpride Arrow, Amisulpride Biogaran, Amisulpride Cristers, Amisulpride EG, Amisulpride Ivax, Amisulpride Merck, Amisulpride MG Pharma, Amisulpride Qualimed, Amisulpride Ratiopharm, Amisulpride Sandoz, Amisulpride Sanofi-Synthélabo, Amisulpride Substipharm, Amisulpride Téva, Amisulpride Winthrop, Amisulpride Zydus
Laboratoire : Sanofi-Aventis
DCI : *amisulpride*
Présentations/Composition : Cp. : 100, 200 et 400 mg

Indications : *États psychotiques aigus ou chroniques*
Les neuroleptiques ont un effet régulateur sur le fonctionnement cérébral en cas de troubles psychotiques graves, aigus ou chroniques. Ils sont indiqués notamment lorsque la maladie se manifeste par des hallucinations, des épisodes délirants, des états de confusion et d'agitation. Solian possède d'autre part une action sédative rapide, c'est pourquoi il est utilisé en urgence en cas d'état d'agitation et d'agressivité intenses, dangereux pour le patient ou pour autrui.

Précautions/Interactions :
Il est impératif de suspendre le traitement en cas de fièvre inexpliquée (possibilité de syndrome malin).
Il faut utiliser avec prudence ce médicament chez les personnes âgées, les parkinsoniens, les épileptiques, les cardiaques et en cas d'insuffisance rénale.

L'alcool, certains médicaments contre les nausées et apparentés aux neuroleptiques (alirapride, métoclopramide, métopimazine, thiéthylpérazine), la bromocriptine, le lisuride, la lévodopa, le lithium, l'apomorphine sont déconseillés. Il faut utiliser avec précaution les anticholinergiques, les antidiabétiques, les antihypertenseurs et la carbamazépine.

Posologie :
Adulte
États déficitaires : 50 à 250 mg/j.
États productifs : 600 à 1200 mg/j.
Grossesse : après avis médical
Allaitement : non

Effets secondaires :
Assez fréquemment peuvent survenir une prise de poids parfois importante, un arrêt des règles, un gonflement des seins accompagné ou non d'écoulements, une frigidité ou une impuissance. Plus rarement, des mouvements anormaux et une rigidité musculaire apparaissent soit précocement, soit assez tardivement après le traitement. Exceptionnellement, un syndrome malin se déclenche et nécessite l'arrêt immédiat du neuroleptique : pâleur, fièvre et troubles neurologiques pouvant conduire à un coma.

Contre-indications :
Ce médicament est contre-indiqué chez les personnes atteintes de phéochromocytome.

Signes de surdosage :
Le surdosage d'amisulpride provoque un syndrome parkinsonien et parfois un coma qui nécessitent une hospitalisation urgente.

SOLUPRED
Anti-inflammatoires

65 % ;
Prix : 5,18 € - flacon 50 ml
3,10 € - 30 comprimés 5 mg
4,85 € - 20 comprimés 20 mg
Équivalents ou génériques : Prednisolone Arrow, Prednisolone Biogaran, Prednisolone Cristers, Prednisolone EG, Prednisolone Mylan, Prednisolone Qualimed, Prednisolone RPG, Prednisolone Ratiopharm, Prednisolone Sandoz, Prednisolone Téva, Prednisolone Winthrop
Laboratoire : Sanofi Aventis
DCI : *prednisolone*

Somatuline

Présentations/Composition : Cp. Efferv. : 5 ou 20 mg de prednisolone ; flacon de 50 ml à 1 mg/ml

Indications : *Maladies inflammatoires*
Solupred est indiqué dans le traitement d'un grand nombre de maladies où il est important de réduire l'inflammation, telles que la polyarthrite rhumatoïde, les maladies respiratoires (asthme, laryngite, rhinite allergique), les maladies inflammatoires intestinales (maladie de Crohn, rectocolite), les maladies dermatologiques graves, les maladies neurologiques (sclérose en plaques) ou encore les maladies systémiques (lupus).

Précautions/Interactions :
La posologie initiale habituelle de Solupred est de 0,35 à 1,2 mg par kg par jour, puis la posologie doit être adaptée en fonction de la réponse au traitement.
Le traitement de longue durée nécessite une interruption progressive.
Solupred est réservé à l'adulte ou à l'enfant de plus de 10 kg.
Les comprimés doivent être dissous dans un verre d'eau.
Solupred doit être utilisé avec prudence en cas d'antécédents d'ulcère gastro-duodénal, de tuberculose, d'ostéoporose, d'insuffisance rénale ou hépatique, de diabète, d'hypertension artérielle.
Le traitement de longue durée doit être accompagné d'un régime alimentaire pauvre en sel, mais enrichi en calcium et vitamine D.
Solupred est considéré comme un produit dopant et ne peut pas être utilisé par les athlètes.

Posologie :
Adulte : 0,35 à 1,2 mg/kg/j.
Enfant et adolescent < 18 ans : oui
Grossesse : oui, si nécessaire
Allaitement : non

Effets secondaires :
Solupred peut être responsable d'un état d'excitation avec euphorie et insomnie, de maux de tête, de troubles cutanés, d'œdèmes, d'hypertension artérielle, de déséquilibre d'un diabète préexistant, de saignements digestifs, de troubles osseux et musculaires, avec notamment ostéoporose, ostéonécrose et fragilisation des tendons pouvant aller, très rarement, jusqu'à l'atrophie musculaire ou la rupture tendineuse. Les effets secondaires sont rares et sont rencontrés surtout dans les traitements de longue durée.

Contre-indications :
Solupred est contre-indiqué en cas d'infection bactérienne ou virale en cours (herpès, varicelle, zona), en cas d'hépatite virale en cours, en cas de maladie psychotique non contrôlée, en cas de vaccination par des vaccins vivants.

SOMATULINE
Antihormones

100 %
Prix : 648,45 € - 1 flacon injectable
Équivalents ou génériques : Sandostatine
Laboratoire : Beaufour-Ipsen
DCI : *lanréotide*
Présentations/Composition : Sol. Inj. : 30 mg d'acétate de lanréotide

Indications : *Acromégalie, Tumeur endocrine digestive*
Somatuline inhibe l'hormone de croissance et est indiqué dans le traitement de l'acromégalie, en complément de la radiothérapie et de la chirurgie. Il est également utilisé pour le traitement des symptômes digestifs provoqués par les tumeurs endocrines digestives (tumeurs carcinoïdes).

Précautions/Interactions :
Somatuline ne peut être prescrit que par un médecin spécialisé, après bilan clinique et biologique.
En cas de diarrhées, il est nécessaire de prendre des extraits pancréatiques.

Posologie :
Adulte : 1 Inj. IM/14 j.
Grossesse : non
Allaitement : non

Effets secondaires :
Somatuline provoque une douleur au point d'injection, diarrhée, flatulence, douleurs abdominales, nausées et peut être responsable de l'apparition de calculs biliaires.

Contre-indications :
Somatuline est contre-indiqué en cas d'hypersensibilité au produit.

Bon à savoir
Somatuline doit être conservé au réfrigérateur entre 2 °C et 8 °C.

SORBITOL DELALANDE
Médicaments de la digestion

NR

Prix : Libre
Équivalents ou génériques : Aucun
Laboratoire : Sanofi-Synthélabo
DCI : *sorbitol*
Présentations/Composition : Poud. pour Sol. Buv. : 5 g de sorbitol/Sach. (boîte de 20 Sach.)

Indications : *Dyspepsie, Constipation*

Sorbitol qui est indiqué dans les troubles mineurs de la digestion (dyspepsie) est un traitement d'appoint de la constipation.

Précautions/Interactions :

Sorbitol agit sur les douleurs liées à la contraction de la vésicule biliaire et aux digestions « difficiles ».
En cas de persistance des douleurs, malgré le traitement ou en cas de fièvre associée, consulter un médecin.
Il est déconseillé d'associer Sorbitol avec des médicaments contenant du kayexalate, cette association pouvant entraîner un accident grave au niveau du côlon (nécrose colique).

Posologie :
Adulte
Dyspepsie : 3 Sach./ j. au début des repas
Constipation : 1 Sach. le matin à jeun
Enfant (Constipation) : 1/2 Sach. le matin à jeun
Grossesse : non
Allaitement : non

Effets secondaires :
Sorbitol peut provoquer une diarrhée, nécessitant d'interrompre le traitement.

Contre-indications :
Sorbitol est contre-indiqué en cas d'obstruction des voies biliaires et en cas de maladie inflammatoire du côlon (maladie de Crohn, rectocolite) ainsi qu'en cas de suspicion d'occlusion intestinale.

> **Bon à savoir**
> Diluer le contenu du sachet dans un verre d'eau à boire au début du repas.

SORIATANE
Traitements du psoriasis

65 %

Prix : 25,68 € - 30 gélules (10 mg)
52,09 € - 30 gélules (25 mg)
Équivalents ou génériques : Aucun
Laboratoire : Roche
DCI : *acitrétine*
Présentations/Composition : Gél. : 10 et 25 mg

Indications : *Psoriasis, Hyperkératose*

L'acitrétine est un dérivé de la vitamine A qui régule la prolifération des cellules de la peau chez les personnes atteintes de psoriasis ou d'autres maladies cutanées. Il est indiqué dans le traitement de différentes sortes de psoriasis (pustuleux, érythrodermique, palmoplantaire, dans les formes sévères résistantes aux autres traitements), et dans les maladies dermatologiques comme l'ichtyose grave (plus communément appelée « peau de crocodile ») ou la maladie de Darier.

Précautions/Interactions :
Les femmes en âge de procréer doivent obligatoirement utiliser une contraception efficace à débuter 1 mois avant le début du traitement et à poursuivre 2 ans après l'arrêt, car l'acitrétine provoque de graves malformations chez le fœtus. Le don du sang est également interdit pendant 1 an après l'arrêt du traitement pour éviter de transfuser une femme enceinte.
Des bilans osseux, lipidiques et du foie sont régulièrement effectués avant et pendant le traitement à la recherche d'effets toxiques graves. Chez l'enfant, l'acitrétine ne doit être utilisé que comme ultime recours en regard des troubles de la croissance osseuse qu'il occasionne.
Les minipilules contraceptives, les tétracyclines, la phénytoïne, la vitamine A et l'isotrétinoïne sont contre-indiquées pendant le traitement. Il est conseillé d'utiliser une pilule normodosée en remplacement d'une minipilule.

Posologie :
Adulte : 10 à 25 mg/j. pendant 2 à 3 Sem. puis augmentation jusqu'à 75 mg/j. maxi en 1 prise à l'1 des repas
Entretien : 25 à 35 mg/j. en 1 prise à l'1 des repas

Sotalex

Grossesse : non
Allaitement : non

Effets secondaires :
Une desquamation de la peau et des fissures des commissures des lèvres sont quasi constantes. Les sécheresses du nez, de la bouche et des yeux, les conjonctivites, les intolérances aux lentilles cornéennes, les chutes de cheveux sont très fréquentes. Les traitements prolongés et à fortes doses peuvent provoquer des troubles ostéo-articulaires (calcifications tendineuses, ostéoporose) notamment chez l'enfant (soudure des cartilages de conjugaison et arrêt de la croissance). Des malformations cardiaques, du système nerveux et du squelette surviennent de façon majeure chez le fœtus d'une mère traitée par l'acitrétine.

Contre-indications :
Les femmes en âge de procréer et sans contraception efficace, les personnes souffrant d'une insuffisance hépatique ou rénale, d'une hypervitaminose A ou d'une augmentation des lipides sanguins ne doivent absolument pas suivre ce traitement.

Délai d'action :
Le taux d'équilibre du médicament dans l'organisme est atteint en 7 à 10 jours après la prise de doses régulières.

En cas d'oubli :
Prendre les gélules correspondant à la dose quotidienne et poursuivre le traitement.

Signes de surdosage :
Lors d'une intoxication massive, arrêter l'administration de l'acitrétine et prévenir le médecin. L'acitrétine étant très faiblement toxique lors d'un surdosage aigu, il ne provoque que des maux de tête et des vertiges.

Bon à savoir
Une aggravation transitoire des symptômes de la maladie traitée est possible en début de traitement. Les gélules sont à conserver à l'abri de la lumière, de l'humidité et à une température inférieure à 25 °C.

SOTALEX
Antihypertenseurs

65 % ; TFR
Prix : 3,17 € - 30 comprimés (80 mg)
5,47 € - 30 comprimés (160 mg)

Équivalents ou génériques : *Sotalol Almus*, *Sotalol Arrow*, *Sotalol Biogaran*, *Sotalol Cristers*, *Sotalol EG*, *Sotalol Ivax*, *Sotalol Merck*, *Sotalol Ranbaxy*, *Sotalol Ratiopharm*, *Sotalol RPG*, *Sotalol Sandoz*, *Sotalol Téva*, *Sotalol Winthrop*
Laboratoire : Bristol-Myers Squibb
DCI : *sotalol*
Présentations/Composition : Cp. : 80 et 160 mg

Indications : *Tachycardie ventriculaire et supraventriculaire*
Sotalex appartient à la classe des bêta-bloquants, remèdes qui inhibent l'action de certaines hormones appelées catécholamines (dont l'adrénaline) au niveau du cœur, des poumons et des vaisseaux. Ils diminuent le rythme cardiaque, ralentissent la conduction de l'influx nerveux à l'intérieur du cœur, diminuent la force contractile du ventricule gauche, diminuent la consommation d'oxygène du cœur et baissent la tension artérielle. Mais ils ont aussi un effet sur le poumon (bronchoconstriction), les vaisseaux des extrémités (vasoconstriction) et le taux de sucre dans le sang (hypoglycémie). Sotalex est utilisé spécifiquement pour la prévention des crises de tachycardies ventriculaires et parfois des tachycardies supraventriculaires. La mise en route de ce traitement ne peut être fait qu'à l'hôpital sous surveillance spécialisée.

Précautions/Interactions :
Le traitement par les bêta-bloquants doit être utilisé avec prudence en cas d'insuffisance cardiaque, de maladie respiratoire chronique, d'angor de Prinzmetal (crise d'angine de poitrine au repos), de certains troubles du rythme cardiaque, de diabète, de phéochromocytome, de maladie cutanée (psoriasis) et chez les patients âgés. En cas d'insuffisance rénale, le traitement doit être adapté en fonction des tests de contrôle de la créatinine.
Le traitement au Sotalex ne doit être entrepris qu'après dosage du potassium sanguin et contrôle de la fonction rénale, et sous contrôle électrocardiographique simultané.
L'association de Sotalex est contre-indiquée avec la floctafénine (Idarac) et le sultopride (Barnétil), et elle est déconseillée avec l'amiodarone (Cordarone) ainsi qu'avec les diurétiques.
Si vous devez être opéré, avertissez l'anesthésiste de votre traitement, car il ne doit pas être

interrompu brutalement et il exige une surveillance particulière pendant l'intervention.
L'association doit être faite avec précaution en cas d'utilisation de médicaments antagonistes du calcium (Adalate, Tildiem, Cordium, Loxen, Isoptine), en cas d'association avec d'autres antiarythmiques, avec le baclofène (Liorésal), l'insuline et les médicaments antidiabétiques.
De nombreuses classes thérapeutiques doivent être utilisées avec prudence : antidépresseurs imipraminiques, neuroleptiques, anti-inflammatoires non stéroïdiens, tétracosactide (Synacthène), méfloquine (Lariam).
Sotalex peut provoquer une réponse positive lors des tests antidopage réalisés chez les sportifs.

Posologie :
Adulte : 1 à 2 Cp. 160 mg/j.
Grossesse : oui, sous surveillance
Allaitement : non

Effets secondaires :
Les effets indésirables les plus fréquents sont la bradycardie, les œdèmes, la douleur thoracique, les troubles de l'électrocardiogramme, la fatigue, l'insomnie, les troubles nerveux. Plus rarement, Sotalex peut provoquer une crise d'asthme, une chute importante de la tension artérielle, une hypoglycémie, des éruptions cutanées, nécessitant dans tous les cas un arrêt du traitement.

Contre-indications :
Les bêta-bloquants sont interdits en cas d'asthme et d'insuffisance cardiaque non soignée. Ils ne peuvent pas être utilisés si le patient présente un rythme cardiaque trop lent (bradycardie) ou dans certains troubles du rythme (bloc auriculo-ventriculaire de 2e ou 3e degré). Le Sotalex est également contre-indiqué devant certaines anomalies de l'électrocardiogramme (syndrome du QT long), lorsque le patient présente des torsades de pointes (type de tachycardie ventriculaire), et s'il présente une hypotension artérielle, à moins que celle-ci ne soit due aux troubles du rythme cardiaque.
Ils sont contre-indiqués en cas de phénomène de Raynaud et de troubles artériels des mains et des pieds, en cas de tumeur non traitée de la glande surrénale (phéochromocytome).

Délai d'action :
L'effet du médicament apparaît en 2 à 4 heures après la prise.

En cas d'oubli :
Prendre immédiatement le comprimé oublié sans dépasser la dose journalière prescrite.

Signes de surdosage :
Il provoque un ralentissement excessif du cœur et une baisse importante de la tension qui exige une hospitalisation en service d'urgence pour l'administration d'antidote.

> *Bon à savoir*
>
> Les traitements bêta-bloquants ne doivent jamais être interrompus brutalement chez les malades du cœur : l'arrêt brusque peut provoquer un infarctus du myocarde, des troubles du rythme graves et le décès.

SOUFRANE
Traitements du nez, de la gorge et des oreilles

NR
Prix : Libre
Équivalents ou génériques : Solacy, Actisoufre
Laboratoire : Sanofi Winthrop
DCI : *acide ténoïque*
Présentations/Composition : Sol. nasale : flacon Pulv. 20 ml

Indications : *Rhinite, Rhinopharyngite*
Le soufre active les défenses immunitaires de l'organisme et permet de diminuer les infections des muqueuses respiratoires du nez, de la gorge et des sinus.

Précautions/Interactions :
Il est conseillé de limiter l'utilisation de Soufrane en cas de régime hyposodé en raison de l'apport en sel des ampoules.

Posologie :
Adulte : 1 Pulv. par narine 4 à 6 fois/j.
Grossesse : après avis médical
Allaitement : après avis médical

Effets secondaires :
Soufrane peut provoquer quelques réactions allergiques.

Contre-indications :
Soufrane est contre-indiqué en cas d'intolérance au soufre et aux parabens contenus dans le flacon.

> *Bon à savoir*
>
> Bien tenir le flacon vertical, l'embout vers le haut.

SPAGULAX
Laxatifs

30 %
Prix : 3,72 € - 20 sachets (5 g)
3,72 € - 20 sachets (10 g)
6,97 € - granulés (700 g)
Équivalents ou génériques : Aucun
Laboratoire : Almirall
DCI : *ispaghul*
Présentations/Composition : Sach. : 7 g d'ispaghul
Gran. : 3 g d'ispaghul/c. à c.

Indications : *Constipation*
Spagulax augmente le volume des selles et facilite l'expulsion par effet mécanique en cas de constipation.

Précautions/Interactions :
Spagulax est réservé à l'adulte.
Spagulax est un traitement mécanique de la constipation, qui ne dispense pas de suivre les règles habituelles de prévention de la constipation : boire beaucoup d'eau, manger des fruits et des légumes, avoir une activité physique régulière.
En cas de constipation prolongée, d'alternance de diarrhée et de constipation, ou de douleurs abdominales, consulter un médecin.
Tenir compte de la présence de sucre en cas de régime diabétique.

Posologie :
Adulte : 1 Sach. ou 3 c. à c. avant ou après les repas
Grossesse : oui
Allaitement : oui

Effets secondaires :
Spagulax peut provoquer un ballonnement intestinal.

Contre-indications :
Spagulax est contre-indiqué en cas de dilatation congénitale du côlon (mégacôlon) et de suspicion d'occlusion intestinale.

Délai d'action :
L'effet sur la constipation se manifeste après 2 à 3 jours de traitement.

> **Bon à savoir**
> Il est conseillé de boire un peu d'eau avec les granulés, sans les mâcher, et de ne pas avaler les granulés en position allongée : ils peuvent en effet stagner dans l'œsophage et favoriser une obstruction, en particulier chez les personnes âgées.

SPASFON/SPASFON-LYOC
Antalgiques

15 % ; TFR
Prix : 2,81 € - 30 comprimés
2,13 € - 10 comprimés
2,87 € - 10 suppositoires
3,56 € - 6 ampoules injectables
Équivalents ou génériques : Phloroglucinol Actavis, Phloroglucinol Arrow, Phloroglucinol Biogaran, Phloroglucinol Cristers, Phloroglucinol EG, Phloroglucinol Isomed, Phloroglucinol Merck, Phloroglucinol Qualimed, Phloroglucinol RPG, Phloroglucinol Sandoz, Phloroglucinol Téva, Solispam
Laboratoire : Céphalon
DCI : *phloroglucinol*
Présentations/Composition : Cp. : 80 mg ; Suppos. : 150 mg ; Amp.Inj. : 40 mg

Indications : *Douleur*
Le Spasfon calme les douleurs liées à des spasmes des voies digestives, biliaires ou urinaires notamment en cas de coliques hépatiques ou néphrétiques. Il est également utilisé en gynécologie en cas de douleurs spasmodiques et en obstétrique en cas de contractions utérines.

Précautions/Interactions :
Il faut éviter d'associer des analgésiques majeurs morphiniques qui risquent d'accroître le spasme et les douleurs au cours du traitement.
Spasfon peut être utilisé en cas de glaucome ou d'hypertrophie prostatique.

Posologie :
Adulte : 1 à 3 Amp. Inj. à renouveler, 2 Lyoph. Lyoc à renouveler, puis 2 Cp. 2 à 3 fois/j. ou 1 Suppos. 3 fois/j.
Enfant : 1 Lyoph. 2 fois/j. puis 1 Lyoph. 2 fois/j.
Grossesse : après avis médical
Allaitement : non

Effets secondaires :
Dans de très rares cas, le Spasfon est à l'origine de réactions cutanées allergiques.

Contre-indications :
Les antalgiques morphiniques majeurs (type morphine et dérivés) sont contre-indiqués en association avec le Spasfon, car ils peuvent accroître le spasme et les douleurs.

Délai d'action :
Le délai d'action est très rapide pour la forme lyophilisat oral dissous sous la langue et pour la forme injectable.

> **Bon à savoir**
> Médicament très efficace en cas de douleurs viscérales d'origine spasmodique. La forme lyophilisat oral, en se dissolvant sous la langue, a permis de raccourcir le délai d'action du Spasfon et d'avoir des effets antalgiques plus rapides et plus importants. Les lyophilisats oraux sont à dissoudre en les plaçant sous la langue et en les laissant fondre entièrement, sans avaler pour obtenir un effet rapide. Il est également possible de les avaler dissous dans un verre d'eau. Pour les enfants, on donne 1 lyophilisat oral dissous dans un verre d'eau ou de jus de fruits 2 fois par jour. Les suppositoires sont à conserver à l'abri de la chaleur.

SPASMAG
Sels minéraux

NR ; (5 Amp. Inj.)   35 %

Prix : 3,94 € - 60 gélules
3,87 € - 30 ampoules buvables
2,76 € - 5 ampoules injectables
Équivalents ou génériques : Aucun
Laboratoire : Grimberg
DCI : *levure, magnésium*
Présentations/Composition : Gél. : 419,5 mg de sulfate de magnésium et 50 mg de levure Saccharomyces
Amp. Buv. : 1,2 g de sulfate de magnésium et 100 mg de levure Saccharomyces
Amp. Inj. : 1,2 g de sulfate de magnésium

Indications : *Carences en magnésium*
Spasmag est indiqué dans toutes les maladies qui provoquent une carence en magnésium, ainsi que pour le traitement des troubles liés à la spasmophilie.

Précautions/Interactions :
Les carences en magnésium sont exceptionnelles. Les besoins sont généralement couverts par l'alimentation, et sont un peu plus élevés chez la femme enceinte ou les sportifs.
L'utilisation de Spasmag est déconseillée avec les cyclines (antibiotiques) et avec les quinidiniques (antiarythmiques cardiaques). Il est préférable d'espacer les 2 prises d'au moins 3 heures.
Il est préférable de ne pas associer calcium et magnésium dans la même prise.

Posologie :
Adulte : 6 à 8 Cp. ou 3 à 4 Amp. Buv./j.
Enfant : 4 à 6 Cp. ou 1 à 4 Amp. Buv./j.
Grossesse : oui
Allaitement : non

Effets secondaires :
Le magnésium peut provoquer diarrhées et douleurs abdominales.

Contre-indications :
Le magnésium est contre-indiqué en cas d'insuffisance rénale sévère.

> **Bon à savoir**
> Bien que son activité ne soit pas démontrée, le magnésium est efficace contre les troubles associés à la spasmophilie, comme la fatigue, la nervosité ou les troubles du sommeil.

SPASMODEX
Antispasmodiques

NR

Prix : 2,06 € - 30 comprimés
Équivalents ou génériques : Aucun
Laboratoire : Crinex
DCI : *dihexyvérine*
Présentations/Composition : Cp. : 10 mg de dihexyvérine

Indications : *Troubles fonctionnels digestifs*
Spasmodex est un traitement d'appoint pour les troubles fonctionnels du tube digestif et des voies biliaires.

Précautions/Interactions :
Spasmodex est un médicament réservé à l'adulte.
Spasmodex est déconseillé avec les médicaments qui ont également un effet atropinique, en particulier les antidépresseurs imipraminiques, les antihistaminiques, certains médicaments antiparkinsoniens et neuroleptiques.

Posologie :
Adulte : 1 à 2 Cp. 3 fois/j.

Spasmopriv

Grossesse : non
Allaitement : non

Effets secondaires :
Spasmodex peut provoquer une sécheresse de la bouche, une constipation, des troubles transitoires de la vue, une diminution des larmes, une sécheresse des sécrétions bronchiques, des palpitations cardiaques. Tous ces effets secondaires disparaissent à l'arrêt du traitement ou à la diminution de la posologie journalière.

Contre-indications :
Spasmodex est contre-indiqué en cas de glaucome et d'hypertrophie de la prostate.

Délai d'action :
Spasmodex est actif en 1 heure.

Signes de surdosage :
Le surdosage entraîne des troubles du rythme cardiaque (tachycardie) et des signes d'intoxication par l'atropine (troubles de la vue, ouverture de la pupille, agitation, confusion) nécessitant une hospitalisation en service spécialisé.

Bon à savoir
Spasmodex doit être pris avec un verre d'eau après les repas ou au moment des douleurs digestives.

SPASMOPRIV
Antispasmodiques

15 % ; (Cp) 30 % ; TFR
Prix : 2,48 € - 30 gélules (100 mg)
5,11 € - 30 comprimés (200 mg)
Équivalents ou génériques : Duspatalin, Mébévérine EG, Mébévérine Merck, Mébévérine Qualimed, Mébévérine Zydus
Laboratoire : Winthrop
DCI : *mébévérine*
Présentations/Composition : Gél. : 100 mg de mébévérine ; Cp. : 200 mg de mébévérine

Indications : *Troubles fonctionnels digestifs*
Spasmopriv est un traitement d'appoint pour les troubles fonctionnels du tube digestif et des voies biliaires.

Précautions/Interactions :
Spasmopriv est un médicament réservé à l'adulte.

Posologie :
Adulte : 2 Gél. 3 fois/j.
Grossesse : non au cours du 1er trimestre

Allaitement : non

Effets secondaires :
Spasmopriv peut provoquer des nausées, des maux de tête et des vertiges.

Contre-indications :
Il n'existe pas de contre-indications à l'utilisation de Spasmopriv.

Délai d'action :
Spasmopriv est actif en 1 heure.

SPIRIVA
Antiasthmatiques

65 %
Prix : 40,76 € - 30 gélules
Équivalents ou génériques : Aucun
Laboratoire : Boehringer Ingelheim
DCI : *tiotropium bromure monohydrate*
Présentations/Composition : Poud. pour Inh. en Gél. : 18 µg de tiotropium

Indications : *Bronchopneumopathies chroniques*
Spiriva est un bronchodilatateur utilisé dans le traitement des bronchopneumopathies chroniques obstructives.

Précautions/Interactions :
La posologie habituelle est d'inhaler le contenu d'une gélule une fois par jour, de préférence à heure fixe, à l'aide d'un dispositif spécial vendu avec le médicament.
Spiriva peut être utilisé en cas d'insuffisance hépatique ou rénale.
Spiriva doit être utilisé avec précaution en cas de glaucome et d'hypertrophie de la prostate.

Posologie :
Adulte : 1 Inh. de Gél./j.
Enfant < 18 ans : non
Grossesse : non
Allaitement : non

Effets secondaires :
Spiriva peut être responsable de maux de tête et d'infections sans gravité (rhume, infections des voies aériennes supérieures).

Contre-indications :
Spiriva est contre-indiqué en cas d'hypersensibilité à tiotropium.

En cas d'oubli :
Inhaler la dose dès que possible, mais ne pas inhaler de dose double.

Signes de surdosage :
Spiriva peut être responsable de troubles visuels, de maux de tête, de sécheresse buccale et nasale, somnolence, vertige, constipation, agitation ou asthénie, accélération du rythme cardiaque.

Bon à savoir
> Ce médicament doit être utilisé seulement par inhalation. Il ne doit pas être avalé.

SPORANOX
Antifongiques

65 %

Prix : 45,03 € - 30 gélules
89,31 € - flacon (150 ml)
Équivalents ou génériques : *Itraconazole Merck, Itraconazole Sandoz, Itraconazole Téva, Itraconazole Winthrop*
Laboratoire : Janssen-Cilag
DCI : *itraconazole*
Présentations/Composition : Gél. : 100 mg (30 Gél.)
Sol. Buv. flacon 150 ml : 100 mg/c. mes.

Indications : *Mycoses sévères*
Ce médicament s'oppose au développement des champignons chez l'homme et il est utilisé dans le traitement de mycoses graves ou extrêmement rares.

Précautions/Interactions :
Les gélules d'itraconazole sont à prendre non ouvertes et juste après un repas pour en améliorer l'efficacité. Les femmes en âge d'avoir des enfants doivent utiliser un moyen de contraception efficace pendant tout le traitement.
Des contrôles sanguins et hépatiques sont régulièrement effectués au cours des traitements supérieurs à 1 mois. Les doses sont adaptées en cas d'insuffisance rénale.
Il est préférable d'éviter la prise de boisson ou de médicaments contenant de l'alcool. De nombreux médicaments sont contre-indiqués avec l'itraconazole, il faut donc prévenir le médecin d'un traitement en cours éventuel.

Posologie :
Adulte : 2 à 4 Gél. en 1 prise ou 2 à 4 c. mes./j.
Grossesse : non
Allaitement : non

Effets secondaires :
Le traitement peut entraîner des nausées, des vomissements, de la constipation, des éruptions cutanées, des maux de tête, des vertiges et des insuffisances hépatiques. Exceptionnellement, des troubles neurologiques périphériques peuvent survenir.

Contre-indications :
Ce médicament est contre-indiqué en cas de sensibilisation antérieure à l'itraconazole et molécules apparentées, en association avec l'astémizole, le cisapride, le terfénadine, l'ébastine, le triazolam et le midazolam.

Signes de surdosage :
Dans cette éventualité, l'hospitalisation est nécessaire.

Bon à savoir
> L'itraconazole étant très toxique pour le foie, il faut immédiatement interrompre le traitement et prévenir son médecin en cas d'apparition de fièvre, prurit (envie de se gratter), fatigue importante, douleurs abdominales, nausées, vomissements, urines foncées, selles décolorées ou ictère (jaunisse).

SPRÉGAL
Antiparasitaires

NR

Prix : Libre
Équivalents ou génériques : Ascabiol
Laboratoire : SCAT
DCI : *esdépalléthrine, butoxyde de pipéronyle*
Présentations/Composition : Sol. pour Applic. Loc. : flacon pressurisé de 160 g

Indications : *Gale*
Ce produit permet le traitement de la gale chez le nourrisson, l'enfant et l'adulte.

Précautions/Interactions :
Il faut éviter de pulvériser ce produit sur les muqueuses et dans les yeux en protégeant avec un mouchoir le visage des nourrissons et des enfants.
Ne pas appliquer sur le cuir chevelu.
Un traitement contre l'impétigo ou l'eczéma est d'abord nécessaire si la gale s'est surinfectée ou eczématisée.
En cas de pulvérisation accidentelle dans les yeux, rincer abondamment à l'eau claire et consulter un ophtalmologiste.

Sprycel

Posologie :
Adulte, Enfant, Nourrisson : Pulv. sur tout le corps sauf sur le visage et le cuir chevelu. Laisser agir 12 h, laver et rincer abondamment. Il est possible de recommencer l'opération 10 j. après
Grossesse : après avis médical
Allaitement : après avis médical

Effets secondaires :
Une irritation momentanée des muqueuses respiratoires peut survenir au moment de la pulvérisation du produit ainsi qu'un prurit (envie de se gratter). Ce prurit peut persister pendant 10 à 12 jours et ne doit pas conduire à renouveler l'opération.

Contre-indications :
En l'absence d'informations suffisantes sur son éventuelle toxicité sur le fœtus et le nouveau-né, il est préférable de ne pas l'utiliser pendant la grossesse ni l'allaitement.

Délai d'action :
Le produit doit être appliqué 12 heures minimum pour être efficace contre la gale.

Bon à savoir

Le traitement doit s'effectuer vers 19 heures afin de garder le produit sur le corps toute la nuit en évitant toute toilette, y compris des mains. Pulvériser le produit de haut en bas sur le corps à 20 ou 30 cm de distance, en évitant le visage et le cuir chevelu. Insister sur les plis cutanés et entre les doigts des mains et des pieds, sans oublier les organes génitaux. Laisser agir 12 heures puis se savonner et se rincer abondamment. Traiter tous les membres de l'entourage le même jour à la même heure, même s'il n'existe pas de symptôme. Les vêtements et la literie seront désinfectés à l'aide d'une préparation insecticide.

SPRYCEL
Anticancéreux

100 %
Prix : 2 004,78 € - 60 comprimés (20 mg)
3 967,45 € - 60 comprimés (50 mg)
3 967,45 € - 60 comprimés (70 mg)
3 967,45 € - 30 comprimés (100 mg)
3 967,45 € - 30 comprimés (140 mg)
Équivalents ou génériques : Aucun
Laboratoire : Bristol Myers Squibb

DCI : *dasatinib monohydrate*
Présentations/Composition : Cp. : 20, 50, 70 ou 140 mg de dasatinib

Indications : *Leucémie myéloïde chronique*
Sprycel est indiqué dans le traitement de la leucémie myéloïde chronique, en cas de résistance à un autre traitement, ou en cas de leucémie aiguë lymphoblastique.

Précautions/Interactions :
Sprycel ne peut être prescrit que par un médecin spécialiste dans le cadre de l'hôpital.
La posologie habituelle est de 70 milligrammes par jour au maximum, puis de 100 à 140 milligrammes par jour au maximum pendant la phase d'entretien, en deux prises (matin et soir).
Les comprimés doivent être administrés pendant ou en dehors des repas, sans être ni écrasés, ni coupés.
Sprycel doit être utilisé avec précaution en cas d'insuffisance hépatique, d'altération des dosages sanguins de potassium et de magnésium, de troubles du rythme cardiaque.
Les hommes comme les femmes doivent utiliser une contraception efficace durant le traitement en raison des effets possibles (inconnus) sur le sperme.
Sprycel peut être responsable d'étourdissements et de troubles de la vision, nécessitant des précautions en cas de conduite automobile.
Sprycel doit être utilisé avec précaution et après analyse clinique et biologique, lorsqu'un autre traitement médicamenteux est en cours.

Posologie :
Adulte : 2 Cp./j.
Grossesse : non
Allaitement : non

Effets secondaires :
Sprycel est responsable de nombreux effets secondaires, en particulier sur le système sanguin, cardiaque, pancréatique, cutané, pulmonaire, nécessitant une surveillance constante du traitement en milieu spécialisé.

Contre-indications :
Sprycel est contre-indiqué en cas d'hypersensibilité au dasatinib et chez les enfants et adolescents de moins de 18 ans.

En cas d'oubli :
Ne pas prendre de dose double et continuer normalement le traitement.

STABLON
Antidépresseurs

 65 %

Prix : 9,48 € - 28 comprimés
Équivalents ou génériques : Aucun
Laboratoire : Servier
DCI : *tianeptine*
Présentations/Composition : Cp. : 12,5 mg

Indications : *États dépressifs, Somnambulisme*
Les antidépresseurs sont des stimulants de l'humeur qui permettent de traiter la tristesse des dépressions nerveuses. Ils agissent sur les centres nerveux du cerveau par l'intermédiaire des neuromédiateurs en régulant leurs activités. Le Stablon possède une efficacité équivalente aux imipraminiques dans les états dépressifs majeurs tout en étant moins toxique. Il est également utilisé dans les cas de dépression apparaissant au cours des sevrages d'alcool.

Précautions/Interactions :
Une surveillance attentive du traitement est nécessaire pour détecter les signes d'hépatite provoquée par le traitement. En cas de coloration foncée des urines, de prurit (envie de se gratter), de douleurs abdominales, de fièvre et d'apparition d'ictère (« jaunisse »), arrêter le médicament et prévenir son médecin.
La posologie doit être diminuée en cas d'insuffisance rénale et chez les personnes de plus de 70 ans.
Le traitement est mis en route progressivement puis la dose efficace est stabilisée pendant 4 à 6 mois minimum. Le médecin choisit ensuite de poursuivre ou d'interrompre l'antidépresseur en fonction des symptômes. Dans ce cas, l'arrêt progressif se déroule sur 1 mois environ.
Les antidépresseurs IMAO sont contre-indiqués.

Posologie :
Adulte : 12,5 mg 3 fois/j.
Adulte > 70 ans et insuffisant rénal : 12,5 mg 2 fois/j.
Grossesse : non
Allaitement : non

Effets secondaires :
Un risque d'hépatite, réversible à l'arrêt du traitement, existe avec cet antidépresseur. Une bouche sèche, une somnolence, des insomnies et de l'irritabilité, des cauchemars, des palpitations, une augmentation du rythme cardiaque, des douleurs dans la poitrine, des vertiges, des nausées, une constipation, des maux de ventre, des bouffées de chaleur, des douleurs musculaires, des lombalgies ou une sensation de boule dans la gorge peuvent survenir au cours du traitement.

Contre-indications :
L'association aux antidépresseurs IMAO, une maladie hépatique ou une hépatite après prise de tianeptine, un âge inférieur à 15 ans contre-indiquent la prise de cet antidépresseur.

Délai d'action :
Le délai d'action des antidépresseurs varie de 7 jours à 4 voire 6 semaines après la mise en route du traitement.

Signes de surdosage :
L'intoxication aiguë au Stablon nécessite une hospitalisation en urgence pour lavage gastrique et surveillance cardiorespiratoire et rénale.

En cas d'oubli :
Reprendre les comprimés sans dépasser la dose quotidienne.

> **Bon à savoir**
>
> *Une hospitalisation est parfois nécessaire en début de traitement car le changement d'humeur provoqué par le médicament est parfois trop rapide, avec un risque de suicide accru, nécessitant une surveillance et un traitement complémentaire à base d'anxiolytiques, de somnifères et dans certains cas de neuroleptiques.*

STAGID
Antidiabétiques

 65 %

Prix : 3,60 € - 30 comprimés
9,05 € - 100 comprimés
Équivalents ou génériques : Metformine Alter, Metformine Arrow, Metformine Biogaran, Metformine Bluefish, Metformine Cristers, Metformine EG, Metformine Isomed, Metformine Mylan, Metformine Pfizer,

Stalevo

Metformine PHR, *Metformine Ranbaxy*, *Metformine Ratiopharm*, *Metformine RPG*, *Metformine Sandoz*, *Metformine Téva*, *Metformine Winthrop*, *Metformine Zydus*, Glucophage

Laboratoire : Merck Lipha Santé
DCI : *metformine*
Présentations/Composition : Cp. : 700 mg de metformine

Indications : *Diabète type 1, Diabète type 2*
Stagid est un biguanide indiqué pour le traitement du diabète non insulino-dépendant (diabète de type 2) de l'adulte et du sujet âgé lorsque le régime n'est pas suffisant pour contrôler l'hyperglycémie, ainsi que pour le diabète insulino-dépendant (diabète de type 1), en complément de l'insuline.

Précautions/Interactions :
Stagid peut être associé à l'insuline dont il permet de réduire les doses.
Au contraire des sulfamides hypoglycémiants, Stagid ne stimule pas la sécrétion d'insuline mais permet une meilleure utilisation de l'insuline circulante et du glucose. Stagid ne provoque pas d'hypoglycémie même chez le non-diabétique, en revanche il peut provoquer des accidents d'acidocétose.
La prise de Stagid ne dispense pas de suivre un régime hypocalorique adapté.
Si le diabète peut être contrôlé par le régime seul, un traitement avec Stagid n'est pas justifié.
Le traitement avec Stagid exige de faire préalablement et régulièrement un dosage de créatinine pour évaluer la fonction rénale.
L'association de Stagid est déconseillée avec l'alcool, danazol (Danatrol). Elle doit être faite avec précaution avec de nombreux médicaments, notamment chlorpromazine, corticoïdes, progestatifs, salbutamol, terbutaline, ritodrine, diurétiques et produits de contraste iodés (radiologie). Signalez toujours à votre médecin la prise d'un nouveau traitement, car il peut modifier l'équilibre de votre traitement antidiabétique.
En cas d'examen radiologique nécessitant l'emploi de produits de contraste, arrêter le traitement 48 heures avant puis le reprendre 48 heures après l'examen. En cas de nécessité, remplacer par un traitement à l'insuline.

Posologie :
Adulte : 3 Cp./j. en 3 prises

Grossesse : non
Allaitement : non
Effets secondaires :
Stagid provoque des troubles digestifs (nausées, vomissements, diarrhées), le plus souvent au début du traitement. Le principal effet indésirable de Stagid est l'acido-cétose, ou acidose lactique, qui nécessite un traitement en urgence. Cet accident survient lorsque le diabète est mal équilibré, en cas d'apparition d'une insuffisance rénale, hépatique, ou en cas d'intoxication éthylique. L'acidose lactique se manifeste par des crampes, douleurs abdominales, troubles digestifs, asthénie qui évolueront rapidement vers l'hypothermie et un état comateux en l'absence de traitement.

Contre-indications :
Stagid est contre-indiqué en cas d'insuffisance rénale même modérée, examen radiologique avec produits de contraste, intervention chirurgicale, insuffisance hépatique, alcoolisme chronique, maladies pouvant entraîner un défaut d'oxygénation tissulaire (infarctus du myocarde, insuffisance cardiaque) ainsi que dans les maladies susceptibles de provoquer une défaillance rénale (infections avec septicémies, déshydratation, diarrhées importantes).

Délai d'action :
Stagid est efficace en 2 à 3 heures et les prises doivent être réparties dans la journée.

Signes de surdosage :
La prise excessive de Stagid provoque une acidose lactique.

STALEVO
Antiparkinsoniens

65 %
Prix : 97,61 € - 100 comprimés 100/25/200
100,57 € - 100 comprimés 125/31,25/200
102,35 € - 100 comprimés 150/37,5/200
107,08 € - 100 comprimés 200/50/200
94,05 € - 100 comprimés 50/12,5/200
96,42 € - 100 comprimés 75/18,75/200
Équivalents ou génériques : Aucun
Laboratoire : Novartis
DCI : *lévodopa, carbidopa, entacapone*
Présentations/Composition : Cp. : 50 à 200 mg de lévodopa, 12,5 à 50 mg de carbidopa, 200 mg d'entacapone

Indications : *Maladie de Parkinson*
Stalevo est indiqué dans le traitement de la maladie de Parkinson, lorsque celle-ci est insuffisamment stabilisée par la lévodopa et la carbidopa.

Précautions/Interactions :
La posologie est de 1 à 10 comprimés par jour et doit être ajustée prudemment, en fonction des traitements antérieurs ou en cours.
Ce médicament doit être utilisé avec prudence en cas de maladie cardiovasculaire, asthme, maladie rénale, maladie hépatique, antécédents d'ulcère gastro-duodénal, de convulsions.
Ce médicament ne doit pas être utilisé pour contrôler le syndrome extra-pyramidal d'origine médicamenteuse.
Stalevo doit être utilisé avec prudence en cas d'association avec des médicaments antihypertenseurs ou antidépresseurs.

Posologie :
Adulte : 1 à 10 Cp./j.
Enfant et adolescent < 18 ans : non
Grossesse : non
Allaitement : non

Effets secondaires :
Stalevo peut être responsable de somnolence, pouvant aller jusqu'à la recommandation de ne pas conduire d'automobile jusqu'à la disparition de cet effet secondaire. Il peut également être responsable de vertiges, d'hypotension artérielle, fatigue, maux de tête, bouffées de chaleur, hyperhydrose, insomnie, hallucinations, confusion mentale, cauchemars, agitation, et surtout de dépression.

Contre-indications :
Stalevo est contre-indiqué en cas d'intolérance à la lévodopa, carbidopa et entacapone, en cas d'insuffisance hépatique sévère, en cas de glaucome, de phéochromocytome, ou en association avec certains médicaments comme les IMAO ou la phénelzine.

> **Bon à savoir**
> Ce médicament doit être pris sans être croqué ni mâché, en dehors ou pendant les repas, à distance d'autres prises de médicaments.

Les médicaments doivent être conservés hors de portée des enfants.

STAMARIL
Vaccins

 NR

Prix : Libre
Équivalents ou génériques : Aucun
Laboratoire : Pasteur Vaccins
DCI : *vaccin amaril vivant*
Présentations/Composition : 1 flacon de poudre + seringue 0,5 ml : le virus amaril

Indications : *Prévention de la fièvre jaune*
La vaccination contre la fièvre jaune est recommandée pour toutes les personnes qui voyagent ou qui séjournent en zone d'endémie.

Précautions/Interactions :
Cette vaccination est faite dans les Instituts Pasteur ou dans les centres de vaccination Air France.
Bien respecter les intervalles d'administration en cas d'injection de plusieurs vaccins : le vaccin de la fièvre jaune doit être pratiqué le premier, puis, 15 jours plus tard, les autres vaccins. Si une autre vaccination a été faite, il faut attendre 15 jours.
Une seule injection assure une protection d'environ 10 ans.
Pour éviter les réactions allergiques, il est préférable de faire une injection de 0,1 ml puis, en l'absence de réaction allergique, administrer le reste de la dose 15 minutes plus tard.

Posologie :
Adulte et enfant : 1 Inj. puis rappel tous les 10 ans
Grossesse : non
Allaitement : non

Effets secondaires :
Ce vaccin est souvent responsable d'une réaction 4 à 7 jours après la vaccination, avec fièvre et fatigue.

Contre-indications :
Stamaril est contre-indiqué en cas de déficit immunitaire, d'affection maligne évolutive, d'allergie aux protéines de l'œuf ainsi que chez les enfants de moins de 6 mois.

> **Bon à savoir**
> Le vaccin est à conserver au réfrigérateur entre 2 °C et 8 °C.

STÉDIRIL
Contraceptifs

🗑 65 %

Prix : 1,68 € - 1 plaquette
3,83 € - 3 plaquettes
Équivalents ou génériques : Aucun
Laboratoire : Wyeth-Lederlé
DCI : *norgestrel, éthinylestradiol*
Présentations/Composition : Cp. : 0,50 mg de norgestrel et 0,05 mg d'éthinylestradiol

Indications : *Contraception orale, Dysménorrhées*
Stédiril est un contraceptif estroprogestatif normodosé utilisé pour la contraception orale ou pour le traitement de règles douloureuses.

Précautions/Interactions :
La prise de Stédiril exige de faire un examen clinique, un bilan avec dosage du sucre et des graisses dans le sang, frottis cervical, mammographie.
Stédiril doit être arrêté en cas de survenue d'effets secondaires. Selon leur importance, il faut changer de « pilule » ou choisir un autre moyen de contraception (préservatif, stérilet).
La survenue de maux de tête inhabituels, d'une élévation de la tension artérielle ou de troubles oculaires nécessite d'arrêter la prise de Stédiril.
En cas de vomissements, il est prudent de reprendre 1 comprimé pour s'assurer de la couverture contraceptive.
Il n'y a aucune raison d'utiliser Stédiril pendant la grossesse, mais si la prise a été prolongée pendant les premières semaines de grossesse il n'y a pas risque pour l'enfant ni pour la mère.
Stédiril peut être utilisé comme « pilule du lendemain » à condition de prendre 2 comprimés dans les 72 heures qui suivent le rapport sexuel, puis de nouveau 2 comprimés 12 heures plus tard. Ce traitement provoque une hémorragie dans les 3 à 6 jours.
Stédiril est contre-indiqué avec ritonavir et est déconseillé avec les anticonvulsivants, griséofulvine, rifabutine, rifampicine.
En cas d'intervention chirurgicale il est préférable d'interrompre la pilule un mois avant la date prévue.

La prise de la pilule est fortement déconseillée chez les femmes de plus de 40 ans, en cas d'obésité ou de tabagisme important.

Posologie :
Adulte : 1 Cp./j. pendant 21 j. puis arrêt 7 j.

Effets secondaires :
Stédiril provoque fréquemment nausées, prise de poids, maux de tête, douleurs des seins, irritabilité, symptômes dépressifs, jambes lourdes, acné, séborrhée, saignements intermenstruels ou absence de règles, candidose vaginale, diminution de libido, irritation oculaire par les lentilles de contact, sans que ces symptômes nécessitent une interruption du traitement. Il provoque aussi hypertension artérielle, accidents vasculaires cérébraux, ictères, hypercholestérolémies ou hypertriglycéridémies, diabète, tumeurs mammaires, qui nécessitent toujours l'arrêt du traitement. Stédiril est souvent responsable d'une augmentation du risque de calculs biliaires. Après l'arrêt de la pilule, une période d'absence de règles de quelques mois est possible, nécessitant de faire un bilan clinique et biologique en cas de persistance.

Contre-indications :
Stédiril est contre-indiqué en cas d'antécédents de cancer du sein et de maladies thromboemboliques, hypertension artérielle, maladies des coronaires ou des valves cardiaques, tumeurs de l'utérus, hémorragies génitales inexpliquées, maladie hépatique, insuffisance rénale, migraines importantes.

En cas d'oubli :
En cas d'oubli de moins d'une journée, prendre immédiatement le comprimé oublié. En cas d'oubli d'une journée prendre 2 comprimés puis continuer le traitement normal.

> *Bon à savoir*
> Stédiril est un contraceptif efficace et présentant peu de risques, à condition de respecter les règles de sécurité. Les accidents vasculaires dus à la pilule sont favorisés par le tabagisme, l'obésité et les varices.

STELARA
Antipsoriasique

🗑 65 %

Prix : 3 122,33 € - 1 flacon 0,5 ml
Équivalents ou génériques : Aucun

Laboratoire : Janssen
DCI : *ustekinumab*
Présentations/Composition : Flacon 0,5 ml : 45 mg d'ustekinumab

Indications : *Psoriasis*
Stelara est indiqué dans le traitement du psoriasis en plaques modéré à sévère chez les patients intolérants ou qui ne répondent pas à d'autres traitements comme la ciclosporine, le méthotrexate ou la puvathérapie.

Précautions/Interactions :
La posologie recommandée pour ce médicament est de 45 mg (un flacon) par voie sous-cutanée la première semaine, puis la cinquième semaine, puis une fois toutes les 12 semaines.
Stelara ne peut être prescrit que par un médecin spécialiste du psoriasis.
Stelara ne peut être utilisé que chez l'adulte de plus de 18 ans.
En cas de poids corporel supérieur à 100 kg, la dose doit être multipliée par 2 à chaque administration.
Le traitement doit être interrompu en cas d'absence d'amélioration du psoriasis au bout de 28 semaines.
Stelara peut être utilisé chez les patients de plus de 65 ans.
Ce médicament ne peut être utilisé que par voie sous-cutanée dans la cuisse ou l'abdomen, loin de lésions psoriasiques.
Ce médicament pouvant favoriser des infections ou réactiver des infections anciennes, il est nécessaire de pratiquer un dépistage de la tuberculose avant de commencer le traitement.

Posologie :
Adulte : 1 Inj. SC/12 Sem.
Enfant et adolescent < 18 ans : non
Grossesse : non
Allaitement : non

Effets secondaires :
Stelara peut être responsable d'infections bactériennes ou fongiques, nécessitant une surveillance et éventuellement l'arrêt du traitement. Ce médicament peut aussi favoriser l'apparition de tumeurs malignes. Il est parfois responsable de syndromes dépressifs, de vertiges, maux de tête, de troubles respiratoires (congestion nasale) et de réactions cutanées.

Contre-indications :
Stelara est contre-indiqué en cas d'allergie à ustekinumab, en cas d'infection en cours ou de tuberculose, en cas de vaccination en cours par le BCG ou des vaccins vivants.

STERLANE
Antiseptiques

NR

Prix : 1,88 € - flacon (125 ml)
2,85 € - flacon (350 ml)
Équivalents ou génériques : Cetavlon
Laboratoire : Pharmadéveloppement
DCI : *lobobutan, dapabutan, miristalkonium*
Présentations/Composition : Sol. Loc. : flacons 125 et 350 ml

Indications : *Désinfection cutanée*
La solution antiseptique permet le nettoyage antibactérien de la peau infectée ou susceptible de se surinfecter.

Précautions/Interactions :
Si la solution doit être diluée, utiliser de l'eau stérile. La crème est appliquée après désinfection des lésions.
Ne pas utiliser successivement plusieurs antiseptiques.

Posologie :
Adulte : Sol. pure ou diluée avec de l'eau stérile
Grossesse : après avis médical
Allaitement : après avis médical

Effets secondaires :
Des réactions allergiques peuvent exceptionnellement survenir. Si le produit est laissé sous un pansement, il peut occasionner des lésions ulcéreuses ou nécrotiques de la peau.

Contre-indications :
Éviter le contact avec les yeux, les muqueuses, notamment génitales, et le conduit auditif en cas de perforation du tympan. Si une hypersensibilité existe avec ce produit, ne pas le réutiliser. La solution non diluée n'est pas conseillée sur une peau lésée ou brûlée ainsi que chez le prématuré et le nourrisson. L'antiseptie chirurgicale (matériel et peau) n'est pas réalisée avec ce produit.

Signes de surdosage :
Contacter immédiatement un centre antipoison en cas d'ingestion ou d'injection accidentelle, car Sterlane peut provoquer des paralysies musculaires (effet dit curarisant), notamment au niveau des muscles de la cage thoracique, indispensables pour la respiration.

> **Bon à savoir**
> *La solution diluée ainsi qu'un flacon entamé doivent être utilisés rapidement pour éviter tout risque de contamination bactérienne. Les fibres de cellulose et le coton inactivent le produit antiseptique.*

STÉROGYL
Vitamines

65 % ; (Flacon) 65 %
Prix : 2,66 € - flacon (20 ml)
2,12 € - 1 ampoule (1,5 ml)
Équivalents ou génériques : Zyma D2, Uvestérol D
Laboratoire : DB
DCI : *ergocalciférol*
Présentations/Composition : Sol. Buv. : 2000000 UI/ 100 ml d'ergocalciférol (Vit. D2)
Amp. Inj. : 600000 UI/1,5 ml d'ergocalciférol (15 H et 15 A)

Indications : *Prévention et traitement des carences en vitamine D*
Stérogyl est indiqué dans la prévention et le traitement des carences en vitamine D.

Précautions/Interactions :
La vitamine D est préconisée chez la femme enceinte, allaitante, le nourrisson, le sujet âgé. Les besoins en vitamine D sont plus importants chez les sujets à la peau noire ou fortement pigmentée, en hiver dans les régions tempérées, chez les personnes qui présentent des lésions étendues de la peau ou un régime alimentaire pauvre en calcium.
La vitamine D est recommandée chez les personnes qui reçoivent un traitement anticonvulsivant, corticoïde, et celles qui présentent une maladie digestive perturbant l'absorption alimentaire ou une insuffisance hépatique.
La vitamine D est à utiliser avec précaution en cas de traitement par les diurétiques thiazidiques.
Les ampoules de Stérogyl 15 A contiennent de l'alcool et doivent donc être utilisées avec précaution en cas de traitement associé interdisant la prise d'alcool.
La posologie est variable selon l'âge, l'état de santé et l'objectif du traitement.
Pour le traitement de l'adulte, on peut préférer le traitement en dose unique annuelle en ampoule, avec Stérogyl 15 H (administré par voie orale ou en injection intra-musculaire) ou Sterogyl 15 A (uniquement par voie orale, dilué dans un verre d'eau ou de jus de fruits).

Posologie :
Adulte
Prévention : 1/2 à 1 Amp./an
Traitement : 5 à 10 Gttes/j.
Nourrisson : 1 à 2 Gttes/j.
Grossesse : oui (Gttes uniquement)
Allaitement : oui (Gttes uniquement)

Contre-indications :
Stérogyl est contre-indiqué en cas d'hypersensibilité à l'un de ses constituants, en cas d'antécédents de calculs rénaux ou urinaires (calculs calciques) ou d'hypercalcémie.

Signes de surdosage :
Il provoque des maux de tête, perte de l'appétit, amaigrissement, arrêt de la croissance, nausées, vomissements, augmentation du volume des urines et de soif, hypertension artérielle, formation de calculs, insuffisance rénale. Le surdosage peut être décelé rapidement en dosant le taux sanguin de calcium, qui est anormalement élevé.

STILLARGOL
Médicaments des yeux

 NR
Prix : 2,14 € - flacon (25 ml à 1 %)
Équivalents ou génériques : Aucun
Laboratoire : Mayoly-Spindler
DCI : *protéinate d'argent*
Présentations/Composition : Colly. flacon 25 ml : 1 % protéinate d'argent 250 mg

Indications : *Traitement antiseptique*
Ce collyre est proposé dans les affections superficielles de l'œil telles que les conjonctivites infectieuses du nourrisson, car il contient un sel d'argent antiseptique.

Précautions/Interactions :
Si des rougeurs ou des douleurs persistaient après quelques jours de traitement, consulter votre médecin car ce collyre ne contient pas d'antibiotique et ne peut traiter les infections bactériennes graves de l'œil.
Éviter le contact avec le bord du flacon pour éviter une contamination possible du collyre.
Une utilisation prolongée du nitrate d'argent provoque une coloration bleuâtre persistante de la peau ou des muqueuses.

Posologie
Enfant et nourrisson : 2 Gttes dans chaque œil 3 fois/j.

Effets secondaires :
Rares possibilités de sensibilisation à la lumière de la peau ou des muqueuses mises au contact du nitrate d'argent.

Contre-indications :
Allergie antérieure aux sels d'argent.

Délai d'action :
Immédiate au niveau de l'œil.

> **Bon à savoir**
> Avant d'administrer le collyre, se laver les mains ; nettoyer les paupières et les cils au besoin et allonger l'enfant puis tirer la paupière inférieure vers le bas (ou la pincer délicatement entre le pouce et l'index de façon à former un réceptacle) puis, sans toucher la paupière ou les cils, instiller la solution entre la paupière et le globe oculaire (cul de sac conjonctival) ; refermer doucement les paupières ; garder l'œil fermé pendant 1 à 2 minutes tout en exerçant une légère pression à l'aide d'un papier absorbant (mouchoir) sur l'angle interne de l'œil pour réduire le passage du produit dans l'organisme en éliminant le surplus.
> Ne pas conserver le flacon trop longtemps après l'ouverture.

STILNOX
Hypnotiques

65 %

Prix : 2,30 € - 7 comprimés
3,11 € - 14 comprimés
Équivalents ou génériques : Zolpidem Actavis, Zolpidem Almus, Zolpidem Arrow, Zolpidem Biogaran, Zolpidem EG, Zolpidem Merck, Zolpidem Qualimed, Zolpidem Ratiopharm, Zolpidem RPG, Zolpidem Sandoz, Zolpidem Téva, Zolpidem Winthrop, Zolpidem Zydus
Laboratoire : Sanofi-Aventis
DCI : *zolpidem*
Présentations/Composition : Cp. : 10 mg

Indications : *Insomnies*
Ce médicament est un puissant somnifère qui ne possède pas d'action anxiolytique, relaxante pour les muscles ou anti-convulsivante. Sa prescription est limitée dans le temps malgré un très faible risque de dépendance et de sevrage à l'arrêt du traitement. Il est indiqué en cas d'insomnie occasionnelle, transitoire ou chronique.

Précautions/Interactions :
La plus faible dose efficace doit être absorbée pendant le traitement. La posologie est diminuée de plus de la moitié chez les personnes âgées, les insuffisants hépatiques ou rénaux.
L'alcool ne doit pas être associé à ce médicament et les dépresseurs du système nerveux ne sont pas conseillés.

Posologie :
Adulte : 1/2 à 1 Cp. au coucher
Grossesse : non
Allaitement : non

Effets secondaires :
Une somnolence, des vertiges, des nausées, des vomissements, des maux de tête et une faiblesse généralisée du corps peuvent apparaître au cours du traitement. Rarement, une amnésie, une agitation nocturne, des cauchemars, une confusion mentale, des hallucinations, des syndromes dépressifs, des chutes et des diarrhées ont été rapportés.

Contre-indications :
La prise de ce médicament est contre-indiquée chez les enfants de moins de 15 ans.

Délai d'action :
L'action de ce somnifère se fait sentir généralement au bout d'une 1/2 heure.

En cas d'oubli :
Si l'oubli du somnifère provoque un réveil au cours de la nuit, ne prendre qu'une 1/2 dose si nécessaire car l'effet de l'hypnotique risque de se faire sentir le matin au réveil.

Signes de surdosage :
Un surdosage en zolpidem provoque une somnolence et des troubles de la conscience qui nécessitent une hospitalisation.

> **Bon à savoir**
> La prescription de ce somnifère est limitée à 4 semaines et son arrêt progressif s'étale sur 15 jours en cas de traitement prolongé. Il est conseillé d'absorber le somnifère au coucher et de respecter les règles du bon endormissement : se coucher dans une chambre calme, bien aérée, pas trop chauffée et dans l'obscurité.

STIMOL
Antiasthéniques

NR

Prix : Libre
Équivalents ou génériques : Aucun
Laboratoire : Biocodex
DCI : *malate de citrulline*
Présentations/Composition : Sol. Buv. : 1 g de malate de citrulline en Sach. ou Amp. de 10 ml (boîtes de 36 Sach. et 18 Amp.).

Indications : *Traitement de la fatigue*
Stimol est indiqué dans le traitement de la fatigue par surmenage ou lors de la convalescence.

Précautions/Interactions :
Les comprimés sont réservés à l'adulte et à l'enfant de plus de 6 ans.
Le traitement ne doit pas dépasser 4 semaines.
Les personnes qui suivent un régime sans sel doivent tenir compte de la teneur en sodium (30 mg par sachet ou ampoule).

Posologie :
Adulte : 3 Sach. ou Amp./j.
Enfant : 2 Sach. ou Amp./j.
Grossesse : non
Allaitement : non

Effets secondaires :
Stimol peut provoquer des brûlures gastriques en début de traitement.

Contre-indications :
Il n'existe pas de contre-indications à l'utilisation de Stimol.

STOMÉDINE
Antiulcéreux

NR ; TFR

Prix : Libre
Équivalents ou génériques : *Cimétidine Arrow*, *Cimétidine Merck*, *Cimétidine Ratiopharm*, *Cimétidine Téva*
Laboratoire : GlaxoSmithKline
DCI : *cimétidine*
Présentations/Composition : Cp. efferv. : 200 mg de cimétidine (boîte 10 Cp.).

Indications : *Brûlure d'estomac, Renvois acides (pyrosis), Aigreurs d'estomac*
Stomédine est réservé au traitement symptomatique des douleurs d'estomac ou d'œsophage provoquées par le reflux gastro-œsophagien.

Précautions/Interactions :
Stomédine est réservé à l'adulte et à l'enfant de plus de 15 ans.
Il est déconseillé de suivre un traitement de plus de 5 jours sans avis médical.
Chez les personnes âgées ou chez les personnes présentant une insuffisance hépatique ou rénale, il est nécessaire d'interrompre le traitement en cas d'apparition de signes de confusion ou de troubles cardiaques (ralentissement du cœur).
Au contraire des autres antiulcéreux antisécrétoires, la cimétidine est responsable de très nombreuses interactions médicamenteuses. La cimétidine est notamment déconseillée avec la phénytoïne (antiépileptique), et elle doit être utilisée avec précaution en association avec les anticoagulants oraux, de nombreux médicaments du système nerveux, les bêta-bloquants, certains antihypertenseurs, la théophylline. Aux doses utilisées pour le traitement des maux d'estomac (maximum 400 mg par jour), les risques d'interaction sont cependant très faibles.

Posologie :
Adulte : 1 Cp. au moment des symptômes ou le soir, maxi 2 Cp./j.
Grossesse : non
Allaitement : non

Effets secondaires :
Stomédine provoque des troubles digestifs (nausées, diarrhées ou constipation), des douleurs musculaires, des maux de tête, plus rarement des éruptions cutanées, vertiges, confusions, des troubles de la formule sanguine et des tests hépatiques, un ralentissement du rythme cardiaque, des gynécomasties (gonflement des seins chez l'homme) et galactorrhées (écoulement de lait), réversibles à l'arrêt du traitement. Un traitement de longue durée favorise les infections gastriques.

Contre-indications :
Stomédine est contre-indiqué en cas d'hypersensibilité connue à la cimétidine et en cas de phénylcétonurie.

Délai d'action :
Stomédine est efficace 1 heure après son administration.

En cas d'oubli :
Prendre le comprimé sans dépasser la dose journalière prescrite.

Signes de surdosage :
À très forte dose, cimétidine peut être responsable de convulsions. Il est préférable de pratiquer un lavage gastrique.

> **Bon à savoir**
> Les comprimés doivent être avalés avec un peu d'eau. Les pansements gastriques comme les sels d'aluminium, de calcium ou de magnésium peuvent diminuer l'absorption de la cimétidine. Il est préférable de les prendre au moins 2 heures après Stomédine.

STREFEN
Antalgiques

NR
Prix : Libre
Équivalents ou génériques : Aucun
Laboratoire : Reckitt Benckiser Healthcare
DCI : *flurbiprofène*
Présentations/Composition : Past. : 8,75 mg de flurbiprofène

Indications : *Mal de gorge*
Strefen est indiqué dans le traitement symptomatique des maux de gorge aigus, chez l'adulte et l'enfant à partir de 12 ans.

Précautions/Interactions :
La posologie habituelle est de une pastille par prise, toutes les 6 heures, pendant 3 jours.
Strefen est disponible sans prescription médicale, mais si la douleur persiste plus de 3 jours, il est conseillé de consulter un médecin.

Posologie :
Adulte : 4 Cp./j.
Enfants < 12 ans : non
Grossesse : non
Allaitement : non

Effets secondaires :
Comme tous les anti-inflammatoires non stéroïdiens, Strefen peut être responsable de nausées, vomissements, douleurs gastriques, dyspepsies, troubles du transit (diarrhées, constipation).

Contre-indications :
Strefen est contre-indiqué en cas d'hypersensibilité au produit ou à ses excipients. Il ne doit pas être utilisé en cas d'antécédent d'allergie ou d'asthme déclenché par la prise de ce médicament ou d'autres anti-inflammatoires anti-stéroïdiens ou acide acétyl salicylique, en cas d'ulcère gastro-duodénal en évolution, d'insuffisance hépato-cellulaire sévère, d'insuffisance rénale sévère. Il n'est pas recommandé pendant la grossesse et est totalement contre-indiqué à partir du 6e mois de grossesse.

En cas d'oubli :
Prendre immédiatement le comprimé oublié, mais ne pas prendre une dose double en cas d'oubli de plus d'une journée.

> **Bon à savoir**
> Les pastilles doivent être sucées lentement, sans être croquées.

STREPSILS
Traitements du nez, de la gorge et des oreilles

NR
Prix : Libre
Équivalents ou génériques : Strepsils miel citron, Strepsils vitamine C, Strepsils sans sucre
Laboratoire : Boots Healthcare
DCI : *amylmétacrésol, alcool dichlorobenzylique*
Présentations/Composition : Pastilles : boîtes de 24 (menthe, anis)

Indications : *Mal de gorge*
Strepsils associe 2 antiseptiques locaux pour désinfecter la gorge et la muqueuse buccale en cas d'infection oropharyngée.

Précautions/Interactions :
Au-delà de 5 jours de traitement, la flore microbienne habituelle de la gorge risque d'être modifiée.
Ce traitement ne peut pas être utilisé chez les enfants de moins de 6 ans.

Posologie :
Adulte et enfant > 6 ans : 3 à 6 Past./j.
Grossesse : non
Allaitement : non

Contre-indications :
Strepsils est contre-indiqué en cas d'allergie à l'un des antiseptiques.

Bon à savoir

Si les symptômes persistent, consultez le médecin.

STREPSILSPRAY LIDOCAÏNE
Traitements du nez, de la gorge et des oreilles

 NR

Prix : Libre
Équivalents ou génériques : Colludol, Codotussyl maux de gorge, Vocadys
Laboratoire : Boots Healthcare
DCI : *amylmétacrésol, alcool dichlorobenzylique, lidocaïne*
Présentations/Composition : Collutoire : flacon Pulv. 70 doses

Indications : *Mal de gorge*
Ce collutoire associe un anesthésique local pour soulager les douleurs de gorge, à 2 désinfectants qui diminuent infection et inflammation de la muqueuse oropharyngée.

Précautions/Interactions :
Ce traitement, qui ne doit pas dépasser les 5 jours, ne peut pas être utilisé chez les enfants de moins de 12 ans.
Il est conseillé de ne pas utiliser ce collutoire avant de manger ou de boire car il anesthésie la gorge et risque de provoquer des fausses routes alimentaires.
Ce médicament contient une substance positivant les tests antidopage pratiqués lors de compétitions sportives.
Il est conseillé de ne pas associer d'autres antiseptiques locaux qui dénaturent l'action du collutoire.

Posologie :
Adulte : 2 Pulv. successives 4 à 6 fois/j.
Enfant > 12 ans : 1 Pulv. 4 fois/j.
Grossesse : non
Allaitement : non

Effets secondaires :
Strepsilspray lidocaïne peut provoquer un engourdissement de la langue et un risque de passage alimentaire dans la trachée.

Contre-indications :
Une allergie aux anesthésiques locaux contre-indique le traitement.

Bon à savoir

Si les symptômes persistent, consulter le médecin. Le flacon s'amorce en appuyant 2 fois sur la pompe lors de la première utilisation. La conservation du flacon se fait à une température inférieure à 30 °C.

STREPTASE
Anticoagulants

Prix : Usage hospitalier
Équivalents ou génériques : Aucun
Laboratoire : Hoechst-Houdé
DCI : *streptokinase*
Présentations/Composition : Flacons Lyoph. : 250 000, 750 000 et 1 500 000 UI

Indications : *Thromboses veineuses, Infarctus du myocarde, Embolie pulmonaire, Occlusion artérielle*
La streptokinase est une enzyme qui a la propriété de dissoudre les caillots sanguins qui se forment dans les artères ou les veines. Lorsqu'elle est utilisée dans les premières heures qui suivent la constitution d'un infarctus, elle est capable de rétablir complètement la circulation sanguine dans l'artère coronaire bouchée dans 45 à 65 % des cas. Streptase est utilisé pour le traitement de l'embolie pulmonaire, de l'infarctus du myocarde, des thromboses qui surviennent chez les porteurs de prothèses valvulaires et pour toutes les occlusions artérielles qui exigent un traitement d'urgence, en particulier les occlusions aortiques, des artères des membres inférieurs ou des artères rétiniennes.

Précautions/Interactions :
La streptokinase ne peut être utilisée qu'en milieu hospitalier sous surveillance médicale stricte.
Le traitement avec streptokinase nécessite de faire préalablement un bilan neurologique et sanguin pour éliminer tout risque hémorragique grave.
Streptokinase peut être associée à l'aspirine à faible dose et le traitement doit être relayé immédiatement par un traitement à l'héparine afin d'éviter la reconstitution du caillot sanguin.

Posologie :
Adulte : 1 Inj. unique de 250 000 à 1 000 000 UI en Perf. IV rapide
Grossesse : oui, après avis médical
Allaitement : oui, après avis médical

Effets secondaires :
En début de traitement la streptokinase peut provoquer une fièvre, une hypotension, des troubles digestifs, des réactions allergiques (urticaire). Parfois la streptokinase peut être responsable d'accidents hémorragiques.

Contre-indications :
Streptase est contre-indiqué en cas d'allergie à la streptokinase, d'hémorragie ou de maladie à risque hémorragique en cours et en cas d'antécédent d'accident vasculaire cérébral. Son usage est contre-indiqué pendant les 2 mois qui suivent une opération cérébrale et pendant les 2 semaines qui suivent un examen ou une intervention qui ont nécessité une effraction artérielle ou rachidienne, ainsi que dans les suites d'une ponction-biopsie (foie, rein). Après 70 ans, l'usage de la streptokinase doit être mesuré en fonction des bénéfices attendus par rapport aux risques hémorragiques encourus au niveau du cerveau.

Délai d'action :
La streptokinase est efficace en quelques minutes.

> **Bon à savoir**
> La streptokinase est extraite d'une bactérie, le streptocoque bêta-hémolytique du groupe C, et peut provoquer des réactions allergiques, en raison de la présence fréquente dans le sang d'anticorps dirigés contre cette bactérie, à l'origine de nombreuses infections chez l'homme.

SUBOXONE
Sevrage

 65 %

Prix : 16,13 € - 7 comprimés (2 mg/8 mg)
5,70 € - 7 comprimés (0,5 mg/2 mg)
Équivalents ou génériques : Aucun
Laboratoire : Reckitt Benckiser
DCI : *buprénorphine, naloxone*
Présentations/Composition : Cp. : 0,5 ou 2 mg de naloxone et 2 ou 8 mg de buprénorphine

Indications : *Traitement substitutif des opiacés*
Suboxone est indiqué pour le traitement de la pharmacodépendance aux opiacés.

Précautions/Interactions :
La posologie usuelle est de 1 à 2 comprimés par jour, par voie sublinguale, avec augmentation progressive de la dose, sans dépasser la dose totale de 24 mg.
Le traitement ne doit pas être arrêté brutalement en raison du risque de syndrome de sevrage.
Lors de l'arrêt des opiacés, le traitement doit être instauré dans les 6 heures qui suivent, ou dès l'apparition des premiers signes de sevrage, ou 24 heures après la dernière prise de méthadone.

Posologie :
Adulte : 1 à 2 Cp./j.
Grossesse : oui, si indispensable
Enfant < 15 ans : non
Allaitement : non

Effets secondaires :
Les effets indésirables les plus fréquents sont fièvre, fatigue, douleurs thoraciques, œdèmes périphériques, maux de tête, vertiges, réactions allergiques cutanées, insomnie, hyperhidrose, douleurs musculaires, nausées et constipations, altération de la fonction hépatique, troubles de la libido, hypertension artérielle, toux et asthme.

Contre-indications :
Suboxone est contre-indiqué en cas d'hypersensibilité au principe actif, d'insuffisance respiratoire, d'insuffisance hépatique, d'alcoolisme aigu, ou en cas de traitement par la méthadone.

SUBUTEX
Sevrage

 65 %

Prix : 2,80 € - 7 comprimés (0,4 mg)
6,18 € - 7 comprimés (2 mg)
17,65 € - 7 comprimés (8 mg)
Équivalents ou génériques : *Buprénorphine Arrow*, *Buprénorphine Biogaran*, *Buprénorphine Merck*, *Buprénorphine Mylan*, *Buprénorphine Sandoz*, *Buprénorphine Téva*
Laboratoire : Schering-Plough
DCI : *buprénorphine*
Présentations/Composition : Cp. : 0,4 mg, 2 et 4 mg

Sulfarlem

Indications : *Traitement substitutif des opiacés*
Le Subutex est délivré, après des tentatives de sevrage qui ont échoué, à une personne dépendante d'un produit opiacé. Cette prescription s'inscrit dans une prise en charge médicale, sociale et psychologique globale et s'adresse à des adultes ou à des adolescents volontaires. La prescription et le suivi thérapeutique sont effectués soit par un centre spécialisé, soit par un médecin généraliste.

Précautions/Interactions :
Le Subutex est délivré avec précaution chez les personnes présentant de l'asthme, une insuffisance respiratoire, rénale ou hépatique. Ce médicament positive les tests pratiqués lors des contrôles antidopage.
En cas d'arrêt du traitement, la diminution des doses est progressive.
L'alcool, les autres morphiniques sont déconseillés et il faut associer avec précautions les benzodiazépines, certains antidépresseurs et les dépresseurs du système nerveux central.

Posologie :
Adulte : 0,8 à 2 mg/j. en 1 prise puis jusqu'à 16 mg/j. en 1 prise
Grossesse : non
Allaitement : non

Effets secondaires :
En début de traitement, une insomnie ou une somnolence, des vertiges, des nausées, des vomissements, de la constipation, une hypersudation, des maux de tête et une baisse de tension artérielle peuvent apparaître. L'association avec des benzodiazépines peut provoquer un arrêt respiratoire entraînant le décès. Une personne non dépendante aux opiacés risque une dépression respiratoire, un arrêt respiratoire et cardiaque après une prise de Subutex.

Contre-indications :
Les enfants de moins de 15 ans, les personnes allergiques au Subutex ou souffrant d'insuffisance respiratoire ou hépatique ne peuvent suivre ce traitement.

Délai d'action :
La dose optimale est recherchée en augmentant progressivement la posologie et le traitement n'est stabilisé qu'après quelques jours.

En cas d'oubli :
Prendre la dose quotidienne sans dépasser la posologie prescrite.

Signes de surdosage :
Le surdosage en Subutex entraîne des difficultés respiratoires et nécessite une hospitalisation d'urgence pour surveillance médicale et pour administrer l'antidote, la naloxone.

Bon à savoir
La prise en charge et la prescription du Subutex peuvent être réalisées initialement soit en centre spécialisé, soit par un médecin généraliste. Le Subutex est délivré par une pharmacie pour une durée ne pouvant excéder 28 jours. Les comprimés doivent être conservés à l'abri de l'humidité.

SULFARLEM
Antiseptiques buccaux

15 %
Prix : 1,78 € - 30 comprimés (12,5 mg)
2,70 € - 60 comprimés (25 mg)
Équivalents ou génériques : Aucun
Laboratoire : Euro Génériques
DCI : *anétholtrithione*
Présentations/Composition : Cp. : 12,5 et 25 mg

Indications : *Diminution des sécrétions salivaires ou lacrymales*
Ce médicament augmente les sécrétions salivaires et lacrymales lorsqu'elles sont diminuées par l'effet du vieillissement ou d'un médicament ou d'un traitement radiothérapique anticancéreux. Il est également indiqué dans les troubles de la digestion et du transit intestinal, car il augmente le flux biliaire.

Précautions/Interactions :
Le traitement est réservé à l'adulte et à l'enfant de plus de 6 ans.
Les urines peuvent se foncer sous l'effet du médicament.

Posologie :
Adulte
12,5 mg : 1 à 2 Cp. 3 fois/j.
25 mg : 1 Cp. 3 fois/j.
Enfant (12,5 mg)
6 à 10 ans : 2 Cp./j.
10 à 15 ans : 3 Cp./j.
Grossesse : non
Allaitement : non

Effets secondaires :
En cas de ramollissement des selles, diarrhée, flatulence et météorisme, diminuer la posologie.

Contre-indications :
Une obstruction des voies biliaires et une insuffisance hépatique contre-indiquent le traitement.

SUPREFACT
Hormones

NR ; Sol. Inj. 100 %
Prix : 30,48 € - 2 flacons solution injectable
37,08 € - 1 flacon pulvérisation nasale
Équivalents ou génériques : Bigonist
Laboratoire : Aventis
DCI : *buséréline*
Présentations/Composition : Sol. Inj. : 6 mg/6 ml ; Sol. nasale : 1 mg/ml

Indications : *Cancer de la prostate*
Suprefact est analogue à une hormone hypothalamique, qui contrôle la libération de l'hormone hypophysaire LH, qui elle-même contrôle les sécrétions hormonales des glandes sexuelles (ovaires et testicules). L'administration de Suprefact a pour effet de bloquer complètement le fonctionnement des glandes sexuelles. Il est utilisé dans les maladies où il est nécessaire de diminuer ou d'arrêter la production d'hormones sexuelles, notamment dans le cas du cancer de la prostate.

Précautions/Interactions :
Pour le traitement du cancer de la prostate, Suprefact est utilisé en association avec d'autres médicaments, et la poursuite du traitement exige de faire régulièrement des examens cliniques et biologiques de contrôle.
Le traitement débute par des injections sous-cutanées puis est continué par des pulvérisations nasales quotidiennes.
L'utilisation du pulvérisateur nasal doit être expliquée par le médecin. Il est important de respecter la posologie quotidienne, même en cas de rhume.

Posologie :
Adulte : 500 µg SC/j. pendant 7 j. puis 2 Pulv. de 100 µg/j. dans chaque narine

Effets secondaires :
Suprefact est responsable de nombreux effets secondaires, avec notamment une recrudescence des douleurs osseuses et des symptômes urinaires, pendant les premières semaines de traitement du cancer de la prostate. Suprefact est également responsable de bouffées de chaleur, maux de tête, disparition de la libido, impuissance, prise de poids, douleurs musculaires, dépression, fatigue, réactions allergiques cutanées et douleur au point d'injection.

Contre-indications :
Suprefact est contre-indiqué en cas d'hypersensibilité au produit.

SURFORTAN
Antiasthéniques

NR
Prix : Libre
Équivalents ou génériques : Aucun
Laboratoire : Diepha
DCI : *lysine*
Présentations/Composition : Sol. Buv. : 250 mg de dihydrogénophosphate de lysine, 250 mg de aspartate de lysine, 250 mg de glutamate de lysine, 10 mg de pyridoxine, 60 mg de phosphate monopotassique/Amp. de 10 ml (boîte de 20 Amp.)

Indications : *Traitement de la fatigue*
Surfortan est indiqué dans le traitement de la fatigue par surmenage ou lors de la convalescence.

Précautions/Interactions :
Le traitement doit être de courte durée, généralement par cures de 8 à 15 jours.
Surfortan est réservé à l'adulte et à l'enfant de plus de 6 ans.
Diluer le contenu dans un verre d'eau, à prendre avant les repas.

Posologie :
Adulte : 2 à 3 Amp./j.
Enfant 6 à 15 ans : 1 à 2 Amp./j.
Grossesse : non
Allaitement : non

Effets secondaires :
Surfortan peut être responsable de diarrhées, nécessitant de réduire la posologie.

Contre-indications :
Surfortan est contre-indiqué en cas d'hypersensibilité à l'un de ses composants, en particulier le parahydroxybenzoate de méthyle, et en cas de traitement avec lévodopa (traitement de la maladie de Parkinson).

SURGAM
Anti-inflammatoires non stéroïdiens

65 % ; TFR

Prix : 3,41 € - 30 comprimés (100 mg)
3,52 € - 15 comprimés (200 mg)
Équivalents ou génériques : Acide tiaprofénique Arrow, Acide tiaprofénique EG, Acide tiaprofénique G Gam, Acide tiaprofénique Ivax, Acide tiaprofénique Téva, Acide tiaprofénique Winthrop
Laboratoire : Grünenthal
DCI : *acide tiaprofénique*
Présentations/Composition : Cp. : 100 et 200 mg d'acide tiaprofénique

Indications : *Inflammation*
Les anti-inflammatoires non stéroïdiens (AINS) luttent contre l'inflammation et la douleur. Accessoirement, ils sont actifs contre la fièvre et fluidifient le sang. Ils sont utilisés en traitement de courte durée des inflammations articulaires aiguës et douloureuses, des tendinites, des traumatismes de l'appareil locomoteur, des douleurs vertébrales accompagnées ou non de sciatiques, de névralgies. Ils sont également administrés pour prévenir ou traiter les manifestations inflammatoires de la gorge, du nez, des dents ou pour calmer les douleurs des règles. Les traitements au long cours sont indiqués en cas de processus inflammatoires chroniques (certaines arthroses, polyarthrite rhumatoïde).

Précautions/Interactions :
La présentation à 100 mg est réservée à l'adulte et aux enfants de plus de 16 kg (4 ans) et celle de 200 mg aux enfants de plus de 20 kg (6 ans). Avant toute mise en route d'un traitement par AINS, il faut s'assurer de l'absence d'infection bactérienne, virale ou parasitaire dont les signes ou les symptômes peuvent être masqués.
Les conducteurs de véhicule ou de machine doivent être informés de l'apparition possible d'étourdissements. La prescription d'AINS doit être prudente chez les personnes souffrant d'insuffisance hépatique, rénale ou cardiaque, de diabète et en cas d'antécédents d'ulcère gastro-duodénal. L'efficacité d'un stérilet peut être diminuée.
De nombreux médicaments sont déconseillés avec les AINS : les anticoagulants, l'aspirine et ses dérivés salicylés, les autres AINS, le diflunisal, le lithium, le méthotrexate (traitement anticancéreux), le Ticlid. Certains traitements imposent une surveillance accrue : les antihypertenseurs, les diurétiques, certains traitements cardiaques (bêta-bloquants), certains antidiabétiques (sulfamides), certains traitements antigoutteux (bénémide) et antisida (zidovudine).
Si des pansements gastriques doivent être pris, les absorber au moins 2 heures après les AINS (diminution de l'absorption digestive).

Posologie :
Adulte : 1 Cp. 200 mg 3 fois/j. (600 mg/j.) puis 1 Cp. 100 mg 3 ou 4 fois/j. ou 1 Suppos. matin et soir
Enfant
de 4 à 6 ans (16 à 20 kg) : 1/2 Cp. 100 mg 3 fois/j. (150 mg/j.)
de 6 à 10 ans (20 à 30 kg) : 1/2 Cp. 100 mg 4 fois/j. (200 mg/j.)
> 10 ans (> 30 kg) : 1 Cp. 100 mg 3 fois/j. (300 mg/j.)
Grossesse : non
Allaitement : non

Effets secondaires :
Les AINS provoquent assez souvent en début de traitement une perte d'appétit, des nausées, des vomissements, de la diarrhée ou de la constipation, des maux de ventre, une inflammation de la gorge. Des ulcérations digestives avec hémorragies, des réactions d'hypersensibilité (rougeur de la peau, urticaire, crise d'asthme, œdème de Quincke), des maux de tête, une somnolence ou une insomnie, des vertiges, des sifflements dans les oreilles et quelques troubles des examens sanguins peuvent survenir mais très rarement. Le Surgam peut être responsable de cystites ou d'envies fréquentes d'uriner, de présence de sang dans les urines qui imposent l'arrêt du traitement.

Contre-indications :
Le Surgam est contre-indiqué chez les enfants de moins de 16 kg, chez les personnes ayant présenté des allergies à cette molécule ou à l'aspirine et ses dérivés, chez les personnes souffrant d'ulcère gastro-duodénal, de dysfonctionnement des cellules hépatiques ou rénales. Les suppositoires sont contre-indiqués en cas d'inflammation récente du rectum.

Délai d'action :
La concentration maximale dans le sang est obtenue 1 heure après la prise d'un comprimé de 100 mg, 1 heure 30 après celle d'un comprimé de 200 mg et 4 heures après celle d'un suppositoire.

Signes de surdosage :
Les risques après une absorption massive de Surgam sont surtout gastro-intestinaux : nausées, vomissements, diarrhée, douleurs abdominales, ulcérations et perforations gastriques, hémorragie.

> **Bon à savoir**
>
> La prise des comprimés au milieu des repas accompagnés ou dissous dans un grand verre d'eau diminue les troubles digestifs mais ne les annule pas. L'administration rectale peut aussi induire des effets indésirables gastro-intestinaux. La position assise 15 à 30 minutes après une prise orale du médicament diminue le risque d'irritation de l'œsophage. Si des éruptions cutanées, des démangeaisons, des selles noires ou tout autre malaise inhabituel apparaissaient, il est conseillé de prévenir son médecin. La patiente en âge de procréer doit utiliser une méthode de contraception efficace pendant toute la durée du traitement car il peut entraîner une fausse couche et ses effets sur le fœtus ne sont pas connus. En cas de grossesse, il faut cesser la prise du médicament et consulter immédiatement son médecin.

SURMONTIL
Antidépresseurs

📙 65 %
Prix : 7,99 € - 50 comprimés (25 mg)
13,09 € - 20 comprimés (100 mg)
8,65 € - flacon (30 ml)
Équivalents ou génériques : Laroxyl, Quitaxon, Défanyl, Ludiomil, Elavil
Laboratoire : Aventis
DCI : *trimipramine*
Présentations/Composition : Cp. : 25 et 100 mg ; Sol. Buv. : 1 mg/Gtte
Indications : *États dépressifs, Prévention des attaques de panique, Anxiété névrotique*
Les antidépresseurs sont des stimulants de l'humeur qui permettent de traiter la tristesse des dépressions nerveuses. Ils agissent sur les centres nerveux du cerveau par l'intermédiaire des neuromédiateurs en régulant leurs activités. Les antidépresseurs imipraminiques sont réputés être parmi les plus efficaces dans les états dépressifs de toute nature, dans la prévention des rechutes de psychose maniaco-dépressive, d'attaque de panique ou de phobies. Le Surmontil qui possède une action sédative considérée comme la plus importante de sa classe, diminue fortement l'anxiété.

Précautions/Interactions :
Une surveillance attentive est nécessaire en cas d'épilepsie, de maladies cardio-vasculaires, d'insuffisance coronarienne, rénale ou hépatique et en cas de dysfonctionnement thyroïdien.
Le traitement est mis en route progressivement puis la dose efficace est stabilisée pendant 4 à 6 mois minimum. Le médecin choisit ensuite de poursuivre ou d'interrompre l'antidépresseur en fonction des symptômes. Dans ce cas, l'arrêt est progressif et se déroule sur 1 mois environ.
Les autres antidépresseurs sont contre-indiqués. L'alcool, les amphétamines, la clonidine, la guanéthidine, l'oxaflozane, l'oxitriptan, le rilménidine sont déconseillés. Les anesthésiants locaux à l'adrénaline, les anticholinergiques, les anticonvulsivants, les antihypertenseurs, le baclofène et les dépresseurs du système nerveux central sont à utiliser avec précautions et surveillance.

Posologie :
Adulte : 50 à 100 mg/j. (400 mg/j. maxi)
Grossesse : sur avis médical
Allaitement : non

Effets secondaires :
Une bouche sèche, une constipation, des troubles de la vision, une augmentation de la fréquence cardiaque, une rétention urinaire en cas d'adénome de la prostate, des insomnies et de l'anxiété, des confusions mentales, une prise de poids, un retard à l'éjaculation, une impuissance ou une frigidité, des sueurs, des troubles du rythme cardiaque, des éruptions cutanées allergiques peuvent survenir au cours du traitement.

Contre-indications :
Le glaucome par angle fermé, l'adénome de la prostate et l'allergie connue aux imipraminiques contre-indiquent la prise de cet antidépresseur.

Sustiva

Délai d'action :
Le délai d'action des antidépresseurs varie de 7 jours à 4 voire 6 semaines après la mise en route du traitement.

En cas d'oubli :
Reprendre les comprimés sans dépasser la dose quotidienne.

Signes de surdosage :
L'intoxication aiguë aux imipraminiques provoque des vertiges, des difficultés à se tenir debout ou à prononcer les mots, des tremblements, puis un coma avec un risque de troubles du rythme cardiaque pouvant conduire au décès. Une hospitalisation en urgence est alors nécessaire.

Bon à savoir

> Une hospitalisation est parfois nécessaire en début de traitement car le changement d'humeur provoqué par le médicament est parfois trop rapide, avec un risque de suicide accru, nécessitant une surveillance et un traitement complémentaire à base d'anxiolytiques, de somnifères et dans certains cas de neuroleptiques.

SUSTIVA
Antiviraux

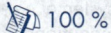 100 %

Prix : 31,21 € - 30 gélules (50 mg)
57,60 € - 30 gélules (100 mg)
309,78 € - 90 gélules (200 mg)
309,78 € - 30 gélules (600 mg)
108,20 € - 1 flacon 180 ml (30 mg/ml)
Équivalents ou génériques : Aucun
Laboratoire : Bristol Myers Squibb
DCI : *éfavirenz*
Présentations/Composition : Flacon de Sol. Buv. 30 mg/ml ; Gél. : 50 à 600 mg d'éfavirenz

Indications : *Infection à VIH*
Sustiva est indiqué en association avec d'autres médicaments antirétroviraux dans le traitement de l'infection à VIH.

Précautions/Interactions :
La posologie habituelle est de 600 mg en 1 prise par jour (ou 24 ml de la solution buvable), le soir, en association avec d'autres médicaments antirétroviraux.
Chez l'enfant, la posologie est de 200 mg par jour.

Ce médicament est indiqué dans le traitement de l'infection confirmée, mais peut être aussi utilisé pour réduire le risque de maladie en cas d'exposition accidentelle.
Ce médicament ne peut être prescrit initialement qu'à l'hôpital par un médecin spécialiste.
Il doit être utilisé avec précaution en cas d'antécédents de troubles psychiatriques, de syndromes dépressifs, d'épilepsie, de tendances suicidaires, d'alcoolisme, de troubles des lipides.

Posologie :
Adulte : 600 mg/j. ou 24 ml
Enfant < 3 ans : non
Enfant > 3 ans : 200 mg/j.
Grossesse : non
Allaitement : non

Effets secondaires :
Sustiva peut être responsable d'éruptions cutanées, qui, lorsqu'elles sont modérées peuvent être traitées sans interruption du traitement. Il est fréquemment à l'origine de troubles psychiatriques, en particulier de dépression. L'éfavirenz provoque également des vertiges, insomnie ou somnolence, troubles de la concentration, lipodystrophies, douleurs articulaires (qui peuvent être le symptôme précurseur d'une ostéonécrose).

Contre-indications :
Sustiva est contre-indiqué en cas de réaction allergique à l'éfavirenz, en cas d'insuffisance hépatique sévère. La grossesse est fortement contre-indiquée durant le traitement : un test de grossesse doit être effectué avant le début du traitement et une contraception appropriée doit être utilisée et poursuivie pendant au moins 12 semaines après l'arrêt du traitement.

Bon à savoir

> Ce médicament doit être pris de préférence à jeun, le soir. La prise de ce médicament avec de la nourriture peut augmenter le risque d'effets indésirables.

SYCREST
Psychotropes

Prix : En cours
Équivalents ou génériques : Aucun
Laboratoire : Organon

DCI : *asénapine*
Présentations/Composition : Cp. : 5 ou 10 mg d'asénapine
Indications : *Trouble bipolaire*
Sycrest est indiqué dans le traitement des épisodes maniaques modérés à sévères chez les patients souffrant d'un trouble bipolaire.
Précautions/Interactions :
La posologie usuelle est de 5 à 10 mg par jour, en traitement unique ou en association avec d'autres psychotropes.
Ce médicament doit être pris en dehors d'un repas, par voie sublinguale (ne pas avaler avant dissolution complète du médicament).
Posologie :
Adulte : 1 à 2 Cp./j.
Grossesse : oui, si indispensable
Enfant < 18 ans : non
Allaitement : non
Effets secondaires :
Sycrest peut être responsable de fièvre ou d'hypothermie, anxiété, somnolence, réactions allergiques cutanées, altération de la fonction hépatique, prise de poids et augmentation du taux de sucre dans le sang, troubles de la libido, aménorrhée et gynécomastie.
Contre-indications :
Sycrest est contre-indiqué en cas d'hypersensibilité au principe actif, et ne doit pas, sauf en cas d'absolue nécessité, être utilisé pendant la grossesse. Pendant l'allaitement, son emploi est contre-indiqué.

SYNACTHÈNE
Anti-inflammatoires : corticoïdes

65 %
Prix : 2,99 € - 1 ampoule injectable (0,25 mg)
2,42 € - 1 ampoule injectable (0,5 mg)
3,57 € - 1 ampoule injectable (1 mg)
Équivalents ou génériques : Aucun
Laboratoire : Novartis
DCI : *tétracosactide*
Présentations/Composition : Amp. Inj. effet immédiat : 0,25 mg
effet retard : 0,5 mg et 1 mg
Indications : *Inflammation*
Synacthène est un stimulant des glandes surrénales fabriquant la cortisone et l'hydrocortisone, hormones naturelles qui ont une action anti-inflammatoire et anti-œdémateuse. Le synacthène est indiquée en rhumatologie en cas de douleurs importantes (névralgies, sciatiques,) en neurologie (sclérose en plaque, œdème cérébral notamment), en dermatologie (urticaire aiguë sévère, eczéma…), en ophtalmologie (dans les suites opératoires), en cancérologie (prévention des vomissements induits par la chimiothérapie).
Précautions/Interactions :
Synacthène s'administre sous surveillance médicale aux adultes, aux enfants et aux nourrissons de plus de 1 mois car il peut provoquer de graves réactions allergiques.
Pour limiter une rétention en eau et en sel et une fuite de potassium, un régime pauvre en sel et riche en potassium est associé au traitement. Il est également conseillé de suivre un régime riche en protides, en calcium, en vitamine D, pauvre en sucres d'absorption rapide et modéré en sucres d'absorption lente en cas de traitement prolongé.
Avant toute mise en route d'un traitement par corticoïdes, il faut s'assurer de l'absence d'infection bactérienne, virale ou parasitaire dont la survenue est favorisée. Il ne faut pas vacciner avec des vaccins comportant des virus vivants atténués. Les corticoïdes peuvent entraîner un déséquilibre d'un traitement antidiabétique qu'il convient donc de surveiller. En cas d'antécédents d'ulcère gastro-duodénal, il est nécessaire d'effectuer une fibroscopie de contrôle de la muqueuse de l'estomac et du duodénum.
Certains médicaments sont déconseillés ou nécessitent une surveillance particulière : les dérivés de l'aspirine, les anticoagulants oraux et l'héparine, certains traitements cardiaques (digitaline, quinidiniques, amiodarone), les traitements antidiabétiques (insuline, metformine et sulfamides hypoglycémiants), les traitements antihypertenseurs et les vaccins vivants atténués.
Posologie :
Adulte
Synacthène immédiat IM + Perf. IV : 0,25 mg 3 à 4 fois/j.
Synacthène retard IM : 0,5 à 2 mg/j. tous les 2 à 3 j.
Enfant et nourrisson > 1 mois
Synacthène immédiat IM + Perf. IV : 0,25 à 0,5 mg/m^2/j.
Synacthène retard IM : *1 mois à 6 ans* : 0,25 à 0,50 mg/j. maxi ; *> 6 ans* : 0,5 mg/j. maxi

Syncortyl

Grossesse : non
Allaitement : non

Effets secondaires :
Ils surviennent généralement en cas de traitement prolongé et à fortes doses et consistent en rétention d'eau et de sel avec hypertension artérielle, fuite de potassium, hypofonctionnement parfois définitif des glandes surrénales avec diabète sucré et arrêt de la croissance chez l'enfant, troubles musculaires et squelettiques (ostéoporose, fractures), troubles cutanés (acné, retard de cicatrisation), troubles digestifs (ulcères gastro-duodénaux, pancréatites), excitation avec troubles du sommeil ou euphorie, glaucome, cataracte.
À l'arrêt du traitement, un état dépressif peut s'installer ainsi qu'un syndrome de sevrage (fatigue, anxiété, amaigrissement, douleurs diffuses). Un phénomène de rebond peut apparaître avec une reprise évolutive de la maladie sous-jacente à l'arrêt du traitement.
Le tétracosactide peut provoquer dans certains cas des réactions allergiques graves. Chez le nourrisson et l'enfant, quelques cas d'hypertrophies du muscle cardiaque ont été rapportés.

Contre-indications :
Les corticoïdes sont contre-indiqués dans de nombreuses situations : toute maladie infectieuse évolutive notamment virale (herpès, zona ophtalmique, hépatite aiguë A, B, C), la goutte, l'ulcère gastro-duodénal en évolution, des états psychotiques. Certains médicaments ne doivent pas être associés : l'hismanal, le Cordium, l'érythromycine en intraveineux, l'Halfan, le Barnétil.

Délai d'action :
La forme Synacthène immédiat possède une action très rapide et de durée courte, la forme retard possède une action beaucoup plus longue.

Signes de surdosage :
Grâce à la présentation sous la forme injectable, il n'a jamais été rapporté de cas d'intoxication par surdosage.

> **Bon à savoir**
> Il est conseillé aux personnes sous corticoïdes de suivre les horaires de prescription, de ne jamais interrompre brutalement le traitement et de ne prendre d'autres médicaments qu'après avis médical. Il est important

de signaler la prise de corticoïdes en cas de vaccination, de désinfecter toute plaie et de signaler toute fièvre. En cas de traitement prolongé, un régime alimentaire sera élaboré avec le médecin : peu salé, riche en protéines et en calcium, pauvre en sucres d'absorption rapide, modéré en sucres d'absorption lente. Les suppléments en potassium, calcium, vitamine D et pansements gastriques visent à diminuer la prise de poids, les œdèmes des jambes ou du visage, la fragilité osseuse ou cutanée et une gastrite.
En conséquence, il faut se peser très régulièrement, vérifier sa tension artérielle avec des appareillages automatiques, contrôler sa force musculaire, surveiller sa peau (vergetures, amincissement des ongles ou de la peau, augmentation de la pilosité) ou la présence de selles noires (saignement digestif).
Pour les nourrissons, la posologie est calculée en fonction de la surface corporelle (m^2).

SYNCORTYL
Hormones

65 %
Prix : 2,82 € - 4 ampoules
Équivalents ou génériques : Aucun
Laboratoire : Aventis
DCI : *désoxycortone*
Présentations/Composition : Amp. Inj. : 10 mg de désoxycortone

Indications : *Insuffisance surrénale, Maladie d'Addison*
Syncortyl est indiqué dans le traitement de substitution lors de l'insuffisance de la glande surrénale primitive (maladie d'Addison), après ablation chirurgicale des glandes surrénales, ou lors d'un syndrome surrénalien d'origine hypophysaire. Il est également utilisé pour le traitement des crises d'insuffisance surrénalienne aiguë et lors de l'hyperplasie congénitale des surrénales (syndrome de Debré-Fibiger).

Précautions/Interactions :
Le traitement prolongé nécessite de contrôler l'équilibre des constantes biologiques afin d'éviter l'apparition d'une rétention d'eau.
Syncortyl est responsable de très nombreuses interactions, en particulier avec tous les médicaments du cœur et des troubles du rythme.

Posologie :
Adulte : 1 à 2 Amp. IM/j. puis espacer les Inj.
Enfant : 1/4 à 1 mg/kg/j.
Grossesse : oui après avis médical
Allaitement : non

Effets secondaires :
Les effets indésirables de Syncortyl sont nombreux mais ne s'observent que lors d'un surdosage. Ils provoquent en particulier des œdèmes et de l'hypertension artérielle.

Contre-indications :
La contre-indication principale de Syncortyl est l'hypertension artérielle.

SYNTHOL GEL
Antirhumatismaux/Décontracturants

 NR

Prix : Libre
Équivalents ou génériques : Baume Aroma, Baume Bengué, Baume Saint-Bernard, Inongan, Linibon Thépénier, Lumbalgine, Synthol liquide
Laboratoire : GlaxoSmithKline
DCI : *chloral, lévomenthol, vératrol, résorcinol, acide salicylique*
Présentations/Composition : Gel tube 100 g : chloral hydrate 800 mg ; lévomenthol 520 mg ; vératrol 250 mg ; résorcinol 30 mg ; acide salicylique 100 mg.

Indications : *Douleur de l'appareil locomoteur*
Ce médicament est indiqué en cas de contusions et de douleurs musculaires, tendineuses ou ligamentaires. Il associe un anti-inflammatoire non stéroïdien et des substances révulsives provoquant une vasodilatation locale et un afflux sanguin qui soulagent les douleurs musculaires et tendineuses.

Précautions/Interactions :
Médicament réservé à l'adulte et aux enfants sans antécédent de convulsion. La pommade doit être appliquée sur une peau saine et sans lésion. Surtout ne pas appliquer sur les muqueuses, dans les yeux ou sur les seins chez une femme qui allaite.
La pommade ne doit pas être laissée sous un pansement ou appliquée sur une grande partie du corps.
Le menthol et les autres substances contenus dans la crème peuvent entraîner à doses excessives des convulsions chez le nourrisson et le jeune enfant.

Posologie :
Adulte : étendre le gel sur une compresse et l'appliquer sur la région douloureuse ; renouveler le pansement 1 ou 2 fois/j.
Personne âgée : diminuer les doses
Grossesse : non
Allaitement : non

Effets secondaires :
Des réactions cutanées allergiques peuvent survenir qui imposent l'arrêt du traitement. Chez la personne âgée, en cas d'applications trop importantes, une agitation et une confusion mentale peuvent s'installer.

Contre-indications :
Ne pas appliquer chez l'enfant en cas d'antécédent d'épilepsie ou d'allergie à l'aspirine et ses dérivés.

Délai d'action :
Très rapide à l'endroit d'application.

> **Bon à savoir**
>
> Le gel doit être appliqué sur une compresse maintenue sur la peau pour faire pénétrer le produit. Bien se rincer les mains après application. En cas de contact du produit avec une muqueuse ou les yeux, rincer abondamment à l'eau claire.

SYNTHOL LIQUIDE
Antiprurigineux

 NR

Prix : Libre
Équivalents ou génériques : Aucun
Laboratoire : GlaxoSmithKline
DCI : *chloral, lévomenthol, vératrol, résorcinol, acide salicylique*
Présentations/Composition : Sol. pour Applic. Loc. : flacons 225 et 450 ml

Indications : *Prurit, Gingivite, Ecchymose, Contusion*
Le synthol contient des produits calmant la douleur et le prurit (envie de se gratter) ainsi que des agents antiseptiques. Il est proposé dans le traitement d'appoint du prurit provoqué par les piqûres d'insectes, des ecchymoses ou des contusions d'origine traumatique et des affections de la cavité buccale telles que gingivite, stomatite, aphte.

Syntocinon

Précautions/Interactions :
Ce produit est réservé à l'adulte et à l'enfant de plus de 7 ans. Il ne doit pas être appliqué dans les yeux, sur une plaie surinfectée ou suintante.

En cas d'affection de la cavité buccale, si les symptômes persistent malgré le traitement, il est conseillé de consulter son médecin.

Le Synthol doit être étendu sur une surface limitée.

Posologie :
Adulte et enfant > 7 ans : 2 à 3 Applic./j.
Grossesse : non
Allaitement : non

Effets secondaires :
Des convulsions peuvent survenir chez l'enfant ou le nourrisson et provoquer également une agitation ou une confusion chez la personne âgée.

Contre-indications :
Les enfants ayant déjà présenté des convulsions, les personnes allergiques à l'acide salicylique ou à l'un des constituants du Synthol ne doivent pas suivre ce traitement.

Signes de surdosage :
Le non-respect des doses prescrites peut provoquer des convulsions chez l'enfant et le nourrisson.

> **Bon à savoir**
> Pour l'utilisation en bain de bouche, le Synthol doit être dilué à 10 % : 1 cuillère à soupe dans un verre d'eau. Pour les piqûres d'insectes, il est utilisé sur une compresse, dilué à moitié avec de l'eau et avec un temps d'application de 1/2 à 1 heure maximum. En traumatologie, il peut être utilisé pur en massant superficiellement. Les mains doivent être rincées après utilisation.

SYNTOCINON
Ocytociques

65 %

Prix : 2,62 € - 3 ampoules
Équivalents ou génériques : Aucun
Laboratoire : Novartis
DCI : *oxytocine*
Présentations/Composition : Amp. Inj. de 1 ml : 5 UI/ml d'oxytocine

Indications : *Déclenchement de l'accouchement, Hémorragie de la délivrance*
Syntocinon est indiqué en cas d'insuffisance des contractions lors du début de l'accouchement, pour traiter les hémorragies de la délivrance et pour favoriser la rétraction utérine après césarienne.

Précautions/Interactions :
Syntocinon ne peut être utilisé qu'à l'hôpital, dans des conditions strictes de surveillance du pouls et de la tension artérielle.

Syntocinon ne doit être utilisé que lorsque le travail de l'accouchement a commencé avec un début de dilatation du col de l'utérus.

Pour le traitement des hémorragies de la délivrance, Syntocinon est utilisé après expulsion complète du placenta.

Son association est déconseillée avec les prostaglandines et lors d'anesthésie générale.

Posologie :
Adulte : Perf. lente de 5 UI dans 500 ml de sérum

Effets secondaires :
Syntocinon provoque parfois des nausées et des vomissements.

Contre-indications :
Syntocinon ne peut pas être utilisé en cas de maladie cardiaque, de placenta prævia, de risque de souffrance fœtale et d'hypertonie de l'utérus.

Signes de surdosage :
En cas d'injection trop rapide ou trop prolongée, Syntocinon peut provoquer une rétention d'eau (effet antidiurétique) avec maux de tête, mais surtout peut provoquer une souffrance fœtale irréversible.

TADENAN
Médicaments de la prostate

📂 30 %
Prix : 12,76 € - 30 capsules
23,72 € - 60 capsules
Équivalents ou génériques : Aucun
Laboratoire : Pharma Lab
DCI : *prunier d'Afrique*
Présentations/Composition : Caps. : 50 mg d'extrait de Pygeum africanum (prunier d'Afrique)
Indications : *Hypertrophie de la prostate*
Tadenan est un extrait de plantes indiqué dans le traitement des troubles urinaires liés à l'hypertrophie de la prostate.

Précautions/Interactions :
La surveillance du traitement exige de faire régulièrement un examen clinique, un dosage de PSA (antigène spécifique de la prostate) et une urographie intraveineuse afin de détecter l'apparition d'un cancer de la prostate.
Tadenan est utilisé en cures de 6 à 8 semaines.

Posologie :
Adulte : 1 Caps. matin et soir au moment des repas

Effets secondaires :
Tadenan provoque parfois des troubles digestifs (nausées, constipation ou diarrhée).

TAHOR
Hypolipémiants

📂 65 %
Prix : 14,82 € - 28 comprimés (10 mg)
42,61 € - 90 comprimés (10 mg)
27,33 € - 28 comprimés (20 mg)
76,18 € - 90 comprimés (20 mg)
30,54 € - 28 comprimés (40 mg)
84,80 € - 90 comprimés (40 mg)
30,54 € - 28 comprimés (80 mg)
84,80 € - 90 comprimés (80 mg)
Équivalents ou génériques : Atorvastatine Actavis, Atorvastatine Almus, Atorvastatine Arrow, Atorvastatine Biogaran, Atorvastatine Bluefish, Atorvastatine Cristers, Atorvastatine EG, Atorvastatine Evolugen, Atorvastatine Isomed, Atorvastatine KRKA, Atorvastatine Mylan, Atorvastatine Pfizer, Atorvastatine PHR, Atorvastatine Ratiopharm, Atorvastatine RPG, Atorvastatine Sandoz, Atorvastatine Téva, Atorvastatine ZTL, Atorvastatine Zydus
Laboratoire : Pfizer
DCI : *atorvastatine*
Présentations/Composition : Cp. : 10, 20, 40 et 80 mg

Indications : *Cholestérol*
Le Tahor est un inhibiteur de l'HMG Co-A réductase ou statine, qui agit au niveau du foie en inhibant partiellement la synthèse du cholestérol et en abaissant le taux sanguin de cholestérol LDL. Les statines sont actives sur les hypercholestérolémies familiales ainsi que sur les hypercholestérolémies secondaires associées ou non à une augmentation des tryglicérides, conséquence d'un régime alimentaire trop riche en graisses saturées. Les statines ne sont pas actives sur les hypertriglycéridémies isolées, ni sur certaines formes d'hypercholestérolémies familiales (dites homozygotes).
Les statines jouent un rôle pour prévenir la survenue d'un infarctus du myocarde chez les patients présentant une angine de poitrine.
L'usage des statines ne dispense pas de poursuivre le régime alimentaire. En quelques semaines les statines provoquent une baisse de 30 % du cholestérol sanguin, baisse plus accentuée pour le cholestérol LDL.

Précautions/Interactions :
Il est nécessaire d'attendre 4 à 6 semaines pour juger de l'effet du traitement. Avant de commencer le traitement, puis tous les 3 mois, il est indispensable de faire un bilan biologique hépatique, avec dosage des transaminases. Si le taux de transaminases est trop élevé, il faut interrompre le traitement.
Les statines peuvent provoquer une atteinte musculaire, qui se manifeste par des douleurs, de la faiblesse musculaire, et une élévation transitoire des CPK (créatinine phosphokinases, enzymes d'origine musculaire libérées en cas de destruction du tissu musculaire). Le risque d'atteinte musculaire est augmenté en cas de traitement simultané avec des médicaments immunosuppresseurs (ciclosporine), ou en association avec des fibrates, de l'acide nicotinique ou un traitement antifongique.
Elle doit être faite avec précaution en cas d'utilisation simultanée de médicaments anticoagulants oraux (antivitamines K), immunosuppresseurs (ciclosporine), digoxine, érythromycine, contraceptifs oraux.

Takétiam

Posologie :
Adulte : 10 mg/j. (soir, avant ou après le repas) avec adaptation en fonction des résultats, et dose maxi de 80 mg/j.
Grossesse : non
Allaitement : non

Contre-indications :
L'utilisation du Tahor est contre-indiquée en cas d'insuffisance hépatique, de myopathie, de taux élevé des transaminases sanguines, lors de la grossesse, de l'allaitement et chez les enfants.

Effets secondaires :
Le Tahor peut être responsable de signes digestifs (nausées, vomissements, ballonnements), plus rarement de troubles neurologiques (paresthésies) ou musculaires et de syndromes dépressifs.

En cas d'oubli :
Prendre immédiatement le comprimé oublié sans dépasser la dose journalière prescrite.

Bon à savoir
Les statines sont une nouvelle classe de médicaments très actifs sur le cholestérol, notamment pour abaisser le cholestérol LDL. Cependant ils ne sont pas actifs sur toutes les hypercholestérolémies et ont peu d'effet sur le taux de triglycérides.

TAKÉTIAM
Antibiotiques

 65 %
Prix : 11,42 € - 10 comprimés
Équivalents ou génériques : Texodil
Laboratoire : Takeda
DCI : *céfotiam hexétil*
Présentations/Composition : Cp. : 200 mg

Indications : *Infections bactériennes*
Les céphalosporines de 3e génération ont une meilleure activité sur certaines bactéries que celles des 1re et 2e générations et diffusent mieux dans les tissus de l'organisme. Cet antibiotique est indiqué dans les infections ORL (otites, sinusites, angines et pharyngites), pulmonaires et bronchiques. Il est également indiqué dans le traitement des infections sévères en association à un aminoside, sauf en cas de méningite.

Précautions/Interactions :
Les associations avec d'autres antibiotiques toxiques pour les reins, les polymyxines ou les diurétiques sont à surveiller.

Posologie :
Adulte : 200 à 400 mg 2 fois/j.
Enfant et nourrisson : 50 à 100 mg/kg/j. en 3 à 4 fois
Grossesse : non
Allaitement : non

Effets secondaires :
Takétiam peut provoquer des réactions allergiques, des troubles digestifs et sanguins.

Contre-indications :
Takétiam est contre-indiqué en cas d'allergie aux céphalosporines et aux pénicillines, ainsi qu'en cas de méningite, d'insuffisances hépatique ou rénale sévères.

Bon à savoir
Les céphalosporines sont prescrites dans les infections ORL et respiratoires à la place des pénicillines, car elles sont actives sur le germe hémophilus influenzæ, très souvent responsable de ces maladies.

TALOXA
Antiépileptiques

H

Prix : Usage hospitalier
Équivalents ou génériques : Aucun
Laboratoire : Schering-Plough
DCI : *felbamate*
Présentations/Composition : Cp. : 400 et 600 mg
Susp. Buv. : flacons de 230 ml à 600 mg/5 ml

Indications : *Syndrome de Lennox-Gastaut*
Cette maladie épileptique infantile apparaît entre 1 et 6 ans et elle associe des crises d'épilepsie généralisées à des absences brèves. Le Taloxa est utilisé en complément d'autres antiépileptiques lorsqu'ils ne sont pas efficaces pour contrôler cette maladie chez l'enfant de plus de 4 ans ou chez l'adulte. Ce traitement comporte des risques mortels et n'est entrepris qu'en dernier recours par des spécialistes des maladies épileptiques.

Précautions/Interactions :
Les patients doivent être informés des risques parfois mortels de dysfonctionnement sévère de la moelle osseuse (aplasie médullaire) ou du foie (hépatite aiguë) pouvant survenir au cours du traitement.
Des bilans sanguins et hépatiques sont régulièrement effectués et le traitement est immédiatement arrêté en cas d'anomalies.
L'acide valproïque, la carbamazépine, la phénytoïne, le clonazépam, le vigabantrin ne doivent pas être associés au Taloxa.

Posologie :
Adulte et enfant > 14 ans : 600 à 1200 mg/j. jusqu'à 3600 mg/j. maxi
Enfant de 4 à 14 ans : 7,5 à 15 mg/kg/j. jusqu'à 45 mg/kg/j. et 3600 mg/j. maxi
Grossesse : non
Allaitement : non

Effets secondaires :
Un risque de toxicité médullaire et hépatique grave existe au cours du traitement (1 cas sur 4000 avec 30 % de décès). Des nausées, des vomissements, des étourdissements, des insomnies, de la somnolence, des troubles psychiatriques ou allergiques peuvent survenir mais sont assez rares.

Contre-indications :
Des antécédents de troubles hématologiques ou hépatiques sévères contre-indiquent le traitement.

Signes de surdosage :
Le surdosage provoque des étourdissements, des pertes d'équilibre, des nausées, des vomissements, des maux de tête, de l'agitation ou de la somnolence pouvant conduire à un coma. Une hospitalisation est nécessaire.

> **Bon à savoir**
> Une évaluation de l'efficacité du médicament est faite au bout de 2 à 3 mois après le début du traitement qui sera poursuivi ou non, en fonction des résultats obtenus.

TAMARINE
Laxatifs

NR
Prix : Libre
Équivalents ou génériques : Aucun
Laboratoire : GlaxoSmithKline
DCI : *séné, tamarin*

Présentations/Composition : Gelée orale : 10,2 mg de Poud. de séné et 23,4 mg d'extrait de tamarin/c. à c. (pot de 260 g) ;
Gél. : 240 mg de Poud. de séné et 11,7 mg d'extrait de tamarin (20 Gél.)

Indications : *Constipation*
Tamarine contient du séné, plante laxative qui stimule la motricité intestinale.

Précautions/Interactions :
Tamarine est réservé à l'adulte et à l'enfant de plus de 12 ans.
Le traitement doit être de courte durée (10 jours maximum).
Un traitement prolongé peut créer une dépendance avec constipation sévère en cas de sevrage. Le séné ne doit pas être utilisé avant d'avoir essayé les traitements avec des laxatifs osmotiques ou lubrifiants.
Tamarine est un traitement qui ne dispense pas de suivre les règles habituelles de prévention de la constipation : boire beaucoup d'eau, manger des fruits et des légumes, avoir une activité physique régulière.
L'utilisation de Tamarine est déconseillée avec de nombreux médicaments, en particulier les antiarythmiques, érythromycine, les digitaliques, les corticoïdes, les diurétiques.

Posologie :
Adulte : 1 à 2 c. à c. le soir au coucher ou 1 à 2 Gél./j.
Grossesse : non
Allaitement : non

Effets secondaires :
Tamarine est responsable de diarrhées, douleurs abdominales et peut provoquer une baisse du taux de potassium dans le sang.

Contre-indications :
Tamarine est contre-indiqué en cas de maladies inflammatoires du côlon (maladie de Crohn, rectocolite) et en cas de risque d'occlusion intestinale.

Délai d'action :
L'effet sur la constipation se manifeste en 8 à 12 heures.

Signes de surdosage :
Le surdosage provoque une diarrhée nécessitant d'interrompre le traitement.

TAMIFLU
Antiviraux

📋 30 %

Prix : 12,69 € - 10 gélules (30 mg)
18,78 € - 10 gélules (45 mg)
24,91 € - 10 gélules (75 mg)
Équivalents ou génériques : Aucun
Laboratoire : Roche
DCI : *oseltamivir*
Présentations/Composition : Gél. : 30, 45 et 75 mg d'oseltamivir

Indications : *Grippe*
Tamiflu est indiqué dans le traitement de la grippe.

Précautions/Interactions :
Tamiflu ne peut être utilisé que chez l'adulte et l'enfant de plus de un an.
Pour être efficace, Tamiflu doit être utilisé dans les 2 jours suivant l'apparition des symptômes de grippe.
Tamiflu ne se substitue pas au vaccin antigrippal.
La dose recommandée est de 75 mg, 2 fois par jour, pendant 5 jours.
Tamiflu n'est remboursé que pour le traitement préventif de la grippe après contact avec un cas de grippe cliniquement diagnostiqué, en période de circulation du virus, chez les sujets à risque de plus de 13 ans vivant ou séjournant en collectivité, ou présentant une contre-indication au vaccin contre la grippe, ou immunodéprimés (notamment sujets ayant le SIDA, les patients greffés ou traités par immunosuppresseurs).

Posologie :
Adulte : 75 mg 2 fois/j. pendant 5 j.
Enfant : non
Grossesse : non
Allaitement : non

Effets secondaires :
Tamiflu peut être responsable d'asthénie, bronchite, céphalée, conjonctivite, dermatite, diarrhée, saignement de nez, éruptions cutanées, hépatite, troubles de l'oreille, vertiges, troubles oculaires.

Contre-indications :
Tamiflu est contre-indiqué en cas d'hypersensibilité au produit ou d'allergies aux excipients.

Bon à savoir
Tamiflu est l'un des rares médicaments qui peut être utilisé en cas d'épidémie de grippe aviaire.

TANAKAN
Vasodilatateurs

📋 15 %

Prix : 5,46 € - 30 comprimés
15,73 € - 90 comprimés
5,37 € - flacon (30 ml)
15,50 € - flacon (90 ml)
Équivalents ou génériques : Ginkogink, Tramisal
Laboratoire : Beaufour-Ipsen
DCI : *ginkgo biloba*
Présentations/Composition : Cp. : 40 mg ; Sol. Buv. : 40 mg/ml de ginkbo biloba

Indications : *Troubles vasculaires cérébraux, Artériopathies des membres inférieurs*
Tanakan est un vasodilatateur indiqué comme traitement d'appoint pour la claudication intermittente, provoquée par les obstructions vasculaires des membres inférieurs. Il aide à corriger les troubles de l'attention, de l'équilibre (vertiges, étourdissements) et du comportement liés à l'âge et à la déficience circulatoire cérébrale. Il est aussi utilisé pour le traitement des maladies vasculaires de la rétine.

Précautions/Interactions :
Tanakan peut être associé aux antihypertenseurs et aux vasodilatateurs. Il ne remplace pas un traitement spécifique de l'hypertension artérielle.

Posologie :
Adulte : 3 Cp./j. ou 3 doses Buv. au cours des repas
Grossesse : non
Allaitement : non

Effets secondaires :
Tanakan est parfois à l'origine de maux de tête, de troubles digestifs (douleurs gastriques, nausées, vomissements, constipation) ou d'éruptions cutanées.

Délai d'action :
La dose plasmatique efficace est obtenue en 2 heures après le début du traitement.

En cas d'oubli :
Prendre le comprimé sans dépasser la dose journalière prescrite.

> **Bon à savoir**
>
> Tanakan est un remède préparé à partir du célèbre ginkgo biloba, dont les vertus curatives ne sont pas encore toutes explorées. Il agit à la fois comme vasodilatateur des petites artères, permettant ainsi d'améliorer la circulation sanguine notamment au niveau du système nerveux, et comme anti-agrégant plaquettaire. Il favorise la libération des médiateurs chimiques indispensables au bon fonctionnement du système nerveux, et enfin, il s'opposerait à la formation de radicaux libres toxiques au niveau des membranes cellulaires.

TANATRIL
Antihypertenseurs

65 %

Prix : 9,10 € - 30 comprimés (5 mg)
23,31 € - 84 comprimés (5 mg)
24,93 € - 90 comprimés (5 mg)
12,54 € - 30 comprimés (10 mg)
32,43 € - 84 comprimés (10 mg)
34,38 € - 90 comprimés (10 mg)
Équivalents ou génériques : Aucun
Laboratoire : Beaufour-Ipsen
DCI : *imidapril*
Présentations/Composition : Cp. : 5 et 10 mg d'imidapril

Indications : *Hypertension artérielle*
Tanatril est indiqué pour le traitement de l'hypertension artérielle essentielle.

Précautions/Interactions :
Le traitement doit être débuté avec 5 mg par jour, pouvant être porté à 10 mg (traitement habituel) selon la réponse au traitement, voire à 20 mg par jour. Il peut dans ce cas être associé à un diurétique pour améliorer la réponse au traitement.
Chez les personnes âgées, le traitement doit commencer avec une dose de 2,5 mg seulement.
Tanatril doit être utilisé avec précaution en cas d'antécédent de psoriasis, d'insuffisance rénale, d'insuffisance cardiaque et de cardiomyopathie obstructive.

Lors de la mise en place du traitement, il faut s'assurer que le médicament ne provoque pas une baisse trop importante de la tension artérielle et s'assurer également par des dosages périodiques, de la normalité de l'équilibre hydro-électrique (dosage du potassium et du sodium sanguins).

Posologie :
Adulte : 10 à 20 mg/j.
Grossesse : non
Allaitement : non

Effets secondaires :
Tanatril peut être responsable d'une baisse trop importante de la tension artérielle, surtout en début de traitement, de vertiges, fatigue, troubles de la vue, troubles gastro-intestinaux, troubles du rythme cardiaque et de crise d'angine de poitrine. Comme tous les inhibiteurs de l'enzyme de conversion, il peut provoquer une toux persistante, des troubles respiratoires, ainsi que d'un œdème de Quincke.

Contre-indications :
Tanatril est contre-indiqué en cas d'hypersensibilité au produit, d'antécédent d'œdème de Quincke, en cas d'hypertension artérielle d'origine rénovasculaire et en cas d'insuffisance rénale sévère.

> **Bon à savoir**
>
> Prendre de préférence les comprimés tous les jours au même moment, 15 minutes avant un repas.

TANGANIL
Antivertigineux

30 %

Prix : 4,80 € - 30 comprimés
3,02 € - 5 ampoules injectables (5 ml)
Équivalents ou génériques : *Acétylleucine Biogaran*, *Acétylleucine Mylan*, *Acétylleucine Téva*, *Acétylleucine Zen*
Laboratoire : Pierre Fabre
DCI : *acétylleucine*
Présentations/Composition : Cp. : 500 mg ; Amp. Inj. : 500 mg

Indications : *Vertiges*
Ce médicament au mécanisme d'action inconnu diminue les symptômes provoqués par les crises de vertiges.

Précautions/Interactions :
Lorsqu'il est utilisé par voie intraveineuse, ce médicament doit être injecté très lentement (1 à 2 minutes) et après dilution.

Posologie :
Adulte
Voie orale : 3 à 4 Cp./j. au cours des repas (8 Cp. maxi/j.)
Voie IV : 1 à 2 Amp./j.
Enfant
Voie IV : 1/4 à 1 Amp./j. en 1 à 2 Inj.
Grossesse : non
Allaitement : non

Contre-indications :
Ce médicament ne doit pas être administré par voie intramusculaire.

En cas d'oubli :
Prendre les comprimés oubliés sans dépasser la posologie quotidienne.

TARCEVA
Antinéoplasiques

Prix : Usage hospitalier
Équivalents ou génériques : Aucun
Laboratoire : Roche
DCI : *erlotinib*
Présentations/Composition : Cp. : 25, 100 ou 150 mg d'erlotinib

Indications : *Cancer du poumon*
Tarceva est indiqué en monothérapie dans le traitement du cancer bronchique, localement avancé ou métastatique après échec de deux traitements de chimiothérapie dont un à base de cisplatine.

Précautions/Interactions :
La posologie habituelle de Tarceva est de 50 à 150 mg par jour.
Tarceva est un médicament à prescription restreinte, qui ne peut être prescrit que par un médecin specialisé, en milieu hospitalier.
Chez les femmes en âge de procréer, le traitement exige une contraception rigoureuse pendant le traitement et 2 mois après son interruption.
Tarceva doit être utilisé avec précaution en cas d'emploi simultané d'autres médicaments à métabolisme hépatique, comme kétoconazole, itraconazole, voriconazole, inhibiteurs de protéase, erythromycine, clarithromycine.

Posologie :
Adulte : 50 à 150 mg/j.
Enfant : non
Grossesse : non
Allaitement : non

Effets secondaires :
Tarceva peut être responsable de nombreux effets secondaires, exigeant parfois une consultation médicale en urgence. Tarceva peut aggraver les symptômes pulmonaires (il peut être responsable d'une pneumopathie intersticielle), et être à l'origine d'une diarrhée sévère, de troubles oculaires, de réactions allergiques cutanées et d'une déshydratation (consécutive à la diarrhée, vomissements et anorexie).

Contre-indications :
Tarceva est contre-indiqué en cas d'hypersensibilité à erlotinib ou en cas de troubles du métabolisme du lactose et du galactose et en cas d'insuffisance rénale sévère.

En cas d'oubli :
Ne pas doubler la dose, continuer le traitement habituel.

> *Bon à savoir*
> Tarceva doit être pris une heure avant, ou 2 heures après les repas.

TARDYFERON B9
Sels minéraux, Vitamines

65 %

Prix : 3,66 € - 30 comprimés
Équivalents ou génériques : Timoferol
Laboratoire : Pierre Fabre
DCI : *sulfate ferreux, acide folique*
Présentations/Composition : Cp. : 160,2 mg de sulfate ferreux et 350 g d'acide folique

Indications : *Prévention de l'anémie*
Tardyferon est indiqué pour prévenir les carences en fer lors de la grossesse, en cas d'insuffisance d'apport alimentaire.

Précautions/Interactions :
La posologie habituelle est de 1 comprimé par jour à partir de la 24ᵉ semaine de grossesse. Éviter la prise simultanée d'autres médicaments, car le fer peut gêner leur absorption. De même, ne pas utiliser de pansements gastriques qui peuvent gêner l'absorption du fer.

Posologie :
Adulte : 1 Cp./j.

Grossesse : oui
Allaitement : pas d'information

Effets secondaires :
Tardyferon colore les selles en noir et peut provoquer des troubles digestifs mineurs.

Contre-indications :
Tardyferon est contre-indiqué en cas de surcharge de l'organisme en fer.

> *Bon à savoir*
> À conserver à une température de moins de 25 °C, mais ne pas mettre au réfrigérateur.

TARGOCID
Antibiotiques

Prix : Usage hospitalier
Équivalents ou génériques : *Téicoplanine Mylan*
Laboratoire : Marion-Merrell
DCI : *téicoplanine*
Présentations/Composition : Amp. Inj. : 100, 200 et 400 mg

Indications : *Infections bactériennes*
Targocid est prescrit en cas d'infections sévères, notamment celles provoquées par des staphylocoques, des streptocoques ou des entérocoques dans toutes les localisations, excepté dans les cas de méningites.

Précautions/Interactions :
Les fonctions rénales et auditives sont à surveiller pendant la durée du traitement et les posologies doivent être adaptées en cas d'insuffisance rénale.
Les antibiotiques aminosides et les médicaments toxiques pour les reins ou le système auditif sont contre-indiqués.

Posologie :
Adulte : 6 mg/kg/j. en 1 Inj.
Enfant et nourrisson : 10 mg/kg/j. en 1 Inj.
Grossesse : non
Allaitement : non

Effets secondaires :
Targocid peut provoquer des réactions allergiques, des réactions locales au point de perfusion et des troubles sanguins. Cet antibiotique est toxique pour le système cochléaire de l'oreille (organe d'équilibre de l'oreille interne) et peut provoquer des surdités, des bourdonnements d'oreille et des vertiges toutefois moindres qu'avec la vancomycine.

Contre-indications :
Targocid est contre-indiqué en cas d'allergie à la téicoplanine et chez le nouveau-né.

> *Bon à savoir*
> Cet antibiotique est similaire à la vancomycine mais s'administre seulement 1 fois par jour au lieu de 2 à 4 fois.

TASIGNA
Antinéoplasiques

 100 %

Prix : 1 020,90 € - 28 gélules
3 960,25 € - 112 gélules
Équivalents ou génériques : Aucun
Laboratoire : Novartis
DCI : *nilotinib*
Présentations/Composition : Gél. : 200 mg de nilotinib

Indications : *Leucémie myéloïde chronique*
Tasigna est indiqué dans le traitement de la leucémie myéloïde chronique, en cas de résistance ou d'intolérance à des traitements antérieurs.

Précautions/Interactions :
La posologie usuelle est de 400 mg 1 à 2 fois par jour en fonction des effets hématologiques. Lorsque la toxicité sur les éléments sanguins est importante, la posologie doit être diminuée jusqu'à un prochain contrôle de l'hémogramme.
Le traitement doit être continué aussi longtemps qu'il apporte un bénéfice pour le patient.
Les comprimés doivent être administrés en dehors des repas.
Ce médicament ne peut être prescrit que par un médecin spécialiste.

Posologie :
Adulte : 2 à 4 Cp./j.
Grossesse : oui, si indispensable
Enfant < 18 ans : non
Allaitement : non

Effets secondaires :
Tasigna peut être responsable de fatigue, fièvre, douleurs thoraciques, tumeurs bénignes et malignes comme des kystes et des polypes, œdèmes, dépression et insomnie, maux de

Tasmar

tête, troubles cutanés, infections, vertiges, nausées et constipation, altération de la fonction hépatique, troubles urinaires et troubles du rythme cardiaque.

Contre-indications :
Tasigna est contre-indiqué en cas d'hypersensibilité au principe actif, et ne doit pas, sauf en cas d'absolue nécessité, être utilisé pendant la grossesse. Pendant l'allaitement, sa prescription est contre-indiquée.

TASMAR
Antiparkinsoniens

15 %
Prix : 128,05 € - 100 comprimés
Équivalents ou génériques : Aucun
Laboratoire : Valeant Pharmaceuticals
DCI : *tolcapone*
Présentations/Composition : Cp. : 100 mg de tolcapone

Indications : *Maladie de Parkinson*
Ce médicament est indiqué dans le traitement de la maladie de Parkinson, en association avec les traitements habituels à base de lévodopa et benzérazide, ou de lévodopa et carbidopa.

Précautions/Interactions :
La posologie habituelle du traitement est de 100 à 200 mg, 3 fois pas jour, pendant un minimum de 3 semaines. Si au bout de cette période aucune amélioration clinique n'est constatée, il faut interrompre le traitement.
En cas d'effet positif, le traitement peut être continué à la dose maximale de 200 mg 3 fois par jour.
Tasmar ne peut être prescrit que par un médecin neurologue spécialiste du traitement de la maladie de Parkinson.
L'usage de ce médicament exige une surveillance régulière des tests hépatiques, au début toutes les 2 semaines, puis toutes les 8 semaines. La surveillance hépatique doit être attentive en cas d'augmentation de la dose journalière.
La première prise quotidienne de Tasmar doit être associée à la première prise quotidienne de lévodopa ; les prises suivantes doivent être administrées environ 6 et 12 heures après. Ce médicament peut être pris pendant ou en dehors des repas.

Posologie :
Adulte : 100 à 200 mg/j.
Grossesse : non
Allaitement : non

Effets secondaires :
Tasmar est parfois responsable de syncopes, étourdissements, vertiges, douleurs thoraciques, maux de tête, douleurs thoraciques, infections des voies aériennes supérieures, hypotension orthostatique, nausées, vomissements, diarrhée ou constipation, dyspepsie.

Contre-indications :
Tasmar est contre-indiqué en cas d'hypersensibilité au produit et à ses excipients, en cas de maladie du foie, ou de symptômes qui peuvent évoquer une atteinte hépatique (asthénie, nausées, vomissements, prurit, amaigrissement).

En cas d'oubli :
Prenez le comprimé dès que possible, puis continuez à le prendre aux heures habituelles. Ne doublez pas la dose pour compenser celle que vous avez oubliée de prendre.

> **Bon à savoir**
> Le tolcapone peut provoquer une coloration jaune intense des urines, sans signification.

TAVANIC
Antibiotiques

65 %
Prix : 19,91 € - 5 comprimés
Équivalents ou génériques : Levofloxacine Accord, Levofloxacine Actavis, Levofloxacine Almus, Levofloxacine Arrow, Levofloxacine Biogaran, Levofloxacine Cristers, Levofloxacine EG, Levofloxacine Hospira, Levofloxacine Isomed, Levofloxacine Kabi, Levofloxacine Mylan, Levofloxacine PHR, Levofloxacine Ranbaxy, Levofloxacine Ratiopharm, Levofloxacine Zen, Levofloxacine Zydus
Laboratoire : BBFarma
DCI : *levofloxacine*
Présentations/Composition : Cp. : 500 mg de levofloxacine

Indications : *Sinusite, Bronchite, Pneumonie, Prostatite*
Tavanic est indiqué pour le traitement des infections à germes sensibles à la levofloxacine, en particulier les infections des voies res-

piratoires telles que sinusites, bronchites et pneumonies, ainsi que les prostatites.

Précautions/Interactions :
Le traitement est généralement de 1 comprimé par jour de 500 mg, en une seule prise, pouvant être porté à 2 comprimés dans le cas de certaines pneumonies.
Le traitement sera fait avec précaution en cas d'insuffisance rénale ou en cas d'antécédent de maladie tendineuse, de myasthénie ou d'épilepsie.
Tavanic peut être responsable de l'apparition de symptômes neurologiques, tels que des vertiges, nécessitant de prendre des précautions en cas de conduite automobile.

Posologie :
Adulte : 500 à 1000 mg/j.
Grossesse : non
Allaitement : non

Effets secondaires :
Tavanic est responsable de nausées, et, plus rarement, de troubles gastro-intestinaux, neurologiques, respiratoires. Il peut parfois être à l'origine d'une tendinite ou d'une rupture du tendon d'Achille.

Contre-indications :
Tavanic est contre-indiqué en cas d'hypersensibilité aux quinolones, en cas d'antécédent d'épilepsie, de maladie des tendons, en cas de déficit en G6PD, et lors de la période de croissance osseuse, en raison de troubles possibles du cartilage articulaire.

Signes de surdosage :
Les signes les plus importants sont des symptômes du système nerveux central tels que confusion, vertiges, troubles de la conscience et crises convulsives ainsi que des réactions digestives telles que nausées et érosion des muqueuses. L'hospitalisation est alors nécessaire pour un lavage gastrique.

Bon à savoir

> Les comprimés peuvent être pris indifféremment pendant ou en dehors des repas. Éviter l'exposition au soleil pendant le traitement et dans les 48 heures qui suivent son arrêt.
> La lévofloxacine, comme tous les médicaments de la classe des fluoroquinolones, peut être à l'origine de tendinite et de rupture de tendons, en particulier chez les personnes âgées, traitées par corticoïdes, ou chez les personnes ayant subi une transplantation d'organe (cœur, poumon, rein).

TAXOL
Anticancéreux

100 %
Prix : 45 € - 1 flacon (5 ml)
150 € - 1 flacon (16,7 ml)
225,50 € - 1 flacon (25 mg)
450 € - 1 flacon (50 mg)
Équivalents ou génériques : Paclitaxel Actavis, Paclitaxel AHCL, Paclitaxel Dakota Pharm, Paclitaxel Ebewe, Paclitaxel Hospira, Paclitaxel Kabi, Paclitaxel Merck, Paclitaxel Mylan, Paclitaxel Sandoz, Paclitaxel Téva
Laboratoire : Bristol-Myers Squibb
DCI : *paclitaxel*
Présentations/Composition : Sol. : 6 mg/ml de paclitaxel

Indications : *Cancer*
Taxol est indiqué pour le traitement du cancer de l'ovaire, les métastases du cancer du sein et certains types de cancers du poumon.

Précautions/Interactions :
Taxol ne peut être prescrit que par un médecin spécialiste.
Taxol ne peut être administré qu'en milieu hospitalier en raison des risques de réactions d'hypersensibilité, exigeant un équipement spécialisé.

Posologie :
Adulte : 135 à 175 mg/m^2
Enfant : non
Grossesse : non
Allaitement : non

Effets secondaires :
Taxol est responsable de troubles sanguins et de la moelle osseuse, en particulier d'aplasie médullaire, de baisse du taux des globules blancs, des plaquettes et des globules rouges, de leucémie, infections, réactions d'hypersensibilité, et de nombreux effets secondaires concernant le système digestif ou cardiovasculaire.

Contre-indications :
Taxol est contre-indiqué en cas d'hypersensibilité aux composants, en cas de grossesse, allaitement, et lorsque le taux de globules blancs neutrophiles est inférieur à 1500/mm^3.

TAXOTÈRE
Anticancéreux

📊 100 %
Prix : 167,69 € - 1 flacon (20 mg)
670,78 € - 1 flacon (80 mg)
Équivalents ou génériques : Docetaxel Accord, Docetaxel Actavis, Docetaxel Téva
Laboratoire : Bellon
DCI : *docetaxel*
Présentations/Composition : Sol. : 20 ou 80 mg de docetaxel
Indications : *Cancer*
Taxotère est indiqué pour le traitement du cancer du sein et de certains types de cancers du poumon.

Précautions/Interactions :
Taxotère ne peut être prescrit que par un médecin spécialiste.
Taxotère ne peut être administré qu'en milieu hospitalier en raison des risques de réactions d'hypersensibilité, exigeant un équipement spécialisé.

Posologie :
Adulte : 75 à 100 mg/m^2
Enfant : non
Grossesse : non
Allaitement : non

Effets secondaires :
Taxotère est responsable de troubles sanguins et de la moelle osseuse, en particulier d'aplasie médullaire, de baisse du taux des globules blancs, des plaquettes et des globules rouges, de leucémie, infections, réactions d'hypersensibilité, et de nombreux effets secondaires concernant le système digestif ou cardio-vasculaire.

Contre-indications :
Taxotère est contre-indiqué en cas d'hypersensibilité aux composants et lorsque le taux de globules blancs neutrophiles est inférieur à 1500/mm^3.

TÉATROIS
Hormones

📊 NR
Prix : Libre
Équivalents ou génériques : Aucun
Laboratoire : Théranol-Deglaude
DCI : *tiratricol*
Présentations/Composition : Cp. : 0,35 mg de tiratricol

Indications : *Cancer thyroïdien, Goitre, Nodule thyroïdien*
Téatrois est indiqué pour le traitement de certains cancers thyroïdiens, des goitres simples, des nodules thyroïdiens ou après ablation chirurgicale de la glande thyroïde.

Précautions/Interactions :
Téatrois est administré en plusieurs fois par jour.
La surveillance du traitement doit être attentive en cas de diabète.

Posologie :
Adulte : 2 à 5 Cp./j.
Grossesse : oui, après avis médical
Allaitement : oui, après avis médical

Effets secondaires :
Téatrois peut aggraver des troubles cardiaques préexistants, mais son action sur le cœur est sensiblement atténuée par rapport aux autres traitements thyroïdiens (Cynomel, Lévothyrox, L-Thyroxine).

Contre-indications :
Téatrois est contre-indiqué en cas d'insuffisance cardiaque sévère et de troubles du rythme cardiaque.

Signes de surdosage :
Le surdosage en hormone thyroïdienne provoque accélération cardiaque, maux de tête, insomnie, température, irritabilité, amaigrissement, diarrhée, nécessitant d'interrompre le traitement pendant quelques jours.

TÉGRÉTOL
Antiépileptiques

📊 65 % ; TFR
Prix : 5,07 € - 50 comprimés (200 mg)
4,51 € - flacon de suspension buvable (150 ml)
3,40 € - 30 comprimés LP (200 mg)
5,97 € - 30 comprimés LP (400 mg)
Équivalents ou génériques : Carbamazépine GNR, Carbamazépine Merck, Carbamazépine Sandoz, Carbamazépine Téva
Laboratoire : Novartis
DCI : *carbamazépine*

Présentations/Composition : Cp. : 200 mg ;
Cp. LP : 200 et 400 mg
Susp. Buv. : 100 mg/mes.

Indications : *Épilepsies, Troubles psychiatriques*

Ce médicament permet le traitement des épilepsies, caractérisées par des activités anarchiques des neurones du cerveau, en stabilisant le fonctionnement cérébral. Il est indiqué dans la prévention à long terme des crises d'épilepsie partielle ou généralisée mais n'est pas efficace dans une certaine forme d'épilepsie se manifestant par des absences (pertes de connaissance brèves ou « petit mal »). Il est également efficace dans certaines douleurs et a un effet régulateur de l'humeur dans certaines maladies psychiatriques.

Précautions/Interactions :

Les doses sont diminuées chez les personnes âgées, en cas d'insuffisance cardiaque, hépatique ou rénale et une surveillance accrue est nécessaire en cas de glaucome et d'adénome de la prostate.

La grossesse n'interrompt pas le traitement de la mère mais impose un apport supplémentaire en vitamine K pendant la grossesse, et chez le nouveau-né à la naissance pour éviter un risque d'hémorragie chez l'enfant.

Les contraceptifs oraux (pilule) sont parfois rendus inefficaces par le Tégrétol, nécessitant alors l'utilisation d'un moyen mécanique de contraception.

L'association avec les antidépresseurs IMAO est contre-indiquée ainsi qu'avec le clozapine, le lithium, l'érythromycine, la josamycine, le midécamycine, la clarithromycine, les rétinoïdes, le valpromide, l'alcool, certains antidépresseurs, les barbituriques.

Posologie :
Adulte : 10 à 15 mg/kg/j.
Enfant : 10 à 20 mg/kg/j.
Grossesse : oui
Allaitement : non

Effets secondaires :

Ils sont surtout d'ordre neurologique et peuvent être arrêtés en diminuant les doses : somnolence, vertiges, confusion mentale, vue double. Une sensation de bouche sèche, nausées et vomissements, diarrhées ou constipation, une hépatite, des embolies, des troubles de la conduction électrique cardiaque, des éruptions cutanées parfois mortelles peuvent survenir. Une chute des globules blancs dans le sang impose l'arrêt immédiat du traitement.

Contre-indications :

Des troubles de la conduction électrique cardiaque, une allergie connue à la carbamazépine, des antécédents de dysfonctionnement de la moelle et une porphyrie aiguë intermittente contre-indiquent la prise du médicament.

Signes de surdosage :

Le surdosage provoque somnolence, convulsions, tremblements, vertiges, coma, chute de la tension artérielle, troubles de la conduction électrique cardiaque et un dysfonctionnement respiratoire imposant l'hospitalisation.

TELFAST
Antiallergiques

30 %

Prix : 3,82 € - 15 comprimés (120 mg)
3,82 € - 15 comprimés (180 mg)
Équivalents ou génériques : *Fexofénadine Biogaran*, *Fexofénadine Mylan*, *Fexofénadine Téva*, *Fexofénadine Winthrop*
Laboratoire : Sanofi Aventis
DCI : *fexofénadine*
Présentations/Composition : Cp. : 120 ou 180 mg de fexofénadine

Indications : *Rhinite allergique, Prurit*

Ce médicament est indiqué dans le traitement symptomatique de la rhinite allergique saisonnière et du prurit de l'urticaire chronique chez l'adulte et l'enfant de plus de 12 ans.

Précautions/Interactions :

La posologie habituelle du traitement est de 1 comprimé par jour de 120 mg pour le traitement de la rhinite allergique et de 1 comprimé de 180 mg en cas d'urticaire chronique.

Éviter l'association avec l'alcool ou des traitements dépresseurs du système nerveux central. Attention au risque de somnolence en cas de conduite automobile.

Posologie :
Adulte et enfant < 12 ans : 120 à 180 mg/j.
Grossesse : non
Allaitement : non

Effets secondaires :

Telfast est parfois responsable de somnolence et de fatigue, de réactions allergiques, de

Telzir

maux de tête, vertiges, de nausées et de sécheresse buccale.

Contre-indications :
Telfast est contre-indiqué en cas d'hypersensibilité au produit et à ses excipients.

TELZIR
Antiviraux

📋 100 %
Prix : 368,80 € - 60 comprimés (700 mg)
117,11 € - 1 flacon (11,25 g)
Équivalents ou génériques : Aucun
Laboratoire : GlaxoSmithKline
DCI : *fosamprénavir*
Présentations/Composition : Cp. : 700 mg de fosamprénavir
Sol. Buv. : 11,25 g de fosamprénavir

Indications : *Infections à VIH*
Ce médicament associé à de faibles doses de ritonavir et à d'autres antirétroviraux est indiqué dans le traitement des patients adultes infectés par le Virus de l'Immunodéficience Humaine de type 1 (VIH-1).

Précautions/Interactions :
La prescription de Telzir doit être faite obligatoirement à l'hôpital par un médecin spécialiste pour l'initiation du traitement, pour toute modification de celui-ci et au moins une fois par an.
Le renouvellement est possible par le médecin traitant au cours des 12 mois suivant la première prescription.
Telzir doit être utilisé avec prudence en cas d'insuffisance hépatique légère, et est contre-indiqué en cas d'insuffisance hépatique sévère.
Telzir est disponible sous forme de suspension buvable pour les adultes ne pouvant pas avaler des comprimés.
Telzir ne doit pas être administré en même temps que des médicaments comme amiodarone, astémizole, bépridil, cisapride, dihydroergotamine, ergotamine, pimozide, quinidine, terfénadine, flécaïnide, propaférone, rifampicine.
Les préparations à base de plantes contenant du millepertuis ne doivent pas être utilisées au cours d'un traitement par fosamprénavir, en raison du risque de diminution des concentrations plasmatiques et de l'activité clinique de l'amprénavir.

Posologie :
Adulte : 1 Cp. 700 mg 2 fois/j.
Enfant : non
Grossesse : non
Allaitement : non

Effets secondaires :
Telzir peut être responsable de nombreux effets secondaires comme fatigue, agitation, perte de l'appétit, mouvements anormaux, maux de tête, cauchemars, confusion mentale, convulsions, troubles musculaires, paralysies, troubles cutanés, fièvre, troubles du système immunitaire, troubles sanguins (hémorragies, adénopathies), troubles gastro-intestinaux.

Contre-indications :
Telzir est contre-indiqué en cas d'hypersensibilité à fosamprénavir ou à ritonavir, en cas d'insuffisance hépatique sévère.

En cas d'oubli :
Prendre le comprimé dès que possible. En cas d'oubli prolongé, ne pas doubler la dose, continuer le traitement habituel.

> *Bon à savoir*
> Avaler les comprimés sans les croquer, au cours d'un repas.

TEMERIT
Antihypertenseurs

📋 65 %
Prix : 10,76 € - 30 comprimés (5 mg)
30,30 € - 90 comprimés (5 mg)
Équivalents ou génériques : Nebivolol Actavis, Nebivolol Arrow, Nebivolol Biogaran, Nebivolol Cristers, Nebivolol EG, Nebivolol Evologen, Nebivolol Isomed, Nebivolol Mylan, Nebivolol Qualimed, Nebivolol Ranbaxy, Nebivolol Ratiopharm, Nebivolol Sandoz, Nebivolol Téva, Nebivolol Winthrop, Nebivolol Zydus
Laboratoire : Menarini
DCI : *nebivolol*
Présentations/Composition : Cp. : 5 mg de nebivolol

Indications : *Hypertension artérielle essentielle*
Temerit est un médicament bêta-bloquant utilisé dans le traitement de l'hypertension artérielle.

Précautions/Interactions :
La posologie habituelle chez l'adulte est d'un comprimé par jour (5 mg). L'effet antihyperten-

seur se manifeste après 1 à 2 semaines de traitement, parfois seulement après 4 semaines.
Les bêta-bloquants peuvent être administrés seuls ou en association à d'autres traitements antihypertenseurs (l'association avec des diurétiques est déconseillée).
Temerit est contre-indiqué en cas d'insuffisance hépatique ou d'altération de la fonction hépatique.
Les doses doivent être réduites de moitié en cas d'insuffisance rénale modérée et chez les patients âgés de plus de 65 ans.
Temerit doit être associé avec précaution aux antagonistes calciques (vérapamil, diltiazem), aux anti-arythmiques, à la clonidine, aux digitaliques, à l'insuline et aux antidiabétiques par voie orale.

Posologie :
Adulte : 1 Cp./j. 5 mg
Grossesse : non
Allaitement : non

Effets secondaires :
Temerit peut être responsable de fatigue, troubles du système nerveux (anxiété, cauchemars, troubles de l'humeur, confusion mentale, troubles du sommeil), troubles cutanés (allergies, photosensibilisation), troubles du système sanguin, oculaire (conjonctivite, sécheresse oculaire, troubles de la vision), troubles musculaires, digestifs, prise de poids, impuissance, troubles cardiovasculaires (hypotension artérielle, troubles du rythme cardiaque) et respiratoires.

Contre-indications :
Temerit est contre-indiqué en cas d'hypersensibilité au nebivolol et, comme tous les bêta-bloquants, est contre-indiqué en cas d'insuffisance hépatique, d'insuffisance cardiaque non contrôlée, de troubles du rythme cardiaque, de bronchospasme, asthme, maladie vasculaire périphérique.

En cas d'oubli :
Prendre le comprimé dès que possible. En cas d'oubli prolongé, ne pas doubler la dose, continuer le traitement habituel.

> **Bon à savoir**
> Avaler le comprimé sans le croquer au cours d'un repas, si possible toujours au même moment de la journée.

TÉMESTA
Anxiolytiques

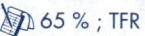 65 % ; TFR
Prix : 1,69 € - 30 comprimés (1 mg)
3,28 € - 30 comprimés (2,5 mg)
Équivalents ou génériques : Lorazépam Mylan
Laboratoire : Biodim
DCI : *lorazépam*
Présentations/Composition : Cp. : 1 et 2,5 mg

Indications : *Anxiété, Difficulté d'endormissement*
Cet anxiolytique qui appartient à la famille des benzodiazépines a des effets calmants, de relaxation musculaire et anticonvulsivants. À plus fortes doses, il possède des effets sédatifs et d'induction du sommeil.

Précautions/Interactions :
La plus faible posologie efficace est recommandée et l'utilisation doit être prudente chez les personnes âgées, en cas d'insuffisance hépatique ou rénale. Après des traitements prolongés ou à fortes doses, l'arrêt doit se faire progressivement et se réalise sur 15 jours environ.
Ne pas consommer d'alcool avec les benzodiazépines, car il accentue leurs effets sédatifs et hypnotiques. Cette association peut également provoquer des troubles transitoires de la mémoire.
L'utilisation des benzodiazépines est déconseillée avec la cimétidine, les inhibiteurs de la pompe à neutrons (antiulcéreux gastriques), la phénytoïne, cisapride, clozapine, nitulamide et les médicaments du système nerveux (sauf avis médical contraire).

Posologie :
Adulte : 1 à 7,5 mg/j. en 1 à 3 prises
Grossesse : après avis médical
Allaitement : non

Effets secondaires :
Témesta provoque somnolence, difficultés de concentration, faiblesse musculaire, réactions paradoxales (agressivité, insomnie, excitation, confusion), réactions allergiques ou hépatite. Un risque de dépendance peut s'installer au cours de traitement prolongé ou à fortes doses, pouvant entraîner un syndrome de sevrage à l'arrêt du médicament (anxiété, insomnie, irritabilité, maux de tête, agitation, confusion, hallucinations ou convulsions).

Temgésic

Contre-indications :
Une insuffisance respiratoire, des apnées du sommeil, une maladie musculaire (myasthénie), une allergie rare aux benzodiazépines, contre-indiquent le traitement.

En cas d'oubli :
Reprendre le traitement sans dépasser la dose quotidienne.

Signes de surdosage :
Un surdosage en benzodiazépine provoque une somnolence, un état d'ébriété, une dépression respiratoire pouvant conduire à un coma. Une hospitalisation est nécessaire pour administrer l'antidote (flumazénil).

Bon à savoir
La prescription de ce médicament est limitée à 12 semaines, car, au-delà, un risque de dépendance s'installe progressivement.

TEMGÉSIC
Antalgiques

65 %
Prix : 10,28 € - 20 comprimés (0,2 mg)
Équivalents ou génériques : *Buprénorphine Arrow*, *Buprénorphine Biogaran*, *Buprénorphine Merck*, *Buprénorphine Mylan*, *Buprénorphine Sandoz*, *Buprénorphine Téva*
Laboratoire : Schering-Plough
DCI : *buprénorphine*
Présentations/Composition : Amp. Inj. : 0,3 mg (prescription hospitalière) ; Cp. Sublingual : 0,2 mg

Indications : *Douleur*
La buprénorphine calme les douleurs très intenses, notamment les douleurs postchirurgicales ou d'origine cancéreuse mais également celles des crises de coliques hépatiques ou néphrétiques et de l'infarctus du myocarde. Dérivée de la morphine, elle est 10 fois plus puissante pour calmer les douleurs après une prise orale et 30 fois plus après une injection mais sans en posséder tous les effets indésirables.

Précautions/Interactions :
Ce médicament est réservé à l'adulte de plus de 15 ans. Entre 7 et 15 ans, l'administration est exceptionnelle.
Les comprimés ne s'avalent ni ne se croquent, ils se placent sous la langue et se laissent fondre. La buprénorphine agit plus rapidement en traversant ainsi la muqueuse linguale.

Le traitement prolongé et à fortes doses peut engendrer un syndrome de dépendance physique et psychique mais moins fréquemment qu'avec les autres dérivés morphiniques. Le Temgésic ne doit pas être utilisé pour le sevrage des toxicomanes, car il existe des dosages plus adaptés.
La buprénorphine positive les tests effectués lors des contrôles antidopage sportifs.
Quelques médicaments ne doivent pas être associés comme certains antidépresseurs, les autres antalgiques morphiniques, certains calmants et hypnotiques. Il est conseillé de ne pas absorber d'alcool pendant le traitement.

Posologie :
Adulte
Voie orale : 1 à 2 Cp. 3 fois /j.
Voie Inj. : 0,3 à 0,6 mg 2 à 4 fois /j.
Personne âgée
Voie orale : 1/2 à 1 Cp. 3 fois /j.
Voie Inj. : 0,3 à 0,6 mg 1 à 2 fois /j.
Enfant 7 à 15 ans
Voie orale : 6 μg/kg/j.
Grossesse : non
Allaitement : non

Effets secondaires :
Ils sont relativement fréquents, surtout en début de traitement : nausées, vomissements, maux de tête, insomnie, sensation de fatigue et de vertiges, somnolence, sueurs, constipation, baisse de la tension artérielle. À fortes doses peuvent survenir des difficultés respiratoires, des hallucinations.

Contre-indications :
La buprénorphine ne doit pas être administrée aux personnes souffrant d'insuffisance respiratoire, hépatique ni lors d'intoxication alcoolique aiguë, ni aux personnes sous traitement par certains antidépresseurs.

Délai d'action :
Le début d'action est de 30 minutes après la prise sublinguale et de 10 minutes après une injection sous-cutanée. Les effets se font sentir pendant 6 heures environ.

Signes de surdosage :
Des intoxications surviennent lors de prises massives et provoquent des détresses respiratoires pouvant aller jusqu'au coma.

Bon à savoir
Placer le comprimé sous la langue, le laisser fondre sans avaler, puis boire ou manger.

En cas d'apparition de vertiges ou de nausées, rester allongé. Ce médicament est plus efficace s'il est pris avant que la douleur ne devienne intense. Il est conseillé de boire abondamment, de consommer des aliments riches en fibres (crudités, légumes) et de faire de l'exercice pour favoriser le fonctionnement intestinal et empêcher l'apparition d'une constipation. En général, les effets indésirables s'amenuisent au cours du traitement. Il ne faut surtout pas prendre d'autres antalgiques morphiniques avec le Temgésic car les effets sont alors imprévisibles.

TÉNORMINE
Antihypertenseurs

🔖 65 %

Prix : 4,44 € - 30 comprimés (50 mg)
11,62 € - 90 comprimés (50 mg)
8,80 € - 30 comprimés (100 mg)
24,01 € - 90 comprimés (100 mg)
Équivalents ou génériques : Aténolol Arrow, Aténolol Biogaran, Aténolol EG, Aténolol Mylan, Aténolol Qualimed, Aténolol Ratiopharm, Aténolol RPG, Aténolol Sandoz, Aténolol Téva, Aténolol Zen, Aténolol Zydus, Betatop, Bêta-Adalate, Tenordate
Laboratoire : Astra Zeneca
DCI : *aténolol*
Présentations/Composition : Cp. : 50 et 100 mg

Indications : *Hypertension artérielle*
La Ténormine appartient à la classe des bêta-bloquants, remèdes qui inhibent l'action de certaines hormones appelées catécholamines (dont l'adrénaline) au niveau du cœur, des poumons et des vaisseaux. Ils diminuent le rythme cardiaque, ralentissent la conduction de l'influx nerveux à l'intérieur du cœur, diminuent la force contractile du ventricule gauche, diminuent la consommation d'oxygène du cœur et baissent la tension artérielle. Mais ils ont aussi un effet sur le poumon (bronchoconstriction), les vaisseaux des extrémités (vasoconstriction) et le taux de sucre dans le sang (hypoglycémie). La Ténormine est particulièrement utilisée pour le traitement de l'hypertension artérielle, pour la prévention des crises d'angor d'effort, pour le traitement de certains troubles du rythme cardiaque, et dans le cadre du traitement de l'infarctus du myocarde, où elle peut être une aide utile pour prévenir les récidives.

Précautions/Interactions :
Le traitement par les bêta-bloquants doit être utilisé avec prudence en cas d'insuffisance cardiaque, de maladie respiratoire chronique, d'angor de Prinzmetal (crise d'angine de poitrine au repos), de certains troubles du rythme cardiaque, de diabète, de phéochromocytome, de maladie cutanée (psoriasis) et chez les patients âgés. En cas d'insuffisance rénale, le traitement sera diminué si Ténormine provoque un ralentissement cardiaque trop important.
L'association de la Ténormine est contre-indiquée avec la floctafénine (Idarac) et le sultopride (Barnétil), et elle est déconseillée avec l'amiodarone (Cordarone) ainsi qu'avec les diurétiques.
Si vous devez être opéré, avertissez l'anesthésiste de votre traitement, car il ne doit pas être interrompu brutalement et il exige une surveillance particulière pendant l'intervention.
L'association doit être faite avec précaution en cas d'utilisation de médicaments antagonistes du calcium (Adalate, Tildiem, Cordium, Loxen, Isoptine), en cas d'association avec d'autres antiarythmiques, avec le baclofène (Liorésal), l'insuline et les médicaments antidiabétiques.
De nombreuses classes thérapeutiques doivent être utilisées avec prudence : antidépresseurs imipraminiques, neuroleptiques, anti-inflammatoires non stéroïdiens, tétracosactide (Synachène), méfloquine (Lariam).

Posologie :
Adulte
Hypertension : 100 mg/j. en 1 à 2 prises
Cœur : 100 mg/j.
Grossesse : oui, sous surveillance
Allaitement : non

Effets secondaires :
Les effets indésirables les plus fréquents sont la bradycardie, la fatigue, l'impuissance, l'insomnie et les troubles digestifs (douleurs gastriques, nausées, vomissements, diarrhées). Plus rarement, la Ténormine peut provoquer une crise d'asthme, une chute importante de la tension artérielle, une hypoglycémie, des éruptions cutanées, nécessitant dans tous les cas un arrêt du traitement.

Contre-indications :
Les bêta-bloquants sont interdits en cas d'asthme et d'insuffisance cardiaque non soignée. Ils ne peuvent pas être utilisés si le patient présente un rythme cardiaque trop lent (bradycardie) ou dans certains troubles du

Tenstaten

rythme (bloc auriculo-ventriculaire de 2e ou 3e degré).
Ils sont contre-indiqués en cas de phénomène de Raynaud et de troubles artériels des mains et des pieds, en cas de tumeur non traitée de la glande surrénale (phéochromocytome), en cas d'hypotension artérielle, et d'antécédents d'allergie à l'aténolol.
En cas d'allaitement, le traitement avec Ténormine est contre-indiqué en raison du passage du médicament dans le lait maternel.

Délai d'action :
L'effet du médicament apparaît 4 heures après la prise.

En cas d'oubli :
Prendre immédiatement le comprimé oublié sans dépasser la dose journalière prescrite.

Signes de surdosage :
Il provoque un ralentissement excessif du cœur et une baisse importante de la tension qui exige une hospitalisation en service d'urgence pour l'administration d'antidote.

> **Bon à savoir**
> *Les comprimés doivent être avalés sans être écrasés. Il est préférable d'attendre 1 à 2 heures en cas de prise d'un médicament gastrique. Les formes en solution buvable ou injectables sont réservées à l'usage hospitalier. Les traitements bêta-bloquants ne doivent jamais être interrompus brutalement chez les malades du cœur : l'arrêt brusque peut provoquer un infarctus du myocarde, des troubles du rythme graves et le décès.*

TENSTATEN
Antihypertenseurs

65 %

Prix : 14,91 € - 30 gélules
Équivalents ou génériques : *Ciclétanine Biogaran*, *Ciclétanine Mylan*, *Ciclétanine Téva*
Laboratoire : Bouchara-Recordati
DCI : *ciclétanine*
Présentations/Composition : Gél. : 50 mg de ciclétanine
Indications : *Hypertension artérielle*
Tenstaten est indiqué dans le traitement de l'hypertension artérielle essentielle.

Précautions/Interactions :
Le traitement avec Tenstaten exige de contrôler régulièrement les taux sanguins de sodium et potassium, ainsi que le calcium et le taux de sucre chez les diabétiques.
Chez les personnes âgées, la posologie doit être adaptée en fonction de l'état de la fonction rénale.
Tenstaten peut positiver les tests antidopage.
Il est déconseillé d'associer Tenstaten avec le lithium, tous les médicaments pouvant être responsables de troubles du rythme cardiaque à type de torsades de pointes (astémizole, bépridil, érythromycine IV, halofantrine, pentamidine, sultopride, terfénadine, vincamine) et il doit être utilisé avec précautions avec de nombreux médicaments, en particulier, les anti-inflammatoires non stéroïdiens, le baclofène, les digitaliques, les diurétiques épargneurs de potassium, les inhibiteurs de l'enzyme de conversion, la metformine.

Posologie :
Adulte : 1 à 2 Cp./j.
Grossesse : non
Allaitement : non

Effets secondaires :
Tenstaten peut être responsable de l'apparition d'une encéphalopathie hépatique en cas d'insuffisance hépatique sévère, de fatigue, vertiges, céphalées, nausées, brûlures d'estomac, œdèmes des membres inférieurs. Au point de vue biologique, Tenstaten peut provoquer une baisse des taux sanguins de potassium, sodium, avec risque de déshydratation.

Contre-indications :
Tenstaten est contre-indiqué en cas d'insuffisances rénale ou hépatique sévères, encéphalopathie hépatique, ainsi que lors d'un traitement au lithium ou avec tout médicament pouvant provoquer certains troubles du rythme cardiaque (torsades de pointes).

Signes de surdosage :
Le surdosage provoque des troubles hydro-électriques importants, avec déshydratation, confusion, vomissements. L'hospitalisation est alors nécessaire pour un lavage gastrique et correction des troubles métaboliques.

TÉRALITHE
Normothymiques

65 %

Prix : 9,59 € - 100 comprimés (250 mg)
8,58 € - 60 comprimés LP (400 mg)
Équivalents ou génériques : Aucun

Laboratoire : Aventis
DCI : *lithium*
Présentations/Composition : Cp. : 250 mg ; Cp. LP : 400 mg

Indications : *Psychose maniaco-dépressive, Schizophrénie*
Le lithium est un métal qui possède une action régulatrice sur l'humeur. Il prévient soit les accès de dépression soit les accès maniaques, caractérisés par une euphorie importante, des psychoses maniaco-dépressives. Il est également indiqué dans le traitement des accès maniaques d'autre origine ou des dépressions nerveuses résistantes aux antidépresseurs traditionnels.

Précautions/Interactions :
Le lithium n'est pas prescrit en cas d'insuffisance cardiaque. Un bilan sanguin préalable est nécessaire à la recherche d'un dysfonctionnement thyroïdien, rénal ou hépatique et d'une grossesse qui contre-indique le traitement. Un moyen de contraception efficace est nécessaire chez les femmes en âge de procréer pendant toute la durée du traitement. Si une grossesse est désirée, la carbamazépine est utilisée en remplacement du lithium.
Le dosage du lithium dans le sang est effectué régulièrement pour surveiller le dosage et adapter les posologies.
Un régime sans sel est contre-indiqué et les AINS, la carbamazépine, les diurétiques, les antihypertenseurs inhibiteurs de l'enzyme de conversion, les neuroleptiques sont déconseillés. Il faut utiliser avec précaution les antidépresseurs sérotoninergiques, la clozapine, la méthyldopa et les anesthésiques généraux (arrêter 2 jours avant une anesthésie générale).

Posologie :
Adulte
Téralithe 250 : 1 Cp. 1/2 à 3 Cp. en 2 à 3 prises puis augmentation progressive par 1/2 Cp.
Téralithe LP 400 : 1 à 2 Cp. le soir puis augmentation progressive par 1/2 Cp.
Grossesse : non au 1er trimestre
Allaitement : non

Effets secondaires :
Le lithium peut entraîner tremblements des doigts, troubles de la mémoire ou de la libido, prises de poids, troubles thyroïdiens, pertes de cheveux, acné, psoriasis et plus rarement des nausées, maux de ventre, diarrhées et troubles cardiaques.

Contre-indications :
Une insuffisance rénale, un régime sans sel ou une perte en sel contre-indiquent le traitement.

Délai d'action :
Le délai d'action est variable et varie de 2 à 20 jours selon les personnes.

En cas d'oubli :
Reprendre le traitement sans dépasser la dose quotidienne.

Signes de surdosage :
Le surdosage en lithium est responsable de fatigue intense, tremblements et faiblesse musculaire, nausées, diarrhées, difficultés à prononcer, confusion mentale et parfois de coma. Une hospitalisation urgente est nécessaire.

TERGYNAN
Anti-infectieux gynécologiques

30 %
Prix : 3,73 € - 10 comprimés
Équivalents ou génériques : Aucun
Laboratoire : Bouchara-Recordati
DCI : *métronidazole, néomycine, nystatine*
Présentations/Composition : Cp. vaginaux : 500 mg de métronidazole, 65000 UI de néomycine et 100000 UI de nystatine

Indications : *Mycoses vaginales, Infections vaginales*
Tergynan est indiqué pour le traitement des infections vaginales bactériennes et mycosiques.

Précautions/Interactions :
Placer le comprimé au fond du vagin, de préférence en position allongée.
Il est préférable de faire le traitement après les règles, mais, si nécessaire, il ne faut pas l'interrompre en cas de survenue des règles.
Le traitement ne doit pas dépasser 10 jours et ne doit pas être prescrit plus de 2 ou 3 fois par an.
Tergynan est réservé à l'adulte.
Pendant le traitement des injections vaginales, les tampons, les spermicides et les rapports sexuels sont déconseillés, y compris avec des préservatifs. Tergynan peut entraîner une rupture du préservatif.
Le traitement à base d'ovules doit être accompagné d'un traitement local avec une crème et, si nécessaire, d'un traitement par voie orale, surtout en cas de récidive.

Terpine Gonnon

Pour la toilette, éviter les savons acides qui favorisent le développement des champignons. Utiliser de préférence un savon surgras.

Posologie :
Adulte : 1 à 2 Cp./j. pendant 10 j.
Grossesse : non
Allaitement : non

Effets secondaires :
Les effets secondaires sont rares en traitement local, mais le métronidazole peut être responsable de troubles digestifs (nausées, goût métallique, vomissements, diarrhées), d'allergies cutanées, et, très rarement, de troubles neurologiques et sanguins.

Contre-indications :
Il n'existe pas de contre-indications à l'utilisation de Tergynan en dehors d'une éventuelle hypersensibilité à ses composants. Il est fortement déconseillé de consommer de l'alcool au cours du traitement en raison d'un effet antabuse possible (réaction d'intolérance à l'alcool, avec vomissements et tachycardie).

> **Bon à savoir**
> Le traitement antifongique ne se justifie que s'il existe des signes cliniques d'infection vaginale (leucorrhée, prurit, rougeur locale). La présence de champignons, détectée lors d'examens biologiques, ne nécessite pas un traitement systématique.

TERPINE GONNON
Antitussifs

NR
Prix : Libre
Équivalents ou génériques : Padéryl, Codédrill sans sucre, Pulmosérum, Claradol Codéine, Dinacode, Eucalyptine, Euphon, Néo-Codion, Tussipax
Laboratoire : Monot
DCI : *terpine, benzoate de sodium, codéine*
Présentations/Composition : Cp. (boîte de 50) : 100 mg de terpine, 150 mg de benzoate de sodium et 5 mg de codéine ; Sol. Buv. : 75 mg de terpine
Indications : *Toux*
Terpine Gonnon est actif sur tous les types de toux, en particulier les toux sèches gênantes, grâce à ses composants, la codéine, dérivé de l'opium, la terpine, qui facilite l'expectoration, et le benzoate de sodium.

Précautions/Interactions :
Terpine Gonnon est réservé à l'adulte et à l'enfant de plus de 5 ans.
Terpine Gonnon sous forme de solution buvable (contenant uniquement de la terpine) est exclusivement réservé à l'adulte.
La posologie doit être diminuée de moitié chez les personnes âgées ou en cas d'insuffisance hépatique.
Terpine Gonnon est réservé au traitement des toux sèches gênantes. Il n'est pas indiqué en cas de toux grasse, productive, pour laquelle il est préférable d'utiliser un médicament expectorant ou fluidifiant des sécrétions bronchiques.
L'usage de Terpine Gonnon doit être aussi limité que possible.
La consommation d'alcool est fortement déconseillée pendant le traitement.
L'utilisation de la codéine est contre-indiquée avec la morphine et ses dérivés, et elle doit être faite avec prudence avec tous les médicaments qui ont une activité dépressive sur le système nerveux (antidépresseurs, anxiolytiques, etc.).
Terpine Gonnon peut positiver les tests antidopage.

Posologie :
Adulte : 6 Cp./j. en 3 prises 1 c. à s. 4 fois/j.
Enfant 5 à 15 ans : 1 à 3 Cp./j.
Grossesse : non
Allaitement : non

Effets secondaires :
Comme tous les dérivés opiacés, la codéine peut provoquer de la somnolence, constipation, vertiges et troubles digestifs, bien que la quantité de codéine soit réduite.

Contre-indications :
Terpine Gonnon est contre-indiqué en cas d'allergie à l'un de ses constituants, en cas d'insuffisance respiratoire et d'asthme.

Délai d'action :
L'effet du médicament apparaît 1 heure après la prise et dure 12 heures.

TERPONE
Fluidifiants bronchiques

NR
Prix : 2,15 € - sirop (180 ml)
2,27 € - 8 suppositoires adulte
1,77 € - 8 suppositoires enfant

Équivalents ou génériques : Aucun
Laboratoire : Rosa-Phytopharma
DCI : *terpine, pin de Sibérie, niaouli, eucalyptus*
Présentations/Composition : Sol. Buv. : 30 mg de terpine, 6,75 mg d'huile essentielle de pin de Sibérie, 6,75 mg d'huile essentielle de niaouli, 6,75 mg d'huile essentielle d'eucalyptus ;
Suppos. adulte : 30 mg de terpine, 16,7 mg d'huile essentielle de pin de Sibérie, 16,7 mg d'huile essentielle de niaouli, 16,7 mg d'huile essentielle d'eucalyptus ;
Suppos. enfant : 20 mg de terpine, 8,33 mg d'huile essentielle de pin de Sibérie, 8,33 mg d'huile essentielle de niaouli, 8,33 mg d'huile essentielle d'eucalyptus
Indications : *Bronchite*
Terpone est un traitement d'appoint des bronchites, permettant de fluidifier les sécrétions bronchiques et de faciliter l'expectoration.
Précautions/Interactions :
Terpone sirop est réservé à l'adulte.
Terpone suppositoire peut être utilisé chez l'enfant à partir de 30 mois.
Il est inutile d'associer Terpone avec un médicament contre la toux.
L'usage de Terpone doit être aussi limité que possible.
Terpone est déconseillé en cas d'antécédents d'épilepsie.
Posologie :
Adulte et enfant > 15 ans : 1 c. à s. 4 fois/j. ou 1 Suppos. 2 fois/j.
Enfant > 30 mois : 1 Suppos. enfant 2 fois/j.
Grossesse : non
Allaitement : non
Effets secondaires :
Terpone sirop peut être responsable de douleurs gastriques, vomissements et diarrhées.
Contre-indications :
Terpone est contre-indiqué chez les enfants de moins de 30 mois, et en cas d'antécédents d'hypersensibilité à l'un des constituants.
Délai d'action :
L'effet du médicament apparaît en 1 à 2 heures après la prise et dure 6 heures.

> **Bon à savoir**
> La prise excessive de Terpone sirop par la personne âgée, ou la prise accidentelle par l'enfant, peut être responsable d'un état d'agitation et de convulsions chez l'enfant.

TÉTAVAX
Vaccins

65 %
Prix : 2,67 € - 1 seringue
Équivalents ou génériques : Aucun
Laboratoire : Mérieux
DCI : *vaccin tétanique*
Présentations/Composition : 1 seringue de 0,5 ml : 1 dose d'anatoxine tétanique purifiée
Indications : *Prévention du tétanos*
La vaccination contre le tétanos est indispensable toute la vie, et doit être vérifiée lors de toute blessure, en raison de la gravité de la maladie, pour laquelle il n'existe pas de traitement.
Précautions/Interactions :
Le vaccin antitétanique est injecté par voie sous-cutanée ou intramusculaire.
L'immunité est acquise à partir de la 2e injection. En cas de nécessité de garantir une immunité dès la première injection, par exemple après une blessure, il faut injecter un sérum antitétanique qui assure une protection immédiate pour une durée de 1 mois.
Les rappels sont indispensables toute la vie, y compris chez les personnes âgées.
Posologie :
Enfant : 3 Inj. à 1 mois d'intervalle, rappel 1 an après la 1re Inj. puis tous les 10 ans
Grossesse : oui
Allaitement : oui
Effets secondaires :
Ce vaccin ne présente aucun effet secondaire notable, hormis des réactions locales bénignes.

> **Bon à savoir**
> Le vaccin est à conserver au réfrigérateur entre 2 °C et 8 °C.

TÉTRALYSAL
Antibiotiques

65 %
Prix : 3,56 € - 16 gélules
11,08 € - 28 gélules (300 mg)
Équivalents ou génériques : Aucun

Tétranase

Laboratoire : Galderma
DCI : *lymécycline*
Présentations/Composition : Gél. : 150 mg
Indications : *Infections bactériennes, Acné polymorphe juvénile, Acné rosacée*

Les tétracyclines sont utilisées particulièrement pour traiter la brucellose, les fièvres chroniques, les rickettsioses, les chlamydiases, les pasteurelloses, la peste et le choléra. On les utilise aussi dans la prévention et le traitement du paludisme dans les régions particulièrement endémiques. Elles sont indiquées également dans le traitement de différentes formes d'acné de l'adolescent.

Précautions/Interactions :
Les rayons UV artificiels ou solaires sont très toxiques pour la peau en association avec les tétracyclines. Une absence totale d'exposition aux ultraviolets et une protection par écran total sont nécessaires pendant la durée du traitement.
Les traitements de l'acné aux rétinoïdes sont contre-indiqués en association avec les tétracyclines. Les psoralènes, le zinc, les antivitamines K sont déconseillés.
L'aluminium, le calcium, le fer, le magnésium, la didanosine et les pansements gastriques sont à prendre 2 à 3 heures avant le traitement antibiotique.

Posologie :
Adulte : 600 mg/j. en 2 prises
Grossesse : oui au 1er trimestre
Allaitement : non

Effets secondaires :
Tétralysal peut provoquer un ralentissement de croissance dentaire ou une coloration jaunâtre et définitive des dents chez l'enfant de moins de 8 ans et le fœtus. Il peut également provoquer une photosensibilisation et des troubles digestifs, sanguins, péricardites, hypertensions intracrâniennes et des troubles allergiques.

Contre-indications :
Tétralysal est contre-indiqué chez les enfants de moins de 8 ans, au cours des 2e et 3e trimestres de la grossesse, ainsi qu'en cas d'insuffisance hépatique et rénale, d'allergie aux tétracyclines et d'exposition solaire ou aux UV.

TÉTRANASE
Antibiotiques

65 %
Prix : 1,61 € - 16 comprimés
Équivalents ou génériques : Aucun
Laboratoire : Rottapharm
DCI : *oxytétracycline*
Présentations/Composition : Cp. : 250 mg
Indications : *Infections bactériennes, Acné polymorphe juvénile, Acné rosacée*

Les tétracyclines sont utilisées particulièrement pour traiter la brucellose, les fièvres chroniques, les rickettsioses, les chlamydiases, les pasteurelloses, la peste et le choléra. On les utilise aussi dans la prévention et le traitement du paludisme dans les régions particulièrement endémiques. Elles sont indiquées également dans le traitement de différentes formes d'acné de l'adolescent.

Précautions/Interactions :
Les rayons UV artificiels ou solaires sont très toxiques pour la peau en association avec les tétracyclines. Une absence totale d'exposition aux ultraviolets et une protection par écran total sont nécessaires pendant toute la durée du traitement.
Avec les tétracyclines, les traitements de l'acné aux rétinoïdes sont contre-indiqués. Les psoralènes, le zinc, les antivitamines K sont déconseillés.
L'aluminium, le calcium, le fer, le magnésium, la didanosine et les pansements gastriques sont à prendre 2 à 3 heures avant le traitement antibiotique.

Posologie :
Adulte : 1,5 à 2 g/j. en 3 à 4 prises
Enfant > 8 ans : 50 mg/kg/j. en 3 à 4 prises
Grossesse : oui au 1er trimestre
Allaitement : non

Effets secondaires :
Tétranase peut provoquer un ralentissement de croissance dentaire ou une coloration jaunâtre et définitive des dents chez l'enfant de moins de 8 ans et le fœtus. Il peut provoquer également une photosensibilisation et des troubles digestifs, des troubles sanguins, péricardites, hypertensions intracrâniennes et troubles allergiques.

Contre-indications :
Tétranase est contre-indiqué chez les enfants de moins de 8 ans, au cours des 2e et 3e tri-

mestres de la grossesse, ainsi qu'en cas d'insuffisance hépatique et rénale, d'allergie aux tétracyclines et d'exposition solaire ou aux UV.

TEVETEN
Antihypertenseurs

 65 %

Prix : 19,08 € - 56 comprimés
50,28 € - 168 comprimés
Équivalents ou génériques : Aucun
Laboratoire : Solvay
DCI : *éprosartan*
Présentations/Composition : Cp. : 300 mg d'éprosartan

Indications : *Hypertension artérielle*
Teveten est indiqué pour le traitement de l'hypertension artérielle essentielle.

Précautions/Interactions :
Le traitement est généralement de 2 comprimés par jour de 300 mg en 2 prises quotidiennes.
Si l'effet sur la tension est insuffisant, Teveten peut être associé à un diurétique.
L'effet sur la tension apparaît après 2 à 3 semaines de traitement.
L'association de Teveten est déconseillée avec les diurétiques épargneurs de potassium et le lithium.

Posologie :
Adulte : 600 mg/j.
Grossesse : non
Allaitement : non

Effets secondaires :
Les effets secondaires possibles sont des maux de tête, infections (infections respiratoires ou urinaires), douleurs musculaires, rhume et rhino-pharyngite, toux, vertiges, douleurs thoraciques et articulaires, fatigue, troubles respiratoires.

Contre-indications :
Teveten est contre-indiqué en cas d'hypersensibilité au produit, d'insuffisance hépatique, d'hypertension artérielle d'origine rénovasculaire.

Signes de surdosage :
Les signes les plus importants sont une hypotension artérielle marquée, avec troubles du rythme cardiaque, nécessitant une surveillance spécialisée.

Bon à savoir
Les comprimés peuvent être pris indifféremment pendant ou en dehors des repas. Éviter l'exposition au soleil pendant toute la durée du traitement et pendant les 48 heures qui suivent son arrêt.

THALIDOMIDE
Antinéoplasique

Prix : Usage hospitalier
Équivalents ou génériques : Aucun
Laboratoire : Celgène
DCI : *thalidomide*
Présentations/Composition : Gél. : 50 mg de thalidomide

Indications : *Myélome multiple*
Ce médicament est indiqué, en association avec le melphalan et la prednisone, pour le traitement des patients âgés de plus de 65 ans présentant un myélome multiple non traité ou présentant une contre-indication à la chimiothérapie à haute dose.

Précautions/Interactions :
La posologie recommandée de ce médicament est de 200 mg (4 comprimés) par jour pendant un cycle de 6 semaines, à renouveler au maximum 12 fois.
Le traitement exige une surveillance en cas de risque thromboembolique, de neuropathie périphérique, d'allergies cutanées.
La prise de ce médicament se fera de préférence le soir, en prise unique, afin de réduire l'impact de la somnolence. Les gélules peuvent être prises pendant ou en dehors des repas.

Posologie :
Adulte : 4 Cp./j.
Enfant et adolescent < 18 ans : non
Grossesse : non
Allaitement : non

Effets secondaires :
Le thalidomide peut être responsable de thromboembolies veineuses, de syncope, de ralentissement du rythme cardiaque, de neuropathies périphériques, exigeant une diminution de la posologie ou une interruption du traitement.

Contre-indications :
Le thalidomide est contre-indiqué en cas d'hypersensibilité. Il est rigoureusement inter-

dit aux femmes enceintes, ainsi qu'à toutes les femmes susceptibles d'être enceintes, à moins de suivre une contraception efficace pendant tout le traitement et au minimum 4 semaines après la fin du traitement, et de faire un test de grossesse toutes les 4 semaines. Les mesures de contraception sont également obligatoires pour les femmes dont le partenaire sexuel est traité par le thalidomide, en raison du passage du produit dans le sperme (utilisation du préservatif obligatoire).

Bon à savoir

Le thalidomide a été à l'origine de la plus grande tragédie de la pharmacologie, à cause de son effet tératogène. Lors de sa première commercialisation, de 1957 à 1961, il fut responsable de milliers de cas de malformations graves chez les nouveaunés. Le thalidomide était alors utilisé pour ses propriétés sédatives, tranquillisantes et antitussives, en particulier par les femmes enceintes. Ce n'est qu'à partir des années 1990 que son usage a commencé à être étudié dans d'autres indications, comme les cancers (myélome) ou, dans d'autres pays (Brésil) pour le traitement de la lèpre.

THIOPHÉNICOL
Antibiotiques

 65 %

Prix : 6,99 € - 16 comprimés (250 mg)
5,62 € - 1 ampoule injectable
Équivalents ou génériques : Aucun
Laboratoire : Sanofi-Aventis
DCI : *thiamphénicol*
Présentations/Composition : Cp. : 250 mg
Amp. Inj. : 750 mg/flacon

Indications : *Infections bactériennes*
Cet antibiotique est utilisé seulement si d'autres traitements sont contre-indiqués ou ne sont pas efficaces, car il est très toxique pour la moelle sanguine. Il est indiqué en cas de purpura fulminans, de méningite fulminante à méningocoques, d'abcès cérébraux, d'infections respiratoires à germes résistants, de typhoïde, de brucellose et de nombreuses autres infections rares et graves.

Précautions/Interactions :
Des bilans sanguins préalables puis réguliers doivent être effectués au cours du traitement, et la durée d'utilisation de cet antibiotique doit être la plus courte possible.
Les posologies sont adaptées en cas d'insuffisance rénale.
L'alcool, les antivitamines K et la phénitoïne sont contre-indiqués avec Thiophénicol et les sulfamides hypoglycémiants sont à surveiller avec précaution.

Posologie :
Adulte
Voie orale : 1,5 à 3 g/j. en 3 à 4 prises
Voie Inj. : 1,5 à 3 g/j. en 2 Inj.
Enfant et nourrisson > 6 mois
Voie orale : 30 à 100 mg/kg/j. en 3 à 4 prises
Voie Inj. : 30 à 100 mg/kg/j. en 2 Inj.
Grossesse : non
Allaitement : non

Effets secondaires :
Thiophénicol peut provoquer des troubles sanguins avec anémie et chute des globules blancs (après 5 à 7 jours de traitement). Il peut provoquer également des troubles digestifs et des réactions allergiques.

Contre-indications :
Thiophénicol est contre-indiqué en cas d'antécédents de troubles de la moelle sanguine, anémie, déficit en plaquettes, en globules blancs, en G6PD, allergie au thiamphénicol ou au chloramphénicol, insuffisance rénale grave.

Bon à savoir

Cet antibiotique n'est utilisé qu'en 2e intention quand d'autres traitements sont impossibles à mettre en œuvre.

THYMOGLOBULINE
Immunodépresseurs

Prix : Usage hospitalier
Équivalents ou génériques : Aucun
Laboratoire : Imtix Pasteur Mérieux
DCI : *immunoglobulines (IgG) de lapin*
Présentations/Composition : Sol. Inj. flacon de 5 ml : 25 mg d'IgG

Indications : *Transplantation d'organes, Aplasie médullaire*
Les immunoglobulines de lapin sont des anticorps efficaces qui bloquent les fonctions des globules blancs humains intervenant dans les

réactions de rejet après des greffes d'organes. Elles sont utilisées au cours des transplantations d'organes, notamment de rein et de moelle osseuse pour éviter les rejets ou au cours d'aplasies médullaires graves (arrêt de fonctionnement de la moelle osseuse).

Précautions/Interactions :
Le traitement doit être arrêté immédiatement en cas de réaction allergique pendant l'injection. Les immunoglobulines de cheval peuvent alors être utilisées en remplacement.
Une surveillance sanguine quotidienne doit être effectuée pendant tout le traitement et 15 jours après son arrêt.
La ciclosporine, le tacrolimus (Prograf), les vaccins vivants atténués sont contre-indiqués au cours du traitement.

Posologie :
Adulte
Rejet : 1,5 à 2,5 mg/kg/j. jusqu'à disparition des signes
Aplasie médullaire : 2,5 mg/kg/j. pendant 5 j.
Grossesse : après avis médical
Allaitement : après avis médical

Effets secondaires :
Les principaux effets sont des réactions allergiques immédiates (fièvre, urticaire, éruptions cutanées ou douleurs articulaires voire choc anaphylactique imposant l'arrêt immédiat et définitif du traitement) ou des réactions allergiques secondaires (entre le 7e et 10e jour : fièvre, urticaire, douleurs articulaires, augmentation des globules blancs et chute des plaquettes). Quelques douleurs locales peuvent survenir au point d'injection.

Contre-indications :
Une allergie connue aux protéines de lapin, des infections virales ou parasitaires sévères contre-indiquent le traitement.

> **Bon à savoir**
> Les flacons doivent être conservés à l'abri de la lumière et à une température comprise entre + 2 °C et + 8 °C, sans être congelés.

THYROZOL
Antithyroïdien

65 %
Prix : 2,46 € - 30 comprimés 10 mg
4,08 € - 30 comprimés 10 mg
4,50 € - 30 comprimés 20 mg

Équivalents ou génériques : Aucun
Laboratoire : Merck Serono
DCI : *thiamazole*
Présentations/Composition : Cp. : 5, 10 ou 20 mg de thiamazole

Indications : *Hyperthyroïdie*
Thyrozol est indiqué pour le traitement curatif ou préventif de l'hyperthyroïdie, en particulier en l'absence de goitre thyroïdien ou en cas de préparation à un traitement à l'iode radioactif.

Précautions/Interactions :
La posologie recommandée de ce médicament est initialement de 10 à 40 mg par jour, puis, pendant la phase d'entretien de 2,5 à 20 mg par jour, qui doit être modulée en fonction de l'administration associée d'hormones thyroïdiennes comme la lévothyroxine.
Un traitement de quelques semaines, avant une intervention chirurgicale pour un goitre, permet de normaliser le fonctionnement de la glande thyroïde et de limiter les risques opératoires.
En cas d'insuffisance rénale ou hépatique, la posologie doit être la plus faible possible.

Posologie :
Adulte : 2,5 à 20 mg/j.
Enfant et adolescent < 18 ans : 0,5 mg/kg de poids corporel
Grossesse : non
Allaitement : oui si nécessaire

Effets secondaires :
Thyrozol peut être responsable de réactions allergiques cutanées (prurit, éruption, urticaire), surtout en début de traitement, de douleurs articulaires ou musculaires, de troubles sanguins, nécessitant dans ce cas un arrêt du traitement. Des doses trop élevées de ce médicament peuvent être à l'origine d'une augmentation de volume du goitre ou d'une hypothyroïdie.

Contre-indications :
Thyrozol est contre-indiqué en cas d'allergie au thiamazole, en cas de baisse du taux des globules blancs dans le sang, en cas de maladie de la vésicule biliaire ou de la moelle osseuse. De très rares cas d'hépatite et ictère ont été également rapportés.

> **Bon à savoir**
> Thyrozol doit être pris le matin, avec un verre d'eau sans être croqué ni écrasé.

TIAPRIDAL
Neuroleptiques

🔲 65 % ; (Cp. et Amp.) 🔲 30 % ; TFR
Prix : 3,59 € - 20 comprimés
5,29 € - 12 ampoules (2 ml)
12,55 € - 1 flacon (30 ml)
Équivalents ou génériques : Tiapride Merck, Tiapride Panpharma, Tiapride Sandoz
Laboratoire : Sanofi-Synthélabo
DCI : *tiapride*
Présentations/Composition : Cp. : 100 mg ; Amp. Inj. : 100 mg ; Sol. Buv. : 5 mg/Gtte
Indications : *États psychotiques aigus ou chroniques, Névralgies faciales, Douleurs rebelles*
Les neuroleptiques ont un effet régulateur sur le fonctionnement cérébral en cas de trouble psychotique : hallucinations, phénomènes interprétatifs et imaginatifs, bouffées délirantes, schizophrénie, etc. Le Tiapridal possède un effet calmant qui lui permet d'être indiqué dans les traitements des agitations des patients agressifs (par comprimé dans les traitements de fond et sous forme buvable ou injectable, dans le traitement de l'urgence). Il est également indiqué dans le traitement des douleurs rebelles à tout traitement ainsi que des névralgies faciales.

Précautions/Interactions :
Il est impératif de suspendre le traitement en cas de fièvre inexpliquée (possibilité de syndrome malin).
Ce médicament est à prescrire prudemment chez les personnes âgées, les parkinsoniens, les épileptiques, les cardiaques et en cas d'insuffisance rénale.
L'alcool, certains médicaments contre les nausées et apparentés aux neuroleptiques (alirapride, métoclopramide, métopimazine, thiéthylpérazine), la bromocriptine, le lisuride, la lévodopa, le lithium, l'apomorphine sont déconseillés. Il faut utiliser avec précaution les anticholinergiques, les antidiabétiques, les antihypertenseurs et la carbamazépine.

Posologie :
Adulte
Voie orale : 1 à 4 Cp. 2 fois/j.
Voie Inj. : 2 à 3 Amp. IM/j.
Enfant > 7 ans : 1/2 Cp. 3 fois/j.
Grossesse : après avis médical

Allaitement : non
Effets secondaires :
Assez fréquemment peuvent survenir une prise de poids parfois importante, un arrêt des règles, un gonflement des seins accompagné ou non d'écoulements, une frigidité ou une impuissance. Plus rarement, des mouvements anormaux et une rigidité musculaire apparaissent soit précocement, soit assez tardivement après le traitement. Exceptionnellement, un syndrome malin se déclenche et nécessite l'arrêt immédiat du neuroleptique : pâleur, fièvre et troubles neurologiques pouvant conduire à un coma.

Contre-indications :
Ce médicament est contre-indiqué chez les personnes atteintes de phéochromocytome.

Délai d'action :
En injection intramusculaire, le tiapride est actif en moins de 30 minutes.

Signes de surdosage :
Le tiapride provoque un syndrome parkinsonien et parfois un coma qui nécessitent une hospitalisation urgente.

> **Bon à savoir**
> *Ce médicament, par ses propriétés sédatives, est un traitement de choix des agressivités chez certains patients psychotiques et peut être utilisé chez la personne âgée.*

TIBÉRAL ROCHE
Antibiotiques

H

Prix : Usage hospitalier
Équivalents ou génériques : Ornidazole
Laboratoire : Roche
DCI : *ornidazole*
Présentations/Composition : Cp. : 500 mg (boîte de 3 Cp. et 10 Cp.) ; Amp. Inj. : 500 mg et 1 g
Indications : *Infections bactériennes, Infections parasitaires*
Cet antibiotique possède une action originale, car il est transformé, au sein des cellules, en produit toxique par les germes qui l'assimilent et les détruit ainsi. Il est particulièrement actif sur les bactéries du système digestif et sur des parasites comme les amibes, les trichomonas et les giardia.

Précautions/Interactions :
Des examens neurologiques et sanguins doivent être effectués régulièrement au cours des traitements prolongés et l'apparition de vertiges, troubles de la marche, confusion mentale ou convulsions imposent l'arrêt immédiat du traitement.
La posologie est diminuée en cas d'insuffisance rénale.
L'alcool et le disulfiram sont contre-indiqués avec Tibéral et les antivitamines K, le fluoro-uracile et le vécuronium sont à surveiller.

Posologie :
Adulte
Voie orale : 1 à 1,5 g/j. en 2 prises
Voie Inj. : 1 à 1,5 g/j. en 2 Perf.
Enfant
Voie orale : 20 à 30 mg/kg/j. en 2 prises
Voie Inj. : 20 à 30 mg/kg/j. en 2 Perf.
Grossesse : oui aux 2e et 3e trimestres
Allaitement : non

Effets secondaires :
Tibéral Roche peut provoquer des troubles digestifs, du prurit, de l'urticaire, des troubles sanguins et des troubles neurologiques.

Contre-indications :
Tibéral Roche est contre-indiqué en cas d'allergie aux nitro-imidazolés.

> *Bon à savoir*
> Le mélange d'alcool provoque un effet antabuse : nausées, vomissements, bouffées de chaleur et rougeur du visage, hypotension artérielle.

TICARPEN
Antibiotiques

65 %

Prix : 13,03 € - 1 flacon (5 g)
Équivalents ou génériques : Aucun
Laboratoire : GlaxoSmithKline
DCI : *ticarcilline*
Présentations/Composition : Flacon Poud. Inj. : 1, 2 ou 5 g de ticarcilline

Indications : *Infections bactériennes*
Ticarpen est indiqué dans le traitement des infections à germes sensibles, en particulier les infections osseuses, articulaires, péritonéales, rénales, génito-urinaires, biliaires et les septicémies.

Précautions/Interactions :
Chez l'adulte, la posologie habituelle est de 15 grammes par jour de ticarcilline en 3 à 6 injections (en perfusion de 20 à 30 minutes ou intraveineuse directe lente).
Chez l'enfant, la posologie est de 225 mg par kilo et par jour, en 3 injections (en perfusion de 20 à 30 minutes).
Chez l'adulte, dans les infections urinaires, la posologie est de 1 à 2 grammes 3 fois par jour.
En cas d'insuffisance rénale, la posologie doit être réduite en fonction de la sévérité de l'atteinte rénale.

Posologie :
Adulte : 15 g/j.
Enfant : 225 mg/kg/j.
Grossesse : oui, si nécessaire
Allaitement : oui, si nécessaire

Effets secondaires :
Comme tous les médicaments de la classe des pénicillines, Ticarpen peut être à l'origine de manifestations digestives transitoires à type de nausées, vomissements, diarrhées, candidoses, plus fréquemment chez l'enfant. L'administration peut provoquer une douleur au niveau du site d'injection.

Contre-indications :
Ticarpen est contre-indiqué en cas d'hypersensibilité au produit ou à ses excipients, en cas d'allergie aux antibiotiques de la famille des bêta-lactamines (pénicillines, céphalosporines). Il ne doit pas être utilisé en association avec le méthotrexate.

TICLID
Anticoagulants

65 % ; TFR

Prix : 26,81 € - 30 comprimés (250 mg)
Équivalents ou génériques : *Ticlopidine Arrow, Ticlopidine EG, Ticlopidine Ivax, Ticlopidine Merck, Ticlopidine Qualimed, Ticlopidine Sandoz, Ticlopidine Téva*
Laboratoire : Sanofi-Aventis
DCI : *ticlopidine*
Présentations/Composition : Cp. : 250 mg

Indications : *Prévention des thromboses vasculaires*
La ticlopidine, en s'opposant à l'agrégation des plaquettes sanguines à l'origine de la formation d'un caillot obstruant les vaisseaux, est

indiquée dans toutes les maladies vasculaires afin de prévenir le risque de thromboses : accident vasculaire cérébral, infarctus du myocarde, artérite des membres inférieurs.

Précautions/Interactions :
Il est nécessaire de surveiller la formule sanguine tous les 15 jours pendant les 3 premiers mois de traitement pour prévenir les troubles hématologiques. Il est nécessaire d'arrêter le traitement si le taux des globules blancs est inférieur à $1500/mm^3$ et si le taux des plaquettes est inférieur à $100000/mm^3$.
En cas d'intervention chirurgicale, il faut arrêter le traitement au moins 1 semaine avant la date prévue de l'opération.
La ticlopidine doit être utilisée avec prudence en cas d'insuffisance hépatique.
Il est déconseillé d'associer ticlopidine avec d'autres anti-agrégants plaquettaires : aspirine, anti-inflammatoires non stéroïdiens comme le flurbiprofène (Cébutid), avec les coagulants injectables (héparines et dérivés).
L'association doit être faite avec prudence en cas de traitement à la théophylline (asthme) en raison de l'augmentation possible du taux de théophylline dans le sang.

Posologie :
Adulte : 2 Cp./j.
Grossesse : non
Allaitement : non

Effets secondaires :
La ticlopidine peut être toxique pour le système sanguin, avec baisse du taux de globules rouges et blancs, de plaquettes. Elle peut provoquer des hémorragies et des troubles hépatiques nécessitant l'arrêt du traitement. Plus rarement la ticlopidine est responsable de troubles digestifs (nausées, vomissements, diarrhée).

Contre-indications :
La ticlopidine est contre-indiquée en cas de maladie à risque hémorragique, en particulier en cas d'ulcère gastro-duodénal ou d'accident vasculaire cérébral. Elle est également interdite en cas de maladie du système sanguin et d'antécédents d'hypersensibilité à la ticlopidine.

Délai d'action :
L'effet anti-agrégant désiré est obtenu après 7 à 10 jours de traitement.

En cas d'oubli :
Prendre immédiatement le comprimé oublié sans dépasser la dose journalière prescrite.

Signes de surdosage :
Le surdosage de ticlopidine pourrait provoquer des troubles gastro-intestinaux sévères, nécessitant un lavage gastrique.

> *Bon à savoir*
> *La ticlopidine est avec l'aspirine l'un des anti-agrégants plaquettaires de référence pour la prévention des maladies coronariennes et vasculaires en général.*

TICOVAC
Vaccins anti-encéphalité

NR
Prix : Libre
Équivalents ou génériques : Aucun
Laboratoire : Baxter
DCI : *virus encéphalite de la tique*
Présentations/Composition : Seringue : 2,4 µg/0,5 ml de virus encéphalite de la tique inactivé

Indications : *Méningo-encéphalite à tiques*
Ticovac est utilisé pour la prévention de l'encéphalite à tiques.

Précautions/Interactions :
Le schéma de vaccination est composé de 3 vaccinations, la deuxième devant être effectuée 1 à 3 mois après la première. La troisième et dernière vaccination doit être effectuée 5 à 12 mois après la seconde.
Pour obtenir une immunisation plus rapide, les vaccinations peuvent être rapprochées.
Ticovac ne peut être administré que par voie intramusculaire.
La vaccination de rappel doit être effectuée tous les 3 ou 5 ans après la dernière vaccination.
En raison de la faible incidence de cette maladie, il n'existe pas de recommandations officielles. Les recommandations sanitaires s'adressent surtout aux randonneurs en zone rurale en Europe centrale, orientale et du nord, au printemps et en été.

Posologie :
Adulte : 0,50 ml par dose de vaccin.
Enfant > 1 an : 0,25 ml par dose de vaccin
Grossesse : oui, si absolument nécessaire
Allaitement : oui, si absolument nécessaire

Effets secondaires :
Ticovac peut, dans des cas assez rares, être responsable de troubles visuels, vertiges, et étourdissements.

Contre-indications :
Ticovac est contre-indiqué en cas de fièvre et de signes d'infection.

TIENAM
Antibiotiques

65 %

Prix : 9,22 € - 1 flacon IV (250 mg/250 mg)
17,90 € - 1 flacon IM (500 mg/500 mg)
Équivalents ou génériques : Imipenem Cilastatine Actavis, Imipenem Cilastatine HPI, Imipenem Cilastatine Mylan, Imipenem Cilastatine Panpharma, Imipenem Cilastatine Ranbaxy
Laboratoire : Merck Sharp Dohme Chibret
DCI : *imipenem, cilastatine*
Présentations/Composition : Sol. Inj. : 250 mg/250 mg ou 500 mg/500 mg

Indications : *Infections bactériennes*
Ce médicament est indiqué dans le traitement des infections sévères à germes sensibles, notamment les infections abdominales, cardiaques (endocardite), gynécologiques, ostéo-articulaires, cutanées, pulmonaires, à l'exclusion des méningites et septicémies.

Précautions/Interactions :
La posologie habituelle du traitement est de 1 à 2 g par jour, en intraveineux, en 3 à 4 administrations par jour. La posologie maximale est de 4 g par jour.
Chez l'enfant et l'adolescent ce médicament peut être utilisé à la même posologie que chez l'adulte lorsque le poids corporel atteint 40 kg.
La dose quotidienne doit être diminuée en cas d'insuffisance rénale et est adaptée en fonction de la clairance de la créatinine.
Chez l'enfant en dessous de 40 kg, la dose maximale est de 60 mg/kg/j, répartie en 4 perfusions.

Posologie :
Adulte : 1 000 à 2 000 mg/j.
Enfant < 40 kg : 60 mg/kg/j.
Grossesse : à éviter
Allaitement : à éviter

Effets secondaires :
Ce médicament peut être responsable d'effets neurologiques indésirables, tels que myoclonies, états confusionnels ou convulsions, en particulier lorsque les posologies quotidiennes sont trop élevées ou inadaptées à l'insuffisance rénale. Il peut également être responsable de troubles gastro-intestinaux (nausées, vomissements, diarrhée, candidoses), de réactions locales au point d'injection (érythème, douleur, thrombophlébite), de modifications des tests hépatiques.

Contre-indications :
Tienam est contre-indiqué en cas d'hypersensibilité au produit et à ses excipients, en cas de suspicion de colite pseudo-membraneuse et en cas d'antécédents aux antibiotiques du groupe des bêta-lactamines (pénicillines).

TIGREAT
Antimigraineux

65 %

Prix : 8,00 € - 2 comprimés (2,5 mg)
22,91 € - 6 comprimés (2,5 mg)
43,62 € - 12 comprimés (2,5 mg)
Équivalents ou génériques : Aucun
Laboratoire : Menarini
DCI : *frovatriptan*
Présentations/Composition : Cp. : 2,5 mg de frovatriptan

Indications : *Migraine*
Tigreat est indiqué dans le traitement de la crise de migraine avec ou sans aura (ensemble de troubles neurologiques affectant une partie du cerveau).

Précautions/Interactions :
La dose habituelle du traitement est de 1 comprimé au moment de la crise, à renouveler si nécessaire 2 heures plus tard, avec au maximum 2 comprimés par jour.
Le frovatriptan est indiqué pour le traitement des migraines classiques et pas dans le traitement des migraines avec symptômes d'hémiplégie, troubles de l'équilibre ou troubles visuels.
Le comprimé de Tigreat doit être pris aussi précocement que possible après le début d'une crise de céphalée migraineuse, mais il

Tilcotil

est efficace lorsqu'il est pris à un stade ultérieur.
Tigreat peut être utilisé chez les patients souffrant d'insuffisance rénale ou hépatique légère à modérée, mais est contre-indiqué en cas d'insuffisance hépatique grave.
En l'absence d'études, Tigreat n'est pas recommandé chez les personnes âgées de plus de 65 ans, et chez les enfants et adolescents de moins de 18 ans.
Le frovatriptan ne doit être utilisé qu'après avoir établi un diagnostic certain de migraine et doit être utilisé avec précaution chez les patients présentant des facteurs de risques cardiovasculaires, obèses, diabétiques, femmes ménopausées, ou chez les patients utilisant un traitement de substitution du tabagisme à base de nicotine.
Tigreat ne doit pas être associé à des médicaments à base d'ergotamine ou à base de millepertuis.
L'usage trop fréquent de ce médicament peut être responsable de maux de tête.
Tigreat doit être utilisé avec précaution en cas d'association avec des médicaments antidépresseurs de la classe des IMAO ou citalopram, fluoxétine, fluvoxamine, paroxétine, sertraline, en raison du risque d'hypertension artérielle et d'angine de poitrine.

Posologie :
Adulte : 1 à 2 Cp. en cas de crise
Grossesse : non
Allaitement : non

Effets secondaires :
Les effets indésirables les plus fréquents sont une asthénie, des céphalées, sensations de chaleur, de douleur, de pression, de picotements. Ces symptômes peuvent toucher n'importe quelle partie du corps et peuvent être de forte intensité. Tigreat peut également être responsable de troubles respiratoires (rhinite, pharyngite, sinusite, laryngite), de troubles urinaires, de troubles digestifs (nausées, vomissements), de troubles visuels ou auditifs.

Contre-indications :
Tigreat est contre-indiqué en cas d'hypersensibilité au produit ou à ses excipients, en cas d'antécédents d'infarctus du myocarde, de pathologie cardiaque ischémique, vasospasme coronarien (angor de Prinzmetal), pathologie vasculaire périphérique, et chez tous les patients présentant des symptômes de pathologie cardiaque ischémique ou des signes cliniques compatibles avec une pathologie cardiaque ischémique. Il est également contre-indiqué en cas d'hypertension artérielle modérée ou sévère, hypertension légère non contrôlée, en cas d'antécédents d'accident vasculaire cérébral ou d'accident ischémique transitoire.

TILCOTIL
Anti-inflammatoires non stéroïdiens

30 % ; (Cp.) 65 %
Prix : 7,82 € - 15 comprimés (20 mg)
5,92 € - 10 suppositoires (20 mg)
2,41 € - 2 ampoules injectables (20 mg)
Équivalents ou génériques : Aucun
Laboratoire : Roche
DCI : *ténoxicam*
Présentations/Composition : Cp. : 20 mg ; Suppos. : 20 mg ; Amp. Inj. : 20 mg

Indications : *Inflammation, Douleur*
Les anti-inflammatoires non stéroïdiens (AINS) luttent contre l'inflammation et la douleur. Accessoirement, ils sont actifs contre la fièvre et fluidifient le sang. Ils sont utilisés en traitement de courte durée des inflammations articulaires aiguës et douloureuses, des tendinites, des traumatismes de l'appareil locomoteur, des douleurs vertébrales accompagnées ou non de sciatiques, de névralgies. Les traitements au long cours sont indiqués en cas de processus inflammatoires chroniques (certaines arthroses, polyarthrite rhumatoïde).

Précautions/Interactions :
Tilcotil est un médicament réservé à l'adulte de plus de 15 ans. Avant toute mise en route d'un traitement par AINS, il faudra s'assurer de l'absence d'infection bactérienne, virale ou parasitaire dont les signes ou les symptômes peuvent être masqués. Ne jamais dépasser la dose de 20 mg par jour au risque d'augmenter l'apparition d'effets secondaires indésirables. Le traitement par suppositoires ne doit pas dépasser 10 jours et doit être poursuivi par un traitement oral si nécessaire.
Les conducteurs de véhicule ou de machine seront informés de l'apparition possible de vertiges. La prescription d'AINS doit être prudente chez les personnes souffrant d'insuffisance hépatique, rénale ou cardiaque, de

diabète, en cas d'antécédents d'ulcère gastro-duodénal et chez les femmes porteuses d'un stérilet dont l'efficacité peut être diminuée.

De nombreux médicaments sont déconseillés avec les AINS : les anticoagulants, l'aspirine et ses dérivés salicylés, les autres AINS, le diflunisal, le lithium, le méthotrexate (traitement anti-cancéreux), le Ticlid. Certains traitements imposent une surveillance accrue : les antihypertenseurs, les diurétiques, certains traitements cardiaques (bêta-bloquants), certains antidiabétiques (sulfamides), certains traitements anti-goutteux (bénémide) et antisida (zidovudine).

Si des pansements gastriques doivent être pris, les absorber au moins 2 heures après le Tilcotil (diminution de l'absorption digestive).

Posologie :
Adulte > 15 ans : Cp. Suppos. 20 mg/j.
> 16 ans : Amp. 20 mg/j. pendant 3 j. maxi puis relais par voie orale ou rectale
Personne âgée : commencer par 10 mg/j.
Grossesse : non
Allaitement : non

Effets secondaires :
Les AINS provoquent assez souvent en début de traitement une perte d'appétit, des nausées, des vomissements, de la diarrhée ou de la constipation, des maux de ventre, une inflammation de la gorge. Plus rarement peuvent survenir des ulcérations digestives avec hémorragies, des réactions d'hypersensibilité (rougeur de la peau, urticaire, crise d'asthme, œdème de Quincke), des maux de tête, une somnolence ou une insomnie, des vertiges et quelques troubles des examens sanguins.

La forme injectable peut provoquer quelques douleurs au point d'injection et les suppositoires peuvent créer quelques douleurs rectales accompagnées de brûlures, de démangeaisons et exceptionnellement de saignements.

Contre-indications :
Ce médicament est contre-indiqué aux personnes ayant présenté des allergies à cette molécule ou à l'aspirine et ses dérivés, aux personnes souffrant d'ulcère gastro-duodénal, de dysfonctionnement des cellules hépatiques ou rénales.

Les personnes souffrant de sigmoïdites ou de colites en cours d'évolution ne doivent pas absorber de Tilcotil ainsi que les personnes souffrant de phénylcétonurie. La forme rectale est contre-indiquée en cas d'antécédents d'inflammations ou de saignements du rectum.

Délai d'action :
Le début des effets se fait sentir en 1 à 2 heures et la durée d'action du Tilcotil est de plus de 70 heures.

Signes de surdosage :
Le surdosage nécessite un transfert immédiat dans un service d'urgences hospitalières.

> *Bon à savoir*
>
> *La prise des comprimés entiers, sans les croquer, avec un grand verre d'eau, au milieu des repas, diminue les troubles digestifs mais ne les annule pas. Ces troubles digestifs peuvent survenir également avec les formes rectales. Pour obtenir un effet plus rapide en cas de crise aiguë, il est conseillé de prendre les comprimés avant les repas. La position assise 15 à 30 minutes après une prise orale du médicament diminue le risque d'irritation de l'œsophage. Il est préférable de lubrifier le suppositoire avant de l'insérer dans le rectum et si des éruptions cutanées, des démangeaisons, des selles noires ou tout autre malaise inhabituel apparaissaient, il est conseillé de prévenir son médecin. La patiente en âge de procréer doit utiliser une méthode de contraception efficace pendant toute la durée du traitement car il peut entraîner une fausse couche et ses effets sur le fœtus ne sont pas connus. En cas de grossesse, il faut cesser la prise du médicament et consulter immédiatement son médecin.*

TILDIEM
Antihypertenseurs

65 % ; TFR
Prix : 7,24 € - 30 comprimés (60 mg)
Équivalents ou génériques : *Deltazen*, Dilrène, *Diltiazem Biogaran*, *Diltiazem EG*, *Diltiazem Ivax*, *Diltiazem Merck*, *Diltiazem Mylan*, *Diltiazem RPG*, *Diltiazem Sandoz*, *Diltiazem Téva*, *Diltiazem Winthrop*, *Diltiazem Zydius*
Laboratoire : Sanofi-Aventis
DCI : *diltiazem*
Présentations/Composition : Cp. : 60 mg

Indications : *Angine de poitrine*
Le diltiazem est un vasodilatateur qui agit particulièrement sur les cellules des parois des

Timacor

artères coronaires. C'est pourquoi il est utilisé dans le traitement préventif des crises d'angine de poitrine, dans l'angor d'effort et dans l'angor spontané. Les formes injectables, reservées à l'hôpital, sont utilisées notamment pour réduire le risque d'infarctus chez les malades coronariens au cours des anesthésies générales.

Précautions/Interactions :
Il doit être utilisé avec précaution chez les patients présentant des troubles du rythme cardiaque ou une bradycardie (pouls lent).
Cette surveillance concerne surtout les personnes qui présentent un bloc auriculo-ventriculaire.
La concentration sanguine du médicament est augmentée chez les personnes âgées et les patients qui souffrent d'insuffisance rénale ou hépatique.
Son utilisation est déconseillée en association avec le dantrolène (Dantrium), l'esmolol et les médicaments antiarythmiques.
Elle doit être faite avec précaution si le traitement comporte les médicaments suivants : Alpha-1-bloquants, amiodarone, bêtabloquants, ciclosporine, carbamazépine, midazolam, rifampicine, baclofène, ainsi qu'avec les neuroleptiques et les corticoïdes.

Posologie :
Adulte : 3 Cp./j.
Grossesse : non
Allaitement : non

Effets secondaires :
Le diltiazem provoque un ralentissement du pouls, des éruptions cutanées ou un urticaire, des œdèmes des membres inférieurs, des troubles digestifs (nausées, gastralgies, diarrhée), une sécheresse de la bouche.

Contre-indications :
Le diltiazem est contre-indiqué en présence de troubles sévères du rythme cardiaque (blocs auriculo-ventriculaires non contrôlés par un pace-maker), en cas d'insuffisance ventriculaire gauche, et lors de la grossesse et de l'allaitement.

Délai d'action :
L'effet sur les artères se manifeste 4 à 8 heures après la prise.

En cas d'oubli :
Prendre immédiatement le comprimé oublié sans dépasser la dose journalière prescrite.

Signes de surdosage :
Il provoque une hypotension artérielle et un ralentissement de la fréquence cardiaque, exigeant un traitement en service médical spécialisé.

Bon à savoir
Grâce à son action originale sur les parois vasculaires, inhibant l'entrée du calcium dans les cellules, le diltiazem provoque une dilatation des vaisseaux et des artères coronaires. Ce mécanisme, aujourd'hui classique, fait des inhibiteurs calciques l'une des classes thérapeutiques les plus utilisées dans le traitement des maladies vasculaires, notamment l'angine de poitrine et l'hypertension.

TIMACOR
Antihypertenseurs

65 %
Prix : 5,03 € - 30 comprimés
Équivalents ou génériques : Moducren
Laboratoire : Substipharm
DCI : *timolol*
Présentations/Composition : Cp. : 10 mg
Indications : *Hypertension artérielle, Prévention de l'angine de poitrine, Infarctus du myocarde*

Timacor appartient à la classe des bêta-bloquants, remèdes qui inhibent l'action de certaines hormones appelées catécholamines (dont l'adrénaline) au niveau du cœur, des poumons et des vaisseaux. Ils diminuent le rythme cardiaque, ralentissent la conduction de l'influx nerveux à l'intérieur du cœur, diminuent la force contractile du ventricule gauche, diminuent la consommation d'oxygène du cœur et baissent la tension artérielle. Mais ils ont aussi un effet sur le poumon (bronchoconstriction), les vaisseaux des extrémités (vasoconstriction) et le taux de sucre dans le sang (hypoglycémie). Timacor est utilisé pour le traitement de l'hypertension artérielle, pour la prévention des crises d'angor d'effort, pour le traitement de certains troubles du rythme cardiaque, et dans le cadre du traitement de l'infarctus du myocarde, car il aide à prévenir les récidives. Le timolol est largement utilisé pour le traitement du glaucome et de l'hypertonie oculaire, sous forme de collyre.

Précautions/Interactions :

Le traitement par les bêta-bloquants doit être utilisé avec prudence en cas d'insuffisance cardiaque, de maladie respiratoire chronique, d'angor de Prinzmetal (crise d'angine de poitrine au repos), de certains troubles du rythme cardiaque, de diabète, de phéochromocytome, de maladie cutanée (psoriasis) et chez les patients âgés.

L'association du Timacor est contre-indiquée avec la floctafénine (Idarac) et le sultopride (Barnetil), et elle est déconseillée avec l'amiodarone (Cordarone) ainsi qu'avec les diurétiques.

Si vous devez être opéré, avertissez l'anesthésiste de votre traitement, car il ne doit pas être interrompu brutalement et il exige une surveillance particulière pendant l'intervention.

L'association doit être faite avec précaution en cas d'utilisation de médicaments antagonistes du calcium (Adalate, Tildiem, Cordium, Loxen, Isoptine), en cas d'association avec d'autres antiarythmiques, avec le baclofène (Liorésal), l'insuline et les médicaments antidiabétiques, la clonidine (Catapressan).

De nombreuses classes thérapeutiques doivent être utilisées avec prudence : antidépresseurs imipraminiques, neuroleptiques, anti-inflammatoires non stéroïdiens, tétracosactide (Synacthène), méfloquine (Lariam).

Le Timacor peut provoquer une réponse positive lors des tests antidopage réalisés chez les sportifs.

Posologie :
Adulte : 10 à 30 mg/j. en 2 prises
Grossesse : oui, sous surveillance
Allaitement : non

Effets secondaires :
Les effets indésirables les plus fréquents sont la bradycardie, la fatigue, l'impuissance, l'insomnie et les troubles digestifs (douleurs gastriques, nausées, vomissements, diarrhées). Plus rarement, le Timacor peut provoquer une crise d'asthme, une chute importante de la tension artérielle, une hypoglycémie, des éruptions cutanées, nécessitant dans tous les cas un arrêt du traitement.

Contre-indications :
Les bêta-bloquants sont interdits en cas d'asthme et d'insuffisance cardiaque non soignée. Ils ne peuvent pas être utilisés si le patient présente un rythme cardiaque trop lent (bradycardie) ou dans certains troubles du rythme (bloc auriculo-ventriculaire de 2e ou 3e degré).

Ils sont contre-indiqués en cas de phénomène de Raynaud et de troubles artériels des mains et des pieds, en cas de tumeur non traitée de la glande surrénale (phéochromocytome), en cas d'hypotension artérielle, et d'antécédents d'allergie au timolol.

Délai d'action :
L'effet du médicament apparaît en 1 à 2 heures après la prise.

En cas d'oubli :
Prendre immédiatement le comprimé oublié sans dépasser la dose journalière prescrite.

Signes de surdosage :
Il provoque un ralentissement excessif du cœur et une baisse importante de la tension qui exige une hospitalisation en service d'urgence pour l'administration d'antidote.

> **Bon à savoir**
>
> *En dehors de son action sur le cœur et les vaisseaux, le timolol est un traitement de référence du glaucome.*
>
> *Les traitements bêta-bloquants ne doivent jamais être interrompus brutalement chez les malades du cœur : l'arrêt brusque peut provoquer un infarctus du myocarde, des troubles du rythme graves et le décès.*

TIMOPTOL
Maladies des yeux

65 % ; TFR

Prix : 4,54 € - collyre 0,25 % flacon (3 ml)
8,52 € - collyre 0,25 % LP flacon (2,5 ml)
4,83 € - collyre 0,5 % flacon (3 ml)
9,18 € - collyre 0,5 % LP flacon (2,5 ml)

Équivalents ou génériques : Bétagan, Timabak, _Digaol_, Ophtim, _Nyolol_, _Timolol Alcon_, _Timolol Téva_

Laboratoire : Merck Sharp & Dohme-Chibret

DCI : *timolol*

Présentations/Composition : Colly. : 0,25 %, 0,25 % LP, 0,5 %, 0,5 % LP

Indications : *Glaucome chronique à angle ouvert, Hypertonie intra-oculaire*

Ce médicament diminue la pression intra-oculaire qui est très augmentée dans le glaucome en diminuant la production de l'humeur aqueuse et en favorisant son écoulement hors de l'œil. Il est indiqué dans le traitement des glaucomes chroniques à angle irrido-cornéen ouvert ou des hypertonies intra-oculaires.

Précautions/Interactions :
Un usage prolongé ou à fortes doses peut provoquer un passage du produit dans l'organisme.
Ce collyre est utilisé avec prudence en cas d'asthme, de maladie cardiaque, de myasthénie, de traitement par bêta-bloquant ou hypoglycémiant.
Le port de lentilles cornéennes est déconseillé car le collyre peut provoquer une sécheresse oculaire ou détériorer les lentilles.
La floctafénine est contre-indiquée en association avec ce collyre. Prévenez le médecin de votre traitement, car de nombreux médicaments sont déconseillés.

Posologie :
Adulte : 1 Gtte 2 fois/j.
Grossesse : non
Allaitement : non

Effets secondaires :
Des sensations de brûlures et des larmoiements, une sécheresse oculaire, des réactions allergiques et d'anesthésie cornéenne sont possibles.

Contre-indications :
Une allergie connue au produit, de l'asthme ou une maladie bronchique, une insuffisance cardiaque ou des troubles du rythme cardiaque sont des contre-indications au traitement.

Signes de surdosage :
Des instillations prolongées ou répétées peuvent provoquer un passage du produit dans l'organisme et entraîner un ralentissement du rythme cardiaque, des spasmes des bronches et une chute de la tension artérielle qui nécessitent l'hospitalisation pour administrer l'antidote : l'atropine.

Bon à savoir
Pour éviter un trop grand passage du produit dans l'organisme, exercer une légère pression à l'aide d'un mouchoir en papier après instillation du collyre. Le flacon, une fois ouvert, se conserve 15 jours à 1 mois maximum.

Les médicaments doivent être conservés hors de portée des enfants.

▶ 708

TIORFAN
Antidiarrhéiques

 30 %

Prix : 9,65 € - 20 gélules (100 mg)
9,65 € - 16 sachets Nourrisson (10 g)
9,65 € - 30 sachets Enfant (30 g)
Équivalents ou génériques : Tiorfast
Laboratoire : Bioprojet
DCI : *racécadotril*
Présentations/Composition : Gél. : 10, 30 et 100 mg de racécadotril

Indications : *Diarrhée*
Tiorfan est indiqué pour le traitement des diarrhées aiguës de l'adulte et de l'enfant.

Précautions/Interactions :
Tiorfan est un traitement de la diarrhée qui doit toujours être associé à une réhydratation en cas de perte en eau importante. Un traitement de quelques jours est généralement suffisant et il ne doit pas dépasser 7 jours au maximum.
Tiorfan peut provoquer une somnolence et doit donc être utilisé avec précaution par les conducteurs.

Posologie :
Adulte : 1 Gél. 3 fois/j.
Enfant : 1 sachet enfant 2 fois/j.
Nourrisson : 1 sachet nourrisson 3 fois/j.
Grossesse : non
Allaitement : non

Effets secondaires :
Tiorfan peut provoquer une somnolence.

Délai d'action :
L'effet sur la diarrhée se manifeste en 1 à 2 heures.

Bon à savoir
Prendre 1 gélule dès le début de la diarrhée puis 1 gélule avant chacun des 3 repas.

TIORFANOR
Antidiarrhéique

 30 %

Prix : 6,92 € - 12 comprimés 175 mg
Équivalents ou génériques : Aucun
Laboratoire : Bioprojet Pharma
DCI : *racécadotril*

Présentations/Composition : Cp. : 175 mg de racecadotril

Indications : *Diarrhée*
Ce traitement est indiqué pour le traitement symptomatique des diarrhées aiguës de l'adulte.

Précautions/Interactions :
La posologie recommandée est de 1 comprimé le premier jour puis de 2 comprimés par jour, pendant 7 jours au maximum.
Tiorfanor n'est pas indiqué comme traitement principal pour les diarrhées infectieuses avec fièvre ou présence de sang dans les selles.
Le traitement doit être accompagné d'une réhydratation abondante par l'eau de boisson. La diète doit éliminer autant que possible les crudités, les fruits, les légumes verts, les plats épicés, les glaces, et doit privilégier une alimentation à base de riz.

Posologie :
Adulte : 2 Cp./j.
Enfant : non
Grossesse : non
Allaitement : non

Effets secondaires :
Tiorfanor peut être responsable de maux de tête, de réactions allergiques cutanées (prurit, éruption, urticaire), de constipation.

Contre-indications :
Tiorfanor est contre-indiqué en cas d'allergie au racecadotril et en cas d'allaitement. Il n'est pas recommandée pour le traitement des diarrhées consécutives à un traitement antibiotique.

TITANORÉÏNE
Antihémorroïdaires

35 % ; (20 g)   NR

Prix : 2,31 € - tube de crème (20 g)
4,62 € - tube de crème (40 g)
2,92 € - 12 suppositoires
Équivalents ou génériques : Aucun
Laboratoire : Mc Neil
DCI : *titane, zinc, carraghénates, lidocaïne*
Présentations/Composition : Crème : tube 20 g : 2,5 g de carraghénates, 2 g de dioxyde de titane, 2 g d'oxyde de zinc ; tube 40 g : idem sans lidocaïne ; Suppos. : 300 mg de carraghénates, 200 mg de dioxyde de titane, 400 mg d'oxyde de zinc

Indications : *Hémorroïdes*
Titanoréïne est un traitement local de la douleur et du prurit provoqués par les crises hémorroïdaires.

Précautions/Interactions :
Titanoréïne est un traitement d'appoint de la crise hémorroïdaire : il soulage la douleur et le prurit provoqués par l'inflammation veineuse anale.
Le traitement doit être de courte durée. En cas de persistance des douleurs au-delà de quelques jours malgré le traitement, consulter un médecin.
Titanoréïne est un médicament réservé à l'adulte.

Posologie :
Adulte : 1 à 2 Applic. de crème/j. ou 1 à 2 Suppos./j.
Grossesse : oui
Allaitement : oui

Effets secondaires :
Titanoréïne provoque parfois des réactions allergiques cutanées.

Contre-indications :
Il n'existe pas de contre-indications en dehors d'une éventuelle sensibilité aux constituants, notamment la lidocaïne (anesthésique local).

> **Bon à savoir**
> *Titanoréïne contient un anesthésique local qui soulage la douleur en 15 minutes et dont l'action dure de 1 à 3 heures.*

TOCOPHÉROL
Hypolipémiants

NR

Prix : 3,52 € - 30 capsules (500 mg)
Équivalents ou génériques : Éphynal, Toco 500, *Tocophérol Téva*, *Vitamine E Sandoz*
Laboratoire : Niverpharm
DCI : *tocophérol (vitamine E)*
Présentations/Composition : Caps. : 500 mg d'alpha-tocophérol

Indications : *Triglycérides, Cholestérol*
La Vitamine E agit comme antioxydant et protège la membrane cellulaire. Abondamment présente dans la nourriture, elle est utilisée à fortes doses (500 mg) par jour dans le cadre du traitement des hypercholestérolémies.

Précautions/Interactions :
Risque de réaction allergique à l'huile de ricin lors de l'emploi de la vitamine E en ampoule injectable.
Risque hémorragique modéré chez les patients traités avec des anticoagulants oraux.

Posologie :
Adulte : 1 Caps./j.

> **Bon à savoir**
> La vitamine E joue un rôle d'antioxydant et elle est utilisée traditionnellement dans un grand nombre de préparations thérapeutiques.

TOCTINO
Antieczémateux

65 %
Prix : 473,72 € - 30 capsules
Équivalents ou génériques : Aucun
Laboratoire : Basilea Pharma
DCI : *aletrétinoïne*
Présentations/Composition : Caps. : 10 ou 30 mg d'aletrétinoïne

Indications : *Dermite atopique*
Ce médicament est indiqué pour le traitement de l'eczéma sévère des mains qui ne répond pas au traitement corticoïde.

Précautions/Interactions :
La posologie est de 1 comprimé à 30 mg par jour pendant une période de 12 semaines, qui peut être prolongée jusqu'à 24 semaines.
Ce traitement ne peut être prescrit que par des dermatologues et n'est pas indiqué si la maladie peut être contrôlée par les traitements habituels de l'eczéma.
En cas d'effets indésirables, la dose quotidienne doit être réduite à 10 mg par jour.
Ce médicament doit être utilisé avec précaution en cas de diabète, obésité, maladies cardiovasculaires et troubles lipidiques.
En raison de risque tératogène lié à tous les traitements par la vitamine A, la contraception de préférence double (hormonale et mécanique) est obligatoire chez toutes les femmes en âge de procréer, avec réalisation d'un test de grossesse avant le début du traitement. La contraception doit être poursuivie pendant un mois après l'interruption du traitement. La prescription de ce médicament est limitée à 30 jours chez les femmes en âge de procréer.

Le don de sang est interdit pendant toute la durée du traitement et pendant 30 jours après son interruption, afin d'éviter le risque de transfuser le médicament à une femme enceinte.
Pendant le traitement, les patients doivent éviter l'exposition au soleil, utiliser des crèmes hydratantes et porter des lunettes de soleil.

Posologie :
Adulte : 10 à 30 mg/j.
Enfant et adolescent < 18 ans : non
Grossesse : non
Allaitement : non

Effets secondaires :
Toctino peut être responsable de nombreux effets secondaires liés à la toxicité spécifique de la vitamine A. Les plus importants sont les effets psychiatriques (dépression), visuels (sécheresse oculaire, baisse de la vision nocturne, kératite), cutanés (sécheresse de la peau), articulaires et musculaires (douleurs), neurologiques (maux de tête, nausées et vomissements, pouvant faire suspecter une hypertension intracrânienne, nécessitant l'interruption immédiate du traitement). Toctino peut être responsable d'une élévation du taux de cholestérol, triglycérides, transaminases hépatiques, diminution des hormones thyroïdiennes.

Contre-indications :
Toctino est contre-indiqué en cas d'hypersensibilité à l'alitrétinoïne, en cas de grossesse, d'allaitement, et à toutes les femmes en âge de procréer en l'absence de contraception efficace. Il est également contre-indiqué en cas d'insuffisance hépatique ou rénale, en cas d'augmentation des taux sanguins de cholestérol et de triglycérides. Il ne peut pas être utilisé en cas de traitement concomitant par des tétracyclines (risque d'hypertension intracrânienne).

En cas d'oubli
Prenez immédiatement le comprimé oublié, mais ne prenez pas de dose double pour compenser le comprimé oublié.

> **Bon à savoir**
> Les capsules doivent être avalées entières, sans être mâchées.

TONICALCIUM
Antiasthéniques

NR
Prix : Libre
Équivalents ou génériques : Aucun
Laboratoire : Bouchara-Recordati
DCI : *ascorbate de lysine et de calcium*
Présentations/Composition : Sol. Buv. adulte : 500 mg d'ascorbate de DL-lysine et 500 mg d'ascorbate de calcium - boîte de 20 Amp.
Sol. Buv. enfant : 250 mg d'ascorbate de DL-lysine et 250 mg d'ascorbate de calcium - boîte de 20 Amp.

Indications : *Traitement de la fatigue*
Tonicalcium est indiqué dans le traitement de la fatigue par surmenage ou lors de la convalescence.

Précautions/Interactions :
Tonicalcium est réservé à l'adulte et à l'enfant de plus de 6 ans.
En raison du risque d'insomnie, éviter la prise de Tonicalcium après 16 heures.
Le traitement ne doit pas dépasser 4 semaines.
L'association de Tonicalcium est déconseillée avec les tétracyclines, les digitaliques, les diphosphonates, les diurétiques thiazidiques.
En cas de régime diabétique, tenir compte de la teneur en saccharose des ampoules.

Posologie :
Adulte : 2 Amp./j.
Enfant > 6 ans : 2 Amp. Enfant/j.
Grossesse : non
Allaitement : non

Effets secondaires :
En raison de la présence de vitamine C, Tonicalcium peut favoriser la formation de calculs rénaux.

Contre-indications :
Tonicalcium est contre-indiqué en cas d'hypersensibilité à l'un des constituants de la solution, notamment le parahydroxybenzoate de méthyle ou de propyle, en cas d'hypercalcémie, hypercalciurie, lithiase calcique, calcifications tissulaires.

TOPAAL
Pansements gastro-intestinaux

15 % ; TFR
Prix : 3,40 € - 42 comprimés
3,27 € - flacon (210 ml)
Équivalents ou génériques : Alginate de Sodium/Bicarbonate de Sodium Biogaran, Alginate de Sodium/Bicarbonate de Sodium EG, Alginate de Sodium/Bicarbonate de Sodium Sandoz, Alginate de Sodium/Bicarbonate de Sodium Téva, Gaviscon
Laboratoire : Pierre Fabre
DCI : *acide alginique, carbonate de magnésium, hydroxyde d'aluminium*
Présentations/Composition : Cp. : 200 mg d'acide alginique, 30 mg d'hydroxyde d'aluminium et 40 mg d'hydrocarbonate de magnésium
Susp. Buv. : 400 mg d'acide alginique, 60 mg d'hydroxyde d'aluminium et 80 mg de carbonate de magnésium/10 ml (2 c. à c.)

Indications : *Reflux gastro-œsophagien*
Topaal forme un gel surnageant à la surface du contenu gastrique et protège ainsi l'œsophage contre le reflux des sécrétions acides de l'estomac.

Précautions/Interactions :
En cas de diabète, il faut tenir compte de la teneur des comprimés en sucre (880 mg/Cp.).
Il est nécessaire de respecter un intervalle d'au moins 2 heures entre chaque prise avec de nombreux médicaments, en particulier certains antibiotiques.

Posologie :
Adulte : 1 Cp. à mâcher 3 fois/j. ou 2 c. à c. 3 fois/j.
Grossesse : oui
Allaitement : oui

Effets secondaires :
Topaal peut être responsable d'une constipation et de calcifications rénales lors d'un usage prolongé.

Contre-indications :
Topaal est contre-indiqué en cas d'insuffisance rénale sévère.

Délai d'action :
Topaal est efficace immédiatement et son action dure 3 à 4 heures.

Topalgic

> **Bon à savoir**
> Il est nécessaire de mâcher soigneusement les comprimés avant de les avaler avec un peu d'eau.

TOPALGIC
Antalgiques

65 % ; TFR

Prix : 5,36 € - 30 comprimés (50 mg)
13,44 € - 30 comprimés LP (100 mg)
19,03 € - 30 comprimés LP (150 mg)
22,35 € - 30 comprimés LP (200 mg)
Équivalents ou génériques : *Biodalgic*, Contramal, *Tramadol Actavis*, *Tramadol Arrow*, *Tramadol Biogaran*, *Tramadol EG*, *Tramadol Ivax*, *Tramadol Merck*, *Tramadol Mylan*, *Tramadol Qualimed*, *Tramadol Ratiopharm*, *Tramadol Sandoz*, *Tramadol Téva*, *Tramadol Winthrop*, *Tramadol Zydus*, *Zumalgic*, *Zamudol*
Laboratoire : Aventis
DCI : *tramadol*
Présentations/Composition : Cp. : 50, 100, 150 ou 200 mg de tramadol

Indications : *Douleur modérée*
Topalgic est indiqué pour le soulagement de tous les types de douleurs modérées à sévères.

Précautions/Interactions :
La posologie habituelle est de 100 à 200 mg par jour, sans dépasser 400 mg par jour.
Le traitement doit être limité à la plus petite dose efficace et au nombre de jours minimum.
Topalgic doit être utilisé avec prudence chez les patients qui présentent une dépendance aux dérivés de l'opium, chez ceux qui souffrent d'un traumatisme crânien, d'altération de l'état de conscience ou de troubles respiratoires.
Topalgic présente un faible potentiel de dépendance, il est cependant déconseillé de l'utiliser chez les patients qui présentent un risque de dépendance aux stupéfiants, notamment pour un traitement de longue durée.
Topalgic n'est pas indiqué pour le traitement de la dépendance aux opiacés.
La consommation d'alcool est déconseillée pendant le traitement.
Topalgic ne peut pas être associé aux antidépresseurs de la classe des IMAO, et il doit être utilisé avec précaution lors de l'utilisation simultanée avec tout médicament actif sur le système nerveux central, notamment les médicaments antiépileptiques.

Posologie :
Adulte : 2 à 3 Cp./j.
Grossesse : non
Allaitement : non

Effets secondaires :
Topalgic peut provoquer des nausées et vertiges, ainsi que vomissements, constipation, sueurs, sécheresse de la bouche, maux de tête et confusion. Il est parfois responsable de troubles du rythme cardiaque, de troubles de la miction (difficulté à uriner), de troubles visuels (vision floue), troubles de l'humeur, de réactions allergiques, de convulsions, de troubles respiratoires, et, parfois, de dépendance.

Contre-indications :
Topalgic est contre-indiqué en cas d'hypersensibilité au tramadol, en cas d'intoxication aiguë par l'alcool ou tout médicament actif sur le système nerveux central, en cas de traitement récent par les IMAO et dans le cadre du sevrage des toxicomanes.

Signes de surdosage :
Le surdosage est caractérisé par un myosis (contraction de la pupille), vomissements, état de choc, convulsions, troubles respiratoires troubles de la conscience pouvant aller jusqu'au coma. Le traitement consiste à faire un lavage gastrique et à administrer un antidote en cas de dépression respiratoire, la naloxone.

TOPLEXIL
Antitussifs

15 %

Prix : 3,00 € - 1 flacon 150 ml
3,00 € - 1 flacon sirop 150 ml
Équivalents ou génériques : *Oxomémazine Arrow*, *Oxomémazine Biogaran*, *Oxomémazine EG*, *Oxomémazine Mylan*, *Oxomémazine PHR*, *Oxomémazine Sandoz*, *Oxomémazine Téva*, *Oxomémazine Winthrop*
Laboratoire : Bristol Myers Squibb
DCI : *oxomémazine*
Présentations/Composition : Sol. Buv. ou sirop 0,33 mg/ml

Indications : *Toux*
Toplexil est indiqué dans le traitement des toux sèches gênantes, en particulier la nuit.

Précautions/Interactions :
La posologie habituelle chez l'adulte et l'enfant de plus de 12 ans est de 10 ml de la solution buvable ou du sirop, 4 fois par jour jusqu'à diminution de la toux.
Pour un enfant de 2 à 6 ans, la posologie habituelle est de 5 ml par prise.
Toplexil est réservé au traitement des toux sèches. En cas de toux productive (catarrhe), il ne faut pas administrer d'antitussif, mais au contraire un fluidifiant de la sécrétion bronchique, afin de favoriser son expectoration.
Il doit être utilisé avec précaution en cas d'antécédents d'asthme.

Posologie :
Adulte : 10 ml, 4 fois/j.
Enfant < 2 ans : non
Enfant 2 à 6 ans : 5 ml, 2 à 3 fois/j.
Grossesse : non
Allaitement : non

Effets secondaires :
Toplexil peut être responsable de somnolence, vertiges, baisse de la concentration, troubles de mémoire, confusion mentale, réactions cutanées.

Contre-indications :
Toplexil est contre-indiqué en cas de réaction allergique à l'oxomémazine, en cas de maladie de la prostate, de glaucome, et en association avec certains médicaments (cabergoline, quinagolide).

TRACLEER
Antihypertenseurs pulmonaires

H

Prix : Usage hospitalier
Équivalents ou génériques : Aucun
Laboratoire : Actelion
DCI : *bosentan monohydrate*
Présentations/Composition : Cp. : 32 mg, 62,5 mg et 125 mg de bosentan

Indications : *Hypertension artérielle pulmonaire*
Tracleer est indiqué dans le traitement de l'hypertension artérielle pulmonaire pour améliorer la performance à l'effort.

Précautions/Interactions :
La dose recommandée de Tracleer est de 62,5 mg, 2 fois par jour pendant une période initiale de 4 semaines, puis elle peut être augmentée jusqu'à 125 mg, 2 fois par jour.
Les comprimés doivent être pris le matin et le soir, au cours ou en dehors d'un repas.
Tracleer doit être utilisé uniquement pour le traitement de l'hypertension artérielle pulmonaire de classe III selon la classification de l'OMS.
Tracleer ne doit pas être utilisé en association avec un médicament antidiabétique contenant de la glibenclamide (utiliser un autre antidiabétique durant le traitement), et doit être utilisé avec précaution en cas de traitement par fluconazole et dérivés.

Posologie :
Adulte : 2 à 4 Cp./j. de 62,5 mg
Enfant > 2 ans : 2 à 4 mg/kg/j.
Grossesse : non
Allaitement : non

Effets secondaires :
Tracleer peut être responsable d'atteinte hépatique, de troubles cérébraux (vertiges, maux de tête), fatigue, troubles digestifs et réactions allergiques.

Contre-indications :
Tracleer est contre-indiqué en cas d'hypersensibilité au produit, de maladie hépatique, de traitement par ciclosporine ou rifampicine, ainsi qu'en cas de grossesse. Tracleer nécessite une contraception efficace durant le traitement chez les femmes en âge de procréer (en tenant compte du fait que Tracleer peut diminuer l'efficacité de la contraception hormonale), en cas de maladie cardiaque ischémique, d'hypertension artérielle, d'accident vasculaire cérébral, d'insuffisance hépatique sévère et de traitement en cours antimigraineux à base d'ergotamine, méthysergide ou autre agoniste du 5HT1.

En cas d'oubli :
Prendre immédiatement le comprimé oublié, mais ne pas doubler la dose en cas d'oubli supérieur à une journée.

TRANDATE
Antihypertenseurs

65 %

Prix : 6,45 € - 30 comprimés (200 mg)
33,78 € - 180 comprimés (200 mg)
Équivalents ou génériques : Aucun
Laboratoire : GlaxoSmithKline

Trandate

DCI : *labétalol*
Présentations/Composition : Cp. : 200 mg ; Amp. Inj. : 100 mg
Indications : *Hypertension artérielle*

Trandate appartient à la classe des bêta-bloquants, remèdes qui inhibent l'action de certaines hormones appelées catécholamines (dont l'adrénaline) au niveau du cœur, des poumons et des vaisseaux. Ils diminuent le rythme cardiaque, ralentissent la conduction de l'influx nerveux à l'intérieur du cœur, diminuent la force contractile du ventricule gauche, diminuent la consommation d'oxygène du cœur et baissent la tension artérielle. Mais ils ont aussi un effet sur le poumon (bronchoconstriction), les vaisseaux des extrémités (vasoconstriction) et le taux de sucre dans le sang (hypoglycémie). Trandate est particulièrement utilisé pour le traitement de l'hypertension artérielle.

Précautions/Interactions :
Le traitement par les bêta-bloquants doit être utilisé avec prudence en cas d'insuffisance cardiaque, de maladie respiratoire chronique, d'angor de Prinzmetal (crise d'angine de poitrine au repos), de certains troubles du rythme cardiaque, de diabète, de phéochromocytome, de maladie cutanée (psoriasis) et chez les patients âgés. En cas d'insuffisance rénale, le traitement sera adapté en raison du résultat du dosage sanguin de la créatinine.
L'association du Trandate est contre-indiquée avec la floctafénine (Idarac) et le sultopride (Barnétil), et elle est déconseillée avec l'amiodarone (Cordarone) ainsi qu'avec les diurétiques. Si vous devez être opéré, avertissez l'anesthésiste de votre traitement, car il ne doit pas être interrompu brutalement et il exige une surveillance particulière pendant l'intervention.
L'association doit être faite avec précaution en cas d'utilisation de médicaments antagonistes du calcium (Adalate, Tildiem, Cordium, Loxen, Isoptine), en cas d'association avec d'autres antiarythmiques, avec le baclofène (Liorésal), l'insuline et les médicaments antidiabétiques. De nombreuses classes thérapeutiques doivent être utilisées avec prudence : antidépresseurs imipraminiques, neuroleptiques, anti-inflammatoires non stéroïdiens, tétracosactide (Synacthène), méfloquine (Lariam).
Le Trandate peut provoquer une réponse positive lors des tests antidopage réalisés chez les sportifs.

Posologie :
Adulte : 200 mg/j. matin et soir
Grossesse : oui, sous surveillance
Allaitement : non

Effets secondaires :
Les effets indésirables les plus fréquents sont la bradycardie, la fatigue, l'impuissance, l'insomnie et les troubles digestifs (douleurs gastriques, nausées, vomissements, diarrhées). Plus rarement, le Trandate peut provoquer une crise d'asthme, une chute importante de la tension artérielle, une hypoglycémie, des éruptions cutanées, nécessitant dans tous les cas un arrêt du traitement. Le labétalol peut, en outre, être responsable d'une hépatite médicamenteuse.

Contre-indications :
Les bêta-bloquants sont interdits en cas d'asthme et d'insuffisance cardiaque non soignée. Ils ne peuvent pas être utilisés si le patient présente un rythme cardiaque trop lent (bradycardie) ou dans certains troubles du rythme (bloc auriculo-ventriculaire de 2e ou 3e degré).
Ils sont contre-indiqués en cas de phénomène de Raynaud et de troubles artériels des mains et des pieds, en cas de tumeur non traitée de la glande surrénale (phéochromocytome), en cas d'hypotension artérielle, et d'antécédents d'allergie au labétalol.

Délai d'action :
L'effet du médicament apparaît 4 heures après la prise.

En cas d'oubli :
Prendre immédiatement le comprimé oublié sans dépasser la dose journalière prescrite.

Signes de surdosage :
Il provoque un ralentissement excessif du cœur et une baisse importante de la tension qui exige une hospitalisation en service d'urgence pour l'administration d'antidote.

> **Bon à savoir**
>
> *Les comprimés doivent être avalés sans être écrasés. Il est préférable d'attendre 1 à 2 heures en cas de prise d'un médicament gastrique. Les formes injectables sont réservées à l'usage hospitalier.*
>
> *Les traitements bêta-bloquants ne doivent jamais être interrompus brutalement chez les malades du cœur : l'arrêt brusque peut pro-*

voquer un infarctus du myocarde, des troubles du rythme graves et le décès.

TRANSILANE
Laxatifs

📋 30 %

Prix : 3,30 € - 20 sachets
3,30 € - boîte (140 g)
Équivalents ou génériques : Psylia, Parapsyllium
Laboratoire : Innothec
DCI : *psyllium*
Présentations/Composition : Poud. : 2,816 g d'hémicellulose de graine de psyllium desséché/Sach.

Indications : *Constipation*
Transilane augmente le volume des selles et facilite l'expulsion par effet mécanique en cas de constipation.

Précautions/Interactions :
Transilane est réservé à l'adulte.
Transilane est un traitement mécanique de la constipation, qui ne dispense pas de suivre les règles habituelles de prévention de la constipation : boire beaucoup d'eau, manger des fruits et des légumes, avoir une activité physique régulière.
En cas de constipation prolongée, d'alternance de diarrhée et de constipation, ou de douleurs abdominales, consulter un médecin.
Tenir compte de la présence de sucre en cas de régime diabétique.

Posologie :
Adulte : 1 Sach. ou 2 c. à c. avant les repas
Grossesse : oui
Allaitement : oui

Effets secondaires :
Transilane peut provoquer un ballonnement intestinal.

Contre-indications :
Transilane est contre-indiqué en cas de dilatation congénitale du côlon (mégacôlon), de suspicion d'occlusion intestinale.

Délai d'action :
L'effet sur la constipation se manifeste après 2 à 3 jours de traitement.

> **Bon à savoir**
> Diluer la poudre dans un verre d'eau, bien remuer et boire immédiatement.

TRANSIPEG
Laxatifs

📋 30 %

Prix : 5,74 € - 30 sachets
Équivalents ou génériques : Forlax, *Macrogol Biogaran*, *Macrogol Mylan*, *Macrogol Qualimed*
Laboratoire : Bayer Santé
DCI : *macrogol*
Présentations/Composition : Poud. pour Sol. Buv. : 2,95 g de macrogol 3350/Sach.

Indications : *Constipation*
Macrogol 3350 est un produit qui a la propriété d'hydrater et donc d'augmenter le volume des selles, et ainsi de favoriser mécaniquement l'expulsion en cas de constipation.

Précautions/Interactions :
Transipeg est un traitement mécanique de la constipation, qui ne dispense pas de suivre les règles habituelles de prévention de la constipation : boire beaucoup d'eau, manger des fruits et des légumes, avoir une activité physique régulière.
Transipeg est réservé à l'adulte.
En cas de constipation prolongée, d'alternance de diarrhée et de constipation, ou de douleurs abdominales, consulter un médecin.
Il est préférable d'attendre au minimum 2 heures avant de prendre un autre médicament, car le macrogol peut gêner son absorption intestinale.

Posologie :
Adulte : 1 à 3 Sach./j.
Grossesse : oui
Allaitement : oui

Effets secondaires :
Transipeg peut provoquer une diarrhée, nécessitant d'interrompre le traitement.

Contre-indications :
Transipeg est contre-indiqué en cas de maladies inflammatoires du côlon (maladie de Crohn, rectocolite) et de suspicion d'occlusion intestinale.

Délai d'action :
L'effet sur la constipation se manifeste après 2 à 3 jours de traitement.

Transulose

> **Bon à savoir**
> Diluer le contenu du sachet dans un verre d'eau et boire immédiatement.

TRANSULOSE
Laxatifs

🔖 30 %
Prix : 5,14 € - pot (150 g)
Équivalents ou génériques : Aucun
Laboratoire : Axcan
DCI : *paraffine, lactulose*
Présentations/Composition : Gelée orale en pot de 150 g : 1,75 g de lactulose et 3,2 g d'huile de paraffine/c. à c.

Indications : *Constipation*
Transulose est un médicament de la constipation qui réunit plusieurs principes actifs : le lactulose qui augmente l'hydratation des selles et la paraffine qui agit comme lubrifiant.

Précautions/Interactions :
Le traitement doit être de courte durée (10 jours maximum), et exceptionnel chez l'enfant.
Transulose est un traitement qui ne dispense pas de suivre les règles habituelles de prévention de la constipation : boire beaucoup d'eau, manger des fruits et des légumes, avoir une activité physique régulière.
En cas de constipation prolongée, d'alternance de diarrhée et de constipation, ou de douleurs abdominales, consulter un médecin.
L'utilisation prolongée de l'huile de paraffine peut réduire l'absorption des vitamines solubles dans l'huile (vitamines A, D, E, K).

Posologie :
Adulte : 2 à 3 c. à c./j.
Grossesse : oui
Allaitement : oui

Effets secondaires :
L'huile de paraffine peut provoquer un suintement anal et parfois un prurit de la région de l'anus. Cet inconvénient peut être réduit en associant un autre médicament, du type mucilage (Normacol).

Contre-indications :
Transulose est contre-indiqué en cas de maladies inflammatoires du côlon (maladie de Crohn, rectocolite) et en cas de risque d'occlusion intestinale.

Délai d'action :
L'effet sur la constipation se manifeste en 6 à 8 heures.

Signes de surdosage :
Le surdosage provoque une diarrhée nécessitant d'interrompre le traitement.

> **Bon à savoir**
> Il est préférable de prendre l'huile de paraffine loin des repas. En cas de prise le soir, tenir compte de l'effet du traitement, efficace en 6 à 8 heures.

TRANXÈNE
Anxiolytiques

🔖 65 %
Prix : 2,44 € - 30 gélules (5 mg)
3,69 € - 30 gélules (10 mg)
5,82 € - 28 gélules (20 mg)
Équivalents ou génériques : Aucun
Laboratoire : Sanofi-Synthélabo
DCI : *clorazépate dipotassique*
Présentations/Composition : Gél. : 5, 10, 20 et 50 mg

Indications : *Anxiété, Difficulté d'endormissement, Crise d'angoisse aiguë, États d'agitation, Tétanos*
Cet anxiolytique qui appartient à la famille des benzodiazépines a des effets calmants, de relaxation musculaire et anticonvulsivants. À plus fortes doses, il possède des effets sédatifs et d'induction du sommeil. En injection, il est indiqué pour traiter les crises d'angoisse sévères, les états d'agitation ou d'agressivité, le délirium tremens et les contractures musculaires du tétanos.

Précautions/Interactions :
La plus faible posologie efficace est recommandée et l'utilisation doit être prudente chez les personnes âgées, en cas d'insuffisance hépatique ou rénale. Après des traitements prolongés ou à fortes doses, l'arrêt doit se faire progressivement sur 15 jours environ.
Ne pas consommer d'alcool avec les benzodiazépines car il accentue leurs effets sédatifs et hypnotiques. Cette association peut également provoquer des troubles transitoires de la mémoire.
L'utilisation des benzodiazépines est déconseillée avec la cimétidine, les inhibiteurs de la pompe à neutrons (antiulcéreux gastriques), la

phénytoïne, cisapride, clozapine, nitulamide et les médicaments du système nerveux (sauf avis médical contraire).

Posologie :
Adulte
Voie orale : 10 à 50 mg/j. (100 mg maxi/j.)
Voie Inj. : 20 à 200 mg/j. en IM ou IV
Grossesse : après avis médical
Allaitement : non

Effets secondaires :
Une somnolence, des difficultés de concentration, une faiblesse musculaire, des réactions paradoxales (agressivité, insomnie, excitation, confusion), des réactions allergiques ou une hépatite peuvent apparaître. Un risque de dépendance peut s'installer au cours de traitement prolongé ou à fortes doses, pouvant entraîner un syndrome de sevrage à l'arrêt du médicament (anxiété, insomnie, irritabilité, maux de tête, agitation, confusion, hallucinations ou convulsions).

Contre-indications :
Une insuffisance respiratoire, des apnées du sommeil, une maladie musculaire (myasthénie), une allergie rare aux benzodiazépines, contre-indiquent le traitement.

En cas d'oubli :
Reprendre le traitement sans dépasser la dose quotidienne.

Signes de surdosage :
Un surdosage en benzodiazépine provoque une somnolence, un état d'ébriété, une dépression respiratoire pouvant conduire à un coma. Une hospitalisation est nécessaire pour administrer l'antidote (flumazénil).

Bon à savoir
> La prescription de ce médicament est limitée à 28 jours avec ordonnance sécurisée.

TRÉDÉMINE
Antiparasitaires

65 %
Prix : 2,46 € - 4 comprimés (500 mg)
Équivalents ou génériques : Aucun
Laboratoire : Aventis
DCI : *niclosamide*
Présentations/Composition : Cp. : 500 mg (4 Cp.)

Indications : *Tænia*
Ce médicament traite les infestations de l'organisme contre le tænia (ou ver solitaire) transmis par le bœuf, le porc ou le poisson. Il est également actif contre le tænia nain (hymenolepis nana).

Précautions/Interactions :
Les comprimés doivent être mastiqués très longuement et avalés avec un peu d'eau afin qu'ils arrivent dans l'estomac sous forme de poudre. Pour les enfants de moins de 6 ans, il est conseillé de les écraser avant de les faire absorber.
En cas de constipation chronique, un purgatif peut être absorbé la veille du traitement.
La consommation d'alcool, qui augmente les effets indésirables, est déconseillée pendant le traitement.

Posologie :
Adulte et enfant > 25 kg
Tænia : 2 Cp. à jeun puis 2 Cp. 1 h après
Tænia nain : 1er j. : 4 Cp. puis 2 Cp. 6 j. suivants
Enfant entre 12 et 25 kg
Tænia : 1 Cp. à jeun puis 1 Cp. 1 h après
Tænia nain : 1er j. : 2 Cp. et 1 Cp. 6 j. suivants
Enfant < 12 kg
Tænia : 1/2 Cp. à jeun puis 1/2 Cp. 1h après
Tænia nain : 1er j. : 1 Cp. et 1/2 Cp. 6 j. suivants
Grossesse : après avis médical
Allaitement : non

Effets secondaires :
Parfois peuvent survenir des nausées, des vomissements ou des maux de ventre.

Contre-indications :
Une hypersensibilité antérieure au médicament contre-indique le traitement.

Bon à savoir
> La veille au soir d'un traitement, il faut dîner légèrement. Après la dernière prise du médicament, ne pas boire ni manger pendant 3 heures. Le traitement contre le tænia dure 1 journée et 7 jours pour le tænia nain. Pendant ce traitement, il est conseillé de boire des jus de fruits acides pour éliminer les mucosités protégeant le ver. Si l'observation des selles pendant 3 à 6 mois après le traite-

ment met en évidence des anneaux, il faut le recommencer une nouvelle fois.

TRENTADIL
Antiasthmatiques

65 % ; (Cp.) 30 %
Prix : 3,33 € - 20 comprimés (300 mg)
2,38 € - 6 suppositoires adulte (750 mg)
Équivalents ou génériques : Aucun
Laboratoire : UCB Pharma
DCI : *bamifylline*
Présentations/Composition : Cp. : 300 mg ; Suppos. : 750 mg

Indications : *Asthme, Bronchopneumopathies chroniques*
La bamifylline provoque une dilatation des bronches qui justifie son utilisation dans le traitement de l'asthme et des maladies pulmonaires obstructives. Mais, comme la théophylline, elle a également une action générale sur l'organisme : elle stimule la respiration, elle favorise la dilatation des vaisseaux coronariens et la relaxation des muscles lisses du système digestif et urinaire. Au contraire de la théophylline, elle n'a pas une action excitante sur le système nerveux. Elle est utilisée dans le traitement de la crise d'asthme et pour son traitement de fond, ainsi que pour soigner les bronchopneumopathies où il est nécessaire d'avoir une action bronchodilatatrice.

Précautions/Interactions :
La dose efficace de bamifylline est variable d'un individu à l'autre, et elle doit être adaptée progressivement.
La dose quotidienne doit être prise en deux fois, en particulier chez le nourrisson, où le surdosage est fréquent si les doses sont prises à des intervalles trop courts. Il est possible si nécessaire de fractionner les suppositoires.
La bamifylline doit être utilisée avec précaution en cas d'insuffisance coronarienne, d'ulcère gastro-duodénal, d'hypertension artérielle et d'hyperthyroïdie.
L'emploi de la bamifylline est contre-indiqué avec l'énoxacine et la troléandomycine qui peuvent être responsables d'un surdosage.
Elle est déconseillée avec l'érythromycine et la viloxazine, et elle doit être utilisée avec précaution lorsqu'elle est associée à cimétidine, fluconazole, ciprofloxacine, ticlopidine, ritonavir ou tacrine, ainsi que de nombreux autres médicaments qui peuvent augmenter ou diminuer le taux sanguin de bamifylline.

Posologie :
Adulte : 2 à 3 Cp. 300 mg matin et soir.
1 Suppos. 1 à 2 fois/j.
Enfant : 30 à 60 mg/kg/j. en 2 prises
Grossesse : oui, après avis médical
Allaitement : non

Effets secondaires :
Trentadil peut provoquer des troubles digestifs (nausées, vomissements), des maux de tête, un tremblement, parfois des réactions allergiques cutanées.

Contre-indications :
Trentadil est contre-indiqué en cas d'infarctus du myocarde récent, et d'hypersensibilité à la théophylline et à ses dérivés.

Délai d'action :
L'effet du médicament apparaît en 1 heure.

Signes de surdosage :
Le surdosage se manifeste par des signes digestifs plus importants, avec nausées, ballonnements, coliques et douleurs gastriques.

TRIATEC
Antihypertenseurs

NR
Prix : 12,61 € - 30 gélules (1,25 mg)
14,72 € - 30 gélules (2,5 mg)
18,39 € - 30 gélules (5 mg)
27 € - 30 comprimés (10 mg)
Équivalents ou génériques : *Ramipril Actavis, Ramipril Almus, Ramipril Alter, Ramipril Arrow, Ramipril Biogaran, Ramipril Bouchara Recordati, Ramipril EG, Ramipril Isomed, Ramipril Merck, Ramipril Qualimed, Ramipril Ratiopharm, Ramipril Ranbaxy, Ramipril RPG, Ramipril Sandoz, Ramipril Téva, Ramipril Winthrop, Ramipril Zydus*
Laboratoire : Aventis
DCI : *ramipril*
Présentations/Composition : Gél. : 1,25, 2,50 ou 5 mg de ramipril

Indications : *Hypertension artérielle*
Triatec est indiqué dans le traitement de l'hypertension artérielle et dans le traitement de l'infarctus, en particulier lorsque celui-ci est à l'origine d'une insuffisance cardiaque.

Précautions/Interactions :
La posologie habituelle est de 2,5 mg par jour au début et peut être augmentée jusqu'à 5 ou 10 mg, par palier de 3 à 4 semaines, en fonction de l'effet du traitement.
Triatec peut être associé à un diurétique épargneur de potassium. En cas de traitement préalable en cours par diurétique, il est préférable d'arrêter le traitement puis de le réintroduire en association avec Triatec si nécessaire.
Les taux sanguins de potassium et de créatinine plasmatique doivent être dosés avant le traitement et 15 jours plus tard.
En cas d'insuffisance rénale, la posologie de Triatec doit être adaptée en fonction de la clairance de la créatinine.
En cas d'infarctus, le traitement commence entre 2 et 10 jours après l'accident cardiaque, à la dose initiale de 5 mg par jour (2,5 mg matin et soir), sous surveillance médicale et en milieu hospitalier.
Les inhibiteurs de l'enzyme de conversion peuvent provoquer une toux, qui disparaît à l'arrêt du traitement.
Il est déconseillé d'associer Triatec avec les diurétiques épargneurs de potassium, lithium, estramusine, antidiabétiques, baclofène, les anti-inflammatoires non stéroïdiens et salicylés à forte dose, en particulier chez le patient âgé.

Posologie :
Adulte
Hypertension artérielle : 5 à 10 mg/j.
Infarctus du myocarde : 5 mg/j.
Grossesse : non
Allaitement : non

Effets secondaires :
Triatec peut être responsable de maux de tête, fatigue, vertiges, baisse de tension, réactions cutanées (urticaire), nausées, vomissements, diarrhées, douleurs abdominales, fièvre, toux, œdème de Quincke. Il peut également provoquer une augmentation du taux d'urée, de la créatinine, de potassium, des enzymes hépatiques.

Contre-indications :
Triatec est contre-indiqué en cas d'hypersensibilité au ramipril, en cas d'antécédents d'œdème de Quincke.

> **Bon à savoir**
> Triatec peut être administré avant ou après les repas, en une seule prise quotidienne.

TRIDÉSONIT
Corticoïdes

65 %

Prix : 2,35 € - crème, tube (30 g)
Équivalents ou génériques : Aclosone, Epitopic, Locapred, Propylèneglycol
Laboratoire : CS
DCI : *désonide*
Présentations/Composition : Pom. : tube 30 g (0,05 %)

Indications : *Dermatose corticosensible*
Les dermocorticoïdes, dérivés de la cortisone, diminuent les réactions inflammatoires de la peau et la croissance des cellules de certaines lésions dermatologiques. Les crèmes sont particulièrement appliquées sur les lésions suintantes, les pommades sur les lésions sèches, les sprays, lotions ou gels sur le cuir chevelu ou les lésions macérées des plis de la peau.
Ce médicament est particulièrement indiqué en cas d'eczéma de contact, de dermite séborrhéique, de psoriasis et de nombreuses autres dermatoses. Il est également utilisé en traitement de courte durée pour diminuer les réactions inflammatoires des piqûres d'insectes.

Précautions/Interactions :
Si une application sur le visage est nécessaire, elle doit être de courte durée. Une infection bactérienne ou mycosique sera préalablement traitée avant toute utilisation de dermocorticoïdes.
Les effets indésirables risquent d'être accentués en cas d'augmentation des applications sans bénéfice médical.
Limiter la surface des lésions traitées, surtout chez l'enfant, pour éviter tout risque de passage de corticoïdes dans l'organisme.

Posologie :
Adulte et enfant > 12 ans : 1 à 2 Applic./j.
Grossesse : après avis médical
Allaitement : après avis médical

Effets secondaires :
Ils apparaissent surtout en cas de traitement prolongé et consistent en une atrophie ou fragilité cutanée et des vergetures. Les corticoïdes provoquent de l'acné, des éruptions cutanées ou des dépigmentations de la peau.

Triella

Contre-indications :
Les infections virales, bactériennes, parasitaires ou mycosiques, les lésions ulcérées, l'acné doivent être traitées avant toute application de corticoïdes. L'utilisation de dermocorticoïdes est contre-indiquée chez le nourrisson ou en application sur les paupières.

> **Bon à savoir**
> Le médicament doit être appliqué par petites touches puis étalé en massant légèrement jusqu'à absorption complète. Dès les premiers résultats obtenus, il est préférable d'espacer progressivement les applications.

TRIELLA
Contraceptifs

65 % ; TFR
Prix : 1,66 € - 1 plaquette
3,13 € - 3 plaquettes
Équivalents ou génériques : Adépal, Amarance, Cilest, Effiprev, Minidril, *Ludéal, Daily*, Trinordiol
Laboratoire : Janssen-Cilag
DCI : *noréthistérone, éthinylestradiol*
Présentations/Composition : Cp. blanc : 0,5 mg de noréthistérone et 0,035 mg d'éthinylestradiol ; Cp. orange pâle : 0,75 mg de noréthistérone et 0,035 mg d'éthinylestradiol ; Cp. orange : 1 mg de noréthistérone et 0,035 mg d'éthinylestradiol

Indications : *Contraception orale*
Triella est un contraceptif estroprogestatif minidosé, utilisé pour la contraception orale et le traitement des dysménorrhées.

Précautions/Interactions :
Au contraire des pilules de première génération, « normodosées » – qui peuvent être prises à n'importe quelle heure de la journée – les « minipilules » doivent être prises tous les jours à heure fixe.
La prise de Triella exige de faire un examen clinique, un bilan avec dosage du sucre et des graisses dans le sang, frottis cervical, mammographie.
Triella doit être arrêté en cas de survenue d'effets secondaires. Selon leur importance, il faut changer de « pilule » ou choisir un autre moyen de contraception (préservatif, stérilet).
La survenue de maux de tête inhabituels, d'une élévation de la tension artérielle ou de troubles oculaires nécessite d'arrêter la prise de Triella.
En cas de vomissements, il est prudent de reprendre 1 comprimé pour s'assurer de la couverture contraceptive.
Il n'y a aucune raison d'utiliser Triella pendant la grossesse, mais si la prise a été prolongée pendant les premières semaines de grossesse, il n'y a pas de risque pour l'enfant ni pour la mère.
Triella est contre-indiqué avec ritonavir et est déconseillé avec les anticonvulsivants, griséofulvine, rifabutine, rifampicine.
En cas d'intervention chirurgicale il est préférable d'interrompre la pilule 1 mois avant la date prévue.
La prise de la pilule est fortement déconseillée chez les femmes de plus de 40 ans, en cas d'obésité ou de tabagisme important.

Posologie :
Adulte : 1 Cp./j. pendant 21 j. (7 Cp. blancs, 7 Cp. orange pâle, 7 Cp. orange vif) puis arrêt 7 j.

Effets secondaires :
Triella provoque fréquemment nausées, prise de poids, maux de tête, douleurs des seins, irritabilité, symptômes dépressifs, jambes lourdes, acné, séborrhée, saignements intermenstruels ou absence de règles, candidose vaginale, diminution de libido, irritation oculaire par les lentilles de contact, sans que ces symptômes nécessitent une interruption du traitement. En revanche, l'hypertension artérielle, accidents vasculaires cérébraux, ictères, hypercholestérolémies ou hypertriglycéridémies, diabète, tumeurs mammaires, nécessitent l'arrêt du traitement. Triella est souvent responsable d'une augmentation du risque de calculs biliaires. Après l'arrêt de la pilule, une période d'absence de règles de quelques mois est possible, nécessitant de faire un bilan clinique et biologique en cas de persistance.

Contre-indications :
Triella est contre-indiqué en cas d'antécédents de cancer du sein et de maladies thromboemboliques, hypertension artérielle, maladies des coronaires ou des valves cardiaques, tumeurs de l'utérus, hémorragies génitales inexpliquées, maladie hépatique, insuffisance rénale, migraines importantes.

En cas d'oubli :
En cas d'oubli de moins d'une journée, prendre immédiatement le comprimé oublié. En cas d'oubli plus long il est préférable d'arrêter le traitement, ou de le continuer en utilisant d'autres moyens de contraception (préservatif) jusqu'aux règles suivantes.

> *Bon à savoir*
> Triella est un contraceptif efficace présentant peu de risques, à condition de respecter les règles de sécurité. Les accidents vasculaires dus à la pilule sont favorisés par le tabagisme, l'obésité et les varices.

TRIFLUCAN
Antifongiques

[H] ; TFR

Prix : 27,96 € - 7 gélules (50 mg)
29,58 € - 7 gélules (100 mg)
52,15 € - 7 gélules (200 mg)
194,32 € - 30 gélules (200 mg)
27,96 € - suspension buvable, flacon (35 ml)
Usage hospitalier - solution injectable (100 mg, 50 ml, 200 mg, 100 ml)
Équivalents ou génériques : Beagyne, Fluconazole Actavis, Fluconazole Aguettant, Fluconazole Almus, Fluconazole Arrow, Fluconazole Biogaran, Fluconazole Cristers, Fluconazole Dakota pharm, Fluconazole EG, Fluconazole Evolugen, Fluconazole G Gam, Fluconazole Kabi, Fluconazole Macopharma, Fluconazole Merck, Fluconazole Mylan, Fluconazole PAN, Fluconazole Pfizer, Fluconazole Qualimed, Fluconazole Ranbaxy, Fluconazole Redibag, Fluconazole Sandoz, Fluconazole Téva, Fluconazole Winthrop
Laboratoire : Pfizer
DCI : *fluconazole*
Présentations/Composition : Gél. : 50, 100 et 200 mg ; Susp. Buv. : 50 mg/5 ml = 1 c. mes ; Inj. Lyoph. : 100 mg, 50 ml, 200 mg, 100 ml
Indications : *Candidose oropharyngée, Mycoses sévères*
Ce médicament s'oppose au développement des champignons chez l'homme et il est utilisé dans le traitement de mycoses oropharyngées des personnes immunodéprimées ou liées aux prothèses dentaires. Il est également indiqué dans le traitement des mycoses graves des personnes atteintes de Sida.

Précautions/Interactions :
Les gélules de fluconazole sont à prendre non ouvertes et juste après un repas pour en améliorer l'efficacité. Les femmes en âge d'avoir des enfants doivent utiliser un moyen de contraception efficace pendant tout le traitement.
Des contrôles sanguins et hépatiques sont régulièrement effectués au cours des traitements supérieurs à 1 mois. Les doses sont adaptées en cas d'insuffisance rénale.
Il est préférable d'éviter la prise de boisson ou de médicaments contenant de l'alcool. De nombreux médicaments sont contre-indiqués avec le fluconazole, il faut donc prévenir le médecin d'un éventuel traitement en cours.

Posologie :
Adulte : 1 Gél. 50 mg ou 1 mes./j.
Grossesse : non
Allaitement : non

Effets secondaires :
Le traitement peut entraîner des nausées, des vomissements, de la constipation, des éruptions cutanées, des maux de tête, des vertiges et une insuffisance hépatique. Exceptionnellement, des troubles neurologiques périphériques peuvent survenir.

Contre-indications :
Ce médicament est contre-indiqué en cas de sensibilisation antérieure au fluconazole et molécules apparentées, en association avec l'astémizole, le cisapride, l'ébastine, le triazolam et le midazolam.

Signes de surdosage :
Dans cette éventualité, l'hospitalisation est nécessaire pour procéder à un lavage gastrique et éventuellement à une dialyse rénale.

> *Bon à savoir*
> Le fluconazole étant très toxique pour le foie, il faut immédiatement interrompre le traitement et prévenir son médecin en cas d'apparition de fièvre, prurit (envie de se gratter), fatigue importante, douleurs abdominales, nausées, vomissements, urines foncées, selles décolorées ou ictère (jaunisse).

TRIGLISTAB
Normolipémiant

NR
Prix : Libre
Équivalents ou génériques : Aucun

Trileptal

Laboratoire : Arkopharma
DCI : *triglycérides d'acides oméga 3*
Présentations/Composition : 2 Plaq. de 15 Caps. molles contenant chacune : 1010 mg de triglycérides d'acides oméga 3

Indications : *Hypertriglycéridémie*
Triglistab est indiqué dans le traitement des taux élevés de triglycérides dans le sang, d'origine endogène, en complément d'un traitement diététique adapté.

Précautions/Interactions :
Triglistab se prend au moment des repas avec un verre d'eau.
Triglistab doit être utilisé avec précaution en cas de traitement anticoagulant ou en cas de traumatisme sévère avec risque hémorragique.

Posologie :
Adulte : 1 à 3 Caps./j.
Enfant : non
Grossesse : non
Allaitement : non

Effets secondaires :
Triglistab peut être responsable de nausées, éructations et vomissements.

Contre-indications :
Triglistab est contre-indiqué en cas d'intolérance au principe actif, ainsi qu'en cas de grossesse ou d'allaitement.

TRILEPTAL
Antiépileptiques

65 %
Prix : 9,00 € - 50 comprimés (150 mg)
17,44 € - 50 comprimés (300 mg)
32,68 € - 50 comprimés (600 mg)
33,74 € - flacon (250 ml)
Équivalents ou génériques : Aucun
Laboratoire : Novartis
DCI : *oxcarbazépine*
Présentations/Composition : Cp. : 150 mg, 300 mg ou 600 mg d'oxcarbazépine
Sir. : 60 mg/ml

Indications : *Épilepsie*
Trileptal est utilisé pour le traitement des crises d'épilepsies partielles, en complément ou non d'autres traitements antiépileptiques.

Précautions/Interactions :
Le traitement avec Trileptal devra être particulièrement surveillé en cas de troubles du rythme cardiaque, troubles hépatiques ou rénaux, antécédents d'allergies cutanées.
Trileptal rend inefficace les contraceptifs oraux. Pendant toute la durée du traitement il est préférable d'utiliser une autre méthode contraceptive.
Les boissons alcoolisées ne sont pas recommandées pendant le traitement.
Le traitement doit être interrompu progressivement.

Posologie :
Adulte : 600 à 2400 mg/j. en 2 prises
Enfant : 8 à 10 mg/kg/j. en 2 prises
Grossesse : non
Allaitement : non

Effets secondaires :
Trileptal peut être responsable de fatigue, œdème, vertiges, maux de tête, somnolence ou excitation, troubles de la mémoire ou de l'équilibre, confusion, dépression, tremblement, nausées, vomissements, constipation ou diarrhée et réactions allergiques cutanées.

Contre-indications :
Trileptal est contre-indiqué en cas d'hypersensibilité aux composants.

Signes de surdosage :
Le surdosage provoque une somnolence, vertiges, nausées, troubles de l'équilibre et en cas de surdosage il est nécessaire de provoquer un vomissement ou de faire un lavage gastrique.

TRI-MINULET
Contraceptifs

 NR
Prix : Libre
Équivalents ou génériques : Felixita, *Gestodène-Éthinylestradiol Arrow*, *Gestodène-Éthinylestradiol Biogaran*, *Gestodène-Éthinylestradiol EG*, *Gestodène-Éthinylestradiol Ratiopharm*, *Gestodène-Éthinylestradiol Sandoz*, *Gestodène-Éthinylestradiol Téva*, *Gestodène-Éthinylestradiol Winthrop*, Harmonet, Méliane, Minulet, Moneva, *Perleane*, Phaeva
Laboratoire : Wyeth-Lederlé
DCI : *gestodène, éthinylestradiol*

Présentations/Composition : Cp. beiges : 0,05 mg de gestodène et 0,03 mg d'éthinylestradiol ; Cp. marron foncé : 0,07 mg de gestodène et 0,04 mg d'éthinylestradiol ; Cp. blancs : 0,10 mg de gestodène et 0,03 mg d'éthinylestradiol

Indications : *Contraception orale*
Tri-Minulet est un contraceptif estroprogestatif minidosé, utilisé pour la contraception orale.

Précautions/Interactions :
Au contraire des pilules de première génération, « normodosées » – qui peuvent être prises à n'importe quelle heure de la journée – les « minipilules » doivent être prises tous les jours à heure fixe.
La prise de Tri-Minulet exige de faire un examen clinique, un bilan avec dosage du sucre et des graisses dans le sang, frottis cervical, mammographie.
Tri-Minulet doit être arrêté en cas de survenue d'effets secondaires. Selon leur importance, il faut changer de « pilule » ou choisir un autre moyen de contraception (préservatif, stérilet).
La survenue de maux de tête inhabituels, d'une élévation de la tension artérielle ou de troubles oculaires nécessite d'arrêter la prise de Tri-Minulet.
En cas de vomissements, il est prudent de reprendre 1 comprimé pour s'assurer de la couverture contraceptive.
Il n'y a aucune raison d'utiliser Tri-Minulet pendant la grossesse, mais si la prise a été prolongée pendant les premières semaines de grossesse, il n'y a aucun risque pour l'enfant ni pour la mère.
Tri-Minulet est déconseillé avec les anticonvulsivants, griséofulvine, rifabutine, rifampicine.
En cas d'intervention chirurgicale il est préférable d'interrompre la pilule un mois avant la date prévue.
La prise de la pilule est fortement déconseillée chez les femmes de plus de 40 ans, en cas d'obésité ou de tabagisme important.

Posologie :
Adulte : 1 Cp./j. pendant 21 j. (6 Cp. beiges ; 5 Cp. marrons ; 10 Cp. blancs) puis arrêt 7 j.

Effets secondaires :
Tri-Minulet provoque fréquemment nausées, prise de poids, maux de tête, douleurs des seins, irritabilité, symptômes dépressifs, jambes lourdes, acné, séborrhée, saignements intermenstruels ou absence de règles, candidose vaginale, diminution de libido, irritation oculaire par les lentilles de contact, sans que ces symptômes nécessitent une interruption du traitement. Par contre l'hypertension artérielle, accidents vasculaires cérébraux, ictères, hypercholestérolémies ou hypertriglycéridémies, diabète, tumeurs mammaires, nécessitent l'arrêt du traitement. Tri-Minulet est souvent responsable d'une augmentation du risque de calculs biliaires. Après l'arrêt de la pilule, une période d'absence de règles de quelques mois est possible, nécessitant de faire un bilan clinique et biologique en cas de persistance.

Contre-indications :
Tri-Minulet est contre-indiqué en cas d'antécédents de cancer du sein et de maladies thromboemboliques, hypertension artérielle, maladies des coronaires ou des valves cardiaques, tumeurs de l'utérus, hémorragies génitales inexpliquées, maladie hépatique, insuffisance rénale, migraines importantes.

En cas d'oubli :
En cas d'oubli de moins d'une journée, prendre immédiatement le comprimé oublié. En cas d'oubli plus long il est préférable d'arrêter le traitement, ou de le continuer en utilisant un autre moyen de contraception (préservatif) jusqu'aux règles suivantes.

> **Bon à savoir**
> Tri-Minulet est un contraceptif efficace et présentant peu de risques, à condition de respecter les règles de sécurité. Les accidents vasculaires dus à la pilule sont favorisés par le tabagisme, l'obésité et les varices.

TRINITRINE LALEUF
Antiangoreux

65 %
Prix : 2,70 € - 60 pilules (0,15 mg)
Équivalents ou génériques : Trinitrine caféinée
Laboratoire : Medix
DCI : *trinitrine*
Présentations/Composition : Cp. : 0,15 mg

Indications : *Angine de poitrine*
La trinitrine est un vasodilatateur puissant et d'effet très rapide qui agit en provoquant un relâchement des fibres musculaires lisses des parois vasculaires. Pour obtenir le meilleur

Trinordiol

effet elle doit être consommée le plus rapidement possible lorsque le patient ressent les premiers symptômes de la crise d'angine de poitrine, généralement lors d'un effort physique ou d'un stress.

La trinitrine peut et doit être utilisée en prévention avant de faire un effort, afin d'éviter la survenue d'une crise. Prendre 1 comprimé 2 à 3 minutes avant un effort tel que monter un escalier, sortir par temps froid, situation émotionnelle ou réunion stressante, rapport sexuel.

On l'utilise également dans le cadre du traitement de l'œdème aigu du poumon, en association avec le traitement habituel.

Précautions/Interactions :

La trinitrine peut provoquer une cyanose, plus fréquemment à doses élevées, qui nécessite parfois de faire un dosage sanguin pour rechercher la méthémoglobine (signe d'intoxication).

La trinitrine peut être associée sans problème aux autres traitements cardio-vasculaires, en particulier les bêta-bloquants.

Elle doit être utilisée avec précaution chez les personnes âgées qui suivent d'autres traitements cardio-vasculaires (diurétiques, antihypertenseurs, vasodilatateurs) car elle risque de provoquer une hypotension.

Posologie :

Adulte : *Crise* : 1 à 3 pilules en respectant un intervalle de 2 à 3 mn entre les prises
Prévention : 1 à 3 pilules avant l'effort

Grossesse : non

Allaitement : non

Effets secondaires :

La trinitrine provoque parfois des maux de tête, une rougeur du visage et une hypotension orthostatique, en particulier chez les personnes âgées.

Contre-indications :

La trinitrine est déconseillée pendant la grossesse et la période d'allaitement. Il est également contre-indiqué de l'employer avec le sildénafil (Viagra) en raison du risque d'hypotension brutale.

Délai d'action :

L'effet sur la crise d'angine de poitrine se manifeste en deux minutes, à condition que l'administration se fasse par voie sublinguale.

Signes de surdosage :

À haute dose, la trinitrine provoque une vasodilatation généralisée avec collapsus cardio-vasculaire et cyanose, nécessitant un traitement en service d'urgence.

Bon à savoir

Médicament classique de l'angine de poitrine, la trinitrine reste inégalée dans le traitement d'urgence. Pour profiter au maximum de ses performances, il est indispensable de respecter le mode d'emploi : croquer lentement et garder quelques minutes dans la bouche le comprimé au moment de la crise, afin de favoriser l'absorption du médicament par les veines de la langue (absorption perlinguale). L'effet vasodilatateur se fera sentir en 2 minutes et durera 20 à 30 minutes.

TRINORDIOL
Contraceptifs

65 % ; TFR

Prix : 2,21 € - 1 plaquette
5,09 € - 3 plaquettes

Équivalents ou génériques : Amarance, Cilest, Effiprev, Minidril, Miniphase, Ortho-Novum, Triella, *Daily*, *Evanecia*, *Ludéal*, *Pacilia*

Laboratoire : Wyeth-Lederlé

DCI : *lévonorgestrel, éthinylestradiol*

Présentations/Composition : Cp. blancs : 0,075 mg de lévonorgestrel et 0,04 mg d'éthinylestradiol ;
Cp. brique : 0,05 mg de lévonorgestrel et 0,03 mg d'éthinylestradiol ;
Cp. jaunes : 0,03 mg d'éthinylestradiol et 0,125 mg de lévonogestrel

Indications : *Contraception orale, Dysménorrhées*

Trinordiol est un contraceptif estroprogestatif minidosé, utilisé pour la contraception orale ou pour le traitement de règles douloureuses. Trinordiol est plus fortement dosé en fin de cycle et est préféré en cas de règles abondantes, de saignements, de syndrome prémenstruel.

Précautions/Interactions :

Au contraire des pilules de première génération, « normodosées » – qui peuvent être prises à n'importe quelle heure de la journée – les « minipilules » doivent être prises tous les jours à heure fixe.

La prise de Trinordiol exige de faire un examen clinique, un bilan avec dosage du sucre et des graisses dans le sang, frottis cervical, mammographie.

Trinordiol doit être arrêté en cas de survenue d'effets secondaires. Selon leur importance, il faut changer de « pilule » ou choisir un autre moyen de contraception (préservatif, stérilet).

En cas de vomissements, il est prudent de reprendre 1 comprimé pour s'assurer de la couverture contraceptive.

Il n'y a aucune raison d'utiliser Trinordiol pendant la grossesse, mais si la prise a été prolongée pendant les premières semaines de grossesse, il n'y a aucun risque pour l'enfant ni pour la mère.

Trinordiol est contre-indiqué avec ritonavir et est déconseillé avec les anticonvulsivants, griséofulvine, rifabutine, rifampicine.

En cas d'intervention chirurgicale il est préférable d'interrompre la pilule 1 mois avant la date prévue.

La prise de la pilule est fortement déconseillée chez les femmes de plus de 40 ans, en cas d'obésité ou de tabagisme important.

Posologie :
Adulte : 1 Cp./j. pendant 21 j. (6 Cp. brique ; 5 Cp. blancs ; 10 Cp. jaunes) puis arrêt 7 j.

Effets secondaires :
Trinordiol provoque fréquemment nausées, prise de poids, maux de tête, douleurs des seins, irritabilité, symptômes dépressifs, jambes lourdes, acné, séborrhée, saignements intermenstruels ou absence de règles, candidose vaginale, diminution de libido, irritation oculaire par les lentilles de contact, sans que ces symptômes nécessitent une interruption du traitement. En revanche l'hypertension artérielle, accidents vasculaires cérébraux, ictères, hypercholestérolémies ou hypertrigly-céridémies, diabète, tumeurs mammaires, nécessitent l'arrêt du traitement. Trinordiol est souvent responsable d'une augmentation du risque de calculs biliaires. Après l'arrêt de la pilule, une période d'absence de règles de quelques mois est possible, nécessitant de faire un bilan clinique et biologique en cas de persistance.

Contre-indications :
Trinordiol est contre-indiqué en cas d'antécédents de cancer du sein et de maladies thromboemboliques, hypertension artérielle, maladies des coronaires ou des valves cardiaques, tumeurs de l'utérus, hémorragies génitales inexpliquées, maladie hépatique, insuffisance rénale, migraines importantes.

En cas d'oubli :
En cas d'oubli de moins d'une journée, prendre immédiatement le comprimé oublié. En cas d'oubli d'une journée prendre 2 comprimés puis continuer le traitement normal. Si les oublis se répètent trop souvent, il est préférable de prendre une pilule plus fortement dosée en œstrogènes.

Bon à savoir
> Trinordiol est un contraceptif efficace qui présente peu de risques, à condition de respecter les règles de sécurité. Les accidents vasculaires dus à la pilule sont favorisés par le tabagisme, l'obésité et les varices.

TRIVASTAL
Vasodilatateurs

65 % ; (Amp.) NR

Prix : 10,37 € - 30 comprimés LP (50 mg)
2,23 € - 30 comprimés (20 mg)
3,41 € - 12 ampoules injectables
Équivalents ou génériques : Aucun
Laboratoire : Servier
DCI : *piribédil*
Présentations/Composition : Cp. : 50 mg (LP) et 20 mg ; Amp. Inj. : 3 mg/ml

Indications : Troubles vasculaires cérébraux, Artériopathies des membres inférieurs, Maladie de Parkinson
Trivastal est un vasodilatateur indiqué comme traitement d'appoint pour la claudication intermittente provoquée par les obstructions vasculaires des membres inférieurs. Il aide à corriger les troubles de l'attention, de l'équilibre (vertiges, étourdissements) et du comportement, liés à l'âge et à la déficience circulatoire cérébrale. Il est aussi utilisé pour le traitement des maladies vasculaires de la rétine, et pour le traitement de la maladie de Parkinson, surtout pour soigner le tremblement.

Précautions/Interactions :
Trivastal peut être associé aux antihypertenseurs et aux vasodilatateurs. Il ne remplace pas un traitement spécifique de l'hypertension artérielle.

Trobalt

Les doses doivent être augmentées progressivement et les comprimés avalés sans être croqués, à la fin des repas.
Les autres médicaments dopaminergiques ne doivent pas être associés.

Posologie :
Adulte
Artériopathie ou maladie vasculaire de la rétine en phase aiguë : 1 Cp. 50 mg/j. à la fin du repas principal
Artériopathie ou maladie vasculaire de la rétine traitement d'entretien : 4 Cp./j. ou 1 à 2 Cp. LP/j.
Parkinson : 4 à 7 Cp./j. ou 3 à 5 Cp. LP/j.
Grossesse : non
Allaitement : non

Effets secondaires :
Trivastal est parfois à l'origine de troubles digestifs (douleurs gastriques, nausées, vomissements, flatulences), et plus rarement de troubles psychiques (agitation, confusion) ou cardiovasculaires (hypotension artérielle).

Contre-indications :
Trivastal est contre-indiqué en cas d'infarctus du myocarde, d'œdème aigu du poumon, ou d'hypersensibilité au piribédil.

Délai d'action :
La dose plasmatique efficace est obtenue en 2 heures après le début du traitement.

En cas d'oubli :
Prendre le comprimé sans dépasser la dose journalière prescrite.

Signes de surdosage :
À forte dose, le Trivastal provoque des vomissements importants et donc le rejet immédiat du médicament.

> **Bon à savoir**
> *Pour éviter d'éventuels vomissements, il est préférable de prendre les comprimés avec un verre d'eau toujours à la fin des repas. L'activité de ce médicament sur la stimulation de certains neurones appelés dopaminergiques est mise à profit pour soigner certaines dépressions nerveuses.*

TROBALT
Antiépileptiques

🏥 65 %
Prix : 70,35 € - 84 comprimés (200 mg)
Équivalents ou génériques : Aucun

Laboratoire : GlaxoSmithKline
DCI : *retigabine*
Présentations/Composition : Cp. : 200 mg de retigabine
Indications : *Épilepsie partielle*
Trobalt est indiqué en association avec d'autres médicaments antiépileptiques dans le traitement de l'épilepsie partielle avec ou sans généralisation secondaire chez les patients de plus de 18 ans.

Précautions/Interactions :
La posologie habituelle est de 100 mg 3 fois par jour en début de traitement pouvant aller jusqu'à 200 à 400 mg 3 fois par jour en traitement d'entretien.
La dose maximale est de 1 200 mg par jour.
L'arrêt du traitement doit être progressif.
La posologie quotidienne doit être réduite en cas d'insuffisance rénale ou hépatique.

Posologie :
Adulte : 600 à 1 200 mg/j.
Enfant < 18 ans : non
Grossesse : non
Allaitement : non

Effets secondaires :
Trobalt peut être responsable de fatigue, d'œdèmes périphériques et de nombreux symptômes psychiatriques ou neurologiques tels que vertiges, somnolence, anxiété, troubles du langage, tremblements, troubles de l'équilibre, de la mémoire, de la marche, de l'attention. Il peut aussi être responsable de troubles urinaires, de nausées, constipation, dyspepsie, sécheresse buccale, d'une augmentation du poids et de l'appétit.

Contre-indications :
Trobalt est contre-indiqué en cas d'hypersensibilité au principe actif et chez les patients avant 18 ans. Les femmes en âge de procréer doivent respecter une contraception efficace durant toute la durée du traitement.

> **Bon à savoir**
> *Prendre immédiatement les comprimés oubliés et laisser un intervalle libre d'au moins 3 heures avant la prise suivante.*

TROBICINE
Antibiotiques

🏥 65 %
Prix : 5,72 € - 1 ampoule injectable

Équivalents ou génériques : Aucun
Laboratoire : Pfizer
DCI : *spectinomycine*
Présentations/Composition : Amp. Inj. : 2 g

Indications : *Gonococcie aiguë*
Trobicine est indiqué dans le traitement de l'urétrite gonococcique de l'homme car il est actif sur pratiquement toutes les souches de gonocoques, y compris celles résistantes aux autres antibiotiques. Il peut s'administrer également chez les personnes allergiques aux pénicillines.

Précautions/Interactions :
Il est nécessaire de traiter simultanément le partenaire sexuel et de vérifier la sérologie de la syphilis car la spectinomycine n'est pas active sur les tréponèmes responsables de cette maladie.
Il est préférable d'administrer le médicament au coucher, car il peut entraîner des sensations de vertiges et une somnolence.

Posologie :
Adulte (Voie IM) : 2 g en 1 fois
Grossesse : non
Allaitement : non

Effets secondaires :
Une sensation de fatigue intense, des vertiges, une fièvre, des frissons, une somnolence, des nausées, des maux de tête, des douleurs au point d'injection et des réactions allergiques peuvent se déclarer.

Contre-indications :
Trobicine est contre-indiqué en cas d'antécédent d'allergie à la spectinomycine et chez les enfants de moins de 15 ans.

> **Bon à savoir**
> Il est conseillé d'augmenter la posologie à 4 g dans les cas rebelles et d'injecter en 2 sites différents pour diminuer les douleurs au point d'injection.

TROLOVOL
Antirhumatismaux/Décontracturants

65 %
Prix : 18,02 € - 30 comprimés
Équivalents ou génériques : Acadione
Laboratoire : Dexo
DCI : *pénicillamine*
Présentations/Composition : Cp. : 300 mg

Indications : *Rhumatisme inflammatoire chronique*
Ce médicament est utilisé dans le traitement de fond des rhumatismes inflammatoires chroniques tels que la polyarthrite rhumatoïde.

Précautions/Interactions :
Le traitement doit être débuté progressivement pour rechercher la dose minimale efficace.
Des examens de sang seront prescrits par votre médecin régulièrement au cours du traitement pour vérifier l'absence de toxicité du Trolovol, notamment de la moelle osseuse. L'apparition d'une fièvre ou de difficultés respiratoires imposent l'arrêt du traitement. Prévenir alors son médecin.
De nombreux médicaments contenant de la phénylbutazone sont contre-indiqués. Si des pansements gastriques ou du fer sont prescrits, les prendre à au moins 2 heures de distance du Trolovol.

Posologie :
Adulte
Polyarthrite rhumatoïde : 1 Cp./j. le 1er mois, 2 Cp./j. le 2e mois jusqu'à 3 Cp./j. maxi
Grossesse : non
Allaitement : non

Effets secondaires :
Parfois apparaissent des troubles cutanés (rougeurs, démangeaisons, éruptions), des aphtes, une perte du goût, des troubles digestifs (nausées, diarrhées). Des modifications des examens sanguins, l'apparition de difficultés respiratoires, une fièvre inexpliquée imposent l'arrêt du médicament.

Contre-indications :
Des antécédents d'hypersensibilité à l'Acadione ou au Trolovol, des allergies aux antibiotiques à base de pénicillamine ou de céphalosporine contre-indiquent la prise de ce médicament ainsi que des maladies graves des reins, du sang, de la peau et le lupus érythémateux.

Délai d'action :
Le Trolovol n'est actif qu'au bout de 2 à 3 mois de traitement.

> **Bon à savoir**
> Il est préférable de prendre les comprimés en dehors des repas avec un grand verre d'eau ou de jus de fruit. Les femmes en âge de procréer doivent utiliser un moyen de contraception efficace pendant toute la

durée du traitement. Continuer de prendre ses médicaments habituels contre la douleur pendant les 2 ou 3 premiers mois du traitement au cours desquels le Trolovol est encore peu actif. Ne pas absorber de médicament, notamment ceux en vente libre, sans avis médical.
Le Trolovol n'est pas efficace pour traiter la maladie arthrosique ou le rhumatisme banal.

TROPHIGIL
Œstrogènes

30 %
Prix : 4,55 € - 14 gélules vaginales
Équivalents ou génériques : Colposeptine, Physiogine, Gydrelle, Trophicrème, Colpotrophine
Laboratoire : Grünenthal
DCI : *estriol, progestérone, bacille de Döderlein*
Présentations/Composition : Gél. vaginales : 2×10^9 lactobacillus casei (rhamnosus Döderleini), 0,2 mg d'estriol, 2 mg de progestérone

Indications : *Affections vaginales des carences œstrogéniques*
Trophigil est indiqué pour les troubles vulvaires et vaginaux fréquents à la ménopause ou après interventions chirurgicales sur les organes génitaux : sécheresse vaginale, prurit, douleurs lors des rapports sexuels, atrophie vaginale.

Précautions/Interactions :
Le traitement nécessite d'introduire dans le vagin une gélule préalablement mouillée 2 fois par jour pendant 2 à 3 semaines. Si nécessaire le traitement peut être continué en cure d'entretien, avec 1 gélule par jour.
L'utilisation des œstrogènes est contre-indiquée pendant la grossesse, mais une grossesse en cours de traitement ne justifie pas son interruption.
Comme pour tout traitement œstrogénique un bilan clinique, sanguin et mammographique régulier est indispensable.

Posologie :
Adulte : 1 Gél. vaginale matin et soir pendant 2 à 3 Sem.

Effets secondaires :
Dans certains cas, Trophigil peut provoquer un prurit ou une irritation locale. Le traitement doit être interrompu si apparaissent l'une des complications habituelles du traitement œstrogénique : accident cardio-vasculaire, tumeur du sein ou de l'utérus, céphalées, calculs biliaires.

Contre-indications :
Trophigil est contre-indiqué en cas d'antécédents de cancer du sein ou de l'utérus, de maladies thromboemboliques, de troubles oculaires d'origine vasculaire ou d'affection hépatique récente.

TROPHIRÈS
Antitussifs

NR
Prix : Libre
Équivalents ou génériques : Broncalène sans sucre, Clarix, Codotussyl, Dimétane, Hexapneumine, Respilène
Laboratoire : Sanofi Winthrop
DCI : *acide ténoïque, eucalyptus, paracétamol*
Présentations/Composition : Suppos. adulte : 110 mg d'huile essentielle d'eucalyptus, 285 mg d'acide ténoïque
Suppos. enfant : 75 mg d'huile essentielle d'eucalyptus, 190 mg d'acide ténoïque

Indications : *Toux*
La forme suppositoire n'agit pas sur la toux mais est utilisée pour le traitement des affections bronchiques sans gravité, grâce à son composant principal, l'eucalyptus, antiseptique respiratoire. Trophirès composé (suppositoire) contient en outre du paracétamol, actif sur la fièvre.

Précautions/Interactions :
Les formes suppositoires ne contiennent pas de pholcodine mais de l'eucalyptus.
La posologie doit être diminuée de moitié chez les personnes âgées ou en cas d'insuffisance hépatique.
Trophirès est réservé au traitement des toux sèches gênantes. Il n'est pas indiqué en cas de toux grasse, productive, pour laquelle il est préférable d'utiliser un médicament expectorant ou fluidifiant des sécrétions bronchiques. L'usage de Trophirès doit être aussi limité que possible.
La consommation d'alcool est fortement déconseillée pendant le traitement.
L'utilisation de Trophirès est contre-indiquée avec la morphine et ses dérivés, et elle doit

être faite avec prudence avec tous les médicaments qui ont une activité dépressive sur le système nerveux (antidépresseurs, anxiolytiques, etc.).

Posologie :
Grossesse : oui, sauf 1ᵉʳ trimestre
Allaitement : non

Effets secondaires :
L'eucalyptus contenu dans les suppositoires peut avoir un effet excitant (jusqu'à provoquer des convulsions) chez le jeune enfant.

Contre-indications :
Trophirès est contre-indiqué en cas d'insuffisance respiratoire et d'asthme.

Délai d'action :
L'effet du médicament apparaît 1/2 heure après la prise et dure 4 heures.

TROSYD
Antifongiques

 30 %
Prix : 3,57 € - crème (30 g)
Équivalents ou génériques : Aucun
Laboratoire : Teofarma
DCI : *tioconazole*
Présentations/Composition : Crème : 1 g de tioconazole

Indications : *Mycoses cutanées*
Trosyd est indiqué pour le traitement des mycoses cutanées dues à des dermatophytes, pityriasis versicolor ou candida albicans.

Précautions/Interactions :
Trosyd doit être utilisé en traitement de 2 à 4 semaines selon l'étendue des lésions.
Faire pénétrer la crème en massant légèrement.
Se laver les mains après application.

Posologie :
Adulte : 2 Applic./j.
Grossesse : non pendant le 1ᵉʳ trimestre
Allaitement : oui

Effets secondaires :
Trosyd peut être responsable d'une irritation locale, avec prurit et sensation de brûlure cutanée.

Contre-indications :
Trosyd est contre-indiqué en cas d'hypersensibilité à l'un des composants.

TRUSOPT
Maladies des yeux

 65 %
Prix : 9,79 € - flacon (5 ml)
Équivalents ou génériques : Dorzolamide Actavis, Dorzolamide Biogaran Dorzolamide Chauvin, Dorzolamide Mylan
Laboratoire : Merck Sharp & Dohme-Chibret
DCI : *dorzolamide*
Présentations/Composition : Colly. : dorzolamide 2 %

Indications : *Glaucome chronique à angle ouvert, Hypertonie intra-oculaire*
Trusopt diminue la pression intra-oculaire du glaucome, en diminuant la production de l'humeur aqueuse de l'œil. Il est indiqué dans le traitement des glaucomes chroniques à angle irrido-cornéen ouvert ou des hypertonies intra-oculaires. Il peut être associé aux collyres contenant des bêta-bloquants pour améliorer l'efficacité du traitement.

Précautions/Interactions :
Ce collyre est utilisé avec prudence en cas d'insuffisance hépatique.
Trusopt peut provoquer une détérioration des lentilles cornéennes.
L'acétazolamide (Diamox) est contre-indiqué en association avec ce collyre.

Posologie :
Adulte : 1 Gtte 3 fois/j.
Grossesse : non
Allaitement : non

Effets secondaires :
Des sensations de brûlures et des larmoiements, une vision trouble passagère, des démangeaisons, des sensations de corps étrangers dans l'œil, des douleurs ou une gêne au niveau des paupières sont possibles. Plus rarement peuvent survenir des irritations des paupières, des conjonctivites, une fatigue générale, des maux de tête, un goût amer ou des nausées et des réactions allergiques.

Contre-indications :
Trusopt est contre-indiqué en cas d'allergie et d'insuffisance rénale.

Bon à savoir
Pour éviter un trop grand passage du produit dans l'organisme, exercer, après instillation du produit, une légère pression à l'aide

d'un mouchoir en papier. Le flacon, une fois ouvert, se conserve 1 mois maximum à l'abri de la lumière.

TUSSIPAX
Antitussifs

 30 %

Prix : 2,38 € - 15 comprimés
2,38 € - solution buvable (24 ml)
3,05 € - sirop (200 ml)
Équivalents ou génériques : Padéryl, Codédrill sans sucre, Pulmosérum, Claradol Codéine, Dinacode, Eucalyptine, Euphon, Néo-Codion, Terpine Gonnon
Laboratoire : Thérica
DCI : *codéine, éthylmorphine*
Présentations/Composition : Cp. : 10 mg de codéine et 10 mg d'éthylmorphine ou codéthyline
Sol. Buv. : 0,1 mg de codéine et d'éthylmorphine/Gtte
Sir. : 3 mg de codéine et d'éthylmorphine + extrait alcoolique de plantes pectorales (bouillon-blanc, coquelicot, guimauve, mauve, pied-de-chat, tussilage, violette)/c. mes.

Indications : *Toux*
Tussipax est actif sur tous les types de toux, en particulier les toux sèches gênantes, grâce à ses composants, la codéine et l'éthylmorphine.

Précautions/Interactions :
Tussipax sirop est réservé à l'adulte et à l'enfant de plus de 12 ans.
Tussipax en gouttes (solution buvable) peut être administré à l'enfant à partir de 30 mois. La posologie doit être diminuée de moitié chez les personnes âgées ou en cas d'insuffisance hépatique.
Tussipax est réservé au traitement des toux sèches gênantes. Il n'est pas indiqué en cas de toux grasse, productive, pour laquelle il est préférable d'utiliser un médicament expectorant ou fluidifiant des sécrétions bronchiques. L'usage de Tussipax doit être aussi limité que possible.
La consommation d'alcool est fortement déconseillée pendant le traitement.
L'utilisation de la codéine est contre-indiquée avec la morphine et ses dérivés, et elle doit être faite avec prudence avec tous les médicaments qui ont une activité dépressive sur le système nerveux (antidépresseurs, anxiolytiques, etc.).
Tussipax peut positiver les tests antidopage et ne doit donc pas être utilisé par les sportifs.

Posologie :
Adulte : 3 Cp. ou 100 Gttes ou 3 c. à s./j. en 3 prises, maxi 400 Gttes/j.
Enfant
30 mois à 6 ans : 5 Gttes maxi 20 Gttes/j.
6 à 8 ans : 10 Gttes, maxi 40 Gttes/j.
8 à 10 ans : 15 Gttes, maxi 60 Gttes/j.
10 à 12 ans : 20 Gttes, maxi 80 Gttes/j.
12 à 15 ans : 30 Gttes, maxi 120 Gttes/j.
Grossesse : non
Allaitement : non

Effets secondaires :
Comme tous les dérivés opiacés, la codéine peut provoquer de la somnolence, constipation, des vertiges et troubles digestifs.

Contre-indications :
Tussipax est contre-indiqué en cas d'allergie à l'un de ses constituants, en cas d'insuffisance respiratoire et d'asthme.

Délai d'action :
L'effet du médicament apparaît 1 heure après la prise et dure 12 heures.

TUXIUM
Antitussifs

 30 %

Prix : 2,32 € - 12 capsules
Équivalents ou génériques : Nodex, Vicks toux sèche, <u>Dextrométhorphane Arrow</u>, Pulmodexane, Tussidane
Laboratoire : SmithKline Beecham
DCI : *dextrométhorphane*
Présentations/Composition : Caps. : 30 mg de dextrométhorphane

Indications : *Toux*
Tuxium est actif sur tous les types de toux, en particulier les toux sèches gênantes, grâce à son composant principal, dextrométhorphane, dérivé de l'opium.

Précautions/Interactions :
Tuxium est réservé à l'adulte.
Tuxium est réservé au traitement des toux sèches gênantes. Il n'est pas indiqué en cas de toux grasse, productive, pour laquelle il est préférable d'utiliser un médicament expectorant ou fluidifiant des sécrétions bronchiques.

L'usage de Tuxium doit être aussi limité que possible.
La consommation d'alcool est fortement déconseillée pendant le traitement.
L'utilisation de dextrométhorphane est contre-indiquée avec la morphine et ses dérivés, et elle doit être faite avec prudence avec tous les médicaments antidépresseurs appartenant à la famille des IMAO.

Posologie :
Adulte : 1 Caps. matin et soir, maxi 3 à 4 Caps./j.
Grossesse : non
Allaitement : non

Effets secondaires :
Comme tous les dérivés opiacés, dextrométhorphane peut provoquer de la somnolence, une constipation, des vertiges, troubles visuels et digestifs. Au contraire de la codéine, dextrométhorphane n'entraîne pas de phénomène de dépendance.

Contre-indications :
Tuxium est contre-indiqué en cas d'allergie à l'un de ses constituants, en cas d'insuffisance respiratoire et d'asthme.

Délai d'action :
L'effet du médicament apparaît 30 minutes à 1 heure après la prise et dure 12 heures.

Signes de surdosage :
Le surdosage provoque une insuffisance respiratoire aiguë, des vomissements et des troubles de l'équilibre, nécessitant une hospitalisation immédiate.

TYGACIL
Antibiotiques

H

Prix : Usage hospitalier
Équivalents ou génériques : Aucun
Laboratoire : Wyeth
DCI : *tygécycline*
Présentations/Composition : Flacon Poud. Inj. 5 ml : 50 mg de tygécycline

Indications : *Infections cutanées, Infections abdominales*
Tygacil est indiqué dans le traitement des infections cutanées et abdominales dans leurs formes compliquées.

Précautions/Interactions :
Tygacil ne peut être prescrit que par un médecin spécialiste dans le cadre de l'hôpital.
Tygacil est utilisé uniquement par voie intraveineuse, avec une dose de 100 milligrammes le premier jour, puis deux doses par jour de 50 milligrammes, pendant 5 jours et au maximum 14 jours.
Tygacil est utilisé dans les infections graves de la peau et des tissus mous comme les cellulites, ou les infections intra-abdominales compliquées, telles que les abcès intra-abdominaux, péritonites, cholécystites, appendicites compliquées, perforations intestinales.
Comme toutes les tétracyclines, Tygasil est interdit chez l'enfant de moins de 8 ans, en raison du risque de coloration des dents, et son utilisation est déconseillée chez l'adolescent.
Tygacil doit être utilisé avec précaution en cas de déficit immunitaire, de lésion ulcéreuse, de diabète, ou de maladie circulatoire.

Posologie :
Adulte : 100 mg IV, puis 50 mg 2 fois/j. pendant 5 j., maxi 14 j.
Enfant < 8 ans : non
Adolescent : déconseillé
Grossesse : non
Allaitement : non

Effets secondaires :
Comme tous les médicaments de la classe des tétracyclines, Tygacil peut être responsable d'une photosensibilité, d'hypertension intra-crânienne (bénigne), de pancréatite ou de réactions allergiques.

Contre-indications :
Tygacil est contre-indiqué en cas d'hypersensibilité à tygécycline ou aux tétracyclines en général, ainsi que chez les enfants.

Signes de surdosage :
Le surdosage expérimental (300 mg par jour) a montré que Tygacil est responsable de nausées et de vomissements.

TYPHIM VI
Vaccins

 NR

Prix : 20,98 € - 1 seringue (0,5 ml)
Équivalents ou génériques : Aucun
Laboratoire : Pasteur Vaccins

Tysabri

DCI : *vaccin typhoïdique polyosidique*
Présentations/Composition : 1 seringue de 0,5 ml : 0,025 mg de polyoside capsulaire Vi purifié de Salmonella typhi

Indications : *Prévention de la fièvre typhoïde*
La vaccination contre la typhoïde est recommandée pour toutes les personnes travaillant dans des secteurs à risque (personnels de santé principalement) ainsi que chez celles qui peuvent être contaminées du fait de leurs activités professionnelle ou touristique.

Précautions/Interactions :
Cette vaccination n'est pas recommandée chez l'enfant de moins de 5 ans.
Ne pas vacciner en cas de maladie infectieuse en cours.
Une seule injection assure une protection d'environ 3 ans.

Posologie :
Adulte et enfant > 5 ans : 1 Inj.
Grossesse : non
Allaitement : non

Effets secondaires :
Ce vaccin est souvent responsable de réactions locales, avec douleur, rougeur, qui peuvent persister plusieurs jours. Une fièvre est également fréquente dans les 24 à 48 heures qui suivent l'injection.

Contre-indications :
Typhim est contre-indiqué en cas d'hypersensibilité à l'un des constituants du vaccin.

> **Bon à savoir**
> Le vaccin est à conserver au réfrigérateur entre 2 °C et 8 °C.

TYSABRI
Immunomodulateurs

Prix : Usage hospitalier
Équivalents ou génériques : Aucun
Laboratoire : Biogen Idec France
DCI : *natalizumab*
Présentations/Composition : Flacon 15 ml : 300 mg de natalizumab

Indications : *Sclérose en plaques*
Tysabri est indiqué comme traitement de fond des formes très actives de sclérose en plaques chez les patients présentant une forme très active de la maladie malgré un traitement par interféron bêta ou chez les patients présentant une sclérose en plaques rémittente-récurrente sévère d'évolution rapide.

Précautions/Interactions :
La posologie habituelle de Tysabri est de 300 mg par voie intraveineuse, une fois toutes les 4 semaines, pendant un minimum de 6 mois. Au bout de 6 mois, la poursuite du traitement devra être reconsidérée en l'absence d'améliorations.
Le traitement par Tysabri ne peut être prescrit et surveillé que par des médecins spécialistes du traitement de la sclérose en plaques, dans des hôpitaux bénéficiant d'un accès rapide aux examens d'imagerie par résonance magnétique.
Tysabri n'est pas recommandé chez les patients de plus de 65 ans et est contre-indiqué chez les enfants et adolescents.

Posologie :
Adulte : 300 mg 1 fois/4 Sem. pendant 6 mois
Grossesse : non
Allaitement : non

Effets secondaires :
Tysabri est responsable de nombreux effets indésirables dont les plus fréquents sont les troubles de l'état général (frissons, fièvre, fatigue), les troubles neurologiques (céphalées, sensations vertigineuses), les troubles gastro-intestinaux (vomissements, nausées), musculaires, cutanés (urticaires), les troubles sanguins.

Contre-indications :
Tysabri est contre-indiqué en cas d'hypersensibilité au produit ou à ses excipients, en cas de leucoencéphalopathie multifocale progressive, chez les patients présentant un risque accru d'infections opportunistes, y compris patients immunodéprimés (patients sous traitement immunosuppresseur ou patients immunodéprimés par des traitements antérieurs), en association avec les médicaments à base d'interférons bêta ou d'acétate de glatiramère, et en cas de cancer diagnostiqué.

TYVERB
Antinéoplasiques

 100 %

Prix : 1 297,46 € - 70 comprimés

Tyverb

Équivalents ou génériques : Aucun
Laboratoire : GlaxoSmithKline
DCI : *lapatinib*
Présentations/Composition : Cp. : 250 mg de lapatinib

Indications : *Cancer du sein*
Tyverb est indiqué en association avec d'autres médicaments antinéoplasiques dans le traitement de certaines formes avancées ou métastatiques du cancer du sein.

Précautions/Interactions :
La posologie habituelle est de 1 250 mg (5 comprimés) 1 fois par jour en association avec la capécitabine.
Ce traitement ne peut être prescrit que par un médecin cancérologue.
Le traitement peut être réduit en cas d'apparition de complications cardiaques ou respiratoires.

Posologie :
Adulte : 1 250 mg/j.
Enfant < 18 ans : non
Grossesse : non
Allaitement : non

Effets secondaires :
Tyverb peut être responsable de fatigue, insomnie, maux de tête, éruption cutanée, sécheresse cutanée, chute de cheveux, prurit, affection des ongles. Il est également responsable de diarrhées pouvant aller jusqu'à la déshydratation, nausées, vomissements, dyspepsie, constipation, douleurs abdominales, troubles hépatiques, anorexie, bouffées de chaleur, insuffisance cardiaque et troubles respiratoires avec toux et saignements de nez.

Contre-indications :
Tyverb est contre-indiqué en cas d'hypersensibilité au principe actif et en cas de grossesse.

ULTRA-LEVURE
Antihémorroïdaires... Antidiarrhéiques

NR

Prix : 2,49 € - 20 gélules
5,08 € - 50 gélules
Équivalents ou génériques : Aucun
Laboratoire : Biocodex
DCI : *saccharomyces boulardii*
Présentations/Composition : Gél. : 56,5 mg de saccharomyces boulardii Lyophilisée.

Indications : *Diarrhée*
Ultra-levure apporte des micro-organismes qui facilitent le rééquilibrage de la flore bactérienne intestinale détruite lors des diarrhées.

Précautions/Interactions :
Ultra-levure est un traitement de la diarrhée qui doit toujours être associé à une réhydratation en cas de perte en eau importante.
En cas de fièvre et de signes généraux (fatigue), il est nécessaire d'administrer une antibiothérapie spécifique, après recherche de l'agent infectieux responsable de la diarrhée.
Extrait d'un champignon, Ultra-levure est résistante aux antibiotiques mais ne doit pas être utilisé avec un médicament antifongique. Elle aurait pour action d'inhiber le développement des candidoses digestives, provoquées par le champignon candida albicans.

Posologie :
Adulte : 4 Gél./j. en 2 prises
Enfant : 1 à 3 Gél./j. en 2 prises (diluer dans une boisson)
Nourrisson : 1 à 2 Gél./j. en 2 prises
Grossesse : oui
Allaitement : oui

Délai d'action :
L'effet sur la diarrhée se manifeste en 2 à 3 jours.

ULTRAPROCT
Antihémorroïdaires

NR

Prix : Libre
Équivalents ou génériques : Déliproct
Laboratoire : Schering
DCI : *fluocortolone, cinchocaïne*
Présentations/Composition : Pom. (tube 10 g) : 91,8 mg de triméthylacétate de fluocortolone, 94,5 mg de caproate de fluocortolone et 500 mg de chlorhydrate de cinchocaïne pour 100 g
Suppos. : 0,612 mg de triméthylacétate de fluocortolone, 0,630 mg de caproate de fluocortolone et 1 mg de chlorhydrate de cinchocaïne (boîte 10 Suppos.)

Indications : *Hémorroïdes*
Ultraproct est un traitement local de la douleur et du prurit provoqués par les crises hémorroïdaires.

Précautions/Interactions :
Ultraproct est un traitement d'appoint de la crise hémorroïdaire : il soulage la douleur et le prurit provoqués par l'inflammation veineuse anale.
Le traitement doit être de courte durée. En cas de persistance des douleurs au-delà de quelques jours malgré le traitement, consulter un médecin.
Ultraproct est un médicament réservé à l'adulte. En raison de la présence de fluocortolone (corticoïde), Ultraproct n'est pas indiqué pour le traitement des affections anales d'origine virale, bactérienne, mycosique ou parasitaire.
Ultraproct peut provoquer une réaction positive aux tests antidopage.

Posologie :
Adulte : 1 à 2 Applic. de crème/j. ou 1 à 2 Suppos./j.
Grossesse : oui
Allaitement : oui

Effets secondaires :
Ultraproct provoque parfois des réactions allergiques cutanées.

Contre-indications :
Il n'existe pas de contre-indications en dehors d'une éventuelle sensibilité aux constituants, notamment la cinchocaïne (anesthésique local).

> **Bon à savoir**
>
> *Ultraproct contient un anesthésique local et un anti-inflammatoire qui soulagent la douleur en 15 minutes et dont l'action dure de 1 à 3 heures.*

UMATROPE
Hormones

100 %

Prix : 191,49 € - 1 cartouche (6 mg/3 ml)

372,55 € - 1 cartouche (12 mg/3 ml)
722,43 € - 1 cartouche (24 mg/3 ml)
Équivalents ou génériques : Génotonorm, Saizen, Zomacton, Norditropine
Laboratoire : Lilly
DCI : *somatropine recombinante*
Présentations/Composition : Sol. Inj. : 6,12 et 24 mg de somatropine

Indications : *Retard de croissance, Syndrome de Turner*
Umatrope est une hormone qui stimule la croissance. Il est indiqué dans le traitement des retards de croissance et dans le traitement des petites tailles liées à certaines maladies (syndrome de Turner, insuffisance rénale).

Précautions/Interactions :
Umatrope ne peut être prescrit que par un médecin spécialisé, après bilan clinique et biologique des causes du retard de croissance.
Umatrope ne peut être utilisé que par voie sous-cutanée, en changeant chaque jour le lieu d'injection pour éviter l'apparition de boules graisseuses (lipodystrophies).
La dose hebdomadaire doit être répartie en injections quotidiennes.
Ce traitement doit être utilisé avec précaution en cas de traitement corticoïde ou diabétique (insuline).
Pendant la durée du traitement il est indispensable de faire régulièrement un bilan sanguin et endocrinologique (surveillance de la glande thyroïde).

Posologie :
Enfant
Retard de croissance : 0,5 à 0,7 UI/kg de poids/Sem.
Syndrome de Turner : 1 UI/kg de poids/Sem.
Grossesse : non
Allaitement : non

Effets secondaires :
Umatrope est responsable d'œdèmes, de sang dans les urines, de modifications biologiques (insuline, phosphatases alcalines, lipides), parfois d'une hypothyroïdie et du développement d'anticorps antihormone de croissance.

Contre-indications :
Umatrope est contre-indiqué en cas de tumeur cancéreuse, ou en cas de traitement anticancéreux. Il ne peut pas être utilisé lorsque la croissance est terminée.

Bon à savoir
L'hormone de croissance a permis de faire disparaître beaucoup de cas de nanisme. Cependant les premières hormones de croissance, d'origine humaine, ont été responsables de plusieurs cas de maladie de Creutzfeldt-Jakob. Cela n'est plus possible aujourd'hui avec des médicaments comme Umatrope, d'origine entièrement synthétique.

UMULINE PROFIL
Hormones

65 %

Prix : 36,26 € - 5 cartouches (3 ml)
40,77 € - 5 stylos préremplis (3 ml)
Équivalents ou génériques : Aucun
Laboratoire : Lilly
DCI : *insuline*
Présentations/Composition : Sol. Inj. SC : 300 UI/3 ml

Indications : *Diabète type 1*
Umuline Profil est indiqué pour le diabète de type 1 et pour tous les cas où il est nécessaire de faire un traitement hypoglycémiant en urgence.

Précautions/Interactions :
Le traitement à l'insuline exige une surveillance des taux de sucre et de corps cétoniques dans le sang et les urines, plusieurs fois par jour.
Les injections doivent être réparties dans la journée en fonction des repas.
Le traitement à l'insuline est responsable de nombreuses interactions avec d'autres remèdes, qui doivent être prescrits avec prudence, notamment les corticoïdes, les progestatifs, les sympathomimétiques (salbutamol, terbutaline), les bêta-bloquants et de nombreux antihypertenseurs, en particulier les inhibiteurs de l'enzyme de conversion.
Les boissons alcoolisées sont fortement déconseillées.
Les lieux d'injection doivent être différents chaque jour afin d'éviter des atrophies locales.

Posologie :
Adulte : 0,5 à 1 UI/kg/j. en moyenne
Grossesse : oui
Allaitement : oui

Effets secondaires :
L'insuline peut provoquer rougeur et douleur au point d'injection, et exceptionnellement des réactions allergiques généralisées.

Contre-indications :
Il n'existe pas de contre-indication à l'utilisation de l'insuline. Cependant, en cas d'hypersensibilité à une forme d'insuline, il faut en changer. Les nouvelles générations d'insuline, identiques à l'insuline humaine, provoquent moins de phénomènes d'intolérance.

Signes de surdosage :
Le surdosage en insuline provoque une hypoglycémie, pouvant entraîner un coma et le décès. L'hypoglycémie se manifeste par une sensation de faim et des sueurs. Le traitement en urgence consiste à prendre immédiatement du sucre sous n'importe quelle forme (biscuit, boisson sucrée, etc.) ou, si nécessaire, à faire une injection de glucagon. En cas de doute, le traitement qui consiste à donner du sucre est sans aucun risque.

Délai d'action :
Umuline Rapide est actif en 30 minutes. Son effet maximal se situe entre la 1re et la 8e heure après l'injection et son action totale dure 18 à 20 heures.

En cas d'oubli :
Faire immédiatement l'injection oubliée, sans dépasser la posologie quotidienne souhaitable, après les examens de contrôle nécessaires (glycosurie, glycémie).

> *Bon à savoir*
> *Conserver entre 2 °C et 8 °C, sans congeler. Après son ouverture, le flacon peut être conservé à température ambiante, à l'abri de la chaleur et de la lumière.*

URBANYL
Anxiolytiques

 65 %

Prix : 3,73 € - 30 gélules (5 mg)
3,73 € - 30 comprimés (10 mg)
3,73 € - 30 comprimés (20 mg)
Équivalents ou génériques : Aucun
Laboratoire : Sanofi
DCI : *clobazam*
Présentations/Composition : Gél. et Cp. : de 5 à 20 mg de clobazam

Indications : *Épilepsie, Anxiété, Sevrage alcoolique*
Urbanyl est indiqué en association avec d'autres médicaments antiépileptiques dans le traitement de l'épilepsie généralisée, de l'épilepsie partielle, du syndrome de Lennox-Gastaut, de l'anxiété, du delirium tremens et du sevrage alcoolique.

Précautions/Interactions :
La posologie habituelle du traitement de l'anxiété ou du delirium tremens par Urbanyl est de 5 à 30 mg par jour, pendant 12 semaines maximum.
Le traitement antiépileptique est de 0,5 à 1 mg/kg/j. chez l'adulte ou chez l'enfant de plus de 6 ans.
L'arrêt du traitement doit être progressif.
Le traitement doit être réduit de moitié en cas d'insuffisance hépatique ou rénale.

Posologie :
Adulte : 5 à 30 mg/j.
Enfant < 6 ans : non
Grossesse : oui, si nécessaire
Allaitement : non

Effets secondaires :
Urbanyl peut être responsable de fatigue, hypotonie musculaire, et, comme toutes les benzodiazépines, d'effets nerveux paradoxaux avec aggravation de l'insomnie, cauchemars, agitation, nervosité, agressivité, troubles de la mémoire, hyperactivité, hallucinations, idées délirantes, amnésie, comportement inhabituel.

Contre-indications :
Urbanyl est contre-indiqué en cas d'hypersensibilité au principe actif et aux benzodiazépines, en cas d'insuffisance respiratoire, de syndrome d'apnée du sommeil, d'insuffisance hépatique sévère et de myasthénie.

URION
Médicaments de la prostate

 30 %

Prix : 10,03 € - 30 comprimés (2,5 mg)
Équivalents ou génériques : *Alfuzosine Alter*, *Alfuzosine Biogaran*, *Alfuzosine Evolugen*, *Alfuzosine G Gam*, *Alfuzosine Isomed*, *Alfuzosine Merck*, *Alfuzosine Ratiopharm*, *Alfuzosine Sandoz*, *Alfuzosine Sanofi-*

Synthélabo, *Alfuzosine Téva*, *Alfuzosine Winthrop*, *Alfuzosine Zydus*, Xatral
Laboratoire : Zambon
DCI : *alfuzosine*
Présentations/Composition : Cp. : 2,5 mg de chlorhydrate d'alfuzosine

Indications : *Hypertrophie de la prostate*
Urion est un médicament du système nerveux sympathique, agissant sur les récepteurs alpha et qui a la propriété de provoquer un relâchement des fibres musculaires au niveau de la vessie, de l'urètre et de la prostate. Il est indiqué pour soulager les symptômes provoqués par une hypertrophie (ou un adénome) de la prostate.

Précautions/Interactions :
La mise en place du traitement doit être progressive et la dose quotidienne ne doit pas dépasser 10 mg.
En cas d'antécédents d'hypertension artérielle, Urion peut provoquer une chute importante de tension artérielle, dans les heures qui suivent la prise du médicament. Les épisodes d'hypotension n'interdisent généralement pas la poursuite du traitement.
L'association d'Urion est déconseillée avec les autres alpha-bloquants et avec les antagonistes du calcium (nifédipine, bépridil, diltiazem).
Signalez votre traitement en cas d'anesthésie générale.

Posologie :
Adulte : 1 Cp. 3 fois/j.

Effets secondaires :
Urion provoque des troubles digestifs, hypotension artérielle, parfois une sécheresse de la bouche, une accélération du rythme cardiaque, asthénie, somnolence, éruption cutanée, prurit.

Contre-indications :
Urion est contre-indiqué en cas d'hypersensibilité au produit et en cas d'antécédents d'hypotension orthostatique.

URSOLVAN
Antilithiasiques biliaires

65 %
Prix : 10,05 € - 30 gélules
Équivalents ou génériques : Cholurso, Delursan
Laboratoire : Sanofi-Aventis

DCI : *acide ursodésoxycholique*
Présentations/Composition : Gél. : 200 mg d'acide ursodésoxycholique

Indications : *Calcul vésiculaire*
Ursolvan a la propriété de dissoudre certains calculs biliaires, notamment les calculs formés à partir de cholestérol. Ursolvan est également utilisé dans le traitement de toutes les maladies hépatiques où il existe une rétention de bile, comme la cirrhose biliaire primitive, la cholangite sclérosante ou les atteintes hépatiques de la mucoviscidose.

Précautions/Interactions :
Ursolvan est réservé aux patients qui présentent des calculs biliaires en petit nombre, formé à partir de cholestérol et n'entraînant pas de symptôme clinique (colique hépatique, cholécystite).
Les calculs ne doivent pas être visibles à la radiographie et leur diamètre doit être inférieur à 15 mm.
Le traitement dure en moyenne 3 à 4 mois pour des calculs de 10 mm et doit être continué 3 à 4 mois après la disparition des calculs. Pour des calculs de diamètre supérieur, le traitement peut durer jusqu'à 1 an.
La posologie dépend du poids du patient. Elle est généralement de 7,5 mg/kg/j. et peut atteindre 10 mg chez le patient obèse pour les lithiases biliaires. En cas de cholestase hépatique la posologie peut atteindre 13 à 15 mg/kg/j. par paliers progressifs.
L'utilisation d'Ursolvan est contre-indiquée avec la colestyramine.
L'association d'Ursolvan est déconseillée avec tous les médicaments susceptibles d'être toxiques pour le foie.
Avant le début du traitement il est nécessaire de faire un bilan biologique hépatique pour vérifier le taux de transaminases et de phosphatases alcalines. Les examens biologiques, ainsi que la cholécystographie de contrôle doivent être répétés 6 mois après le début du traitement.
Les patientes susceptibles d'être enceintes doivent prendre une contraception, en préférant les moyens mécaniques (préservatifs). En cas de grossesse, arrêter immédiatement le traitement.

Posologie :
Adulte
Calculs biliaires : 1 Gél. à chacun des 3 repas

Utrogestan

Cholestase : 3 à 4 Gél./j.
Grossesse : non
Allaitement : non

Effets secondaires :
Ursolvan est parfois responsable de diarrhées, ou d'un prurit, surtout en début de traitement nécessitant de commencer le traitement progressivement.

Contre-indications :
Ursolvan est contre-indiqué en cas de maladies hépatiques et de toute maladie gastro-intestinale chronique.

Délai d'action :
L'effet sur les calculs nécessite plusieurs semaines.

Bon à savoir
Le traitement doit être pris sans interruption, un arrêt de 3 à 4 semaines exige de le prolonger. Le traitement doit être accompagné d'un régime pauvre en cholestérol et il est préférable d'éviter les produits ou médicaments susceptibles d'entraîner une augmentation de l'excrétion de cholestérol par la bile, en particulier les hypolipémiants et les contraceptifs oraux.

UTROGESTAN
Hormones

65 % ; TFR

Prix : 7,67 € - 30 capsules (100 mg)
7,67 € - 15 capsules (200 mg)
Équivalents ou génériques : Duphaston, Menaelle, *Estima*, Progestan, *Progestérone Biogaran*, *Progestérone Merck*, *Progestérone Ratiopharm*, *Progestérone Sandoz*, *Progestérone Téva*
Laboratoire : Besins
DCI : *progestérone*
Présentations/Composition : Caps. orales ou vaginales : 100 ou 200 mg de progestérone naturelle micronisée

Indications : *Ménopause, Endométriose, Insuffisance lutéale et stérilité, Dysménorrhées, Troubles des règles, Mastopathies bénignes*
Utrogestan est un progestatif indiqué dans les situations où il est nécessaire d'augmenter ou de remplacer la production naturelle d'hormones progestatives : Utrogestan est utilisé dès l'adolescence en cas d'irrégularités menstruelles, chez la femme adulte dans le cadre du traitement de la stérilité, des aménorrhées, des mastopathies bénignes, et à l'époque de la ménopause.

Précautions/Interactions :
En cas de maladie hépatique ou d'effets secondaires (somnolence), les comprimés peuvent être utilisés par voie vaginale.
Utrogestan n'est pas indiqué pendant la grossesse, mais une grossesse au cours du traitement ne justifie pas son interruption. Utrogestan est également déconseillé pendant l'allaitement.
Un bilan clinique, biologique et radiologique (mammographie) est systématique au cours d'un traitement prolongé.

Posologie :
Adulte
Insuffisance lutéale : 2 à 3 Caps./j. du 16e au 25e j. du cycle
Ménopause : 2 Caps./j. les 12 à 14 derniers j. du cycle

Effets secondaires :
Utrogestan peut provoquer des saignements intermenstruels, qui ne justifient pas l'interruption du traitement. Il provoque également une somnolence et des vertiges quelques heures après la prise (cet effet indésirable n'apparaît pas en cas de traitement par voie vaginale).

Contre-indications :
Utrogestan est contre-indiqué en cas d'insuffisance hépatique.

Bon à savoir
Pour éviter la somnolence fréquente avec la progestérone, il est recommandé de prendre les comprimés le soir au coucher.

UVÉDOSE
Vitamines

65 %

Prix : 1,81 € - 1 ampoule
Équivalents ou génériques : Vitamine D3 BON
Laboratoire : Crinex
DCI : *colécalciférol*
Présentations/Composition : Sol. Buv. : 2,5 mg de colécalciférol (Vit. D3) soit 100000 UI

Indications : *Prévention et traitement des carences en vitamine D*
Uvédose est indiqué dans la prévention et le traitement des carences en vitamine D, notamment chez le sujet âgé.

Précautions/Interactions :
La vitamine D est préconisée chez la femme enceinte, allaitante, le nourrisson et chez la personne âgée.
Les besoins en vitamine D sont plus importants chez les sujets à la peau noire ou fortement pigmentée, en hiver dans les régions tempérées, chez les personnes qui présentent des lésions étendues de la peau ou qui suivent régime alimentaire pauvre en calcium.
La vitamine D est recommandée chez les personnes qui reçoivent un traitement anticonvulsivant, corticoïde, et celles qui présentent une maladie digestive perturbant l'absorption alimentaire ou une insuffisance hépatique.
La vitamine D est à utiliser avec précaution en cas de traitement par les diurétiques thiazidiques.

Posologie :
Adulte
Prévention : 1 Amp./3 mois
Ostéomalacie : 1 à 2 Amp./mois
Nourrisson et Enfant : 1 Amp. par mois/3 mois
Grossesse : 1 Amp. au 6ᵉ mois
Allaitement : oui

Contre-indications :
Uvédose est contre-indiqué en cas d'hypersensibilité à l'un de ses constituants, en cas d'antécédents de calculs rénaux ou urinaires (calculs calciques) ou d'hypercalcémie.

Signes de surdosage :
Il provoque des maux de tête, perte de l'appétit, amaigrissement, arrêt de la croissance, nausées, vomissements, augmentation du volume des urines et de la soif, hypertension artérielle, formations de calculs, insuffisance rénale. Le surdosage peut être décelé rapidement en dosant le taux sanguin de calcium, anormalement élevé.

UVESTÉROL D
Vitamines

65 %
Prix : 1,77 € - flacon (20 ml)

Équivalents ou génériques : Zyma D2, Stérogyl
Laboratoire : Crinex
DCI : *ergocalciférol*
Présentations/Composition : Sol. Buv. : 800 UI d'ergocalciférol (Vit. D2)/dose L, 1 000 UI/dose 1 et 1 500 UI/dose 2

Indications : *Prévention et traitement des carences en vitamine D*
Uvéstérol est indiqué dans la prévention et le traitement des carences en vitamine D.

Précautions/Interactions :
La vitamine D est préconisée chez la femme enceinte, allaitante, le nourrisson, chez la personne âgée.
Les besoins en vitamine D sont plus importants chez les sujets à la peau noire ou fortement pigmentée, en hiver dans les régions tempérées, chez les personnes qui présentent des lésions étendues de la peau ou un régime alimentaire pauvre en calcium.
La vitamine D est recommandée chez les personnes qui reçoivent un traitement anticonvulsivant, corticoïde, et celles qui présentent une maladie digestive perturbant l'absorption alimentaire ou une insuffisance hépatique.
La vitamine D est à utiliser avec précaution en cas de traitement par les diurétiques thiazidiques.
Chez les nourrissons, la posologie de Vitamine D doit tenir compte de la teneur en vitamine D des laits enrichis.

Posologie :
Personne âgée : 800 à 2 000 UI/j.
Nourrisson et enfant < 5 ans : 1 000 à 1 500 UI/j.
Grossesse : 1 000 UI/j. au 3ᵉ trimestre
Allaitement : 800 à 1 000 UI/j.

Contre-indications :
Uvéstérol est contre-indiqué en cas d'hypersensibilité à l'un de ses constituants, en cas d'antécédents de calculs rénaux ou urinaires (calculs calciques) ou d'hypercalcémie.

Signes de surdosage :
Il provoque des maux de tête, perte de l'appétit, amaigrissement, arrêt de la croissance, nausées, vomissements, augmentation du volume des urines et de la soif, hypertension artérielle, formation de calculs, insuffisance rénale. Le surdosage peut être décelé rapidement en dosant le taux sanguin de calcium, anormalement élevé.

VACCIN ENGERIX B
Vaccins

65 %
Prix : 18,60 € - 1 seringue adulte
10,69 € - 1 seringue enfant
Équivalents ou génériques : Aucun
Laboratoire : GlaxoSmithKline
DCI : *vaccin contre l'hépatite B*
Présentations/Composition : Adulte :
20 µg/1 ml ; Enfant : 10 µg/0,5 ml
Indications : *Prévention de l'hépatite B*
La vaccination contre l'hépatite B (qui protège également contre le virus D) est recommandée pour tous les professionnels à risque (personnels de santé principalement) et chez toutes les personnes qui peuvent être contaminées du fait de leur activité professionnelle ou sexuelle.

Précautions/Interactions :
Le vaccin est injecté de préférence dans le muscle de l'épaule (deltoïde) chez l'adulte et dans la cuisse chez l'enfant.
Ne pas vacciner en cas de maladie infectieuse en cours.

Posologie :
Adulte et enfant > 15 ans : 3 Inj. 20 µg à 1 mois d'intervalle, puis rappel 1 an plus tard, puis tous les 5 ans.
Enfant < 10 ans : 3 Inj. 20 µg à 1 mois d'intervalle, puis rappel 1 an plus tard, puis tous les 5 ans.
Grossesse : selon avis médical
Allaitement : selon avis médical

Effets secondaires :
Ce vaccin est souvent responsable de réactions locales, avec douleur, rougeur, qui peuvent persister plusieurs jours. Une fièvre est également fréquente dans les 24 à 48 heures qui suivent l'injection. Il peut provoquer un état de fatigue, nausées, vomissements, diarrhées, douleurs abdominales, vertiges, céphalées, douleurs articulaires, réactions allergiques cutanées.

Contre-indications :
Engerix B est contre-indiqué en cas d'hypersensibilité à l'un des constituants du vaccin ou apparue après la 1re injection du vaccin.

Bon à savoir
Le vaccin est à conserver au réfrigérateur entre 2 °C et 8 °C.

VACCIN HAVRIX
Vaccins

 NR
Prix : Libre
Équivalents ou génériques : Avaxim
Laboratoire : GlaxoSmithKline
DCI : *vaccin à virus inactivé contre l'hépatite A*
Présentations/Composition : Adulte :
1 440 U/1 ml ; Enfant : 720 U/1 ml
Indications : *Prévention de l'hépatite A*
La vaccination contre l'hépatite A est recommandée pour tous les professionnels à risque (personnels de santé principalement) et chez toutes les personnes qui peuvent être contaminées du fait de leur activité professionnelle, sexuelle ou touristique.

Précautions/Interactions :
Le vaccin est injecté de préférence dans le muscle de l'épaule (deltoïde) chez l'adulte, et dans la cuisse chez l'enfant.
Ne pas vacciner en cas de maladie infectieuse en cours.

Posologie :
Adulte et enfant > 15 ans : 1 dose Havrix 1440 puis rappel 6 à 12 mois plus tard
Enfant < 10 ans : 2 doses Havrix 360 à 1 mois d'intervalle puis rappel 6 à 12 mois plus tard
Grossesse : selon avis médical
Allaitement : selon avis médical

Effets secondaires :
Ce vaccin est souvent responsable de réactions locales, avec douleur, rougeur, qui peuvent persister plusieurs jours. Une fièvre est également fréquente dans les 24 à 48 heures qui suivent l'injection. Il peut être à l'origine de fatigue, nausées, vomissements, diarrhées, douleurs abdominales, vertiges, céphalées, douleurs articulaires, réactions allergiques cutanées.

Contre-indications :
Havrix est contre-indiqué en cas d'hypersensibilité à l'un des constituants du vaccin ou apparue après la 1re injection du vaccin.

Bon à savoir
Le vaccin est à conserver au réfrigérateur entre 2 °C et 8 °C.

VACCIN MÉNINGOCOCCIQUE A + C
Vaccins

 NR

Prix : Libre
Équivalents ou génériques : Aucun
Laboratoire : Pasteur Vaccins
DCI : *vaccin contre la méningite cérébro-spinale à méningocoque des groupes A et C*
Présentations/Composition : Lyoph. : 50 µg de Neisseria meningitidis groupe A et groupe C

Indications : *Prévention de la méningite cérébro-spinale*
Cette vaccination est recommandée en cas d'épidémie due aux méningocoques A ou C.

Précautions/Interactions :
Cette vaccination ne protège pas contre la méningite du groupe B, la plus fréquente en France, ni contre les méningites dues à d'autres bactéries.
Il est préférable de ne pas vacciner l'enfant avant l'âge de 18 mois.

Posologie :
Adulte ou enfant : 1 Inj. IM ou SC
Grossesse : selon avis médical
Allaitement : selon avis médical

Effets secondaires :
Ce vaccin est parfois responsable d'une réaction avec fièvre et fatigue. Au point d'injection, le vaccin peut être responsable d'une réaction locale, avec douleur, rougeur, œdème.

> **Bon à savoir**
> Le vaccin est à conserver au réfrigérateur entre 2 °C et 8 °C.

VACCIN POLIOMYÉLITIQUE ORAL
Vaccins

 NR

Prix : 3,30 € - 1 ampoule
Équivalents ou génériques : Aucun
Laboratoire : Pasteur Mérieux
DCI : *vaccin à virus vivant atténué poliomyélite*
Présentations/Composition : 1 Amp. de 0,5 ml : virus poliomyélitiques type 1, 2 et 3

Indications : *Prévention de la poliomyélite*
La poliomyélite est une paralysie musculaire qui peut laisser des séquelles graves. Cette maladie a aujourd'hui disparu grâce à la vaccination obligatoire.

Précautions/Interactions :
Le vaccin Polio oral est incompatible avec les vaccins de la typhoïde et de la diphtérie.
L'immunité contre la poliomyélite est acquise dès la première prise. Il est possible de continuer la vaccination par des vaccins injectables (inactivés).
Le vaccin polio oral ne peut être administré que par voie orale. Si par erreur il est injecté, il n'y a aucun danger mais la vaccination est inefficace.

Posologie :
Enfant : 3 doses orales séparées par des intervalles de 4 à 6 Sem., rappel 1 an plus tard puis rappel tous les 5 ans
Grossesse : non
Allaitement : non

Effets secondaires :
Le vaccin polio oral n'a pas d'effets secondaires, hormis une exceptionnelle paralysie due à une modification de l'atténuation du virus (moins de 1 cas sur 1 million). En dehors d'une éventuelle période d'épidémie, très rare aujourd'hui, il est préférable d'utiliser le vaccin inactivé, qui ne présente aucun danger.

Contre-indications :
Le vaccin poliomyélitique est contre-indiqué en cas de déficits immunitaires congénitaux ou acquis ainsi que chez la femme enceinte. En cas de grossesse, il est préférable d'utiliser un vaccin inactivé. Toutefois une vaccination accidentelle en début de grossesse ne justifie pas une IVG.

> **Bon à savoir**
> Le vaccin est à conserver au réfrigérateur entre 2 °C et 8 °C.

VACCIN RABIQUE PASTEUR
Vaccins

 NR

Prix : Libre
Équivalents ou génériques : Aucun
Laboratoire : Pasteur Vaccins
DCI : *vaccin rabique*

Présentations/Composition : 1 flacon lyophilisat + amp 0,5 ml : 1 dose vaccinante de vaccin rabique

Indications : *Prévention de la rage*
Cette vaccination est recommandée pour toutes les personnes qui présentent un risque de contamination professionnelle (gardes forestiers, vétérinaires), et chez toute personne chez qui on suspecte la possibilité d'une infection rabique, notamment après une morsure par un animal inconnu.

Précautions/Interactions :
En cas de vaccination préventive, s'abstenir de pratiquer cette vaccination en cas de maladie infectieuse et de syndrome fébrile.
La vaccination doit être faite dans un centre antirabique.
La vaccination est pratiquée uniquement par voie intramusculaire, dans l'épaule pour les adultes et la cuisse chez les enfants.

Posologie :
Adulte et enfant
Vaccination curative (après morsure) : 5 Inj. 1er j., 3e j., 7e j., 14e j., 30e jour puis rappel à 90 j.
Vaccination préventive : 2 Inj. à intervalle d'1 mois, rappel 1 an plus tard puis rappel tous les 3 ans
Grossesse : oui, si nécessaire
Allaitement : oui, si nécessaire

Effets secondaires :
Ce vaccin est rarement responsable d'une réaction avec fièvre et fatigue. Au point d'injection, le vaccin peut être responsable d'une réaction locale, avec douleur, rougeur, œdème.

Contre-indications :
En raison de la gravité de la maladie, il n'y a pas de contre-indication à la vaccination curative contre la rage.

Bon à savoir
Le vaccin est à conserver au réfrigérateur entre 2 °C et 8 °C.

VADILEX
Vasodilatateurs

 NR
Prix : 6,11 € - 30 comprimés (20 mg)
3,33 € - 10 ampoules injectables
Équivalents ou génériques : Aucun

Laboratoire : Sanofi-Synthélabo
DCI : *ifenprodil*
Présentations/Composition : Cp. : 20 mg ; Amp. Inj. : 5 mg/Amp.

Indications : *Artériopathies des membres inférieurs*
Vadilex est un vasodilatateur indiqué comme traitement d'appoint pour la claudication intermittente, provoquée par les obstructions vasculaires des membres inférieurs. La forme injectable est réservée aux poussées douloureuses de la maladie, ou en attente d'une intervention chirurgicale.

Précautions/Interactions :
Vadilex peut être associé aux antihypertenseurs et aux vasodilatateurs. Il ne remplace pas un traitement spécifique de l'hypertension artérielle.
Il doit être utilisé avec prudence chez les personnes âgées, en particulier si elles présentent une hypotension artérielle.

Posologie :
Adulte
Cp. : 2 à 3 Cp./j.
Amp. Inj. : 1 à 3 Amp. Inj./j.
Grossesse : non
Allaitement : non

Effets secondaires :
Vadilex est parfois à l'origine de bouffées de chaleur et de chutes de la tension artérielle.

Délai d'action :
La dose plasmatique efficace est obtenue en 2 heures après le début du traitement.

En cas d'oubli :
Prendre le comprimé sans dépasser la dose journalière prescrite.

VALIUM
Anxiolytiques/Antiépileptiques

 65 %
Prix : 3,05 € - 6 ampoules injectables
2,92 € - solution buvable (20 ml)
1,91 € - 30 comprimés (10 mg)
1,42 € - 20 comprimés (2 mg)
1,40 € - 40 comprimés (5 mg)
Équivalents ou génériques : *Diazépam Ratiopharm*
Laboratoire : Roche
DCI : *diazépam*

Présentations/Composition : Cp. : 2, 5 ou 10 mg de diazépam ; Amp. Inj. : 10 mg/2 ml ; Sol. Buv. : 10 mg/10 ml de diazépam

Indications : *Épilepsie, Anxiété, Delirium tremens, Sevrage alcoolique*
Le valium est utilisé en urgence dans le traitement des crises convulsives (ampoules injectables), ainsi que dans le traitement de l'anxiété, de delirium tremens et du sevrage alcoolique. Il est également utilisé dans l'anesthésie générale et dans le traitement du tétanos.

Précautions/Interactions :
Pour le traitement de l'anxiété, la posologie habituelle est de 5 à 20 mg par jour, avec une durée maximum du traitement, de 12 semaines. Le valium ne peut pas être prescrit seul dans le traitement de la dépression.
La posologie est diminuée en cas d'insuffisance rénale ou hépatique et chez les personnes âgées. Il est utilisé avec prudence chez les patients souffrant de graves maladies respiratoires.
Les boissons alcoolisées sont fortement déconseillées pendant le traitement ainsi que la cimétidine, les inhibiteurs de la pompe à neutrons diminuant l'acidité gastrique, la phénytoïne, le cisapride, le clozapine, le nilutamide et les médicaments diminuant l'éveil cérébral.

Posologie :
Adulte
Anxiété : 5 à 20 mg/j. (Cp. ou Sol. Buv.)
Épilepsie : 10 à 20 mg en IV ou en intrarectal
Grossesse : si nécessaire
Allaitement : non

Effets secondaires :
Une somnolence, une sensation d'ébriété, des difficultés de concentration, des faiblesses musculaires, de l'irritabilité, de l'agressivité, de l'excitation et des confusions peuvent survenir au cours du traitement.

Contre-indications :
Une allergie connue aux benzodiazépines (très rare), une insuffisance respiratoire, des apnées du sommeil et des paralysies musculaires (myasthénie) contre-indiquent la prise du médicament.

Délai d'action :
Le diazépam agit en moins de 4 minutes par voie intrarectale ou intraveineuse contre 30 à 60 minutes par voie orale.

Signes de surdosage :
L'intoxication massive provoque une grave diminution du rythme respiratoire, une sensation d'ébriété et un coma pouvant conduire au décès. L'hospitalisation urgente est nécessaire pour administrer l'antidote : le flumazénil.

Bon à savoir
> Grâce à son action très rapide, la voie intrarectale est la voie de prédilection pour traiter une crise convulsive, notamment chez le nourrisson et l'enfant lorsqu'elle survient au cours d'une forte fièvre. La voie intraveineuse nécessite un matériel de réanimation et s'effectue à l'hôpital. L'ampoule injectable s'utilise à la fois en intraveineux et en intrarectal.

VANCOMYCINE
Antibiotiques

H
Prix : Usage hospitalier
Équivalents ou génériques : Aucun
Laboratoire : Lilly
DCI : *vancomycine*
Présentation/Composition : Amp. Inj. : 125, 250, 500 mg et 1 g/flacon

Indications : *Infections bactériennes*
Vancomycine est prescrit en cas d'infections sévères, notamment celles provoquées par des staphylocoques, des streptocoques ou des entérocoques dans toutes les localisations, excepté les méningites. Par voie orale, elle est indiquée en cas d'entérocolites staphylococciques, de colites pseudo-membraneuses et de décontamination microbienne du tube digestif.

Précautions/Interactions :
Les fonctions rénales et auditives sont à surveiller pendant la durée du traitement et les posologies sont à adapter en cas d'insuffisance rénale.
Les antibiotiques aminosides et les médicaments toxiques pour les reins ou le système auditif sont contre-indiqués.

Posologie :
Adulte
Voie orale : 1 à 2 g/j. en 3 à 4 prises
Voie Inj. : 30 mg/kg/j. en 2 à 4 Perf.
Enfant
Voie orale : 40 mg/kg/j. en 3 à 4 prises
Voie Inj. : 40 mg/kg/j. en 2 à 4 Perf.

Varivax

Nourrisson
Voie orale : non
Voie Inj. : 40 mg/kg/j. en 2 à 3 Perf.
Grossesse : non
Allaitement : non

Effets secondaires :
Vancomycine peut provoquer des réactions allergiques, des réactions locales au point de perfusion et des troubles sanguins. Cet antibiotique, qui est toxique pour le système cochléaire de l'oreille, peut provoquer des surdités, des bourdonnements d'oreille et des vertiges.

Contre-indications :
Une allergie à la vancomycine contre-indique le traitement.

VARIVAX
Vaccins antivaricelle

65 %
Prix : 42,03 € - 1 seringue préremplie
Équivalents ou génériques : Varilrix
Laboratoire : Sanofi Pasteur MSD
DCI : *vaccin à virus vivant atténué de la varicelle*
Présentations/Composition : 1 lyophilisat pour préparation d'une solution de 0,5 ml contenant 1 350 unités de virus atténués

Indications : *Prévention de la varicelle*
Ce vaccin est indiqué pour la prévention de la varicelle de l'enfant et de l'adulte.

Précautions/Interactions :
Les sujets âgés de 12 mois à 12 ans doivent recevoir une seule dose de 0,5 ml (2 doses espacées de 12 semaines en cas d'infection asymptomatique par le VIH avec un pourcentage de lymphocytes CD4 supérieur à 25 %).
Chez l'adulte et l'enfant de plus de 13 ans, la posologie habituelle est de 2 inj. séparées par un intervalle de 8 semaines.
Varivax ne doit pas être administré aux nourrissons de moins d'un an.
Varivax n'est pas un vaccin obligatoire et n'est remboursé que dans certaines conditions, notamment lorsque la vaccination est recommandée en cas de contact avec un patient immunodéprimé, en cas de greffe d'organes chez les enfants sans antécédents de varicelle et chez les étudiants en médecine et personnels de santé.

Varivax doit être administré uniquement par voie sous-cutanée.

Posologie :
Adulte, enfant > 12 ans : 2 inj. SC
Enfant 1 à 12 ans : 1 inj. SC
Enfant < 1 an : non
Grossesse : non
Allaitement : non

Effets secondaires :
Varivax peut être responsable d'une fièvre peu élevée dans les jours qui suivent la vaccination.

Contre-indications :
Ce vaccin est contre-indiqué en cas de leucémie, lymphome, tumeur maligne, fièvre, tuberculose, troubles de l'immunité. Les personnes vaccinées doivent éviter autant que possible le contact avec des personnes à haut risque (notamment les personnes immunodéprimées) dans les six semaines qui suivent la vaccination.

Bon à savoir
Le vaccin doit être conservé entre 2 °C et 8 °C, et utilisé au maximum 30 minutes après sa reconstitution

VARNOLINE
Contraceptifs

NR
Prix : Libre
Équivalents ou génériques : Mercilon, *Désogestrel-Éthinylestradiol Biogaran*
Laboratoire : Organon
DCI : *désogestrel, éthinylestradiol*
Présentations/Composition : Cp. : 0,15 mg de désogestrel et 0,03 mg d'éthinylestradiol

Indications : *Contraception orale*
Varnoline est un contraceptif estroprogestatif minidosé, utilisé pour la contraception orale.

Précautions/Interactions :
Au contraire des pilules de première génération, « normodosées » – qui peuvent être prises à n'importe quelle heure de la journée – les « minipilules » doivent être prises tous les jours à heure fixe.
La prise de Varnoline exige de faire un examen clinique, un bilan avec dosage du sucre et des graisses dans le sang, frottis cervical, mammographie.

Varnoline doit être arrêté en cas de survenue d'effets secondaires. Selon leur importance, il faut changer de « pilule » ou choisir un autre moyen de contraception (préservatif, stérilet).

En cas de vomissements, il est prudent de reprendre 1 comprimé pour s'assurer de la couverture contraceptive.

Il n'y a aucune raison d'utiliser Varnoline pendant la grossesse, mais si la prise a été prolongée pendant les premières semaines de grossesse, il n'y a aucun risque pour l'enfant ni pour la mère.

Varnoline est contre-indiqué avec ritonavir et est déconseillé avec les anticonvulsivants, griséofulvine, rifabutine, rifampicine.

En cas d'intervention chirurgicale, il est préférable d'interrompre la pilule 1 mois avant la date prévue.

La prise de la pilule est fortement déconseillée chez les femmes de plus de 40 ans, en cas d'obésité ou de tabagisme important.

Posologie :
Adulte : 1 Cp./j. pendant 21 j. puis arrêt 7 j.

Effets secondaires
Varnoline provoque fréquemment nausées, prise de poids, maux de tête, douleurs des seins, irritabilité, symptômes dépressifs, jambes lourdes, acné, séborrhée, saignements intermenstruels ou absence de règles, candidose vaginale, diminution de libido, irritation oculaire par les lentilles de contact, sans que ces symptômes nécessitent une interruption du traitement. En revanche, l'hypertension artérielle, accidents vasculaires cérébraux, ictères, hypercholestérolémies ou hypertri-glycéridémies, diabète, tumeurs mammaires, nécessitent l'arrêt du traitement. Varnoline est souvent responsable d'une augmentation du risque de calculs biliaires. Après l'arrêt de la pilule, une période d'absence de règles de quelques mois est possible, nécessitant de faire un bilan clinique et biologique en cas de persistance.

Contre-indications :
Varnoline est contre-indiqué en cas d'antécédents de cancer du sein et de maladies thromboemboliques, hypertension artérielle, maladies des coronaires ou des valves cardiaques, tumeurs de l'utérus, hémorragies génitales inexpliquées, maladie hépatique, insuffisance rénale, migraines importantes.

En cas d'oubli :
En cas d'oubli de moins d'une journée, prendre immédiatement le comprimé oublié. En cas d'oubli prolongé, il est préférable d'arrêter le traitement, ou de le continuer en utilisant un autre moyen de contraception (préservatif) jusqu'aux règles suivantes.

> *Bon à savoir*
>
> Varnoline est un contraceptif efficace présentant peu de risques, à condition de respecter les règles de sécurité. Les accidents vasculaires dus à la pilule sont favorisés par le tabagisme, l'obésité et les varices.

VASTAREL
Antiangoreux

30 % ; TFR

Prix : 8,70 € - 60 comprimés (20 mg)
11,42 € - flacon solution buvable

Équivalents ou génériques : *Trimétazidine Almus*, *Trimétazidine Alter*, *Trimétazidine Arrow*, *Trimétazidine Biogaran*, *Trimétazidine Ivax*, *Trimétazidine Merck*, *Trimétazidine Mylan*, *Trimétazidine Qualimed*, *Trimétazidine RPG*, *Trimétazidine Torlan*, *Trimétazidine Winthrop*, *Trimétazidine Zydus*

Laboratoire : Servier
DCI : *trimétazidine*
Présentations/Composition : Cp. : 20 mg ; Sol. Buv. : 20 mg/ml (1 ml = 20 Gttes)

Indications : Angine de poitrine, Vertiges
Vastarel préserve le métabolisme énergétique des cellules qui présentent un risque de souffrance en raison de l'arrêt de la vascularisation et donc de l'apport d'oxygène. Il est utile dans le traitement de fond de la prévention de l'angine de poitrine, ainsi que dans les vertiges et les troubles visuels d'origine vasculaire.

Précautions/Interactions :
Vastarel est un traitement de complément qui peut être associé à tous les traitements de la crise d'angor.

Posologie :
Adulte : 2 à 3 Cp./j.
Grossesse : non
Allaitement : non

Effets secondaires :
Vastarel provoque parfois des troubles digestifs.

Vasten

Délai d'action :
L'effet sur le système vasculaire se manifeste au bout de 2 heures.

> **Bon à savoir**
> Vastarel est un traitement d'appoint de la prévention de la crise d'angine de poitrine, que l'on peut utiliser avec la trinitine et autres médicaments nitrés, et qui peut aider à réduire la consommation de ces médicaments.

VASTEN
Hypolipémiants

65 %

Prix : 19,42 € - 28 comprimés (20 mg)
51,10 € - 84 comprimés (20 mg)
21,17 € - 28 comprimés (40 mg)
55,98 € - 84 comprimés (40 mg)

Équivalents ou génériques : Elisor, Pravastatine Actavis, Pravastatine Almus, Pravastatine Alter, Pravastatine Arrow, Pravastatine Biogaran, Pravastatine Bouchara, Pravastatine Cristers, Pravastatine EG, Pravastatine Evolugen, Pravastatine GNR, Pravastatine Isomed, Pravastatine LBR, Pravastatine Merck, Pravastatine Mylan, Pravastatine PHR, Pravastatine Qualimed, Pravastatine Ranbaxy, Pravastatine Ratiopharm, Pravastatine RPG, Pravastatine Sandoz, Pravastatine Téva, Pravastatine Winthrop, Pravastatine Zydus

Laboratoire : Aventis

DCI : *pravastatine*

Présentations/Composition : Cp. : 20 et 40 mg

Indications : *Cholestérol, Infarctus du myocarde*

Le Vasten est un inhibiteur de l'HMG Co-A réductase ou statine, qui agit au niveau du foie en inhibant partiellement la synthèse du cholestérol et en abaissant le taux sanguin de cholestérol LDL. Les statines sont actives sur les hypercholestérolémies familiales ainsi que sur les hypercholestérolémies secondaires associées ou non à une augmentation des tryglicérides, conséquence d'un régime alimentaire trop riche en graisses saturées. Les statines ne sont pas actives sur les hypertriglycéridémies isolées, ni sur certaines formes d'hypercholestérolémies familiales (dites homozygotes).
Les statines jouent un rôle pour prévenir la survenue d'un infarctus du myocarde chez les patients présentant une angine de poitrine.
L'usage des statines ne dispense pas de poursuivre le régime alimentaire. En quelques semaines les statines provoquent une baisse de 30 % du cholestérol sanguin, baisse plus accentuée pour le cholestérol LDL.

Précautions/Interactions :
Il est nécessaire d'attendre 4 à 6 semaines pour juger de l'effet du traitement. Avant de commencer le traitement, puis tous les 3 mois, il est indispensable de faire un bilan biologique hépatique, avec dosage des transaminases. Si le taux de transminases est trop élevé, il faut interrompre le traitement.
Les statines peuvent provoquer une atteinte musculaire, qui se manifeste par des douleurs, de la faiblesse musculaire, et une élévation transitoire des CPK (créatinine phosphokinases, enzymes d'origine musculaire libérées en cas de destruction du tissu musculaire). Le risque d'atteinte musculaire est augmenté en cas de traitement simultané avec des médicaments immunosuppresseurs (ciclosporine), ou en association avec des fibrates, de l'acide nicotinique ou un traitement antifongique.
Elle doit être faite avec précaution en cas d'utilisation simultanée de médicaments anticoagulants oraux (antivitamines K).

Posologie :
Adulte : 10 mg/j. (soir, avant ou après le repas) avec adaptation en fonction des résultats, et dose maxi de 40 mg/j.
Grossesse : non
Allaitement : non

Contre-indications :
L'utilisation des statines est contre-indiquée en cas d'insuffisance hépatique, de taux élevé des transaminases sanguines et chez les enfants.

Effets secondaires :
Les statines provoquent des troubles digestifs (constipation, nausées, ballonnements, diarrhée) et parfois de la fatigue, des céphalées et des troubles dépressifs.

En cas d'oubli :
Prendre immédiatement le comprimé oublié sans dépasser la dose journalière prescrite.

> **Bon à savoir**
>
> Les statines sont une nouvelle classe de médicaments très actifs sur le cholestérol, notamment pour abaisser le cholestérol LDL. Cependant ils ne sont pas actifs sur toutes les hypercholestérolémies et ont peu d'effet sur le taux de triglycérides.

VAXIGRIP
Vaccins

65 %

Prix : 6,26 € - 1 seringue (0,5 ml)
Équivalents ou génériques : Agrippal, Fluarix, Immugrip, Influvac, Optaflu
Laboratoire : Sanofi Pasteur
DCI : *vaccin grippal inactivé*
Présentations/Composition : 1 seringue de 0,5 ml : virus grippal cultivé sur œufs, inactivé, contenant les antigènes de divers virus de la grippe, conformément aux recommandations annuelles de l'OMS

Indications : *Prévention de la grippe*
Cette vaccination est indiquée chez les personnes âgées, chez les sujets à risque (maladies cardiaques et respiratoires) chez lesquels il est préférable d'éviter les infections ainsi que chez les patients immunodéprimés (sauf les porteurs du virus HIV).

Précautions/Interactions :
Vaxigrip est injecté par voie intramusculaire.
Ne pas vacciner en cas de maladie infectieuse en cours.
Le vaccin contre la grippe n'est pas remboursé sauf, en principe, après 65 ans (renseignez-vous auprès de votre caisse d'assurance maladie) et pour les patients atteints de certaines affections longue durée.

Posologie :
Adulte et enfant > 10 ans : 1 Inj./an
Enfant < 10 ans : 2 Inj./an 0,25 ml à 1 mois d'intervalle
Grossesse : selon avis médical
Allaitement : oui

Effets secondaires :
Ce vaccin est souvent responsable de réactions locales, avec douleur, rougeur, qui peuvent persister plusieurs jours. Une fièvre est également fréquente dans les 24 à 48 heures qui suivent l'injection.

Contre-indications :
Vaxigrip est contre-indiqué en cas d'hypersensibilité aux protéines de l'œuf.

> **Bon à savoir**
>
> Le vaccin doit être conservé au réfrigérateur entre 2 °C et 8 °C et à l'abri de la lumière.

VECTIBIX
Anticorps monoclonal

Prix : Usage hospitalier
Équivalents ou génériques : Aucun
Laboratoire : Amgen
DCI : *panitumumab*
Présentations/Composition : Flacon de 5 ou 20 ml : 20 mg/ml de panitumumab

Indications : *Cancer*
Ce médicament est indiqué en monothérapie pour le traitement des patients atteints de cancer colorectal métastatique exprimant l'EGFR et présentant le gène KRAS non muté (type sauvage), après échec des protocoles de chimiothérapie à base de fluoropyrimidine, oxaliplatine et irinotécan.

Précautions/Interactions :
La posologie habituelle du traitement est de 6 mg/kg et par administration (une semaine sur deux).
Ce médicament ne peut être prescrit que par un spécialiste des traitements anticancéreux.
Vectibix est fréquemment responsable de réactions allergiques cutanées qui nécessitent de diminuer la dose, qui pourra de nouveau être augmentée après atténuation des réactions dermatologiques.
En cas de traitement nécessaire chez une femme en âge de procréer, une contraception est indispensable pendant le traitement et pendant les 6 mois suivant la dernière administration de ce médicament.

Posologie :
Adulte > 18 ans : 6 mg/kg
Grossesse : non
Allaitement : non

Effets secondaires :
Vectibix est responsable de frissons, fièvre, dyspnée, diarrhées, nausées, vomissements, de troubles biologiques avec en particulier une diminution du magnésium, du calcium, du potassium dans le sang et déshydratation. Il

peut être responsable d'embolie pulmonaire et d'affections respiratoires avec toux et dyspnée, de maux de tête et de réactions cutanées avec éruption cutanée, prurit, sécheresse de la peau, du nez et de la bouche, perte de cheveux.

Contre-indications :
Vectibix est contre-indiqué en cas d'hypersensibilité au produit et à ses excipients, en cas de maladie pulmonaire virale ou bactérienne ou en cas de fibrose pulmonaire. Il ne peut pas être utilisé chez les patients de moins de 18 ans.

VEINAMITOL
Veinotoniques

NR

Prix : 5,16 € - 10 sachets
5,16 € - 10 ampoules buvables (7 ml)
Équivalents ou génériques : Rheoflux, Troxérutine Almus, Troxérutine Arrow, Troxérutine Biogaran, Troxérutine EG, Troxérutine Mazal, Troxérutine Merck, Troxérutine Sandoz, Troxérutine Téva
Laboratoire : Negma Lerads
DCI : *troxérutine*
Présentations/Composition : Sach. : 3,5 g de troxérutine ; Amp. : 3,5 g/7 ml de troxérutine
Indications : *Insuffisance veineuse, Hémorroïdes*
Veinamitol est actif sur les signes fonctionnels de l'insuffisance veineuse (jambes lourdes, impatiences, douleurs). Il est également utilisé pour le traitement de la crise hémorroïdaire.

Précautions/Interactions :
Le traitement de la crise hémorroïdaire doit être de courte durée. En cas d'échec du traitement il est nécessaire de consulter de nouveau le médecin pour modifier le traitement ou rechercher les pathologies anales associées.

Posologie :
Adulte : 1 Sach. ou 1 Amp./j.
Grossesse : non
Allaitement : non

Effets secondaires :
Veinamitol peut provoquer des troubles digestifs mineurs.

En cas d'oubli :
Prendre le sachet sans dépasser la dose journalière prescrite.

Bon à savoir
En cas de troubles digestifs, prendre le sachet ou l'ampoule dans un verre d'eau au cours d'un repas.

VEINOBIASE
Veinotoniques

NR

Prix : 3,42 € - 30 comprimés effervescents
Équivalents ou génériques : Aucun
Laboratoire : Fournier
DCI : *petit houx, cassis, acide ascorbique*
Présentations/Composition : Cp. : 60 mg d'extrait de petit houx, 550 mg de suc desséché de cassis et 200 mg d'acide ascorbique

Indications : *Insuffisance veineuse, Hémorroïdes*
Veinobiase est actif sur les signes fonctionnels de l'insuffisance veineuse (jambes lourdes, impatiences, douleurs). Il est également utilisé pour le traitement de la crise hémorroïdaire.

Précautions/Interactions :
Le traitement de la crise hémorroïdaire doit être de courte durée. En cas d'échec du traitement il est nécessaire de consulter de nouveau le médecin pour modifier le traitement ou rechercher les pathologies anales associées.
Il est déconseillé de l'utiliser avec un traitement antihypertenseur composé d'inhibiteurs de l'enzyme de conversion, en raison du risque d'augmentation du taux de potassium dans le sang.

Posologie :
Adulte
Insuffisance veineuse : 2 à 4 Cp./j.
Hémorroïdes : 6 Cp./j.
Grossesse : oui
Allaitement : oui

Effets secondaires :
Veinobiase peut provoquer des troubles digestifs mineurs et des éruptions cutanées.

Contre-indications :
Veinobiase est contre-indiqué en cas d'hypersensibilité à l'un de ses constituants et chez les patients présentant un risque d'augmentation du taux de potassium dans le sang (en raison de la présence de 1 g de bicarbonate de potassium dans chaque comprimé) : il est donc contre-indiqué en cas d'utilisation de médica-

ments hyperkaliémiants (diurétiques hyperkaliémiants), en cas d'insuffisance rénale et de diabète non traité.

En cas d'oubli :
Prendre le comprimé sans dépasser la dose journalière prescrite.

> **Bon à savoir**
> En raison de la présence d'acide ascorbique (vitamine C) à l'effet excitant, il est préférable de prendre le médicament le matin ou à midi afin d'éviter une difficulté d'endormissement.

VEINOTONYL
Veinotoniques

 NR

Prix : 5,22 € - 60 gélules
Équivalents ou génériques : Aucun
Laboratoire : Merck Lipha Santé
DCI : *marron d'Inde, perméthol*
Présentations/Composition : Gél. : 75 mg d'extrait de marron d'Inde et 15 mg de perméthol
Indications : *Insuffisance veineuse, Hémorroïdes*
Veinotonyl est actif sur les signes fonctionnels de l'insuffisance veineuse (jambes lourdes, impatiences, douleurs).

Précautions/Interactions :
Le traitement de la crise hémorroïdaire doit être de courte durée. En cas d'échec du traitement il est nécessaire de consulter de nouveau le médecin pour modifier le traitement ou rechercher les pathologies anales associées.
Il est déconseillé de l'utiliser avec un traitement antihypertenseur composé d'inhibiteurs de l'enzyme de conversion, en raison du risque d'augmentation du taux de potassium dans le sang.

Posologie :
Adulte
Insuffisance veineuse : 2 Gél./j.
Hémorroïdes : 4 à 6 Gél./j.
Grossesse : oui
Allaitement : oui

Effets secondaires :
Veinotonyl peut provoquer des troubles digestifs mineurs.

En cas d'oubli :
Prendre la gélule sans dépasser la dose journalière prescrite.

VÉLITEN
Veinotoniques

 NR

Prix : 3,74 € - 30 comprimés
Équivalents ou génériques : Aucun
Laboratoire : Zambon
DCI : *acide ascorbique, alpha-tocophérol, rutoside*
Présentations/Composition : Cp. : 200 mg d'acide ascorbique, 50 mg d'alpha-tocophérol (vitamine E) et 200 mg de rutoside
Indications : *Insuffisance veineuse, Hémorroïdes*
Véliten est actif sur les signes fonctionnels de l'insuffisance veineuse (jambes lourdes, impatiences, douleurs), ainsi que pour traiter les crises hémorroïdaires. Il est également utilisé pour le traitement des troubles visuels d'origine vasculaire.

Précautions/Interactions :
Le traitement de la crise hémorroïdaire doit être de courte durée. En cas d'échec du traitement il est nécessaire de consulter de nouveau le médecin pour modifier le traitement ou rechercher les pathologies anales associées.

Posologie :
Adulte
Insuffisance veineuse : 3 Cp./j.
Hémorroïdes : 6 Cp./j.

Effets secondaires :
Véliten peut provoquer des réactions allergiques cutanées.

Contre-indications :
Véliten ne présente pas de contre-indications, en dehors d'une éventuelle allergie à l'un de ses constituants.

En cas d'oubli :
Prendre la gélule sans dépasser la dose journalière prescrite.

> **Bon à savoir**
> En raison de la présence d'acide ascorbique (vitamine C), il est préférable d'éviter la prise du médicament le soir afin de prévenir une éventuelle difficulté d'endormissement.

VENTAVIS
Anti-agrégants plaquettaires

Prix : Usage hospitalier
Équivalents ou génériques : Aucun
Laboratoire : Schering
DCI : *iloprost trometamol*
Présentations/Composition : Amp. 2 ml : 10 µg d'iloprost

Indications : *Hypertension artérielle pulmonaire*
Ventavis est indiqué dans le traitement de l'hypertension artérielle pulmonaire primitive afin d'améliorer la tolérance à l'effort. Ventavis provoque une vasodilatation au niveau de la circulation artérielle pulmonaire, ce qui entraîne une diminution de la pression artérielle pulmonaire et du débit cardiaque.

Précautions/Interactions :
Ventavis peut être prescrit uniquement par des médecins spécialistes.
Ventavis doit être utilisé avec précaution en cas d'insuffisance hépatique ou rénale.
Respecter un intervalle minimum de 3 heures entre chaque inhalation.
Ventavis ne peut pas être mélangé avec d'autres médicaments.
Ventavis ne peut être utilisé qu'avec un embout buccal spécial fourni avec le médicament et ne doit pas être avalé ni mis en contact avec la peau ou les yeux.
Ventavis doit être utilisé avec précaution en cas d'infection broncho-pulmonaire ou en cas d'hypotension artérielle.
Ventavis peut être responsable de somnolence et est donc déconseillé en cas de conduite automobile.
Ventavis peut majorer les effets des médicaments vasodilatateurs ou antihypertenseurs, et doit être utilisé avec précaution en cas de traitement anticoagulant. L'administration d'autres inhibiteurs de l'agrégation plaquettaire, tels que aspirine, ticlopidine, clopidogrel, est déconseillée pendant le traitement.

Posologie :
Adulte : 2,5 à 5 µg/Inhal. 6 à 9 Inhal./j.
Enfant : non
Grossesse : non
Allaitement : non

Effets secondaires :
Ventavis peut être responsable de nombreux effets secondaires : fatigue musculaire, fourmillements, fièvre, hypertension ou hypotension artérielles, augmentation ou diminution du rythme cardiaque, somnolence ou agitation, diarrhée ou douleur abdominale, crampes, toux.

Contre-indications :
Ventavis est contre-indiqué en cas d'hypersensibilité au produit, en cas de maladie hémorragique (ulcère gastro-duodénal, traumatisme crânien, hémorragie cérébrale), de maladie coronarienne, d'insuffisance et d'arythmie cardiaques, de maladie thromboembolique et de maladie des valves cardiaques.

> *Bon à savoir*
> *Ventavis doit être administré dans une pièce bien ventilée, en l'absence de femmes enceintes, nourrissons et jeunes enfants, qui pourraient être en contact avec le remède présent dans l'air de la pièce.*

VENTOLINE
Antiasthmatiques

 65 %

Prix : 2,47 € - 6 ampoules injectables (0,5 mg/1 ml)
3,86 € - 20 ampoules injectables (1,25 mg/2,5 ml)
5,08 € - suspension pour inhalation
16,12 € - solution pour inhalation 2,5 mg/2,5 ml (20 amp)
23,78 € - solution pour inhalation 5 mg/2,5 ml (20 amp)
Équivalents ou génériques : Salbumol, Salbumol fort, *Salbutamol Arrow*, *Salbutamol Merck*, *Salbutamol Renaudin*, *Salbutamol Téva*
Laboratoire : GlaxoSmithKline
DCI : *salbutamol*
Présentations/Composition : Sol. pour Inhal. : 2,5 mg/2,5 ml et 5 mg/2,5 ml
Amp. Inj. : 0,5 mg/ml et 1,25 mg/2,5 ml
Susp. pour Inh. : 200 doses de 100 mcg

Indications : *Asthme, Prévention de l'asthme d'effort*
Ventoline est un bronchodilatateur appartenant à la classe des bêta-stimulants. Il agit sur les récepteurs bêta-adrénergiques présents dans les parois bronchiques et provoque rapi-

dement une dilatation des bronches en cas de spasme bronchique.
Ventoline est utilisé pour le traitement de la crise d'asthme, pour le traitement de fond de l'asthme en association avec des corticoïdes en inhalation, et dans le traitement de certaines maladies pulmonaires, les broncho-pneumopathies obstructives spastiques.

Précautions/Interactions :
Il ne faut pas dépasser 15 bouffées par jour. En cas d'augmentation de la fréquence des crises, consulter rapidement le médecin.
Les bronchodilatateurs sont moins efficaces en cas de bronchites. Il est donc important de soigner correctement les infections pulmonaires pour pouvoir bien utiliser les médicaments antiasthmatiques.
Ventoline en flacon doseur peut être utilisé sans inconvénient chez les patients souffrant de troubles cardiaques, hyperthyroïdie, diabète ou hypertension artérielle. Sous forme injectable, il doit être utilisé avec précaution chez les mêmes patients et sous contrôle médical.
Les sportifs ne peuvent pas utiliser Ventoline, car il peut positiver les tests antidopage.
Ventoline en injection sous-cutanée est utilisé pour le traitement de la crise aiguë d'asthme, sous contrôle médical. Si la crise ne disparaît pas ou si elle réapparaît quelques heures plus tard, il est nécessaire d'être hospitalisé.
L'utilisation de Ventoline injectable est déconseillée avec certains anesthésiques généraux et avec les médicaments antidiabétiques par voie orale.

Posologie :
Adulte et enfant
Crise : 1 à 2 bouffées dès les 1ers symptômes, 15 bouffées/j. maxi, 1 Amp. Inj. SC sous contrôle médical
Prévention : 1 bouffée 30 min. avant l'effort
Grossesse : oui, sous surveillance
Allaitement : non

Effets secondaires :
Ventoline peut provoquer une accélération du rythme cardiaque, des crampes musculaires, un tremblement, des maux de tête, parfois une toux nécessitant d'interrompre le traitement.

Contre-indications :
Ventoline est contre-indiquée en cas de survenue de toux ou de spasme bronchique paradoxal après inhalation ou injection.

Délai d'action :
L'effet du médicament apparaît en quelques minutes et dure 4 à 6 heures.

Signes de surdosage :
Le surdosage se manifeste par une tachycardie importante, accompagnée de maux de tête, mais il est surtout le signe de l'aggravation de la maladie asthmatique. L'utilisation de plus d'un flacon par mois est un signe d'aggravation et exige une consultation médicale, voire une hospitalisation.

> *Bon à savoir*
>
> Pour que Ventoline pressurisée soit efficace, il est important de respecter le mode d'emploi : bien agiter le flacon avant emploi, et introduire l'embout dans la bouche, fond du flacon vers le haut, puis presser tout en inspirant à fond le produit. Retenir sa respiration une dizaine de secondes. En cas de mauvaise coordination, notamment chez les enfants de moins de 6 ans, il est préférable d'utiliser des remèdes plus faciles d'emploi. Attention à ne pas laisser les flacons au soleil.

VERMIFUGE SORIN
Antiparasitaires

NR

Prix : Libre
Équivalents ou génériques : *Helmintox*, Fluvermal, Zentel, Combantrin
Laboratoire : Sorin-Maxim
DCI : *pipérazine, sodium bromure, éther sirop, alcoolat vulnéraire*
Présentations/Composition : Sol. Buv. : flacon 200 ml

Indications : *Oxyures, Ascaris*
Ce médicament est actif sur les vers parasites comme les oxyures et les ascaris. Il permet également de calmer les manifestations nerveuses associées à l'infestation parasitaire grâce au bromure de sodium et au sirop d'éther qui sont sédatifs tous les deux.

Précautions/Interactions :
La suspension est à prendre le matin à jeun et le soir au coucher, pure ou un peu diluée avec de l'eau.
La cure dure 4 jours et est à renouveler 15 jours après, car les larves et les œufs sont insensibles au vermifuge et il faut attendre que

Verrupan

ces parasites soient devenus adultes pour les traiter à nouveau.

Posologie :
Adulte > 20 ans : 3 c. à s. matin et soir
Enfant
de 13 à 20 ans : 2 c. à s. matin et soir
de 7 à 13 ans : 3 c. à c. matin et 4 c. à c. le soir
de 3 à 7 ans : 2 c. à c. matin et 3 c. à c. le soir
de 1 à 3 ans : 1 c. à c. matin et 2 c. à c. le soir
Nourrisson < 1 an : 1 c. à c. matin et 2 c. à c. le soir
Grossesse : non
Allaitement : non

Effets secondaires :
Quelques éruptions cutanées de type acné ont été rapportées ainsi que des nodules cutanés provoqués par le bromure et qui guérissent spontanément en quelques mois.

Bon à savoir
Pour éviter une réinfestation par des oxyures après traitement, il est nécessaire de procéder à une toilette quotidienne de la région de l'anus et du périnée et à un brossage des ongles qui seront coupés courts chez l'enfant. Les sous-vêtements et les vêtements de nuit sont changés chaque jour. Tous les membres de la famille, même sans symptôme, doivent être traités le même jour car ils peuvent être porteurs du parasite.

VERRUPAN
Traitements des verrues

NR

Prix : Libre
Équivalents ou génériques : Duofilm, Kérafilm, Verrufilm
Laboratoire : PPDH
DCI : *acide salicylique, acide lactique, thuya*
Présentations/Composition : Sol. pour Applic. Loc. : 2 flacons de 3 g
Indications : *Verrues, Cors, Durillons*
L'acide salicylique contenu dans ce médicament s'oppose au développement de la couche cornée de la peau fabriquée en excès dans les cors, les durillons, œils-de-perdrix, verrues plantaires ou de la main.

Précautions/Interactions :
Ce médicament n'est pas indiqué en cas de verrue du visage ou des organes génitaux. Il ne faut pas l'appliquer sur une muqueuse ou une surface trop étendue par risque de passage du produit dans l'organisme.
Des irritations locales sont possibles avec des sensations de brûlure et de formation de croûtes. Si des saignements surviennent, il est préférable d'arrêter l'application du produit pendant 3 jours.
L'application du produit chez des personnes souffrant d'artérite des membres inférieurs, de diabète ou de troubles neurologiques des membres inférieurs est effectuée avec prudence.

Posologie :
Adulte : 2 à 3 Applic./j.
Grossesse : après avis médical
Allaitement : après avis médical

Effets secondaires :
Des irritations locales sont possibles avec des sensations de brûlure et la formation de croûtes.

Contre-indications :
Une allergie aux salicylés (aspirine) contre-indique le traitement. L'application sur des cors infectés n'est pas conseillée.

Délai d'action :
En cas de verrue, le traitement demande 6 à 12 semaines d'application quotidienne car un arrêt trop précoce peut entraîner une rechute.

Bon à savoir
La zone traitée doit être savonnée, rincée et séchée avant d'appliquer, à l'aide de la spatule, le liquide sans déborder sur la peau saine. Il est préférable de protéger la peau environnante avec une rondelle protectrice, un vernis spécial (Verlim) ou du vernis à ongles. L'application se fait habituellement le matin et le soir. Tous les 2 ou 3 jours, limer doucement la surface de la verrue ou du cor pour en éliminer la couche superficielle en évitant de faire saigner.

VÉSICARE
Antispasmodiques

30 %

Prix : 36,14 € - 30 comprimés (5 mg)
36,14 € - 30 comprimés (10 mg)

Équivalents ou génériques : Aucun
Laboratoire : Yamanouchi Pharma
DCI : *solifénacine*
Présentations/Composition : Cp. : 5 ou 10 mg de solifénacine

Indications : *Incontinence urinaire*

Vésicare est utilisé dans le traitement de l'incontinence urinaire, de la pollakiurie (mictions trop fréquentes) et pour atténuer les envies impérieuses d'uriner en cas d'hyperactivité de la vessie.

Précautions/Interactions :

La posologie habituelle de Vésicar est d'un comprimé de 5 mg par jour. Elle peut être portée à 10 mg si nécessaire.
Vésicare peut être utilisé chez l'adulte âgé, ou chez les patients présentant une insuffisance rénale ou hépatique modérée à légère, à la dose de 5 mg par jour.
La dose maximale de Vésicar doit aussi être limitée à 5 mg en cas d'administration concomitante de kétoconazole ou de ritonavir, nelfinavir, itraconazole.
Vésicare doit être utilisé avec prudence en cas de maladie cardiaque et en cas de risque d'obstruction ou de maladie intestinale (hernie, reflux gastro-œsophagien).

Posologie :

Adulte : 1 Cp./j. de 5 ou 10 mg, puis adapter la dose
Grossesse : non
Allaitement : non

Effets secondaires :

Les effets indésirables les plus fréquents sont la sensation de bouche sèche, constipation, dyspepsie (digestion difficile), douleurs abdominales et troubles de la vision.

Contre-indications :

Vésicare est contre-indiqué en cas de rétention urinaire, de maladie gastro-intestinale, en particulier en présence d'un mégacôlon, d'une myasthénie, d'un glaucome et en cas d'hypersensibilité à la solifénacine ou à ses excipients.

En cas d'oubli :

En cas d'oubli d'un comprimé à l'heure habituelle, le prendre dès que possible, sauf s'il est déjà l'heure de la prise de la dose suivante. Ne pas prendre de dose double pour compenser la dose simple oubliée.

> *Bon à savoir*
> Prendre le comprimé avec un verre d'eau pendant ou en dehors d'un repas, sans le croquer ni l'écraser ou le mâcher.

VFEND
Antifongiques

Prix : Usage hospitalier
Équivalents ou génériques : Aucun
Laboratoire : Pfizer
DCI : *voriconazole*
Présentations/Composition : Cp. : 50 mg ou Cp. et Poud. Inj. : 200 mg de voriconazole

Indications : *Aspergillose, Candidose, Infections à champignons*

Vfend est un antifongique utilisé dans le traitement des aspergilloses, des candidoses résistantes aux autres traitements et d'autres infections fongiques comme les infections à Scedosporium spp. ou Fusarium spp.

Précautions/Interactions :

La dose initiale recommandée est de 200 mg toutes les 12 heures, qui peut être augmentée jusqu'à 300 mg 2 fois par jour chez l'adulte, et jusqu'à 150 mg 2 fois par jour chez les patients de moins de 40 kg.
Chez les personnes âgées et les adolescents de 12 à 16 ans, on peut utiliser les mêmes doses que pour l'adulte (en respectant les limites de poids).
Vfend peut être utilisé chez les patients souffrant d'insuffisance rénale, même sévère, ainsi que chez l'insuffisant hépatique.
Le voriconazole peut provoquer des modifications transitoires et réversibles de la vision, notamment une vision trouble, une acuité visuelle altérée, améliorée et/ou une photophobie. Les patients doivent donc éviter toute activité potentiellement dangereuse, telle que la conduite d'un véhicule ou la manipulation de machines.
Les femmes en âge de procréer doivent obligatoirement utiliser une contraception efficace au cours du traitement.

Posologie :

Adulte : 100 à 300 mg 2 fois/j.
Grossesse : non
Allaitement : non

Viagra

Effets secondaires :
Vfend est responsable de troubles visuels, de troubles de l'équilibre, de troubles du rythme cardiaque, de troubles cérébraux (confusion, hallucination), d'éruptions cutanées, de troubles digestifs.

Contre-indications :
Vfend est contre-indiqué en cas d'hypersensibilité au produit et en association avec d'autres traitements tels que terfenadine, astémizole, cisapride, pimozide, quinidine, rifampicine, carbamazépine, phénobarbital, alcaloïdes de l'ergot de seigle, ergotamine, dihydroergotamine, sirolimus.

Bon à savoir
Les comprimés doivent être pris au moins une heure avant ou après un repas. Avaler le comprimé sans le croquer, avec de l'eau. Éviter toute exposition au soleil durant le traitement.

VIAGRA
Stimulants de l'érection

NR

Prix : Libre
Équivalents ou génériques : Aucun
Laboratoire : Pfizer
DCI : *sildénafil*
Présentations/Composition : Cp. : 25, 50 ou 100 mg de sildénafil

Indications : *Impuissance*
Viagra est un médicament vasodilatateur qui agit spécifiquement au niveau des muscles lisses des corps caverneux, provoquant une érection après stimulation sexuelle.

Précautions/Interactions :
Viagra doit être utilisé avec prudence en cas d'anomalie du pénis (angulation, déviation), en cas de maladie favorisant le priapisme, en cas d'ulcère gastro-duodénal ou de maladie hémorragique.
L'association de Viagra est contre-indiquée avec les dérivés nitrés et elle doit être faite avec prudence avec tous les médicaments qui risquent d'augmenter ses effets : cimétidine, macrolides, itraconazole, kétoconazole.

Posologie :
Adulte : 1 Cp. à 25 ou 50 mg 1 h avant l'activité sexuelle, maxi 100 mg/j.

Effets secondaires :
Viagra provoque une chute de la tension artérielle, maux de tête, bouffées de chaleur, troubles gastriques, rhinite, troubles de la vision, diarrhée, vertiges, éruption cutanée, douleurs articulaires et musculaires. Il peut provoquer une chute importante de tension artérielle chez les sujets qui prennent des dérivés nitrés.

Contre-indications :
Viagra est contre-indiqué en cas de maladie cardiovasculaire sévère (angor instable, insuffisance cardiaque sévère), insuffisance hépatique sévère, et en cas d'antécédents récents d'infarctus du myocarde ou d'accident vasculaire cérébral.

Délai d'action :
L'action de Viagra se manifeste en 1 heure.

Bon à savoir
Viagra est le premier médicament de l'impuissance en comprimé et à effet rapide. Il a transformé et popularisé le traitement des troubles de l'érection. Très efficace, Viagra est cependant responsable d'accidents cardiaques chez les sujets qui présentent un risque cardio-vasculaire important.

VIBRAMYCINE N
Antibiotiques

65 %

Prix : 2,78 € - 5 comprimés
9,24 € - 30 comprimés
Équivalents ou génériques : *Granudoxy*, *Tolexine*, *Doxy*, *Doxylis*, Doxycycline, *Doxycycline Arrow*, *Doxycycline Biogaran*, *Doxycycline Merck*, *Doxycycline Ratiopharm*, *Doxycycline Sandoz*, *Spanor*, Doxypalu
Laboratoire : CS
DCI : *doxycycline*
Présentations/Composition : Cp. : 100 mg

Indications : *Infections bactériennes, Acné polymorphe juvénile, Acné rosacée*
Les tétracyclines sont utilisées particulièrement pour traiter la brucellose, les fièvres chroniques, les rickettsioses, les chlamydiases, les pasteurelloses, la peste et le choléra. On les utilise aussi dans la prévention et le traitement du paludisme dans les régions particulièrement endémiques. Elles sont indiquées également dans le traitement de différentes formes d'acné de l'adolescent.

Précautions/Interactions :
Les rayons UV artificiels ou solaires sont très toxiques pour la peau en association avec les tétracyclines. Une absence totale d'exposition aux ultraviolets et une protection par écran total des parties découvertes du corps sont nécessaires pendant la durée du traitement.
Les traitements de l'acné aux rétinoïdes sont contre-indiqués en association avec les tétracyclines. Les psoralènes, le zinc, les antivitamines K sont déconseillés.
L'aluminium, le calcium, le fer, le magnésium, la didanosine et les pansements gastriques sont à prendre 2 à 3 heures avant le traitement antibiotique.

Posologie :
Adulte : 200 mg/j. en 1 prise
Enfant > 8 ans : 4 mg/kg/j. en 1 prise
Grossesse : oui au 1er trimestre
Allaitement : non

Effets secondaires :
Vibramycine peut provoquer un ralentissement de croissance dentaire ou une coloration jaune et définitive des dents chez l'enfant de moins de 8 ans et le fœtus. Elle peut aussi provoquer une photosensibilisation et des troubles digestifs, sanguins, des péricardites, des hypertensions intracrâniennes et des troubles allergiques.

Contre-indications :
Vibramycine est contre-indiqué chez les enfants de moins de 8 ans, au cours des 2e et 3e trimestres de la grossesse, en cas d'insuffisances hépatique et rénale, d'allergie aux tétracyclines et d'exposition au soleil ou aux UV.

> **Bon à savoir**
> Parmi les tétracyclines, la doxycycline est l'antibiotique le plus recommandé.

VICTAN
Anxiolytiques

65 %
Prix : 3,42 € - 30 comprimés 2 mg
Équivalents ou génériques : Aucun
Laboratoire : Sanofi
DCI : *loflazepate*
Présentations/Composition : Cp. : 2 mg de loflazepate

Indications : *Anxiété, Sevrage alcoolique*
Victan est indiqué pour le traitement de l'anxiété, du delirium tremens et du sevrage alcoolique.

Précautions/Interactions :
La posologie habituelle du traitement de l'anxiété et du sevrage alcoolique par Victan est de 0,5 à 1,5 comprimé par jour, pendant 12 semaines maximum.
L'arrêt du traitement doit être progressif.
Le traitement doit être réduit de moitié en cas d'insuffisance hépatique ou rénale.

Posologie :
Adulte : 1 à 3 mg/j.
Enfant < 18 ans : non
Grossesse : oui, si nécessaire
Allaitement : non

Effets secondaires :
Victan peut être responsable de fatigue, hypotonie musculaire, et, comme tous les benzodiazépines, d'effets nerveux paradoxaux avec aggravation de l'insomnie, cauchemars, agitation, nervosité, agressivité, troubles de la mémoire (amnésie), hyperactivité, hallucinations, idées délirantes, amnésie, comportement inhabituel.

Contre-indications :
Victan est contre-indiqué en cas d'hypersensibilité au principe actif et aux benzodiazépines, en cas d'insuffisance respiratoire, de syndrome d'apnée du sommeil, d'insuffisance hépatique sévère et de myasthénie.

VICTOZA
Antidiabétiques

65 %
Prix : 110,04 € - 2 stylos préremplis 3 ml
Équivalents ou génériques : Aucun
Laboratoire : Novo Nordisk
DCI : *liraglutide*
Présentations/Composition : Cartouches de 3 ml : 18 mg de liraglutide

Indications : *Diabète type 2*
Victoza est indiqué dans le traitement du diabète de type 2 en association avec la metformine ou d'autres médicaments antidiabétiques (sulfamides hypoglycémiants, thiazolidinedione).

Précautions/Interactions :
La posologie initiale habituelle chez l'adulte est de 0,6 mg par administration, 1 fois par

jour pendant 1 semaine. À la phase d'entretien, la posologie est de 1,2 à 1,8 mg 1 fois par jour.
Victoza doit être administré exclusivement par voie sous-cutanée, dans la cuisse, l'abdomen ou l'épaule.

Posologie :
Adulte : 1,2 à 1,8 mg/j.
Enfant < 2 ans : non
Grossesse : non
Allaitement : non

Effets secondaires :
Victoza peut être responsable de nausées, vomissements et diarrhées, et, parfois, de pancréatite aiguë. En cas d'apparition d'une douleur abdominale suggérant une pancréatite, il faut interrompre le traitement. En association avec un sulfamide hypoglycémiant, Victoza peut augmenter le risque d'hypoglycémie.

Contre-indications :
Victoza est contre-indiqué en cas de réaction allergique à la liraglutide, en cas de diabète de type 1 ou en cas d'acidocétose diabétique.

VICTRELIS
Antiviraux

65 %
Prix : 3 313,88 €
Équivalents ou génériques : Aucun
Laboratoire : MSD
DCI : *bocéprévir*
Présentations/Composition : Cp. : 200 mg de bocéprévir

Indications : *Hépatite virale C*
Victrelis est indiqué pour le traitement de l'hépatite C chronique, en association avec d'autres médicaments (peginterféron alfa, ribavirine).

Précautions/Interactions :
La posologie habituelle est de 800 mg 3 fois par jour.
La durée du traitement est de 24 à 44 semaines.
Ce traitement ne peut être prescrit et supervisé que par un médecin spécialiste.

Posologie :
Adulte : 800 mg 3 fois/j.
Enfant < 18 ans : non
Grossesse : non
Allaitement : non

Effets secondaires :
Victrelis peut être responsable de nombreux effets secondaires tels que fatigue, fièvre, syndrome pseudo-grippal, douleur thoracique, anxiété, dépression, insomnie, irritabilité, maux de tête, étourdissements, troubles visuels, douleurs musculaires, chute de cheveux, éruption cutanée, douleurs musculaires, infection respiratoire, nausées, diarrhées ou constipations, candidose buccale.

Contre-indications :
Victrelis est contre-indiqué en cas d'hypersensibilité au principe actif, en cas d'hépatite auto-immune, et en cas d'administration conjointe de nombreux médicaments.

Bon à savoir
Ce médicament doit être absorbé avec de la nourriture, au cours des repas.

VIDEX
Antiviraux

H
Prix : Usage hospitalier
Équivalents ou génériques : Aucun
Laboratoire : Bristol-Myers Squibb
DCI : *didanosine*
Présentations/Composition : Cp. : 25 mg ; 50 mg ; 100 mg ; 150 mg (60 Cp.)

Indications : *Infection VIH*
Les analogues nucléosidiques ralentissent la réplication (multiplication) des rétrovirus du Sida (VIH1 et VIH2) en inhibant le fonctionnement d'une enzyme virale, la reverse transcriptase. La didanosine bloque également la synthèse d'une structure virale indispensable à la réplication du VIH. Ce médicament, associé à d'autres antirétroviraux, est prescrit dans le traitement de l'infection par le VIH chez l'adulte et l'enfant présentant un déficit immunitaire évolutif ou avancé.

Précautions/Interactions :
Il est conseillé d'absorber le médicament 30 minutes avant les repas. Les personnes ayant présenté des antécédents de pancréatite doivent être étroitement surveillées par leur médecin et le traitement arrêté en cas de résurgence des symptômes.
Le traitement doit être interrompu en cas d'apparition d'engourdissements, de douleurs ou de fourmillements persistants dans les

pieds ou les mains. Les doses doivent être diminuées en cas de dysfonctionnement des cellules rénales ou hépatiques. Une surveillance de la vision sera régulière chez l'enfant.

Quelques médicaments interagissent avec ce traitement comme les tétracyclines et les quinolones : demandez conseil à votre médecin avant toute prise médicamenteuse.

Posologie :
Adulte et enfant
> 60 kg : 200 mg 2 fois/j.
< 60 kg : 125 mg 2 fois/j.
Grossesse : non
Allaitement : non

Effets secondaires :
Des cas de pancréatites, d'hépatites, parfois mortelles, et des cas de dysfonctionnement des cellules nerveuses périphériques sont survenus en cours de traitement surtout en cas de dépassements des doses. Des diarrhées, nausées, vomissements, diabète, allergie, maux de tête, sécheresse buccale peuvent survenir. Exceptionnellement, des troubles de la vision peuvent apparaître : dans ce cas, prévenir immédiatement son médecin.

Contre-indications :
Le traitement est déconseillé en cas d'hypersensibilité à ce médicament.
Des études sont en cours pour évaluer le traitement chez les enfants de moins de 3 mois.

> **Bon à savoir**
>
> *Il est recommandé de prendre toujours 2 comprimés à chaque prise pour augmenter la quantité d'antiacide associé, car l'acidité gastrique dégrade le médicament. Les comprimés seront croqués, mâchés ou mélangés à 30 ml d'eau ou de jus de pomme. Chez l'enfant de moins de 1 an, 1 seul comprimé sera absorbé et mélangé à 15 ml d'eau ou de jus de pomme.*
> *Ce médicament, toujours associé à d'autres antirétroviraux, est prescrit initialement et renouvelé annuellement à l'hôpital. Ce traitement ne diminue pas les risques de transmission du VIH par voie sexuelle et l'utilisation du préservatif est toujours indispensable lors des rapports. Les gélules et la poudre doivent être conservées à une température comprise entre 15 et 30 °C. Après reconstitution, la suspension peut se conserver 1 heure à température ambiante.*

VIDORA
Antimigraineux

15 %
Prix : 5,33 € - 30 comprimés
Équivalents ou génériques : Aucun
Laboratoire : Ferlux
DCI : *indoramine*
Présentations/Composition : Cp. : 25 mg

Indications : *Migraine*
L'indoramine agit au niveau des médiateurs chimiques cérébraux responsables de la crise de migraine. Il est indiqué dans le traitement de fond des migraines.

Précautions/Interactions :
Il est nécessaire d'utiliser ce médicament avec précaution chez les personnes âgées, en cas d'antécédents d'infarctus du myocarde, d'angine de poitrine et d'insuffisance rénale.
Les conducteurs de véhicule ou les utilisateurs de machine doivent savoir qu'une somnolence peut apparaître en début de traitement.
Les antidépresseurs IMAO sont contre-indiqués et les antihypertenseurs sont associés avec prudence.

Posologie :
Adulte : 1 Cp. 2 fois/j. et jusqu'à 3 fois/j. maxi
Personne âgée : 1 Cp./j. au début et augmentation progressive
Grossesse : non
Allaitement : non

Effets secondaires :
Vidora provoque une somnolence, une congestion nasale ou une sécheresse de la bouche en début de traitement. Le traitement au long cours peut provoquer des troubles de l'éjaculation ou un développement des seins.

Contre-indications :
Une allergie au produit, une insuffisance cardiaque, rénale ou hépatique, une maladie de Parkinson contre-indiquent le traitement.

Signes de surdosage :
Un excès dans les dosages peut provoquer une hypotension artérielle corrigée par la position allongée. Une intoxication massive provoque une dépression respiratoire, des convulsions, une hypotension artérielle sévère et des troubles cardiaques qui imposent une hospitalisation immédiate.

Vimpat

> **Bon à savoir**
> Pour être efficace, le traitement doit être pris très régulièrement et ne jamais être interrompu. On peut l'associer aux autres antalgiques utilisés au cours des migraines.

VIMPAT
Antiépileptiques

65 %
Prix : 12,55 € - 14 comprimés (50 mg)
88,71 € - 56 comprimés (100 mg)
130,92 € - 56 comprimés (150 mg)
173,11 € - 56 comprimés (200 mg)
Équivalents ou génériques : Aucun
Laboratoire : UCB Pharma
DCI : *lacosamide*
Présentations/Composition : Cp. : roses (50 mg), jaunes (100 mg), saumon (150 mg), bleus (200 mg) ; Sol. pour Perf. (10 mg/ml).

Indications : *Épilepsie*
Vimpat est utilisé pour le traitement des crises d'épilepsie partielles (crises débutant dans une partie spécifique du cerveau) et en association avec d'autres médicaments antiépileptiques chez des patients souffrant d'épilepsie, âgés de 16 ans et plus. Il peut être utilisé chez des patients présentant des crises partielles avec ou sans généralisation secondaire (quand la crise s'étend ensuite à l'ensemble du cerveau).

Précautions/Interactions :
La posologie habituelle du traitement est initialement de 50 mg 2 fois par jour ; puis elle est augmentée par palier d'une semaine jusqu'à 200 mg maximum 2 fois par jour.
Ce médicament ne peut être prescrit que par un spécialiste du traitement de l'épilepsie.
En cas d'interruption du traitement, celle-ci doit se faire progressivement.
Vimpat doit être utilisé avec précaution en cas d'insuffisance rénale.
En raison du risque de chute ou de troubles de la coordination, les activités physiques doivent être réalisées avec précaution, tout au moins en début de traitement.
Vimpat doit être utilisé avec précaution en cas d'antécédents de troubles de la conduction cardiaque ou de maladie cardiovasculaire.
La conduite automobile n'est pas conseillée pendant le traitement, en raison du risque d'étourdissement ou de troubles de la vision, au moins jusqu'à une familiarisation avec les potentiels effets secondaires du médicament.

Posologie :
Adulte > 16 ans : 50 à 200 mg 2 fois/j.
Grossesse : à éviter
Allaitement : non

Effets secondaires :
Vimpat est responsable de troubles de la marche, de fatigue, éventuellement de syncopes avec chutes. Il est responsable également de troubles gastro-intestinaux (constipation, flatulence, météorisme, nausées, vomissements), de troubles psychiatriques (dépression) et neurologiques (vertiges, maux de tête, troubles de l'équilibre, de la coordination, de la mémoire, somnolence, tremblements, nystagmus). Vimpat peut provoquer un prurit et des troubles visuels avec vision double (diplopie) ou trouble.

Contre-indications :
Vimpat est contre-indiqué en cas d'hypersensibilité au produit et à ses excipients, en cas de troubles du rythme cardiaque (bloc auriculo-ventriculaire de haut degré).

En cas d'oubli :
Si vous constatez l'oubli peu de temps après l'heure de la prise, prenez la dose habituelle. Si vous vous en apercevez peu de temps avant la prise suivante, ne doublez pas la dose.

VIPERFAV
Sérum antivenimeux

Prix : Usage hospitalier
Équivalents ou génériques : Aucun
Laboratoire : Aventis Pasteur
DCI : *immunoglobuline équine antivenin de vipera aspis, berus, ammodytes*
Présentations/Composition : Flacon contenant 4 ml ou seringues de 2 ml d'immunoglobulines

Indications : *Morsure par vipère européenne*
Viperfav est indiqué dans le traitement en urgence des empoisonnements à la suite d'une morsure par une vipère européenne, à la suite de l'apparition d'un œdème au point de morsure ou de signes de gravité, tels que vomissements, diarrhée, douleurs abdominales, baisse de la tension artérielle.

Précautions/Interactions :
Viperfav doit être utilisé en perfusion, en une seule administration, à renouveler 2 fois si nécessaire, en conservant un intervalle de 5 heures entre les administrations.
Viperfav peut être utilisé chez toutes les personnes mordues par des vipères, en particulier les enfants, les personnes âgées et les femmes enceintes.

Posologie :
Adulte : 1 administration IV 4 ml
Enfant : oui
Grossesse : oui
Allaitement : oui

Effets secondaires :
Viperfav peut être responsable de réactions allergiques, de fièvre, de baisse de la tension artérielle.

Contre-indications :
Viperfav est théoriquement contre-indiqué chez les personnes qui présentent une allergie aux immunoglobulines d'origine équine, mais le risque lié au venin de serpent est plus élevé que le risque allergique. En cas de réactions allergiques, le patient devra être attentivement surveillé.

VIRAFÉRON
Antiviraux

65 %

Prix : 95,61 € - 1 flacon ou stylo prérempli (50 mcg/0,5 ml)
354,98 € - 4 flacons ou stylos préremplis (50 mcg/0,5 ml)
150,28 € - 1 flacon ou stylo prérempli (80 mcg/0,5 ml)
557,43 € - 4 flacons ou stylos préremplis (80 mcg/0,5 ml)
186,27 € - 1 flacon ou stylo prérempli (100 mcg/0,5 ml)
692,40 € - 4 flacons ou stylos préremplis (100 mcg/0,5 ml)
220,01 € - 1 flacon ou stylo prérempli (120 mcg/0,5 ml)
827,37 € - 4 flacons ou stylos préremplis (120 mcg/0,5 ml)
270,63 € - 1 flacon ou stylo prérempli (150 mcg/0,5 ml)
1 029,82 € - 4 flacons ou stylos préremplis (150 mcg/0,5 ml)

Équivalents ou génériques : Avonex, Bétaferon, Imukin, IntronA, Roféron-A
Laboratoire : Schering-Plough
DCI : *interféron alfa-2b*
Présentations/Composition : Amp. Inject. : 50, 80, 100, 120 ou 150 mcg/0,5 ml

Indications : *Hépatite C chronique active*
L'interféron est une protéine naturelle humaine qui permet aux cellules de résister aux infections virales. Il permet également à l'organisme humain de neutraliser les virus et d'éliminer les cellules déjà infectées par le virus.
L'interféron est indiqué dans le traitement de l'hépatite C chronique active chez des personnes qui n'ont jamais été traitées par l'interféron.

Précautions/Interactions :
Avant et pendant le traitement, des bilans complets et une surveillance médicale régulière seront effectués. Les hommes et les femmes en âge de procréer devront avoir une contraception efficace.
En cas d'apparition de fièvre, de réactions allergiques, de troubles visuels ou d'autres signes, prévenir son médecin et lui demander conseil avant de prendre des médicaments.
Les médicaments contenant des salicylés (aspirine et dérivés) ne sont pas conseillés, utiliser plutôt le paracétamol pour calmer des douleurs. Les conducteurs de véhicule ou utilisateurs de machine doivent être avertis d'une diminution des capacités à réagir induite par le traitement.

Posologie :
Adulte : 1 Inj. SC ou IM 3 fois/Sem. pendant 12 mois maxi
Grossesse : non
Allaitement : non

Effets secondaires :
Une fièvre, une fatigue, des frissons, une perte de l'appétit, des maux de tête et des courbatures surviennent chez un très grand nombre de personnes traitées. Ces signes disparaissent habituellement sous paracétamol. Une sécheresse de la peau et des muqueuses, une perte modérée des cheveux et des saignements du nez peuvent également survenir. De nombreux autres effets secondaires peuvent apparaître mais ils régressent généralement à l'arrêt du traitement.

Contre-indications :
Les personnes ayant déjà été traitées par interféron ou porteuses du virus VIH ou de l'hépatite B ne peuvent pas suivre ce traitement ainsi que celles présentant des troubles cardiaques, neurologiques, rénaux et thyroïdiens. Les hépatites chroniques accompagnées de grave cirrhose du foie ne peuvent être traitées par interféron. L'efficacité n'ayant pas été démontré chez l'enfant, le traitement sera décidé en fonction de chaque cas.

Signes de surdosage :
Des doses trop importantes et répétées d'interféron (doses compatibles avec les posologies recommandées par les médecins mais qui provoquent, chez certaines personnes, des intoxications) ont provoqué des troubles de la conscience qui ont nécessité des hospitalisations.

> **Bon à savoir**
> L'interféron est prescrit initialement par un médecin hospitalier spécialisé dans la prise en charge d'un tel traitement. Il est nécessaire d'assurer un bon état d'hydratation pendant le traitement et donc de boire régulièrement tout au long de la journée. Les flacons d'interféron doivent être conservés au réfrigérateur, à l'abri de la lumière, et ne pas être congelés.

VIRA-MP
Antiviraux

Prix : Usage hospitalier
14,48 € - gel tube
Équivalents ou génériques : Aucun
Laboratoire : Pierre Fabre
DCI : *vidarabine*
Présentations/Composition : Inj. Lyoph. : 1 g/flacon ; tube : 15 g (10 %)

Indications : *Hépatite B chronique active*
Ce produit empêche la multiplication de certains virus et notamment celui de l'hépatite B. Il est utilisé dans le traitement de l'hépatite B chronique active.

Précautions/Interactions :
En cas d'insuffisance rénale, il convient de diminuer la dose administrée de Vira-MP.

Il est déconseillé d'associer certains traitements de la goutte (allopurinol) avec ce médicament.
Les hommes et les femmes en âge de procréer devront avoir une contraception efficace.

Posologie :
Adulte : 2 Inj. IM/j. à 12 h d'intervalle pendant 4 Sem., 10 mg/kg/j. pendant 5 j. puis 5 mg/kg/j. pendant 23 j.
Grossesse : non
Allaitement : non

Effets secondaires :
Des nausées, des douleurs abdominales, des diarrhées et une perte d'appétit sont parfois notées ainsi que des somnolences et des sensations de grande fatigue.
Ce médicament peut provoquer des douleurs musculaires diffuses qui régressent après le traitement. Un dysfonctionnement des fibres nerveuses périphériques peut survenir et impose l'arrêt immédiat du traitement.

Contre-indications :
Les personnes présentant un trouble neurologique périphérique (neuropathie périphérique) ou ayant présenté une hypersensibilité à la vidarabine ne doivent pas suivre ce traitement.

Signes de surdosage :
Des doses supérieures à 270 mg/kg ont entraîné des troubles hématologiques et neurologiques périphériques.

VIRAMUNE
Antiviral

 100 %

Prix : 279,80 € - 30 comprimés à libération prolongée (400 mg)
225,92 € - 60 comprimés (200 mg)
56,37 € - 14 comprimés (200 mg)
57,96 € - Flacon susp. buvable
Équivalents ou génériques : Aucun
Laboratoire : Boehringer Ingelheim
DCI : *névirapine*
Présentations/Composition : Cp. : 200 ou 400 mg de névirapine, Susp. Buv. : 10 mg/ml

Indications : *Infection VIH*
Viramune est indiqué dans le traitement de l'infection à VIH chez l'adulte et l'enfant à partir de 3 ans, en association avec d'autres classes de médicaments antirétroviraux.

Précautions/Interactions :
La posologie usuelle est de 1 comprimé de 200 mg à libération immédiate par jour pendant les 14 premiers jours (28 jours maximum), puis d'un comprimé de 400 mg à libération prolongée en association avec 2 autres médicaments antirétroviraux.
La posologie maximum est de 400 mg par jour.
Chez les jeunes enfants la posologie est de 4 à 7 mg par kg.
Ce traitement ne doit être prescrit que par un médecin spécialiste de l'infection VIH.
En cas d'interruption du traitement de plus de 7 jours, il est nécessaire de recommencer le traitement avec une période d'initiation de 14 jours avec les comprimés à 200 mg à libération immédiate.
Les hommes et les femmes en traitement doivent suivre une contraception efficace. La contraception orale peut être insuffisante, en raison de l'abaissement des taux sanguins des hormones contraceptifs provoqué par le traitement avec Viramune.

Posologie :
Adulte : 1 Cp. 400 mg/j.
Grossesse : oui, si indispensable
Enfant < 18 ans : non
Allaitement : non

Effets secondaires :
Viramune peut être responsable de fatigue, fièvre, maux de tête, de réaction allergique cutanée parfois sévère, d'hépatite, de pancréatite.

Contre-indications :
Viramune est contre-indiqué en cas d'hypersensibilité au principe actif, et en cas de réaction allergique cutanée sévère. Il est également contre-indiqué en cas d'hépatite et d'insuffisance hépatique sévère, lors d'un traitement avec la rifampicine. Le millepertuis est contre-indiqué.

VISANNE
Hormones sexuelles

NR
Prix : Libre
Équivalents ou génériques : Aucun
Laboratoire : Bayer
DCI : *dienogest*

Présentations/Composition : Cp. : 2 mg de dienogest

Indications : *Endométriose*
Visanne est indiqué pour le traitement de l'endométriose chez la femme de plus de 18 ans.

Précautions/Interactions :
La posologie usuelle est de 1 comprimé par jour pendant une durée de 15 mois maximum. Le traitement doit être pris continuellement, sans interruption entre les boîtes, indépendamment de la survenue de saignements.
Pendant le traitement il est nécessaire de respecter une contraception non hormonale.

Posologie :
Adulte : 1 Cp./j.
Grossesse : non
Enfant < 18 ans : non
Allaitement : non

Effets secondaires :
Visanne favorise la dépression, les troubles de l'humeur, la nervosité et la fatigue. Il peut être responsable de maux de tête, d'acné, de chute de cheveux, de douleurs osseuses et musculaires, de prise de poids, d'une altération du cycle menstruel (avec retour à la normale dans les 2 mois qui suivent l'arrêt du traitement) et de tension mammaire.

Contre-indications :
Visanne est contre-indiqué en cas d'antécédents de maladie thromboembolique, maladie cardio-vasculaire, troubles du rythme et maladie cardiaque, diabète, maladie du foie et insuffisance hépatique, cancer du sein et de l'utérus, hémorragie génitale inexpliquée.

VISKEN
Antihypertenseurs

65 %
Prix : 8,43 € - 90 comprimés (5 mg)
25,52 € - 180 comprimés (5 mg)
11,14 € - 30 comprimés (15 mg)
32,33 € - 90 comprimés (15 mg)
Équivalents ou génériques : Viskaldix
Laboratoire : Novartis
DCI : *pindolol*
Présentations/Composition : Cp. : 5 et 15 mg

Indications : *Hypertension artérielle, Prévention de l'angine de poitrine, Troubles du rythme cardiaque, Cardiomyopathie*

Visken

obstructive, Complications cardiaques des hyperthyroïdies

Visken appartient à la classe des bêta-bloquants, remèdes qui inhibent l'action de certaines hormones appelées catécholamines (dont l'adrénaline) au niveau du cœur, des poumons et des vaisseaux. Ils diminuent le rythme cardiaque, ralentissent la conduction de l'influx nerveux à l'intérieur du cœur, diminuent la force contractile du ventricule gauche, diminuent la consommation d'oxygène du cœur et baissent la tension artérielle. Mais ils ont aussi un effet sur le poumon (bronchoconstriction), les vaisseaux des extrémités (vasoconstriction) et le taux de sucre dans le sang (hypoglycémie). Visken est utilisé pour le traitement de l'hypertension artérielle, pour la prévention des crises d'angor d'effort, et dans le cadre du traitement de certaines maladies cardiaques qui surviennent lors des suites d'une hyperthyroïdie, ou lors de maladies du muscle cardiaque (myocardiopathie obstructive).

Précautions/Interactions :

Le traitement par les bêta-bloquants doit être utilisé avec prudence en cas d'insuffisance cardiaque, de maladie respiratoire chronique, d'angor de Prinzmetal (crise d'angine de poitrine au repos), de certains troubles du rythme cardiaque, de diabète, de phéochromocytome, de maladie cutanée (psoriasis) et chez les patients âgés.

L'association du Visken est contre-indiquée avec la floctafénine (Idarac) et le sultopride (Barnétil), et elle est déconseillée avec l'amiodarone (Cordarone) ainsi qu'avec les diurétiques.

Si vous devez être opéré, avertissez l'anesthésiste de votre traitement, car il ne doit pas être interrompu brutalement et il exige une surveillance particulière pendant l'intervention.

L'association doit être faite avec précaution en cas d'utilisation de médicaments antagonistes du calcium (Adalate, Tildiem, Cordium, Loxen, Isoptine), en cas d'association avec d'autres antiarythmiques, avec le baclofène (Liorésal), l'insuline et les médicaments antidiabétiques.

De nombreuses classes thérapeutiques doivent être utilisées avec prudence : antidépresseurs imipraminiques, neuroleptiques, anti-inflammatoires non stéroïdiens, tétracosactide (Synacthène), méfloquine (Lariam).

Le Visken peut provoquer une réponse positive lors des tests antidopage réalisés chez les sportifs.

Posologie :

Adulte (Hypertension, cœur) : 15 à 30 mg/j. en 1 à 2 prises
Grossesse : si nécessaire, sous surveillance
Allaitement : non

Effets secondaires :

Les effets indésirables les plus fréquents sont la bradycardie, la fatigue, l'impuissance, l'insomnie et les troubles digestifs (douleurs gastriques, nausées, vomissements, diarrhées). Plus rarement, le Visken peut provoquer une crise d'asthme, une chute importante de la tension artérielle, une hypoglycémie, des éruptions cutanées, nécessitant dans tous les cas un arrêt du traitement.

Contre-indications :

Les bêta-bloquants sont interdits en cas d'asthme et d'insuffisance cardiaque non soignée. Ils ne peuvent pas être utilisés si le patient présente un rythme cardiaque trop lent (bradycardie) ou dans certains troubles du rythme (bloc auriculo-ventriculaire de 2e ou 3e degré).

Ils sont contre-indiqués en cas de phénomène de Raynaud et de troubles artériels des mains et des pieds, en cas de tumeur non traitée de la glande surrénale (phéochromocytome), en cas d'hypotension artérielle, et d'antécédents d'allergie au pindolol.

Délai d'action :

L'effet du médicament apparaît 2 heures après la prise.

En cas d'oubli :

Prendre immédiatement le comprimé oublié sans dépasser la dose journalière prescrite.

Signes de surdosage :

Il provoque un ralentissement excessif du cœur et une baisse importante de la tension qui exige une hospitalisation en service d'urgence pour l'administration d'antidote.

Bon à savoir

Les comprimés doivent être pris de préférence après les repas.

Les traitements bêta-bloquants ne doivent jamais être interrompus brutalement chez les malades du cœur : l'arrêt brusque peut provoquer un infarctus du myocarde, des troubles du rythme graves et le décès.

VISTABEL
Myorelaxants

 NR

Prix : Usage hospitalier
Équivalents ou génériques : Botox, Xeomin
Laboratoire : Allergan
DCI : *toxine botulique type A*
Présentations/Composition : Flacon Poud. : 50 UI de toxine botulique type A

Indications : *Rides*
Vistabel est indiqué dans la correction temporaire des rides verticales intersourcilières modérées à sévères observées lors du froncement des sourcils. Il est prescrit chez l'adulte de moins de 65 ans, lorsque la sévérité de ces rides a un fort retentissement psychologique.

Précautions/Interactions :
Le volume d'injection est de 0,1 ml et doit être administré par un médecin spécialiste en 5 points de la zone à traiter.
L'amélioration des rides s'observe, généralement, une semaine après le traitement et peut durer jusqu'à 4 mois après l'injection.
L'intervalle entre deux injections est de 3 mois minimum. Un usage trop fréquent est à l'origine de la formation d'anticorps qui peuvent conduire à une résistance au traitement.
L'administration de ce produit n'est pas recommandée chez les personnes de plus de 65 ans. Ce produit doit être utilisé avec prudence s'il existe une inflammation au niveau de la zone à traiter ou si le patient souffre d'un trouble neuromusculaire systémique, tel qu'une sclérose latérale amyotrophique.

Posologie :
Adulte : 0,1 ml en 1 Inj./3 mois
Grossesse : non
Allaitement : non

Effets secondaires :
Les effets indésirables sont assez fréquents dans les premiers jours qui suivent le traitement et sont liés à la technique d'injection ou au produit. L'effet secondaire le plus fréquent est la douleur faciale, et les moins fréquents sont les vertiges, syndrome grippal, asthénie, fièvre, infection. Vistabel peut aussi être responsable de ptôsis (chute de la paupière supérieure), blépharite, œdème de la paupière ou de l'orbite, trouble visuel.

Contre-indications :
Vistabel est contre-indiqué en cas d'hypersensibilité au produit ou à ses excipients, en cas de myasthénie grave ou de syndrome de Lambert-Eaton (maladie rare de la transmission neuromusculaire).

VISUDYNE
Agents antivascularisation

 100 %

Prix : 1 194,53 € - 1 flacon pour perfusion
Équivalents ou génériques : Aucun
Laboratoire : Novartis
DCI : *vertéporfine*
Présentations/Composition : Flacon Poud. pour Perf. : 15 mg de vertéporfine

Indications : *Dégénérescence maculaire liée à l'âge*
Visudyne est indiqué dans le traitement des patients atteints de dégénérescence maculaire exsudative liée à l'âge, ou dans le traitement des néovascularisations rétiniennes des myopies fortes.

Précautions/Interactions :
La posologie habituelle du traitement est de 6 mg/mètre carré, dilués dans 30 ml de liquide pour perfusion, à administrer une seule fois, en perfusion de 10 minutes, suivie d'une séance de photothérapie.
Ce médicament ne doit être utilisé que par des ophtalmologistes expérimentés dans la prise en charge des patients ayant une dégénérescence maculaire liée à l'âge ou une myopie forte.
Les patients doivent être réévalués tous les 3 mois. En cas de récidive, le traitement par ce médicament peut être administré jusqu'à quatre fois par an.
L'extravasation (incident de perforation) de ce médicament peut provoquer de vives douleurs, une inflammation, un œdème ou un changement de coloration au site d'injection. Le soulagement de ces douleurs peut nécessiter un traitement analgésique. Dans ce cas, la perfusion doit être interrompue immédiatement. Il faut protéger complètement la surface atteinte de la lumière directe vive jusqu'à disparition de l'œdème et du changement de

coloration, et appliquer des compresses froides au niveau du site d'injection.
Après traitement par vertéporfine, les patients peuvent développer des troubles visuels tels qu'une vision anormale, une diminution de l'acuité visuelle, ou une altération du champ visuel susceptible de gêner la conduite des véhicules et l'utilisation de machines. Les patients ne doivent pas conduire ni utiliser des machines tant que les symptômes persistent.

Posologie :
Adulte : 6 mg/m^2
Grossesse : non
Allaitement : non

Effets secondaires :
L'administration de Visudyne peut être à l'origine de douleurs thoraciques et de réactions d'hypersensibilité, qui se manifestent par des signes généraux tels qu'une syncope, des sueurs, sensations vertigineuses, éruption de courte durée (rash), dyspnée, bouffées vasomotrices ou modifications de la pression artérielle et de la fréquence cardiaque. Les patients doivent être sous surveillance médicale étroite pendant la perfusion du produit.
Visudyne peut être responsable de douleurs thoraciques et lombaires (pendant la perfusion), de fatigue, fièvre, hypersensibilité cutanée, de nausées, de douleur au niveau du site d'injection, avec œdème, inflammation, hémorragie, modification de couleur de la peau. Immédiatement après le traitement, les patients sont plus sensibles au soleil et aux lumières fortes, et doivent éviter pendant 48 heures l'exposition au soleil ou à d'autres sources lumineuses comme les lampes à bronzer, ou les lampes scialytiques utilisées en chirurgie ou dans les cabinets dentaires (il faut protéger la peau avec des vêtements et utiliser des lunettes de soleil haute protection).
Le traitement peut provoquer des troubles de la vision, tels qu'une vision trouble, floue, brouillée ou avec flashs lumineux, une diminution de l'acuité visuelle, des altérations du champ visuel (halos gris ou noirs, scotomes et taches noires).

Contre-indications :
Visudyne est contre-indiqué en cas d'hypersensibilité au produit ou à ses excipients, ainsi que chez les patients atteints de porphyrie hépatique ou présentant une insuffisance hépatique grave.

Signes de surdosage :
Aucun cas de surdosage n'a été rapporté. Un surdosage de vertéporfine et/ou de lumière appliqué à l'œil traité pourrait provoquer une perte de vision sévère. Les patients exposés à un surdosage peuvent présenter une photosensibilité cutanée prolongée. Dans ce cas, le patient doit porter des lunettes de soleil sombres et éviter l'exposition directe au soleil ainsi qu'à une lumière intérieure forte pendant une période proportionnelle au surdosage.

VITAMINE B12 GERDA
Vitamines

NR
Prix : 2,74 € - 6 ampoules (1000 µg)
Libre - 20 comprimés
Équivalents ou génériques : Vitamine B12 Lavoisier, Vitamine B12 Delagrange, Dodécavit
Laboratoire : Gerda
DCI : *cyanocobalamine*
Présentations/Composition : Cp. : 250 mg de cyanocobalamine (Vit. B12)
Amp. Inj. : 1000 µg de cyanocobalamine

Indications : *Carences en vitamine B12, Anémie de Biermer, Malabsorptions intestinales, Douleur rebelle*
Vitamine B12 est indiquée dans le traitement de l'anémie de Biermer et dans les malabsorptions digestives fréquentes après intervention chirurgicale portant sur le tube digestif (gastrectomie, résection d'une partie de l'intestin grêle), dans la maladie cœliaque, maladie de Crohn, de Whipple. La vitamine B12, à forte dose, est active sur les douleurs rebelles du type sciatiques ou névralgies cervico-brachiales.

Précautions/Interactions :
La carence en vitamine B12 est exceptionnelle : elle ne s'observe qu'au bout de 4 ans d'un régime végétarien strict et est traitée par la vitamine B12 en comprimés.
Dans les autres cas, la vitamine B12 est administrée uniquement par voie intramusculaire stricte, au rythme d'une injection par jour de 1 mg ou 3 fois par semaine, jusqu'à 10 injections. Par la suite il suffit de faire une injection IM par mois.

Posologie :
Adulte
Carences : 1 Amp. Inj. 3 fois/Sem.

Douleur : 5 à 20 mg IM tous les 2 ou 3 j.
Grossesse : oui
Allaitement : oui

Effets secondaires :
Vitamine B12 provoque parfois des réactions allergiques (urticaire, prurit) et l'injection intramusculaire est douloureuse. Elle colore les urines en rouge. En cas de traitement prolongé, elle peut être responsable d'une baisse du taux sanguin de potassium et de l'apparition d'une acné.

Contre-indications :
Vitamine B12 est contre-indiquée en cas de tumeurs malignes car elle peut accélérer la croissance cancéreuse, et en cas d'antécédents d'allergie aux cobalamines.

VITAMINE B6 RICHARD
Vitamines

 NR

Prix : Libre
Équivalents ou génériques : Dermo 6, Bécilan, Pyridoxine Renaudin
Laboratoire : Richard
DCI : *pyridoxine*
Présentations/Composition : Cp. : 250 mg de chlorhydrate de pyridoxine (boîte de 20 Cp.)

Indications : *Carences en vitamine B6*
Vitamine B6 est indiqué dans les carences en vitamine B6, dans le cadre de carences globales en vitamines B, ou en accompagnement de certains traitements nécessitant une supplémentation vitaminique.

Précautions/Interactions :
Vitamine B6 est réservé à l'adulte.
La vitamine B6 est très répandue dans les aliments, et sa carence est donc exceptionnelle.
La vitamine B6 est utilisée en complément de traitement à l'isoniazide, au D-pénicillamine, ou avec les contraceptifs œstro-progestatifs lorsqu'ils sont à l'origine de symptômes de dépression.

Posologie :
Adulte : 1 à 4 Cp./j.
Grossesse : non
Allaitement : non

Effets secondaires :
Des traitements prolongés avec la vitamine B6 peuvent être à l'origine de troubles neurologiques périphériques (polynévrites), réversibles à l'arrêt du traitement.

Contre-indications :
Vitamine B6 est contre-indiquée en cas d'hypersensibilité à l'un de ses composants et en cas de traitement avec lévodopa (traitement de la maladie de Parkinson).

VITAMINE K1
Coagulants

 65 %

Prix : 2,33 € - 20 comprimés
2,36 € - flacon (10 ml)
4,08 € - 3 ampoules injectables
5,68 € - 5 ampoules (2 mg/0,2 ml)
Équivalents ou génériques : Aucun
Laboratoire : Roche
DCI : *phytoménadione*
Présentations/Composition : Cp. : 10 mg de Vit. K1 ; Gtte émulsion Buv. : 1 mg Vit. K1/Gtte Amp. Inj. de 1 ml : 10 mg/Amp. et 2 mg/Amp.

Indications : *Prévention et traitement des hémorragies*
La vitamine K1 est indiquée en cas de carence d'apport digestif de cette vitamine, lors des hémorragies provoquées par le surdosage des anticoagulants oraux, et dans le cadre de la prévention de la maladie hémorragique du nouveau-né.
La forme injectable est utilisée lors des carences en vitamine K1 provoquées par certaines maladies digestives : l'absorption de la vitamine K1 exige la présence de sucs biliaires et pancréatiques, et une carence d'absorption est possible lors de maladies des voies biliaires, mucoviscidose, colite ulcéreuse, maladie de Crohn.

Précautions/Interactions :
Les besoins journaliers en vitamine K1 sont de 2 mg par jour.
En cas de traitement aux antivitamines K, limiter autant que possible l'apport alimentaire de cette vitamine.
Une injection unique est suffisante pour traiter la carence en vitamine K, mais elle pourra être répétée en cas d'absorption massive de médicaments anticoagulants (antivitamines K) ou en cas d'intoxication par des raticides (qui contiennent des antivitamines K).

Vitascorbol

Ne pas utiliser les ampoules dont le contenu serait trouble ou présentant 2 phases de séparation. Lorsque le risque hémorragique est important, le traitement à la vitamine K doit être accompagné de facteurs de la coagulation ou de perfusion de plasma.

Posologie :
Adulte
Cp. : 10 à 50 mg/j.
IV lente : 10 à 20 mg
Enfant : 1 Gtte à la naissance
Grossesse : oui, après avis médical
Allaitement : oui, après avis médical

Effets secondaires :
Très rarement les injections de vitamine K peuvent provoquer une réaction allergique. Les injections intramusculaires peuvent être responsables d'un hématome local, surtout si le patient utilise des anticoagulants oraux (antivitamines K).

Contre-indications :
Il n'existe pas de contre-indication, hormis des antécédents d'allergie à la vitamine K.

Délai d'action :
La vitamine K1 est rapidement absorbée et les réserves de l'organisme sont de 8 jours.

> **Bon à savoir**
> La vitamine K est indispensable à la fabrication des facteurs de coagulation dans le foie. Elle est présente dans les légumes à feuilles vertes, les huiles végétales, le jaune d'œuf, le fromage, la viande de porc, et le foie. Elle est également produite par les bactéries présentes dans le tube digestif. Les traitements antibiotiques prolongés détruisent la flore bactérienne intestinale, ce qui peut expliquer une carence en vitamine K1. Une alimentation normale permet de couvrir suffisamment les besoins journaliers en vitamine K.

VITASCORBOL
Vitamines

NR

Prix : Libre
Équivalents ou génériques : Laroscorbine, Vitamine C 1000 Inava, Vitamine C Aguettant, Vitamine C Arkovital, Vitamine C Faure, Vitamine C Oberlin, Vitamine C Pierre Fabre, Vitamine C Upsa
Laboratoire : Théraplix

DCI : *acide ascorbique*
Présentations/Composition : Cp. : 500 mg d'acide ascorbique (Vit. C) (boîtes de 12 Cp. et de 2 tubes de 12 Cp.)
Cp. Efferv. : 1 g d'acide ascorbique (boîte de 2 tubes de 10 Cp.)
Gran. pour Sol. Buv. : 1 g d'acide ascorbique/Sach. (boîte de 10 Sach.)

Indications : *Fatigue, Carences en vitamine C*
La vitamine C est indiquée dans le traitement de la fatigue et dans les carences en vitamines C (scorbut).

Précautions/Interactions :
Vitascorbol est réservé à l'adulte.

Posologie :
Adulte : 1 à 2 Cp. ou Sach. 500 mg ou 1 g/j.
Grossesse : non, sauf avis médical
Allaitement : non

Effets secondaires :
À fortes doses (plus de 1 g par jour), la vitamine C peut provoquer des brûlures gastriques et des calculs urinaires. La vitamine C, réputée excitante, peut parfois gêner l'endormissement, il est donc conseillé de ne pas en prendre le soir.

Contre-indications :
La vitamine C est contre-indiquée en cas d'hypersensibilité à l'un de ses constituants ou en cas d'antécédents de calculs rénaux ou urinaires (calculs oxalocalciques).

> **Bon à savoir**
> La vitamine C est abondamment utilisée pour traiter toutes sortes d'états de fatigue ou pour prévenir l'apparition des infections virales (grippes, rhumes).

VIVAMYNE
Vitamines

NR

Prix : Libre
Équivalents ou génériques : Survitine
Laboratoire : Whitehall
DCI : *vitamines, oligo-éléments*
Présentations/Composition : Cp. : rétinol (3 500 UI), thiamine (2,25 mg), riboflavine (2,6 mg), pantothénate de calcium (10 mg), pyridoxine (3 mg), biotine (0,045 mg), acide folique (0,4 mg), cyanocobalamine (9 mg),

acide ascorbique (90 mg), colécalciférol (150 UI), alpha-tocophérol (30 UI), nicotinamide (20 mg), calcium, magnésium, potassium, fer, cuivre, manganèse, zinc (boîtes de 15, 20 et 30 Cp.)

Indications : *Prévention des carences en vitamines, Prévention des carences en oligo-éléments*
Vivamyne est indiqué dans la prévention des carences en vitamines et en complément alimentaire.

Précautions/Interactions :
Vivamyne est un mélange équilibré de vitamines et oligo-éléments couvrant les besoins quotidiens.
Vivamyne doit être utilisé avec précaution en cas de traitement avec lévodopa (traitement de la maladie de Parkinson), barbituriques ou phénytoïne, tétracyclines, diphosphonates.
Mieux vaut éviter la prise simultanée de pansements gastriques à base de sels d'aluminium, de calcium ou de magnésium ; attendre 2 heures après la prise de Vivamyne.

Posologie :
Adulte et enfant > 12 ans : 1 Cp./j.
Grossesse : après avis médical
Allaitement : non

Effets secondaires :
Vivamyne provoque parfois des troubles digestifs et peut colorer les selles en noir en raison de la présence de fer.

Contre-indications :
Vivamyne est contre-indiqué en cas d'hypersensibilité à l'un de ses composants, en cas d'insuffisance rénale sévère, d'hypercalcémie ou hypercalciurie, et en cas de surcharge de l'organisme en fer (de même en cas de traitement simultané par des sels de fer).

Bon à savoir
Il ne faut pas dépasser la dose journalière prescrite : le surdosage peut avoir des effets néfastes. N'oubliez pas que l'excès de vitamines peut être dangereux et qu'une nourriture équilibrée est suffisante pour couvrir les besoins quotidiens.

VOGALÈNE
Antiémétiques

30 % ; (Amp.) 65 %
Prix : 3,08 € - 16 Lyoc (7,5 mg)
4,79 € - 20 gélules (15 mg)
3,30 € - suspension buvable (150 ml)
2,35 € - solution gouttes (30 ml)
4,19 € - 10 ampoules injectables (10 mg/1 ml)
Équivalents ou génériques : Aucun
Laboratoire : Schwarz
DCI : métopimazine
Présentations/Composition : Lyoph. oral (lyoc) : 7,5 mg de métopimazine
Gél. : 15 mg de métopimazine
Sol. Buv. à 0,1 % de métopimazine ; Sol. Buv. en Gttes à 0,4 % de métopimazine
Amp. Inj. à 10 mg/1 ml

Indications : *Nausées, Vomissements*
Vogalène est indiqué pour le traitement des nausées et des vomissements de toute origine : maladies du système digestif, troubles de la motricité intestinale.

Précautions/Interactions :
Appartenant à la même famille que les neuroleptiques, Vogalène agit sur les centres cérébraux responsables du vomissement en inhibant un médiateur chimique cérébral, la dopamine. Aux doses thérapeutiques habituelles, Vogalène n'a pas d'effet neuroleptique.
L'utilisation de Vogalène est déconseillée avec la lévodopa (traitement de la maladie de Parkinson), avec les antihypertenseurs, les antihypotenseurs et avec la plupart des médicaments agissant sur le système nerveux (antidépresseurs, anxiolytiques).

Posologie :
Adulte et enfant > 20 kg
Nausées, vomissements : 2 à 4 lyocs/j. ou 1 à 2 Gél./j. ou 3 à 6 c. à c./j.
Chimiothérapie : 1 à 2 Amp. IM/j.
Enfant
< 6 ans : 1 mg/kg/j.
6 à 12 ans : 1 à 2 lyocs/j. ou 1 à 3 c. à c./j. ou 75 à 150 Gttes/j.
Grossesse : oui, si nécessaire
Allaitement : selon avis médical

Effets secondaires :
Vogalène provoque des troubles neurologiques ressemblant à la maladie de Parkinson (contractures et spasmes musculaires). Il est responsable de somnolence, fatigue, hypotension artérielle, sécheresse de la bouche. En traitement prolongé il peut provoquer une gynécomastie, un écoulement de lait et un arrêt des règles.

Contre-indications :
Vogalène est contre-indiqué en cas d'hypersensibilité au produit, en cas de risque de glaucome et de rétention urinaire par hypertrophie de la prostate.

Délai d'action :
Vogalène est efficace 30 minutes après administration.

Signes de surdosage :
À forte dose, Vogalène provoque une somnolence, une hypotension artérielle et une hypotonie musculaire, nécessitant parfois un lavage gastrique.

En cas d'oubli :
Prendre le comprimé sans dépasser la dose journalière prescrite.

> *Bon à savoir*
> Laisser fondre les lyocs sur la langue ou les dissoudre dans 1 verre d'eau.

VOGALIB
Antinauséeux

 NR

Prix : Libre
Équivalents ou génériques : Aucun
Laboratoire : Schwarz
DCI : *métopimazine*
Présentations/Composition : Plaq. de 8 Cp. : 7,5 mg de métopimazine

Indications : *Nausées, Vomissements*
Vogalib est indiqué dans le traitement symptomatique des nausées et des vomissements.

Précautions/Interactions :
La posologie habituelle de Vogalib est de 1 comprimé, à renouveler si nécessaire jusqu'à 4 comprimés, sans dépasser 2 jours de traitement.
Chez l'enfant de plus de 6 ans, la posologie ne doit pas dépasser 2 comprimés par jour.
Vogalib doit être utilisé avec précaution chez les personnes âgées, en raison du risque de somnolence, en cas d'insuffisance hépatique ou rénale.
La consommation d'alcool est déconseillée pendant le traitement.

Posologie :
Adulte : 1 à 4 Cp./j. pendant 2 j. maxi
Enfant < 6 ans : non
Grossesse : non
Allaitement : non

Effets secondaires :
Vogalib peut être responsable de troubles de l'accommodation visuelle, de rétention d'urine, de troubles digestifs (douleurs abdominales), de troubles sexuels ou de diminution de la tension artérielle.

Contre-indications :
Vogalib est contre-indiqué en cas d'hypersensibilité au produit, en cas de glaucome à angle fermé, de maladie de la prostate, de myasthénie et de phénylcétonurie (en raison de la présence d'aspartam). Il ne doit pas être utilisé avec des lentilles de contact souples (éviter le port de lentilles durant le traitement).

VOLIBRIS
Antihypertenseurs

Prix : Usage hospitalier
Équivalents ou génériques : Aucun
Laboratoire : GlaxoSmithKline
DCI : *ambrisentan*
Présentations/Composition : Cp. : 5 ou 10 mg de ambrisentan

Indications : *Hypertension pulmonaire*
Ce médicament est indiqué dans le traitement de l'hypertension artérielle pulmonaire chez les patients en classe fonctionnelle II et III, pour améliorer la capacité à l'effort.

Précautions/Interactions :
Chez l'adulte, la posologie initiale habituelle est de 5 mg par jour, qui peut être augmentée jusqu'à 10 mg.
Ce traitement ne peut être prescrit que par un médecin expérimenté dans le traitement de l'hypertension artérielle pulmonaire.
Volibris peut être utilisé chez les personnes âgées et en cas d'insuffisance rénale légère.

Posologie :
Adulte > 18 ans : 5 à 10 mg/j.
Grossesse : non
Allaitement : non

Effets secondaires :
Volibris est fréquemment responsable de troubles gastro-intestinaux (constipation, douleur abdominale), d'œdèmes périphériques, de palpitations, bouffées vasomotrices, de troubles respiratoires (congestion nasale, essouffle-

ment, rhinite, sinusite, pharyngite), de maux de tête.

Contre-indications :
Volibris est contre-indiqué en cas d'hypersensibilité au produit ou à ses excipients et en cas d'insuffisance hépatique sévère ou de cirrhose. Il ne doit pas être prescrit à une femme en âge de procréer si celle-ci ne suit pas une contraception efficace. En cas de doute, des tests de grossesse mensuels sont recommandés.

En cas d'oubli :
Si vous constatez l'oubli peu de temps après l'heure de la prise, prenez la dose habituelle. Si vous vous en apercevez peu de temps avant la prise suivante, ne doublez pas la dose.

Bon à savoir
Il est préférable de prendre ce médicament tous les jours à la même heure, avec un grand verre d'eau, sans le croquer.

VOLTAFLEX
Anti-inflammatoires

 15 %

Prix : 13,04 € - 60 comprimés (625 mg)
Équivalents ou génériques : Dolenio, Flexea, Osaflexan, Structoflex
Laboratoire : Novartis
DCI : *glucosamine*
Présentations/Composition : Cp. : 625 mg de glucosamine

Indications : *Gonarthrose*
Ce médicament est utilisé pour le soulagement des symptômes douloureux de l'arthrose du genou légère à modérée.

Précautions/Interactions :
La posologie habituelle est de 2 comprimés par jour, en une seule prise.
Le traitement doit être interrompu si aucune amélioration n'est observée après 2 à 3 mois de traitement.
Ce médicament doit être utilisé avec précaution en cas de diabète, maladie cardiovasculaire, asthme, en raison d'un risque d'aggravation des symptômes.

Posologie :
Adulte > 18 ans : 2 Cp./j.
Grossesse : non
Allaitement : non

Effets secondaires :
Voltaflex peut être responsable transitoirement de maux de tête et de fatigue, de douleur abdominale avec diarrhée ou constipation, nausées et vomissements.

Contre-indications :
Voltaflex est contre-indiqué en cas d'hypersensibilité au produit et à ses excipients.

En cas d'oubli :
Prendre immédiatement le comprimé oublié. Ne pas doubler la dose pour compenser le comprimé oublié.

VOLTARÈNE
Anti-inflammatoires non stéroïdiens

65 % ; (Suppos. 100 mg et 25 mg ; Amp. ; Gel) 30 % ; TFR

Prix : 2,13 € - 30 comprimés (25 mg)
4,68 € - 30 comprimés (50 mg)
8,57 € - 30 capsules LP (75 mg)
5,70 € - 15 comprimés LP (100 mg)
2,00 € - 10 suppositoires enfants (25 mg)
3,09 € - 10 suppositoires (100 mg)
1,40 € - 2 ampoules injectables (75 mg)
2,67 € - gel pour application locale (tube de 50 g)

Équivalents ou génériques : *Diclofénac Arrow*, *Diclofénac Biogaran*, *Diclofénac EG*, *Diclofénac Ivax*, *Diclofénac Merck*, *Diclofénac Nepenthes*, *Diclofénac Ranbaxy*, *Diclofénac Ratiopharm*, *Diclofénac Sandoz*, *Diclofénac Téva*, Dispadol gel, Flector, Solaraze, Tendol, *Xenid*
Laboratoire : Novartis
DCI : *diclofénac*
Présentations/Composition : Cp. : 25 mg et 50 mg
Cp. LP : 75 mg et 100 mg
Suppos. : 25 mg et 100 mg
Amp. Inj. : 75 mg
Gel : 1 % pour application locale (tube de 50 g)

Indications : *Inflammation, Douleur*
Les anti-inflammatoires non stéroïdiens (AINS) luttent contre l'inflammation et la douleur. Accessoirement, ils sont actifs contre la fièvre et fluidifient le sang. Ils sont utilisés en traitement de courte durée des inflammations articulaires aiguës et douloureuses, des

Voltarène

tendinites, des traumatismes de l'appareil locomoteur, des douleurs vertébrales accompagnées ou non de sciatiques, de névralgies. Ils sont également administrés en chirurgie orthopédique ou maxillo-faciale pour prévenir ou traiter les manifestations inflammatoires. Les formes à libération prolongée sont indiquées pour les traitements au long cours des processus inflammatoires chroniques (certaines arthroses, polyarthrite rhumatoïde).
Chez la femme, le diclofénac est utilisé pour calmer les règles douloureuses quand les examens médicaux ont éliminé toute cause de maladie. Chez les enfants, ce médicament est indiqué en cas de rhumatisme inflammatoire infantile et les formes à 25 mg leur sont préférées (suppositoire ou comprimé). La forme injectable est également administrée en cas de crise aiguë de coliques néphrétiques, de lombo-sciatiques et de rhumatismes inflammatoires en poussée. Le gel cutané soulage les douleurs et diminue les œdèmes en cas de traumatismes ou de tendinites.

Précautions/Interactions :
Les formes 25 mg (comprimés ou suppositoires) sont réservées aux enfants de plus de 17 kg. Quant à la forme 50 mg, elle est réservée aux adultes et aux enfants de plus de 15 ans. Les formes à libération prolongée sont utilisées dans les maladies rhumatismales au long cours.
La prescription d'AINS doit être prudente chez les personnes souffrant d'insuffisance hépatique, rénale ou cardiaque, de diabète et en cas d'antécédents d'ulcère gastro-duodénal.
De nombreux médicaments sont déconseillés avec le Voltarène : les anticoagulants, l'aspirine et ses dérivés salicylés, les autres AINS, le diflunisal, le lithium, le méthotrexate (traitement anticancéreux), le Ticlid. Certains traitements imposent une surveillance accrue : les antihypertenseurs, les diurétiques, certains traitements cardiaques (bêta-bloquants), certains antidiabétiques (sulfamides), certains traitements antigoutteux (bénémide) ou utilisés en cas de sida (zidovudine).
Si des pansements gastriques doivent être pris, les absorber au moins 2 heures après le diclofénac (diminution de l'absorption digestive).

Posologie :
Adultes > 15 ans
Cp. : 100 à 150 mg/j. en 2 ou 3 prises puis 75 à 100 mg/j. en 1 à 3 prises
Suppos. : 150 mg/j. puis 100 mg/j.
Amp. Inj. : 75 mg/j. pendant 2 j. puis poursuivre par une forme orale ou rectale
Gel : 2 à 4 Applic./j.
Enfants > 17 kg : 25 mg : 2 à 3 mg/kg/j. en 2 à 3 prises (Cp. ou Suppos.)
Grossesse : non
Allaitement : non

Effets secondaires :
Les AINS provoquent assez souvent en début de traitement une perte d'appétit, des nausées, des vomissements, de la diarrhée ou de la constipation, des maux de ventre, une inflammation de la gorge. Plus rarement peuvent survenir des ulcérations digestives avec hémorragies, des réactions d'hypersensibilité (rougeur de la peau, urticaire, crise d'asthme, œdème de Quincke), des maux de tête, des vertiges, des sifflements dans les oreilles et quelques troubles des examens sanguins.
La forme rectale peut provoquer des phénomènes d'irritation : diarrhée, coliques, ballonnements et douleurs rectales. Le gel peut être à l'origine de rougeurs localisées.

Contre-indications :
Le diclofénac est contre-indiqué aux personnes ayant présenté des allergies à cette molécule ou à l'aspirine et ses dérivés, aux personnes souffrant d'ulcère gastro-duodénal, d'insuffisance hépatique ou rénale.
Une inflammation récente du rectum contre-indique l'utilisation des suppositoires.

Délai d'action :
Le diclofénac est rapidement actif dans l'organisme quelles que soient les présentations. En 4 heures, la présence du diclofénac dans les articulations est plus importante que dans le sang et persiste plus de 12 heures.

Signes de surdosage :
L'intoxication se manifeste par des maux de tête, une agitation, des secousses musculaires, une irritabilité, une impossibilité de se tenir debout accompagnée de vertiges, de nausées, de vomissements, de diarrhée parfois sanglante, des ulcères gastro-duodénaux qui nécessitent une hospitalisation d'urgence.

> **Bon à savoir**
> *La prise des comprimés entiers, sans les croquer, avec un grand verre d'eau, au milieu des repas, diminue les troubles digestifs mais ne les annule pas. Ces troubles diges-*

tifs peuvent survenir également avec les formes injectables ou rectales. Pour obtenir un effet plus rapide en cas de crise aiguë, il est conseillé de prendre les comprimés avant les repas. La position assise 15 à 30 minutes après une prise orale du médicament diminue le risque d'irritation de l'œsophage. Il est préférable de lubrifier le suppositoire avant de l'insérer dans le rectum et d'appliquer le gel sur une peau saine et non infectée. Si des éruptions cutanées, des démangeaisons, des selles noires ou tout autre malaise inhabituel apparaissaient, il est conseillé de prévenir son médecin. La patiente en âge de procréer doit utiliser une méthode de contraception efficace pendant toute la durée du traitement car il peut entraîner une fausse couche et ses effets sur le fœtus ne sont pas connus. En cas de grossesse, il faut cesser la prise du médicament et consulter immédiatement son médecin.

Garder les médicaments à une température inférieure à 30 °C et à l'abri de l'humidité.

WILZIN
Oligoéléments

Prix : Libre
Équivalents ou génériques : Aucun
Laboratoire : Orphan
DCI : *acétate dihydrate de zinc*
Présentations/Composition : Gél. : 25 ou 50 mg d'acétate dihydrate de zinc

Indications : *Maladie de Wilson*
Wilzin est indiqué dans le traitement de la maladie de Wilson, maladie héréditaire provoquant une surcharge de l'organisme en cuivre. En effet, le zinc bloque l'absorption de cuivre au niveau de l'intestin.

Précautions/Interactions :
La prescription initiale de Wilzin ne peut être faite qu'à l'hôpital par un médecin spécialiste du traitement de la maladie de Wilson, puis doit être renouvelée une fois par an.
Le traitement par Wilzin est un traitement à vie.
Wilzin doit être pris à jeun, au moins 1 heure avant ou 2 à 3 heures après les repas. En cas d'intolérance gastrique, survenant fréquemment lors la prise du matin, cette prise peut être retardée jusqu'au milieu de la matinée, entre le petit-déjeuner et le déjeuner. Il est également possible de prendre ce médicament avec de la viande mais pas avec du lait.
Comme pour tous les agents anti-cuivre, tout surdosage peut entraîner un risque de déficit en cuivre, particulièrement nocif chez les enfants (le cuivre étant nécessaire à la croissance et au développement mental). Dans ces groupes de patients, les concentrations en cuivre urinaire doivent être maintenues légèrement au-dessus de la limite supérieure de la normale ou à la limite supérieure de la normale (soit 40 à 50 microgrammes par 24 heures).
Un suivi biologique comprenant la surveillance des paramètres hématologiques et le dosage des lipoprotéines doit également être réalisé afin de détecter les manifestations précoces d'un déficit en cuivre, tels qu'une anémie et/ou une leucopénie résultant d'une aplasie médullaire et une diminution du cholestérol HDL et du rapport HDL/cholestérol total.

Posologie :
Adulte : 1 Cp. 50 mg 3 fois /j.
Enfant de 1 à 6 ans : 1 Cp. 25 mg 2 fois /j.
Grossesse : oui
Allaitement : non

Effets secondaires :
Wilzin est responsable de troubles digestifs dont les plus fréquents sont les douleurs gastriques. Il est également responsable de nausées, vomissements, diarrhées, troubles pancréatiques. Il peut aussi provoquer une baisse trop importante du cuivre dans l'organisme, ce qui nécessite une adaptation du traitement.

Contre-indications :
Wilzin est contre-indiqué en cas d'hypersensibilité au zinc et à ses excipients.

En cas d'oubli :
Ne pas doubler la dose, continuer le traitement habituel.

> *Bon à savoir*
> L'absorption du zinc est retardée par de nombreux aliments : pain, œuf dur, café, lait.

WYSTAMM
Antiallergique

30 %

Prix : 8,68 € - 30 comprimés
Équivalents ou génériques : Aucun
Laboratoire : Bouchara
DCI : *rupatadine*
Présentations/Composition : Cp. : 10 mg de rupatadine

Indications : *Rhinite allergique, Urticaire*
Ce médicament est indiqué dans le traitement de la rhinite allergique et de l'urticaire chronique.

Précautions/Interactions :
La posologie recommandée est de 1 comprimé par jour.
Ce médicament doit être utilisé avec prudence en cas d'insuffisance hépatique ou rénale.
Il doit être utilisé avec prudence en cas de maladie cardiaque ou d'anomalie du rythme cardiaque, ainsi que chez les personnes de plus de 65 ans.

Posologie :
Adulte : 1 Cp./j.
Enfant et adolescent < 12 ans : non

Grossesse : non
Allaitement : non

Effets secondaires :
Ce médicament peut être responsable de somnolence, fatigue, céphalées, vertiges, sécheresse buccale, saignements de nez, plus rarement de douleurs musculaires ou de troubles gastro-intestinaux.

Contre-indications :
Wystamm est contre-indiqué en cas d'hypersensibilité à la rupatadine. Il ne doit pas être administré avec du jus de pamplemousse.

En cas d'oubli
Prendre immédiatement le comprimé oublié, puis continuer le traitement comme prévu, sans doubler ni répéter la dose.

XAGRID
Anticoagulants

Prix : 460,31 € - 100 gélules (0,5 mg)
Équivalents ou génériques : Aucun
Laboratoire : Shire
DCI : *anagrélide*
Présentations/Composition : Flacon de 100 Gél. : 0,5 mg chlorhydrate d'anagrélide/Gél.

Indications : *Thrombocytémie*
Xagrid est indiqué pour diminuer le nombre de plaquettes chez les patients porteurs d'une maladie rare. La thrombocytémie se manifeste par une augmentation importante du nombre des plaquettes et sujets à un risque élevé de maladie vasculaire. Xagrid est indiqué en cas de résistance ou d'intolérance au traitement habituel, l'hydroxyurée.

Précautions/Interactions :
La dose initiale recommandée est de 2 mg par jour, en 2 à 4 prises. Cette dose est maintenue pendant une semaine puis modifiée en fonction des résultats de la numération sanguine, qui doit être réalisée tous les 2 jours pendant la première semaine, puis une fois par semaine jusqu'à ce que la dose d'entretien soit obtenue (et pour éviter le risque de survenue d'une diminution trop importante du nombre des plaquettes).
La diminution du nombre des plaquettes commence entre 7 et 14 jours après le début du traitement.

La posologie usuelle d'entretien est de 1,5 à 3 mg par jour.
Le traitement par anagrélide nécessite une surveillance étroite du patient, par un médecin spécialiste. Pendant les premières semaines du traitement, il est recommandé, outre la formule sanguine, de surveiller le bilan hépatique et rénal.
En cas d'arrêt brutal du traitement, une augmentation du nombre des plaquettes peut être observée dans un délai de 4 jours. Toutefois, leur nombre revient habituellement au taux initial au bout de 10 à 14 jours.

Posologie :
Adulte : 1,5 à 3 mg/j.
Grossesse : non
Allaitement : non

Effets secondaires :
Xagrid peut être responsable d'anorexie, de troubles du rythme cardiaque et d'anomalies cardiaques, maux de tête, convulsions, troubles digestifs (diarrhée, nausées, vomissements), éruptions cutanées, toux, pancréatite, vertiges, étourdissement.

Contre-indications :
Xagrid est contre-indiqué en cas d'hypersensibilité au produit.

> *Bon à savoir*
> Avaler les gélules sans les ouvrir avec un grand verre d'eau.

XALATAN
Maladies des yeux

65 %
Prix : 37,60 € - 3 flacons
Équivalents ou génériques : *Latanoprost Actavis*, *Latanoprost Arrow*, *Latanoprost Biogaran*, *Latanoprost Chauvin*, *Latanoprost EG*, *Latanoprost Mylan*, *Latanoprost Ranbaxy*, *Latanoprost Sandoz*, *Latanoprost Téva*, *Latanoprost Zydus*
Laboratoire : Pfizer
DCI : *latanoprost*
Présentations/Composition : Colly. : flacon 2,5 ml à 0,005 %

Indications : *Glaucome chronique à angle ouvert, Hypertonie intra-oculaire*
Ce médicament diminue la pression intra-oculaire du glaucome en favorisant l'écoulement de l'humeur aqueuse hors de l'œil. Il est

indiqué dans le traitement des glaucomes chroniques à angle irrido-cornéen ouvert ainsi que dans les hypertonies intra-oculaires, notamment lorsque les autres traitements sont inefficaces ou contre-indiqués.

Précautions/Interactions :
Un assombrissement définitif de l'iris peut survenir au cours du traitement, surtout en cas de traitement d'un seul œil ou en cas d'iris à plusieurs couleurs, marron et une autre couleur (vert, jaune, bleu ou gris).
Ce collyre est utilisé avec prudence en cas d'asthme ou de glaucome autre qu'à angle ouvert.
En cas d'utilisation d'autres collyres, les instillations doivent être espacées de 5 minutes minimum. Les collyres contenant du thiomersal provoquent des précipitations en cas de mélange. Les collyres contenant du timolol, de la pilocarpine, de la dipivéphrine augmentent les effets du Xalatan. L'acétazolamide par voie orale augmente l'effet du collyre.

Posologie :
Adulte : 1 Gtte /j. le soir
Grossesse : non
Allaitement : non

Effets secondaires :
Une coloration définitive de l'iris peut survenir. Xalatan peut également provoquer des sensations de corps étrangers, des inflammations superficielles et transitoires de la cornée, des œdèmes de la macula de l'œil et des éruptions cutanées.

Contre-indications :
Xalatan est contre-indiqué en cas d'allergie à l'un des constituants et de port de lentilles.

Délai d'action :
L'effet débute 3 à 4 heures après l'instillation, est maximal en 8 à 12 heures et persiste au moins 24 heures.

Signes de surdosage :
Des instillations prolongées ou répétées peuvent provoquer une irritation oculaire.

> **Bon à savoir**
> Pour éviter un trop grand passage du produit dans l'organisme, exercer une légère pression sur l'œil après instillation du produit à l'aide d'un mouchoir en papier. Le flacon se conserve au réfrigérateur à une température de 4 ° à 8 °C. Une fois ouvert, on peut le conserver à température ambiante (25 °C) 1 mois maximum.

XAMIOL
Antipsoriasique

65 %
Prix : 47,29 € - 1 flacon gel
Équivalents ou génériques : Aucun
Laboratoire : Leo
DCI : *calcipotriol, bétaméthasone*
Présentations/Composition : Flacon : 3 mg de calcipotriol de 30 mg de bétaméthasone
Indications : *Psoriasis*
Ce médicament est indiqué dans le traitement des atteintes psoriasiques du cuir chevelu.

Précautions/Interactions :
La posologie initiale est de 1 application par jour sur le cuir chevelu, pendant 4 semaines, à renouveler si nécessaire.
Xamiol doit être utilisé exclusivement pour le traitement du cuir chevelu. Il ne doit pas être appliqué sur la peau saine.
Éviter l'exposition au soleil pendant le traitement.
Ne pas utiliser ce traitement en association avec d'autres traitements antipsoriasiques.

Posologie :
Adulte : 1 Applic./j.
Enfant et adolescent < 18 ans : non
Grossesse : non
Allaitement : non

Effets secondaires :
En raison de la présence d'un corticoïde (bétaméthasone), ce médicament est susceptible de provoquer les effets indésirables dus à la corticothérapie, tels que troubles de la peau (dermatite), troubles endocriniens (hyperglycémie, diabète), irritation oculaire.

Contre-indications :
Xamiol est contre-indiqué en cas d'hypersensibilité au calcipotriol ou à la bétaméthasone, en cas d'anomalie du métabolisme du calcium, en cas d'infection cutanée bactérienne, virale (herpès, varicelle), ou parasitaire (poux). Il est également contre-indiqué en cas de tuberculose ou de syphilis cutanée, d'acné, de sécheresse de la peau, d'insuffisance rénale ou hépatique sévère. Il est contre-indiqué en cas de psoriasis en goutte, érythrodermique, exfoliant ou pustuleux.

En cas d'oubli
Ne pas appliquer plus d'une fois par jour. En cas d'oubli, continuer le traitement comme prévu, sans doubler ni répéter la dose.

> **Bon à savoir**
> Agiter le flacon avant emploi et appliquer sur le cuir chevelu, le soir de préférence, l'équivalent d'une cuillerée à café du produit. Ne pas rincer les cheveux après l'application, ne pas utiliser de pansements. Bien se laver les mains après l'application.

XANAX
Anxiolytiques

65 % ; TFR
Prix : 1,99 € - 30 comprimés (0,25 mg)
2,91 € - 30 comprimés (0,50 mg)
Équivalents ou génériques : Alprazolam Alter, Alprazolam Arrow, Alprazolam Biogaran, Alprazolam Cristers, Alprazolam EG, Alprazolam Isomed, Alprazolam Mylan, Alprazolam Ratiopharm, Alprazolam RPG, Alprazolam Sandoz, Alprazolam Téva, Alprazolam Winthrop, Alprazolam Zydus
Laboratoire : Pfizer
DCI : *alprazolam*
Présentations/Composition : Cp. : 0,25 et 0,50 mg
Indications : *Anxiété, Difficulté d'endormissement*

Cet anxiolytique qui appartient à la famille des benzodiazépines a des effets calmants, de relaxation musculaire et anticonvulsivants. À plus fortes doses, il possède des effets sédatifs et d'induction du sommeil. Il est particulièrement indiqué en cas de crise d'angoisse ou d'anxiété généralisée.

Précautions/Interactions :
La plus faible posologie efficace est recommandée et l'utilisation doit être prudente chez les personnes âgées, en cas d'insuffisance hépatique ou rénale. Après des traitements prolongés ou à fortes doses, l'arrêt doit se faire progressivement sur 15 jours environ.
Ne pas consommer d'alcool avec les benzodiazépines car il accentue leurs effets sédatifs et hypnotiques. Cette association peut également provoquer des troubles transitoires de la mémoire.

L'utilisation des benzodiazépines est déconseillée avec la cimétidine, les inhibiteurs de la pompe à neutrons (antiulcéreux gastriques), la phénytoïne, cisapride, clozapine, nitulamide et les médicaments du système nerveux (sauf avis médical contraire).

Posologie :
Adulte : 0,5 à 4 mg/j. en 2 à 3 prises
Grossesse : après avis médical
Allaitement : non

Effets secondaires :
Une somnolence, des difficultés de concentration, une faiblesse musculaire, des réactions paradoxales (agressivité, insomnie, excitation, confusion), des réactions allergiques ou une hépatite peuvent apparaître. Un risque de dépendance peut s'installer au cours de traitement prolongé ou à fortes doses, pouvant entraîner un syndrome de sevrage à l'arrêt du médicament (anxiété, insomnie, irritabilité, maux de tête, agitation, confusion, hallucinations ou convulsions).

Contre-indications :
Une insuffisance respiratoire, des apnées du sommeil, une maladie musculaire (myasthénie), une allergie rare aux benzodiazépines, contre-indiquent le traitement.

En cas d'oubli :
Reprendre le traitement sans dépasser la dose quotidienne.

Signes de surdosage :
Un surdosage en benzodiazépine provoque une somnolence, un état d'ébriété, une dépression respiratoire pouvant conduire à un coma. Une hospitalisation est nécessaire pour administrer l'antidote (flumazénil).

> **Bon à savoir**
> La prescription de ce médicament est limitée à 12 semaines car au-delà, un risque de dépendance s'installe progressivement.

XARELTO
Antithrombotique

65 %
Prix : 14,10 € - 5 comprimés (10 mg)
26,30 € - 10 comprimés (10 mg)
72,21 € - 30 comprimés (10 mg)
37,66 € - 14 comprimés (15 ou 20 mg)
71,02 € - 28 comprimés (15 ou 20 mg)
104,37 € - 42 comprimés (15 ou 20 mg)

Xatral

Équivalents ou génériques : Aucun
Laboratoire : Bayer
DCI : *rivaroxaban*
Présentations/Composition : Cp. : 10, 15 ou 20 mg de rivaroxaban

Indications : *Thromboembolie veineuse*
Ce médicament est indiqué pour la prévention des thromboembolies veineuses chez les patients adultes en cas d'intervention chirurgicale programmée de la hanche ou du genou.

Précautions/Interactions :
Le premier comprimé doit être pris 6 à 10 h après l'intervention.
Prendre un comprimé par jour pendant 2 à 5 semaines, en fonction du risque de thromboembolie.
Ce médicament doit être utilisé avec prudence en cas d'insuffisance hépatique ou rénale, également en cas de risque hémorragique, en particulier en cas d'antécédents d'ulcère gastroduodénal ou de pathologie vasculaire rétinienne.
Xarelto ne doit pas être pris pendant la grossesse, les femmes en âge d'avoir des enfants doivent suivre une contraception pendant la durée du traitement.

Posologie :
Adulte : 1 Cp./j.
Enfant et adolescent < 18 ans : non
Grossesse : non
Allaitement : non

Effets secondaires :
Ce médicament peut être responsable de fatigue, fièvre et d'œdèmes périphériques. Il peut aussi être responsable de maux de tête, syncopes, vertiges, d'anémie et d'hémorragie au niveau de la plaie.

Contre-indications :
Xarelto est contre-indiqué en cas d'hypersensibilité au rivaroxaban, en cas d'hémorragie, de maladie hépatique, d'hémophilie.

En cas d'oubli
Prendre immédiatement le comprimé oublié, puis continuer le traitement comme prévu, sans doubler ni répéter la dose.

XATRAL
Médicaments de la prostate

30 %
Prix : 10,03 € - 30 comprimés (2,5 mg)
24,22 € - 30 comprimés LP (10 mg)

Équivalents ou génériques : *Alfuzosine Alter, Alfuzosine Biogaran, Alfuzosine Evologen, Alfuzosine G Gam, Alfuzosine Isomed, Alfuzosine Merck, Alfuzosine Ratiopharm, Alfuzosine Sandoz, Alfuzosine Sanofi-Synthélabo, Alfuzosine Téva, Alfuzosine Winthrop, Alfuzosine Zydus*, Urion
Laboratoire : Mediwin Limited
DCI : *alfuzosine*
Présentations/Composition : Cp. : 2,5 mg ou 10 mg de chlorhydrate d'alfuzosine

Indications : *Hypertrophie de la prostate*
Xatral est un médicament du système nerveux sympathique, agissant sur les récepteurs alpha et qui a la propriété de provoquer un relâchement des fibres musculaires au niveau de la vessie, de l'urètre et de la prostate. Il est indiqué pour soulager les symptômes provoqués par une hypertrophie (ou un adénome) de la prostate.

Précautions/Interactions :
La mise en place du traitement doit être progressive et la dose quotidienne ne doit pas dépasser 10 mg.
En cas d'antécédents d'hypertension artérielle, Xatral peut provoquer une chute importante de tension artérielle, dans les heures qui suivent la prise du médicament. Les épisodes d'hypotension n'interdisent généralement pas la poursuite du traitement.
L'association de Xatral est déconseillée avec les autres alpha-bloquants et avec les antagonistes du calcium (nifédipine, bépridil, diltiazem).
Signalez votre traitement en cas d'anesthésie générale.

Posologie :
Adulte : 2,5 mg 3 fois/j. puis 5 mg 2 fois/j.

Effets secondaires :
Xatral provoque des troubles digestifs, hypotension artérielle, parfois une sécheresse de la bouche, une accélération du rythme cardiaque, asthénie, somnolence, éruption cutanée, prurit.

Contre-indications :
Xatral est contre-indiqué en cas d'hypersensibilité au produit et en cas d'antécédents d'hypotension orthostatique.

XELEVIA
Antidiabétiques

🚗 30 %

Prix : 24,83 € - 28 comprimés (100 mg)
Équivalents ou génériques : Januvia
Laboratoire : Pierre Fabre
DCI : *sitagliptine*
Présentations/Composition : Cp. : 100 mg de sitagliptine

Indications : *Diabète type 2*
Xelevia est indiqué dans le traitement du diabète de type 2, en association avec la metformine ou avec un sulfamide hypoglycémiant, lorsque ces médicaments, en association avec un régime alimentaire et une activité physique adaptée, ne sont pas suffisants pour contrôler le niveau de sucre dans le sang.

Précautions/Interactions :
Chez l'adulte, la posologie habituelle est de 1 comprimé de 100 mg par jour.
Xelevia est remboursé à 65 % uniquement chez les patients diabétiques de type 2, pour améliorer le contrôle de la glycémie en association à la metformine lorsque celle-ci, utilisée en monothérapie avec un régime alimentaire et de l'exercice physique, ne permet pas d'obtenir un contrôle adéquat de la glycémie.
Xelevia peut être utilisé en traitement unique, ou associé à la metformine, aux sulfamides hypoglycémiants ou aux médicaments de la classe des thiazolinediones.
Xelevia peut être utilisé chez les patients présentant une insuffisance rénale légère et chez les personnes âgées.
Xelevia n'est pas indiqué dans le traitement du diabète de type 1, ni en association avec l'insuline.

Posologie :
Adulte > 18 ans : 100 mg/j.
Grossesse : non
Allaitement : non

Effets secondaires :
Xelevia, en traitement unique, n'est pas responsable d'hypoglycémie ni d'effets secondaires significatifs. L'association avec la metformine peut être responsable de nausées, et moins fréquemment de somnolence, de diarrhée ou de douleur abdominale. Avec les sulfamides hypoglycémiants, l'effet indésirable le plus fréquent est l'augmentation du risque d'hypoglycémie, nécessitant une diminution de la posologie des sulfamides.

Contre-indications :
Xelevia est contre-indiqué en cas d'hypersensibilité au produit ou à ses excipients.

En cas d'oubli :
Si vous constatez l'oubli peu de temps après l'heure de la prise, prenez la dose habituelle. Si vous vous en apercevez peu de temps avant la prise suivante, ne doublez pas la dose.

XENAZINE
Neuroleptiques

🚗 65 %

Prix : 193,99 € - 112 comprimés
Équivalents ou génériques : Aucun
Laboratoire : Opi
DCI : *tétrabénazine*
Présentations/Composition : Cp. : 25 mg de tétrabénazine

Indications : *Dyskinésies*
Ce médicament est indiqué dans le traitement des mouvements anormaux liés à la maladie de Huntington et dans d'autres maladies du mouvement.

Précautions/Interactions :
La posologie moyenne utilisée est de 25 mg (1 comprimé) 2 à 3 fois par jour, soit 50 à 75 mg par jour. La dose peut être augmentée progressivement, en fonction du seuil de tolérance, jusqu'à la dose maximale recommandée de 200 mg.
Xénazine peut être utilisé chez les sujets âgés ou en cas d'insuffisance hépatique. Son usage, en l'absence d'information, est déconseillé en cas d'insuffisance rénale.
Xénazine doit être utilisé avec précaution en cas de maladie de Parkinson, d'hypertension ou hypotension artérielle, de traitement antidépresseur.

Posologie :
Adulte : 1 Cp. 2 à 3 fois/j.
Grossesse : non
Allaitement : non

Effets secondaires :
Xénazine est responsable de nombreux effets secondaires, notamment d'hypersudation, fièvre, de troubles du système nerveux, sanguin, cardiovasculaire.

Contre-indications :
Xénazine est contre-indiqué en cas d'hypersensibilité à la tétrabenazine et en association avec certains médicaments comme les inhibiteurs de la monoamine-oxydase (IMAO) non sélectifs, les antiparkinsoniens dopaminergiques ou la lévodopa, et en association avec les dopaminergiques non antiparkinsoniens.

XENICAL
Anti-obésité

NR

Prix : Libre
Équivalents ou génériques : Alli, Orlistat EG
Laboratoire : Roche
DCI : *orlistat*
Présentations/Composition : Gél. : 120 mg d'orlistat (boîte de 84 Gél.).
Indications : *Obésité*
Xenical est un médicament original qui s'oppose à la prise de poids en empêchant l'absorption des graisses par le système digestif. Xenical est indiqué pour les obésités avec un indice de masse corporel supérieur à 28, après échec des régimes amaigrissants habituels.

Précautions/Interactions :
Xenical ne peut être utilisé que pour des obésités importantes, en l'absence de contre-indications, et seulement en cas d'échec des méthodes diététiques de perte de poids.
Xenical agit en inhibant l'action des enzymes digestives (lipases) chargées de fractionner les graisses alimentaires avant leur absorption.
Xenical ne peut être prescrit que si un régime seul a entraîné une perte de poids d'au moins 2,5 kg en 4 semaines. Le traitement doit être arrêté si la perte de poids n'est pas de 5 % au moins après 12 semaines de traitement.
La prise de Xenical s'accompagne obligatoirement d'un régime hypocalorique, où il est conseillé de manger en abondance fruits et légumes.
L'augmentation de la dose journalière n'entraîne pas de perte de poids supplémentaire.
Si le repas ne comporte aucune graisse, il est inutile de prendre la gélule de Xenical.
Xenical peut parfois modifier l'absorption des vitamines, ce qui peut être corrigé par une alimentation riche en fruits et légumes et par la prise de suppléments vitaminiques.

Xenical est contre-indiqué en association avec les anorexigènes, les fibrates, l'acarbose, les biguanides.

Posologie :
Adulte : 3 Gél./j. maxi
Grossesse : non
Allaitement : non

Effets secondaires :
En raison de son mécanisme d'action, Xenical provoque souvent une diarrhée graisseuse, accompagnée de gaz, suintements et parfois douleurs digestives, surtout en début de traitement. Il peut aussi favoriser des infections respiratoires ou urinaires, provoquer des maux de tête, de la fatigue, ou une irrégularité des règles.
De très rares cas d'augmentation des transaminases et des phosphatases alcalines hépatiques et d'exceptionnels cas d'hépatite potentiellement graves ont été rapportés depuis la commercialisation.

Contre-indications :
Xenical est contre-indiqué dans toutes les maladies avec malabsorption digestive, en cas de jaunisse ou d'hypersensibilité à orlistat.

Délai d'action :
L'action de Xenical apparaît immédiatement après le repas. Les gélules peuvent être prises jusqu'à 1 heure après le repas.

> **Bon à savoir**
> Orlistat est vendu sans ordonnance sous le nom d'Alli. Ce médicament est 2 fois moins dosé que Xenical (60 mg par comprimé) et est réservé aux personnes qui présentent un indice de masse corporel supérieur à 28. Demandez conseil à votre pharmacien.

XENID
Anti-inflammatoires non stéroïdiens

65 % ; (Gel + Supp.) 30 % ; TFR
Prix : 3,88 € - 30 comprimés (50 mg)
2,73 € - gel (tube de 60 g)
Équivalents ou génériques : Compralfene, Diclofénac Arrow, Diclofénac Biogaran, Diclofénac EG, Diclofénac Ivax, Diclofénac Merck, Diclofénac Nepenthes, Diclofénac Ranbaxy, Diclofénac Ratiopharm, Diclofénac Sandoz, Diclofénac Téva, Flector, Voltarène
Laboratoire : Biogalénique et RPG Aventis
DCI : *diclofénac*

Xeroquel

Présentations/Composition : Cp. : 50 mg
Gel : 1 % pour application locale

Indications : *Inflammation, Douleur*
Les anti-inflammatoires non stéroïdiens (AINS) luttent contre l'inflammation et la douleur. Accessoirement, ils sont actifs contre la fièvre et fluidifient le sang. Ils sont utilisés en traitement de courte durée des inflammations articulaires aiguës et douloureuses, des tendinites, des traumatismes de l'appareil locomoteur, des douleurs vertébrales accompagnées ou non de sciatiques, de névralgies. Ils sont également administrés en chirurgie orthopédique ou maxillo-faciale pour prévenir ou traiter les manifestations inflammatoires. Le diclofénac est indiqué dans les traitements au long cours des processus inflammatoires chroniques (certaines arthroses, polyarthrite rhumatoïde, etc.).
Chez la femme, le diclofénac est utilisé pour calmer les règles douloureuses quand les examens médicaux ont éliminé toute cause de maladie. Chez les enfants, ce médicament est indiqué en cas de rhumatisme inflammatoire infantile et les formes à 25 mg leur sont préférées (suppositoires ou comprimés). Le gel cutané soulage les douleurs et diminue les œdèmes en cas de traumatismes ou de tendinites.

Précautions/Interactions :
Xénid est réservé à l'adulte et à l'enfant de plus de 12 ans (ou de plus de 35 kg).
La prescription d'AINS doit être prudente chez les personnes souffrant d'insuffisance hépatique, rénale ou cardiaque, de diabète et en cas d'antécédents d'ulcère gastro-duodénal.
De nombreux médicaments sont déconseillés avec le Xenid : les anticoagulants, l'aspirine et ses dérivés salicylés, les autres AINS, le diflunisal, le lithium, le méthotrexate (traitement anticancéreux), le Ticlid. Certains traitements imposent une surveillance accrue : les antihypertenseurs, les diurétiques, certains traitements cardiaques (bêta-bloquants), certains antidiabétiques (sulfamides), certains traitements antigoutteux (bénémide) ou utilisés en cas de sida (zidovudine).
Si des pansements gastriques doivent être pris, les absorber au moins 2 heures après le diclofénac (diminution de l'absorption digestive).

Posologie :
Adulte > 12 ans
Cp. : 100 à 150 mg/j. en 2 ou 3 prises puis 75 à 100 mg/j. en 1 à 3 prises
Gel : 2 à 4 Applic./j.
Grossesse : non
Allaitement : non

Effets secondaires :
Les AINS provoquent assez souvent en début de traitement une perte d'appétit, des nausées, des vomissements, de la diarrhée ou de la constipation, des maux de ventre, une inflammation de la gorge. Plus rarement peuvent survenir des ulcérations digestives avec hémorragies, des réactions d'hypersensibilité (rougeur de la peau, urticaire, crise d'asthme, œdème de Quincke), des maux de tête, des vertiges, des sifflements dans les oreilles et quelques troubles des examens sanguins.

Contre-indications :
Il est contre-indiqué aux personnes ayant présenté des allergies à cette molécule ou à l'aspirine et ses dérivés, aux personnes souffrant d'ulcère gastro-duodénal, d'insuffisance hépatique ou rénale.
Le dernier trimestre de la grossesse et l'allaitement sont des contre-indications à l'emploi de ce médicament. Au cours des 5 premiers mois de grossesse, les AINS ne se prennent qu'après avis médical et dans des cas très limités.

Délai d'action :
Le diclofénac est rapidement actif dans l'organisme quelles que soient les présentations. En 4 heures, la présence du diclofénac dans les articulations est plus importante que dans le sang et persiste plus de 12 heures.

Signes de surdosage :
L'intoxication se manifeste par des maux de tête, une agitation, des secousses musculaires, une irritabilité, une impossibilité de se tenir debout accompagnée de vertiges, de nausées, de vomissements, de diarrhée parfois sanglante, des ulcères gastro-duodénaux qui nécessitent une hospitalisation d'urgence.

XEROQUEL
Antipsychotiques

65 %
Prix : 10,03 € - 10 comprimés (50 mg)
63,27 € - 30 comprimés (300 mg)
91,87 € - 10 comprimés (400 mg)

Xolair

Équivalents ou génériques : Aucun
Laboratoire : AstraZeneca
DCI : *quetiapine*
Présentations/Composition : Cp. : 50 à 400 mg de fumarate de quetiapine

Indications : *Schizophrénie, Accès maniaque, Dépression, Troubles bipolaires*
Xeroquel est indiqué pour le traitement de nombreux troubles psychiatriques comme la schizophrénie, les accès maniaques des troubles bipolaires, les épisodes dépressifs majeurs qui apparaissent lors des troubles bipolaires et la prévention des troubles bipolaires.

Précautions/Interactions :
La posologie habituelle est de 300 mg en une seule prise le premier jour, de 600 mg le deuxième jour, puis de 400 à 800 mg par jour en phase d'entretien.
La posologie est un peu plus faible (maximum 600 mg par jour) pour le traitement des épisodes dépressifs des troubles bipolaires.
Ce médicament doit être pris une heure avant un repas.
Le taux de remboursement de ce médicament est de 0 % ou 65 % en fonction de l'indication (il est remboursé à 65 % seulement dans les cas de schizophrénie et d'accès maniaque dans le cadre d'un trouble bipolaire).

Posologie :
Adulte : 400 à 800 mg/j.
Enfant < 18 ans : non
Grossesse : oui, si nécessaire
Allaitement : non

Effets secondaires :
Comme tous les neuroleptiques, Xeroquel est susceptible de modifier la régulation thermique, surtout en début de traitement, pouvant favoriser une hypothermie ou une fièvre et une hypersudation. Il est fréquemment responsable de somnolences, vertiges et fatigue. Il peut être parfois à l'origine d'idées suicidaires. Il provoque des rhinites, des troubles des globules blancs (leucopénie), des troubles de la vision, des troubles hépatiques, une augmentation de l'appétit avec élévation du cholestérol et des triglycérides dans le sang. Il peut favoriser un diabète, entraîner une dysfonction sexuelle, accélérer le rythme cardiaque et diminuer la tension artérielle.

Contre-indications :
Xeroquel est contre-indiqué en cas d'hypersensibilité au principe actif, et en cas d'administration de nombreux médicaments susceptibles d'interagir tels les médicaments antifongiques et certains antibiotiques (érythromycine).

XOLAIR
Antiasthmatiques

65 %

Prix : 226,14 € - 1 seringue (75 mg)
441,85 € - 1 seringue (150 mg)
Équivalents ou génériques : Aucun
Laboratoire : Novartis
DCI : *omalizumab*
Présentations/Composition : Seringues de 0,5 ou 1 ml : 75 ou 150 mg d'omalizumab

Indications : *Asthme persistant*
Xolair est indiqué pour le traitement de l'asthme persistant, dans les formes sévères, chez les personnes atteintes d'asthme allergique et qui malgré un traitement antiasthmatique habituel continuent à avoir une réduction importante de la fonction pulmonaire.

Précautions/Interactions :
La posologie habituelle est de 1 injection sous-cutanée de 75 à 300 mg, à partir de l'âge de 6 ans, 1 fois toutes les 4 semaines.
La posologie maximale est de 600 mg toutes les 2 semaines.
Ce traitement n'est efficace que chez les patients qui présentent un taux élevé d'immunoglobulines E.
Ce traitement ne peut être prescrit et supervisé que par un médecin spécialiste de l'asthme.

Posologie :
Adulte : 75 à 300 mg/4 Sem.
Enfant < 6 ans : non
Grossesse : non
Allaitement : non

Effets secondaires :
Xolair peut être responsable d'une réaction au point d'injection (gonflement, rougeur, douleur, prurit), de maux de tête, de douleurs musculaires et abdominales.

Contre-indications :
Xolair est contre-indiqué en cas d'hypersensibilité au principe actif.

XYREM
Antinarcoleptiques

Prix : Usage hospitalier
Équivalents ou génériques : Aucun
Laboratoire : UCB Pharma
DCI : *oxybate de sodium*
Présentations/Composition : Flacon de 180 ml : 500 mg/ml de oxybate de sodium
Indications : *Narcolepsie*
Xyrem est indiqué dans le traitement de la narcolepsie chez les patients adultes présentant une cataplexie (maladie de Gelineau).

Précautions/Interactions :
La posologie initiale recommandée est de 4,5 grammes par jour (9 ml) en 2 prises de 2,25 grammes (4,5 ml par dose). Par la suite, la posologie peut être augmentée par paliers de 1,5 gramme par jour, avec un intervalle de 1 à 2 semaines entre les augmentations, et un maximum de 9 grammes par jour.
Ce médicament ne peut être prescrit que par un médecin spécialiste des troubles du sommeil.
Xyrem est classé comme stupéfiant et sa délivrance ne peut être autorisée que par une ordonnance spéciale, pour une durée maximale de 28 jours.
Xyrem doit être absorbé par voie orale au moment du coucher puis de nouveau 2 heures et demi à 4 heures plus tard.
La posologie initiale doit être réduite de moitié chez les patients insuffisants hépatiques et les effets de chaque augmentation posologique devront être surveillés avec attention.
Ce médicament peut provoquer une dépression respiratoire et son association avec d'autres médicaments qui peuvent augmenter la dépression respiratoire (benzodiazépines) est déconseillée.
Xyrem peut être responsable d'un syndrome de sevrage à l'arrêt du traitement, principalement lorsqu'il existe un abus de médicaments. Les symptômes de sevrage peuvent être une insomnie, des maux de tête, une anxiété, des vertiges, troubles du sommeil, une somnolence, des hallucinations et troubles psychotiques.
La consommation d'alcool est déconseillée pendant le traitement.
Pendant une durée minimale de 6 heures après la prise de Xyrem, les patients ne doivent pas entreprendre d'activités nécessitant vigilance ou coordination motrice, telles que l'utilisation de machines ou la conduite automobile.

Posologie :
Adulte : 4,5 à 9 g/j.
Grossesse : non
Allaitement : non

Effets secondaires :
Xyrem peut être responsable de fatigue, sensation d'ébriété, œdème périphérique, crampes musculaires, arthralgies, énurésie nocturne, incontinence urinaire, dyspnée, ronflement, troubles psychiatriques (rêves anormaux, confusion, désorientation, cauchemars, somnambulisme, dépression, troubles du sommeil, cataplexie, anxiété, insomnie, insomnie de milieu de nuit, nervosité) et neurologiques (étourdissements, maux de tête, paralysie du sommeil, somnolence, tremblements, troubles de l'équilibre, troubles de l'attention, hypoesthésie, paresthésie, sédation, myoclonies, amnésie, syndrome des jambes sans repos, convulsions). Il peut également être responsable de troubles cutanés (sueurs) et oculaires (vision trouble).

Contre-indications :
Xyrem est contre-indiqué en cas d'hypersensibilité au produit ou à ses excipients, chez les patients présentant une déficience en semialdéhyde succinique déshydrogénase et chez les patients traités par des opiacés ou des barbituriques.

En cas d'oubli :
Si vous avez oublié de prendre la première dose, prenez-la dès que vous vous en apercevez et continuez votre traitement comme d'habitude. Si vous avez oublié de prendre la seconde dose, sautez cette dose et ne prenez pas le médicament jusqu'à la nuit suivante. Ne prenez pas de dose double pour compenser celle que vous avez oubliée.

Signes de surdosage :
Les symptômes de surdosage apparaissent rapidement et sont : un état d'agitation, de confusion, des troubles des mouvements, une atteinte respiratoire, une vision trouble, une transpiration abondante, des maux de tête, vomissements, convulsions et parfois une perte de conscience conduisant au coma. Si vous avez pris ce médicament par accident ou si vous avez dépassé la dose prescrite, prévenez immédiatement les urgences médicales et munissez-vous du flacon même si celui-ci est vide.

Bon à savoir

L'oxydate de sodium (connu également sous le nom d'acide gamma-hydroxybutyrique), est, sous le nom d'Alcover, un médicament contre l'alcoolisme. Il est en test en France mais est utilisé depuis longtemps dans cette indication en Autriche et en Italie, avec un succès significatif. En raison de ses effets secondaires en cas de surdosage, cette molécule est également connue comme la "drogue du violeur".

XYZALL
Antiallergiques

📊 30 %

Prix : 3,73 € - 14 comprimés
6,63 € - 28 comprimés
Équivalents ou génériques : Levocetirizine Biogaran, Levocetirizine EG, Levocetirizine KRKA, Levocetirizine Ratiopharm, Levocetirizine Sandoz, Levocetirizine Téva, Levocetirizine Zen, Levrix
Laboratoire : UCB
DCI : *levocétirizine*
Présentations/Composition : Plaq. de 14 ou 28 Cp. : 5 mg chlorhydrate de levocétirizine

Indications : *Rhinite allergique, Urticaire*
Xyzall est indiqué dans le traitement symptomatique des rhinites allergiques saisonnières et de l'urticaire chronique.

Précautions/Interactions :
La posologie habituelle est de 1 comprimé par jour, chez l'enfant de plus de 6 ans, comme chez l'adulte.
La durée du traitement est généralement de 4 semaines pour une rhinite allergique, mais peut être prolongée pour une affection cutanée allergique chronique.
En cas d'insuffisance rénale, la posologie doit être adaptée en fonction des résultats de la clairance de la créatinine.
La consommation d'alcool est déconseillée pendant le traitement.

Posologie :
Adulte et enfant > 6 ans : 1 Cp./j.
Grossesse : non
Allaitement : non

Effets secondaires :
Xyzall peut être responsable de très nombreux effets secondaires : troubles digestifs (diarrhée ou constipation), troubles cérébraux (somnolence, hallucinations), sécheresse de la bouche, symptômes cardiovasculaires comme hypotension artérielle, vertiges, palpitations.

Contre-indications :
Xyzall est contre-indiqué en cas d'hypersensibilité au produit et en cas d'insuffisance rénale sévère.

Bon à savoir

Xyzall doit être administré en une seule prise par jour, pendant ou en dehors des repas.

YELLOX
Anti-inflammatoires

📊 65 %

Prix : 5,62 € - 1 flacon
Équivalents ou génériques : Aucun
Laboratoire : Croma-Pharma
DCI : *bromfenac*
Présentations/Composition : Flacon 5 ml : 4,5 mg de sesquihydrate de bromfenac

Indications : *Inflammation oculaire*
Yellox est indiqué pour le traitement de l'inflammation oculaire après une opération de la cataracte.

Précautions/Interactions :
La posologie usuelle est 1 goutte dans chaque œil 2 fois par jour pendant 2 semaines après l'intervention.
Commencer le traitement 24 heures avant la chirurgie.

Posologie :
Adulte : 1 Gtte oculaire 2 fois/j.
Grossesse : non
Enfant < 18 ans : non
Allaitement : oui

Effets secondaires :
Yellox peut être responsable, rarement, d'une réaction allergique respiratoire (asthme), d'une irritation oculaire.

Contre-indications :
Yellox est contre-indiqué en cas d'hypersensibilité au bromfenac, ainsi qu'à l'aspirine ou à un autre médicament anti-inflammatoire.

YOCORAL
Stimulants de l'érection

 NR

Prix : Libre
Équivalents ou génériques : Yohimbine Houdé
Laboratoire : Intsel Chimos
DCI : *yohimbine*
Présentations/Composition : Cp. : 5 mg de yohimbine

Indications : *Impuissance*
Yocoral est indiqué dans le traitement des troubles de l'érection.

Précautions/Interactions :
La posologie habituelle est de 3 à 4 comprimés par jour en 3 prises.
Les premiers effets exigent un délai de 2 à 3 semaines.
Yocoral ne doit pas être associé à d'autres médicaments des troubles de l'érection.
Yocoral n'est pas efficace pour les insuffisances érectiles sévères.

Posologie :
Adulte : 3 Cp./j.

Effets secondaires :
Ils n'apparaissent qu'à dose élevée, avec nervosité, irritabilité, insomnies, tremblements, vertiges, maux de tête, accélération du rythme cardiaque.

Contre-indications :
Yocoral est contre-indiqué en cas d'hypersensibilité à la yohimbine, ou en cas d'insuffisances hépatique ou rénale sévères.

Signes du surdosage :
Les effets du surdosage apparaissent après l'absorption d'une dose massive (10 comprimés) et provoquent nausées, brûlures d'estomac, vomissements, diarrhée, fourmillements, frissons, accélération du rythme cardiaque, baisse de tension artérielle, douleurs thoraciques, nécessitant une hospitalisation.

> **Bon à savoir**
> Les comprimés doivent être pris avec un verre d'eau, à distance des repas.

YOHIMBINE HOUDÉ
Antihypotenseurs

NR
Prix : 3,06 € - 50 comprimés (2 mg)

Équivalents ou génériques : Yocoral
Laboratoire : Hoechst-Houdé
DCI : *yohimbine*
Présentations/Composition : Cp. : 2 mg de chlorhydrate de yohimbine

Indications : *Impuissance, Hypotension orthostatique*
Yohimbine est un médicament classique de l'impuissance, grâce à son action de dilatation des corps caverneux. Elle est aussi utilisée pour traiter l'hypotension artérielle, notamment lorsqu'elle est provoquée par des antidépresseurs tricycliques.

Précautions/Interactions :
Yohimbine doit être utilisée avec prudence chez les sujets qui présentent des antécédents de maladies vasculaires.
Son utilisation est déconseillée avec des antihypertenseurs centraux comme la clonidine (Catapressan).

Posologie :
Adulte
Impuissance : 8 à 10 Cp./j.
Hypotension orthostatique : 2 Cp. 3 fois/j.
Grossesse : non
Allaitement : non

Effets secondaires :
Yohimbine à haute dose provoque des troubles neurologiques (irritabilité, insomnies, tremblements, vertiges, migraines), des troubles digestifs (nausées, vomissements, diarrhées), des troubles cardio-vasculaires, des chutes de tension artérielle et un priapisme (érection durable).

Contre-indications :
Yohimbine est contre-indiquée en cas d'insuffisances hépatique ou rénale sévères.

Délai d'action :
L'effet sur la tension artérielle se manifeste 20 à 30 minutes après la prise.

En cas d'oubli :
Prendre immédiatement le comprimé oublié sans dépasser la dose journalière prescrite.

Signes de surdosage :
Les rares cas de surdosage se manifestent par un priapisme prolongé, des signes neurologiques, cardiologiques ou digestifs plus intenses, qui nécessitent une hospitalisation pour surveillance.

Ysomega

> **Bon à savoir**
> Les comprimés sont à prendre en dehors des repas.

YSOMEGA
Normolipidémiants

NR

Prix : Libre
Équivalents ou génériques : Aucun
Laboratoire : Pierre Fabre
DCI : *triglycérides d'acides oméga 3*
Présentations/Composition : Caps. : 1 000 mg de triglycérides d'acides oméga 3

Indications : *Hypercholestérolémie, Hypertriglycéridémie*
Ysomega est utilisé dans le traitement d'appoint des anomalies sanguines du cholestérol et des triglycérides.

Précautions/Interactions :
La prise d'Ysomega nécessite une surveillance périodique des lipides sanguins.

Posologie :
Adulte > 18 ans : 3 Caps./j.
Grossesse : non
Allaitement : non

Effets secondaires :
Ysomega peut être responsable d'éructations, de nausées et de vomissements.

Contre-indications :
Ysomega est contre-indiqué en cas d'hypersensibilité aux triglycérides d'acides oméga 3.

ZADITEN
Antiasthmatiques

📦 15 % ; (collyre) 📦 NR
Prix : 9,86 € - 60 gélules (1 mg)
6,54 € - flacon solution buvable (150 ml)
11,12 € - 30 comprimés LP (2 mg)
Libre - collyre (5 ml)
Libre - 5 unidoses (0,4 ml)
Libre - 30 unidoses (0,4 ml)
Équivalents ou génériques : *Kétotifène G Gam*, Zalerg
Laboratoire : Novartis
DCI : *kétotifène*
Présentations/Composition : Gél. : 1 mg ; Sol. Buv. : 1 mg/mes. ; Cp. LP : 2 mg ; Colly. : flacon et unidoses 0,25 mg/ml

Indications : *Asthme allergique*
Zaditen est un antiasthmatique qui inhibe les réactions allergiques au niveau des bronches. Il est utilisé pour la prévention de l'asthme allergique ou en complément des traitements habituels de l'asthme. Sous forme de collyre, Zaditen est utilisé dans le traitement des conjonctivites allergiques.

Précautions/Interactions :
Zaditen est utilisé chez l'enfant à partir de 6 mois.
Après une période d'adaptation de quelques jours afin d'éviter les effets secondaires, la posologie est augmentée à 2 prises par jour. Au bout de quelques semaines il est préférable d'utiliser les comprimés à libération prolongée en 1 prise par jour, le soir.
Pour avoir une action thérapeutique significative, Zaditen doit être utilisé plusieurs mois, les effets commençant à apparaître au bout de 4 semaines de traitement.
Il est déconseillé de consommer de l'alcool pendant le traitement et l'association doit être faite avec précaution en cas d'utilisation de médicaments atropiniques, en particulier les antidépresseurs et un grand nombre de médicaments actifs sur le système nerveux central. Il faut également éviter l'association avec les médicaments antidiabétiques oraux.
Sous la forme de collyre, le traitement conseillé est de une goutte dans chaque œil matin et soir. Il ne doit pas être utilisé chez le jeune enfant (seulement à partir de 12 ans).

Posologie :
Adulte et enfant > 3 ans : 1 Gél. 1 mg ou 1 mes. matin et soir puis 2 Gél. ou mes. matin et soir.
Cp. : LP 2 mg : 1 Cp. le soir (à partir de 6 ans)
Grossesse : non, au 1er trimestre
Allaitement : non

Effets secondaires :
Pendant les premiers jours de traitement, Zaditen peut provoquer une somnolence avec sécheresse de la bouche, vertiges, troubles digestifs et parfois un état d'excitation chez l'enfant.

Contre-indications :
Zaditen est contre-indiqué en cas d'hypersensibilité au kétotifène.

Signes de surdosage :
En cas de prise massive, Zaditen provoque une somnolence accentuée avec confusion mentale ou parfois un état d'excitation, ralentissement ou accélération du cœur et du rythme respiratoire. L'hospitalisation est nécessaire pour surveillance et éventuel lavage gastrique.

Délai d'action :
Les premiers effets apparaissent au bout de 4 semaines de traitement.

ZAMUDOL
Antalgiques

📦 65 % ; TFR
Prix : 9,47 € - 30 gélules (50 mg)
11,47 € - 30 gélules LP (100 mg)
16,22 € - 30 gélules LP (150 mg)
19,03 € - 30 gélules LP (200 mg)
Équivalents ou génériques : *Biodalgic*, Contramal, Topalgic, *Tramadol Actavis*, *Tramadol Arrow*, *Tramadol Biogaran*, *Tramadol EG*, *Tramadol Ivax*, *Tramadol Merck*, *Tramadol Mylan*, *Tramadol Qualimed*, *Tramadol Ratiopharm*, *Tramadol Sandoz*, *Tramadol Téva*, *Tramadol Winthrop*, *Tramadol Zydus*, *Zumalgic*
Laboratoire : Meda Pharma
DCI : *tramadol*
Présentations/Composition : Gél. : 50 mg ; Gél. LP : 100 mg, 150 mg ou 200 mg de chlorhydrate de tramadol

Indications : *Douleur*
Zamudol est indiqué pour le traitement des douleurs modérée ou intenses.

Précautions/Interactions :
Le traitement doit être de courte durée et sous surveillance médicale.
Le risque de dépendance est inhabituel aux doses thérapeutiques usuelles.
Zamudol doit être utilisé avec prudence en cas d'insuffisances hépatique ou rénale, et en cas de traumatisme crânien ou de troubles de la conscience.
Utiliser Zamudol avec précaution en cas d'antécédents d'épilepsie.

Posologie :
Adulte : 100 à 200 mg 2 fois/j. sans dépasser 400 mg/j.
Enfant : non
Grossesse : non
Allaitement : non

Effets secondaires :
Zamudol peut être responsable de nausées, vertiges, maux de tête, troubles digestifs (constipation), vomissements, transpiration, sécheresse de la bouche, baisse de la tension artérielle, troubles psychiques.

Contre-indications :
Zamudol est contre-indiqué en cas d'hypersensibilité au produit, en cas d'intoxication médicamenteuse, de traitement par les IMAO. Il ne doit pas être utilisé dans le cadre d'un traitement de sevrage de toxicomane.

Signes de surdosage :
Le surdosage provoque un rétrécissement de la pupille (myosis), vomissements, colapsus cardio-vasculaire, troubles de la conscience, coma, dépression respiratoire, et nécessite une hospitalisation en urgence pour surveillance des fonctions vitales.

ZARONTIN
Antiépileptiques

65 %
Prix : 7,69 € - flacon sirop (200 ml)
Équivalents ou génériques : Aucun
Laboratoire : Pfizer
DCI : *éthosuximide*
Présentations/Composition : Sir. : 250 mg/5 ml d'éthosuximide

Indications : *Épilepsie*
Zarontin est indiqué pour le traitement de l'épilepsie, en traitement unique ou en association.

Précautions/Interactions :
Le traitement doit être instauré et interrompu progressivement.
Zarontin ne doit pas être utilisé chez l'enfant de moins de 3 ans.
Zarontin doit être utilisé avec prudence en cas d'insuffisances hépatique, rénale ou hématologique.

Posologie :
Adulte : 20 mg/kg/j. sans dépasser 2 g/j. au total
Enfant : 20 mg/kg/j. sans dépasser 2 g/j. au total
Grossesse : non
Allaitement : non

Effets secondaires :
Zarontin peut être responsable d'une perte d'appétit, de nausées et vomissements, de troubles hématologiques et neurologiques.

Contre-indications :
Zarontin est contre-indiqué en cas d'hypersensibilité au produit.

ZEBINIX
Antiépileptiques

65 %
Prix : 93,65 € - 30 comprimés
Équivalents ou génériques : Aucun
Laboratoire : Bial
DCI : *eslicarbazépine*
Présentations/Composition : Cp. : 800 mg d'eslicarbazépine

Indications : *Épilepsie*
Zebinix est indiqué pour le traitement de l'épilepsie partielle avec ou sans généralisation secondaire.

Précautions/Interactions :
La posologie usuelle est de 1/2 comprimé par jour pendant 1 à 2 semaines, avec augmentation jusqu'à 1 comprimé par jour au maximum en fonction de la tolérance.
Zebinix n'est pas un traitement unique de l'épilepsie, mais est prescrit en complément d'autres traitements antiépileptiques.
La posologie doit être réduite en cas d'insuffisance rénale légère à modérée.

En raison des risques de malformations liées aux traitements antiépileptiques, une grossesse ne peut être envisagée qu'après avis médical. Une contraception mécanique (préservatif) doit être utilisée pendant le traitement. La contraception hormonale n'est pas toujours efficace en raison des interactions entre Zebinix et le traitement hormonal, qui peut diminuer le taux d'hormone contraceptive dans le sang.

En cas de grossesse, des suppléments vitaminiques, spécialement de vitamine K, doivent être envisagés chez la mère comme chez le nouveau-né en raison du risque d'hémorragie.

Posologie :
Adulte : 1 Cp./j.
Grossesse : non
Enfant < 18 ans : non
Allaitement : oui

Effets secondaires :
Zebinix peut être responsable de fatigue, fièvre, troubles mentaux (rarement), vertiges, troubles de la marche, éruptions cutanées, troubles de la vision, nausées, vomissements et diarrhées, et rarement, de troubles du rythme cardiaque.

Contre-indications :
Zebinix est contre-indiqué en cas d'hypersensibilité aux médicaments du groupe des carbamazépines et à d'autres médicaments antiépileptiques comme l'escitalopram et en cas de troubles du rythme cardiaque (bloc auriculo-ventriculaire), d'insuffisance hépatique sévère.

ZECLAR
Antibiotiques

65 %

Prix : 8,18 € - 10 comprimés (250 mg)
15,26 € - 10 comprimés (500 mg)
21,14 € - 14 comprimés (500 mg)
41,08 € - 30 comprimés (500 mg)
6,51 € - 1 flacon granulés (25 mg/ml)
7,31 € - 1 flacon granulés (50 mg/ml)

Équivalents ou génériques : Clarithromycine Almus, Clarithromycine Arrow, Clarithromycine Biogaran, Clarithromycine EG, Clarithromycine Evolugen, Clarithromycine GNR, Clarithromycine Merck, Clarithromycine Pfizer, Clarithromycine Qualimed, Clarithromycine Ranbaxy, Clarithromycine Ratiopharm, Clarithromycine Sandoz, Clarithromycine Téva, Clarithromycine Zydus, Mononaxy, Monozeclar, Naxy

Laboratoire : Abbott
DCI : *clarithromycine*
Présentations/Composition : Cp. : 250 et 500 mg ; Gran. : voie orale 25 et 50 mg/ml

Indications : *Infections bactériennes, Ulcère gastro-duodénal*
La clarithromycine est un antibiotique beaucoup plus actif que l'érythromycine sur de nombreuses bactéries. Elle est utilisée dans les infections bronchiques, pneumonies, sinusites aiguës, angines, pharyngites, infections cutanées bénignes et en cas d'infections à M. Avium chez les personnes infectées par le VIH du Sida. Elle est également employée, en association avec l'amoxicilline ou le métronidazole, dans l'éradication de H. Pylori, bactérie responsable d'ulcères gastro-duodénaux.

Précautions/Interactions :
La posologie est diminuée de moitié en cas d'insuffisance rénale sévère.

En cas d'insuffisance hépatique, une surveillance biologique du foie est nécessaire.

Avec Zeclar, l'astémizole, les dérivés de l'ergot de seigle et le cisapride sont contre-indiqués. La carbamazépine, la théophylline, la cimétidine, le triazolam, la digoxine, les lincosanides, la bromocriptine et le tacrolimus sont déconseillés et la rifabutine, la warfarine, la ciclosporine et le lisuride sont à utiliser avec précaution.

Posologie :
Adulte : 500 mg à 2 g/j. en 2 fois
Enfant : 15 mg/kg/j. en 2 prises
Grossesse : non
Allaitement : non

Effets secondaires :
Zeclar peut provoquer des nausées, maux de ventre, vomissements, diarrhées et, dans certains cas, des hépatites.

Contre-indications :
Zeclar est contre-indiqué en cas d'allergie aux macrolides.

Bon à savoir
La prise pendant les repas de cet antibiotique ne gêne pas son efficacité.

ZEFFIX
Antiviraux

 65 %

Prix : 41,94 € - flacon de solution buvable (240 ml)
90,63 € - 28 comprimés (100 mg)
Équivalents ou génériques : Aucun
Laboratoire : GlaxoSmithKline
DCI : *lamivudine*
Présentations/Composition : Cp. : 100 mg ; Sol. Buv. : 5 mg/ml de lamivudine

Indications : *Hépatite B*
Zeffix est indiqué pour le traitement de l'hépatite B chronique.

Précautions/Interactions :
Le traitement doit être surveillé par des tests hépatiques tous les 3 mois.
Le traitement avec Zeffix ne diminue pas le risque de contagion.

Posologie :
Adulte : 100 mg 1 fois/j.
Grossesse : non
Allaitement : non

Effets secondaires :
Zeffix peut être responsable de fatigue, infection respiratoire, gêne pharyngée, maux de tête, nausées et vomissements, diarrhée, aggravation des tests hépatiques, pancréatite, de troubles hématologiques et neurologiques.

Contre-indications :
Zeffix est contre-indiqué en cas d'hypersensibilité au produit.

ZELBORAF
Antinéoplasiques

100 %

Prix : 2 288,98 € - 56 comprimés
Équivalents ou génériques : Aucun
Laboratoire : Roche
DCI : *vemurafenib*
Présentations/Composition : Cp. : 240 mg de vemurafenib

Indications : *Mélanome malin*
Zelboraf est indiqué pour le traitement du mélanome malin quand celui-ci n'est pas opérable, ou à l'origine de métastases, ou avec mutations génétiques spécifiques.

Précautions/Interactions :
La posologie usuelle est de 4 comprimés 2 fois par jour (soit une dose totale de 1 920 mg).
Les femmes en âge de procréer doivent suivre une contraception pendant le traitement et pendant les 6 mois qui suivent son interruption.
Ce traitement ne peut être prescrit que par un médecin hospitalier spécialisé.
En cas d'intolérance ou d'effets secondaires, diminuer la dose jusqu'à normalisation, puis augmenter de nouveau la posologie, sans dépasser 1 920 mg par jour.

Posologie :
Adulte : 4 Cp./j.
Grossesse : oui, si nécessaire
Enfant < 18 ans : non
Allaitement : non

Effets secondaires :
Zelboraf peut être responsable de fatigue, fièvre, œdèmes périphériques, maux de tête, troubles du goût, paralysie du nerf facial, infections et tumeurs cutanées (carcinomes), troubles oculaires, douleurs musculaires et articulaires, nausées, vomissements, diarrhée ou constipation, toux.

Contre-indications :
Zelboraf est contre-indiqué en cas d'hypersensibilité au principe actif, et en cas de grossesse et d'allaitement. La poursuite de la grossesse et de l'allaitement doit être décidée après avis médical spécialisé.

En cas d'oubli :
Prendre la dose oubliée immédiatement, jusqu'à 4 heures avant l'horaire suivant. En cas d'oubli de 12 heures, ne pas doubler la dose et continuer le traitement.

> **Bon à savoir**
> Les comprimés peuvent être pris à jeun ou pendant un repas, toutefois il faut éviter de les prendre systématiquement à jeun. En cas de vomissement, ne pas renouveler la dose.

ZELITREX
Antiviraux

65 %

Prix : 18,15 € - 10 comprimés (500 mg)
68,65 € - 42 comprimés (500 mg)
184,91 € - 112 comprimés (500 mg)

Équivalents ou génériques : *Valaciclovir Almus*, *Valaciclovir Alter*, *Valaciclovir Arrow*, *Valaciclovir Bouchara*, *Valaciclovir Bluefish*, *Valaciclovir Isomed*, *Valaciclovir Mylan*, *Valaciclovir Pfizer*, *Valaciclovir PHR*, *Valaciclovir Qualimed*, *Valaciclovir Ranbaxy*, *Valaciclovir Téva*, *Valaciclovir Zydus*
Laboratoire : GlaxoSmithKline
DCI : *valaciclovir*
Présentations/Composition : Cp. : 500 mg (42 Cp.)

Indications : *Zona*
Ce médicament est administré dans les 72 heures après l'apparition d'un zona chez les personnes de plus de 50 ans pour diminuer les douleurs parfois intenses de la maladie.

Précautions/Interactions :
Les doses seront diminuées en cas d'insuffisance rénale.

Posologie :
Adulte : 2 Cp. 3 fois/j. pendant 7 j.
Grossesse : non
Allaitement : non sauf avis médical

Effets secondaires :
Quelques nausées, vomissements, diarrhées, maux de tête modérés ont été notés.

Contre-indications :
Une hypersensibilité préalable au valaciclovir ou à l'aciclovir sont des contre-indications.

> **Bon à savoir**
> Une bonne hydratation est nécessaire pendant le traitement. Les comprimés sont à conserver à une température inférieure à 30 °C.

ZENTEL
Antiparasitaires

 NR

Prix : Réservé aux DOM-TOM et à l'exportation
Équivalents ou génériques : *Helmintox*, *Fluvermal*, *Combantrin*, *Vermifuge Sorin*
Laboratoire : GlaxoSmithKline
DCI : *albendazole*
Présentations/Composition : Cp. : 400 mg (1 Cp.) ; Susp. Buv. 4 % : flacon 10 ml (400 mg)

Indications : **Oxyures, Ascaris, Ankylostome, Trichocéphale, Anguillulose, Tænia, Giardia de l'enfant**
Ce médicament est actif sur les vers parasites comme les oxyures, les ascaris, les ankylostomes, les anguillules et les trichocéphales, en bloquant leurs systèmes d'absorption nutritive. Il est également indiqué dans le traitement des tænias lorsqu'un autre parasite sensible au produit est associé et en cas de giardia chez l'enfant.

Précautions/Interactions :
Les comprimés sont à avaler avec un peu d'eau ou à croquer pendant les repas. La forme buvable est conseillée chez l'enfant de moins de 6 ans.

Posologie :
Adulte
Ascaris, ankylostome, trichocéphale : 1 Cp. ou 1 flacon en 1 fois
Anguillulose, taenia : 1 Cp. ou 1 flacon/j. pendant 3 j.
Giardia : 1 Cp. ou 1 flacon en 1 fois
Enfant
Ascaris, ankylostome, trichocéphale : 1 Cp. ou 1 flacon en 1 fois
Anguillulose, taenia : 1 Cp. ou 1 flacon/j. pendant 3 j.
Giardia : 1 Cp. ou 1 flacon en 1 fois pendant 3 j.
Oxyure : 1/4 de flacon en 1 fois
Grossesse : non
Allaitement : non

Effets secondaires :
Quelques douleurs abdominales, nausées, diarrhées et maux de tête ont été rapportés.

Contre-indications :
L'allergie à l'albendazole est une contre-indication au traitement.

> **Bon à savoir**
> Si le contrôle parasitaire effectué 3 semaines après le traitement est à nouveau positif, une seconde cure peut être entreprise. Pour éviter une réinfestation par des oxyures après traitement, il est nécessaire de procéder à une toilette quotidienne de la région de l'anus et du périnée et à un brossage des ongles qui seront coupés courts chez l'enfant. Les sous-vêtements et les vêtements de nuit doivent être changés chaque jour. Tous les membres de la famille, même sans

ZERIT
Antiviraux

H

Prix : Usage hospitalier
Équivalents ou génériques : Aucun
Laboratoire : Bristol-Myers Squibb
DCI : *stavudine*
Présentations/Composition : Gél. : 15 mg ; 20 mg ; 30 mg ; 40 mg (56 Gél.) Sol. Buv. : 1 mg/ml (200 ml)

Indications : *Infection VIH*
Les analogues nucléosidiques ralentissent la réplication (multiplication) des rétrovirus du Sida (VIH1 et VIH2) en inhibant le fonctionnement d'une enzyme virale, la reverse transcriptase. Ce médicament, associé à d'autres antirétroviraux, est prescrit dans le traitement de l'infection par le VIH chez l'adulte et l'enfant de plus de 12 ans.

Précautions/Interactions :
Il est conseillé d'absorber le médicament 1 heure avant les repas ou pendant un repas léger si l'état de la personne le justifie. Il est possible d'ouvrir la gélule et de mélanger le contenu avec des aliments.
Le traitement doit être interrompu en cas d'apparition d'engourdissements, de douleurs ou de fourmillements persistants dans les pieds ou les mains. Les doses doivent être diminuées en cas d'insuffisance rénale. Les personnes ayant présenté des antécédents de pancréatite doivent être étroitement surveillées par leur médecin.
Quelques médicaments interagissent avec ce traitement comme la zidovudine et la doxorubicine : demandez conseil à votre médecin avant toute prise médicamenteuse.

Posologie :
Adulte et enfant > 12 ans
> 60 kg : 40 mg 2 fois/j.
< 60 kg : 30 mg 2 fois/j.
Grossesse : non
Allaitement : non

Effets secondaires :
Des maux de tête, des malaises, de la fatigue, des nausées, des vomissements, des diarrhées avec douleurs abdominales, des insomnies, des toux, des douleurs thoraciques ou du dos, des dépressions nerveuses, des éruptions cutanées et des modifications d'analyses sanguines ont été signalés. Des cas de pancréatites, parfois mortelles, et des cas de dysfonctionnement des cellules nerveuses périphériques sont survenus en cours de traitement.

Contre-indications :
Le traitement est déconseillé en cas d'hypersensibilité à ce médicament.
Des études sont en cours pour évaluer le traitement chez les enfants de moins de 12 ans et chez les personnes de plus de 65 ans.

> **Bon à savoir**
>
> Pour préparer la solution buvable, ajouter de l'eau jusqu'au trait dessiné sur la bouteille et bien agiter. La cuillère-mesure est de 1 mg de stavudine par ml. Bien agiter le flacon avant chaque utilisation.
>
> Ce médicament, toujours associé à d'autres antirétroviraux, est prescrit initialement et renouvelé annuellement à l'hôpital. Ce traitement ne diminue pas les risques de transmission du VIH par voie sexuelle et l'utilisation du préservatif est toujours indispensable lors des rapports. Les gélules et la poudre doivent être conservées à une température comprise entre 15 et 30 °C. Après reconstitution, le flacon bien fermé peut se conserver 1 mois au réfrigérateur entre 2 et 8 °C.

ZESTRIL
Antihypertenseurs

65 % ; TFR

Prix : 4,17 € - 28 comprimés (5 mg)
17,25 € - 28 comprimés (20 mg)

Équivalents ou génériques : Lisinopril Actavis, Lisinopril Arrow, Lisinopril Biogaran, Lisinopril EG, Lisinopril G Gam, Lisinopril Merck, Lisinopril Ratiopharm, Lisinopril RPG, Lisinopril Sandoz, Lisinopril Téva, Lisinopril Winthrop, Lisinopril Zydus, Prinivil

Laboratoire : Astra Zeneca
DCI : *lisinopril*
Présentations/Composition : Cp. : 5 ou 20 mg de lisinopril

Indications : *Hypertension artérielle, Insuffisance cardiaque*
Zestril est indiqué dans le traitement de l'hypertension artérielle, de l'insuffisance cardiaque congestive et de l'infarctus du myocarde.

Précautions/Interactions :
La posologie habituelle est de 20 mg par jour au début et peut être augmentée jusqu'à 80 mg, par palier de 3 à 4 semaines, en fonction de l'effet du traitement.
Zestril peut être associé à un diurétique épargneur de potassium. En cas de traitement préalable en cours par diurétique, il est préférable d'arrêter le traitement puis de le réintroduire en association avec Zestril si nécessaire.
Les taux sanguins de potassium et de créatinine plasmatique doivent être dosés avant le traitement et 15 jours plus tard.
En cas d'insuffisance rénale, la posologie de Zestril doit être adaptée en fonction de la clairance de la créatinine.
Les inhibiteurs de l'enzyme de conversion peuvent provoquer une toux, qui disparaît à l'arrêt du traitement.
En cas d'insuffisance cardiaque ou d'infarctus du myocarde la posologie initiale est plus faible (2,5 ou 5 mg).
Il est déconseillé d'associer Zestril avec les diurétiques épargneurs de potassium, lithium, estramusine, antidiabétiques, baclofène, les anti-inflammatoires non stéroïdiens et salicylés à forte dose, en particulier chez le patient âgé.

Posologie :
Adulte : 20 mg/j.
Grossesse : non
Allaitement : non

Effets secondaires :
Zestril peut être responsable de maux de tête, fatigue, vertiges, baisse de tension, réactions cutanées (urticaire), nausées, vomissements, diarrhées, douleurs abdominales, fièvre, toux, impuissance, œdème de Quincke. Il peut également provoquer une augmentation du taux d'urée, de la créatinine, de potassium, des enzymes hépatiques.

Contre-indications :
Zestril est contre-indiqué en cas d'hypersensibilité au lisinopril, en cas d'antécédents d'œdème de Quincke, au cours de la grossesse et pendant l'allaitement.

Bon à savoir
Zestril peut être administré avant ou après les repas, en une seule prise quotidienne.

ZITHROMAX
Antibiotiques

65 %

Prix : 13,23 € - 4 gélules
19,33 € - 6 gélules
16,46 € - 6 comprimés

Équivalents ou génériques : Azadose, *Azithromycine Almus*, *Azithromycine Arrow*, *Azithromycine Biogaran*, *Azithromycine Cristers*, *Azithromycine EG*, *Azithromycine Merck*, *Azithromycine Pfizer*, *Azithromycine PHR*, *Azithromycine Qualimed*, *Azithromycine Ranbaxy*, *Azithromycine Sandoz*, *Azithromycine Téva*, *Azithromycine Winthrop*, *Azithromycine Zydus*

Laboratoire : Pfizer
DCI : *azithromycine*
Présentations/Composition : Gél. et Cp. : 250 mg

Indications : *Infections bactériennes*
L'azithromycine est un antibiotique beaucoup plus actif que l'érythromycine sur de nombreuses bactéries. Elle est utilisée dans les infections bronchiques, les pneumonies, les sinusites aiguës, les angines, les pharyngites, les infections à chlamydiae et en cas d'infections à M. Avium chez les personnes infectées par le VIH du Sida.

Précautions/Interactions :
La posologie doit être diminuée de moitié en cas d'insuffisance rénale sévère.
En cas d'insuffisance hépatique, une surveillance biologique du foie est nécessaire.
Avec Zithromax, les dérivés de l'ergot de seigle sont contre-indiqués et le tacrolimus est déconseillé. La ciclosporine, elle, doit être utilisée avec précaution.

Posologie :
Adulte
Infections bactériennes : 250 à 500 mg/j. en 1 prise
Urétrite à chlamydia : prise unique de 1 g
Grossesse : non
Allaitement : non

Zocor

Effets secondaires :
Zithromax peut provoquer des nausées, maux de ventre, vomissements, diarrhées et dans certains cas des hépatites.

Contre-indications :
Zithromax est contre-indiqué en cas d'allergie aux macrolides.

> **Bon à savoir**
> La prise pendant les repas de cet antibiotique diminue de moitié son efficacité. Il est conseillé de le prendre 1 heure avant ou 2 heures après le repas.

ZOCOR
Hypolipémiants

65 % ; (5 mg) NR

Prix : 23,02 € - 28 comprimés (40 mg)
64,59 € - 90 comprimés (40 mg)
21,10 € - 28 comprimés (20 mg)
58,74 € - 90 comprimés (20 mg)
Libre - 28 comprimés (5 mg)
Équivalents ou génériques : Lodales, Simvahexal, Simvastatine Accord, Simvastatine Actavis, Simvastatine Almus, Simvastatine Alter, Simvastatine Arrow, Simvastatine Biogaran, Simvastatine Bouchara Recordati, Simvastatine Cristers, Simvastatine EG, Simvastatine Hexal, Simvastatine Isomed, Simvastatine Ivax, Simvastatine Merck, Simvastatine Mylan, Simvastatine Qualimed, Simvastatine Ratiopharm, Simvastatine RPG, Simvastatine Sandoz, Simvastatine Synthon, Simvastatine Téva, Simvastatine Torlan, Simvastatine Winthrop, Simvastatine Zydus, Simosténal
Laboratoire : Merck Sharp & Dohme-Chibret
DCI : *simvastatine*
Présentations/Composition : Cp. : 5, 20 et 40 mg

Indications : *Cholestérol, Infarctus du myocarde*
Le Zocor est un inhibiteur de l'HMG Co-A réductase ou statine, qui agit au niveau du foie en inhibant partiellement la synthèse du cholestérol et en abaissant le taux sanguin de cholestérol LDL. Les statines sont actives sur les hypercholestérolémies familiales ainsi que sur les hypercholestérolémies secondaires associées ou non à une augmentation des tryglicérides, conséquence d'un régime alimentaire trop riche en graisses saturées. Les statines ne sont pas actives sur les hypertriglycéridémies isolées, ni sur certaines formes d'hypercholestérolémies familiales (dites homozygotes).
Les statines jouent un rôle pour prévenir la survenue d'un infarctus du myocarde chez les patients présentant une angine de poitrine.
L'usage des statines ne dispense pas de poursuivre le régime alimentaire. En quelques semaines les statines provoquent une baisse de 30 % du cholestérol sanguin, baisse plus accentuée pour le cholestérol LDL.

Précautions/Interactions :
Il est nécessaire d'attendre 4 à 6 semaines pour juger de l'effet du traitement. Avant de commencer le traitement, puis tous les 3 mois, il est indispensable de faire un bilan biologique hépatique, avec dosage des transaminases. Si le taux de transaminases est trop élevé, il faut interrompre le traitement.
Les statines peuvent provoquer une atteinte musculaire, qui se manifeste par des douleurs, de la faiblesse musculaire, et une élévation transitoire des CPK (créatinine phosphokinases, enzymes d'origine musculaire libérées en cas de destruction du tissu musculaire). Le risque d'atteinte musculaire est augmenté en cas de traitement simultané avec des médicaments immunosuppresseurs (diclosporine), ou en association avec des fibrates, de l'acide nicotinique ou un traitement antifongique.
Elle doit être faite avec précaution en cas d'utilisation simultanée de médicaments anticoagulants oraux (antivitamines K).

Posologie :
Adulte : 5 mg/j. en cas d'hypercholestérolémie modérée.
10 mg/j. dans les autres cas, avec adaptation en fonction des résultats jusqu'à 40 mg/j. maxi
Grossesse : non
Allaitement : non

Contre-indications :
L'utilisation des statines est contre-indiquée en cas d'insuffisance hépatique, de taux élevé des transaminases sanguines et chez les enfants.

Effets secondaires :
Les statines provoquent des troubles digestifs (constipation, nausées, ballonnements, diarrhée) et parfois de la fatigue, des céphalées et des troubles dépressifs.

En cas d'oubli :
Prendre immédiatement le comprimé oublié sans dépasser la dose journalière prescrite.

> **Bon à savoir**
>
> Les statines sont une nouvelle classe de médicaments très actifs sur le cholestérol, notamment pour abaisser le cholestérol LDL. Cependant ils ne sont pas actifs sur toutes les hypercholestérolémies et ont peu d'effet sur le taux de triglycérides.

ZOFENIL
Antihypertenseurs

65 %

Prix : 18,03 € - 30 comprimés (7,5 mg)
18,51 € - 30 comprimés (15 mg)
48,77 € - 90 comprimés (15 mg)
18,51 € - 30 comprimés (30 mg)
48,77 € - 90 comprimés (30 mg)
Équivalents ou génériques : Aucun
Laboratoire : Menarini
DCI : *zofénopril calcique*
Présentations/Composition : Cp. : 7,5, 15 à 30 mg de zofénopril calcique

Indications : Hypertension artérielle, Infarctus du myocarde
Zofenil est indiqué pour le traitement de l'hypertension artérielle essentielle de l'adulte. Il est également utilisé dans la phase initiale de l'infarctus du myocarde.

Précautions/Interactions :
La dose habituelle initiale est de 15 mg par jour en une prise qui peut être augmentée jusqu'à l'obtention d'un contrôle optimal de la pression artérielle.
La posologie usuelle est de 30 mg par jour, pouvant être augmentée jusqu'à 60 mg en 1 ou 2 prises quotidiennes.
Zofenil peut être associé au traitement diurétique.
Le début du traitement demande une surveillance attentive afin de pallier le risque de diminution du taux de sodium et d'hypotension artérielle.
Zofenil peut être utilisé chez les patients présentant une insuffisance rénale légère ou modérée.
En cas d'utilisation dans le traitement de l'infarctus, le traitement doit débuter dans les 24 premières heures après le début des symptômes de l'infarctus du myocarde et être poursuivi pendant 6 semaines. La posologie est la suivante : 1er et 2e jours : 7,5 mg toutes les 12 heures ; 3e et 4e jours : 15 mg toutes les 12 heures ; du 5e jour jusqu'à la fin du traitement : 30 mg toutes les 12 heures. En cas de pression artérielle systolique inférieure ou égale à 120 mm Hg au début du traitement ou dans les 3 jours suivant l'infarctus, la posologie journalière ne doit pas être augmentée. En cas de survenue d'une hypotension sévère (pression artérielle systolique inférieure à 90 mm Hg sur 2 mesures consécutives éloignées d'au moins une heure), le traitement doit être interrompu. Après 6 semaines de traitement, les patients doivent être réévalués et le traitement doit être interrompu chez les patients ne présentant pas de signes d'insuffisance ventriculaire gauche ou d'insuffisance cardiaque. Si ces signes sont présents, le traitement doit être poursuivi à long terme. Les patients doivent aussi recevoir, de façon appropriée, les traitements standards tels que les dérivés nitrés, l'aspirine ou les bêta-bloquants.

Zofenil doit être utilisé avec précaution chez les patients de plus de 75 ans.

Zofenil est contre-indiqué chez la femme en période d'activité génitale sans contraception efficace.

Zofenil doit être utilisé avec précaution en cas d'association avec : lithium, les médicaments du système nerveux central, d'autres médicaments antihypertenseurs, cimétidine, ciclosporine, allopurinol, insuline et les médicaments antidiabétiques oraux.

Posologie :

Adulte : 30 à 60 mg/j.

Grossesse : non

Allaitement : non

Effets secondaires :

Zofenil peut provoquer de la toux, somnolence, vertiges, troubles digestifs, cutanés, de l'odorat, de la vision et une impuissance.

Contre-indications :

Zofenil est contre-indiqué en cas d'hypersensibilité au produit ou aux inhibiteurs de l'enzyme de conversion, en cas d'antécédents d'œdème de Quincke et en cas d'insuffisance hépatique sévère.

ZOFENILDUO
Antihypertenseurs

📋 65 %

Prix : 18,51 € - 30 comprimés
51,15 € - 90 comprimés
Équivalents ou génériques : Aucun
Laboratoire : Menarini
DCI : *zofénopril calcique, hydrochlorothiazide*
Présentations/Composition : Cp. : 30 mg de zofénopril calcique et 12,5 mg d'hydrochlorothiazide

Indications : *Hypertension artérielle essentielle*
Ce médicament est indiqué dans le traitement de l'hypertension artérielle essentielle légère à modérée.

Précautions/Interactions :
Zofenilduo associe 2 médicaments actifs contre l'hypertension artérielle : un inhibiteur de l'enzyme de conversion de l'angiotensine (zofénopril) et un diurétique (hydrochlorothiazide). Il peut être utilisé lorsque le premier principe actif n'est pas suffisant pour contrôler la tension artérielle.
La posologie recommandée est d'1 comprimé par jour.
Zofenilduo n'est pas recommandé en cas d'insuffisance rénale.
Zofenilduo doit être utilisé avec précaution en cas de maladie cardiovasculaire, d'accident vasculaire cérébral, diabète, toux, diarrhée, nausées et vomissements, asthme, psoriasis, lupus et par la population noire.
Hydrochlorthiazide est considéré comme une substance dopante et ne peut donc pas être utilisé par les athlètes pendant ou en dehors des compétitions.
Zofenilduo ne peut pas être utilisé en association avec de nombreux médicaments, en particulier les diurétiques épargneurs de potassium, et doit être utilisé avec précaution lorsque le traitement comporte des antidépresseurs, antipsychotiques, ciclosporine, cimétidine, antidiabétiques.

Posologie :
Adulte : 1 Cp./j.
Grossesse : non
Allaitement : non

Effets secondaires :
Zofenilduo est responsable de nombreux effets secondaires, notamment de troubles du système nerveux, musculaire, cardiovasculaire, gastro-intestinal, rénal.

Contre-indications :
Zofenilduo est contre-indiqué en cas d'hypersensibilité à ses composants, en cas d'antécédent d'œdème de Quincke, en cas d'insuffisance rénale ou hépatique sévère.

En cas d'oubli :
Prendre le comprimé dès que possible, mais ne pas doubler la dose au-delà d'un jour d'oubli.

ZOLADEX
Hormones

📋 100 %

Prix : 152,79 € - 1 implant (3,6 mg)
409,02 € - 1 implant (10,8 mg)
Équivalents ou génériques : Aucun
Laboratoire : Zeneca
DCI : *goséréline*
Présentations/Composition : Sol. Inj. : 3,6 et 10,8 mg de goséréline

Indications : *Cancer de la prostate, Cancer du sein*
Zoladex est analogue à une hormone hypothalamique, qui contrôle la libération de l'hormone hypophysaire LH, qui elle-même contrôle les sécrétions hormonales des glandes sexuelles (ovaires et testicules). L'administration de Zoladex a pour effet de bloquer complètement le fonctionnement des glandes sexuelles et est utilisée dans les maladies où il est nécessaire de diminuer ou d'arrêter la production d'hormones sexuelles, notamment dans le cas du cancer de la prostate et du cancer du sein avec métastases.

Précautions/Interactions :
Pour le traitement du cancer de la prostate, Zoladex est utilisé en association avec d'autres médicaments, et la poursuite du traitement exige de faire régulièrement des examens cliniques et biologiques de contrôle.
Chez la femme, il est indispensable de vérifier l'absence de grossesse avant le début du traitement.
L'apparition d'un saignement génital au cours du traitement est anormal et exige d'en rechercher la cause.

Posologie :
Adulte
Cancer de la prostate, Cancer du sein : 3,6 mg SC paroi abdominale/ 4 Sem.
Cancer de la prostate : 10,8 mg SC paroi abdominale/12 Sem.

Effets secondaires :
Zoladex est responsable de nombreux effets secondaires, avec notamment une recrudescence des douleurs osseuses et des symptômes urinaires, pendant les premières semaines de traitement du cancer de la prostate. Zoladex est également responsable de bouffées de chaleur, maux de tête, disparition de la libido, sécheresse vaginale, impuissance, prise de poids, douleurs musculaires, dépression, fatigue, réactions allergiques cutanées et douleur au point d'injection.

Contre-indications :
Zoladex est contre-indiqué en cas d'hypersensibilité au produit.

ZOLOFT
Antidépresseurs

65 %
Prix : 20,00 € - 28 gélules (50 mg)
5,40 € - 7 gélules (25 mg)
Équivalents ou génériques : *Sertraline Almus*, *Sertraline Alter*, *Sertraline Arrow*, *Sertraline Biogaran*, *Sertraline Cristers*, *Sertraline EG*, *Sertraline Endwell*, *Sertraline Evolugen*, *Sertraline Isomed*, *Sertraline Merck*, *Sertraline Pfizer*, *Sertraline Qualimed*, *Sertraline Ranbaxy*, *Sertraline Ratiopharm*, *Sertraline RPG*, *Sertraline Sandoz*, *Sertraline Téva*, *Sertraline Zydus*
Laboratoire : Pfizer
DCI : *sertraline*
Présentations/Composition : Gél. : 25 et 50 mg

Indications : *États dépressifs*
Les antidépresseurs sont des stimulants de l'humeur qui permettent de traiter la tristesse des dépressions nerveuses. Ils agissent sur les centres nerveux du cerveau par l'intermédiaire des neuromédiateurs en régulant leurs activités. Le Zoloft qui est un antidépresseur sérotoninergique possède une efficacité équivalente aux imipraminiques dans les états dépressifs majeurs sans en avoir la toxicité cardiaque.

Précautions/Interactions :
Une surveillance attentive du traitement est nécessaire en cas d'épilepsie et d'insuffisance hépatique. Les conducteurs de véhicule ou les utilisateurs de machine doivent savoir qu'une somnolence est fréquente au cours du traitement. Le traitement est mis en route progressivement puis la dose efficace est stabilisée pendant 4 à 6 mois minimum. Le médecin choisit ensuite de poursuivre ou d'interrompre l'antidépresseur en fonction des symptômes. Dans ce cas, l'arrêt est progressif et se déroule sur un mois environ.
Le sumatriptan et les autres antidépresseurs sont contre-indiqués. L'alcool, les anticoagulants oraux (AVK), la phénytoïne, la carbamazépine, le lithium, la cimétidine, la méthadone et les dépresseurs du système nerveux central sont à utiliser avec précaution.

Posologie :
Adulte : 50 mg/j. en 1 prise (200 mg/j. maxi)
Grossesse : non
Allaitement : non

Effets secondaires :
Une bouche sèche, une somnolence, des insomnies et de l'anxiété, des maux de tête, des vertiges, des nausées ou des vomissements, des diarrhées ou une constipation, une perte de poids, une impuissance, des troubles de l'éjaculation ou de la miction, une baisse ou une augmentation du tonus musculaire, une hypersudation, une augmentation du rythme cardiaque, des éruptions cutanées ou un prurit (envie de se gratter) peuvent survenir au cours du traitement.

Contre-indications :
L'association au sumatriptan et à d'autres antidépresseurs, un âge inférieur à 15 ans ou une allergie connue à ce médicament contre-indiquent la prise de cet antidépresseur.

Délai d'action :
Le délai d'action des antidépresseurs varie de 7 jours à 4 voire 6 semaines après la mise en route du traitement.

En cas d'oubli :
Reprendre les comprimés sans dépasser la dose quotidienne.

Signes de surdosage :
L'intoxication aiguë au Zoloft nécessite une hospitalisation en urgence pour un lavage

Zoltum

gastrique et une surveillance car elle provoque des nausées, des vomissements, des tremblements des mains, une somnolence et une faiblesse du corps généralisée.

> **Bon à savoir**
> Une hospitalisation est parfois nécessaire en début de traitement car le changement d'humeur provoqué par le médicament est parfois trop rapide, avec un risque de suicide accru, nécessitant une surveillance et un traitement complémentaire à base d'anxiolytiques, de somnifères et dans certains cas de neuroleptiques.

ZOLTUM
Antiulcéreux

65 %

Prix : 20,35 € - 28 gélules (10 mg)
11,35 € - 14 gélules (20 mg)
22,19 € - 28 gélules (20 mg)
Équivalents ou génériques : Oméprazole Actavis, Oméprazole ALS, Oméprazole Alter, Oméprazole Arrow, Oméprazole Biogaran, Oméprazole Bouchara-Recordati, Oméprazole Cristers, Oméprazole Evolugen, Oméprazole Ivax, Oméprazole Merck, Oméprazole Mylan, Oméprazole Qualimed, Oméprazole Ratiopharm, Oméprazole RPG, Oméprazole Sandoz, Oméprazole Téva, Oméprazole Torlan, Oméprazole Winthrop, Oméprazole ZF, Oméprazole Zydus, Mopral, Omédiprol
Laboratoire : Astra Zénéca
DCI : *oméprazole*
Présentations/Composition : Gél. : 10 et 20 mg d'oméprazole

Indications : *Ulcère gastro-duodénal, Reflux gastro-œsophagien*
Zoltum est un antiulcéreux antisécrétoire appartenant à la famille des « inhibiteurs de la pompe à protons », qui inhibe la sécrétion d'acide gastrique quelle que soit son origine. Il est indiqué dans le traitement des ulcères gastro-duodénaux, en association à un traitement antibiotique lorsque l'origine infectieuse est prouvée (helicobacter pylori) et dans le traitement de la maladie de Zollinger-Ellison (hypersécrétion gastrique souvent associée à une tumeur du pancréas). Il est également utilisé pour le traitement des œsophagites provoquées par le reflux gastro-œsophagien.

Précautions/Interactions :
Zoltum est réservé à l'adulte. Il peut cependant être utilisé chez l'enfant de plus de 12 mois pour le traitement du reflux gastro-œsophagien. Chez le petit enfant, le contenu de la gélule peut être mélangé à un aliment acide (yaourt, jus de fruits).
La durée du traitement est de 4 à 8 semaines : 1 mois en moyenne pour un ulcère duodénal, 4 à 6 semaines pour un ulcère gastrique évolutif, 4 à 8 semaines pour une œsophagite.
Avant de traiter un ulcère, il est nécessaire de s'assurer du caractère bénin de la lésion par un examen endoscopique.
Le traitement de l'ulcère gastro-duodénal d'origine infectieuse (provoqué par la bactérie helicobacter pylori) exige une trithérapie composée de Zoltum à raison de 1 gélule 20 mg matin et soir et de 2 antibiotiques : clarithromycine et amoxicilline ou métronazole ou tinidazole, pendant 7 jours. Le traitement doit être continué avec Zoltum seul, à la dose de 20 mg par jour pendant 3 jours.

Posologie :
Adulte : 20 mg/j. en 1 prise
Grossesse : non
Allaitement : non

Effets secondaires :
Zoltum provoque des troubles digestifs (nausées, diarrhées ou constipation), des douleurs musculaires, des maux de tête, plus rarement des éruptions cutanées, urticaire, prurit, vertiges, des troubles de la formule sanguine et des tests hépatiques. Un traitement de longue durée favorise les infections gastriques.

Délai d'action :
Zoltum est efficace 4 jours après le début du traitement.

En cas d'oubli :
Prendre le comprimé sans dépasser la dose journalière prescrite.

Signes de surdosage :
Il n'existe pas de cas connu de symptômes provoqués par le surdosage de Zoltum sous forme de gélules. L'administration en perfusion intraveineuse ne doit pas dépasser 40 mg par jour. Il existe un risque de surdité ou de cécité si surdosage atteint 240 mg.

ZOMACTON
Hormones

📋 100 %
Prix : 119,64 € - 1 flacon (4 mg)
284,45 € - 1 flacon (10 mg)
Équivalents ou génériques : Génotonorm, Ominitrope, Saizen, Umatrope, Norditropine
Laboratoire : Ferring
DCI : *somatropine recombinante*
Présentations/Composition : Sol. Inj. : 4 et 10 mg

Indications : *Retard de croissance, Syndrome de Turner*
Zomacton est une hormone qui stimule la croissance. Elle est indiquée dans le traitement des retards de croissance et dans le traitement des petites tailles liées à certaines maladies (syndrome de Turner, insuffisance rénale).

Précautions/Interactions :
Zomacton ne peut être prescrit que par un médecin spécialisé, après bilan clinique et biologique des causes du retard de croissance.
Zomacton ne peut être utilisé que par voie sous-cutanée, en changeant chaque jour le lieu d'injection pour éviter l'apparition de boules graisseuses (lipodystrophies).
La dose hebdomadaire doit être répartie en injections quotidiennes.
Ce traitement doit être utilisé avec précaution en cas de traitement corticoïde ou diabétique (insuline).
Pendant la durée du traitement il est indispensable de faire régulièrement un bilan sanguin et endocrinologique (surveillance de la glande thyroïde).

Posologie :
Enfant
Retard de croissance : 0,17 à 0,23 mg/kg par semaine (en 6 injections par semaine)
Syndrome de Turner : 1 UI/kg de poids/Sem.
Grossesse : non
Allaitement : non

Effets secondaires :
Zomacton est responsable d'œdèmes, de sang dans les urines, de modifications biologiques (insuline, phosphatases alcalines, lipides), parfois d'une hypothyroïdie et du développement d'anticorps antihormone de croissance.

Contre-indications :
Zomacton est contre-indiqué en cas de tumeur cancéreuse, ou en cas de traitement anticancéreux. Il ne peut pas être utilisé lorsque la croissance est terminée.

Bon à savoir
L'hormone de croissance a permis de faire disparaître beaucoup de cas de nanisme. Cependant les premières hormones de croissance, d'origine humaine, ont été responsables de plusieurs cas de maladie de Creutzfeldt-Jakob. Cela n'est plus possible aujourd'hui avec des médicaments comme Zomacton, d'origine entièrement synthétique.

ZOMIG
Antimigraineux

📋 65 %
Prix : 23,82 € - 6 comprimés
45,21 € - 12 comprimés
Équivalents ou génériques : Zolmitriptan Actavis, Zolmitriptan ARG, Zolmitriptan EG, Zolmitriptan Evolugen, Zolmitriptan Mylan, Zolmitriptan Sandoz, Zolmitriptan Téva, Zolmitriptan Zen, Zolmitriptan Zydus
Laboratoire : AstraZeneca
DCI : *zolmitriptan*
Présentations/Composition : Cp. : 2,5 mg de zolmitriptan

Indications : *Migraine*
Zomig est indiqué pour le traitement de la crise de mal de tête au cours de la migraine.

Précautions/Interactions :
La posologie usuelle est de 1 comprimé lors de la crise, à renouveler éventuellement 2 heures plus tard si la crise persiste.
Ne pas dépasser la dose maximale de 4 comprimés par jour.
Zomig n'est pas efficace pour prévenir l'apparition d'une crise de migraine, ni au moment des signes précurseurs de la migraine (aura). Il doit être pris au début des maux de tête et est encore efficace s'il est pris un peu plus tard.
En cas d'insuffisance hépatique, ne pas dépasser 2 comprimés par jour.

Posologie :
Adulte : 2 Cp./j.
Grossesse : non
Enfant < 18 ans : non
Allaitement : non

Zondar

Effets secondaires :
Zomig peut être responsable de fatigue, somnolence, bouffées de chaleur, douleurs musculaires, troubles de la sensibilité (fourmillements, paresthésies), sécheresse buccale, nausées, vomissements, douleur abdominale, palpitations cardiaques et troubles du rythme.

Contre-indications :
Zomig est contre-indiqué en cas d'hypersensibilité au principe actif, et en cas d'hypertension artérielle, de maladie cardiaque ou coronarienne, de maladie vasculaire, d'insuffisance rénale sévère et en association avec d'autres médicaments de la classe des triptans.

ZONDAR
Antirhumatismaux/Décontracturants

🗐 15 %
Prix : 16,35 € - 30 gélules
Équivalents ou génériques : Art 50, *Diacéréine Actavis*, *Diacéréine Biogaran*, *Diacéréine Cristers*, *Diacéréine EG*, *Diacéréine Evolugen*, *Diacéréine Mylan*, *Diacéréine Negma*, *Diacéréine Qualimed*, *Diacéréine Ranbaxy*, *Diacéréine Ratiopharm*, *Diacéréine Sandoz*
Laboratoire : Niverpharm
DCI : *diacéréine*
Présentations/Composition : Gél. : 50 mg

Indications : *Arthrose*
La diacerhéine possède une action anti-inflammatoire active dans l'arthrose et calme les douleurs, les raideurs et les gonflements articulaires.

Précautions/Interactions :
Médicament réservé aux adultes et aux enfants de plus de 15 ans. Le traitement est limité à 6 mois maximum.
En cas de dysfonctionnement grave des cellules rénales, il faut réduire de moitié la posologie quotidienne.
Il existe peu d'interactions avec d'autres médicaments mais les pansements gastriques gênent l'absorption du principe actif.

Posologie :
Adulte et enfant > 15 ans : 1 Gél. matin et soir pendant 6 mois maxi
Personne âgée : même posologie
Grossesse : Possible au cours des 2e et 3e trimestres
Allaitement : non

Effets secondaires :
Très peu fréquents, ils consistent en selle molle, diarrhée bénigne ou douleurs abdominales.

Contre-indications :
Ce médicament n'est pas indiqué aux enfants de moins de 15 ans, aux personnes ayant présenté une allergie à la rhéine ou souffrant de grave dysfonctionnement des cellules hépatiques.

Délai d'action :
Les effets antalgiques de Zondar se font sentir 30 à 45 jours après le début du traitement.

Signes de surdosage :
Le signe d'un surdosage est l'apparition d'une diarrhée importante qui se calme en diminuant le traitement.

> *Bon à savoir*
> Prendre les gélules au cours des repas améliore l'absorption du médicament ; les avaler avec un verre d'eau sans les ouvrir. Zondar peut colorer les urines en jaune, rouge ou marron. Il est parfois nécessaire de poursuivre un traitement par antalgiques et anti-inflammatoires pendant la période initiale de 30 à 45 jours qui suit la prise de Zondar.

ZONEGRAN
Antiépileptiques

🗐 65 %
Prix : 14,36 € - 14 gélules (25 mg)
14,36 € - 14 gélules (50 mg)
55,05 € - 56 gélules (100 mg)
Équivalents ou génériques : Aucun
Laboratoire : BB Pharma
DCI : *zonisamide*
Présentations/Composition : Gél. : 25, 50 ou 100 mg de zonisamide

Indications : *Épilepsie partielle*
Zonegran est indiqué dans le traitement de l'épilepsie partielle, avec ou sans généralisation secondaire.

Précautions/Interactions :
Le traitement doit être commencé par paliers hebdomadaires de 50 à 100 milligrammes, avant d'atteindre la posologie d'entretien, entre 300 et 500 milligrammes par jour.

Zonegran peut être administré simultanément avec un autre traitement antiépileptique.
En cas d'arrêt, l'interruption du médicament doit également être progressive.
Les femmes en âge de procréer doivent respecter une contraception efficace durant le traitement.
Zonegran, surtout en début de traitement, peut être responsable de somnolences et de troubles de l'attention, rendant la conduite automobile dangereuse.

Posologie :
Adulte : 300 à 500 mg/j. en 1 à 2 prises
Enfant et adolescent : non
Grossesse : non
Allaitement : non

Effets secondaires :
Zonegran peut être responsable de réactions cutanées inexpliquées, nécessitant l'arrêt du traitement. Il peut également être responsable de troubles hématologiques, allergiques, gastro-intestinaux, neurologiques, et il peut favoriser la formation de calculs rénaux.

Contre-indications :
Zonegran est contre-indiqué en cas d'hypersensibilité à zonisamide.

En cas d'oubli :
Continuer normalement le traitement, ne pas prendre de dose double pour compenser le médicament oublié.

> **Bon à savoir**
> Il est recommandé d'avaler les comprimés sans les mâcher, ni les écraser, pendant ou en dehors des repas.

ZOPHREN
Antiémétiques

📋 65 %

Prix : 9,45 € - 1 ampoule injectable (2 mg/2 ml)
17,87 € - 1 ampoule injectable (8 mg/4 ml)
10 € - 2 comprimés (8 mg)
19,44 € - 4 comprimés (8 mg)
9,79 € - 2 comprimés ou lyophilisat (4 mg)
39,77 € - sirop 50 ml
34,33 € - 2 suppositoires (16 mg)
Équivalents ou génériques : *Ondansetron Aguettant*, *Ondansetron Arrow*, *Ondansetron Biogaran*, *Ondansetron Cristers*, *Ondansetron EG*, *Ondansetron Kabi*, *Ondansetron Merck*, *Ondansetron Mylan*, *Ondansetron Qualimed*, *Ondansetron Ranbaxy*, *Ondansetron REN*, *Ondansetron Sandoz*, *Ondansetron Téva*, *Ondansetron Winthrop*, *Ondansetron Zydus*
Laboratoire : GlaxoSmithKline
DCI : *ondansetron chlorhydrate*
Présentations/Composition : Cp. lyophilisat et Sol. Inj. : 4 ou 8 mg d'ondansetron

Indications : *Vomissements induits par les traitements anticancéreux*
Zophren est indiqué pour le traitement des vomissements induits par les chimiothérapies et les radiothérapies.

Précautions/Interactions :
Zophren est un médicament d'exception, qui ne peut être prescrit que sur une ordonnance spéciale.
La posologie habituelle est de 8 milligrammes en une prise avant le traitement de chimiothérapie ou de radiothérapie.
Pour les nausées et vomissements retardés provoqués par la chimiothérapie, la posologie est de 2 comprimés par jour pendant 2 à 5 jours. En cas d'insuffisance hépatique, la posologie quotidienne doit être réduite de moitié.

Posologie :
Adulte : 2 Cp./j. (8 mg)
Enfant > 6 ans ou > 25 kg : 1 à 2 Cp./j. (8 mg)
Enfant 2 à 6 ans : 1 à 2 Cp./j. (4 mg ou sirop)
Grossesse : non
Allaitement : non

Effets secondaires :
Zophren peut être responsable de maux de tête, de vertiges, de hoquet, de constipation parfois grave, de bouffées de chaleur, de troubles du rythme cardiaque, de réactions locales allergiques en cas d'injection intra-veineuse.

Contre-indications :
Zophren est contre-indiqué en cas d'hypersensibilité à l'ondansetron.

ZORAC
Antipsoriasiques

📋 30 %

Prix : 31,31 € - crème (60 g)
Équivalents ou génériques : Aucun
Laboratoire : Pierre Fabre
DCI : *tazarotène*

Zovirax

Présentations/Composition : Crème : 0,05 % de tazarotène

Indications : *Psoriasis*
Zorac est indiqué pour le traitement topique du psoriasis en plaques, bénin à modéré, intéressant 10 % de la surface corporelle.

Précautions/Interactions :
En cas de traitement d'un foyer psoriasique au niveau des mains, éviter tout contact accidentel avec les yeux et le visage.
En cas d'irritation, interrompre le traitement.
Éviter l'exposition au soleil pendant le traitement.
Zorac ne doit pas être utilisé chez les enfants de moins de 18 ans.
Appliquer en couche mince sur la zone à traiter, uniquement sur les lésions, sans dépasser 10 % de la surface corporelle.

Posologie :
Adulte : 1 Applic./j.
Grossesse : non
Allaitement : non

Effets secondaires :
Zorac peut être responsable de prurit, sensation de brûlure cutanée, érythème, irritation cutanée, dermatite de contact et parfois même d'aggravation du psoriasis.

Contre-indications :
Zorac est contre-indiqué en cas d'hypersensibilité au produit, et ne doit pas être utilisé au niveau des plis, ni sur le visage ou le cuir chevelu.

ZOVIRAX
Antiviraux

65 % ; (Crème) 15 % ; TFR
Prix : 27,41 € - suspension buvable (125 ml)
16,26 € - solution pour perfusion (250 mg)
8,87 € - pommade ophtalmique (4,5 g)
14,87 € - crème dermique (10 g)
68,27 € - 35 comprimés (800 mg)
20,62 € - 25 comprimés (200 mg)

Équivalents ou génériques : Activir, *Aciclovir Aguettant*, *Aciclovir Almus*, *Aciclovir Alter*, *Aciclovir Arrow*, *Aciclovir Biogaran*, *Aciclovir Cristers*, *Aciclovir Dakota Pharm*, *Aciclovir EG*, *Aciclovir Merck*, *Aciclovir Qualimed*, *Aciclovir Ranbaxy*, *Aciclovir Ratiopharm*, *Aciclovir RPG*, *Aciclovir Sandoz*, *Aciclovir Téva*, *Aciclovir Winthrop*, *Aciclovir Zydus*, *Aciclovivax*

Laboratoire : GlaxoSmithKline
DCI : *aciclovir*
Présentations/Composition : Cp. : 200 ou 800 mg ; Crème ; Pom. ophtalmique ; Sol. pour Perf. ; Susp. Buv.

Indications : *Herpès*
Ce médicament accélère la guérison de l'herpès labial (herpès des lèvres), génital et ophtalmique (kératite herpétique) et prévient l'apparition de l'infection à herpès chez les patients immunodéprimés.

Précautions/Interactions :
La posologie est fonction de l'étendue des lésions. Une primo-infection à herpès virus ou avec de rares récurrences ne justifie qu'une application locale (herpès labial ou génital), de préférence dès l'apparition des premières douleurs ou sensation de prurit. Les lésions étendues et les récurrences fréquentes (plus de 6 épisodes par an) nécessitent un traitement par voie orale allant de 4 à 10 comprimés par jour de Zovirax 200 mg.
Le traitement doit être fait avec précaution en cas d'insuffisance rénale.
L'aciclovir bloque la multiplication des virus mais ne les élimine pas et la contagion reste toujours possible malgré le traitement.

Posologie :
Adulte et enfant > 6 ans : 5 Applic./j. sur les lésions pendant 10 j. maxi 4 à 10 Cp./j.
Grossesse : non
Allaitement : non

Effets secondaires :
Quelques picotements et une sensation de brûlure peuvent survenir. Des rougeurs ou une sécheresse de la peau ont été notées ainsi que quelques cas d'eczéma. Zovirax peut être responsable de troubles digestifs et hépatiques.

Contre-indications :
Ce médicament est contre-indiqué chez les enfants de moins de 6 ans ou en cas d'hypersensibilité à l'un des composants de la crème (lactose).

> **Bon à savoir**
> L'application de l'aciclovir dès les premiers signes d'herpès labial ou génital permet de réduire la durée de poussée herpétique.

ZOXAN
Antiprostatiques

 30 %

Prix : 18,64 € - 28 comprimés LP (4 mg)
16,82 € - 28 comprimés LP (8 mg)
Équivalents ou génériques : *Doxazocine Téva*
Laboratoire : Pharma Lab
DCI : *doxazosine*
Présentations/Composition : Cp. : 4 ou 8 mg de doxazosine

Indications : *Hypertrophie bénigne de la prostate*
Zoxan améliore les symptômes urinaires des patients porteurs d'une hypertrophie bénigne (adénome) de la prostate.

Précautions/Interactions :
Zoxan doit être utilisé avec précaution en cas d'insuffisance cardiaque ou hépatique.
Le traitement doit être débuté avec un comprimé à 4 mg par jour, pouvant être porté à 8 mg (traitement habituel) selon la réponse au traitement.
Zoxan a un effet thérapeutique sur la tension, en cas d'hypertension artérielle associée.

Posologie :
Adulte : 4 à 8 mg/j.
Grossesse : oui
Allaitement : oui

Effets secondaires :
Zoxan peut être responsable de très nombreux effets secondaires cutanés, gastro-intestinaux, neurologiques et génitaux (priapisme ou impuissance).

Contre-indications :
Zoxan est contre-indiqué en cas d'hypotension artérielle, de cystite et d'occlusion intestinale.

> **Bon à savoir**
> Les comprimés doivent être avalés entiers, sans les croquer, les diviser ni les écraser, pendant ou entre les repas. L'enveloppe sous forme de comprimé contenant le principe actif est éliminée dans les selles sans être absorbée (donc ne pas s'inquiéter en cas de découverte d'un comprimé dans les selles).

ZUTECTRA
Immunoglobulines

Prix : Usage hospitalier
Équivalents ou génériques : Aucun
Laboratoire : Biotest Pharma
DCI : *Immunoglobuline anti-hépatite B humaine*
Présentations/Composition : Seringue 1 ml : 500 UI d'immunoglobuline anti-hépatite B humaine

Indications : *Hépatite virale B*
Zutectra est indiqué pour la prévention de la réinfection par le virus de l'hépatite B chez les patients séronégatifs pour ce virus 6 mois après une transplantation hépatique consécutive à une insuffisance hépatique induite par le virus de l'hépatite B.

Précautions/Interactions :
La posologie usuelle est de 1 injection sous-cutanée de 500 UI (1 ml) par semaine chez l'adulte de moins de 75 kg et de 1 000 UI par semaine (2 fois 1 ml) en cas de poids supérieur à 75 kg.

Posologie :
Adulte : 1 Inj. SC/Sem.
Grossesse : non
Enfant < 18 ans : non
Allaitement : non

Effets secondaires :
Zutectra peut être responsable d'une chute de pression artérielle et d'un choc allergique dans des cas très rares. Ceci peut être contrôlé par une injection très lente du médicament et une surveillance pendant les 20 minutes qui suivent.

Contre-indications :
Zutectra est contre-indiqué en cas d'hypersensibilité au principe actif, et chez les enfants. L'administration doit être faite rigoureusement par voie sous-cutanée.

ZYBAN
Antidépresseurs

 NR

Prix : Libre
Équivalents ou génériques : Aucun
Laboratoire : GlaxoSmithKline

Zyloric

DCI : *bupropion*
Présentations/Composition : Cp. : 150 mg chlorhydrate de bupropion
Indications : *Désintoxication tabagique*
Zyban est utilisé pour la désintoxication tabagique.

Précautions/Interactions :
Le traitement commence par 1 comprimé par jour pendant 6 jours, puis 2 comprimés par jour pendant 6 semaines.
Le traitement ne doit pas être interrompu brutalement. Il est recommandé de débuter le traitement avant l'arrêt effectif du tabac et de décider d'une date précise d'arrêt du tabac au cours des 2 premières semaines de traitement (de préférence au cours de la deuxième semaine).
En cas d'inefficacité du traitement au bout de 7 semaines, il n'est pas utile de le continuer.
Zyban doit être utilisé avec prudence chez le sujet âgé (réduire les doses de moitié) et en cas d'insuffisance rénale.
Zyban ne doit pas être utilisé en association avec des médicaments psychotropes de la classe des IMAO.

Posologie :
Adulte : 150 à 300 mg/j.
Grossesse : non
Allaitement : non

Effets secondaires :
Zyban peut être responsable de nombreux effets secondaires, à type de réactions allergiques cutanées, signes neurologiques, digestifs, cardiaques et ophtalmologiques. Les effets secondaires les plus souvent rapportés sont l'insomnie et la sécheresse de la bouche.

Contre-indications :
Le traitement doit être interrompu en cas de réaction d'hypersensibilité ou anaphylactique (éruption cutanée, prurit, urticaire, douleur thoracique, œdème ou dyspnée). Des arthralgies, des myalgies et une fièvre ont également été rapportées, associées à des éruptions cutanées et à d'autres symptômes évocateurs d'hypersensibilité retardée. Chez la plupart des patients, ces symptômes régressent à l'arrêt du traitement et après instauration d'un traitement antihistaminique ou corticoïde.
Zyban est également contre-indiqué en cas de tumeur cérébrale, d'antécédents de convulsions, d'anorexie mentale ou de boulimie, de sevrage de dépendance alcoolique ou de substance psychotropes.

Signes de surdosage :
Le surdosage provoque une somnolence et des troubles de la conscience.

Bon à savoir
Zyban est initialement un médicament étudié pour ses effets antidépresseurs et qui s'est révélé, au cours des études, un excellent médicament du sevrage tabagique. Depuis son lancement en 1997 aux États-Unis, il est devenu le premier médicament pour cette indication. Cependant, il demeure sous vigilance des autorités sanitaires, car il peut être responsable d'accidents cardiaques et certains décès encore mal élucidés (4 décès jusqu'en 2002) seraient liés à la prise de ce médicament. Les études montrent que Zyban provoque une désintoxication tabagique (arrêt du tabagisme pendant plus d'un an) dans 23 % des cas et dans 28 % des cas lorsqu'il est associé aux timbres de nicotine, ce qui est considéré comme un excellent taux de réussite.

ZYLORIC
Antirhumatismaux/Antigoutteux

65 %
Prix : 1,91 € - 28 comprimés (100 mg)
2,70 € - 28 comprimés (200 mg)
3,30 € - 28 comprimés (300 mg)
Équivalents ou génériques : *Allopurinol Arrow, Allopurinol Biogaran, Allopurinol EG, Allopurinol Isomed, Allopurinol Ivax, Allopurinol Merck, Allopurinol Mylan, Allopurinol PHR, Allopurinol Ranbaxy, Allopurinol RPG, Allopurinol Sandoz, Allopurinol Téva, Allopurinol Zen, Allopurinol Zydus*
Laboratoire : GlaxoSmithKline
DCI : *allopurinol*
Présentations/Composition : Caps. : 100, 200 et 300 mg

Indications : *Traitement de la goutte*
Allopurinol est utilisé pour traiter les taux sanguins élevés d'acide urique, soit à la suite de maladies générales (maladies sanguines, maladies rénales), soit dans le cadre de la goutte. Allopurinol est également utilisé pour

prévenir la survenue de lithiase urique (calculs rénaux à base d'acide urique).

Précautions/Interactions :
Ce médicament ne doit pas être utilisé au début du traitement d'une crise de goutte, mais en association avec la colchicine.
Les doses doivent être adaptées en cas d'insuffisance rénale.
Allopurinol ne doit pas être associé avec l'ampicilline (risque de réaction cutanée), et l'association doit être faite avec précaution en cas de traitement par anticoagulants oraux, certains traitements anticancéreux ou de traitement à base de théophylline.
La posologie doit être adaptée en fonction des résultats biologiques du taux sanguin et urinaire d'acide urique et de la clairance de la créatinine chez l'insuffisant rénal.

Posologie :
Adulte : 100 à 300 mg (1 Cp./j.)
Grossesse : non
Allaitement : non

Effets secondaires :
Allopurinol peut provoquer des crises de goutte en début de traitement, c'est pourquoi il faut toujours l'associer au début à la colchicine. Allopurinol est également responsable de troubles digestifs (douleurs gastriques, nausées, diarrhées) c'est pourquoi il est préférable de le prendre après les repas. Plus rarement, allopurinol est responsable de troubles sanguins, visuels, de maux de tête et de réactions d'hypersensibilité, avec symptômes cutanés, nécessitant l'interruption du traitement.

Contre-indications :
Ce médicament est contre-indiqué en cas d'antécédents d'allergie à l'allopurinol.

En cas d'oubli :
Reprendre le traitement sans dépasser la dose quotidienne.

Signes de surdosage :
Le surdosage se manifeste par des nausées, vomissements, diarrhées et des vertiges. Le traitement nécessite une hydratation abondante et parfois une dialyse rénale pour accélérer l'élimination du produit.

> **Bon à savoir**
> Allopurinol est le traitement de référence de la prévention de la crise de goutte et est indispensable pour traiter l'augmentation du taux sanguin d'acide urique.

ZYMAFLUOR
Antiseptiques buccaux

30 %
Prix : 1,77 € - 200 comprimés (0,25 mg)
1,77 € - 100 comprimés (0,5 mg)
2,38 € - 100 comprimés (0,75 mg)
2,52 € - 100 comprimés (1 mg)
1,50 € - flacon (20 ml)
Équivalents ou génériques : Flucon, Fluodontyl, Fluorex, Fluorure de calcium
Laboratoire : Novartis
DCI : *fluorure de sodium*
Présentations/Composition : Cp. : 0,25, 0,5, 0,75 et 1 mg ; Sol. Buv. : 0,25 mg/4 Gttes

Indications : *Prévention de la carie dentaire*
Le fluor est incorporé dans les couches superficielles de l'émail et le protège contre les acides sécrétés par les bactéries. Cette incorporation se fait avant et après l'éruption de la dent chez l'enfant. La formation de l'émail se réalisant 4 mois avant la naissance jusqu'à la fin de l'adolescence, des présentations adaptées de Zymafluor permettent un traitement continu en fonction de chaque âge.

Précautions/Interactions :
La quantité maximum de fluor par jour est de 2 mg quelle que soit l'origine de cet apport. Vérifier auprès des mairies la teneur en fluor des eaux de boisson avant d'absorber le médicament.
L'absorption simultanée de lait ou de produits laitiers, d'antiacides à base de sels de magnésium, de calcium ou d'aluminium ralentit le passage du fluor dans l'organisme.

Posologie :
Enfant
< 2 ans : 4 Gttes/j. ou 1 Cp. 0,25 mg
2 à 4 ans : 8 Gttes/j. ou 2 Cp. 0,25 mg ou 1 Cp. 0,50 mg
4 à 6 ans : 12 Gttes/j. ou 3 Cp. 0,25 mg
> 6 ans : 16 Gttes/j. ou 4 Cp. 0,25 mg ou 1 Cp. 1 mg
Grossesse > 5e mois : 16 Gttes/j. ou 4 Cp. 0,25 mg ou 1 Cp. 1 mg
Allaitement : oui

Signes de surdosage :
Le risque de surdosage existe essentiellement chez l'enfant en cas d'ingestion massive. Des traces jaunâtres peuvent apparaître sur l'émail des dents.

ZYPREXA
Neuroleptiques

📖 65 %

Prix : 94,96 € - 28 comprimés (10 mg)
61,12 € - 28 comprimés (7,5 mg)
49,63 € - 28 comprimés (5 mg)

Équivalents ou génériques : Arkolamyl, Zalasta, <u>Olanzapine Actavis</u>, <u>Olanzapine Almus</u>, <u>Olanzapine Arrow</u>, <u>Olanzapine Biogaran</u>, <u>Olanzapine Bluefish</u>, <u>Olanzapine Cristers</u>, <u>Olanzapine EG</u>, <u>Olanzapine Isomed</u>, <u>Olanzapine Mylan</u>, <u>Olanzapine Pfizer</u>, <u>Olanzapine Ranbaxy</u>, <u>Olanzapine Ratiopharm</u>, <u>Olanzapine Sandoz</u>, <u>Olanzapine Téva</u>, <u>Olanzapine Winthrop</u>, <u>Olanzapine Zydus</u>

Laboratoire : Eli Lilly

DCI : *olanzapine*

Présentations/Composition : Cp. : 5, 7,5 ou 10 mg de olanzapine

Indications : *Schizophrénie*
Zyprexa est un médicament antipsychotique indiqué dans le traitement au long cours de la schizophrénie, ainsi que les crises d'agitation (accès maniaques) et la prévention des accès maniaques en cas de trouble bipolaire.

Précautions/Interactions :
La posologie habituelle initiale de Zyprexa est d'un comprimé de 10 mg par jour. La posologie doit être adaptée selon les effets obtenus, avec des doses comprises entre 5 et 20 mg maximum, en une seule prise par jour.
La dose initiale peut être de 15 mg par jour dans le traitement de l'accès maniaque (10 mg en cas d'association avec un autre neuroleptique). Elle doit être diminuée à 5 mg en cas d'insuffisance hépatique ou rénale, et chez les patients de plus de 65 ans.
Zyprexa n'est pas un traitement conseillé dans les troubles psychotiques liés à une démence, en particulier chez les personnes âgées.
L'olanzapine peut exacerber un diabète préexistant, et le traitement nécessite une surveillance spéciale chez les diabétiques ou les personnes présentant des facteurs de risque diabétique. Olanzapine peut également être responsable de sueurs, insomnie, tremblements, anxiété, nausée ou vomissement, parfois lors de l'arrêt brutal du traitement. Il est donc préférable de procéder à une réduction progressive des doses.
L'olanzapine doit être utilisé avec prudence en cas de maladie prostatique et le traitement doit être interrompu en cas d'apparition de symptômes de Syndrome Malin des Neuroleptiques : augmentation de la température, rigidité, altération des facultés mentales, détérioration du rythme cardiaque, sudation abondante et troubles biologiques.

Posologie :
Adulte >18 ans : 1 Cp. /j. de 10 mg, puis adapter la dose
Grossesse : non
Allaitement : non

Effets secondaires :
Olanzapine peut être responsable de nombreux effets secondaires, nécessitant un arrêt du traitement, une diminution des doses ou une surveillance accrue : fièvre ou hypothermie, hypersudation, agitation ou apathie, anxiété, fatigue, mouvements anormaux, maux de tête, troubles des facultés mentales, convulsions, crampes, troubles de l'élocution et de la déglutition, rigidité musculaire, tremblements, vertiges, acné et troubles allergiques cutanés, nausées, vomissements, troubles hépatiques (augmentation des transaminases dans le sang).

Contre-indications :
Zyprexa est contre-indiqué en cas d'hypersensibilité à l'olanzapine, en cas de troubles du métabolisme du lactose et du galactose, en cas de glaucome, et en cas d'insuffisance rénale.

En cas d'oubli :
Ne pas doubler la dose, continuer le traitement habituel.

Bon à savoir
Le traitement par voie orale peut être substitué par des injections en intra-musculaire de la forme retard, appelée Zypadhera. Elle ne nécessite qu'une injection 1 à 2 fois par mois.

ZYRTEC
Antiallergiques

📖 NR (Cp.) ; AO 30 %

Prix : 3,90 € - flacon 15 ml

Équivalents ou génériques : <u>Cétirizine Arrow</u>, <u>Cétirizine Biogaran</u>, <u>Cétirizine Cristers</u>,

Cétirizine EG, *Cétirizine Evolugen*, *Cétirizine Isomed*, *Cétirizine Mylan*, *Cétirizine PHR*, *Cétirizine Qualimed*, *Cétirizine Ratiopharm*, *Cétirizine RMO*, *Cétirizine RPG*, *Cétirizine Sandoz*, *Cétirizine Téva*, *Cétirizine Zen*, Humex, Humex allerg cétirizine, Virlix

Laboratoire : UCBPharma
DCI : *cétirizine*
Présentations/Composition : flacon 15 ml : 10 mg/ml de cétirizine

Indications et effets : *Allergie, Urticaire*
Zyrtec est indiqué pour le traitement des rhinites allergiques (pollen, graminée, acariens ou autres), des conjonctivites allergiques, de l'urticaire et des affections cutanées allergiques. Zyrtec inhibe l'action de l'histamine, responsable de phénomènes allergiques comme éternuements, écoulements du nez, larmoiements, urticaires, œdèmes.

Précautions/Interactions :
Zyrtec est réservé aux enfants de plus de 12 ans et aux adultes.
En cas d'insuffisance rénale ou d'allergie connue au produit, il n'est pas conseillé de prendre ce médicament.

Posologie :
Adulte : 10 gttes/j. en 1 seule prise

Effets secondaires :
Zyrtec peut être responsable d'une sensation de bouche sèche, vertiges, somnolence (surtout chez l'enfant), de réactions allergiques, de troubles digestifs.

Contre-indications :
Il est préférable de ne pas administrer Zyrtec à des enfants de moins de 12 ans ainsi qu'en association avec d'autres médicaments. Si des phénomènes d'hypersensibilité se sont manifestés lors d'une précédente administration de ce médicament ou de médicaments apparentés comme Virlix ou Clarityne, ne pas reprendre ce médicament.

> *Bon à savoir*
>
> La conduite automobile n'est pas recommandée en raison du risque de somnolence. Toutefois, cet effet secondaire est rare à la dose recommandée (10 mg par jour).

ZYTIGA
Antinéoplasiques

Prix : Usage hospitalier
Équivalents ou génériques : Aucun
Laboratoire : Janssen
DCI : *abiraterone*
Présentations/Composition : Cp. : 250 mg d'abiraterone

Indications : *Cancer de la prostate*
Zytiga est indiqué pour le traitement des formes avancées de cancer de la prostate, après l'échec d'un traitement hormonal, chirurgical ou chimiothérapique.

Précautions/Interactions :
La posologie habituelle est de 1 000 mg (4 comprimés) en une prise par jour, en association avec 10 mg de prednisone.
Ce médicament doit être pris en dehors des repas.
Le traitement nécessite une surveillance avant le début du traitement puis mensuellement des transaminases hépatiques, du taux sanguin de potassium et de la tension artérielle.
Ce médicament doit être manipulé avec précaution (gants) en particulier par le personnel soignant en âge de procréer, en raison du risque de malformation fœtale.

Posologie :
Adulte : 1 000 mg/j.
Enfant < 18 ans : non
Grossesse : non
Allaitement : non

Effets secondaires :
Zytiga peut être responsable d'une diminution du taux de potassium dans le sang (hypokaliémie), d'une infection urinaire, d'une insuffisance cardiaque, d'une angine de poitrine d'une arythmie (tachycardie, fibrillation auriculaire), et d'une élévation des transaminases hépatiques.

Contre-indications :
Zytiga est contre-indiqué en cas d'hypersensibilité au principe actif.

ZYVOXID
Antibiotiques

Prix : Usage hospitalier

Zyvoxid

Équivalents ou génériques : Aucun
Laboratoire : Pharmacia
DCI : *linezolide*
Présentations/Composition : Cp. : 600 mg ; Flacon : 2 mg/ml de linezolide

Indications : *Pneumonie, Infections cutanées, Infections des tissus mous*
Zyvoxid est indiqué dans le traitement des infections à germes sensibles des poumons, de la peau et des tissus mous.

Précautions/Interactions :
Un traitement avec Zyvoxid doit être débuté uniquement en milieu hospitalier et après avis d'un spécialiste.
Le traitement, après avoir été débuté par voie intraveineuse, peut être relayé par voie orale. La durée du traitement dépend de l'agent pathogène, du site et de la sévérité de l'infection ainsi que de la réponse clinique du patient. La durée maximale du traitement est de 28 jours.
Les doses conseillées sont de 600 mg par voie orale 2 fois par jour pendant 10 à 14 jours consécutifs.
Zyvoxid ne peut pas être utilisé chez l'enfant et le jeune adulte de moins de 18 ans, mais peut être utilisé chez les personnes âgées, ou les personnes présentant une insuffisance rénale ou hépatique légère.

Posologie :
Adulte : 600 mg/2 fois/j. pendant 10 à 14 j.
Grossesse : non
Allaitement : non

Effets secondaires :
Zyvoxid peut être responsable de très nombreux effets secondaires : douleurs articulaires, crampes, troubles digestifs (colite, diarrhée), cutanés, musculaires, ralentissement du rythme cardiaque, hypertension artérielle, candidose vaginale, vaginite, troubles cérébraux (convulsions), insomnie.

Contre-indications :
Zyvoxid est contre-indiqué en cas d'hypersensibilité au produit et en cas de traitement par les IMAO. Il est également contre-indiqué en cas d'hypertension artérielle non traitée, de phéochromocytome, de syndrome carcinoïde, d'hyperthyroïdie, de syndrome dépressif, schizophrénie et état confusionnel. Il ne peut pas être utilisé avec les traitements suivants : inhibiteurs sélectifs de la recapture de la sérotonine, antidépresseurs tricycliques, triptans, sympathomimétique, pseudoephédrine, phénylpropanolamine, adrénaline, noradrénaline, dopamine, agoniste dopaminergique, dobutamine, péthidine, buspirone.

LA PHYTOTHÉRAPIE

Les origines de la phytothérapie

L'utilisation des plantes et des minéraux fut, pendant des millénaires, la seule possibilité de modifier les évolutions naturelles des maladies. L'homme trouvait là le seul moyen réellement efficace d'échapper à son destin et cette pratique thérapeutique remonte au plus loin des temps. Les médecines chinoise, indienne, arabe, grecque et occidentale ont codifié dans les textes, les plus anciennes pratiques phytothérapeutiques. Chaque peuple transmettait oralement ses techniques de soins par les plantes ou les minéraux. On retrouve même dans les tombes de l'homme de Néandertal, il y a 100 000 ans, des traces de l'utilisation de l'ocre rouge, produit astringent et antiseptique, qui servait à se protéger des infections et des agressions extérieures. Il s'agit certainement là du plus vieux médicament « naturel » dont on retrouve la trace.

La phytothérapie aujourd'hui

Actuellement, beaucoup de médicaments modernes sont des extraits de plantes : les digitaliques, antiarythmiques cardiaques tirés de la digitale pourpre, les antalgiques majeurs comme la morphine et ses dérivés tirés de l'opium, la célèbre aspirine issue de la reine des prés (spiroea ulmaria) dont elle tire son nom. Malheureusement de nombreuses autres plantes ont disparu de la pharmacopée, emportant avec elles leurs vertus thérapeutiques. Petit à petit les propriétés médicales des plantes sont redécouvertes et de nombreuses études médicales sont en cours pour en déterminer l'efficacité chez l'homme.

Les vertus des plantes

En effet, les plantes possèdent des capacités à se défendre contre les agressions extérieures : bactéries, virus ou champignons et ces propriétés peuvent être utilisées en thérapeutique humaine. Actuellement, des tests sont effectués afin de mettre au point des médicaments antibiotiques, anticancéreux, anticholestérolémiants issus du monde végétal. Cependant, de nombreuses plantes aux vertus thérapeutiques restent encore à découvrir, car nous ne connaissons qu'une petite partie du monde végétal. Ces plantes encore inconnues poussent dans des écosystèmes fragiles et menacés comme les montagnes ou les forêts tropicales, et ce patrimoine biologique pourrait disparaître prématurément.

Dans ce chapitre, sont sélectionnées quelques plantes d'utilisation courante avec leurs principales propriétés et les indications pour lesquelles on les prescrit habituellement.

LA PHYTOTHÉRAPIE

Les origines de la phytothérapie

L'utilisation des plantes et des animaux fut malgré tout influencée de celle possible de modifications evolutives naturelles des maladies. L'homme, devant la résultat moyen réellement efficace d'echapper à son destin, a été pratique la pratique empirique comme au cours du temps, de nombreuses chimique, indienne, arabe, grecque et occidentale ont codifié pour la santé, les plus anciennes pratiques. Phytothérapie doivent signes. Phytothérapeutes représentent seulement les techniques et soins les plus utilisés les minéraux. On retrouve même dans les tombes de l'homme de Neanderthal il y a 100.000 ans, des restes de fleur d'immortelle, et d'autres espèces appartenant aux plantes qui servent à la pratique des traditions et des thérapies avancées. Il s'agit vraiment de la fleur qui médicament à toutes les formes en renouve la méd.

La phytothérapie aujourd'hui

Actuellement beaucoup de médicaments modernes sont dérivés de plantes. Les digitaliques, antiarythmiques cardiaques, issus de la digitale pourpre. Les analgésiques comme la morphine et les dérivés, issus de certaines fleurs, et aussi d'autres, que le reste de usage général, d'antiviral, dont elle tire son nom. La thérapeutique de ces plantes quinine, en dépit de la pharmacopée, apportent avec des nombreux verrus thérapeutiques. Plantes petits thérapeutiques médicales, mais toutes sont son réservées et de nombreuses études médicales sont en cours pour en déterminer l'efficacité chez l'homme.

Essentiel des plantes

L'effet des plantes possedent des nombreuses de phytothérapie contre les agresseurs nombreuses, bénéfiques virus, ou champignons et des propriétés neurogène sont utilisées en thérapeutique humaine. Actuellement, des tests sont effectuées afin de mettre au point des médicaments antibiotique, anticancéreux, antifongiques comme la issus du monde végétal. Cependant, de nombreuses plantes nous donnent là un rôle encore à découvrir, car nous ne connaissons qu'une petite part à ce monde vegetal. Ce dernier encore inconnues poussent dans des écosystèmes fragiles et menacés comme les non-dégénérées des forets tropicales et ce patrimoine biologique pourrait disparaître rapidement.

Dans ce chapitre, sont sélectionnées quelques plantes d'utilisation courante avec leurs principales propriétés et les indications de leurs usages les plus couramment.

ABSINTHE

Synonymes : herbe aux vers, armoise amère, herbe sainte

Propriétés :
Tonique, Stimulant de l'appétit, Digestif, Vermifuge, Diurétique, Antipyrétique

Indications :
L'absinthe, utilisée dès l'Antiquité, stimule l'appétit, diminue les spasmes abdominaux et diminue la fatigue chez les convalescents ou en cas d'anémie. Elle est aussi utilisée pour soigner l'aménorrhée et les infections parasitaires à ascaris, oxyures et tænia. En usage externe, elle est utilisée pour soigner les plaies, les ulcères et les piqûres d'insectes.

Mode d'emploi :
L'absinthe n'est pas recommandée en cas de douleur ou d'inflammation gastrique ou intestinale.
Les traitements à base de sels de fer ou de zinc ne doivent pas être associés à l'absinthe.

Posologie :
Infusion : 5 à 20 g de feuilles/l d'eau.

Contre-indications :
L'absinthe est contre-indiquée en cas d'allaitement, et en cas d'antécédents d'accidents vasculaires cérébraux.

ACACIA

Synonymes : faux acacia, robinier

Propriétés :
Antispasmodique, Cholagogue, Laxatif

Indications :
L'acacia est indiqué dans les cas d'indigestion, de douleurs gastriques, d'hépatites (feuilles et fleurs) et comme laxatif (écorce).

Mode d'emploi :
Les fleurs et les feuilles d'acacia sont utilisées en infusion, macérées dans le vin blanc, ou en cuisine dans les salades et les beignets.

Posologie :
Infusion : 1 c. à c. de feuilles et de fleurs par tasse.
Vin : 20 g de fleurs pour 1 l. de vin blanc (laisser macérer 1 Sem.)

ACEROLA

Synonymes : cerise des Barbades, cerise des Antilles

Propriétés :
Antioxydant

Indications :
Très riche en vitamines C, B6 et A ainsi qu'en flavonoïdes et en minéraux (fer, calcium, magnésium), l'acérola est un fruit originaire d'Amérique du Sud. Il contient 20 fois plus de vitamine C que l'orange. Il est indiqué comme antioxydant (antivieillissement) ou comme tonique général en cas de fatigue ou syndrome grippal.

Mode d'emploi :
On peut consommer l'acérola sous forme de jus de fruit ou de sorbet, ou sous forme d'extrait en gélules.

Posologie :
Gélules : 1 à 3 Gél./j. (respecter les posologies indiquées par le fabricant)

ACORE VRAI

Synonymes : roseau aromatique, jonc ou roseau odorant

Propriétés :
Stimulant de l'appétit, Digestif, Psychostimulant, Diurétique

Indications :
L'Acore est utilisé en cas d'atonie digestive ou de digestion difficile, d'insuffisance hépatique, de douleurs gastriques et de ballonnements abdominaux.

Mode d'emploi :
La racine est utilisée pour préparer des infusions à raison d'une cuillère à café pour une tasse d'eau bouillante qu'on laisse infuser 10 minutes.

Posologie :
Infusion : 3 tasses/j.
Teinture mère : 50 Gttes avant les repas

AGAR-AGAR

Synonymes : mucilage extrait d'algues japonaises

Propriétés :
Anorexigène, Laxatif

Indications :
Agar-agar est une gélose extraite d'une algue japonaise qui donne, par hydratation, une gelée laxative. Son action est purement mécanique et n'irrite pas la muqueuse intestinale. Elle calme également l'appétit et permet de diminuer les surcharges pondérales.

Mode d'emploi :
Dans les cures d'amaigrissement, il est conseillé d'associer des infusions calmantes (tilleul, passiflore) à l'agar-agar.

Posologie :
1 à 3 c. à c. Poud. ou 1 Sach. avant les repas.

AIGREMOINE

Synonymes : thé des bois, toute-bonne

Propriétés :
Anti-inflammatoire, Antiallergique, Antiparasitaire

Indications :
L'aigremoine est indiquée surtout pour ses vertus anti-inflammatoires et antisécrétoires, contre les rhinites allergiques, les bronchites, les leucorrhées, les diarrhées, les hépatites, les calculs rénaux et les parasites intestinaux. Elle est également utilisée en gargarismes en cas de laryngite, d'angine, de gingivite et d'enrouement (elle est particulièrement appréciée par les chanteurs).

Mode d'emploi :
La plante séchée ou fraîche est utilisée en infusion ou en décoction avec du miel pour les gargarismes. Pour les autres usages, elle s'utilise également en teinture alcoolique ou en bain de pied.

Posologie :
Infusion : 30 à 50 g de plante séchée ou 50 à 80 g de plante fraîche /l. d'eau
Teinture alcoolique : 40 Gttes 3 fois/j.

AIL

Synonymes : ail commun, ail de cuisine, ail cultivé, chapon, perdrix, thériaque des pauvres, thériaque des paysans

Propriétés :
Antibiotique, Antiseptique, Hypoglycémiant, Hypotenseur, Vermifuge, Antirhumatismal

Indications :
L'ail est réputé pour ses propriétés antiseptiques et antibiotiques. Il serait également bénéfique pour le système cardiovasculaire, en diminuant les taux de cholestérol et de triglycérides dans le sang. Il posséderait des propriétés anticoagulantes et anticancéreuses. La consommation de légumes de la famille des alliacées (ail, oignon, échalote, ciboulette, ciboule, poireau) aurait un effet protecteur contre les cancers de l'estomac et de l'intestin. Il aurait également un effet protecteur contre l'apparition des cancers du sein, du larynx et de la prostate. L'inconvénient est que les effets protecteurs de l'ail seraient manifestes à doses élevées, et à condition qu'il soit consommé cru (de 2 à 6 gousses d'ail par jour). Une consommation élevée d'ail serait un traitement efficace du rhume et de la grippe. Les principaux composants actifs de l'ail sont l'allicine (antibiotique), le sélénium et les vitamines A, B, C et E.

Mode d'emploi :
Pour bénéficier au maximum de ses propriétés, l'ail doit être consommé frais (non séché et non cuit), coupé ou broyé. Pour bénéficier de son effet sur le cœur, il faudrait consommer 1 à 2 gousses par jour. Il est utilisé sous forme de teinture, extrait liquide, huile, ou sous forme fermentée (ail vieilli). Cette dernière forme est moins odorante mais moins efficace. Autrefois, il était utilisé également sous forme d'onguent ou de cataplasme.

Posologie :
Huile : 4 Caps. mg/j.
Extrait normalisé : 200 à 400 mg 3 fois/j.
Ail vieilli : 1 à 5 g/j.
Teinture : 2 à 4 ml 3 fois/j.

AIRELLE

Synonymes : myrtille

Propriétés :
Antiseptique, Vasculo-protecteur, Antidiabétique

Indications :
L'airelle, dont on utilise les feuilles, possède des propriétés antiseptiques notamment contre les colibacilles urinaires, des propriétés vasculo-protectrices utilisées dans les troubles de la circulation sanguine et des propriétés antidiabétiques utilisées en cas de rétinopathies ou de micro-angiopathies secondaires au diabète.

Mode d'emploi :
On utilise des décoctions à raison de 40 g de feuilles pour 1 litre d'eau que l'on fait bouillir 5 minutes et infuser 10 minutes.
La teinture mère ou des extraits fluides sont également utilisés.
Des décoctions de racines (15 à 20 g/l) appliquées sur des plaies ont également des propriétés cicatrisantes.

Posologie :
Infusion : 1 l/j. en cas de cystite ou de diabète
Teinture mère : 50 à 100 Gttes 3 fois/j.

ALFALFA

Synonymes : luzerne
Propriétés :
Reminéralisant, Anti-anémique, Détoxifiant
Indications :
Riche en vitamines A et K, en minéraux (calcium, fer, phosphore, magnésium, sélénium, cuivre), en protéines et en œstrogènes naturels (coumestrol), l'alfalfa est utilisée pour ses propriétés antihémorragiques, anti-anémiques et reminéralisantes, pour lutter contre les symptômes de la ménopause et de l'ostéoporose. Une prise régulière d'alfalfa aide à prévenir l'athérosclérose et l'hypercholestérolémie.

Mode d'emploi :
L'alfalfa se consomme au naturel (en salade) sous forme de graines germées (à conserver au maximum 3 jours), ou sous forme d'extrait. L'alfalfa est un complément alimentaire efficace et peu coûteux en cas de malnutrition.

Posologie :
Extrait : 20 à 25 gouttes 3 fois/j. dans un verre d'eau, de jus de fruit ou un thé.

ALOÈS

Propriétés :
Purgatif, Hydratant, Cicatrisant, Anti-inflammatoire, Anti-infectieux, Antidiabétique
Indications :
Le suc ou latex d'aloès, qui s'écoule des feuilles coupées, est une sève jaune et amère qui a des propriétés laxatives, par augmentation du volume fécal et diminution de l'absorption d'eau. Il est donc utilisé pour le traitement de la constipation, en traitement de courte durée. Le gel d'aloès, extrait de la feuille, est un liquide visqueux et clair aux propriétés hydratantes et aurait de multiples vertus immunostimulantes, anticancéreuses, antibactériennes et antifongiques.
Le gel d'aloès est utilisé pour le traitement des brûlures (on peut utiliser la feuille d'aloès, pelée, écrasée et appliquée directement sur la plaie). Il est beaucoup utilisé dans l'industrie des cosmétiques.

Mode d'emploi :
L'aloès est utilisé en poudre, gel extrait de la plante, ou en association avec d'autres composants dans les crèmes et pommades.
Le gel naturel, extrait de la plante fraîche, peut être utilisé plusieurs fois par jour sur les lésions cutanées d'herpès génital, les brûlures, les engelures, les infections cutanées.

Posologie :
Poudre : 50 à 200 mg pendant quelques j.

ANANAS

Propriétés :
Antiœdémateux, Anti-inflammatoire, Stimulant digestif

Indications :
L'ananas est riche en vitamine C, B1, B2, PP en carotènes et en minéraux (fer, phosphore, magnésium, calcium). Une enzyme de l'ananas, la broméline, a la propriété d'attendrir la viande, comme la papaïne. On prête à l'ananas une action contre la cellulite et la rétention de liquides. On l'utilise dans le traitement des troubles digestifs et de l'œdème post-traumatique.

Mode d'emploi :
L'ananas doit être de préférence consommé frais et plutôt au dessert, en raison de ses vertus digestives (les substances actives de l'ananas, les bromelines, sont détruites par les procédés de conservation). On peut également utiliser la teinture mère homéopathique. En traitement local, l'ananas est utilisé pour diminuer l'œdème post-traumatique ou pour traiter les escarres. Les bromelines extraites de l'ananas sont le composant principal du médicament Extranase (voir ce médicament), utilisé en comprimés contre les œdèmes inflammatoires. On l'utilise également dans le traitement de la sinusite et de l'arthrose.

Aneth

Posologie :
Teinture mère : 50 Gttes 2 fois/j.
Comprimés (Extranase) : 9 Cp./j.
Crèmes et onguents : suivre posologie recommandée par le fabricant

ANETH

Synonymes : fenouil puant, fenouil bâtard
Propriétés :
Stimulant, Digestif, Tonique
Indications :
Cette plante, proche du fenouil par son odeur et ses propriétés mais sans son bulbe renflé, se rencontre surtout dans le Sud de la France. On l'utilise pour le traitement des vomissements, des hoquets, des dyspepsies et des coliques intestinales. Traditionnellement, les graines et l'huile essentielle d'aneth sont utilisées pour soulager les menstruations douloureuses et la mauvaise haleine. La consommation d'aneth est contre-indiquée pendant la grossesse et l'allaitement.

Mode d'emploi :
On utilise l'huile essentielle en petite quantité, obtenue à partir des graines. Les graines sont également utilisées en infusion pour arrêter le hoquet, le mal de tête, la toux chez les enfants. Pour préparer une infusion, laisser infuser 5 à 6 grammes de graines pour un litre d'eau pendant 10 minutes. L'aneth est également un condiment culinaire et entre dans la composition de liqueurs.

Posologie :
Graines : mâcher 3 g (environ 1 c. à thé)
Infusion : 3 tasses/j.
Huile essentielle : 2 à 6 Gttes/j.

ANGÉLIQUE OFFICINALE

Synonymes : racine du Saint-Esprit, herbe des Anges
Propriétés :
Tonique, Stimulant, Antispasmodique carminatif, Sudorifique, Expectorant
Indications :
L'angélique est l'une des plantes les plus importantes en phytothérapie. Cultivée dès le Moyen Âge en Europe et utilisée pour ses propriétés médicinales, elle est également utilisée confite pour la pâtisserie. L'angélique active l'ensemble des sécrétions de l'organisme : cutanée comme la sueur, bronchique, rénale... Elle favorise également le travail musculaire, l'équilibre et l'énergie nerveux. Elle est recommandée dans les états d'inappétence (convalescence, fatigue psychique et physique), chez les sujets nerveux aux troubles digestifs (ballonnements, aérophagie, éructations) ou qui abusent de repas pléthoriques, et également en cas de bronchite, de pleurésie ou de pneumonie.

Mode d'emploi :
Les tiges de l'angélique sont cueillies en juin-juillet, de bon matin et séchées dans un endroit très sec et très aéré, à l'abri du soleil. Les feuilles sont traitées de la même façon et récoltées avant la floraison. Les infusions sont préparées avec 40 g de feuilles ou de tige dans un litre d'eau sucré au miel. On peut également utiliser les racines qui sont arrachées à l'automne, séchées au soleil, conservées en boîtes bien closes et infusées dans un sirop très sucré, car très amer (30 g pour un litre de sirop).

Posologie :
Infusion : 1 tasse après les repas
Teinture-mère : 20 à 30 Gttes avant les repas
Racine en sirop : 1 c. à s. 3 fois/j.

ANIS VERT

Synonymes : anis, anis musqué, anis officinal, anis sucré, boucage, pimpinelle, pimpinelle anisée, pimprenelle d'Égypte
Propriétés :
Stimulant, Digestif, Antiasthénique, Antispasmodique
Indications :
L'anis vert calme les troubles du système nerveux et les toux sèches. Il stimule l'appétit et la digestion. Il lutte contre la fatigue. On l'utilise également contre les ballonnements intestinaux (météorisme), l'aérophagie, les indigestions, les vomissements, les nausées et pour stimuler l'allaitement.

Mode d'emploi :
On utilise les graines en infusion, à la dose d'une cuillerée à café dans une tasse d'eau bouillante. Laisser infuser pendant 10 minutes. Pour préparer une teinture, laisser macérer 20 graines d'anis dans 100 g d'alcool à 60° pendant 10 jours, filtrer puis conserver dans un flacon fermé.

Posologie :
Infusion : 3 tasses/j.
Teinture : 10 Gttes/j. diluées dans une infusion ou un verre d'eau.

ARBOUSIER

Synonymes : fraisier en arbre ou arbre à fraises, frôle, olonier

Propriétés :
Diurétique, Antihypertenseur, Anti-inflammatoire

Indications :
L'écorce, de couleur brun rouge, est réputée pour être diurétique et anti-inflammatoire. La racine est antihypertensive et soulage les rhumatismes. Les feuilles, l'écorce et le fruit sont astringents, et efficaces pour stopper la diarrhée. L'arbousier est également utilisé contre les cystites, les urétrites, les maladies du foie et des reins.

Mode d'emploi :
On utilise les fruits qui peuvent être consommés crus (ils sont riches en vitamine C) ou en confitures, ou encore fermentés pour produire une boisson alcoolisée. Consommés en trop grande quantité, les fruits crus peuvent provoquer des coliques intestinales sans gravité.
Pour les infusions on utilise les feuilles, à la dose de 50 g de feuilles pour un litre d'eau. Laisse infuser pendant 5 minutes.
Pour les décoctions on utilise l'écorce ou la racine séchée et coupée que l'on fait macérer dans un litre d'eau. On laisse ensuite évaporer à feu doux pour réduire d'un tiers et filtrer.

Posologie :
Infusion : 3 tasses/j.
Décoction : 1 verre le matin à jeun pendant 3 j.

ARMOISE

Synonymes : couronne de Saint-Jean, ceinture de Saint-Jean, herbe de Saint-Jean, herbe de feu, tabac de Saint-Pierre, herbe royale, herbe à cent goûts, remise, artémise

Propriétés :
Tonique, Stimulant, Antispasmodique, Emménagogue

Indications :
L'armoise (Artemisia vulgaris) est indiquée en cas de troubles de règles, en particulier pour les règles douloureuses, absentes ou peu abondantes. Ses propriétés antispasmodiques en font également un remède contre le syndrome prémenstruel. Elle a des propriétés antifébriles, toniques et vermifuges. Son emploi est déconseillé pendant la grossesse.

Mode d'emploi :
On utilise surtout les fleurs et les feuilles séchées, que l'on prépare en décoction pendant 3 minutes avec une cuillerée à soupe de plantes coupées par tasse.

Posologie :
Infusion : 2 ou 3 tasses/j.
Grossesse : non

> **Bon à savoir**
> Proche de l'absinthe, l'armoise est une plante toxique lorsqu'elle est consommée à dose élevée. Le contact avec l'armoise peut être responsable d'une allergie cutanée. Ne pas confondre l'armoise avec l'ambroisie à feuilles d'armoise (Ambrosia artemisiifolia), qui peut être responsable d'allergies respiratoires et oculaires.

ARMOISE ANNUELLE

Synonymes : absinthe chinoise, qinghao

Propriétés :
Antipaludéen

Indications :
L'armoise annuelle est une plante utilisée traditionnellement en Chine contre le paludisme (malaria) et contre les maladies de la peau (dermatites).

Mode d'emploi :
On utilise les feuilles en infusion au moment des fièvres. L'armoise n'est pas un traitement préventif du paludisme, mais un traitement curatif.

Posologie :
Infusion : Il n'existe pas de posologie standard de cette infusion, car la concentration de principe actif est très variable d'une récolte à l'autre, en fonction du climat et des conditions de séchage ou de stockage. Par sécurité, il est préférable d'employer des médicaments à base d'artémisinine.

> **Bon à savoir**
> Le principe actif de l'armoise annuelle, l'artémisinine, est à l'origine de nombreux médi-

caments antipaludéens actuels, comme Eurartesim (voir fiche).

ARNICA

Synonymes : plantain des Alpes, herbe aux chutes, tabac des montagnes

Propriétés :
Psychostimulant, Antiecchymotique, Vomitif

Indications :
L'arnica, dont on utilise les racines, les feuilles et les fleurs, contient des huiles essentielles (thymol, stérol, triterpènes…), des pigments, de la quinine, de la caféine et des tanins. Ses propriétés stimulantes et anti-ecchymotiques sont utilisées dans les états d'asthénie et lors de traumatismes (contusions, ecchymoses, entorses, déchirures musculaires).

Mode d'emploi :
On utilise les feuilles ou les fleurs séchées à raison de 5 g pour 1 litre d'eau bouillante qu'on laisse infuser 10 minutes.
Les racines sont bouillies 15 minutes à raison de 10 à 20 g par litre d'eau.
Pour l'usage externe, on fait bouillir 5 minutes 2 cuillères à soupe de fleurs dans 1 litre d'eau.

Posologie :
Infusion : 2 tasses/j.
Usage externe : en compresse chaude sur les contusions (sans plaie)

Effets secondaires :
Par voie interne, l'excès d'arnica peut provoquer des tremblements, des étourdissements et des spasmes.

> **Bon à savoir**
> L'arnica est utilisé sous forme de gel (Arnicagel, Arnica mediflor), que vous pouvez vous procurer en pharmacie.

ARTICHAUT

Synonymes : bérigoule, scolyme, cynara

Propriétés :
Cholagogue, Cholérétique, Diurétique

Indications :
L'artichaut facilite l'évacuation de la bile par le foie et augmente la circulation de la bile dans la vésicule biliaire, grâce à son principe actif, la cynarine. L'artichaut a également des vertus diurétiques et possède une teneur élevée en potassium et en magnésium. Pour cette raison, l'artichaut est recommandé dans les troubles hépatiques, les indigestions, la constipation ainsi que pour augmenter la sécrétion biliaire. Il diminuerait le taux de cholestérol dans le sang.

Mode d'emploi :
L'artichaut est utilisé sous forme de teinture mère, de poudre, d'extrait sec ou par voie intramusculaire ou intraveineuse.

Posologie :
Teinture mère : 50 à 150 Gttes/j.
Poudre d'artichaut : 600 à 800 mg/j.
Extrait normalisé à 5 % : 320 à 640 mg/j. (troubles digestifs)
Extrait normalisé à 5 % : 1800 à 3600 mg/j. (réduction du cholestérol)

> **Bon à savoir**
> L'extrait de feuille d'artichaut est présent dans de nombreux médicaments comme Chophytol (en comprimés et en sirop), Arkogélules Artichaut, Elusanes Artichaut, Elixir Sparck.

ARUM TACHETÉ

Synonymes : pied de veau, langue de bœuf, cornet, pilon

Propriétés :
Antiseptique, Cicatrisant, Anti-inflammatoire, Antiecchymotique

Indications :
Précoce, cette plante est visible à la fin de l'hiver dans les sous-bois lorsque la végétation est encore endormie. Ses feuilles en fer de flèche sont très reconnaissables, ainsi que sa fleur en forme de cornet blanc verdâtre, qui éclôt vers le mois de mai. La fécondation de cette fleur est assurée par de petits moucherons qui restent emprisonnés dans la fleur par des filaments obstruant la sortie, mais qui y trouvent un liquide nutritif les nourrissant tout l'été. Les fruits forment un gros épi de baies rouges très décoratif, mais très toxique. Il est préférable d'utiliser la plante en usage externe exclusivement, car elle est très vénéneuse en usage interne. Elle est appliquée sur des abcès cutanés pour en accélérer la cicatrisation.

Mode d'emploi :
Il est conseillé d'utiliser la feuille fraîche en application cutanée, mélangée à des feuilles

d'oseille qui accélèrent la guérison. On les pile au pilon, puis on les applique directement sur l'abcès qui est recouvert d'un pansement. La racine fraîche, râpée et appliquée en cataplasmes, a une action antiecchymotique et anti-œdémateuse dans les contusions, les gonflements articulaires et les rhumatismes inflammatoires.

Posologie :
Feuilles fraîches : 2 Applic./j. en pansement 1 h
Racine fraîche : 2 Applic./j. en cataplasme 20 mn

Contre-indications :
L'usage interne est déconseillé, car la plante est très toxique.

ASPERGE

Propriétés :
Diurétique, Laxatif

Indications :
L'asperge est utilisée comme diurétique en cas d'œdème provoqué par une insuffisance cardiaque. Elle ne doit pas être utilisée en cas de calculs rénaux ou de maladies rénales.

Mode d'emploi :
On utilise le rhizome, ou racine, de la plante sous forme d'infusion ou de décoction. La pousse d'asperge, utilisée en cuisine, est riche en vitamine A, B, PP, en phosphore et manganèse.
En décoction, faire bouillir 3 à 5 minutes et laisser infuser 5 à 6 minutes avant de boire.

Posologie :
Décoction : 40 g de rhizome séché /l. d'eau (3 à 4 tasses/j.)
Teinture alcoolique : 40 à 100 Gttes/j.

> **Bon à savoir**
> La consommation d'asperges donne une odeur caractéristique à l'urine, due à la présence d'asparagine et d'acide asparagusique.

ASTRAGALE

Synonymes : huang QI (ne pas confondre avec astragalus gummifer, plante du Moyen-Orient à l'origine de la gomme adragante)

Propriétés :
Antioxydant, Immunomodulateur, Antihypertenseur

Indications :
Cette plante est, avec le ginseng, l'une des plus utilisées par la médecine traditionnelle chinoise. Riche en composés flavonoïdes et en sels minéraux (sélénium), elle renforce les défenses de l'organisme et a un rôle antioxydant. Elle est utilisée pour traiter les rhinopharyngites et les bronchites chroniques, l'asthme, l'hypertension artérielle, l'insuffisance hépatique, le stress et les effets secondaires des chimiothérapies.

Mode d'emploi :
On utilise les rhizomes et les radicelles séchées et découpées, puis mises en décoction (10 g de racines avec 2 grands verres d'eau). Faire bouillir jusqu'à réduction de moitié, puis filtrer et boire chaud. On utilise également l'extrait sec ou liquide que l'on peut trouver dans les herboristeries chinoises.

Posologie :
Décoction : 2 tasses/j. (matin et midi) pendant 3 sem.

AUBÉPINE

Synonymes : épine de mai, épine blanche

Propriétés :
Tonicardiaque, Hypotenseur, Antispasmodique, Hypnotique léger

Indications :
L'aubépine est beaucoup utilisée pour ses propriétés anxiolytiques et tonicardiaques. Elle est indiquée en cas d'angoisses, vertiges, insomnies et bourdonnements d'oreille d'origine neuro-végétative. Elle est également prescrite en cas de palpitations, tachycardies, spasmes digestifs et colites accompagnés d'anxiété et de nombreux médicaments en contiennent.

Mode d'emploi :
On utilise les fleurs et les baies pour préparer des infusions (1 cuillère à café par tasse d'eau bouillante), des teintures ou des extraits fluides.

Posologie :
Infusion : 2 ou 3 tasses/j.
Teinture mère : 1 à 5 Gttes avant les repas
Extrait fluide : 10 à 25 Gttes 3 fois/j.

AUNÉE

Synonymes : inule aunée, œil-de-cheval, inule hélénie, quinquina français

Propriétés :
Antiseptique, Tonique, Expectorant, Vermifuge

Indications :
L'aunée est une plante comestible, dont on utilise en particulier la racine. Fraîche ou séchée, elle parfume les desserts et est riche en inuline, un sucre qui peut être consommé par les diabétiques.
L'aunée est surtout utilisée pour soigner les maladies pulmonaires, comme les bronchites, mais est moins active sur l'asthme. Elle soigne également les néphrites, les anémies, les règles douloureuses, les maladies parasitaires intestinales, la goutte, les escarres et les maux de gorge. Traditionnellement l'aunée était utilisée sous forme de conserves ou en poudre et entrait dans la composition d'une formule consommée par les marins, l'opiat antiscorbutique, pour prévenir le scorbut au cours des voyages au long cours.

Mode d'emploi :
L'aunée est préparée sous forme de décoction à raison de 10 à 20 g par litre d'eau ou sous forme de teinture. La racine peut être réduite en poudre et administrée avec une autre boisson, comme un bouillon de légumes. La décoction peut être employée en application sur la peau pour soigner les prurits et les maladies cutanées.
L'aunée peut être mélangée à d'autres plantes, comme le millepertuis et le lierre, pour préparer une potion contre les bronchites et la toux. On mélange les 3 plantes à parts égales (une cuillerée de chacune) et on infuse.
La teinture d'aunée peut être mélangée avec de la teinture de thym pour soigner les maladies bronchiques.
On utilise un sirop d'aunée contre la toux : après infusion, on ajoute dans l'eau du sucre et du miel et on laisse réduire à feu doux.

Posologie :
Décoction : 3 tasses/j.
Teinture : 15 à 20 Gttes 4 à 5 fois/j.
Poudre de racine : 2 à 10 g dans une infusion ou un bouillon
Sirop d'aunée : 2 c. à c. toutes les 2 h.

BADIANE

Synonyme : anis étoilé, badiane chinoise

Propriétés :
Antispasmodique, Stimulation de l'appétit, Antidiarrhéique

Indications :
La badiane est utilisée dans tous les troubles digestifs (dyspepsie, ballonnements, douleurs coliques) avec diarrhée. Elle est également utilisée dans le traitement de l'anxiété. En alimentation, la badiane est utilisée dans la fabrication d'apéritifs (pastis, ouzo).

Mode d'emploi :
On utilise les fruits séchés sous forme d'infusion ou de teinture mère. Attention, à forte dose, la badiane est toxique, il est donc important de ne pas dépasser les doses prescrites.

Posologie :
Infusion : 3 à 6 g de fruits /l. d'eau
Teinture alcoolique : 40 à 50 Gttes/j. maxi avant chaque repas (sans dépasser 150 Gttes/j.)

> **Bon à savoir**
> La badiane est à l'origine de la fabrication de l'oséltamivir, antiviral utilisé dans le traitement de la grippe (Tamiflu). Ne pas confondre la badiane chinoise avec la badiane japonaise, dont la commercialisation n'est pas autorisée en raison de sa toxicité.

BARDANE

Synonymes : herbe aux teigneux, herbe aux poulleux, choux d'ânes

Propriétés :
Anti-infectieux, Laxatif, Antidiabétique

Indications :
La bardane contient un principe antibiotique proche de la pénicilline actif sur les staphylocoques dorés, les streptocoques et les pneumocoques. Elle est indiquée en cas de furonculose, d'anthrax, d'abcès dentaires, de dermatoses suintantes et purulentes, d'acné, de plaies surinfectées. Elle est également indiquée en cas de rougeole, de diabète et de rhumatismes articulaires.

Mode d'emploi :
La bardane doit s'utiliser fraîche en décoction de racine : 40 g par litre d'eau bouillie pendant 10 minutes.
En usage externe, on utilise les feuilles fraîches écrasées en cataplasmes ou en lavage dans les affections cutanées.

Posologie :
Décoction : 2 à 3 tasses/j.

BASILIC

Propriétés :
Antispasmodique, Tonique stomachique

Indications :
Le basilic, très cultivé dans le Midi, possède de nombreuses propriétés digestives, toniques et antispasmodiques qui le recommandent dans les troubles digestifs comme les brûlures gastriques, les spasmes intestinaux et les migraines d'origine digestive. Il permet également de traiter les insomnies des anxieux et des angoissés. Il serait utile aussi pour diminuer la toux nocturne des enfants atteints de coqueluche.

Mode d'emploi :
Les infusions se préparent avec les sommités fleuries et les feuilles récoltées et séchées au début de la floraison, en juillet-août. On les prépare avec une bonne cuillère à soupe de plante sèche par tasse d'eau bouillante. Comme il pousse facilement en pot, au bord d'une fenêtre, on peut l'utiliser frais une grande partie de l'année.

Posologie :
Infusion : 1 tasse 3 fois/j.

BERGAMOTE

Propriétés :
Antiseptique, Antispasmodique, Vermifuge, Stimulant de l'estomac, Insecticide

Indications :
Extraite d'un fruit qui pousse au Maroc et en Italie, l'huile essentielle de bergamote est utilisée pour traiter les troubles digestifs, les verminoses intestinales, l'anorexie, les troubles dépressifs. Elle a également des vertus antiseptiques et est utilisée pour combattre les infections respiratoires. Sous forme diluée ou en combinaison avec d'autres plantes, elle est utile pour traiter les affections cutanées comme l'eczéma ou le psoriasis. Mais elle a des effets photosensibilisants et allergiques, il ne faut donc pas s'exposer au soleil après application. La bergamote est contre-indiquée en cas de grossesse ou d'allaitement ainsi que chez les enfants de moins de 6 ans. La bergamote a la propriété de repousser les moustiques.

Mode d'emploi :
On utilise seulement l'huile essentielle, obtenue à partir de l'écorce de la bergamote, qui peut être utilisée par voie interne ou sous forme de crème ou de pommade, en association avec d'autres plantes, comme la lavande ou l'ylang-ylang.

Posologie :
Huile essentielle : 1 à 2 Gttes 2 fois/j. dans du miel, sur 1 sucre ou dans du liquide chaud

BOLDO

Propriétés :
Anti-inflammatoire, Cholagogue, Antispasmodique

Indications :
Originaire du Chili, le boldo est un arbuste qui s'est acclimaté dans le bassin méditerranéen. Traditionnellement, le boldo est utilisé pour traiter la goutte, les rhumatismes, les troubles hépatiques et digestifs, ainsi que les maladies de la prostate. On lui prête également des vertus analgésiques. Aujourd'hui, le boldo est recommandé pour le traitement des troubles dyspeptiques, de la constipation et des troubles de la vésicule biliaire.

Mode d'emploi :
On utilise uniquement les feuilles du boldo sous formes d'infusion, de poudre ou d'extrait. L'infusion est préparée en laissant infuser 1 gramme de feuilles séchées dans un verre d'eau pendant 5 à 10 minutes. Le boldo existe en comprimés, en association avec d'autres produits laxatifs comme le séné et le romarin (Boldoflorine).

Posologie :
Infusion : 3 tasses/j.
Gélules de poudre de feuilles séchées : 200 à 600 mg 3 fois/j.
Extraits alcoolisés : 0,3 à 2 ml, 3 fois/j.

Bon à savoir

Le traitement doit être limité à 4 semaines, en raison d'effets éventuellement toxiques pour le foie et le rein.

BOSWELLIA SERRATA

Propriétés :
Anti-inflammatoire

Indications :
Traditionnellement utilisé en Inde et en Chine, le Boswellia serrata est un arbre qui donne une gomme résineuse (de la même famille que l'encens), utilisé pour traiter de nombreux troubles, mais qui est reconnu aujourd'hui pour ses effets anti-inflammatoires. Le Boswellia serrata est employé dans le traitement des arthrites inflammatoires, de la polyarthrite rhumatoïde, des colites ulcéreuses, de la maladie de Crohn et de l'asthme.

Mode d'emploi :
Le Boswellia serrata s'utilise sous forme d'extraits commercialisés en gélules ou capsules, que l'on doit prendre pendant plusieurs semaines. Le Boswellia entre également dans la composition de crèmes destinées à soulager les symptômes de l'arthrite et de l'arthrite rhumatoïde.

Posologie :
Capsules : 2 à 3 Caps. de 300 mg/j.

BOUILLON BLANC

Synonymes : molène, herbe de Saint-Fiacre, cierge de Notre-Dame, bonhomme, oreille de loup, blanc de mai

Propriétés :
Adoucissant, Antispasmodique, Sudorifique

Indications :
Le bouillon blanc est un adoucissant utilisé contre les inflammations de la gorge et des bronches, et contre de nombreuses inflammations internes (telles que les gastrites ou cystites) et externes (comme les coups de soleil, les panaris, les ulcères cutanés ou les hémorroïdes).

Mode d'emploi :
En infusion, on utilise les fleurs et les feuilles séchées que l'on laisse infuser 10 minutes dans l'eau bouillante. Pour les lésions cutanées ou hémorroïdaires, on utilise cette plante en cataplasme, que l'on prépare avec des feuilles fraîches bouillies pendant 5 minutes dans du lait.

Posologie :
Infusion : 4 tasses/j.

Bon à savoir

Passer la décoction à travers un linge fin ou du coton, afin de retenir les poils qui recouvrent les pétales, et qui sont irritants pour la gorge.

BOULEAU

Synonymes : arbre de la sagesse

Propriétés :
Diurétique, Antilithiasique urinaire, Psychostimulant

Indications :
Les feuilles, les bourgeons, l'écorce et la sève du bouleau sont utilisés en cas de lithiase urinaire, de coliques néphrétiques, d'hypertension artérielle, de cellulite, d'hypercholestérolémie et de rhumatismes.

Mode d'emploi :
On utilise les feuilles séchées à raison de 40 g par litre d'eau bouillante qu'on laisse infuser 10 minutes.
Pour les décoctions de bourgeons, 50 à 150 g pour 1 litre d'eau qu'on laisse bouillir 10 minutes.

Posologie :
Infusion : 3 tasses/j.
Décoction : 2 à 3 tasses/j.
Extrait fluide : 1 à 3 g/j.
Extrait alcoolique : 6 à 10 Cp./j.
Sève : 1/2 à 1 verre/j. chaque matin à jeun

BOURDAINE

Synonymes : bourgène, aune noir

Propriétés :
Traitement de la constipation, des troubles circulatoires des membres inférieurs et de la cellulite

Indications :
Cet arbuste commun de nos campagnes contient énormément de gommes et de mucilages. Leurs propriétés hydrophiles (qui

retiennent l'eau) permettent d'augmenter le volume du bol fécal sans irriter la paroi digestive. Cette plante infusée traite ainsi les problèmes de constipation sans déclencher d'irritation digestive ou de spasme car elle n'augmente pas le péristaltisme intestinal.

Elle est indiquée chez la femme notamment la femme enceinte présentant une constipation chronique. Elle est également prescrite en cas d'hémorroïdes, de troubles circulatoires des membres inférieurs et de cellulite grâce à ses effets laxatif et drainant.

Mode d'emploi :
Seule l'écorce desséchée et vieille d'un an est utilisée, car la plante fraîche est vomitive. On fait bouillir 1 à 3 cuillères à café d'écorce dans 150 ml d'eau pendant 15 minutes puis on laisse macérer 6 heures. La préparation est bue le soir pour un effet le lendemain.

Chez les enfants, à partir de 3 ans, on peut mélanger une cuillère à soupe de l'infusion de bourdaine à 5 cuillères à café de sirop de roses pâles, 5 cuillères à café de sirop d'oranges et l'on complète par 90 ml d'eau que l'on donne à boire le soir.

Posologie :
Infusion : 1 tasse de 150 ml le soir pour les adultes
Sir. : 100 ml le soir pour les enfants > 3 ans

BOURRACHE

Synonymes : bourrage, langue de bœuf (bourrache vient de l'arabe abourach, qui signifie père de la sueur)

Propriétés :
Diurétique, Sudorifique, Laxatif

Indications :
Cette plante, originaire d'Asie mineure, est indiquée en cas de rétention d'urines, de coliques néphrétiques, de rhumatismes, d'affections pulmonaires (rhumes, bronchites) et de constipation.

Mode d'emploi :
On prépare des infusions de 10 minutes de fleurs fraîches (1 cuillère à soupe pour 1 tasse) ou des décoctions de feuilles et de tiges fraîches. On peut également préparer la bourrache en salade.

Posologie :
Infusion : 1 tasse 3 fois/j. entre les repas

BRUYÈRE

Propriétés :
Diurétique, Antiseptique, Antirhumatismal

Indications :
Cet arbrisseau, très répandu en Europe, possède des propriétés diurétiques et antiseptiques urinaires puissantes ainsi que des propriétés antirhumatismales. On l'utilise dans les cystites, les pyélonéphrites et les rhumatismes. En usage externe, il soulage les douleurs provoquées par la goutte ou les névralgies.

Mode d'emploi :
On utilise les sommités fleuries avec les feuilles séchées à raison d'une poignée par litre d'eau que l'on fait bouillir 3 minutes et infuser 10 minutes.
En usage externe, on fait bouillir 500 g de plante entière dans 2 à 3 litres d'eau que l'on ajoute dans un bain chaud.

Posologie :
Décoction : 1 l à boire en 24 heures
Extrait fluide : 1 à 2 c. à c./j.

BUIS

Synonymes : bois béni, bois d'Artois

Propriétés :
Sudorifique, Fébrifuge, Dépuratif, Purgatif, Antipelliculaire

Indications :
Cette plante, très répandue en France, est active sur toutes les fièvres. On l'utilise également dans le traitement des rhumatismes et des maladies de la peau.

Mode d'emploi :
Le buis est utilisé de différentes façons. En infusion, on laisse infuser 30 à 60 grammes de feuilles dans un litre d'eau bouillante pendant 10 minutes. La décoction de racines se fait en portant à ébullition 40 grammes de racines dans un litre d'eau. La préparation à base de miel comme laxatif se fait en préparant une cuillère à soupe de feuilles fraîches hachées que l'on laisse macérer et fermenter dans du miel durant 15 jours. La macération de feuilles sèches utilisée pour combattre les pellicules du

cuir chevelu se fait avec 50 grammes de feuilles dans un litre d'alcool.

Posologie :
Teinture mère : 40 à 60 Gttes/j.
Poudre de feuilles (laxatif) : 2 à 4 g.

BUSSEROLE

Synonymes : raisin d'ours
Propriétés :
Antiseptique, Diurétique, Antidiarrhéique
Indications :
La busserole est connue pour son action diurétique et antiseptique naturelle des voies urinaires en cas de cystite. Elle est également utilisée pour soigner l'énurésie, l'incontinence urinaire, les calculs urinaires en cas d'hématurie (sang dans l'urine) et l'hypertrophie de la prostate. Sa deuxième grande indication est la diarrhée et la dysenterie.

Mode d'emploi :
On utilise la busserole surtout sous forme d'infusion ou de décoction, faites avec des feuilles séchées. La décoction se prépare avec 10 à 15 g de feuilles par litre d'eau (porter à ébullition puis laisser réduire à feu doux pendant 30 minutes). Pour une infusion, utiliser 6 g de feuilles dans un quart de litre d'eau.
L'effet anti-infectieux de la busserole serait dû à son principe actif, l'arbutine, libérée après une longue ébullition. En raison de la présence de tanins, la busserole peut être responsable d'une irritation gastrique, qui est atténuée si on l'administre avec une infusion de camomille.

Posologie
Diarrhée : 1 tasse d'infusion
Cystite : 1 l de décoction en 24 h

CAFÉ

Synonymes : quahwa (mot d'origine arabe)
Propriétés :
Psychostimulant, Tonicardiaque, Digestif
Indications :
Le café est un stimulant nerveux et psychique qui favorise le travail intellectuel, la motricité cardiaque et digestive. Il est indiqué dans les états d'asthénie physique et psychique, les convalescences, les digestions lentes et difficiles, la constipation. Une forte consommation n'entraîne pas de toxicité cardiaque ni d'hypertension artérielle. En revanche, elle peut être à l'origine d'insomnie si le café est absorbé trop tard dans la soirée.

Mode d'emploi :
Les graines de café sont torréfiées à maturité après séchage.

Posologie :
Infusions de café : 1 à 3 tasses/j.
Cachet de caféine : 0,20 à 1 g/j.

Effets secondaires :
Au-delà de 800 mg à 1 g de caféine par jour, il peut provoquer palpitations, agitation, tremblements, insomnie, névralgies.

CAMPHRE

Propriétés :
Décongestionnant, Anti-inflammatoire, Analgésique, Antibactérien, Antiviral
Indications :
Obtenu à partir du bois du camphrier, le camphre est un remède puissant aux multiples applications médicales. Il est actif contre les infections respiratoires, entre dans la composition de baumes contre les rhumatismes et les douleurs articulaires. On l'utilise pour soigner les fièvres, la grippe, les rhumes, ou encore comme insecticide (antimite). Pendant longtemps, la solution d'huile camphrée a été utilisée dans le traitement des défaillances cardiaques et respiratoires. Ne pas confondre avec le camphrier ou laurier du Japon, dont on utilise les feuilles, et qui a également des propriétés stimulantes et anti-infectieuses. Le camphre est avec l'eucalyptol un composant fréquent des médicaments pour lutter contre la toux et les infections respiratoires légères.

Mode d'emploi :
L'huile essentielle de camphre est obtenue par distillations des copeaux de bois de camphrier et utilisée sous forme d'huile camphrée, d'alcool camphré ou de baume pour effectuer des massages. L'huile essentielle est utilisée en aérosols pour les problèmes respiratoires ou pour diffusion dans l'atmosphère. Le camphre est contre-indiqué chez les enfants, les femmes enceintes et au cours de l'allaitement.

Posologie :
Huile essentielle diluée : 1 Gtte/125 ml d'huile végétale

CAMOMILLE ROMAINE

Propriétés :
Tonique, Stimulant, Antispasmodique, Analgésique, Antipyrétique, Antiseptique, Anti-inflammatoire en usage externe

Indications :
L'infusion de camomille, prise non sucrée 1/2 heure avant les repas est recommandée aux personnes sans appétit, aux digestions difficiles, atteintes de spasmes des voies digestives ou sujettes à la constipation. Elle est également très efficace dans les névralgies, notamment faciales, les migraines, les courbatures et les douleurs fébriles des syndromes grippaux. Elle permet aussi d'abaisser les fièvres dans toutes les pathologies fébriles.
En usage externe, l'infusion concentrée de camomille permet de traiter les plaies, les panaris, les ulcères de jambe et des inflammations diverses (aphtes, ulcérations de la bouche, gerçures, perlèches, herpès buccal…). L'huile de camomille est utilisée en friction sur les entorses, les traumatismes, les douleurs de la goutte et des rhumatismes.

Mode d'emploi :
La récolte de camomille s'effectue au début de la floraison, en juin-juillet, en détachant les fleurs ou capitules, avant qu'elles ne soient bien ouvertes, par un beau temps sec. On sèche les fleurs à l'ombre et le plus rapidement possible. L'infusion se prépare avec 1 cuillère à dessert de fleurs séchées dans 150 ml d'eau bouillante pendant 10 minutes. On peut également l'utiliser en abondance dans les bains où l'on peut rajouter de la sauge, de l'origan et du serpolet. L'huile de camomille est obtenue en faisant macérer, au bain-marie pendant 2 heures, 50 g de fleurs dans 1/2 litre d'huile d'olive.

Posologie :
Infusion : 1 tasse 1/2 h avant chaque repas ;
Infusion concentrée : 3 Applic./j. sur la lésion ou en bains de bouche
Usage externe : 3 à 4 Applic. en frictions

Contre-indications :
Il est déconseillé de boire les infusions après les repas, car l'action de la camomille est plus efficace à jeun, au contact des muqueuses digestives. À doses trop élevées, la camomille devient vomitive et il est conseillé de réduire les doses à la moindre indisposition.

CANNEBERGE

Synonymes : cranberry, atoca
Propriétés :
Antibactérien, Antiseptique

Indications :
Très utilisée au Canada et aux États-Unis dans la cuisine ou dans les boissons, la canneberge est une baie rouge traditionnellement employée pour ses propriétés anti-infectieuses, en particulier pour soigner les infections urinaires. Elle diminue la récidive des infections et la consommation d'antibiotiques.

Mode d'emploi :
La canneberge est consommée sous sa forme naturelle, dans la cuisine ou les boissons, et également sous forme d'extraits en gélules, en complément alimentaire.

Posologie :
Gélules : 1 à 2 Gél./j. (en respectant les posologies indiquées par le fabricant) ou un verre par jour de jus de canneberge (300 ml)

CANNELLE

Synonyme : cinnamone, cannelle de Ceylan
Propriétés :
Antispasmodique, Antiseptique, Vermifuge, Stimulant respiratoire, Tonique

Indications :
Connue depuis l'Antiquité, l'écorce de cannelle est utilisée comme épice, mais possède aussi de nombreuses vertus médicinales, notamment comme antiseptique. Elle fut d'ailleurs longtemps utilisée pour prolonger la durée de conservation des viandes. Aujourd'hui on insiste davantage sur l'importance de ses composés antioxydants, ses fibres et sels minéraux (fer, manganèse), et d'autres propriétés encore à l'étude (antidiabétique, antihypertenseur).

Mode d'emploi :
La cannelle est utilisée sous forme de poudre d'écorce totale séchée en gélules, d'infusion ou encore sous forme d'huile essentielle. Elle est également utilisée en association avec

Capucine

d'autres produits comme le quinquina (vin digestif à la cannelle et au quinquina), le miel et les clous de girofle. La cannelle est utilisée dans de très nombreuses préparations pharmaceutiques et gastronomiques.

En cas de grippe, faire une infusion associant 2 clous de girofle, ½ cuillerée de poudre de cannelle, le jus de ½ citron et 1 cuillerée à soupe de rhum et de miel, 4 fois/j.

Posologie :
Gél. : 1 g 3 fois/j. avec 1 verre d'eau
Infusion : infuser 5 mn 5 g d'écorce dans 1 verre d'eau, 3 fois/j.

Bon à savoir

L'huile essentielle de cannelle est irritante pour la peau et ne doit pas être utilisée par les femmes enceintes, les enfants de moins de 6 ans, ni au cours de l'allaitement.

CAPUCINE

Synonymes : grande capucine

Propriétés :
Antiseptique, Stimulant, Expectorant, Diurétique

Indications :
La capucine est utilisée pour les maladies respiratoires comme les bronchites. On l'emploie aussi contre les troubles des règles, la constipation, le rachitisme ou le manque d'appétit. En usage externe, la décoction de capucine est utilisée contre la chute des cheveux.

Mode d'emploi :
La capucine est utilisée en infusion ou décoction (utiliser la fleur entière sans les racines). Le suc frais de la tige est employé pour assécher les bronches lors des bronchites.

La capucine est utilisée en gastronomie (feuilles et fleurs) dans les salades, les sauces et les mayonnaises. Les boutons floraux peuvent être conservés dans le vinaigre et utilisés comme condiments.

Posologie :
Infusion : 3 tasses/j.
Décoction pour usage externe : 30 g dans 1 l d'eau
Bronchite : 3 c. à s. de suc frais/j. (à mélanger avec de la confiture)

CARALLUMA FIMBRIATA

Propriétés :
Coupe-faim

Indications :
Cactus commun en Inde, le caralluma fimbriata réduirait l'appétit en raison d'une action sur les centres cérébraux qui contrôlent la sensation de faim. Une étude sur l'animal suggère qu'il serait efficace pour contrôler l'obésité et l'athérosclérose.

Mode d'emploi :
Utilisé comme aliment ou complément alimentaire dans certaines cuisines indiennes traditionnelles, en raison de la diminution de la sensation de faim qu'il provoque, le caralluma est aujourd'hui consommé en poudre, sous forme de gélules.

Posologie :
Gél. : 1 Gél. 500 mg, 2 fois/j. avant les repas

Bon à savoir

Souvent présenté comme le nouveau médicament miracle contre la prise de poids, l'effet du caralluma fimbriata, malgré un intense marketing, n'est pas basé jusqu'à présent sur des études scientifiques de grande envergure et son action ainsi que ses effets secondaires sont encore en discussion. Souvent vendus sur Internet, les produits à base de caralluma fimbriata n'offrent aucune garantie d'authenticité. Sa commercialisation est interdite dans beaucoup de pays, en raison de l'absence d'études cliniques.

CARLINE

Synonymes : carline acaule, carline à feuilles d'acanthe

Propriétés :
Digestif, Tonique, Dépuratif

Indications :
Les carlines sont des plantes voisines des chardons. Elles sont sans tige et étalent leur énorme fleur au sol au milieu d'une rosette de feuilles piquantes. La racine, de saveur amère, est récoltée à l'automne et séchée au soleil. Elle est préparée en infusion pour combattre le manque d'appétit, faciliter la digestion et éliminer les toxines de l'organisme.

Mode d'emploi :
Les décoctions sont préparées à partir de racines séchées et finement broyées. On utilise 30 g de racines pour un litre d'eau que l'on fait bouillir 10 minutes sans infuser.

Posologie :
Décoction : 1 tasse 3 fois/j.

Contre-indications :
Il n'existe pas de contre-indication à l'usage de cette décoction.

CAROUBE

Propriétés :
Ralentisseur du transit intestinal

Indications :
Le fruit du caroubier, contenant des sels minéraux, des oligo-éléments, de la cellulose, possède des propriétés astringentes qui sont utilisées en cas de diarrhées, de gastro-entérites infantiles.

Mode d'emploi :
On utilise des décoctions aqueuses de farine de caroube.

Posologie :
Décoction de farine de caroube : 2 c. à s. 2 fois/j.

CARRAGAHEEN

Synonymes : algue commune, mousse d'Irlande, lichen blanc, goémon blanc

Propriétés :
Accélérateur du transit intestinal, Fluidifiant bronchique

Indications :
Il s'agit d'une algue rouge abondante sur toute la côte atlantique et la côte orientale d'Amérique du nord. On utilise le thalle contenant près de 75 % de mucilage et des oligo-éléments marins. Les mucilages forment une gelée qui augmente, dans le tube digestif, le volume du bol fécal et accélère ainsi le transit. Elle possède également une action fluidifiante des sécrétions bronchiques utilisée en cas de bronchite, de pneumonie, de rhume et de toux grasse.

Mode d'emploi :
On utilise 1 cuillère à soupe de carragaheen par litre d'eau que l'on fait bouillir jusqu'à obtenir la consistance d'une gelée.
Les algues sèches peuvent être mélangées à la salade, après avoir été trempées quelques minutes.

Posologie :
Gelée : à volonté, jusqu'à obtenir l'effet souhaité

CASSIS

Synonymes : cerisier noir

Propriétés :
Diurétique, Antirhumatismal, Protecteur capillaire, Antidiarrhéique, Vermifuge, Cicatrisant (usage externe)

Indications :
Le cassis est une plante très riche en vitamines (C, B1, B2), en minéraux, en oligo-éléments, en tanins et en enzymes. Ses propriétés sont multiples et elle est indiquée pour soulager les douleurs rhumatismales, la goutte et les calculs rénaux, l'hypertension artérielle, les troubles circulatoires et lymphatiques. Elle permet également de traiter les diarrhées, les dysenteries et les parasites intestinaux. En application locale, elle soulage les piqûres d'insectes, les furoncles, les abcès et les contusions.

Mode d'emploi :
En usage interne, on prépare des infusions de feuilles (30 à 50 g pour 1 litre d'eau) ; on peut utiliser la teinture mère ou des extraits fluides. En usage externe, on froisse les feuilles et on frotte l'endroit ou bien on utilise des cataplasmes de feuilles froissées que l'on applique sur la plaie ou le furoncle.

Posologie :
Infusion : 3 à 4 tasses/j.
Teinture mère : 2 à 3 c. à c. avant les repas

CATAIRE

Synonymes : chataire, herbe aux chats, menthe aux chats, nepeta

Propriétés :
Décontractant, Sédatif, Antispasmodique

Centaurée

Indications :
La cataire a de très nombreuses indications. Historiquement elle a été utilisée pour soigner la nervosité, l'insomnie, le stress, les rhinites, les fièvres. Elle facilite la digestion, soigne les diarrhées, les nausées, les douleurs intestinales et a souvent été utilisée en gynécologie pour soigner les dysménorrhées. En application externe, elle est utilisée pour soigner les plaies. L'huile essentielle de cataire serait 10 fois plus efficace que le traditionnel produit chimique DEET utilisé comme répulsif pour insectes. Cependant, cette huile essentielle n'est plus efficace lorsqu'elle est appliquée sur la peau.

Mode d'emploi :
La cataire est principalement utilisée en infusion. Prendre 1 à 2 cuillerées à café d'herbe sèche, ou le double d'herbe fraîche, et laisser infuser 5 à 10 minutes dans un quart de litre d'eau.
La cataire s'emploie aussi en décoction pour des applications externes ou en lavement, ou encore sous forme de sirop : mettre 25 g de feuilles et de fleurs dans un quart de litre d'eau bouillante. Laisser infuser 15 minutes et sucrer pour épaissir.

Posologie :
Infusion : 4 tasses/j.
Sirop : 1 c. à c./h

CENTAURÉE

Synonymes : petite centaurée
Propriétés :
Anti-inflammatoire, Analgésique
Indications :
Les fleurs de centaurée, sous forme d'extrait alcoolique, augmentent les sécrétions gastriques et salivaires, et excitent les papilles gustatives. Elles sont utilisées dans la fabrication de liqueurs et pour traiter la dyspepsie ou l'anorexie.
Mode d'emploi :
La centaurée se consomme sous forme d'infusions, en mélange avec d'autres plantes ou sous forme d'extrait alcoolique, également en mélange avec d'autres plantes comme la mélisse, la gentiane, le pissenlit ou le chardon bénit.
Posologie :
Infusion : 3 à 4 tasses/j. avant les repas
Extrait : 20 à 30 Gttes 3 fois/j. dans un verre d'eau avant les repas

CERFEUIL

Synonyme : herbe aiguille
Propriétés :
Antispasmodique, Diurétique, Stimulant, Antalgique, Décongestionnant
Indications :
Le cerfeuil est indiqué pour son action anticongestive et diurétique générale (traitement des œdèmes, maladies pulmonaires) ou pour les congestions localisées (engorgement des seins, douleurs rhumatismales, hémorroïdes).
Mode d'emploi :
Le cerfeuil est utilisé sous forme de teinture alcoolique pour son effet diurétique, mais également par voie externe, sous forme de cataplasme pour les plaies, contusions et œdèmes.
Posologie :
Teinture alcoolique : 25 à 80 Gttes/j.
Décoction pour cataplasme : utiliser les fleurs et les semences en décoction pour les zones congestionnées. On peut également utiliser les feuilles écrasées sur les contusions.

CERISIER

Propriétés :
Diurétique, Laxatif
Indications :
Les queues (ou pédoncules) de cerise sont utilisées comme diurétiques dans les insuffisances rénales, les lithiases urinaires, cystites, œdèmes et la constipation.
Mode d'emploi :
On utilise les pédoncules (1 poignée par litre d'eau) que l'on fait bouillir 10 minutes et infuser 30 minutes.
On prépare également des extraits de pédoncules.
Posologie :
Décoction : 1/2 l/j.
Extrait : 2 à 3 g/j.

CHARDON BÉNIT

Synonymes : chardon marbré, safran sauvage
Propriétés :
Stimulation de l'appétit, Diurétique, Fébrifuge

Indications :
Les préparations de chardon bénit forment une potion amère dont les propriétés sont connues depuis longtemps comme stimulant de l'appétit et antidyspepsique. Le chardon bénit fait partie de la composition de la fameuse liqueur Bénédictine. Il a aussi été utilisé comme diurétique, antipyrétique et également comme abortif.

Mode d'emploi :
Infuser de 1,5 à 2 g de fleurs dans une grande tasse d'eau bouillante, pendant 5 minutes. Cette plante existe aussi sous forme de teinture alcoolique.

Posologie :
Infusion : 3 tasses/j. avant les repas
Teinture : 1,5 à 2 ml dilués dans un peu d'eau, avant les repas

Bon à savoir
> Surtout présent en Provence et Languedoc-Roussillon, le chardon bénit est aussi une plante ornementale. Elle est considérée comme une mauvaise herbe en agriculture.

CHARDON MARIE

Synonymes : sylibe de Marie, lait de Notre-Dame, artichaut sauvage, chardon argenté, épice blanche

Propriétés :
Tonique du foie, Stimulant gastrique, Diurétique, Détoxiquant

Indications :
Le chardon Marie est connu pour ses propriétés toniques sur le foie. Il améliore la fonction hépatique, aide à lutter contre les substances toxiques du foie. Il aurait également une fonction antiradicaux libres. On l'utilise pour améliorer la fonction hépatique en cas de surcharge (alimentation riche en graisses et en alcool) et en cas d'hépatite virale. Il est également utilisé pour les maux de ventre, principalement après les excès alimentaires.

Mode d'emploi :
Le chardon Marie est utilisé sous formes de gélules ou en capsules que l'on peut se procurer en pharmacie. Il est également possible de préparer une infusion, en utilisant 3 à 5 g de graines broyées pour 150 ml d'eau, que l'on laisse infuser 10 minutes dans l'eau bouillante.

Posologie :
Infusion : 3 à 4 fois/j., 1/2 h avant les repas
Teinture : 1 à 2 ml/j., 1/2 h avant les repas
Grossesse : non
Allaitement : non

Bon à savoir
> La plante est déconseillée pendant la grossesse et l'allaitement, et est contre-indiquée en cas d'obstruction des voies biliaires. À forte dose, le chardon Marie peut provoquer des vomissements.

CHÂTAIGNIER

Propriétés :
Antitussif, Antianémique, Tonique, Antidiarrhéique

Indications :
Le châtaignier est utilisé pour lutter contre les diarrhées, les toux chroniques, l'anémie, la coqueluche, l'asthme. C'est un aliment énergétique, riche en glucides, en potassium, en magnésium et en vitamine C, que l'on peut utiliser lors des périodes de convalescence. En usage externe, le châtaignier est une lotion antipelliculaire.

Mode d'emploi :
La feuille séchée de châtaignier est employée en infusion, à la dose de 40 g de feuilles pour un litre d'eau bouillante pendant 15 minutes. Pour faire une lotion antipelliculaire, laisser infuser 60 g de feuilles pour un litre d'eau.

Posologie :
Tisane : 4 tasses/j. en gargarismes
Lotion antipelliculaire : 1 Applic./j.

CHELIDOINE

Synonymes : herbe aux verrues, chélidoine majeure, grande éclaire, herbe aux boucs, herbe de l'hirondelle, herbe de Sainte-Claire, lait de sorcières, sologne, félongène, felougne

Propriétés :
Antiverrues, Cholérétique, Cholagogue, Antispasmodique, Dépuratif de voies biliaires

Indications :
La chélidoine est utilisée pour le traitement des verrues en application externe. Elle est également utilisée sous forme d'infusions pour soi-

Chicorée sauvage

gner les douleurs gastriques, les maladies hépatiques et intestinales.

Mode d'emploi :
Pour soigner les verrues et les cors aux pieds, on peut utiliser le suc frais de la chélidoine. Pour cela, cassez une tige et laisser s'écouler quelques gouttes de suc sur la verrue. Cet usage n'est toutefois pas recommandé, en raison de la toxicité de cette plante. Une autre méthode consiste à faire un vinaigre antiverrue en mélangeant 10 g de chélidoine broyée dans un quart de litre de vinaigre de cidre à laisser reposer durant un mois à l'abri de la lumière.
En usage interne (gastrites, troubles hépatiques) il n'est pas recommandé d'utiliser la plante fraîche, mais sous forme de gélules ou de gouttes de chélidoine que l'on trouve en pharmacie.

Posologie :
Verrues : 1 Applic./j. de vinaigre de chélidoine
Gélules et gouttes : consulter notice du fabricant.

CHICORÉE SAUVAGE

Synonymes : barbe-de-capucin, laideron, yeux de chats, chicorée amère, cheveux de paysan, écoubette

Propriétés :
Diurétique, Cholagogue, Apéritive, Dépurative, Fébrifuge

Indications :
La chicorée a été utilisée depuis l'Antiquité, pour ses effets sur la fièvre et les parasites intestinaux, ou pour ses vertus supposées contre les infections cutanées, les maladies gastro-intestinales ou les troubles du système nerveux. La chicorée et les plantes de la même famille (endive, scarole) sont appréciées en cuisine pour leur amertume. Leur racine grillée et moulée peut être additionnée ou substituée au café. Du point de vue médicinal, la racine de chicorée est intéressante essentiellement à cause de sa teneur en inuline, sucre qui a un rôle dans le traitement des hypercholestérolémies, et comme agent prébiotique (qui favorise le développement de la flore bactérienne intestinale). Sous forme d'infusion, elle permet de traiter la dyspepsie (crise de foie) en favorisant la sécrétion de bile.

Mode d'emploi :
Laisser infuser des feuilles ou des racines séchées dans de l'eau bouillante pendant 10 minutes.

Posologie :
Infusion : 2 tasses/j. avant les repas

CHIENDENT

Synonyme : chiendent officinal

Propriétés :
Diurétique, Anti-inflammatoire

Indications :
Sous forme d'infusion, le chiendent, mauvaise herbe commune des cultures, est diurétique, efficace contre les inflammations urinaires, les calculs biliaires, les inflammations intestinales, les coliques néphrétiques. En décoction pour applications externes, il peut aider à soigner l'eczéma.

Mode d'emploi :
On peut utiliser le suc frais de rhizome en coupant les tiges. Pour préparer une infusion, utiliser une poignée de rhizomes coupés et séchés dans un litre d'eau bouillante et laisser infuser 10 minutes.
Une autre recette de décoction consiste à prendre 30 g de rhizome pour 100 ml d'eau, et laisser bouillir 2 minutes. Jetez l'eau, puis mettez le rhizome dans un litre d'eau froide et laissez bouillir 10 minutes. Sucrer avec du réglisse avant de consommer durant la journée.

Posologie :
Décoction : 1 tasse plusieurs fois/j.

CITRONNELLE

Synonymes : herbe citron, verveine des Indes

Propriétés :
Anti-inflammatoire, Analgésique, Répulsif, Bactéricide

Indications :
La citronnelle est une herbe avec un puissant arôme de citron, qui a des propriétés antiseptiques, bactéricides, antispasmodiques. On l'utilise comme diurétique, comme médicament contre la fièvre, pour calmer les douleurs d'origine cutanées (piqûres d'insectes) ou pour soigner les mycoses. La citronnelle est un excellent répulsif contre les moustiques.

Mode d'emploi :
L'huile essentielle pure ou mélangée à d'autres huiles essentielles est utilisée en application sur la peau pour calmer les piqûres d'insectes et pour repousser les moustiques.
Tisane de citronnelle : 2 g de feuilles séchées pour une grande tasse d'eau. Laisser infuser 10 minutes.

Posologie :
Huile essentielle : 1 Applic. cutanée plusieurs fois/j. (l'effet antimoustique dure environ 1 h)
Tisane : 1 tasse avant les repas en cas de troubles digestifs et une tasse avant le coucher en cas de troubles du sommeil

> **Bon à savoir**
> Appliquer l'huile essentielle sur la peau en quantité limitée, car elle présente un risque caustique. Ne pas mettre en contact avec les yeux. Ne pas confondre la citronnelle avec d'autres plantes qui ont le même arôme, comme la mélisse citronnelle.

COLCHIQUE

Synonymes : narcisse d'automne

Propriétés :
Antigouteux, Excitant des sécrétions hépatiques et intestinales, Antiallergique, Antitumoral

Indications :
La colchique est l'un des plus vieux remèdes utilisés en médecine. Elle contient un alcaloïde, la colchicine, très efficace pour le traitement de la goutte, des névralgies ou des migraines, de l'asthme et des allergies. Elle posséderait également des propriétés antitumorales et antivirales.

Mode d'emploi :
La colchicine est utilisée avec précaution en cas d'insuffisance rénale.
Les semences et les bulbes sont préparés sous forme de teinture à raison de 1 g de colchicine pour 56 gouttes.

Posologie :
Teinture de semence : 15 à 60 Gttes/j. à prendre en 3 fois

Effets secondaires :
Une dose trop importante peut entraîner une sécheresse de la gorge, soif, tachycardie et dilatation pupillaire. Une intoxication peut provoquer une hypotension artérielle et un coma.

CORIANDRE

Propriétés :
Stimulant, Digestif, Antidiarrhéique, Antiseptique intestinal, Euphorisant

Indications :
L'infusion des semences concassées est très stimulante et digestive. Elle s'utilise dans certains troubles intestinaux qui ne proviennent pas d'un état d'irritation : spasmes douloureux des intestins ou des voies biliaires, aérophagie, flatulences, coliques nerveuses des enfants. On la prescrit également en cas de diarrhées infectieuses où une action bactéricide est nécessaire.

Mode d'emploi :
Les fruits de la coriandre, petits et sphériques, finement nervés d'un pôle à l'autre sont récoltés en juillet ou en août selon leur maturité. Ils sont ensuite séchés et concassés pour préparer les infusions à raison d'une cuillère à café pour une tasse d'eau bouillante pendant 10 minutes.

Posologie :
Infusion : 1 tasse avant les repas 3 fois/j.

Contre-indications :
La plante, considérée comme euphorisante par les Anciens, était utilisée pour rendre les vins plus capiteux mais son suc, à l'état frais, est toxique et, à très fortes doses, provoque ivresse et prostration.

CUMIN

Synonyme : faux anis, faux aneth

Propriétés :
Antispasmodique, Diurétique, Stimulant, Antalgique, Décongestionnant

Indications :
Le cumin est une épice traditionnelle largement utilisée dans la cuisine indienne, moyen-orientale ou en Europe dans certaines préparations (fromage au cumin comme le Gouda). En phytothérapie il est employé pour traiter les dyspepsies, la fatigue, les troubles des règles (aménorrhée, dysménorrhée) et les troubles de la lactation.

Mode d'emploi :
On utilise les semences de cumin en infusion ou par voie externe sous forme de cataplasme.

Curcuma

Posologie :
Infusion : 2 à 3 c. à s. de semences pour 1 l. d'eau.
Décoction pour cataplasme : utiliser les fleurs et les semences en décoction sur les zones congestionnées.

CURCUMA

Synonymes : safran des Indes
Propriétés :
Anti-inflammatoire, Antispasmodique
Indications :
Le curcuma est utilisé traditionnellement pour le traitement des maladies de peau, comme médicament anti-inflammatoire. Il est à l'origine du colorant alimentaire jaune industriel E100 (curcumine) et, autrefois, était utilisé comme colorant pour teindre en jaune orange les costumes des moines bouddhistes. Il entre dans la composition des épices indiennes (curry). Il est utilisé pour le traitement des maladies dermatologiques (gale), hépatiques, pour le traitement des maladies immunitaires et inflammatoires (arthrite), contre le cancer (la curcumine extraite du curcuma serait un agent protecteur contre les cancers colorectaux).

Mode d'emploi :
Le curcuma est consommé sous forme de poudre du rhizome, d'infusion en laissant 1 à 1,5 gramme de rhizome infuser dans 150 ml d'eau bouillante pendant 15 minutes. On l'utilise également en extrait ou en teinture mère d'extrait ou de teinture.

Posologie :
Poudre : 1,5 à 3 g/j.
Infusion : 2 tasses/j.
Extrait fluide : 1,5 à 3 ml/j.
Teinture mère : 10 ml/j.

CYNORRHODON

Synonymes : fruit de l'églantier (dont le cynorrhodon est le fruit)
Propriétés :
Hémostatique, Diurétique, Psychostimulant, Antianémique
Indications :
La baie de l'églantier est l'un des fruits les plus riches en vitamine C (230 à 460 mg/100 mg) ainsi qu'en vitamines B, E, K, PP, en provitamine A et en tanins. Elle est indiquée en cas de diarrhées, dysenterie, leucorrhées, gonorrhées, hémorragies diverses, lithiase urinaire et asthénie.

Mode d'emploi :
Les infusions de baies se réalisent avec 5 à 10 baies par tasse que l'on fait bouillir 2 minutes et que l'on passe au linge fin.
On prépare également des décoctions d'écorce du fruit : 100 g pour 1 litre d'eau qui contiendra 50 mg de Vitamine C pour 1/3 litre, dose quotidienne recommandée par jour.

Posologie :
Infusion : 3 à 4 tasses/j. surtout le matin.

DOUCE-AMÈRE

Synonymes : solanum dulcamara, morelle douce-amère, morelle grimpante, herbe à la fièvre, herbe de Judée, réglisse sauvage
Propriétés :
Diurétique, Dépuratif, Mucolytique
Indications :
La douce-amère est une plante grimpante que regroupe un grand nombre de variétés. Ses baies vertes et rouges sont toxiques et peuvent être à l'origine d'accidents graves, en particulier chez les enfants. En phytothérapie on se sert de l'écorce et de la tige, qui étaient utilisées autrefois pour leurs vertus dépuratives, sudorifiques et anti-ovulatoires. Aujourd'hui la douce-amère est utilisée sous forme de pommade, en association avec d'autres plantes, ou dans des médicaments homéopathiques, pour traiter les maladies dermatologiques (verrues, eczéma, psoriasis, herpes, allergies), les maladies rhumatismales, hépatiques, respiratoires (asthme, bronchite chronique) ou certaines maladies infectieuses.

Mode d'emploi :
La douce-amère n'est pas conseillée sous forme d'infusion ou de décoction. Elle est utilisée uniquement sous forme de pommade, en association avec d'autres plantes, ou dans des médicaments homéopathiques.

> **Bon à savoir**
> *L'usage de la douce-amère est déconseillé chez les femmes enceintes ou allaitantes.*

DROSERA

Synonymes : drosera rotundifolia

Propriétés :
Antitussif, Antispasmodique, Antipyrétique, Antiseptique

Indications :
La drosera est indiquée en cas de toux de toute nature, en cas de trachéite avec extinction de voix, de pharyngite et de laryngite.

Mode d'emploi :
La plante entière est utilisée pour préparer des infusions : 15 g pour 1 litre d'eau.

Posologie :
Infusion : 3 à 4 tasses/j.
Teinture mère : 20 à 100 Gttes/j.

ÉGLANTIER

Synonymes : rose sauvage, poil à gratter

Propriétés :
Antiseptique, Antidiarrhéique, Diurétique

Indications :
Les églantiers, ou roses sauvages, sont des plantes vivaces pouvant atteindre plusieurs mètres de hauteur et porteurs de fleurs dont la couleur peut aller du blanc pur au rose foncé. Bien connu dans les campagnes sous le nom de poil à gratter, en raison des propriétés irritantes des poils intérieurs du fruit, l'églantier possède des vertus antiseptiques et antigrippales grâce à sa richesse en vitamines A, B et surtout C (environ 1 g pour 100 g de fruits secs). Les fruits s'emploient également contre la diarrhée et pour leurs propriétés diurétiques. Les pétales de fleurs séchées sont laxatifs.

Mode d'emploi :
Après avoir été séchés et pilés, les fruits sont cuits pendant une demi-heure, juste couverts d'eau, puis on rajoute un poids égal de sucre et on laisse cuire à nouveau pour obtenir un sirop léger qui peut se conserver très longtemps en flacons bien bouchés. Ce sirop est prescrit en cas de maux de ventre accompagnés de diarrhées. Les fruits séchés sont également utilisés en décoction diurétique en faisant bouillir 5 minutes et infuser un quart d'heure, 30 à 60 g de fruits dans un litre d'eau. Les pétales de fleurs, broyés avec 3 fois leur poids de sucre sont infusés dans un peu d'eau et permettent de répondre à tous les petits problèmes de constipation opiniâtre.

Posologie :
Sirop : 1 verre après chaque selle liquide
Décoction : 1 tasse 3 fois/j.
Infusion : 1 tasse à volonté

Contre-indications :
Il n'existe pas de contre-indication.

ÉLEUTHÉROCOQUE

Synonymes : ginseng de Sibérie, racine de la taïga, buisson du diable

Propriétés :
Antistress, Aphrodisiaque, Régénérant, Anti-inflammatoire

Indications :
Célèbre en Chine où il est utilisé depuis fort longtemps, l'éleuthérocoque est un parent médicinal du ginseng. Il est utilisé comme tonique pour lutter contre le stress, la fatigue, améliorer la mémoire, la concentration au travail, ou pour régénérer l'organisme au cours de la convalescence. De nombreuses études ont été effectuées pour évaluer l'effet de cette plante sur les performances physiques, les infections virales (herpès), et la fatigue. L'éleuthérocoque aurait un effet sensible sur la stimulation des défenses immunitaires et comme traitement des infections des voies respiratoires.

Mode d'emploi :
On utilise essentiellement la racine séchée, sous forme d'infusion (2 à 4 g de racine séchée dans 150 ml d'eau bouillante pendant 10 minutes), de poudre (en capsules ou comprimés), de teinture alcoolique et d'extrait.

Posologie :
Infusion : 1 à 2 tasses/j.
Capsules ou comprimés : 0,5 g à 4 g Poud. de racine/j. en 2 ou 3 fois
Teinture : 10 à 20 ml/j. en 2 ou 3 fois
Enfants < 6 ans : non
Grossesse : non
Allaitement : non

Erysimum

Bon à savoir

Cette plante est contre-indiquée chez les femmes enceintes, allaitantes et les jeunes enfants.

ERYSIMUM

Synonymes : herbe aux chantres, velar, moutarde des haies

Propriétés :
Fluidifiant des sécrétions respiratoires, Expectorant, Antispasmodique

Indications :
L'erysimum est indiqué en cas d'infection des voies aériennes : laryngites, pharyngites, trachéo-bronchites et bronchites chroniques. Elle est également indiquée en cas de cholécystite douloureuse.

Mode d'emploi :
On utilise la plante entière fraîche et protégée de la lumière pour réaliser des infusions à raison d'une cuillère à café par tasse d'eau bouillante.

Posologie :
Infusion : 3 à 4 tasses/j. entre les repas
Teinture mère : 10 à 15 Gttes 3 fois/j.

ESTRAGON

Synonyme : herbe aux dragons, serpentine

Propriétés :
Antispasmodique, Antiallergique, Tonifiant, Stimulant de l'appétit, Antalgique, Somnifère

Indications :
L'estragon est indiqué dans le traitement des troubles digestifs, comme les digestions lentes, l'aérophagie, ainsi que dans les rhinites allergiques ou l'asthme. L'estragon est également un condiment courant.

Mode d'emploi :
On utilise les feuilles pour les infusions, ainsi que la teinture mère et l'huile essentielle. Les feuilles fraîches mâchées sont un traitement traditionnel du hoquet.

Posologie :
Infusion : 30 g de feuilles pour 1 l. d'eau
Teinture mère : 40 Gttes, 2 fois/j., ½ h avant les repas

EUCALYPTUS

Synonymes : arbre à la fièvre, gommier bleu de Tasmanie, arbre au koala

Propriétés :
Tonique, Astringent, Balsamique, Antiparasitaire, Fébrifuge (antipyrétique)

Indications :
Très utilisé dans les préparations pharmaceutiques et les médicaments, l'eucalyptus est une plante de choix pour le traitement des affections des voies aériennes supérieures (en particulier l'eucalyptus mentholé), mais aussi pour les rhumatismes, les maux de tête, les infections cutanées et urinaires.

Mode d'emploi :
Il existe de très nombreuses préparations à partir de feuilles d'eucalyptus. Laisser infuser des feuilles séchées pendant 10 minutes dans l'eau bouillante pour une infusion. On utilise également des huiles essentielles, préparées à partir de la distillation de feuilles, et des extraits alcooliques. Les huiles et extraits peuvent être employés par voie interne, mais aussi par voie externe (inhalation, friction) ou en gargarisme pour l'hygiène buccale.

Posologie :
Infusion : 2 tasses/j.
Capsules : 4 à 6 g Poud. de feuilles/j. en 2 ou 3 prises
Huile essentielle : 2 à 6 Gttes/j.
Enfants < 3 ans : non
Grossesse : non
Allaitement : non

Bon à savoir

Cette plante est contre-indiquée chez les femmes enceintes, allaitantes et les enfants de moins de 3 ans.

FENOUIL

Synonymes : fenouil de Malte, fenouil de Florence, fenouil des vignes

Propriétés :
Antispasmodique, Diurétique, Apéritif, Digestif

Indications :
Le fenouil est utilisé pour soigner les coliques de l'enfant, les troubles gastro-intestinaux, les maladies respiratoires inflammatoires et le

manque d'appétit. Il stimule également la lactation, et est utilisé dans le traitement de l'hirsutisme et des troubles des règles, en raison d'un possible effet estrogénique.

Mode d'emploi :
Pour préparer une infusion, on utilise des graines séchées que l'on laisse infuser 10 minutes dans de l'eau bouillante. L'extrait alcoolique de fenouil, ou teinture, est préparé à partir des graines et des fleurs. Pour les enfants, on peut préparer un miel de fenouil qui consiste à mélanger l'huile de fenouil avec du miel.

Posologie :
Infusion : 2 à 3 tasses/j. entre les repas
Teinture : 1 à 3 c. à c. 3 fois/j.
Miel de fenouil : 1 c. à c. 2 à 3 fois/j.
Grossesse : non
Allaitement : non

> **Bon à savoir**
> Il est recommandé de ne pas consommer plus de 7 g de graines de fenouil par jour en raison de ses possibles effets hormonaux et photosensibilisants. Le fenouil est contre-indiqué en cas de grossesse.

FÉNUGREC

Synonymes : sénégrain, trigonelle

Propriétés :
Fortifiant, Anabolisant

Indications :
Le fénugrec est une petite légumineuse que l'on trouve en Asie et sur le pourtour méditerranéen. Il est l'une des plantes médicinales les plus anciennes de l'histoire de l'humanité. Il a été utilisé pour combattre les rhumatismes et surtout pour stimuler l'appétit. Il aurait également des propriétés antidiabétiques et anticholestérol. En usage externe (cataplasmes), le fénugrec combat les inflammations cutanées.

Mode d'emploi :
On peut consommer le fénugrec sous forme de poudre de graines séchées en gélules et sous forme d'extrait liquide. Pour soigner les maladies cutanées, on l'utilise sous forme de cataplasme, de bain ou de lotion.

Posologie :
Gélules de poudre de graines : 500 mg à 1 g/j. ou suivre la posologie indiquée par le fabricant
Macération : 2 c. à s. de graines de fénugrec dans un bol d'eau froide. Laisser macérer toute la nuit, filtrer et boire le matin à jeun
Cataplasme : mélanger 50 g de graines en Poud. dans un litre d'eau chaude. Appliquer la pâte en cataplasme sur la peau
Bain : mélanger 50 g de graines dans un bol d'eau chaude et diluer dans l'eau de la baignoire
Lotion : diluer quelques Gttes de concentré de fénugrec dans une huile végétale et appliquer cette lotion sur la peau

FRÊNE

Synonymes : fresne, fraine, quinquina d'Europe, langue d'oiseau

Propriétés :
Sudorifique, Diurétique, Laxatif

Indications :
Naturellement riche en flavonoïdes et mannitol, le frêne est actif contre les rhumatismes, la constipation, les maladies du système urinaire. Il aurait en outre des propriétés antioxydantes et serait actif pour protéger l'organisme du vieillissement.

Mode d'emploi :
On utilise l'écorce du frêne, que l'on fait bouillir pendant 5 minutes. La poudre d'écorce peut aussi être mélangée avec du miel. Les feuilles de frêne sont utilisées en infusion, que l'on peut boire avec du jus de citron, ou en macération dans du vin blanc pendant quelques jours.

Posologie :
Décoction : 3 tasses/j. avant les repas

FUMETERRE

Synonymes : fiel de terre

Propriétés :
Antispasmodique, Anesthésique, Antihypertenseur, Laxatif

Indications :
La fumeterre est indiquée pour faciliter les fonctions digestives, lors de maladies hépatiques et biliaires, en cas de digestion difficile ou de maladies intestinales. Elle est également

indiquée pour le traitement des maladies de la peau (eczéma, dartres) ou de la migraine.

Mode d'emploi :
La fumeterre est utilisée sous forme d'extrait sec de la plante entière, sous forme d'infusion ou de décoction de la plante séchée, ou encore sous forme de poudre et d'extrait aqueux (ampoules).

Posologie :
Infusion : 1 tasse 3 fois/j. avant les repas
Poudre sèche micronisée : 2 g dans un verre d'eau 3 fois/j. avant les repas
Extrait sec en gélules : 400 mg 3 fois/j. avec un verre d'eau
Existe également sous la forme de médicaments phytothérapiques, en association avec d'autres plantes : Actibil, Actisane Digestion, Biliaire, Élusanes Fumeterre, Gastralsan.
La durée du traitement est de 8 à 15 jours, ou en cure mensuelle.

GAILLET JAUNE

Synonymes : caille-lait
Propriétés :
Antimigraineux, Antispasmodique, Sédatif
Indications :
Le gaillet jaune est très commun dès qu'apparaît le mois de juillet. On le trouve au bord des chemins, dans les prés et sur les talus. Très reconnaissable par ses nombreuses fleurs jaunes minuscules, il déverse dans les campagnes une agréable senteur de miel. Vanté autrefois pour ses vertus anti-épileptiques, il est surtout utilisé actuellement pour ses actions antispasmodiques et sédatives, bien utiles en cas de migraines, palpitations et nervosité accompagnées de maux de ventre. En usage externe, le suc de la plante fraîche, mélangé à une pommade de vaseline en fait un remède efficace contre l'eczéma sec de l'enfant.

Mode d'emploi :
L'infusion se prépare à l'aide de 10 à 15 g de plante sèche infusée dans un litre d'eau chaude pendant un quart d'heure sans faire bouillir.

Posologie :
Infusion : 3 tasses/j. après les repas
Pommade : 1 Applic. large 2 fois/j.

Contre-indications :
Il n'existe aucune contre-indication à l'usage de cette plante.

GARANCE

Synonymes : quinquina du pauvre
Propriétés :
Laxatif, Diurétique, Antilithiasique urinaire, Antilithiasique biliaire

Indications :
La garance est prescrite en cas d'insuffisance biliaire, de constipation, d'arthrite inflammatoire et de rachitisme. Elle est surtout utilisée en cas de calculs rénaux, notamment ceux constitués de phosphates ou de carbonates de calcium, d'ammonium, de sodium et de magnésium. Elle est inactive sur les calculs oxaliques et uriques.

Mode d'emploi :
On utilise exclusivement la racine de la plante que l'on prépare en infusion à raison d'1 cuillère à café de racine écrasée dans 1 tasse d'eau. Faire bouillir et laisser infuser 10 minutes.

Posologie :
Infusion : 2 tasses/j. entre les repas

GENÉPI

Synonyme : génépy, genépi des glaciers
Propriétés :
Tonique, Antifatigue, Sudorifique, Anti-inflammatoire

Indications :
Le genépi est indiqué dans le cas de fatigues dues à l'effort et de troubles digestifs.

Mode d'emploi :
On utilise les fleurs pour la fabrication de la teinture mère, qui est la principale forme utilisée. L'infusion est très amère. Les fleurs de genépi sont un composant indispensable de liqueurs traditionnelles comme la Bénédictine et la Chartreuse. Pour préparer une liqueur de genépi, faire macérer quelques fleurs de genépi dans de l'alcool. Attention, la cueillette du génépi, qui ne pousse qu'à partir de 2 000 mètres, est réglementée.

Posologie :
Teinture mère : 30 à 40 Gttes, 3 fois/j.

GENÊT

Synonymes : genêt à balai, herbe à balai, juniesse, brande genêt

Propriétés :
Diurétique, Cardiotonique

Indications :
Le genêt est utilisé comme diurétique. Il serait également actif contre l'insuffisance cardiaque, les troubles du rythme cardiaque et l'hypotension artérielle, en raison de la présence de spartéine.

Mode d'emploi :
On utilise les fleurs et les jeunes rameaux du genêt en tisane. En compresses, une décoction de genêt peut être appliquée sur les lésions cutanées (couperose), en soin de cheveux ou sur les morsures de serpent (les moutons qui broutent du genêt seraient plus résistants aux morsures de vipère).

Posologie :
Infusion : Boire 2 fois par jour une tisane de genêt, après avoir laissé infuser environ 15 g de fleurs et feuilles pendant 10 minutes dans 1 litre d'eau.

GENÉVRIER

Synonymes : genièvre, ginibre, thériaque des paysans

Propriétés :
Tonique, Diurétique, Dépurative, Stomachique

Indications :
On utilise surtout l'huile essentielle extraite de la baie de genévrier, qui est active pour soigner la fatigue, l'anorexie, prévenir les maladies infectieuses, en particulier urinaires. Elle est également utilisée pour soigner les maladies rhumatismales comme la goutte. La teinture de genévrier est utilisée en frictions pour soulager les douleurs névralgiques et rhumatismales.

Mode d'emploi :
La teinture est préparée avec 100 g de baies séchées dans un litre d'alcool pendant 5 jours. L'infusion peut être faite avec 40 g de baies dans de l'eau bouillante pendant 10 minutes. On peut également préparer un vin de genévrier (50 g de baies dans un litre de vin blanc pendant 15 jours) qui sera filtré et sucré, ou une huile de genévrier (50 g de baies dans 1/4 litre d'huile d'olive pendant un mois).

Posologie :
Teinture : 10 gouttes matin et soir dans un verre d'eau
Infusion : une tasse 3 fois par jour, après les repas
Vin : un verre le matin à jeun

> **Bon à savoir**
> La baie de genévrier est utilisée en cuisine, notamment dans la préparation de la choucroute et dans la recette de certains alcools distillés, comme le gin et l'aquavit. Elle est contre-indiquée chez les femmes enceintes.

GENTIANE

Synonymes : quinquina du pauvre

Propriétés :
Antipyrétique, Tonique, Antiasthénique

Indications :
La gentiane est une grande plante des prairies montagneuses de l'Europe et serait la seule survivante des plantes du tertiaire en provenance d'Asie. Plante vivace – elle peut pousser plus de 50 ans –, aux belles fleurs jaunes, elle était à la base des traitements utilisés par les montagnards contre les fièvres, avant l'apparition du quinquina en Europe au XVIIe siècle. Elle stimule également les défenses immunitaires en favorisant la croissance des globules blancs dans l'organisme. Elle est prescrite dans les convalescences des maladies infectieuses.

Mode d'emploi :
Seules les racines sont utilisées pour la préparation des solutions phytothérapeutiques. Elles sont arrachées à l'automne, lavées, séchées et tronçonnées en petits fragments. On les fait macérer à froid à raison de 10 à 20 g par litre d'eau pendant 4 heures, ou bien 15 à 30 g par litre de vin blanc pendant une nuit, ou encore pour les enfants, 10 g dans un litre d'eau en rajoutant 1 kg de sucre pour enlever l'amertume.

Posologie :
Teinture-mère : 1 verre avant les repas pour stimuler l'appétit et les défenses immunitaires. 1 verre après les repas pour faciliter la

digestion, combattre la constipation ou les diarrhées

Contre-indications :
Prise avec modération, la gentiane n'irrite pas les voies digestives mais, à trop fortes doses, elle peut entraîner des nausées, des maux de tête et un état d'agitation.

GÉRANIUM ROBERT

Synonymes : herbe à Robert, cerfeuil sauvage, herbe rouge, bec-de-grue, aiguille Notre-Dame

Propriétés :
Diurétique, Hémostatique, Antidiabétique

Indications :
Le géranium Robert permet de soigner les diarrhées et les hémorragies. Il a des vertus diurétiques, antidiabétiques et antalgiques. Il est riche en tanin et en vitamine C.

Mode d'emploi :
On utilise la plante entière (sauf les racines) en infusion ou en décoction. On peut également préparer une huile essentielle, dont la principale indication est la diarrhée.

Posologie :
Infusion : Boire 3 tasses par jour de tisane de géranium Robert, après avoir laissé infuser environ 20 à 40 g de fleurs et feuilles pendant 10 minutes dans 1 litre d'eau. Pour une décoction (applications externes), laisser bouillir durant 5 à 6 minutes, puis infuser pendant 30 minutes.

GINGEMBRE

Propriétés :
Antinauséeux, Digestif, Antianorexique

Indications :
Le gingembre est actif contre les vomissements et les troubles digestifs. Il est beaucoup utilisé en cuisine et on lui attribue traditionnellement des vertus aphrodisiaques. Il aurait également une action anti-inflammatoire, notamment dans le traitement des rhumatismes. Il réduit les nausées de la femme enceinte, le mal des transports et soigne les troubles digestifs mineurs.

Mode d'emploi :
Le gingembre est utilisé sous forme fraîche (rhizome), poudre (pour les nausées de la grossesse), infusion, teinture et extrait fluide. Pour une infusion, prendre une tranche de gingembre frais ou 1 g de gingembre séché et laisser infuser pendant 15 minutes dans un grand verre d'eau chaude.

Posologie :
Poudre : 250 à 700 mg/j. (Caps.) 3 fois/j. (nausées de la grossesse)
250 mg à 1 g 1 h avant le voyage (mal des transports)
Teinture mère : 5 ml 1 h avant le voyage (mal des transports)
Extrait : 1 ml 1 h avant le voyage (mal des transports)

GINKGO BILOBA

Propriétés :
Vasodillatateur, Anti-inflammatoire, Antispasmidique

Indications :
Le ginkgo biloba est un arbre originaire d'Asie utilisé depuis très longtemps en médecine traditionnelle. Cet arbre, le plus vieux du monde, vit sur terre depuis plus de 200 millions d'années et possède une longévité exceptionnelle approchant les 1000 ans. Ses principes actifs, pas encore tous connus, améliorent le tonus de la paroi veineuse, active la circulation veineuse de retour, exercent un effet favorable sur la dilatation capillaire, les œdèmes et les états inflammatoires. On l'utilise dans les problèmes de circulation veineuse de jambes, les varices, les séquelles d'accidents vasculaires cérébraux, les troubles de la mémoire et les manifestations de l'artérite des membres inférieurs.

Mode d'emploi :
On utilise les feuilles séchées à raison de 10 g par tasse d'eau bouillante qu'on laisse infuser 10 minutes.

Posologie :
Infusion : 3 tasses/j.

GINSENG

Propriétés :
Psychostimulant, Revitalisant, Tonicardiaque, Antalgique

Indications :

Cette racine utilisée en Asie depuis des millénaires possède de nombreux produits actifs : minéraux, vitamines mais également un constituant chimiquement voisin d'hormones sexuelles humaines. Le ginseng est très indiqué dans les états de fatigue psychique ou physique, de convalescence après des maladies graves, en cas d'athérosclérose accompagnée de vertiges, de bourdonnements d'oreille, de maux de tête et d'éblouissements.

Mode d'emploi :

On utilise la racine à raison de 3 g par tasse d'eau bouillante qu'on laisse infuser 10 minutes. La poudre, la teinture mère et le vin de ginseng sont également utilisés.

Posologie :

Racine : 3 tasses/j.
Poudre : 0,5 à 1,5 g/j. en sachets
Teinture mère : 15 à 30 Gttes dans un peu d'eau 3 fois/j.

GIROFLE

Propriétés :

Anti-inflammatoire, Antiseptique, Anesthésique, Antiparasitaire, Stimulant

Indications :

Originaire de l'archipel des Moluques en Indonésie, et connu depuis l'Antiquité, le clou de girofle a longtemps été considéré comme un remède universel, capable de soigner la tuberculose, le paludisme. Le clou de girofle est utilisé dans la prévention et le traitement des douleurs dentaires, pour améliorer l'haleine, pour la préparation d'onguents ophtalmiques. L'huile essentielle est utilisée dans le traitement des infections urinaires et digestives.

Mode d'emploi :

Le clou de girofle est utilisé en cuisine et dans la composition du curry. On utilise l'huile essentielle sous la forme de 20 gouttes d'huile diluée dans 125 ml d'alcool à 60° en bain de bouche. Un clou de girofle écrasé appliqué sur une dent peut suffire à calmer une douleur dentaire. Autrefois, des extraits de clou de girofle étaient utilisés pour traiter les canaux dentaires. Localement, des préparations à base de girofle servent pour le traitement des petites plaies.

L'huile essentielle de clou de girofle est contre-indiquée chez les femmes enceintes et allaitantes. À forte dose, elle est toxique pour le système nerveux.

Posologie :

Douleurs dentaires : huile essentielle en bain de bouche ou imbiber une goutte sur un coton et appliquer sur la dent douloureuse
Grippe : 1 Gtte d'huile essentielle dans du miel ou en grog avec de la cannelle

GUARANA

Propriétés :

Astringent, Stimulant, Antinévralgique, Antispasmodique, Diurétique

Indications :

Extrait d'un arbuste d'Amazonie, le guarana est un produit populaire au Brésil et dans les pays amazoniens, où il entre dans la composition de boissons gazeuses et de nombreux remèdes phytothérapiques. Utilisé contre la fatigue, les maux de tête, la faim, ou pour stimuler la vigilance, le guarana doit en fait son succès à la quantité de caféine qu'il contient, supérieure à celle du café, et à d'autres composés stimulants du système nerveux. Chez les Indiens d'Amazonie, le guarana a la réputation d'avoir des vertus analgésiques et aphrodisiaques. Il a eu beaucoup de succès en France au XIXe siècle, période pendant laquelle il était utilisé dans de nombreux remèdes et boissons stimulantes. Il est également utilisé pour la perte de poids, au même titre que le café.

Mode d'emploi :

Le guarana est présent dans de nombreuses boissons énergétiques, et est disponible également sous forme de poudre, capsules, comprimés et tablettes.

Posologie :

Poudre : 1 c. à c./j. diluée dans l'eau ou un aliment
Capsules : 1 Caps./j.
Grossesse : non

> **Bon à savoir**
>
> À dose élevée, la caféine contenue dans le guarana peut être responsable de palpitations cardiaques, d'insomnies, et de nervo-

Gui blanc

sité. Il n'est pas recommandé en cas de grossesse.

GUI BLANC

Synonymes : blondeau, bois de la Sainte-Croix, bouchon, vert de pommier, gillon, verquet

Propriétés :
Diurétique, Vasodilatateur, Hypotenseur, Antispasmodique, Analgésique

Indications :
Le gui est une plante médicinale très ancienne, utilisée en Grèce et par les druides celtes pour soigner toutes sortes de maladies, comme l'épilepsie, les symptômes de la ménopause, l'asthme, les maux de têtes et les maladies cutanées, ainsi que les maladies arthritiques. Cependant, il est surtout utilisé pour son rôle dans le traitement de l'hypertension artérielle et l'artériosclérose. Dans certains pays, notamment en Suisse et en Allemagne, le gui est utilisé dans le traitement du cancer, sous forme d'injection d'extraits par voie sous-cutanée. Cette indication est due aux idées du mouvement anthroposophique, fondé au début du XXe siècle par le philosophe Rudolf Steiner et s'expliquerait par la présence d'une molécule spécifique dans le gui, la lectine. Cependant, les études scientifiques effectuées sur le gui n'ont pas encore prouvé la réalité objective de cette action, alors que son action vasodilatatrice et hypotensive est mieux avérée.

Mode d'emploi :
Le gui est utilisé en macération. Pour cela, laisser macérer 2 cuillerées de feuilles séchées et hachées dans un demi-litre d'eau froide pendant 12 heures, puis filtrer. En infusion, mettre 2 cuillerées de feuilles séchées et hachées dans de l'eau bouillante et laisser infuser 10 minutes. Le gui est utilisé aussi sous forme de teinture alcoolique.

Posologie :
Macération en infusion : 2 tasses/j.
Teinture : 10 à 60 Gttes, 3 fois/j.

Bon à savoir

On n'utilise que les feuilles et les tiges, car les baies sont toxiques. Leur consommation peut être responsable de vomissements, d'hypotension sévère et de collapsus.

GUIMAUVE

Propriétés :
Adoucissant, Antalgique, Anti-inflammatoire, Fluidifiant bronchique, Régulateur du transit intestinal

Indications :
La guimauve officinale pousse dans les lieux humides et surtout dans le midi de la France. Elle fleurit tout l'été et l'on récolte ses fleurs et ses feuilles que l'on fait sécher longuement. Les racines sont arrachées à l'automne, enfilées en guirlandes et séchées en un lieu sec, aéré et tiède. Riche en mucilages, cette plante adoucit les irritations, les processus inflammatoires, calme la toux des bronchites et facilite le transit intestinal. On l'utilise également en compresses sur les dermatoses, les plaies et les traumatismes. Elle sert aussi à soigner, en gargarismes, les inflammations bucco-pharyngées.

Mode d'emploi :
Les fleurs et les feuilles sont employées infusées à raison de 5 à 8 g pour 1 litre d'eau. La macération à la tiédeur (20-30 °C) de la racine est préférable à l'infusion à chaud que l'on réservera pour l'usage externe, car très riche en composés.

Posologie :
Infusion : 1 tasse avant les repas 3 fois/j.
Compresses : laisser en place 1/2 h 3 fois/j.

HAMAMÉLIS DE VIRGINIE

Synonymes : noisetier des sorciers, noisetier d'Amérique

Propriétés :
Vasoconstricteur veineux, Veinotonique, Astringent, Analgésique

Indications :
Cet arbuste, initialement utilisé par les Indiens d'Amérique, a été cultivé en Europe. Ses propriétés veinotoniques lui permettent d'être actif dans les affections veineuses (varices, hémorroïdes, phlébites, ulcères de jambe et varicocèle), les congestions pelviennes (utérus et ovaires) et les hémorragies.

Mode d'emploi :
On utilise les feuilles séchées à raison de 5 g par tasse d'eau bouillante qu'on laisse infuser 2 minutes.
Une teinture mère, des extraits fluides, des pommades et des suppositoires sont préparés également avec l'écorce des jeunes tiges.

Posologie :
Infusion : 2 tasses/j.
Extrait fluide : 1 à 6 g/j.
Teinture mère : 10 à 30 Gttes/j.

HARPAGOPHYTUM

Synonymes : griffe du diable

Propriétés :
Anti-inflammatoire, Antirhumatismal, Antalgique

Indications :
Cette plante, originaire du sud-ouest africain, donne naissance à d'étranges fruits garnis de griffes acérées qui lui donnent son surnom. Seules les tubercules de la racine secondaire sont très riches en principes actifs (harpagosides, harpagides, procombides, résines) et lui confèrent ses propriétés anti-inflammatoires proches sinon supérieures à la phénylbutazone, corticoïde de synthèse servant de référence dans les traitements anti-inflammatoires. L'harpagophytum est indiqué en cas de rhumatismes inflammatoires ou de phénomènes inflammatoires de l'arthrose, des tendinites ou des traumatismes ostéo-articulaires.

Mode d'emploi :
Faire bouillir pendant 3 à 4 minutes une cuillère à café de poudre de racine dans 1/2 litre d'eau et laisser reposer une nuit entière. La boisson est filtrée le lendemain matin.

Posologie :
Infusion : 2 à 3 tasses /j. 20 j. par mois pendant plusieurs mois
Usage externe : Applic. directe en compresse humide sur les régions inflammatoires

HOUBLON

Synonymes : vigne du nord, salsepareille nationale, couleuvrée septentrionale

Propriétés :
Tonique amer, Digestif, Dépuratif, Calmant

Indications :
Le houblon est la plante qui donne à la bière son goût et son amertume caractéristiques, mais c'est aussi une plante médicinale aux multiples usages. Il a été utilisé pour combattre le manque d'appétit, le rachitisme, l'anémie, l'insomnie et les troubles nerveux. Il est également reconnu pour stimuler la production de lait, et, par voie externe, pour soigner les ulcères, les entorses et les contusions. Dans les pays asiatiques, la variété locale de houblon est utilisée pour combattre les maladies infectieuses comme la tuberculose, la typhoïde, et les infections génito-urinaires. La vertu la plus connue du houblon est son effet sédatif : il favorise le sommeil et calme la libido, à tel point qu'il est considéré comme un anaphrodisiaque (à ce titre, il est utilisé pour soigner certains troubles sexuels comme l'éjaculation précoce). Ceci est dû la présence de substances phytoestrogéniques (estrogènes naturels) dans la plante, qui sont également responsables de ses effets sur la production de lait, et sur le système nerveux. On conseille d'ailleurs aux femmes allaitantes de boire de la bière pour augmenter la sécrétion de lait.

Mode d'emploi :
On utilise les fleurs femelles de la plante, en forme de cônes ou strobiles, ou encore une poussière produite par ces fleurs, le lupulin, qui donne à la plante ses propriétés médicinales. Les strobiles peuvent être employées en infusion, avec une poignée de cônes pour un litre d'eau, pendant 10 minutes dans l'eau bouillante. Le lupulin est utilisé pour faire des teintures alcooliques ou des extraits, sous le nom d'oléorésine.

Posologie :
Infusion : 3 tasses/j.
Teinture : 1 à 2 ml dans un verre d'eau 3 fois/j.
Allaitement : oui

> **Bon à savoir**
> *Il est conseillé aux femmes allaitantes de boire de la bière sans alcool.*

HYSOPE

Synonymes : herbe sacrée, hiope

Propriétés :
Fluidifiant bronchique, Antiecchymotique, Antiseptique

Jusquiame

Indications :
L'hysope est une plante vivace, aromatique qui croît dans les sols calcaires et rocailleux du midi, en plaine et jusqu'à 2000 mètres d'altitude. Elle est haute de 20 à 60 centimètres, ses fleurs bleues toutes tournées d'un même côté s'épanouissent durant tout l'été. Déjà citée par Hippocrate qui l'employait dans les pleurésies, l'hysope possède des qualités fluidifiantes des sécrétions qui lui permettent d'être très active dans les bronchites en libérant les voies respiratoires. Antiseptique, on traite les pharyngites par des gargarismes répétés 3 fois par jour. Elle guérit aussi très facilement les contusions violentes accompagnées d'ecchymoses en applications locales, moins irritantes que l'arnica.

Mode d'emploi :
L'infusion est préparée avec 5 à 8 g de sommités fleuries séchées pour un litre d'eau bouillante en infusion d'un quart d'heure. Un sirop peut être réalisé en faisant macérer pendant une heure 100 g d'hysope dans un litre d'eau bouillante, auquel on rajoute 1,6 kg de sucre.

Posologie :
Infusion : 3 tasses/j. ou 3 gargarismes après les repas. 3 cataplasmes/j. en Applic. locale
Sirop : 5 c. à s./j.

Contre-indications :
L'huile essentielle d'hysope possède une forte affinité pour les centres nerveux et il est préférable de l'utiliser avec modération chez les personnes très anxieuses ou angoissées.

JUSQUIAME

Synonymes : herbe aux engelures, mort aux poules
Propriétés :
Antispasmodique, Sédatif, Hypnotique, Antinévralgique
Indications :
La jusquiame a des effets antispasmodiques et anesthésiques qui sont utilisés en cas de spasmes digestifs (gastriques, œsophagiens, intestinaux). Elle est indiquée dans les tremblements parkinsoniens et les états d'agitation ou d'anxiété. En usage externe, elle peut être appliquée sur des entorses, des contusions, des rhumatismes inflammatoires et en cas de névralgies dentaires.

Mode d'emploi :
On utilise les feuilles et les semences pour préparer des teintures, des sirops, des huiles et des suppositoires.

Posologie :
Teinture mère : 1 à 4 g/j.
Sirop : 20 à 50 g/j.
Suppositoire : 1 à 2/j.
Usage externe : huile en frictions ou cataplasmes de feuilles fraîches

Signes de surdosage :
À doses très élevées, la jusquiame entraîne un empoisonnement avec prostation, engourdissements des membres, somnolence, ivresse, contraction pupillaire, délire, convulsions et mort.

KOLA

Propriétés :
Psychostimulant, Tonicardiaque, Diurétique
Indications :
Les graines de kola, contenant de la caféine, des tanins et un principe actif, la kolatine, ont des propriétés stimulantes qui sont utilisées en cas de fatigue généralisée, de convalescence, de surmenage après entraînement sportif, d'affections cardiaques ou pulmonaires et dans les états grippaux.

Mode d'emploi :
Les graines sont concassées et servent à préparer de la teinture, des extraits fluides, du vin de kola. On peut également mastiquer la noix fraîche.

Posologie :
Teinture mère : 5 à 10 g/j.
Extrait fluide : 1 à 10 g/j.
Élixir : 4 c. à c./j.

LAMIER BLANC

Synonymes : ortie blanche, ortie morte
Propriétés :
Tonique, Régulateur utérin, Antihémoptysique
Indications :
Le lamier blanc ressemble à la grande ortie mais se distingue par ses fleurs blanches et n'est nullement urticante. Les sommités fleuries sont récoltées au début du mois de mai pour préparer les infusions. Très efficace contre les

hémorragies, on l'utilise en cas de règles longues ou abondantes, et en cas de saignements de nez répétés.

Mode d'emploi :
L'infusion est préparée à partir d'une grande pincée d'herbes sèches par tasse d'eau bouillante. On peut préparer également un sirop avec 100 g d'ortie blanche séchée, 100 g de sucre et un verre d'eau qu'on laisse cuire une demi-heure.

Posologie :
Infusion : 3 tasses/j.
Sirop : 1 c. à s. à chaque hémorragie jusqu'à cessation

Contre-indications :
Il n'existe pas de contre-indication à l'utilisation de cette plante.

LAPACHO

Synonymes : ipê roxo, pau d'arco
Propriétés :
Anti-inflammatoire, Antimicrobien, Antioxydant, Anticancéreux

Indications :
Le lapacho est un arbre répandu en Amérique du Sud, réputé pour ses nombreuses vertus médicinales. Riche en fer, flavonoïdes, tanins, minéraux, produits antiseptiques, antibiotiques et antiviraux, le lapacho est utilisé comme anti-inflammatoire, antalgique, et de nombreuses recherches montrent qu'il peut avoir un intérêt dans le traitement des cancers, des leucémies ou de maladies neurologiques comme la maladie de Parkinson.

Mode d'emploi :
Le lapacho est traditionnellement utilisé sous forme de décoction préparée avec l'écorce interne. On fait bouillir 15 à 20 g de poudre d'écorce pendant 10 à 15 minutes dans un demi-litre d'eau. On le rencontre dans de nombreuses préparations de tisanes.

Posologie :
À utiliser en tisanes prêtes à l'emploi, selon indication de spécialistes en phytothérapie.

> **Bon à savoir**
>
> *Le lapacho ne doit pas être utilisé sans prescription d'un spécialiste. Il possède en effet des propriétés anticoagulantes et peut être responsable d'hémorragies. En trop grande quantité, il provoque des nausées et vomissements.*

LAVANDE OFFICINALE

Synonymes : lavande vraie, lavande fine
Propriétés :
Antispasmodique, Diurétique, Antiseptique vulnéraire (médicament des plaies et des ulcères)

Indications :
Utilisée depuis l'Antiquité, la lavande était surtout employée pour ses vertus sédatives et calmantes dans les maladies nerveuses. Elle est également efficace dans la migraine, surtout d'origine digestive, les vertiges, les étourdissements, la toux spasmodique et les affections bronchiques où elle se montre à la fois calmante et antiseptique. En décoction, on l'utilise sur les entorses, les contusions, les douleurs rhumatismales. L'essence de lavande est employée diluée sur les ulcères, les plaies surinfectées et de nombreuses dermatoses.

Mode d'emploi :
Les infusions se réalisent avec une cuillère à café de fleurs sèches pour une tasse d'eau bouillante et il faut laisser infuser 10 minutes. Les décoctions se font avec 10 g de fleurs dans 1 litre d'eau que l'on fait bouillir 1 minute et infuser 10 minutes.

Posologie :
Infusion : 3 à 4 tasses/j.
Compresses externes : 3/j. à laisser 1/2 h.

> **Bon à savoir**
>
> *Sous forme d'huile essentielle, la lavande serait efficace contre les infections à champignons (candidoses, dermatophytes). En application locale, elle serait également bénéfique pour accélérer la cicatrisation des épisiotomies réalisées au cours des accouchements.*

LICHEN D'ISLANDE

Synonymes : mousse d'Islande
Propriétés :
Neurostimulant, Antiémétique, Expectorant

Indications :
Le lichen d'Islande abonde dans les landes des contrées boréales mais également en France dans les Alpes, les Vosges, l'Auvergne et les Pyrénées. Elle contient une substance antibiotique, l'acide usnique, des acides gras,

Lierre grimpant

un principe amer et des hydrates de carbone. Elle est indiquée en cas de bronchites, de toux, d'irritation laryngée, de vomissements (migraine, grossesse) et de fatigue générale.

Mode d'emploi :
Le lichen s'utilise en décoction : 20 g pour 1 litre d'eau. Il faut faire bouillir, rejeter l'eau et rincer à l'eau froide pour éliminer l'amertume. On fait bouillir à nouveau dans 1,5 litre d'eau pendant 30 minutes. On sucre avec 80 g de miel.

Posologie :
Décoction : 3 à 4 tasses/j.

Contre-indications :
Un ulcère gastroduodénal ou une chirurgie digestive récente contre-indique le traitement.

LIERRE GRIMPANT

Synonymes : herbe à dents, herbe à cors, herbe à cautère

Propriétés :
Anti-inflammatoire, Antitussif, Analeptique respiratoire

Indications :
Les feuilles de lierre sont utilisées pour soigner les maladies respiratoires, en particulier la bronchite chronique. Elles calment également la toux de la coqueluche. Dans le passé, on a attribué au lierre des vertus purgatives, antipyrétiques et analgésiques, et même le pouvoir de prévenir l'ébriété. Il entre dans la composition de nombreux gels et de crèmes anticellulite.

Mode d'emploi :
Le lierre se consomme sous forme d'infusions de feuilles, de poudres de feuilles (vendues en capsules) ou sous forme d'extrait alcoolique ou de teinture. Il existe un médicament phytothérapique à base de lierre (Activox Lierre), sous forme de sirop, recommandé contre la toux et les affections respiratoires bénignes.

Posologie :
Infusion : 3 tasses/j. (1 c. de feuilles séchées dans un verre d'eau)
Capsules de poudre de feuilles séchées : 300 mg/j.
Extrait : 0,3 ml/j.
Teinture : 1,5 ml/j
Activox : 3 à 4 cuillerées dose/j. (pour un adulte)

LIN

Propriétés :
Laxatif, Antioxydant, Anticholestérol

Indications :
Connu comme tissu, fabriqué à partir des fibres de la tige, le lin est aussi célèbre pour ses graines, qui contiennent non seulement des fibres solubles, mais aussi des phytoestrogènes et de l'acide alpha-linolénique, du groupe des oméga-3. L'usage régulier des graines de lin peut participer à la réduction du taux de cholestérol dans le sang et au traitement des maladies intestinales chroniques ou infectieuses. En usage externe, le lin est utilisé pour traiter les affections cutanées.

Mode d'emploi :
On utilise les graines entières, écrasées, dans un grand verre d'eau, pour traiter la constipation (ne pas utiliser en cas de diverticulite ou syndrome de l'intestin irritable), ou le cholestérol. Pour traiter les infections digestives (gastro-entérites), on utilise une infusion de graines de lin (faire tremper 10 grammes de graines dans un verre, filtrer et boire le liquide). Pour les infections cutanées, on laisse infuser 50 grammes de graines dans un litre d'eau et on utilise l'infusion en cataplasmes. On peut également utiliser de l'huile de lin ou des capsules de poudre.
Attention : l'huile de lin rancit très facilement et doit être utilisée en quelques jours après ouverture du flacon. L'huile de lin ne doit pas être utilisée comme huile de cuisine (elle ne peut pas être utilisée en friture).

Posologie :
Graines broyées : 2 fois/j. pendant 2 ou 3 j. (dans un verre d'eau)
Décoction : 10 g de graines de lin
Poudre : 15 à 50 g de graines de lin/j.
Huile de lin : 1 Caps./j.

LISERON DES HAIES

Synonymes : grand liseron, manchette de la Vierge, boyau du diable

Propriétés :
Laxatif, Cholagogue

Indications :
Cette plante grimpante et très résistante est utilisée contre la constipation et comme détoxi-

quant hépatique. En traitement externe, des cataplasmes de feuilles fraîches aident à percer les furoncles.

Mode d'emploi :
Mettre 3 grammes de feuilles sèches dans une tasse d'eau bouillante, et laisser infuser 10 minutes.

Posologie :
Infusion : 1 tasse le matin avant le petit-déjeuner

MARRONIER D'INDE

Synonymes : châtaignier de cheval, châtaignier de mer

Propriétés :
Tonique veineux, Astringent, Anti-inflammatoire, Vasoconstricteur

Indications :
La principale indication du marronnier d'Inde est vasculaire, car il est surtout utilisé pour soigner les hémorroïdes, les varices et les jambes lourdes. Pour le traitement des hémorroïdes, il est employé dans de nombreuses préparations à usage local. Il est également utilisé pour le traitement des diarrhées.

Mode d'emploi :
Cette plante est utilisée en décoction, faite avec l'écorce séchée de jeunes rameaux. Il faut 40 g d'écorce pour 1 litre d'eau, à faire bouillir pendant 10 minutes. Cette décoction peut être utilisée avec l'eau du bain, ou encore en bain de siège pour tonifier la circulation du bassin.

Posologie :
Décoction : 3 tasses/j.
Enfant < 6 ans : non
Grossesse : non

> **Bon à savoir**
> Le marronnier d'Inde est déconseillé aux jeunes enfants et aux femmes enceintes, car il peut provoquer des nausées et des troubles gastriques.

MARRUBE BLANC

Synonymes : herbe vierge, Mont-Blanc

Propriétés :
Fluidifiant des sécrétions bronchiques, Expectorant, Antiseptique respiratoire, Tonicardiaque

Indications :
Cette plante qui a beaucoup de ressemblance avec la grande ortie, contient des huiles essentielles et des principes actifs comme la choline, la marrubine, la saponine. Elle est également riche en matières pectiques et en fer. Elle est utilisée en cas d'infections respiratoires pour ses propriétés fluidifiantes, antiseptiques et anti-inflammatoires (bronchites, laryngites, pharyngites). Ses propriétés tonicardiaques la font prescrire en cas de tachycardie ou d'extrasystoles liées au stress ou à une anxiété excessive.

Mode d'emploi :
Les infusions se préparent en mettant une cuillère à soupe de feuilles par tasse d'eau bouillante et en laissant macérer 10 minutes. On peut également préparer du vin en faisant macérer 60 g de feuilles sèches dans un litre de vin blanc pendant 15 jours puis en filtrant.

Posologie :
Infusion : 1 tasse avant les repas
Alcoolature : 1/2 verre avant les repas
Teinture mère : 10 à 15 Gttes 2 à 3 fois/j.

MAUVE POURPRÉE

Propriétés :
Sédatif, Décongestif pelvien

Indications :
La mauve pourprée est utilisée pour diminuer les douleurs utéro-ovariennes ou prostatiques. Elle est également indiquée en cas de pyélonéphrites, cystites, salpingites et d'hémorroïdes.

Mode d'emploi :
Les graines servent à préparer des suppositoires et une solution.

Posologie :
Extrait : 1,5 à 3 g/j. en 3 fois
Suppositoire : 1, 2 à 3 fois/j.

MELALEUCA

Synonymes : arbre à thé

Propriétés :
Antibactérien, Antiviral, Antifongique

Indications :
Originaire d'Australie, le melaleuca est un médicament traditionnel contre les infections. On l'utilise surtout contre les infections cuta-

nées, l'acné, les infections mycosiques (candidose cutanée, muguet, pied d'athlète, onychomycose), les infections vaginales, l'herpès labial, les infections du cuir chevelu.

Mode d'emploi :
On utilise l'huile essentielle pure, uniquement en usage externe ou vaginal pour le traitement des infections cutanées. Le melaleuca est également présent dans de nombreuses crèmes pour le traitement de l'acné, lotions ou shampooings. Les réactions allergiques sont possibles. Le melaleuca est contre-indiqué chez les enfants.

Posologie :
Infections cutanées : Applic. d'huile essentielle plusieurs fois/j.
Acné : 3 Applic./j. de crème contenant 5 à 15 % d'huile essentielle
Mycoses : 3 Applic./j d'huile essentielle pure ou diluée à 70 %
Ovules : 3 fois/j. (infections vaginales)

MÉLILOT

Synonymes : trèfle de cheval

Propriétés :
Diurétique, Antispasmodique, Anti-inflammatoire, Somnifère

Indications :
Le mélilot est indiqué dans le traitement des troubles vasculaires comme les sensations de jambes lourdes, les hémorroïdes, les hématomes, les bouffées de chaleur de la ménopause et est un traitement complémentaire pour les phlébites. Ses propriétés anticoagulantes, dues à la présence de coumarine, lui permettent d'être utilisé pour augmenter la fluidité du sang.

Mode d'emploi :
On utilise les fleurs de mélilot, qui sont réduites en poudre puis administrées sous forme de gélules ou de teinture mère.

Posologie :
Gélules : 3 à 5 Gél./j.
Teinture mère : 8 à 15 Gttes 1 à 3 fois/j.

MÉLISSE

Synonymes : piment des ruches, thé de France, citronnelle

Propriétés :
Antispasmodique, Antiémétique, Stimulant, Antiseptique des voies aériennes

Indications :
La mélisse, introduite d'Asie, se retrouve naturellement aux alentours des maisons anciennes, des villages, des ruines, au pied des talus ou des murs, vestiges d'anciennes cultures, pour l'usage médicinal. Elle exhale un parfum très agréable de citron qui lui vaut le nom de citronnelle (à ne pas confondre avec la verveine citronnée). Ses propriétés calmantes la font utiliser dans les migraines, les palpitations, les vertiges, les bourdonnements d'oreilles, les troubles anxieux et les insomnies. Elle peut très facilement calmer les vomissements, notamment chez la femme enceinte ou les enfants. Après absorption, les essences de mélisse sont éliminées par les poumons et trouvent leur emploi dans la bronchite aiguë ou chronique, l'asthme et toute pathologie pulmonaire infectieuse, surtout chez l'enfant.

Mode d'emploi :
On cueille les fleurs et les feuilles de la mélisse en début de floraison, le matin, après dissipation de la rosée, de juin à la mi-août. Elles sont séchées à l'ombre, réunies en bouquets ou suspendues en guirlandes. L'infusion, d'un goût délicieux si la plante est récente, se prépare avec une pincée de la préparation sèche pour une tasse d'eau bouillante et laissée à infuser 10 minutes. L'eau de mélisse, très célèbre quand elle est préparée par les Carmes, se compose de mélisse, de citron, de noix de muscade, de girofle, de coriandre et de cannelle macérés dans de l'alcool de fruit.

Posologie :
Infusion : 3 à 4 tasses /j.
Eau de mélisse : 30 à 40 Gttes jusqu'à 4 fois/j.

Contre-indications :
L'eau de mélisse qui est une liqueur n'est nullement un digestif et peut devenir toxique à fortes doses.

MENTHE POIVRÉE

Synonymes : menthe anglaise

Propriétés :
Psychostimulant, Antispasmodique, Antiseptique, Analgésique intestinal, Expectorant,

Aphrodisiaque (légèrement), Excitant à forte dose

Indications :
La menthe contient, outre du menthol, des terpènes, du tanin et des cétones. L'essence tirée de la plante possède davantage de qualités quand elle est cultivée en contrées froides, en Angleterre notamment. Elle est utilisée comme tonique, pour diminuer les spasmes intestinaux, en cas d'aérophagie et de flatulences, d'intoxications intestinales, d'asthme et de bronchites. En usage externe, on l'applique en cas de gale, de névralgies dentaires, de migraine. Elle éloigne également très bien les moustiques.

Mode d'emploi :
En infusion, mettre 1 cuillère à café de feuilles par tasse d'eau bouillante.

Posologie :
Infusion : 3 tasses/j.
Essence : 2 à 5 Gttes 2 à 4 fois/j.

Effets secondaires :
Selon les personnes, la menthe peut perturber le sommeil si elle est consommée trop tardivement le soir. À doses trop élevées, elle peut entraîner une tachycardie avec agitation.

MÉNYANTHE

Synonymes : trèfle d'eau

Propriétés :
Antimigraineux, Purgatif, Tonique

Indications :
Le trèfle d'eau est indiqué en cas d'asthénie physique et psychique, de migraines, notamment après les repas, de douleurs rhumatismales ou provoquées par des accès de goutte.

Mode d'emploi :
On utilise la plante entière à raison d'1 cuillère à café par tasse d'eau bouillante qu'on laisse infuser 10 minutes.
Des teintures mères, de la poudre, des extraits hydro-alcooliques sont également préparés à partir de la plante entière.

Posologie :
Infusion : 3 tasses/j. avant chaque repas
Teinture mère : 30 Gttes avant chaque repas

> Les médicaments doivent être conservés hors de portée des enfants.

MILLEFEUILLE

Synonymes : herbe aux charpentiers, herbe aux militaires, herbe à la coupure, sourcils de Vénus, saigne-nez

Propriétés :
Diurétique, Emménagogue, Astringent, Antispasmodique, Hémostatique, Tonique amer, Anti-inflammatoire

Indications :
Le millefeuille est utilisé pour soigner les varices, les hémorroïdes, les troubles des règles, les calculs rénaux et les douleurs rhumatismales. Il est également indiqué pour l'hypertension artérielle, la goutte, les troubles de la ménopause, et, en usage externe, pour la gale, les gerçures, l'acné, les soins cosmétiques de la peau et des cheveux.

Mode d'emploi :
En infusion, utiliser une cuillère à soupe de plante pour un quart de litre d'eau et laisser infuser 10 minutes. Pour obtenir une teinture alcoolique, remplir une bouteille de fleurs, recouvrir d'alcool à 40° et laisser macérer pendant 15 jours au soleil, puis filtrer. Le millefeuille peut être utilisé dans l'eau du bain : faire bouillir pendant 15 minutes une poignée de feuilles fraîches dans un demi-litre d'eau, filtrer et ajouter à l'eau du bain. Enfin, les feuilles fraîches peuvent être appliquées directement sur les plaies, en raison de leurs vertus coagulantes.

Posologie :
Infusion : 3 tasses/j.
Teinture : 15 Gttes/j. dans un verre d'eau

MILLEPERTUIS

Synonymes : herbe de la Saint-Jean

Propriétés :
Antidépresseur, Anti-inflammatoire, Cicatrisant

Indications :
Le millepertuis est une plante traditionnelle de la phytothérapie, utilisée depuis l'Antiquité pour le traitement des plaies, des infections et des névralgies. Peu à peu, elle a surtout été utilisée pour le traitement des troubles psychologiques, en particulier la dépression. Elle est considérée aujourd'hui comme un antidépres-

seur, surtout pour le traitement des dépressions légères. Elle serait également efficace dans les dépressions saisonnières et les troubles liés au syndrome prémenstruel et à la ménopause. Sous forme d'huile, on peut l'utiliser localement pour soigner les douleurs musculaires, les rhumatismes, les tendinites, ainsi que les coups de soleil ou les piqûres d'insectes.

Mode d'emploi :
Le millepertuis est utilisé sous la forme d'extraits, qui permettent d'évaluer la quantité de principe actif absorbé (hypéricine), ou sous forme de plante entière, en tablettes fabriquées à partir d'éléments spécifiques de la plante. L'huile infusée est obtenue en laissant macérer des fleurs de millepertuis dans une huile neutre.
Le principe actif du millepertuis est l'hypéricine, que l'on trouve dans de nombreux médicaments fabriqués à partir de la plante, comme Mildac ou Prosoft.

Posologie :
Gélule : 1 Gél. 3 fois/j.

Bon à savoir
Le millepertuis ne peut pas être utilisé en association avec un médicament antidépresseur sans avis médical. Le millepertuis est contre-indiqué lors de nombreux traitements, comme avec tramadol (antidouleur), sumatriptan (antimigraineux) et diminue l'efficacité de certains médicaments comme ceux utilisés contre le virus du Sida et dans la suppression de l'immunité (ciclosporine), la digoxine, les statines, certains médicaments utilisés en chimiothérapie, en psychiatrie ou dans le traitement de l'asthme. Pour ces raisons, le millepertuis est souvent cité dans les contre-indications ou précautions d'emploi des médicaments. Le millepertuis peut également être responsable de réactions d'allergie au soleil (photosensibilisation).

MYRRHE

Synonymes : arbre à myrrhe, balsamier
Propriétés :
Anti-inflammatoire, Antihémorroïdaire

Indications :
La myrrhe est surtout connue pour être l'un des trois cadeaux offerts par les rois mages. C'est une résine produite par le balsamier et qui est utilisée depuis des millénaires pour soigner les maux de gorge, les rhumatismes et les lésions cutanées comme les brûlures. En raison de son effet anti-inflammatoire sur les gingivites et autres maux de la gorge et de la bouche, elle est utilisée dans certains dentifrices. Récemment, des chercheurs ont montré que la myrrhe pourrait être un médicament anticholestérol.

Mode d'emploi :
La myrrhe est principalement utilisée sous forme de teinture alcoolique que l'on peut diluer dans un peu d'eau pour faire des gargarismes ou appliquer directement sur la peau.

Posologie :
Teinture en gargarisme : diluer 10 à 15 Gttes de teinture dans 30 ml d'eau tiède et utiliser comme gargarismes
Traitement des lésions de la peau : appliquer directement la teinture sur les lésions, 2 à 3 fois par jour, à l'aide d'un coton

MYRTE

Propriétés :
Antiseptique bronchique, Hémostatique, Astringent

Indications :
La myrte contient une huile volatile (myrtol) et des tanins qui lui confèrent des propriétés antiseptiques, notamment au niveau des voies urinaires et respiratoires qui la font prescrire en cas d'infections : cystites, prostatites, vaginites, bronchites, sinusites, otites. Elle est également utilisée localement sur des plaies suppurées ou en suppositoire pour des hémorroïdes grâce à ses propriétés hémostatiques.

Mode d'emploi :
On l'utilise sous forme de poudre, d'infusion de feuilles : 1 cuillère à café pour 1 tasse d'eau bouillante en laissant infuser 15 minutes.
L'essence de myrte et la teinture sont également utilisées.

Posologie :
Infusion : 3 tasses/j.
Essence : 3 à 5 Gttes à chaque repas
Suppositoire : 0,25 ou 0,50 g 1 à 2 fois/j.
Usage externe : infusion en compresses ou en lavage

MYRTILLE

Synonymes : airelles, brimbelles

Propriétés :
Protecteur vasculaire, Antioxydant, Anti-infectieux

Indications :
On utilise la feuille et le fruit de la myrtille. La feuille améliore le tonus vasculaire et est utilisée dans le traitement des œdèmes des membres inférieurs et des troubles veineux. Elle est aussi utile dans le traitement des infections urinaires et serait un bon complément du traitement du diabète type 2. La baie aurait elle aussi un pouvoir protecteur des vaisseaux et des vertus antioxydantes, et pourrait être utile dans le traitement des démences comme la maladie d'Alzheimer.

Mode d'emploi :
La feuille de myrtille est utilisée en poudre complète (gélules) ou en décoction (30 g de feuilles séchées dans un litre d'eau pendant 10 minutes). On la trouve également dans de nombreuses tisanes phytothérapiques. Les baies sont consommées au naturel, ou en dehors de la saison, sous forme de jus ou de confitures. Elles peuvent également être congelées.

Posologie :
Poudre : 1 à 2 g/j., en 3 doses au moment des repas
Décoction : 3 tasses/j., au moment des repas

> **Bon à savoir**
> L'effet tant vanté de la myrtille sur l'amélioration de la vision serait surtout le résultat de son action sur la microcirculation sanguine en cas de maladie vasculaire (hypertension artérielle, rétinopathie diabétique).

NOISETIER

Synonyme : coudrier

Propriétés :
Amaigrissant, Antihémorragique, Fébrifuge, Vasoconstricteur

Indications :
En phytothérapie on utilise les feuilles, les chatons (fleurs), l'écorce ou le fruit du noisetier. Il est employé contre les fièvres, l'obésité, les varices, les saignements de nez, et, en applications externes, pour soigner les plaies et les maladies cutanées (ulcères, varices). Le fruit du noisetier (noisette) est réputé pour sa richesse en acides gras oméga 3.

Mode d'emploi :
Pour l'usage interne, préparer une décoction avec 30 g de chatons dans un litre d'eau bouillante pendant 10 minutes.
Pour les applications externes, comme sur les paupières boursouflées, préparer une décoction avec 20 g de feuilles par litre d'eau bouillante. Laisser infuser 10 heures, filtrer et appliquer sur les paupières ou les plaies cutanées.

Posologie :
Décoction : 3 tasses /j. pendant 1 Sem.

NOYER

Propriétés :
Anti-inflammatoire, Astringent

Indications :
La feuille de noyer est utilisée pour soigner les inflammations de la peau (eczéma, coup de soleil, prurit cutané) et la transpiration excessive des pieds et des mains. Elle a été utilisée traditionnellement pour traiter de nombreuses maladies cutanées et comme laxatif, ainsi que pour ses propriétés antiseptiques et antifongiques. Le fruit du noyer (noix) et l'huile qui en est extraite sont riches en acides gras oméga-3 et oméga-6, et recommandée dans le traitement des maladies cardio-vasculaires.

Mode d'emploi :
La feuille de noyer est employée sous forme d'extrait ou sous forme d'infusion : faire bouillir pendant 10 à 15 minutes 2 à 3 g de feuilles séchées dans 100 ml d'eau. Filtrer et utiliser sous forme de compresses ou dans l'eau du bain.

Posologie :
Extrait : respecter les indications du fabricant
Décoction : utiliser 2 fois/j. en compresses

> **Bon à savoir**
> L'usage interne de la feuille de noyer, sous forme d'extrait ou en infusion, n'est pas recommandé, en raison de son éventuelle toxicité.

ONAGRE

Synonymes : primerose

Origan

Propriétés :
Protecteur vasculaire, Anticholestérolémiant, Antioxydant

Indications :
Les graines de cette plante originaire d'Amérique donnent une huile à haute teneur en acides gras comme l'acide linoléique et l'acide gammalinoléique (oméga-6), acides gras utiles pour la prévention de l'athérosclérose, le traitement de l'arthrite rhumatoïde. Ils ont aussi un effet marqué sur le cycle menstruel, en atténuant le syndrome prémenstruel. L'onagre est également utilisée dans le traitement des mastalgies et de l'eczéma, en applications locales.

Mode d'emploi :
On utilise uniquement l'huile d'onagre, en gélules ou en capsules, obtenue par pression à froid des graines d'onagre.

Posologie :
Gél. d'huile d'onagre : 1,5 g/j. en 2 prises au moment des repas
Syndrome prémenstruel : 1,5 g/j. pendant les 10 jours qui précèdent les règles, pendant plusieurs cycles consécutifs

ORIGAN

Synonymes : marjolaine sauvage

Propriétés :
Fluidifiant bronchique, Expectorant, Tonique, Antispasmodique, Calmant

Indications :
L'origan est répandu dans toutes les régions de France et fleurit tout l'été. Assez voisin du thym par son parfum et sa composition, ses vertus calmantes, toniques, antispasmodiques en font une plante très précieuse. Son pouvoir principal réside dans ses propriétés fluidifiantes et antiseptiques du mucus bronchique. Il est très recommandé en cas de toux violente, de trachéite, notamment chez les fumeurs, et de bronchites. On l'utilise également en gargarismes en cas de maux de gorge, en cataplasmes chauds sur les torticolis, les articulations en cas d'arthrose ou de douleurs rhumatismales.

Mode d'emploi :
Les sommités de l'origan sont récoltées au début de la floraison, tout au long de l'été. On en fait de petits bouquets qui sont séchés au sec et à l'ombre. Les infusions sont préparées avec une bonne pincée de cette préparation sèche pour une tasse d'eau bouillante et laissée à infuser 10 minutes. Les applications locales se font de préférence avec la plante fraîche en compresses chaudes.

Posologie :
Infusion : 1 tasse après chaque repas
Usage externe : 1 compresse appliquée 1/2 h 3 fois/j.

Contre-indications :
L'origan a des effets excitants à doses excessives et les personnes nerveuses ou cardiaques doivent l'utiliser avec modération.

ORTHOSIPHON

Synonymes : thé de Java, barbiflora, moustaches de chat

Propriétés :
Diurétique, Cholérétique, Antibactérien

Indications :
L'orthosiphon est une plante courante du sud-est asiatique qui a un puissant effet diurétique. Elle abaisse les taux d'urée dans le sang, ainsi que les taux d'acide urique. Elle favorise aussi la sécrétion de la bile et a un effet antibactérien. Elle joue un rôle de complément dans les régimes amaigrissants.

Mode d'emploi :
On utilise l'extrait aqueux, obtenu par macération, et la teinture alcoolique. Orthosiphon est consommé également en infusion, à partir de fleurs et de feuilles séchées, en association avec d'autres plantes à effet diurétique. En Asie du Sud-Est elle est également utilisée en infusion à partir de fleurs et de feuilles fraîches.

Posologie :
Teinture : 50 à 100 Gttes/j.
Infusion : 3 tasses/j.

Bon à savoir
Orthosiphon n'est pas responsable d'effets secondaires indésirables.

ORTIE

Synonymes : grande ortie (ortie commune, ortie vivace), petite ortie (ortie piquante, ortie grièche)

Propriétés :
Tonique, Antianémique, Anti-infectieux, Vasoconstricteur

Indications :
L'ortie dont on utilise la plante entière (feuilles, racine, graines) contient beaucoup de vitamines (B2, B5, C, E, K), des bêta-carotènes, des acides aminés essentiels et des mucilages. Elle est utilisée dans les états de faiblesse (anémie, rachitisme), à la suite d'hémorragies, en dermatologie (urticaire, dermatoses, soins du cuir chevelu), et en cas de douleurs rhumatismales.

Mode d'emploi :
On utilise les feuilles fraîches et les racines à raison de 50 g par litre d'eau que l'on fait bouillir 2 à 3 minutes et infuser 20 minutes.
On prépare également une teinture mère, des extraits fluides, des sirops à base d'ortie.

Posologie :
Infusion : boire à volonté
Extrait fluide : 2 à 4 c. à c./j.
Teinture mère : 30 à 50 Gttes 3 fois/j.

PAMPLEMOUSSE

Synonyme : pomelo

Propriétés :
Anticholestérol

Indications :
Longtemps utilisé comme traitement amaigrissant, pour lequel en réalité il n'a pas d'effet, le pamplemousse est de plus en plus reconnu aujourd'hui pour son rôle dans les hypercholestérolémies. De nombreuses études, encore controversées, chez l'animal comme chez l'homme, montrent que le pamplemousse diminue sensiblement le taux de cholestérol sanguin.

Mode d'emploi :
Le pamplemousse est consommé sous forme de fruit entier ou de jus, mais aussi sous forme d'extrait, la pectine de pamplemousse, obtenue à partir de la pelure et des membranes du fruit.

Posologie :
Extrait : 5 g de pectine de pamplemousse, 3 fois/j., lors des repas

> **Bon à savoir**
>
> Le pamplemousse a la particularité d'interagir avec certains médicaments, en augmentant leur disponibilité dans le sang, notamment les médicaments qui sont métabolisés par l'enzyme cytochrome P50 3A. Par conséquent, l'usage du pamplemousse est contre-indiqué en cas de traitement par les inhibiteurs calciques, les antihistaminiques, la ciclosporine ou les anticoagulants.

PAPAYE

Propriétés :
Antioxydant

Indications :
La papaye est riche en vitamine C, vitamines B5 et B9, A et E. Elle aurait un rôle dans la protection contre les maladies cardiovasculaires et contre le cancer. On extrait de la papaye la papaïne, utilisée dans l'industrie de la viande, de la bière, le traitement des tissus, du cuir et en cosmétique. Elle protège contre le stress oxydatif et est utilisée comme complément alimentaire (convalescence, vieillissement, maladies chroniques).

Mode d'emploi :
La papaye peut être consommée fraîche ou sous forme de gélules de papaye fermentée.

Posologie :
Gélules : 6/j.

PARIÉTAIRE

Synonymes : casse-pierre, herbe au verre, perce-muraille

Propriétés :
Diurétique, Anti-inflammatoire

Indications :
La pariétaire pousse dans le creux des rochers où elle fleurit de juin à octobre. Les fleurs et les tiges sont récoltées au début de l'été et séchées rapidement au sec et à l'abri du soleil. Très riche en potasse, la pariétaire est très indiquée dans les coliques néphrétiques urocalciques, car elle calme l'inflammation et les spasmes des voies urinaires. Elle est très utile pour soigner les états infectieux comme la grippe ou les infections pulmonaires aiguës.

Mode d'emploi :
L'infusion est préparée à l'aide de 20 à 30 g de plante sèche, ou de préférence fraîche dans

Passiflore

un litre d'eau, que l'on fait bouillir 1 minute et infuser 10 minutes.

Posologie :
Infusion : 4 tasses/j. avant les repas

Contre-indications :
Cette plante est déconseillée en cas de calculs oxalluriques.

PASSIFLORE

Synonymes : fleur de la passion

Propriétés :
Sédatif, Antispasmodique

Indications :
Les feuilles et les fleurs de la passiflore sont récoltées pour préparer des infusions ou des décoctions alcooliques riches en alcaloïdes (harmane, harmol et harmine). Les propriétés sédatives et antispasmodiques de cette plante sont utilisées pour traiter les insomnies, les états anxieux, la neurasthénie. Elle est également indiquée dans les syndromes prémenstruels accompagnés de bouffées de chaleur, d'angoisse et de palpitations.

Mode d'emploi :
Les infusions sont préparées avec 1 cuillère à café de feuilles ou de fleurs séchées par tasse d'eau bouillante. On laisse infuser 10 minutes.

Posologie :
Infusion : 2 à 3 tasses/j.
Alcoolature : 30 à 50 Gttes au coucher

PATIENCE

Synonymes : parelle, rhubarbe sauvage

Propriétés :
Tonique, Antiscorbutique, Dépuratif, Purgatif, Antirhumatismal, Laxatif

Indications :
La patience est utilisée pour soigner les maladies chroniques de la peau et du foie. Elle est légèrement laxative et stimule la sécrétion de la bile. On l'emploie pour traiter les anémies, les rhumatismes, la constipation, et, en usage externe, pour soigner les dartres, les ulcères, les abcès et le psoriasis.

Mode d'emploi :
Préparer une infusion avec 20 g de racines coupées pour un litre d'eau. Laisser bouillir 2 minutes puis laisser infuser 10 minutes.
En usage externe, on utilise la pulpe de la racine fraîche que l'on applique en cataplasmes sur les lésions cutanées.

Posologie :
Infusion : 3 tasses/j. pendant 2 j.

PENSÉE SAUVAGE

Synonymes : violette des champs, violette tricolore, herbe de la trinité

Propriétés :
Anti-éczémateux, Antiseptique cutané, Anti-inflammatoire

Indications :
La pensée sauvage croît très facilement dans les prés, les prairies et les herbages. La plus commune des espèces de pensée est la pensée tricolore aux pétales violets, blancs et jaunes. La plante entière est récoltée en début de floraison et séchée rapidement pour en conserver toutes les vertus. Elle permet de soigner l'impétigo, les dermatoses comme l'acné ou les croûtes de lait des enfants. Les rhumatismes articulaires, la goutte, l'artériosclérose et les insuffisances hépato-biliaires sont très bien calmés par les infusions de pensée sauvage.

Mode d'emploi :
Les infusions se préparent avec une grande pincée de plantes sèches, macérée 2 heures à froid dans une tasse d'eau. On porte le mélange à ébullition et on laisse infuser 10 minutes. Pour les dermatoses, on utilise 5 à 10 g de plantes dans un quart de litre d'eau chaude bouillie et macérée toute une nuit. On filtre et on sucre légèrement.

Posologie :
Infusion : 3 ou 4 tasses/j.

Contre-indications :
L'usage de ces tisanes procure aux urines une odeur légèrement fétide dont il ne faut pas s'inquiéter.

PERVENCHE

Synonymes : violette des monts, des sorcières, herbe à la capucine

Propriétés :
Tonique, Hémostatique, Astringent, Antidiabétique, Hypotenseur

Indications :
La pervenche est utilisée depuis plusieurs siècles contre les vertiges et les maux de tête. Elle est très riche en vitamine C (67 mg pour 100 g de plante fraîche) et contient un alcaloïde, la vincamine, qui améliore la circulation coronarienne, abaisse le tonus artériel, dilate les capillaires et augmente l'apport d'oxygène cérébral. Elle est indiquée en cas d'insuffisance vasculaire cérébrale avec vertiges, maux de tête, bourdonnements d'oreille et troubles de la mémoire. On la prescrit également en cas de séquelles d'accidents neurologiques, d'insuffisance coronarienne et de vertiges de Ménière.

Mode d'emploi :
On utilise les feuilles en décoction à raison de 60 g pour 1 litre d'eau. Faire bouillir 2 minutes et laisser infuser 10 minutes.

Posologie :
Décoction : 2 à 4 tasses/j. entre les repas ou en gargarismes
Usage externe : en lotion ou en pansements sur des plaies

PEUPLIER

Propriétés :
Diurétique, Antiseptique, Fluidifiant bronchique, Tonique

Indications :
Le bois de peuplier, sous forme de charbon végétal, est utilisé comme absorbant des gaz intestinaux en cas de colites, de ballonnements intestinaux et d'intoxication alimentaire. Les bourgeons, riches en huiles essentielles, en tanin et en vitamine C, sont fluidifiants bronchiques, antiseptiques. Ils sont utilisés dans les bronchites aiguës ou chroniques, dans les affections urinaires, la goutte, les névralgies et les arthralgies.

Mode d'emploi :
Laisser infuser 15 minutes 2 cuillères à soupe de bourgeons dans 1/2 litre d'eau.
Le sirop pour les bronchites est fabriqué à partir de la teinture de bourgeons.
On prépare également une pommade pour plaies à partir de bourgeons de peuplier.

Posologie :
Infusion : 3 tasses/j.
Sirop : 1 c. à s. 4 ou 5 fois/j.
Charbon : 1 à 3 g/j.

PIMPRENELLES

Synonymes : petite pimprenelle, grande pimprenelle

Propriétés :
Astringent, Antidiarrhéique

Indications :
Proches parentes des roses, les pimprenelles s'en distinguent par leurs fleurs sans corolle et leur absence d'épines. La petite pimprenelle pousse sur les pelouses calcaires du Nord, et fleurit au printemps, alors que la grande pimprenelle, fleurissant tout l'été, préfère les prairies humides des montagnes du Sud. Toutes les deux sont utilisés pour leurs vertus astringentes contre les diarrhées, les dysenteries et les gastro-entérites. Favorisant l'appétit et la digestion, elles calment également les saignements de nez et les hémorragies diverses (vessie, bronches et utérus).

Mode d'emploi :
Contre la diarrhée, on prépare une infusion avec 50 à 100 g de racine dans un litre d'eau que l'on fait bouillir quelques minutes et infuser une demi-heure. Pour faciliter la digestion, les infusions se préparent avec 5 à 10 g de plantes séchées dans un litre d'eau bouillante qu'on laisse infuser quelques minutes.

Posologie :
Infusion de racines : 2 à 4 tasses/j.
Infusion de plantes : 1 tasse avant les repas 2 fois/j.

Contre-indications :
Il n'existe aucune contre-indication à l'utilisation des pimprenelles.

PIN MARITIME

Propriétés :
Antioxydant, Veinotonique, Prévention des maladies cardio-vasculaires

Indications :
Au XVIe siècle, les infusions d'aiguilles et d'écorce de pin auraient sauvé du scorbut

Pissenlit

Jacques Cartier et son équipage au Canada. Mais ce n'est qu'au XXe siècle que l'on a découvert que les vertus du pin maritime, qui pousse sur la côte Atlantique, des Landes à la Bretagne, ainsi que d'autres pins, sont dues à un groupe de flavonoïdes, les oligo-proanthocyanidines, et en particulier le pycnogénol, que l'on rencontre surtout dans l'écorce.

Le pycnogénol est indiqué dans le traitement de l'arthrose, des varices et de l'insuffisance veineuse. Il est um médicament de complément dans le traitement des complications du diabète, il améliore la circulation dans les petits vaisseaux et aurait pour cette raison un effet bénéfique sur le vieillissement de la rétine. Il a été experimenté avec des résultats positifs dans le traitement de nombreuses maladies comme l'asthme, l'hypertension artérielle ou les douleurs menstruelles. Il diminuerait l'œdème des chevilles qui apparaît fréquemment lors des voyages en avion.

Mode d'emploi :
L'écorce de pin maritime est utilisé aujourd'hui sous forme de son extrait principal, le pycnogénol, que l'on rencontre en gélules sous le nom Pycnogenol et sous forme de différents extraits en poudre, utilisés dans de nombreux cosmétiques ou compléments alimentaires.

Posologie :
Extrait : 50 à 300 mg/j. en respectant les posologies indiquées par chaque fabricant

PISSENLIT

Synonymes : dent-de-lion, florin d'or, salade de taupe, couronne de moine, cochet, laitue de chien

Propriétés :
Apéritif, Laxatif, Dépuratif, Stomachique, Diurétique, Tonifiant, Détoxiquant

Indications :
Le pissenlit est utilisé dans le traitement d'un grand nombre de maladies digestives, hépatiques et articulaires. Il régularise les fonctions digestives et a un rôle diurétique bien établi. Il contient beaucoup de potassium et des sucres complexes comme l'inuline, utiles en cas de diabète. Son rôle diurétique est utile dans le traitement des œdèmes et de la cellulite. En traitement externe, il a été utilisé dans le traitement des verrues.

Mode d'emploi :
Préparer une décoction avec une poignée de pissenlits pour un litre, laisser bouillir 2 minutes, puis infuser 10 minutes.

Posologie :
Infusion : 1 tasse avant chaque repas.

Bon à savoir
Le jeune pissenlit est une excellente salade.

PLANTAIN

Synonymes : herbe à 5 côtes, queue de rat, badasson (en provençal)

Propriétés :
Astringent, Antidiarrhéique, Tonique, Antitussif, Cicatrisant

Indications :
Les plantains sont assez nombreux et plus de vingt espèces poussent en France. Ils sont utilisés frais de préférence et l'on peut les récolter tout au long de l'année. En usage interne, les plantains régularisent les selles en cas de diarrhées et de tourista tout en calmant l'inflammation du tube digestif. Ils calment la toux dans la bronchite, la laryngite et les douleurs des pharyngites et des inflammations rhino-pharyngées. On les utilise également pour soigner les hémorragies des saignements de nez. En usage externe, les feuilles lavées à l'eau bouillante donnent de bons résultats dans le traitement des plaies, des ulcères variqueux ou de certaines dermatoses rebelles. Elles calment les brûlures des piqûres d'insectes, des furoncles, des abcès et des plaies surinfectées. Son utilisation est très connue également comme collyre dans le traitement des inflammations de paupières et des conjonctivites. Le collyre est préparé avec une pincée de plante fraîche par tasse d'eau bouillante.

Mode d'emploi :
On utilise la plante fraîche entière en décoction : 50 à 60 g pour 1 litre d'eau bouillante et laissée à infuser 15 minutes. En cas de saignement de nez, on utilise une décoction avec 100 g de plante pour 1 litre d'eau.

Posologie :
Infusion : 3 à 5 tasses /j.
Hémorragie nasale : 1 c. à s. toutes les 10 minutes

POLYPODE

Synonymes : fougère réglisse

Propriétés :
Laxatif doux, Vermifuge, Expectorant

Indications :
Le rhizome de la fougère est utilisé en cas de constipation chronique, d'insuffisance hépatique, d'ictère, de goutte, de bronchite chronique ou de toux chronique.

Mode d'emploi :
Faire bouillir 2 minutes 50 g de rhizome dans 1 litre d'eau et laisser infuser 10 minutes. Aromatiser la décoction avec de la racine de réglisse.

Posologie :
Infusion : 1/2 l/j.

PRÊLE

Synonymes : queue de cheval, de renard, herbe à récurer (autrefois les étains)

Propriétés :
Reminéralisant, Hémostatique, Hémopoiétique (provoque la formation des globules rouges), Cicatrisant

Indications :
La prêle était une herbe très utilisée pendant des siècles, car elle est très riche en silice, en calcium, en potassium, en magnésie. Cela lui confère des propriétés reminéralisantes, hémopoiétiques utilisées en cas d'hémorragies, de règles abondantes, de saignements de nez chroniques. Elle est également utilisée en cas de déminéralisation associée à la tuberculose, au rachitisme et aux fractures. En usage externe, on l'utilise en cas de plaies, d'ulcères de jambe ou d'aphtes.

Mode d'emploi :
Décoction de plantes fraîches : 50 à 100 g par litre d'eau. Laisser bouillir 30 minutes. En cas de plantes séchées, utiliser 10 à 20 g par litre d'eau.

Posologie :
Suc frais : 2 à 3 c. à c./j.
Infusion : 2 à 3 c. à s./j.
Extrait fluide : 2 à 5 g/j. (diurétique) ; 5 à 20 g/j. (hémopoiétique)
Usage externe : en compresse ou en lavage

PROPOLIS

Synonymes : cire de propolis, résine de propolis

Propriétés :
Anti-infectieux

Indications :
La propolis est une substance fabriquée par les abeilles à partir de résines recueillies sur les arbres, auxquelles elles ajoutent de la salive et de la cire. Dans l'Égypte ancienne, la propolis était utilisée pour l'embaumement. Traditionnellement, la propolis a été employée pour soigner les infections et plaies cutanées ainsi que les infections internes, en particulier les infections respiratoires.
Aujourd'hui, elle est utilisée pour soigner l'herpès génital, les vaginites, les gingivites, les maladies dentaires (carie, plaque dentaire) et les maladies respiratoires.

Mode d'emploi :
La propolis est disponible sous de nombreuses formes : gélules, comprimés, gommes à macher, extrait liquide ou en poudre, teinture alcoolique, dentifrice, crème dermique.

Posologie :
Extrait : 1 g de propolis pure, 1 à 3 fois/j. ou selon les indications du fabricant
Pommades, onguents : 3 à 4 Applic./j. sur les lésions cutanées

PRUNIER D'AFRIQUE

Propriétés :
Antiprostatique

Indications :
Traditionnellement utilisé en Afrique pour soigner les troubles urinaires liés au vieillissement, l'extrait de prunier d'Afrique (Pygeum africanum) s'est révélé être un médicament efficace et sans danger pour traiter les troubles urinaires liés à l'hypertrophie bénigne de la prostate.

Mode d'emploi :
Le prunier d'Afrique est utilisé sous formes d'extrait de l'écorce, en complément alimentaire, ou sous forme de médicament.

Raifort

Posologie :
La posologie habituelle des formes médicamenteuses (Tadenan, Prunier Afrique Mylan, Prunier Afrique Qualimed) est de 2 comprimés par jour, par cure de 8 semaines, à renouveler si nécessaire. Ce médicament est remboursé à 35 %.

RAIFORT

Synonymes : racine forte, moutarde des capucins, moutarde des Allemands, cranson

Propriétés :
Tonique, Stimulant, Diurétique, Expectorant

Indications :
Très cultivé au Moyen Âge et utilisé comme condiment et plante médicinale, le raifort a perdu ses attraits de nos jours, et on le trouve rarement dans les prés ou autour des maisons. La racine, d'une saveur de moutarde forte, est utilisée pour ses propriétés stimulantes et toniques dans les états d'anémie, de grande fatigue et de rachitisme. Les essences naturelles du raifort sont expectorantes et antiseptiques des voies respiratoires, et fort utiles dans les bronchites accompagnées d'abondantes expectorations. En usage externe, des cataplasmes peuvent être appliqués aux endroits douloureux des rhumatismes inflammatoires, des lombalgies ou des sciatiques.

Mode d'emploi :
Une préparation à base de vin est utile pour les adultes : 30 g de racine de raifort et 30 g de baies de genévrier concassées sont laissées à macérer une nuit dans un litre de bon vin blanc. Pour les enfants, le raifort est coupé en fines rondelles recouvertes de sucre, qu'on laisse reposer une journée en recueillant régulièrement le liquide obtenu par macération. En usage externe, la racine est râpée finement et placée entre deux gazes. Elle est posée directement sur les points douloureux sans dépasser 15 à 20 minutes d'application.

Posologie :
Liqueur de raifort : 2 verres/j. avant les repas
Sirop : 1 c. à s. 2 fois/j.
Cataplasme : 2 cataplasmes/j.

Contre-indications :
Le raifort est contre-indiqué dans les ulcères gastro-duodénaux, les œsophagites et les irritations des voies digestives ou urinaires.

RAVINTSARA

Synonymes : cinnamomum camphora ou camphrier (ne pas confondre avec ravensara aromatica et ravensara anisata)

Propriétés :
Antioxydant, Antiviral, Antiseptique, Anti-inflammatoire, Anxiolytique

Indications :
Cette plante produit normalement du camphre (voir Camphre), mais la variété cultivée à Madagascar a perdu cette propriété et est à l'origine de nombreux autres produits utiles pour la santé. On l'utilise dans le traitement des maladies virales, rhino-pharyngites, bronchites, rhumatismes, maladies chroniques avec baisse de l'état général, état dépressif. Ravintsara est contre-indiqué pendant la grossesse, l'allaitement, chez les enfants de moins de 3 ans et en cas d'antécédents d'ulcère gastroduodénal.

Mode d'emploi :
L'huile essentielle, peut être administrée par voie orale, ou en massage, inhalation, ou dans un bain.

Posologie :
Huile essentielle : 2 Gttes sur 1 sucre, 3 fois/j. pendant 21 j.
Massage : 2 Gttes dans 1/2 c. à c. d'huile végétale

RÉGLISSE

Synonymes : herbe aux tanneurs

Propriétés :
Antispasmodique du tube digestif, Antihistaminique

Indications :
La racine ou « bois de réglisse » est connue depuis très longtemps pour ses propriétés antitussives et antispasmodiques qui la font utiliser en cas de trachéites, de bronchites et de toux chroniques, de stomatites, de météorismes ou de spasmes intestinaux, d'aérophagie, de gastro-entérites et de constipation.

Mode d'emploi :
Les infusions se préparent avec 50 g de racine pour 1 litre d'eau en laissant macérer 12 heures.

Posologie :
Infusion : 2 à 3 tasses/j.
Extrait fluide : 3 à 5 g/j.

Effets secondaires :
L'abus d'acide glycyrrhizinique contenu dans la réglisse expose à l'hypertension artérielle avec baisse du potassium sanguin entraînant une diminution de la force musculaire et des modifications de l'électrocardiogramme.

Contre-indications :
L'hypertension artérielle non traitée et les insuffisances cardiaques sont des contre-indications à des prises trop importantes de réglisse.

REINE DES PRÉS

Synonymes : spirée, ulnaire, herbe aux abeilles, vignette

Propriétés :
Diurétique, Sudorifique, Cholérétique, Antiathérosclérose, Somnifère, Tonicardiaque, Cicatrisant (usage externe)

Indications :
La reine des prés est indiquée dans toutes les rétentions liquidiennes de l'organisme (œdèmes des membres inférieurs, œdèmes lymphatiques, ascite...), en cas de lithiase urinaire, de cellulite et d'insuffisance biliaire. Riche en vitamine C, elle permet de prévenir l'athérosclérose et l'artérite des membres inférieurs. En usage externe, on l'utilise en cas de coupures, de piqûres, de brûlures et de plaies atones (contusions sans plaies extérieures).

Mode d'emploi :
En infusion, mettre 3 ou 4 feuilles fraîches ou 1 cuillère à café de feuilles séchées dans une tasse d'eau très chaude (ne pas faire bouillir) et laisser 10 minutes.
En usage externe, appliquer des feuilles fraîches sur la lésion ou appliquer l'infusion chaude sur des rhumatismes.

Posologie :
Infusion : 3 à 5 tasses/j. entre les repas

RENOUÉE

Synonymes : aviculaire, sanguinaire, herbe des Saints-Innocents, herbe à cent nœuds

> Les médicaments doivent être conservés hors de portée des enfants.

Propriétés :
Tonique, Antidiabétique, Diurétique, Astringent

Indications :
La renouée est prescrite en cas de diarrhées, d'entérites, de dysenterie, d'hémorroïdes, de diabète de type 2 et de lithiase biliaire et urinaire.

Mode d'emploi :
Faire bouillir 2 minutes 1 cuillère à café de racine dans une tasse d'eau et laisser infuser 20 minutes.

Posologie :
Infusion : 2 à 4 tasses/j.
Teinture mère : 15 Gttes 2 ou 3 fois/j.

RICIN

Propriétés :
Laxatif, Hydratant

Indications :
Le ricin, originaire d'Inde et de Chine, est employé essentiellement sous forme d'huile, obtenue par pression à froid et filtration de graines de ricin. L'huile de ricin a des propriétés essentiellement lubrifiantes et laxatives. Elle est beaucoup utilisée en cosmétologie, pour le traitement des cheveux (shampooing) et les soins de la peau (cils et sourcils). Elle est également utilisée dans l'industrie (lubrifiant de moteur), dans la production de chocolat ou encore comme excipient dans de nombreux médicaments, à doses très faibles. L'huile de ricin est connue pour être un puissant laxatif, qui doit être utilisé avec précaution (l'huile de ricin est de moins en moins utilisée dans cette indication).

Mode d'emploi :
Le ricin est uniquement utilisé sous forme d'huile. Les applications locales (sur les cils, par exemple) doivent être faites avec précaution à l'aide d'un coton-tige (le ricin favoriserait la pousse des cils). Utilisée en massage, l'huile de ricin calme les contractures et douleurs musculaires. Par voie orale, l'huile de ricin est utilisée contre la constipation mais ne doit pas être prise pendant plus de 10 jours. L'huile de ricin est contre-indiquée chez les enfants et les personnes âgées.

Posologie :
Huile : 1 c. à c./j. sans dépasser 10 j.

ROMARIN

Synonymes : rosée de mer

Propriétés :
Stimulant, Antispasmodique, Cholagogue, Antiseptique

Indications :
Plante méditérranéenne, le romarin possède de nombreuses vertus médicinales. Il est stimulant et se prescrit dans les suites des états grippaux, des fièvres et chez les convalescents. Il facilite la digestion, combat les fermentations digestives et s'emploie dans les insuffisances hépato-biliaires. Riche en essences volatiles éliminées par les poumons, il est très utile dans les affections bronchiques et l'asthme. En usage externe, on l'emploie en décoctions chaudes sur les entorses, les contusions et les contractures musculaires (torticolis, lumbago). Il soigne également les ulcères variqueux et les parasitoses cutanées (gale). On peut l'utiliser en gargarisme contre les inflammations oro-pharyngées ou les aphtes. Rajouté aux bains, il relaxe et détend l'organisme.

Mode d'emploi :
Les sommités fleuries du romarin sont récoltées au printemps et séchées dans un endroit sec et à l'ombre. Les infusions sont préparées avec 8 à 10 g de plantes pour 1 litre d'eau bouillante et infusées 10 minutes. Les décoctions pour l'usage externe utilisent 25 g de feuilles pour 1/2 litre de vin rouge que l'on fait bouillir 5 minutes et infuser 15 minutes.

Posologie :
Infusion : 2 à 3 tasses /j.
Décoction : 3 compresses chaudes pendant 1/2 h 3 fois/j.

Contre-indications :
Les irritations digestives, comme les colites, risquent d'être aggravées par l'utilisation des infusions de romarin. Les essences de romarin sont à utiliser avec parcimonie car, à doses excessives, elles sont toxiques et peuvent provoquer des crises d'épilepsie.

RONCE

Synonymes : mûrier sauvage

Propriétés :
Antidiarrhéique, Anti-inflammatoire, Antiseptique

Indications :
Les ronces, présentant d'infinies variétés en Europe (plus de 2000), sont utilisées pour leurs propriétés antidiarrhéiques dans les dysenteries, la tourista et pour leurs propriétés anti-ulcéreuses dans les gastrites. On les utilise également, en concentré, dans les inflammations de gorge : angines, pharyngites, stomatites, aphtes et les douleurs de dents ou de gencives chez l'enfant. Elles sont utiles aussi dans le traitement des ulcères atones et des plaies chroniques.

Mode d'emploi :
La phytothérapie utilise les feuilles des ronces récoltées au printemps, en donnant la préférence aux jeunes pousses entières et souples. Elles sont séchées à l'ombre dans un endroit frais et peuvent être conservées en boîtes bien étanches. Riches en tanins et astringentes, elles servent à confectionner les infusions à raison de 20 à 30 g de feuilles pour 1 litre d'eau que l'on fait bouillir 2 minutes puis infuser 10 minutes. Les décoctions concentrées sont réalisées avec 50 à 100 g de feuilles pour 1 litre d'eau.

Posologie :
Infusion : 3 à 4 tasses/j.
Décoction : 3 à 4 gargarismes après les repas ou 3 Applic. de compresses chaudes sur les plaies ou ulcères

Contre-indications :
Les infusions de ronces ne sont pas indiquées chez les personnes constipées.

SAFRAN

Propriétés :
Psychostimulant, Antispasmodique

Indications :
Le safran, originaire d'Asie mineure, est indiqué en cas de règles douloureuses accompagnées de spasmes et d'irradiations lombaires, de spasmes bronchiques et d'asthme. C'est également un stimulant du système nerveux central utilisé en cas de neurasthénie, d'anxiété et de fatigue chronique.

Mode d'emploi :
Utiliser 15 g de fleurs séchées pour 1 litre d'eau que l'on fait bouillir et infuser 15 minutes.

Posologie :
Infusion : 1 à 3 tasses/j.
Teinture mère : 10 à 20 Gttes toutes les 2 h

SALICAIRE

Synonymes : lysimaque rouge

Propriétés :
Antidiarrhéique, Antiseptique, Antibiotique, Hémostatique

Indications :
La salicaire, grâce à ses propriétés astringentes et antiseptiques, est très utilisée en cas d'entérites, notamment chez le nourrisson, et de dysenteries bacillaires. Ses vertus hémostatiques la font prescrire en cas de saignements abondants ou prolongés des règles. On l'utilise, en usage local, dans les ulcères de jambes, l'eczéma et les prurits vulvaires.

Mode d'emploi :
Préparer des infusions à partir des sommités fleuries à raison d'une poignée pour 1 litre d'eau bouillante que l'on laisse infuser 20 minutes.
Il existe également des extraits fluides.
Pour l'usage externe, préparer des infusions à raison de 2 poignées de fleurs par litre d'eau qu'on laisse bouillir 5 minutes.

Posologie :
Infusion : 1/2 l/j. entre les repas pendant 2 j.
Usage externe : lavage des ulcères et dermatoses ou douches vaginales

SALICORNE

Synonymes : haricot de mer

Propriétés :
Régulateur endocrinien, Antiscorbutique

Indications :
La salicorne, qui pousse dans les marais salants ou sur les plages, est très riche en vitamine C, iode, brome et oligo-éléments marins. Elle est indiquée dans les cas d'anémies, les carences en vitamines et comme régulateur endocrinien (thyroïde et parathyroïdes, surrénales).

Mode d'emploi :
On l'utilise en salade, préalablement recouverte quelques heures par du sel marin ou cuite à la vapeur.

Posologie :
Salade à consommer 2 à 3 fois/Sem.

SALSEPAREILLE

Synonymes : liseron piquant, smilax, gramont de montagne

Propriétés :
Dépurative, Expectorante, Laxative, Aphrodisiaque

Indications :
La salsepareille est une plante grimpante originaire du Mexique dont on utilise les racines. Elle est indiquée dans les traitements des maladies de la peau (acné, eczéma, psoriasis, impétigo), des rhumatismes, et elle aurait la vertu d'être un puissant tonique sexuel, chez l'homme comme chez la femme.

Mode d'emploi :
On prépare une décoction en faisant bouillir pendant 10 minutes 50 à 100 g de racines. Laisser infuser pendant 10 minutes.

Posologie :
3 tasses/j. avant les repas

Bon à savoir

On n'utilise en phytothérapie que les racines de cette plante, car les baies sont responsables de troubles intestinaux.

SARRASIN

Synonymes : blé noir

Propriétés :
Antiashténique, Antiscorbutique

Indications :
Voisin de la famille botanique des renoués, le sarrasin fut très longtemps la céréale qui remplaçait le blé dans les contrées aux terres siliceuses pauvres. Très riche en vitamines A, B, C et E, le sarrasin est recommandé chez les personnes fatiguées, anxieuses ou angoissées et chez les convalescents après chirurgie ou maladie particulièrement éprouvante.

Mode d'emploi :
Récoltée au début de l'été et gorgée de vitamines, cette céréale est broyée comme le blé, puis consommée sous forme de galettes ou de crêpes. Il est également possible de le laisser fermenter 48 heures, à raison de 200 g pour un litre d'eau minérale, et de consommer le liquide filtré obtenu.

Posologie :
Infusion : 3 tasses/j. après les repas

Contre-indications :
Le liquide fermenté est contre-indiqué en cas de colite intestinale.

SARRIETTE

Synonymes : sarriette des jardins, sarriette vivace, poivre d'âne

Propriétés :
Tonique, Stimulant, Digestif, Aphrodisiaque

Indications :
La sarriette possède à peu près les vertus du thym : tonique, stimulante et antiseptique. Elle est aussi antidiarrhéique et surtout facilite la digestion, notamment des féculents. De nombreux phytothérapeutes lui reconnaissent des propriétés stimulantes de l'intellect ainsi que des propriétés aphrodisiaques. On l'utilise comme antiseptique et antifongique en gargarisme dans les angines, les pharyngites, les aphtes et le muguet des enfants et en applications locales dans les mycoses cutanées, les furoncles et les plaies surinfectées.

Mode d'emploi :
On récolte la sarriette en début de floraison printanière en coupant les tiges entières. Les infusions sont préparées avec une bonne pincée de sarriette sèche pour une tasse d'eau bouillante qui est laissée infuser 10 minutes. Les gargarismes et les compresses se préparent avec une décoction aqueuse de 30 g de plante sèche dans 1 litre d'eau bouillante pendant 5 minutes et qu'il faut laisser infuser 1/4 heure.

Posologie :
Infusion : 3 à 4 tasses/j.
Décoction : 3 à 4 gargarismes après les repas ou en compresses 1/2 h 3 fois/j.

Contre-indications :
L'huile essentielle, très irritante, est à déconseiller en usage interne, même à faible dose.

SAUGE OFFICINALE

Synonymes : salvia

Propriétés :
Tonique, Stimulant, Antispasmodique, Cicatrisant, Antiseptique

Indications :
La sauge, du latin salvare, « guérir », « sauver », était considérée comme une panacée pour soigner de nombreux maux. Elle possède en effet de nombreuses propriétés et on l'utilise dans certains troubles nerveux, la neurasthénie, les états dépressifs, les vertiges, les étourdissements. Elle est prescrite également chez les personnes surmenées, les convalescents. Elle stimule les sécrétions des voies digestives dont elle combat l'atonie. Elle permet de lutter contre les diarrhées et les vomissements. On l'utilise aussi pour diminuer les douleurs pendant les règles et les troubles de la ménopause. En usage externe, les infusions aqueuses traitent les aphtes, les pharyngites, les amygdalites, les douleurs dentaires, le muguet des enfants et, en applications locales, les ulcères variqueux, les plaies rebelles, les entorses et les contusions.

Mode d'emploi :
On récolte la sauge au printemps, à l'aube d'un jour ensoleillé (traditionnellement le jour de la saint Jean), en cueillant les sommités fleuries et les feuilles qui sont séchées pendues en guirlandes ou étendues à l'ombre et au sec. Les infusions sont préparées avec 5 à 8 g de plante sèche pour 1 litre d'eau bouillante qu'il faut laisser infuser 10 minutes.

Posologie :
Infusion : 3 à 4 tasses/j.
Usage externe : 3 Applic. en compresses 1/2 h 3 fois/j.

Contre-indications :
La sauge est déconseillée aux tempéraments impulsifs, aux jeunes enfants et aux femmes enceintes. L'essence de sauge est très toxique et ne doit pas être employée en usage interne.

SAULE BLANC

Synonymes : saule commun, saule argenté, osier blanc

Propriétés :
Antalgique, Antipyrétique, Antispasmodique, Anxiolytique

Indications :
Le saule blanc, de la famille des Salicacées, est à l'origine du nom de l'aspirine ou acide salicylique, découvert en 1830 dans l'écorce de l'arbre. On utilise également les chatons et

les feuilles en cas de névralgies, d'états antalgiques et fébriles de toute nature. Il est également indiqué en cas d'angoisse, d'anxiété et d'insomnies persistantes.

Mode d'emploi :
Les infusions se préparent avec les chatons ou les feuilles, 1 cuillère à café pour 1 tasse d'eau bouillante que l'on fait infuser 10 minutes.
Des infusions d'écorces d'arbres se réalisent avec 20 à 35 g d'écorces concassées et infusées 10 minutes dans 1 litre d'eau bouillante.

Posologie :
Infusion : 2 à 3 tasses/j. avant ou entre les repas

SÉNÉ

Synonymes : cassia, séné de Tinnevelly

Propriétés :
Laxatif

Indications :
Le séné est un laxatif puissant provoquant des selles molles. On peut l'utiliser pour une purge intestinale (examens médicaux) ou lors de crises hémorroïdaires. Il a un effet irritant sur le système digestif et ne doit être utilisé que sur de courtes périodes (maximum 10 jours) pour soigner une constipation occasionnelle.

Mode d'emploi :
On utilise la tisane de feuilles et de fruits séchés, ainsi que de nombreuses préparations sous forme de sirop ou de gélules.

Posologie :
Infusion : Une tisane le soir, après une infusion de 10 minutes. L'effet laxatif se manifeste le lendemain. Le séné est un laxatif irritant et son usage à long terme est fortement déconseillé.

Bon à savoir
Le séné est présent dans de nombreux médicaments phytothérapiques que l'on peut se procurer en pharmacie, comme les grains de Vals.

SERENOA REPENS

Synonymes : palmier de Floride, chou palmiste

Propriétés :
Décongestionnant

Indications :
Le palmier de Floride est une plante utilisée traditionnellement aux États-Unis, où il est réputé pour ses propriétés aphrodisiaques, et surtout pour soigner les cystites et l'hyperplasie de la prostate. Il serait également actif contre la chute de cheveux.

Mode d'emploi :
On utilise des extraits des fruits de ce palmier, commercialisés sous forme de gélules.

Posologie :
Gélules : Les effets et la posologie de cette plante ne sont pas encore déterminés et la prescription est généralement de 320 mg par jour, en 1 ou 2 prises quotidiennes.

Bon à savoir
Serenoa repens est à l'origine de nombreux médicaments contre l'hyperplasie de la prostate comme Prodinan et Permixon.

SERPOLET

Synonymes : thym serpolet

Propriétés :
Tonique, Antiseptique

Indications :
Le serpolet est un antiseptique des voies respiratoires. Il est également expectorant, actif sur le foie, le système digestif, les douleurs gastriques, les rhumatismes, les rhinites et sinusites.

Mode d'emploi :
On utilise la tisane de feuilles et de fleurs, souvent en association avec le romarin ou la sauge. La tisane peut être bue ou utilisée en gargarismes pour les maux de gorge, ou en compresses pour soigner les rhumatismes.

Posologie :
Infusion : Une tisane 3 fois par jour, préparée avec des branches de serpolet fraîches ou séchées, après infusion de 10 minutes.

Bon à savoir
Le serpolet est également employé pour les bains. Préparer une tisane avec 60 g de plantes fraîches dans 2 litres d'eau, puis mélanger au bain.

SOUCI

Synonymes : sol sequia (qui suit le soleil)

Propriétés :
Anti-inflammatoire, Antiulcéreux, Antigrippal

Indications :
Les soucis des jardins et des champs, à fleurs jaunes, se récoltent au tout début de leur floraison, puis sont séchés en un lieu sec et aéré. Ils sont recommandés dans les troubles des règles, comme cicatrisant intestinal dans les ulcères, les gastrites ou les œsophagites, et comme antipyrétique dans les syndromes grippaux.

Mode d'emploi :
La plante sèche est utilisée en infusion à raison de 5 à 8 g pour un litre d'eau bouillante ou bien sous forme de teinture-mère en faisant macérer pendant 10 jours 50 g de fleurs sèches dans 250 g d'alcool à 60 degrés.

Posologie :
Infusion : 2 tasses/j.
Teinture-mère : 10 Gttes 3 fois/j.

Contre-indications :
Il n'existe pas de contre-indication.

SPIRULINE

Propriétés :
Stimulant immunitaire, Antioxydant

Indications :
Riche en protéines, vitamine A, fer, calcium, phosphore et magnésium, la spiruline est une algue utilisée depuis plusieurs siècles comme supplément alimentaire, en particulier chez les femmes enceintes. On la rencontre dans les lacs riches en eaux alcalines et sels minéraux. On s'en sert pour stimuler les défenses immunitaires de l'organisme et comme complément alimentaire. De nombreuses recherches montrent son intérêt contre les maladies cancéreuses ou les hyperlipidémies.

Mode d'emploi :
On utilise la spiruline sous forme de poudre déshydratée, vendue en capsules ou gélules, ou encore en flocons à mélanger avec les aliments ou les boissons. Il est important de s'assurer de la provenance et des conditions de fabrication de la spiruline, car des produits analogues ou cultivés dans des conditions inadéquates peuvent contenir des métaux lourds et d'autres produits toxiques.

Posologie :
Gélules : 3 à 5 g/j. avant les repas

STÉVIA

Propriétés :
Hypoglycémiant, Édulcorant, Antihypertenseur, Diurétique

Indications :
Utilisé traditionnellement en Amérique du Sud, puis au Japon, le stévia est une plante dont la principale vertu est de remplacer le sucre, dans toutes les applications culinaires ou dans les boissons. Elle a, d'autre part, un intérêt encore à l'étude dans le traitement du diabète et de l'hypertension artérielle, de l'obésité, ou pour lutter contre l'acidité gastrique.

Mode d'emploi :
Le stévia est utilisé sous forme de poudre de feuilles séchées, que l'on emploie en infusion (10 minutes dans l'eau bouillante), ou sous forme d'extraits, employés surtout comme édulcorants en cuisine.

Posologie :
Infusion : 1g/j. maxi (plante entière)

Bon à savoir

Utilisé et cultivé dans de nombreux pays, le stévia est désormais autorisé aux États-Unis et en France (depuis 2009) et commence à être utilisé dans les sodas et comme additif alimentaire, en remplacement du sucre et des autres édulcorants.

SUREAU

Synonymes : sureau noir, hautbois, seuillon, sambuc, susier

Propriétés :
Diurétique, Anti-inflammatoire, Sudorifique

Indications :
Le sureau est utilisé contre les rhumatismes, les maladies cutanées, les infections de la gorge, la grippe, les conjonctivites et les infections urinaires.

Mode d'emploi :
On utilise les fleurs du sureau en tisane ou décoction. On peut également préparer un

sirop avec les fleurs, mises à macérer dans 1 litre d'eau bouillante pendant 4 jours, puis ajouter du jus de citron et 1 kg de sucre.

Posologie :
Infusion : Boire plusieurs fois par jours une tisane de sureau, après avoir laissé infuser une poignée de fleurs pendant 10 minutes dans 1 litre d'eau.

> **Bon à savoir**
> Les baies de sureau noir peuvent être utilisées pour fabriquer de l'encre.

TAMARIN

Propriétés :
Laxatif

Indications :
La pulpe du tamarin contient des pectines et des acides maliques et tartriques qui donnent au fruit ses propriétés laxatives.

Mode d'emploi :
On utilise les jus de fruits frais ou des infusions de pulpe fraîche à raison de 20 g pour 1 litre d'eau.

Posologie :
Infusion : 25 à 50 g de fruits frais/j. ou 1 à 3 verres/j.

Effets secondaires :
La consommation trop importante de tamarin peut entraîner des diarrhées.

TANAISIE

Synonymes : herbe sainte, herbe de saint Marc, Athanase

Propriétés :
Vermifuge, Antispasmodique, Antiseptique, Tonique

Indications :
La tanaisie est indiquée en cas d'infestations parasitaires digestives par ascaris et oxyures, en cas de colites spasmodiques, de douleurs gastriques, de faiblesse générale, de goutte, d'états fébriles et de vertiges.

Mode d'emploi :
On utilise les fleurs ou les semences pour préparer des infusions : 1 cuillère à café pour 1 tasse d'eau bouillante que l'on laisse infuser 10 minutes.
On peut préparer le vin de tanaisie avec 100 g de plantes entières dans 1,5 litre de vin blanc.

Posologie :
Infusion : 1 tasse le matin à jeun
Vin : 1 verre/j.

Effets secondaires :
À trop fortes doses, la tanaisie est tétanisante et abortive.

THÉ

Propriétés :
Psychostimulant, Vasodilatateur

Indications :
Les feuilles de thé contiennent des bases xanthiques comme la théine, la théophylline, la théobromine et la caféine, des tanins, des vitamines et des sels minéraux. Le thé possède des propriétés toniques, anti-athéromateuses, vasodilatatrices, diurétiques et digestives. On l'utilise dans la prévention de l'athéromatose, en cas de fatigue physique et psychique, de convalescence.

Mode d'emploi :
On utilise les feuilles séchées à raison d'une petite cuillère par tasse d'eau bouillante qu'on laisse infuser 3 minutes.

Posologie :
Infusion : 1 à 3 tasses/j.

> **Bon à savoir**
> Le thé existe également sous forme de gélules (Teaslim, contenant des extraits de thé vert et d'orthosiphon), utilisées comme complément pour les traitements amaigrissants.

THYM

Synonymes : farigoule

Propriétés :
Stimulant, Antiseptique, Antispasmodique, Expectorant antalgique, Anti-inflammatoire

Indications :
Très répandu en Méditerranée, le thym est une plante très active, car son usage est très stimulant et conseillé aux convalescents, aux personnes surmenées physiquement et psychiquement. On l'utilise comme expectorant et antiseptique respiratoire dans les bron-

chites, les rhumes et les grippes. Il agit également comme antiseptique cutané dans les plaies infectées, les ulcères de jambe et comme anti-inflammatoire dans les contusions, les entorses, les douleurs rhumatismales ou arthrosiques.

Mode d'emploi :
Pour l'usage médicinal, on récolte le thym au moment où il est particulièrement riche en principes actifs, c'est-à-dire à la floraison en avril-mai. Les infusions sont préparées avec une cuillère à dessert de fleurs sèches pour une tasse d'eau bouillante qu'on laisse infuser 10 minutes. Les décoctions aqueuses pour l'usage externe sont plus concentrées et préparées en faisant bouillir pendant 15 minutes 60 g de fleurs séchées dans 1 litre d'eau ou de vin rouge.

Posologie :
Infusion : 3 tasses/j.
Décoction : 3 Applic. en compresses ou en gargarismes après les repas 3 fois/j.

Contre-indications :
Il n'existe pas de contre-indication à l'usage ni de la plante séchée ni de son essence, car elle est peu toxique.

TILLEUL SAUVAGE DU ROUSSILLON

Propriétés :
Antilithiasique biliaire, Antilithiasique urinaire, Diurétique, Antispasmodique, Vasodilatateur coronarien

Indications :
Seul l'aubier du tilleul, bois tendre situé entre le cœur et l'écorce, possède les propriétés antilithiasiques biliaires et urinaires. Il est également indiqué en cas de dyskinésies biliaires, de douleurs hépatiques, d'hypertension artérielle et d'albuminurie.

Mode d'emploi :
Utiliser 40 g d'aubier pour 1 litre d'eau que l'on fait réduire d'un 1/4.

Posologie :
Infusion ou décoction : Boire 3/4 de l en 1 ou 2 j., chaud ou froid en cure de 10 à 20 j.

Les médicaments doivent être conservés hors de portée des enfants.

TUSSILAGE

Synonymes : pas d'âne, pied-de-cheval, herbe aux pattes, taconnet, herbe de Saint-Quirin

Propriétés :
Expectorant, Tonique, Antispasmodique

Indications :
Le tussilage est utilisé dans le traitement des bronchites, en vertu de ses propriétés expectorantes et antitussives. En usage externe, il est également utilisé pour traiter les entorses, les plaies, les maladies cutanées.

Mode d'emploi :
En infusion, on utilise une cuillère à dessert de la plante par tasse que l'on laisse infuser dans l'eau bouillante pendant 10 minutes. Le tussilage est utilisé également sous forme de sirop : laisser macérer 250 g de plante dans un litre d'eau, pendant une nuit, puis ajouter 1 kg de sucre, réduire à feu doux jusqu'à obtenir la consistance d'un sirop.

Posologie :
Infusion : 4 tasses/j.
Sirop : 3 c. à s./j.

VALÉRIANE

Synonymes : herbe aux chats, herbe à la femme battue, herbe de saint Georges, herbe aux coupures

Propriétés :
Anxiolyptique, Sédatif, Antispasmodique, Anticonvulsivant

Indications :
La valériane, dont on utilise la racine et parfois la plante entière, est un tranquillisant très connu et très consommé dans de nombreux pays. Elle est indiquée dans les états d'anxiété ou d'angoisse, d'hyperexcitabilité psychique et sensorielle, en cas d'insomnie, de tachycardie, de bouffées de chaleur et de migraine. La valériane est souvent associée à la passiflore, l'aubépine, le saule blanc, l'aspérule odorante et le tilleul dans des préparations pharmaceutiques anxiolytiques et sédatives.

Mode d'emploi :
Faire macérer pendant 12 heures, 50 à 60 g de racine dans 1 litre d'eau tiède.

Posologie :
Décoction : 2 à 3 tasses/j. pendant 8 à 10 j. avec des intervalles de 3 Sem.

VARECH VÉSICULEUX

Synonymes : chêne marin

Propriétés :
Veinotonique, Psychostimulant, Reminéralisant, Agent amaigrissant

Indications :
Le varech est une algue brune fixée aux rochers, très abondante sur les côtes de l'Atlantique. Riche en oligo-éléments, en sels minéraux, en vitamines C, B1, E, elle est très utilisée en cas d'asthénie physique et psychique, en cas de sénescence prématurée, de rhumatismes, de troubles circulatoires, de déminéralisation, d'obésité et de cellulite.

Mode d'emploi :
Le varech est récolté au printemps au maximum de sa richesse en sels minéraux et oligo-éléments puis séché et pulvérisé. On l'utilise en décoction : 1 cuillère à café par tasse d'eau que l'on fait bouillir 5 minutes.
Le varech est également utilisé directement sur la peau ou mélangé à des bains, hydromassants ou non.

Posologie :
Infusion : 4 tasses/j. entre les repas
Bain : verser directement la poudre dans le bain

VÉRONIQUE OFFICINALE

Synonymes : thé d'Europe, herbe sainte Véronique, herbe saint Pierre

Propriétés :
Tonique, Antispasmodique, Expectorant, Antiseptique

Indications :
La véronique officinale, très abondante dans les sous-bois, les prés et les landes, produit de très jolies petites fleurs bleues qui se récoltent en début de floraison dans les endroits secs et ensoleillés. Ses propriétés sont appréciées, car c'est un bon tonique de la digestion, diminuant les ballonnements intestinaux, les crampes gastriques, l'aérophagie et favorisant le transit intestinal. Elle est aussi fort utile pour fluidifier les sécrétions bronchiques et calmer la toux des bronchites et des trachéites. En décoction et par gargarisme, elle permet de guérir rapidement le muguet buccal, les aphtes et les angines.

Mode d'emploi :
Les infusions, ou thé de Véronique, très en vogue au XVIIIe siècle, se préparent avec 10 g de fleurs séchées dans un litre d'eau frémissante, mais non bouillante, que l'on laisse infuser 10 minutes. Les décoctions se préparent de façon plus concentrée avec 20 g de fleurs, en infusion de 30 minutes, et sucrées au miel car plus astringentes.

Posologie :
Infusion : 1 tasse 15 mn avant les repas
Décoction : 1 gargarisme après chaque repas

Contre-indications :
Les décoctions ne s'avalent pas et s'utilisent seulement en gargarisme.

VERVEINE ODORANTE

Synonymes : citronnelle, verveine citronnée

Propriétés :
Digestif, Anttispasmodique

Indications :
La verveine citronnée est un arbuste originaire d'Amérique centrale riche en différentes essences parfumées, en aldéhydes, en cétones et en alcools. Elle possède des propriétés digestives et antispasmodiques qui la font prescrire en cas de colites spasmodiques, d'intoxications alimentaires et de troubles digestifs divers (dyspepsies, gastralgies, aérophagies…).

Mode d'emploi :
Préparer des infusions à partir de 15 g de feuilles par litre d'eau.

Posologie :
Infusion : 2 à 4 tasses/j.

VIGNE ROUGE

Propriétés :
Tonique veineux et capillaire, Diurétique, Rafraîchissant

Indications :
Les feuilles de la vigne rouge contiennent des tanins, des pigments et de la vitamine C qui lui confèrent ses propriétés de tonique veineux qui sont utilisées lors des troubles de la circulation veineuse ou lymphatique, en cas de séquelles de phlébites avec œdèmes des membres inférieurs, d'hémorroïdes, de troubles de la ménopause et de règles douloureuses.

Mode d'emploi :
Préparer des infusions de feuilles dans une tasse d'eau bouillante qu'on laisse infuser 10 minutes.

Posologie :
Infusion : 2 à 4 tasses/j. entre les repas

VIOLETTE ODORANTE

Synonymes : violette des bois

Propriétés :
Fluidifiant bronchique, Anti-inflammatoire digestif, Purgatif

Indications :
De toutes les violettes, la violette odorante est la plus parfumée et la plus riche en propriétés médicinales. Les fleurs, récoltées en début de floraison sont expectorantes et fluidifiantes des sécrétions respiratoires. On les recommande également dans les fièvres éruptives de l'enfant et dans la grippe pour leurs effets antipyrétiques. Les feuilles ont des vertus anti-inflammatoires dans les affections digestives, et la racine est vomitive et purgative.

Mode d'emploi :
Les infusions sont préparées à l'aide de fleurs ou de feuilles séchées, infusées dans de l'eau bouillante. Un sirop de violette est confectionné avec 100 g de fleurs séchées infusées 12 heures dans un litre d'eau bouillante, puis filtrées. On y rajoute 1,8 kg de sucre en réchauffant légèrement, sans faire bouillir. Les racines sont finement coupées, mélangées à raison de 10 g pour 300 g d'eau et le liquide obtenu est bu immédiatement.

Posologie :
Infusion : 3 à 5 tasses/j.
Sirop de violette : 1 à 3 c. à s./j.
Racine : 1 prise en tout

Contre-indications :
La racine est contre-indiquée chez les enfants et les personnes souffrant d'inflammation des voies digestives.

YOHIMBE

Propriétés :
Vasodilatateur, Hypotenseur, Psychostimulant

Indications :
Le yohimbe est un arbre originaire d'Afrique et dont le principe actif, la yohimbine, a été introduit en médecine européenne en 1896. Grâce à son action vasodilatatrice, il est indiqué dans les douleurs des règles, la maladie de Raynaud et surtout, en cas de défaut d'érection en agissant au niveau des corps caverneux du pénis.

Mode d'emploi :
On utilise la teinture mère préparée à partir de l'écorce ou les extraits fluides.

Posologie :
Teinture-mère : 1 à 3 g/j.
Extrait fluide : 0,30 à 1 g/j.

Effets secondaires :
À doses très fortes, la yohimbine peut provoquer des hypotensions artérielles ou des priapismes douloureux (érections permanentes).

Contre-indications :
L'insuffisance rénale et les états d'hypotension artérielle sont des contre-indications au traitement.

L'HOMÉOPATHIE

À la différence de la médecine traditionnelle, l'homéopathie est une médecine dont l'action est essentiellement énergétique. Elle ne tient pas compte du symptôme de façon isolée, car il est l'expression de la maladie qui elle-même a souvent un sens profond caché. La découverte de ce « sens caché » permet de trouver le remède adéquat pour la guérison.

La signification homéopathique du symptôme et le principe de similitude

Le symptôme fait partie d'un tout et c'est l'expression d'un déséquilibre énergétique de l'individu. Ce déséquilibre énergétique s'appelle « maladie ». L'homéopathe ne soigne donc pas simplement un nez qui coule ou une angine, mais il intègre le symptôme dans la souffrance globale de l'individu.
Par exemple, une angine gauche qui survient chez un enfant après la naissance de son petit frère sera donc soignée par un remède de jalousie, car on peut interpréter le symptôme comme le fait qu'il ait « quelque chose en travers du gosier ». Dans ce cas, c'est le remède Lachesis qui sera indiqué.
La guérison homéopathique survient alors en soignant l'individu dans sa totalité et non pas en supprimant un symptôme isolé.
Le symptôme a donc toujours une signification qu'il faut rechercher.
Cette approche permet au médecin homéopathe de trouver le remède de fond du patient, qui lui permettra de lui garder santé et équilibre. Ce remède se trouve par le principe de « similitude ». On soigne les symptômes du malade par les mêmes symptômes du remède. D'où l'expression « soigner le mal par le mal ».

Le remède homéopathique, ses dilutions et ses formes

Le remède homéopathique est d'origine naturelle, provenant du monde végétal, animal et minéral. Il est caractérisé par le fait qu'il est dilué à l'extrême. On parle de dilution CH ou centésimale, DH ou décimale, ou K dite Korsakovienne encore plus diluée.
- Pour la dilution centésimale Hahnemanniene (CH), le principe actif est dilué dans 99 fois son volume de liquide, on l'agite, on obtient alors une solution à 2 CH, et ainsi de suite.
- Pour la dilution décimale Hahnemanniene (DH), le principe actif est dilué dans 9 fois son volume de liquide, le reste du procédé étant le même, on obtient des solutions titrées en DH.
- Pour la dilution Korsakovienne (K), le procédé est le même sauf que l'on utilise un flacon unique pour la préparation. Au lieu de prélever un centième de la solution obtenue à la 1 CH, on en jette 99 % et on en dilue le 1 % restant. Il reste à chaque nouvelle manipulation des traces des manipulations précédentes.

Plus un remède est dilué, plus il est susceptible d'avoir une action profonde, notamment sur le psychisme. Il est donc déconseillé de pratiquer des dilutions supérieures à 9 CH sans avis médical homéopathique.

Le remède homéopathique se présente sous deux formes courantes : les granules et les doses.

Dans les cas aigus, on fait appel aux granules répétées dans la journée, et les doses sont réservées aux cas chroniques.

La prise du remède

Le remède ne contient aucune molécule active. Son action énergétique et l'absorption du principe actif se fait essentiellement au niveau des papilles linguales. Il faut respecter des prises de remède à un quart d'heure des repas, et éviter la consommation de produits à la menthe.

Il existe différentes familles d'homéopathie, celle-ci est fondamentalement différente de l'approche conventionnelle initiée par l'Allemand Samuel Hahnemann, fondateur de l'homéopathie au siècle dernier. Elle rejoint curieusement quelques grands principes hippocratiques.

L'oligothérapie

L'oligothérapie (médecine qui repose sur les oligo-éléments qui catalysent les fonctions de notre organisme) anticipe les risques d'affection renforçant les défenses de l'organisme par l'absorption d'oligo-éléments. Les oligo-éléments, ou métaux lourds (cuivre, or, argent, zinc, soufre...) entrent dans la composition de nombreuses protéines structurant nos cellules. Ils sont également les éléments indispensables au fonctionnement des cellules et de certaines réactions biochimiques du corps.

Ces oligo-éléments sont apportés habituellement de façon équilibrée par une alimentation riche en produits frais, variés et respectant les équilibres entre viandes, poissons, crudités, légumes, féculents et fruits. Mais lorsque s'installent des carences en oligo-éléments, des dysfonctionnements importants de la physiologie de notre corps apparaissent (diminution des défenses immunitaires, troubles métaboliques de la croissance cellulaire, etc.). L'oligothérapie permet d'apporter les compléments nécessaires en ces micro-éléments afin de retrouver un équilibre dans la physiologie cellulaire et de rétablir l'harmonie du fonctionnement de notre corps.

ABIES NIGRA

Nom commun : Sapin noir, épinette noire, épinette à la bière

Propriétés et origines :

Antispasmodique de l'œsophage

Le sapin noir ou épicéa noir d'Amérique produit une résine très parfumée que l'on utilise pour préparer la teinture-mère à l'origine de la solution homéopathique. L'action d'Abies nigra s'effectue au niveau du tube digestif. Après absorption de teinture-mère, un spasme de l'œsophage se déclenche avec la sensation d'avoir un corps étranger au travers de la gorge. Peu après les repas, un blocage du bas œsophage peut être ressenti provoquant une toux gênante et incoercible. Une constipation opiniâtre s'installe dans les jours suivants, entraînant des spasmes douloureux du côlon.

Indications :

Affections de l'œsophage : Difficulté à avaler
En cas de difficulté à avaler chez une personne anxieuse ou agitée, prendre 5 granules en 7 CH avant chaque repas.

ABROTANUM

Nom commun : Aurône mâle

Propriétés et origines :

Antidiarrhéique, Stimulant de l'appétit

L'aurône mâle est une plante d'origine méridionale de la famille des Composées. La teinture-mère, qui est préparée à partir des parties aériennes fleuries, contient de nombreuses substances dont une huile essentielle expliquant ses propriétés aromatiques.
L'action de cette plante s'exerce sur le métabolisme hydro-électrolytique et l'équilibre nutritionnel. Abrotanum peut donc être prescrit chez l'enfant ou le nourrisson présentant une diarrhée accompagnée de déshydratation. Il est souvent prescrit aussi chez les enfants présentant des signes de maigreur ou une carence nutritionnelle.

Indications :

Déshydratation chez les nourrissons
5 granules en 5 ou 7 CH toutes les heures en association avec le traitement classique de réhydratation.

État de maigreur chez l'enfant
5 granules en 7 CH 1 à 2 fois par jour en association avec silicea.

ACIDUM PHOSPHORICUM COMPOSÉ BOIRON

Composition :
Acide phosphoricum 3 CH
Kalium phosphoricum 3 CH
Anacardium orientale 3 CH
Arnica montana 3 CH
Gelsemium sempervirens 3 CH
Selenium metallicum 3 CH
Argentum nitricum 3 CH
Avena sativa 3 CH

Propriétés et origines :

Antiasthénique

Acidum Phosphoricum Composé est une association de médicaments homéopathiques traditionnellement utilisés dans le traitement de la fatigue et des traumatismes musculaires.

Indications :

Surmenage physique et intellectuel
Sucer 2 comprimés 2 fois par jour.

> **Bon à savoir**
> Lorsqu'il est prescrit par ordonnance, ce médicament peut être remboursé au taux de 35 %.

ACONITUM NAPELLUS

Nom commun : Char de Vénus

Propriétés et origines :

Antinévralgique, Antigoutteux, Décongestionnant respiratoire

Plante de la famille des Renonculacées dont la racine contient un alcaloïde particulièrement toxique : l'aconitine.
Aconit est utilisé en situation de « coup de tonnerre dans un ciel clair », comme par exemple après des changements brusques de température (fièvre brutale très élevée après un coup de froid sec, un coup de chaleur, ou en cas de fièvre sans transpiration).
Aconit est également un remède prescrit à la suite de grande peur qui conduit à des comportements de personnes stressées.

Aesculus complexe

Indications :

Neurologiques : Névralgies
Aconit est prescrit en cas de douleurs neurologiques comme les névralgies du trijumeau « a frigore » (survenant après un coup de froid).
On utilise des dilutions hautes (15 ou 30 CH), 5 granules 2 à 6 fois par jour.

Cardiovasculaires : Hypertension
Toutes les manifestations cardiovasculaires accompagnées d'agitation, d'anxiété, peuvent être traitées par Aconit notamment les poussées hypertensives, les tachycardies paroxystiques (après froid vif ou peur) et les crises d'angor déclenchées par le froid vif.
On utilise des dilutions 9 ou 15 CH 2 à 4 fois par jour.

AESCULUS COMPLEXE

Composition : Aesculus hippocastanum
Teinture mère : 3 ml/30 ml
Hamamelis Teinture mère : 3 ml/30 ml
Paenia officinalis 3 DH : 3 ml/30 ml
Collinsonia candadensis 3 DH : 3 ml/30 ml
Verbascum thapsus 2 DH : 3 ml/30 ml
Boldo Teinture mère : 3 ml/30 ml
Sulfur 4 DH : 3 ml/30 ml
Aloé 4 DH : 3 ml/30 ml
Nitricum acidum 4 DH : 3 ml/30 ml

Propriétés et origines :
Tonique veineux
Aesculus complexe est une association de médicaments homéopathiques traditionnellement utilisés dans le traitement adjuvant de l'insuffisance veineuse. Aesculus complexe est réservé à l'adulte. Il appartient à la liste des médicaments dits de médication officinale, disponibles en pharmacie sans ordonnance.

Indications :

Troubles veineux : Insuffisance veineuse, Jambes lourdes, Impatiences, Varices, Hémorroïdes
3 gouttes par prise, 3 fois par jour pendant 1 mois.
En cas de crise hémorroïdaire, 30 gouttes, 6 à 8 fois par jour pendant 3 jours.

AGARICUS MUSCARIUS

Nom commun : Amanite tue-mouches/fausse oronge

Propriétés et origines :

Décontracturant musculaire, Prévention du syndrome de Raynaud
L'amanite tue-mouches est un champignon des régions tempérées, reconnaissable par son chapeau rouge-orangé éclatant, moucheté de flocons blancs. Elle est composée de nombreux produits toxiques dont la muscarine, contenue à l'état de traces, et surtout l'acide iboténique et le muscimol qui sont les principaux responsables des signes d'intoxication en cas d'ingestion. Cette intoxication entraîne des troubles digestifs (irritation gastrique pouvant provoquer des vomissements), des troubles neurosensoriels (agitation euphorique désordonnée alternant avec des phases dépressives et de somnolence, délire, hallucinations, mouvements non coordonnés), des spasmes musculaires (tics de la face, roulements des yeux ou nystagmus, torticolis, contractures douloureuses des muscles du rachis, du thorax et des membres et des atteintes dermatologiques (éruptions de plaques rouges sur le corps accompagnées de prurit et de perturbations de la sensibilité au froid). La thérapeutique homéopathique oriente ses indications par principe de similitude.

Indications :

Neurosensorielles et musculaires : Tics, Phénomène spasmodique, Tremblement des extrémités, Douleur du rachis accompagnée de contractures musculaires, Douleur intercostale et du thorax, Troubles intellectuels et caractériels
5 granules en 15 ou 30 CH chaque jour puis espacer la prise jusqu'à une dose par semaine, suivant l'amélioration.

Cutanées : Engelures avec fourmillements, Syndrome de Raynaud (cyanose accompagnée de douleurs des mains ou des pieds au froid)
5 granules en 7 ou 9 CH, 1 à 2 fois par jour.

AGNUS CASTUS

Nom commun : Gattilier, poivre des moines

Propriétés et origines :

Traitement des dysfonctionnements sexuels
Vitex Agnus Castus, ou gattilier commun, est un arbrisseau odorant de la famille des Verbénacées, originaire d'Asie centrale et qui s'est bien acclimaté dans la région méditerranéenne. Les fruits mûrs sont des petites baies

noires qui ressemblent à celles du poivre. Elles sont utilisées pour préparer la teinture-mère dans laquelle on distingue une huile essentielle, des flavonoïdes (casticine, vitexine) et des pigments responsables du noircissement de la plante dès la coupe. Cette plante était considérée, dans la Grèce antique, comme « utile à ceux qui font vœu de chasteté », ce qui permet de comprendre la dénomination anglaise de « Chaste-tree » et la désignation française de « Poivre des moines ».

Le gattilier a un point d'impact sur la glande hypophysaire qui régule les grandes fonctions sexuelles et possède également une action anti-œstrogénique. Son mode d'action n'est pas clairement identifié mais l'expérimentation et l'observation clinique ont permis de préciser premièrement une cible préférentielle sur les fonctions sexuelles et secondairement une action dépressive sur le psychisme.

Indications :

Baisse du désir sexuel, Impuissance, Frigidité
Compte tenu de son action préférentielle, pour ces indications, on prescrit alors 5 granules 2 fois par jour en 9 ou 15 CH.

ALOE

Nom commun : Aloès du cap

Propriétés et origines :

Antihémorroïdaire

L'aloès du cap, de la famille des Liliacées, est une espèce commune en Afrique du Sud, dont la teinture mère est préparée à partir du suc concentré issu des feuilles de l'arbre. Se présentant sous forme de liquide brun très foncé et de saveur amère, la teinture-mère contient notamment des résines, alcools résineux ou résines aromatiques, qui sont à l'origine des effets entérologiques. L'action d'aloe s'exprime principalement sur l'appareil digestif où l'on observe l'apparition d'hémorroïdes brûlantes, en grappe de raisins, de couleur bleuâtre et accompagnées d'émission involontaire de matières fécales. Les sujets à forte surcharge pondérale, enclins aux excès alimentaires ou aux excès de boissons, ayant une vie sédentaire, répondent favorablement au traitement.

> Les médicaments doivent être conservés hors de portée des enfants.

Indications :

Entérologiques : Syndrome hémorroïdaire, Entérocolite, Dysenterie, Incontinence sphinctérienne
5 granules en 5 à 9 CH, 4 fois par jour en cas de crise ou une fois par jour en traitement d'entretien.

ALUMINA
Oligothérapie

Nom commun : Oxyde d'aluminium (Al_2O_3)

Propriétés et origines :

Normothymique, Régulateur du transit intestinal

Alumina est un oxyde d'aluminium qui se présente sous forme d'une poudre cristalline blanche insoluble dans l'eau et l'alcool. À dose toxique, l'aluminium est responsable d'encéphalopathie accompagnée de troubles de la marche, de la parole et des fonctions supérieures. Une constipation opiniâtre, une sécheresse cutanée et muqueuse sont associées à cette intoxication.

Indications :

Les personnes répondant le mieux au traitement homéopathique par Alumina sont celles présentant des troubles de la mémoire, des confusions des mots, des oublis répétés ainsi que des vertiges et une démarche chancelante ou titubante. Les jeunes enfants atteints de constipation chronique ou de sécheresse cutanée répondent également très bien au traitement.

Neuro-psychiques :
Prescrire en 15 ou 30 CH tous les jours.

Digestives : Constipation chronique, Fissure anale
5 granules en 5 CH 1 à 2 fois par jour.

Muqueuses : Dermatose sèche, Eczéma lichénifié, Lichen plan
5 granules en 5 à 15 CH 1 à 2 fois par jour.
En oligothérapie, l'aluminium est prescrit au cours de troubles mineurs de l'adaptation scolaire ou en cas de troubles légers du sommeil.

AMBRA GRISEA

Nom commun : Ambre gris (cachalot)

Ammonium

Propriétés et origines :

Anxiolytique, Antihémorragique

Ambra grisea fait partie des médicaments homéopathiques à base de sécrétions animales, comme Sepia et Moschus. Il est préparé à partir de sécrétions digestives du cachalot que l'on retrouve flottantes dans les mers chaudes du Sud et qui se présentent sous forme de masses oblongues, friables et d'odeur agréable lorsqu'elles sont sèches. Ce produit, peut-être d'origine biliaire, est riche en produits actifs : ambréine (25 à 85 %), acide benzoïque et traces de cholestérol. L'expérimentation clinique met en évidence des actions sur le système nerveux surtout chez des sujets dont le comportement est dominé par la timidité ou le trac et sur le système cardio-vasculaire avec palpitations et tendance hémorragique en relation avec une fragilité capillaire.

Indications :

Neuro-sensorielles : Insomnies par excitation et hyper-émotivité, Trac
5 granules par jour en 15 ou 30 CH, puis diminuer progressivement en fonction de l'amélioration.

Cardiovasculaires : Palpitations émotionnelles
5 granules en 5 CH 2 fois par jour.

Gynécologiques : Hémorragie fonctionnelle
Lorsqu'une hémorragie fonctionnelle apparaît au moindre effort, au moindre traumatisme ou à la moindre contrariété, on prescrit 5 granules en 5 CH matin et soir du 7ᵉ au dernier jour du cycle.

AMMONIUM

Nom commun : Carbonate d'ammonium

Propriétés et origines :

Décongestionnant respiratoire, Diurétique, Acidifiant urinaire

Le radical ammonium provient de l'ammoniaque. Il doit évoquer le rictus que l'on fait si on est amené à inhaler accidentellement ce genre de produit. Il s'agit d'un remède prescrit différemment selon les types d'Ammonium : A. Carbonicum, A. Muriaticum, A. Phosphoricum, A. Sulfuricum.

Indications :

Respiratoires : Nez bouché, Asthme, Bronchite chronique
A. Carbonicum 5 à 9 CH, 5 granules 2 à 4 fois par jour.

Digestives : Constipation
A. Muriaticum 5 CH, 5 granules 2 à 4 fois par jour.

Vasculaires : Hémorragie de sang foncé
En cas de saignements de nez, de règles abondantes, d'ecchymoses, on prescrit A. Carbonicum 5 à 9 CH, 5 granules 2 à 4 fois par jour.

ANARCADIUM ORIENTALE

Nom commun : Fève de Malac

Propriétés et origines :

Antiasthénique, Antalgique, Antiprurigineux

Il s'agit d'un arbre de la famille des Anacardiacées dont on utilise le fruit sec pour préparer la teinture-mère. Ce fruit, réputé pour ses vertus contre la perte de mémoire et très utilisé par la médecine arabe du Moyen Âge, fut expérimenté par la médecine homéopathique au XIXᵉ siècle. Utilisé à fortes doses, le fruit provoquait des pertes soudaines de la mémoire, accompagnées d'irritabilité, d'indécision ou d'impulsions contradictoires. Au plan digestif, des douleurs d'estomac survenaient après la digestion avec des sensations de pression gastrique et au niveau cutané, d'importantes éruptions de boutons pustuleux recouvraient le corps, associées à une envie violente de se gratter.

Indications :

Générales : Maux de tête liés à un surmenage, Troubles de la mémoire
Ce médicament est très souvent prescrit chez des adolescents en période d'examen, sujets au surmenage intellectuel, aux maux de tête et à des troubles de la mémoire.
5 granules en 15 ou 30 CH chaque matin au réveil, en espaçant les doses en fonction de l'amélioration.

Diététiques : Envie de manger irrépressible chez les personnes au régime
5 granules en 15 ou 30 CH 2 fois par jour.

Digestives : *Douleur ulcéreuse*
En cas de douleurs ulcéreuses calmées par les repas, on prescrit 5 granules en 7 ou 9 CH au moment des douleurs.

Dermatologiques : *Atteinte cutanée avec violente envie de se gratter*
5 granules en 7 ou 9 CH matin et soir.

ANGIPAX

Composition :
Apis Mellifica 4 DH,
Belladonna 4 DH,
Mercurius Corrosivus 8 DH,
Mercurius Solubilis 8 DH,
Phytolacca Decandra 4 DH,
Pulsatilla Vulgaris 4 DH.

Propriétés et origines :

Anti-inflammatoire

Angipax est une association de médicaments homéopathiques traditionnellement utilisés dans le traitement adjuvant des angines non bactériennes. Angipax est réservé à l'adulte et à l'enfant de plus de 3 ans. Ce médicament appartient à la liste des médicaments dits de médication officinale, disponibles en pharmacie sans ordonnance.

Indications :

Angine douloureuse, fièvre
1 Cp. 3 fois/j. pendant 5 j. maxi.

ANTIMOINE TARTARICUM

Nom commun : Antimoniotartrate de potassium

Propriétés et origines :

Fluidifiant bronchique, Antiasthmatique, Antiacnéique

L'antimoniotartrate de potassium, ou tartre stibié, est présent dans la stibine, principal minerai soufré de l'antimoine. Il se présente sous la forme d'une poudre blanche ou de cristaux incolores. On l'utilise comme remède des bronchiolites et des bronchites asthmatiformes chez les enfants, notamment ceux qui refusent d'être examinés ou qui sont irritables.

Indications :

Respiratoires : *Bronchite aiguë, Bronchite chronique, Bronchiolite du nourrisson, Crise d'asthme aiguë, Insuffisance respiratoire chronique*
En cas de crise d'asthme aiguë, on prescrit 5 granules 5 CH toutes les 10 à 15 minutes. Les basses dilutions (4 ou 5 CH) favorisent les sécrétions, tandis que les dilutions plus élevées (9 ou 15 CH) les arrêtent.

Cutanées : *Acné pustuleuse, Cicatrices varioliformes*
5 granules 7 ou 9 CH 2 fois par jour

ANTIMONIUM CRUDUM

Nom commun : Trisulfure d'antimoine

Propriétés et origines :

Anorexigène, Protecteur cutané

Le trisulfure d'antimoine est présent dans la stibine, principal minerai soufré de l'antimoine. Il se présente sous forme de poudre fine grise à reflets métalliques. L'antimoine est un remède souvent prescrit chez les gourmands. Le sujet qui répond bien est le plus souvent gras ou pléthorique, gros mangeur, enclin aux troubles digestifs et cutanés, ayant un caractère maussade et irritable. Ce remède est également prescrit après une déception affective ou amoureuse chez des personnes hypersensibles, chatouilleuses.

Indications :

Digestives : *Dyspepsie, Diarrhée après excès alimentaires*
5 granules 5 ou 7 CH 2 fois par jour, ou au rythme des éliminations.

Cutanées : *Impétigo, Verrues cornées, Verrues plantaires*
Les dermatoses suintantes, l'eczéma surinfecté, les dermatoses fissuraires peuvent être également traités par le trisulfure d'antimoine.
5 granules 5, 7 ou 9 CH 2 fois par jour.

APIS MELLIFICA

Nom commun : Abeille

Propriétés et origines :

Anti-inflammatoire, Anti-œdémateux

La teinture-mère est préparée par macération dans l'alcool d'abeilles entières. Elle contient non seulement les composants du venin d'abeille, mais aussi ceux du sac à venin, des

Argentum metallicum

glandes et un grand nombre de composants de l'animal.

Il s'agit d'un remède des piqûres d'abeille, de guêpe ou de frelon, à donner en 9 CH toutes les 1/2 heures. Apis mellifica est également donné aux enfants ayant des difficultés de concentration, avec un terrain allergique et qui tolèrent mal la collectivité.

Il est également utilisé pour le traitement des méningites virales, car il diminue les maux de tête et l'œdème.

Indications :

Cutanées : Œdème
Tous les types d'œdèmes, allergiques ou inflammatoires, peuvent être traités par ce médicament, qu'ils soient localisés (piqûres d'insectes, furoncles, panaris) ou généralisés (coup de soleil, urticaire...).

Muqueuses : Conjonctivites, Kératites, Angine, Vaginites balanites

Séreuses : Épanchements articulaires, Pleuraux ou péricardiques, Méningites virales
Dans les cas aigus, on prescrit 5 granules 9 ou 15 CH toutes les 10 à 15 minutes et dans les cas chroniques 2 à 4 fois par jour.

ARGENTUM METALLICUM
Oligothérapie

Nom commun : Argent (Ag)

Propriétés et origines :

Anti-inflammatoire, Anti-œdémateux

L'argent est un métal blanc inerte, insoluble dans l'eau et l'alcool. Sa toxicité est surtout chronique après absorption prolongée et continue de ce métal lourd. Les symptômes observés sont l'argyrie ou argyrose (maladie créée par l'intoxication à l'argent) et se manifestent par une coloration ardoisée de la peau et des muqueuses, une atteinte respiratoire et des reins.

Indications :

Par analogie à cette intoxication, l'argent homéopathique est prescrit pour les indications suivantes :

ORL : Laryngites avec extinction de voix (notamment chez les chanteurs ou les orateurs) 5 ou 7 CH à titre préventif ou curatif.

Gynécologiques : Vaginites avec production de mucus grisâtre
En oligothérapie, les granions d'argent sont prescrits au cours d'états infectieux de la sphère ORL, d'états grippaux et d'aphtes buccaux.

ARNICA MONTANA

Composition : Arnica montana teinture mère QSP : 60 ml ou 125 ml

Propriétés et origines :
Anti-inflammatoire

Arnica montana est une association de médicaments homéopathiques traditionnellement utilisés dans le traitement adjuvant des contusions musculaires et des ecchymoses. Il est utilisé chez l'adulte et l'enfant à partir de 1 an. Ce médicament appartient à la liste des médicaments dits de médication officinale, disponibles en pharmacie sans ordonnance. Ce médicament est réservé à l'usage externe.

Indications :
Contusions, Ecchymoses, Crampes, Douleurs, Contractures musculaires
2 à 4 applications par jour sur la lésion musculaire.
Ne pas appliquer sur les plaies, les muqueuses ou les yeux.

ARNICALME

Composition : Arnica montana 9 CH : 2,5 mg

Propriétés et origines :
Anti-inflammatoire

Arnicalme est un médicament homéopathique traditionnellement utilisé dans le traitement adjuvant des contusions musculaires et des ecchymoses. Il est utilisé chez l'adulte et l'enfant à partir de 18 mois. Arnicalme appartient à la liste des médicaments dits de médication officinale, disponibles en pharmacie sans ordonnance. Il peut être pris pendant une semaine.

Indications :
Hématomes, Ecchymoses, Crampes, Douleurs, Contractures musculaires
1 comprimé 3 fois par jour (enfant).
2 comprimés 3 fois par jour (adulte).
À laisser fondre sous la langue ou à dissoudre dans un verre d'eau.

ARSENICUM ALBUM

Nom commun : Anhydride arsénieux

Propriétés et origines :

Anxiolytique, Antiasthénique

L'anhydride arsénieux se présente sous la forme d'une poudre cristalline incolore, peu soluble dans l'eau. Il s'agit d'un toxique très puissant provoquant des intoxications, volontaires ou accidentelles, souvent mortelles.

Il est très souvent prescrit chez des sujets faibles, fatigués, anémiques, frileux.

Indications :

Digestives : *Gastro-entérites aiguës (avec atteinte de l'état général), Intoxications alimentaires*

Uro-génitales : *Cystite aiguë, Vaginites, Néphrites*

ORL et respiratoires : *Crise d'asthme, Otalgies*

Cutanées : *Furoncles, Urticaire, Zona, Eczéma*

Psychiatriques et neurologiques : *Douleur violente, Névralgies brûlantes, États dépressifs réactionnels, Asthénie avec amaigrissement*

Dans toutes ces affections, on prescrit habituellement 5 granules 9 à 30 CH 2 fois par jour.

ARSENICUM IODATUM

Nom commun : Triodure d'arsenic

Propriétés et origines :

Protecteur cutané, Protecteur des muqueuses respiratoires, Antiarythmique cardiaque, Antiasthénique

Le triodure d'arsenic se présente sous la forme de cristaux de couleur orangée. La solution aqueuse, initialement incolore, jaunit plus ou moins rapidement au contact de l'air, par libération d'iode. En cas d'inhalation accidentelle, le triodure d'arsenic provoque des irritations des muqueuses, notamment respiratoires, des lésions dermatologiques avec desquamation de la peau, des atteintes du système cardio-vasculaire avec apparition de troubles du rythme cardiaque. Plus généralement, l'intoxication entraîne une asthénie et une maigreur importante, malgré un appétit conservé.

Les sujets âgés, atteints de pathologies cardio-vasculaires et les sujets plus jeunes, maigres et enclins aux affections respiratoires, aiguës ou chroniques, répondent très bien au traitement par Arsenicum Iodatum.

Indications :

Affections des muqueuses : *Rhinite chronique, Coryza allergique (rhume des foins) avec ou sans asthme, Toux spasmodique*

5 granules 9 ou 15 CH, 1 à 2 fois par jour.

Affections cutanées : *Eczéma, Lichen plan, Psoriasis, Mycoses cutanées*

On prescrit en 7 ou 9 CH, en prises quotidiennes ou biquotidiennes. Parfois lorsque l'action semble s'épuiser, il faut monter les dilutions et utiliser 15 ou 30 CH.

Affections cardiovasculaires : *Arthériosclérose, Troubles du rythme cardiaque, Tachycardie, Extrasystoles ventriculaires, Arythmie par fibrillation auriculaire*

On prescrit en 7 ou 9 CH, 20 jours par mois pour ralentir la sclérose physiologique du vieillissement (sénescence).

Affections générales : *Asthénie, Amaigrissement, Convalescence*

5 granules 7 ou 9 CH, 2 fois par jour jusqu'à amélioration ; espacer alors les prises.

AURUM METALLICUM
Oligothérapie

Nom commun : Or métallique (Au)

Propriétés et origines :

Anxiolytique, Antihypertenseur, Anti-inflammatoire

Ce métal très malléable se présente sous la forme d'une poudre très fine, brune, sans éclat qui, sous la pression du mortier, prend un éclat jaune vif.

L'intoxication chronique à l'or provoque des signes généraux (de type syndrome grippal), des signes cutanés (dermites), des manifestations rénales surtout provoquées par les sels d'or et des troubles pulmonaires de type asthme.

Indications :

Aurum metallicum peut être prescrit chez toute personne, mais un type de patient réagit particulièrement bien au traitement. Il s'agit, le plus souvent, d'un sujet pléthorique au faciès congestif et très émotif. Sujet à des colères violentes et fréquentes, il est souvent atteint de profonde tristesse, de sentiment d'indignation et de désespoir.

Psychiques : Syndrome dépressif réactionnel de l'adulte

On débute progressivement de 9 à 30 CH en espaçant suivant la réaction du patient.

Troubles caractériels de l'enfant

Lorsque les troubles consistent principalement en des colères violentes, on prescrit 5 granules par jour en 9 ou 15 CH, puis des doses 30 CH toutes les 1 à 2 semaines.

Cardio-vasculaires : Hypertension artérielle
5 granules par jour en 7, 9 ou 15 CH.

ORL : Sinusite chronique, Rhinite
5 granules en 7 CH 2 fois par jour.

En oligothérapie, l'or est souvent prescrit en association au cuivre et à l'argent dans des cures antiasthéniques ou au cours de convalescence de maladies infectieuses.

BADIAGA

Nom commun : Éponge à spicules siliceux

Propriétés et origines :

Antiallergique respiratoire

Le squelette des éponges se compose de fibres de spongines fibreux, souples et élastiques, enveloppant des spicules siliceux riches en silice, silicate et iode. La teinture-mère est préparée à partir de l'animal entier, séché. La pathogénie de Badiaga se manifeste principalement au niveau des voies aériennes supérieures où elle provoque un coryza aqueux abondant, des éternuements, une toux spasmodique et parfois une respiration asthmatiforme.

Indications :

Respiratoires : Coryza spasmodique avec écoulement nasal abondant, Laryngites allergiques saisonnières, Dyspnée asthmatiforme

5 granules en 5 à 7 CH, 2 à 6 fois par jour selon la gravité du cas.

BARYTA CARBONICA

Nom commun : Carbonate de Baryum ($BaCO_3$)

Propriétés et origines :

Antihypertenseur, régulateur thymique

Le carbonate de baryum se présente sous la forme d'une poudre blanche et sa toxicité entraîne des signes digestifs (vomissements, diarrhée, hémorragie gastro-intestinale), des signes cardio-vasculaires (hypertension artérielle), une hémorragie rénale et des atteintes neuromusculaires (spasmes suivis de paralysie légère).

Indications :

Le baryum est très souvent prescrit chez l'enfant et l'adolescent en cas de retard de développement psychique, de retard scolaire ou chez le sujet âgé dans la prévention de la sénescence.

Neuro-psychiques : Retard de développement scolaire

1 à 2 doses en 15 ou 30 CH par semaine, pendant plusieurs mois.

Prévention de la sénescence

5 granules le matin en 9 CH, 20 jours par mois.

Cardio-vasculaires : Hypertension artérielle
5 granules par jour en 9 ou 15 CH.

BELLADONA

Nom commun : Belladone

Propriétés et origines :

Anti-inflammatoire, Anticonvulsivant, Antispasmodique

La Belladone est une plante de la famille des Solanacées. La teinture-mère est préparée à partir de la plante entière fleurie et le principe actif, l'atropine, est surtout contenu dans les feuilles.

Il s'agit d'un remède contre la fièvre survenant le soir, souvent accompagnée de congestion du visage et de pupilles dilatées (les belles d'autrefois utilisaient cette herbe pour se donner un regard plus séduisant). On la prescrit pour toutes les fièvres aiguës, quelles qu'en soient les origines : maladies éruptives infantiles, affections bactériennes ou virales et en cas d'inflammation aiguë.

Indications :

Syndromes inflammatoires et fébriles : Maladie infectieuse, Rhinopharyngite, Angine, Laryngo-trachéites, Otite moyenne

Cardiovasculaires : Poussées hypertensives

Neuro-sensorielles : Spasmes des organes creux, Hoquet, Convulsions hyperthermiques

Pour des atteintes localisées, on utilise des dilutions basses 5 CH, 5 granules toutes les 2 à 4 heures suivant l'intensité des signes. Pour des atteintes plus étendues avec des signes généraux plus importants, on utilise des dilutions moyennes 7 ou 9 CH et, en cas de convulsions hyperthermiques, on prescrit des dilutions hautes 15 ou 30 CH, à répéter toutes les 10 à 15 minutes.

BELLIS PERENNIS

Nom commun : Pâquerette

Propriétés et origines :

Antalgique, Antitraumatique

La pâquerette est une herbe vivace de la famille des Composées. On la trouve dans les prairies et les pâturages de l'Europe. La teinture-mère qui est préparée avec la plante entière fleurie, contient des principes actifs présents également dans d'autres plantes issues de la même famille (arnica, chamomilla). Ses actions principales sont anti-traumatique, anti-écchymotique et antihypertensive. Elle est particulièrement indiquée en cas de traumatismes provoquant des courbatures générales ou localisées aux muscles abdominaux et pelviens, accompagnées d'irradiations douloureuses dans les jambes.

Indications :

Traumatismes : Traumatisme du sein, Traumatisme du coccyx, Traumatisme du bassin

Ces types de traumatismes répondent très bien au traitement. On prescrit 5 granules en 4 ou 5 CH, 2 à 3 fois par jour.

BENZOICUM ACIDUM

Nom commun : Acide benzoïque

Propriétés et origines :

Hypo-uricémiant, Antilithiasique rénal

L'acide benzoïque se présente sous forme de paillettes ou de cristaux incolores très solubles dans l'alcool et irritants pour la peau, les muqueuses et les yeux. Expérimenté au XIXe siècle, il agissait à fortes doses au niveau de la vessie où il provoquait des irritations accompagnées d'émission d'urine à forte odeur amoniacale et au niveau des petites articulations où il provoquait des douleurs légères et fugaces.

Indications :

Rhumatologiques : Excès d'acide urique avec douleurs articulaires

Urologiques : Calcul urinaire, Cystite chronique

5 granules en 4 ou 5 CH 2 fois par jour tant que les troubles persistent.

BERBERIS VULGARIS

Nom commun : Épine vinette

Propriétés et origines :

Spasmolytique, Antalgique, Protecteur cutané

L'épine vinette est un arbrisseau touffu et épineux que l'on trouve dans les haies et les coteaux calcaires de toute l'Europe. Les feuilles sont finement dentelées, les fleurs réunies en petites grappes jaunes tandis que les fruits sont de petites baies ovoïdes rouges. La teinture-mère qui est préparée avec l'écorce sèche de racines contient de nombreux alcaloïdes dont la berbérine qui présente des actions spasmolytiques sur les voies urinaires et hépato-vésiculaires.

Indications :

Urinaires : Lithiase urinaire, États pathologiques avec diurèse insuffisante

Hépato-vésiculaires : Lithiase vésiculaire, Dyspepsie des gros mangeurs

Dermatologiques : Eczéma sec, Pityriasis rosé de Gibert, Pityriasis versicolor

Rhumatologiques : Goutte, Lombalgies, Lombo-sciatiques

Dans toutes ces indications, Berberis vulgaris est employé en basse dilution : 5 granules en 4 ou 5 CH, au réveil et au coucher, ou 20 gouttes en 6 DH, 2 fois par jour dans très peu d'eau pure, à conserver quelques instants en bouche avant d'avaler.

BERYLLIUM

Nom commun : Béryllium (Be)

Propriétés et origines :

Antiemphysémateux

Le béryllium est un métal gris et dur qui est utilisé dans l'industrie sous forme d'oxyde ou de sels. L'inhalation de béryllium est responsable de différents tableaux d'intoxication dont une bérylliose pulmonaire se traduisant par des difficultés respiratoires d'apparition progressive.

Indications :

Pulmonaires : Sarcoïdose pulmonaire
La ressemblance entre la sarcoïdose pulmonaire et la bérylliose autorise la prescription dans cette maladie de Beryllium 15 ou 30 CH, 5 granules par jour pendant de très longues périodes.

Emphysème
Par extension, ce médicament peut être prescrit dans l'insuffisance respiratoire des fibroses pulmonaires de l'emphysème aux mêmes doses.

BORAX

Nom commun : Borate de sodium

Propriétés et origines :

Antiémétique, Anxiolytique, Antiherpétique

Le borate de sodium est une poudre blanche inodore, de saveur alcaline et très soluble dans l'eau. Borax était connu depuis très longtemps pour son action sur les aphtes des nourrissons, comme antiseptique dans les angines et les stomatites. On l'a également utilisé dans le traitement de l'hyperuricémie, de l'épilepsie et des gastrites ulcéreuses, car ses principales cibles sont les muqueuses, la peau et le système nerveux. Le médicament est surtout indiqué chez les enfants et nourrissons ou chez les adultes nerveux, anxieux et enclins au mal des transports.

Indications :

Aphtose buccale (en particulier chez le nourrisson), Herpès génital
5 granules en 5 à 9 CH, 3 fois par jour.

Mal des transports
5 granules en 15 ou 30 CH au départ des voyages.

Insomnies, Terreurs nocturnes des enfants
5 granules en 5 à 9 CH, 2 fois par jour.

BROMUM

Nom commun : Brome (Br$_2$)

Propriétés et origines :

Antiseptique respiratoire, Antiasthmatique (traitement de fond)

Le brome se présente sous la forme d'un liquide rouge brun tirant sur le noir. Son odeur est forte et, des flacons non bouchés sortent des vapeurs rouge-orangé très irritantes pour les voies respiratoires et les muqueuses. L'inhalation de ces vapeurs est responsable de larmoiement et de toux. Sur la peau, il provoque des brûlures profondes et très douloureuses.

Indications :

Selon les observations cliniques homéopathiques, ce médicament serait plus fréquemment efficace chez les individus plutôt gras, à la peau acnéique, craignant la chaleur et ayant une tendance très marquée à l'asthénie et à la tristesse. Par analogie et compte tenu de son action sur les voies respiratoires et les muqueuses, Bromum est souvent proposé en cas de refroidissement, d'irritation par la poussière et d'exposition à des allergènes.

ORL et respiratoires : Laryngites infectieuses, Laryngites allergiques, Conjonctivite infectieuse, Conjonctivite allergique, Asthme
5 granules 5 à 9 CH, 2 à 3 fois par jour.

Gynécologiques : Dysménorrhées, Mastose indolore
5 granules en 7 CH 1 ou 2 fois par jour.

CACTUS GRANDIFLORUS

Nom commun : Cactus à grandes fleurs roses

Propriétés et origines :

Antiangineux, Antispasmodique, Antalgique

Le cactus à grandes fleurs est une plante grasse de la famille des Cactacées, originaire de l'Amérique centrale et des Indes. Acclimatée comme plante ornementale en Europe, le cactus grandiflorus pousse aussi sur les côtes de la

Méditerranée. La teinture-mère, préparée à partir de la tige, contient des principes actifs regroupés sous le nom de cactine, aux propriétés cardio-vasculaires, urogénitales et digestives. L'observation clinique, déjà ancienne puisque datant du milieu du XIXe siècle, a démontré une action de type constrictif sur les fibres musculaires lisses et striées. Cette action entraîne sur le système cardio-vasculaire des douleurs constrictives thoraciques, des douleurs utérines accompagnant les règles et des spasmes douloureux du vagin, des douleurs épigastriques de type ulcéreux.

Indications :

Cardiovasculaires : Angor (ou angine de poitrine)
5 granules en 9 à 30 CH répétés suivant la durée de soulagement obtenu.

Maux de tête associés à l'hypertension artérielle
5 granules en 9 ou 15 CH à la demande.

Uro-génitaux : Troubles des règles, Tranchées utérines du post-partum
5 granules en 9 CH, 2 fois par jour.

Hématuries des coliques néphrétiques, Vaginisme, Spasmes de l'anus
5 granules en 9 ou 15 CH, au rythme des crises.

CADNIUM SULFURICUM

Nom commun : Sulfate de cadnium (Cd)
Propriétés et origines :
Traitement des paralysies « a frigore », Traitement de gastro-entérites sévères, Antihypogonadique

Le cadnium est un métal blanc, brillant, malléable et ductile à l'état pur, et le sulfate de cadnium se présente sous forme de poudre cristalline blanche. L'intoxication au cadnium (qui est très souvent professionnelle) provoque des troubles osseux et rénaux, des atteintes neurologiques, respiratoires et digestives. Lors d'intoxications chroniques, des lésions des gonades avec, chez l'homme, une azoo-spermie secondaire (arrêt de fabrication des spermatozoïdes) peuvent survenir.

Indications :

Cadnium est prescrit en cas de gastro-entérites sévères avec vomissements de sang ou bien au cours des traitements du tube digestif par radiothérapie ou chimiothérapie. Il est également utilisé en cas de gastro-entérite chez des personnes alcoolo-dépendantes dénutries. On l'utilise en cas de paralysie faciale « a frigore » et en cas de diminution de production de spermatozoïdes.

Neurologiques : Paralysie faciale « a frigore »
5 granules en 15 ou 30 CH, 1 à 2 fois par jour.

Andrologiques : Oligospermie (diminution de production de spermatozoïdes)
1 à 2 doses hebdomadaires en 15 ou 30 CH.

Digestives : Gastro-entérites
5 granules 30 CH 2 à 3 fois par jour.

CAJUPUTUM

Nom commun : Cajeput - arbre blanc
Propriétés et origines :

Antalgique, Antispasmodique intestinal

Le Cajeput est un arbre de la famille des Myrtacées, originaire de l'Inde. Son nom est tiré du malais Caja-put signifiant « arbre blanc ». L'essence de Cajeput est obtenue par distillation des feuilles de l'arbre. Son action est principale au niveau de l'œsophage et au niveau gastro-intestinal, entraînant des spasmes œsophagiens aggravés par la déglutition et accompagnés parfois de toux quinteuses, de ballonnements abdominaux, de coliques et de hoquets.

Indications :

Gastro-entérologiques : Dysphagie œsophagienne
Troubles de la déglutition notamment par diverticules œsophagiens.

Hernie hiatale
Hernie hiatale accompagnée d'irritations pharyngiennes, d'hypersécrétion et de taux réflexe.

Colopathie flatulente, Hoquet postprandial
5 granules en 5 à 7 CH, 1 à 2 fois par jour de façon préventive ou au moment de l'apparition des troubles.

CALCAREA CARBONICA OSTREARUM

Nom commun : Calcaire d'huître
Propriétés et origines :
Antiseptique, Anorexigène

Calcarea phosphorica

Calcarea carbonica ostrearum est une substance blanche extraite de la coquille de Casostrea angulata, après élimination de la nacre de l'huître.

Le principal composant est le carbonate de calcium qui représente 90 % du poids total mais on trouve également du magnésium, du manganèse, du fer, de l'aluminium et de nombreux oligo-éléments.

C'est un remède utilisé pour des individus de constitution robuste, carrée, sujets à des peurs diverses, et notamment à la peur de l'avenir.

Indications :

Affections ORL aiguës ou à répétition
Chez l'enfant et l'adolescent, on le prescrit en cas d'affections ORL aiguës ou à répétition (rhinopharyngites, otites, angines, bronchites), en cas d'eczéma, de troubles de la croissance, de troubles digestifs et de troubles pubertaires. Chez l'adulte, ce remède est utilisé en cas de lithiase (calcul) urinaire ou biliaire, en cas d'obésité, de goutte, de prédiabète, d'eczéma, de migraine.

Les hautes dilutions, 15 ou 30 CH, sont préférables et bien supportées. 5 granules sont prescrits au réveil, chaque jour ou 1 jour sur 2 pendant quelques mois, puis une dose 30 CH par semaine.

gilignes à la grande taille, aux membres longs et minces et aux mains effilées.

Indications :

Pédiatriques : Troubles digestifs, Troubles osseux pendant la croissance, Acné juvénile
Calcarea phosphorica est prescrit pour les troubles digestifs chez de grands nourrissons avec alternance de pertes d'appétit ou de voracité, de vomissements après le repas et de diarrhées fréquentes accompagnées de coliques douloureuses et de gaz fétides.
Il est prescrit également en cas de troubles osseux pendant la croissance avec douleurs des membres, des articulations ou du rachis lombaire, ou d'acné de l'adolescent.

ORL : Infections récidivantes des amygdales et des végétations, Otite, Trachéites, Bronchite

Neurologiques : Maux de tête liés à un surmenage intellectuel
On prescrit dans ces indications sur de longues périodes en 9 CH chaque jour, en 15 CH 3 fois par semaine ou en 30 CH une dose hebdomadaire.

Ostéo-articulaires : Fracture, Opération orthopédique
5 granules en 7 ou 9 CH 2 fois par jour.

CALCAREA PHOSPHORICA

Nom commun : Phosphate de calcium

Propriétés et origines :
Régulateur de la croissance, Antiasthénique, Antalgique

Le phosphate de calcium, poudre blanche insoluble dans l'eau, est utilisé en médecine allopathique comme apport calcique en cas de carences importantes en calcium dans l'organisme. Le calcium est l'un des constituants essentiels du tissu osseux ; il est nécessaire à la contraction musculaire et à la conduction neurologique le long des nerfs. En homéopathie, Calcarea phosphorica est indiqué dans la croissance rapide de l'adolescent, en cas de convalescence, de pertes de liquides de l'organisme (règles abondantes, hémorragies, diarrhées...), de surmenage intellectuel et de fractures. Le type constitutionnel répondant très bien au traitement homéopathique est constitué de nourrissons de grandes tailles, d'enfants et d'adolescents lon-

CALMODREN

Composition :
Valeriana officinalis 6 DH
Passiflora incarnata 4 DH
Crataegus oxyacantha 8 DH

Propriétés et origines :

Sédatif

Calmodren est une association de médicaments homéopathiques traditionnellement utilisés dans le traitement des dystonies neurovégétatives (palpitations, irritabilité, émotivité) et dans les formes mineures de troubles du sommeil. Calmodren est réservé à l'adulte et à l'enfant de plus de 12 ans.

Indications :

Neurologiques :
Dystonie neurovégétative, Irritabilité, Troubles du sommeil

3 granules par prise, 3 fois par jour pendant 4 semaines.

CAMILIA

Composition :
Chamomilla vulgaris 9 CH,
Phytolacca Decandra 5 CH,
Rheum officinale 5 CH

Propriétés et origines :
Analgésique
Camilia est une association de médicaments homéopathiques traditionnellement utilisés dans les troubles de la dentition chez le nourrisson. Ce médicament appartient à la liste des médicaments dits de médication officinale, disponibles en pharmacie sans ordonnance.

Indications :
Douleur dentaire
1 récipient unidose 2 à 3 fois/j.

CAPSICUM ANNUUM

Nom commun : Piment des jardins
Propriétés et origines :
Anti-inflammatoire, Anxiolytique
Le piment des jardins, de la famille des Solanacées, est originaire des Indes orientales mais il est, aujourd'hui, répandu dans le monde entier. La teinture-mère, préparée avec le fruit sec de la plante, est de couleur orangée et de saveur piquante et brûlante.
Les sujets répondant bien à ce remède sont des personnes souvent sensibles aux changements de cadres. Capsicum prescrit après un déménagement peut régler de façon spectaculaire les troubles du sommeil.

Indications :
Inflammations de la sphère ORL : Otite moyenne, Mastoïdites débutantes
Dans ces indications, le médicament est très efficace en 7 CH, 5 granules en alternance le plus souvent avec Belladona, toutes les heures ou toutes les 2 heures.

Dépendance alcoolique avec gastrite, Hémorroïdes
5 granules 7 à 15 CH 2 à 3 fois par jour.

CARBO ANIMALIS

Nom commun : Charbon animal

Propriétés et origines :
Antiacnéique, Traitement de terrain cancéreux
Le charbon animal est une préparation issue de viande et de cuir de bœuf carbonisés et purifiés, afin d'en obtenir une poudre noire inodore. Les expérimentations cliniques du XIXe siècle avaient mis en évidence une action thérapeutique dermatologique associée à une diminution de ganglions en cas de pathologies cancéreuses.

Indications :

Dermatologiques : Acné rosacée
5 granules en 5 ou 7 CH 2 fois par jour, associées au traitement habituel de cette pathologie chronique.

Cancéreuses : Adénopathie
En cas d'adénopathie (ganglions) généralisée et inopérable, on prescrit 5 granules en 15 ou 30 CH 2 fois par jour. La même posologie est utilisée après intervention chirurgicale cancéreuse pour prévenir une extension éventuelle vers les ganglions.

CARBO VEGETALIS

Nom commun : Charbon végétal officinal
Propriétés et origines :
Antidyspnéique, Antiasthénique
Carbo Vegetalis est un charbon obtenu par calcination de bois blancs non résineux, de préférence saule, bouleau et peuplier. Il représente l'élément anti-oxygène très utile quand on a manqué d'air, ou plus exactement d'oxygène, dans sa vie. Il est indiqué par exemple chez les grands fumeurs, chez les prématurés. C'est aussi un bon remède de suite de maladies graves (péritonite, rougeole, pneumonie) chez des personnes qui ont souffert de dyspnée (difficultés respiratoires).

Indications :
Cardio-respiratoires : Insuffisance respiratoire chronique, Dyspnée de l'insuffisance cardiaque, Asthme et emphysème des vieillards
5 granules 15 ou 30 CH par jour ou par semaine.

Coqueluche
1 tube-dose 30 CH/j. 3 jours de suite.

Carduus marianus

Circulatoires : Dermite variqueuse, Ulcère de jambe, Gangrène des orteils
5 granules 7 ou 15 CH 2 fois par jour.

CARDUUS MARIANUS

Nom commun : Charbon-Marie

Propriétés et origines :

Dépuratif hépato-biliaire, Veinotonique

Le charbon-Marie est une plante herbacée de la famille des Composées. Elle grandit sur des sols arides ou incultes d'Europe centrale ou dans le midi de la France et peut atteindre un mètre de hauteur. Elle possède de grandes feuilles luisantes et épineuses, marbrées de blanc le long des nervures. Les fleurs pourpres donnent des fruits noirs, luisants et ridés avec lesquels est préparée la teinture-mère. Elle contient de la bétaïne et des flavonoïdes aux actions protectrices sur la cellule hépatique et le réseau veineux profond.

Indications :

Gastro-hépatologie : Troubles digestifs
Ce médicament possède une action de drainage vésiculaire très intéressante en cas de problèmes digestifs. On prescrit en dilutions basses, 3 ou 6 DH, à raison de 20 gouttes avant les 3 repas.

Phlébologie : Insuffisance circulatoire veineuse avec jambes lourdes, Gonflement des chevilles en fin de journée, Dilatation veineuse
On prescrit en dilutions basses, 3 ou 6 DH, à raison de 20 gouttes avant les 3 repas.

CHAMOMILLA

Nom commun : Camomille allemande

Propriétés et origines :

Anti-inflammatoire, Antifongique, Antibiotique, Antiulcéreux

La camomille allemande, ou camomille sauvage, est une plante touffue de la famille des Composées qui pousse en sous-bois où elle dégage une odeur aromatique. La teinture-mère est préparée à partir de la plante entière fleurie. Il s'agit d'un remède souvent utilisé chez les personnes irritables, nerveuses, hypersensibles à la douleur, colériques et dont le caractère est changeant en fonction des conditions climatiques.

Indications :

Nourrissons : Troubles de la dentition chez le nourrisson
5 granules 5 CH tous les 1/4 d'heure.

Autres : Névralgies, Sciatiques, Coliques hépatiques, Coliques néphrétiques, Coliques intestinales, Douleur des règles
5 granules 9 à 30 CH 2 à 3 fois par jour.

CHINA RUBRA

Nom commun : Quinquina rouge

Propriétés et origines :

Antihémorragique, Antidiarrhéique, Antipyrétique

Importé au XVIIe siècle du Pérou, le quinquina rouge est un arbre de la famille des Rubiacées. La teinture-mère, préparée à partir de l'écorce séchée, fut rapidement célèbre par ses succès dans le traitement des fièvres intermittentes. C'est à partir de China qu'Hahnemann, le fondateur de l'homéopathie, commença ses premières expérimentations. Il s'agit d'un remède très utilisé dans les suites de fièvres prolongées et épuisantes ou après des pertes abondantes ou répétées de liquides organiques (sang, sueurs, lait, sperme, diarrhées...).

Indications :

Hémorragie
5 granules 5 ou 7 CH toutes les 2 heures.

Diarrhée abondante
5 granules 5 CH après chaque selle liquide.

Fièvre
5 granules 5 ou 9 CH toutes les 4 à 6 heures.

CINNABARIS

Nom commun : Sulfure rouge de mercure (HgS)

Propriétés et origines :

Anti-inflammatoire de la sphère ORL, Verrucide

Le sulfure de mercure que l'on trouve à l'état naturel est appelé Cinabre. Il se présente sous la forme d'une poudre rouge pratiquement insoluble dans l'eau et l'alcool.

Indications :
Les indications homéopathiques ont été déduites de l'observation d'intoxications chroniques au mercure. Ces intoxications ont été responsables, entre autres, d'inflammation des sinus, de rougeurs de la face, de douleurs périorbitaires et d'inflammation des organes génitaux externes.

ORL : *Sinusite éthmoïdale et frontale*
5 granules en 7 ou 15 CH 2 à 4 fois par jour.

Dermatologiques : *Verrues génitales et papillomes*
5 granules en 5, 7 ou 9 CH 2 fois par jour.

COCCULINE

Composition :
Cocculine existe en comprimés et en doses :
Cocculus 4 CH Cp. : 0,15 g ; dose : 1 g
Tabacum 4 CH Cp. : 0,15 g ; dose : 1 g
Nux vomica 4 CH Cp. : 0,15 g ; dose : 1 g
Petroleum 4 CH Cp. : 0,15 g ; dose : 1 g

Propriétés et origines :

Anti-nauséeux

Cocculine est une association de remèdes homéopathiques utilisée dans le traitement des nausées dues au mal des transports. Il existe sous forme de comprimés ou de granules.

Indications :

Mal des transports
En traitement préventif on prescrit 2 comprimés 3 fois par jour, la veille et le jour du voyage, ou bien 1 dose de granules la veille et juste avant le départ.
En traitement curatif : on prescrit 2 comprimés toutes les heures, ou 1 dose de granules en cas de mal des transports.

> **Bon à savoir**
> Les comprimés doivent être avalés avec un peu d'eau. Pour les granules, les laisser fondre en les plaçant sous la langue.

COCCULUS INDICUS

Nom commun : Coque du Levant

Propriétés et origines :

Anxiolytique, Antiémétique

Cocculus indicus est le fruit d'un arbrisseau, Anamirta cocculus, de la famille des Ménispermacées, originaire de l'Inde ou de Ceylan. La teinture-mère est préparée à partir du fruit, amande blanche de saveur âcre et amère. Ce remède est utilisé pour les personnes accompagnant des malades et qui ont besoin, d'une certaine façon, de « visualiser » la période finale de la vie et la mort. C'est également un bon remède du mal des transports.

Indications :

Mal des transports
5 granules 7 CH 1 heure avant le départ et au moment du départ.

Troubles du sommeil
Insomnies dans un climat d'inquiétude affective (mère veillant son enfant malade) ou veilles prolongées.
5 granules 9 à 30 CH par jour.

Vertiges, Vomissements de la grossesse
5 granules 5 à 9 CH à chaque épisode.

COLOCYNTHIS

Nom commun : Coloquinte

Propriétés et origines :

Antalgique, Antispasmodique

La coloquinte est une plante méditerranéenne herbacée de la famille des Cucurbitacées. Les fleurs jaunes fournissent des baies vert-jaune qui permettent de préparer la teinture-mère. Ce médicament convient particulièrement aux douleurs paroxystiques succédant à des situations conflictuelles qui ont entraîné un sentiment d'indignation ou une vexation, des douleurs violentes après une explosion de colère. Ce remède est également utilisé dans les douleurs liées au cycle menstruel, les douleurs de crampes.

Indications :

Affections spasmodiques : *Douleur gastrique (des ulcères gastro-intestinaux, coliques hépatiques ou néphrétiques, colopathies, diarrhées douloureuses, cycles menstruels)*
5 granules 7 à 15 CH toutes les 1/2 heures ou toutes les heures.

Névralgies faciales, Cruralgies, Sciatiques
5 granules 15 ou 30 CH toutes les 3 à 6 heures.

CONIUM MACULATUM

Nom commun : Grande ciguë

Propriétés et origines :

Antivertigineux, Anti-adénome de la prostate

La grande ciguë est une plante de la famille des Ombelliformes commune en France et en Europe. On prépare la teinture-mère avec les sommités fleuries récoltées avant la maturité des fruits, en juillet. Elle contient, outre des dérivés polyphéniques et acétyléniques, des alcaloïdes dont les effets toxiques sont très connus. La toxicité de la grande ciguë est connue depuis la haute Antiquité, tant par les empoisonnements accidentels que par les empoisonnements provoqués aux fins d'exécution des condamnés à mort, notamment en Grèce. L'exécution de Socrate reste évidemment la plus célèbre. Le pouvoir toxique de la plante résulte principalement de l'action des alcaloïdes, notamment de la conine qui se trouve en forte concentration dans les graines et les racines. La première phase d'intoxication débute par des phénomènes d'excitation du système nerveux avec des tremblements, des délires, des hallucinations, voire des convulsions. Puis se déroule une seconde phase dépressive où s'associent la paralysie du système nerveux et celle des voies respiratoires conduisant au décès. La conscience et la lucidité sont pratiquement conservées jusqu'à la fin.

Indications :

Le type sensible répondant bien au remède n'est pas spécifique mais il est plus particulièrement efficace chez des adultes prématurément vieillis ou fatigués ou chez des personnes âgées, moroses, taciturnes, débutant parfois une involution cérébrale sénile et présentant des troubles génito-urinaires.

Neurologiques : Vertiges déclenchés par les mouvements de la tête ou des yeux

5 granules en 9 CH 2 fois par jour et au moment des épisodes de vertiges.

Uro-génitales : Mastopathies, Adénome prostatique, Impuissance, Éjaculation rétrograde

En cas de mastopathie avec atrophie mammaire ou mastose fibro-kystique, on prescrit 5 granules en 7 ou 9 CH 2 fois par jour.

Pour l'adénome prostatique, on prescrit en 9 CH 5 granules 1 à 2 fois par jour.

Pour l'impuissance ou l'éjaculation rétrograde, avec conservation de la libido, à la suite de continence prolongée.

On prescrit dans ces cas-là 5 granules en 15 ou 30 CH par jour ou 1 à 2 doses par semaine.

CORYZALIA

Composition : Alium cepa 3 CH : 0,5 mg
Belladona 3 CH : 0,5 mg
Gelsemium 3 CH : 0,5 mg
Kalium bichromicum 3 CH : 0,5 mg
Sabadilla 3 CH : 0,5 mg

Propriétés et origines :
Anti-inflammatoire

Coryzalia est une association de médicaments homéopathiques traditionnellement utilisés dans le traitement adjuvant des rhumes et des rhinites. Coryzalia est utilisé chez l'adulte et l'enfant à partir de 18 mois. Ce médicament appartient à la liste des médicaments dits de médication officinale, disponibles en pharmacie sans ordonnance.

Indications :
Rhume, Catarrhe, Coryza, Rhinorrhée, Rhinite
6 à 8 comprimés par jour chez l'adulte et l'enfant à partir de 18 mois, pendant une semaine.

CUPRUM METALLICUM
Oligothérapie

Nom commun : Cuivre métallique

Propriétés et origines :
Antispasmodique, Antidiarrhéique

Le cuivre métallique se présente sous la forme d'un métal rouge et malléable. Très utilisé dans l'industrie, il l'est également en agriculture pour ses propriétés insecticides et antiparasitaires. Intervenant dans de multiples métabolismes cellulaires ainsi que dans l'organisation de nombreuses protéines, il participe, en tant qu'oligo-élément, à la régulation de différentes réactions inflammatoires.

Indications :

L'expérimentation clinique homéopathique a montré que les cibles préférentielles de Cuprum sont les muscles striés ou lisses (manifestations spasmodiques) et les muqueuses digestives (irritation et ulcérations).

Musculaires : *Crampes nocturnes des mollets, Tics douloureux de la face (et notamment des paupières)*
5 granules en 7, 9 ou 15 CH le soir ou le matin suivant la survenue des symptômes.

Digestives : *Coliques abdominales*
5 granules en 5, 7 ou 9 CH répétés au rythme des phénomènes spasmodiques.

Syndrome diarrhéique avec spasmes abdominaux
5 granules en 9 CH plusieurs fois par jour en fonction de l'importance des symptômes.

En oligothérapie, le cuivre est utilisé comme modificateur de terrain, notamment dans les états infectieux ou allergiques touchant le nez, la gorge ou les oreilles.

DIARALIA

Composition :
Arsenicum album 9 CH : 1 mg
China rubra 5 CH : 1 mg
Podophyllum peltatum 9 CH : 1 mg

Propriétés et origines :

Antidiarrhéique

Diaralia est une association de remèdes homéopathiques utilisée dans le traitement des diarrhées aiguës passagères de courte durée chez l'adulte et l'enfant de plus de 6 ans.
Ce médicament ne doit pas être utilisé en cas de vomissement, fièvre importante, sang dans les selles. Par ailleurs, toute diarrhée importante en particulier pour les enfants, nécessite une réhydratation appropriée.
Ce médicament est contre-indiqué en cas de galactosémie congénitale, de syndrome de malabsorption du glucose et du galactose ou d'un déficit en lactase, ainsi qu'en cas d'intolérance au fructose, de syndrome de malabsorption du glucose et du galactose ou de déficit en sucrase-isomaltase.
En l'absence de données expérimentales et cliniques et par mesure de précaution, l'utilisation de ce médicament est à éviter pendant la grossesse.

Indications :
Diarrhée aiguë
Sucer 1 comprimé, 4 à 6 fois par jour, jusqu'à la disparition des symptômes, sans dépasser 3 jours de traitement.

Bon à savoir
Ce médicament doit être sucé, de préférence à distance des repas.

DIGEODREN

Composition :
Taraxacum officinalis 4 DH
Berberis vulgaris 5 DH
Lappa major 4 DH

Propriétés et origines :

Régulateur du transit intestinal

Digeodren est une association de médicaments homéopathiques traditionnellement utilisés dans le traitement des troubles digestifs mineurs, afin de faciliter la digestion. Digeodren est réservé à l'adulte et à l'enfant de plus de 12 ans.

Indications :
Troubles digestifs mineurs, Dyspepsie
3 granules par prise, 3 fois par jour pendant 4 semaines.

DIGEOSLOR

Composition :
Chelidonium majus 5 DH
Raphanus sativus niger 7 DH
Rhamnus frangula 7 DH

Propriétés et origines :

Régulateur du transit intestinal

Digeoslor est une association de médicaments homéopathiques traditionnellement utilisés dans le traitement adjuvant des troubles digestifs mineurs, afin de régulariser le transit intestinal. Digeoslor est réservé à l'adulte et à l'enfant de plus de 12 ans.

Indications :
Troubles fonctionnels digestifs
3 granules par prise, 3 fois par jour pendant 4 semaines.

DIGITALIS

Nom commun : Digitale pourprée - gant de Notre-Dame

Propriétés et origines :

Antiarythmique, Correcteur de l'appétit

La digitale pourprée, de la famille des Scrofulariacées, est une plante qui fleurit en une large grappe dressée de fleurs rouges en forme de clochettes. On la retrouve dans toute l'Europe et la teinture-mère est préparée à partir des feuilles à l'état frais, cueillies la deuxième année, immédiatement après la floraison. Connue depuis des siècles pour ses propriétés cardiotoniques, la digitale a donné à la pharmacopée l'une de ses plus grandes réussites thérapeutiques : la digitaline, sucre stéroïde contenu dans la plante et toujours l'une des principales molécules utilisées en cardiologie. Outre ses vertus cardiaques, la digitaline possède également des actions diurétiques, anti-inflammatoires et immunostimulantes. Elle provoque un ralentissement du pouls, une apparition de troubles du rythme cardiaque dont les plus fréquents sont les extrasystoles ventriculaires, les tachycardies auriculaires ou des bradycardies sinusales.

Indications :

Cardiologiques : *Troubles du rythme cardiaque*
En clinique, l'indication d'un pouls lent, irrégulier, chez un convalescent par exemple, ou en cas d'asthénie, est une bonne indication pour prescrire ce remède à raison de 5 granules à 7 CH par jour.

Digestives : *Nausée, Nausée à la vue des aliments ou à leur odeur, Perte totale d'appétit*
5 granules en 7 CH par jour.

DROSERA ROTUNDIFOLIA

Nom commun : Rosée du soleil

Propriétés et origines :

Antitussif, Anti-inflammatoire ostéo-articulaire

La Droséra rotundifolia, appartenant à la famille des Droséracées, est une des rares plantes carnivores. Les feuilles rondes sont couvertes de cils tentaculaires, sensibles, mobiles et terminés par de petites glandes remplies d'un suc digestif.
La teinture-mère est préparée par macération de la plante entière, récoltée en juillet, au début de la floraison. Elle calme les toux, notamment celle de la coqueluche, et des crises d'asthme.

Indications :

Affections de l'arbre respiratoire : *Laryngites, Trachéo-bronchite avec toux spasmodique*
5 granules 7 ou 9 CH au rythme des quintes de toux. Coqueluche, 1 dose 30 CH à renouveler dès l'épuisement de l'effet.

Affections du système lymphatique : *Ganglions trachéo-bronchiques ou mésentériques*
5 granules 15 ou 30 CH par jour.

Affections ostéo-articulaires : *Arthrites inflammatoires d'origine virale, « Rhume de hanche » de l'enfant*
5 granules 7 ou 9 CH 1 à 2 fois par jour.

EQUISETUM HIEMALE

Nom commun : Prêle d'hiver

Propriétés et origines :

Antalgique urinaire, Anti-infectieux urinaire, Correcteur de l'énurésie de l'enfant

La prêle d'hiver, de la famille des Équisétacées, est une plante vivace à tige, persistant l'hiver. Elle pousse dans les sables, les lieux humides et au bord des rivières d'une grande partie de l'Europe. La teinture-mère est préparée avec la partie aérienne de la plante fraîche. Utilisée en allopathie pour ses propriétés diurétiques et hémostatiques, la prêle contient également des produits actifs antirhumatismaux, antihémorroïdaires et reminéralisants car riches en silice, calcium, magnésium et fer.

Indications :

Urologiques : *Cystite subaiguë ou chronique avec douleurs vésicales pendant ou après les mictions*
5 granules en 5 CH après chaque miction.

Infections urinaires chroniques
5 granules en 5 CH, 2 fois par jour.
Dans les deux indications précédentes, les examens cytobactériologiques sont évidemment nécessaires au préalable.

Énurésie infantile nocturne
5 granules en 5 CH, le soir avant le coucher.

EUGENIA JAMBOSA

Nom commun : Jambosier

Propriétés et origines :

Antiacnéique

Eugenia jambosa est un arbuste originaire de l'Inde. La décoction homéopathique est préparée à partir de la graine récoltée après floraison. La graine est séchée, puis écrasée et mélangée à une solution alcoolique, afin d'obtenir la teinture-mère.

Indications :

Dermatologiques : *Acné juvénile*
Ce traitement est particulièrement indiqué en cas de recrudescence acnéique prémenstruelle et lorsque prédominent les comédons en cas d'acné de l'adolescent. On prescrit 5 granules en 5 CH une à deux fois par jour tout au long du cycle.

FERRUM METALLICUM

Nom commun : Fer métallique (Fe)

Propriétés et origines :

Traitement des carences ou des surcharges en fer, Traitement des incontinences urinaires de l'enfant, Antalgique rhumatologique

Le fer métallique est très répandu dans la nature mais rare à l'état pur. Il se présente sous la forme d'un métal bleu-grisâtre insoluble dans l'eau et l'alcool. Il se trouve en assez grande quantité dans l'organisme, principalement contenu dans l'hémoglobine (70 %), transporteur de l'oxygène dans les globules rouges, il est également stocké dans le foie, la rate et la moelle osseuse.

Indications :
Ferrum est particulièrement actif chez les personnes présentant une pâleur du visage ou des muqueuses, incapables de fournir un effort intense ou prolongé, frileuses quel que soit le temps et irritables à la moindre contrariété.

Hématologiques : *Anémie par carence en fer*
5 granules 2 fois par jour, en complément du traitement classique pour équilibrer le métabolisme du fer.

Hémosidéroses (surcharge en fer) d'origine professionnelle ou après polytransfusion
5 granules en 15 ou 30 CH par jour.

Uro-génitales : *Incontinence urinaire diurne chez des enfants anémiés*
5 granules en 5 à 7 CH 1 à 2 fois par jour.

Aménorrhée chez les jeunes filles
Une dose en 9, 15 puis 30 CH chaque matin pendant 3 jours consécutifs, une fois par mois.

Rhumatologiques : *Périarthrite scapulo-humérale, Douleur coxo-fémorale*
5 granules en 5 CH 2 à 3 fois par jour.

FERRUM PHOSPHORICUM
Oligothérapie

Nom commun : Phosphate de fer

Propriétés et origines :

Antipyrétique, Anti-inflammatoire

Le phosphate de fer se présente sous la forme de poudre bleu ardoise. Il est souvent prescrit en cas de bronchite virale survenant dans un contexte peu fébrile (pas plus de 38 °C) par temps froid et sec.

Indications :

Affections fébriles : *Maladie éruptive en période d'incubation ou d'invasion, Rhinopharyngite (accompagnée de saignements de nez, épistaxis ou de douleurs auriculaires), Otite, Laryngites, Trachéites, Bronchite.*
5 granules 5, 7 ou 9 CH 2 à 4 fois par jour.

Incontinence urinaire

Arthralgies inflammatoires
5 granules 9 CH chaque soir ou 5 granules 5 ou 7 CH 2 à 3 fois par jour.

FLUORICUM ACIDUM

Nom commun : Acide fluorhydrique

Propriétés et origines :

Anti-inflammatoire osseux, Protecteur vasculaire

L'acide fluorhydrique est un liquide limpide, incolore, et fumant à l'air. Il produit des vapeurs épaisses et blanchâtres, attaquant le verre, la porcelaine et tous les corps contenant du silicium. L'action toxicologique de l'acide fluorhydrique provoque des irritations pulmonaires, des lésions dermatologiques et des muqueuses. En cas d'intoxication prolongée par une eau de boisson trop fortement dosée en fluor, l'accumulation excessive de fluor (fluorose) provoque des modifications osseuses (ostéosclérose et exostoses), des lésions dentaires (émail tacheté) et des lésions dermatologiques (épaississement de la couche cornée du derme, ulcères variqueux des membres inférieurs).

Formica rufa

Indications :

Osseuses : Périostite de l'adolescence (maladie d'Osgood-Schlatter), Ostéite et suppuration osseuse fistulisée, Douleur de la polyarthrite rhumatoïde
5 granules en 15 ou 30 CH par jour.

Dermatologiques : Ulcère variqueux, Eczéma variqueux, Hypodermite variqueuse, Angiomes cutanés, Taches rubis
5 granules en 5 à 9 CH, 1 à 2 fois par jour.

FORMICA RUFA

Nom commun : Fourmi rouge

Propriétés et origines :

Hypo-uricémiant

La préparation homéopathique est préparée avec l'animal entier. Les fourmis se défendent en propulsant un jet d'acide formique qui est utilisé pour la thérapeutique homéopathique. La teinture-mère contient également un composé naturel, l'iridomyrmécine, qui est bactéricide et insecticide. À fortes doses, la teinture-mère occasionne des douleurs articulaires aggravées par le froid et l'humidité, ainsi que des inflammations de l'appareil urinaire avec cystite douloureuse.

Indications :

Rhumatologiques : *Hyperuricémie avec cystite*
En cas d'hyperuricémie accompagnée de cystite, d'inflammation de la vessie et de douleurs articulaires provoquées par les microcristaux d'acide urique, on prescrit 5 granules en 4 ou 5 CH 2 fois par jour en traitement de fond.

GAMBOGIA

Nom commun : Gomme gutte

Propriétés et origines :

Anti-infectieux, Antispasmodique intestinal

Gambogia (ou Cambogia) est la gomme gutte extraite par incision de l'écorce du guttier, arbre du Sud-Est asiatique, de la famille des Clusiacées. La teinture-mère, préparée à partir de la gomme, contient des résines, des pigments et des substances appelées guttiférines qui stimulent la muqueuse de l'intestin grêle et du gros intestin en augmentant les secrétions et en entraînant un effet laxatif.

Indications :

Entérologiques : Colites aiguës, Colites chroniques, Spasmes abdominaux douloureux
5 granules en 5 à 9 CH, au réveil et au coucher dans les phénomènes chroniques ou après chaque selle dans les épisodes aigus.

GASTROCYNÉSINE

Composition :
Abies nigra 4 CH
Carbo vegetabilis 4 CH
Nux vomica 4 CH
Robinia pseudo-acacia 4 CH

Propriétés et origines :

Régulateur intestinal

Gastrocynésine est une association de remèdes homéopathiques utilisé pour le traitement d'appoint des troubles de la digestion (lourdeurs d'estomac, somnolences, régurgitations). Afin d'atténuer les troubles de la digestion, il est important d'avoir une alimentation équilibrée, de mastiquer lentement et de supprimer les aliments difficiles à digérer et les boissons alcoolisées.

Indications :

Troubles de la digestion
Prendre 1 à 2 comprimés 1/4 d'heure avant le repas, puis répéter la prise après le repas si besoin.
Les comprimés doivent être sucés lentement.

GELSENIUM SEMPERVIRENS

Nom commun : Jasmin jaune, jasmin de Caroline

Propriétés et origines :

Antipyrétique, Antiviral, Anxiolytique, Antimigraineux

Le jasmin jaune, ou jasmin de Caroline, fut introduit en Europe au XVIIe siècle en provenance du sud-est de l'Amérique du Nord où il vivait à l'état sauvage. Utilisé à son introduction comme plante ornementale pour son feuillage toujours vert et ses fleurs jaunes et odorantes, il fut également employé à la fin du XIXe siècle pour ses vertus médicinales fébrifuges, antispasmodiques et antinévralgiques. La teinture-mère, préparée à partir de la racine de la plante, contient une résine, des lipides et trois alcaloïdes qui en sont les véritables principes actifs : la gelsémine, la sempervirine et la gelsemicine. L'expérimentation clinique a mis en évidence une action sur le système nerveux central avec une première phase d'excitation suivie d'une phase de prostration accompagnée de fatigue intense, une action sur l'appareil circulatoire avec hypotension artérielle et enfin, une action sur le système digestif et respiratoire avec hypersécrétion muqueuse et diarrhée motrice.

Indications :

États grippaux
Tous les états fébriles accompagnés de fatigue intense et d'adynamisme peuvent bénéficier de Gelsenium. On prescrit 5 granules en 30 CH toutes les 6 heures en espaçant les prises au fur et à mesure de l'amélioration.

Paralysie virale (faciale, ou post-varicelle), Myasthénie
5 granules en 15 CH matin et soir.

Trac, Insomnies par anxiété d'anticipation (avant soins dentaires ou intervention chirurgicale), Migraine ophtalmique
5 granules en 7 ou 9 CH 2 à 4 fois par jour en fonction de l'importance des symptômes.

GRATIOLA

Nom commun : Gratiole

Propriétés et origines :

Antidiarrhéique

Gratiola est une plante de 50 cm de hauteur de la famille des Scrofulariacées qui pousse dans tous les lieux humides de l'Europe. La teinture-mère est préparée à partir de la plante entière fleurie. Il s'agit d'un remède prescrit en cas de diarrhées profuses mais également chez quelqu'un subissant des pressions importantes (professionnelles ou scolaires).

Indications :

Diarrhée estivale infantile
5 granules 5 CH après chaque selle en complément de China 5 ou 7 CH donné en alternance.

HEKLA LAVA

Nom commun : Lave du Mont Hekla, « la montagne au manteau »

Propriétés et origines :

Anti-inflammatoire, Antalgique

La lave du Mont Hekla, en Islande, est riche en silice, alumine et oxyde de fer. Elle contient également beaucoup de chaux et de magnésie et l'on prépare la teinture-mère à partir des cendres fines et pulvérulentes du volcan. La découverte d'une action homéopathique découle d'une curieuse maladie affectant les moutons paissant sur les pentes herbeuses du Mont Hekla. L'absorption par ces animaux de cendres volca niques avait provoqué l'apparition d'une impotence fonctionnelle douloureuse accompagnée d'une altération importante de l'état général, dues à des infections des os (périostite et ostéite suppurée) des membres, de la tête et particulièrement des maxillaires.

Indications :

Les indications découlent de l'observation clinique des phénomènes d'atteintes articulaires. Elles sont essentiellement rhumatologiques.
Épine calcanéenne, Maladie d'Osgood-Schlatter (épiphysite de croissance de certains adolescents), Hyper-ostose vertébrale, Ostéophytose articulaire
On prescrit en dilutions basses, 5 CH, sauf en cas de douleurs importantes où les hautes dilutions, 15 CH, sont nécessaires.

HELLEROBUS NIGER

Nom commun : Hellébore à fleurs roses, rose de Noël

Propriétés et origines :

Anticomateux

La teinture-mère est préparée avec le rhizome qui contient des huiles essentielles, de l'acide nicotinique et des substances antimigraineuses et cardiotoniques. En expérimentation clinique et à doses importantes, l'hellébore provoque des sommeils profonds pouvant aller jusqu'au coma, accompagnés de regard fixe et d'yeux mi-clos, les lèvres sont sèches et craquelées, le malade reste couché sur le dos, jambes repliées.

Indications :

Neurologiques : Coma d'origine traumatique, Coma au cours des méningites cérébro-spinales
5 granules en 5 CH toutes les demi-heures pendant 3 heures. Si l'amélioration survient, on espace les prises, sinon on augmente les dilutions.

HEPAR SULFUR

Nom commun : Fleur de soufre calcaire

Propriétés et origines :

Anti-infectieux, Antisuppuratif

Hepar sulfur est un mélange de fleur de soufre et de calcaire d'huître chauffé au rouge pendant 10 à 15 minutes puis coulé sur une plaque de marbre. Hepar sulfur est indiqué dans les maladies infectieuses à tendance suppurative cutanée et/ou de muqueuse. En pédiatrie, il est prescrit à des enfants hypersensibles, impulsifs, irritables, colériques, souvent attirés par le feu.

Indications :

Furoncles, Anthrax, Conjonctivite purulente, Amygdalites purulentes, Sinusite, Otite, Abcès dentaires

Les dilutions basses 5 CH favorisent la suppuration et les dilutions hautes la résorbent ou la tarissent.

Laryngites aiguës avec enrouement, Toux rauque, Trachéo-bronchite

5 granules 30 CH au moment du coucher ou 7 CH toutes les 3 heures pour favoriser l'expectoration.

HOMÉOAFTYL

Composition :
Borax 5 CH : 1 mg
Kalium bichromicum 5 CH : 1 mg
Sulfuricum acidum 5 CH : 1 mg

Propriétés et origines :

Antiseptique buccal

Homéoaftyl est une association de remèdes homéopathiques utilisée dans le traitement symptomatique des aphtes.

Homéoaftyl peut également être utilisé chez l'enfant de plus de 6 ans.

Indications :

Aphtes

Pour les adultes et les enfants à partir de 6 ans, prendre 1 comprimé 4 à 5 fois par jour à distance des repas pendant 5 jours maximum. Le traitement doit être interrompu dès la disparition des symptômes.

HOMÉOGÈNE 9

Composition :
Mercurius solubilis 3 CH : 0,667 mg
Anemone pulsatilla 3 CH : 0,667 mg
Spongia tosta 3 CH : 0,667 mg
Bryone 3 CH : 0,667 mg
Bromum 3 CH : 0,667 mg
Belladonna 3 CH : 0,667 mg
Phytolacca decandra 3 CH : 0,667 mg
Arum triphyllum 3 CH : 0,667 mg
Arnica 3 CH : 0,667 mg

Propriétés et origines :

Anti-inflammatoire ORL

Homéogène 9 est une association de remèdes homéopathiques utilisée en cas de maux de gorge, d'enrouements et de laryngites.

Indications :

Enrouement, Laryngite

On prescrit un comprimé toutes les heures, à espacer dès l'amélioration.

Les comprimés sont à sucer de préférence à distance des repas.

> **Bon à savoir**
>
> Si vous ne constatez aucune amélioration, ou bien en cas d'apparition de fièvre, consultez votre médecin.

HOMÉOGRIPPE

Composition :

Homéogrippe est un médicament qui existe en comprimés ou en granules.
Aconitum napellus 6 CH
Antimonium tartaricum 6 CH
Atropa belladona 6 CH
Ipecacuanha 6 CH
Solanum dulcamara 6 CH
Bryonia dioica 6 CH

Propriétés et origines :

Antigrippal

Homéogrippe est une association de remèdes homéopathiques utilisée dans le traitement des états grippaux débutants (courbatures, fièvre, frissons, etc.).

Indications :
États grippaux
Dès les premiers symptômes, prendre 1 ou 2 comprimés toutes les heures en espaçant les prises suivant l'amélioration.

> **Bon à savoir**
> Ce médicament doit être sucé, de préférence à distance des repas.

HOMÉOVOX

Composition :
Aconitum napellus 3 CH : 1 mg
Arum triphyllum 3 CH : 1 mg
Ferrum phosphoricum 6 CH : 1 mg
Calendula officinalis 6 CH : 1 mg
Spongia tosta 6 CH : 1 mg
Belladonna 6 CH : 1 mg
Mercurius solubilis 6 CH : 1 mg
Hepar sulfur 6 CH : 1 mg
Kalium bichromicum 6 CH : 1 mg
Populus candicans 6 CH : 1 mg
Bryonia dioica 3 CH : 1 mg

Propriétés et origines :
Anti-inflammatoire ORL
Homéovox est une association de remèdes homéopathiques utilisée en cas d'enrouement, d'extinction de voix ou de laryngite.

Indications :
Enrouement, Extinction de voix, Laryngite
En prévention, on prescrit 2 dragées, 5 fois par jour.
En traitement, on prescrit 2 dragées toutes les 2 heures.
Les dragées doivent être sucées lentement à distance des repas.

> **Bon à savoir**
> Si vous ne constatez aucune amélioration, ou bien en cas d'apparition de fièvre, consultez votre médecin.

HURA BRASILENSIS

Nom commun : Assacou
Propriétés et origines :
Antihémorroïdaire
Hura brasilensis ou Assacou est un grand arbre de l'Amérique tropicale, de la famille des Euphorbiacées. La teinture-mère est préparée à partir du latex de l'arbre et contient une enzyme appelée huraïne à l'origine des effets toxiques de cette plante. Après absorption de teinture-mère, une inflammation importante du rectum apparaît, accompagnée de douleurs et de contractions spasmodiques de l'anus ainsi que de lésions vésiculo-pustuleuses de la peau et des muqueuses.

Indications :
Entérologiques : Irritations anales accompagnant des affections rectales
En cas d'irritations anales, notamment hémorroïdaire, on prescrit 5 granules, 2 à 4 fois par jour, en 5 ou 7 CH. Puis on espace les prises en fonction de l'amélioration.

HYDROCYANICUM ACIDUM

Nom commun : Acide prussique, Acide cyanhydrique
Propriétés et origines :
Antiangoreux, Modificateur du terrain dans les pathologies respiratoires
L'acide cyanhydrique est un produit naturel contenu dans de nombreuses plantes (choux) ou graines, ainsi que dans les noyaux de nombreux fruits (pêches, abricots, cerises, prunes…) et les amandes amères. Il est également fabriqué pour les besoins de l'industrie où surviennent la majorité des intoxications graves, car cet acide est mortel pour l'homme quel que soit le mode de contamination : par ingestion, par inhalation ou par voie cutanée au-delà d'une certaine dose.
L'intoxication provoque des troubles respiratoires et cardiaques avec suffocation et troubles coronariens.

Indications :
Cardiaques : Crise d'angor
Lorsque la crise d'angor (ou angine de poitrine) est associée ou non à des troubles du rythme du cœur, on prescrit 5 granules deux à quatre fois par jour selon l'importance des troubles.

Pulmonaires : Difficulté respiratoire, Apnée du sommeil
En cas de difficultés respiratoires lors de maladies cardiaques, des affections cardio-pulmonaires ou des toux spasmodiques de la coqueluche, on prescrit 5 granules en 5 ou 7 CH deux à quatre fois par jour.

Hyperium perforatum

En cas d'apnée du sommeil, on prescrit 5 granules en 15 CH le soir au coucher.

HYPERIUM PERFORATUM

Nom commun : Millepertuis
Propriétés et origines :
Antalgique

La teinture-mère est préparée avec les fleurs ou les feuilles de cette plante herbacée de la famille des Hypéricacées. Elle contient une huile essentielle, des tanins, de la résine et des flavonoïdes. Antiseptique, antihémorragique, elle est surtout utilisée en homéopathie pour ses qualités cicatrisantes dans les suites des traumatismes des terminaisons nerveuses qui l'ont fait surnommer l'arnica des nerfs.

Indications :

Traumatismes des terminaisons nerveuses :
Avulsion dentaire, Ongle arraché, Piqûres profondes douloureuses, Traumatisme avec écrasement des extrémités, Douleur des moignons d'amputation
5 granules toutes les 30 à 60 minutes en 15 ou 30 CH.

Suites d'intervention neurochirurgicale
5 granules en 9 CH matin et soir.

Névralgies périphériques : Névralgies faciales « a frigore », Cicatrices douloureuses
5 granules en 15 ou 30 CH deux fois par jour.

IGNATIA AMARA

Nom commun : Fève de saint Ignace
Propriétés et origines :
Anxiolytique

La fève de saint Ignace est la semence d'un arbuste grimpant des Philippines, Strychnos ignatii. La teinture-mère est préparée à partir de la graine sèche des fruits qui contient principalement de la strychnine dont l'intoxication provoque des convulsions violentes et parfois le décès. Saint Ignace, avant d'entrer dans les ordres, était amoureux d'une femme qu'il ne pouvait pas épouser à cause de son rang social. Il a donné son nom à la fève qui présente toute la problématique de la vie de saint Ignace : l'amour impossible. Ce remède est un peu le « Tranxène » homéopathique.

Indications :

Ignatia est le médicament des « déchirés », des « écorchés » qui présentent aussi bien des troubles fonctionnels spasmodiques à caractère changeant et paradoxal, que des troubles psychiques conséquence d'émotions, de soucis ou de chagrins.

Choc affectif
5 granules 5 CH matin et soir ou, si un choc affectif est récent, on prescrit en échelle : 1 dose 9 CH le 1er jour, 12 CH le 2e jour, 15 CH le 3e jour et 30 CH le 4e jour.

IODUM

Nom commun : Iode (I_2)
Propriétés et origines :
Stimulant, Régulateur métabolique

L'iode est un métalloïde qui se présente sous forme de lamelles friables, gris-violet à éclat métallique, d'odeur forte et irritante. Son apport, dans l'alimentation moderne, se fait principalement par les fruits de mer ou le sel iodé. Chez l'homme, l'iode intervient essentiellement dans le métabolisme des hormones thyroïdiennes.

Indications :

Les personnes répondant le mieux au traitement sont des patients de type hyperthyroïdien : maigres, toujours affamées, intolérantes à la chaleur et sujettes à une agitation anxieuse qu'elles calment par une activité permanente.

Métaboliques : Amaigrissement rapide
5 granules 15 CH 2 fois par semaine ou 30 CH 1 fois par semaine.

Muqueuses : Coryza aigu, Coryza chronique, Aphtose buccale avec salivation abondante
5 granules en 7 CH plusieurs fois par jour.

Tissulaires : Formations kystiques de siège varié, Hypertrophie des ganglions
5 granules en 7 CH 2 fois par jour.

IPECACUANHA

Nom commun : Ipeca
Propriétés et origines :
Antiémétique, Antidiarrhéique, Antitussif

Ipeca est préparé à partir de la racine d'un arbuste brésilien de la famille des Rubiacées, l'Ipecacuanha de Mato Grosso. Riche en alcaloïdes, l'action d'Ipeca s'accompagne d'une activation du nerf vague provoquant une certaine lenteur d'esprit génératrice d'indécision, ce qui en fait un bon remède chez certaines personnes colériques qui veulent tout et son contraire.

Indications :

Respiratoires : *Toux spasmodique accompagnée de vomissements (coqueluche, asthme, bronchites aiguës)*

Digestives : *Indigestions avec nausées, Nausée de la grossesse, Diarrhée après ingestion de fruits verts, Rectocolite hémorragique*
5 granules en 5 à 15 CH au rythme des manifestations nauséeuses, diarrhéiques ou quinteuses.

IRIS MINOR

Nom commun : Iris d'Amérique

Propriétés et origines :

Antalgique intestinal

L'iris minor ou iris d'Amérique appartient à la famille des Iridacées. La teinture-mère est préparée à partir du rhizome frais puis séché. Lors d'ingestion expérimentale, les différentes substances de la plante provoquent une forte inflammation de la région cæco-appendiculaire du gros intestin. L'abdomen est douloureux et tendu, surtout au niveau de la fosse iliaque droite. Le transit intestinal est perturbé avec une constipation opiniâtre.

Indications :

Entérologiques : *Douleur intestinale accompagnée de constipation*
5 granules 5 CH de façon répétée en fonction de l'évolution des douleurs.

JABORANDI

Nom commun : Pilocarpus jaborandi

Propriétés et origines :

Régulateur métabolique

Pilocarpus jaborandi est une plante d'origine brésilienne de la famille des Rustacées. La teinture-mère, préparée à partir des feuilles séchées, contient des tanins, de l'acide jaborandique, des huiles essentielles et des alcaloïdes dont le plus important est la pilocarpine. Cet alcaloïde est un neuromédiateur activant le système nerveux vague et entraînant une hypersécrétion de toutes les glandes de l'organisme. Elle provoque une hypersalivation, des sueurs abondantes, un larmoiement continu accompagné de troubles de l'accommodation (sensation de « brouillard » visuel), d'impossibilité de fixer longtemps un objet et de maux de tête.

Indications :

Hypersudation, Hypersalivation
On prescrit, chez les patients vagotoniques, 5 granules en 5 CH 2 à 4 fois par jour.

Troubles visuels
5 granules en 4 ou 5 CH 2 à 3 fois par jour, en cas de troubles visuels consécutifs à un surmenage oculaire (ordinateur, télévision).

KALIUM BICHROMICUM

Nom commun : Bichromate de potassium

Propriétés et origines :

Antiallergique, Antalgique, Anti-inflammatoire

Le bichromate de potassium se présente sous forme de cristaux rouge-orangé. C'est un produit très allergisant qui se retrouve dans de nombreux matériaux, notamment le ciment. Les personnes qui répondent le mieux au traitement ont des symptômes périphériques. Elles considèrent que leur corps concentre à un endroit précis toutes leurs maladies.

Indications :

Muqueuses et cutanées : *Eczéma des cimentiers, Ulcères variqueux, Impétigo, Aphtes, Rhinite, Sinusites*

Inflammatoires : *Cervicites ulcéreuses, Tendinite, Tabalgies, Lumbago, Sciatiques*

KALIUM BROMATUM

Nom commun : Bromure de potassium

Propriétés et origines :

Hypnotique, Anxiolytique

Le bromure de potassium, autrefois utilisé comme sédatif, hypnotique et anticonvulsivant, est utilisé, en homéopathie, pour traiter des insomnies provoquées par un chagrin ou un deuil. Il est en général prescrit à des adolescents inquiets. C'est un remède du somnambulisme conseillé aussi chez des enfants ayant des difficultés de concentration.

Indications :
Instabilité psycho-motrice d'enfants inquiets, Somnambulisme, Énurésie, Troubles de la mémoire, Excitation sexuelle suivie d'anaphrodisie et d'impuissance

5 granules 7 ou 9 CH 1 à 2 fois par jour.

KALIUM CARBONICUM

Nom commun : Carbonate de potassium

Propriétés et origines :

Anxiolytique, Antihémorragique, Antalgique

Kalium carbonicum est un remède qui est généralement prescrit à des personnes incapables d'arrêter certaines consommations (alcool, tabac, médicaments). Les sujets qui répondent bien à ce remède, sont vite découragés, anxieux pour leur santé, hypersensibles, sursautent au moindre bruit et aiment le sucre.

Indications :

Neurosensorielles : Hypersensibilité, Hyperesthésie, Anxiété des sujets fatigués

Digestives : Dyspepsie flatulente, Aérophagie, Hernie hiatale

Génitales : Retard pubertaire, Perte sanglante traînante après fausse couche ou curetage, Lombalgies de la grossesse

5 granules 5 CH, 7 ou 9 CH 2 à 4 fois par jour.

KALIUM IODATUM

Nom commun : Iodure de potassium

Propriétés et origines :

Modificateur du terrain pneumologique, Antirhumatismal, Anti-inflammatoire

L'iodure de potassium se présente sous forme de poudre blanche ou de cristaux incolores. L'intoxication par ce produit est très proche de celle du mercure avec des œdèmes des muqueuses, une irritation oculaire, des voies respiratoires et digestives, une anémie et une insuffisance rénale, des douleurs osseuses et parfois une atteinte thyroïdienne.

L'expérimentation homéopathique a mis en évidence que ces atteintes étaient aggravées par la chaleur, que les douleurs osseuses étaient plus fortes la nuit et accentuées par l'existence d'un vent humide et chaud. En revanche, l'air frais et le mouvement améliorent les symptômes.

Indications :

ORL et respiratoires : Rhinite aiguë avec écoulement brûlant, abondant et clair, accompagné d'éternuements fréquents

Sinusite frontale aiguë extrêmement douloureuse avec nez gonflé, sensation de serrement à la racine du nez

5 granules en 5 ou 7 CH 2 fois par jour.

Rhumatologiques : Rhumatisme inflammatoire accentué la nuit ou par vent chaud et humide, Douleur osseuse nocturne, Douleur articulaire avec besoin de bouger, Rhumatisme provoqué par la goutte

5 granules en 5 ou 7 CH 2 à 4 fois par jour en fonction de la gravité des douleurs.

Autres indications : Goitre thyroïdien avec hyperthyroïdie, Inflammation de l'œil

5 granules en 5 ou 7 CH 2 fois par jour.

KALIUM SULFURICUM

Nom commun : Sulfure de potassium

Propriétés et origines :

Anti-inflammatoire

Le sulfate de potassium se présente sous la forme d'une poudre blanche constituée de microcristaux. Les indications homéopathiques sont tirées de l'observation clinique qui a permis de mettre en évidence une action anti-inflammatoire au niveau des muqueuses et de la peau. L'action de Kalium sulfuricum est maximale sur les muqueuses au stade où existent des sécrétions jaunâtres ou verdâtres légèrement irritantes et brûlantes, et sur la peau quand apparaissent des éruptions squameuses avec une peau qui pèle, mettant à vif une surface humide accompagnée de sécrétions.

Indications :

Dermatologiques : Eczéma, Psoriasis, Lésions d'impétigo suintant
5 granules en 5, 7 ou 9 CH 2 à 4 fois par jour en fonction de l'importance des symptômes.

Pulmonaires : Rhinite avec écoulements jaunâtres ou verdâtres, Bronchite avec toux ramenant des glaires jaunâtres ou verdâtres
5 granules en 5, 7 ou 9 CH 2 à 4 fois par jour en fonction de l'importance des symptômes.

KALMIA LATIFOLIA

Nom commun : Laurier de montagne

Propriétés et origines :

Antinévralgique, Antiarythmique

Le laurier de montagne, de la famille des Éricacées, est un arbuste à larges feuilles originaire d'Amérique du Nord. La teinture-mère, préparée à partir des feuilles fraîches récoltées au moment de la floraison, contient des tanins et de nombreux flavonoïdes. En expérimentation clinique, l'absorption de la teinture-mère provoque des névralgies faciales intenses, caractérisées par des élancements oculaires et des névralgies des quatre membres, en éclairs, débutant à la racine des membres et se propageant aux extrémités. Elle entraîne également des douleurs thoraciques irradiant dans le bras gauche, accompagnées de palpitations violentes et de sensation de malaise général.

Indications :

Neurologiques : Névralgies faciales « en éclair », Névralgies « en éclair » du territoire du sciatique ou du crural, Névralgies « en éclair » accompagnant les zonas
5 granules en 9 ou 15 CH 2 à 4 fois par jour.

Cardiologiques : Palpitations cardiaques, Tachycardie
5 granules en 15 CH au rythme des accès.

L 52

Composition :
Eupatorium D3
Aconitum D4
Bryonia D3
Arnica D4
Gelsenium D6
China D4
Belladona D4
Drosera D3
Polygala D3
Eucalyptus D1

Propriétés et origines :

Antigrippal

L 52 est une association de remèdes homéopathiques utilisée dans le traitement des états grippaux, refroidissements, toux sèches, et la fatigue post-grippale. Ce médicament doit être pris de préférence en dehors des repas. Les gouttes sont à diluer dans un peu d'eau et doivent être gardées sous la langue avant de les avaler.

L 52 peut être inhalé en versant une dizaine de gouttes sur un mouchoir à respirer 3 fois par jour.

Indications :

État grippal
Pour les adultes, prendre en prévention 20 gouttes, 2 fois par jour. Lorsque l'état grippal est déclaré, prendre 20 gouttes, 5 à 8 fois par jour, et en état post-grippal, 20 gouttes 3 fois par jour.
Pour les enfants de plus de 2 ans, on prescrit en prévention 5 à 10 gouttes, 2 fois par jour selon l'âge. Lorsque l'état grippal est déclaré, prendre 5 à 10 gouttes, 5 à 8 fois par jour selon l'âge, et en état post-grippal : 5 à 10 gouttes, 3 fois par jour, toujours selon l'âge.

LACHESIS

Nom commun : Lachesis muet

Propriétés et origines :

Antalgique, Antihémorragique

Le Lachesis muet est un énorme serpent de la famille des crotales qui vit dans les forêts vierges d'Amérique centrale ou d'Amérique du Sud. Le médicament homéopathique est produit à partir du venin très toxique de ce serpent. Il s'agit d'un remède s'adressant à des individus autoritaires, bavards.

On donne également ce médicament lorsque se déclarent des angines très douloureuses empêchant d'avaler des liquides, surtout chauds, et évoluant de gauche à droite ou se localisant sur l'amygdale gauche.

Lacticum acidum

Indications :

États infectieux graves et suppurations aiguës : *Furoncles, Anthrax, Sinusite, Otite*
5 granules 7 à 30 CH, toutes les 3 à 4 heures en raison du caractère aigu des phénomènes.

Hémorragies de sang noir : *Maux de tête soulagés par un saignement de nez, Douleur hémorroïdaire soulagée par le saignement, Dysménorrhées, Troubles des règles*
5 granules 7 ou 9 CH toutes les 3 heures.

Autres indications : *Périménopause avec troubles des règles, Migraine, Modifications de l'humeur*
5 granules 9 à 30 CH en prises espacées.

Alcoolisme chronique avec foie douloureux et hypertrophié
5 granules 15 CH, 5 jours sur 7.

LACTICUM ACIDUM

Nom commun : Acide lactique

Propriétés et origines :

Antiémétique

L'acide lactique est une toxine naturelle contenue dans le corps et produite par l'activité musculaire physiologique. L'expérimentation homéopathique a mis en évidence une action de l'acide lactique contre les nausées, particulièrement lorsqu'elles sont accompagnées d'hypersécrétions salivaires, aggravées au matin et calmées par la prise alimentaire.

Indications :

Nausée de la grossesse
5 granules en 7 CH le matin et après chaque accès de nausées.

Nausée avec indigestion alimentaire
5 granules en 5 ou 7 CH avant chaque repas, en espaçant les doses en fonction de l'amélioration.

LAPIS ALBUS

Nom commun : Fluorosilicate de calcium

Propriétés et origines :

Antifibromateux

Le fluorosilicate de calcium se présente sous la forme d'une poudre blanche pratiquement insoluble dans l'alcool. Lapis albus agit cliniquement sur l'hypertrophie des ganglions lymphatiques, des goitres de la glande thyroïde, des seins et de l'utérus. Lapis albus agit d'autant mieux que l'hypertrophie s'accompagne d'une consistance élastique des tissus, sans induration ni nodule environnant.

Indications :

Ganglions lymphatiques, Goitre thyroïdien sans nodule dur

Mastose, Fibrome utérin à consistance élastique
5 granules en 5 ou 7 CH 1 à 2 fois par jour.

LEDUM PALUSTRE

Nom commun : Lédon des marais

Propriétés et origines :

Antiecchymotique, Hypo-uricémiant

Le lédon des marais est un arbrisseau des régions humides de l'Europe, de l'Asie et de l'Amérique. La teinture-mère est préparée à partir des rameaux et des feuilles qui contiennent une huile essentielle à activité anti-inflammatoire, des flavonoïdes et des terpènes. L'expérimentation clinique effectuée par Hahnemann, le fondateur de l'homéopathie, a montré une action sur les vaisseaux capillaires, les articulations et la peau.

Indications :

Traumatologiques : *Ecchymose traumatique (en particulier œil au beurre noir), Blessure par instrument piquant (épines, clous), Piqûre d'insecte*
5 granules en 5 à 7 CH 4 à 6 fois par jour.

Rhumatologiques : *Hyperuricémie avec crise de goutte*
5 granules en 5 à 7 CH 4 à 6 fois par jour. En cas de manifestations chroniques, on prescrit une dose en 15 CH 1 à 2 fois par semaine.

Dermatologiques : *Éruption prurigineuse sèche, Acné rosacée*
5 granules en 5 CH 1 à 2 fois par jour.

LILIUM TIGRINUM

Nom commun : Lis tigré

Propriétés et origines :

Anxiolytique, Antiarythmique

Le lis tigré, de la famille des Liliacées, est originaire d'Asie orientale et s'est largement acclimaté à toutes les zones tempérées où il est cultivé comme plante ornementale. Les différentes expériences cliniques effectuées avec la teinture-mère mettent en évidence une action dépressive sur le système nerveux avec dépression nerveuse, inquiétude, pleurs et peur de la maladie. Elle entraîne également au niveau du cœur des palpitations empêchant le sommeil, des douleurs intercostales aiguës et fugaces, des douleurs de la région thoracique purement fonctionnelles.

Indications :

Palpitations nocturnes entraînant des insomnies, Douleur thoracique en dehors de l'angor

Dépression nerveuse notamment au moment de la ménopause
5 granules en 7 ou 9 CH 1 à 2 fois par jour en espaçant les doses en fonction des résultats.

LITHIUM CARBONICUM
Oligothérapie

Nom commun : Carbonate de lithium (LiCO$_3$)

Propriétés et origines :

Antalgique

Le carbonate de lithium est une poudre blanche, peu soluble dans l'eau. Il est responsable, en cas d'intoxication aiguë, de troubles digestifs, neurologiques, cardio-vasculaires et de douleurs musculaires et articulaires.

Indications :

Les principales indications de Lithium carbonicum sont les douleurs articulaires chroniques, les maux de tête et les douleurs d'estomac améliorées par la prise alimentaire.

Neurologiques : Céphalées
5 granules en 5 ou 7 CH, 1 à plusieurs fois par jour.

Rhumatologiques : Douleur articulaire chronique, Goutte
5 granules en 5 ou 7 CH 1 à plusieurs fois par jour.

Digestives : Gastralgies
5 granules en 5 ou 7 CH 1 à plusieurs fois par jour.

En oligothérapie, le lithium est prescrit comme modificateur de terrain, notamment en cas d'irritabilité ou de troubles légers du sommeil, chez l'adulte comme chez l'enfant.

LYCOPODIUM

Nom commun : Pied-de-loup

Propriétés et origines :

Antidyspeptique, Anti-inflammatoire

Le pied-de-loup, de la famille des Lycopodiacées, produit de nombreux spores qui servent à confectionner la teinture-mère. Ils renferment des matières minérales (calcium, magnésium, soufre, manganèse...) et, en très faible quantité, un alcaloïde, la lycopodine, ayant une structure analogue à celle de la morphine. Les personnes réagissant à ce remède sont en général très émotives, manquant de confiance en elle, anxieuses mais possédant paradoxalement un comportement orgueilleux et autoritaire, susceptibles, irritables et qui peuvent parfois se mettre dans de fortes colères.

Indications :

Digestives : Troubles dyspeptiques, Flatulences, Renvois acides (pyrosis), Dyskinésies biliaires, Anorexie des enfants
5 granules 5 CH 5 jours sur 7.

Uro-génitales : Lithiase urinaire, Prostatisme, Impuissance
1 dose 15 ou 30 CH par semaine.

Cutanéo-muqueuses : Urticaire chronique, Eczéma, Dermatose séborrhéique, Coryza chronique

MAGNESIA CARBONICA
Oligothérapie

Nom commun : Carbonate de magnésium (Mg)

Propriétés et origines :

Régulateur de nombreux métabolismes

Le carbonate de magnésium se présente sous la forme d'une poudre blanche pratiquement insoluble dans l'eau. Ses propriétés antiacides et purgatives à doses moyennes sont utilisées depuis très longtemps. L'intoxication massive au magnésium provoque des troubles graves de la transmission neuro-musculaire pouvant conduire au décès.

Magnesia phosphorica

Indications :

L'expérimentation homéopathique a montré que Magnesia carbonica permettait de répondre à des symptômes neurologiques, digestifs, gynécologiques et que les patients répondant le mieux au traitement étaient généralement des enfants ou des adultes peu musclés, frileux, hypersensibles au bruit, à la fraîcheur, somnolents le jour et insomniaques la nuit.

Digestives : *Dyspepsie acide, Flatulence*
5 granules en 5 CH avant les repas.

Diarrhée des nourrissons intolérants au lait
5 granules en 5 ou 9 CH 2 à 4 fois par jour.

Neurologiques : *Spasmophilie des enfants maigres*
5 granules 15 ou 30 CH 1 à 2 fois par jour.

Algies (de la face, des dents, névralgies cervico-brachiales)
5 granules en 15 CH 1 à 2 fois par jour.

Gynécologiques : *Dysménorrhées avec oligoménorrhée de sang noir*
5 granules en 5 ou 7 CH 2 à 3 fois par jour.
En oligothérapie, le magnésium est surtout utilisé dans les crises d'anxiété ou d'angoisse légère anciennement regroupées sous le terme de « spasmophilie ».

MAGNESIA PHOSPHORICA

Nom commun : Phosphate de magnésie

Propriétés et origines :

Antalgique

Le phosphate de magnésie se présente sous la forme d'une poudre cristalline, très peu soluble dans l'eau. Le pouvoir pharmacologique du phosphate de magnésie s'exerce particulièrement sur le système nerveux central avec une action spasmogène provoquant des névralgies violentes, soudaines et fugaces, des crampes musculaires accompagnées de spasmes. Par principe de similitude, les indications thérapeutiques homéopathiques vont découler de ces actions sur le système nerveux, et permettre de diminuer les douleurs des névralgies, des crampes musculaires, et des spasmes abdominaux.

Indications :

Neurologiques : *Névralgies faciales « en éclair », Tics douloureux de la face, Douleur dentaire fulgurante déclenchée par les boissons froides, Sciatiques (accompagnées de crampes et aggravées par le froid)*
1 dose ou 5 granules en 15 ou 30 CH à chaque crise.

Musculaires : *Crampes des écrivains ou des pianistes, Contracture musculaire des membres supérieurs, Hoquet (crise incoercible)*
À titre préventif, on prescrit 5 granules en 7 ou 9 CH matin et soir ; en curatif, on répète les prises au rythme des contractures.

Antalgiques : *Coliques hépatiques, Coliques néphrétiques, Coliques intestinales, Diarrhée, Tourista, Règles douloureuses, Douleur du travail d'accouchement*
5 granules en 7 ou 9 CH matin et soir et on répète les prises au rythme des contractures.

MANGANUM METALLICUM
Oligothérapie

Nom commun : Manganèse (Mn)

Propriétés et origines :

Antiasthénique

Le manganèse est un métal gris acier, brillant, dur et cassant. C'est un oligo-élément indispensable au fonctionnement de toutes les cellules de l'organisme. Il se trouve principalement apporté dans l'alimentation par les céréales non raffinées, les légumes verts et le thé.

Indications :

L'intoxication chronique au manganèse provoque des troubles neurologiques (« parkinson manganique ») et respiratoires (« pneumonie manganique » pouvant être parfois mortelle). Le traitement homéopathique est particulièrement indiqué chez des personnes fatiguées, anémiées, au teint pâle, sujettes à des infections respiratoires récidivantes.

Neurologiques : *Syndrome asthéno-dépressif*
5 granules 15 ou 30 CH 1 à 2 fois par jour.

ORL : *Laryngites aiguës virales, Laryngites toxiques (fumeurs), Laryngites traumatiques (chanteurs, orateurs)*
5 granules en 5 ou 7 CH toutes les heures, puis en espaçant lorsque l'amélioration survient.

En oligothérapie, le manganèse est prescrit pour moduler et atténuer les réactions allergiques.

MEPHITIS PUTORIUS

Nom commun : Putois
Propriétés et origines :

Antitussif

Mephitis putorius est préparé à partir des sécrétions de la glande anale du putois, mammifère carnassier de la famille des Mustélidés. D'odeur fétide, ces sécrétions sont utilisées par le putois pour faire fuir les autres prédateurs et marquer son territoire. La teinture-mère obtenue à partir de ces sécrétions contient un mélange de dérivés très riches en soufre qui provoquent expérimentalement des spasmes du larynx accompagnés de suffocation par blocage de l'expiration. Ils sont responsables également de spasmes bronchiques et de quintes de toux asphyxiantes survenant par accès violents.

Indications :

Coqueluche avec quintes de toux suffocantes régulières
5 granules en 5 CH au rythme des quintes.

Asthme avec toux asphyxiante
5 granules en 5 à 9 CH toutes les demi-heures en fonction des crises et en espaçant les prises à mesure de l'amélioration.
Spasmes laryngés, Spasmes du sanglot du nourrisson, Fausses routes alimentaires à répétition
5 granules en 5 CH dès le début des crises.

MERCURIUS CORROVISUS

Nom commun : Chlorure mercurique
Propriétés et origines :

Anti-inflammatoire, Antihémorragique

Le chlorure mercurique, ou sublimé corrosif, se présente soit en poudre cristalline, soit sous forme de cristaux de couleur blanche. L'intoxication à ce métal lourd provoque des lésions inflammatoires, ulcératives et hémorragiques qui, par principe de similitude, permettent de comprendre les indications de ce médicament.

Indications :

Digestives : Gingivo-stomatites ulcéro-hémorragiques, Syndrome dysentérique grave
Génito-urinaires : Cystite aiguë avec hémorragies, Vaginites avec pertes de sang
ORL et ophtalmologiques : Pharyngite et angine ulcéro-hémorragiques, Ulcérations de la cornée
5 granules 9 ou 15 CH toutes les 30 à 60 minutes.

MERCURIUS SOLUBILIS

Nom commun : Mercure soluble de Hahnemann
Propriétés et origines :

Anti-inflammatoire

Mercurius solubilis est préparé à partir de nitrate de mercure, d'acide nitrique et de mercure métallique. Après précipitation à l'ammoniaque, on obtient une poudre grisâtre, insoluble dans l'eau et l'alcool, qui contient 80 % de mercure. Cette solution fut conçue par Hahnemann pour remplacer le bichlorure de mercure qui était utilisé au XIXe siècle, car trop dangereux lors des manipulations en laboratoire.

Indications :

ORL : Amygdalites aiguës ou chroniques, Rhinite, Rhinopharyngite, Oreillons, Inflammation des glandes salivaires, Otite suppurée
5 granules en 7 ou 9 CH 2 fois par jour.

Ophtalmologiques : Conjonctivite, Ulcérations de la cornée
5 granules en 7 ou 9 CH 2 à 3 fois par jour.

Pulmonaires : Bronchite asthmatiforme, Bronchopneumopathies avec expectorations mucopurulentes
5 granules en 7 ou 9 CH 2 à 3 fois par jour.

Digestives : Diarrhée aiguë, Colites ulcéreuses, Sigmoïdite dans les suites d'une infection par des amibes
5 granules en 7 ou 9 CH 2 à 3 fois par jour.

Génito-urinaires : Vaginites, Urétrite douloureuse, Cystite avec brûlures
5 granules en 7 ou 9 CH 2 fois par jour.

Neurologiques : Tremblement des extrémités, Instabilité caractérielle, Accès de colère chez

des enfants, Difficultés scolaires chez des enfants agités
5 granules en 15 ou 30 CH 2 fois par jour.

MOSCHUS

Nom commun : Chevrotain porte-musc
Propriétés et origines :
Régulateur du système nerveux central
Moschus moschiferus est le chevrotain porte-musc qui est un ruminant ressemblant au cerf, mais sans cornes et de plus petite taille, qui vit dans les régions montagneuses de l'Asie centrale. La partie utilisée pour la fabrication du médicament est la glande à musc, située entre l'ombilic et les organes génitaux. La teinture-mère est préparée à partir de la glande desséchée dont le musc se présente sous forme de grains brunâtres et onctueux au toucher. Elle contient une cétone cyclique odorante : la muscone, des stéroïdes (cholestérol) et des alcaloïdes (muscopyridine et dérivés).
Le musc est connu pour ses propriétés antispasmodiques, anti-inflammatoires et régulatrices du système nerveux central.

Indications :

Neurospasmodiques : Lipothymie, Évanouissements fréquents (avec phénomènes fonctionnels spasmodiques : douleurs abdominales ou génitales)
5 granules en 5 ou 7 CH à chaque manifestation et en traitement de fond en 9, 15 ou 30 CH en se basant sur les réactions du malade et en fonction de l'amélioration.

MUREX PURPUREA

Nom commun : Pourpre antique
Propriétés et origines :
Régulateur menstruel
Les murex sont des mollusques gastéropodes que l'on retrouve sur les côtes de la Méditerranée où on les appelle escargots de mer. La préparation homéopathique est constituée par le pourpre antique qui est une matière colorante extraite des escargots. On recueille un petit sac situé sous la coquille et contenant un exsudat blanchâtre d'aspect visqueux qui devient, au contact de l'air, une poudre rouge. Ce pourpre antique contient une matière colorante, le bromo-indigo, de la sérotonine, de la murexine à activité nicotinique et curariforme, des oligo-éléments, cuivre, zinc, cadmium. L'observation clinique homéopathique a mis en évidence une action sur l'appareil génital féminin avec congestion pelvienne, sensation de pesanteur pelvienne et excitation sexuelle. Sur le plan général, son action provoque un état de fatigue intense, un épuisement important et une dépression psychique.

Indications :

Gynécologiques : Syndrome prémenstruel avec phénomènes dépressifs, Gonflement mammaire douloureux, Congestion pelvienne suscitant de l'excitation sexuelle
5 granules 1 à 2 fois par jour dans la 2e partie du cycle, puis des doses en échelle : une dose en 9, 15 et 30 CH respectivement le matin des 20e, 21e et 22e jour du cycle (à ajuster selon la longueur des cycles).

Dysménorrhées, Troubles des règles
Lorsque les règles sont en avance, abondantes avec caillots, on prescrit 5 granules 1 à 2 fois par jour dans la 2e partie du cycle.

NAPHTALIUM

Nom commun : Naphtaline
Propriétés et origines :
Antiallergique respiratoire, Prévention du vieillissement oculaire
La naphtaline est un hydrocarbure de naphtyle se présentant sous forme de lamelles incolores, brillantes à l'odeur aromatique caractéristique. Elle possède une action clinique préférentielle sur les yeux, les muqueuses respiratoires dont l'irritation entraîne un écoulement clair nasal accompagné d'éternuements, de larmoiements irritants et de quintes de toux spasmodiques.

Indications :

Rhinite allergique, Rhinite infectieuse avec écoulement nasal abondant et larmoiement irritant
5 granules en 5 CH toutes les 15 minutes en début de crise, puis en espaçant suivant l'amélioration.

Cataracte, Opacité cornéenne
5 granules en 5 CH matin et soir et au long cours pour retarder l'évolution de la maladie.

NATRUM MURIATICUM

Nom commun : Sel marin

Propriétés et origines :

Antiasthénique, Antidépresseur

Le sel marin provient des marais salants de la presqu'île de Guérande et il contient, outre du chlorure de sodium, du chlorure de magnésium, des sels minéraux et de nombreux oligo-éléments. On prescrit le sel marin dans des circonstances particulières et notamment, au cours des convalescences de maladies débilitantes ou dans les suites de pertes abondantes de liquides organiques : dysenterie, hémorragies, ponctions répétées d'épanchements de plèvre ou d'ascite.

Il est également utilisé dans certaines affections allergiques (eczéma, asthme) ou après des stress affectifs graves ou répétés. Les personnes qui répondent bien à ce remède sont souvent un enfant, un adolescent ou un adulte jeune, plutôt maigre, pâle, frileux et très fatigable sur le plan physique comme intellectuel.

Indications :

Convalescence de maladies graves, Troubles de la croissance chez l'enfant, Fatigue physique ou intellectuelle, Anémie, État dépressif

On prescrit généralement Natrum muriaticum par doses croissantes jusqu'à disparition des symptômes ou bien régulièrement 2 à 3 fois par semaine.

NICOLLUM METALLICUM
Oligothérapie

Nom commun : Nickel (Ni)

Propriétés et origines :

Antalgique, Antispasmodique

Le nickel est un métal blanc, à faible éclat métallique et légèrement gris jaunâtre. Présent dans l'eau, l'air et les aliments, il constitue un élément essentiel du métabolisme et sa carence provoque des troubles métaboliques importants, tels que retard de croissance ou anémie. Le nickel est également responsable d'allergies cutanées ou respiratoires.

Indications :

L'expérimentation clinique de Nicollum a permis de mettre en évidence trois sites particuliers répondant au traitement : le système nerveux lorsque prédominent des migraines ou des maux de tête, l'occiput et la colonne cervicale haute, le système respiratoire lorsqu'il existe une laryngite accompagnée d'une toux spasmodique et épuisante.

Neurologiques : *Migraine, Céphalées, Algies d'origine occipitale ou cervicale haute*

Respiratoires : *Toux spasmodique d'origine laryngée*

5 granules en 4 à 15 CH selon l'étendue de la similitude, 1 à plusieurs fois par jour.

En oligothérapie, le nickel associé au zinc et au cobalt est un adjuvant aux traitements amaigrissants en luttant contre l'asthénie, l'anémie et les carences alimentaires.

NUX VOMICA

Nom commun : Noix vomique

Propriétés et origines :

Anxiolytique

Nux vomica est préparé à partir de la graine du vomiquier, arbre de la famille des Logariacées. Il contient des alcaloïdes, notamment de la strychnine et de la brucine. Nux vomica est souvent indiqué dans toutes les circonstances agressives contre le système nerveux et l'appareil digestif : abus de café, d'alcool, de tabac, consommation de drogues stimulantes ou calmantes, de purgatifs, de laxatifs. Il est prescrit chez des personnes hypersensibles, nerveuses, impatientes et irritables.

Indications :

Neuropsychiques : *Syndrome nerveux avec spasmes, Troubles caractériels, Colère, Agressivité*

5 granules 15 ou 30 CH chaque jour puis 1 jour sur 2.

Digestives : *Nausée soulagée par les vomissements, Somnolence postprandiale, Hémorroïdes*

5 granules 5 CH 2 fois par jour.

Hyperconsommation de tabac, d'alcool, de médicaments

5 granules 7, 15 CH par périodes, 1 à 2 fois par jour.

Il est prudent et efficace, avant un excès alimentaire ou d'alcool prévu, de prendre Nux vomica 9 ou 15 CH pour en éviter les conséquences.

OLIGOSTIM ZINC-CUIVRE
Oligothérapie

Composition :
Zinc gluconate (220 µg)
Cuivre gluconate (220 µg)

Propriétés et origines :

Troubles fonctionnels gynécologiques

Oligostim Zinc-Cuivre est une association d'éléments minéraux utilisée comme modificateur du terrain et comme traitement complémentaire au cours de troubles fonctionnels de la puberté chez l'enfant de plus de 12 ans, de la ménopause et au cours du syndrome prémenstruel.

Indications :

Syndrome prémenstruel
Prendre 1 à 2 comprimés par jour, à laisser fondre sous la langue, le matin à jeun ou à distance des repas.

OPIUM

Nom commun : Opium somnifère

Propriétés et origines :

Antalgique, Anticongestif, Hypnotique, Activateur du transit intestinal

L'opium somnifère est une plante annuelle de 0,30 à 1,50 m de la famille des Papavéracées. Elle est cultivée depuis des périodes très anciennes pour ses qualités phytothérapeutiques. La teinture-mère est préparée à partir du latex séché de la plante recueillie à la chute des pétales au moment où la concentration en produits actifs est la plus grande. Elle contient de nombreux alcaloïdes dont les plus importants sont la codéine, la morphine et la thébaïne. Ils agissent principalement sur le système nerveux central où ils sont sédatifs à faible dose et excitants à forte dose ; sur les centres de la perception douloureuse où ils ont une action analgésique ; sur les centres respiratoires et digestifs où ils induisent un ralentissement de la respiration et une constipation opiniâtre.

Indications :

Suites opératoires
On prescrit une dose d'Opium 30 CH dès le réveil pour les suites opératoires après une anesthésie générale de longue durée, accompagnées ou non de retard du transit intestinal postopératoire.

Hypertension artérielle avec congestion céphalique
5 granules en 15 CH 1 fois par jour.

Troubles du sommeil, Insomnies avec agitation
5 granules en 15 CH chaque soir au coucher.

Constipation opiniâtre
5 granules en 7 ou 9 CH 2 fois par jour.

OSCILLOCOCCINUM

Composition :
Autolysat filtré de foie et cœur d'anas barbariae.

Propriétés et origines :

Antigrippal

Oscillococcinum est une association de remèdes homéopathiques utilisée dans le traitement des états grippaux.

Indications :

États grippaux
En traitement préventif, prendre 1 dose par semaine pendant la période d'exposition grippale.
En traitement curatif, prendre 1 dose dès les premiers symptômes, à répéter 2 ou 3 fois toutes les 6 heures.
Pour les nourrissons laisser fondre les granules dans un peu d'eau et donner à la cuillère ou au biberon.

PALLADIUM

Nom commun Palladium (Pd)

Propriétés et origines :

Antalgique gynécologique

Le palladium est un métal blanc argenté, lourd et pratiquement insoluble dans l'eau et l'alcool.
Chez l'homme, aucune intoxication aiguë ou chronique n'a été rapportée, hormis quelques cas d'irritations cutanées chez des professionnels manipulant ce métal.

Indications :
D'après l'expérimentation clinique homéopathique, Palladium possède une action antalgique et anti-inflammatoire sur les organes génitaux féminins, notamment l'ovaire droit.

Gynécologiques : Ovarialgies droites : douleurs de l'ovaire droit accompagnées de sciatalgie, kyste fonctionnel de l'ovaire, ovarite sclérokystique
5 granules en 5 ou 7 CH 1 à 2 fois par jour, en complément du traitement médical traitant la cause de l'ovarialgie.

PARAGRIPPE

Composition :
Paragrippe est un médicament qui existe en comprimés ou en granules.
Arnica 4 CH Cp. : 0,6 mg ; Gran. : 0,002 ml
Belladona 4 CH Cp. : 0,6 mg ; Gran. : 0,002 ml
Eupatorium perfoliatum 4 CH Cp. : 0,6 mg ; Gran. : 0,002 ml
Gelsenium 4 CH Cp. : 0,6 mg ; Gran. : 0,002 ml
Sulfur 5 CH Cp. : 0,6 mg ; Gran. : 0,002 ml

Propriétés et origines :

Antigrippal
Paragrippe est une association de remèdes homéopathiques utilisée dans le traitement des états grippaux qu'ils soient déclarés ou débutants.

Indications :

États grippaux
Dès les premiers symptômes, prendre 2 comprimés toutes les 2 heures ou 1 dose à renouveler toutes les 6 heures.

> **Bon à savoir**
> Ce médicament est à prendre de préférence à distance des repas. Les comprimés doivent être avalés ou bien écrasés dans un peu d'eau. Pour les granules, les laisser fondre en les plaçant sous la langue.

PHELLANDRIUM

Nom commun : Fenouil d'eau
Propriétés et origines :

Antibronchique chronique

Le fenouil d'eau ou phellandrie est une plante aquatique de la famille des Ombellifères. La teinture-mère est préparée à partir du fruit et contient des vitamines A, B, C, des huiles essentielles, des dérivés acétyléniques responsables d'effets convulsifs et surtout, un principe actif fluidifiant bronchique et expectorant.

Indications :
Les indications thérapeutiques découlent des effets expérimentaux de l'absorption de fenouil d'eau qui ont été réalisés par les homéopathes du XIXe siècle : au niveau du poumon, apparition et expectoration de mucus muco-purulent abondant avec toux fréquente ; au niveau des seins, douleurs mammaires aggravées chez les femmes qui allaitent.

Pulmonaires : Toux, Bronchite chronique
Le phellandrium est prescrit pour diminuer les expectorations abondantes des bronchites chroniques, en particulier chez les tabagiques.

5 granules en 4 ou 5 CH 3 à 4 fois par jour.

Sénologiques : Douleur des seins lors de la lactation
5 granules 3 fois par jour en 4 à 5 CH.

PHLÉBOGÉNINE

Composition :
Hamamelis virginiana TM : 66 mg
Cyprès TM : 33 mg
Viburnum TM : 22 mg
Thuya occidentalis TM : 44 mg
Rhododendron ferrugineum TM : 33 mg
Sureau TM : 66 mg
Hydrastis TM : 55 mg
Clématite TM : 22 mg

Propriétés et origines :

Veinotonique
Phlébogénine est une association de remèdes homéopathiques utilisée dans le traitement des insuffisances veineuses (jambes lourdes, etc.)

Indications :

Insuffisance veineuse
Appliquer la pommade le soir au coucher en faisant pénétrer la pommade par un massage de bas en haut.

Bon à savoir

Attention l'insuffisance veineuse nécessite des mesures spécifiques (activité physique régulière, surélévation des jambes pour dormir, et parfois une contention élastique).

PHOSPHORICUM ACIDUM

Nom commun : Acide phosphorique

Propriétés et origines :

Antiasthénique

Il s'agit d'acide phosphorique se présentant sous forme de liquide sirupeux ou de cristaux incolores, utilisé dans des états de grande fatigue accompagnés d'une grande lassitude et d'incapacité aux efforts intellectuels. Les patients réagissant très bien au remède sont des sujets jeunes, longilignes, à la croissance rapide et enclins à l'apathie, l'indifférence et une tendance dépressive.

Indications :

Dépression nerveuse réactionnelle ou par épuisement, Troubles de la mémoire (faiblesse), Surmenage intellectuel, Maux de tête des adolescents ou des étudiants surmenés
5 granules en 15 ou 30 CH 1 ou 2 fois par jour ou en doses hebdomadaires.

Digestives : Diarrhée aiguë, Diarrhée chronique indolore, avec beaucoup de gaz et de ballonnements abdominaux
5 granules en 7 ou 9 CH après chaque selle liquide, en diminuant la posologie en fonction de l'amélioration.

Troubles osseux pendant la croissance
Lorsque ces troubles s'accompagnent de douleurs, on prescrit 5 granules en 7 à 15 CH 1 fois par jour, par cures plus ou moins longues selon l'état douloureux.

PHOSPHORUS
Oligothérapie

Nom commun : Phosphore blanc (P)

Propriétés et origines :

Régulateur métabolique

Le phosphore blanc, forme la plus réactive et la plus toxique du phosphore, se présente sous la forme de cristaux incolores ou blanc jaunâtre.

Indications :
L'intoxication chronique est responsable d'anémie et de phénomènes hémorragiques, de douleurs gastro-intestinales, d'irritation des voies aériennes, de névralgies et d'atteintes du système nerveux (alternance d'excitations et d'états dépressifs). Par similitude d'action, les indications homéopathiques concernent ces systèmes métaboliques.

Lésions aiguës : Hémorragies fréquentes (nez, gorge, gencives...), Hémorragie des plaies
5 granules 9 CH toutes les 6 heures.

Toux sèche, rauque et douloureuse
5 granules en 9 ou 15 CH 2 fois par jour.

Laryngites aiguës
5 granules 9 CH toutes les 6 heures.

Indications lésionnelles chroniques : Affections du foie et des voies biliaires, Insuffisance hépatique, Cholécystites, Pancréatite chronique
5 granules en 15 CH 1 fois par jour.

Insuffisance cardiaque
5 granules en 7, 9 ou 15 CH chaque jour, puis une dose 2 à 3 fois par semaine suivant l'amélioration.

Complications vasculaires du diabète
1 tube-dose en 7, 9 ou 15 CH 1 à plusieurs fois par semaine en complément du traitement principal.

Troubles du comportement avec succession ou alternance d'états opposés : Agitation ou fatigue extrême, Hyperactivité ou aversion pour le travail, Gaieté ou tristesse, Émotivité ou indifférence
Les hautes dilutions (15 ou 30 CH) sont recommandées et sont à prendre à doses espacées jusqu'à réaction favorable.
En oligothérapie, le phosphore est surtout utilisé dans les crises d'anxiété ou d'angoisse légère anciennement regroupées sous le terme de « spasmophilie ».

PICRICUM ACIDUM

Nom commun : Acide picrique

Propriétés et origines :

Antiasthénique, Stimulant érectile, Anti-eczémateux

L'acide picrique se présente sous forme de cristaux jaune pâle. Anciennement utilisé comme fébrifuge malgré sa toxicité, il a entraîné parfois des troubles neurologiques allant jusqu'au coma, des troubles intestinaux avec des diarrhées et des troubles urinaires. Il était également utilisé pour traiter certains eczémas mais il provoquait des réactions allergiques assez importantes. En recherche expérimentale, l'observation clinique a mis en évidence une action dépressive du système nerveux central avec une grande lassitude physique et mentale, une action sur les organes génitaux notamment masculins avec l'apparition d'une impuissance permanente, une action dermatologique avec une coloration jaune de la peau et l'éruption de petits furoncles sur tout le corps et en particulier au niveau du conduit auditif externe des oreilles.

Indications :

Neuropsychologiques : Psychasthénie, Lassitude générale, Maux de tête liés à un surmenage
5 granules en 9 ou 15 CH, 1 à 2 fois par jour.

Uro-génitales : Impuissance fonctionnelle
5 granules en 9 ou 15 CH, 1 à 2 fois par jour.

Dermatologiques : Furoncles à répétition du conduit auditif externe
5 granules en 5 ou 7 CH, 1 à 2 fois par jour.

PLATINA

Nom commun : Platine (Pt)
Propriétés et origines :

Régulateur métabolique

Le platine est un métal gris argenté inoxydable utilisé comme médicament sous forme de mousse de platine.

Indications :

La toxicité du platine n'est pas due au métal lui-même mais aux différents sels de platine utilisés dans l'industrie chimique. Cette toxicité se manifeste par des troubles allergiques respiratoires (asthme), des troubles cutanés (eczémas) et des troubles digestifs. Par similitude, les indications homéopathiques concernent ces systèmes métaboliques.

Neurologiques : Anxiété avec maux de tête
5 granules 15 ou 30 CH 1 à 2 fois par jour ou une dose hebdomadaire suivant les réactions.

Gynécologiques : Syndrome prémenstruel
5 granules 15 ou 30 CH 1 à 2 fois par jour ou une dose hebdomadaire suivant les réactions.

Digestives : Constipation en voyage
5 granules 7 CH 2 fois par jour.

PLOMBUM METALLICUM

Nom commun : Plomb (Pb)
Propriétés et origines :

Antalgique, Antianémique, Antidiarrhéique

Le plomb est un métal lourd, malléable et d'un gris-bleuté. La pénétration du plomb dans l'organisme s'effectue soit par voie pulmonaire soit par voie digestive et est responsable d'une toxicité importante (appelée saturnisme).

Indications :

L'expérimentation hahnemannienne a permis de mettre en évidence des sites de prédilection pour l'action de Plombum.

Neurologiques : Polynévrites, Amyotrophies progressives, Troubles de la mémoire
5 granules en 15 ou 30 CH par jour

Digestives : Entérocolite avec coliques abdominales violentes
5 granules 7 ou 9 CH 1 à 2 fois par jour.

Hématologiques : Anémie normochrome
1 dose hebdomadaire en 15 CH.

POPULUS TREMULA

Nom commun : Peuplier tremble
Propriétés et origines :

Anti-inflammatoire urinaire

Le tremble est un peuplier de la famille des Salicacées. Les infusions de bourgeons possèdent une action antiseptique et diurétique mais, en homéopathie, la teinture-mère est préparée à partir de l'écorce des tiges et de feuilles fraîches à parts égales. L'action du peuplier est élective sur les muqueuses de la sphère urinaire : inflammation aiguë avec crampes du sphincter vésical, douleurs brûlantes de l'urètre et rétro-pubiennes après la miction.

Indications :

Urologiques : Urétrites, Cystite chez les femmes enceintes (après interventions urinaires), Reflux vésico-urétral
5 granules en 5 à 9 CH au rythme des douleurs mictionnelles.

PRUNUS SPINOSA

Nom commun : Prunellier

Propriétés et origines :

Antalgique

Le prunellier utilisé en homéopathie se nomme « épine noire » et est issu de la famille des Rosacées. La teinture-mère, préparée à partir des jeunes rameaux frais, contient des dérivés flavoniques à activité anti-inflammatoire, des vitamines B (B1, B6) et de l'acide cyanhydrique notamment contenu dans le noyau du fruit. L'expérimentation clinique montre que prunus spinosa est essentiellement neurotoxique et entraîne des douleurs névralgiques dans tous les territoires principalement au niveau de la tête et du cou, des globes oculaires, des dents avec des sensations d'arrachement ou de déchaussement. Elle entraîne également des douleurs urinaires, surtout après les mictions.

Indications :

Zona ophtalmique, Douleur oculaire des névralgies ou du glaucome, Douleur dentaire, Maladie du col de la vessie, Rétrécissement urétral accompagné de douleurs
5 granules en 9 ou 15 CH, 2 à 4 fois par jour, selon l'intensité douloureuse et son amélioration.

PULSATILLA

Nom commun : Anémone pulsatille

Propriétés et origines :

Antispasmodique, Antimigraineux, Antinévralgique

L'anémone pulsatille est une herbe de la famille des Renonculacées, très fréquente en Europe. La teinture-mère est préparée avec la plante entière, fleurie, à l'état frais. Son action sur les muqueuses respiratoires, digestives et génitales ainsi que son action sur les varices amène à la prescrire dans ces indications.

Indications :

Respiratoires : Coryza aigu, Coryza chronique, Rhinopharyngite, Bronchite

Digestives : Diarrhée, Dyspepsie

Gynécologiques : Règles courtes ou retardées, Syndrome prémenstruel

Système veineux : Congestion et stase veineuses, Varices, Ulcère variqueux
5 granules 7 ou 9 CH tous les jours.

QUEBRACHO

Nom commun : Quebracho blanc

Propriétés et origines :

Antidyspnéique

Le quebracho blanc est une plante de la famille des Apocynacées, originaire du Brésil. Riche en alcaloïdes, notamment l'aspidospermine, l'action de Quebracho se porte de façon élective sur l'appareil respiratoire, ce qui lui a valu le nom de « digitale des poumons » par les phytothérapeutes. À doses toxiques, Quebracho provoque des troubles de la ventilation pulmonaire aggravés par le moindre mouvement et entraînant une baisse du rythme respiratoire jusqu'à l'arrêt de la ventilation et l'étouffement.

Indications :

Traitement de toutes les affections entraînant des difficultés respiratoires chez les insuffisants respiratoires chroniques : Asthme, Insuffisance cardiaque avec troubles de la ventilation, Emphysème, Bronchite chronique
On prescrit alors une dilution basse, décimale de préférence, 10 à 15 gouttes en 1 ou 3 DH, 2 à 3 fois par jour.

QUIÉTUDE

Composition :
Gelsemium 9 CH
Kalium bromatum 9 CH
Stramonium 9 CH
Chamomilia vulgaris 9 CH
Hyoscyamus niger 9 CH
Passiflora incarnata 3 CH

Propriétés et origines :

Anxiolytique

Quiétude est un nouveau médicament associant 6 substances homéopathiques utilisées fréquemment et traditionnellement chez l'enfant pour atténuer une nervosité passagère ou des troubles mineurs du sommeil. Les causes du trouble du sommeil ou de la nervosité de l'enfant doivent être identifiées par le médecin avant toute prescription.

Indications :

Neurosensorielles : Nervosité passagère et troubles mineurs du sommeil chez l'enfant de plus de 30 mois
Une cuillère mesure matin et soir sans dépasser 10 jours. Le traitement est arrêté dès l'amélioration des symptômes et si les troubles persistent, le traitement doit être réévalué.

RADIUM BROMATUM

Nom commun : Bromure de radium ($RaBr_3$)

Propriétés et origines :
Antiasthénique, Antiarthrosique, Antiprurigineux

Le radium est un élément naturellement radioactif et les solutions de Radium bromatum sont extrêmement diluées (1 million de fois minimum) pour éliminer toute trace éventuelle de radioactivité.
Les irradiations par radium provoquent des radiodermites (peau sèche, œdème, ulcérations voire cancer de la peau) avec des sensations de brûlures généralisées, de sécheresse des muqueuses, des atteintes de la moelle osseuse et des altérations gonadiques (stérilité).

Indications :
Les indications homéopathiques concernent principalement les asthénies, surtout d'origine grippale, certains troubles dermatologiques et de l'appareil locomoteur.

Dermatologiques : Prurit des vieillards, Hyperkératose, Radiodermite après traitement par radiothérapie
5 granules en 15 CH 1 à 2 fois par jour.

Rhumatologiques : Arthrose
5 granules en 15 CH 1 fois par jour.

Générales : Asthénie avec anémie ou réduction du nombre des globules blancs
5 granules en 15 CH 1 à 2 fois par jour.

RATANHIA

Nom commun : Ratanhia du Pérou

Propriétés et origines :
Antihémorroïdaire

Originaire d'Amérique latine, le ratanhia est un arbrisseau de la famille des Légumineuses. On prépare la teinture-mère à partir de la racine de la plante. Celle-ci est très riche en amidon, en tanins, en acides aminés, notamment de la N-méthyltyrosine (acide aminé antidépresseur) et en dérivés phénols. L'expérimentation clinique a montré une action surtout centrée sur la région ano-rectale : apparition de douleurs aiguës et brûlantes de la région anale pendant et après les selles, constipation et hémorroïdes.

Indications :

Hémorroïdes secondaires à la constipation, Fissure anale douloureuse pendant ou après les selles
On prescrit en dilutions basses 3 ou 6 DH, 20 gouttes avant les repas, 3 fois par jour. À noter également, l'utilisation de la pommade Ratanhia en applications locales sur les fissures anales, les hémorroïdes ou les fissures du mamelon chez les femmes allaitantes.

RHINALLERGY

Composition :
Allium cepa 5 CH : 0,5 mg
Ambrosia artemisiaefolia 5 CH : 0,5 mg
Euphrasia officinalis 5 CH : 0,5 mg
Histaminum muriaticum 9 CH : 0,5 mg
Sabadilla 5 CH : 0,5 mg
Solidago virga aurea 5 CH : 0,5 mg

Propriétés et origines :
Antiseptique buccal

Rhinallergy est une association de remèdes homéopathiques utilisée dans le traitement symptomatique des rhinites d'origine allergique (rhume des foins, crises d'éternuements, etc.).

Indications :

Rhinite allergique
Pour les adultes et les enfants à partir de 6 ans, prendre 1 comprimé 1 à 6 fois par jour à distance des repas.
Le traitement doit être interrompu dès la disparition des troubles, et la durée maximale du traitement est d'une semaine.

> **Bon à savoir**
>
> *Les comprimés ne sont pas adaptés aux enfants de moins de 6 ans, car ils risquent d'obstruer les voies respiratoires en cas de fausse route (mauvaise déglutition).*

RHUS TOXICODENDRON

Nom commun : Sumac vénéneux
Propriétés et origines :

Antiprurigineux, Anti-inflammatoire

Le sumac, arbuste de la famille des Anacardiacées poussant aux Etats-Unis et au Japon, contient du latex très irritant, particulièrement pour la peau. Il provoque notamment des éruptions cutanées constituées de vésicules prurigineuses qui s'aggravent avec le froid humide.
Le médicament est indiqué dans les suites d'excès musculaires, dans les refroidissements par humidité ou après avoir été mouillé (bain, pluie, sueurs…).

Indications :

Cutanéo-muqueuses : Dermatose érythémato-œdémateuse, Eczéma, Zona, Érysipèle, Herpès
5 granules 7 à 15 CH, 2 à 4 fois par jour.

Musculo-articulaires : Rhumatisme, Entorses, Luxation, Fatigue musculaire, Sciatiques
5 granules 15 CH, 2 à 4 fois par jour.

États fébriles : Grippe, États fébriles, Infections virales
5 granules 9 ou 15 CH, toutes les 2 ou 3 heures.

RICINUS COMPOSÉ BOIRON

Composition :
Ricinus communis (H) 3 CH
Citrullus colocynthis (H) 3 CH
Berberis vulgaris (H) 3 CH
Hydrastis canadensis (H) 3 CH
Lithium carbonicum (H) 3 CH
Ptelea trifoliata (H) 3 CH
Podophyllum peltatum (H) 3 CH
Chamomilla vulgaris (H) 3 CH

Propriétés et origines :

Régulateur du transit intestinal

Ricinus composé est une association de remèdes homéopathiques utilisés dans le traitement des troubles fonctionnels digestifs avec insuffisance biliaire. Il est utilisé sous forme de solution buvable alcoolique. Ce médicament se présente sous forme de comprimés granules ou solution buvable.

Indications :
Troubles digestifs

10 gouttes 3 fois par jour, dans un peu d'eau.
2 comprimés ou 5 granules 2 fois par jour.

Bon à savoir
Lorsqu'il est prescrit par ordonnance, ce médicament est remboursé au taux de 35 %.

SABAL SERRULATA

Nom commun : Sabal
Propriétés et origines :

Médicament de la prostate

Sabal est un petit palmier de la famille des Palmcées, originaire du sud des États-Unis, dont le fruit mûr desséché est utilisé pour la préparation de la teinture-mère. Elle contient un principe œstrogène, une association de stérols et d'alcools gras aliphatiques connus pour leurs propriétés antiprostatiques, et plusieurs principes anti-inflammatoires.

Indications :

Urologiques : Troubles urinaires, Lourdeurs périnéales
En cas de troubles fonctionnels de l'hypertrophie prostatique à type de mictions nocturnes fréquentes, de diminution de la force du jet urinaire, de lourdeurs périnéales, on prescrit en dilutions basses, 6 DH par exemple, une dose par jour. Sabal est souvent associé à Thuya occidentalis, Baryta carbonica ou Conium maculatum en cas d'hypertrophie prostatique.

SANGUINARIA CANADENSIS

Nom commun : Sanguinaire du Canada
Propriétés et origines :

Antimigraineux, Antalgique, Antiallergique

Sanguinaria canadensis est une plante de la famille des Papavéracées, comprenant notamment le coquelicot et le pavot dont est issu l'opium. Sanguinaria est une herbe vivace, à rhizome tranchant, poussant dans les sous-bois et les rocailles d'Amérique du Nord. La plante sécrète un latex rouge auquel elle doit son nom. La teinture-mère, préparée à partir du rhizome séché, contient des acides organiques dont l'acide citrique et l'acide malique, des alcaloïdes dont le plus actif est la sanguinarine. La sanguinarine agit sur le système nerveux central comme excitant, sur les centres et voies respiratoires où elle entraîne une alternance de sécheresse intense des muqueuses respiratoires et d'hypersécrétion de mucus abondant et brûlant. Elle agit également sur le système cardiovasculaire en entraînant des phénomènes de maux de tête, de migraines périodiques, de bouffées de chaleur, accompagnées de rougeurs du visage et des oreilles. Enfin, son action sur les muqueuses digestives provoque des diarrhées et des vomissements. Les Indiens d'Amérique l'utilisaient dans le traitement des polypes et des verrues.

Indications :

Circulatoires : *Migraine périodique de fin de semaine à prédominance droite, Maux de tête, Bouffées de chaleur de la ménopause ou des hypertendus, Acné rosacée des pommettes*
5 granules en 5 à 9 CH, 2 à 4 fois par jour. Il est souvent nécessaire de prescrire en 15 ou 30 CH pour les migraines ou les bouffées de chaleur.

Respiratoires : *Coryza aigu, Coryza allergique, Rhume des foins, Polypes du nez à tendance hémorragique, Trachéites, Bronchite, Bronchopneumopathies virales*
5 granules en 5 à 9 CH, 2 à 4 fois par jour.

Digestives : *Œsophagite, Brûlure d'estomac, Reflux gastro-œsophagien, Diarrhée accompagnant les infections respiratoires*
5 granules en 5 à 9 CH, 2 à 4 fois par jour.

SARSAPARILLA

Nom commun : Salsepareille du Mexique

Propriétés et origines :

Antilithiasique, Protecteur cutané

Smilax medica, la salsepareille du Mexique, est une plante vivace, épineuse, sarmenteuse et grimpante de la famille des Smilacacées. Originaire des forêts marécageuses d'Amérique centrale, elle fut introduite en Europe par les Espagnols au milieu du XVIe siècle et eu une grande vogue sous forme de tisane et de décoctions diurétiques et sudorifiques (qui font transpirer). Mais cette pratique allopathique, notamment lorsque cette plante était utilisée pour faire transpirer les vérolés, n'est pas utilisée en homéopathie. Hahnemann, le fondateur de l'homéopathie, la prescrivait dans de nombreux cas de dermatoses chroniques et de pathologies urinaires.

Indications :

Urinaires : *Coliques néphrétiques, Cystite, Prostatite chronique*
En cas de coliques néphrétiques droites notamment, accompagnées de douleurs de la vessie en fin de miction et de dépôts sableux dans les urines, on prescrit de la 5 à la 7 CH à répétition plus ou moins fréquente suivant la durée de l'action antalgique. Pour les cystites et prostatites chroniques en cas de lithiases rénales, prendre 5 granules en 5 ou 7 CH 2 à 4 fois par jour.

Dermatologiques : *Dermatose chronique, Peau sèche et plissée, Dartres, Gerçures notamment autour du pouce, Fissure profonde et saignante, Purpura sénile de Bateman*
5 granules 7 ou 9 CH, 1 à 2 fois par jour, 5 jours sur 7 et l'on augmente progressivement jusqu'à 15 et 30 CH.

SÉDATIF PC

Composition :
Aconitum napellus 6 CH
Belladonna 6 CH
Calendula officinalis 6 CH
Chelidonium majus 6 CH
Abrus precatorius 6 CH
Viburnum opulus 6 CH

Propriétés et origines :

Sédatif

Utilisé comme sédatif et antispasmodique, Sédatif PC est une association de remèdes homéopathiques utilisée dans le traitement des états anxieux et émotifs, les troubles légers du sommeil ou l'irritabilité et la nervosité. Il existe sous forme de comprimés, de granules ou de suppositoires.

Indications :

Anxiété, Troubles du sommeil
2 comprimés ou 5 granules 3 fois par jour, ou bien 1 suppositoire le soir au coucher.

SÉLÉNIUM
Oligothérapie

Nom commun : Sélénium (Se)

Propriétés et origines :
Régulateur de métabolismes
Le sélénium, découvert au XIXᵉ siècle, se présente sous la forme de bâtonnets gris-noir. Il est indispensable au fonctionnement de nombreuses enzymes protégeant la cellule contre les radicaux libres toxiques. On le trouve dans les céréales et la viande. Sa carence est responsable de la maladie de Keshan, cardiomyopathie de l'enfance décrite dans une province chinoise. L'intoxication au sélénium provoque des troubles de la peau et des phanères (chute de cheveux, perte des ongles).

Indications :
L'expérimentation hahnemannienne a permis de mettre en évidence des sites de prédilection pour l'action de Sélénium.

Neurologiques : Asthénie et troubles de la mémoire, Asthénie après traitement ionisant s'accompagnant de chute de cheveux et de troubles des phanères
5 granules en 9 ou 15 CH 1 à 2 fois par jour en espaçant les prises dès l'amélioration.

Génitales : Impuissance malgré conservation de la libido, Éjaculation précoce
1 dose en 15 CH 2 à 3 fois par semaine.

Dermatologiques : Acné juvénile, Séborrhée, Alopécie (chute de cheveux) séborrhéique
5 granules en 5, 7 ou 9 CH 1 à 2 fois par jour.
En oligothérapie, le sélénium est utilisé dans le traitement de fond d'affections musculaires et cutanées ainsi que dans certains syndromes anxio-dépressifs.

SEPIA

Nom commun : Encre de seiche
Propriétés et origines :
Protecteur veineux, Antineurasthénique
Sepia est directement issu de l'encre de seiche, liquide brun-noirâtre, épais et de saveur légèrement salée. Il est constitué de nombreux acides aminés, de pigments noirs et d'oligo-éléments. Il possède une action sur le système circulatoire, les tissus de soutien, les muqueuses et la peau, le système nerveux central et neuro-endocrinien. Sepia est particulièrement indiqué dans 3 cas : le post-partum et le syndrome dépressif qui l'accompagne, la ménopause et ses troubles circulatoires, les contrariétés répétées et son syndrome dépressif réactionnel. Il s'agit souvent d'un remède féminin par excellence.

Indications :

Génito-urinaires : Infections du tractus génital, Mycoses vaginales, Prolapsus utérin, Troubles des règles avec frigidité

Hépato-digestives : Dyskinésies biliaires, Dyspepsie, Hémorroïdes prolabées
5 granules 5 CH 2 fois par jour.

Neuro-endocriniennes : Asthénie, États dépressifs réactionnels
5 granules 15 ou 30 CH 1 fois par jour ou 1 fois par semaine en fonction des améliorations.

SILICEA

Nom commun : Silice
Propriétés et origines :
Anti-infectieux
La silice est une poudre fine blanche insoluble dans l'eau. À dose faible, elle possède une activité protectrice sur la paroi artérielle et à forte concentration, c'est un toxique du macrophage, globule blanc intervenant dans la défense de l'organisme contre les germes infectieux.

Indications :

Suppurations chroniques ou récidivantes des muqueuses : Otite, Rhinite, Rhinopharyngite, Angine

Suppurations chroniques ou récidivantes de l'œil : Orgelets à répétition

Suppurations chroniques ou récidivantes de l'appareil respiratoire : Bronchite chronique, Dilatation des bronches
5 granules 9 ou 15 CH 1 à 2 fois par jour.

Troubles de la croissance et nutritionnels : Rachitisme, Épiphysite de croissance, Caries dentaires précoces
On prescrit des doses espacées en usage régulier.

SPIRODRINE

Composition : Pulsatilla vulgaris 8 DH
Rumex crispus 5 DH
Sambucus nigra 5 DH

Propriétés et origines :
Antitussif
Spirodrine est une association de médicaments homéopathiques traditionnellement utilisés dans le traitement adjuvant des toux bénignes et des rhumes. Spirodrine est réservé à l'adulte et à l'enfant de plus de 12 ans. Ce médicament appartient à la liste des médicaments dits de médication officinale, il est donc disponible en pharmacie sans ordonnance.

Indications :
Toux, Rhinite, Coryza
3 granules par prise, 3 fois par jour pendant 7 jours maximum.

STANNUM

Nom commun : Étain métallique (Sn)
Propriétés et origines :
Antiasthénique, Antibronchitique
L'étain est un métal blanc gris, légèrement bleuâtre, malléable et ductile.

Indications :
Utilisé dès le XVIIe siècle comme vermifuge (tænia), il trouve ses principales indications en homéopathie lors d'affaiblissements de l'état général et de troubles respiratoires.
Générales : Asthénie importante, Céphalées, Migraine, Névralgies
5 granules en 15 CH plusieurs fois par jour.
Respiratoires : Bronchites chroniques, Dilatation des bronches avec expectorations abondantes
5 granules en 7, 9 ou 15 CH 2 fois par jour.

STAPHYSAGRIA

Nom commun : Herbe aux poux
Propriétés et origines :
Antalgique, Antiprurigineux
C'est une herbe appartenant à la famille des Renonculacées très commune en région méditerranéenne. La teinture-mère est préparée à partir des graines. Elle possède des alcaloïdes assez toxiques provoquant des inflammations cutanées, des douleurs vésicales et anales et à fortes doses, une insuffisance respiratoire et des arythmies cardiaques.

Indications :
Génito-urinaires : Prostatite, Douleur de cystite
5 granules 7 ou 9 CH 2 fois par jour.
Cutanées : Prurit, Orgelets récidivants, Chalazions
5 granules 5 à 15 CH 2 fois par jour (15 ou 30 CH en cas de prurit intense).

STODAL

Composition :
Stodal existe en sirop ou en granules.
Anemone pulsatilla Sir. : 6 CH 1,23 g ; Gran. 3 CH
Rumex crispus 6 CH Sir. : 1,23 g ; Gran. 6 CH
Bryonia dioica 3 CH Sir. : 1,23 g ; Gran. 3 CH
Ipeca Sir. : 1,23 g ; Gran. 3 CH
Spongia tosta 3 CH Sir. : 1,23 g ; Gran. 3 CH
Sticta pulmonaria 3 CH Sir. : 1,23 g ; Gran. 3 CH
Antimonium tartaricum 6 CH Sir. : 1,23 g ; Gran. 6 CH
Myocarde 6 CH Sir. : 1,23 g ; Gran. 6 CH
Coccus cacti 3 CH Sir. : 1,23 g ; Gran. 3 CH
Drosera TM Sir. : 1,23 g
Tolu sirop de baume Sir. : 24,7 g
Polygala Sir. : 24,7 g

Propriétés et origines :
Antitussif
Stodal est une association de remèdes homéopathiques utilisée dans le traitement symptomatique de la toux. Il existe en sirop et en granules. Cependant, il convient avant de prendre un traitement antitussif de rechercher les causes de la toux.

Indications :
Toux
En sirop, on prescrit pour les adultes 1 cuillère à soupe 3 à 5 fois par jour, et pour les enfants 1 cuillère à café 3 à 5 fois par jour.
En granules, prendre 5 granules toutes les heures, en espaçant les prises en fonction de l'amélioration.

Bon à savoir
Les toux productives sont un moyen de défense bronchopulmonaire, et donc à respecter. Par ailleurs, avant de prescrire un antitussif, il convient de rechercher les causes de cette toux.

STRESSDORON

Composition : Aurum metallicum 10 DH
Avena sativa 3 DH
Ignatia amara 15 DH
Kalium Phosphoricum 6 DH

Propriétés et origines :
Sédatif
Stressdoron est une association de médicaments homéopathiques traditionnellement utilisés dans le traitement de l'anxiété, de l'hyperexcitabilité, et lors des situations de stress (trac, surmenage nerveux ou intellectuel). Stressdoron est réservé à l'adulte et à l'enfant de plus de 12 ans. Ce médicament appartient à la liste des médicaments dits de médication officinale, il est donc disponible en pharmacie sans ordonnance.

Indications :
Stress, Anxiété
15 gouttes, 3 fois par jour à diluer dans un peu d'eau et à garder quelques instants en bouche avant d'avaler.
Le traitement doit durer 15 jours au maximum.

SULFUR

Nom commun : Soufre sublimé (S)
Propriétés et origines :
Régulateur de métabolismes
Le soufre sublimé se présente sous la forme d'une poudre jaune pratiquement insoluble dans l'eau et l'alcool. Intervenant dans de nombreuses réactions enzymatiques, le soufre participe également à la fabrication de protéines de la peau et des phanères, du tissu conjonctif, des parois artérielles et de l'appareil ostéo-articulaire. Il module les réactions inflammatoires et les défenses immunitaires de l'organisme.

Indications :
Sulfur ne doit pas être prescrit en trop faible dilution et à trop grande répétition. La réaction de la personne doit être appréciée et la prescription espacée. Le soufre intervenant dans les mécanismes généraux de régulation de différents métabolismes, il est particulièrement indiqué dans les états fébriles et les fièvres éruptives, les inflammations aiguës et les états congestifs.

Dermatologiques : Prurit, Dermatose suintante, Dermatose sèche, Eczéma, Herpès
1 dose en 9 CH à dissoudre dans 5 cuillères d'eau dont on avalera une seule cuillère chaque jour, puis procéder de la même façon avec Sulfur 15 CH et 30 CH si nécessaire.

Respiratoires : Allergie respiratoire, Coryza, Asthme
1 dose hebdomadaire en 9 CH, puis 15 et 30 CH. Les doses sont à espacer en fonction de l'amélioration.

Digestives : Stomatites, Aphtes, Gastrites, Colites, Entérocolite
5 granules en 9 CH par jour en espaçant en fonction de l'amélioration.

Articulaires : Lombalgies, Pelvispondylite
5 granules en 9 CH par jour, 5 jours sur 7 et pendant des mois si nécessaire.

Cardio-vasculaires : Hypertension artérielle débutante
5 granules en 9 CH 1 à 2 fois par jour.

Insuffisance ventriculaire gauche débutante
1 dose hebdomadaire en 9 ou 15 CH.

TABAPASS

Composition :
Caladium seguinum 5 CH
Nux vomica 5 DH
Tabacum 5 CH

Propriétés et origines :
Désintoxicant
Tabapass est une association de médicaments homéopathiques utilisés dans le traitement de la désintoxication tabagique. Il appartient à la liste des médicaments dits de médication officinale, disponibles en pharmacie sans ordonnance.

Indications :
Sevrage du tabac
6 comprimés par jour pendant un mois.
Laisser fondre les comprimés sous la langue, à distance des repas

TARENTULA CUBENSIS

Nom commun : Mygale de Cuba
Propriétés et origines :
Anesthésique local

La préparation homéopathique est fabriquée à partir de l'animal entier, qui est une araignée velue de la famille des Lycosidés. La morsure de cette mygale provoque une inflammation aiguë de la peau et du tissu cellulaire environnant, de couleur pourpre ou bleuâtre. Les douleurs qui accompagnent l'envenimation sont atroces et donnent des sensations piquantes ou brûlantes. L'état général de la personne mordue est très sérieusement atteint avec une alternance de prostration et d'agitation nerveuse, mais sans risque de décès.

Indications :
Piqûres d'insectes avec douleurs vives
On prescrit ce remède lorsque les piqûres d'insectes provoquent un gonflement des parties environnantes et une cyanose locale (coloration bleue de la peau).
5 granules en 7 ou 9 CH, 2 à 7 fois par jour, selon la gravité des symptômes. On prescrit parfois Tarentula en accompagnement des traitements de fond des furoncles, anthrax, et phlegmons.

TELLURIUM

Nom commun : Tellure (Te)
Propriétés et origines :
Anti-inflammatoire
Le tellure est un métal brillant blanc grisâtre pratiquement insoluble dans l'eau et l'alcool. Les oxydes de tellure, beaucoup plus toxiques que le métal lui-même, provoquent chez l'homme des nausées, des vomissements et des atteintes graves du système nerveux central.

Indications :
L'expérimentation clinique homéopathique montre que Tellurium est particulièrement actif sur l'oreille, l'appareil locomoteur et sur la peau.
ORL : *Otite suppurée avec écoulement irritant*
5 granules en 5 CH 2 à 3 fois par jour.
Rhumatologiques : *Sciatalgies, Névralgies rachidiennes*
5 granules en 7 à 15 CH 2 fois par jour.
Dermatologiques : *Eczéma suintant, Eczéma du conduit auditif externe*
5 granules en 5 CH 2 fois par jour.

THALLIUM METALLICUM

Nom commun : Thallium (Tl)
Propriétés et origines :
Antialopécique, Antalgique, Antidiarrhéique
Le thallium est un métal gris terne qui fut découvert au XIXe siècle. Se volatilisant très rapidement vers 174 °C, le thallium et ses sels sont d'une extrême toxicité dès qu'on les chauffe.

Indications :
Les indications ont été décrites à la suite des observations d'intoxications aiguës ou chroniques par le thallium ou ses différents sels (sulfuriques ou acétiques). Cette toxicité se traduit par des atteintes du système digestif, neurologique (avec paralysie des quatre membres et des nerfs crâniens), respiratoire et surtout, une perte massive et totale des cheveux. Par similitude d'action, Thallium est prescrit dans ces spécialités.
Neurologiques : *Névralgies fulgurantes*
Digestives : *Gastro-entérites*
Dermatologiques : *Alopécie (perte des cheveux) après maladies infectieuses, pelade ou consécutive aux chimiothérapies*
5 granules en 15 ou 30 CH 1 à 2 fois par jour sur de longues périodes.

THUYA OCCIDENTALIS

Nom commun : Arbre de vie
Propriétés et origines :
Anti-inflammatoire, Vasculo-protecteur
Le thuya appartient à la famille des Cupressacées, ou « arbre de vie », très répandu au Canada et en Amérique du Nord. La teinture-mère est préparée à partir des rameaux récoltés de préférence au printemps. Elle contient des tanins et des huiles essentielles, notamment la thuyane qui possède une action anti-hémorroïdaire qui stimule l'excrétion urinaire.

Indications :
Génito-urinaires : *Hypertrophie de la prostate, Polypes vésicaux*
Cutanées : *Verrues, Condylomes, Acné juvénile*
Nerveuses : *Névralgies, Douleur diffuse*
Autres : *Pathologies consécutives aux vaccinations, aux antibiothérapies*

Tuberculinum

5 granules 7 ou 9 CH chaque jour ou 3 fois par semaine.
En cas de névralgie, on utilise des dilutions hautes 15 ou 30 CH 1 à plusieurs fois par jour.

TUBERCULINUM

Nom commun : Tuberculine

Propriétés et origines :

Anti-infectieux, Antiallergique

Tuberculinum est préparée actuellement à partir de la tuberculine de l'Institut Pasteur. Elle provient de bactéries responsables de la tuberculose chez l'être humain. La culture de cette tuberculine est stérilisée après avoir été concentrée, filtrée et étalonnée.

Indications :

Affections ORL et respiratoires : Hypertrophie des amygdales ou des végétations, Bronchites à répétition, Allergie

Affections digestives : Diarrhée chronique

Affections uro-génitales : Colibacillose chronique, Troubles des règles

Autres affections : Eczéma, Allergie, Céphalées des adolescents, Psychasthénie
1 ou 2 doses mensuelles 9, 15 ou 30 CH.

UROCALM

Composition : Equisetum Hiemale 6 DH
Urtica urens 4 DH
Uva ursi 4 DH

Propriétés et origines :

Anti-infectieux urinaire

Urocalm est une association de médicaments homéopathiques traditionnellement utilisés dans le traitement des cystites, en complément des traitements antibiotiques et antiseptiques. Urocalm est réservé à l'adulte et à l'enfant de plus de 12 ans. Ce médicament appartient à la liste des médicaments dits de médication officinale, il est donc disponible en pharmacie sans ordonnance.

Indications :

Cystite
3 granules par prise, 3 fois par jour pendant 15 jours maximum.

URODREN

Composition :
Solidago virga aurea 4 DH
Capsella bursa pastoris 6 DH
Spiraea ulmaria 4 DH

Propriétés et origines :

Médicament urinaire

Urodren est une association de médicaments homéopathiques traditionnellement utilisés dans le traitement adjuvant des troubles urinaires mineurs. Urodren est réservé à l'adulte et à l'enfant de plus de 12 ans.

Indications :
Troubles urinaires
3 Granules par prise, 2 fois par jour pendant 4 semaines.

USTILAGO

Nom commun : Charbon du maïs

Propriétés et origines :

Régulateur de la ménopause

Le charbon du maïs est un champignon parasite qui colonise les tiges, les feuilles et les fleurs du maïs. Il forme des tumeurs spongieuses de la grosseur d'une orange qui, à maturité, éclatent en libérant des spores noirâtres. La teinture-mère est préparée à partir des spores à l'état frais et arrivées à maturité.

Indications :

Les premières expériences thérapeutiques remontent à 1872, réalisées par les docteurs Burt et Hayne, et ont montré l'action d'Ustilago sur les hémorragies utérines de sang noir, coulant lentement, avec extrusion de petits caillots sanguins.

Gynécologiques : Troubles des règles
5 granules en 5 CH 2 fois par jour. En période périménopausique accompagnée de règles peu abondantes, traînantes et ayant les caractéristiques décrites ci-dessus.

VASCODRAN

Composition : Berberis vulgaris 5 DH
Carduus marianus 3 DH
Pulsatilla vulgaris 6 DH

Propriétés et origines :
Antivaricosique
Vascodran est une association de médicaments homéopathiques traditionnellement utilisés dans le traitement adjuvant des hémorroïdes. Vascodran est réservé à l'adulte et à l'enfant de plus de 12 ans. Ce médicament appartient à la liste des médicaments dits de médication officinale, il est donc disponible en pharmacie sans ordonnance.

Indications :
Crises hémorroïdaires
3 granules par prise, 3 fois par jour pendant 4 semaines maximum.

VEINODRAINOL

Composition :
Viburnum prunifolium 3 CH
Calcarea carbonica 30 CH
Fluoricum acidum 6 CH
Carbo vegetabilis 30 CH
Hamamelis virginiana 1 CH
Anemone pulsatilla 6 CH
Graphites 6 CH
Lachesis 30 CH
Silicea 6 CH
Arnica montana 12 CH

Propriétés et origines :
Antihémorroïdaire
Veinodrainol est une association de remèdes homéopathiques utilisée dans le traitement des troubles de la circulation veineuse, notamment des jambes lourdes et des hémorroïdes.
Ce médicament est insuffisant pour prévenir les risques de phlébites chez les personnes plâtrées ou alitées. Des douleurs, un saignement anal persistant nécessitent de consulter un médecin, de même que des saignements chez une personne de plus de 50 ans.

Indications :
Hémorroïdes
20 gouttes 3 fois par jour.

> **Bon à savoir**
> Les gouttes doivent être diluées dans un peu d'eau et prises environ 15 minutes avant le repas.

Les médicaments doivent être conservés hors de portée des enfants.

VEINOSIUM

Composition :
Aesculus hippocastanum 5 DH
Arnica montana 5 DH
Hamamelis virginiana 5 DH
Nux vomica 5 DH

Propriétés et origines :
Antihémorroïdaire
Veinosium est une association de médicaments homéopathiques traditionnellement utilisés dans le traitement adjuvant des troubles veineux (hémorroïdes, varices des membres inférieurs, jambes lourdes). Veinosium est réservé à l'adulte.

Indications :
Troubles veineux, Crises hémorroïdaires
Prendre 1 comprimé 2 fois par jour pendant 1 mois, à renouveler si nécessaire.

VERATRUM ALBUM

Nom commun : Hellébore blanc

Propriétés et origines :
Antispasmodique, Antidiarrhéique
Veratrum album, ou ellébore blanc, est une plante de la famille des Liliacées, qui pousse sur les hauts alpages. La teinture-mère est préparée à partir de sa racine fraîche récoltée début juin, avant la période de floraison. Elle contient de nombreux alcaloïdes provoquant un effet sédatif, bradycardisant (ralentissant le rythme cardiaque) et parfois beaucoup plus toxique (diarrhées, vomissements et collapsus).

Indications :
Digestives : Diarrhée cholériforme, Intoxications alimentaires graves, Choléra
5 granules 7 ou 9 CH 2 à 4 fois par semaine.
Neurospasmodiques : Crampes des règles, Spasmophilie
5 granules 15 CH 1 à 2 fois par jour ou 1 dose en 15 CH en 1 fois.
En cas de névralgie, on utilise des dilutions hautes 15 ou 30 CH 1 à plusieurs fois par jour.

VIPERA REDI

Nom commun : Vipère aspic

Voxpax

Propriétés et origines :
Veinotonique, Anti-inflammatoire veineux, Antiecchymotique

La vipère aspic est l'espèce commune de vipères en Europe méridionale. La partie utilisée en homéopathie est le venin appelé Vipera redi, du nom du médecin italien qui en étudia l'action au XVIIe siècle. Le venin de la vipère aspic contient de nombreux enzymes comme des phospholipases détruisant les membranes cellulaires, des enzymes accélérant la coagulation sanguine, une toxine détruisant les globules rouges et possédant une action coagulante, une protéine appelée kristine qui bloque les réactions en chaîne de la coagulation et provoque un syndrome hémorragique. Le venin de la vipère provoque de vives douleurs aux points de morsure, accompagnées d'œdème très important, d'inflammation des veines qui sont dilatées sous la forme de cordon dur avec une sensation d'éclatement de la veine. Mais l'action principale du venin s'exerce sur l'hémostase, entraînant des ecchymoses, des hémorragies parfois importantes et un état de choc cardiovasculaire.

Indications :
Phlébites superficielles douloureuses
Varices, Varicosités, Syndrome des jambes lourdes
Ecchymose, Hématomes
5 granules en 5 ou 7 CH, 2 à 3 fois par jour.

VOXPAX

Composition :
Arum triphyllum D4 : 60 mg
Pimpinella anisum D2 : 60 mg
Carbo vegetabilis D2 : 60 mg
Calcium polysulfidum D4 : 60 mg
Manganum peroxydatum D4 : 60 mg
Olibanum D3 : 60 mg
Arsenicum album D4 : 60 mg
Sisymbrium officinale D2 : 60 mg

Propriétés et origines :
Anti-inflammatoire ORL

Voxpax est une association de remèdes homéopathiques utilisée en cas d'enrouement de trachéite et de laryngite aiguë.

Indications :
Enrouement, Laryngite
Pour les adultes, on prescrit 2 comprimés, 4 à 5 fois par jour.
Pour les enfants, on prescrit 1 comprimé 4 à 5 fois par jour.
Les comprimés sont à croquer ou à laisser fondre dans la bouche de préférence à distance des repas.

> **Bon à savoir**
> *Si vous ne constatez aucune amélioration, ou bien en cas d'apparition de fièvre, consultez votre médecin.*

ZINCUM METALLICUM
Oligothérapie

Nom commun : Zinc (Zn)

Propriétés et origines :
Antiasthénique, Antalgique gynécologique, Antianorexique

Le zinc est un métal solide, blanc argent à reflets bleutés et très abondant dans la nature. Non toxique par lui-même, le zinc l'est par ses sels très utilisés dans l'industrie chimique, la peinture, la verrerie, la photogravure ainsi que dans l'agriculture.

Indications :
Le zinc est un oligo-élément indispensable de l'organisme car il régule et intervient dans de nombreuses réactions enzymatiques. Il est nécessaire aux processus de l'immunité cellulaire, de la cicatrisation et de la fabrication des phanères (cheveux, poils et ongles).

Neuro-sensorielles : Asthénie, Difficultés scolaires, Surmenage intellectuel, Insomnies entretenues par des impatiences, Manifestations spasmophiliques
5 granules en 15 CH par jour, au coucher en cas d'insomnie.

Gynécologiques : Dysménorrhées avec syndrome douloureux, Varices douloureuses avant les règles
5 granules en 7 CH 1 à 3 fois par jour jusqu'à cessation des douleurs.

Générales : Anorexie, Syndrome des « jambes sans repos »
5 granules en 7, 9 ou 15 CH 1 à 2 fois par jour.
En oligothérapie, le zinc est très utilisé en cas d'affections de la peau, notamment en cas de peau sèche et desquamée, de perte de cheveux, d'ongles cassants, friables ou à la croissance difficile.

FAIRE FACE AUX SITUATIONS D'URGENCE

PRÉSENTATION

Les accidents de la route ou les situations de grandes catastrophes ne sont pas les seules situations d'urgence. En effet, nous sommes bien plus souvent confrontés à une chute dans la salle de bain, à une coupure en utilisant un couteau de cuisine, ou à une sciatique, qu'à un grave accident de la route, un tremblement de terre, etc. Une situation d'urgence à la maison consiste la plupart du temps à faire baisser une forte fièvre chez un enfant, soigner une ampoule ou une grosse bosse.

Les accidents domestiques surviennent rapidement et il suffit parfois seulement d'une seconde d'inattention. Afin de minimiser les risques, un certain nombre de précautions sont à prendre, elles concernent autant les enfants que les adultes, et le chauffage, l'électricité, la salle de bain ou le jardin sont des éléments de danger potentiel.

Faire face aux situations d'urgence vous donne des informations claires pour dispenser les premiers soins en cas de brûlure, de coupure, crampe, etc. brefs des petits maux qui surviennent couramment à la maison ou à l'extérieur. Ainsi, vous ne serez pas démuni en attendant le médecin en cas de plaie, de bosse, de fracture, d'absorption accidentelle de médicaments ou de produits ménagers, car vous pourrez vous appuyer sur des informations pratiques.

Vous saurez, si vous êtes confronté à une situation d'urgence, comment donner l'alerte, quel numéro appeler, que dire précisément...

> **Attention**
>
> Si vous vous intéressez aux techniques de premiers secours, il est vivement recommandé de suivre une formation de base pour acquérir les premiers réflexes d'alerte, de protection de la victime et des témoins, et apprendre à pratiquer les gestes de réanimation cardio-respiratoire. Cette formation est aujourd'hui bien réglementée, enseignée sous la responsabilité de formateurs spécialisés au sein d'associations nationales de secourisme, en respectant les normes de secourisme établies par l'Observatoire National du Secourisme. À l'issue d'une formation pratique de 10 heures, vous recevrez une attestation de formation aux premiers secours (AFPS).

TABLE DES MATIÈRES

Les précautions à prendre 907
   Précautions à prendre dans la maison 908
   La trousse à pharmacie familiale 911
   Savoir faire un bandage et un pansement 912

Alerter les secours 915
   Comment donner l'alerte ? 916
   Les numéros d'urgence 917

Les premiers gestes 921
   Ampoule 922
   Aphte 922
   Brûlures 923
   Bleus ou ecchymoses 925
   Colique néphrétique 925
   Conjonctivite 926
   Constipation 927
   Coup de chaleur/insolation 928
   Coup de soleil 928
   Crampe 930
   Corps étranger dans le nez 930
   Corps étranger dans l'œil 931
   Corps étranger dans l'oreille 932
   Diarrhée 932
   Écharde 933
   Électrocution 934
   Engelure 935
   Foulure 935
   Fracture 936
   Fièvre de l'enfant 937
   Grippe 938
   Hémorragie de l'oreille 938
   Incendie 939
   Infection urinaire 940
   Insomnie 940
   Intoxication alimentaire 942

Intoxication par les champignons 943
Intoxication par les médicaments 944
Intoxication à l'oxyde de carbone 946
Intoxication par les plantes 947
Intoxication par des produits industriels 948
Mal de dents 949
Mal de dos 949
Mal d'oreille 950
Mal de tête 951
Morsure et griffure 952
Morsure de vipère 953
Oursins, méduses et vives 953
Parasites 954
Pincement et amputation de doigt 955
Piqûres d'insectes 956
Plaie 956
Plaie infectée 957
Rhume 958
Sciatique 958
Saignement du nez 959
Toux 960
Traumatismes musculaires 961
Urticaire et allergies 962

LES PRÉCAUTIONS
À PRENDRE

Faire face aux situations d'urgence

PRÉCAUTIONS À PRENDRE DANS LA MAISON

Les accidents domestiques sont la première cause de mortalité chez les enfants. Il suffit d'une seconde d'inattention et les conséquences peuvent être dramatiques. Afin de minimiser les risques, un certain nombre de précautions sont à prendre, qui pour la plupart d'entre elles concernent autant les enfants que les adultes.

AVEC LE CHAUFFAGE

Voici les précautions que vous devez prendre pour que votre installation de chauffage ne vous expose pas à une émanation d'oxyde de carbone :

- Faites contrôler régulièrement vos appareils. N'hésitez pas à souscrire un contrat d'entretien auprès d'une entreprise spécialisée ; la surveillance de vos appareils sera ainsi assurée régulièrement (une fois par an en général).
- Faites ramoner les tuyaux d'évacuation tous les ans.
- Ne bouchez pas les orifices ou les gaines de ventilation situés dans la pièce, et ne placez pas devant des objets ou des appareils qui peuvent les obstruer.
- Si un chauffage d'appoint est nécessaire, ne l'utilisez pas plus de deux heures par jour, et faites-le dans une pièce bien aérée. Les bricolages de fortune sont à proscrire : choisissez un radiateur muni d'un système de sécurité interrompant son fonctionnement lorsque l'oxyde de carbone atteint un taux anormal.
- Si votre chat ou votre chien présente un comportement anormal lorsque vous allumez votre chauffage, c'est un signe d'alarme : les animaux sont plus sensibles que les humains aux effets de ce gaz.

L'utilisation d'un barbecue dans un local fermé vous expose également au risque d'intoxication à l'oxyde de carbone. Attention également lorsque vous réparez votre voiture : ne faites jamais tourner le moteur dans un endroit mal aéré. Ouvrez les portes du garage avant toute intervention.

Les cuisinières à gaz obéissent aux mêmes règles. Vous devez entretenir régulièrement ces appareils, assurer une bonne ventilation de la pièce (le gaz a besoin d'oxygène pour brûler correctement), procéder à un ramonage annuel de la tuyauterie. Les tuyaux souples de raccordement doivent être changés au moindre signe de vieillissement (durcissement, craquelure, mauvaises odeurs...) et dès qu'ils ont dépassé leur date limite d'utilisation (inscrite dessus). Choisissez un nouveau tuyau d'un diamètre adapté à l'embout du robinet ou de l'appareil sur lequel ils se fixent (ils doivent être entrés « de force »). Ne vous aidez jamais d'une flamme, mais passez de l'eau savonneuse le long du tuyau.

Les fuites de gaz sont faciles à déceler grâce à l'odeur caractéristique qu'elles dégagent. Si vous sentez une odeur suspecte :

- ne manipulez aucun objet susceptible de provoquer une flamme ou une étincelle (interrupteur, compteur électrique ou disjoncteur, téléphone, allumettes, briquets, appareils électroménagers...),
- fermez immédiatement le robinet du compteur à gaz,
- ventilez la pièce en ouvrant toutes les fenêtres.

Il faut

- En cas de fuite de gaz, prévenir les pompiers ou Gaz de France en téléphonant depuis une cabine publique (n'utilisez pas votre propre téléphone).
- Vérifier régulièrement l'état des tuyaux de raccordement.
- En cas d'odeur suspecte, couper immédiatement l'arrivée de gaz.

> **Bon à savoir**
> Attention à ne pas placer un chauffage d'appoint à côté de matériaux inflammables, (lit, rideaux, papiers) pour éviter tout risque d'incendie.

DANS LA CUISINE

➲ **Prenez toujours soin de manipuler avec précautions les objets tranchants.** Ne choisissez pas des couteaux trop aiguisés : il n'est pas indispensable qu'ils coupent comme une lame de rasoir pour être efficaces. Les couteaux dentés sont les moins dangereux.

➲ **Débranchez systématiquement les appareils électriques** après usage (fer à repasser, plaques chauffantes, four). Vous risquez de vous électrocuter avec un appareil électrique, même éteint, s'il est branché.

➲ **Ne laissez pas dépasser la queue des casseroles** de la cuisinière : les enfants peuvent les attraper et s'ébouillanter.

➲ **Méfiez-vous de la porte du four** (souvent située à hauteur d'enfant), et des plaques de cuisinière électrique : les enfants ne s'aperçoivent pas toujours à temps qu'elles sont brûlantes.

➲ **Une bonne circulation d'air est indispensable à la sécurité des fours à micro-ondes :** il faut donc veiller à laisser au moins 5 cm d'espace autour et ne jamais retirer les pieds de l'appareil qui contribuent à cette aération. Ils ne doivent jamais fonctionner à vide : placer à l'intérieur un bol rempli d'eau pour éviter tout accident lors d'une mise en route malencontreuse. Vérifiez également que la porte ferme correctement. Les aliments sortant d'un four à micro-ondes sont toujours plus chauds que le plat qui les contient : attention aux brûlures, surtout si les aliments sont destinés à de jeunes enfants.

➲ **Les produits d'entretien :** stockez les produits d'entretien dans leur emballage d'origine (ne les transvasez jamais dans des bouteilles ayant contenu des boissons avec lesquelles vous pourriez les confondre), dans un endroit bien séparé des réserves alimentaires, à bonne distance de toute source de chaleur, et hors de portée de main des enfants.

- Aérez la pièce dans laquelle vous manipulez des produits volatils ou inflammables (détachants par exemple).
- Choisissez de préférence des produits contenant peu d'agents toxiques pour préserver votre santé et notre environnement.

> **Bon à savoir**
> Les ondes émises par les fours à micro-ondes peuvent être dangereuses pour les porteurs de stimulateurs cardiaques.

AVEC L'ÉLECTRICITÉ

- Veillez à ce que votre installation soit conforme aux normes françaises. N'achetez que des appareils qui portent l'estampille NF.
- Sachez que la norme « confort sécurité Promotelec » garantit le maximum de sécurité dans les habitations neuves.
- Faites installer des disjoncteurs différentiels à haute sensibilité capables d'interrompre le passage du courant en cas de chute d'intensité.
- Utilisez des fiches électriques dont les broches sont en partie protégées et ne conduisent pas le courant sur toute leur longueur.
- Utilisez toujours des rallonges adaptées à la prise considérée (ne branchez pas une rallonge simple sur une prise de terre).
- Souvenez-vous qu'il n'est pas nécessaire qu'un appareil fonctionne pour qu'il puisse être à l'origine d'un accident. Il suffit qu'il soit branché. Vous n'êtes pas à l'abri d'une électrocution parce que vous manipulez un appareil éteint.
- Ne surchargez pas les prises avec des dispositifs à entrées multiples et vérifiez le nombre de watts que ces prises peuvent supporter (c'est écrit dessus).
- Ne manipulez jamais un appareil électrique si vos mains sont mouillées.
- N'oubliez pas que le risque d'électrocution est accru si le sol est conducteur (pièces humides ou carrelées).

Faire face aux situations d'urgence

- N'utilisez jamais un sèche-cheveux, un rasoir électrique ou un téléphone dans la baignoire.
- Au-dessus de la baignoire ou de la douche les appareils électriques sont interdits, à l'exception du chauffe-eau électrique à accumulation ainsi que les luminaires en très basse tension, étanches à l'immersion. À moins de 60 cm du bord de la douche ou de la baignoire, les appareils électriques sont admis s'ils sont protégés par un dispositif de protection différentiel à haute sensibilité. Tous les appareils protégés contre les projections d'eau sont signalés par le logo :

et doivent bénéficier d'une double isolation, signalée par le logo :

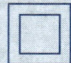

- Attention aux dégâts provoqués par vos animaux familiers (hamsters, cochons d'Inde) : ils ont la désagréable habitude de s'en prendre aux fils électriques, ce qui peut provoquer des courts-circuits.
- De même, méfiez-vous des guirlandes de Noël, qui provoquent régulièrement des incendies : ne faites fonctionner celles-ci que lorsque vous êtes présent et ne les laissez sous aucun prétexte fonctionner la nuit.
- Lorsque vous souhaitez effectuer une réparation sur un appareil électrique, débranchez-le préalablement à toute intervention.
- Avant toute intervention sur un circuit électrique, coupez en premier lieu le courant au disjoncteur.
- Ne remplacez jamais un fusible grillé par un fusible de calibre supérieur.
- La télévision est à l'origine de quelques accidents électriques, notamment parce qu'elle peut imploser et blesser les personnes qui sont dans la pièce. Voici quelques règles élémentaires pour éviter les accidents :
- Ne posez aucun objet sur le téléviseur, surtout pas des aquariums ou des pots de fleurs.
- Ne laissez jamais le poste allumé dans une pièce inoccupée ou la nuit. Si vous utilisez une télécommande, attention à la touche pause : le poste reste allumé bien qu'il n'y ait aucune image à l'écran.
- Un téléviseur doit toujours être aéré dans sa partie supérieure. Cela est vrai également pour les magnétoscopes. Évitez d'encastrer ces appareils dans les meubles fermés à l'arrière.
- En cas d'orage, si vous vivez à la campagne, débranchez votre poste et la prise d'antenne pour éviter que la foudre ne s'y propage.

> **Bon à savoir**
> Débranchez le téléviseur au moindre bruit ou odeur suspects. Faites de même si l'image se rétrécit jusqu'à devenir un point au centre de l'écran. Ce phénomène peut annoncer une implosion imminente du poste.

DANS LE JARDIN

➲ **Les tondeuses à gazon** sont à l'origine des accidents les plus fréquents. Elles peuvent provoquer des coupures graves par contact avec les lames mais aussi des blessures par projection de débris divers (branches, cailloux).

- Vérifiez, avant de commencer la tonte, que le terrain est débarrassé des cailloux, branches ou fils électriques.
- Éloignez les jeunes enfants de la zone de travail.
- Ne tondez jamais de l'herbe mouillée si vous utilisez une tondeuse électrique. Portez des gants et des bottes pour éviter tout risque d'électrocution.
- Il arrive que l'herbe s'accumule sous la machine et bloque les lames. Avant d'essayer de les dégager, coupez le moteur ou débranchez la machine.

DANS LE GARAGE

➲ **Les tronçonneuses, scies sauteuses ou circulaires** doivent aussi être maniées avec précaution. Portez des gants et des chaussures à bout renforcé pour éviter de vous couper.

Les outils produisant une flamme, de la vapeur ou de la chaleur (fer à souder, décolleuse de papier peint, pistolet à colle) peuvent occasionner de graves brûlures (→ *Brûlure*).

⊃ **Les produits chimiques** (détartrants, solvants) peuvent vous brûler ou provoquer un incendie près d'une source de chaleur (c'est le cas également des bombes aérosols). D'autres (pesticides, désherbants) sont toxiques par pénétration dans les pores de la peau ou par inhalation. Respectez toujours les consignes d'emploi inscrites sur les emballages avant toute utilisation (→ *Intoxication par des produits industriels*).

En travaillant certains matériaux (bois, verre, métaux , **on peut recevoir des projections sur le visage, notamment dans les yeux** (→ *Corps étranger dans l'œil*). Il faut systématiquement mettre des lunettes de protection pour effectuer ce genre de travaux.

LA TROUSSE À PHARMACIE FAMILIALE

Pour faire face aux situations d'urgence et aux petits maux à la maison, il est indispensable d'avoir à portée de la main une trousse à pharmacie. Celle-ci doit contenir quelques médicaments d'usage courant et tout le matériel de premier secours.

⊃ Évitez de garder trop de médicaments, vérifiez régulièrement leur date de péremption et jetez les médicaments périmés.

Conservez votre trousse dans un endroit sec et frais (la salle de bains n'est pas le lieu le plus recommandé), et, surtout, hors de portée de main des enfants, de préférence dans un meuble fermé à clef.

Ne consommez pas de médicaments vendus sous prescription médicale sans prendre au préalable l'avis de votre médecin traitant (→ *Intoxication par les médicaments*).

⊃ **Petit matériel d'urgence :**
- ciseaux à bouts fins ;
- pince à épiler ;
- épingles de nourrice ;
- coupe-ongles ;
- thermomètre, Coton-tiges ;
- pansements : compresses stériles, Bétadine Tulle (tulle gras), sparadrap hypoallergique (Micropore), bandelettes adhésives (Stéristrip), pansements adhésifs (Tricostéril) ;
- éventuellement, fil chirurgical pour suture de la peau (le Stéristrip est souvent suffisant).

⊃ **Les médicaments que vous pouvez conserver dans votre trousse :**
- des antalgiques :
  - Aspirine (sous la forme qui vous convient le mieux, en sachets ou en comprimés),
  - paracétamol (Efferalgan, Doliprane).
- quelques crèmes et pommades pour les brûlures superficielles et les fesses rouges de bébé : A313, Biafine, Mitosyl.
- Il n'est pas nécessaire de conserver de l'éther, du mercurochrome ou de l'eau oxygénée. Ces produits sont avantageusement remplacés par les antiseptiques (par exemple : Héxomédine, Mercryl laurylé, Septivon, Solubacter, Sterlane, Hibitane). Vous pouvez également utiliser de l'Éosine (colorant) ou du Merfène, qui sont de bons désinfectants. Ce dernier ayant l'avantage d'être incolore.

⊃ **Les médicaments à emporter en voyage :**
- contre le soleil : crèmes et écrans solaires, crèmes hydratantes pour la peau, Uveline pour la protection en altitude ;
- contre les diarrhées : Imodium, Imossel, Ercéfuryl ;
- mal de mer, mal des transports : Nautamine, Scopoderme, Marzin ;
- traitement de l'eau : il existe de nombreux systèmes pour traiter l'eau en voyage : agents chimiques (Drinkwell chlore, Aquatabs, Hydroclonazone et alcool iodé à 2 %), systèmes avec résine iodée (la paille Penta Pure Outdoor M1-E et le Penta Pure Traveler) et quatre filtres (une gourde, la Pres 2 Pure, et trois filtres à pompe manuelle, le Mini Céramic de Katadyn, le First Need Deluxe de General Ecology et le Walk About de SweetWater) ;
- moustiques : Mousti-dose, Mousti-Crème, Pick-out, lotion à la citronnelle ;

Faire face aux situations d'urgence

- désinfectants : Bétadine, Mercryl-Laurylé, Septivon, Merfène incolore ;
- coagulants : Thrombase, Coalgan ;
- brûlures d'estomac : Phosphalugel, Maalox ou Stomédine ;
- constipation : huile de paraffine, Microlax ;
- paludisme : Nivaquine, Lariam.

⊃ **Les médicaments courants :**
- fièvre et douleurs : aspirine, paracétamol ;
- douleurs spasmodiques : Viscéralgine, Spasfon ;
- saignements utérins : Méthergin ;
- vomissements : Primpéran ;
- allergies : Polaramine ;
- anxiété et insomnies : Temesta, Valium ;
- infection oculaire : Chloramphénicol Chibret (attention on ne peut pas garder un flacon de collyre ouvert plus de 15 jours) ;
- antibiotiques : Clamoxyl, Erythromycine, Vibramycine.

N'emportez pas de vaccin ni de sérums (sérums antivenimeux pour les serpents). Ils doivent être conservés dans un réfrigérateur et vous en trouverez sur place en cas de nécessité.

Conservez dans votre portefeuille la liste des médicaments dont vous avez absolument besoin (diabétiques, cardiaques, etc.), ainsi que la liste de vos allergies éventuelles (pénicilline) et votre carte de groupe sanguin. Dans la mesure du possible, évitez les transfusions sanguines, surtout dans les pays où vous n'avez pas la certitude que le contrôle du sida est correctement effectué.

Pour les produits liquides, comme les désinfectants, demandez au pharmacien de vous donner des flacons de plastique pour éviter les mauvaises surprises (il existe également des compresses pré-imbibées).

Vous pouvez emmener avec vous des seringues et des aiguilles jetables : si vous avez besoin d'une injection, vous serez assuré que la seringue est parfaitement stérile.

> **Bon à savoir**
>
> Ne mettez pas vos ordonnances, votre carte de groupe sanguin (votre carnet de diabétique) dans votre trousse médicale de secours. Si vous égarez votre valise, il serait dommage de perdre également votre dossier médical.

SAVOIR FAIRE UN BANDAGE ET UN PANSEMENT

LE BANDAGE

Avant de faire un bandage ou une immobilisation, respectez quelques règles simples pour pratiquer ce geste dans les meilleures conditions.

- Le rôle d'un bandage est de maintenir en place un pansement, d'immobiliser un membre fracturé ou blessé, de réaliser une compression pour arrêter un saignement, d'empêcher l'apparition d'un œdème, ou de limiter les mouvements, par exemple après une luxation.
- Il est préférable d'utiliser un matériel adapté (bandes de différentes largeurs), mais, en cas d'urgence, utilisez tout ce que vous trouvez sur place (cravates, foulards, ceintures…).
- Installez-vous, debout ou assis, face au blessé.
- Avant de commencer, assurez-vous que la zone blessée sera bien maintenue dans la position où elle devra rester.
- Le bandage doit être serré pour remplir sa fonction mais ne doit en aucun cas couper ou gêner la circulation du sang.
- Si un œdème se forme vérifiez que le bandage n'est pas trop serré.
- Lorsque le bandage a pour fonction d'arrêter un saignement, faites le nœud sur le pansement lui-même.

- Utilisez des bandages dont la largeur est adaptée à la blessure : pour un doigt utilisez un bandage de 2,5 cm de large, et allez jusqu'à 15 cm pour les bandages du tronc.

LE PANSEMENT

Geste de base, le pansement a pour rôle de protéger les lésions de la peau, d'absorber les sécrétions et d'empêcher la contamination bactérienne des plaies.

Il faut

- Se laver les mains avant de faire un pansement.
- Utiliser des petits pansements autocollants pour les petites coupures (Tricostéril, Urgo).
- Maintenir les compresses stériles avec des bandes adhésives ou avec un bandage. Celui-ci ne doit pas être trop serré pour ne pas gêner la circulation sanguine.

Il ne faut pas

- Faire un pansement avec du coton sur la plaie ou avec des tissus dont les fibres risquent d'adhérer à la blessure.

⊃ Les premiers gestes

Le but d'un pansement est de protéger une plaie afin d'éviter sa contamination par des bactéries.

Avant de faire un pansement, nettoyez bien la blessure, avec une solution antiseptique (→ *La trousse à pharmacie familiale*) en un mouvement allant du centre vers la périphérie, puis en débordant largement sur les bords de la plaie.

Recouvrez ensuite la plaie d'une compresse stérile. Il faut que la compresse recouvre largement toute la plaie. Le pansement permet d'absorber les sécrétions de la plaie afin d'éviter qu'elles s'accumulent, provoquant un suintement et un risque accru de contamination bactérienne.

Il faut si possible que les compresses soient stériles car les plaies s'infectent très facilement. Cependant, si vous êtes amené à faire un pansement en urgence, utilisez un linge propre même s'il n'est pas stérile.

Il ne faut pas changer un pansement plusieurs fois par jour, car les changements favorisent les contaminations. À l'inverse il ne faut pas garder le même pansement plus de deux jours. Il est préférable de laisser au bout de quelques jours les plaies à l'air libre pour favoriser leur cicatrisation.

ALERTER LES SECOURS

Faire face aux situations d'urgence

COMMENT DONNER L'ALERTE ?

⊃ **Pourquoi et quand donner l'alerte ?**
Si vous êtes témoin d'un accident et même si vous êtes secouriste, il est indispensable de s'assurer que les secours appropriés sont prévenus. L'alerte permettra ainsi une arrivée rapide de moyens de secours adaptés à la situation. Il ne faut jamais hésiter à appeler les secours. En cas de doute, il est préférable d'appeler et votre interlocuteur jugera de la nécessité d'envoyer les secours ou non.

⊃ **Qui appeler ?**
Il existe en France plusieurs services et donc plusieurs numéros :
15 : le SAMU (Service d'aide médicale urgente) traite les problèmes médicaux urgents (24h/24). Il doit être appelé pour les grandes urgences médicales à domicile, pour les blessés par accident, en cas de malaise dans un lieu public, d'accident du travail.
18 : les pompiers, doivent être prévenus lorsqu'on a besoin de secours non médicaux (accident de la circulation, incendie, explosions, dégagement de gaz ou de vapeurs toxiques, personnes en péril, noyades, inondations…).
17 : les forces de l'ordre (gendarmerie ou police nationale), qui doivent être contactées dès que l'ordre public est troublé.
112 : numéro d'urgence européen. Dans tous les pays européens ce numéro permet de contacter les secours. Il doit être utilisé à chaque fois que vous êtes en Europe dans un pays dont vous ne connaissez pas les autres numéros d'urgence, et en France par les utilisateurs de portables. D'un portable, ce numéro fonctionne aussi lorsque le réseau est saturé, d'un portable bloqué ou même sans carte SIM, et est prioritaire sur tous les autres appels (ce qui n'est pas le cas si vous faites le 15 ou le 18 d'un portable). Lorsque vous composez le 112, vous devez en principe utiliser la langue du pays dans lequel vous vous trouvez. Cependant, en général vous pouvez parler anglais.
Vous vous êtes trompé de numéro ? Ce n'est pas grave, ces services sont interconnectés et travaillent en étroite collaboration. Votre demande de secours sera transmise au service adapté.

⊃ **COMMENT ET D'OÙ LES APPELER ?**
Le 15, le 18 et le 17 peuvent être faits de n'importe quel téléphone fixe particulier ou d'une cabine. Avec les téléphones à carte il n'est pas nécessaire d'avoir une carte : composez directement le numéro d'urgence. À partir de certains téléphones à pièces (de moins en moins répandus), il faut parfois introduire une pièce pour obtenir la tonalité (elle vous est restituée à la fin de la communication).
Tous ces numéros de téléphone sont gratuits excepté sur certains réseaux de téléphone mobile.
Vous pouvez également utiliser les bornes oranges sur les autoroutes, ou utiliser les interphones de certains lieux publics (métro, etc.) qui permettent d'appeler un service de sécurité.

⊃ **QUE DIRE AUX SERVICES D'URGENCE ?**
Il est important d'être précis, les services que vous contactez ne sont pas au courant de ce qui se passe et ne voient pas ce que vous voyez. Les moyens de secours seront envoyés en fonction des informations que vous leur donnerez. Même si la situation vous paraît grave, gardez votre calme et répondez à toutes les questions qui vous sont posées.

⊃ **VOILA CE QU'IL FAUT DIRE ET DANS QUEL ORDRE :**
- **Présentez-vous :** donnez votre nom et le numéro d'où vous appelez, cela permettra éventuellement aux secours de vous recontacter en cas de problème, par exemple pour trouver l'adresse exacte de l'accident.
- **Expliquez où vous êtes et comment accéder aux lieux :** donner l'adresse précise sans oublier la commune (gardez toujours à l'esprit que ce qui vous paraît évident ne l'est pas forcément pour votre interlocuteur). Si vous êtes au domicile d'une personne indiquez les codes, l'escalier, l'étage, etc.
- **Donnez la nature de l'accident :** accident privé ou de la circulation, malaise sur la voie publique ou au domicile d'un particulier. Décrivez ce qui s'est passé.
- **Indiquez le nombre et l'état apparent des victimes :** nombre de victimes, sexe et âge

approximatif. Décrivez leur état apparent et leur position : « Il saigne », « Il est assis », « Il est inconscient », « Il est couché sur le dos et il parle », « Il respire » N'essayez surtout pas de faire un diagnostic : « Je pense qu'il a une fracture du crâne. » NON vous ne pouvez pas le savoir !

- **Indiquez également les gestes effectués par vous-même ou une autre personne.**
- **Précisez s'il y a des risques :** exemple incendie, effondrement, collision, etc.
- Attendez que la personne au téléphone vous demande de raccrocher. Ne raccrochez pas le premier et attendez leurs instructions.

LES NUMÉROS D'URGENCE

LES POMPIERS : 18

Dans tous les départements, vous pouvez joindre les pompiers au numéro : 18.
Ces derniers interviendront directement, ou vous dirigeront vers l'hôpital le plus proche : cela dépendra de l'état de gravité du malade ou du blessé.

LES URGENCES MÉDICALES (SAMU) : 15
LE 112

Dans l'ensemble des départements, les urgences médicales sont regroupées sous un seul numéro de téléphone : le 15, accessible de n'importe quel téléphone. Vous avez également à votre disposition le 112, numéro valable dans toute l'Europe ou d'un portable.

LES CENTRES ANTI-POISONS

➲ **Angers**
Centre hospitalier régional
tél. : 02 41 48 21 21

➲ **Bordeaux**
Hôpital Pellegrin-Tripode
tél. : 05 56 96 40 80

➲ **Lille**
Centre hospitalier régional
tél. : 0 825 812 822

➲ **Lyon :**
Hôpital Édouard-Herriot
tél. : 04 72 11 69 11

➲ **Marseille**
Hôpital Salvator
tél. : 04 91 75 25 25

➲ **Nancy**
Hôpital central
tél. : 03 83 32 36 36

➲ **Paris**
Hôpital Fernand-Widal
tél. : 01 40 05 48 48

➲ **Rennes**
Hôpital Pontchaillou
tél. : 02 99 59 22 22

➲ **Rouen**
Hôpital Charles-Nicolle - 1 rue de Germont
tél. : 02 35 88 44 00

➲ **Strasbourg**
Hôpital civil - tél. : 03 88 37 37 37

➲ **Toulouse**
Hôpital Purpan - tél. : 05 61 77 74 47

> **Bon à savoir**
>
> Ayez toujours près de votre téléphone les numéros d'urgence de votre région : ils peuvent vous sauver la vie.

AUTRES NUMÉROS D'URGENCE À PARIS

➲ **SOS Médecins**
tél. : 01 47 07 77 77 / 0820 33 24 24

➲ **SOS Cardiologue**
tél. : 01 47 07 50 50

➲ **SOS Ophtalmologie**
tél. : 01 40 92 93 94

➲ **SOS Optique**
tél. : 01 48 07 22 00

⊃ **SOS ORL**
tél. : 01 43 56 22 25

⊃ **SOS Psychiatrie**
tél. : 01 47 07 24 24

⊃ **SOS Stomato-Dentaire**
tél. : 01 43 37 51 00

⊃ **vUrgence de la main et du pied**
Hôpital Saint-Antoine - tél. : 01 40 72 28 80

BRÛLURES ET CENTRES DE SOINS AUX GRANDS BRÛLÉS

⊃ **Paris**
- Hôpital Cochin - tél. : 01 58 41 26 47
- Hôpital Rothschild - tél. : 01 40 19 30 00
- Hôpital Saint-Antoine - tél. : 01 49 28 26 09
- Hôpital Trousseau - tél. : 01 44 73 62 54

⊃ **Bordeaux**
Hôpital Pellegrin-Tripode
tél. : 05 56 79 54 62 / 56 79

⊃ **Clamart**
Hôpital Percy - tél. : 01 41 46 60 00 / 62 11

⊃ **Freyming-Merlebach**
Hôpital de Freyming
tél. : 03 87 81 82 28

⊃ **Lille**
Hôpital Claude Huriez
tél. : 03 20 44 59 62 / 42 78

⊃ **Lyon**
Hôpital Édouard-Herriot
tél. : 04 72 11 75 98
Hôpital Saint-Luc - tél. : 04 78 61 81 81 / 89 48

⊃ **Marseille**
- Hôpital Nord
tél. : 04 91 96 80 00 (enfants)
- Centre régional des grands brûlés
tél. : 04 91 38 39 32

⊃ **Metz**
Centre hospitalier régional
tél. : 03 87 55 31 35

⊃ **Montpellier**
Hôpital Lapeyronie
tél. : 04 67 33 67 33

⊃ **Nantes**
Hôpital Hôtel-Dieu
tél. : 02 40 08 33 33

⊃ **Poitiers**
Centre Hospitalier Universitaire Jean-Bernard
tél. : 05 49 44 44 88

⊃ **Toulon**
Hôpital des Armées - tél. : 04 94 09 92 76

⊃ **Toulouse**
- Hôpital de Rangueil - tél. : 05 61 32 27 43
- Hôpital Purpan - tél. : 05 61 77 22 33
- Hôpital des enfants - Tél : 05 34 55 84 72 / 84 69

⊃ **Tours**
- Hôpital Trousseau - tél. : 02 47 47 47 47
- Centre de pédiatrie Gatien-de-Clocheville
tél. : 02 47 47 37 41

VACCINATIONS ET MALADIES TROPICALES

Pour tous renseignements il est possible de s'adresser en plus de votre médecin traitant, auprès des services suivants :
- Maladies infectieuses et tropicales de l'hôpital de la Pitié-Salpétrière - 47, bd de l'Hôpital, 75013 Paris - tél. : 01 42 16 01 03
- Maladies tropicales de l'hôpital Bichat-Claude Bernard - Informations voyages - 170, bd Ney, 75018 Paris - tél. : 01 40 25 88 92
- Centre de Vaccination d'Air France
2, rue Robert Esnault Pelterie, 75007 Paris
tél. : 01 43 17 22 00

CENTRES DE LUTTE CONTRE LA TOXICOMANIE

Les centres dont nous donnons les adresses relèvent tous du secteur public, mais il existe également des associations et institutions relevant du secteur privé dans presque tous les départements.

⊃ **Alpes-Maritimes**
Hôpital Pasteur - 30, av. de la Voie Romaine
06300 Nice
tél. : 04 92 03 77 68

⊃ **Bouches-du-Rhône**
Centre d'accueil Puget-Corderie
Hôpital psychiatrique Edouard-Toulouse
2, bd Notre-Dame - 13006 Marseille
tél. : 04 91 54 70 70

Faire face aux situations d'urgence

⊃ **Calvados**
C.H.S. Bon Sauveur
93, rue Caponière - 14000 Caen
tél. : 02 31 30 50 50

⊃ **Charente**
Centre d'accueil pour toxicomanes « Agora »
59, Place de la Bussatte - 16000 Angoulême
tél. : 05 45 95 97 00

⊃ **Corse-du-Sud**
Centre Loretto - 30, rue du Colonel Colonna d'Ornano - 20000 Ajaccio
tél. : 04 95 20 38 38

⊃ **Doubs**
Centre d'accueil « Le Relais »
12, avenue Foch - 25200 Montbéliard
tél. : 03 81 91 09 22

⊃ **Finistère**
D.D.A.S.S. - 5, bd Finistère - 29324 Quimper
tél. : 02 98 64 50 50

⊃ **Gironde**
Centre hospitalier spécialisé Charles Perrens
Centre de soins pour toxicomanes « Montesquieu »
22, rue Vergniaud - 33000 Bordeaux
tél. : 05 56 00 19 90

⊃ **Ille-et-Vilaine**
Drogue Information
8, rue Gerbault - 35000 Rennes
tél. : 0 800 435 435

⊃ **Indre-et-Loire**
Port Bretagne
17/18, quai du Port Bretagne - 37000 Tours
tél. : 02 47 76 47 10

⊃ **Isère**
Centre médico-social d'accueil et de soins pour toxicomanes - 1, rue Hauquelin - 38000 Grenoble
tél. : 04 76 54 24 29

⊃ **Mayenne**
Comité Départemental de Prévention de l'alcoolisme - 90, avenue de Chanzy - 53000 Laval
tél. : 02 43 49 21 41

⊃ **Rhône**
- Hôpital Edouard-Herriot
Place d'Arsonval - 69003 Lyon
tél. : 04 72 11 78 52

- C.H.U. Lyon Sud
Chemin du Grand Revoyet - 69310 Pierre Bénite
tél. : 04 78 86 21 05

⊃ **Paris**
- Hôpital Cochin
Centre d'Accueil des Toxicomanes
8 bis, rue Cassini - 75014 Paris
tél. : 01 58 41 23 00

- C.H.S. de Maison-Blanche
« La Terrasse »
222 bis, rue Marcadet - 75018 Paris
tél. : 01 42 26 03 12

- Centre médical Marmottan
19, rue d'Armaillé - 75017 Paris
tél. : 01 45 74 00 04

⊃ **Seine-et-Marne**
DDASS - Action de Santé publique
77000 Melun - tél. : 01 64 87 62 00

⊃ **Yvelines**
Centre départemental d'aide aux Toxicomanes (C.E.D.A.T.)
122, bd Carnot - 78200 Mantes-la-Jolie
tél. : 01 30 63 77 90

79 bis, bld de la Reine - 78000 Versailles
tél. : 01 30 83 21 00

8 bis, rue d'Ourches
78100 Saint-Germain-en-Laye
tél. : 01 34 51 47 47

⊃ **Deux-Sèvres**
Delta 79
191, avenue Saint-Jean d'Angely - 79000 Niort
tél. : 05 49 79 65 15

⊃ **Vienne**
Le tourniquet - Unité spécialisée du CHS de la Vienne - 6, rue Alsace-Lorraine - 86000 Poitiers
tél. : 05 49 88 84 95

⊃ **Val-de-Marne**
Centre Ithaque
9, rue Bizet - 94800 Villejuif
tél. : 01 47 26 01 89

⊃ **Val-d'Oise**
Centre d'accueil « Imagine »
Consultations Parents
tél. : 0 800 32 31 12 (n° vert 24 h/24)

6, allée des bouleaux - cité du Noyer-Crapaud 95230 Soisy-sous-Montmorency
tél. : 01 39 89 17 49

7, rue Marius Delpech - 95200 Sarcelles
tél. : 01 34 53 05 22

ASSOCIATIONS DE MALADES

Accidents du travail
Fédération nationale des accidentés du travail et des handicapés
47, rue Alliés - 42000 Saint-Étienne Cedex
tél. : 04 77 49 42 42

⊃ **Diabétiques**
- Association française des diabétiques
58, rue Dumas - 75011 Paris
tél. : 01 40 09 24 25

- Aide aux jeunes diabétiques
17, rue Gazan - 75014 Paris
tél. : 01 44 16 89 89

⊃ **Handicapés**
Union nationale des associations pour handicapés
66, rue Boissière - 75016 Paris
tél. : 01 45 00 93 11

⊃ **Poliomyélite, paralysies et autres handicaps physiques**
- Association d'entraide des polios et handicapés
194, rue d'Alésia - 75014 Paris
tél. : 01 45 45 40 30

- Association des paralysés de France
17, bd Auguste-Blanqui - 75013 Paris
tél. : 01 40 78 69 00

⊃ **Traumatisés crâniens**
Association des familles de traumatisés crâniens
5, rue de l'Orme - 75019 Paris
tél. : 01 42 41 56 76

⊃ **Cancer info services**
0.810.810.821

⊃ **Association pour la Recherche sur le Cancer (ARC)**
94803 Villejuif Cedex
tél. : 01.45.59.59.59

⊃ **Association française contre les myopathies**
1, rue de l'Internationale - BP 56
91002 Évry cedex
tél. : 01.69.47.28.28

⊃ **Association France Alzheimer**
21, boulevard Montmartre
75002 Paris
tél. : 01.42.97.52/41

⊃ **Association Française des polyarthritiques**
153, rue de Charonne
75011 Paris
tél. : 01.40.09.06.66

⊃ **Association France Migraine (SOS migraine)**
59, avenue Kléber
75116 Paris
Fax : 01 47 04 22 01
www.sosmigraine.com

⊃ **Association France Parkinson**
37 Bis, rue de la Fontaine
75016 Paris
tél. : 01.45.20.22.20

⊃ **Association pour la recherche sur la sclérose en plaques**
4, rue Chéreau
75013 Paris
tél : 01.45.65.00.36
http://www.arsep.org

FORMATIONS DE SECOURISTE

Différents organismes dispensent l'Attestation de formation aux premiers secours (AFPS), qui permet d'obtenir le diplôme de secouriste :

⊃ **Croix rouge :** 98, rue Didot – 75384 Paris cedex 08
tél. : 01 44 43 11 00
http://www.croix-rouge.fr/

⊃ **Fédération Nationale de Protection Civile**
87-95, Quai du Docteur Dervaux - 92600 Asnières
tél. : 01 40 86 50 24
http://www.protection-civile.org/

⊃ **Pompiers**
Fédération Nationale des Sapeurs Pompiers de France - 32, rue Bréguet – 75694 Paris cedex 14
tél. : 01 49 23 18 18
http://www.pompiers.fr

LES PREMIERS GESTES

AMPOULE

L'ampoule est due à un échauffement de la peau, soit par contact avec un objet brûlant comme un fer à repasser, soit par frottement (chaussures neuves).

LES PREMIERS GESTES

Lorsque l'ampoule est apparue, évitez de la percer, car cela favorise l'infection. Lorsqu'elle se perce d'elle-même, ce qui arrive rapidement, appliquez immédiatement une solution antiseptique (Merfène, Éosine) et recouvrez-la d'une compresse stérile. Il est préférable, lorsque c'est possible, de laisser l'ampoule se cicatriser à l'air libre.

Si vous êtes obligé de percer une ampoule, parce que vous avez encore une longue marche à faire, désinfectez bien l'ampoule ainsi que l'aiguille, soit à la flamme, soit avec de l'alcool à 70 °C.

Percez l'ampoule de deux trous et appliquez une compresse stérile imbibée d'une solution antiseptique.

Si des complications surviennent (douleur, fièvre), si vous ne savez pas ce qui a provoqué cette ampoule, ou si elles sont nombreuses, consultez votre médecin.

Il faut

- Faire attention aux zones de frottement les plus fragiles lorsque vous achetez des chaussures.
- Protéger les zones sensibles avec du sparadrap ou du papier adhésif, afin de diminuer le frottement si vous faites de longues marches, ou si vous participez à une course (cross, marathon…).
- Laisser de préférence l'ampoule cicatriser à l'air.

Il ne faut pas

- Percer une ampoule si ce n'est pas absolument nécessaire.

APHTE

Les aphtes sont des ulcérations de la bouche, qui guérissent spontanément en quelques jours. Elles sont parfois très douloureuses lorsqu'elles sont étendues.

LES PREMIERS GESTES

Faites des bains de bouche avec des solutions antiseptiques, comme Eludril ou Hextril. Le traitement fait appel à des antiseptiques comme Lyso 6, ou à des tablettes de corticoïdes (Betneval) pendant quelques jours.

Si les aphtes sont trop douloureux, le médecin tentera de calmer cette douleur en tamponnant la plaie avec du Borostyrol.

Le traitement comporte également des vitamines (B6 et PP) en cas de récidives fréquentes.

Il faut

- Éviter de consommer les aliments qui provoquent souvent les crises d'aphtes : noix, fraises, ananas, fromages (le gruyère), charcuterie, chou…

Pour trouver le thème qui vous intéresse, ou des informations complémentaires reportez-vous à l'index en fin d'ouvrage.

BRÛLURES

En cas d'incendie, des gestes simples permettent d'étouffer les flammes et d'éviter ainsi des brûlures graves. Les brûlures du premier et du deuxième degré restent superficielles et guérissent facilement, alors que les brûlures du troisième degré, qui atteignent le derme profond, exigent de longues et pénibles hospitalisations.

LES PREMIERS GESTES

Si les vêtements de la victime sont en feu, il faut l'enrouler dans une couverture de laine ou un manteau pour éteindre les flammes (n'utilisez pas de tissus synthétiques qui risquent eux-mêmes de prendre feu ou de fondre). Il est possible d'enlever certains vêtements, surtout s'ils se consument encore, mais en aucun cas s'ils commencent à coller à la peau. Vous risqueriez en effet d'arracher des lambeaux cutanés en même temps que le tissu.

Arrosez les zones brûlées et les vêtements encore chauds avec de l'eau froide mais pas glacée, pendant 5 à 10 minutes. Une fois les lésions refroidies, enveloppez les régions brûlées avec un linge propre. Évitez tout contact manuel avec les brûlures.

En attendant les secours, couvrez le blessé et surveillez ses fonctions vitales (pouls, respiration, conscience). La victime doit être installée sur le dos, si cette région n'est pas brûlée et seulement s'il est conscient. Dans les autres cas, installez-le en position latérale de sécurité.

S'il s'agit d'une petite brûlure, faites couler en abondance de l'eau sur la lésion, recouvrez avec une gaze stérile et un peu serré.

Si une cloque apparaît, n'essayez pas de la percer : elle risquerait de s'infecter. Si elle s'ouvre spontanément, il suffit de désinfecter et d'appliquer un pansement. Au bout de deux jours, il est préférable de laisser la brûlure à l'air.

Si ultérieurement apparaît de la fièvre, un gonflement ou une douleur, consultez rapidement votre médecin.

Il faut

- En cas de brûlure par un liquide (bain brûlant, huile bouillante), enlever le plus rapidement possible les vêtements, surtout s'il s'agit de vêtements en coton qui gardent la chaleur. Laisser en place les vêtements en tissu synthétique et commencer à refroidir à travers les vêtements.
- Refroidir le plus rapidement possible les zones brûlées à l'eau froide. Laisser couler l'eau plusieurs minutes sur la peau. Il faut toutefois faire attention, chez les enfants brûlés au niveau du tronc, de ne pas provoquer une baisse trop importante de la température interne.
- Lors d'une brûlure par flamme (→ *Incendie*), il faut éteindre rapidement les flammes, avec une couverture (évitez d'utiliser des tissus synthétiques), ou, si vous n'avez rien sous la main, en roulant la victime sur le sol, ce qui suffit généralement à les éteindre.
- Enrouler la personne dans un linge propre en attendant l'arrivée des secours.
- Si la victime ne respire plus, pratiquer immédiatement les manœuvres de réanimation : respiration artificielle et massage cardiaque.
- Dans le cas de lésions électriques mineures, il faut cependant se méfier car l'électricité peut provoquer des lésions internes, donc non visibles. Il est alors prudent d'emmener la victime chez un médecin.
- En cas de lésions provoquées par un liquide caustique (produits à base de soude utilisés comme décapant, déboucheur d'évier, eau de Javel, produit antirouille), la conduite à tenir dépend de l'endroit de la lésion. Les lésions les plus graves sont les lésions internes en cas d'ingestion accidentelle, comme cela arrive trop souvent chez les enfants. Il est préférable de ne rien faire et d'appeler le plus rapidement le service d'urgence pour une évacuation vers l'hôpital. Si le liquide a été seulement en contact avec la peau, rincez abondamment à l'eau froide ou tiède, puis consultez un médecin si les lésions sont étendues. N'oubliez pas

que certains produits agissent à retardement, d'où la grande efficacité d'un lavage précoce.
- Tout faire pour éviter les accidents : ne jamais donner un biberon à un enfant sans tester la chaleur du lait ; contrôler la température du bain et ne jamais laisser un enfant seul pendant que l'eau coule ; placer hors d'atteinte les casseroles et les friteuses, en tournant les queues des casseroles vers l'arrière de la cuisinière ; débrancher les appareils électroménagers après usage et tenir hors de portée des enfants les briquets et les allumettes. Leur expliquer très tôt que le feu est dangereux et être patient, car ce sont surtout les enfants de 9 à 15 ans qui s'amusent avec le feu. Protéger les prises électriques par des cache-prises et faire installer vos prises à au moins un mètre du sol.

Il ne faut pas
- Ôter des vêtements synthétiques qui ont brûlé sur la peau : les tissus synthétiques fondent et s'incrustent dans la peau. Vous risquez d'aggraver les lésions.
- Donner à boire à un brûlé, car il sera peut-être nécessaire de faire une anesthésie générale en urgence.
- Donner à boire à un enfant qui vient d'avaler un liquide caustique, ou le faire vomir (le liquide provoque des lésions de l'œsophage : en cas de vomissement le liquide caustique va faire un deuxième passage dans l'œsophage et donc aggraver les lésions).
- Toucher un électrocuté. Vous risquez d'être vous-même électrocuté. Coupez d'abord le courant ou débranchez l'appareil électrique en cause.

À L'HÔPITAL

Si elle est étendue, la brûlure est une urgence absolue : le risque de choc cardio-respiratoire et d'infection met la vie de la victime en danger immédiat.

Dès sa prise en charge par les services de secours, le patient sera conduit dans un centre de réanimation, de préférence un centre spécialisé dans les soins aux grands brûlés.

À l'hôpital, le médecin évaluera la gravité des brûlures. On distingue trois degrés de profondeur de la brûlure :
- le premier degré correspond à une atteinte superficielle, comme dans un coup de soleil important (→ *Coup de soleil*). La peau est rouge, chaude, gonflée et très douloureuse ;
- le deuxième degré est défini par l'apparition de cloques remplies de liquide. La brûlure est encore douloureuse. Il existe un deuxième degré profond, où la peau présente un aspect rouge grisâtre et sécrète un liquide séreux ;
- le troisième degré correspond à la brûlure complète de la peau, qui est marron foncé, striée de raies noires et qui n'est plus douloureuse.

Le médecin évaluera l'étendue de la brûlure, sachant qu'une brûlure du deuxième degré qui dépasse 10 cm de côté est grave. Le buste représente 36 % de la surface corporelle, chaque membre supérieur 9 %, chaque membre inférieur 18 % et la tête 9 %. Une brûlure est grave dès qu'elle dépasse 9 % de la surface corporelle.

L'équipe de réanimation apportera un soin particulier à certaines lésions, en fonction de leur localisation. Certaines régions, comme le visage ou les plis du corps (coude, genou) sont particulièrement sensibles, en raison du risque d'apparition de cicatrices rétractiles.

Dans le service de réanimation, le premier objectif du médecin est d'éviter l'apparition d'un choc cardio-circulatoire et donc de surveiller les fonctions vitales. Il fera également en sorte d'éviter les infections : les grands brûlés sont très fragiles et l'infection est la principale cause de décès.

Bon à savoir

La brûlure est une plaie comme une autre. Assurez-vous que vous êtes bien vacciné contre le tétanos ; si ce n'est pas le cas, le médecin vous fera un rappel.
Ne jamais toucher les brûlures graves, ni enlever les vêtements collés à la plaie, ni appliquer un produit, même un désinfectant.

Faire face aux situations d'urgence

BLEUS OU ECCHYMOSES

Un choc ou une pression trop prolongée sur la peau provoque l'apparition d'un « bleu » ou « ecchymose » qui est en fait une petite hémorragie locale sous-cutanée.

LES PREMIERS GESTES

La plupart des ecchymoses sont sans gravité. Il apparaît simplement une tache qui est d'abord bleue, puis qui passe par le vert et le jaune avant que la peau ne retrouve son aspect normal.

L'ecchymose peut toutefois être le signe d'une atteinte plus grave. Dans le cas d'une entorse, par exemple, la douleur à l'articulation s'accompagne presque toujours d'un épanchement sanguin.

À l'extrême, une ecchymose importante, qui dessine le contour des vêtements lorsque ceux-ci sont serrés, est le signe d'une hémorragie interne grave.

Si l'ecchymose est peu importante, le premier geste consiste à appliquer sur la zone contusionnée un peu de glace. Ne mettez pas la glace directement en contact avec la peau, mais roulez-la dans un linge : vous risquez dans le cas contraire de brûler la peau. La glace, en provoquant une constriction des vaisseaux, atténuera l'œdème et apaisera la douleur.

Vous pouvez aider la guérison du bleu en utilisant des pommades anti-inflammatoires locales (Alpha- chymotrypsine) ou de la pommade Arnica.

COLIQUE NÉPHRÉTIQUE

La crise de colique néphrétique se manifeste par une douleur extrêmement violente, qui laisse un souvenir inoubliable, et que l'on reconnaît entre toutes lorsqu'elle récidive. Elle apparaît lorsqu'un « calcul » (un caillou) se constitue dans le rein ou le canal de l'uretère et que le système urinaire s'efforce de l'expulser.

LES PREMIERS GESTES

La douleur spasmodique prend naissance dans la région lombaire et ressemble à une sensation de brûlure ou de déchirement interne. Elle irradie dans l'abdomen, le bas-ventre et parfois jusque dans les testicules. Cette douleur peut être confondue avec celles d'une crise d'appendicite, d'un infarctus du myocarde, d'une maladie de l'utérus, des ovaires, du système digestif (ulcère à l'estomac), ou encore d'une torsion du testicule. La confusion est d'autant plus possible que la douleur s'accompagne parfois également d'agitation, de nausées, de vomissements. Mais il n'y a pas de température ni de contracture des muscles de l'abdomen comme lors d'une crise d'appendicite.

Vous suspecterez l'origine urinaire de cette douleur car la colique néphrétique provoque une forte envie d'uriner, mais sans succès. Parfois vous urinerez quelques gouttes, mêlées de sang, qui révèleront l'origine du problème.

Vous devez vous allonger, surtout ne pas boire et appeler le médecin. Celui-ci vous injectera immédiatement des médicaments antispasmodiques par voie intraveineuse (Viscéralgine) qui, dans la plupart des cas, arrêteront la douleur en quelques minutes.

Par la suite, lorsque la douleur est calmée, il faudra boire modérément jusqu'à expulsion du calcul par les voies naturelles (s'il est volumineux vous sentirez douloureusement sa migration jusqu'à l'expulsion finale).

CHEZ LE MÉDECIN OU À L'HÔPITAL

Après avoir calmé la douleur, le médecin va confirmer le diagnostic et surtout rechercher les maladies graves qui peuvent être confondues avec la colique néphrétique (infarctus du myocarde, hémorragies intestinales), qui nécessitent une hospitalisation en urgence.

Si la douleur ne s'atténue pas, il sera nécessaire d'aller à l'hôpital où une radiographie réalisée en urgence permettra de faire le diagnostic et d'évaluer la taille du calcul. Si celui-ci est trop gros pour être expulsé naturellement, il faudra envisager une opération. Aujourd'hui on lui préfère une technique utilisant les ultrasons, la lithotritie, qui permet de faire « exploser » le calcul à distance et de le réduire en poussières plus faciles à évacuer.

Il faut
- Prévenir l'apparition de la colique néphrétique en buvant beaucoup, notamment lors des grands voyages. La déshydratation est une des grandes causes de coliques néphrétiques : elle favorise la concentration des urines et l'accumulation de cailloux dans le système urinaire.

Il ne faut pas
- Boire lorsque la colique néphrétique est déclarée, car l'accumulation d'urines en amont de l'obstacle va provoquer une hyperpression et une exagération de la douleur.

CONJONCTIVITE

La conjonctivite est une maladie fréquente et banale, mais qui doit cependant être traitée sérieusement, surtout si elle est d'origine bactérienne.

LES PREMIERS GESTES

La conjonctivite se manifeste par un picotement soudain de l'œil, comme lorsqu'un corps étranger s'est glissé dans l'œil (on a l'impression d'avoir du sable dans les yeux), puis l'œil devient rouge, ce qui est le signe de l'inflammation de la muqueuse conjonctive, normalement invisible. La conjonctivite provoque également un larmoiement, une photophobie (perception douloureuse de la lumière), qui oblige à porter des lunettes de soleil, et une hypersécrétion parfois purulente.

Commencez par bien nettoyer l'œil avec une solution de sérum physiologique comme le Dacryosérum, puis utilisez un collyre à base d'antibiotiques. Dans certains cas, le médecin vous prescrira un collyre à base de corticoïde, sauf s'il suspecte une conjonctivite causée par un virus herpès, pour laquelle les corticoïdes sont formellement déconseillés. Les collyres doivent être utilisés au moins trois à quatre fois par jour.

CHEZ LE MÉDECIN OU À L'HÔPITAL

Le médecin recherchera un corps étranger dans l'œil et une éventuelle atteinte de la cornée (« kératite »). Si l'examen est négatif, il vous prescrira des collyres qui atténueront rapidement la douleur et l'inflammation.

> **Bon à savoir**
>
> Ne confondez par la conjonctivite et le glaucome : cette maladie de l'œil, qui provoque une hyperpression de l'œil, une douleur violente et une baisse sensible de la vision, exige un traitement médical et chirurgical en urgence.

Il faut
- Consulter un ophtalmologue si la conjonctivite dure plusieurs jours, pour rechercher une kératite (c'est-à-dire une infection ou une ulcération de la cornée) ou éventuellement un glaucome.

Il ne faut pas
- Se frotter les yeux, au risque d'accentuer la douleur et la rougeur.
- Négliger le traitement de la conjonctivite.
- Confondre une conjonctivite avec une crise de glaucome, qui se manifeste par l'apparition d'une douleur violente accompagnée d'une baisse de l'acuité visuelle.

CONSTIPATION

En France, 20 % des femmes et 10 % des hommes se plaignent de constipation. À l'exception de quelques cas particuliers, il est difficile de parler d'urgence dans ce cas, et plus que de soins, il est préférable de parler d'hygiène intestinale afin d'éviter ce symptôme parfois fort douloureux.

LES PREMIERS GESTES

L'« intestin paresseux » est plus une caractéristique personnelle qu'une véritable maladie. Les personnes qui s'en plaignent ont tendance à exagérer leur trouble ou à trop s'en préoccuper. Cette attention excessive entraîne souvent une escalade médicamenteuse qui ne fait qu'aggraver la constipation.

Si la constipation date de plusieurs jours et est douloureuse, il est légitime d'utiliser des médicaments, à commencer par des évacuateurs du rectum comme Eductyl ou des suppositoires à la glycérine, qui permettent un soulagement immédiat.

Mais l'utilisation de ces médicaments ne doit en aucun cas devenir une habitude, car l'intestin, un peu par réflexe, va devenir dépendant de ce médicament.

Si vous êtes habituellement constipé, il est préférable de prendre pendant quelques jours des médicaments qui vont aider le transit intestinal, sans agresser la muqueuse intestinale. Parmi ces médicaments, on distingue :

- **les mucilages** qui augmentent le volume des selles (Enteromucilage, Transilane, Spagulax) et favorisent l'apparition de la sensation de besoin et l'expulsion ;
- **l'huile de paraffine** sous ses différentes formes (Lubentyl, Lansoyl, Laxomalt) qui a un rôle lubrifiant mais ne doit pas être utilisée sur de longues périodes, car elle entraîne une malabsorption de certaines vitamines ;
- **les laxatifs** qui augmentent l'hydratation des selles, comme Duphalac ou Lactulose, ou encore des laxatifs irritants, très efficaces, mais toxiques à long terme, comme Contalax, Pursennide, Boldolaxine qu'il ne faut utiliser qu'en dernier recours et avec prudence ;
- **les tisanes de séné, d'aloès ou de bourdaine**, qui sont également très efficaces.

CHEZ LE MÉDECIN OU À L'HÔPITAL

Une constipation apparemment récente chez un patient qui n'a pas l'habitude de présenter ce genre de symptôme incite le médecin à rechercher une ancienneté des troubles, à préciser leur périodicité, car ces constipations peuvent être le signe d'une maladie de l'intestin.

Il faut
- Apprendre à « rééduquer » son tube digestif, en allant à la selle à heure fixe, et en créant un réflexe : après avoir bu un grand verre d'eau ou un café, qui ont parfois un rôle réflexe d'évacuation.
- Boire beaucoup d'eau.
- Faire du sport : l'exercice physique et en particulier le renforcement des muscles abdominaux jouent un rôle très positif pour réguler le transit intestinal.
- Éviter les nourritures trop lourdes comme les viandes en sauces, leur préférer des viandes peu grasses, grillées, accompagnées de légumes verts et de salade. Le pain complet et le pain au son jouent également un rôle bénéfique en augmentant le volume des selles.

Il ne faut pas
- Se contenter de prendre des médicaments qui vont provoquer une intoxication progressive et rendre d'autant plus difficile la rééducation intestinale.

COUP DE CHALEUR/INSOLATION

Le coup de chaleur ou insolation est un dérèglement des mécanismes d'adaptation de l'organisme à la chaleur du soleil, qui survient généralement dans les pays tropicaux, chez les vacanciers peu habitués à la chaleur torride. L'insolation est particulièrement grave chez les nourrissons et les personnes âgées.

LES PREMIERS GESTES

Lorsqu'une personne exposée à la chaleur se sent mal, se plaint de crampes ou d'étourdissements, il faut la transporter rapidement à l'abri et lui enlever ses vêtements s'ils sont trop serrés. Si elle est consciente, donnez-lui à boire un verre d'eau légèrement salée et surveillez régulièrement son état de conscience. Si elle est inconsciente, installez-la en position latérale de sécurité pour éviter les vomissements et prévenez immédiatement les secours. Si le coup de chaleur est plus important, avec une température qui dépasse 40 °C, il faut déshabiller la victime, l'enrouler dans un drap mouillé et l'éventer. Lorsque la température est redescendue en dessous de 38 °C, vous pouvez remplacer le drap humide par un drap sec, sans cesser de la surveiller ni de lui donner à boire de l'eau salée.

Il faut
- Choisir des vêtements légers et blancs (couleur qui réfléchit les rayons du soleil).
- Porter un chapeau et boire abondamment.
- Faire boire souvent aux bébés de l'eau légèrement sucrée.

Il ne faut pas
- Laisser un nourrisson dans une voiture stationnée en plein soleil : même si les fenêtres sont ouvertes, vous risquez un accident très grave.

COUP DE SOLEIL

La meilleure chose à faire avec le soleil est de le fuir le plus possible : tout compte fait, il y a plus d'inconvénients que d'avantages à profiter de ses rayons. Les seuls avantages que l'on connaît (un défaut d'ensoleillement explique le rachitisme dans certaines régions) s'obtiennent avec de petites doses, alors que les inconvénients surviennent pour des doses à peine plus élevées. Pourtant, la mode du soleil à tout prix ne se dément pas, et le nombre de cancers de la peau, est, par conséquent, en constante augmentation.

LES PREMIERS GESTES

Le coup de soleil est une brûlure de la peau au premier degré. Il provoque une rougeur douloureuse au contact.
Lorsque vous constatez un coup de soleil, il faut arrêter immédiatement l'exposition au soleil, car il ne peut que s'aggraver. Si la douleur est trop importante, utilisez des pommades anti-inflammatoires (Parfenac) ou des crèmes hydratantes. En quelques jours la rougeur disparaît et la peau « pèle ».

Si vous prolongez l'exposition vous risquez une brûlure du second degré, avec l'apparition de cloques sur la peau. Le traitement immédiat sera plus délicat : la douleur est intense et il est nécessaire d'enlever l'épiderme détruit. Nettoyez soigneusement la région brûlée, en utilisant si nécessaire une solution antiseptique, puis appliquez du tulle gras et faites un pansement. Toute exposition au soleil est alors interdite jusqu'à la guérison complète.

Les régions du corps les plus touchées par les coups de soleil sont le cou, les épaules et le visage, qui ne sont pratiquement jamais protégés contre les rayons du soleil.

SE PROTÉGER DU SOLEIL

Toutes les peaux ne craignent pas le soleil de la même façon : le risque varie selon le phototype.

⊃ **Le phototype :** c'est la façon dont la peau réagit aux rayons UV et la capacité des cellules spécialisées de l'épiderme à fabriquer de la mélanine. Cette substance est sécrétée en plus grande quantité lors de l'exposition au soleil et donne à la peau sa couleur. On distingue :

⊃ **les sujets de phototype 1** : ils brûlent toujours et ne bronzent jamais. Ce sont en général les roux aux yeux verts. À la longue ils se couvrent de taches de rousseur s'ils vivent au soleil. Il est recommandé d'utiliser des protecteurs solaires avec un indice de protection élevé.

⊃ **les sujets de phototype 2** : blonds aux yeux bleus, ils brûlent toujours mais finissent par bronzer un peu. Il est recommandé également d'utiliser des indices de protection élevés, au moins jusqu'à l'apparition du bronzage.

⊃ **les sujets de phototype 3** : châtains plus ou moins foncés, ils brûlent un peu, bronzent toujours. La majorité de la population est dans ce cas. Le risque est moins élevé mais il existe toujours et la facilité à bronzer ne doit pas être un prétexte pour exagérer. Souvenez-vous que la capacité à bronzer diminue avec l'âge.

⊃ **Le phototype 4** : yeux marrons, cheveux noirs, il ne brûle jamais, bronze toujours. Le risque de souffrir d'un coup de soleil est minime.

Il faut savoir cependant que la peau bronzée n'est que très relativement protégée en dépit de la pigmentation. Cela veut dire que la mélanine amortit les coups durs brutaux comme les coups de soleil, mais protège imparfaitement la peau contre le risque de cancer et de vieillissement prématuré.

Il ne faut parfois pas plus de 10 à 15 minutes d'exposition pour « attraper » un coup de soleil, en particulier sous le soleil tropical. Les personnes âgées sont plus sensibles que les jeunes, car leur peau réagit moins vite. Autant que possible, les nourrissons et les jeunes enfants ne doivent pas être exposés au soleil (prévoir par exemple un petit parasol sur la poussette), car leur peau est plus fragile et ils présentent plus de risques de déshydratation.

COMMENT CHOISIR UNE CRÈME PROTECTRICE ?

⊃ **Écran total :** il contient des substances minérales, comme l'oxyde de titane ou le mica qui réfléchissent tout le rayonnement.

⊃ **Crèmes de haute protection ou filtrantes** : elles contiennent des substances qui protègent contre les rayonnements ultra-violets A et B et contre les rayons infra-rouges.

L'indice de protection indiqué sur les produits signifie que l'on peut multiplier d'autant le temps d'exposition. Par exemple, si vous pouvez rester 5 minutes sans brûler et si vous utilisez une crème avec un indice 10, vous pouvez rester 50 minutes au soleil sans brûler. En principe seulement, car il est rare que vous soyez bien recouvert par la crème qui disparaît rapidement avec les bains ou la transpiration.

Il faut
- Utiliser systématiquement des crèmes de protection solaire, dont les indices doivent être d'autant plus forts que votre peau est claire, même si vous êtes bien bronzé.
- Vous protéger même pour nager. Le soleil sur la peau mouillée est plus dangereux qu'on ne le croit.

Il ne faut pas
- S'exposer au soleil de midi, surtout dans les régions tropicales : le coup de soleil est assuré en dix minutes chez les vacanciers non préparés.

Pour trouver le thème qui vous intéresse, ou des informations complémentaires reportez-vous à l'index en fin d'ouvrage.

Faire face aux situations d'urgence

CRAMPE

Les crampes sont des contractions musculaires involontaires et douloureuses. Elles peuvent également survenir loin de tout effort, la nuit notamment, lorsque les muscles se détendent.
La crampe est le plus souvent un signe de fatigue lors de l'effort, ou un signe de mauvaise coordination musculaire, qui exige un effort accru de certains groupes musculaires.
Mais la crampe peut survenir aussi en cas de déshydratation importante et elle est favorisée par certaines carences en sels minéraux.

LES PREMIERS GESTES

La crampe est aisément reconnaissable. Elle débute brutalement et oblige en général à l'arrêt de l'effort. La mise au repos est souvent suffisante pour l'atténuer, mais si vous recommencez l'effort tout de suite, elle revient immédiatement.

Le premier geste à faire est de se détendre le plus possible et d'étirer le muscle atteint dans le sens contraire à la contraction. Si vous avez une crampe du mollet, il faut vous asseoir sur le sol et tirer vos orteils vers vous, de façon à étirer le mollet. Vous observerez que la crampe s'atténue rapidement puis disparaît.

Si la crampe atteint les orteils, marchez tranquillement en étalant le plus possible les orteils pour bien les étirer.

En cas de crampes importantes ou persistantes, vous pouvez accélérer la guérison en massant légèrement la zone endolorie, en utilisant une pommade (Dolal ou Nifluril Pommade) ou avec des compresses au Synthol.

Il faut
- S'échauffer avant un exercice physique.
- Boire abondamment avant et pendant l'effort.
- Augmenter votre consommation de laitages, de fruits, de sodium et magnésium. Votre médecin pourra également vous conseiller une cure à base de vitamine B1 et de quinine (Hexaquine), à titre préventif.

Il ne faut pas
- Faire un effort prolongé au soleil, sans échauffement et sans boire.
- Faire du sport tard le soir avant de s'endormir.

CORPS ÉTRANGER DANS LE NEZ

Ce petit accident est fréquent chez les jeunes enfants qui portent volontiers à leur bouche ou à leur nez tous les objets qui leur tombent sous la main. Les objets incriminés sont des perles ou des petits cailloux mais il s'agit de toutes sortes de corps étrangers et des plus inattendus, qui peuvent provoquer des lésions et qui doivent être retirés par le médecin, avec précaution.

LES SYMPTÔMES

L'enfant a des difficultés pour respirer. Le nez est parfois gonflé, avec un écoulement ou un saignement suspect. Il est dans la plupart des cas trop difficile d'enlever soi-même l'objet, même s'il ne paraît pas enfoncé profondément.

À L'HÔPITAL

Le médecin enlèvera facilement le corps étranger à l'aide d'instruments qui permettent d'écarter les narines sans les blesser. Un contrôle ORL permettra de détecter les éventuelles lésions provoquées par l'objet en question.

Il faut
- Calmer l'enfant et le rassurer.
- Le faire respirer par la bouche.
- Se rendre immédiatement chez un médecin ou à l'hôpital.

Il ne faut pas

- Tenter de retirer soi-même l'objet incriminé, surtout lorsqu'on ne sait pas de quoi il s'agit : vous risquez de l'enfoncer davantage.
- Laisser jouer les jeunes enfants avec des objets de petite taille : perles, billes, etc. Il ne suffit pas de les surveiller : ils déjouent rapidement toute vigilance !

CORPS ÉTRANGER DANS L'ŒIL

Toute projection d'un corps étranger dans l'œil, et encore davantage s'il s'agit d'un produit chimique, peut être dangereuse et être à l'origine d'une infection de l'œil. Dans la plupart des cas, il s'agit d'une poussière, d'un grain de sable, ou d'un cil qui vient se loger sous une paupière, provoquant une irritation immédiate.

LES PREMIERS GESTES

La présence d'une poussière dans l'œil provoque une irritation. L'œil est rouge, larmoyant et on ne peut s'empêcher de le frotter. Si vous travaillez dans un environnement où il y a un risque de projections de particules métalliques ou chimiques, précipitez-vous à l'infirmerie.
Si vous êtes seul, placez-vous devant un miroir et écartez doucement les paupières pour essayer de repérer la poussière. Pour l'enlever, vous pouvez faire couler de l'eau sous les paupières. Si vous en avez sous la main, ou s'il y a une pharmacie proche de chez vous, utiliser du sérum physiologique stérile, ce qui sera nettement moins désagréable. À défaut, vous pouvez toujours utiliser l'eau du robinet : elle pique un peu, mais elle ne présente aucun danger.
Si le corps étranger est logé sous la paupière supérieure, soulevez la paupière, et recouvrez la paupière inférieure. Les cils de la paupière inférieure sont ainsi au contact de la face interne de la paupière supérieure, et par leur balayage peuvent décrocher la poussière. Cette manœuvre réussit dans la plupart des cas.
Si quelqu'un peut vous aider, ce qui est préférable, la technique est la suivante : le secouriste repère la poussière puis essaye de la retirer délicatement avec le coin d'un mouchoir propre et humide.
En cas d'échec, ou si le corps étranger est enfoncé trop profondément dans l'œil – et a fortiori s'il est enfoncé dans les parties colorées de l'œil (iris) –, il est préférable de ne rien faire et d'aller tout de suite à l'hôpital. Pour éviter que le blessé n'aggrave ses lésions en se frottant l'œil, recouvrez l'œil – et même les deux yeux pour éviter les mouvements oculaires – avec une compresse et un pansement adhésif.

À L'HÔPITAL

L'ophtalmologiste examinera soigneusement les lésions de l'œil sous anesthésie locale et évaluera les risques d'infection ou d'hémorragie de l'œil. Il retirera le corps étranger dans de parfaites conditions d'asepsie. Des examens spécifiques avec un colorant (la fluorescéine) permettent de repérer une lésion de la cornée qui peut être à l'origine d'une infection que l'on appelle une « kératite ».

Il faut

- Retirer immédiatement le corps étranger lorsque c'est possible.
- Nettoyer avec du sérum physiologique ou avec de l'eau du robinet.
- Éviter de se frotter l'œil.
- En cas de projection d'un produit chimique dans l'œil, il faut rincer le plus rapidement possible, soit en plongeant la tête dans l'eau et en clignant des paupières afin de faire pénétrer l'eau sous les paupières, soit en faisant couler doucement l'eau du robinet sur l'œil. Puis aller tout de suite à l'hôpital, l'œil recouvert d'une compresse stérile. C'est la conduite à tenir par exemple en cas de projection de gaz lacrymogène.

Faire face aux situations d'urgence

Il ne faut pas
- Chercher à retirer un corps étranger enfoncé dans la cornée ou dans les parties colorées de l'œil.
- Confondre la présence d'un corps étranger avec un orgelet, qui est une infection à la racine d'un cil et qui se manifeste brutalement avec les mêmes symptômes (œil rouge et démangeaisons).

CORPS ÉTRANGER DANS L'OREILLE

Accident fréquent chez l'enfant, le corps étranger dans l'oreille peut parfois provoquer des lésions du tympan. Il arrive aussi, et à tout âge, qu'un insecte choisisse d'explorer cette petite grotte naturelle de votre anatomie.

LES PREMIERS GESTES

Il faut suspecter la présence d'un corps étranger dans l'oreille si vous constatez l'apparition brutale d'un surdité chez votre enfant. Dans la plupart des cas, il se plaindra d'une douleur et parfois vous constaterez un écoulement sanguinolent de l'oreille, en particulier si le tympan est touché.

Si un insecte s'est logé dans votre oreille, le diagnostic est évident : vous percevez des vibrations qui ne sont pas dues à un bourdonnement d'oreille, mais bien à la présence de l'insecte qui cherche désespérément une voie de sortie.

Vous pouvez dans ce cas immédiatement verser de l'eau tiède dans l'oreille pour tenter de déloger l'intrus. Vous pouvez également utiliser un peu d'huile de table qui va étouffer l'insecte et faciliter son extraction.

S'il s'agit d'un corps étranger coincé dans le conduit auditif externe, il ne faut rien tenter et se rendre directement à l'hôpital. En essayant de l'enlever vous-même vous risqueriez en effet de provoquer une lésion du tympan et une hémorragie.

À L'HÔPITAL

Le médecin de garde ou l'ORL, grâce à un appareil d'examen (un otoscope), évalue rapidement l'étendue des dégâts et extrait le corps étranger à l'aide d'une pince. L'examen ultérieur, plus approfondi, permet de détecter et de prévenir les lésions éventuelles du tympan.

Il faut
- Suspecter la présence d'un corps étranger en cas de surdité brutale ou d'hémorragie de l'oreille.
- Aller tout de suite à l'hôpital.

Il ne faut pas
- Tenter de retirer soi-même l'objet.

DIARRHÉE

Symptôme extrêmement commun, la diarrhée est la plupart du temps le signe d'une infection du système intestinal. Elle est plus fréquente et plus grave chez l'enfant et chez les personnes âgées, car elle peut s'accompagner de déshydratation.

Il faut
- Se reposer.
- Surveiller la température.
- Consulter un médecin si la diarrhée persiste au-delà de deux jours et s'accompagne d'une forte fièvre.
- Boire en quantité suffisante de l'eau légèrement sucrée ou salée.
- Se soigner avec un antidiarrhéique (Imodium ou Imossel) et un reconstituant de la flore intestinale (Lacteol) : pensez à emporter ces médicaments lorsque vous partez en vacances, en particulier si vous allez dans un pays chaud.

Il ne faut pas
- Consommer des crudités ou des laitages en cas de diarrhée.
- Prendre systématiquement des antibiotiques.

LES PREMIERS GESTES

La cause la plus fréquente de la diarrhée est la « tourista », maladie bien connue des voyageurs. Elle touche environ un vacancier sur deux qui part dans une zone tropicale, et s'explique par une absence d'accoutumance aux mets (et donc aux microbes) locaux. Elle débute presque toujours brutalement entre le quatrième et le dixième jour après l'arrivée ; cette diarrhée abondante est accompagnée d'une petite fièvre, de douleurs abdominales et de nausées.

Le traitement est simple : il consiste à rester à jeun en se contentant de boire de l'eau bouillie légèrement sucrée ou salée. Il faut interdire absolument les crudités, les laitages et les glaces. L'utilisation d'un antiseptique intestinal (Ercéfuryl), d'un antidiarrhéique (Imodium) peut être utile, de même qu'un antispasmodique comme le Spasfon si les douleurs abdominales sont trop importantes.

Il existe bien d'autres causes à la diarrhée, sous tous les climats de la planète : beaucoup de virus et de bactéries peuvent la provoquer ; la cause la plus grave étant le choléra. Cette maladie très contagieuse se déclare régulièrement dans des régions où l'assainissement des eaux usées est précaire. Elle est moins dangereuse en elle-même (le traitement du choléra est simple puisqu'une réhydratation intensive par voie intraveineuse suffit) que par son caractère épidémique : le nombre de personnes atteintes dépasse souvent les capacités hospitalières locales. Les épidémies de choléra sont cependant rarissimes.

Les diarrhées ont bien plus communément comme origine les salmonelloses, dont l'exemple typique est la fièvre typhoïde. Les salmonelloses sont des infections bactériennes consécutives à la consommation de fruits de mer, d'œufs ou de laitages.

CHEZ LE MÉDECIN OU À L'HÔPITAL

Le médecin vous prescrira les remèdes nécessaires pour combattre les symptômes de la diarrhée. Il doit également rechercher l'origine de la maladie. Il passera en revue différentes hypothèses, parmi lesquelles une salmonellose, une intoxication alimentaire collective, la présence d'un parasite tropical.

Le médecin vous prescrira les remèdes ; il doit également rechercher l'origine de la maladie.

ÉCHARDE

Une écharde de bois, de métal ou de verre peut entraîner une infection si on la laisse en place. Si elle est grosse, ou incrustée profondément, ne cherchez pas à la retirer par vos propres moyens : recouvrez-la d'une compresse stérile ou d'un linge propre et allez chez votre médecin ou à l'hôpital.

LES PREMIERS GESTES

- Lavez le pourtour de la plaie avec de l'eau et du savon, en frottant de l'intérieur vers l'extérieur (faites attention à ne pas enfoncer l'écharde davantage) et essuyez avec une compresse stérile.
- Stérilisez le mors d'une pince à épiler à la flamme d'une bougie, ou avec de l'alcool à 70° (ne le touchez plus ensuite car il ne serait plus stérile).
- Retirez l'écharde (en vous aidant d'une loupe si nécessaire).
- Appliquez une solution antiseptique puis recouvrez d'une compresse stérile et d'un pansement.

À L'HÔPITAL

En cas d'échardes multiples ou profondément enfoncées (à la suite d'un accident du travail par exemple), le médecin procédera

Faire face aux situations d'urgence

d'abord à une asepsie soigneuse puis retirera les corps étrangers à l'aide d'un bistouri et d'une pince. Il effectuera parfois une anesthésie locale, pour que l'intervention soit moins douloureuse.

Il vérifiera ultérieurement s'il n'y a pas d'atteinte des nerfs ou des tendons profonds, en particulier lorsque la blessure est localisée à la main.

Il faut
- Demander un avis médical si la plaie présente des signes d'infection (rougeur, chaleur, douleur).

- Vérifier votre vaccination antitétanique : elle est obligatoire si vous n'avez aucun souvenir de votre dernière vaccination. Notez qu'un rappel doit être fait tous les dix ans à l'âge adulte.

Il ne faut pas
- Tenter d'enlever une écharde trop profondément enfoncée ou trop grosse.

ÉLECTROCUTION

Environ deux cents personnes meurent chaque année, en France, à la suite d'un accident électrique (→ Précautions à prendre dans la maison). Le passage de l'électricité à travers le corps provoque des brûlures profondes et peut conduire à la mort immédiate ou dans un délai très court, du fait des troubles du rythme cardiaque ou du choc cardio-vasculaire que ce passage produit. Plus le courant est élevé, plus les lésions sont graves.

LES PREMIERS GESTES

Si vous êtes témoin d'une électrocution, ayez le réflexe de couper le courant, à l'interrupteur, ou au compteur. Alors seulement vous pourrez vous occuper du blessé.

Dans les cas les plus graves, le malade est choqué et asphyxié. Vous devez commencer immédiatement le massage cardiaque et la respiration artificielle, en attendant l'arrivée des secours que vous aurez immédiatement alertés.

Si le blessé respire normalement mais a perdu connaissance, mettez-le en position latérale de sécurité. Puis occupez-vous des brûlures (➡ *Brûlures*).

Il faut
- Couper le courant avant de secourir le blessé.

Il ne faut pas
- Utiliser un appareil électrique avec les mains mouillées, avec les pieds nus sur un sol humide ou dans une salle de bains (→ *Précautions à prendre dans la maison*).
- S'approcher d'un blessé touché par une ligne à haute tension, à moins d'être sûr que le courant a bien été coupé.
- Rester sous un arbre en cas d'orage. La foudre recherche le sol à travers les points les plus élevés du paysage : pylônes, arbres, etc.

Pour trouver le thème qui vous intéresse, ou des informations complémentaires reportez-vous à l'index en fin d'ouvrage.

ENGELURE

En dessous de 0 °C, les vaisseaux capillaires, ces minuscules vaisseaux qui irriguent la peau, se contractent et la vascularisation des tissus exposés au froid est nettement ralentie. Si la situation se prolonge ces tissus peuvent geler, ce qui entraîne une mort tissulaire. Le nez, les oreilles, les doigts et les orteils sont les parties du corps les plus exposées à ce risque.

LES PREMIERS GESTES

L'engelure est d'abord douloureuse : si vos doigts sont en train de geler ils vont devenir rigides et douloureux, puis la douleur aura tendance à disparaître, ce qui est un signe de gravité.

Votre premier geste doit être de mettre autant que possible la victime à l'abri du froid. Puis les parties du corps qui sont gelées devront être réchauffées, mais très progressivement.

Ne les trempez pas dans l'eau chaude ou ne les posez pas sur un radiateur. Réchauffez-les avec votre propre corps, en mettant par exemple les mains gelées de la victime sous vos aisselles.

Il ne faut ni frotter, ni masser, ni tapoter les régions atteintes. Une fois que le blessé est un peu réchauffé, couvrez-le bien et conduisez-le à l'hôpital.

Si les zones gelées sont déjà rouges ou noires, ou si elles sont recouvertes de vésicules, n'y touchez pas : recouvrez-les simplement d'une compresse stérile ou d'un linge propre.

Il faut
- Réchauffer lentement les régions gelées.

Il ne faut pas
- Tremper les mains ou les pieds gelés dans l'eau chaude.
- Masser ou frotter les régions gelées.

FOULURE

On appelle « foulure » une entorse bénigne qui ne nécessite ni plâtre ni immobilisation de trop longue durée.

La foulure touche souvent la cheville (et parfois le poignet) au début d'un exercice physique sans échauffement ou après un faux pas. Le pied est brusquement fléchi à l'intérieur, provoquant un étirement des ligaments latéraux externes. S'il ne s'agit que d'un étirement simple on parlera de foulure. S'il y a une déchirure des ligaments, alors on parlera d'une entorse.

LES PREMIERS GESTES

La foulure est douloureuse et provoque un œdème (un gonflement) de la cheville. Mais il n'y a pas d'hématome et pas de limitation importante des mouvements (→ *Fracture*).
Dans la plupart des cas, il n'y a pas lieu de s'inquiéter. Si la douleur persiste, il est prudent d'éviter de marcher et d'utiliser une pommade anti-inflammatoire (Dolal, Alphachymotrysine). Si la douleur est tenace, si elle ne s'atténue pas au bout de plusieurs heures et que le pied enfle, il faut penser à une entorse ou à une fracture et se rendre à l'hôpital.

Une foulure simple guérit sans séquelle en dix jours dans les cas les plus graves.

À L'HÔPITAL

En cas de doute, le médecin vérifiera le bon fonctionnement de l'articulation et demandera une radiographie s'il suspecte une fracture.

Il faut
- Arrêter l'effort en cas de faux-pas (au deuxième faux-pas, vous risquez de vous faire une entorse).
- Examiner l'intégrité de la cheville et surveiller l'arrivée d'un œdème.
- Faire un bandage pour empêcher les mouvements.

Il ne faut pas
- Courir pendant quelques jours.
- Plâtrer l'articulation atteinte.

FRACTURE

Une fracture est une rupture de la continuité de l'os. On dit que la fracture est fermée lorsque la peau est intacte, qu'elle est ouverte lorsqu'il y a une plaie en regard de la fracture, avec ou sans extériorisation de l'os. Les fractures ouvertes sont plus graves en raison du risque infectieux qu'elles présentent.

LES PREMIERS GESTES

Il faut avant tout reconnaître la fracture. Elle est parfois connue du blessé (il a perçu un craquement) et se manifeste ensuite par une douleur aiguë au niveau de la lésion.
La douleur conduit souvent la victime à prendre une position caractéristique, dite « position antalgique » (« en chien de fusil »), qui renseigne déjà beaucoup sur le type fracture.
Il faut aussi rechercher les signes qui peuvent faire craindre une complication : déformation et raccourcissement du membre fracturé, atteintes nerveuses et vasculaires, qui se traduisent par une diminution de la sensibilité cutanée ou une disparition du pouls périphérique.

À L'HÔPITAL

L'équipe des secours transportera le blessé sur un matelas-coquille qui permet une immobilisation complète. (Le matelas-coquille est un matelas pneumatique rempli de billes de polystyrène). Avant d'installer la victime sur ce matelas puis sur le brancard, le médecin pourra mettre en place un respirateur artificiel et une perfusion intraveineuse afin de parer les conséquences d'un éventuel choc cardio-respiratoire durant le transport.
Si la radiologie montre une fracture ouverte, le médecin nettoiera soigneusement la plaie et procédera si nécessaire à une « mise en extension temporaire » afin de rétablir la continuité de l'os. Pour les membres inférieurs cette intervention exige parfois d'introduire une barre métallique dans le talon à laquelle on attache des poids. Parfois, il faudra procéder à une ostéosynthèse. Cette intervention chirurgicale permet de « recoller » les morceaux d'os ou de les réunir à l'aide de plaques et de vis. Une fois les plaies refermées, on pourra poser un plâtre.

Il faut
- Installer le blessé le plus confortablement possible, en immobilisant le membre fracturé dans la position où vous l'avez trouvé, y compris et surtout s'il présente une déformation importante.
- Si vous êtes amené à immobiliser le membre fracturé, faites en sorte qu'il ne coupe pas la circulation et surveillez régulièrement le pouls.
- S'il y a hémorragie abondante ou une détresse respiratoire, oubliez la fracture et occupez-vous d'abord de réanimer le blessé (respiration artificielle, massage cardiaque) si son état l'exige.
- Dans le cas d'une fracture ouverte avec un os saillant dans la plaie, arrêtez l'hémorragie en refermant doucement les bords de la plaie ou en utilisant les points de compression, puis placez une compresse stérile sur l'os. Réalisez un coussinet autour de l'os saillant, à l'aide de compresses, afin d'éviter toute pression sur l'os, puis faites un bandage très peu serré.

- Si aucun os n'est saillant, arrêtez l'hémorragie en refermant les lèvres de la plaie, puis faites un pansement stérile. Si le membre n'est pas déformé, soutenez-le par une écharpe qui permet d'immobiliser les articulations du coude et du poignet, puis avec une « contre-écharpe » qui permet d'immobiliser l'épaule.

Il ne faut pas
- Bouger le membre fracturé si ce n'est pas absolument nécessaire.
- Chercher à réduire vous-même la fracture. Vous risquez d'aggraver l'hémorragie et de provoquer des lésions nerveuses.
- Déplacer le blessé sauf si sa vie est en danger.

FIÈVRE DE L'ENFANT

La fièvre de l'enfant est une situation d'urgence : lorsqu'elle est supérieure à 40 °C, elle peut provoquer des convulsions (crise d'épilepsie). Si votre enfant présente une température très élevée, vous devez systématiquement appeler le médecin. Cependant, si vous suivez correctement les quelques règles qui suivent vous pouvez facilement faire baisser la température.

LES PREMIERS GESTES

La température du nourrisson augmente beaucoup plus facilement que celle de l'adulte et peut provoquer des dommages cérébraux. En cas d'infection simple (grippe, gastro-entérite) la température peut rapidement monter à 40 °C.

Découvrez votre enfant, aérez la pièce, faites-lui prendre un bain tiède pour faire baisser la fièvre. Dans la plupart des cas, la température redevient normale en trente minutes. N'ayez aucune crainte : il ne risque pas de mourir de froid, alors qu'il risque de mourir de chaud.

Si votre enfant vomit, s'il perd conscience, s'il a la nuque raide, ou, au contraire, s'il est complètement atone (votre enfant est « mou », sans aucune tonicité), il y a un risque de méningite, qui exige une hospitalisation immédiate.

Si votre enfant présente des antécédents de convulsions, il faut lui donner un traitement préventif à base de Valium.

CHEZ LE MÉDECIN OU À L'HÔPITAL

Le médecin procédera à un examen clinique pour déterminer l'origine de la fièvre : dans la plupart des cas, il s'agit d'une infection virale ou bactérienne de la gorge, des oreilles ou du système digestif. Il recherchera attentivement des signes de méningite exigeant une hospitalisation.

Bon à savoir

Dès que la température dépasse 40 °C, appelez le médecin. En attendant son arrivée, n'aggravez pas la situation en couvrant l'enfant ou en surchauffant la pièce.
Plus l'enfant est jeune, plus le risque de convulsions est important.

Il faut
- Appeler le médecin, qui vous donnera par téléphone les premières consignes à suivre.
- Déshabiller l'enfant, le laisser nu.
- Lui faire prendre un bain : contrôlez la température du bain qui doit être inférieure de deux degrés à la température rectale. Surtout pas plus bas car il risque un choc grave. Laissez-le au moins quinze minutes dans l'eau et contrôlez la température.
- Lui donner de l'aspirine ou du paracétamol sans dépasser la dose de 50 mg par kg et par jour : soit quatre sachets de 125 mg par jour pour un nourrisson de 10 kg.
- Le faire boire abondamment : la fièvre s'accompagne d'une déshydratation importante qui peut entraîner des problèmes cérébraux.
- Maintenir la température de la chambre entre 18 et 20 °C.

Il ne faut pas
- Couvrir l'enfant lorsqu'il a de la fièvre.

GRIPPE

La grippe est une maladie banale, qui touche plusieurs millions de personnes par an, mais qui est à l'origine chaque hiver de milliers de décès chez les personnes fragiles ou âgées.

LES PREMIERS GESTES

La grippe se manifeste presque toujours par une forte fièvre à 39 °C, avec céphalées (maux de tête) et courbatures, précédant la survenue d'une bronchite avec toux et expectoration. Très contagieuse, la grippe se transmet de proche en proche par les éternuements et la salive.

Le diagnostic est souvent facile à établir car la grippe est souvent épidémique et collective. Le traitement est simple : couchez-vous et buvez un thé ou une tisane très chaude. Si les maux de tête sont trop forts, prenez un peu d'aspirine (1 ou 2 comprimés de 500 mg pour un adulte) ou de paracétamol, ce qui fera aussi baisser la fièvre. Mais ne vous précipitez pas sur les médicaments : la fièvre et la toux sont des mécanismes naturels d'élimination des virus.

Dans la mesure du possible il est conseillé de s'arrêter de travailler deux ou trois jours (de toute façon, avec une fièvre à 39 °C vous ne serez pas très efficace au travail...). Si vous présentez des signes de surinfection (toux grasse, fièvre traînante), le médecin vous prescrira des antibiotiques.

Il faut
- Se reposer et attendre la fin de la fièvre qui survient généralement au troisième jour.
- Si vous avez plus de 60 ans, il est préférable de se faire vacciner chaque année avant l'épidémie.
- Prendre un traitement antibiotique en cas de complications pulmonaires.

Il ne faut pas
- Négliger le traitement de la grippe car les complications sont fréquentes.
- Se faire vacciner si on ne présente pas de risques importants.

Bon à savoir
La grippe est responsable d'infections pulmonaires graves (pneumonies), surtout chez les personnes âgées : elle est ainsi à l'origine de milliers de décès annuels. Le vaccin est un bon moyen de se protéger de la grippe et de ses complications, chez les personnes âgées de plus de 60 ans.

HÉMORRAGIE DE L'OREILLE

L'hémorragie de l'oreille se manifeste par une douleur à l'intérieur de l'oreille, une surdité et un écoulement de sang. Elle peut se produire lors d'une fracture du crâne ou lors d'une perforation du tympan. Cet accident survient lors des chutes à ski nautique, lors des accidents de plongée sous-marine ou lorsqu'on se trouve trop près d'une explosion.

Les hémorragies de l'oreille signalent une fracture du crâne si le sang est mélangé à un liquide clair, qui est le liquide céphalo-rachidien (liquide dans lequel baignent le cerveau et la moelle épinière). Ce type d'hémorragie peut s'accompagner de maux de tête et parfois de troubles de la conscience, exigeant d'alerter rapidement les services d'urgence.

LES PREMIERS GESTES
- Alerter les secours.
- Si le blessé est conscient, le faire asseoir et lui demander de garder la tête légèrement penchée sur le côté, afin que le sang puisse s'écouler.
- Couvrir l'oreille avec un pansement ou un linge propre sans serrer ni comprimer.

- Contrôler la respiration, le pouls et l'état de conscience régulièrement, afin de détecter une aggravation de l'état général.
- Si vous constatez un état de choc ou un arrêt cardio-respiratoire, commencez immédiatement la respiration artificielle et le massage cardiaque.

À L'HÔPITAL

Si le blessé est conscient, le médecin fera immédiatement un bilan radiologique afin de détecter une éventuelle fracture du crâne, en particulier si on suspecte une fuite de liquide céphalo-rachidien.

Il faut
- Laisser couler le sang.

- Être prêt à effectuer les gestes d'urgence essentiels.
- Alerter les secours.
- S'il s'agit d'un insecte, faire couler de l'eau tiède ou de l'huile dans le conduit auditif pour le neutraliser : n'utilisez pas de l'eau froide qui va provoquer un vertige (→ *Corps étranger dans l'oreille*).

Il ne faut pas
- Boucher l'oreille pour empêcher le sang de couler. Si vous arrêtez le flux sanguin vous risquez de provoquer une hyperpression dans l'oreille qui peut aggraver les lésions.
- Si l'hémorragie ou la perforation du tympan est provoquée par un corps étranger ou un insecte enfoncé dans l'oreille, essayer de le retirer soi-même, car vous risquez de l'enfoncer davantage.

INCENDIE

L'incendie peut bien sûr provoquer des brûlures (→ Brûlures) mais les premiers risques des incendies viennent des fumées et des vapeurs toxiques qui provoquent une asphyxie bien avant que les flammes aient fait leurs ravages. Si vous devez porter secours à quelqu'un qui est dans un appartement en feu, respectez les quelques règles qui suivent.

LES PREMIERS GESTES

➲ **Si vous êtes seul dans un appartement en feu**, enfermez-vous dans une pièce qui donne sur la rue. Fermez les portes pour limiter les appels d'air, obturez les interstices avec un tapis ou une couverture que vous arroserez d'eau le plus possible pour ralentir la combustion et empêcher les fumées de passer sous la porte. Ouvrez la fenêtre.

➲ **Si vous devez porter secours à une personne inanimée dans un appartement en feu**, assurez-vous que vous pouvez le faire avec le minimum de danger. Méfiez-vous en particulier des risques d'explosion dus au gaz et des vapeurs toxiques qui proviennent de la combustion des produits d'ameublement synthétiques.
Placez sur votre bouche et votre nez un linge humide et respirez profondément, à plusieurs reprises, l'air libre, avant d'entrer dans la pièce enfumée. Si nécessaire, déplacez-vous en rampant, car les fumées montent et c'est au ras du sol que l'air reste le plus respirable. Lorsque vous avez repéré le blessé, tirez-le vers vous en l'attrapant par les aisselles ou par les pieds.

Une fois qu'il est hors de danger, commencez le plus vite possible la réanimation avec la ventilation artificielle. Il peut être intoxiqué par les vapeurs de combustion ainsi que par l'oxyde de carbone dégagé par l'incendie (→ *Intoxication à l'oxyde de carbone*).

Il faut
- Dans un appartement en feu, fermer les portes et ouvrir les fenêtres.
- Obturer les interstices des portes avec des linges mouillés.
- Dans une pièce enfumée, protégez-vous le nez et la bouche avec un linge humide.
- Rester près du sol.

Faire face aux situations d'urgence

INFECTION URINAIRE

Les infections urinaires, encore appelées « cystites », sont des maladies qui guérissent correctement si on respecte rigoureusement le traitement, mais qui récidivent assez souvent et qui touchent essentiellement les femmes.

LES PREMIERS GESTES

Reconnaître la cystite est généralement aisé : cette infection urinaire se manifeste par des brûlures urinaires et des envies impérieuses d'uriner, plusieurs fois par jour. La douleur peut être insupportable, ce qui ne signifie pas pour autant que la cystite est plus grave ; au contraire certaines cystites graves ne se manifestent parfois que par une discrète augmentation des besoins d'uriner.

Si c'est votre première crise de cystite, ne vous précipitez pas sur les médicaments qui ont été prescrits à votre mère ou à votre sœur. Il faut d'abord faire un prélèvement pour identifier précisément le microbe responsable de l'infection. Cet examen, appelé « cyto-bactériologie urinaire », est réalisé au laboratoire et permet le plus souvent d'isoler un *Escherichia Coli*, ou une autre bactérie en provenance du vagin ou du système digestif.

Le traitement exige de respecter certaines règles d'hygiène, dont une toilette intime deux fois par jour, en évitant les savons trop agressifs dont l'emploi doit être réservé aux infections gynécologiques avérées.

Enfin le traitement médical fera appel à des antiseptiques urinaires ou à des antibiotiques.

Selon l'importance de l'infection, le traitement sera plus ou moins long, sachant que la préférence aujourd'hui va plutôt à des traitements courts, en une seule prise de médicaments, moins contraignants que les traitements antibiotiques classiques de dix jours, et tout aussi efficaces.

CHEZ LE MÉDECIN

L'examen clinique permettra au médecin de diagnostiquer la cystite. Il vous prescrira un examen d'urines et un traitement antibiotique.

Il faut
- Boire abondamment.
- Respecter les règles de l'hygiène intime avec une toilette une à deux fois par jour.
- Soigner les infections vaginales (gynécologiques) éventuellement associées.

Il ne faut pas
- Confondre la cystite avec les infections gynécologiques ou avec des maladies sexuellement transmissibles (infection à gonocoque), qui se manifestent parfois par les mêmes symptômes.

INSOMNIE

Bien dormir exige parfois un petit apprentissage, surtout pour les personnes qui souffrent d'insomnie et qui ont perdu le sommeil réparateur de leur enfance. Avant de prendre des somnifères, lisez les quelques conseils énumérés ci-dessous. Ils suffiront à vous rendre le sommeil facile et agréable, en évitant de recourir aux somnifères.

LES PREMIERS GESTES

Si vous souffrez d'une insomnie inhabituelle, alors que vous êtes d'habitude un excellent dormeur, vous n'avez pas lieu de vous inquiéter. Une nuit blanche n'a jamais fait de mal à personne et vous constaterez que vous ne prolongerez pas forcément cette expérience désagréable la nuit suivante.

Si vous êtes un insomniaque chronique, vous pouvez vous rééduquer vous-même assez facilement.

⊃ **Vous devez d'abord savoir si vous êtes naturellement un petit dormeur**, à qui 6 à 8 heures de sommeil suffisent pour être en pleine forme, ou si au contraire vous êtes un gros dormeur, qui a besoin d'un minimum de 10 à 12 heures de sommeil par jour. Sur plusieurs jours, calculez ou faites calculer par vos proches votre temps de sommeil réel et votre heure de réveil habituel.

Si vous vous réveillez à 7 heures, mettez systématiquement votre réveil à 6 heures Cela sera difficile au début, mais il est probable que, au bout de quelques jours, vous vous endormirez plus facilement et plus tôt le soir, ce qui remédiera à vos problèmes d'insomnie.

⊃ **Aménagez votre environnement :** dormez dans la pièce la moins bruyante de votre appartement. En ville, si votre chambre est située sur une rue passante, pensez au double vitrage de vos fenêtres et installez des rideaux épais qui atténueront sensiblement le bruit. Les couleurs de la chambre à coucher et de la literie doivent être apaisantes (bleu, vert, blanc). Utilisez des lumières discrètes et indirectes, maintenez dans la pièce une température agréable mais pas trop élevée (de 18 °C à 20 °C). Pensez également à humidifier l'atmosphère de votre chambre, surtout si vous avez un chauffage central (il existe des humidificateurs, mais vous pouvez tout simplement poser un verre d'eau sur le radiateur).

Nous avons tous un rituel pour nous endormir : prendre un bain, lire quelques pages, écouter de la musique. Tous ces rituels favorisent l'endormissement. Chez les enfants, il est important de respecter ce rituel qui les calme : raconter une histoire, cajoler une peluche, laisser la porte ouverte ou fermée, maintenir la lumière allumée ou au contraire l'éteindre, etc.

Le matelas de votre lit peut être dur ou souple, cela n'a pas réellement d'importance. C'est selon les goûts de chacun.

Le confort de la literie intervient de façon non négligeable dans la qualité de votre sommeil : l'oreiller, si vous en utilisez un, ne doit pas être trop dur ni entraîner une flexion trop importante de la tête. Choisissez un petit oreiller mou qui surélève peu la tête, notamment si vous souffrez d'arthrose cervicale.

Il faut avoir une liberté de mouvements suffisante et éviter notamment les lits et les vêtements de nuit trop serrés.

Certains dorment la fenêtre ouverte, d'autres ne cherchent qu'à s'enfouir le plus profondément sous les couettes les plus chaudes, même en été. De même, certaines personnes aiment dormir dans le noir absolu, tous volets fermés, alors que d'autres aiment être réveillés par la lumière du jour. C'est une affaire d'habitude personnelle, et il n'existe en réalité aucune règle en la matière.

⊃ **Une activité sportive** pratiquée plusieurs heures avant l'endormissement est un excellent moyen de combattre l'insomnie, mais un exercice physique intense peu de temps avant de s'endormir est, en revanche, néfaste (vous risquez d'être brutalement réveillé par une crampe).

⊃ **Les repas trop importants, trop gras ou trop alcoolisés sont à éviter le soir.** En effet, ils entraînent une digestion longue et difficile qui est préjudiciable à un bon sommeil.

Le café d'après dîner est également à éviter, mais il n'est pas rare que les personnes qui assimilent lentement la caféine soient conduites à s'abstenir de café également dès le milieu d'après-midi, voire dès le déjeuner. À un degré un peu moindre, il en est de même pour le thé, et pour toutes les boissons à base de cola qui sont aussi des excitants. Le vin, le chocolat et l'orange peuvent également être rangés dans cette catégorie des excitants. Il vaut mieux remplacer tous ces produits par une tisane sédative, de tilleul par exemple.

Il faut

- Éviter les somnifères.
- Apprendre à connaître son sommeil et à s'endormir à des heures régulières.
- Pour combattre des difficultés d'endormissement, s'obliger à se réveiller plus tôt pendant quelques jours.
- Humidifier l'atmosphère des pièces chauffées au chauffage central ou électrique.
- Éviter le bruit.
- Aménager la chambre de façon à ce qu'elle soit agréable et calme.
- Boire une tisane le soir (verveine, tilleul).

Il ne faut pas
- Faire des repas trop copieux le soir.
- Faire du sport juste avant de se coucher.

⊃ **Le tabac** est également à proscrire car c'est un excitant. Toutefois, les personnes habituées à fumer une dernière cigarette avant d'aller se coucher ont souvent les plus grandes difficultés à trouver le sommeil si elles en sont privées ; cette dernière cigarette devient alors, pour l'organisme, une sorte de signal précédant l'endormissement. Faute de ce signal, le sommeil est plus difficile à trouver.

⊃ **Les conditions psychologiques** sont sans doute encore plus déterminantes. Pour pouvoir trouver le sommeil il faut être le plus détendu, le plus serein possible. Toute activité intellectuelle intense, tout conflit, tout sujet de préoccupation s'oppose à l'endormissement. Il faut tenter de faire le vide dans son esprit et d'oublier tous les sujets de préoccupation qui ont marqué la journée.

CHEZ LE MÉDECIN

Le médecin vérifiera que votre insomnie n'est pas le signe d'une autre maladie, notamment d'une dépression. Dans ce cas-là, il peut vous prescrire des médicaments tout en vous conseillant d'éviter de vous habituer aux somnifères. Ceux-ci ne peuvent être prescrits que pour une durée brève car leur usage prolongé exige ensuite une véritable désintoxication.

> **Bon à savoir**
> On ne dort pas forcément mieux sur un lit dont le matelas est dur mais ce type de matelas est préférable pour éviter les problèmes de dos.

INTOXICATION ALIMENTAIRE

L'intoxication alimentaire est provoquée par l'ingestion de substances nocives. Il s'agit dans la plupart des cas de bactéries, responsables d'une « gastro-entérite », parfois de toxines, c'est-à-dire de produits sécrétés par les bactéries elles-mêmes.

LES CAUSES PRINCIPALES

Deux groupes de bactéries sont responsables de gastro-entérites qui se manifestent par des diarrhées et des nausées : le staphylocoque et les salmonelles. La plus commune des toxines est la toxine botulique.

⊃ **Le staphylocoque** se développe dans les aliments mal cuits, dans les crèmes et dans les plats réchauffés. Quatre heures après le repas, la gastro-entérite se manifeste par de la fièvre, des vomissements et des douleurs abdominales.

⊃ **Les salmonelles** (dont un certain type est responsable de la fièvre typhoïde) sont présentes dans les aliments souillés, plus particulièrement dans les pays où l'assainissement des eaux usées laisse à désirer. Les diarrhées surviennent généralement entre 12 et 24 heures après la contamination.

⊃ **La toxine botulique** se développe dans des conserves mal cuites ou dans des fromages. Elle provoque des troubles digestifs ainsi que des troubles neurologiques (gêne à la déglutition puis troubles visuels). Cette intoxication grave peut conduire à l'asphyxie par paralysie des muscles respiratoires.

LES PREMIERS GESTES

S'il s'agit d'une simple gastro-entérite, le premier geste à faire est de mettre le système digestif au repos : mettez-vous au régime strict et ne buvez qu'un peu d'eau. Reprenez l'alimentation doucement, avec des aliments peu agressifs (riz, légumes cuits). La plupart des intoxications alimentaires dues à des bactéries guérissent spontanément en trois jours avec une diète.

En cas d'intoxication sévère, qui fera suspecter un botulisme, la victime sera hospitalisée dans un service de réanimation et suivra un traitement avec des antisérums spécifiques pour combattre la diffusion de cette toxine dans l'organisme.

> **Bon à savoir**
>
> Le principal responsable du botulisme est la conserve artisanale. Si vous faites des conserves de légumes, retenez que le contenu doit être stérilisé à 120 °C pendant au moins 30 minutes.
> Les microbes ne sont pas seuls responsables des intoxications alimentaires : méfiez-vous des aliments qui ont pu être en contact avec des insecticides (notamment après une désinsectisation des appartements), et, bien sûr, des champignons.

Il faut

- Éviter les viandes et les poissons lorsqu'ils ont séjourné trop longtemps hors du réfrigérateur.
- Vous laver les mains avant de préparer le repas.
- Laver soigneusement les fruits, légumes et salades avant leur consommation.
- Si un plat doit être réchauffé, faire en sorte qu'il soit bien chaud, pour détruire les microbes.
- Bien décongeler les volailles avant de les cuisiner.
- Se méfier des champignons (→ *Intoxication par les champignons*).

Il ne faut pas

- Consommer le contenu d'une boîte de conserve qui présente un aspect suspect (couvercle bombé, odeur inhabituelle).

INTOXICATION PAR LES CHAMPIGNONS

Les champignons sont une cause fréquente d'intoxication alimentaire. Ne consommez que ceux que vous connaissez parfaitement.

LES PREMIERS GESTES

Il existe deux grands poisons dans les champignons responsables d'intoxications graves : le premier est la muscarine, qui donne des symptômes précoces, quatre heures après l'ingestion, en provoquant une sorte d'ivresse chez la victime. Le deuxième, la phalloïdine, est plus toxique et ses effets se manifestent entre 6 et 30 heures après l'absorption.

⊃ L'intoxication par les phalloïdes — due aux amanites phalloïdes, amanites printanières et amanites vireuses — est d'autant plus grave qu'il n'est généralement pas possible de faire un lavage d'estomac pour éliminer le toxique : le repas est digéré depuis longtemps. Le syndrome phalloïdien se manifeste par une déshydratation, une hypotension artérielle et une atteinte rénale accompagnée d'une diminution importante du volume des urines. Trois jours plus tard, l'intoxication évolue vers une insuffisance hépatique grave puis produit des troubles cérébraux et des hémorragies.

Si vous suspectez l'ingestion de champignons vénéneux, contactez au plus vite un centre anti-poison (→ *Adresses utiles*). Les malades seront placés sous haute surveillance en service de réanimation et abondamment réhydratés.

⊃ Les intoxications par des champignons qui contiennent de la muscarine sont moins graves, car elles débutent plus précocement et donnent surtout des symptômes digestifs. Parmi les champignons dangereux, les plus connus sont les russules, lactaires et bolet satan (troubles digestifs, atteinte hépatique) ou encore le coprin noir. Certains champignons (amanite panthère) sont responsables d'états d'agitation impressionnants et même de comas, à l'issue desquels le malade se réveille guéri, en ayant perdu toute mémoire de l'intoxication.

CHEZ LE MÉDECIN OU À L'HÔPITAL

En l'absence de traitement efficace, le rôle du service d'urgence consiste à assister la victime jusqu'à l'élimination du poison en surveillant en permanence l'état cardio-vasculaire et la respiration.

RECONNAÎTRE LES CHAMPIGNONS

Les principaux caractères qui permettent de reconnaître les champignons sont :

➲ **le chapeau :** on reconnaît un champignon à la forme et à la couleur du chapeau. Mais attention, l'amanite phalloïde peut être brune ou blanche.

➲ **l'hyménophore :** c'est tout ce qui se trouve sous le chapeau, lamelles, tubes ou pores, aiguilles.

➲ **l'anneau :** c'est la petite collerette que l'on trouve sur le pied.

➲ **la volve :** c'est la poche ovoïde dans laquelle le champignon se développe.

➲ **les spores :** ce sont les graines des champignons, qui sont de couleurs différentes.

L'analyse systématique de ces caractères permet de reconnaître tous les champignons. Les plus meurtriers (amanites) sont des champignons à lamelles, à spores blanches, avec une volve.

Il faut
- S'abstenir de manger des champignons inconnus.
- Craindre par-dessus tout de confondre un cèpe délicieux avec une amanite phalloïde.
- Montrer les champignons cueillis à un pharmacien en prenant soin de ne pas mélanger les espèces.
- Conserver les restes du repas si cela est encore possible, afin de pouvoir identifier le champignon responsable. Cela peut être important pour la suite du traitement.
- Se laver les mains si on a manipulé des champignons vénéneux.

INTOXICATION PAR LES MÉDICAMENTS

Les médicaments sont à l'origine de nombreuses intoxications : ils peuvent être absorbés par erreur par des enfants, ou intentionnellement dans un but suicidaire. Le surdosage de médicaments chez des personnes âgées qui prennent trop de médicaments sans contrôle médical, ou avec un contrôle insuffisant des interactions possibles entre les différents produits, reste malheureusement le cas le plus fréquent.

Voici les principaux médicaments à l'origine d'intoxications qui demandent des soins en urgence.

➲ **Les amphétamines**

À forte dose, elles provoquent un état d'agitation, des hallucinations, des convulsions et de la fièvre.

➲ **Les analgésiques**

Ils sont à l'origine de nombreux accidents :
- la morphine et ses dérivés provoquent une dépression respiratoire,
- le paracétamol atteint le foie,
- l'aspirine entraîne des troubles de la coagulation, avec un risque d'hémorragie,
- les anti-inflammatoires peuvent, pour la plupart, être à l'origine d'hémorragies digestives.

➲ **Les antibiotiques**

Certains d'entre eux peuvent être responsables d'allergies (pénicilline) ou d'accidents rénaux (tétracyclines).

➲ **Les antidépresseurs**

Ils provoquent des convulsions, des troubles de la conscience et des troubles cardiaques, et nécessitent de faire un lavage gastrique.

➲ **Les antidiabétiques**

Pris à trop forte dose, ils provoquent une hypoglycémie importante, facilement reconnaissable, qui nécessite une injection de sérum glucosé en urgence.

⊃ Les antiparkinsoniens

Si la dose de L-Dopa (traitement utilisé contre la maladie de Parkinson) est trop élevée, on observe des troubles digestifs, une chute de la tension, des troubles moteurs et psychiques.

⊃ Les antipaludéens

L'intoxication par la quinine est responsable de troubles digestifs, de troubles neurologiques allant des bourdonnements dans les oreilles jusqu'à la cécité, et surtout d'accidents cardiaques, nécessitant une hospitalisation en urgence.

⊃ Les digitaliques

Cette grande classe de médicaments du cœur est responsable de troubles digestifs et surtout de troubles du rythme cardiaque nécessitant un repos absolu au lit pendant une semaine.

⊃ Les tranquillisants et les barbituriques

Ils sont plus ou moins dangereux selon leur composition chimique. Ils sont responsables de comas de gravité diverse et l'intoxication médicamenteuse doit être soignée le plus rapidement possible par un lavage d'estomac.

⊃ Les diurétiques

Ils provoquent une déshydratation massive qui nécessite de procéder rapidement à un « remplissage » par du sérum et des sels minéraux.

⊃ Les vitamines

Contrairement à ce que l'on croit trop souvent, prendre des vitamines n'est pas sans risque : il existe des accidents de surdosage en vitamines. C'est le cas de la vitamine A, de la vitamine B1, de la vitamine K et de la vitamine D, la plus dangereuse de toutes, car elle peut provoquer des accidents rénaux et cardiaques graves.

⊃ Les corticoïdes

Les corticoïdes peuvent être à l'origine d'ulcères, mais leur véritable danger réside dans leur utilisation en longue durée. Les contraceptifs oraux, parfois pris accidentellement par les enfants, ne sont pas dangereux et ne provoquent que des troubles digestifs sans gravité. Les hormones thyroïdiennes, utilisées autrefois dans certains traitements amaigrissants (ce qui est désormais interdit), provoquent des convulsions et des troubles cardiaques.

Il faut

- Faire régulièrement le tri de l'armoire à pharmacie familiale et rapporter à votre pharmacien les médicaments périmés.
- Respecter scrupuleusement les consignes du médecin et la posologie.
- Lire attentivement les notices d'emploi.
- Toujours indiquer au médecin tous les traitements que vous suivez. Beaucoup d'accidents médicamenteux sont dus à l'interaction entre plusieurs produits.

Il ne faut pas

- Laisser les médicaments à portée des enfants.
- Prendre des médicaments sans avis médical.
- Augmenter les doses soi-même.

Bon à savoir

Un surdosage d'aspirine est surtout dangereux chez l'enfant, chez qui il peut provoquer un coma et une hypoglycémie. Le traitement en urgence consiste en un lavage gastrique.

Pour trouver le thème qui vous intéresse, ou des informations complémentaires reportez-vous à l'index en fin d'ouvrage.

Faire face aux situations d'urgence

INTOXICATION À L'OXYDE DE CARBONE

L'intoxication à l'oxyde de carbone peut être involontaire (→ Précautions à prendre dans la maison) ou suicidaire. Elle est généralement la conséquence de l'utilisation d'un appareil à gaz défectueux, dans une pièce hermétique, ou dont les conduits d'évacuation sont obstrués.

LES PREMIERS GESTES

Il n'est pas toujours facile de reconnaître l'intoxication à l'oxyde de carbone, car il s'agit d'un gaz inodore, au contraire du gaz de ville ou du butane, qui ont des odeurs caractéristiques et bien connues.

Toutefois, si vous êtes pris de nausées, de vomissements, de maux de tête lorsque vous rentrez chez vous ou dans votre salle de bains, pensez immédiatement à cette éventualité : vous risquez de perdre connaissance avant de comprendre ce qui se passe.

Si vous trouvez une personne inanimée dans une pièce contenant un appareil à gaz ou un chauffe-eau, pensez à une intoxication à l'oxyde de carbone.

Votre premier geste doit être de débrancher ou d'éteindre l'appareil défectueux, puis d'ouvrir la fenêtre. Si la pièce n'a pas de fenêtre, prenez une bonne inspiration à l'air libre puis retournez chercher la victime que vous sortez de la pièce en la traînant par les pieds. L'oxyde de carbone provoque rapidement une intoxication du sang et une souffrance cérébrale qui peut entraîner la mort ou des séquelles graves si la victime n'est pas secourue à temps. Il provoque également des insuffisances circulatoires, des infarctus du myocarde et des asphyxies par « œdème aigu du poumon ».

En attendant les secours, surveillez attentivement l'état de conscience de la victime, son pouls et sa respiration. Si nécessaire, commencez à pratiquer la respiration artificielle et le massage cardiaque, en particulier si la tension artérielle baisse rapidement ou si le pouls devient imprenable.

Il faut
- Arrêter le fonctionnement des appareils à gaz (ou le moteur de la voiture si l'accident, ou le suicide, a lieu dans un garage).
- Ouvrir les fenêtres ou soustraire la victime à l'air contaminé.
- Pratiquer une réanimation si l'état du blessé le nécessite.

Il ne faut pas
- Allumer un briquet dans la pièce où s'est produit l'accident.

CHEZ LE MÉDECIN OU À L'HÔPITAL

Dès son arrivée, l'équipe de secours met en place une intubation afin d'assurer immédiatement l'oxygénation. L'électrocardiogramme permettra de préciser l'étendue des dégâts sur le système circulatoire et pulmonaire. L'oxygène à forte pression et la lutte contre le choc cardio-vasculaire permettent de réanimer rapidement le blessé.

Pour trouver le thème qui vous intéresse, ou des informations complémentaires reportez-vous à l'index en fin d'ouvrage.

INTOXICATION PAR LES PLANTES

Même si l'herboristerie et la phytothérapie ont les faveurs du public, il ne faut pas oublier que les plantes, consommées inconsidérément, peuvent être responsables d'accidents graves. Elles sont à l'origine de la plupart des médicaments mais entrent également dans la composition de nombreux poisons. Voici une petite liste des plantes toxiques les plus communes.

⮕ **Aconit**
Cette plante est responsable de fourmillements du pourtour de la bouche puis de troubles digestifs et enfin d'un ralentissement grave du rythme cardiaque.

⮕ **Belladone**
Les baies de belladone, ingérées accidentellement par les enfants comme toutes les baies, contiennent une substance dangereuse : l'atropine. Elles provoquent une sécheresse intense de la bouche et une dilatation des pupilles, qui précèdent les troubles cardiaques et cérébraux.

⮕ **Ciguë**
Bien connue pour avoir provoqué la mort du philosophe Socrate qui fut condamné à « boire la ciguë », cette plante, dont il existe de multiples variétés, provoque une paralysie ascendante (elle touche les pieds, les mains, et progresse peu à peu pour paralyser tout le corps) qui commence par des fourmillements des extrémités.

⮕ **Colchique**
Elle provoque des vomissements puis de graves troubles du système circulatoire.

⮕ **Digitale**
Cette fleur ornementale, très commune dans les forêts de l'est et du centre de la France, fuie par les animaux, contient un très puissant toxique pour le cœur. Elle est d'ailleurs à l'origine du plus grand médicament du cœur, la digitaline, connue depuis plus de deux siècles.

⮕ **Gui et houx**
Ces baies sont responsables de troubles digestifs et cardiaques, nécessitant une hospitalisation en urgence.

⮕ **If**
Ses graines provoquent des troubles cérébraux pouvant aller jusqu'au coma.

⮕ **Lierre**
Il provoque des troubles digestifs et un confusion mentale.

⮕ **Noix de muscade**
Consommée accidentellement en dose massive (une noix entière) elle provoque des nausées, des céphalées (maux de tête) et un syndrome d'excitation.

⮕ **Renoncule**
Les « boutons d'or » provoquent des brûlures digestives et des convulsions.

⮕ **Ricin**
L'huile de ricin a des effets bien connus sur le système digestif, mais la plante elle-même provoque des troubles digestifs intenses et des convulsions.

⮕ **Tabac**
Chez les enfants, il provoque des troubles cérébraux graves, moins lorsqu'il est fumé que lorsqu'il est absorbé par voie digestive (la nicotine est un puissant insecticide).

De nombreuses plantes sont responsables d'irritations cutanées, parfois graves : en dehors de l'ortie, bien connue pour son effet urticaire immédiat, on peut citer l'angélique, certaines primevères ; le chèvrefeuille et le cerfeuil des bois irritent les muqueuses.

Dans tous les cas le traitement consiste à faire le plus rapidement possible un lavage d'estomac pour atténuer l'effet du toxique et à surveiller le patient à l'hôpital jusqu'à disparition des troubles.

Il faut
- Apprendre aux enfants à ne jamais consommer des baies sauvages, car ils sont naturellement attirés par leurs couleurs et les cueillent volontiers.
- Éviter d'avoir dans votre jardin ou sur votre balcon des plantes ornementales toxiques, ou les entourer d'un grillage.

INTOXICATION PAR DES PRODUITS INDUSTRIELS

De très nombreux produits utilisés dans la cuisine, dans les usines, au jardin ou au bureau sont responsables d'intoxications, soit par inhalation, soit par ingestion accidentelle. Les centres antipoisons (→ Adresses utiles) disposent des antidotes qui doivent être administrés sous surveillance en service de réanimation. Il est donc important de pouvoir déterminer le plus rapidement possible l'origine de l'intoxication et à cet effet de garder tous les éléments qui peuvent permettre d'identifier la substance toxique, notamment dans le cadre d'un accident de travail.
Voici quelques exemples d'intoxications par des produits industriels ou agricoles.

⊃ Les acides

Ils provoquent d'importants dégâts dans le système digestif et pulmonaire, avec des perforations et des corrosions qui nécessitent des opérations très délicates. En cas d'ingestion très minime, donnez au blessé des pansements gastriques (par exemple Phosphalugel). Ne le faites pas vomir et ne lui donnez pas de lait.

⊃ Le phosphore

Le contact ou l'ingestion accidentelle de phosphore est responsable de lésions de la peau, de maladies osseuses et plus rarement d'hépatites. L'intoxication au phosphore est rare depuis l'interdiction des raticides au phosphore et du phosphore blanc dans les allumettes (le phosphore est présent seulement sous la forme de phosphore rouge, sans danger, dans le grattoir des boîtes d'allumettes). L'ingestion de phosphore nécessite un lavage gastrique en urgence.

⊃ L'arsenic

L'arsenic défraie encore assez régulièrement la chronique judiciaire et est parfois utilisé lors de tentatives de suicide. Il provoque des troubles digestifs hémorragiques et neurologiques majeurs, exigeant un lavage gastrique et des perfusions.

⊃ L'argent, le mercure, le fer, le plomb

Ces métaux provoquent des intoxications graves pour le système digestif, cérébral et rénal. Le lavage gastrique est nécessaire.

⊃ Les pesticides

On regroupe sous ce nom les herbicides, les insecticides et les produits agricoles qui permettent de lutter contre les parasites et les champignons. Beaucoup d'entre eux, comme la nicotine (insecticide antipucerons), le paraquat, le pyrèthre, sont à l'origine d'accidents graves. Gardez-les dans des endroits inaccessibles aux enfants.

⊃ La térébenthine

La térébenthine, utilisée pour décaper certaines peintures, est un produit inflammable et volatil qui provoque des lésions digestives, pulmonaires et hépatiques graves, avant de faire sombrer la victime dans le coma.

⊃ Le trichloréthylène

Il provoque des lésions digestives et cardiaques graves. Il s'agit d'un produit volatil qui est éliminé par la respiration.

Il faut
- Conserver hors de portée des enfants les produits agricoles et ménagers.
- Porter des gants pour manipuler ces produits.
- En cas d'ingestion, appeler les secours (→ *Adresses utiles*).

Il ne faut pas
- Faire vomir ou faire boire du lait.

Bon à savoir
Les piles-boutons sont souvent avalées par les jeunes enfants. Elles renferment du mercure, du lithium, du manganèse, du zinc, du fer, mais les quantités de ces substances toxiques sont trop faibles pour être véritablement dangereuses.

MAL DE DENTS

La « rage de dents » est l'une des douleurs les plus communes mais aussi les plus évitables si on accorde un minimum d'attention à ses dents. La cause la plus répandue des maux de dents est la carie, qui se manifeste par l'apparition de cavités et d'anfractuosités dans les dents. La carie provoque souvent, mais pas toujours, une sensibilité de la dent au froid, aux acides et au sucre. Les rages de dents sont surtout provoquées par les « pulpites », qui sont des inflammations de la partie vivante de la dent, suivies d'une infection provoquée par une effraction du tissu profond de la dent par la carie.

LES SYMPTÔMES

La pulpite provoque une douleur intense, rendue encore plus insupportable par le froid, le chaud, les produits acides et sucrés ou la pression sur la dent. La douleur survient parfois sans cause apparente, en position allongée, avec parfois des phases de rémission. La douleur est diffuse – irradiant vers l'œil, la tempe, l'oreille – ce qui rend parfois difficile de détecter précisément la dent atteinte.
Si la douleur est pulsatile, permanente ou intermittente, et s'accompagne d'un gonflement douloureux de la gencive, il s'agit probablement d'un abcès.

CHEZ LE DENTISTE

Le dentiste identifie rapidement les dents malades : l'examen lui permettra de détecter les caries, les pulpites ou les abcès. Selon les cas, il procédera au soin des caries, mais aussi à une « dévitalisation » : il s'agit d'une petite intervention appelée « pulpectomie » qui consiste à éliminer les éléments pulpaires (vaisseaux, nerfs, cellules) avant de remplir les canaux des racines avec un matériau d'obturation dense et hermétique. La simple ouverture de la dent provoquera un soulagement immédiat de la douleur. En cas d'infection, le dentiste vous prescrira également un antibiotique qui accélérera la guérison et la disparition de la douleur.

Il faut
- Si la crise survient la nuit ou le dimanche, calmer la crise douloureuse avec des antalgiques (aspirine ou paracétamol). Mais ces médicaments ont une action souvent insuffisante.
- Éviter tout ce qui peut déclencher la crise (aliments trop chauds ou trop froids, sucre).
- Consulter le plus vite possible un dentiste.
- Éviter l'apparition de caries par le brossage régulier des dents (au moins deux fois par jour, au lever et au coucher) et par l'utilisation du fluor chez les enfants (un à deux comprimés par jour de Zymafluor).
- S'astreindre à une consultation annuelle au minimum chez le dentiste, même en l'absence de tout problème apparent.

Il ne faut pas
- Appliquer des serviettes chaudes sur la zone malade, ce qui a pour effet d'aggraver les douleurs.
- Ne rien faire si la douleur s'arrête : vous vous exposez à une récidive encore plus douloureuse et à une destruction de la dent et de l'os sous-jacent.

MAL DE DOS

Le mal de dos est fort répandu. Il s'agit aussi bien des douleurs chroniques des personnes qui travaillent toute la journée en position assise, que des complications vertébrales des accidents ou de l'arthrose, qui touchent au moins une personne sur deux de plus de 50 ans. Il faut savoir reconnaître les cas qui demandent des secours rapides afin d'éviter de graves complications.

LES PREMIERS GESTES

Le « tour de rein » ou contracture lombaire représente l'accident le plus banal et le plus fréquent : il se manifeste par une douleur d'apparition brutale, dans la région lombaire ou dorsale. Cette douleur apparaît généralement à la suite d'un faux mouvement ou après avoir soulevé une lourde charge. Il est nécessaire de s'allonger, et d'utiliser des médicaments décontracturants.
La reprise de l'activité se fera le plus rapidement possible, dès la fin de la crise douloureuse.
Il est souvent difficile de trouver la cause exacte d'un mal de dos : nous présentons quasiment tous des signes d'arthrose vertébrale ou de hernie discale. Or, ce que l'on détecte à la radiographie n'est pas nécessairement en corrélation avec les douleurs ressenties.
Une douleur de la région lombaire avec irradiation dans un membre inférieur fait penser à une « sciatalgie » (irritation d'une des racines du nerf sciatique) et nécessite le repos absolu. Cependant les circonstances d'apparition de la douleur et leur gravité seront des signes d'urgence. Si la douleur survient après un accident (chute sur le dos, chute sur les pieds d'une hauteur supérieure à une hauteur d'homme), il faut traiter le blessé comme s'il présentait une fracture vertébrale : immobilité la plus complète possible en attendant les secours et installation dans un matelas-coquille.
Évaluez les conséquences de l'accident en explorant la sensibilité des membres du blessé en le touchant, et sa motricité en lui demandant de bouger les extrémités (doigts, orteils).
En cas de douleurs cervicales, le port d'une minerve, qui empêche les mouvements de la tête, est impératif.

La plupart des douleurs de dos peuvent être soignées par des médicaments antalgiques et décontracturants (Myolastan) et une rééducation appropriée afin de renforcer les muscles dorsaux et abdominaux.

Il faut

- Lors d'un accident, en cas de chute, rester immobile en attendant les secours. Si l'accident a lieu dans une voiture, sortir le blessé de telle façon que l'axe tête-cou-tronc soit conservé, puis le transférer sur un matelas-coquille sans modifier l'axe de la colonne vertébrale.
- Rester au repos tant que la douleur persiste, mais reprendre son activité le plus rapidement possible. Les petites douleurs chroniques du dos ne justifient pas le repos, qui aurait tendance à ankyloser le patient et donc à exagérer ses douleurs.

Il ne faut pas

- Forcer sur une douleur, ni masser la région douloureuse.
- Faire de la gymnastique ou de la rééducation tant que la douleur persiste.

CHEZ LE MÉDECIN OU À L'HÔPITAL

Le médecin fera un bilan radiologique pour rechercher des lésions d'arthrose. En cas de douleurs persistantes ou de complications neurologiques (sciatique, névralgie cervico-brachiale), il demandera un scanner ou une résonance magnétique (IRM) afin d'étudier le retentissement de la modification osseuse (fracture, déformation, tassement) sur les racines nerveuses et sur la moelle épinière elle-même.

MAL D'OREILLE

La douleur de l'oreille peut être provoquée par une infection, la présence d'un corps étranger, ou parfois, tout simplement, par un bouchon de cérumen ou un brutal changement de pression.

LES PREMIERS GESTES

- Si la douleur d'oreille est provoquée par un changement brutal de pression (plongée sous-marine, voyage en avion : au moment de la descente avant l'atterrissage), il faut rétablir la pression en créant une hyperpression à l'intérieur de la bouche et de la région des oreilles. Pour cela, expirez fortement en gardant la bouche fermée et le nez pincé. Si vous maintenez cette hyperpression quelques instants, vous entendrez un claquement des tympans et la douleur sera immédiatement soulagée. Recommencez l'opération autant de fois que nécessaire si la douleur persiste ou revient.

- Si la douleur est provoquée par une infection du conduit auditif externe (furoncle), vous ressentirez une douleur pulsatile de l'oreille, qui s'accompagnera parfois d'un écoulement. Contentez-vous de désinfecter avant de voir votre médecin, qui vous prescrira éventuellement des antibiotiques.
- Si la douleur fait suite à une angine, à une rhinopharyngite ou à une grippe, comme cela est fréquent chez les enfants, il s'agit probablement d'une otite de l'oreille moyenne, provoquée par une propagation de l'infection bactérienne ou virale de la gorge vers les oreilles.
- Enfin une des causes fréquentes de douleur de l'oreille est le bouchon de cérumen. Le manque d'hygiène – ou, au contraire un usage intempestif des Coton-tige – provoque la constitution d'un bouchon de cire compact, à l'origine de douleurs et d'une surdité unilatérale. Le traitement consistera d'abord à ramollir le bouchon avec de l'eau tiède ou avec du Cerulyse. Pour bien nettoyer l'oreille, injectez doucement à l'aide d'une poire ou d'une seringue de l'eau tiède dans l'oreille, jusqu'à expulsion du bouchon. N'utilisez jamais de Coton-tige dans ce cas-là.

- Si la douleur est due à un corps étranger dans le conduit auditif externe ou si elle s'accompagne d'une hémorragie de l'oreille, il est préférable de se rendre tout de suite à l'hôpital (→ *Corps étranger dans l'oreille*).

Il faut
- Rétablir la pression dans l'oreille en cas de variation brusque de pression (voyage en avion).
- Veiller au bon nettoyage des oreilles en prenant soin d'utiliser correctement les Coton-tige.

Il ne faut pas
- Chercher à retirer soi-même un corps étranger dans l'oreille.
- Utiliser des pommades antibiotiques sans avis médical.
- Injecter de l'eau froide dans l'oreille : vous risquez de provoquer un vertige.

CHEZ LE MÉDECIN OU À L'HÔPITAL

Le médecin déterminera si la douleur provient d'un abcès, d'une infection de l'oreille moyenne ou d'un simple bouchon de cérumen. En cas de douleur intense lors d'une otite de l'oreille moyenne, il sera parfois amené à pratiquer une incision dans le tympan afin que le pus puisse s'évacuer (c'est une « paracentèse », ce qui provoquera un soulagement immédiat de la douleur). Un traitement antibiotique sera nécessaire pour cicatriser les lésions.

MAL DE TÊTE

Le mal de tête accompagne un grand nombre de phénomènes pathologiques, à commencer par la migraine et surtout la fièvre, qui en est l'une des plus grandes causes. Les maux de tête se rencontrent aussi dans l'arthrose cervicale et dans toutes les maladies de la tête elle-même où ils peuvent être révélateurs d'hémorragies, d'accidents vasculaires, d'infections (méningite). Ils constituent alors de véritables urgences.

LES PREMIERS GESTES

Si les maux de tête sont consécutifs à un accident, même s'il a eu lieu plusieurs heures auparavant, vous devez aller immédiatement à l'hôpital. Ils peuvent être le symptôme d'un début d'hémorragie cérébrale.

- Les maux de tête qui accompagnent la fièvre sont parfois violents, pulsatiles, généralisés à tout le crâne. Ils disparaissent facilement avec le traitement de la fièvre : un ou deux comprimés d'aspirine ou de paracétamol (Doliprane, Efferalgan) à 500 mg, à renouveler si nécessaire une fois dans la journée.
- Les maux de tête de la migraine sont facilement reconnaissables et bien connus de ceux qui en souffrent et qui en connaissent les crises à répétition : il s'agit d'une douleur de la moitié du crâne, qui s'accompagne parfois de nausées, de vomissements et qui est exagérée par la lumière du jour et le bruit. La migraine exige le repos au lit, dans l'obscurité, et le recours à des médicaments spécialisés.

Il faut
- Rester allongé dans une pièce obscure.
- Prendre de l'aspirine ou du paracétamol (en respectant les posologies habituelles pour adultes et pour enfants).

- Si les maux de tête sont inhabituels et s'accompagnent de fièvre, d'une raideur de la nuque et de vomissements, de troubles de la vue ou de troubles de la conscience, il faut suspecter une méningite et appeler immédiatement le service d'urgence.

Il ne faut pas
- Fumer.
- Boire de l'alcool.

> **Bon à savoir**
>
> La méningite, beaucoup plus rare, se manifeste par des maux de tête intenses, accompagnés d'une aversion pour la lumière. Elle provoque des vomissements et une raideur de la nuque (le patient ne peut plus plier la tête en avant). La méningite est souvent difficile à reconnaître chez le nourrisson, car elle provoque au contraire une chute du tonus musculaire du cou (la tête « ballotte »).

MORSURE ET GRIFFURE

Les morsures de chien (les plus fréquentes) ou d'un autre animal (chat, hamsters, souris…) posent deux problèmes : celui, mais heureusement rarissime, mortel de la rage, et celui beaucoup plus commun, mais moins grave, des infections dues aux nombreux microbes contenus dans la salive de ces animaux. Les griffures de chat doivent de même être désinfectées (→ Plaie).

LES PREMIERS GESTES

Si vous avez été mordu par un animal, demandez à son propriétaire de justifier des rappels de vaccination contre la rage.
Si l'animal n'est pas vacciné, il sera mis sous surveillance pendant quelques jours. S'il est atteint de la rage, son état s'empirera rapidement et il mourra au bout de 10 jours environ. Dans ce cas, il faudra faire vacciner contre la rage au plus vite après la confirmation du diagnostic chez l'animal. Mais si vous avez été mordu par un chien errant, dont il est impossible de trouver le propriétaire, vous devez être vacciné à titre préventif.
Il faut nettoyer la plaie en la rinçant à grande eau, puis appliquer un désinfectant puissant (alcool à plus de 60°).

Même si la plaie paraît sans importance, le blessé doit consulter un médecin qui pourra évaluer les dégâts, prévenir toute infection par un traitement adéquat et bien sûr veiller à la prévention du tétanos et de la rage, maladie pour laquelle il n'existe pas de traitement curatif.
Il envisagera éventuellement un traitement chirurgical (sachez toutefois qu'en dehors des plaies de la face, il est heureusement très rare que l'on recouse les plaies dues aux morsures d'animaux).

Il faut
- Désinfecter la plaie.
- Enfermer le chien responsable des morsures pour vérifier qu'il n'est pas atteint de la rage.

MORSURE DE VIPÈRE

Les morsures de vipère sont fréquentes (environ mille cas par an en France), mais sont beaucoup moins dangereuses qu'on ne le croit (de trois à cinq cas mortels par an). Il faut cependant les prendre très au sérieux et conduire la victime à l'hôpital le plus proche.

LES PREMIERS GESTES

⊃ **Reconnaître qu'il s'agit d'une vipère :** en France, les vipères sont les seuls serpents dangereux. Ce sont des serpents de petite taille, à la tête triangulaire, et avec une pupille droite (les serpents non venimeux ont généralement une pupille ronde).

⊃ **S'assurer que l'animal a craché son venin dans la plaie.** Dans 30 à 40 % des cas, il s'agit d'une morsure simple, sans venin. La morsure est peu douloureuse et peut parfois passer inaperçue. On la reconnaît à la présence de deux petits points rouges cutanés, espacés de 5 à 15 mm. Si la vipère a craché du venin, un œdème se forme à l'endroit de la morsure dans les minutes qui suivent. S'il ne se passe rien dans les deux ou trois heures qui suivent la morsure, cela signifie que la vipère n'a pas craché son venin. Cet œdème s'étend progressivement, pouvant atteindre parfois la moitié du corps. Il s'agit d'un œdème dur, froid, douloureux, qui, dans certains cas, peut s'accompagner de nécroses, notamment aux doigts. Le venin provoquera quelques heures plus tard des vomissements, des diarrhées, des douleurs abdominales, puis une chute de tension artérielle et un état de choc dans les cas les plus graves. Les complications sont à craindre chez les jeunes enfants, chez les personnes âgées et chez celles qui ont des antécédents cardio-vasculaires.

CHEZ LE MÉDECIN OU À L'HÔPITAL

Après examen de la plaie, le médecin prescrira si nécessaire des antibiotiques, des antalgiques, et fera éventuellement un rappel de vaccination antitétanique. À l'hôpital, selon l'état du patient, le médecin fera un traitement d'anticoagulant (Héparine ou Calciparine), moins dangereux qu'un traitement au sérum antivenimeux qui peut provoquer des réactions de choc plus graves que le venin lui-même.

> **Bon à savoir**
> Il ne faut jamais prendre le risque d'injecter un sérum antivenimeux sans avis médical. Il risque en effet de faire plus de mal que le venin lui-même.

OURSINS, MÉDUSES ET VIVES

La baignade en mer est l'occasion de rencontrer trois hôtes désagréables, les oursins, les méduses et les vives, à l'origine de réactions allergiques douloureuses.

LES PREMIERS GESTES

⊃ **Les oursins**
Si vous posez la main ou le pied sur un oursin, désinfectez localement, et vérifiez que votre vaccination antitétanique est à jour. Abstenez-vous absolument de toute entreprise d'« autochirurgie », à l'aide notamment d'aiguilles, même si vous les avez préalablement désinfectées par un court passage sous une flamme de bougie. Choisissez plutôt la formule bien meilleure qui consiste à acheter un tube de vaseline à la pharmacie et à en appliquer le soir sur la partie du corps touchée. Le lende-

main matin, la peau se sera nettement ramollie et vous pourrez, facilement et sans aucune douleur, retirer les épines d'oursins qui seront venues spontanément affleurer à la surface.

⊃ **Les méduses**

Si vous avez touché une méduse, lavez le plus vite possible les parties touchées à l'eau de mer, sans frotter. Désinfectez à l'alcool à 60°, puis mettez du talc. Enfin appliquez une pommade contenant des corticoïdes. Il faut surveiller attentivement toute personne touchée par les méduses car il peut y avoir (bien que cela soit très rare) une réaction allergique importante. Dans ce cas, on consultera immédiatement un médecin.

⊃ **La vive**

La rencontre avec la vive est très désagréable. Ce petit poisson venimeux, de 20 à 30 cm de longueur, reste enterré dans le sable du littoral, à marée montante, et par temps chaud, pique le pied du baigneur qui lui marche dessus. La piqûre de vive provoque une douleur violente qui dure de quelques minutes à une ou deux heures ; on peut l'atténuer en trempant le membre atteint dans une eau la plus chaude possible. La chaleur, en effet, inactive le venin. On aura, auparavant, lavé la plaie à l'eau de mer ou à l'eau douce puis désinfecté avec de l'alcool à 70°. Il faut surveiller les réactions de la personne touchée pour intervenir rapidement en cas d'allergie.

PARASITES

De nombreux parasites nous empoisonnent l'existence. Ceux que vous rencontrez en France sont la gale (peu fréquente), les poux et l'oxyurose bien connus des parents parce qu'ils touchent presque tous les enfants.

LES PREMIERS GESTES

⊃ **La gale** se manifeste par une démangeaison des doigts, des aisselles, des poignets, des organes génitaux ou des pieds qui survient surtout le soir. Cette lésion caractéristique est due au sarcopte, un minuscule parasite qui creuse son sillon sous la peau où il dépose ses œufs. La gale est une maladie contagieuse, fréquente chez les SDF.
Le traitement est simple, rapide et efficace : il suffit de se badigeonner le corps entier avec une solution insecticide, par exemple de l'Ascabiol ou une solution à base de DDT. Ce traitement doit être pratiqué sur tout l'entourage du patient et il faut poudrer de DDT les vêtements, les lits et la literie (draps, oreillers, couvertures). En cas de lésions de grattages surinfectées, le médecin vous prescrira des pommades antibiotiques et corticoïdes.

⊃ **Les poux** envahissent régulièrement les écoles et votre enfant peut en attraper même s'il est parfaitement propre. Pensez-y s'il se gratte le cuir chevelu et le cou. Le traitement consiste à passer une première fois les cheveux au peigne fin, puis à lui laver la tête et à appliquer un produit antiparasitaire, de préférence sous forme de lotion, en suivant les indications de la notice (Parapou, Paraplus, Marie-Rose ou Aphtiria). Après l'application du produit il faut peigner soigneusement les cheveux pour détacher les lentes et les poux. Vous recommencez l'opération plusieurs jours de suite et une dernière fois huit jours plus tard pour éliminer les dernières lentes.
Le choix du médicament dépend un peu de l'évolution de l'épidémie. Il est possible que les poux soient plus sensibles à un produit. Demandez conseil au pharmacien de votre quartier qui est en général bien au fait des médicaments actifs dans les écoles du voisinage.
Il existe, chez les adultes, les poux de corps et les poux de pubis (les morpions). Les premiers s'incrustent dans les vêtements, tandis que les seconds, à l'origine d'un prurit intense, s'accrochent aux poils du pubis. Les mêmes produits antiparasitaires sont efficaces contre ces deux parasites.

⊃ **L'oxyure** est un petit ver d'origine digestive, dont la femelle pond les œufs au niveau de l'anus. Ils sont à l'origine d'un prurit (d'une démangeaison) intense, qui se déclenche uniquement le soir, et qui, pour cette raison, est aisément reconnaissable. Le traitement est simple, et consiste à prendre un médicament antiparasitaire comme le Povanyl. Attention, toute la famille doit être traitée, sous peine de réinfestation permanente.

Il faut
- Peigner les cheveux avec un peigne fin et utiliser des shampooings antiparasitaires pour éliminer les lentes dans les cheveux.
- Couper court les ongles des enfants et leur faire se laver les mains plusieurs fois par jour pour éviter le grattage et les réinfestations, notamment lorsqu'ils ont une oxyurose.
- Dans tous les cas de parasitoses, traiter toute la famille.
- Bien suivre les prescriptions d'emploi pour que le traitement antiparasitaire soit pleinement efficace.

Il ne faut pas
- Se gratter, afin de ne pas infecter et étendre les lésions cutanées.

PINCEMENT ET AMPUTATION DE DOIGT

Lorsque vous vous pincez le doigt dans une porte, il y a bien souvent plus de peur que de mal, mais si vous avez une fracture du doigt, il faut vous faire soigner en urgence : les séquelles peuvent être importantes. Si vous vous amputez d'un doigt (avec un couteau de cuisine ou une scie circulaire, par exemple), les progrès de la chirurgie rendent possible des réparations presque sans séquelles.

LES PREMIERS GESTES

➲ **Lorsque vous vous pincez violemment le doigt,** dans la plupart des cas il n'y a rien à faire. En cas de doute, il est préférable d'aller à l'hôpital pour faire une radiographie, afin de constater qu'il n'y a pas de fracture d'une phalange. S'il y a un hématome important, il faudra l'évacuer en le ponctionnant, parfois à travers l'ongle, ce qui atténuera rapidement la douleur provoquée par cet accident. Vous pouvez effectuer vous-même cette ponction avec un petit outil chauffé à blanc pour être stérilisé (un trombone par exemple).
Prenez des antalgiques en évitant l'aspirine parce qu'elle favorise le saignement.
Si vous craignez une fracture, entourez la main dans un linge propre et faites un bandage de façon à immobiliser le doigt et la main (→ *Fracture*).

➲ **En cas d'amputation d'un doigt ou d'un orteil** (et bien sûr de la main ou du pied si c'est le cas), récupérez le plus vite possible le membre amputé, entourez-le d'un linge et mettez-le dans un sac rempli de glace en prenant garde de ne pas le mettre en contact direct avec la glace.

Appelez le service d'urgence, et expliquez la situation afin que l'équipe chirurgicale soit prévenue sans perdre un instant. En principe, le service d'urgence mettra tout en œuvre pour que le blessé arrive le plus vite possible sur la table d'opération (transport en hélicoptère si besoin).

En attendant l'arrivée des secours, comportez-vous envers le blessé comme s'il s'agissait d'une hémorragie classique : faites un garrot, en notant bien les heures de l'accident et de la compression, surveillez le pouls et la respiration.

Il faut
- Faire une radiographie pour détecter une fracture.
- Désinfecter la plaie et faire un bandage.
- En cas d'amputation, conserver la partie amputée dans un sac de glace.

Il ne faut pas
- Considérer comme anodin l'écrasement d'un doigt qui peut être à l'origine de séquelles graves sur le fonctionnement de la main.

Faire face aux situations d'urgence

PIQÛRES D'INSECTES

Les insectes — notamment les abeilles ou les guêpes — peuvent être à l'origine de réactions allergiques spectaculaires. Les moustiques, vecteurs de maladies chroniques, sont à craindre dans les régions tropicales.

⊃ Les moustiques

Les piqûres de moustique ne présentent aucun danger en France : elles sont uniquement à l'origine de démangeaisons fort désagréables. En revanche, dans les régions tropicales, les moustiques sont les vecteurs de maladies graves comme le paludisme ou la « dengue » (fièvre tropicale de longue durée à l'origine de complications hépatiques).

Pour vous protéger des moustiques, qui prolifèrent à la tombée de la nuit, la solution la plus adéquate est de porter un pantalon et des chemises à manches longues.

Repoussez-les à l'aide de pommades et de lotions dont ils détestent l'odeur comme l'essence de citronnelle ou certaines crèmes spécialement conçues à cet effet (Mousticrème).

À la maison, vous pouvez les combattre par des insecticides : les plus pratiques à utiliser sont les diffuseurs qui se branchent sur une prise électrique. Leur effet dure plusieurs semaines.

⊃ Les abeilles et les guêpes

La plupart du temps les piqûres d'abeille ou de guêpe sont bénignes ; même si leur venin est toxique, il est transmis en quantité infinitésimale. Toutefois, dans certaines circonstances, les conséquences peuvent être beaucoup plus sévères. Il s'agit :

- de piqûres localisées à des endroits sensibles : la bouche, la tête ou le cou ;
- de piqûres multiples : c'est la raison pour laquelle déranger un essaim constitue un danger majeur ;
- des piqûres qui touchent les enfants en bas âge et les personnes allergiques.

Si la piqûre est sans gravité, l'application de pommades contenant des corticoïdes (ou même, plus simplement, d'un anti-inflammatoire comme le Parfenac) est habituellement suffisante.

Il faut

- Si les moustiques vous ont choisi pour proie, évitez de gratter les piqûres : vous risqueriez une surinfection.
- En cas de piqûre par une abeille, surveillez bien le point de piqûre, surtout s'il est situé dans une zone sensible (nez, bouche, près des yeux). Un gonflement trop important doit vous inciter à conduire la victime chez le médecin.

En cas d'allergie, il peut se produire un « choc anaphylactique » qui nécessite une intervention médicale de réanimation avec notamment des traitements corticoïdes, antihistaminiques et de l'adrénaline. Il faut se rendre à l'hôpital sans perdre de temps.

PLAIE

Les petites blessures sont faciles à soigner soi-même, à condition de prendre quelques précautions. Faites attention aux plaies du visage qui peuvent laisser des cicatrices.

LES PREMIERS GESTES

Faites couler de l'eau sur la plaie, de façon à éliminer les souillures.

Si la plaie est petite, attendez quelques minutes que le sang s'arrête de couler : la coagulation se fait spontanément en moins de trois minutes.

Nettoyez la peau environnante avec de l'eau et du savon ou un produit antiseptique, puis nettoyez la plaie, doucement (sinon vous risquez de la faire saigner de nouveau), en partant du centre vers la périphérie.
Si le saignement persiste, comprimez légèrement la lésion avec une compresse stérile puis recouvrez avec une bande adhésive.
Si la plaie est importante, recouvrez la lésion avec une ou deux compresses stériles puis comprimez légèrement avec un bandage.
Au bout de deux jours, retirez le pansement et laissez la plaie cicatriser à l'air libre.

Il faut
- Attendre la fin du saignement.
- Bien nettoyer la plaie.
- Faire un pansement stérile.

Il ne faut pas
- Laisser une plaie, même minime, sans soin : vous risquez une infection, dont la gravité ne dépend pas de la taille de la plaie initiale (même une petite plaie peut provoquer une infection grave).

Bon à savoir
Si la plaie est importante ou profonde, il faut vérifier la vaccination antitétanique. En cas de doute sur la date du dernier rappel, le médecin fera systématiquement une injection de vaccin.

PLAIE INFECTÉE

Après une coupure ou une déchirure de la peau, l'infection se manifeste rapidement, dans les heures qui suivent la lésion, par l'apparition d'une rougeur au niveau de la plaie. La plaie est gonflée, endolorie, chaude et elle est à l'origine d'une douleur permanente.
On peut voir très rapidement se constituer du pus qui s'échappe de la plaie.
Si l'infection persiste, elle se propagera localement par le tissu lymphatique, provoquant une réaction inflammatoire des ganglions : si vous avez une plaie infectée au niveau de la main, vous pouvez observer des traînées rougeâtres et douloureuses le long du bras, remontant jusqu'à l'aisselle, où, par la palpation, vous pouvez sentir des ganglions gonflés et douloureux.
À un stade plus avancé, vous présenterez des frissons, de l'asthénie (grande fatigue) et de la fièvre, qui signalent la généralisation de l'infection.

LES PREMIERS GESTES

- Nettoyer la plaie, avec un produit antiseptique.
- Si nécessaire, ouvrir la plaie pour faciliter l'écoulement du pus qu'elle peut contenir.
- Badigeonner abondamment avec une lotion antiseptique.
- Nettoyer largement et soigneusement la peau autour de la plaie.
- Faire un pansement avec des compresses stériles et une bande adhésive.
- Si la plaie est trop importante, la douleur lancinante, il est préférable d'entourer la plaie avec une serviette ou un drap propre et de se rendre à l'hôpital.

Il faut
- Consulter un médecin qui vérifiera la propreté de la plaie et qui prescrira éventuellement un traitement antibiotique en fonction de la gravité des lésions locales et du retentissement sur l'état général.
- Renouveler régulièrement pendant quelques jours le pansement jusqu'à cicatrisation de la plaie.
- Se faire vacciner contre le tétanos s'il y a un doute sur la date du dernier rappel de vaccination.

Il ne faut pas
- Laisser une plaie infectée sans soins.
- Utiliser des antibiotiques sans avis médical.

- Badigeonner les plaies avec des pommades cicatrisantes ou antibiotiques : contentez-vous de lotions antiseptiques (→ *Trousse à pharmacie familiale*) et de compresses stériles.
- Retirer les corps étrangers enfoncés dans la plaie (morceau de verre, outil) car vous risquez d'aggraver les lésions et le saignement. De même, il ne faut pas retirer un corps étranger dans une plaie de l'œil.
- Désinfecter une plaie avec de l'alcool ou un désinfectant coloré.

RHUME

Inflammation de la muqueuse nasale, le rhume fait partie des petites maladies hivernales ou du changement de saison, mais il tend à se développer du fait de la plus grande sensibilité aux phénomènes allergiques. On estime que 15 % de la population souffre d'une rhinite allergique chronique.

LES PREMIERS GESTES

- Le rhume, malgré sa banalité et sa bénignité, est un phénomène souvent pénible : il provoque des salves d'éternuement, suivies par des crises d'écoulement nasal, qui s'accompagnent de larmoiements, de maux de tête et surtout d'une sensation d'étouffement, d'une impossibilité à respirer par le nez, qui provoque souvent des insomnies.
- En cas d'urgence, cette obstruction nasale peut être soulagée immédiatement par des vasoconstricteurs locaux ou par un traitement corticoïde, mais il est préférable de rechercher une cause. Le rhume ne demande presque jamais un traitement antibiotique, sauf en cas d'écoulement purulent abondant avec fièvre et atteinte des sinus (sinusite).
- La rhinite chronique se manifeste par une obstruction nasale quasi-permanente, accompagnée de crises d'éternuement. Elle est provoquée par les allergies, mais aussi par une sinusite chronique ou des déviations de la cloison nasale. Un rhume chronique exige donc de faire un bilan soigneux chez l'ORL, qui en recherchera la cause.

Il faut
- Bien aérer et humidifier la chambre.
- Utiliser les médicaments les plus doux possible, à base d'antiseptiques locaux, de sérum physiologique ou d'eau de mer.
- Consulter un spécialiste pour trouver la cause d'une rhinite chronique : maladie sinusale, déviation de la cloison nasale, dont le traitement fera disparaître ou atténuera le rhume.

Il ne faut pas
- Prendre l'habitude d'utiliser des médicaments vasoconstricteurs : ils sont très actifs mais ils créent une véritable dépendance, et peuvent être à l'origine d'une atrophie de la muqueuse nasale. Ils doivent être gardés pour les circonstances exceptionnelles.

SCIATIQUE

La douleur sciatique, ou « sciatalgie », encore appelée improprement « sciatique », est une douleur qui suit exactement le trajet du nerf sciatique, le plus gros et le plus long de l'organisme : il prend naissance dans la région lombaire et se ramifie jusqu'aux orteils.

LES PREMIERS GESTES

La crise de sciatique débute brutalement et est aisément reconnaissable par les personnes qui souffrent chroniquement de cette maladie. C'est une douleur vive, insupportable, qui débute dans la région lombaire, se propage dans la fesse et descend jusqu'au gros orteil. Cette douleur s'accompagne d'une contracture des muscles, parfois de troubles de la motricité et de la sensibilité dans la jambe atteinte. La douleur est exagérée par la marche, la toux et, bien souvent, le malade ne trouve pas une position qui le soulage.

En cas de crise de sciatique, il faut arrêter tout effort et s'installer dans la position la plus confortable possible (le plus souvent en chien de fusil, ce qui permet la meilleure détente des muscles dorsaux).

Si les crises sont fréquentes, puisez dans votre réserve de médicaments, en privilégiant les antalgiques à base de paracétamol et les décontracturants (Myolastan). Ces derniers permettront une détente des muscles, qui sont à l'origine d'une bonne partie de la douleur, et auront un rôle relaxant général. N'utilisez pas d'anti-inflammatoires sans prendre un avis médical.

Il est des cas où la sciatique est tellement douloureuse qu'elle exige l'utilisation d'antalgiques plus puissants et une hospitalisation.

CHEZ LE MÉDECIN OU À L'HÔPITAL

Le médecin recherchera la cause de cette sciatique, dont l'origine la plus fréquente est l'arthrose vertébrale ou une hernie discale. Le disque intervertébral comprime une racine nerveuse qui participe à la constitution du nerf sciatique et provoque ainsi une inflammation douloureuse. Mais, bien souvent, il est impossible de trouver une cause précise à la sciatique, même en faisant des examens approfondis au scanner et avec l'imagerie à résonance magnétique (IRM).
Outre les décontracturants et les antalgiques, le traitement peut faire appel à des anti-inflammatoires ou à des corticoïdes. La plupart des crises de sciatique se calment et disparaissent en trois semaines.

Il faut
- Se reposer en position allongée.

Il ne faut pas
- Forcer sur une douleur sciatique.
- Faire de la gymnastique ou des massages.
- Prendre des anti-inflammatoires sans avis médical.

SAIGNEMENT DU NEZ

La plupart du temps sans conséquence, les saignements de nez (que l'on appelle « épistaxis » dans le langage médical) se manifestent le plus souvent lors d'un rhume, lors d'un changement d'altitude, lorsque l'air est trop sec, ou lors de grattages intempestifs de la muqueuse nasale. Le saignement de nez à répétition peut également être le symptôme d'une maladie chronique, comme l'hypertension artérielle, ou de troubles de la coagulation sanguine.

Si le saignement fait suite à un choc direct sur le nez ou sur le crâne, il est préférable de faire un bilan radiologique et médical, afin de détecter une éventuelle lésion des os du nez ou un traumatisme crânien.

LES PREMIERS GESTES

- Le blessé doit s'asseoir, tête légèrement inclinée vers le bas, et respirer calmement par la bouche.
- Demandez-lui de se pincer le nez, pas trop fort, pendant dix minutes. Si le saignement continue, recommencez dix minutes s'il le faut.
- Faites-lui cracher le sang qu'il a dans la bouche, car la déglutition du sang provoque des nausées.
- Demandez à quelqu'un d'aller chercher à la pharmacie du Coalgan ouate. Il s'agit de mèches de coton imbibé d'un produit coagulant que vous enfoncez dans la narine.
- Si au bout de trente minutes le saignement persiste, il est préférable d'aller à l'hôpital.

CHEZ LE MÉDECIN OU À L'HÔPITAL

Si le saignement continue lorsque vous arrivez à l'hôpital, le médecin introduira une longue mèche imbibée de produits coagulants dans votre narine. C'est désagréable mais vous ne garderez cette mèche que quelques heures.

Une fois que les petits vaisseaux de la muqueuse nasale ont cicatrisé, il pratiquera éventuellement une « cautérisation » de ces vaisseaux, le plus souvent avec un appareil à rayon laser, afin de réduire le risque de récidive.

Il faut
- Éviter tout effort.
- Se pincer le nez.
- Respirer par la bouche.

Il ne faut pas
- S'affoler : les saignements de nez sont parfois spectaculaires, mais ils sont rarement graves.
- Relever la tête pendant la durée du saignement, afin d'éviter d'avaler ou d'inhaler du sang.
- Se moucher pendant les quatre heures qui suivent l'arrêt du saignement.
- Prendre de l'aspirine car elle empêche la coagulation du sang.

TOUX

La toux est un symptôme qui accompagne de nombreuses maladies de la gorge ou des poumons. Il n'est pas toujours nécessaire de l'arrêter, car elle correspond à un mécanisme de défense naturelle de l'organisme, qui permet d'éliminer les microbes.

LES PREMIERS GESTES

Apprenez à reconnaître le type de toux dont vous souffrez. Une toux sèche est caractéristique d'une inflammation de la gorge ou du larynx, alors qu'une toux grasse annonce une bronchite. La première sera peu productive, souvent pénible, alors que la seconde vous permettra d'éliminer les mucosités qui encombrent les bronches.

En cas de grippe, si la toux est supportable, ne cherchez pas à la supprimer. Utilisez des petits moyens de confort comme le thé bien chaud avec du miel, qui va atténuer l'inflammation de la gorge (→ *Grippe*).

Si la toux est gênante, lorsqu'elle vous empêche de dormir et provoque une brûlure insupportable de la gorge, utilisez des médicaments antitussifs.

Une toux chronique est le symptôme d'une atteinte laryngée ou pulmonaire que vous ne devez pas négliger. Les grands fumeurs ont souvent une bronchite chronique accompagnée de toux, dont le seul remède est l'arrêt du tabac.

Les médicaments antitussifs sont très nombreux : les plus actifs contiennent de la codéine (dérivé de l'opium), comme le Néocodion, Eucalyptine, Euphon ou Pulmosérum. Ils ont l'inconvénient de provoquer une somnolence et doivent être utilisés avec circonspection, notamment par les conducteurs. Vous pouvez également utiliser des sirops comprenant des médicaments antihistaminiques (anti-allergiques) comme Calmixène ou Fluisédal, ainsi que des produits plus originaux comme Silomat ou Respilène.

Enfin, la toux sera sensiblement améliorée par l'utilisation de fluidifiants de sécrétions bronchiques. Ils calment la toux d'une façon moins agressive en permettant d'éliminer plus rapidement les mucosités. Parmi ces médicaments, citons par exemple le Rhinathiol, le Mucomyst, l'Exomuc. Il existe des dizaines de médicaments actifs contre la toux : demandez conseil à votre pharmacien.

CHEZ LE MÉDECIN

L'examen clinique et l'auscultation permettront au médecin traitant de déterminer la cause de la toux. Chez un adulte, le médecin recherchera surtout les causes cancéreuses si le patient a une toux chronique.

Il faut
- Rechercher la cause de la toux : rhinopharyngite, laryngite, bronchite, asthme, corps étranger dans les bronches…
- Utiliser de préférence des médicaments fluidifiants des sécrétions bronchiques.
- Éviter les médicaments trop puissants, surtout chez les enfants.
- Éviter le froid et les ambiances enfumées.

Il ne faut pas
- Lutter systématiquement contre la toux lors d'une inflammation de la gorge.

> **Bon à savoir**
> La tuberculose, qui était autrefois la principale cause de la toux chronique, est aujourd'hui supplantée par les cancers bronchiques.

TRAUMATISMES MUSCULAIRES

La majorité des lésions musculaires atteignent les membres inférieurs et sont dues à la pratique d'un sport. La fatigue ou les mouvements brusques, violents et non coordonnés en sont responsables.

LES DIFFÉRENTS TRAUMATISMES

Crampe, élongation ? Claquage ? Rupture ? Il existe une gradation progressive des lésions musculaires.

⊃ **La crampe** est la première lésion musculaire. C'est une douleur d'apparition brutale imposant l'arrêt de l'effort. Elle est favorisée par la fatigue ou la reprise d'une activité sportive après une longue période d'interruption. Le traitement est le repos immédiat, pendant quelques minutes, et l'étirement musculaire (→ *Crampe*).

⊃ **L'élongation musculaire** entraîne une douleur vive qui, cependant, n'impose pas une longue interruption de l'activité sportive. La douleur se manifeste à la contraction du muscle, à l'étirement et à la palpation. Le diagnostic sera fait à l'hôpital grâce à un examen échographique. Il faut laisser le muscle au repos pendant dix jours, pour éviter le claquage.

⊃ **Le claquage musculaire** est une déchirure musculaire caractérisée par une douleur violente. Il n'est plus possible de bouger le membre inférieur et il faut arrêter l'effort. La palpation est douloureuse et le membre a augmenté de volume. L'échographie confirme le diagnostic. Le traitement immédiat du claquage musculaire exige le repos au lit, une compression pour éviter l'apparition d'un hématome important, et l'application d'une vessie de glace (on peut utiliser un linge roulé et rempli de glace). Dans les jours qui suivent, le claquage sera soigné par des bandages et des pommades anti-inflammatoires comme Nifluril ou Ketum. La réparation du muscle se fait en quatre semaines, mais on peut marcher et donc reprendre une activité normale au bout de 15 jours.

⊃ **La rupture musculaire**, plus grave, se présente exactement de la même façon que le claquage et fait penser parfois à une fracture osseuse. L'échographie montrera bien la lésion du muscle.

Il faut
- S'échauffer systématiquement avant de faire du sport et commencer l'effort doucement.
- Reconnaître les signes de fatigue et s'arrêter lorsque les crampes apparaissent.
- Distinguer les lésions musculaires et les lésions osseuses (→ *Fracture*). Lorsque c'est impossible, notamment à cause de la douleur, il est préférable de considérer que c'est une fracture et d'immobiliser le

membre atteint jusqu'à l'arrivée des secours ou la confirmation du diagnostic à l'hôpital.

Il ne faut pas
- Masser ou palper une lésion musculaire inconsidérément : vous risquez d'exagérer la douleur, d'aggraver les lésions et de provoquer une hémorragie.

À L'HÔPITAL

L'examen clinique et les circonstances de l'accident révèleront rapidement des éventuelles lésions osseuses associées. En cas de doute, la radiographie et l'échographie précisent le diagnostic. Le médecin fera un bandage serré et vous prescrira des pommades anti-inflammatoires pendant quelques jours. Évitez de faire travailler le muscle claqué pendant au moins une dizaine de jours. En cas de rupture musculaire, il sera parfois nécessaire d'opérer, en particulier pour enlever un hématome important qui risque de se calcifier et d'être à l'origine d'une impotence durable et de douleurs. Il faut arrêter le sport pendant au moins quatre mois. Les massages sont rigoureusement interdits.

URTICAIRE ET ALLERGIES

Les réactions allergiques sont très nombreuses et variées : elles peuvent se manifester par des lésions cutanées — urticaire et eczéma — mais aussi affecter le système respiratoire — rhinite allergique, œdème du larynx et asthme — jusqu'à provoquer la survenue d'un choc cardio-vasculaire.

LES PREMIERS GESTES

La réaction allergique suit en général immédiatement le contact avec l'agent allergisant, de manière souvent impressionnante. C'est ce qui se produit au contact de certaines plantes, comme l'ortie, à laquelle tout le monde est allergique, et qui est responsable d'une réaction d'urticaire. D'autres plantes sont responsables d'urticaire : le chèvrefeuille, le lierre, le pissenlit ou certains bois exotiques par exemple.

La crise d'urticaire débute par une démangeaison, suivie d'un œdème, qui disparaît en quelques jours. Lorsque l'urticaire est provoquée par un aliment, un cosmétique ou un produit ménager, la réaction est plus étendue et parfois plus grave, notamment dans le cas d'un « œdème de Quincke » qui gonfle le larynx et peut l'obstruer totalement jusqu'à l'asphyxie. L'œdème de Quincke est une urgence qui exige d'appeler immédiatement le médecin. Si la crise survient après contact avec un médicament ou un aliment pour lequel le patient connaît son allergie, appelez immédiatement un médecin ou le service d'urgence. Celui-ci, dès son arrivée, injectera au patient soit un produit antihistaminique (Polaramine) soit un corticoïde, qui arrêtera le processus de réaction allergique en quelques minutes.

Il faut éviter de répéter ce genre d'expérience, car les réactions allergiques sont plus graves à chaque fois.

En cas de choc allergique, il faut procéder aux manœuvres de réanimation : position latérale de sécurité, massage cardiaque, respiration artificielle, surveillance du pouls jusqu'à l'arrivée des secours.

Il existe des réactions allergiques qui sont inévitables : par exemple l'urticaire au froid, au soleil, ou une réaction mystérieuse appelée le « dermographisme » caractérisée par un œdème qui couvre la peau en suivant exactement le tracé de l'ongle lorsque vous vous grattez. Heureusement ces réactions ont tendance à disparaître avec l'âge.

Pour trouver le thème qui vous intéresse, ou des informations complémentaires reportez-vous à l'index en fin d'ouvrage.

Parmi les réactions allergiques, il existe des réactions retardées, qui apparaissent quelques jours après le contact avec l'agent allergénique : il s'agit en particulier de l'eczéma et de l'asthme.

CHEZ LE MÉDECIN

La recherche de l'agent responsable de l'allergie est parfois longue et difficile car il faut tester des dizaines et des dizaines de produits auxquels vous pouvez être allergique ! Cet agent étant enfin identifié, il faudra l'éliminer de votre salle de bains, de votre trousse à pharmacie ou de votre alimentation. Parfois, il sera possible de faire une désensibilisation, notamment lorsque l'allergie est provoquée par des agents difficiles à éliminer de votre environnement, par exemple les minuscules acariens qui peuplent nos couvertures, nos lits et nos moquettes.

> **Bon à savoir**
>
> L'allergie au soleil, fort gênante car elle interdit les plaisirs de la plage, peut se soigner à l'aide de médicaments à base de carotène ou encore grâce à un traitement à base de rayons ultraviolets.

Il faut

- Toujours signaler au médecin vos allergies à certains médicaments : beaucoup de gens sont allergiques à la pénicilline, qui entre dans la composition de nombreux médicaments, et qui se cache parfois sous un autre nom.
- Faire inscrire dans votre carnet de santé les noms des substances auxquelles vous êtes allergiques et, lorsque vous partez en voyage, garder dans vos documents un papier indiquant que vous êtes allergique.
- Éviter autant que possible tout nouveau contact avec l'allergène.

INDEX

A
Allergies : 972
Ampoule : 932
Aphte : 932

B
Bandage : 922
Bleus : 935
Brûlures : 933

C
Claquage : 971
Colique néphrétique : 935
Conjonctivite : 936
Constipation : 937
Corps étranger
    dans l'œil : 941
    dans l'oreille : 942
    dans le nez : 940
Coup de chaleur : 938
Coup de soleil : 938
Crampe : 940, 971

D
Diarrhée : 942
Doigt : 965

E
Ecchymoses : 935
Écharde : 943
Électrocution : 944
Élongation : 971
Engelure : 945

F
Fièvre de l'enfant : 947
Foulure : 945
Fracture : 946

G
Gale : 964
Griffure : 962
Grippe : 948

H
Hémorragie
    de l'oreille : 948

I
Incendie : 949
Infection urinaire : 950
Insolation : 938
Insomnie : 950
Intoxication
    alimentaire : 952
    champignons : 953
    médicaments : 954
    oxyde de carbone : 956
    plantes : 957
    produits industriels : 958

M
Mal
    d'oreille : 960
    de dents : 959
    de dos : 959
    de tête : 961
Méduses : 963
Migraine : 961
Morsure : 962
    vipère : 963

N
Nez
    corps étranger : 940
    saignement : 969

O
Oreille : 960
Oursins : 963

Oxyure : 964

P
Pansement : 923
Parasites : 964
Pincement
    doigt : 965
Piqûre
    insectes : 966
Plaie : 966
    infectée : 967
Poux : 964
Précautions à prendre
    au garage : 920
    avec l'électricité : 919
    dans la maison : 918
    dans le jardin : 920

R
Rhume : 968

S
Saignement
    de l'oreille : 948
    nez : 969
Sciatique : 968

T
Toux : 970
Traumatismes
    musculaires : 971
Trousse à pharmacie familiale : 921

U
Urticaire : 972

V
Vives : 963

INDEX

- Index des noms commerciaux
- Index des DCI (dénomination commune internationale)
- Index des indications

INDEX

- Index des noms commerciaux
- Index des DCI (dénomination commune internationale)
- Index des indications

NOMS COMMERCIAUX

L'index des noms commerciaux regroupe tous les noms de médicaments figurant dans votre guide (faisant l'objet d'une Fiche Médicament ou cités en équivalent ou générique). Les numéros en *italique souligné* correspondent aux médicaments génériques, ceux en **gras** correspondent aux pages de la fiche médicament détaillée.

Exemple : Abboticine fait l'objet d'une fiche en page **3**, et est cité en page 252.

Acébutolol Arrow est un médicament générique cité en page *629*.

A

A 313 pommade : **3**
Abboticine : **3**, 252
Abies nigra : **865**
Abilify : **3**
Abrotanum : **865**
Absinthe : **809**
Abstral : **4**
Acacia : **809**
Acadione : **5**, 727
Acarbose Arrow : *309*
Acarbose Biogaran : *309*
Acébutolol Almus : *629*
Acébutolol Alter : *629*
Acébutolol Arrow : *629*
Acébutolol Biogaran : *629*
Acébutolol EG : *629*
Acébutolol G Gam : *629*
Acébutolol Ivax : *629*
Acébutolol Merck : *629*
Acébutolol Mylan : *629*
Acébutolol Qualimed : *629*
Acébutolol Ranbaxy : *629*
Acébutolol Ratiopharm : *629*
Acébutolol Sandoz : *629*
Acébutolol Téva : *629*
Acébutolol Winthrop : *629*
Acébutolol Zydus : *629*
Acéclofénac EG : *122*
Acéclofénac Merck : *122*
Acéclofénac Qualimed : *122*
Acerola : **809**
Acétylcystéine Abott : *471*
Acétylcystéine Arrow : *471*
Acétylcystéine Bayer : *471*
Acétylcystéine Biogaran : *471*
Acétylcystéine EG : *471*
Acétylcystéine Merck : *471*
Acétylcystéine Ratiopharm : *471*
Acétylcystéine Sandoz : *471*
Acétylcystéine Téva : *471*
Acétylleucine Biogaran : *681*
Acétylleucine Mylan : *681*
Acétylleucine Téva : *681*
Acétylleucine Zen : *681*
Aciclovir Aguettant : *10*, *800*
Aciclovir Almus : *10*, *800*
Aciclovir Alter : *800*
Aciclovir Arrow : *10*, *800*
Aciclovir Biogaran : *10*, *800*
Aciclovir Cristers : *10*, *800*
Aciclovir Dakota Pharm : *800*
Aciclovir EG : *10*, *800*
Aciclovir Merck : *10*, *800*
Aciclovir Qualimed : *10*, *800*
Aciclovir Ranbaxy : *10*, *800*
Aciclovir Ratiopharm : *10*, *800*
Aciclovir RPG : *10*, *800*
Aciclovir Sandoz : *10*, *800*
Aciclovir Téva : *10*, *800*
Aciclovir Winthrop : *10*, *800*
Aciclovir Zydus : *10*, *800*
Aciclovivax : *10*, *800*
Acide acétylsalicylique Bayer : *63*
Acide Alendronique Actavis : *285*
Acide Alendronique Almus : *285*
Acide Alendronique Arrow : *285*
Acide Alendronique Biogaran : *285*
Acide Alendronique EG : *285*
Acide Alendronique Isomed : *285*
Acide Alendronique Merck : *285*
Acide Alendronique PHR : *285*
Acide Alendronique Qualimed : *285*
Acide Alendronique Ranbaxy : *285*
Acide Alendronique Ratiopharm : *285*
Acide Alendronique Sandoz : *285*
Acide Alendronique Téva : *285*
Acide Alendronique Winthrop : *285*
Acide Alendronique Zydus : *285*
Acide fusidique Arrow : *291*
Acide fusidique Biogaran : *291*
Acide fusidique EG : *291*
Acide fusidique Mylan : *291*
Acide fusidique Ratiopharm : *291*
Acide fusidique Sandoz : *291*
Acide ibandronique Téva : *101*
Acide tiaprofénique Arrow : *670*
Acide tiaprofénique EG : *670*
Acide tiaprofénique G Gam : *670*
Acide tiaprofénique Ivax : *670*

Index

Noms commerciaux

Acide tiaprofénique Téva : *670*
Acide tiaprofénique Winthrop : *670*
Acidrine : **6**
Acidum phosphoricum composé Boiron : **865**
Aclosone : 719
Aconitum Napellus : **865**
Acore vrai : **809**
Actapulgite : **6**, 297
Acti-5 : **7**
Acticarbine : **7**
Actifed : **7**
Actifed jour et nuit : **8**
Actilyse : **9**
Actiq : 227
Actisane : 503
Actiskenan : *467*
Actisoufre : **10**, 651
Actisson : 134
Activir : **10**, 800
Actonel : **11**
Actron : 235
Acuitel : **12**, 380
Acupan : **12**
Adalate : **13**
Adancor : 336
Adapalène Téva : *248*
Adcirca : **13**
Adénuric : **14**
Adényl : **15**
Adépal : **15**, 146, 236, 452, 720
Adiazine : **16**
Adrigyl : **17**
Adrovance : **17**
Advagraf : 576
Advate : 379
Advil : **18**, 107, 479, 513
Adviltab : 18, 107, 513
Advitalb : 479
Aerius : **19**
Aérocid : **19**
Aesculus complexe : **866**
Afinitor : **20**
Agar-agar : **809**
Agaricus Muscarius : **866**
Agnus castus : **866**
Agram : *150*
Agrippal : 747
Agyrax : **20**
Aigremoine : **810**

Ail : **810**
Airelle : **810**
Akineton : **21**
Alairgix : **21**
Aldactazine : **22**
Aldactone : **23**
Aldara : **24**
Aldomet : **24**
Aldurazyme : **25**
Alendronate Téva : *285*
Alepsal : **25**, 296, 477
Aleve : 480
Alfalastin : **26**
Alfalfa : **811**
Alfatil : **27**, 524
Alfuzosine Alter : *736*, *776*
Alfuzosine Biogaran : *736*, *776*
Alfuzosine Evolugen : *736*, *776*
Alfuzosine G Gam : *736*, *776*
Alfuzosine Isomed : *736*, *776*
Alfuzosine Merck : *736*, *776*
Alfuzosine Ratiopharm : *736*, *776*
Alfuzosine Sandoz : *736*, *776*
Alfuzosine Sanofi-Synthélabo : *736*, *776*
Alfuzosine Téva : *737*, *776*
Alfuzosine Winthrop : *737*, *776*
Alfuzosine Zydus : *737*, *776*
Alginate de Sodium/Bicarbonate de Sodium Biogaran : *298*, *711*
Alginate de Sodium/Bicarbonate de Sodium EG : *298*, *711*
Alginate de Sodium/Bicarbonate de Sodium Sandoz : *298*, *711*
Alginate de Sodium/Bicarbonate de Sodium Téva : *298*, *711*
Algisedal : 378
Algotropyl : **27**
Alimta : **28**
Alipase : **28**, 171, 262
Alkonatrem : **29**
All-bran : 134

Allergefon : 549, 559
Allergiflash : **29**
Allergocomod : 522
Allergodil : **30**
Alli : **30**, 778
Allochrysine : **31**
Allopurinol Arrow : *802*
Allopurinol Biogaran : *802*
Allopurinol EG : *802*
Allopurinol Isomed : *802*
Allopurinol Ivax : *802*
Allopurinol Merck : *802*
Allopurinol Mylan : *802*
Allopurinol PHR : *802*
Allopurinol Ranbaxy : *802*
Allopurinol RPG : *802*
Allopurinol Sandoz : *802*
Allopurinol Téva : *802*
Allopurinol Zen : *802*
Allopurinol Zydus : *802*
Almogran : **32**
Aloe : **867**
Aloès : **811**
Aloplastine : 90, 366
Alostil : 455
Alpagelle : **32**, 549
Alpha-amylase Téva : *435*
Alphagan : **33**
Alprazolam Alter : *775*
Alprazolam Arrow : *775*
Alprazolam Biogaran : *775*
Alprazolam Cristers : *775*
Alprazolam EG : *775*
Alprazolam Isomed : *775*
Alprazolam Mylan : *775*
Alprazolam Ratiopharm : *775*
Alprazolam RPG : *775*
Alprazolam Sandoz : *775*
Alprazolam Téva : *775*
Alprazolam Winthrop : *775*
Alprazolam Zydus : *775*
Alpress : 453
Alteis : 519
Altizide Spironolactone Arrow : *22*
Altizide Spironolactone Biogaran : *22*
Altizide Spironolactone EG : *22*
Altizide Spironolactone GNR : *22*

Noms commerciaux

Altizide Spironolactone Irex : 22
Altizide Spironolactone Ivax : 22
Altizide Spironolactone Merck : 22
Altizide Spironolactone RPG : 22
Altizide Spironolactone Téva : 22
Altocel : *338*
Alumina : **867**, **881**, **904**
Amarance : *15*, *146*, *236*, *452*, 720, 724
Amarel : **33**
Ambra grisea : **867**
Amiloride Hydrochlorothiazide RPG : *462*
Amiloride Hydrochlorothiazide Téva : *462*
Amiodarone Actavis : *163*
Amiodarone Alter : *163*
Amiodarone Arrow : *163*
Amiodarone Biogaran : *163*
Amiodarone Cristers : *163*
Amiodarone EG : *163*
Amiodarone GNR : *163*
Amiodarone Ivax : *163*
Amiodarone Merck : *163*
Amiodarone Qualimed : *163*
Amiodarone Ranbaxy : *163*
Amiodarone Ratiopharm : *163*
Amiodarone RPG : *163*
Amiodarone Sandoz : *163*
Amiodarone Téva : *163*
Amiodarone Winthrop : *163*
Amiodarone Zydus : *163*
Amisulpride Actavis : *647*
Amisulpride Alter : *647*
Amisulpride Arrow : *647*
Amisulpride Biogaran : *647*
Amisulpride Cristers : *647*
Amisulpride EG : *647*
Amisulpride Ivax : *647*
Amisulpride Merck : *647*
Amisulpride MG Pharma : *647*
Amisulpride Qualimed : *647*
Amisulpride Ratiopharm : *647*
Amisulpride Sandoz : *647*
Amisulpride Sanofi-Synthélabo : *647*
Amisulpride Substipharm : *647*
Amisulpride Téva : *647*
Amisulpride Winthrop : *647*
Amisulpride Zydus : *647*
Amlodipine Actavis : *34*
Amlodipine Almus : *34*
Amlodipine Alter : *34*
Amlodipine Bouchara-Recordati : *34*
Amlodipine Cristers : *34*
Amlodipine Evologen : *34*
Amlodipine Isomed : *34*
Amlodipine Merck : *34*
Amlodipine MG Pharma : *34*
Amlodipine MG PHR : *34*
Amlodipine Pfizer : *34*
Amlodipine Qualimed : *34*
Amlodipine Quiver : *34*
Amlodipine Tabugen : *34*
Amlodipine Téva : *34*
Amlodipine Winthrop : *34*
Amlor : **34**
Ammonium : **868**
Amodex : *150*
Amorolfine Arrow : *408*
Amorolfine Biogaran : *408*
Amorolfine EG : *408*
Amorolfine Mylan : *408*
Amorolfine PFA : *408*
Amorolfine Ratiopharm : *408*
Amorolfine Sandoz : *408*
Amorolfine Téva : *408*
Amorolfine Urgo : *408*
Amorolfine Winthrop : *408*
Amoxicilline Arrow : *150*
Amoxicilline Biogaran : *150*
Amoxicilline EG : *150*
Amoxicilline GNR : *150*
Amoxicilline Hexal : *150*
Amoxicilline Ivax : *150*
Amoxicilline Merck : *150*
Amoxicilline Panpharma : *150*
Amoxicilline Qualimed : *150*
Amoxicilline Ranbaxy : *150*
Amoxicilline Ratiopharm : *150*
Amoxicilline RPG : *150*
Amoxicilline Sandoz : *150*
Amoxicilline SB : *150*
Amoxicilline Set : *150*
Amoxicilline Viaref : *150*
Amoxicilline Winthrop : *150*
Amoxicilline Zydus : *150*
Amoxicilline-Acide Clavulanique Actavis : *70*
Amoxicilline-Acide Clavulanique Alter : *70*
Amoxicilline-Acide Clavulanique Arrow : *70*
Amoxicilline-Acide Clavulanique Biogaran : *70*
Amoxicilline-Acide Clavulanique Cristers : *70*
Amoxicilline-Acide Clavulanique DCI pharma : *70*
Amoxicilline-Acide Clavulanique Duamentin : *70*
Amoxicilline-Acide Clavulanique EG : *70*
Amoxicilline-Acide Clavulanique G Gam : *70*
Amoxicilline-Acide Clavulanique GNR : *70*
Amoxicilline-Acide Clavulanique GSK : *70*
Amoxicilline-Acide Clavulanique Ivax : *70*
Amoxicilline-Acide Clavulanique Merck : *70*
Amoxicilline-Acide Clavulanique Panpharma : *70*
Amoxicilline-Acide Clavulanique Qualimed : *70*
Amoxicilline-Acide Clavulanique Sandoz : *70*
Amoxicilline-Acide Clavulanique Téva : *70*
Amoxicilline-Acide Clavulanique Torlan : *70*
Amoxicilline-Acide Clavulanique Winthrop : *70*
Ampecyclal : **35**
Amukine : 182
Amycor : **35**
Anafranil : **36**
Ananas : **811**
Anandron : **37**

Index

Noms commerciaux

Anapen : **37**
Anarcadium orientale : **868**
Anastrozole Accord : *55*
Anastrozole Almus : *55*
Anastrozole Alter : *55*
Anastrozole Arrow : *55*
Anastrozole Biogaran : *55*
Anastrozole Cristers : *55*
Anastrozole EG : *55*
Anastrozole Evolugen : *55*
Anastrozole Isomed : *55*
Anastrozole Mylan : *55*
Anastrozole PHR : *55*
Anastrozole Ranbaxy : *55*
Anastrozole Ratiopharm : *55*
Anastrozole Sandoz : *55*
Anastrozole Synthon : *55*
Anastrozole Téva : *55*
Anastrozole Winthrop : *55*
Anastrozole Zydus : *55*
Anausin : **38**, 570, 577
Anaxéryl : **38**, 112, 383
Ancotil : **39**
Andractim : **39**
Androcur : **40**
Androtardyl : **41**
Aneth : 812
Angeliq : **41**
Angélique officinale : **812**
Angiox : **42**
Angipax : **869**
Anis vert : 812
Ansatipine : **43**
Antadys : 125
Antarène : 18, 107, 479, 513
Antibio-Synalar : 560
Antigone : 135
Antigrippine à l'aspirine : **43**
Antimoine tartaricum : **869**
Antimonium crudum : **869**
Anusol : **44**
Aotal : **45**
Apaisyl gel : 630
Aparoxal : 25, 296, 477
Aphilan : 116, 549, 559
Apidra : **45**
Apis mellifica : **869**
Apokinon : **46**
Apranax : **47**, 480
Aprovel : **48**
Apsor : **49**
Aptivus : **49**

Aranesp : **50**
Arava : **51**
Arbousier : **813**
Arcalion : **52**
Arcoxia : **52**
Arestal : 338
Arganova : **53**
Argentum metallicum : **870**
Arginine AP-HP : 53
Arginine Veyron : **53**
Aricept : **54**
Arimidex : **55**
Arixtra : **55**
Arkogélules aubépine : 503
Arkolamyl : 804
Armoise : **813**
Armoise annuelle : **813**
Arnica : **814**
Arnica montana : **870**
Arnicalme : **870**
Arolac : **56**, 219
Arsenicum album : **871**
Arsenicum iodatum : **871**
Art 50 : **56**, 798
Artane : **57**, 539
Artex : **58**
Arthrocine : **59**
Artichaut : **814**
Artotec : **60**
Arum tacheté : **814**
Arzerra : **61**
Ascabiol : **61**, 655
Ascofer : **62**, 291
Asmelor : **63**
Aspégic : **63**
Asperge : **815**
Aspirine Bayer : 63
Aspirine du Rhône : 63
Aspirine Ph 8 : 63
Aspirine Upsa : 63
Aspirine Upsa 1001 mg tamponnée effervescente : 63
Aspirine-Vit.C : 43
Aspirisucre : 63
Aspro : 63
Astragale : **815**
Atacand : **65**
Atarax : **65**
Aténolol Arrow : *691*
Aténolol Biogaran : *691*
Aténolol EG : *691*
Aténolol Merck : *691*

Aténolol Qualimed : *691*
Aténolol Ratiopharm : *691*
Aténolol RPG : *691*
Aténolol Sandoz : *691*
Aténolol Téva : *691*
Aténolol Zen : *691*
Aténolol Zydus : *691*
Atépadène : **66**
Atimos : **66**
Atorvastatine Actavis : *677*
Atorvastatine Almus : *677*
Atorvastatine Arrow : *677*
Atorvastatine Biogaran : *677*
Atorvastatine Bluefish : *677*
Atorvastatine Cristers : *677*
Atorvastatine EG : *677*
Atorvastatine Evolugen : *677*
Atorvastatine Isomed : *677*
Atorvastatine KRKA : *677*
Atorvastatine Mylan : *677*
Atorvastatine Pfizer : *677*
Atorvastatine PHR : *677*
Atorvastatine Ratiopharm : *677*
Atorvastatine RPG : *677*
Atorvastatine Sandoz : *677*
Atorvastatine Téva : *677*
Atorvastatine ZTL : *677*
Atorvastatine Zydus : *677*
Atripla : **67**
Atropine : **67**
Atrovent : **68**
Aturgyl : **69**
Aubépine : **69**, 503, **815**
Augmentin : **69**
Aunée : **816**
Auricularum : 560
Aurum metallicum : **871**
Auxitrans : **71**
Avamys : **71**
Avastin : **72**
Avaxim : 740
Avibon Pommade : **72**, 456
Avlocardyl : **73**
Avodart : **74**
Avonex : **75**, 616, 759
Axepim : **75**
Azactam : **76**
Azadose : 791
Azantac : **76**, 591
Azarga : **77**
Azathioprine EG : *340*

▶ 982

Noms commerciaux

Azathioprine Merck : *340*
Azathioprine Téva : *340*
Azilect : **78**
Azithromycine Almus : *791*
Azithromycine Arrow : *791*
Azithromycine Biogaran : *791*
Azithromycine Cristers : *791*
Azithromycine EG : *791*
Azithromycine Merck : *791*
Azithromycine Pfizer : *791*
Azithromycine PHR : *791*
Azithromycine Qualimed : *791*
Azithromycine Ranbaxy : *791*
Azithromycine Sandoz : *791*
Azithromycine Téva : *791*
Azithromycine Winthrop : *791*
Azithromycine Zydus : *791*
Azopt : **79**

B

Bacilor : **80**, 384
Baclofène Sun : *402*
Bactrim : **80**
Badiaga : **872**
Badiane : **816**
Balsamorhinol : **81**
Balsolène : **82**
Baraclude : **82**
Bardane : **816**
Baryta carbonica : **872**
Basdène : **83**
Baseal : **83**
Basilic : **817**
Baume Aroma : 675
Baume Bengué : 675
Baume Saint-Bernard : 675
Baypress : **84**
Beagyne : *721*
Bécilan : **84**, 765
Béclojet : **85**
Beclospin : 85
Beclospray : 85
Béconase : **86**
Bécotide : 85
Bécozyme : **86**
Bedelix : **86**
Béfizal : **87**
Béflavine : **88**
Belanette : 363

Belara : **88**
Belladona : **872**
Bellis perennis : **873**
Bemedrex : 85
Bénazépril EG : *144*
Bénazépril Mylan : *144*
Bénazépril Wyvern : *144*
Bénémide : 200
Bénerva : 95
Benlysta : **89**
Benzoicum acidum : **873**
Bépanthène : **90**
Bépanthène onguent : **90**
Berberis Vulgaris : **873**
Bergamote : **817**
Berinert : **90**
Berocca : **91**
Beromun : **91**
Beryllium : **874**
Bêta-Adalate : 691
Bétadine : **92**
Bétadine buccale : 243
Bétaferon : 75, **93**, 266, 616, 759
Bétagan : 707
Bétahistine Actavis : *633*
Bétahistine Almus : *633*
Bétahistine Arrow : *633*
Bétahistine Biogaran : *633*
Bétahistine Biphar : *633*
Bétahistine Bouchara : *633*
Bétahistine EG : *633*
Bétahistine Ivax : *633*
Bétahistine Merck : *633*
Bétahistine Mylan : *633*
Bétahistine Qualimed : *633*
Bétahistine Ranbaxy : *633*
Bétahistine Téva : *633*
Bétahistine Winthrop : *633*
Bétahistine Zydus : *633*
Bétaméthasone Arrow : *132*
Bétaméthasone Biogaran : *93*, *130*, *132*
Bétaméthasone Cristers : *93*
Bétaméthasone EG : *93*, *130*, *132*
Bétaméthasone Winthrop : *93*, *130*, *132*
Betaserc : 633
Betatop : *691*
Betnesol : **93**, 166
Betnéval : 214
Bévitine : **95**

Biafine : 90, **95**, 366
Biafineact : 96
Bicalutamide Actavis : *123*
Bicalutamide Almus : *123*
Bicalutamide Alter : *123*
Bicalutamide Arrow : *123*
Bicalutamide Biogaran : *123*
Bicalutamide Cristers : *123*
Bicalutamide EG : *123*
Bicalutamide Evolugen : *123*
Bicalutamide Isomed : *123*
Bicalutamide Kabi : *123*
Bicalutamide Qualimed : *123*
Bicalutamide Ranbaxy : *123*
Bicalutamide Ratiopharm : *123*
Bicalutamide Sandoz : *123*
Bicalutamide Téva : *123*
Bicalutamide Winthrop : *123*
Bicalutamide Wyren Medical : *123*
Bicalutamide Zydus : *123*
Bicirkan : **96**
Bifix : 248, 252
Bigonist : 669
Bilaska : **96**
Biltricide : **97**
Binocrit : **97**
Biocarde : 503
Biocidan : **98**
Biodalgic : *712*, *785*
Biogasept : 325
Biogaze : **99**
Biotine : **99**
Bioxyol : 90, 366
Biperidys : **100**
Biseptinescrub : 441
Bisoce : 121
Bisolvon : **100**
Bisoprolol Almus : *121*
Bisoprolol Alter : *121*
Bisoprolol Arrow : *121*
Bisoprolol Biogaran : *121*
Bisoprolol EG : *121*
Bisoprolol Hexal : *121*
Bisoprolol Merck : *121*
Bisoprolol Mylan : *121*
Bisoprolol Qualimed : *121*
Bisoprolol Ranbaxy : *121*
Bisoprolol Ratiopharm : *121*
Bisoprolol RPG : *121*

983 ◀

Index

Noms commerciaux

Bisoprolol Sandoz : *121*
Bisoprolol Téva : *121*
Bisoprolol Winthrop : *121*
Bisoprolol Zen : *121*
Bisoprolol Zydus : *121*
Bleu de méthylène Faure : 578
Boldo : **817**
Bondronat : **101**
Bonviva : **101**
Boostrixtetra : **102**
Borax : **874**
Borax/Borique Biogaran : *179*
Borax/Borique Zen : *179*
Boswellia serrata : **818**
Botox : 763
Bouillon blanc : **818**
Bouleau : **818**
Bourdaine : **818**
Bourdaine Boiron : **103**
Bourrache : **819**
Brexin : 270
Bricanyl : **104**
Briem : 144
Brilique : **105**
Brimonidine Chauvin : *33*
Brimonidine EG : *33*
Brimonidine Mylan : *33*
Brimonidine Sandoz : *33*
Brimonidine Téva : *33*
Bristol Myers Squibb : 512
Bristopen : **105**, 527
Bromazépam Arrow : *400*
Bromazépam Biogaran : *400*
Bromazépam Cristers : *400*
Bromazépam EG : *400*
Bromazépam Isomed : *400*
Bromazépam Mylan : *400*
Bromazépam Qualimed : *400*
Bromazépam Ratiopharm : *400*
Bromazépam RPG : *400*
Bromazépam Sandoz : *400*
Bromazépam Téva : *400*
Bromazépam Winthrop : *400*
Bromazépam Zydus : *400*
Bromokin : 540
Bromum : **874**
Bromure de Pinaverium

Solvay : 205
Broncalène sans sucre : 211, 323, 728
Bronchathiol : 106
Bronchodual : 68
Bronchokod : *106*
Broncoclar : 106
Broncorinol : **106**
Bronkirex : *106*
Brufen : 18, **107**, 107, 479, 513
Bruyère : **819**
Buccolam : **108**
Budesonide Arrow : *584*
Budesonide Biogaran : *584*
Budesonide Isomed : *584*
Budesonide PHR : *584*
Budesonide Sandoz : *584*
Budesonide Téva : *584*
Buis : **819**
Buprénorphine Arrow : *667*, *690*
Buprénorphine Biogaran : *667*, *690*
Buprénorphine Merck : *667*, *690*
Buprénorphine Mylan : *667*, *690*
Buprénorphine Sandoz : *667*, *690*
Buprénorphine Téva : *667*, *690*
Burinex : **108**
Buspirone : **109**
Buspirone G Gam : *109*
Buspirone Sandoz : *109*
Busserole : **820**
Butix : **110**, 630
Byetta : **110**

C

Cabergoline Téva : *221*
Cactus Grandiflorus : **874**
Caditar : 38, **112**, 383
Cadnium sulfuricum : **875**
Café : **820**
Cajuputum : **875**
Calcarea carbonica ostrearum : **875**
Calcarea phosphorica : **876**
Calcibronat : **112**
Calciforte : 307
Calciparine : **113**

Calciprat Vit D3 : **114**
Calcitar : 117
Calcitonine Cédiat : *117*
Calcitonine Pharmy II : *117*
Calcitonine Sandoz : *117*
Calcium Sandoz : **115**
Calcium Vit D3 Biogaran : *114*
Calcium Vit D3 EG : *114*
Calcium Vit D3 GNR : *114*
Calcium Vit D3 Mylan : *114*
Calcium Vit D3 Ranbaxy : *114*
Calcium Vit D3 Ratiopharm : *114*
Calcium Vit D3 Sandoz : *114*
Calcium Vit D3 Téva : *114*
Calcium Vit D3 Zydus : *114*
Calcos Vit D3 : 114
Caldine : **115**
Calmicort : **116**
Calmixène : **117**
Calmodren : **876**
Calperos D3 : 114
Calsyn : **117**
Camilia : **877**
Camomille romaine : **821**
Camphre : **820**
Campto : **118**
Cancidas : **119**
Candésartan Actavis : *65*
Candésartan Arrow : *65*
Candésartan Biogaran : *65*
Candésartan EG : *65*
Candésartan KRKA : *65*
Candésartan Mylan : *65*
Candésartan Sandoz : *65*
Candésartan Téva : *65*
Candésartan Zen : *65*
Candésartan Zydus : *65*
Canneberge : **821**
Cannelle : **821**
Cantabiline : **119**
Caprelsa : **120**
Capsicum annuum : **877**
Captopril Arrow : *413*
Captopril Biogaran : *413*
Captopril EG : *413*
Captopril Ivax : *413*
Captopril Merck : *413*
Captopril Mylan : *413*
Captopril Qualimed : *413*

Noms commerciaux

Captopril Sandoz : *413*
Captopril Téva : *413*
Captopril Winthrop : *413*
Captopril Zydus : *413*
Captopril/ Hydrochlorothiazide Actavis : *413*
Captopril/ Hydrochlorothiazide Arrow : *413*
Captopril/ Hydrochlorothiazide Biogaran : *413*
Captopril/ Hydrochlorothiazide EG : *413*
Captopril/ Hydrochlorothiazide Merck : *413*
Captopril/ Hydrochlorothiazide Qualimed : *413*
Captopril/ Hydrochlorothiazide Ratiopharm : *413*
Captopril/ Hydrochlorothiazide Sandoz : *413*
Captopril/ Hydrochlorothiazide Téva : *413*
Capucine : **822**
Caralluma fimbriata : **822**
Carbamazépine GNR : *686*
Carbamazépine Merck : *686*
Carbamazépine Sandoz : *686*
Carbamazépine Téva : *686*
Carbidopa Lévodopa Téva : *462*, *643*
Carbo animalis : **877**
Carbo vegetalis : **877**
Carbocistéine Arrow : *106*
Carbocistéine Biogaran : *106*
Carbocistéine EG : *106*
Carbocistéine H3 : *106*
Carbocistéine Merck : *106*
Carbocistéine Ratiopharm : *106*
Carbocistéine RPG : *106*
Carbocistéine Sandoz

Conseil : *106*
Carbocistéine Téva Conseil : *106*
Carbocistéine Winthrop : *106*
Carbolevure : **120**
Carbosylane : **121**
Cardensiel : 121
Cardiocor : **121**
Carduus marianus : **878**
Carline : **822**
Carlytène : **122**
Caroube : **823**
Carragaheen : **823**
Cartrex : **122**
Carvédilol Biogaran : *380*
Carvédilol EG : *380*
Carvédilol Merck : *380*
Carvédilol Pfizer : *380*
Carvédilol Téva : *380*
Casodex : **123**
Cassis : **823**
Catacol POS : 224
Cataire : **823**
Catapressan : **124**
Catarsat : 224
Caverject : **124**, 233
Cayston : **125**
Cébutid : **125**
Céfacet : 524
Céfacidal : **127**
Céfaclor Biogaran : *27*
Céfaclor G Gam : *27*
Céfaclor GNR : *27*
Céfaclor Merck : *27*
Céfaclor Mylan : *27*
Céfaclor RPG : *27*
Céfaclor Sandoz : *27*
Céfadroxil Mylan : *524*
Céfaline hauth : 235
Céfaloject : 127
Céfamandole : **127**
Céfazoline Merck : *127*
Céfazoline Panpharma : *127*
Cefepime Mylan : *75*
Céfixime Actavis : *529*
Céfixime Almus : *529*
Céfixime EG : *529*
Céfixime Evolugen : *529*
Céfixime Mylan : *529*
Céfixime Qualimed : *529*
Céfixime Ranbaxy : *529*

Céfixime Ratiopharm : *529*
Céfixime Téva : *529*
Céfixime Winthrop : *529*
Céfixime Zydus : *529*
Cefpodoxime Actavis : *528*
Cefpodoxime Almus : *528*
Cefpodoxime Arrow : *528*
Cefpodoxime Biogaran : *528*
Cefpodoxime EG : *528*
Cefpodoxime Isomed : *528*
Cefpodoxime Merck : *528*
Cefpodoxime Qualimed : *528*
Cefpodoxime Ratiopharm : *528*
Cefpodoxime Sandoz : *528*
Cefpodoxime Téva : *528*
Cefpodoxime Winthrop : *528*
Cefpodoxime Zydus : *528*
Ceftazidime Actavis : *284*
Ceftazidime Aguettant : *284*
Ceftazidime Arrow : *284*
Ceftazidime Biogaran : *284*
Ceftazidime Kabi : *284*
Ceftazidime Mylan : *284*
Ceftazidime Panpharma : *284*
Ceftazidime Sandoz : *284*
Ceftazidime Téva : *284*
Ceftazidime Winthrop : *284*
Ceftriaxone Actavis : *614*
Ceftriaxone Almus : *614*
Ceftriaxone Arrow : *614*
Ceftriaxone BGA : *614*
Ceftriaxone Cristers : *614*
Ceftriaxone Dakota : *614*
Ceftriaxone EG : *614*
Ceftriaxone Evolugen : *614*
Ceftriaxone G Gam : *614*
Ceftriaxone Ivax : *614*
Ceftriaxone Kabi : *614*
Ceftriaxone Merck : *614*
Ceftriaxone Qualimed : *614*
Ceftriaxone RPG : *614*
Ceftriaxone RTP : *614*
Ceftriaxone Sandoz : *614*
Ceftriaxone Téva : *614*
Ceftriaxone Winthrop : *614*
Céfuroxime Actavis : *128*
Céfuroxime Arrow : *128*
Céfuroxime Biogaran : *128*

985

Index

Noms commerciaux

Céfuroxime EG : *128*
Céfuroxime Flavelab : *128*
Céfuroxime Kabi : *128*
Céfuroxime Mylan : *128*
Céfuroxime Qualimed : *128*
Céfuroxime Ranbaxy : *128*
Céfuroxime Ratiopharm : *128*
Céfuroxime Sandoz : *128*
Céfuroxime Téva : *128*
Céfuroxime Zen : *128*
Célebrex : **128**
Célectol : **129**
Célestamine : 93, **130**
Célestène : 93, **132**
Célestène chronodose : 192, 331
Céliprolol Actavis : *129*
Céliprolol Almus : *129*
Céliprolol Arrow : *129*
Céliprolol Biogaran : *129*
Céliprolol Cristers : *129*
Céliprolol EG : *129*
Céliprolol Evolugen : *129*
Céliprolol Ivax : *129*
Céliprolol Merck : *129*
Céliprolol Qualimed : *129*
Céliprolol Ranbaxy : *129*
Céliprolol Ratiopharm : *129*
Céliprolol Sandoz : *129*
Céliprolol Téva : *129*
Céliprolol Torlan : *129*
Céliprolol Winthrop : *129*
Céliprolol Zydus : *129*
Cellcept : **133**
Celltop : **134**
Celluson : **134**
Celluvisc unidoses : 178
Celsentri : **135**
Centaurée : **824**
Cépazine : **128**
Céphyl : 43
Cerazette : **135**
Cerfeuil : **824**
Ceris : **136**
Cerisier : **824**
Certican : **137**
Cérulyse : **137**
Cervarix : 295
Cervoxan : **138**
Cetavlex : 83
Cetavlon : **138**, 661
Cétirizine Arrow : *804*

Cétirizine Biogaran : *804*
Cétirizine Cristers : *804*
Cétirizine EG : *804*
Cétirizine Evolugen : *805*
Cétirizine Isomed : *805*
Cétirizine Mylan : *805*
Cétirizine PHR : *805*
Cétirizine Qualimed : *805*
Cétirizine Ratiopharm : *805*
Cétirizine RMO : *805*
Cétirizine RPG : *805*
Cétirizine Sandoz : *805*
Cétirizine Téva : *805*
Cétirizine Zen : *805*
Cétrotide : **139**
Chamomilla : **878**
Champix : **139**
Chardon Bénit : **824**
Chardon Marie : **825**
Charlieu antipoux : 320, 357, 538
Châtaignier : **825**
Chelidoine : **825**
Chibro-Cadron : **140**
Chibro-Proscar : **140**
Chibroxine : **141**
Chicorée sauvage : **826**
Chiendent : **826**
China rubra : **878**
Chlorhexidine aqueuse Gilbert : 325
Chlormadinone Merck : *159*, *421*
Chlormadinone Qualimed : *159*, *421*
Chlormadinone Sandoz : *159*, *421*
Chlormadinone Téva : *159*, *421*
Cholurso : 190, 737
Chondrosulf : **141**
Chronadalate : 13
Chrono-Indocid : 59, **142**
Cialis : **143**, 399
Cibacène : **144**
Cicatryl : 90, 366
Ciclétanine Biogaran : *692*
Ciclétanine Mylan : *692*
Ciclétanine Téva : *692*
Ciclopirox Biogaran : *476*
Ciclopirox Mylan : *476*
Ciclopirox Qualimed : *476*
Ciclopirox Ratiopharm : *476*

Ciella : **144**
Ciflox : **145**
Cilest : 15, **146**, 236, 452, 720, 724
Cimétidine Arrow : *664*
Cimétidine Merck : *664*
Cimétidine Ratiopharm : *664*
Cimétidine Téva : *664*
Cimzia : **147**
Cinnabaris : **878**
Cipralan : **147**
Ciprofibrate Arrow : *403*
Ciprofibrate Biogaran : *403*
Ciprofibrate Ivax : *403*
Ciprofibrate Merck : *403*
Ciprofibrate Qualimed : *403*
Ciprofibrate RPG : *403*
Ciprofibrate RTP : *403*
Ciprofibrate Sandoz : *403*
Ciprofibrate Téva : *403*
Ciprofibrate Winthrop : *403*
Ciprofloxacine Actavis : *145*
Ciprofloxacine Aguettant : *145*
Ciprofloxacine Almus : *145*
Ciprofloxacine Alter : *145*
Ciprofloxacine Arrow : *145*
Ciprofloxacine Biogaran : *145*
Ciprofloxacine Dakota : *145*
Ciprofloxacine EG : *145*
Ciprofloxacine G Gam : *145*
Ciprofloxacine Ivax : *145*
Ciprofloxacine Kabi : *145*
Ciprofloxacine Macopharma : *145*
Ciprofloxacine Merck : *145*
Ciprofloxacine Mylan : *145*
Ciprofloxacine Panpharma : *145*
Ciprofloxacine Pfizer : *145*
Ciprofloxacine Qualimed : *145*
Ciprofloxacine Ranbaxy : *145*
Ciprofloxacine Ratiopharm : *145*
Ciprofloxacine RPG : *145*
Ciprofloxacine Sandoz : *145*
Ciprofloxacine Téva : *145*

▶ 986

Noms commerciaux

Ciprofloxacine Winthrop : 145, 148
Ciprofloxacine Zydus : 145
Circadin : **148**
Citalopram Actavis : 638
Citalopram Almus : 638
Citalopram Alter : 638
Citalopram Arrow : 638
Citalopram Biogaran : 638
Citalopram Bluefish : 638
Citalopram Cristers : 638
Citalopram EG : 638
Citalopram Evolugen : 638
Citalopram G Gam : 638
Citalopram Isomed : 638
Citalopram Ivax : 638
Citalopram Merck : 638
Citalopram Qualimed : 638
Citalopram Ranbaxy : 638
Citalopram Ratiopharm : 638
Citalopram RPG : 638
Citalopram Sandoz : 638
Citalopram Téva : 638
Citalopram Winthrop : 638
Citalopram Zydus : 638
Citronnelle : **826**
Claforan : **148**
Clairyg : **149**, 514
Clamoxyl : **150**
Claradol : 179, 218
Claradol 500 caféine : 235
Claradol Codéine : 256, 486, 585, 694, 730
Claramid : **150**
Clarelux : 197, 214
Clarithromycine Almus : 787
Clarithromycine Arrow : 787
Clarithromycine Biogaran : 787
Clarithromycine EG : 787
Clarithromycine Evolugen : 787
Clarithromycine GNR : 787
Clarithromycine Merck : 787
Clarithromycine Pfizer : 787
Clarithromycine Qualimed : 787
Clarithromycine Ranbaxy : 787
Clarithromycine Ratiopharm : 787
Clarithromycine Sandoz : 787

Clarithromycine Téva : 787
Clarithromycine Zydus : 787
Clarityne : **151**
Clarix : 211, 323, 728
Claventin : **152**
Cléridium : 546
Climara : 188
Climaston : 153, 188, 216
Climène : **153**, 216
Clindamycine Aguettant : 183
Clindamycine Kabi : 183
Clomid : **154**, 545
Clomipramine Merck : 36
Clomipramine RPG : 36
Clomipramine Sandoz : 36
Clomipramine Téva : 36
Clopidogrel Actavis : 557
Clopidogrel Almus : 557
Clopidogrel Alter : 557
Clopidogrel ARG : 557
Clopidogrel Biogaran : 557
Clopidogrel Bouchara : 557
Clopidogrel Cristers : 557
Clopidogrel EG : 557
Clopidogrel Evolugen : 557
Clopidogrel Isomed : 557
Clopidogrel KRKA : 557
Clopidogrel Mylan : 557
Clopidogrel PHR : 557
Clopidogrel Qualimed : 557
Clopidogrel Ratiopharm : 557
Clopidogrel RPG : 557
Clopidogrel Sandoz : 557
Clopidogrel Winthrop : 557
Clopidogrel Zentiva : 557
Clopidogrel ZYF : 557
Clopixol : 278
Clozapine Merck : 395
Clozapine Panpharma : 395
Cocculine : **879**
Cocculus indicus : **879**
Codédrill sans sucre : 256, 486, 585, 694, 730
Codoliprane : **154**, 378
Codotussyl : 211, 323, 728
Codotussyl expect. : 106
Codotussyl maux de gorge : **155**, 666
Colchicine Opocalcium : 155
Colchimax : **155**

Colchique : **827**
Colimycine : **156**
Colludol : 155, 666
Collu-Hextril : **157**, 243
Collunovar collutoire : 157, 243
Collyre bleu : **157**
Collyre bleu fort Laiter : 157
Colocynthis : **879**
Colposeptine : **158**, 158, 552, 728
Colpotrophine : **158**, **158**, 552, 728
Colprone : **159**, 421
Coltramyl : **159**
Combantrin : **160**, 281, 320, 751, 789
Compralfene : 778
Comtan : **160**
Conium maculatum : **880**
Contalax : **161**
Contramal : 712, 785
Convuline : 362
Copaxone : **162**
Copegus : **162**
Coramine glucose : **163**
Cordarone : **163**
Cordipatch : 500
Corgard : **164**
Coriandre : **827**
Coricide le Diable : **166**
Cortancyl : **166**
Cortapaisyl : 116
Cortisal : 544
Cortisedermyl : 116
Corvasal : **168**
Coryzalia : **880**
Cotareg : 499
Cotrimoxazole RPG : 80
Coumadine : **168**
Coversyl : **170**
Cozaar : **171**
Crème au calendula : 90, 366
Crème Biostim : 90, 366
Crème de Dalibour : 196
Créon : 28, **171**, 262
Crestor : **172**
Cristal suppo : **173**
Crixivan : **173**, 352, 509
Cromoglicate Arrow : 522
Cromoglicate Biogaran : 522

Index

Noms commerciaux

Cromoglicate Pierre Fabre : *410*
Cromorhinol : 21
Cubicin : **174**
Cumin : **827**
Cuprum metallicum : **880**
Curanail : 408
Curaspot : 232, 535
Curcuma : **828**
Cutacnyl : 232, 535
Cuterpès : **174**
Cutisan : **175**, 633
Cycladol : 270
Cyclo 3 fort : **175**
Cymbalta : **176**
Cynomel : **176**
Cynorrhodon : **828**
Cyprotérone Arrow : *40*
Cyprotérone Biogaran : *40*
Cyprotérone EG : *40*
Cyprotérone G Gam : *40*
Cyprotérone Merck : *40*
Cyprotérone Mylan : *40*
Cyprotérone Sandoz : *40*
Cyprotérone Stragen : *40*
Cyprotérone Téva : *40*
Cyprotérone Winthrop : *40*
Cytéal : 325
Cytotec : **177**

D

Dacarbazine Lipomed : **200**
Dacogen : **178**
Dacryolarmes : **178**
Dacryosérum : **179**
Dacudoses : *179*
Dafalgan : **179**, 218
Dafalgan Codéine : 154, 378
Daflon : **180**, 212
Daily : **15**, *146*, *236*, *452*, *720*, *724*
Daivobet : **180**
Daivonex : **181**
Dakin Cooper : **182**
Daktarin : **182**
Dalacine : **183**, 401
Dantrium : **183**
Daonil : **184**
Dasselta : 19
Debricalm : *185*
Débridat : **185**
Débrumyl : **186**

Décapeptyl : **186**
Décontractyl : **187**
Dectancyl : 166, 192, 331
Dédrogyl : **187**
Défanyl : 239, 393, 418, 589, 671
Déflamol : 90, 366
Délidose : **188**
Déliproct : **189**, 734
Deltazen : *705*
Delursan : **189**, 737
Densical Vit D3 : 114
Dépakine : **190**
Dépakote : **191**
Dépo-Médrol : **192**, 331
Dépo-Provera : **194**
Déprenyl : **194**
Depuratum : **195**
Dérinox : 560
Dermazol : *282*, *547*
Dermestril : 188, **195**, 515
Dermo 6 : 84, 765
Dermobacter : 441
Dermocuivre : 90, **196**, 366
Dermofénac démangeaisons : 116
Dermorelle : **196**
Dermoval : **197**, 213
Deroxat : **197**
Désernil : **198**
Désintex : **199**
Desloratadine Actavis : *19*
Desloratadine Arrow : *19*
Desloratadine Biogaran : *19*
Desloratadine EG : *19*
Desloratadine GNR : *19*
Desloratadine Mylan : *19*
Desloratadine Ranbaxy : *19*
Desloratadine Téva : *19*
Desloratadine Zen : *19*
Désogestrel Actavis : *135*
Désogestrel Biogaran : *135*
Désogestrel Mylan : *135*
Désogestrel Téva : *135*
Désogestrel-Éthinylestradiol Biogaran : *440*, *744*
Desomédine collutoire : **199**
Désuric : **200**
Detensiel : 121
Déticène : **200**
Déturgylone : **201**
Dexambutol : **202**
Dexeryl : **202**

Dextrométhorphane Arrow : *730*
Diacéréine Actavis : *56*, *798*
Diacéréine Biogaran : *56*, *798*
Diacéréine Cristers : *56*, *798*
Diacéréine EG : *56*, *798*
Diacéréine Evolugen : *56*, *798*
Diacéréine Mylan : *56*, *798*
Diacéréine Negma : *56*, *798*
Diacéréine Qualimed : *56*, *798*
Diacéréine Ranbaxy : *56*, *798*
Diacéréine Ratiopharm : *56*, *798*
Diacéréine Sandoz : *56*, *798*
Diacéréine Téva : *56*
Diacomit : **203**
Di-Actane : *303*, *563*
Diacutis : 291
Diafusor : 500
Diamicron : **203**
Diamox : **204**
Diaralia : **881**
Diarétyl : 338
Diaseptyl : 83
Diastrolib : 338
Diazépam Ratiopharm : *742*
Dicetel : **205**
Diclofénac Arrow : *769*, *778*
Diclofénac Biogaran : *769*, *778*
Diclofénac EG : *769*, *778*
Diclofénac Ivax : *769*, *778*
Diclofénac Merck : *769*, *778*
Diclofénac Nepenthes : *769*, *778*
Diclofénac Ranbaxy : *769*, *778*
Diclofénac Ratiopharm : *769*, *778*
Diclofénac Sandoz : *769*, *778*
Diclofénac Téva : *769*, *778*
Dicynone : **205**
Didronel : **206**

Noms commerciaux

Diergo-Spray : 209, 335, 630
Différine : 234, 406
Dificlir : **207**
Digaol : *707*
Digeoslor : **881**
Digitalis : **881**
Digoxine : **207**
Di-Hydan : **208**
Dihydroergotamine : **209**
Dihydroergotamine GNR : *335*, *630*
Dihydroergotamine Novartis : *209*, *335*
Dihydroergotamine NVP : *209*, *335*, *630*
Dilantin : 208
Dilatrane : **210**, 259
Dilrène : 705
Diltiazem Biogaran : *705*
Diltiazem EG : *705*
Diltiazem Ivax : *705*
Diltiazem Merck : *705*
Diltiazem Mylan : *705*
Diltiazem RPG : *705*
Diltiazem Sandoz : *705*
Diltiazem Téva : *705*
Diltiazem Winthrop : *705*
Diltiazem Zydus : *705*
Dimégan : **211**, 549, 559
Dimétane : **211**, 323, 728
Dinacode : 256, 486, 585, 694, 730
Dio : *180*, *212*
Diosmine Arrow : *180*, *212*
Diosmine Biogaran : *180*, *212*
Diosmine EG : *180*, *212*
Diosmine Ivax : *180*, *212*
Diosmine Merck : *180*, *212*
Diosmine Ratiopharm : *180*, *212*
Diosmine RPG : *180*, *212*
Diosmine Sandoz : *180*, *212*
Diosmine Téva : *180*, *212*
Diosmine Zydus : *180*, *212*
Diovenor : 180, **212**
Dipentum : 624
Dipipéron : **212**, 222
Diprolène : 197, **213**, 214
Diprosalic : **214**
Diprosone : 213, **214**

Diprostène : 93
Discotrine : 500
Dispadol gel : 769
Disulone : **215**
Ditropan : **215**
Divarius : 197
Divina : 153, **216**
Docetaxel Accord : *686*
Docetaxel Actavis : *686*
Docetaxel Téva : *686*
Dodécavit : **217**, 764
Dogmatil : **217**
Dolenio : 769
Doliprane : 179, **218**
Dolitabs : 218
Dolko : 179, 218
Dolotec : 179, 218
Dompéridone Almus : *100*, *469*
Dompéridone Alter : *469*
Dompéridone Arrow : *100*, *469*
Dompéridone Biogaran : *100*, *469*
Dompéridone Cristers : *100*, *469*
Dompéridone EG : *100*, *469*
Dompéridone Ivax : *100*, *469*
Dompéridone Merck : *100*, *469*
Dompéridone Qualimed : *100*, *469*
Dompéridone Ratiopharm : *100*, *469*
Dompéridone RPG : *100*, *469*
Dompéridone Sandoz : *100*, *469*
Dompéridone Téva : *100*, *469*
Dompéridone Torlan : *100*, *469*
Dompéridone Winthrop : *100*, *469*
Dompéridone Zen : *100*, *469*
Dompéridone Zydus : *100*, *469*
Donepezil Actavis : *54*
Donepezil Alter : *54*
Donepezil Arrow : *54*

Donepezil Biogaran : *54*
Donepezil EG : *54*
Donepezil KRKA : *54*
Donepezil Mylan : *54*
Donepezil Pfizer : *54*
Donepezil Qualimed : *54*
Donepezil Ranbaxy : *54*
Donepezil Sandoz : *54*
Donepezil Téva : *54*
Donepezil Zen : *54*
Donepezil Zydus : *54*
Dopergine : **219**
Dopram : **220**
Doribax : **221**
Dorzolamide Actavis : *729*
Dorzolamide Biogaran : *729*
Dorzolamide Chauvin : *729*
Dorzolamide Mylan : *729*
Doses-o-son : 134
Dosiseptine : 83, *567*
Dostinex : **221**
Douce-amère : **828**
Doxazocine Téva : *801*
Doxium : **222**
Doxy : *754*
Doxycline : 754
Doxycycline Arrow : *754*
Doxycycline Biogaran : *754*
Doxycycline Merck : *754*
Doxycycline Ratiopharm : *754*
Doxycycline Sandoz : *754*
Doxylis : *754*
Doxypalu : 754
Driptane : *216*
Droleptan : 212, **222**
Dropéridol Arrow : *222*
Drosera : **829**
Drosera rotundifolia : **882**
Drospibel 0,02/3 mg : 363
Drospibel 0,03/3 mg : 362
DT Polio : **223**
Dukoral : **223**
Dulcilarmes : 178
Dulciphak : **224**
Dulcolax : 161
Duofilm : 166, **224**, 374, 752
Duoplavin : **225**
Duphalac : **225**, 384
Duphaston : **226**, 738
Duraphat : **227**
Durogésic : **227**

Index

Noms commerciaux

Duspatalin : **228**, 654
Dynastat : **229**
Dynexangival : **229**
Dysalfa : **230**, 332

E

Eau oxygénée Faure : 231
Eau oxygénée Gifrer : **231**
Eau oxygénée Gilbert : 231
Ebastine Téva : *376*
Ebixa : **231**
Ecalta : **232**
Eclaran : **232**, 535
Éconazole Arrow : *269, 315, 409, 547*
Éconazole Biogaran : *282, 315, 547*
Éconazole EG : *282, 316, 547*
Éconazole GNR : *282*
Éconazole Merck : *282, 316, 547*
Éconazole Mylan : *282, 316, 547*
Éconazole Qualimed : *282, 316*
Éconazole Ranbaxy : *282, 316, 547*
Éconazole Ratiopharm : *282, 316, 547*
Éconazole RPG : *282, 316, 547*
Éconazole Sandoz : *316, 547*
Éconazole Téva : *282, 547*
Éconazole Zydus : *282, 316, 547*
Edenelle : 438
Edex : 124, **233**
Édiston : 252
Éductyl : **234**
Efezial : 437
Effacné : 232, 535
Effederm : **234**, 406
Efferalgan : 179, 218
Efferalgan Codéine : 378
Efferalgan pédiatrique : 179
Efferalgan Vitamine C : **235**
Effexor : **236**
Efficort : 214
Effiprev : 15, 146, **236**, 452, 720, 724
Effortil : **237**

Efient : **238**
Efudix : **238**
Egery : 3, 252
Églantier : **829**
Elavil : **239**, 393, 418, 589, 671
Éleuthérocoque : **829**
Elevit : 91
Eligard : **240**
Elisor : 746
Élixir parégorique Gifrer : **241**
Élixir parégorique Lipha : 241
Ellaone : **241**
Eloxatine : **242**
Eludril bain de bouche : **243**
Eludril collutoire/Eludril tablette : **243**
Énalapril Actavis : *597*
Énalapril Almus : *597*
Énalapril Arrow : *597*
Énalapril Biogaran : *597*
Énalapril Biostabilex : *597*
Énalapril EG : *597*
Énalapril Evolugen : *597*
Énalapril G Gam : *597*
Énalapril Ivax : *597*
Énalapril Merck : *597*
Énalapril Mylan : *597*
Énalapril Qualimed : *597*
Énalapril Ratiopharm : *597*
Énalapril RPG : *597*
Énalapril Sandoz : *597*
Énalapril Téva : *597*
Énalapril Winthrop : *597*
Énalapril Zydus : *597*
Enantone : **244**
Enbrel : **245**
Encepur : **245**
Endium : *180, 212*
Endotélon : **246**
Endoxan : **246**
Entacapone Mylan : *160*
Entecet : **247**, 274
Éosine aqueuse Cooper : **247**
Éosine aqueuse Gifrer : 247
Éosine aqueuse Gilbert : 247
Ephydrol : **248**
Éphynal : 709
Epiduo : **248**

Épinitril : 500
Epitomax : **249**
Epitopic : 214, 719
Epivir : **250**
Eporatio : **250**
Eprex : 98
Equisetum Hiemale : **882**
Erazaban : **251**
Erbitux : **251**
Ercéfuryl : **252**
Ercestop : 338
Ery : *3, 252*
Erysimum : **830**
Erythrocine : 3, 252
Esberiven : **253**
Esbriet : **253**
Esidrex : **254**
Ésoméprazole Actavis : *344*
Ésoméprazole Arrow : *344*
Ésoméprazole Biogaran : *344*
Ésoméprazole EG : *344*
Ésoméprazole Mylan : *344*
Ésoméprazole PHR : *344*
Ésoméprazole Ranbaxy : *344*
Ésoméprazole Ratiopharm : *344*
Ésoméprazole Sandoz : *344*
Ésoméprazole Téva : *344*
Ésoméprazole Winthrop : *344*
Ésoméprazole Zydus : *344*
Espéral : **255**
Estima : *226, 738*
Estragon : **830**
Estréva : 188, 255, 581
Estréva Gel : 516
Estrofem : 188, 255, 581
Éthinylestradiol/Drospirenone Biogaran 0,02/3 mg : *363*
Éthinylestradiol/Drospirenone Biogaran 0,03/3 mg : *362*
Éthinyl-Œstradiol : **255**, 581
Étidronate de Sodium G Gam : *206*
Étidronate Merck : *206*
Étidronate Sandoz : *206*
Etioven : **256**
Étoposide Merck : *134*
Étoposide Téva : *134*

▶ 990

Noms commerciaux

Eucalyptine : 486, 585, 694, 730
Eucalyptine Le Brun : **256**
Eucalyptus : **830**
Eugenia jambosa : **882**
Eulexine : **257**
Eupantol : **258**, 344
Euphon : 256, **258**, 486, 585, 694, 730
Euphylline : 210, **259**
Euphypertuis : **260**
Euphytose : 503
Eupressyl : **260**
Eurartesim : **261**
Eurax : **261**
Eurobiol : 28, 171, **262**
Euronac : 471
Euthyral : **262**
Evanecia : *15*, *452*, *724*
Eviplera : **263**
Evista : **263**
Evra : **264**
Exacor : 147
Exelon : **265**
Exomuc : 471
Extavia : 93, **266**
Extencilline : **266**
Extovyl : 633
Extranase : **267**
Ezetrol : **267**

F

Famotidine EG : *543*
Famotidine Merck : *543*
Fansidar : **268**
Fasigyne : **268**, 273
Fasturtec : **269**
Fazol G : **269**, 315, 409
Fégénor : *404*
Feldène : **270**
Felixita : 437, 464, 548, 722
Félodipine Sandoz : *276*
Félodipine Winthrop : *276*
Fémara : **271**
Femsept : 188
Fénofibrate Actavis : *404*
Fénofibrate Almus : *404*
Fénofibrate Alter : *404*
Fénofibrate Arrow : *404*
Fénofibrate Biogaran : *404*
Fénofibrate Cristers : *404*
Fénofibrate EG : *404*

Fénofibrate Fournier : *404*
Fénofibrate G Gam : *404*
Fénofibrate Ivax : *404*
Fénofibrate Merck : *404*
Fénofibrate Mylan : *404*
Fénofibrate Qualimed : *404*
Fénofibrate Ranbaxy : *404*
Fénofibrate Ratiopharm : *404*
Fénofibrate RPG : *404*
Fénofibrate Sandoz : *404*
Fénofibrate Téva : *404*
Fénofibrate Winthrop : *404*
Fénofibrate Zydus : *404*
Fénopharm : *404*
Fenouil : **830**
Fentanyl Actavis : *227*
Fentanyl EG : *227*
Fentanyl Téva : *227*
Fentanyl Winthrop : *227*
Fénugrec : **831**
Fero-Grad : 62, 291
Ferrostrane : 62, 291
Ferrum metallicum : **883**
Ferrum phosphoricum : **883**
Fervex : 235
Fervex enfant : 27
Fexofénadine Biogaran : *687*
Fexofénadine Mylan : *687*
Fexofénadine Téva : *687*
Fexofénadine Winthrop : *687*
Finastéride Accord : *140*
Finastéride Actavis : *140*
Finastéride Almus : *140*
Finastéride Arrow : *140*
Finastéride Biogaran : *140*
Finastéride Cristers : *140*
Finastéride EG : *140*
Finastéride Isomed : *140*
Finastéride Pfizer : *141*
Finastéride PHR : *141*
Finastéride Qualimed : *141*
Finastéride Ranbaxy : *141*
Finastéride Ratiopharm : *141*
Finastéride Sandoz : *141*
Finastéride Téva : *141*
Finastéride Winthrop : *141*
Finastéride Zydus : *141*
Firmagon : **272**
Fivasa : **272**

Fixical Vit D3 : 114
Flagyl : **273**
Flanid : **273**
Flaviastase : 247, **274**
Flécaïne : **274**
Flécaïnide Arrow : *274*
Flécaïnide Biogaran : *274*
Flécaïnide EG : *274*
Flécaïnide Merck : *274*
Flécaïnide Qualimed : *274*
Flécaïnide RPG : *274*
Flécaïnide Sandoz : *274*
Flécaïnide Téva : *274*
Flector : 769, 778
Flexea : 769
Flixonase : **275**
Flixotide : **275**
Flodil : **276**
Floxyfral : **277**, 582
Fluanxol : **278**
Fluarix : 747
Flubilar : **278**
Flucon : 803
Fluconazole Actavis : *721*
Fluconazole Aguettant : *721*
Fluconazole Almus : *721*
Fluconazole Arrow : *721*
Fluconazole Biogaran : *721*
Fluconazole Cristers : *721*
Fluconazole Dakota pharm : *721*
Fluconazole EG : *721*
Fluconazole Evolugen : *721*
Fluconazole G Gam : *721*
Fluconazole Kabi : *721*
Fluconazole Macopharma : *721*
Fluconazole Merck : *721*
Fluconazole Mylan : *721*
Fluconazole PAN : *721*
Fluconazole Pfizer : *721*
Fluconazole Qualimed : *721*
Fluconazole Ranbaxy : *721*
Fluconazole Redibag : *721*
Fluconazole Sandoz : *721*
Fluconazole Téva : *721*
Fluconazole Winthrop : *721*
Fludex : **279**
Fluditec : *106*
Fluenz : **280**
Fluimicil : 471
Flumach : 23
Fluocaril : **280**, 324, 627

Index

Fluodontyl : 280, 627, 803
Fluorex : 803
Fluoricum Acidum : **883**
Fluorure de calcium : 803
Fluoxétine Actavis : *582*
Fluoxétine Almus : *582*
Fluoxétine Alter : *582*
Fluoxétine Arrow : *582*
Fluoxétine Biogaran : *582*
Fluoxétine Bouchara : *582*
Fluoxétine Cristers : *582*
Fluoxétine EG : *582*
Fluoxétine Evolugen : *582*
Fluoxétine Isomed : *582*
Fluoxétine Merck : *582*
Fluoxétine PHR : *582*
Fluoxétine Qualimed : *582*
Fluoxétine Ranbaxy : *582*
Fluoxétine Ratiopharm : *582*
Fluoxétine Sandoz : *582*
Fluoxétine Set : *582*
Fluoxétine Téva : *582*
Fluoxétine Torlan : *582*
Fluoxétine Winthrop : *582*
Fluoxétine Zydus : *582*
Flutamide Arrow : *257*
Flutamide Biogaran : *257*
Flutamide Cristers : *257*
Flutamide EG : *257*
Flutamide Ivax : *257*
Flutamide Merck : *257*
Flutamide Téva : *257*
Fluvastatine Actavis : *288*
Fluvastatine Biogaran : *288*
Fluvastatine Cristers : *288*
Fluvastatine EG : *288*
Fluvastatine Evolugen : *288*
Fluvastatine Isomed : *288*
Fluvastatine Mylan : *288*
Fluvastatine Qualimed : *288*
Fluvastatine Ranbaxy : *288*
Fluvastatine Sandoz : *288*
Fluvastatine Téva : *288*
Fluvastatine Winthrop : *288*
Fluvastatine Zydus : *288*
Fluvermal : 160, **280**, 320, 751, 789
Fluvoxamine EG : *277*
Fluvoxamine Merck : *277*
Fluvoxamine Sandoz : *277*
Fluvoxamine Téva : *277*
Focetria : **281**
Foncitril 4000 : **281**

Fongiléine : **282**, 547
Fonlipol : **282**
Foradil : 63
Forlax : **283**, 715
Formica rufa : **884**
Formoair : 66
Formodual : **283**
Forsteo : **284**
Fortum : **284**
Fosamax : **285**
Fosavance : 17
Foscavir : **286**
Fosfocine : **287**
Fosfomycine Actavis : *287*
Fosfomycine Arrow : *287*
Fosfomycine Biogaran : *287*
Fosfomycine Cristers : *287*
Fosfomycine EG : *287*
Fosfomycine Mylan : *287*
Fosfomycine Ranbaxy : *287*
Fosfomycine Ratiopharm : *287*
Fosfomycine Sandoz : *287*
Fosfomycine Winthrop : *287*
Fosinopril Arrow : *287*
Fosinopril Cristers : *287*
Fosinopril EG : *287*
Fosinopril Mylan : *287*
Fosinopril Winthrop : *287*
Fozitec : **287**
Fractal : **288**
Fragmine : **289**
Fraxiparine : **290**
Frêne : **831**
Fucidine : **291**
Fumafer : 62, **291**
Fumeterre : **831**
Fungizone : **292**
Furadantine : **293**
Furosémide : *394*
Furosémide Arrow : *394*
Furosémide Biogaran : *394*
Furosémide EG : *394*
Furosémide Merck : *394*
Furosémide Ranbaxy : *394*
Furosémide Ratiopharm : *394*
Furosémide RPG : *394*
Furosémide Sandoz : *394*
Furosémide Téva : *394*
Furosémide Winthrop : *394*
Fuzeon : **293**

G

Gabacet : **504**
Gabapentine Arrow : *491*
Gabapentine Biogaran : *491*
Gabapentine Cristers : *491*
Gabapentine EG : *491*
Gabapentine G Gam : *491*
Gabapentine Merck : *491*
Gabapentine Qualimed : *491*
Gabapentine Ranbaxy : *491*
Gabapentine Ratiopharm : *491*
Gabapentine RPG : *491*
Gabapentine Téva : *491*
Gabapentine Torlan : *491*
Gabapentine Winthrop : *491*
Gabapentine Zydus : *491*
Gabitril : **294**
Gaillet jaune : **832**
Galantamine Arrow : *595*
Galantamine Biogaran : *595*
Galantamine KRKA : *595*
Galantamine Mylan : *595*
Galantamine Zentiva : *595*
Galantamine Zydus : *595*
Galirène : 112
Galvus : **294**
Gambogia : **884**
Gammagard : 149
Ganfort : **295**
Garance : **832**
Gardasil : **295**
Gardénal : 25, **296**, 477
Gastrocynésine : **884**
Gastropax : **297**
Gastropulgite : **297**
Gaviscon : **298**, 711
Gel de polysilane : **299**, 641
Gel larmes Lacryvisc : 178
Gélopectose : **299**
Gelox : **300**, 427, 473
Gelsenium Sempervirens : **884**
Geltim : **300**
Gelucystine : **301**
Gelutrophyl : **301**
Genac : 471
Genépi : **832**
Genêt : **833**

Noms commerciaux

Genévrier : **833**
Génotonorm : **301**, 735, 797
Gentalline : **302**
Gentamicine Dakota : *302*
Gentamicine Panpharma : *302*
Gentiane : **833**
Géranium Robert : **834**
Gestodène-Éthinylestradiol Arrow : *437*, *438*, *464*, *548*, *722*
Gestodène-Éthinylestradiol Biogaran : *437*, *438*, *464*, *548*, *722*
Gestodène-Éthinylestradiol EG : *437*, *464*, *548*, *722*
Gestodène-Éthinylestradiol Ratiopharm : *437*, *464*, *548*, *722*
Gestodène-Éthinylestradiol Sandoz : *437*, *464*, *548*, *722*
Gestodène-Éthinylestradiol Téva : *437*, *438*, *464*, *548*, *722*
Gestodène-Éthinylestradiol Winthrop : *437*, *464*, *548*, *722*
Gestodène-Éthinylestradiol Zen : *438*
Gevatran : **303**, 563
Gilenya : **303**
Gingembre : **834**
Ginkgo biloba : **834**
Ginkogink : 680
Ginkor : **304**
Ginseng : **834**
Girofle : **835**
Givalex : 243
Glibenclamide Arrow : *184*
Glibenclamide Biogaran : *184*
Glibenclamide EG : *184*
Glibenclamide Merck : *184*
Glibenclamide Ranbaxy : *184*
Glibenclamide Sandoz : *184*
Glibenclamide Téva : *184*
Glibénèse : **305**, 451, 533
Gliclada : *204*
Gliclazide Actavis : *204*

Gliclazide Almus : *204*
Gliclazide Arrow : *204*
Gliclazide Biogaran : *204*
Gliclazide Cristers : *204*
Gliclazide EG : *204*
Gliclazide G Gam : *204*
Gliclazide Ivax : *204*
Gliclazide Merck : *204*
Gliclazide Qualimed : *204*
Gliclazide Ratiopharm : *204*
Gliclazide RPG : *204*
Gliclazide Sandoz : *204*
Gliclazide Téva : *204*
Gliclazide Winthrop : *204*
Gliclazide Zydus : *204*
Glimépiride Accord : *33*
Glimépiride Actavis : *33*
Glimépiride Alter : *33*
Glimépiride Arrow : *33*
Glimépiride Biogaran : *33*
Glimépiride Cristers : *33*
Glimépiride EG : *33*
Glimépiride Evolugen : *33*
Glimépiride Merck : *33*
Glimépiride Mylan : *33*
Glimépiride Qualimed : *33*
Glimépiride Ranbaxy : *33*
Glimépiride Ratiopharm : *33*
Glimépiride Sandoz : *33*
Glimépiride Zentiva : *33*
Glimépiride Zydus : *33*
Glipizide Merck : *305*, *451*, *533*
Glivec : **305**
Glucagen : **306**
Glucantime : **306**, 543
Gluconate de calcium : **307**
Gluconate de calcium Aguettant : *307*
Gluconate de calcium Braun : *307*
Gluconate de calcium Lavoisier : *307*
Gluconate de potassium : **308**, 369, 482
Glucophage : **308**, 658
Glucor : **309**
Glucovance : **310**
Glycérine Centrapharm suppo : *173*
Glycérine Evolupharm suppo : *173*
Glycérine Gifrer suppo : *173*

Glycérine Monot suppo : *173*
Glycérine Sogiphar suppo : *173*
Glydium : 204
Gonadotrophine chorionique : **311**
Gonapeptyl : **312**
Granisétron Actavis : *382*
Granisétron Téva : *382*
Granudoxy : *754*
Gratiola : **885**
Griséfuline : **313**
Guarana : **835**
Gui blanc : **836**
Guimauve : **836**
Guronsan : **314**
Gydrelle : 158, 552, 728
Gymiso : **314**
Gynergène caféiné : **315**
Gynomyk : 269, 315, 409
Gyno-Pevaryl : 269, **315**, 409
Gynopura : 282, 315, 547
Gyno-Trosyd : 269, 315, 409

H

Halaven : **317**
Haldol : **317**
Halfan : **318**
Hamamélis de Virginie : **836**
Harmonet : 437, 464, 548, 722
Harpagophytum : **837**
Havlane : **318**
Haxifal : **319**
Hégor : **320**, 357, 538
Hekla lava : **885**
Helixate : 379
Helleborus niger : **885**
Helmintox : *160*, *281*, **320**, *751*, *789*
Hémagène Tailleur : 43
Hémi-Daonil : 184
Hepar sulfur : **886**
Hépargitol : **321**
Hepatoum : **321**
Hepsera : **322**
Heptaminol Richard : *322*
Hept-a-myl : **322**
Hexapneumine : 211, **323**, 728

Index

Hexatrione : 192, 331
Hexomédine : **324**
Hexomédine Mylan : *324*
Hextril : 243, 280, **324**, 627
Hibidil : 325
Hibiscrub : 325
Hibitane : **325**
Hirucrème : **325**
Hizentra : **326**
Homéoaftyl : **886**
Homéogène 9 : **886**
Homéogrippe : **886**
Homéoplasmine : **326**
Homéovox : **887**
Houblon : **837**
Huile de paraffine Gilbert : **327**
Huile gomenolée : **327**
Humalog : **328**
Humex : **328**, 805
Humex All Loratadine : 151
Humex allerg cétirizine : 805
Humira : **329**
Hura Brasilensis : **887**
Hydréa : **330**
Hydroclonazone : **330**
Hydrocortancyl : 192, 331
Hydrocortisone : 192, **331**
Hydrocortisone Upjohn : *331*
Hydrocyanicum acidum : **887**
Hyperium : **332**
Hyperium perforatum : **888**
Hysope : **837**
Hytacand : 65
Hytrine : 230, **332**
Hyzaar : 171

I

Ibuprofène Actavis : *18*, *107*, *479*, *513*
Ibuprofène Almus : *18*, *107*, *479*, *513*
Ibuprofène Arrow : *18*, *107*, *479*, *513*
Ibuprofène Biogaran : *18*, *107*, *479*, *513*
Ibuprofène Cristers : *18*, *107*, *479*, *513*
Ibuprofène EG : *18*, *107*, *479*, *513*
Ibuprofène Mylan : *18*, *107*, *479*, *513*
Ibuprofène Neptenthes : *18*, *107*, *479*, *513*
Ibuprofène Qualimed : *479*
Ibuprofène Ranbaxy : *18*, *107*, *479*, *513*
Ibuprofène Ratiopharm : *18*, *107*, *479*, *513*
Ibuprofène RPG : *18*, *107*, *479*, *513*
Ibuprofène Sandoz : *18*, *107*, *479*, *513*
Ibuprofène Téva : *18*, *107*, *479*, *513*
Ibuprofène Zen : *18*
Ibuprofène Zydus : *18*, *107*, *479*, *513*
Ibutabs : 18, 107, 479, 513
Icaz : **334**
Idarac : **334**
Ideos : 114
Ignatia Amara : **888**
Ikaran : *209*, **335**, *630*
Ikorel : **336**
Ilaris : **336**
Imeth : **337**
Imigrane : **337**
Imiject : 337
Imipenem Cilastatine Actavis : *703*
Imipenem Cilastatine HPI : *703*
Imipenem Cilastatine Mylan : *703*
Imipenem Cilastatine Panpharma : *703*
Imipenem Cilastatine Ranbaxy : *703*
Immugrip : 747
Imodium : **338**
Imovane : **339**
Imukin : 616, 759
Imurel : **340**
Incivo : **341**
Increlex : **341**
Indapamide Biogaran : *279*
Indapamide EG : *279*
Indapamide Merck : *279*
Indapamide Mylan : *279*
Indapamide Qualimed : *279*
Indapamide Ranbaxy : *279*
Indapamide Ratiopharm : *279*
Indapamide Sandoz : *279*
Indapamide Téva : *279*
Indapamide Winthrop : *279*
Indiaral : 338
Indocid : 59, 142
Indocollyre : **342**
Inductos : **342**
Inegy : **343**
Inexium : **344**
Influvac : 747
Inipomp : 258, **344**
Inlyta : **345**
Innohep : **346**
Innovair : 283
Inofer : 62, 291
Inongan : 675
Inorial : 97
Inovelon : **347**
Inspra : **347**
Insulatard : **348**
Insuman Intermédiaire : **349**
Insuman Rapid : **350**
Intelence : **350**
Intrait de marron d'Inde : **351**
IntronA : 616, 759
Invanz : **351**
Invirase : 173, **352**, 509
Iodum : **888**
Ipecacuanha : **888**
Iperten : **352**
Ipraalox : 258, 344
Ipratropium AGT : *68*
Ipratropium Almus : *68*
Ipratropium Arrow : *68*
Ipratropium Merck : *68*
Ipratropium Téva : *68*
Irbésartan Actavis : *48*
Irbésartan Arrow : *48*
Irbésartan Biogaran : *48*
Irbésartan EG : *48*
Irbésartan Mylan : *48*
Irbésartan Ranbaxy : *48*
Irbésartan Ratiopharm : *48*
Irbésartan Sandoz : *48*
Irbésartan Téva : *48*
Irbésartan Zen : *48*
Irbésartan Zydus : *48*
Irinotecan Actavis : *118*
Irinotecan Ebewe : *118*
Irinotecan Hospira : *118*

Irinotecan Intas : *118*
Irinotecan Kabi : *118*
Irinotecan Mylan : *118*
Irinotecan Téva : *118*
Iris Minor : **889**
Isentress : **353**
Iskédyl : **354**
Isobar : 565
Isoprinosine : **354**
Isoptine : **355**
Isopto-Homatropine : 67
Isopto-Pilocarpine : **356**
Isorythm : *620*
Isudrine : **356**
Itax : 320, **357**, 538
Item : 320
Item antipoux : 357, 538
Itraconazole Merck : *655*
Itraconazole Sandoz : *655*
Itraconazole Téva : *655*
Itraconazole Winthrop : *655*
Ixel : **357**
Ixiaro : **358**
Ixprim : **359**
Izilox : **360**

J

Jaborandi : **889**
Jakavi : **361**
Jamylène : **361**
Januvia : **362**, 777
Jasmine : **362**
Jasminelle : **363**
Jevtana : **364**
Jext : **365**
Jonctum : **365**
Jonctum 10 % crème : 90, **366**
Josacine : **366**
Josir : **367**, 520
Jouvence de l'abbé Soury : **367**
Jusquiame : **838**

K

Kaléorid : 308, **369**, 482
Kaletra : **369**
Kalium bichromicum : **889**
Kalium bromatum : **889**
Kalium carbonicum : **890**
Kalium iodatum : **890**
Kalium sulfuricum : **890**

Kalmia Latifolia : **891**
Kalydeco : **370**
Kaneuron : 25, 296, 477
Kaobrol : **370**
Kaologeais : **371**, 371
Karayal : **371**
Kardégic : 63
Kéforal : **372**, 524
Kenacort retard : 192, 331, **372**
Kendix : 10
Kenzen : 65
Keppra : **373**
Kérafilm : 166, 224, **374**, 752
Kerlone : **375**
Kestinlyo : **376**
Ketesse : **376**
Kétoprofène Arrow : *574*
Kétoprofène Biogaran : *574*
Kétoprofène EG : *574*
Kétoprofène Mylan : *574*
Kétoprofène Ranbaxy : *574*
Kétoprofène RPG : *574*
Kétoprofène Sandoz : *574*
Kétoprofène Téva : *574*
Kétoprofène Zen : *574*
Kétotifène G Gam : *785*
Kineret : **377**
Kiovig : 571
Kivexa : **377**
Kliogest : 153, 216
Klipal : **378**
Kogénate : **379**
Kola : **838**
Komboglyze : **379**
Korec : 12, **380**
Kredex : **380**
Kuvan : **381**
Kytril : **382**

L

L 52 : **891**
Laburide : **383**
Laccoderme : **383**
Lachesis : **891**
Lacrigel : 178
Lacrinorm : 178
Lacryvisc unidoses : 178
Lactéol : 80, **384**
Lacticum acidum : **892**
Lactulose Almus : **226**, *384*

Lactulose Biogaran : *226*, *384*
Lactulose Biphar : *226*, **384**
Lactulose EG : *226*, *384*
Lactulose G Gam : *226*, *384*
Lactulose Ivax : *226*, *384*
Lactulose Merck : *226*, *384*
Lactulose Merck Génériques : *226*
Lactulose Qualimed : *226*, *384*
Lactulose Ratiopharm : *226*, *384*
Lactulose RPG : *226*, *384*
Lactulose Sandoz : *226*, *384*
Lactulose Téva : *226*, *384*
Lactulose Winthrop : *226*, *384*
Lactulose Zydus : *226*, *384*
Lamaline : **385**
Lamicstart : **385**
Lamictal : **386**
Lamiderm : 96
Lamier blanc : **838**
Lamisil : **387**
Lamisilate crème : 387
Lamotrigine Almus : *386*
Lamotrigine Arrow : *386*
Lamotrigine Biogaran : *386*
Lamotrigine EG : *386*
Lamotrigine Ivax : *386*
Lamotrigine Merck : *386*
Lamotrigine Qualimed : *386*
Lamotrigine Ranbaxy : *386*
Lamotrigine Ratiopharm : *386*
Lamotrigine Sandoz : *386*
Lamotrigine Téva : *386*
Lamprène : **388**
Langoran : 610
Lansoprazole Actavis : *389*
Lansoprazole Almus : *389*
Lansoprazole Arrow : *389*
Lansoprazole Biogaran : *389*
Lansoprazole EG : *389*
Lansoprazole Evolugen : *389*
Lansoprazole Merck : *389*
Lansoprazole Mylan : *389*
Lansoprazole PHR : *389*
Lansoprazole Qualimed : *389*
Lansoprazole Ranbaxy : *389*

Index

Lansoprazole Ratiopharm : *389*
Lansoprazole Sandoz : *389*
Lansoprazole Takeda : *389*
Lansoprazole Téva : *389*
Lansoprazole Winthrop : *390*
Lansoprazole Zydus : *390*
Lansoÿl : **388**, 417
Lantus : **389**
Lanzor : **389**, 517
Lapacho : **839**
Lapis Albus : **892**
Largactil : **390**, 490, 511
Lariam : **391**
Larmes artificielles : **392**
Larmes artificielles Martinet : 392
Laroscorbine : **392**, 766
Laroxyl : 239, **393**, 418, 589, 671
Lasilix : **394**
Latanoprost Actavis : *773*
Latanoprost Arrow : *773*
Latanoprost Biogaran : *773*
Latanoprost Chauvin : *773*
Latanoprost EG : *773*
Latanoprost Mylan : *773*
Latanoprost Ranbaxy : *773*
Latanoprost Sandoz : *773*
Latanoprost Téva : *773*
Latanoprost Zydus : *773*
Lavande officinale : **839**
Lectil : *633*
Ledum palustre : **892**
Leeloo : **395**
Leponex : **395**
Lepticur : **396**
Lercan : **397**
Lercanidipine Actavis : *397*
Lercanidipine Arrow : *397*
Lercanidipine Biogaran : *397*
Lercanidipine Bouchara : *397*
Lercanidipine Cristers : *397*
Lercanidipine EG : *397*
Lercanidipine Evolugen : *397*
Lercanidipine Mylan : *397*
Lercanidipine Qualimed : *397*
Lercanidipine Ranbaxy : *397*

Lercanidipine Ratiopharm : *397*
Lercanidipine Sandoz : *397*
Lercanidipine Téva : *397*
Lercanidipine Winthrop : *397*
Lercanidipine Zydus : *397*
Lescol : 288
Létrozole Accord : *271*
Létrozole Arrow : *271*
Létrozole Biogaran : *271*
Létrozole Bluefish : *271*
Létrozole Cristers : *271*
Létrozole EG : *271*
Létrozole Isomed : *271*
Létrozole Mylan : *271*
Létrozole Ranbaxy : *271*
Létrozole Ratiopharm : *271*
Létrozole Sandoz : *271*
Létrozole Téva : *271*
Létrozole Zentiva : *271*
Létrozole Zydus : *271*
Levemir : **398**
Lévétiracétam Accord : *374*
Lévétiracétam ACT : *374*
Lévétiracétam Aguettant : *374*
Lévétiracétam Arrow : *374*
Lévétiracétam Biogaran : *374*
Lévétiracétam Mylan : *374*
Lévétiracétam Sandoz : *374*
Lévétiracétam Sun : *374*
Levitra : **399**
Levocetirizine Biogaran : *782*
Levocetirizine EG : *782*
Levocetirizine KRKA : *782*
Levocetirizine Ratiopharm : *782*
Levocetirizine Sandoz : *782*
Levocetirizine Téva : *782*
Levocetirizine Zen : *782*
Levofloxacine Accord : *684*
Levofloxacine Actavis : *684*
Levofloxacine Almus : *684*
Levofloxacine Arrow : *684*
Levofloxacine Biogaran : *684*
Levofloxacine Cristers : *684*
Levofloxacine EG : *684*
Levofloxacine Hospira : *684*
Levofloxacine Isomed : *684*

Levofloxacine Kabi : *684*
Levofloxacine Mylan : *684*
Levofloxacine PHR : *684*
Levofloxacine Ranbaxy : *684*
Levofloxacine Ratiopharm : *684*
Levofloxacine Zen : *684*
Levofloxacine Zydus : *684*
Levofree : 29
Levothyrox : **399**, 417
Lévothyroxine Biogaran : *399*, *417*
Lévothyroxine Ratiopharm : *399*
Levrix : *782*
Lexomil : **400**
Librax : **401**
Lichen d'Islande : **839**
Lierre grimpant : **840**
Lilium Tigrinum : **892**
Lin : **840**
Lincocine : 183, **401**
Linibon : 675
Liorésal : **402**
Lipanor : **403**
Lipanthyl : **404**
Lipur : **404**
Liseron des haies : **840**
Lisinopril Actavis : *790*
Lisinopril Arrow : *790*
Lisinopril Biogaran : *790*
Lisinopril EG : *790*
Lisinopril G Gam : *790*
Lisinopril Merck : *790*
Lisinopril Ratiopharm : *790*
Lisinopril RPG : *790*
Lisinopril Sandoz : *790*
Lisinopril Téva : *790*
Lisinopril Winthrop : *790*
Lisinopril Zydus : *790*
Litak : **405**
Lithium carbonicum : **893**
Livial : **406**
Locacid : 234, **406**
Localone : **407**
Locapred : 719
Loceryl : **408**
Locoïd : 214
Lodales : 792
Lodine : **408**
Logimax : 276, **412**, 413
Logroton : **412**

Noms commerciaux

Lomexin : 269, 315, **409**
Lomudal : **410**
Lonoten : **411**
Lopéramide Almus : *338*
Lopéramide Arrow : *338*
Lopéramide Biogaran : *338*
Lopéramide Cristers : *338*
Lopéramide EG : *338*
Lopéramide Evolugen : *338*
Lopéramide G Gam : *338*
Lopéramide Gifrer : *338*
Lopéramide Ivax : *338*
Lopéramide Merck : *338*
Lopéramide Qualimed : *338*
Lopéramide Ratiopharm : *338*
Lopéramide RPG : *338*
Lopéramide Synthélabo OTC : *338*
Lopéramide Téva : *338*
Lopéramide Viaref : *338*
Lopéramide Zydus : *338*
Lopressor : **412**
Lopril : **413**
Loratadine Actavis : *151*
Loratadine Almus : *151*
Loratadine Arrow : *151*
Loratadine AWC : *151*
Loratadine Biogaran : *151*
Loratadine Cristers : *151*
Loratadine EG : *151*
Loratadine GGam : *151*
Loratadine Mylan : *151*
Loratadine Nepenthes : *151*
Loratadine Qualimed : *151*
Loratadine Ranbaxy : *151*
Loratadine Ratiopharm : *151*
Loratadine Téva : *151*
Loratadine Winthrop : *151*
Loratadine Zydus : *151*
Lorazépam Mylan : *689*
Losarchem : *171*
Losartan Actavis : *171*
Losartan Alchemia : *171*
Losartan Almus : *171*
Losartan Alter : *171*
Losartan Arrow : *171*
Losartan Biogaran : *171*
Losartan Cristers : *171*
Losartan EG : *171*
Losartan Evolugen : *171*
Losartan Intas : *171*
Losartan Isomed : *171*

Losartan KRKA : *171*
Losartan Mylan : *171*
Losartan Pfizer : *171*
Losartan Qualimed : *171*
Losartan Ranbaxy : *171*
Losartan Ratiopharm : *171*
Losartan Sandoz : *171*
Losartan Téva : *171*
Losartan Winthrop : *171*
Losartan Zydus : *171*
Lovalulo : *395*
Lovenox : **414**
Loxapac : **415**
Loxen : **416**
L-Thyroxine : 399, **417**
Lubentyl : 388, **417**
Lucentis : **418**
Ludéal : *15*, *146*, *236*, *452*, *720*, *724*
Ludiomil : 239, 393, **418**, 589, 671
Lumbalgine : 675
Lumifurex : *252*
Lumigan : **419**
Lumirelax : **420**
Luténvl : 159, **421**, 421
Lutéran : 159, 421, **421**
Lutrelef : **422**
Luveris : **422**
Lycopodium : **893**
Lyo-Bifidus : **423**
Lyrica : **423**
Lysanxia : **424**
Lyso 6 : **424**
Lysocline : **425**
Lysopadol : **425**
Lytos : **426**

M

Maalox : 300, **427**, 473
Mabthera : **427**
Macrogol Biogaran : *283*, *715*
Macrogol Mylan : *283*, *715*
Macrogol Qualimed : *283*, *715*
Macugen : **428**
Madécassol : **428**
Mag 2 : **429**
Magné B6 : **429**
Magnesia carbonica : **893**
Magnesia phosphorica : **894**

Magnésie S Pellegrino : **430**
Magnésium Vit B6 Biogaran : *429*
Magnésium Vit B6 Mylan : *429*
Magnésium Vit B6 Qualimed : *429*
Magnéspasmyl : **430**
Magnevie B6 : **431**
Magnogène : **431**
Malocide : **432**
Manganum metallicum : **894**
Manidipine Biogaran : *353*
Manidipine EG : *353*
Manidipine Mylan : *353*
Manidipine Ratiopharm : *353*
Manidipine Sandoz : *353*
Manidipine Zen : *353*
Mantadix : **432**
Marronier d'Inde : **841**
Marrube blanc : **841**
Marsilid : **433**
Matrifen : *227*
Mauve pourprée : **841**
Maxalt : **434**
Maxidrol : 140
Maxilase : **435**
Maxomat : 302
Mébévérine EG : *228*, *654*
Mébévérine Merck : *228*, *654*
Mébévérine Qualimed : *228*, *654*
Mébévérine Zydus : *228*, *654*
Medalspin : 309
Mediatensyl : 260
Médibronc : 106
Médiveine : *180*, *212*
Médrol-hydrocortancyl : 166
Megace : **435**
Megamylase : 435
Méladinine : **435**, 583
Melaleuca : **841**
Melaxose : **436**
Méliane : **437**, 464, 548, 722
Mélilot : **842**
Mélisse : **842**
Melodia : **438**
Méloxicam Biogaran : *457*
Méloxicam EG : *457*

Index

Noms commerciaux

Méloxicam Pfizer : *457*
Méloxicam Sandoz : *457*
Méloxicam Téva : *457*
Méloxicam Winthrop : *457*
Menaelle : 738
Mencevax : **439**, 439
Meningitec : **439**
Menthe poivrée : **842**
Menveo : 439, **439**
Ményanthe : **843**
Mephitis Putorius : **895**
Mercalm : **440**
Mercilon : **440**, 744
Mercryl : **441**
Mercurius corrovisus : **895**
Mercurius solubilis : **895**
Meronem : **442**
Meropénème Kabi : *442*
Meropénème PAN : *442*
Mestacine : **442**
Mestinon : 580
Métalyse : **443**
Métaspirine : 43
Meteospasmyl : **443**
Météoxane : **444**
Metformine Almus : *308*
Metformine Alter : *308*, *657*
Metformine Arrow : *308*, *657*
Metformine Biogaran : *308*, *657*
Metformine Bluefish : *308*, *657*
Metformine Cristers : *657*
Metformine EG : *308*, *657*
Metformine Isomed : *308*, *657*
Metformine Mylan : *308*, *657*
Metformine Pfizer : *308*, *657*
Metformine PHR : *308*, *657*
Metformine Ranbaxy : *308*, *658*
Metformine Ratiopharm : *308*, *658*
Metformine RPG : *309*, *658*
Metformine Sandoz : *309*, *658*
Metformine Téva : *309*, *658*
Metformine Winthrop : *309*, *658*

Metformine Zydus : *309*, *658*
Méthadone : **444**
Méthadone AP-HP : 444
Méthergin : **445**
Méthotrexate AP-HP : *509*
Méthotrexate Bellon : *509*
Méthotrexate Merck : *509*
Méthotrexate Sandoz : *509*
Méthotrexate Téva : *509*
Méthylprednisolone Mylan : *192*
Métoclopramide GNR : *38*, *570*, *577*
Métoclopramide Merck : *38*, *570*, *577*
Métoclopramide RCA : *570*, *577*
Métoclopramide Richard : *38*
Métoclopramide Sandoz : *570*
Métopirone : **446**
Métoprolol Ranbaxy : *412*
Métoprolol RPG : *412*
Métoprolol Sandoz : *412*
Metvixia : **446**
Miacalcic : 117
Micardis : **447**
Microdoïne : 293
Microlax : **447**
Micropakine : 190
Microval : **448**
Mifégyne : **448**
Migpriv : **449**
Mikelan : **450**
Mildac : **451**
Millefeuille : **843**
Millepertuis : **843**
Milnacipran Arrow : *357*
Minesse : 438
Minidiab : 305, **451**, 533
Minidril : 15, 146, 236, **452**, 720, 724
Miniphase : 724
Minipress : **453**
Minirin : **454**
Minirinmelt : 454
Mini-Sintrom : 644
Minocycline Biogaran : *442*, *476*
Minocycline EG : *476*
Minocycline Merck : *476*

Minocycline Téva : *476*
Minocycline Winthrop : *476*
Minoxidil : **455**
Minoxidil Bailleul : *455*
Minoxidil Cooper : *455*
Minoxidil Merck : *455*
Minoxidil Sandoz : *455*
Minulet : 437, 464, 548, 722
Miorel : *159*
Mircera : **455**
Mirena : 448
Mirtazapine Almus : *508*
Mirtazapine Arrow : *508*
Mirtazapine EG : *508*
Mirtazapine Merck : *508*
Mirtazapine Pfizer : *508*
Mirtazapine Qualimed : *508*
Mirtazapine Ranbaxy : *508*
Mirtazapine Ratiopharm : *508*
Mirtazapine Sandoz : *508*
Mirtazapine Téva : *508*
Mirtazapine Winthrop : *508*
Mirtazapine Zydus : *508*
Missilor : *615*
Mitocortyl démangeaisons : 116
Mitosyl : 72, **456**
Mizollen : **456**
Mobic : **457**
Moclamine : **458**
Modafinil Mylan : *461*
Modane : **459**
Modécate : **459**
Modigraf : **460**
Modiodal : **461**
Modopar : **462**
Moducren : 706
Modurétic : **462**
Mogadon : **463**, 511, 617
Molsidomine Actavis : *168*
Molsidomine Almus : *168*
Molsidomine Alter : *168*
Molsidomine Arrow : *168*
Molsidomine Biogaran : *168*
Molsidomine EG : *168*
Molsidomine Ivax : *168*
Molsidomine Merck : *168*
Molsidomine Mylan : *168*
Molsidomine Qualimed : *168*
Molsidomine Ratiopharm : *168*

Noms commerciaux

Molsidomine RPG : *168*
Molsidomine Sandoz : *168*
Molsidomine Téva : *168*
Molsidomine Winthrop : *168*
Molsidomine Zydus : *168*
Moneva : 437, **464**, 548, 722
Monicor : **465**
Monoflocet : 517
Mononaxy : 787
Monozeclar : 787
Mopral : **466**, 796
Mopralpro : **467**
Morphine : **467**, 468
Morphine Aguettant : *467*
Morphine Renaudin : *467*
Morphine sulfate Lavoisier : *467*
Moschus : **896**
Moscontin : 467, **468**
Motilium : **469**
Movicol : **470**
Moxalole : 470
Moxonidine Biogaran : *553*
Moxonidine EG : *553*
Moxonidine Merck : *553*
Moxonidine Mylan : *553*
Moxonidine Ratiopharm : *553*
Moxonidine Sandoz : *553*
Moxonidine Téva : *553*
Mucomyst : **471**
Mucothiol : **472**
Multaq : **472**
Mupiderm : **473**
Murex Purpurea : **896**
Mutésa : 300, 427, **473**
Myambutol : 202
Mycamine : **474**
Mycoapaysil : 547
Mycohydralin : **475**
Mycophénolate Mofet Arrow : *133*
Mycophénolate Mofet EG : *133*
Mycophénolate Mofet Mylan : *133*
Mycophénolate Mofet Ranbaxy : *133*
Mycosedermyl : 547
Mycostatine : **475**

Mycoster : **475**
Myleugyn : 315, 547
Mynocine : **476**
Myolastan : **477**
Myrrhe : **844**
Myrte : **844**
Myrtille : **845**
Mysoline : 25, 296, **477**
Mytélase : 580

N

Nabucox : **479**
Naftidrofuryl Biogaran : *303*, *563*
Naftidrofuryl EG : *303*, *563*
Naftidrofuryl Ivax : *303*, *563*
Naftidrofuryl Merck : *303*, *563*
Naftidrofuryl Qualimed : *303*, *563*
Naftidrofuryl Ranbaxy : *303*, *563*
Naftidrofuryl Ratiopharm : *303*, *563*
Naftidrofuryl Téva : *303*, *563*
Naftidrofuryl Winthrop : *303*, *563*
Naftilux : 303, 563
Nalgésic : **479**
Naltrexone Mylan : 604
Nanogam : 149
Naphtalium : **896**
Naprosyne : **480**
Naproxène sodique EG : *480*
Naproxène sodique Téva : *47*, *480*
Naproxène Téva : *47*, *480*
Naramig : **481**
Naratriptan Arrow : *481*
Naratriptan Biogaran : *481*
Naratriptan EG : *481*
Naratriptan Mylan : *481*
Naratriptan Ranbaxy : *481*
Naratriptan Sandoz : *481*
Naratriptan Téva : *481*
Naratriptan Zen : *481*
Naratriptan Zydus : *481*
Nardelzine : **482**
Nasacort : 86
Nati-K : 308, 369, **482**

Natispray : **483**
Natrum muriaticum : **897**
Nausicalm : **484**
Nautamine : **484**
Naxy : 787
Nebcine : **485**
Nebido : **485**
Nebivolol Actavis : *688*
Nebivolol Arrow : *688*
Nebivolol Biogaran : *688*
Nebivolol Cristers : *688*
Nebivolol EG : *688*
Nebivolol Evolugen : *688*
Nebivolol Isomed : *688*
Nebivolol Mylan : *688*
Nebivolol Qualimed : *688*
Nebivolol Ranbaxy : *688*
Nebivolol Ratiopharm : *688*
Nebivolol Sandoz : *688*
Nebivolol Téva : *688*
Nebivolol Winthrop : *688*
Nebivolol Zydus : *688*
Nécyrane : 579
Néfopam Mylan : *12*
Neisvac : 439
Néo-Codion : 256, **486**, 585, 694, 730
Néo-Mercazole : **487**
Néoral : **487**, 625
Néosynéphrine : **489**
Nérisalic : 214
Nérisone : 214
Neulasta : **489**
Neuleptil : 390, **490**, 511
Neupro : **490**
Neurontin : **491**
Nevanac : **492**
Nexen : **492**
Nicergoline Biogaran : *637*
Nicergoline EG : *637*
Nicergoline Merck : *637*
Nicergoline Qualimed : *637*
Nicergoline Ranbaxy : *637*
Nicergoline Téva : *637*
Nicobion : **493**
Nicogum sans sucre : 495
Nicollum metallicum : **897**
Nicopass : 495
Nicopatch : **493**, 494
Nicoprive : **494**
Nicorandil Almus : *336*
Nicorandil Biogaran : *336*
Nicorandil Winthrop : *336*

999

Index

Nicorette dispositif transdermique : **494**
Nicorette gomme : **495**
Nicorette gomme fruits sans sucre : 495
Nicorette menthe : 495
Nicorette orange : 495
Nicorette patch : 493
Nicotinell TTS : 493, **494**
Nicotinelle fruit : 495
Nidrel : *84*
Nifédipine Arrow : *13*
Nifédipine EG : *13*
Nifédipine Merck : *13*
Nifédipine Mylan : *13*
Nifédipine Ranbaxy : *13*
Nifédipine Ratiopharm : *13*
Nifédipine RPG : *13*
Nifédipine Sandoz : *13*
Nifluril/Niflugel : **496**
Nifuroxazide Arrow : *252*
Nifuroxazide Biogaran : *252*
Nifuroxazide Cristers : *252*
Nifuroxazide EG : *252*
Nifuroxazide G Gam : *252*
Nifuroxazide Ivax : *252*
Nifuroxazide Merck : *252*
Nifuroxazide Ratiopharm : *252*
Nifuroxazide RPG : *252*
Nifuroxazide Sandoz : *252*
Nifuroxazide Winthrop : *252*
Nimesulide EG : *492*
Nimesulide Téva : *492*
Nimotop : **498**
Niquitin : 495
Niquitinminis : **498**
Nisapulvol : **499**
Nisis : **499**
Nisisco : 499
Nitrendipine Merck : *84*
Nitrendipine Mylan : *84*
Nitrendipine Téva : *84*
Nitriderm : **500**
Nivaquine : **501**
Nizaxid : **502**
Nocertone : **502**
Noctamide : 318
Nocvalène : **503**
Nodex : 730
Noisetier : **845**

Nolvadex : **503**
Nomégestrol Biogaran : *421*
Nomégestrol Sandoz : *421*
Nomégestrol Téva : *421*
Nomégestrol Winthrop : *421*
Nootropyl : **504**
Nordaz : **504**
Norditropine : 302, **505**, 735, 797
Norfloxacine Arrow : *141*, *507*
Norfloxacine Biogaran : *141*, *507*
Norfloxacine EG : *507*
Norfloxacine Ivax : *507*
Norfloxacine Merck : *507*
Norfloxacine Qualimed : *507*
Norfloxacine Ratiopharm : *141*, *507*
Norfloxacine Sandoz : *141*, *507*
Norfloxacine Téva : *507*
Norfloxacine Winthrop : *507*
Norlevo : 448, **506**
Normacol : **506**
Normison : 318
Noroxine : **507**
Norprolac : **507**
Norset : **508**
Norvir : 173, 352, **509**
Novatrex : **509**
Novonorm : **510**
Novoptine : 98
Noyer : **845**
Nozinan : 390, 490, **511**
Nuctalon : 463, **511**, 617
Nulojix : **512**
Nureflex : 18, 107, 479, 513
Nurofen : 18, 107, 479, 513
Nurofenfem : 18, 107, 479, 513
Nurofenflash : 18, 107, 513
Nurofentabs : **513**
Nux vomica : **897**
Nyolol : *707*

O

Octagam : **514**

Octaplex : **514**
Octréotide Hospira : *626*
Ocufen : 125
Odrik : **515**
Oflocet : **517**
Ofloxacine Aguettant : *517*
Ofloxacine Almus : *517*
Ofloxacine Arrow : *517*
Ofloxacine Biogaran : *517*
Ofloxacine EG : *517*
Ofloxacine Evologen : *517*
Ofloxacine Ivax : *517*
Ofloxacine Macopharma : *517*
Ofloxacine Merck : *517*
Ofloxacine Mylan : *517*
Ofloxacine Qualimed : *517*
Ofloxacine Ratiopharm : *517*
Ofloxacine Téva : *517*
Ofloxacine Winthrop : *517*
Ogast : 390, **517**
Ogastoro : 517
Okimus : **518**
Olanzapine Actavis : *804*
Olanzapine Almus : *804*
Olanzapine Arrow : *804*
Olanzapine Biogaran : *804*
Olanzapine Bluefish : *804*
Olanzapine Cristers : *804*
Olanzapine EG : *804*
Olanzapine Isomed : *804*
Olanzapine Mylan : *804*
Olanzapine Pfizer : *804*
Olanzapine Ranbaxy : *804*
Olanzapine Ratiopharm : *804*
Olanzapine Sandoz : *804*
Olanzapine Téva : *804*
Olanzapine Winthrop : *804*
Olanzapine Zydus : *804*
Oligocure : **519**
Oligostim Zinc-Cuivre : **898**
Olmetec : **519**
Omacor : **520**
Omédiprol : 466, 796
Oméprazole Actavis : *466*, *796*
Oméprazole ALS : *466*, *796*
Oméprazole Alter : *466*, *796*
Oméprazole Arrow : *466*, *796*

Oméprazole Arrow
Génériques : *466*
Oméprazole Biogaran :
466, *796*
Oméprazole Bouchara-
Recordati : *466*, *796*
Oméprazole Cristers : *466*,
796
Oméprazole Evolugen :
466, *796*
Oméprazole ISD : *466*
Oméprazole Ivax : *466*,
796
Oméprazole Merck : *466*,
796
Oméprazole Mylan : *796*
Oméprazole Qualimed :
466, *796*
Oméprazole Ratiopharm :
796
Oméprazole RPG : *466*,
796
Oméprazole Sandoz : *466*,
796
Oméprazole Téva : *466*,
796
Oméprazole Torlan : *466*,
796
Oméprazole Winthrop :
466, *796*
Oméprazole ZF : *466*, *796*
Oméprazole Zydus : *466*,
796
Ominitrope : 797
Omix : 367, **520**
Onagre : **845**
Oncovin : **521**
Onctose : 630
Ondansetron Aguettant :
799
Ondansetron Arrow : *799*
Ondansetron Biogaran :
799
Ondansetron Cristers : *799*
Ondansetron EG : *799*
Ondansetron Kabi : *799*
Ondansetron Merck : *799*
Ondansetron Mylan : *799*
Ondansetron Qualimed :
799
Ondansetron Ranbaxy : *799*
Ondansetron REN : *799*
Ondansetron Sandoz : *799*

Ondansetron Téva : *799*
Ondansetron Winthrop :
799
Ondansetron Zydus : *799*
Onglyza : **522**
Opalgyne : **522**
Ophtim : 707
Opium : **898**
Oprymea : 640
Optaflu : 747
Opticron : **522**
Optilova : **523**
Optinesse : 438
Optrex : 179, **523**
Optruma : 263
Oracéfal : **524**
Oracilline : **524**
Oralair : **525**
Orap : **525**
Oravir : **526**
Orbénine : 105, **527**
Ordipha : **527**
Orelox : **528**
Orencia : **528**
Origan : **846**
Orlistat EG : *778*
Ormandyl : *123*
Ornidazole : 700
Ornitaïne : **529**
Orocal : 114
Oroken : **529**
Oromone : 188, 255, 581
Orthoclone OKT3 : **530**
Ortho-Novum : 724
Orthosiphon : **846**
Ortie : **846**
Osaflexan : 769
Oscillococcinum : **898**
Osigraft : **530**
Oslif : **531**
Osseans : 114
Otipax : **531**
Oxaliplatine Accord : *242*
Oxaliplatine Actavis : *242*
Oxaliplatine Arrow : *242*
Oxaliplatine Ebewe : *242*
Oxaliplatine Hospira : *242*
Oxaliplatine HPI : *242*
Oxaliplatine Kabi : *242*
Oxaliplatine Medac : *242*
Oxaliplatine Téva : *242*
Oxomémazine Arrow : *712*
Oxomémazine Biogaran :

712
Oxomémazine EG : *712*
Oxomémazine Mylan : *712*
Oxomémazine PHR : *712*
Oxomémazine Sandoz :
712
Oxomémazine Téva : *712*
Oxomémazine Winthrop :
712
Oxyboldine : **532**
Oxybutynine Biogaran : *216*
Oxybutynine EG : *216*
Oxybutynine Merck : *216*
Oxybutynine Ratiopharm :
216
Oxybutynine Zydus : *216*
Oxycontin : **532**
Oxynorm : **533**
Oxyplastine : 90, 366
Ozidia : **533**
Œsclim : 188, 195, **515**
Œstrodose : *188*, *255*,
516, *581*
Œstrogel : 188, **516**

P

Pacilia : *15*, *452*, *724*
Paclitaxel Actavis : *685*
Paclitaxel AHCL : *685*
Paclitaxel Dakota Pharm :
685
Paclitaxel Ebewe : *685*
Paclitaxel Hospira : *685*
Paclitaxel Kabi : *685*
Paclitaxel Merck : *685*
Paclitaxel Mylan : *685*
Paclitaxel Sandoz : *685*
Paclitaxel Téva : *685*
Padéryl : 256, 486, 585,
694, 730
Palladium : **898**
Paludrine : **535**
Pamplemousse : **847**
Panadol : 179, 218
Pancrélase : **535**
Panfurex : *252*
Pannogel : 232, **535**
Panos : *477*
Panotile : 560
Panoxyl : 232, 535
Pansoral : **536**
Pantestone : **537**
Pantoloc : 344

Index

Noms commerciaux

Pantoprazole Actavis : *344*
Pantoprazole Almus : *344*
Pantoprazole Alter : *344*
Pantoprazole Arrow : *344*
Pantoprazole Biogaran : *344*
Pantoprazole Bouchara : *344*
Pantoprazole Cristers : *344*
Pantoprazole EG : *344*
Pantoprazole Isomed : *344*
Pantoprazole KRKA : *344*
Pantoprazole Mylan : *344*
Pantoprazole PHR : *344*
Pantoprazole Qualimed : *344*
Pantoprazole Ranbaxy : *344*
Pantoprazole Ratiopharm : *344*
Pantoprazole Sandoz : *344*
Pantoprazole Sun : *344*
Pantoprazole Téva : *344*
Pantoprazole Winthrop : *344*
Pantoprazole Zen : *258*, *344*
Pantoprazole Zydus : *344*
Pantozol : 344
Papaye : **847**
Para plus : **537**
Para spécial poux : 320, 357, **537**
Paracétamol Actavis : *179*, *218*
Paracétamol Almus : *179*
Paracétamol Alter : *179*, *218*
Paracétamol Arrow : *179*, *218*
Paracétamol Bayer : *218*
Paracétamol Biogaran : *179*, *218*
Paracétamol Charpentier : *218*
Paracétamol Codéine Arrow : *154*, *378*
Paracétamol Codéine Biogaran : *154*, *378*
Paracétamol Codéine Cristers : *154*, *378*
Paracétamol Codéine EG : *154*, *378*
Paracétamol Codéine Isomed : *378*
Paracétamol Codéine Ivax : *378*
Paracétamol Codéine Merck : *378*
Paracétamol Codéine Mylan : *154*
Paracétamol Codéine Sandoz : *154*, *378*
Paracétamol Codéine Téva : *154*, *378*
Paracétamol EG : *179*, *218*
Paracétamol G Gam : *179*
Paracétamol ISM : *218*
Paracétamol Merck : *179*, *218*
Paracétamol Oberlin : *218*
Paracétamol Panpharma : *179*, *218*
Paracétamol Qualimed : *218*
Paracétamol Ranbaxy : *179*, *218*
Paracétamol Ratiopharm : *179*, *218*
Paracétamol Rhodapap : *179*, *218*
Paracétamol RPG : *179*, *218*
Paracétamol Sandoz : *179*
Paracétamol Téva : *179*, *218*
Paracétamol Zydus : *179*, *218*
Paragrippe : **899**
Paralyoc : 179, 218
Parapsyllium : **538**, 715
Parasidose : 320, 357, 538
Pariet : **539**
Pariétaire : **847**
Parkinane : 57, **539**
Parlodel : **540**
Paroxétine Almus : *197*
Paroxétine Alter : *197*
Paroxétine Arrow : *197*
Paroxétine BGR : *197*
Paroxétine Cristers : *197*
Paroxétine EG : *197*
Paroxétine Evologen : *197*
Paroxétine Isomed : *197*
Paroxétine Ivax : *197*
Paroxétine Merck : *197*
Paroxétine Pfizer : *197*
Paroxétine PHR : *197*
Paroxétine Ratiopharm : *197*
Paroxétine RPG : *197*
Paroxétine Téva : *197*
Paroxétine Winthrop : *197*
Paroxétine Zydus : *197*
Paser : **541**
Passiflore : 503, **848**
Patience : **848**
Péflacine : **541**
Pegasys : **542**
Pénicilline G : 266
Pensée sauvage : **848**
Pentacarinat : 306, **543**
Pentasa : 624
Pepcidac : **543**
Pepsane : **544**
Perabacticel : 252
Percutalgine : **544**
Perfalgan : 179, 218
Pergotime : 154, **545**
Périactine : **545**
Péridys : 469
Perindopril Actavis : *170*
Perindopril Arrow : *170*
Perindopril Biogaran : *170*
Perindopril Merck : *170*
Perindopril Mylan : *170*
Perindopril Ratiopharm : *170*
Perindopril Sandoz : *170*
Perindopril Téva : *170*
Perindopril Vénipharm : *170*
Perleane : *722*
Permixon : **546**
Persantine : **546**
Perubore : **547**
Pervenche : **848**
Peuplier : **849**
Pevaryl : 282, **547**
Phaeva : 437, 464, **548**, 722
Pharmatex : 32, **549**
Phellandrium : **899**
Phénergan : **549**, 559, 630
Phlébogénine : **899**
Phloroglucinol Actavis : *652*
Phloroglucinol Arrow : *652*
Phloroglucinol Biogaran : *652*
Phloroglucinol Cristers : *652*
Phloroglucinol EG : *652*
Phloroglucinol Isomed : *652*

Phloroglucinol Merck : *652*
Phloroglucinol Qualimed : *652*
Phloroglucinol RPG : *652*
Phloroglucinol Sandoz : *652*
Phloroglucinol Téva : *652*
Phosphalugel : **550**
Phosphocholine : **551**
Phospholine Iodide : **551**
Phosphoricum acidum : **900**
Phosphorus : **900**
Physiogine : 158, 255, **552**, 581, 728
Physiomer : **553**
Physiomycine : 425
Physiotens : **553**
Piasclédine : **554**
Picricum Acidum : **900**
Pimprenelles : **849**
Pin maritime : **849**
Pinaverium Almus : *205*
Pinaverium Arrow : *205*
Pinaverium Biogaran : *205*
Pinaverium Biphar : *205*
Pinaverium EG : *205*
Pinaverium Merck : *205*
Pinaverium Qualimed : *205*
Pinaverium Ranbaxy : *205*
Pinaverium Ratiopharm : *205*
Pinaverium Sandoz : *205*
Pinaverium Winthrop : *205*
Piportil : 460, **554**
Pipram Fort : **555**
Piracétam Arrow : *504*
Piracétam Biogaran : *504*
Piracétam EG : *504*
Piracétam Merck : *504*
Piracétam Qualimed : *504*
Piracétam RPG : *504*
Piracétam Sandoz : *504*
Piracétam Téva : *504*
Piracétam Zydus : *504*
Pirilène : **555**
Piroxicam Biogaran : *270*
Piroxicam Cristers : *270*
Piroxicam EG : *270*
Piroxicam Mylan : *270*
Piroxicam Pfizer : *270*
Piroxicam RPG : *270*
Piroxicam Téva : *270*
Piroxicam Winthrop : *270*
Piroxicam Zydus : *270*

Pissenlit : **850**
Plantain : **850**
Plaquenil : 501, **556**, 627
Plasténan : 90, 366, **556**
Platina : **901**
Plavix : **557**
Plenesia : **557**
Plitican : **558**
Plombum metallicum : **901**
Pneumo 23 : **558**
Pneumovax : 559
Polaramine : 549, **559**
Poliodine solution dermique : 92
Polydexa solution auriculaire : **560**
Polydexa solution nasale : **560**
Polygynax : **561**
Poly-karaya : **562**
Polypode : **851**
Pommade au calendula LHF : 90, 366
Pommade Lelong : 72, 456
Populus tremula : **901**
Pradaxa : **562**
Pramipexole Actavis : *640*
Pramipexole Bluefish : *640*
Pramipexole EG : *640*
Pramipexole Mylan : *640*
Pramipexole Ranbaxy : *640*
Pramipexole Téva : *640*
Pramipexole Zydus : *640*
Pravadual : **563**
Pravastatine Actavis : *746*
Pravastatine Almus : *746*
Pravastatine Alter : *746*
Pravastatine Arrow : *746*
Pravastatine Biogaran : *746*
Pravastatine Bouchara : *746*
Pravastatine Cristers : *746*
Pravastatine EG : *746*
Pravastatine Evolugen : *746*
Pravastatine GNR : *746*
Pravastatine Isomed : *746*
Pravastatine LBR : *746*
Pravastatine Merck : *746*
Pravastatine Mylan : *746*
Pravastatine PHR : *746*
Pravastatine Qualimed : *746*
Pravastatine Ranbaxy : *746*
Pravastatine Ratiopharm : *746*

Pravastatine RPG : *746*
Pravastatine Sandoz : *746*
Pravastatine Téva : *746*
Pravastatine Winthrop : *746*
Pravastatine Zydus : *746*
Praxilène : 303, **563**
Praxinor : **564**
Prazepam Arrow : *424*
Prazepam Biogaran : *424*
Prazepam EG : *424*
Prazopant : 258, 344
Prednisolone Arrow : *647*
Prednisolone Biogaran : *647*
Prednisolone Cristers : *647*
Prednisolone EG : *647*
Prednisolone Mylan : *647*
Prednisolone Qualimed : *647*
Prednisolone Ratiopharm : *647*
Prednisolone RPG : *647*
Prednisolone Sandoz : *647*
Prednisolone Téva : *647*
Prednisolone Winthrop : *647*
Prednisone Almus : *166*
Prednisone Arrow : *166*
Prednisone Biogaran : *166*
Prednisone Cristers : *166*
Prednisone EG : *166*
Prednisone Ivax : *166*
Prednisone Merck : *166*
Prednisone Mylan : *166*
Prednisone Qualimed : *166*
Prednisone Ratiopharm : *166*
Prednisone Sandoz : *166*
Prednisone Téva : *166*
Prednisone Winthrop : *166*
Prèle : **851**
Prestole : **565**
Preterax : **565**
Prevenar : 559
Préviscan : **566**
Prexidine : **567**
Prezista : **568**
Prialt : **568**
Primalan : **569**
Primpéran : 38, **570**, 577
Princi B : **571**
Prinivil : 790
Prioderm : **571**
Pritor : 447

Index

Privigen : **571**
Procoralan : **572**
Proctolog : **573**
Prodinan : 546
Profénid / Bi-Profénid : **573**
Progestan : 738
Progestérone Biogaran : 226, *738*
Progestérone Merck : *226*, *738*
Progestérone Ratiopharm : *226*, *738*
Progestérone Retard : **575**
Progestérone Sandoz : *226*, *738*
Progestérone Téva : *226*, *738*
Progestogel : **575**
Prograf : **576**
Progynova : 255, 581
Prokinyl : 38, 570, **576**
Propecia : **577**
Propionate de sodium Chibret : **578**
Propolis : **851**
Propranolol EG : *73*
Propranolol PFD : *73*
Propranolol Ratiopharm : *73*
Propylèneglycol : 719
Proracyl : **578**
Prorhinel : **579**
Prostadirex : *257*
Prostigmine : **580**
Protamine : **580**
Protelos : **581**
Prothiaden : 36
Provames : 188, 255, **581**
Prozac : **582**
Prunier d'Afrique : **851**
Prunus Spinosa : **902**
Psoraderm-5 : 436, **583**
Psylia : 538, 715
Pulmicort : **584**
Pulmodexane : 730
Pulmosérum : 256, 486, **585**, 694, 730
Pulsatilla : **902**
Puregon : **585**
Purivist : **586**
Pyostacine : **587**
Pyreflor : 320, 357, 538
Pyridoxine Renaudin : *84*, *765*

Q

Qlaira : **588**
Quebracho : **902**
Questran : **588**
Quietiline : *400*
Quiétude : **902**
Quinapril Arrow : *12*, *380*
Quinapril Biogaran : *12*
Quinapril EG : *12*, *380*
Quinapril G Gam : *380*
Quinapril Merck : *12*
Quinapril Téva : *12*, *380*
Quinapril Winthrop : *12*, *380*
Quitaxon : 239, 393, 418, **589**, 671
Qutenza : **590**

R

Rabéprazole Actavis : *539*
Rabéprazole Biogaran : *539*
Rabéprazole Isomed : *539*
Rabéprazole KRKA : *539*
Rabéprazole PHR : *539*
Rabéprazole Sandoz : *539*
Rabéprazole Téva : *539*
Rabéprazole Zen : *539*
Rabéprazole Zydus : *539*
Radium bromatum : **903**
Raifort : **852**
Raloxifène Sandoz : *263*
Raloxifène Téva : *263*
Ramet cade savon : 38, 112, 383
Ramipril Actavis : *718*
Ramipril Almus : *718*
Ramipril Alter : *718*
Ramipril Arrow : *718*
Ramipril Biogaran : *718*
Ramipril Bouchara Recordati : *718*
Ramipril EG : *718*
Ramipril Isomed : *718*
Ramipril Merck : *718*
Ramipril Qualimed : *718*
Ramipril Ranbaxy : *718*
Ramipril Ratiopharm : *718*
Ramipril RPG : *718*
Ramipril Sandoz : *718*
Ramipril Téva : *718*
Ramipril Winthrop : *718*
Ramipril Zydus : *718*

Raniplex : 76, **591**
Ranitidine Arrow : *76*, *591*
Ranitidine Biogaran : *76*, *591*
Ranitidine DCI : *76*
Ranitidine DCI pharma : *591*
Ranitidine EG : *76*, *591*
Ranitidine G Gam : *76*, *591*
Ranitidine Ivax : *76*, *591*
Ranitidine Merck : *76*, *591*
Ranitidine Mylan : *76*, *591*
Ranitidine Qualimed : *76*, *591*
Ranitidine Ranbaxy : *76*, *591*
Ranitidine Ratiopharm : *76*, *591*
Ranitidine RPG : *76*, *591*
Ranitidine Sandoz : *76*, *591*
Ranitidine Téva : *76*, *591*
Ranitidine Winthrop : *77*, *591*
Ranitidine Zydus : *77*, *591*
Rapamune : **592**
Rasilez : **592**
Ratanhia : **903**
Ravintsara : **852**
Rectopanbiline : **593**
Refacto : 379
Regaine : 455
Réglisse : **852**
Regorafenib : **593**
Reine des prés : **853**
Relpax : **594**
Remicade : **594**
Reminyl : **595**
Remodulin : **596**
Removab : **596**
Renitec : **597**
Rennie : **598**
Renouée : **853**
Renvela : **598**
Répaglinide Accord : *510*
Répaglinide Actavis : *510*
Répaglinide Arrow : *510*
Répaglinide Biogaran : *510*
Répaglinide Cristers : *510*
Répaglinide EG : *510*
Répaglinide Mylan : *510*
Répaglinide Ranbaxy : *510*
Répaglinide Ratiopharm : *510*
Répaglinide Sandoz : *510*

Noms commerciaux

Répaglinide Téva : *510*
Répaglinide Winthrop : *510*
Répaglinide Zydus : *510*
Réparil gel : **599**
Repevax : 102
Requip : **599**
Resolor : **600**
Respilène : 211, 323, **600**, 728
Retacnyl : 234, 406
Retacrit : **601**
Retrovir : **602**
Revasc : **602**
Revatio : **603**
Revaxis : **603**
Revia : **604**
Revitalose : **604**
Revlimid : **605**
Rheoflux : 748
Rhinaaxia : **606**
Rhinallergy : **903**
Rhinomaxil : 609
Rhus toxicodendron : **904**
Ribavirine Biogaran : *162*
Ribavirine Mylan : *162*
Ribavirine Téva : *162*
Ribavirine Zen : *162*
Ricin : **853**
Rifadine : **606**
Rifater : **607**
Rilménidine Actavis : *332*
Rilménidine Alter : *332*
Rilménidine Arrow : *332*
Rilménidine Biogaran : *332*
Rilménidine EG : *332*
Rilménidine Evolugen : *332*
Rilménidine Merck : *332*
Rilménidine Qualimed : *332*
Rilménidine Ranbaxy : *332*
Rilménidine Ratiopharm : *332*
Rilménidine Sandoz : *332*
Rilménidine Téva : *332*
Rilménidine Winthrop : *332*
Rilménidine Zydus : *332*
Rilutek : **608**
Riluzole Actavis : *608*
Riluzole Biogaran : *608*
Riluzole EG : *608*
Riluzole Mylan : *608*
Riluzole Sandoz : *608*
Riluzole Téva : *608*
Riluzole Zen : *608*

Rimactan : 606
Rimifon : **609**
Rinoclenil : **609**
Risedronate Actavis : *11*
Risedronate Almus : *11*
Risedronate Alter : *11*
Risedronate Arrow : *11*
Risedronate Biogaran : *11*
Risedronate Bluefish : *11*
Risedronate EG : *11*
Risedronate Evolugen : *11*
Risedronate ISD : *11*
Risedronate Isomed : *11*
Risedronate PHR : *11*
Risedronate Ratiopharm : *11*
Risedronate Téva : *11*
Risedronate Zydus : *11*
Risordan : **610**
Risperdal : **611**
Risperidone Actavis : *611*
Risperidone Almus : *611*
Risperidone Alter : *611*
Risperidone Arrow : *611*
Risperidone Biogaran : *611*
Risperidone Cristers : *611*
Risperidone EG : *611*
Risperidone Evolugen : *611*
Risperidone Merck : *611*
Risperidone Mylan : *611*
Risperidone Qualimed : *611*
Risperidone Ranbaxy : *611*
Risperidone Ratiopharm : *611*
Risperidone Sandoz : *611*
Risperidone Téva : *611*
Risperidone Winthrop : *611*
Risperidone Wivern : *611*
Risperidone Zydus : *611*
Ritaline : **612**
Rivastigmine Actavis : *265*
Rivastigmine Biogaran : *265*
Rivastigmine EG : *265*
Rivastigmine Mylan : *265*
Rivastigmine Sandoz : *265*
Rivastigmine Zydus : *265*
Rivotril : **613**
Roaccutane : **613**
Rocéphine : **614**
Rocgel : 300, 427, 473
Rocmaline : **615**
Rodogyl : **615**
Roféron-A : **616**, 759
Rohypnol : 463, 511, **617**

Romarin : **854**
Ronce : **854**
Ropinirole Actavis : *599*
Ropinirole Arrow : *599*
Ropinirole EG : *599*
Ropinirole KRKA : *599*
Ropinirole Sandoz : *599*
Ropinirole Téva : *599*
Rosex : 618
Rosiced : **617**
Rotarix : **618**
Rotateq : 618
Rovamycine : **618**
Rowasa : 624
Roxithromycine Actavis : *151*
Roxithromycine Almus : *151*
Roxithromycine Arrow : *151*
Roxithromycine Biogaran : *151*
Roxithromycine EG : *151*
Roxithromycine G Gam : *151*
Roxithromycine Merck : *151*
Roxithromycine Ratiopharm : *151*
Roxithromycine Téva : *151*
Roxithromycine Zydus : *151*
Rozacrème : **619**
Rozagel : 618, 619
Rozex : 619
Rubozinc : **619**
Rufol : **620**
Rulid : 151
Rythmodan : **620**
Rythmol : **621**

S

Sabal serrulata : **904**
Sabril : **623**
Safran : **854**
Saizen : 302, 735, 797
Salazopyrine : **624**
Salbumol : **624**, 750
Salbumol fort : 750
Salbutamol Arrow : *750*
Salbutamol Merck : *624*, *750*
Salbutamol Renaudin : *624*, *750*
Salbutamol Téva : *624*, *750*
Salicaire : **855**
Salicorne : **855**

Index

Salsepareille : **855**
Sandimmun : 488, **625**
Sandostatine : **626**, 648
Sanguinaria Canadensis : **904**
Sanmigran : **626**
Sanogyl : 280, 324, **627**
Sargénor : **627**
Sarrasin : **855**
Sarriette : **856**
Sarsaparilla : **905**
Sauge officinale : **856**
Saule blanc : **856**
Savarine : **627**
Scopoderm : **628**
Sécalip : *404*
Sectral : **629**
Sédarène : 218, 235
Sédatif PC : **905**
Sédermyl : **630**
Sedorrhoïde : 212
Séglor : *209*, *335*, **630**
Sélégiline Merck : *194*
Sélénium : **905**
Selgine : **631**
Seloken : 412
Selozok : 412
Selsun : **631**
Séné : **857**
Sénokot : **632**
Sepia : **906**
Septeal : 325
Septivon : **633**
Serc : **633**
Sérécor : **634**
Serenoa repens : **857**
Séresta : **635**
Seretide Diskus : **635**
Serevent : **636**
Serevent Diskus : 636
Sermion : **637**
Seroplex : **637**
Seropram : 582, **638**
Serpolet : **857**
Sertraline Almus : *795*
Sertraline Alter : *795*
Sertraline Arrow : *795*
Sertraline Biogaran : *795*
Sertraline Cristers : *795*
Sertraline EG : *795*
Sertraline Endwell : *795*
Sertraline Evolugen : *795*
Sertraline Isomed : *795*

Sertraline Merck : *795*
Sertraline Pfizer : *795*
Sertraline Qualimed : *795*
Sertraline Ranbaxy : *795*
Sertraline Ratiopharm : *795*
Sertraline RPG : *795*
Sertraline Sandoz : *795*
Sertraline Téva : *795*
Sertraline Zydus : *795*
Sibélium : **639**
Sifrol : **639**
Siklos : **640**
Silicea : **906**
Siligaz : 299, **641**
Silkis : **641**
Silodyx : **642**
Simosténal : *792*
Simponi : **642**
Simvahexal : *792*
Simvastatine Accord : *792*
Simvastatine Actavis : *792*
Simvastatine Almus : *792*
Simvastatine Alter : *792*
Simvastatine Arrow : *792*
Simvastatine Biogaran : *792*
Simvastatine Bouchara Recordati : *792*
Simvastatine Cristers : *792*
Simvastatine EG : *792*
Simvastatine Hexal : *792*
Simvastatine Isomed : *792*
Simvastatine Ivax : *792*
Simvastatine Merck : *792*
Simvastatine Mylan : *792*
Simvastatine Qualimed : *792*
Simvastatine Ratiopharm : *792*
Simvastatine RPG : *792*
Simvastatine Sandoz : *792*
Simvastatine Synthon : *792*
Simvastatine Téva : *792*
Simvastatine Torlan : *792*
Simvastatine Winthrop : *792*
Simvastatine Zydus : *792*
Sinemet : 462, **643**
Singulair : **644**
Sintrom : **644**
Siroctid : 626
Siserol : 636
Skelid : **646**
Skénan : 467, 468
Smecta : **646**

Solacy : 10, 651
Solaraze : 769
Solian : **647**
Solispam : 652
Solmucol : 471
Solupred : 166, **647**
Somatuline : 626, **648**
Sophtal : 144, 578
Sorbitol Delalande : **649**
Soriatane : **649**
Sotalex : **650**
Sotalol Almus : *650*
Sotalol Arrow : *650*
Sotalol Biogaran : *650*
Sotalol Cristers : *650*
Sotalol EG : *650*
Sotalol Ivax : *650*
Sotalol Merck : *650*
Sotalol Ranbaxy : *650*
Sotalol Ratiopharm : *650*
Sotalol RPG : *650*
Sotalol Sandoz : *650*
Sotalol Téva : *650*
Sotalol Winthrop : *650*
Souci : **858**
Soufrane : 10, **651**
Spagulax : **652**
Spanor : *754*
Spasfon/Spasfon-Lyoc : **652**
Spasmag : **653**
Spasmodex : **653**
Spasmopriv : *228*, **654**
Spedifen : 18, 107, 479, 513
Spiramycine Cristers : *618*
Spiramycine EG : *618*
Spiramycine Sandoz : *618*
Spiramycine Téva : *618*
Spiramycine/Metronidazole Almus : *615*
Spiramycine/Metronidazole Arrow : *615*
Spiramycine/Metronidazole Biogaran : *615*
Spiramycine/Metronidazole Cristers : *615*
Spiramycine/Metronidazole EG : *615*
Spiramycine/Metronidazole Qualimed : *615*
Spiramycine/Metronidazole Ranbaxy : *615*
Spiramycine/Metronidazole

Noms commerciaux

Sandoz : *615*
Spiramycine/Metronidazole Téva : *615*
Spiramycine/Metronidazole Torlan : *615*
Spiramycine/Metronidazole Zydus : *615*
Spiriva : **654**
Spiroctan : 23
Spirodrine : **906**
Spironolactone Actavis : *23*
Spironolactone Arrow : *23*
Spironolactone Bayer : *23*
Spironolactone Biogaran : *23*
Spironolactone Cristers : *23*
Spironolactone EG : *23*
Spironolactone Ivax : *23*
Spironolactone Merck : *23*
Spironolactone Mylan : *23*
Spironolactone Pfizer : *23*
Spironolactone RPG : *23*
Spironolactone Sandoz : *23*
Spironolactone Téva : *23*
Spironolactone Winthrop : *23*
Spironolactone Zydus : *23*
Spironone : 23
Spiruline : **858**
Sporanox : **655**
Spray-Pax : 320, 357, 538
Sprégal : 62, **655**
Sprycel : **656**
Stablon : **657**
Stagid : 309, **657**
Stalevo : **658**
Stamaril : **659**
Stannum : **907**
Staphysagria : **907**
Stédiril : **660**
Stelara : **660**
Steridoses : *179*
Stérimar : 553
Sterlane : 138, **661**
Stérogyl : **662**, 739
Stévia : **858**
Stillargol : **662**
Stilnox : **663**
Stimol : **664**
Stodal : **907**
Stomédine : **664**
Strefen : **665**
Strepsils : **665**

Strepsils miel citron : **665**
Strepsils sans sucre : **665**
Strepsils vitamine C : **665**
Strepsilspray lidocaïne : 155, **666**
Streptase : **666**
Stressdoron : **908**
Structoflex : 769
Structum : 141
Suboxone : **667**
Subutex : **667**
Sulfarlem : **668**
Sulfur : **908**
Sulpiride Ivax : *217*
Sulpiride Merck : *217*
Sulpiride Sandoz : *217*
Sulpiride Téva : *217*
Sulpiride Winthrop : *217*
Sumatriptan Téva : *337*
Suprefact : **669**
Sureau : **858**
Surfortan : **669**
Surgam : **670**
Surgestone : 159, 421
Surmontil : 239, 393, 418, 589, **671**
Survitine : 766
Sustiva : **672**
Sycrest : **672**
Sylviane : 438
Synacthène : **673**
Syncortyl : **674**
Synédil : *217*
Synthol gel : **675**
Synthol liquide : 675, **675**
Syntocinon : **676**

T

Tabapass : **908**
Tadenan : **677**
Tahor : **677**
Takétiam : **678**
Taloxa : **678**
Tamarin : **859**
Tamarine : **679**
Tamiflu : **680**
Tamik : *209*, *335*, *630*
Tamoxifène Arrow : *503*
Tamoxifène Biogaran : *503*
Tamoxifène EG : *503*
Tamoxifène Merck : *503*
Tamoxifène Ratiopharm : *503*

Tamoxifène RPG : *503*
Tamoxifène Sandoz : *503*
Tamoxifène Téva : *503*
Tamoxifène Zydus : *503*
Tamsulosine Almus : *367*, *520*
Tamsulosine Arrow : *367*, *520*
Tamsulosine Biogaran : *367*, *520*
Tamsulosine EG : *367*, *520*
Tamsulosine Isomed : *367*, *520*
Tamsulosine Merck : *367*
Tamsulosine Mylan : *367*, *520*
Tamsulosine Qualimed : *367*, *520*
Tamsulosine Ranbaxy : *367*, *520*
Tamsulosine Ratiopharm : *367*, *520*
Tamsulosine Sandoz : *367*, *520*
Tamsulosine Téva : *367*, *520*
Tamsulosine Winthrop : *367*, *520*
Tamsulosine Zydus : *367*, *520*
Tanaisie : **859**
Tanakan : **680**
Tanatril : **681**
Tanganil : **681**
Tarceva : **682**
Tardyferon : 62, 291
Tardyferon B9 : **682**
Tareg : 499
Tarentula Cubensis : **908**
Targocid : **683**
Tasigna : **683**
Tasmar : **684**
Tavanic : **684**
Taxol : **685**
Taxotère : **686**
Téatrois : **686**
Tédralan : 210, 259
Tegeline : 149, 514
Tégrétol : **686**
Téicoplanine Mylan : *683*
Telfast : **687**
Tellurium : **909**
Telzir : **688**

1007 ◀

Index

Temerit : **688**
Témesta : **689**
Temgésic : **690**
Tendol : 769
Tenordate : 691
Ténormine : **691**
Tenstaten : **692**
Téralithe : **692**
Térazosine Biogaran : *230, 332*
Térazosine Merck : *230, 332*
Térazosine Téva : *230, 332*
Terbinafine Actavis : *387*
Terbinafine Almus : *387*
Terbinafine Alter : *387*
Terbinafine Arrow : *387*
Terbinafine Biogaran : *387*
Terbinafine Cristers : *387*
Terbinafine EG : *387*
Terbinafine Evolugen : *387*
Terbinafine Isomed : *387*
Terbinafine Merck : *387*
Terbinafine Qualimed : *387*
Terbinafine Ranbaxy : *387*
Terbinafine Ratiopharm : *387*
Terbinafine RPG : *387*
Terbinafine Sandoz : *387*
Terbinafine Winthrop : *387*
Terbinafine Zydus : *387*
Terbutaline Arrow : *104*
Tercian : 390, 490, 511
Tergynan : **693**
Terlomexin : 269, 315, 409
Terpine Gonnon : 486, 585, **694**, 730
Terpone : **694**
Tétavax : **695**
Tétralysal : **695**
Tétranase : **696**
Tétrazépam Almus : *477*
Tétrazépam Biogaran : *477*
Tétrazépam Cristers : *477*
Tétrazépam EG : *477*
Tétrazépam Ivax : *477*
Tétrazépam Merck : *477*
Tétrazépam Qualimed : *477*
Tétrazépam RPG : *477*
Tétrazépam Sandoz : *477*
Tétrazépam Téva : *477*
Tétrazépam Winthrop : *477*
Tétrazépam Zydus : *477*

Teveten : **697**
Texodil : 678
Thais : 188
Thaisept : 188
Thalidomide : **697**
Thallium metallicum : **909**
Thé : **859**
Théostat : 210, 259
Théralène : 549, 559
Thiocolchicoside Actavis : *159*
Thiocolchicoside Alter : *159*
Thiocolchicoside Arrow : *159*
Thiocolchicoside Biogaran : *159*
Thiocolchicoside EG : *159*
Thiocolchicoside Ivax : *159*
Thiocolchicoside Merck : *159*
Thiocolchicoside Qualimed : *159*
Thiocolchicoside Ratiopharm : *159*
Thiocolchicoside Sandoz : *159*
Thiocolchicoside Téva : *159*
Thiocolchicoside Winthrop : *159*
Thiophénicol : **698**
Thiovalone : 157, 243
Thuya occidentalis : **909**
Thym : **859**
Thymoglobuline : **698**
Thyrozol : **699**
Tiapridal : **700**
Tiapride Merck : *700*
Tiapride Panpharma : *700*
Tiapride Sandoz : *700*
Tibéral Roche : 273, **700**
Ticarpen : **701**
Ticlid : **701**
Ticlopidine Arrow : *701*
Ticlopidine EG : *701*
Ticlopidine Ivax : *701*
Ticlopidine Merck : *701*
Ticlopidine Qualimed : *701*
Ticlopidine Sandoz : *701*
Ticlopidine Téva : *701*
Ticovac : **702**
Tienam : **703**
Tigreat : **703**
Tilcotil : **704**

Tildiem : **705**
Tilleul sauvage du Roussillon : **860**
Timabak : 707
Timacor : **706**
Timoferol : 682
Timolol Alcon : *707*
Timolol Téva : *707*
Timoptol : **707**
Tiorfan : **708**
Tiorfanor : **708**
Tiorfast : 708
Titanoral : *180, 212*
Titanoréïne : **709**
Tixair : 471
Toco 500 : 709
Tocophérol : **709**
Tocophérol Téva : *709*
Toctino : **710**
Tofranil : 36
Tolexine : *754*
Tonicalcium : **711**
Topaal : 298, **711**
Topalgic : **712**, 785
Topiramate Actavis : *249*
Topiramate Arrow : *249*
Topiramate Biogaran : *249*
Topiramate Bluefish : *249*
Topiramate EG : *249*
Topiramate Mylan : *249*
Topiramate Sandoz : *249*
Topiramate Téva : *249*
Topiramate Zydus : *249*
Toplexil : **712**
Toprec : 574
Tot'hema : 62, 291
Tracleer : **713**
Tramadol Actavis : *712, 785*
Tramadol Arrow : *712, 785*
Tramadol Biogaran : *712, 785*
Tramadol EG : *712, 785*
Tramadol Ivax : *712, 785*
Tramadol Merck : *712, 785*
Tramadol Mylan : *712, 785*
Tramadol Qualimed : *712, 785*
Tramadol Ratiopharm : *712, 785*
Tramadol Sandoz : *712, 785*
Tramadol Téva : *712, 785*

Noms commerciaux

Tramadol Winthrop : *712*, *785*
Tramadol Zydus : *712*, *785*
Tramisal : 680
Trandate : **713**
Trandolapril Actavis : *515*
Trandolapril Biogaran : *515*
Trandolapril EG : *515*
Trandolapril Mylan : *515*
Trandolapril Qualimed : *515*
Trandolapril Ratiopharm : *515*
Transacalm : *185*
Transilane : 538, **715**
Transipeg : 283, **715**
Transitol : 388, 417
Transulose : 436, **716**
Tranxène : **716**
Trédémine : **717**
Trentadil : **718**
Triacefan : *614*
Triatec : **718**
Tridésonit : **719**
Triella : 15, 146, 236, 452, **720**, 724
Triflucan : **721**
Triglistab : **721**
Trileptal : **722**
Trilifan retard : 460
Trimébutine ALS : *185*
Trimébutine Arrow : *185*
Trimébutine Biogaran : *185*
Trimébutine Cristers : *185*
Trimébutine EG : *185*
Trimébutine Evolugen : *185*
Trimébutine G Gam : *185*
Trimébutine Isomed : *185*
Trimébutine Ivax : *185*
Trimébutine Merck : *185*
Trimébutine Qualimed : *185*
Trimébutine Ranbaxy : *185*
Trimébutine Ratiopharm : *185*
Trimébutine Sandoz : *185*
Trimébutine Téva : *185*
Trimébutine Torlan : *185*
Trimébutine Winthrop : *185*
Trimébutine Zydus : *185*
Trimétazidine Almus : *745*
Trimétazidine Alter : *745*
Trimétazidine Arrow : *745*
Trimétazidine Biogaran : *745*
Trimétazidine Ivax : *745*

Trimétazidine Merck : *745*
Trimétazidine Mylan : *745*
Trimétazidine Qualimed : *745*
Trimétazidine RPG : *745*
Trimétazidine Torlan : *745*
Trimétazidine Winthrop : *745*
Trimétazidine Zydus : *745*
Tri-Minulet : 437, 464, 548, **722**
Trinipatch : 500
Trinitine Merck : *500*
Trinitrine caféinée : 723
Trinitrine Laleuf : **723**
Trinordiol : 15, 146, 236, 452, 720, **724**
Trisequens : 153, 188, 216
Trivastal : **725**
Trobalt : **726**
Trobicine : **726**
Trolamine Biogaran : *96*
Trolamine Neitum : *96*
Trolovol : 5, **727**
Trophicrème : 158, 552, 728
Trophiderm : 90, 366
Trophigil : 158, 552, **728**
Trophirès : 211, 323, **728**
Trosyd : **729**
Troxérutine Almus : *748*
Troxérutine Arrow : *748*
Troxérutine Biogaran : *748*
Troxérutine EG : *748*
Troxérutine Mazal : *748*
Troxérutine Merck : *748*
Troxérutine Sandoz : *748*
Troxérutine Téva : *748*
Trusopt : **729**
Tuberculinum : **910**
Tussidane : 730
Tussilage : **860**
Tussipax : 486, 585, 694, **730**
Tuxium : **730**
Tygacil : **731**
Typhim VI : **731**
Tysabri : **732**
Tyverb : **732**

U

Ultra-levure : **734**
Ultraproct : 189, **734**

Umatrope : 302, **734**, 797
Umuline Profil : **735**
Uniflox : 145
Unilarm : 392
Urapidil Mylan : *260*
Urbanyl : **736**
Urion : **736**, 776
Urocalm : **910**
Urodren : **910**
Urorec : 642
Ursolvan : 190, **737**
Ustilago : **910**
Utrogestan : 226, **738**
Uvédose : **738**
Uvestérol D : 662, **739**

V

Vaccin Engerix B : **740**
Vaccin Havrix : **740**
Vaccin méningococcique A + C : **741**
Vaccin poliomyélitique oral : **741**
Vaccin rabique Pasteur : **741**
Vadilex : **742**
Valaciclovir Almus : *789*
Valaciclovir Alter : *789*
Valaciclovir Arrow : *789*
Valaciclovir Bluefish : *789*
Valaciclovir Bouchara : *789*
Valaciclovir Isomed : *789*
Valaciclovir Mylan : *789*
Valaciclovir Pfizer : *789*
Valaciclovir PHR : *789*
Valaciclovir Qualimed : *789*
Valaciclovir Ranbaxy : *789*
Valaciclovir Téva : *789*
Valaciclovir Zydus : *789*
Valériane : **860**
Valium : **742**
Valproate de sodium Aguettant : *190*
Valproate de sodium Alter : *190*
Valproate de sodium Arrow : *190*
Valproate de sodium Biogaran : *190*
Valproate de sodium EG : *190*
Valproate de sodium Merck : *190*
Valproate de sodium

Index

Qualimed : *190*
Valproate de sodium Ratiopharm : *190*
Valproate de sodium RPG : *190*
Valproate de sodium Sandoz : *190*
Valproate de sodium Téva : *190*
Valproate de sodium Winthrop : *190*
Valsartan Actavis : *499*
Valsartan Arrow : *499*
Valsartan Biogaran : *499*
Valsartan Cristers : *499*
Valsartan EG : *499*
Valsartan Evolugen : *499*
Valsartan Isomed : *499*
Valsartan KRKA : *499*
Valsartan Mylan : *499*
Valsartan PHR : *499*
Valsartan Ranbaxy : *499*
Valsartan Ratiopharm : *499*
Valsartan Sandoz : *499*
Valsartan Téva : *499*
Valsartan Zen : *499*
Valsartan Zydus : *499*
Vancomycine : **743**
Varech vésiculeux : **861**
Varilrix : 744
Varivax : **744**
Varnoline : 440, **744**
Vascodran : **910**
Vaseline stérilisée Hamel : 90, 366
Vastarel : **745**
Vasten : **746**
Vaxigrip : **747**
Vectibix : **747**
Veinamitol : **748**
Veinobiase : **748**
Veinodrainol : **911**
Veinosium : **911**
Veinotonyl : **749**
Véliten : **749**
Vénirène : *180*, *212*
Venlafaxine Actavis : *236*
Venlafaxine Almus : *236*
Venlafaxine Alter : *236*
Venlafaxine Arrow : *236*
Venlafaxine Biogaran : *236*
Venlafaxine Bluefish : *236*
Venlafaxine Bouchara : *236*

Venlafaxine Cristers : *236*
Venlafaxine EG : *236*
Venlafaxine Evolugen : *236*
Venlafaxine Isomed : *236*
Venlafaxine Mylan : *236*
Venlafaxine Qualimed : *236*
Venlafaxine Ratiopharm : *236*
Venlafaxine Sandoz : *236*
Venlafaxine Téva : *236*
Venlafaxine Winthrop : *236*
Venlafaxine Wyeth : *236*
Ventavis : **750**
Ventoline : **750**
Vérapamil Biogaran : *355*
Vérapamil EG : *355*
Vérapamil G Gam : *355*
Vérapamil Merck : *355*
Vérapamil Ratiopharm : *355*
Vérapamil Sandoz : *355*
Vérapamil Téva : *355*
Veratrum album : **911**
Vermifuge Sorin : 160, 281, 320, **751**, 789
Véronique officinale : **861**
Verrufilm : 166, 224, 374, 752
Verrupan : 374, **752**
Verveine odorante : **861**
Vésicare : **752**
Vfend : **753**
Viagra : 399, **754**
Vibramycine N : **754**
Vicks toux sèche : 730
Victan : **755**
Victoza : **755**
Victrelis : **756**
Videx : **756**
Vidora : **757**
Vigne rouge : **861**
Vimpat : **758**
Vincristine HPI : *521*
Vincristine Sandoz : *521*
Vincristine Téva : *521*
Violette odorante : **862**
Vipera Redi : **911**
Viperfav : **758**
Viraféron : 616, **759**
Vira-MP : **760**
Viramune : **760**
Virlix : 805
Visanne : **761**
Viskaldix : 761

Visken : **761**
Vistabel : **763**
Visudyne : **763**
Vitabact : 578
Vita-dermacide : 90, 366
Vitamine B12 Delagrange : 217, 764
Vitamine B12 Gerda : 217, **764**
Vitamine B12 Lavoisier : 217, 764
Vitamine B6 Richard : 84, **765**
Vitamine C 1000 Inava : 392, 766
Vitamine C Aguettant : 392, 766
Vitamine C Arkovital : 392, 766
Vitamine C collyre : 224
Vitamine C Faure : 392, 766
Vitamine C Oberlin : 392, 766
Vitamine C Pierre Fabre : 392, 766
Vitamine C Upsa : 392, 766
Vitamine D3 BON : 738
Vitamine E Sandoz : *709*
Vitamine K1 : **765**
VitaphaKol : 224
Vitascorbol : 392, 766
Vivamyne : **766**
Vocadys : 155, 666
Vogalène : **767**
Vogalib : **768**
Volibris : **768**
Voltaflex : **769**
Voltarène : **769**, 778
Voxpax : **912**
Vunexin : 599

W

Wilzin : **772**
Wystamm : **772**

X

Xagrid : **773**
Xalatan : **773**
Xamiol : 180, **774**
Xanax : **775**
Xanthium : 210, 259
Xarelto : **775**

▶ 1010

Noms commerciaux

Xatral : 737, **776**
Xelevia : **777**
Xenazine : **777**
Xenical : **778**
Xenid : _769_, **778**
Xeomin : 763
Xeroquel : **779**
Xolair : **780**
Xyrem : **781**
Xyzall : **782**

Y

Yellox : **782**
Yocoral : **783**, 783
Yohimbe : **862**
Yohimbine Houdé : 783, **783**
Ysomega : **784**

Z

Zacnan : _476_
Zaditen : **785**
Zalasta : 804
Zaldiar : 359
Zalerg : 785
Zallyre : 410, 522
Zamudol : _712_, **785**
Zanidip : 397
Zarontin : **786**
Zebinix : **786**
Zeclar : **787**
Zeffix : **788**

Zelboraf : **788**
Zelitrex : **788**
Zentel : 160, 281, 320, 751, **789**
Zerit : **790**
Zestril : **790**
Zikiale : 452
Zincum metallicum : **912**
Zinnat : 128
Zithromax : **791**
Zocor : **792**
Zofenil : **793**
Zofenilduo : **794**
Zoladex : **794**
Zolmitriptan Actavis : _797_
Zolmitriptan ARG : _797_
Zolmitriptan EG : _797_
Zolmitriptan Evolugen : _797_
Zolmitriptan Mylan : _797_
Zolmitriptan Sandoz : _797_
Zolmitriptan Téva : _797_
Zolmitriptan Zen : _797_
Zolmitriptan Zydus : _797_
Zoloft : 582, **795**
Zolpidem Actavis : _663_
Zolpidem Almus : _663_
Zolpidem Arrow : _663_
Zolpidem Biogaran : _663_
Zolpidem EG : _663_
Zolpidem Merck : _663_
Zolpidem Qualimed : _663_
Zolpidem Ratiopharm : _663_
Zolpidem RPG : _663_
Zolpidem Sandoz : _663_

Zolpidem Téva : _663_
Zolpidem Winthrop : _663_
Zolpidem Zydus : _663_
Zoltum : 466, **796**
Zomacton : 302, 735, **797**
Zomig : **797**
Zondar : 56, **798**
Zonegran : **798**
Zophren : 382, **799**
Zopiclone Alter : _339_
Zopiclone Arrow : _339_
Zopiclone Biogaran : _339_
Zopiclone EG : _339_
Zopiclone Merck : _339_
Zopiclone Qualimed : _339_
Zopiclone Ranbaxy : _339_
Zopiclone Ratiopharm : _339_
Zopiclone Sandoz : _339_
Zopiclone Téva : _339_
Zopiclone Winthrop : _339_
Zopiclone Zydus : _339_
Zorac : **799**
Zovirax : 10, **800**
Zoxan : **801**
Zumalgic : _712_, _785_
Zutectra : **801**
Zyban : **801**
Zyloric : **802**
Zyma D2 : 662, 739
Zymafluor : **803**
Zyprexa : **804**
Zyrtec : **804**
Zytiga : **805**
Zyvoxid : **805**

DCI (DÉNOMINATION COMMUNE INTERNATIONALE)

L'index des DCI vous permet de trouver un médicament par sa Dénomination Commune Internationale. Pour chaque DCI, vous trouverez tous les médicaments ayant le même principe actif avec le numéro de la page où ils sont cités. Les noms et numéros en **gras** sont les médicaments faisant l'objet d'une Fiche Médicament.

Exemple : Parmi les médicaments dont le principe actif est l'**Acide salicylique**, on trouve Kérafilm qui fait l'objet d'une fiche en page **374**, et qui est cité dans une fiche page 524.

A

Abacavir sulfate
Kivexa : **377**
Abatacept
Orencia : **528**
Abiraterone
Zytiga : **805**
Acamprosate
Aotal : **45**
Acarbose
Acarbose Arrow : 309
Acarbose Biogaran : 309
Glucor : **309**
Acébutolol
Acébutolol Almus : 629
Acébutolol Alter : 629
Acébutolol Arrow : 629
Acébutolol Biogaran : 629
Acébutolol EG : 629
Acébutolol G Gam : 629
Acébutolol Ivax : 629
Acébutolol Merck : 629
Acébutolol Mylan : 629
Acébutolol Qualimed : 629
Acébutolol Ranbaxy : 629
Acébutolol Ratiopharm : 629
Acébutolol Sandoz : 629
Acébutolol Téva : 629
Acébutolol Winthrop : 629
Acébutolol Zydus : 629
Sectral : **629**
Acéclofénac
Acéclofénac EG : 123
Acéclofénac Merck : 123
Acéclofénac Qualimed : 123
Cartrex : **123**
Acédobène
Isoprinosine : **354**

Acénocoumarol
Mini-Sintrom : 644
Sintrom : **644**
Acétate de caspofungine
Cancidas : **119**
Acétate de cétrorelix
Cétrotide : **139**
Acétate dihydrate de zinc
Wilzin : **772**
Acétazolamide
Diamox : **204**
Acétylcystéine
Acétylcystéine Abott : 471
Acétylcystéine Arrow : 471
Acétylcystéine Bayer : 471
Acétylcystéine Biogaran : 471
Acétylcystéine EG : 471
Acétylcystéine Merck : 471
Acétylcystéine Ratiopharm : 471
Acétylcystéine Sandoz : 471
Acétylcystéine Téva : 471
Euronac : 471
Exomuc : 471
Fluimicil : 471
Genac : 471
Mucomyst : **471**
Solmucol : 471
Tixair : 471
Acétylleucine
Acétylleucine Biogaran : 681
Acétylleucine Mylan : 681
Acétylleucine Téva : 681
Acétylleucine Zen : 681
Tanganil : **681**
Aciclovir
Aciclovir Aguettant : 10, 800

Aciclovir Almus : 10, 800
Aciclovir Alter : 800
Aciclovir Arrow : 10, 800
Aciclovir Biogaran : 10, 800
Aciclovir Cristers : 10, 800
Aciclovir Dakota Pharm : 800
Aciclovir EG : 10, 800
Aciclovir Merck : 10, 800
Aciclovir Qualimed : 10, 800
Aciclovir Ranbaxy : 10, 800
Aciclovir Ratiopharm : 10, 800
Aciclovir RPG : 10, 800
Aciclovir Sandoz : 10, 800
Aciclovir Téva : 10, 800
Aciclovir Winthrop : 10, 800
Aciclovir Zydus : 10, 800
Aciclovivax : 10, 800
Activir : **10**, 800
Kendix : 10
Zovirax : 10, **800**
Acide acétylsalicylique
Acide acétylsalicylique Bayer : 63
Antigrippine à l'aspirine : **43**
Aspégic : **63**
Aspirine Bayer : 63
Aspirine du Rhône : 63
Aspirine Ph 8 : 63
Aspirine Upsa : 63
Aspirine Upsa 1 000 mg tamponnée effervescente : 63
Aspirine-Vit.C : 43
Aspirisucre : 63
Aspro : 63
Céphyl : 43

Index

Duoplavin : **225**
Hémagène tailleur : 43
Kardégic : 63
Métaspirine : 43
Migpriv : **449**
Pravadual : **563**
Acide acexamique
Plasténan : **557**
Acide alendronique
Acide alendronique Actavis : 285
Acide alendronique Almus : 285
Acide alendronique Arrow : 285
Acide alendronique Biogaran : 285
Acide alendronique EG : 285
Acide alendronique Isomed : 285
Acide alendronique Merck : 285
Acide alendronique PHR : 285
Acide alendronique Qualimed : 285
Acide alendronique Ranbaxy : 285
Acide alendronique Ratiopharm : 285
Acide alendronique Sandoz : 285
Acide alendronique Téva : 285
Acide alendronique Winthrop : 285
Acide alendronique Zydus : 285
Alendronate Téva : 285
Fosamax : **285**
Acide alginique
Alginate de Sodium/Bicarbonate de Sodium Biogaran : 711
Alginate de Sodium/Bicarbonate de Sodium EG : 711
Alginate de Sodium/Bicarbonate de Sodium Sandoz : 711
Alginate de Sodium/Bicarbonate de Sodium Téva : 711
Gaviscon : 711
Topaal : **711**
Acide ascorbique
Actron : 235
Afebryl : 235
Antigrippine à l'aspirine : 43
Aspirine-Vit.C : 43
Bicirkan : **96**
Céfaline hauth : 235
Céphyl : 43
Claradol 500 caféine : 235
Cyclo 3 fort : **175**
Efferalgan Vitamine C : **235**
Fervex : 235
Guronsan : **314**
Hémagène tailleur : 43
Laroscorbine : **392**, 766
Latépyrine : 235
Métaspirine : 43
Sédarène : 235
Véganine : 235
Veinobiase : **748**
Véliten : **749**
Vitamine C 1000 Inava : 392, 766
Vitamine C Aguettant : 392, 766
Vitamine C Arkovital : 392, 766
Vitamine C Faure : 392, 766
Vitamine C Oberlin : 392, 766
Vitamine C Pierre Fabre : 392, 766
Vitamine C Upsa : 392, 766
Vitascorbol : 392, **766**
Acide borique
Borax/Borique Biogaran : 179
Borax/Borique Zen : 179
Dacryosérum : **179**
Dacudoses : 179
Homéoplasmine : **326**
Optrex : 179, **524**
Steridoses : 179
Acide citrique
Foncitril 4000 : **281**
Acide clavulanique
Amoxicilline-Acide Clavulanique Actavis : 70
Amoxicilline-Acide Clavulanique Alter : 70
Amoxicilline-Acide Clavulanique Arrow : 70
Amoxicilline-Acide Clavulanique Biogaran : 70
Amoxicilline-Acide Clavulanique Cristers : 70
Amoxicilline-Acide Clavulanique DCI pharma : 70
Amoxicilline-Acide Clavulanique Duamentin : 70
Amoxicilline-Acide Clavulanique EG : 70
Amoxicilline-Acide Clavulanique G Gam : 70
Amoxicilline-Acide Clavulanique GNR : 70
Amoxicilline-Acide Clavulanique GSK : 70
Amoxicilline-Acide Clavulanique Ivax : 70
Amoxicilline-Acide Clavulanique Merck : 70
Amoxicilline-Acide Clavulanique Panpharma : 70
Amoxicilline-Acide Clavulanique Qualimed : 70
Amoxicilline-Acide Clavulanique Sandoz : 70
Amoxicilline-Acide Clavulanique Téva : 70
Amoxicilline-Acide Clavulanique Torlan : 70
Amoxicilline-Acide Clavulanique Winthrop : 70
Augmentin : **70**
Claventin : **152**
Acide étidronique
Didronel : **206**
Étidronate de Sodium G Gam : 206
Étidronate Merck : 206
Étidronate Sandoz : 206
Acide folique
Tardyferon B9 : **682**
Timoferol : 682
Acide fusidique
Acide fusidique Arrow : 291

▶ 1014

DCI (Dénomination commune internationale)

Acide fusidique Biogaran : 291
Acide fusidique EG : 291
Acide fusidique Mylan : 291
Acide fusidique Ratiopharm : 291
Acide fusidique Sandoz : 291
Diacutis : 291
Fucidine : **291**
Acide ibandronique
Acide ibandronique Téva : 101
Bondronat : **101**
Bonviva : **101**
Acide lactique
Duofilm : **224**, 374, 752
Kérafilm : 224, **374**, 752
Verrufilm : 224, 374, 752
Verrupan : 374, **752**
Acide malique
Rocmaline : **615**
Acide niflumique
Nifluril / Niflugel : **496**
Acide para-aminosalicylique
Paser : **541**
Acide pipémidique trihydrate
Pipram Fort : **555**
Acide salicylique
Baume Aroma : 675
Baume Bengué : 675
Baume Saint-Bernard : 675
Ciella : 145
Clarelux : 214
Coricide le Diable : **166**
Diprosalic : **214**
Duofilm : 166, **224**, 374, 752
Inongan : 675
Kérafilm : 166, 224, **374**, 752
Linibon : 675
Localone : **407**
Lumbalgine : 675
Nérisalic : 214
Optrex : **524**
Sophtal : 145
Synthol gel : **675**
Synthol liquide : 675, **675**
Verrufilm : 166, 224, 374, 752
Verrupan : 374, **752**
Acide ténoïque
Actisoufre : 651

Broncalène sans sucre : 728
Clarix : 728
Codotussyl : 728
Dimétane : 728
Hexapneumine : 728
Respilène : 728
Solacy : 651
Soufrane : **651**
Trophirès : **728**
Acide tiaprofénique
Acide tiaprofénique Arrow : 670
Acide tiaprofénique EG : 670
Acide tiaprofénique G Gam : 670
Acide tiaprofénique Ivax : 670
Acide tiaprofénique Téva : 670
Acide tiaprofénique Winthrop : 670
Flanid : **273**
Surgam : **670**
Acide tiludronique
Skelid : **646**
Acide ursodésoxycholique
Cholurso : 190
Delursan : **190**, 737
Ursolvan : 190, **737**
Acides aminés
Revitalose : **604**
Acides oméga 3
Omacor : **520**
Acitrétine
Soriatane : **649**
Adalimumab
Humira : **329**
Adapalène
Adapalène Téva : 248
Curaspot : 248
Epiduo : **248**
Adéfovir dipivoxil
Hepsera : **322**
Adénosine phosphate
Ampecyclal : 15
Adénosine triphosphate
Atépadène : **66**
Adrigyl
colecalciferol : 17
Aescine amorphe
Réparil gel : **599**
Aescine polysulfate de sodium
Réparil gel : **599**
Albendazole
Combantrin : 789
Fluvermal : 789
Helmintox : 789
Vermifuge Sorin : 789
Zentel : **789**
Alcool benzylique
Codotussyl maux de gorge : **155**
Colludol : 155
Strepsilspray lidocaïne : 155
Vocadys : 155
Alcool dichlorobenzylique
Codotussyl maux de gorge : 666
Colludol : 666
Strepsils : **665**
Strepsils miel citron : 665
Strepsils sans sucre : 665
Strepsils vitamine C : 665
Strepsilspray lidocaïne : **666**
Valda : 665
Valda sans sucre : 665
Vocadys : 666
Alcool éthylique 95°
Localone : **407**
Alcoolat vulnéraire
Combantrin : 751
Fluvermal : 751
Helmintox : 751
Vermifuge Sorin : **751**
Zentel : 751
Alendronate monosodique
Adrovance : **17**
Fosavance : 17
Alétrétinoïne
Toctino : **710**
Alfuzosine
Alfuzosine Alter : 737, 776
Alfuzosine Biogaran : 737, 776
Alfuzosine Evolugen : 737, 776
Alfuzosine G Gam : 737, 776
Alfuzosine Isomed : 737, 776
Alfuzosine Merck : 737, 776
Alfuzosine Ratiopharm : 737, 776

Index

Alfuzosine Sandoz : 737, 776
Alfuzosine Sanofi-Synthélabo : 737, 776
Alfuzosine Téva : 737, 776
Alfuzosine Winthrop : 737, 776
Alfuzosine Zydus : 737, 776
Urion : **737**, 776
Xatral : 737, **776**

Alginate de sodium
Alginate de Sodium/Bicarbonate de Sodium Biogaran : 298
Alginate de Sodium/Bicarbonate de Sodium EG : 298
Alginate de Sodium/Bicarbonate de Sodium Sandoz : 298
Alginate de Sodium/Bicarbonate de Sodium Téva : 298
Gaviscon : **298**
Topaal : 298

Aliskiren
Rasilez : **592**

Alizapride
Plitican : **558**

Allopurinol
Allopurinol Arrow : 802
Allopurinol Biogaran : 802
Allopurinol EG : 802
Allopurinol Isomed : 802
Allopurinol Ivax : 802
Allopurinol Merck : 802
Allopurinol Mylan : 802
Allopurinol PHR : 802
Allopurinol Ranbaxy : 802
Allopurinol RPG : 802
Allopurinol Sandoz : 802
Allopurinol Téva : 802
Allopurinol Zen : 802
Allopurinol Zydus : 802
Zyloric : **802**

Almotriptan hydrogenomalate
Almogran : **32**

Alpha-amylase
Alpha-amylase Téva : 435
Maxilase : **435**
Megamylase : 435

Alpha-tocophérol
Véliten : **749**

Alprazolam
Alprazolam Alter : 775
Alprazolam Arrow : 775
Alprazolam Biogaran : 775
Alprazolam Cristers : 775
Alprazolam EG : 775
Alprazolam Isomed : 775
Alprazolam Mylan : 775
Alprazolam Ratiopharm : 775
Alprazolam RPG : 775
Alprazolam Sandoz : 775
Alprazolam Téva : 775
Alprazolam Winthrop : 775
Alprazolam Zydus : 775
Xanax : **775**

Alprostadil
Caverject : **124**, 233
Edex : 124, **233**

Altéplase
Actilyse : **9**

Altizide
Aldactazine : **22**
Altizide Spironolactone Arrow : 22
Altizide Spironolactone Biogaran : 22
Altizide Spironolactone EG : 22
Altizide Spironolactone GNR : 22
Altizide Spironolactone Irex : 22
Altizide Spironolactone Ivax : 22
Altizide Spironolactone Merck : 22
Altizide Spironolactone RPG : 22
Altizide Spironolactone Téva : 22

Alvérine
Meteospasmyl : **443**

Amantadine
Mantadix : **432**

Ambrisentan
Volibris : **768**

Ambroxol
Lysopadol : **425**

Amiloride
Amiloride Hydrochlorothiazide RPG : 462
Amiloride Hydrochlorothiazide Téva : 462
Modurétic : **462**

Aminoacétate d'aluminium
Acidrine : **6**

Amiodarone
Amiodarone Actavis : 163
Amiodarone Alter : 163
Amiodarone Arrow : 163
Amiodarone Biogaran : 163
Amiodarone Cristers : 163
Amiodarone EG : 163
Amiodarone GNR : 163
Amiodarone Ivax : 163
Amiodarone Merck : 163
Amiodarone Qualimed : 163
Amiodarone Ranbaxy : 163
Amiodarone Ratiopharm : 163
Amiodarone RPG : 163
Amiodarone Sandoz : 163
Amiodarone Téva : 163
Amiodarone Winthrop : 163
Amiodarone Zydus : 163
Cordarone : **163**

Amisulpride
Amisulpride Actavis : 647
Amisulpride Alter : 647
Amisulpride Arrow : 647
Amisulpride Biogaran : 647
Amisulpride Cristers : 647
Amisulpride EG : 647
Amisulpride Ivax : 647
Amisulpride Merck : 647
Amisulpride MG Pharma : 647
Amisulpride Qualimed : 647
Amisulpride Ratiopharm : 647
Amisulpride Sandoz : 647
Amisulpride Sanofi-Synthélabo : 647
Amisulpride Substipharm : 647
Amisulpride Téva : 647
Amisulpride Winthrop : 647

Amisulpride Zydus : 647
Solian : **647**
Amitriptyline
  Défanyl : 239, **393**
  Elavil : **239**, 393
  Laroxyl : 239, **393**
  Ludiomil : 239, 393
  Quitaxon : 239, 393
  Surmontil : 239, 393
Amlodipine
  Amlodipine Actavis : 34
  Amlodipine Almus : 34
  Amlodipine Alter : 34
  Amlodipine Bouchara-Recordati : 34
  Amlodipine Cristers : 34
  Amlodipine Evolugen : 34
  Amlodipine Isomed : 34
  Amlodipine Merck : 34
  Amlodipine MG Pharma : 34
  Amlodipine Pfizer : 34
  Amlodipine PHR : 34
  Amlodipine Qualimed : 34
  Amlodipine Quiver : 34
  Amlodipine Tabugen : 34
  Amlodipine Téva : 34
  Amlodipine Winthrop : 34
  Amlor : **34**
Ammodytes
  Viperfav : **758**
Amorolfine
  Amorolfine Arrow : 408
  Amorolfine Biogaran : 408
  Amorolfine EG : 408
  Amorolfine Mylan : 408
  Amorolfine PFA : 408
  Amorolfine Ratiopharm : 408
  Amorolfine Sandoz : 408
  Amorolfine Téva : 408
  Amorolfine Urgo : 408
  Amorolfine Winthrop : 408
  Curanail : 408
  Loceryl : **408**
Amoxicilline
  Agram : 150
  Amodex : 150
  Amoxicilline Arrow : 150
  Amoxicilline Biogaran : 150
  Amoxicilline EG : 150
  Amoxicilline GNR : 150
  Amoxicilline Hexal : 150
  Amoxicilline Ivax : 150
  Amoxicilline Merck : 150
  Amoxicilline Panpharma : 150
  Amoxicilline Qualimed : 150
  Amoxicilline Ranbaxy : 150
  Amoxicilline Ratiopharm : 150
  Amoxicilline RPG : 150
  Amoxicilline Sandoz : 150
  Amoxicilline SB : 150
  Amoxicilline Set : 150
  Amoxicilline Viaref : 150
  Amoxicilline Winthrop : 150
  Amoxicilline Zydus : 150
  Amoxicilline-Acide Clavulanique Actavis : 70
  Amoxicilline-Acide Clavulanique Alter : 70
  Amoxicilline-Acide Clavulanique Arrow : 70
  Amoxicilline-Acide Clavulanique Biogaran : 70
  Amoxicilline-Acide Clavulanique Cristers : 70
  Amoxicilline-Acide Clavulanique DCI pharma : 70
  Amoxicilline-Acide Clavulanique Duamentin : 70
  Amoxicilline-Acide Clavulanique EG : 70
  Amoxicilline-Acide Clavulanique G Gam : 70
  Amoxicilline-Acide Clavulanique GNR : 70
  Amoxicilline-Acide Clavulanique GSK : 70
  Amoxicilline-Acide Clavulanique Ivax : 70
  Amoxicilline-Acide Clavulanique Merck : 70
  Amoxicilline-Acide Clavulanique Panpharma : 70
  Amoxicilline-Acide Clavulanique Qualimed : 70
  Amoxicilline-Acide Clavulanique Sandoz : 70
  Amoxicilline-Acide Clavulanique Téva : 70
  Amoxicilline-Acide Clavulanique Torlan : 70
  Amoxicilline-Acide Clavulanique Winthrop : 70
  Augmentin : **70**
  Clamoxyl : **150**
Amphotéricine B
  Fungizone : **292**
Amylmétacrésol
  Codotussyl maux de gorge : 666
  Colludol : 666
  Strepsils : **665**
  Strepsils miel citron : 665
  Strepsils sans sucre : 665
  Strepsils vitamine C : 665
  Strepsilspray lidocaïne : **666**
  Vocadys : 666
Anagrélide
  Xagrid : **773**
Anakinra
  Kineret : **377**
Anapen : **365**
Anastrozole
  Anastrozole Accord : 55
  Anastrozole Almus : 55
  Anastrozole Alter : 55
  Anastrozole Arrow : 55
  Anastrozole Biogaran : 55
  Anastrozole Cristers : 55
  Anastrozole EG : 55
  Anastrozole Evolugen : 55
  Anastrozole Isomed : 55
  Anastrozole Mylan : 55
  Anastrozole PHR : 55
  Anastrozole Ranbaxy : 55
  Anastrozole Ratiopharm : 55
  Anastrozole Sandoz : 55
  Anastrozole Synthon : 55
  Anastrozole Téva : 55
  Anastrozole Winthrop : 55
  Anastrozole Zydus : 55
  Arimidex : **55**
Anatoxine diphtérique
  Boostrixtetra : **102**
  Repevax : 102
  Revaxis : **603**
Anatoxine pertussique
  Boostrixtetra : **102**

Index

Repevax : 102
Anatoxine tétanique
Boostrixtetra : **102**
Repevax : 102
Revaxis : **603**
Androstanolone
Andractim : **40**
Anétholtrithione
Sulfarlem : **668**
Anidulafungine
Ecalta : **232**
Anis
Jouvence de l'abbé Soury : **367**
Antigène virus grippe A / H1N1
Focetria : **281**
Antigènes des virus de la grippe A (H1N1, H3N2)
Fluenz : **280**
Antigènes des virus de la grippe B
Fluenz : **280**
Antimoniate de méglumine
Glucantime : **306**
Pentacarinat : 306
Apomorphine
Apokinon : **46**
Argatroban
Arganova : **53**
Arginine
Arginine Veyron : **53**
Hépargitol : **321**
Rocmaline : **615**
Aripiprazole
Abilify : **3**
Artémisinine (artenimol)
Eurartesim : **261**
Ascorbate de lysine et de calcium
Tonicalcium : **711**
Ascorbate ferreux
Ascofer : **62**
Fero-Grad : 62
Ferrostrane : 62
Fumafer : 62
Inofer : 62
Tardyferon : 62
Tot'hema : 62
Asénapine
Sycrest : **673**
Aspartate d'arginine
Sargénor : **627**

Aténolol
Aténolol Arrow : 691
Aténolol Biogaran : 691
Aténolol EG : 691
Aténolol Mylan : 691
Aténolol Qualimed : 691
Aténolol Ratiopharm : 691
Aténolol RPG : 691
Aténolol Sandoz : 691
Aténolol Téva : 691
Aténolol Zen : 691
Aténolol Zydus : 691
Bêta-Adalate : 691
Betatop : 691
Tenordate : 691
Ténormine : **691**
Atorvastatine
Atorvastatine Actavis : 677
Atorvastatine Almus : 677
Atorvastatine Arrow : 677
Atorvastatine Biogaran : 677
Atorvastatine Bluefish : 677
Atorvastatine Cristers : 677
Atorvastatine EG : 677
Atorvastatine Evolugen : 677
Atorvastatine Isomed : 677
Atorvastatine KRKA : 677
Atorvastatine Mylan : 677
Atorvastatine Pfizer : 677
Atorvastatine PHR : 677
Atorvastatine Ratiopharm : 677
Atorvastatine RPG : 677
Atorvastatine Sandoz : 677
Atorvastatine Téva : 677
Atorvastatine ZTL : 677
Atorvastatine Zydus : 677
Tahor : **677**
Atropine
Atropine : **67**
Isopto-Homatropine : 67
Attapulgite de Mormoiron
Actapulgite : **6**, 298
Gastropulgite : **298**
Aubépine
Actisane : 503
Arkogélules aubépine : 503
Aubépine : **69**, 503
Biocarde : 503
Euphytose : 503
Nocvalène : **503**

Okimus : **518**
Passiflore : 503
Aurothiopropanolsulfonate à 30 % d'or
Allochrysine : **31**
Axitinib
Inlyta : **345**
Azathioprine
Azathioprine EG : 340
Azathioprine Merck : 340
Azathioprine Téva : 340
Imurel : **340**
Azélastine
Allergodil : **30**
Azithromycine
Azadose : 791
Azithromycine Almus : 791
Azithromycine Arrow : 791
Azithromycine Biogaran : 791
Azithromycine Cristers : 791
Azithromycine EG : 791
Azithromycine Merck : 791
Azithromycine Pfizer : 791
Azithromycine Qualimed : 791
Azithromycine Ranbaxy : 791
Azithromycine Sandoz : 791
Azithromycine Téva : 791
Azithromycine Winthrop : 791
Azithromycine Zydus : 791
Ordipha : **527**
Zithromax : **791**
Aztréonam
Azactam : **76**
Aztréonam lysine
Cayston : **125**

B

Bacille de Döderlein
Colposeptine : 728
Colpotrophine : 728
Gydrelle : 728
Physiogine : 728
Trophicrème : 728
Trophigil : **728**
Bacillus bifidus
Lyo-Bifidus : **423**

▶ 1018

DCI (Dénomination commune internationale)

DCI (Dénomination commune internationale)

Baclofène
  Baclofène Sun : 402
  Liorésal : **402**
Badiane
  Gastropax : **297**
Bamifylline
  Trentadil : **718**
Béclométasone
  Béclojet : **85**
  Beclospin : 85
  Beclospray : 85
  Béconase : **86**
  Bécotide : 85
  Bemedrex : 85
  Formodual : **283**
  Innovair : 283
  Nasacort : 86
  Rhinomaxil : 609
  Rinoclenil : **609**
Bélatacept
  Bristol Myers Squibb : 512
  Nulojix : **512**
Belimumab
  Benlysta : **89**
Belladone
  Gastropax : **297**
Bénazépril
  Bénazépril EG : 144
  Bénazépril Mylan : 144
  Briem : 144
  Cibacène : **144**
  Wyvern : 144
Benjoin
  Homéoplasmine : **326**
Benjoin du Laos
  Balsolène : **82**
Bensérazide
  Carbidopa Lévodopa Téva : 462
  Modopar : **462**
  Sinemet : 462
Benzatine-benzylpénicilline
  Extencilline : **266**
  Pénicilline G : 266
Benzbromarone
  Bénémide : 200
  Désuric : **200**
Benzoate de benzyle
  Ascabiol : **62**
  Sprégal : 62
Benzoate de sodium
  Broncalène sans sucre : 211

Claradol Codéine : 486, **694**
Clarix : 211
Codédrill sans sucre : 486, **694**
Codotussyl : 211
Codotussyl maux de gorge : **155**
Colludol : 155
Dimétane : **211**
Dinacode : 486, 694
Eucalyptine : 486, 694
Euphon : 486, 694
Hexapneumine : 211
Néo-Codion : **486**, 694
Padéryl : 486, 694
Pulmosérum : 486, 694
Respilène : 211
Strepsilspray lidocaïne : 155
Terpine Gonnon : 486, **694**
Trophirès : 211
Tussipax : 486, 694
Vocadys : 155
Benzododécinium
  Nécyrane : 579
  Prorhinel : **579**
Benzydamine
  Opalgyne : **522**
Benzylthiouracile
  Basdène : **83**
Bergamote
  Balsamorhinol : **81**
  Ephydrol : **248**
Bergaptène
  Méladinine : 583
  Psoraderm-5 : **583**
Berus
  Viperfav : **758**
Bétahistine
  Bétahistine Actavis : 633
  Bétahistine Almus : 633
  Bétahistine Arrow : 633
  Bétahistine Biogaran : 633
  Bétahistine Biphar : 633
  Bétahistine Bouchara : 633
  Bétahistine EG : 633
  Bétahistine Ivax : 633
  Bétahistine Merck : 633
  Bétahistine Mylan : 633
  Bétahistine Qualimed : 633
  Bétahistine Ranbaxy : 633
  Bétahistine Téva : 633
  Bétahistine Winthrop : 633

Bétahistine Zydus : 633
Betaserc : 633
Extovyl : 633
Lectil : 633
Serc : **633**
Bétaïne
  Ornitaïne : **529**
Bétaméthasone
  Bétaméthasone Arrow : 132
  Bétaméthasone Biogaran : 93, 130, 132
  Bétaméthasone Cristers : 93
  Bétaméthasone EG : 93, 130, 132
  Bétaméthasone Winthrop : 93, 130, 132
  Betnesol : **93**
  Betnéval : 214
  Célestamine : 93, **130**
  Célestène : 93, **132**
  Clarelux : 214
  Daivobet : **180**
  Dermoval : 213
  Diprolène : **213**, 214
  Diprosalic : **214**
  Diprosone : 213, **214**
  Diprostène : 93
  Efficort : 214
  Epitopic : 214
  Locoïd : 214
  Nérisalic : 214
  Nérisone : 214
  Solupred : 93
  Xamiol : 180, **774**
Bétaxolol
  Kerlone : **375**
Bézafibrate
  Béfizal : **87**
Bicalutamide
  Bicalutamide Actavis : 123
  Bicalutamide Almus : 123
  Bicalutamide Alter : 123
  Bicalutamide Arrow : 123
  Bicalutamide Biogaran : 123
  Bicalutamide Cristers : 123
  Bicalutamide EG : 123
  Bicalutamide Evolugen : 123
  Bicalutamide Isomed : 123
  Bicalutamide Kabi : 123
  Bicalutamide Qualimed : 123

Index

Bicalutamide Ranbaxy : 123
Bicalutamide Ratiopharm : 123
Bicalutamide Sandoz : 123
Bicalutamide Téva : 123
Bicalutamide Winthrop : 123
Bicalutamide Wyren Medical : 123
Bicalutamide Zydus : 123
Casodex : **123**
Ormandyl : 123
Bicarbonate de sodium
Alginate de sodium/ Bicarbonate de sodium Biogaran : **298**
Alginate de sodium/ Bicarbonate de sodium EG : **298**
Alginate de sodium/ Bicarbonate de sodium Sandoz : **298**
Alginate de sodium/ Bicarbonate de sodium Téva : **298**
Éductyl : **234**
Gaviscon : **298**
Movicol : **470**
Moxalole : 470
Topaal : 298
Biclotymol
Broncalène sans sucre : 323
Clarix : 323
Codotussyl : 323
Dimétane : 323
Hexapneumine : **323**
Respilène : 323
Trophirès : 323
Bifonazole
Amycor : **35**
Bilastine
Bilaska : **97**
Inorial : 97
Bimatoprost
Ganfort : **295**
Lumigan : **419**
Biotine
Biotine : **99**
Bipéridène
Akineton : **21**
Bisacodyl
Contalax : **161**
Dulcolax : 161

Bisoprolol
Bisoce : 121
Bisoprolol Almus : 121
Bisoprolol Arrow : 121
Bisoprolol Biogaran : 121
Bisoprolol EG : 121
Bisoprolol Hexal : 121
Bisoprolol Merck : 121
Bisoprolol Mylan : 121
Bisoprolol Qualimed : 121
Bisoprolol Ranbaxy : 121
Bisoprolol Ratiopharm : 121
Bisoprolol RPG : 121
Bisoprolol Sandoz : 121
Bisoprolol Téva : 121
Bisoprolol Winthrop : 121
Bisoprolol Zen : 121
Bisoprolol Zydus : 121
Cardensiel : 121
Cardiocor : **121**
Detensiel : 121
Bocéprévir
Victrelis : **756**
Boldine
Oxyboldine : **532**
Bosentan monohydrate
Tracleer : **713**
Bourdaine
Bourdaine Boiron : **103**
Brimonidine
Alphagan : **33**
Brimonidine Chauvin : 33
Brimonidine EG : 33
Brimonidine Mylan : 33
Brimonidine Sandoz : 33
Brimonidine Téva : 33
Brinzolamide
Azarga : **77**
Azopt : 79
Bromazépam
Bromazépam Arrow : 400
Bromazépam Biogaran : 400
Bromazépam Cristers : 400
Bromazépam EG : 400
Bromazépam Isomed : 400
Bromazépam Mylan : 400
Bromazépam Qualimed : 400
Bromazépam Quietiline : 400
Bromazépam Ratiopharm : 400

Bromazépam RPG : 400
Bromazépam Sandoz : 400
Bromazépam Téva : 400
Bromazépam Winthrop : 400
Bromazépam Zydus : 400
Lexomil : **400**
Bromélaines
Extranase : **267**
Bromfenac
Yellox : **782**
Bromhexine
Bisolvon : **100**
Bromocriptine
Bromokin : 540
Parlodel : **540**
Bromogalactogluconate de calcium
Calcibronat : **112**
Galirène : 112
Bromphéniramine
Broncalène sans sucre : 211
Clarix : 211
Codotussyl : 211
Dimégan : 211
Dimétane : 211
Hexapneumine : 211
Respilène : 211
Trophirès : 211
Bromure
Biocidan : **98**
Novoptine : 98
Bromure de clidinium
Librax : **401**
Bromure de pinaverium
Bromure de Pinaverium Solvay : 205
Dicetel : **205**
Pinaverium Almus : 205
Pinaverium Arrow : 205
Pinaverium Biogaran : 205
Pinaverium Biphar : 205
Pinaverium EG : 205
Pinaverium Merck : 205
Pinaverium Qualimed : 205
Pinaverium Ranbaxy : 205
Pinaverium Ratiopharm : 205
Pinaverium Sandoz : 205
Pinaverium Winthrop : 205
Bryone dioïque
Homéoplasmine : **326**

Budésonide
 Budesonide Arrow : 584
 Budesonide Biogaran : 584
 Budesonide Isomed : 584
 Budesonide PHR : 584
 Budesonide Sandoz : 584
 Budesonide Téva : 584
 Pulmicort : **584**
Bumétanide
 Burinex : **109**
Buprénorphine
 Buprénorphine Arrow : 667, 690
 Buprénorphine Biogaran : 667, 690
 Buprénorphine Merck : 667, 690
 Buprénorphine Mylan : 667, 690
 Buprénorphine Sandoz : 667, 690
 Buprénorphine Téva : 667, 690
 Suboxone : **667**
 Subutex : **667**
 Temgésic : **690**
Bupropion
 Zyban : **802**
Buséréline
 Bigonist : **669**
 Suprefact : **669**
Butoxyde de pipéronyle
 Ascabiol : 655
 Charlieu antipoux : 538
 Hégor : 538
 Itax : 538
 Item antipoux : 538
 Para plus : **537**
 Para spécial poux : **538**
 Parasidose : 538
 Pyreflor : 538
 Spray-Pax : 538
 Sprégal : **655**

C

Cabazitaxel
 Jevtana : **364**
Cabergoline
 Cabergoline Téva : 221
 Dostinex : **221**
Cafédrine
 Praxinor : **564**

Caféine
 Alepsal : **25**
 Antigrippine à l'aspirine : **43**
 Aparoxal : 25
 Aspirine-Vit.C : 43
 Céphyl : 43
 Gardénal : 25
 Guronsan : **314**
 Gynergène caféiné : **315**
 Hémagène tailleur : 43
 Kaneuron : 25
 Lamaline : **385**
 Mercalm : **440**
 Métaspirine : 43
 Mysoline : 25
Calamus
 Jouvence de l'abbé Soury : **367**
Calcifédiol
 Dédrogyl : **187**
Calcipotriol
 Daivobet : **180**
 Daivonex : **181**
 Xamiol : 180, **774**
Calcitonine
 Calcitar : 117
 Calcitonine Cédiat : 117
 Calcitonine Pharmy II : 117
 Calcitonine Sandoz : 117
 Calsyn : **117**
 Miacalcic : 117
Calcitriol
 Silkis : **641**
Calcium
 Calciprat Vit D3 : **114**
 Calcium Vit D3 Biogaran : 114
 Calcium Vit D3 EG : 114
 Calcium Vit D3 GNR : 114
 Calcium Vit D3 Mylan : 114
 Calcium Vit D3 Ranbaxy : 114
 Calcium Vit D3 Ratiopharm : 114
 Calcium Vit D3 Sandoz : 114
 Calcium Vit D3 Téva : 114
 Calcium Vit D3 Zydus : 114
 Calcos Vit D3 : 114
 Calperos Vit D3 : 114
 Densical Vit D3 : 114
 Flixical Vit D3 : 114

 Ideos : 114
 Orocal : 114
 Osseans : 114
Calcium élément minéral
 Sandoz : **115**
Camphorate de méthyle
 Flubilar : **278**
Camphre
 Ephydrol : **248**
Canakinumab
 Ilaris : **336**
Candésartan cilexetil
 Atacand : **65**
 Candésartan Actavis : 65
 Candésartan Arrow : 65
 Candésartan Biogaran : 65
 Candésartan EG : 65
 Candésartan KRKA : 65
 Candésartan Mylan : 65
 Candésartan Sandoz : 65
 Candésartan Téva : 65
 Candésartan Zen : 65
 Candésartan Zydus : 65
 Hytacand : 65
 Kenzen : 65
Cannelle
 Jouvence de l'abbé Sour : **367**
Capsaicine
 Qutenza : **590**
Captopril
 Captéa : 413
 Captopril Arrow : 413
 Captopril Biogaran : 413
 Captopril EG : 413
 Captopril Ivax : 413
 Captopril Merck : 413
 Captopril Mylan : 413
 Captopril Qualimed : 413
 Captopril Sandoz : 413
 Captopril Téva : 413
 Captopril Winthrop : 413
 Captopril Zydus : 413
 Captopril/Hydrochlorothiazide Actavis : 413
 Captopril/Hydrochlorothiazide Arrow : 413
 Captopril/Hydrochlorothiazide Biogaran : 413
 Captopril/

Hydrochlorothiazide EG : 413
Captopril/ Hydrochlorothiazide Merck : 413
Captopril/ Hydrochlorothiazide Qualimed : 413
Captopril/ Hydrochlorothiazide Ratiopharm : 413
Captopril/ Hydrochlorothiazide Sandoz : 413
Captopril/ Hydrochlorothiazide Téva : 413
Lopril : **413**

Carbamazépine
Carbamazépine GNR : 686
Carbamazépine Merck : 686
Carbamazépine Sandoz : 686
Carbamazépine Téva : 686
Tégrétol : **686**

Carbidopa
Carbidopa Lévodopa Téva : 643
Sinemet : **643**
Stalevo : **658**

Carbimazole
Néo-Mercazole : **487**

Carbinoxamine
Humex : **329**

Carbocistéine
Bronchathiol : 106
Bronchokod : 106
Broncoclar : 106
Broncorinol : **106**
Bronkirex : 106
Carbocistéine Arrow : 106
Carbocistéine Biogaran : 106
Carbocistéine EG : 106
Carbocistéine H3 : 106
Carbocistéine Merck : 106
Carbocistéine Ratiopharm : 106
Carbocistéine RPG : 106
Carbocistéine Sandoz
Conseil : 106
Carbocistéine Téva

Conseil : 106
Carbocistéine Winthrop : 106
Codotussyl expect. : 106
Fluditec : 106
Médibronc : 106

Carbonate de calcium
Gastropax : **297**
Kaobrol : **370**
Rennie : **598**

Carbonate de magnésium
Actapulgite : 298
Alginate de Sodium/ Bicarbonate de Sodium Biogaran : 711
Alginate de Sodium/ Bicarbonate de Sodium EG : 711
Alginate de Sodium/ Bicarbonate de Sodium Sandoz : 711
Alginate de Sodium/ Bicarbonate de Sodium Téva : 711
Gastropax : **297**
Gastropulgite : **298**
Gaviscon : 711
Rennie : **598**
Topaal : **711**

Carraghénates
Titanoréïne : **709**

Cartéolol
Mikelan : **450**

Carvédilol
Carvédilol Biogaran : 380
Carvédilol EG : 380
Carvédilol Merck : 380
Carvédilol Pfizer : 380
Carvédilol Téva : 380
Kredex : **380**

Cassis
Veinobiase : **748**

Catumaxomab
Removab : **596**

Cefacet : 372

Céfaclor
Alfatil : **27**
Céfaclor Biogaran : 27
Céfaclor G Gam : 27
Céfaclor Merck : 27
Céfaclor Mylan : 27
Céfaclor RPG : 27
Céfaclor Sandoz : 27

Haxifal : **319**
Céfadroxil
Alfatil : **524**
Céfacet : 524
Céfadroxil Mylan : 524
Kéforal : 524
Oracéfal : **524**

Céfalexine
Cefacet : 372
Kéforal : **372**

Céfamandole
Céfamandole : **127**

Céfazoline
Céfacidal : **127**
Céfaloject : 127
Céfazoline Merck : 127
Céfazoline Panpharma : 127

Cefepime
Axepim : **75**
Cefepime Mylan : 75

Céfixime
Céfixime Actavis : 529
Céfixime Almus : 529
Céfixime EG : 529
Céfixime Evolugen : 529
Céfixime Mylan : 529
Céfixime Qualimed : 529
Céfixime Ranbaxy : 529
Céfixime Ratiopharm : 529
Céfixime Téva : 529
Céfixime Winthrop : 529
Céfixime Zydus : 529
Oroken : **529**

Céfotaxime
Céfotaxime Winthrop : 148
Claforan : **148**

Céfotiam hexétil
Takétiam : **678**
Texodil : 678

Cefpodoxime
Cefpodoxime Actavis : 528
Cefpodoxime Almus : 528
Cefpodoxime Arrow : 528
Cefpodoxime Biogaran : 528
Cefpodoxime EG : 528
Cefpodoxime Isomed : 528
Cefpodoxime Merck : 528
Cefpodoxime Qualimed : 528
Cefpodoxime Ratiopharm : 528

Cefpodoxime Sandoz : 528
Cefpodoxime Téva : 528
Cefpodoxime Winthrop : 528
Cefpodoxime Zydus : 528
Orelox : **528**
Ceftazidime
Ceftazidime Actavis : 284
Ceftazidime Aguettant : 284
Ceftazidime Arrow : 284
Ceftazidime Biogaran : 284
Ceftazidime Kabi : 284
Ceftazidime Mylan : 284
Ceftazidime Panpharma : 284
Ceftazidime Sandoz : 284
Ceftazidime Téva : 284
Ceftazidime Winthrop : 284
Fortum : **284**
Ceftriaxone sodique
Ceftriaxone Actavis : 614
Ceftriaxone Almus : 614
Ceftriaxone Arrow : 614
Ceftriaxone BGA : 614
Ceftriaxone Cristers : 614
Ceftriaxone Dakota : 614
Ceftriaxone EG : 614
Ceftriaxone Evolugen : 614
Ceftriaxone G Gam : 614
Ceftriaxone Ivax : 614
Ceftriaxone Kabi : 614
Ceftriaxone Merck : 614
Ceftriaxone Qualimed : 614
Ceftriaxone RPG : 614
Ceftriaxone RTP : 614
Ceftriaxone Sandoz : 614
Ceftriaxone Téva : 614
Ceftriaxone Winthrop : 614
Rocéphine : **614**
Triacefan : 614
Céfuroxime axetil
Céfuroxime : **128**
Céfuroxime Actavis : 128
Céfuroxime Arrow : 128
Céfuroxime Biogaran : 128
Céfuroxime EG : 128
Céfuroxime Flavelab : 128
Céfuroxime Kabi : 128
Céfuroxime Mylan : 128
Céfuroxime Qualimed : 128

Céfuroxime Ranbaxy : 128
Céfuroxime Ratiopharm : 128
Céfuroxime Sandoz : 128
Céfuroxime Téva : 128
Céfuroxime Zen : 128
Zinnat : 128
Célécoxib
Célebrex : **129**
Céliprolol
Célectol : **129**
Céliprolol Actavis : 129
Céliprolol Almus : 129
Céliprolol Arrow : 129
Céliprolol Biogaran : 129
Céliprolol Cristers : 129
Céliprolol EG : 129
Céliprolol Evolugen : 129
Céliprolol Ivax : 129
Céliprolol Merck : 129
Céliprolol Qualimed : 129
Céliprolol Ranbaxy : 129
Céliprolol Ratiopharm : 129
Céliprolol RPG : 129
Céliprolol Sandoz : 129
Céliprolol Téva : 129
Céliprolol Winthrop : 129
Céliprolol Zydus : 129
Cellulase
Pancrélase : **535**
Cellulose
Gélopectose : **299**
Centella asiatica
Madécassol : **428**
Cerazette
Antigone : 135
Certolizumab pegol
Cimzia : **147**
Cétalkonium
Pansoral : **536**
Céthexonium
Biocidan : **98**
Novoptine : 98
Cétirizine
Cétirizine Arrow : 805
Cétirizine Biogaran : 805
Cétirizine Cristers : 805
Cétirizine EG : 805
Cétirizine Evolugen : 805
Cétirizine Isomed : 805
Cétirizine Mylan : 805
Cétirizine PHR : 805
Cétirizine Qualimed : 805

Cétirizine Ratiopharm : 805
Cétirizine RMO : 805
Cétirizine RPG : 805
Cétirizine Sandoz : 805
Cétirizine Téva : 805
Cétirizine Zen : 805
Humex : 805
Humex allerg cétirizine : 805
Virlix : 805
Zyrtec : **805**
Cétrimide
Cetavlon : **138**
Sterlane : 138
Cetuximab
Erbitux : **251**
Charbon
Acticarbine : **7**
Carbolevure : **120**
Carbosylane : **121**
Chloral
Baume Aroma : 675
Baume Bengué : 675
Baume Saint-Bernard : 675
Inongan : 675
Linibon : 675
Lumbalgine : 675
Synthol gel : **675**
Synthol liquide : 675, **675**
Chlordiazépoxide
Librax : **401**
Chlorhexidine
Bétadine buccale : 243
Biorgasept : 325
Chlorhexidine aqueuse Gilbert : 325
Collu-Hextril : 243
Collunovar collutoire : 243
Cytéal : 325
Desomédine collutoire : **199**
Eludril bain de bouche : **243**
Eludril collutoire/Eludril tablette : **343**
Givalex : 243
Hextril : 243
Hibidil : 325
Hibiscrub : 325
Hibitane : **325**
Septeal : 325
Thiovalone : 243
Chlorhexidine digluconate
Baseal : **83**

Index

Cetavlex : 83
Diaseptyl : 83
Dosiseptine : 83, 567
Prexidine : **567**
Chlorhydrate de buspirone
Buspar : **109**
Buspirone Milan : 109
Buspirone Sandoz : 109
Chlorhydrate de sélégiline
Déprenyl : **194**
Sélégiline Merck : 194
Chlorhydrate de tramadol
Ixprim : **359**
Zaldiar : 359
Chlormadinone
Chlormadinone Merck : 421
Chlormadinone Sandoz : 421
Chlormadinone Téva : 421
Colprone : 421
Lutényl : 421
Lutéran : **421**
Surgestone : 421
Chlormadinone acétate
Belara : **88**
Chlorobutanol
Balsamorhinol : **81**
Bétadine buccale : 243
Eludril bain de bouche : **243**
Givalex : 243
Hextril : 243
Optrex : **524**
Chlorophylle cuivrique
Biogaze : **99**
Chloroquine
Nivaquine : **501**
Plaquenil : 501, 627
Savarine : **627**
Chlorphénamine
Broncalène sans sucre : 323
Clarix : 323
Codotussyl : 323
Dimétane : 323
Hexapneumine : **323**
Respilène : 323
Trophirès : 323
Chlorpromazine
Largactil : **390**
Neuleptil : 390
Nozinan : 390
Tercian : 390

Chlorquinaldol
Colposeptine : **158**
Colpotrophine : 158
Gydrelle : 158
Physiogine : 158
Trophicrème : 158
Trophigil : 158
Chlorure de benzalkonium
Alpagelle : 549
Pharmatex : **549**
Chlorure de magnésium
Magnogène : **431**
Chlorure de miristalkonium
Alpagelle : **32**
Pharmatex : 32
Chlorure de potassium
Gluconate de potassium : 369
Kaléorid : **369**
Movicol : **470**
Moxalole : 470
Nati-K : 369
Chlorure de sodium
Larmes artificielles : **392**
Larmes artificielles Martinet : 392
Movicol : **470**
Moxalole : 470
Selgine : **631**
Unilarm : 392
Chlorure de trospium
Ceris : **136**
Chondroïtine sulfate sodique
Chondrosulf : **141**
Structum : 141
Cibenzoline
Cipralan : **147**
Exacor : 147
Ciclétanine
Ciclétanine Biogaran : 692
Ciclétanine Mylan : 692
Ciclétanine Téva : 692
Tenstaten : **692**
Ciclopirox
Ciclopirox Biogaran : 476
Ciclopirox Mylan : 476
Ciclopirox Qualimed : 476
Ciclopirox Ratiopharm : 476
Mycoster : **476**
Ciclosporine
Néoral : **488**, 625
Sandimmun : 488, **625**

Cilastatine
Imipenem Cilastatine Actavis : 703
Imipenem Cilastatine HPI : 703
Imipenem Cilastatine Mylan : 703
Imipenem Cilastatine Panpharma : 703
Imipenem Cilastatine Ranbaxy : 703
Tienam : **703**
Cimétidine
Cimétidine Arrow : 664
Cimétidine Merck : 664
Cimétidine Ratiopharm : 664
Cimétidine Téva : 664
Stomédine : **664**
Cinchocaïne
Déliproct : **189**, 734
Ultraproct : 189, **734**
Cinéole
Claradol Codéine : 257
Codédrill sans sucre : 257
Dinacode : 257
Eucalyptine Le Brun : **257**
Euphon : 257
Néo-Codion : 257
Padéryl : 257
Pulmosérum : 257
Terpine Gonnon : 257
Tussipax : 257
Ciprofibrate
Ciprofibrate Arrow : 403
Ciprofibrate Biogaran : 403
Ciprofibrate Ivax : 403
Ciprofibrate Merck : 403
Ciprofibrate Qualimed : 403
Ciprofibrate RPG : 403
Ciprofibrate RTP : 403
Ciprofibrate Sandoz : 403
Ciprofibrate Téva : 403
Ciprofibrate Winthrop : 403
Lipanor : **403**
Ciprofloxacine
Ciflox : **145**
Ciprofloxacine Actavis : 145
Ciprofloxacine Aguettant : 145

▶ 1024

Ciprofloxacine Almus : 145
Ciprofloxacine Alter : 145
Ciprofloxacine Arrow : 145
Ciprofloxacine Biogaran : 145
Ciprofloxacine Dakota : 145
Ciprofloxacine EG : 145
Ciprofloxacine G Gam : 145
Ciprofloxacine Ivax : 145
Ciprofloxacine Kabi : 145
Ciprofloxacine Macopharma : 145
Ciprofloxacine Merck : 145
Ciprofloxacine Mylan : 145
Ciprofloxacine Panpharma : 145
Ciprofloxacine Pfizer : 145
Ciprofloxacine Qualimed : 145
Ciprofloxacine Ranbaxy : 145
Ciprofloxacine Ratiopharm : 145
Ciprofloxacine RPG : 145
Ciprofloxacine Sandoz : 145
Ciprofloxacine Téva : 145
Ciprofloxacine Winthrop : 145
Ciprofloxacine Zydus : 145
Uniflox : 145

Citalopram
Citalopram Actavis : 638
Citalopram Almus : 638
Citalopram Alter : 638
Citalopram Arrow : 638
Citalopram Biogaran : 638
Citalopram Bluefish : 638
Citalopram Cristers : 638
Citalopram EG : 638
Citalopram Evolugen : 638
Citalopram G Gam : 638
Citalopram Isomed : 638
Citalopram Ivax : 638
Citalopram Merck : 638
Citalopram Qualimed : 638
Citalopram Ranbaxy : 638
Citalopram Ratiopharm : 638
Citalopram RPG : 638
Citalopram Sandoz : 638

Citalopram Téva : 638
Citalopram Winthrop : 638
Citalopram Zydus : 638
Seropram : **638**
Citrate de choline
Phosphocholine : **551**
Citrate de sodium
Microlax : **447**
Phosphocholine : **551**
Citrate monopotassique dihydraté
Foncitril 4000 : **281**
Citrate monosodique monohydraté
Foncitril 4000 : **281**
Citron
Ephydrol : **248**
Cladribine
Litak : **405**
Clarithromycine
Clarithromycine Almus : 787
Clarithromycine Arrow : 787
Clarithromycine Biogaran : 787
Clarithromycine EG : 787
Clarithromycine Evolugen : 787
Clarithromycine GNR : 787
Clarithromycine Merck : 787
Clarithromycine Pfizer : 787
Clarithromycine Qualimed : 787
Clarithromycine Ranbaxy : 787
Clarithromycine Ratiopharm : 787
Clarithromycine Sandoz : 787
Clarithromycine Téva : 787
Clarithromycine Zydus : 787
Mononaxy : 787
Monozeclar : 787
Naxy : 787
Zeclar : **787**
Clindamycine
Clindamycine Aguettant : 183
Clindamycine Kabi : 183
Dalacine : **183**

Lincocine : 183
Clobazam
Urbanyl : **736**
Clobétasol
Clarelux : 197
Dermoval : **197**
Diprolène : 197
Clodronate disodique
Lytos : **426**
Clofazimine
Lamprène : **388**
Clomifène
Clomid : **154**, 545
Pergotime : 154, **545**
Clomipramine
Anafranil : **36**
Clomipramine Merck : 36
Clomipramine RPG : 36
Clomipramine Sandoz : 36
Clomipramine Téva : 36
Prothiaden : 36
Tofranil : 36
Clonazépam
Rivotril : **613**
Clonidine
Catapressan : **124**
Clopidogrel
Clopidogrel Actavis : 557
Clopidogrel Almus : 557
Clopidogrel Alter : 557
Clopidogrel ARG : 557
Clopidogrel Biogaran : 557
Clopidogrel Bouchara : 557
Clopidogrel Cristers : 557
Clopidogrel EG : 557
Clopidogrel Evolugen : 557
Clopidogrel Isomed : 557
Clopidogrel KRKA : 557
Clopidogrel Mylan : 557
Clopidogrel PHR : 557
Clopidogrel Qualimed : 557
Clopidogrel Ratiopharm : 557
Clopidogrel RPG : 557
Clopidogrel Sandoz : 557
Clopidogrel Winthrop : 557
Clopidogrel Zentiva : 557
Clopidogrel ZYF : 557
Duoplavin : **225**
Plavix : **557**
Clorazépate dipotassique
Tranxène : **716**

Index

Clotrimazole
  Mycohydralin : **475**
Cloxacilline
  Bristopen : 527
  Orbénine : **527**
Clozapine
  Clozapine Merck : 395
  Clozapine Panpharma : 395
  Leponex : **395**
Codéine
  Algisedal : 378
  Claradol Codéine : 257, 486, 585, 694, 730
  Codédrill sans sucre : 257, 486, 585, 694, 730
  Codoliprane : **154**, 378
  Dafalgan Codéine : 154, 378
  Dinacode : 257, 486, 585, 694, 730
  Efferalgan Codéine : 378
  Eucalyptine : 486, 585, 694, 730
  Eucalyptine Le Brun : **257**
  Euphon : 257, 486, 585, 694, 730
  Klipal : **378**
  Néo-Codion : 257, **486**, 585, 694, 730
  Padéryl : 257, 486, 585, 694, 730
  Paracétamol Codéine Arrow : 154, 378
  Paracétamol Codéine Biogaran : 154, 378
  Paracétamol Codéine Cristers : 154, 378
  Paracétamol Codéine EG : 154, 378
  Paracétamol Codéine Isomed : 378
  Paracétamol Codéine Ivax : 378
  Paracétamol Codéine Merck : 378
  Paracétamol Codéine Mylan : 154
  Paracétamol Codéine Sandoz : 154, 378
  Paracétamol Codéine Téva : 154, 378

  Pulmosérum : 257, 486, **585**, 694, 730
  Terpine Gonnon : 257, 486, 585, **694**, 730
  Tussipax : 257, 486, 585, 694, **730**
Colchicine
  Colchicine Opocalcium : 155
  Colchimax : **155**
Colécalciférol
  Adrovance : **17**
  Calciprat Vit D3 : **114**
  Calcium Vit D3 Biogaran : 114
  Calcium Vit D3 EG : 114
  Calcium Vit D3 GNR : 114
  Calcium Vit D3 Mylan : 114
  Calcium Vit D3 Ranbaxy : 114
  Calcium Vit D3 Ratiopharm : 114
  Calcium Vit D3 Sandoz : 114
  Calcium Vit D3 Téva : 114
  Calcium Vit D3 Zydus : 114
  Calcos Vit D3 : 114
  Calperos Vit D3 : 114
  Densical Vit D3 : 114
  Flixical Vit D3 : 114
  Fosavance : 17
  Ideos : 114
  Orocal : 114
  Osseans : 114
  Uvédose : **738**
  Vitamine D3 BON : 738
Colestyramine
  Questran : **588**
Colistine
  Colimycine : **156**
Collodion
  Duofilm : 374
  Kérafilm : **374**
  Verrufilm : 374
  Verrupan : 374
Condurango
  Jouvence de l'abbé Soury : **367**
Coquelicot
  Actisane : 503
  Arkogélules aubépine : 503
  Aubépine : 503
  Biocarde : 503

  Euphytose : 503
  Nocvalène : **503**
  Passiflore : 503
Corynebacterium diphtheriae
  Mencevax : 440
  Meningitec : **439**
  Menveo : **440**
  Neisvac : 439
Cromoglicate
  Alairgix : **21**
  Cromorhinol : 21
Cromoglicate de sodium
  Allergocomod : 522
  Cromoglicate Arrow : 522
  Cromoglicate Biogaran : 522
  Cromoglicate Pierre Fabre : 410
  Lomudal : **410**
  Opticron : **522**
  Zallyre : 410, 522
Crotamiton
  Eurax : **261**
Cuivre
  Oligocure : **519**
Cyanocobalamine
  Dodécavit : 764
  Vitamine B12 Delagrange : 764
  Vitamine B12 Gerda : **764**
  Vitamine B12 Lavoisier : 764
Cyclophosphamide
  Endoxan : **246**
Cyproheptadine
  Périactine : **545**
Cyprotérone
  Androcur : **40**
  Climaston : 153
  Climène : **153**
  Cyprotérone Arrow : 40
  Cyprotérone Biogaran : 40
  Cyprotérone EG : 40
  Cyprotérone G Gam : 40
  Cyprotérone Merck : 40
  Cyprotérone Mylan : 40
  Cyprotérone Sandoz : 40
  Cyprotérone Stragen : 40
  Cyprotérone Téva : 40
  Cyprotérone Winthrop : 40
  Divina : 153
  Kliogest : 153
  Trisequens : 153

D

Dabigatran
  Pradaxa : **562**
Dacarbazine
  Dacarbazine Lipomed : 200
  Déticène : **200**
Dactyle aggloméré
  Oralair : **525**
Daltéparine sodique
  Fragmine : **289**
Dantrolène
  Dantrium : **184**
Dapabutan
  Cetavlon : 661
  Sterlane : **661**
Dapsone
  Disulone : **215**
  Hansolar : 215
Daptomycine
  Cubicin : **174**
Darunavir ethanolate
  Prezista : **568**
Dasatinib monohydrate
  Sprycel : **656**
Déanol
  Acti-5 : **7**
  Débrumyl : **186**
Décitabine
  Dacogen : **178**
Degarelix
  Firmagon : **272**
Déméclocycline
  Alkonatrem : **29**
Dépalléthrine
  Charlieu antipoux : 538
  Hégor : 538
  Itax : 538
  Item antipoux : 538
  Para spécial poux : **538**
  Parasidose : 538
  Pyreflor : 538
  Spray-Pax : 538
Desirudine
  Revasc : **602**
Desloratadine
  Aerius : **19**
  Dasselta : 19
  Desloratadine Actavis : 19
  Desloratadine Arrow : 19
  Desloratadine Biofaran : 19
  Desloratadine Cristers : 19
  Desloratadine EG : 19

Desloratadine GNR : 19
Desloratadine Mylan : 19
Desloratadine Ranbaxy : 19
Desloratadine Téva : 19
Desloratadine Zen : 19
Desmopressine
  Minirin : **454**
  Minirinmelt : 454
Désogestrel
  Cerazette : **135**
  Désogestrel Actavis : 135
  Désogestrel Biogaran : 135
  Désogestrel Mylan : 135
  Désogestrel Téva : 135
Désogestrel-Éthinylestradiol
  Biogaran : 440, 744
  Mercilon : **440**, 744
  Varnoline : 440, **744**
Désonide
  Aclosone : 719
  Epitopic : 719
  Locapred : 719
  Propylèneglycol : 719
  Tridésonit : **719**
Désoxycortone
  Syncortyl : **674**
Dexaméthasone
  Antibio-Synalar : 560
  Auricularum : 560
  Chibro-Cadron : **140**
  Cortisal : 544
  Dérinox : 560
  Maxidrol : 140
  Panotile : 560
  Percutalgine : **544**
  Polydexa solution auriculaire : **560**
  Polydexa solution nasale : **560**
Dexchlorphéniramine
  Allergefon : 559
  Aphilan : 559
  Bétaméthasone Biogaran : 130
  Bétaméthasone EG : 130
  Bétaméthasone Winthrop : 130
  Célestamine : **130**
  Dimégan : 559
  Phénergan : 559
  Polaramine : **559**
  Théralène : 559

Dexkétoprofène trométanol
  Ketesse : **376**
Dexpanthénol
  Bépanthène : **90**
Dextrométhorphane
  Dextrométhorphane Arrow : 730
  Nodex : 730
  Pulmodexane : 730
  Tussidane : 730
  Tuxium : **730**
  Vicks toux sèche : 730
Diacéréine
  Art 50 : **56**, 798
  Diacéréine Actavis : 56, 798
  Diacéréine Biogaran : 56, 798
  Diacéréine Cristers : 56, 798
  Diacéréine EG : 56, 798
  Diacéréine Evolugen : 56, 798
  Diacéréine Mylan : 56, 798
  Diacéréine Negma : 56, 798
  Diacéréine Qualimed : 56, 798
  Diacéréine Ranbaxy : 56, 798
  Diacéréine Ratiopharm : 56, 798
  Diacéréine Sandoz : 56, 798
  Diacéréine Téva : 56
  Zondar : 56, **798**
Diacétylcystéine
  Mucothiol : **472**
Diazépam
  Diazépam Ratiopharm : 742
  Valium : **742**
Dibotermine alfa
  Inductos : **342**
Diclofénac
  Artotec : **60**
  Compralfene : 778
  Diclofénac Arrow : 769, 778
  Diclofénac Biogaran : 778
  Diclofénac EG : 769, 778
  Diclofénac G Gam : 769
  Diclofénac Ivax : 769, 778
  Diclofénac Merck : 769, 778

Index

Diclofénac Nepenthes : 769, 778
Diclofénac Ranbaxy : 769, 778
Diclofénac Ratiopharm : 778
Diclofénac Sandoz : 769, 778
Diclofénac Téva : 769, 778
Dispadol gel : 769
Flector : 769, 778
Solaraze : 769
Tendol : 769
Voldal : 769
Voltarène : **769**, 778
Xenid : 769, **778**
Didanosine
Videx : **756**
Dienogest
Qlaira : **588**
Visanne : **761**
Digoxine
Digoxine : **207**
Dihexyvérine
Spasmodex : **653**
Dihydroergocristine
Iskédyl : **354**
Dihydroergotamine
Diergo-Spray : 209, 335, 630
Dihydroergotamine : **209**
Dihydroergotamine GNR : 335, 630
Dihydroergotamine Novartis : 209, 335
Dihydroergotamine NVP : 209, 335, 630
Ikaran : 209, **335**, 630
Séglor : 209, 335, **630**
Tamik : 209, 335, 630
Diltiazem
Deltazen : 705
Dilrène : 705
Diltiazem Biogaran : 705
Diltiazem EG : 705
Diltiazem Ivax : 705
Diltiazem Merck : 705
Diltiazem Mylan : 705
Diltiazem RPG : 705
Diltiazem Sandoz : 705
Diltiazem Téva : 705
Diltiazem Winthrop : 705
Diltiazem Zydus : 705
Tildiem : **705**

Dimenhydrinate
Mercalm : **440**
Nausicalm : **484**
Dimépranol
Isoprinosine : **354**
Diméticone
Aérocid : **19**
Gel de polysilane : **299**, 641
Pepsane : **544**
Siligaz : 299, **641**
Diosmectite
Smecta : **646**
Diosmine
Daflon : 212
Dio : 212
Diosmine Arrow : 212
Diosmine Biogaran : 212
Diosmine EG : 212
Diosmine Ivax : 212
Diosmine Merck : 212
Diosmine Ratiopharm : 212
Diosmine RPG : 212
Diosmine Sandoz : 212
Diosmine Téva : 212
Diosmine Zydus : 212
Diovenor : **212**
Endium : 212
Médiveine : 212
Sedorrhoïde : 212
Titanoral : 212
Vénirène : 212
Diphénhydramine
Actifed jour et nuit : **8**
Butix : **110**
Nautamine : **484**
Dipropionate
Dermoval : 213
Diprolène : **213**
Diprosone : 213
Dipyridamole
Cléridium : 546
Persantine : **546**
Disopyramide
Isorythm : 620
Rythmodan : **620**
Disulfirame
Espéral : **255**
Dithranol
Anaxéryl : **38**
Caditar : 38
Ramet cade savon : 38
Divalproate de sodium
Dépakote : **191**

Dobésilate de calcium
Doxium : **222**
Docetaxel
Docetaxel Accord : 686
Docetaxel Actavis : 686
Docetaxel Téva : 686
Taxotère : **686**
Docosanol
Erazaban : **251**
Docusate de sodium
Jamylène : **361**
Dompéridone
Biperidys : **100**
Dompéridone Almus : 100, 469
Dompéridone Alter : 469
Dompéridone Arrow : 100, 469
Dompéridone Biogaran : 100, 469
Dompéridone Cristers : 100, 469
Dompéridone EG : 100, 469
Dompéridone Ivax : 100, 469
Dompéridone Merck : 100, 469
Dompéridone Qualimed : 100, 469
Dompéridone Ratiopharm : 100, 469
Dompéridone RPG : 100, 469
Dompéridone Sandoz : 100, 469
Dompéridone Téva : 100, 469
Dompéridone Torlan : 100, 469
Dompéridone Winthrop : 100, 469
Dompéridone Zen : 100, 469
Dompéridone Zydus : 100, 469
Motilium : **469**
Péridys : 469
Donepezil
Aricept : **54**
Donepezil Actavis : 54
Donepezil Alter : 54
Donepezil Arrow : 54
Donepezil Biogaran : 54

DCI (Dénomination commune internationale)

Donepezil EG : 54
Donepezil KRKA : 54
Donepezil Mylan : 54
Donepezil Pfizer : 54
Donepezil Qualimed : 54
Donepezil Ranbaxy : 54
Donepezil Sandoz : 54
Donepezil Téva : 54
Donepezil Zen : 54
Donepezil Zydus : 54
Doripénème
Doribax : **221**
Dorzolamide
Dorzolamide Actavis : 729
Dorzolamide Biogaran : 729
Dorzolamide Chauvin : 729
Dorzolamide Mylan : 729
Trusopt : **729**
Doxapram
Dopram : **220**
Doxazosine
Doxazosine Téva : 801
Zoxan : **801**
Doxépine
Défanyl : 589
Elavil : 589
Laroxyl : 589
Ludiomil : 589
Quitaxon : **589**
Surmontil : 589
Doxycycline
Doxy : 754
Doxycline : 754
Doxycycline Arrow : 754
Doxycycline Biogaran : 754
Doxycycline Merck : 754
Doxycycline Ratiopharm : 754
Doxycycline Sandoz : 754
Doxylis : 754
Doxypalu : 754
Granudoxy : 754
Spanor : 754
Tolexine : 754
Vibramycine N : **754**
D-phénothrine
Charlieu antipoux : 320, 357
Hégor : **320**, 357
Itax : 320, **357**
Item : 320
Item antipoux : 357

Para spécial poux : 320, 357
Parasidose : 320, 357
Pyreflor : 320, 357
Spray-Pax : 320, 357
Dronédarone
Multaq : **472**
Dropéridol
Dipipéron : 222
Droleptan : **222**
Dropéridol Arrow : 222
Drospirenone
Angeliq : **41**
Belanette : 363
Convuline : 362
Drospibel 0,02/3 mg : 363
Drospibel 0,03/3 mg : 362
Éthinylestradiol/
Drospirenone Biogaran 0,02/3 mg : 363
Éthinylestradiol/
Drospirenone Biogaran 0,03/3 mg : 362
Jasmine : **362**
Jasminelle : **363**
Duloxetine
Cymbalta : **176**
Dutastéride
Avodart : **74**
Dydrogestérone
Duphaston : **226**
Estima : 226
Progestérone Biogaran : 226
Progestérone Merck : 226
Progestérone Ratiopharm : 226
Progestérone Sandoz : 226
Progestérone Téva : 226
Utrogestan : 226

E

Eau de mer
Physiomer : **553**
Stérimar : 553
Ébastine
Ébastine Teva : 376
Kestinlyo : **376**
Éconazole
Dermazol : 547
Éconazole Arrow : 316, 547
Éconazole Biogaran : 316, 547

Éconazole EG : 316, 547
Éconazole Merck : 316, 547
Éconazole Mylan : 316, 547
Éconazole Qualimed : 316
Éconazole Ranbaxy : 316, 547
Éconazole Ratiopharm : 316, 547
Éconazole RPG : 316, 547
Éconazole Sandoz : 316, 547
Éconazole Téva : 547
Éconazole Zydus : 316, 547
Fazol G : 316
Fongiléine : 547
Gynomyk : 316
Gyno-Pevaryl : **316**
Gynopura : 316, 547
Gyno-Trosyd : 316
Lomexin : 316
Mycoapaysil : 547
Mycosedermyl : 547
Myleugyn : 316, 547
Pevaryl : **547**
Terlomexin : 316
Éfavirenz
Atripla : **67**
Sustiva : **672**
Élétriptan hydrobromure
Relpax : **594**
Emtricitabine
Atripla : **67**
Eviplera : **263**
Énalapril
Co-Renitec : 597
Énalapril Actavis : 597
Énalapril Almus : 597
Énalapril Arrow : 597
Énalapril Biogaran : 597
Énalapril Biostabilex : 597
Énalapril EG : 597
Énalapril Evolugen : 597
Énalapril G Gam : 597
Énalapril Ivax : 597
Énalapril Merck : 597
Énalapril Mylan : 597
Énalapril Qualimed : 597
Énalapril Ratiopharm : 597
Énalapril RPG : 597
Énalapril Sandoz : 597
Énalapril Téva : 597
Énalapril Winthrop : 597

Index

Énalapril Zydus : 597
Renitec : **597**
Enfuvirtide
Fuzeon : **293**
Énoxaparine sodique
Lovenox : **414**
Entacapone
Comtam : **160**
Entacapone Mylan : 160
Stalevo : **658**
Entecavir monohydrate
Baraclude : **82**
Enzymes digestives
Entecet : **247**
Flaviastase : 247
Éosine disodique
Éosine aqueuse Cooper : **247**
Éosine aqueuse Gifrer : 247
Éosine aqueuse Gilbert : 247
Épinastine
Purivist : **586**
Épinéphrine
Anapen : **37**, 365
Jext : **365**
Éplérénone
Inspra : **347**
Époetine alfa
Binocrit : **98**
Eprex : 98
Époetine thêta
Eporatio : **250**
Epoétine zeta
Retacrit : **601**
Éprosartan
Teveten : **697**
Eptotermine alfa
Osigraft : **530**
Ergocalciférol
Stérogyl : **662**, 739
Uvestérol D : **662**, **739**
Zyma D2 : 662, 739
Ergotamine
Gynergène caféiné : **315**
Éribuline
Halaven : **317**
Erlotinib
Tarceva : **682**
Ertapénème sodique
Invanz : **351**
Erysimum
Euphon : **258**

Érythromycine
Abboticine : **3**, 252
Egery : 3, 252
Ery : 3, 252
Erythrocine : **3**, **252**
Eschscholtzia
Plenesia : **557**
Escilolapram
Seroplex : **637**
Esdépalléthrine
Ascabiol : **655**
Sprégal : **655**
Eslicarbazépine
Zebinix : **786**
Ésoméprazole
Ésoméprazole Actavis : 344
Ésoméprazole Arrow : 344
Ésoméprazole Biogaran : 344
Ésoméprazole EG : 344
Ésoméprazole Mylan : 344
Ésoméprazole PHR : 344
Ésoméprazole Ranbaxy : 344
Ésoméprazole Ratiopharm : 344
Ésoméprazole Sandoz : 344
Ésoméprazole Téva : 344
Ésoméprazole Winthrop : 344
Ésoméprazole Zydus : 344
Inexium : **344**
Estazolam
Mogadon : 511
Nuctalon : **511**
Rohypnol : 511
Estradiol
Angeliq : **41**
Climara : 188
Climaston : 153, 188, 216
Climène : **153**, 216
Délidose : **188**
Dermestril : 188, **195**, 515
Divina : 153, **216**
Estréva : 188, 581
Estréva Gel : 516
Estrofem : 188, 581
Éthinyl-Œstradiol : 581
Femsept : 188
Kliogest : 153, 216
Oromone : 188, 581
Œsclim : 188, 195, **515**

Œstrodose : 188, 516, 581
Œstrogel : 188, **516**
Physiogine : 581
Progynova : 581
Provames : 188, **581**
Qlaira : **588**
Thais : 188
Thaisept : 188
Trisequens : 153, 188, 216
Estriol
Colposeptine : 552, 728
Colpotrophine : 552, 728
Gydrelle : 552, 728
Physiogine : **552**, 728
Trophicrème : 552, 728
Trophigil : 552, **728**
Étamsylate
Dicynone : **206**
Étanercept
Enbrel : **245**
Éthambutol
Dexambutol : **202**
Myambutol : 202
Éthanolamine
Gelutrophyl : **301**
Éther sirop
Combantrin : 751
Fluvermal : 751
Helmintox : 751
Vermifuge Sorin : **751**
Zentel : 751
Éthinylestradiol
Adépal : **15**, 146, 236, 452, 720
Amarance : 15, 146, 236, 452, 720, 724
Belanette : 363
Belara : **88**
Cilest : 15, **146**, 236, 452, 720, 724
Convuline : 362
Daily : 15, 146, 236, 452, 720, 724
Désogestrel-Éthinylestradiol Biogaran : 440, 744
Drospibel 0,02/3 mg : 363
Drospibel 0,03/3 mg : 362
Edenelle : 438
Efezial : 437
Effiprev : 15, 146, **236**, 452, 720, 724
Estréva : 255
Estrofem : 255

▶ 1030

Éthinylestradiol/
Drospirenone Biogaran
0,02/3 mg : 363
Éthinylestradiol/
Drospirenone Biogaran
0,03/3 mg : 362
Éthinyl-Œstradiol : **255**
Evanecia : 15, 452, 724
Evra : **264**
Felixita : 437, 464, 548, 722
Gestodène-Éthinylestradiol
Arrow : 437, 438, 464, 548, 722
Gestodène-Éthinylestradiol
Biogaran : 437, 438, 464, 548, 722
Gestodène-Éthinylestradiol
EG : 437, 464, 548, 722
Gestodène-Éthinylestradiol
Ratiopharm : 437, 464, 548, 722
Gestodène-Éthinylestradiol
Sandoz : 437, 464, 548, 722
Gestodène-Éthinylestradiol
Téva : 437, 438, 464, 548, 722
Gestodène-Éthinylestradiol
Winthrop : 437, 464, 548, 722
Gestodène-Éthinylestradiol
Zen : 438
Harmonet : 437, 464, 548, 722
Jasmine : **362**
Jasminelle : **363**
Leeloo : **395**
Lovalulo : 395
Ludéal : 15, 146, 236, 452, 720, 724
Méliane : **437**, 464, 548, 722
Melodia : **438**
Mercilon : **440**, 744
Minesse : 438
Minidril : 15, 146, 236, **452**, 720, 724
Miniphase : 724
Minulet : 437, 464, 548, 722
Moneva : 437, **464**, 548, 722
Optilova : **523**
Optinesse : 438
Oromone : 255
Ortho-Novum : 724
Œstrodose : 255

Pacilia : 15, 452, 724
Perleane : 722
Phaeva : 437, 464, **548**, 722
Physiogine : 255
Progynova : 255
Provames : 255
Stédiril : **660**
Sylviane : 438
Triella : 15, 146, 236, 452, **720**, 724
Tri-Minulet : 437, 464, 548, **722**
Trinordiol : 15, 146, 236, 452, 720, **724**
Varnoline : 440, **744**
Zikiale : 452
Éthosuximide
Zarontin : **786**
Éthylmorphine
Claradol Codéine : 730
Codédrill sans sucre : 730
Dinacode : 730
Eucalyptine : 730
Euphon : 730
Néo-Codion : 730
Padéryl : 730
Pulmosérum : 730
Terpine Gonnon : 730
Tussipax : **730**
Étiléfrine
Effortil : **237**
Étodolac
Lodine : **408**
Étoposide
Celltop : **134**
Étoposide Merck : 134
Étoposide Téva : 134
Étoricoxib
Arcoxia : **52**
Étravirine
Intelence : **350**
Eucalyptol
Claradol Codéine : 486
Codédrill sans sucre : 486
Dinacode : 486
Eucalyptine : 486
Euphon : 486
Néo-Codion : **486**
Padéryl : 486
Pulmosérum : 486
Terpine Gonnon : 486
Tussipax : 486

Eucalyptus
Balsolène : **82**
Broncalène sans sucre : 728
Clarix : 728
Codotussyl : 728
Dimétane : 728
Hexapneumine : 728
Respilène : 728
Terpone : **695**
Trophirès : **728**
Everolimus
Afinitor : **20**
Certican : **137**
Exenatide
Byetta : **110**
Extrait de bile
Rectopanbiline : **593**
Extrait de crataegus
Nicoprive : **494**
Extrait de millepertuis
Euphypertuis : **260**
Extrait de petit houx
Cyclo 3 fort : **175**
Extrait de sangsue
Hirucrème : **325**
Extrait enzymatique
Entecet : 274
Flaviastase : **274**
Hepatoum : **321**
Extrait pancréatique
Alipase : 262
Créon : 262
Eurobiol : **262**
Extrait sec de millepertuis
Mildac : **451**
Extrait végétal
Hepatoum : **321**
Ézétimibe
Ezetrol : **267**
Inegy : **343**

F

Facteur II, VII, IX, X de coagulation humain
Octaplex : **514**
Facteur VIII
Advate : 379
Helixate : 379
Refacto : 379
Famciclovir
Oravir : **526**

Index

Famotidine
  Famotidine EG : 543
  Famotidine Merck : 543
  Pepcidac : **543**
Febuxostat
  Adénuric : **14**
Felbamate
  Taloxa : **678**
Félodipine
  Félodipine Sandoz : 276
  Félodipine Winthrop : 276
  Flodil : **276**
  Logimax : 276
Fénofibrate
  Fégénor : 404
  Fénathol : 404
  Fénofibrate Actavis : 404
  Fénofibrate Almus : 404
  Fénofibrate Alter : 404
  Fénofibrate Arrow : 404
  Fénofibrate Biogaran : 404
  Fénofibrate Cristers : 404
  Fénofibrate EG : 404
  Fénofibrate Fournier : 404
  Fénofibrate G Gam : 404
  Fénofibrate Ivax : 404
  Fénofibrate Merck : 404
  Fénofibrate Mylan : 404
  Fénofibrate Qualimed : 404
  Fénofibrate Ranbaxy : 404
  Fénofibrate Ratiopharm : 404
  Fénofibrate RPG : 404
  Fénofibrate Sandoz : 404
  Fénofibrate Téva : 404
  Fénofibrate Winthrop : 404
  Fénofibrate Zydus : 404
  Lipanthyl : **404**
  Sécalip : 404
Fénoprofène calcium
  Advil : 479
  Advitalb : 479
  Antarène : 479
  Brufen : 479
  Ibuprofène Actavis : 479
  Ibuprofène Almus : 479
  Ibuprofène Arrow : 479
  Ibuprofène Biogaran : 479
  Ibuprofène Cristers : 479
  Ibuprofène EG : 479
  Ibuprofène Mylan : 479
  Ibuprofène Neptenthes : 479

Ibuprofène Qualimed : 479
Ibuprofène Ranbaxy : 479
Ibuprofène Ratiopharm : 479
Ibuprofène RPG : 479
Ibuprofène Sandoz : 479
Ibuprofène Téva : 479
Ibuprofène Zydus : 479
Nalgésic : **479**
Nureflex : 479
Nurofen : 479
Nurofenfem : 479
Nurofenflash : 479
Spedifen : 479
Fentanyl
  Abstral : **4**
  Actiq : 227
  Durogésic : **227**
  Fentanyl Winthrop : 227
  Matrifen : 227
Fenticonazole
  Éconazole Arrow : 410
  Fazol G : 410
  Gynomyk : 410
  Gyno-Pevaryl : 410
  Gyno-Trosyd : 410
  Lomexin : **410**
  Terlomexin : 410
Fexofénadine
  Fexofénadine Biogaran : 687
  Fexofénadine Mylan : 687
  Fexofénadine Téva : 687
  Fexofénadine Winthrop : 687
  Telfast : **687**
Fidaxomicine
  Dificlir : **207**
Finastéride
  Chibro-Proscar : **141**
  Finastéride Actavis : 141
  Finastéride Almus : 141
  Finastéride Arrow : 141
  Finastéride Biogaran : 141
  Finastéride EG : 141
  Finastéride Isomed : 141
  Finastéride Pfizer : 141
  Finastéride PHR : 141
  Finastéride Qualimed : 141
  Finastéride Ranbaxy : 141
  Finastéride Ratiopharm : 141

Finastéride Sandoz : 141
Finastéride Téva : 141
Finastéride Winthrop : 141
Finastéride Zydus : 141
Propecia : **577**
Fingolimod
  Gilenya : **303**
Fioraventi
  Ephydrol : **248**
Flavonoïdes de rutacées (diosmine)
  Daflon : **180**
  Dio : 180
  Diosmine Arrow : 180
  Diosmine Biogaran : 180
  Diosmine EG : 180
  Diosmine Ivax : 180
  Diosmine Merck : 180
  Diosmine Ratiopharm : 180
  Diosmine RPG : 180
  Diosmine Sandoz : 180
  Diosmine Téva : 180
  Diosmine Zydus : 180
  Diovenor : 180
  Endium : 180
  Médiveine : 180
  Titanoral : 180
  Vénirène : 180
Flécaïnide
  Flécaïne : **274**
  Flécaïnide Arrow : 274
  Flécaïnide Biogaran : 274
  Flécaïnide EG : 274
  Flécaïnide Merck : 274
  Flécaïnide Qualimed : 274
  Flécaïnide RPG : 274
  Flécaïnide Sandoz : 274
  Flécaïnide Téva : 274
Fléole des prés
  Oralair : **525**
Floctafénine
  Idarac : **334**
Flouve odorante
  Oralair : **525**
Flubendazole
  Combantrin : 281
  Fluvermal : **281**
  Helmintox : 281
  Vermifuge Sorin : 281
  Zentel : 281
Fluconazole
  Beagyne : 721
  Fluconazole Actavis : 721

Fluconazole Aguettant : 721
Fluconazole Almus : 721
Fluconazole Arrow : 721
Fluconazole Biogaran : 721
Fluconazole Cristers : 721
Fluconazole Dakota pharm : 721
Fluconazole EG : 721
Fluconazole Evolugen : 721
Fluconazole G Gam : 721
Fluconazole Kabi : 721
Fluconazole Macopharma : 721
Fluconazole Merck : 721
Fluconazole Mylan : 721
Fluconazole PAN : 721
Fluconazole Pfizer : 721
Fluconazole Qualimed : 721
Fluconazole Ranbaxy : 721
Fluconazole Redibag : 721
Fluconazole Sandoz : 721
Fluconazole Téva : 721
Fluconazole Winthrop : 721
Triflucan : **721**

Flucytosine
Ancotil : **39**

Fluindione
Préviscan : **566**

Flunarizine
Sibélium : **639**

Flunitrazépam
Mogadon : 617
Nuctalon : 617
Rohypnol : **617**

Fluocortolone
Déliproct : 734
Ultraproct : **734**

Fluorouracile
Efudix : **239**

Fluorure de sodium
Duraphat : **227**
Flucon : 803
Fluocaril : **280**, 627
Fluodontyl : 280, 627, 803
Fluorex : 803
Fluorure de calcium : 803
Hextril : 280, 627
Sanogyl : 280, **627**
Zymafluor : **803**

Fluoxétine
Floxyfral : 582
Fluoxétine Actavis : 582
Fluoxétine Almus : 582
Fluoxétine Alter : 582
Fluoxétine Arrow : 582
Fluoxétine Biogaran : 582
Fluoxétine Bouchara : 582
Fluoxétine Cristers : 582
Fluoxétine EG : 582
Fluoxétine Evolugen : 582
Fluoxétine Isomed : 582
Fluoxétine Merck : 582
Fluoxétine PHR : 582
Fluoxétine Qualimed : 582
Fluoxétine Ranbaxy : 582
Fluoxétine Ratiopharm : 582
Fluoxétine Sandoz : 582
Fluoxétine Set : 582
Fluoxétine Téva : 582
Fluoxétine Torlan : 582
Fluoxétine Winthrop : 582
Fluoxétine Zydus : 582
Prozac : **582**
Seropram : 582
Zoloft : 582

Flupentixol
Clopixol : 278
Fluanxol : **278**

Fluphénazine
Modécate : **460**
Piportil : 460
Trilifan retard : 460

Flurbiprofène
Antadys : 125
Cébutid : **125**
Ocufen : 125
Strefen : **665**

Flutamide
Eulexine : **257**
Flutamide Arrow : 257
Flutamide Biogaran : 257
Flutamide Cristers : 257
Flutamide EG : 257
Flutamide Ivax : 257
Flutamide Merck : 257
Flutamide Téva : 257
Prostadirex : 257

Fluticasone
Flixotide : **275**
Seretide Diskus : **635**

Fluticasone furoate
Avamys : **71**

Fluticasone propionate
Flixonase : **275**

Fluvastatine
Fluvastatine Actavis : 288
Fluvastatine Biogaran : 288
Fluvastatine Cristers : 288
Fluvastatine EG : 288
Fluvastatine Evolugen : 288
Fluvastatine Isomed : 288
Fluvastatine Mylan : 288
Fluvastatine Qualimed : 288
Fluvastatine Ranbaxy : 288
Fluvastatine Sandoz : 288
Fluvastatine Téva : 288
Fluvastatine Winthrop : 288
Fluvastatine Zydus : 288
Fractal : **288**
Lescol : 288

Fluvoxamine
Floxyfral : **277**
Fluvoxamine EG : 277
Fluvoxamine Merck : 277
Fluvoxamine Sandoz : 277
Fluvoxamine Téva : 277

Follitropine beta
Puregon : **585**

Fondaparinux sodique
Arixtra : **55**

Formotérol
Formodual : **283**
Innovair : 283

Formotérol fumarate
Atimos : **66**
Formoair : 66

Fosamprénavir
Telzir : **688**

Foscarnet sodique hexahydraté
Foscavir : **286**

Fosfomycine
Fosfocine : **287**
Fosfomycine Actavis : 287
Fosfomycine Arrow : 287
Fosfomycine Biogaran : 287
Fosfomycine Cristers : 287
Fosfomycine EG : 287
Fosfomycine Mylan : 287
Fosfomycine Ranbaxy : 287
Fosfomycine Ratiopharm : 287
Fosfomycine Sandoz : 287
Fosfomycine Winthrop : 287

Fosinopril
Fosinopril Arrow : 287

Index

Fosinopril Cristers : 287
Fosinopril EG : 287
Fosinopril Mylan : 287
Fosinopril Winthrop : 287
Fozitec : **287**
Frovatriptan
Tigreat : **703**
Fumarate de formotérol dihydraté
Asmelor : **63**
Foradil : 63
Fumarate ferreux
Ascofer : 291
Fero-Grad : 291
Ferrostrane : 291
Fumafer : **291**
Inofer : 291
Tardyferon : 291
Tot'hema : 291
Furosémide
Furosémide : 394
Furosémide Arrow : 394
Furosémide Biogaran : 394
Furosémide EG : 394
Furosémide Merck : 394
Furosémide Ranbaxy : 394
Furosémide Ratiopharm : 394
Furosémide RPG : 394
Furosémide Sandoz : 394
Furosémide Téva : 394
Furosémide Winthrop : 394
Lasilix : **394**

G

Gabapentine
Gabapentine Arrow : 491
Gabapentine Biogaran : 491
Gabapentine Cristers : 491
Gabapentine EG : 491
Gabapentine G Gam : 491
Gabapentine Merck : 491
Gabapentine Qualimed : 491
Gabapentine Ranbaxy : 491
Gabapentine Ratiopharm : 491
Gabapentine RPG : 491
Gabapentine Téva : 491
Gabapentine Torlan : 491

Gabapentine Winthrop : 491
Gabapentine Zydus : 491
Neurontin : **491**
Gaïacol
Claradol Codéine : 585
Codédrill sans sucre : 585
Dinacode : 585
Eucalyptine : 585
Euphon : 585
Néo-Codion : 585
Padéryl : 585
Pulmosérum : **585**
Terpine Gonnon : 585
Tussipax : 585
Gaïazulène
Pepsane : **544**
Galantamine
Galantamine Arrow : 595
Galantamine Biogaran : 595
Galantamine KRKA : 595
Galantamine Mylan : 595
Galantamine Zentiva : 595
Galantamine Zydus : 595
Reminyl : **595**
Gélatine
Rectopanbiline : **593**
Gemfibrozil
Lipur : **404**
Gentamicine
Gentalline : **302**
Gentamicine Dakota : 302
Gentamicine Panpharma : 302
Gestodène
Edenelle : 438
Efezial : 437
Felixita : 437, 464, 548, 722
Gestodène-Éthinylestradiol Arrow : 437, 438, 464, 548, 722
Gestodène-Éthinylestradiol Biogaran : 437, 438, 464, 548, 722
Gestodène-Éthinylestradiol EG : 437, 464, 548, 722
Gestodène-Éthinylestradiol Ratiopharm : 437, 464, 548, 722
Gestodène-Éthinylestradiol Sandoz : 437, 464, 548, 722
Gestodène-Éthinylestradiol

Téva : 437, 438, 464, 548
Gestodène-Éthinylestradiol Winthrop : 437, 464, 548
Gestodène-Éthinylestradiol Zen : 438
Harmonet : 437, 464, 548, 722
Méliane : **437**, 464, 548, 722
Melodia : **438**
Minesse : 438
Minulet : 437, 464, 548, 722
Moneva : 437, **464**, 548, 722
Optinesse : 438
Perleane : 722
Phaeva : 437, 464, **548**, 722
Sylviane : 438
Tri-Minulet : 437, 464, 548, **722**
Ginkgo biloba
Ginkogink : 680
Ginkor : **304**
Tanakan : **680**
Tramisal : 680
Glatiramère acétate
Copaxone : **162**
Glibenclamide
Daonil : **184**
Glibenclamide Arrow : 184
Glibenclamide Biogaran : 184
Glibenclamide EG : 184
Glibenclamide Merck : 184
Glibenclamide Ranbaxy : 184
Glibenclamide Sandoz : 184
Glibenclamide Téva : 184
Glucovance : **310**
Hémi-Daonil : 184
Gliclazide
Diamicron : **204**
Gliclada : 204
Gliclazide Actavis : 204
Gliclazide Almus : 204
Gliclazide Arrow : 204
Gliclazide Biogaran : 204
Gliclazide Cristers : 204
Gliclazide EG : 204
Gliclazide G Gam : 204
Gliclazide Ivax : 204
Gliclazide Merck : 204
Gliclazide Qualimed : 204
Gliclazide Ratiopharm : 204

 1034

Gliclazide RPG : 204
Gliclazide Sandoz : 204
Gliclazide Téva : 204
Gliclazide Winthrop : 204
Gliclazide Zydus : 204
Glydium : 204
Glimépiride
  Amarel : **33**
  Glimépiride Accord : 33
  Glimépiride Actavis : 33
  Glimépiride Alter : 33
  Glimépiride Arrow : 33
  Glimépiride Biogaran : 33
  Glimépiride Cristers : 33
  Glimépiride EG : 33
  Glimépiride Evolugen : 33
  Glimépiride Merck : 33
  Glimépiride Mylan : 33
  Glimépiride Qualimed : 33
  Glimépiride Ranbaxy : 33
  Glimépiride Ratiopharm : 33
  Glimépiride Sandoz : 33
  Glimépiride Zentiva : 33
  Glimépiride Zydus : 33
Glipizide
  Glibénèse : **305**, 451, 533
  Glipizide Merck : 305, 451, 533
  Minidiab : 305, **451**, 533
  Ozidia : **533**
Glucagon
  Glucagen : **306**
Gluconate de calcium
  Calciforte : 307
  Gluconate de calcium : **307**
  Gluconate de calcium Aguettant : 307
  Gluconate de calcium Braun : 307
  Gluconate de calcium Lavoisier : 307
Gluconate de potassium
  Gluconate de potassium : **308**
  Kaléorid : 308
  Nati-K : 308
Glucosamine
  Dolenio : 769
  Flexea : 769
  Osaflexan : 769
  Sturctoflex : 769
  Voltaflex : **769**

Glucose
  Coramine glucose : **163**
Glucuronamide
  Guronsan : **314**
Glycérol
  Cristal suppo : **173**
  Dexeryl : **202**
  Glycérine Centrapharm suppo : 173
  Glycérine Evolupharm suppo : 173
  Glycérine Gifrer suppo : 173
  Glycérine Monot suppo : 173
  Glycérine Sogiphar suppo : 173
  Rectopanbiline : **593**
Golimumab
  Simponi : **642**
Gomenol
  Huile gomenolée : **327**
Gomme de sterculia
  Kaologeais : **371**, 371
  Karayal : **371**
  Normacol : **506**
Gomme karaya
  Poly-karaya : **562**
Gonadoréline
  Lutrelef : **422**
Goséréline
  Zoladex : **794**
Granisétron
  Anzemet : 382
  Granisétron Actavis : 382
  Granisétron Téva : 382
  Kytril : **382**
  Zophren : 382
Griséofulvine
  Griséfuline : **313**
Guaïfénésibe
  Broncalène sans sucre : 211
  Clarix : 211
  Codotussyl : 211
  Dimétane : **211**
  Hexapneumine : 211
  Respilène : 211
  Trophirès : 211
Guaïfénésine
  Broncalène sans sucre : 323
  Clarix : 323
  Codotussyl : 323
  Dimétane : 323

Hexapneumine : **323**
Respilène : 323
Trophirès : 323

H

Halofantrine
  Halfan : **318**
Halopéridol
  Haldol : **317**
Hamamélis
  Jouvence de l'abbé Soury : **367**
Héparine calcique
  Calciparine : **113**
Héparine sodique
  Esberiven : **253**
Heptaminol
  Ampecyclal : **35**
  Débrumyl : **186**
  Heptaminol Richard : 322
  Hept-a-myl : **322**
Hespéridine
  Bicirkan : **96**
  Cyclo 3 fort : **175**
Hexamidine
  Hexomédine : **324**
  Hexomédine Mylan : 324
Hexétidine
  Collu-Hextril : **157**
  Collunovar collutoire : 157
  Fluocaril : 324
  Hextril : **324**
  Sanogyl : 324
  Thiovalone : 157
Hormone gonadotrope
  Gonadotrophine chorionique : **311**
Huile de cade (ou goudron de bois de genévrier)
  Anaxéryl : 112, 383
  Caditar : 112, 383
  Laccoderme : **383**
  Ramet cade savon : 112, 383
Huile de foie de poisson
  Avibon pommade : 456
  Mitosyl : **456**
  Pommade Lelong : 456
Hydrocarbonate de magnésium
  Kaobrol : **370**

Index

Hydrochlorothiazide
  Amiloride
  Hydrochlorothiazide RPG : 462
  Amiloride
  Hydrochlorothiazide Téva : 462
  Esidrex : **254**
  Isobar : **565**
  Modurétic : **462**
  Prestole : **565**
  Zofeniluo : **794**
Hydrocortisone
  Aphilan : 116
  Calmicort : **116**
  Célestène chronodose : 331
  Cortapaisyl : 116
  Cortisedermyl : 116
  Dectancyl : 331
  Dépo-Médrol : 331
  Dermofénac démangeaisons : 116
  Hexatrione : 331
  Hydrocortancyl : 331
  Hydrocortisone : **331**
  Hydrocortisone Upjohn : 331
  Kenacort retard : 331
  Mitocortyl démangeaisons : 116
Hydroquinidine
  Sérécor : **634**
Hydroxocobalamine
  Dodécavit : **217**
  Vitamine B12 Delagrange : 217
  Vitamine B12 Gerda : 217
  Vitamine B12 Lavoisier : 217
Hydroxycarbamide
  Hydréa : **330**
  Siklos : **640**
Hydroxychloroquine
  Plaquenil : **556**
Hydroxyde d'aluminium
  Actapulgite : 298
  Alginate de Sodium/Bicarbonate de Sodium Biogaran : 711
  Alginate de Sodium/Bicarbonate de Sodium EG : 298, 711
  Alginate de Sodium/Bicarbonate de Sodium Sandoz : 298, 711
  Alginate de Sodium/Bicarbonate de Sodium Téva : 298, 711
  Gastropulgite : **298**
  Gaviscon : **298**, 711
  Gelox : **300**, 427
  Maalox : 300, **427**
  Mutésa : 300, 427
  Rocgel : 300, 427
  Topaal : 298, **711**
Hydroxyde de magnésium
  Gelox : **300**, 427
  Maalox : 300, **427**
  Magnésie S Pellegrino : **430**
  Mutésa : 300, 427
  Rocgel : 300, 427
Hydroxysine dichlorhydrate
  Atarax : **65**
Hymécromone
  Cantabiline : **119**
Hypochlorite de sodium
  Amukine : 182
  Dakin Cooper : **182**

I

Ibacitabine
  Cuterpès : **174**
Ibuprofène
  Advil : **18**, 107, 513
  Adviltab : 18, 107, 513
  Antarène : 18, 107, 513
  Brufen : 18, 107, **107**, 513
  Ibuprofène Actavis : 18, 107, 513
  Ibuprofène Almus : 18, 107, 513
  Ibuprofène Arrow : 18, 107, 513
  Ibuprofène Biogaran : 18, 107, 513
  Ibuprofène Cristers : 18, 107, 513
  Ibuprofène EG : 18, 107, 513
  Ibuprofène Mylan : 18, 107, 513
  Ibuprofène Neptenthes : 18, 107, 513
  Ibuprofène Ranbaxy : 18, 107, 513
  Ibuprofène Ratiopharm : 18, 107, 513
  Ibuprofène RPG : 18, 107, 513
  Ibuprofène Sandoz : 18, 107, 513
  Ibuprofène Téva : 18, 107, 513
  Ibuprofène Zen : 18
  Ibuprofène Zydus : 18, 107, 513
  Ibutabs : 107, 513
  Nureflex : 18, 107, 513
  Nurofen : 18, 107, 513
  Nurofenfem : 18, 107, 513
  Nurofenflash : 18, 107, 513
  Nurofentabs : **513**
  Spedifen : 18, 107, 513
  Ubutabs : 18
Ifenprodil
  Vadilex : **742**
Iloprost trometamol
  Ventavis : **750**
Imatinib
  Glivec : **305**
Imidapril
  Tanatril : **681**
Imipenem
  Imipenem Cilastatine Actavis : 703
  Imipenem Cilastatine HPI : 703
  Imipenem Cilastatine Mylan : 703
  Imipenem Cilastatine Panpharma : 703
  Imipenem Cilastatine Ranbaxy : 703
  Tienam : **703**
Imiquimod
  Aldara : **24**
Immunoglobuline anti-hépatite B humaine
  Zutectra : **801**
Immunoglobuline équine antivenin de vipera aspis
  Viperfav : **758**
Immunoglobuline humaine normale
  Hizentra : **326**
Immunoglobulines (IgG) de lapin
  Thymoglobuline : **698**

Immunoglobulines (IgG) de souris
  Orthoclone OKT3 : **530**
Immunoglobulines (IgG) humaines
  Clairyg : **149**, 514
  Gammagard : 149
  Kiovig : 571
  Nanogan : 149
  Octagam : **514**
  Privigen : **571**
  Tegeline : 149, 514
Indacatérol
  Oslif : **531**
Indapamide
  Fludex : **279**
  Indapamide Biogaran : 279
  Indapamide EG : 279
  Indapamide Merck : 279
  Indapamide Mylan : 279
  Indapamide Qualimed : 279
  Indapamide Ranbaxy : 279
  Indapamide Ratiopharm : 279
  Indapamide Sandoz : 279
  Indapamide Téva : 279
  Indapamide Winthrop : 279
  Preterax : **565**
Indinavir
  Crixivan : **173**
  Invirase : 173
  Norvir : 173
Indométacine
  Chrono-Indocid : **142**
  Indocid : 142
  Indocollyre : **342**
Indoramine
  Vidora : **757**
Infliximab
  Remicade : **594**
Inhibiteur de la C1 estérase
  Berinert : **90**
Inosine
  Isoprinosine : **354**
Insaponifiables d'avocat et de soja
  Piasclédine : **554**
Insuline
  Humalog : **328**
  Insulatard : **348**
  Insuman Intermédiaire : **349**
  Insuman Rapid : **350**
  Umuline Profil : **735**

Insuline detemir
  Levemir : **398**
Insuline glargine
  Lantus : **389**
Insuline glulisine
  Apidra : **45**
Interféron 1a
  Avonex : **75**
  Rebif : 75
Interféron 1b
  Bétaferon : **93**, 266
  Extavia : 93, **266**
Interféron alfa-2a
  Avonex : 616
  Bétaferon : 616
  Imukin : 616
  IntronA : 616
  Pegasys : **542**
  Roféron-A : **616**
  Viraféron : 616
Interféron alfa-2b
  Avonex : 759
  Bétaferon : 759
  Imukin : 759
  IntronA : 759
  Roféron-A : 759
  Viraféron : **759**
Iodure d'écothiopate
  Phospholine Iodide : **551**
Ipratropium bromure
  Atrovent : **68**
  Bronchodual : 68
  Ipratropium AGT : 68
  Ipratropium Almus : 68
  Ipratropium Arrow : 68
  Ipratropium Merck : 68
  Ipratropium Téva : 68
Iproniazide
  Marsilid : **433**
I. bésartan
  Aprovel : **48**
  Irbésartan Actavis : 48
  Irbésartan Arrow : 48
  Irbésartan Biogaran : 48
  Irbésartan EG : 48
  Irbésartan Mylan : 48
  Irbésartan Ranbaxy : 48
  Irbésartan Ratiopharm : 48
  Irbésartan Sandoz : 48
  Irbésartan Téva : 48
  Irbésartan Zen : 48
  Irbésartan Zydus : 48

Irinotecan
  Campto : **118**
  Irinotecan Actavis : 118
  Irinotecan Ebewe : 118
  Irinotecan Hospira : 118
  Irinotecan Intas : 118
  Irinotecan Kabi : 118
  Irinotecan Mylan : 118
  Irinotecan Téva : 118
Isétionate de pentamidine
  Glucantime : 543
  Pentacarinat : **543**
Isoconazole
  Éconazole Arrow : 269
  Fazol G : **269**
  Gynomyk : 269
  Gyno-Pevaryl : 269
  Gyno-Trosyd : 269
  Lomexin : 269
  Terlomexin : 269
Isoniazide (INH)
  Rifater : **607**
  Rimifon : **609**
Isosorbide dinitrate
  Langoran : 610
  Risordan : **610**
Isothipendyl
  Apaisyl gel : 630
  Butix : 630
  Onctose : 630
  Phénergan : 630
  Sédermyl : **630**
Isotrétinoïne
  Roaccutane : **614**
Ispaghul
  Spagulax : **652**
Isradipine
  Icaz : **334**
Itraconazole
  Itraconazole Merck : 655
  Itraconazole Sandoz : 655
  Itraconazole Téva : 655
  Itraconazole Winthrop : 655
  Sporanox : **655**
Ivabradine
  Procoralan : **572**
Ivacaftor
  Kalydeco : **370**
Ivraie vivace
  Oralair : **525**

Index

J

Josamycine
 Josacine : 366

K

Kaolin
 Gastropax : **297**
 Kaobrol : **370**
 Kaologeais : **371**, 371
 Karayal : **371**
Kétoprofène
 Kétoprofène Arrow : 574
 Kétoprofène Biogaran : 574
 Kétoprofène EG : 574
 Kétoprofène Mylan : 574
 Kétoprofène Ranbaxy : 574
 Kétoprofène RPG : 574
 Kétoprofène Sandoz : 574
 Kétoprofène Téva : 574
 Kétoprofène Zen : 574
 Profénid / Bi-Profénid : **574**
 Toprec : 574
Kétotifène
 Kétotifène G Gam : 785
 Zaditen : **785**
 Zalerg : 785

L

Labétalol
 Trandate : **714**
Lacidipine
 Caldine : **115**
Lacosamide
 Vimpat : **758**
Lactate de magnésium
 Magnéspasmyl : **431**
Lactobacillus acidophilus
 Bacilor : 384
 Lactéol : **384**
Lactobacillus casei
 Bacilor : **80**
 Lactéol : 80
Lactulose
 Duphalac : **226**, 384
 Lactulose Almus : 226, 384
 Lactulose Biogaran : 226, 384
 Lactulose Biphar : 226, **384**
 Lactulose EG : 226, 384
 Lactulose G Gam : 226, 384
 Lactulose Ivax : 226, 384
 Lactulose Merck : 226, 384
 Lactulose Merck Génériques : 226
 Lactulose Qualimed : 226, 384
 Lactulose Ratiopharm : 226, 384
 Lactulose RPG : 226, 384
 Lactulose Sandoz : 226, 384
 Lactulose Téva : 226, 384
 Lactulose Winthrop : 226, 384
 Lactulose Zydus : 226, 384
 Melaxose : **436**
 Transulose : 436, **716**
Lamivudine
 Epivir : **250**
 Kivexa : **377**
 Zeffix : **788**
Lamotrigine
 Lamicstart : **385**
 Lamictal : **386**
 Lamotrigine Almus : 386
 Lamotrigine Alter : 386
 Lamotrigine Biogaran : 386
 Lamotrigine EG : 386
 Lamotrigine Ivax : 386
 Lamotrigine Merck : 386
 Lamotrigine Qualimed : 386
 Lamotrigine Ranbaxy : 386
 Lamotrigine Ratiopharm : 386
 Lamotrigine Sandoz : 386
 Lamotrigine Téva : 386
Lanoline
 Biogaze : **99**
Lanréotide
 Sandostatine : 648
 Somatuline : 648
Lansoprazole
 Lansoprazole Actavis : 390
 Lansoprazole Almus : 390
 Lansoprazole Arrow : 390
 Lansoprazole Biogaran : 390
 Lansoprazole EG : 390
 Lansoprazole Evolugen : 390
 Lansoprazole Merck : 390
 Lansoprazole Mylan : 390
 Lansoprazole PHR : 390
 Lansoprazole Qualimed : 390
 Lansoprazole Ranbaxy : 390
 Lansoprazole Ratiopharm : 390
 Lansoprazole Sandoz : 390
 Lansoprazole Takeda : 390
 Lansoprazole Téva : 390
 Lansoprazole Winthrop : 390
 Lansoprazole Zydus : 390
 Lanzor : **390**, 517
 Ogast : 390, **517**
 Ogastoro : 517
 Osgastoro : 390
Lapatinib
 Tyverb : **733**
Laronidase
 Aldurazyme : **25**
Latanoprost
 Latanoprost Actavis : 773
 Latanoprost Arrow : 773
 Latanoprost Biogaran : 773
 Latanoprost Chauvin : 773
 Latanoprost EG : 773
 Latanoprost Mylan : 773
 Latanoprost Ranbaxy : 773
 Latanoprost Sandoz : 773
 Latanoprost Téva : 773
 Latanoprost Zydus : 773
 Xalatan : **773**
Laurylsulfoacétate de sodium
 Microlax : **447**
Lavande
 Ephydrol : **248**
 Perubore : **547**
L-cystine
 Gelucystine : **301**
Léflunomide
 Arava : **51**
Lenalidomide
 Revlimid : **605**
Lercanidipine
 Lercan : **397**
 Lercanidipine Actavis : 397
 Lercanidipine Arrow : 397
 Lercanidipine Biogaran : 397
 Lercanidipine Bouchara : 397
 Lercanidipine Cristers : 397
 Lercanidipine EG : 397
 Lercanidipine Evolugen : 397

Lercanidipine Mylan : 397
Lercanidipine Qualimed : 397
Lercanidipine Ranbaxy : 397
Lercanidipine Ratiopharm : 397
Lercanidipine Sandoz : 397
Lercanidipine Téva : 397
Lercanidipine Winthrop : 397
Lercanidipine Zydus : 397
Zanidip : 397
Létrozole
Fémara : **271**
Létrozole Accord : 271
Létrozole Arrow : 271
Létrozole Biogaran : 271
Létrozole Bluefish : 271
Létrozole Cristers : 271
Létrozole EG : 271
Létrozole Isomed : 271
Létrozole Mylan : 271
Létrozole Ranbaxy : 271
Létrozole Ratiopharm : 271
Létrozole Sandoz : 271
Létrozole Téva : 271
Létrozole Zentiva : 271
Létrozole Zydus : 271
Leuproréline
Enantone : **244**
Leuproréline acétate
Eligard : **240**
Lévétiracétam
Keppra : **374**
Lévétiracétam Accord : 374
Lévétiracétam ACT : 374
Lévétiracétam Aguettant : 374
Lévétiracétam Arrow : 374
Lévétiracétam Biogaran : 374
Lévétiracétam Mylan : 374
Lévétiracétam Sandoz : 374
Lévétiracétam Sun : 374
Lévocabastine
Allergiflash : **30**
Levofree : 30
Levocétirizine
Levocetirizine Biogaran : 782
Levocetirizine EG : 782

Levocetirizine KRKA : 782
Levocetirizine Ratiopharm : 782
Levocetirizine Sandoz : 782
Levocetirizine Téva : 782
Levocetirizine Zen : 782
Levrix : 782
Xyzall : **782**
Lévodopa
Carbidopa Lévodopa Téva : 462, 643
Modopar : **462**
Sinemet : 462, **643**
Stalevo : **658**
Levofloxacine
Levofloxacine Accord : 684
Levofloxacine Actavis : 684
Levofloxacine Almus : 684
Levofloxacine Arrow : 684
Levofloxacine Biogaran : 684
Levofloxacine Cristers : 684
Levofloxacine EG : 684
Levofloxacine Hospira : 684
Levofloxacine Isomed : 684
Levofloxacine Kabi : 684
Levofloxacine Mylan : 684
Levofloxacine PHR : 684
Levofloxacine Ranbaxy : 684
Levofloxacine Ratiopharm : 684
Levofloxacine Zen : 684
Levofloxacine Zydus : 684
Tavanic : **684**
Lévomenthol
Balsolène : **82**
Baume Aroma : 675
Baume Bengué : 675
Baume Saint-Bernard : 675
Inongan : 675
Linibon : 675
Lumbalgine : 675
Synthol gel : **675**
Synthol liquide : 675, **675**
Lévomépromazine
Largactil : 511
Neuleptil : 511
Nozinan : **511**
Tercian : 511
Lévonorgestrel
Adépal : **15**, 452
Amarance : 15, 452, 724

Cilest : 15, 452, 724
Daily : 15, 452, 724
Effiprev : 15, 452, 724
Evanecia : 15, 452, 724
Leeloo : **395**
Lovalulo : 395
Ludéal : 15, 452, 724
Microval : **448**
Minidril : 15, **452**, 724
Miniphase : 724
Mirena : 448
Norlevo : 448, **506**
Optilova : **523**
Ortho-Novum : 724
Pacilia : 15, 452, 724
Triella : 15, 452, 724
Trinordiol : 15, 452, **724**
Zikiale : 452
Lévothyroxine
Euthyral : **262**
Levothyrox : **399**, 417
Lévothyroxine Biogaran : 399, 417
Lévothyroxine Ratiopharm : 399
L-Thyroxine : 399, **417**
Levure
Actisoufre : **10**
Carbolevure : **120**
Solacy : 10
Soufrane : 10
Spasmag : **653**
Lidocaïne
Codotussyl maux de gorge : **155**, 666
Colludol : 155, 666
Dynexangival : **229**
Otipax : **531**
Strepsilspray lidocaïne : 155, **666**
Titanoréïne : **709**
Vocadys : 155, 666
Lincomycine
Dalacine : 401
Lincocine : **401**
Linezolide
Zyvoxid : **806**
Liothyronine
Cynomel : **176**
Euthyral : **262**
Liraglutide
Victoza : **755**

Index

Lisinopril
  Lisinopril Actavis : 790
  Lisinopril Arrow : 790
  Lisinopril Biogaran : 790
  Lisinopril EG : 790
  Lisinopril G Gam : 790
  Lisinopril Merck : 790
  Lisinopril Ratiopharm : 790
  Lisinopril RPG : 790
  Lisinopril Sandoz : 790
  Lisinopril Téva : 790
  Lisinopril Winthrop : 790
  Lisinopril Zydus : 790
  Prinivil : 790
  Zestril : **790**
Lisuride
  Arolac : **56**, 219
  Dopergine : **219**
Lithium
  Téralithe : **693**
Lobobutan
  Cetavlon : 661
  Sterlane : **661**
Loflazepate
  Victan : **755**
Lopéramide
  Altocel : 338
  Arestal : 338
  Diarétyl : 338
  Diastrolib : 338
  Ercestop : 338
  Imodium : **338**
  Indiaral : 338
  Lopéramide Almus : 338
  Lopéramide Arrow : 338
  Lopéramide Biogaran : 338
  Lopéramide Cristers : 338
  Lopéramide EG : 338
  Lopéramide Evolugen : 338
  Lopéramide G Gam : 338
  Lopéramide Gifrer : 338
  Lopéramide Ivax : 338
  Lopéramide Merck : 338
  Lopéramide Qualimed : 338
  Lopéramide Ratiopharm : 338
  Lopéramide RPG : 338
  Lopéramide Synthélabo OTC : 338
  Lopéramide Téva : 338
  Lopéramide Viaref : 338
  Lopéramide Zydus : 338

Lopinavir
  Kaletra : **369**
Loprazolam
  Havlane : **319**
  Noctamide : 319
  Normison : 319
Loratadine
  Clarityne : **151**
  Humex All Loratadine : 151
  Loratadine Actavis : 151
  Loratadine Almus : 151
  Loratadine Arrow : 151
  Loratadine AWC : 151
  Loratadine Biogaran : 151
  Loratadine Cristers : 151
  Loratadine EG : 151
  Loratadine GGam : 151
  Loratadine Mylan : 151
  Loratadine Nepenthes : 151
  Loratadine Qualimed : 151
  Loratadine Ranbaxy : 151
  Loratadine Ratiopharm : 151
  Loratadine Téva : 151
  Loratadine Winthrop : 151
  Loratadine Zydus : 151
Lorazépam
  Lorazépam Mylan : 689
  Témesta : **689**
Losartan
  Cozaar : **171**
  Hyzaar : 171
  Losarchem : 171
  Losartan Actavis : 171
  Losartan Alchemia : 171
  Losartan Almus : 171
  Losartan Alter : 171
  Losartan Arrow : 171
  Losartan Biogaran : 171
  Losartan Cristers : 171
  Losartan EG : 171
  Losartan Evolugen : 171
  Losartan Intas : 171
  Losartan Isomed : 171
  Losartan KRKA : 171
  Losartan Mylan : 171
  Losartan Pfizer : 171
  Losartan Qualimed : 171
  Losartan Ranbaxy : 171
  Losartan Ratiopharm : 171
  Losartan Sandoz : 171
  Losartan Téva : 171
  Losartan Winthrop : 171
  Losartan Zydus : 171

Loxapine
  Loxapac : **415**
Lutropine alfa
  Luveris : **422**
Lymécycline
  Tétralysal : **696**
Lysine
  Surfortan : **669**
Lysozyme
  Lyso 6 : **424**

M

Macrogol
  Forlax : **283**, 715
  Macrogol Biogaran : **283**, 715
  Macrogol Mylan : **283**, 715
  Macrogol Qualimed : **283**, 715
  Movicol : **470**
  Moxalole : 470
  Transipeg : 283, **715**
Magnésium
  Acti-5 : **7**
  Magné B6 : **430**
  Magnésium Vit B6 Biogaran : 430
  Magnésium Vit B6 Mylan : 430
  Magnésium Vit B6 Qualimed : 430
  Revitalose : **604**
  Spasmag : **653**
Magnésium isospaglumique acide
  Rhinaaxia : **606**
Malate de citrulline
  Stimol : **664**
Malathion
  Para plus : **537**
  Prioderm : **571**
Manganèse
  Oligocure : **519**
Manidipine
  Iperten : **353**
  Manidipine Biogaran : 353
  Manidipine EG : 353
  Manidipine Mylan : 353
  Manidipine Ratiopharm : 353
  Manidipine Sandoz : 353
  Manidipine Zen : 353

DCI (Dénomination commune internationale)

Maprotiline
  Défanyl : 418
  Elavil : 418
  Laroxyl : 418
  Ludiomil : **418**
  Quitaxon : 418
  Surmontil : 418
Maraviroc
  Celsentri : **135**
Marron d'Inde
  Intrait de marron d'Inde : **351**
  Veinotonyl : **749**
Mébévérine
  Duspatalin : **228**, 654
  Mébévérine EG : 228, 654
  Mébévérine Merck : 228, 654
  Mébévérine Qualimed : 228, 654
  Mébévérine Zydus : 228, 654
  Spasmopriv : 228, **654**
Mécasermine
  Increlex : **341**
Méclozine chlorhydrate
  Agyrax : **20**
Médrogestone
  Chlormadinone Merck : 159
  Chlormadinone Qualimed : 159
  Chlormadinone Sandoz : 159
  Chlormadinone Téva : 159
  Colprone : **159**
  Luténeyl : 159
  Lutéran : 159
  Surgestone : 159
Médroxyprogestérone
  Climaston : 216
  Climène : 216
  Dépo-Provera : **194**
  Divina : **216**
  Kliogest : 216
  Trisequens : 216
Méfloquine
  Lariam : **391**
Mégestrol
  Megace : **435**
Mélange de plantes
  Depuratum : **195**

Mélatonine
  Circadin : **148**
Mélilot
  Cyclo 3 fort : **175**
  Esberiven : **253**
Méloxicam
  Méloxicam Biogaran : 457
  Méloxicam EG : 457
  Méloxicam Pfizer : 457
  Méloxicam Sandoz : 457
  Méloxicam Téva : 457
  Méloxicam Winthrop : 457
  Mobic : **457**
Mémantine
  Ebixa : **231**
Menthol
  Balsamorhinol : **81**
  Ephydrol : **248**
Méphénésine
  Décontractyl : **187**
Méprobamate
  Kaologeais : **371**
Méquitazine
  Butix : **110**
  Primalan : **569**
Mercurobutol
  Biseptinescrub : 441
  Dermobacter : 441
  Mercryl : **441**
Meropénème trihydrate
  Meronem : **442**
  Meropénème Kabi : 442
  Meropénème PAN : 442
Mesalazine
  Fivasa : **272**
Métacycline
  Lysocline : **425**
  Physiomycine : 425
Metformine
  Glucophage : **309**, 658
  Glucovance : **310**
  Komboglyze : **379**
  Medalspin : 309
  Metformine Almus : 309
  Metformine Alter : 309, 658
  Metformine Arrow : 309, 658
  Metformine Biogaran : 309, 658
  Metformine Bluefish : 309, 658
  Metformine Cristers : 658
  Metformine EG : 309, 658

Metformine Isomed : 309, 658
Metformine Mylan : 309, 658
Metformine Pfizer : 309, 658
Metformine PHR : 309, 658
Metformine Ranbaxy : 309, 658
Metformine Ratiopharm : 309, 658
Metformine RPG : 309, 658
Metformine Sandoz : 309, 658
Metformine Téva : 309, 658
Metformine Winthrop : 309, 658
Metformine Zydus : 309, 658
Stagid : 309, **658**
Méthadone chlorhydrate
  Méthadone : **444**
  Méthadone AP-HP : 444
Méthesculétol sodique
  Intrait de marron d'Inde : 351
Méthocarbamol
  Lumirelax : **420**
Méthotrexate
  Imeth : **337**
  Méthotrexate AP-HP : 509
  Méthotrexate Bellon : 509
  Méthotrexate Merck : 509
  Méthotrexate Sandoz : 509
  Méthotrexate Téva : 509
  Novatrex : **509**
Méthoxsalène
  Méladinine : **436**
  Psoraderm-5 : 436
Méthoxypolyéthylène glycol-epoetin beta
  Mircera : **455**
Méthylcellulose
  Celluvisc unidoses : 178
  Dacryolarmes : **178**
  Dulcilarmes : 178
  Gel larmes Lacryvisc : 178
  Lacrigel : 178
  Lacrinorm : 178
  Lacryvisc unidoses : 178
Méthyldopa
  Aldomet : **24**

Index

Méthyle aminolevulinate chlorydrate
  Metvixia : **446**
Méthylergométrine
  Méthergin : **445**
Méthylphénidate
  Ritaline : **612**
Méthylprednisolone
  Célestène chronodose : 192
  Dectancyl : 192
  Dépo-Médrol : **192**
  Hexatrione : 192
  Hydrocortancyl : 192
  Hydrocortisone : 192
  Kenacort retard : 192
  Méthylprednisolone Mylan : 192
Méthylthioninium
  Collyre bleu : **157**
  Collyre bleu fort Laiter : 157
Méthysergide
  Désernil : **198**
Métoclopramide
  Anausin : **38**, **570**, **577**
  Métoclopramide GNR : 38, 570, 577
  Métoclopramide Merck : 38, 570, 577
  Métoclopramide RCA : 570, 577
  Métoclopramide Richard : 38
  Métoclopramide Sandoz : 570
  Migpriv : **449**
  Primpéran : 38, **570**, **577**
  Prokinyl : 38, 570, **577**
Métopimazine
  Vogalène : **767**
  Vogalib : **768**
Métoprolol
  Logimax : 412
  Logroton : 412
  Lopressor : **412**
  Métoprolol Ranbaxy : 412
  Métoprolol RPG : 412
  Métoprolol Sandoz : 412
  Seloken : 412
  Selozok : 412
Métronidazole
  Fasigyne : 273
  Flagyl : **273**
  Missilor : 615

Rodogyl : **615**
Rosex : 618, 619
Rosiced : **618**
Rozacrème : **619**
Rozagel : 618, 619
Spiramycine/Metronidazole Almus : 615
Spiramycine/Metronidazole Arrow : 615
Spiramycine/Metronidazole Biogaran : 615
Spiramycine/Metronidazole Cristers : 615
Spiramycine/Metronidazole EG : 615
Spiramycine/Metronidazole Qualimed : 615
Spiramycine/Metronidazole Ranbaxy : 615
Spiramycine/Metronidazole Sandoz : 615
Spiramycine/Metronidazole Téva : 615
Spiramycine/Metronidazole Torlan : 615
Tergynan : **693**
Tibéral Roche : 273
Métyrapone
  Métopirone : **446**
Micafungine
  Mycamine : **474**
Miconazole
  Daktarin : **182**
Midazolam
  Buccolam : **108**
Mifépristone
  Mifégyne : **448**
Milnacipran
  Ixel : **357**
  Milnacipran Arrow : 357
Minocycline
  Mestacine : **442**
  Minocycline Biogaran : 442, 476
  Minocycline EG : 476
  Minocycline Merck : 476
  Minocycline Téva : 476
  Minocycline Winthrop : 476

Mynocine : **476**
Zacnan : **476**
Minoxidil
  Alopexy : 455
  Alostil : 455
  Lonoten : **411**
  Minoxidil : **455**
  Minoxidil Bailleul : 455
  Minoxidil Cooper : 455
  Minoxidil Merck : 455
  Minoxidil Sandoz : 455
  Regaine : 455
Miristalkonium
  Cetavlon : **661**
  Sterlane : **661**
Mirtazapine
  Mirtazapine Almus : 508
  Mirtazapine Arrow : 508
  Mirtazapine EG : 508
  Mirtazapine Merck : 508
  Mirtazapine Pfizer : 508
  Mirtazapine Qualimed : 508
  Mirtazapine Ranbaxy : 508
  Mirtazapine Ratiopharm : 508
  Mirtazapine Sandoz : 508
  Mirtazapine Téva : 508
  Mirtazapine Winthrop : 508
  Mirtazapine Zydus : 508
  Norset : **508**
Misoprostol
  Artotec : **60**
  Cytotec : **177**
  Gymiso : **314**
Mizolastine
  Mizollen : **456**
Moclobémide
  Moclamine : **458**
Modafinil
  Modiodal : **461**
  Mylan : 461
Molsidomine
  Corvasal : **168**
  Molsidomine Actavis : 168
  Molsidomine Almus : 168
  Molsidomine Alter : 168
  Molsidomine Arrow : 168
  Molsidomine Biogaran : 168
  Molsidomine EG : 168
  Molsidomine Ivax : 168
  Molsidomine Merck : 168

Molsidomine Mylan : 168
Molsidomine Qualimed : 168
Molsidomine Ratiopharm : 168
Molsidomine RPG : 168
Molsidomine Sandoz : 168
Molsidomine Téva : 168
Molsidomine Winthrop : 168
Molsidomine Zydus : 168
Monofluorophosphate de sodium
Fluocaril : **280**
Fluodontyl : 280
Hextril : 280
Sanogyl : 280
Mononitrate d'isosorbide
Monicor : **465**
Montelukast
Singulair : **644**
Montmorillonite de beidellitique
Bedelix : **86**
Gelox : **300**
Maalox : 300
Mutésa : 300
Rocgel : 300
Morphine
Actiskenan : 467
Morphine : **467**
Morphine sulfate Lavoisier : 467
Moscontin : 467
Skénan : 467
Moxifloxacine chlorhydrate
Izilox : **360**
Moxisylyte
Carlytène : **122**
Icavex : 122
Moxonidine
Moxonidine Biogaran : 553
Moxonidine EG : 553
Moxonidine Merck : 553
Moxonidine Mylan : 553
Moxonidine Ratiopharm : 553
Moxonidine Sandoz : 553
Moxonidine Téva : 553
Physiotens : **553**
Mupirocine
Bactroban : **81**
Mupiderm : **473**

Mycophénolate mofétil
Cellcept : **133**
Mycophénolate Mofet Arrow : 133
Mycophénolate Mofet EG : 133
Mycophénolate Mofet Mylan : 133
Mycophénolate Mofet Ranbaxy : 133
Myrtécaïne
Acidrine : **6**

N

Nabumetone
Nabucox : **479**
Nadolol
Corgard : **164**
Nadroparine calcique
Fraxiparine : **290**
Naftazone
Etioven : **256**
Naftidrofuryl
Di-Actane : 303, 563
Gevatran : **303**, 563
Naftidrofuryl Biogaran : 303, 563
Naftidrofuryl EG : 303, 563
Naftidrofuryl Ivax : 303, 563
Naftidrofuryl Merck : 303, 563
Naftidrofuryl Qualimed : 303, 563
Naftidrofuryl Ranbaxy : 303, 563
Naftidrofuryl Ratiopharm : 303, 563
Naftidrofuryl Téva : 303, 563
Naftidrofuryl Winthrop : 303, 563
Naftilux : 303, 563
Praxilène : 303, **563**
Naloxone
Suboxone : **667**
Naltrexone
Naltrexone Mylan : 604
Revia : **604**
Naphazoline
Collyre bleu : **157**
Collyre bleu fort Laiter : 157

Naproxène
Aleve : 480
Apranax : **47**, 480
Naprosyne : **480**
Naproxène sodique EG : 480
Naproxène sodique Téva : 47, 480
Naproxène Téva : 47, 480
Naratriptan
Naramig : **481**
Naratriptan Arrow : 481
Naratriptan Biogaran : 481
Naratriptan EG : 481
Naratriptan Mylan : 481
Naratriptan Ranbaxy : 481
Naratriptan Sandoz : 481
Naratriptan Téva : 481
Naratriptan Zen : 481
Naratriptan Zydus : 481
Natalizumab
Tysabri : **732**
Nebivolol
Nebivolol Actavis : 688
Nebivolol Arrow : 688
Nebivolol Biogaran : 688
Nebivolol Cristers : 688
Nebivolol EG : 688
Nebivolol Evologen : 688
Nebivolol Isomed : 688
Nebivolol Mylan : 688
Nebivolol Qualimed : 688
Nebivolol Ranbaxy : 688
Nebivolol Ratiopharm : 688
Nebivolol Sandoz : 688
Nebivolol Téva : 688
Nebivolol Winthrop : 688
Nebivolol Zydus : 688
Temerit : **688**
Néfopam
Acupan : **12**
Néfopam Mylan : 12
Neisseria meningitidis
Mencevax : **439**, 440
Meningitec : **439**
Menveo : **439, 440**
Neisvac : 439
Néomycine
Antibio-Synalar : 560
Auricularum : 560
Chibro-Cadron : **140**
Dérinox : 560
Maxidrol : 140

Index

Panotile : 560
Polydexa solution auriculaire : **560**
Polydexa solution nasale : **560**
Polygynax : **561**
Tergynan : **693**
Néostigmine
Mestinon : 580
Mytélase : 580
Prostigmine : **580**
Népafénac
Nevanac : **492**
Néroli
Balsamorhinol : **81**
Névirapine
Viramune : **760**
Niaouli
Balsolène : **82**
Biogaze : **99**
Terpone : **695**
Nicardipine
Loxen : **416**
Nicergoline
Nicergoline Biogaran : 637
Nicergoline EG : 637
Nicergoline Merck : 637
Nicergoline Qualimed : 637
Nicergoline Ranbaxy : 637
Nicergoline Téva : 637
Sermion : **637**
Nicéthamide
Coramine glucose : **163**
Niclosamide
Trédémine : **717**
Nicorandil
Adancor : 336
Ikorel : **336**
Nicorandil Almus : 336
Nicorandil Biogaran : 336
Nicorandil Winthrop : 336
Nicotinamide
Nicobion : **493**
Nicotine
Nicogum sans sucre : 495
Nicopass : 495
Nicopatch : **493**, 495
Nicorette dispositif transdermique : **495**
Nicorette gomme : **495**
Nicorette gomme fruits sans sucre : 495

Nicorette menthe : 495
Nicorette orange : 495
Nicorette patch : 493
Nicotinell TTS : 493, 495
Nicotinelle fruit : 495
Niquitin : 495
Niquitinminis : **498**
Nifédipine
Chronadalate : 13
Nifédipine Arrow : 13
Nifédipine EG : 13
Nifédipine Merck : 13
Nifédipine Mylan : 13
Nifédipine Ranbaxy : 13
Nifédipine Ratiopharm : 13
Nifédipine RPG : 13
Nifédipine Sandoz : 13
Nifuroxazide
Bifix : 252
Édiston : 252
Ercéfuryl : **252**
Lumifurex : 252
Nifuroxazide Arrow : 252
Nifuroxazide Biogaran : 252
Nifuroxazide Cristers : 252
Nifuroxazide EG : 252
Nifuroxazide G Gam : 252
Nifuroxazide Ivax : 252
Nifuroxazide Merck : 252
Nifuroxazide Ratiopharm : 252
Nifuroxazide RPG : 252
Nifuroxazide Sandoz : 252
Nifuroxazide Winthrop : 252
Panfurex : 252
Perabacticel : 252
Nilotinib
Tasigna : **683**
Nilutamide
Anandron : **37**
Nimesulide
Nexen : **492**
Nimesulide EG : 492
Nimesulide Téva : 492
Nimodipine
Nimotop : **498**
Nitrate d'éconazole
Dermazol : 282
Éconazole Biogaran : 282
Éconazole EG : 282
Éconazole GNR : 282

Éconazole Merck : 282
Éconazole Mylan : 282
Éconazole Qualimed : 282
Éconazole Ranbaxy : 282
Éconazole Ratiopharm : 282
Éconazole RPG : 282
Éconazole Téva : 282
Éconazole Zydus : 282
Fongileine : **282**
Gynopura : 282
Pevaryl : 282
Nitrazépam
Mogadon : **463**
Nuctalon : 463
Rohypnol : 463
Nitrendipine
Baypress : **84**
Nidrel : 84
Nitrendipine Merck : 84
Nitrendipine Mylan : 84
Nitrendipine Téva : 84
Nitrofurantoïne
Furadantine : **293**
Microdoïne : 293
Nizatidine
Nizaxid : **502**
Nomégestrol
Chlormadinone Merck : 421
Chlormadinone Qualimed : 421
Chlormadinone Sandoz : 421
Chlormadinone Téva : 421
Colprone : 421
Lutényl : **421**
Lutéran : 421
Nomégestrol Biogaran : 421
Nomégestrol Sandoz : 421
Nomégestrol Téva : 421
Nomégestrol Winthrop : 421
Surgestone : 421
Nordazepam
Nordaz : **504**
Norelgestromine
Evra : **264**
Noréthistérone
Adépal : 720
Amarance : 720
Cilest : 720

DCI (Dénomination commune internationale)

DCI (Dénomination commune internationale)

Daily : 720
Effiprev : 720
Ludéal : 720
Minidril : 720
Triella : **720**
Trinordiol : 720
Norfloxacine
Chibroxine : **141**
Norfloxacine Arrow : 141, 507
Norfloxacine Biogaran : 141, 507
Norfloxacine EG : 507
Norfloxacine Ivax : 507
Norfloxacine Merck : 507
Norfloxacine Qualimed : 507
Norfloxacine Ratiopharm : 141, 507
Norfloxacine Sandoz : 141, 507
Norfloxacine Téva : 507
Norfloxacine Winthrop : 507
Noroxine : **507**
Norgestimate
Adépal : 146, 236
Amarance : 146, 236
Cilest : **146**, 236
Daily : 146, 236
Effiprev : 146, **236**
Ludéal : 146, 236
Minidril : 146, 236
Triella : 146, 236
Trinordiol : 146, 236
Norgestrel
Stédiril : **660**
Nystatine
Mycostatine : **475**
Polygynax : **561**
Tergynan : **693**

O

Octréotide
Octréotide Hospira : 626
Sandostatine : **626**
Siroctid : 626
Somatuline : 626
Ofatumumab
Arzerra : **61**
Ofloxacine
Monoflocet : 517

Oflocet : **517**
Ofloxacine Aguettant : 517
Ofloxacine Almus : 517
Ofloxacine Arrow : 517
Ofloxacine Biogaran : 517
Ofloxacine EG : 517
Ofloxacine Evolugen : 517
Ofloxacine Ivax : 517
Ofloxacine Macopharma : 517
Ofloxacine Merck : 517
Ofloxacine Mylan : 517
Ofloxacine Qualimed : 517
Ofloxacine Ratiopharm : 517
Ofloxacine Sandoz : 517
Ofloxacine Téva : 517
Ofloxacine Winthrop : 517
Olanzapine
Arkolamyl : 804
Olanzapine Actavis : 804
Olanzapine Almus : 804
Olanzapine Arrow : 804
Olanzapine Biogaran : 804
Olanzapine Bluefish : 804
Olanzapine Cristers : 804
Olanzapine EG : 804
Olanzapine Isomed : 804
Olanzapine Mylan : 804
Olanzapine Pfizer : 804
Olanzapine Ranbaxy : 804
Olanzapine Ratiopharm : 804
Olanzapine Sandoz : 804
Olanzapine Téva : 804
Olanzapine Winthrop : 804
Olanzapine Zydus : 804
Zalasta : 804
Zyprexa : **804**
Oligo-éléments
Survitine : 766
Vivamyne : **766**
Oligomères procyanidoliques
Endotélon : **246**
Olmesartan
Alteis : 519
Olmetec : **519**
Omalizumab
Xolair : **780**
Oméprazole
Mopral : **466**, 796
Mopralpro : **467**

Omédiprol : 466, 796
Oméprazole Actavis : 466, 796
Oméprazole ALS : 466, 796
Oméprazole Alter : 466, 796
Oméprazole Arrow : 466, 796
Oméprazole Arrow Génériques : 466
Oméprazole Biogaran : 466, 796
Oméprazole Bouchara-Recordati : 466, 796
Oméprazole Cristers : 466, 796
Oméprazole Evolugen : 466, 796
Oméprazole ISD : 466
Oméprazole Ivax : 466, 796
Oméprazole Merck : 466, 796
Oméprazole Mylan : 796
Oméprazole Qualimed : 466, 796
Oméprazole Ratiopharm : 796
Oméprazole RPG : 466, 796
Oméprazole Sandoz : 466, 796
Oméprazole Téva : 466, 796
Oméprazole Torlan : 466, 796
Oméprazole Winthrop : 466, 796
Oméprazole ZF : 466, 796
Oméprazole Zydus : 466, 796
Zoltum : 466, **796**
Ondansetron chlorhydrate
Ondansetron Aguettant : 799
Ondansetron Arrow : 799
Ondansetron Biogaran : 799
Ondansetron Cristers : 799
Ondansetron EG : 799
Ondansetron Kabi : 799
Ondansetron Merck : 799
Ondansetron Mylan : 799
Ondansetron Qualimed : 799

Index

Ondansetron Ranbaxy : 799
Ondansetron REN : 799
Ondansetron Sandoz : 799
Ondansetron Téva : 799
Ondansetron Winthrop : 799
Ondansetron Zydus : 799
Zophren : **799**

Opium
Colchicine Opocalcium : 155
Colchimax : **155**
Élixir parégorique Gifrer : **241**
Élixir parégorique Lipha : 241
Lamaline : **385**

Or
Oligocure : **519**

Orange
Balsamorhinol : **81**

Orlistat
Alli : **30**, **778**
Orlistat EG : 778
Xenical : **778**

Ornidazole
Ornidazole : 700
Tibéral Roche : **700**

Ornithine
Ornitaïne : **529**

Oseltamivir
Tamiflu : **680**

Oxacéprol
Aloplastine : 366
Biafine : 366
Bioxyol : 366
Cicatryl : 366
Crème au calendula : 366
Crème Biostim : 366
Déflamol : 366
Dermocuivre : 366
Jonctum : **365**
Jonctum 10 % crème : **366**
Oxyplastine : 366
Plasténan : 366
Pommade au calendula LHF : 366
Trophiderm : 366
Vaseline stérilisée Hamel : 366
Vita-dermacide : 366

Oxacilline
Bristopen : **105**
Orbénine : 105

Oxaliplatine
Eloxatine : **242**
Oxaliplatine Accord : 242
Oxaliplatine Actavis : 242
Oxaliplatine Arrow : 242
Oxaliplatine Ebewe : 242
Oxaliplatine Hospira : 242
Oxaliplatine HPI : 242
Oxaliplatine Kabi : 242
Oxaliplatine Medac : 242
Oxaliplatine Téva : 242

Oxazépam
Séresta : **635**

Oxcarbazépine
Trileptal : **722**

Oxétacaïne
Gelox : 473
Maalox : 473
Mutésa : **473**
Rocgel : 473

Oxétorone
Nocertone : **502**

Oxomémazine
Oxomémazine Arrow : 712
Oxomémazine Biogaran : 712
Oxomémazine EG : 712
Oxomémazine Mylan : 712
Oxomémazine PHR : 712
Oxomémazine Sandoz : 712
Oxomémazine Téva : 712
Oxomémazine Winthrop : 712
Toplexil : **712**

Oxybate de sodium
Xyrem : **781**

Oxybuprocaïne
Desomédine collutoire : **199**

Oxybutynine
Ditropan : **216**
Driptane : 216
Oxybutynine Biogaran : 216
Oxybutynine EG : 216
Oxybutynine Merck : 216
Oxybutynine Ratiopharm : 216
Oxybutynine Zydus : 216

Oxycodone
Oxycontin : **532**
Oxynorm : **533**

Oxyde d'aluminium
Gelox : 473
Maalox : 473
Mutésa : **473**
Rocgel : 473

Oxyde de bismuth
Anusol : **44**

Oxyde de magnésium
Gelox : 473
Isudrine : **356**
Kaologeais : **371**, 371
Karayal : **371**
Maalox : 473
Mutésa : **473**
Rocgel : 473

Oxyde de zinc
Anusol : 44
Avibon pommade : 456
Crème de Dalibour : 196
Dermocuivre : 196
Mitosyl : **456**
Pommade Lelong : 456

Oxymétazoline
Aturgyl : **69**
Déturgylone : **201**

Oxytétracycline
Tétranase : **696**

Oxytocine
Syntocinon : **676**

P

Paclitaxel
Paclitaxel Actavis : 685
Paclitaxel AHCL : 685
Paclitaxel Dakota Pharm : 685
Paclitaxel Ebewe : 685
Paclitaxel Hospira : 685
Paclitaxel Kabi : 685
Paclitaxel Merck : 685
Paclitaxel Mylan : 685
Paclitaxel Sandoz : 685
Paclitaxel Téva : 685
Taxol : **685**

Pancréatine
Alipase : 171
Créon : **171**
Eurobiol : 171
Pancrélase : **535**

DCI (Dénomination commune internationale)

Pancrélipase
  Alipase : **29**
  Créon : 29
  Eurobiol : 29
Panitumumab
  Vectibix : **747**
Pantoprazole
  Eupantol : **258**, 344
  Inipomp : 258, **344**
  Ipraalox : 258, 344
  Pantoloc : 344
  Pantoprazole Actavis : 344
  Pantoprazole Almus : 344
  Pantoprazole Alter : 344
  Pantoprazole Arrow : 344
  Pantoprazole Biogaran : 344
  Pantoprazole Bouchara : 344
  Pantoprazole Cristers : 344
  Pantoprazole EG : 344
  Pantoprazole Isomed : 344
  Pantoprazole KRKA : 344
  Pantoprazole Mylan : 344
  Pantoprazole PHR : 344
  Pantoprazole Qualimed : 344
  Pantoprazole Ranbaxy : 344
  Pantoprazole Ratiopharm : 344
  Pantoprazole Sandoz : 344
  Pantoprazole Sun : 344
  Pantoprazole Téva : 344
  Pantoprazole Winthrop : 344
  Pantoprazole Zen : 258, 344
  Pantoprazole Zydus : 344
  Pantozol : 344
  Prazopant : 258, 344
Pantothénate de calcium
  Modane : **459**
Papavérine
  Acticarbine : **7**
Papillomavirus Hum type 6, 11, 16, 18
  Cervarix : 295
  Gardasil : **295**
Paracétamol
  Actifed : **7**
  Actifed jour et nuit : **8**
  Actron : 235

Algisedal : 378
Algotropyl : **27**
Broncalène sans sucre : 728
Céfaline hauth : 235
Claradol : 179, 218
Claradol 500 caféine : 235
Clarix : 728
Codoliprane : **154**, 378
Codotussyl : 728
Dafalgan : **179**, 218
Dafalgan Codéine : 154, 378
Dimétane : 728
Doliprane : 179, **218**
Dolitabs : 218
Dolko : 179, 218
Dolotec : 179, 218
Efferalgan : 179, 218
Efferalgan Codéine : 378
Efferalgan pédiatrique : 179
Efferalgan Vitamine C : **235**
Fervex : 235
Fervex enfant : 27
Hexapneumine : 728
Humex : **329**
Ixprim : **359**
Klipal : **378**
Lamaline : **385**
Panadol : 179, 218
Paracétamol Actavis : 179, 218
Paracétamol Almus : 179
Paracétamol Alter : 179, 218
Paracétamol Arrow : 179, 218
Paracétamol Bayer : 218
Paracétamol Biogaran : 179, 218
Paracétamol Charpentier : 218
Paracétamol Codéine Arrow : 154, 378
Paracétamol Codéine Biogaran : 154, 378
Paracétamol Codéine Cristers : 154, 378
Paracétamol Codéine EG : 154, 378
Paracétamol Codéine Isomed : 378
Paracétamol Codéine

Ivax : 378
Paracétamol Codéine Merck : 378
Paracétamol Codéine Mylan : 154
Paracétamol Codéine Sandoz : 154, 378
Paracétamol Codéine Téva : 154, 378
Paracétamol EG : 179, 218
Paracétamol G Gam : 179
Paracétamol ISM : 218
Paracétamol Merck : 179, 218
Paracétamol Oberlin : 218
Paracétamol Panpharma : 179, 218
Paracétamol Qualimed : 218
Paracétamol Ranbaxy : 179, 218
Paracétamol Ratiopharm : 179, 218
Paracétamol Rhodapap : 179, 218
Paracétamol RPG : 179, 218
Paracétamol Sandoz : 179
Paracétamol Téva : 179, 218
Paracétamol Zydus : 179, 218
Paralyoc : 179, 218
Perfalgan : 179, 218
Pholcones : 728
Sédarène : 218, 235
Trophirès : **728**
Zaldiar : 359
Paraffine
  Dexeryl : **202**
  Huile de paraffine Gilbert : **327**
  Lansoÿl : **388**, 417
  Lubentyl : 388, **417**
  Melaxose : **436**
  Parapsyllium : **538**
  Psylia : 538
  Transilane : 538
  Transitol : 388, 417
  Transulose : 436, **716**
Parahydroxybenzoate de benzyle
  Nisapulvol : **499**

Parécoxib
  Dynastat : **229**
Paroxétine
  Deroxat : **197**
  Divarius : 197
  Paroxétine Almus : 197
  Paroxétine Alter : 197
  Paroxétine Arrow : 197
  Paroxétine BGR : 197
  Paroxétine Cristers : 197
  Paroxétine EG : 197
  Paroxétine Evolugen : 197
  Paroxétine Isomed : 197
  Paroxétine Ivax : 197
  Paroxétine Merck : 197
  Paroxétine Pfizer : 197
  Paroxétine PHR : 197
  Paroxétine Ratiopharm : 197
  Paroxétine RPG : 197
  Paroxétine Téva : 197
  Paroxétine Zydus : 197
Passiflore
  Actisane : 503
  Arkogélules aubépine : 503
  Aubépine : 503
  Biocarde : 503
  Euphytose : 503
  Nocvalène : **503**
  Passiflore : 503
  Plenesia : **557**
Paturin des prés
  Oralair : **525**
Pectine
  Gélopectose : **299**
Péfloxacine
  Péflacine : **541**
Pegaptanib
  Macugen : **428**
Pegfilgrastim
  Neulasta : **489**
Pemetrexed
  Alimta : **28**
Pénicillamine
  Acadione : 727
  Trolovol : **727**
Pénicilline V
  Oracilline : **524**
Pentaérythritol
  Auxitrans : **71**
Perindopril
  Coversyl : **170**
  Perindopril Actavis : 170

Perindopril Arrow : 170
Perindopril Biogaran : 170
Perindopril Merck : 170
Perindopril Mylan : 170
Perindopril Ratiopharm : 170
Perindopril Sandoz : 170
Perindopril Téva : 170
Perindopril Venipharm : 170
Preterax : **565**
Perméthol
  Veinotonyl : **749**
Perméthrine
  Para plus : **537**
Peroxyde d'hydrogène
  Eau oxygénée Faure : 231
  Eau oxygénée Gifrer : **231**
  Eau oxygénée Gilbert : 231
Peroxyde de benzoyle
  Adapalène Téva : 248
  Curaspot : 232, 248, 536
  Cutacnyl : 232, 536
  Eclaran : **232**, 536
  Effacné : 232, 536
  Epiduo : **248**
  Pannogel : 232, **536**
  Panoxyl : 232, 536
Petit houx
  Bicirkan : **96**
  Veinobiase : **748**
Phénazone
  Otipax : **531**
Phénelzine sulfate
  Nardelzine : **482**
Phénéturide
  Laburide : **383**
Phénobarbital
  Alepsal : **25**, 296
  Aparoxal : 25, 296
  Gardénal : 25, **296**
  Kaneuron : 25, 296
  Mysoline : 25, 296
Phényléphrine
  Dérinox : 560
  Néosynéphrine : **489**
  Polydexa solution nasale : **560**
Phénylmercure borate
  Borax/Borique Biogaran : 179
  Borax/Borique Zen : 179
  Dacryosérum : **179**

Dacudoses : 179
Optrex : 179
Steridoses : 179
Phénylpropanolamine
  Actifed jour et nuit : **8**
  Humex : **329**
Phénytoïne
  Di-Hydan : **208**
  Dilantin : 208
Phloroglucinol
  Météoxane : **444**
  Phloroglucinol Actavis : 652
  Phloroglucinol Arrow : 652
  Phloroglucinol Biogaran : 652
  Phloroglucinol Cristers : 652
  Phloroglucinol EG : 652
  Phloroglucinol Isomed : 652
  Phloroglucinol Merck : 652
  Phloroglucinol Qualimed : 652
  Phloroglucinol RPG : 652
  Phloroglucinol Sandoz : 652
  Phloroglucinol Téva : 652
  Solispam : 652
  Spasfon/Spasfon-Lyoc : 652
Pholcodine
  Broncalène sans sucre : 323
  Clarix : 323
  Codotussyl : 323
  Dimétane : 323
  Hexapneumine : **323**
  Respilène : 323, **601**
  Trophirès : 323
Phosphate d'aluminium
  Isudrine : **356**
  Phosphalugel : **550**
Phosphate de sodium
  Oxyboldine : **532**
  Phosphocholine : **551**
Phytolaque
  Homéoplasmine : **326**
Phytoménadione
  Vitamine K1 : **765**
Pidolate de magnésium
  Mag 2 : **429**
Pilocarpine
  Isopto-Pilocarpine : **356**
Piméthixène
  Calmixène : **117**

DCI (Dénomination commune internationale)

Pimozide
  Orap : **525**
Pin de Sibérie
  Terpone : **695**
Pindolol
  Viskaldix : 761
  Visken : **761**
Pipampérone
  Dipipéron : **212**
  Droleptan : 212
Piperaquine
  Eurartesim : **261**
Pipérazine
  Combantrin : 751
  Fluvermal : 751
  Helmintox : 751
  Vermifuge Sorin : **751**
  Zentel : 751
Pipotiazine
  Piportil : **554**
Piracétam
  Gabacet : 504
  Nootropyl : **504**
  Piracétam Arrow : 504
  Piracétam Biogaran : 504
  Piracétam EG : 504
  Piracétam Merck : 504
  Piracétam Qualimed : 504
  Piracétam RPG : 504
  Piracétam Sandoz : 504
  Piracétam Téva : 504
  Piracétam Zydus : 504
Pirfénidone
  Esbriet : **253**
Piribédil
  Trivastal : **725**
Piroxicam
  Brexin : 270
  Cycladol : 270
  Feldène : **270**
  Piroxicam Biogaran : 270
  Piroxicam Cristers : 270
  Piroxicam EG : 270
  Piroxicam Mylan : 270
  Piroxicam Pfizer : 270
  Piroxicam RPG : 270
  Piroxicam Téva : 270
  Piroxicam Winthrop : 270
  Piroxicam Zydus : 270
Piscidia
  Jouvence de l'abbé Soury : **367**

Pizotifène
  Sanmigran : **626**
Polymyxine B
  Antibio-Synalar : 560
  Auricularum : 560
  Dérinox : 560
  Panotile : 560
  Polydexa solution auriculaire : **560**
  Polydexa solution nasale : **560**
  Polygynax : **561**
Polysorbate 80
  Nécyrane : 579
  Prorhinel : **579**
Polyvidone
  Bétadine : **92**
  Poliodine solution dermique : 92
Polyvinylpyrrolidone
  Poly-karaya : **562**
Poudre de pancréas
  Aérocid : **19**
Pramipexole dichlorhydrate
  Oprymea : 640
  Pramipexole Actavis : 640
  Pramipexole Bluefish : 640
  Pramipexole EG : 640
  Pramipexole Mylan : 640
  Pramipexole Ranbaxy : 640
  Pramipexole Téva : 640
  Pramipexole Zydus : 640
  Sifrol : **640**
Prasugrel
  Efient : **238**
Pravastatine
  Elisor : 746
  Pravadual : **563**
  Pravastatine Actavis : 746
  Pravastatine Almus : 746
  Pravastatine Alter : 746
  Pravastatine Arrow : 746
  Pravastatine Biogaran : 746
  Pravastatine Bouchara : 746
  Pravastatine Cristers : 746
  Pravastatine EG : 746
  Pravastatine Evolugen : 746
  Pravastatine GNR : 746
  Pravastatine Isomed : 746
  Pravastatine LBR : 746
  Pravastatine Merck : 746
  Pravastatine Mylan : 746

  Pravastatine PHR : 746
  Pravastatine Qualimed : 746
  Pravastatine Ranbaxy : 746
  Pravastatine Ratiopharm : 746
  Pravastatine RPG : 746
  Pravastatine Sandoz : 746
  Pravastatine Téva : 746
  Pravastatine Winthrop : 746
  Pravastatine Zydus : 746
  Vasten : **746**
Prazépam
  Lysanxia : **424**
  Prazepam Arrow : 424
  Prazepam Biogaran : 424
  Prazepam EG : 424
Praziquantel
  Biltricide : **97**
Prazosine
  Alpress : 453
  Minipress : **453**
Prednazoline
  Déturgylone : **201**
Prednisolone
  Déliproct : **189**
  Prednisolone Arrow : 647
  Prednisolone Biogaran : 647
  Prednisolone Cristers : 647
  Prednisolone EG : 647
  Prednisolone Mylan : 647
  Prednisolone Qualimed : 647
  Prednisolone Ratiopharm : 647
  Prednisolone RPG : 647
  Prednisolone Sandoz : 647
  Prednisolone Téva : 647
  Prednisolone Winthrop : 647
  Solupred : **647**
  Ultraproct : 189
Prednisone
  Betnesol : 166
  Cortancyl : **166**
  Dectancyl : 166
  Médrol-hydrocortancyl : 166
  Prednisone Almus : 166
  Prednisone Arrow : 166
  Prednisone Biogaran : 166
  Prednisone Cristers : 166

Index

Prednisone EG : 166
Prednisone Ivax : 166
Prednisone Merck : 166
Prednisone Mylan : 166
Prednisone Qualimed : 166
Prednisone Ratiopharm : 166
Prednisone Sandoz : 166
Prednisone Téva : 166
Prednisone Winthrop : 166
Solupred : 166
Prégabaline
Lyrica : **423**
Primidone
Alepsal : **477**
Aparoxal : **477**
Gardénal : **477**
Kaneuron : **477**
Mysoline : **477**
Pristinamycine
Pyostacine : **587**
Progestérone
Colposeptine : 728
Colpotrophine : 728
Duphaston : 738
Estima : 738
Gydrelle : 728
Menaelle : 738
Physiogine : 728
Progestan : 738
Progestérone Biogaran : 738
Progestérone Merck : 738
Progestérone Ratiopharm : 738
Progestérone Retard : **575**
Progestérone Sandoz : 738
Progestérone Téva : 738
Progestogel : **575**
Trophicrème : 728
Trophigil : **728**
Utrogestan : **738**
Proguanil
Paludrine : **535**
Plaquenil : 627
Savarine : **627**
Promestriène
Colposeptine : **158**, 158
Colpotrophine : 158, **158**
Gydrelle : 158
Physiogine : 158
Trophicrème : 158
Trophigil : 158

Prométhazine
Algotropyl : **27**
Allergefon : 549
Aphilan : 549
Dimégan : 549
Fervex enfant : 27
Phénergan : **549**
Polaramine : 549
Théralène : 549
Propafénone
Rythmol : **621**
Propériciazine
Largactil : 490
Neuleptil : **490**
Nozinan : 490
Tercian : 490
Propionate de sodium
Bleu de méthylène Faure : 578
Propionate de sodium Chibret : **578**
Sophtal : 578
Vitabact : 578
Propranolol
Avlocardyl : **73**
Propranolol EG : 73
Propranolol PFD : 73
Propranolol Ratiopharm : 73
Propylthiouracile
Proracyl : **578**
Protéinate d'argent
Stillargol : **662**
Protéines C et S
Octaplex : **514**
Prucalopride
Resolor : **600**
Prunier d'Afrique
Tadenan : **677**
Pseudoéphédrine
Actifed : **7**
Psyllium
Parapsyllium : **538**, 715
Psylia : 538, 715
Transilane : 538, **715**
Pyrantel
Combantrin : **160**, 320
Fluvermal : 160, 320
Helmintox : 160, **320**
Vermifuge Sorin : 160, 320
Zentel : 160, 320
Pyrazinamide
Pirilène : **555**
Rifater : **607**

Pyridoxine
Bécilan : **84**, 765
Dermo 6 : **84**, 765
Lyso 6 : **424**
Magné B6 : **430**
Magnésium Vit B6 Biogaran : 430
Magnésium Vit B6 Mylan : 430
Magnésium Vit B6 Qualimed : 430
Princi B : **571**
Pyridoxine Renaudin : 84, 765
Vitamine B6 Richard : 84, **765**
Pyriméthamine
Fansidar : **268**
Malocide : **432**

Q

Quetiapine
Xeroquel : **780**
Quinagolide
Norprolac : **507**
Quinapril
Acuitel : **12**, 380
Korec : 12, **380**
Quinapril Arrow : 12, 380
Quinapril Biogaran : 12, 380
Quinapril EG : 12, 380
Quinapril G Gam : 380
Quinapril Merck : 12
Quinapril Téva : 12, 380
Quinapril Winthrop : 12, 380
Quinine
Okimus : **518**
Quinine ascorbate
Nicoprive : **494**

R

Rabéprazole
Pariet : **539**
Rabéprazole Actavis : 539
Rabéprazole Biogaran : 539
Rabéprazole Isomed : 539

Rabéprazole KRKA : 539
Rabéprazole PHR : 539
Rabéprazole Sandoz : 539
Rabéprazole Téva : 539
Rabéprazole Zen : 539
Rabéprazole Zydus : 539
Racécadotril
　Tiorfan : **708**
　Tiorfanor : **708**
　Tiorfast : 708
Raloxifène
　Evista : **264**
　Optruma : 264
　Raloxifène Sandoz : 264
　Raloxifène Téva : 264
Raltegravir
　Isentress : **353**
Ramipril
　Ramipril Actavis : 718
　Ramipril Almus : 718
　Ramipril Alter : 718
　Ramipril Arrow : 718
　Ramipril Biogaran : 718
　Ramipril Bouchara
　Recordati : 718
　Ramipril EG : 718
　Ramipril Isomed : 718
　Ramipril Merck : 718
　Ramipril Qualimed : 718
　Ramipril Ranbaxy : 718
　Ramipril Ratiopharm : 718
　Ramipril RPG : 718
　Ramipril Sandoz : 718
　Ramipril Téva : 718
　Ramipril Winthrop : 718
　Ramipril Zydus : 718
　Triatec : **718**
Ranibizumab
　Lucentis : **418**
Ranitidine
　Azantac : **77**, 591
　Raniplex : 77, **591**
　Ranitidine Arrow : 77, 591
　Ranitidine Biogaran : 77, 591
　Ranitidine DCI : 77
　Ranitidine DCI pharma : 591
　Ranitidine EG : 77, 591
　Ranitidine G Gam : 77, 591
　Ranitidine Ivax : 77, 591
　Ranitidine Merck : 77, 591
　Ranitidine Mylan : 77, 591

Ranitidine Qualimed : 77, 591
Ranitidine Ranbaxy : 77, 591
Ranitidine Ratiopharm : 77, 591
Ranitidine RPG : 77, 591
Ranitidine Sandoz : 77, 591
Ranitidine Téva : 77, 591
Ranitidine Winthrop : 77, 591
Ranitidine Zydus : 77, 591
Rasagiline
　Azilect : **78**
Rasburicase
　Fasturtec : **269**
Raubasine
　Iskédyl : **354**
Regorafenib
　Regorafenib : **593**
Répaglinide
　Novonorm : **510**
　Répaglinide Accord : 510
　Répaglinide Actavis : 510
　Répaglinide Arrow : 510
　Répaglinide Biogaran : 510
　Répaglinide Cristers : 510
　Répaglinide EG : 510
　Répaglinide Mylan : 510
　Répaglinide Ranbaxy : 510
　Répaglinide Ratiopharm : 510
　Répaglinide Sandoz : 510
　Répaglinide Téva : 510
　Répaglinide Winthrop : 510
　Répaglinide Zydus : 510
Résorcinol
　Baume Aroma : 675
　Baume Bengué : 675
　Baume Saint-Bernard : 675
　Inongan : 675
　Linibon : 675
　Lumbalgine : 675
　Synthol gel : **675**
　Synthol liquide : 675, **675**
Retigabine
　Trobalt : **726**
Ribavirine
　Copegus : **162**
　Ribavirine Biogaran : 162
　Ribavirine Mylan : 162
　Ribavirine Téva : 162
　Ribavirine Zen : 162

Riboflavine
　Béflavine : **88**
Rifabutine
　Ansatipine : **43**
Rifampicine
　Rifadine : **606**
　Rifater : **607**
　Rimactan : 606
Rilménidine
　Hyperium : **332**
　Rilménidine Actavis : 332
　Rilménidine Alter : 332
　Rilménidine Arrow : 332
　Rilménidine Biogaran : 332
　Rilménidine EG : 332
　Rilménidine Evolugen : 332
　Rilménidine Merck : 332
　Rilménidine Qualimed : 332
　Rilménidine Ranbaxy : 332
　Rilménidine Ratiopharm : 332
　Rilménidine Sandoz : 332
　Rilménidine Téva : 332
　Rilménidine Winthrop : 332
　Rilménidine Zydus : 332
Rilpivirine
　Eviplera : **263**
Riluzole
　Rilutek : **608**
　Riluzole Actavis : 608
　Riluzole Biogaran : 608
　Riluzole EG : 608
　Riluzole Mylan : 608
　Riluzole Sandoz : 608
　Riluzole Téva : 608
Risedronate monosodique
　Actonel : **11**
　Risedronate Actavis : 11
　Risedronate Almus : 11
　Risedronate Alter : 11
　Risedronate Arrow : 11
　Risedronate Biogaran : 11
　Risedronate Bluefish : 11
　Risedronate EG : 11
　Risedronate Evolugen : 11
　Risedronate ISD : 11
　Risedronate Isomed : 11
　Risedronate PHR : 11
　Risedronate Ratiopharm : 11
　Risedronate Téva : 11
　Risedronate Zydus : 11

Index

Risperidone
 Risperdal : **611**
 Risperidone Actavis : 611
 Risperidone Almus : 611
 Risperidone Alter : 611
 Risperidone Arrow : 611
 Risperidone Biogaran : 611
 Risperidone Cristers : 611
 Risperidone EG : 611
 Risperidone Evolugen : 611
 Risperidone Merck : 611
 Risperidone Mylan : 611
 Risperidone Qualimed : 611
 Risperidone Ranbaxy : 611
 Risperidone Ratiopharm : 611
 Risperidone Sandoz : 611
 Risperidone Téva : 611
 Risperidone Winthrop : 611
 Risperidone Wivern : 611
 Risperidone Zydus : 611
Ritonavir
 Crixivan : 509
 Invirase : 509
 Kaletra : **369**
 Norvir : **509**
Rituximab
 Mabthera : **427**
Rivaroxaban
 Xarelto : **776**
Rivastigmine
 Exelon : **265**
 Rivastigmine Actavis : 265
 Rivastigmine Biogaran : 265
 Rivastigmine EG : 265
 Rivastigmine Mylan : 265
 Rivastigmine Sandoz : 265
 Rivastigmine Zydus : 265
Rizatriptan
 Maxalt : **434**
Romarin
 Perubore : **547**
Ropinirole
 Requip : **599**
 Ropinirole Actavis : 599
 Ropinirole Arrow : 599
 Ropinirole EG : 599
 Ropinirole KRKA : 599
 Ropinirole Sandoz : 599
 Ropinirole Téva : 599
 Vunexin : 599

Rosuvastatine
 Crestor : **172**
Rotavirus humain
 Rotarix : **618**
 Rotateq : 618
Rotigotine
 Neupro : **491**
Roxithromycine
 Claramid : **151**
 Roxithromycine Actavis : 151
 Roxithromycine Almus : 151
 Roxithromycine Arrow : 151
 Roxithromycine Biogaran : 151
 Roxithromycine EG : 151
 Roxithromycine G Gam : 151
 Roxithromycine Merck : 151
 Roxithromycine Ratiopharm : 151
 Roxithromycine Téva : 151
 Roxithromycine Zydus : 151
 Rulid : 151
Rufinamide
 Inovelon : **347**
Rupatadine
 Wystamm : **772**
Ruscogénines
 Proctolog : **573**
Rutoside
 Esberiven : **253**
 Véliten : **749**
Ruxolitinib
 Jakavi : **361**

S

Saccharomyces boulardii
 Ultra-levure : **734**
Salbutamol
 Salbumol : **624**, 750
 Salbumol fort : 750
 Salbutamol Arrow : 750
 Salbutamol Merck : 624, 750
 Salbutamol Renaudin : 624, 750
 Salbutamol Téva : 624, 750
 Ventoline : **750**
Salicylamide
 Cortisal : 544
 Percutalgine : **544**

Salicylate
 Pansoral : **536**
Salicylate de diéthylamine
 Réparil gel : **599**
Salicylate de glycol
 Cortisal : 544
 Percutalgine : **544**
Saligénine
 Ephydrol : **248**
Salmétérol
 Seretide Diskus : **635**
 Serevent : **636**
 Serevent Diskus : 636
 Siserol : 636
Sanicle
 Ephydrol : 248
Saproptérine
 Kuvan : **381**
Saquinavir
 Crixivan : 352
 Invirase : **352**
 Norvir : 352
Saxagliptine
 Komboglyze : **379**
 Onglyza : **522**
Scopolamine
 Scopoderm : **628**
Sel disodique
 Didronel : **206**
 Étidronate de Sodium G Gam : 206
 Étidronate Merck : 206
 Étidronate Sandoz : 206
Sels minéraux
 Berocca : **91**
 Elevit : 91
Séné
 Modane : **459**
 Sénokot : **632**
 Tamarine : **679**
Serenoa repens
 Permixon : **546**
 Prodinan : 546
Sertraline
 Sertraline Almus : 795
 Sertraline Alter : 795
 Sertraline Arrow : 795
 Sertraline Biogaran : 795
 Sertraline Cristers : 795
 Sertraline EG : 795
 Sertraline Endwell : 795
 Sertraline Evolugen : 795
 Sertraline Isomed : 795

Sertraline Merck : 795
Sertraline Pfizer : 795
Sertraline Qualimed : 795
Sertraline Ranbaxy : 795
Sertraline Ratiopharm : 795
Sertraline RPG : 795
Sertraline Sandoz : 795
Sertraline Téva : 795
Sertraline Zydus : 795
Zoloft : **795**
Sevelamer
Renvela : **598**
Sildénafil
Viagra : **754**
Sildénafil citrate
Revatio : **603**
Silice colloïdale
Gélopectose : **299**
Silicium organique
Catacol POS : 224
Catarsat : 224
Dulciphak : **224**
Vitamine C collyre : 224
VitaphaKol : 224
Silodosine
Silodyx : **642**
Urorec : 642
Siméthicone
Carbosylane : **121**
Meteospasmyl : **443**
Siméticone
Météoxane : **444**
Simvastatine
Inegy : **343**
Lodales : 792
Simosténal : 792
Simvahexal : 792
Simvastatine Accord : 792
Simvastatine Actavis : 792
Simvastatine Almus : 792
Simvastatine Alter : 792
Simvastatine Arrow : 792
Simvastatine Biogaran : 792
Simvastatine Bouchara Recordati : 792
Simvastatine Cristers : 792
Simvastatine EG : 792
Simvastatine Hexal : 792
Simvastatine Isomed : 792
Simvastatine Ivax : 792
Simvastatine Merck : 792
Simvastatine Mylan : 792

Simvastatine Qualimed : 792
Simvastatine Ratiopharm : 792
Simvastatine RPG : 792
Simvastatine Sandoz : 792
Simvastatine Synthon : 792
Simvastatine Téva : 792
Simvastatine Torlan : 792
Simvastatine Winthrop : 792
Simvastatine Zydus : 792
Zocor : **792**
Sirolimus
Rapamune : **592**
Sitagliptine
Januvia : **362**, 777
Xelevia : **777**
Sodium bromure
Combantrin : 751
Fluvermal : 751
Helmintox : 751
Vermifuge Sorin : **751**
Zentel : 751
Sodium laurysulfate
Saforelle : **623**
Solifénacine
Vésicare : **753**
Somatropine recombinante
Génotonorm : **302**, 735, 797
Maxomat : 302
Norditropine : 302, **505**, 735, 797
Omnitrope : 797
Saizen : 302, 735, 797
Umatrope : 302, **735**, 797
Zomacton : 302, 735, **797**
Son de blé
Actisson : 134
All-bran : 134
Celluson : **134**
Doses-o-son : 134
Sorbitol
Hépargitol : **321**
Microlax : **447**
Ornitaïne : **529**
Sorbitol Delalande : **649**
Sotalol
Sotalex : **650**
Sotalol Almus : 650
Sotalol Arrow : 650
Sotalol Biogaran : 650
Sotalol Cristers : 650
Sotalol EG : 650

Sotalol Ivax : 650
Sotalol Merck : 650
Sotalol Ranbaxy : 650
Sotalol Ratiopharm : 650
Sotalol RPG : 650
Sotalol Sandoz : 650
Sotalol Téva : 650
Sotalol Winthrop : 650
Souci des jardins
Homéoplasmine : **326**
Soufre
Actisoufre : **10**
Solacy : 10
Soufrane : 10
Sous-gallate de bismuth
Anusol : **44**
Spectinomycine
Trobicine : **727**
Spiramycine
Missilor : 615
Rodogyl : **615**
Rovamycine : **618**
Spiramycine Cristers : 618
Spiramycine EG : 618
Spiramycine Sandoz : 618
Spiramycine Téva : 618
Spiramycine/ Metronidazole Almus : 615
Spiramycine/ Metronidazole Arrow : 615
Spiramycine/ Metronidazole Biogaran : 615
Spiramycine/ Metronidazole Cristers : 615
Spiramycine/ Metronidazole EG : 615
Spiramycine/ Metronidazole Qualimed : 615
Spiramycine/ Metronidazole Ranbaxy : 615
Spiramycine/ Metronidazole Sandoz : 615
Spiramycine/ Metronidazole Téva : 615
Spiramycine/ Metronidazole Torlan : 615
Spiramycine/ Metronidazole Zydus : 615

Spironolactone
  Aldactazine : **22**
  Aldactone : **23**
  Aldalix : 22
  Altizide Spironolactone Arrow : 22
  Altizide Spironolactone Biogaran : 22
  Altizide Spironolactone EG : 22
  Altizide Spironolactone GNR : 22
  Altizide Spironolactone Irex : 22
  Altizide Spironolactone Ivax : 22
  Altizide Spironolactone Merck : 22
  Altizide Spironolactone RPG : 22
  Altizide Spironolactone Téva : 22
  Flumach : 23
  Spiroctan : 23
  Spiroctazine : 22
  Spironolactone Actavis : 23
  Spironolactone Arrow : 23
  Spironolactone Bayer : 23
  Spironolactone Biogaran : 23
  Spironolactone Cristers : 23
  Spironolactone EG : 23
  Spironolactone Ivax : 23
  Spironolactone Merck : 23
  Spironolactone Mylan : 23
  Spironolactone Pfizer : 23
  Spironolactone RPG : 23
  Spironolactone Sandoz : 23
  Spironolactone Téva : 23
  Spironolactone Winthrop : 23
  Spironolactone Zydus : 23
  Spironone : 23
Stavudine
  Zerit : **790**
Stiripentol
  Diacomit : **203**
Streptokinase
  Streptase : **666**
Strontium ranélate
  Protelos : **581**

Sulbutiamine
  Arcalion : **52**
Sulfadiazine
  Adiazine : **16**
Sulfadoxine
  Fansidar : **268**
Sulfaméthizol
  Rufol : **620**
Sulfaméthoxazole
  Bactrim : **80**
  Cotrimoxazole RPG : 80
Sulfasalazine
  Dipentum : **624**
  Pentasa : 624
  Rowasa : 624
  Salazopyrine : **624**
Sulfate de cuivre
  Crème de Dalibour : **196**
  Dermocuivre : **196**
Sulfate de galactane
  Acidrine : **6**
Sulfate de lauryle et de sodium
  Biseptinescrub : **441**
  Dermobacter : **441**
  Mercryl : **441**
Sulfate de magnésium
  Kaologeais : **371**, 371
  Karayal : **371**
Sulfate de morphine
  Morphine : **468**
  Moscontin : **468**
  Skénan : 468
Sulfate de protamine
  Protamine : **580**
Sulfate de sodium
  Oxyboldine : **532**
Sulfate ferreux
  Tardyferon B9 : **682**
  Timoferol : 682
Sulfirame
  Ascabiol : **62**
  Sprégal : 62
Sulfogaïacol
  Claradol Codéine : **486**
  Codédrill sans sucre : 486
  Dinacode : **486**
  Eucalyptine : 486
  Euphon : 486
  Néo-Codion : **486**
  Padéryl : 486
  Pulmosérum : 486

  Terpine Gonnon : 486
  Tussipax : 486
Sulfure de sélénium
  Selsun : **631**
Sulindac
  Arthrocine : **59**
  Chrono-Indocid : 59
  Indocid : 59
Sulpiride
  Dogmatil : **217**
  Sulpiride Ivax : 217
  Sulpiride Merck : 217
  Sulpiride Sandoz : 217
  Sulpiride Téva : 217
  Sulpiride Winthrop : 217
  Synédil : 217
Sumatriptan
  Imigrane : **337**
  Imiject : 337
  Sumatriptan Téva : 337

T

Tacalcitol
  Apsor : **49**
Tacrolimus
  Advagraf : **576**
  Modigraf : **460**
  Prograf : **576**
Tadalafil
  Adcirca : **14**
  Cialis : **143**
Tamarin
  Tamarine : **679**
Tamoxifène
  Nolvadex : **503**
  Tamoxifène Arrow : 503
  Tamoxifène Biogaran : 503
  Tamoxifène EG : 503
  Tamoxifène Merck : 503
  Tamoxifène Ratiopharm : 503
  Tamoxifène RPG : 503
  Tamoxifène Sandoz : 503
  Tamoxifène Téva : 503
  Tamoxifène Zydus : 503
Tamsulosine
  Josir : **367**, 520
  Omix : 367, **520**
  Tamsulosine Almus : 367, 520
  Tamsulosine Arrow : 367, 520

Tamsulosine Biogaran : 367, 520
Tamsulosine EG : 367, 520
Tamsulosine Isomed : 367, 520
Tamsulosine Merck : 367
Tamsulosine Mylan : 367, 520
Tamsulosine Qualimed : 367, 520
Tamsulosine Ranbaxy : 367, 520
Tamsulosine Ratiopharm : 367, 520
Tamsulosine Sandoz : 367, 520
Tamsulosine Téva : 367, 520
Tamsulosine Winthrop : 367, 520
Tamsulosine Zydus : 367, 520
Tartrate de potassium
 Éductyl : **234**
 Gluconate de potassium : 482
 Kaléorid : 482
 Nati-K : **482**
Tasonermine
 Beromun : **91**
Tazarotène
 Zorac : **799**
Téicoplanine
 Targocid : **683**
 Téicoplanine Mylan : 683
Télaprevir
 Incivo : **341**
Telmisartan
 Micardis : **447**
 Pritor : 447
Ténectéplase
 Métalyse : **443**
Ténofovir
 Atripla : **67**
 Eviplera : **263**
Ténoxicam
 Tilcotil : **704**
Térazosine
 Dysalfa : **230**, 332
 Hytrine : 230, **332**
 Térazosine Biogaran : 230, 332
 Térazosine Merck : 230, 332
 Térazosine Téva : 230, 332

Terbinafine
 Lamisil : **387**
 Lamisilate crème : 387
 Terbinafine Actavis : 387
 Terbinafine Almus : 387
 Terbinafine Alter : 387
 Terbinafine Arrow : 387
 Terbinafine Biogaran : 387
 Terbinafine Cristers : 387
 Terbinafine EG : 387
 Terbinafine Evolugen : 387
 Terbinafine Isomed : 387
 Terbinafine Merck : 387
 Terbinafine Qualimed : 387
 Terbinafine Ranbaxy : 387
 Terbinafine Ratiopharm : 387
 Terbinafine RPG : 387
 Terbinafine Sandoz : 387
 Terbinafine Winthrop : 387
 Terbinafine Zydus : 387
Terbutaline
 Bricanyl : **104**
 Terbutaline Arrow : 104
Teriparatide
 Forsteo : **284**
Terpine
 Claradol Codéine : 694
 Codédrill sans sucre : 694
 Dinacode : 694
 Eucalyptine : 694
 Euphon : 694
 Néo-Codion : 694
 Padéryl : 694
 Pulmosérum : 694
 Terpine Gonnon : **694**
 Terpone : **695**
 Tussipax : 694
Tertatolol
 Artex : **58**
Testostérone
 Androtardyl : **41**
 Pantestone : **537**
Testostérone undecylate
 Nebido : **485**
Tétrabénazine
 Xenazine : **777**
Tétracaïne
 Collu-Hextril : 243
 Collunovar collutoire : 243
 Collustan : 243
 Eludril collutoire/Eludril tablette : **243**

Thiovalone : 243
Tétracosactide
 Synacthène : **673**
Tétrazépam
 Myolastan : **477**
 Panos : 477
 Tétrazépam Almus : 477
 Tétrazépam Biogaran : 477
 Tétrazépam Cristers : 477
 Tétrazépam EG : 477
 Tétrazépam Ivax : 477
 Tétrazépam Merck : 477
 Tétrazépam Qualimed : 477
 Tétrazépam RPG : 477
 Tétrazépam Sandoz : 477
 Tétrazépam Téva : 477
 Tétrazépam Winthrop : 477
 Tétrazépam Zydus : 477
Thalidomide
 Thalidomide : **697**
Théodrénaline
 Praxinor : **564**
Théophylline
 Dilatrane : **210**, 259
 Euphylline : 210, **259**
 Tédralan : 210, 259
 Théostat : 210, 259
 Xanthium : 210, 259
Thiamazole
 Thyrozol : **699**
Thiamine
 Bénerva : 95
 Bévitine : **95**
 Princi B : 571
Thiamphénicol
 Thiophénicol : **698**
Thiocolchicoside
 Coltramyl : **159**
 Miorel : 159
 Thiocolchicoside Actavis : 159
 Thiocolchicoside Alter : 159
 Thiocolchicoside Arrow : 159
 Thiocolchicoside Biogaran : 159
 Thiocolchicoside EG : 159
 Thiocolchicoside Ivax : 159
 Thiocolchicoside Merck : 159
 Thiocolchicoside Qualimed : 159

Index

Thiocolchicoside
Ratiopharm : 159
Thiocolchicoside Sandoz : 159
Thiocolchicoside Téva : 159
Thiocolchicoside
Winthrop : 159
Thiosulfates de sodium et de magnésium
Désintex : **199**
Thuya
Duofilm : 752
Kérafilm : 752
Verrufilm : 752
Verrupan : **752**
Thym
Biogaze : **99**
Perubore : **547**
Thymol
Perubore : **547**
Tiadénol
Fonlipol : **282**
Tiagabine
Gabitril : **294**
Tianeptine
Stablon : **657**
Tiapride
Tiapridal : **700**
Tiapride Merck : 700
Tiapride Panpharma : 700
Tiapride Sandoz : 700
Tibolone
Livial : **406**
Ticagrelor
Brilique : **105**
Ticarcilline
Claventin : **152**
Ticarpen : **701**
Ticlopidine
Ticlid : **701**
Ticlopidine Arrow : 701
Ticlopidine EG : 701
Ticlopidine Ivax : 701
Ticlopidine Merck : 701
Ticlopidine Qualimed : 701
Ticlopidine Sandoz : 701
Ticlopidine Téva : 701
Tiémonium
Colchicine Opocalcium : 155
Colchimax : **155**
Timolol
Azarga : **77**

Bétagan : 707
Digaol : 707
Geltim : **300**
Moducren : 706
Nyolol : 707
Ophtim : 707
Timabak : 707
Timacor : **706**
Timolol Alcon : 707
Timolol G Gam : 707
Timoptol : **707**
Timolol maléate
Ganfort : **295**
Tinidazole
Fasigyne : **268**
Naxogyn 1000 : 268
Tinzaparine sodique
Innohep : **346**
Tioconazole
Trosyd : **729**
Tiopronine
Acadione : **5**
Trolovol : 5
Tiotropium bromure monohydrate
Spiriva : **654**
Tipranavir
Aptivus : **49**
Tiratricol
Téatrois : **686**
Titane
Titanoréïne : **709**
Tobramycine
Nebcine : **485**
Tocophérol (vitamine E)
Dermorelle : **196**
Éphynal : **709**
Toco 500 : 709
Tocophérol : **709**
Tocophérol Téva : 709
Vitamine E Sandoz : 709
Tolcapone
Tasmar : **684**
Topiramate
Epitomax : **249**
Topiramate Actavis : 249
Topiramate Arrow : 249
Topiramate Biogaran : 249
Topiramate EG : 249
Topiramate Mylan : 249
Topiramate Sandoz : 249
Topiramate téva : 249
Topiramate Zydus : 249

Tosylchloramide sodique
Hydroclonazone : **330**
Toux
Respilène : **601**
Toxine botulique type A
Botox : 763
Vistabel : **763**
Xeomin : 763
Toxine cholérique
Dukoral : **223**
Tramadol
Biodalgic : 712, 785
Contramal : 712, 785
Topalgic : **712**, 785
Tramadol Actavis : 712, 785
Tramadol Arrow : 712, 785
Tramadol Biogaran : 712, 785
Tramadol EG : 712, 785
Tramadol Ivax : 712, 785
Tramadol Merck : 712, 785
Tramadol Mylan : 712, 785
Tramadol Qualimed : 712, 785
Tramadol Ratiopharm : 712, 785
Tramadol Sandoz : 712, 785
Tramadol Téva : 712, 785
Tramadol Winthrop : 712, 785
Tramadol Zydus : 712, 785
Zamudol : 712, **785**
Zumalgic : 712, 785
Trandolapril
Odrik : **515**
Trandolapril Actavis : 515
Trandolapril Biogaran : 515
Trandolapril EG : 515
Trandolapril Mylan : 515
Trandolapril Qualimed : 515
Trandolapril Ratiopharm : 515
Treprostinil
Remodulin : **596**
Trétinoïne
Différine : 234, 407
Effederm : **234**, 407
Locacid : 234, **407**
Retacnyl : 234, 407
Triamcinolone
Kenacort retard : **372**
Localone : **407**

Triamtérène
  Isobar : 565
  Prestole : **565**
Triclocarban
  Cutisan : **175**, 633
  Septivon : **633**
Triglycérides d'acides oméga 3
  Triglistab : **722**
  Ysomega : **784**
Trihexyphénidyle
  Artane : **57**, 539
  Parkinane : 57, **539**
Trimébutine
  Debricalm : 185
  Débridat : **185**
  Proctolog : **573**
  Transacalm : 185
  Trimébutine ALS : 185
  Trimébutine Arrow : 185
  Trimébutine Biogaran : 185
  Trimébutine Cristers : 185
  Trimébutine EG : 185
  Trimébutine Evolugen : 185
  Trimébutine G Gam : 185
  Trimébutine Isomed : 185
  Trimébutine Ivax : 185
  Trimébutine Merck : 185
  Trimébutine Qualimed : 185
  Trimébutine Ranbaxy : 185
  Trimébutine Ratiopharm : 185
  Trimébutine Sandoz : 185
  Trimébutine Téva : 185
  Trimébutine Torlan : 185
  Trimébutine Winthrop : 185
  Trimébutine Zydus : 185
Trimétazidine
  Trimétazidine Almus : 745
  Trimétazidine Alter : 745
  Trimétazidine Arrow : 745
  Trimétazidine Biogaran : 745
  Trimétazidine Ivax : 745
  Trimétazidine Merck : 745
  Trimétazidine Mylan : 745
  Trimétazidine Qualimed : 745
  Trimétazidine RPG : 745
  Trimétazidine Torlan : 745
  Trimétazidine Winthrop : 745
  Trimétazidine Zydus : 745
  Vastarel : **745**
Triméthoprime
  Bactrim : **80**
  Cotrimoxazole RPG : 80
Triméthylphloroglucinol
  Foncitril 4000 : **281**
Trimipramine
  Défanyl : 671
  Elavil : 671
  Laroxyl : 671
  Ludiomil : 671
  Quitaxon : 671
  Surmontil : **671**
Trinitrine
  Cordipatch : 500
  Diafusor : 500
  Discotrine : 500
  Épinitril : 500
  Natispray : **483**
  Nitriderm : **500**
  Trinipatch : 500
  Trinitine Merck : 500
  Trinitrine caféinée : 723
  Trinitrine Laleuf : **723**
Triprolidine
  Actifed : **7**
Triptoréline
  Décapeptyl : **186**
  Gonapeptyl : **312**
Trolamine
  Biafine : **96**
  Biafineact : 96
  Lamiderm : 96
  Trolamine Biogaran : 96
  Trolamine Neitum : 96
Tropatépine
  Lepticur : **396**
Troxérutine
  Rheoflux : 748
  Troxérutine Almus : 748
  Troxérutine Arrow : 748
  Troxérutine Biogaran : 748
  Troxérutine EG : 748
  Troxérutine Mazal : 748
  Troxérutine Merck : 748
  Troxérutine Sandoz : 748
  Troxérutine Téva : 748
  Veinamitol : **748**
Tygécycline
  Tygacil : **731**
Tyrothricine
  A 313 pommade : 3

U
Ulipristal
  Ellaone : **241**
Urapidil
  Eupressyl : **260**
  Mediatensyl : 260
  Urapidil Mylan : 260
Ustekinumab
  Stelara : **661**

V
Vaccin à virus inactivé contre l'hépatite A
  Avaxim : 740
  Vaccin Havrix : **740**
Vaccin à virus vivant atténué de la varicelle
  Varilrix : 744
  Varivax : **744**
Vaccin à virus vivant atténué poliomyélite
  Vaccin poliomyélitique oral : **741**
Vaccin amaril vivant
  Stamaril : **659**
Vaccin contre l'hépatite B
  Vaccin Engerix B : **740**
Vaccin contre la méningite cérébro-spinale à méningocoque des groupes A et C
  Vaccin méningococcique A + C : **741**
Vaccin diphtérique
  DT Polio : **223**
Vaccin grippal inactivé
  Agrippal : 747
  Fluarix : 747
  Immugrip : 747
  Influvac : 747
  Optaflu : 747
  Vaxigrip : **747**
Vaccin pneumococcique polyosidique polyvalent
  Pneumo 23 : 559
  Pneumovax : 559
  Prevenar : 559
Vaccin poliomyélitique
  DT Polio : **223**

Index

Vaccin rabique
Vaccin rabique Pasteur : **741**
Vaccin tétanique
DT Polio : **223**
Tétavax : **695**
Vaccin typhoïdique polyosidique
Typhim Vi : **732**
Valaciclovir
Valaciclovir Almus : 789
Valaciclovir Alter : 789
Valaciclovir Arrow : 789
Valaciclovir Bluefish : 789
Valaciclovir Bouchara : 789
Valaciclovir Isomed : 789
Valaciclovir Mylan : 789
Valaciclovir Pfizer : 789
Valaciclovir PHR : 789
Valaciclovir Qualimed : 789
Valaciclovir Ranbaxy : 789
Valaciclovir Téva : 789
Valaciclovir Zydus : 789
Zelitrex : **789**
Valproate de sodium
Dépakine : **191**
Micropakine : **191**
Valproate de sodium Aguettant : 191
Valproate de sodium Alter : 191
Valproate de sodium Arrow : 191
Valproate de sodium Biogaran : 191
Valproate de sodium EG : 191
Valproate de sodium Merck : 191
Valproate de sodium Qualimed : 191
Valproate de sodium Ratiopharm : 191
Valproate de sodium RPG : 191
Valproate de sodium Sandoz : 191
Valproate de sodium Téva : 191
Valproate de sodium Winthrop : 191

Valsartan
Cotareg : 499
Nisis : **499**
Nisisco : 499
Tareg : **499**
Valsartan Actavis : 499
Valsartan Arrow : 499
Valsartan Biogaran : 499
Valsartan Cristers : 499
Valsartan EG : 499
Valsartan Evolugen : 499
Valsartan Isomed : 499
Valsartan KRKA : 499
Valsartan Mylan : 499
Valsartan PHR : 499
Valsartan Ranbaxy : 499
Valsartan Ratiopharm : 499
Valsartan Sandoz : 499
Valsartan Téva : 499
Valsartan Zen : 499
Valsartan Zydus : 499
Vancomycine
Vancomycine : 743, **743**
Vandetanib
Caprelsa : **120**
Vardenafil
Cialis : 399
Levitra : **399**
Viagra : 399
Varenicline tartrate
Champix : **139**
Vaseline
Dexeryl : **202**
Melaxose : **436**
Transulose : 436
Vemurafenib
Zelboraf : **788**
Venlafaxine
Effexor : **236**
Venlafaxine Actavis : 236
Venlafaxine Almus : 236
Venlafaxine Alter : 236
Venlafaxine Arrow : 236
Venlafaxine Biogaran : 236
Venlafaxine Bluefish : 236
Venlafaxine Bouchara : 236
Venlafaxine Cristers : 236
Venlafaxine EG : 236
Venlafaxine Evolugen : 236
Venlafaxine Isomed : 236
Venlafaxine Mylan : 236
Venlafaxine Qualimed : 236

Venlafaxine Ratiopharm : 236
Venlafaxine Sandoz : 236
Venlafaxine Téva : 236
Venlafaxine Winthrop : 236
Venlafaxine Wyeth : 236
Vérapamil
Isoptine : **355**
Vérapamil Biogaran : 355
Vérapamil EG : 355
Vérapamil G Gam : 355
Vérapamil Merck : 355
Vérapamil Ratiopharm : 355
Vérapamil Sandoz : 355
Vérapamil Téva : 355
Vératrol
Baume Aroma : 675
Baume Bengué : 675
Baume Saint-Bernard : 675
Inongan : 675
Linibon : 675
Lumbalgine : 675
Synthol gel : **675**
Synthol liquide : 675, **675**
Vertéporfine
Visudyne : **763**
Vibrio cholerae
Dukoral : **223**
Viburnum
Jouvence de l'abbé Soury : 367
Vidarabine
Vira-MP : **760**
Vigabatrin
Sabril : **623**
Vildagliptine
Galvus : **294**
Vinburnine
Cervoxan : **138**
Vincristine
Oncovin : **521**
Vincristine HPI : 521
Vincristine Sandoz : 521
Vincristine Téva : 521
Virus de l'encéphalite à tiques souche K23
Encepur : **245**
Virus de l'encéphalite japonaise SA14-14-2
Ixiaro : **358**
Virus encéphalite de la tique
Ticovac : **702**

Virus poliomyélitique inactivé
  Boostrixtetra : **102**
  Repevax : 102
Virus poliomyélitique inactivé de type 1, 2, 3
  Revaxis : **603**
Vitamine A
  A 313 pommade : **3**
  Avibon Pommade : **72**
  Mitosyl : **72**
  Pommade Lelong : **72**
Vitamine B
  Berocca : **91**
  Elevit : 91
Vitamine B1
  Bécozyme : **86**
  Nicoprive : **494**
Vitamine B2
  Bécozyme : **86**
Vitamine B5
  Aloplastine : 90
  Bécozyme : **86**
  Bépanthène onguent : **90**
  Biafine : 90
  Bioxyol : 90
  Cicatryl : 90
  Crème au calendula : 90
  Crème Biostim : 90
  Déflamol : 90
  Dermocuivre : 90
  Jonctum 10 % crème : 90
  Oxyplastine : 90
  Plasténan : 90
  Pommade au calendula LHF : 90
  Trophiderm : 90
  Vaseline stérilisée Hamel : 90
  Vita-dermacide : 90
Vitamine B6
  Bécozyme : **86**
  Nicoprive : **494**
Vitamine C
  Acti-5 : **7**

Berocca : **91**
Elevit : 91
Nicoprive : **494**
Vitamine E
  Omacor : **520**
Vitamine PP
  Bécozyme : **86**
  Nicoprive : **494**
Vitamines
  Survitine : 766
  Vivamyne : **766**
Voriconazole
  Vfend : **753**

W

Warfarine
  Coumadine : **168**

X

Xylène
  Cérulyse : **137**

Y

Yohimbine
  Yocoral : **783**, 783
  Yohimbine Houdé : 783, 783

Z

Ziconotide
  Prialt : **568**
Zidovudine
  Retrovir : **602**
Zinc
  Rubozinc : **620**
  Titanoréïne : **709**
Zofénopril calcique
  Zofenil : **793**
  Zofeniluo : **794**

Zolmitriptan
  Zolmitriptan Actavis : 797
  Zolmitriptan ARG : 797
  Zolmitriptan EG : 797
  Zolmitriptan Evologen : 797
  Zolmitriptan Mylan : 797
  Zolmitriptan Sandoz : 797
  Zolmitriptan Téva : 797
  Zolmitriptan Zen : 797
  Zolmitriptan Zydus : 797
  Zomig : **797**
Zolpidem
  Stilnox : **663**
  Zolpidem Actavis : 663
  Zolpidem Almus : 663
  Zolpidem Arrow : 663
  Zolpidem Biogaran : 663
  Zolpidem EG : 663
  Zolpidem Merck : 663
  Zolpidem Qualimed : 663
  Zolpidem Ratiopharm : 663
  Zolpidem RPG : 663
  Zolpidem Sandoz : 663
  Zolpidem Téva : 663
  Zolpidem Winthrop : 663
  Zolpidem Zydus : 663
Zona
  Oravir : **526**
Zonisamide
  Zonegran : **798**
Zopiclone
  Imovane : **339**
  Zopiclone Alter : 339
  Zopiclone Arrow : 339
  Zopiclone Biogaran : 339
  Zopiclone EG : 339
  Zopiclone Merck : 339
  Zopiclone Qualimed : 339
  Zopiclone Ranbaxy : 339
  Zopiclone Ratiopharm : 339
  Zopiclone Sandoz : 339
  Zopiclone Téva : 339
  Zopiclone Winthrop : 339
  Zopiclone Zydus : 339

INDICATIONS

L'index des indications vous permet de retrouver pour chaque indication (maladie ou symptôme) les médicaments habituellement prescrits qui figurent dans votre guide avec les numéros de pages dans lesquelles ils font l'objet d'une fiche médicament.

Exemple : en cas d'acné, Eclaran est un médicament pouvant être prescrit et qui fait l'objet d'une fiche page 232.

A

Abcès dentaires
Hepar sulfur : 886
Accès de colère chez des enfants
Mercurius solubilis : 895
Accès maniaque
Xeroquel : 780
Accident vasculaire cérébral
Actilyse : 9
Acné
Eclaran : 232
Effederm : 234
Epiduo : 248
Locacid : 407
Pannogel : 536
Roaccutane : 614
Rubozinc : 620
Acné de la femme
Eulexine : 257
Acné juvénile
Calcarea phosphorica : 876
Eugenia jambosa : 883
Sélénium : 906
Thuya occidentalis : 909
Acné polymorphe juvénile
Lysocline : 425
Mynocine : 476
Tétralysal : 696
Tétranase : 696
Vibramycine N : 754
Acné pustuleuse
Antimoine tartaricum : 869
Acné rosacée
Carbo animalis : 877
Ledum palustre : 892
Lysocline : 425
Mynocine : 476

Rozacrème : 619
Tétralysal : 696
Tétranase : 696
Vibramycine N : 754
Acné rosacée des pommettes
Sanguinaria canadensis : 905
Acromégalie
Sandostatine : 626
Somatuline : 648
Adénome hypophysaire
Sandostatine : 626
Adénome prostatique
Conium maculatum : 880
Adénopathie
Carbo animalis : 877
Aérophagie
Kalium carbonicum : 890
Affections allergiques
Algotropyl : 27
Affections bronchiques du nourrisson
Hexapneumine : 323
Affections cardiovasculaires
Arsenicum iodatum : 871
Affections de la bouche et de la gorge
Lyso 6 : 425
Affections de la gorge
Desomédine collutoire : 199
Affections du foie et des voies biliaires
Phosphorus : 900
Affections ORL aiguës ou à répétition
Calcarea carbonica ostrearum : 876

Affections vaginales de la ménopause
Colposeptine : 158
Colpotrophine : 158
Affections vaginales des carences œstrogéniques
Physiogine : 552
Trophigil : 728
Agitation ou fatigue extrême
Phosphorus : 900
Agressivité
Nux vomica : 897
Aigreurs d'estomac
Pepcidac : 543
Stomédine : 664
Alcoolisme chronique
Nicobion : 493
Alcoolisme chronique avec foie douloureux et hypertrophié
Lachesis : 892
Algies
Magnesia carbonica : 894
Algies d'origine occipitale ou cervicale haute
Nicollum metallicum : 897
Algies vasculaires de la face
Désernil : 198
Gynergène caféiné : 315
Imigrane : 338
Allergie
Atarax : 65
Butix : 110
Célestamine : 130
Clarityne : 151
Dimégan : 211
Phénergan : 549
Polaramine : 559
Primalan : 569

Index

Tuberculinum : 910
Zyrtec : 805

Allergie respiratoire
Sulfur : 908

Alopécie
Bépanthène : 90
Biotine : 100
Propecia : 577
Sélénium : 906
Thallium metallicum : 909

Amaigrissement
Arsenicum iodatum : 871

Amaigrissement rapide
Iodum : 888

Aménorrhée
Clomid : 154
Pergotime : 545

Aménorrhée chez les jeunes filles
Ferrum metallicum : 883

Amygdalites aiguës ou chroniques
Mercurius solubilis : 895

Amygdalites purulentes
Hepar sulfur : 886

Amyotrophies progressives
Plombum metallicum : 901

Anémie
Binocrit : 98
Eporatio : 250
Mircera : 455
Natrum muriaticum : 897
Retacrit : 601

Anémie de Biermer
Vitamine B12 Gerda : 764

Anémie normochrome
Plombum metallicum : 901

Anémie par carence en fer
Ascofer : 62
Ferrum metallicum : 883
Fumafer : 291

Angine
Apis mellifica : 870
Belladona : 873
Silicea : 906

Angine de poitrine
Adalate : 13
Amlor : 34
Corvasal : 168
Flodil : 276
Ikorel : 336
Isoptine : 355
Monicor : 465
Natispray : 483
Nitriderm : 500
Procoralan : 572
Risordan : 610
Tildiem : 705
Trinitrine Laleuf : 723
Vastarel : 745

Angine de poitrine accompagnée de troubles du rythme et d'insuffisance cardiaque
Cordarone : 164

Angine douloureuse
Angipax : 869

Angiomes cutanés
Fluoricum acidum : 884

Angor
Cactus grandiflorus : 875

Angor instable
Lovenox : 414

Anguillulose
Zentel : 789

Ankylostome
Combantrin : 160
Fluvermal : 281
Helmintox : 320
Zentel : 789

Anorexie
Zincum metallicum : 912

Anorexie des enfants
Lycopodium : 893

Anthrax
Hepar sulfur : 886
Lachesis : 892

Anxiété
Atarax : 65
Aubépine : 69
Buspirone : 109
Lexomil : 400
Lysanxia : 424
Nordaz : 504
Sédatif PC : 905
Séresta : 635
Stressdoron : 908
Témesta : 689
Tranxène : 716
Urbanyl : 736
Victan : 755
Xanax : 775

Anxiété avec maux de tête
Platina : 901

Anxiété généralisée
Deroxat : 197

Anxiété névrotique
Ludiomil : 418
Quitaxon : 589
Surmontil : 671

Aoûtats
Ascabiol : 62

Aphtes
Dynexangival : 229
Homéoaftyl : 886
Kalium bichromicum : 889
Lyso 6 : 425
Sulfur : 908

Aphtose buccale : 888
Borax : 874
Iodum : 888

Aplasie médullaire
Orthoclone OKT3 : 530
Thymoglobuline : 698

Apnée du sommeil
Hydrocyanicum acidum : 887

Artériopathies des membres inférieurs
Praxilène : 564
Sermion : 637
Tanakan : 680
Trivastal : 725
Vadilex : 742

Arthériosclérose
Arsenicum iodatum : 871

Arthralgies inflammatoires
Ferrum phosphoricum : 883

Arthrites inflammatoires d'origine virale
Drosera rotundifolia : 882

Arthrose
Arcoxia : 52
Art 50 : 56
Cartrex : 123
Célébrex : 129
Jonctum : 365
Nabucox : 479
Nexen : 492
Piasclédine : 554

Indications

Radium bromatum : 903
Zondar : 798

Arythmie par fibrillation auriculaire
Arsenicum iodatum : 871

Ascaris
Combantrin : 160
Fluvermal : 281
Helmintox : 320
Vermifuge Sorin : 751
Zentel : 789

Aspergillose
Cancidas : 119
Vfend : 753

Asthénie
Arsenicum iodatum : 871
Coramine glucose : 163
Oligocure : 519
Princi B : 571
Sepia : 906
Zincum metallicum : 912

Asthénie après traitement ionisant s'accompagnant de chute de cheveux et de troubles des phanères
Sélénium : 906

Asthénie avec amaigrissement
Arsenicum album : 871

Asthénie avec anémie ou réduction du nombre des globules blancs
Radium bromatum : 903

Asthénie et troubles de la mémoire
Sélénium : 906

Asthénie importante
Stannum : 907

Asthme
Ammonium : 868
Asmelor : 63
Atimos : 66
Atrovent : 68
Béclojet : 85
Bricanyl : 104
Bromum : 874
Dilatrane : 210
Euphylline : 259
Flixotide : 275
Formodual : 283
Lomudal : 410

Pulmicort : 584
Quebracho : 902
Seretide Diskus : 635
Serevent : 636
Singulair : 644
Sulfur : 908
Trentadil : 718
Ventoline : 750

Asthme allergique
Zaditen : 785

Asthme avec toux asphyxiante
Mephitis putorius : 895

Asthme d'effort
Lomudal : 410

Asthme et emphysème des vieillards
Carbo vegetalis : 877

Asthme persistant
Xolair : 780

Athérothrombose
Duoplavin : 225

Atonie intestinale
Prostigmine : 580

Attaque de panique
Seroplex : 638

Atteinte cutanée avec violente envie de se gratter
Anarcadium orientale : 869

Avulsion dentaire
Hyperium perforatum : 888

B

Babésiose
Dalacine : 183

Baisse de l'acuité visuelle
Doxium : 222
Endotélon : 246

Baisse du désir sexuel
Agnus castus : 867

Ballonnement intestinal
Actapulgite : 6
Acticarbine : 7
Carbolevure : 120
Carbosylane : 121
Gastropulgite : 298
Gel de polysilane : 299
Hepatoum : 321

Kaobrol : 370
Météoxane : 444
Pancrélase : 535
Pepsane : 544
Poly-karaya : 562
Siligaz : 641
Smecta : 646

Bilharziose
Biltricide : 97

Blessure par instrument piquant
Ledum palustre : 892

Bouchon de cérumen
Cérulyse : 137

Bouffées de chaleur de la ménopause ou des hypertendus
Sanguinaria canadensis : 905

Bronchiolite du nourrisson
Antimoine tartaricum : 869

Bronchite
Bisolvon : 100
Broncorinol : 106
Calcarea phosphorica : 876
Ferrum phosphoricum : 883
Mucomyst : 471
Mucothiol : 472
Pulsatilla : 902
Sanguinaria canadensis : 905
Tavanic : 684
Terpone : 695

Bronchite aiguë
Antimoine tartaricum : 869

Bronchite asthmatiforme
Mercurius solubilis : 895

Bronchite avec toux ramenant des glaires jaunâtres ou verdâtres
Kalium sulfuricum : 891

Bronchite chronique
Ammonium : 868
Antimoine tartaricum : 869
Izilox : 360
Phellandrium : 899
Quebracho : 902
Silicea : 906
Stannum : 907

Index

Bronchites à répétition
Tuberculinum : 910
Bronchopneumopathies avec expectorations mucopurulentes
Mercurius solubilis : 895
Bronchopneumopathies chroniques
Dilatrane : 210
Euphylline : 259
Spiriva : 654
Trentadil : 718
Bronchopneumopathies chroniques obstructives
Oslif : 531
Bronchopneumopathies virales
Sanguinaria canadensis : 905
Brucellose
Rifadine : 606
Brûlure
A 313 pommade : 3
Biogaze : 99
Brûlure d'estomac
Pepcidac : 543
Sanguinaria canadensis : 905
Stomédine : 664
Brûlure superficielle
Jonctum 10 % crème : 366
Brûlures du 1er et 2e degrés
Biafine : 96

C

Calcul rénal
Foncitril 4000 : 281
Calcul rénal cystinique
Acadione : 5
Calcul urinaire
Benzoicum acidum : 873
Calcul vésiculaire
Delursan : 190
Ursolvan : 737
Cancer
Glivec : 305
Taxol : 685
Taxotère : 686
Vectibix : 747

Cancer colorectal
Campto : 118
Eloxatine : 242
Erbitux : 251
Regorafenib : 593
Cancer de l'ovaire
Endoxan : 246
Cancer de la prostate
Anandron : 37
Androcur : 40
Casodex : 123
Décapeptyl : 186
Enantone : 244
Eulexine : 257
Firmagon : 272
Jevtana : 364
Suprefact : 669
Zoladex : 794
Zytiga : 805
Cancer de la thyroïde
Caprelsa : 120
Cancer des bronches
Endoxan : 246
Cancer du poumon
Alimta : 28
Celltop : 134
Tarceva : 682
Cancer du rein
Afinitor : 20
Cancer du sang
Celltop : 134
Cancer du sein
Arimidex : 55
Celltop : 134
Décapeptyl : 186
Enantone : 244
Endoxan : 246
Fémara : 271
Halaven : 317
Megace : 435
Nolvadex : 503
Tyverb : 733
Zoladex : 794
Cancer du testicule
Celltop : 134
Endoxan : 246
Cancer lymphatique
Endoxan : 246
Cancer rénal
Inlyta : 345

Cancer thyroïdien
Téatrois : 686
Candidose
Amycor : 35
Cancidas : 119
Ecalta : 232
Fongileine : 282
Fungizone : 292
Mycostatine : 475
Pevaryl : 547
Vfend : 753
Candidose disséminée
Mycamine : 474
Candidose oropharyngée
Triflucan : 721
Carcinome basocellulaire
Aldara : 24
Metvixia : 446
Cardiomyopathie obstructive
Avlocardyl : 73
Corgard : 164
Visken : 762
Carences en calcium
Calciprat Vit D3 : 114
Gluconate de calcium : 307
Sandoz : 115
Carences en magnésium
Mag 2 : 429
Magné B6 : 430
Magnéspasmyl : 431
Magnevie B6 : 431
Magnogène : 432
Spasmag : 653
Carences en potassium
Gluconate de potassium : 308
Kaléorid : 369
Nati-K : 482
Carences en vitamine B
Biotine : 100
Carences en vitamine B1
Bévitine : 95
Carences en vitamine B12
Vitamine B12 Gerda : 764
Carences en vitamine B2
Béflavine : 88
Carences en vitamine B6
Bécilan : 84
Vitamine B6 Richard : 765

Carences en vitamine C
　Laroscorbine : 392
　Vitascorbol : 766
Carences en vitamine D
　Adrigyl : 17
Carences en vitamine PP
　Nicobion : 493
Carences en vitamines
　Bécozyme : 86
　Dermorelle : 196
Carie dentaire
　Duraphat : 227
Caries dentaires précoces
　Silicea : 906
Cataracte
　Dulciphak : 224
　Naphtalium : 896
　Nevanac : 492
Céphalées
　Lithium carbonicum : 893
　Nicollum metallicum : 897
　Stannum : 907
Céphalées des adolescents
　Tuberculinum : 910
Cervicites ulcéreuses
　Kalium bichromicum : 889
Chalazions
　Staphysagria : 907
Chirurgie oculaire
　Néosynéphrine : 489
Choc affectif
　Ignatia amara : 888
Choc anaphylactique
　Jext : 365
Choc cardiovasculaire
　Anapen : 37
Cholécystites
　Phosphorus : 900
Choléra
　Bactrim : 80
　Dukoral : 223
　Veratrum album : 911
Cholestase hépatique
　Delursan : 190
Cholestérol
　Béfizal : 87
　Fonlipol : 282
　Fractal : 288
　Lipanor : 403
　Lipanthyl : 404

　Lipur : 405
　Questran : 588
　Tahor : 677
　Tocophérol : 709
　Vasten : 746
　Zocor : 792
Cicatrices douloureuses
　Hyperium perforatum : 888
Cicatrices varioliformes
　Antimoine tartaricum : 869
Cicatrisation
　Madécassol : 428
Codéine
　Codoliprane : 154
Colère
　Nux vomica : 897
Colibacillose chronique
　Tuberculinum : 910
Coliques abdominales
　Cuprum metallicum : 881
Coliques hépatiques
　Chamomilla : 878
　Magnesia phosphorica : 894
Coliques intestinales
　Chamomilla : 878
　Magnesia phosphorica : 894
Coliques néphrétiques
　Chamomilla : 878
　Magnesia phosphorica : 894
　Sarsaparilla : 905
Colites
　Bedelix : 87
　Sulfur : 908
Colites aiguës
　Gambogia : 884
Colites chroniques
　Gambogia : 884
Colites ulcéreuses
　Mercurius solubilis : 895
Colopathie
　Kaologeais : 371
　Karayal : 371
　Meteospasmyl : 443
Colopathie flatulente
　Cajuputum : 875

Coma au cours des méningites cérébro-spinales
　Hellerobus niger : 885
Coma d'origine traumatique
　Hellerobus niger : 885
Complications cardiaques des hyperthyroïdies
　Avlocardyl : 73
　Corgard : 164
　Visken : 762
Complications vasculaires du diabète
　Phosphorus : 900
Condylome acuminé
　Aldara : 24
Condylomes
　Efudix : 239
　Thuya occidentalis : 909
Congestion et stase veineuses
　Pulsatilla : 902
Congestion pelvienne suscitant de l'excitation sexuelle
　Murex purpurea : 896
Conjonctivite
　Apis mellifica : 870
　Bilaska : 97
　Chibroxine : 141
　Collyre bleu : 157
　Mercurius solubilis : 895
Conjonctivite allergique
　Allergiflash : 30
　Bromum : 874
　Opticron : 522
　Périactine : 545
　Purivist : 587
Conjonctivite infectieuse
　Bromum : 874
Conjonctivite purulente
　Hepar sulfur : 886
Conjonctivite sèche
　Dacryolarmes : 178
　Larmes artificielles : 392
Constipation
　Ammonium : 868
　Auxitrans : 71
　Bourdaine Boiron : 103
　Celluson : 134
　Contalax : 161
　Cristal suppo : 173
　Duphalac : 226

Index

Éductyl : 234
Flubilar : 278
Forlax : 283
Gastropax : 297
Hépargitol : 321
Huile de paraffine
Gilbert : 327
Jamylène : 361
Kaologeais : 371
Karayal : 371
Lactulose Biphar : 384
Lansoÿl : 388
Lubentyl : 417
Magnésie S
Pellegrino : 430
Melaxose : 436
Microlax : 447
Modane : 459
Movicol : 470
Normacol : 506
Parapsyllium : 538
Rectopanbiline : 593
Resolor : 600
Sénokot : 632
Sorbitol Delalande : 649
Spagulax : 652
Tamarine : 679
Transilane : 715
Transipeg : 715
Transulose : 716

Constipation chronique
Alumina : 867

Constipation en voyage
Platina : 901

Constipation opiniâtre
Opium : 898

Contraception
Dépo-Provera : 194
Evra : 264
Leeloo : 395
Melodia : 438
Qlaira : 588

Contraception d'urgence
Ellaone : 242
Norlevo : 506

Contraception locale
Alpagelle : 32
Pharmatex : 549

Contraception orale
Adépal : 15
Belara : 88
Cerazette : 135

Cilest : 146
Effiprev : 237
Jasmine : 362
Jasminelle : 363
Méliane : 437
Mercilon : 440
Microval : 448
Minidril : 452
Moneva : 464
Optilova : 523
Phaeva : 548
Stédiril : 660
Triella : 720
Tri-Minulet : 723
Trinordiol : 724
Varnoline : 744

Contracture
Coltramyl : 159

Contracture musculaire
Décontractyl : 187
Lumirelax : 420
Myolastan : 477

Contracture musculaire d'origine neurologique
Dantrium : 184
Liorésal : 402

Contracture musculaire des membres supérieurs
Magnesia phosphorica : 894

Contractures musculaires
Arnicalme : 870

Contusion
Synthol liquide : 675

Convalescence
Arsenicum iodatum : 871

Convalescence de maladies graves
Natrum muriaticum : 897

Convulsions de l'enfant
Buccolam : 108

Convulsions du nourrisson et de l'enfant
Alepsal : 25
Dépakine : 191
Rivotril : 613

Convulsions hyperthermiques
Belladona : 873

Coqueluche
Carbo vegetalis : 877

Coqueluche avec quintes de toux suffocantes régulières
Mephitis putorius : 895

Cors
Coricide le Diable : 166
Kérafilm : 374
Verrupan : 752

Coryza
Spirodrine : 907
Sulfur : 908

Coryza aigu
Iodum : 888
Pulsatilla : 902
Sanguinaria canadensis : 905

Coryza allergique
Arsenicum iodatum : 871
Sanguinaria canadensis : 905

Coryza chronique
Iodum : 888
Lycopodium : 893
Pulsatilla : 902

Coryza spasmodique
Badiaga : 872

Crampes
Arnicalme : 870
Bépanthène : 90

Crampes des écrivains ou des pianistes
Magnesia phosphorica : 894

Crampes des règles
Veratrum album : 911

Crampes musculaires
Okimus : 518

Crampes nocturnes des mollets
Cuprum metallicum : 881

Crise d'angoisse aiguë
Tranxène : 716

Crise d'angor
Hydrocyanicum acidum : 887

Crise d'asthme
Arsenicum album : 871

Crise d'asthme aiguë
Antimoine tartaricum : 869

Crise d'épilepsie
  Rivotril : 613
  Valium : 743
Crise de goutte aiguë
  Colchimax : 155
Crises hémorroïdaires
  Vascodran : 911
  Veinosium : 911
Cystite
  Furadantine : 293
  Sarsaparilla : 905
  Urocalm : 910
Cystite aiguë
  Arsenicum album : 871
Cystite aiguë avec hémorragies
  Mercurius corrovisus : 895
Cystite avec brûlures
  Mercurius solubilis : 895
Cystite chez les femmes enceintes
  Populus tremula : 901
Cystite chronique
  Benzoicum acidum : 873
Cystite subaiguë
  Equisetum hiemale : 882

D

Dartres
  Sarsaparilla : 905
Déclenchement de l'accouchement
  Syntocinon : 676
Déficit androgénique
  Andractim : 40
  Androtardyl : 41
  Pantestone : 537
Déficit en magnésium
  Berocca : 91
Déficit immunitaire
  Clairyg : 149
  Hizentra : 326
  Privigen : 571
Dégénérescence maculaire liée à l'âge
  Lucentis : 418
  Visudyne : 763
Délire
  Orap : 526

Dépendance alcoolique
  Aotal : 45
  Revia : 604
Dépendance alcoolique avec gastrite
  Capsicum annuum : 877
Dépendance tabagique
  Niquitinminis : 498
Dépression
  Cymbalta : 176
  Effexor : 236
  Euphypertuis : 260
  Seroplex : 638
  Xeroquel : 780
Dépression grave
  Norset : 508
Dépression légère
  Mildac : 451
Dépression nerveuse notamment au moment de la ménopause
  Lilium tigrinum : 893
Dépression nerveuse réactionnelle ou par épuisement
  Phosphoricum acidum : 900
Dermatite herpétiforme
  Disulone : 215
Dermatophyties
  Daktarin : 182
  Lomexin : 410
  Pevaryl : 547
  Polygynax : 561
Dermatophytoses
  Amycor : 35
  Fongileine : 282
  Mycoster : 476
Dermatose allergique
  Périactine : 545
Dermatose chronique
  Sarsaparilla : 905
Dermatose corticosensible
  Dermoval : 197
  Diprolène : 213
  Diprosalic : 214
  Diprosone : 214
  Localone : 407
  Tridésonit : 719

Dermatose érythémato-œdémateuse
  Rhus toxicodendron : 904
Dermatose séborrhéique
  Lycopodium : 893
Dermatose séborrhéique du cuir chevelu
  Selsun : 632
Dermatose sèche
  Alumina : 867
  Sulfur : 908
Dermatose suintante
  Sulfur : 908
Dermite atopique
  Toctino : 710
Dermite irritative
  Bépanthène onguent : 90
  Dermocuivre : 196
Dermite irritative sèche
  Avibon Pommade : 72
  Homéoplasmine : 326
  Mitosyl : 456
Dermite séborrhéique
  Biotine : 100
Dermite variqueuse
  Carbo vegetalis : 878
Déshydratation chez les nourrissons
  Abrotanum : 865
Désinfection cutanée
  Cetavlon : 138
  Eau oxygénée Gifrer : 231
  Éosine aqueuse Cooper : 247
  Hexomédine : 324
  Hibitane : 325
  Mercryl : 441
  Sterlane : 661
Désinfection cutanée et muqueuse
  Bétadine : 92
  Dakin Cooper : 182
  Septivon : 633
Désinfection de l'eau
  Hydroclonazone : 330
Désintoxication tabagique
  Zyban : 802
Diabète
  Komboglyze? : 379

Index

Diabète insipide
  Minirin : 454
Diabète type 1
  Apidra : 45
  Glucophage : 309
  Humalog : 328
  Insulatard : 348
  Insuman Intermédiaire : 349
  Insuman Rapid : 350
  Lantus : 389
  Levemir : 398
  Stagid : 658
  Umuline Profil : 735
Diabète type 2
  Amarel : 33
  Apidra : 45
  Byetta : 110
  Daonil : 184
  Diamicron : 204
  Galvus : 294
  Glibénèse : 305
  Glucophage : 309
  Glucor : 310
  Glucovance : 310
  Januvia : 362
  Levemir : 398
  Minidiab : 451
  Novonorm : 510
  Onglyza : 522
  Ozidia : 533
  Stagid : 658
  Victoza : 755
  Xelevia : 777
Diarrhée
  Bacilor : 80
  Carbolevure : 120
  Élixir parégorique Gifrer : 241
  Ercéfuryl : 252
  Gélopectose : 299
  Imodium : 338
  Lactéol : 384
  Lyo-Bifidus : 423
  Magnesia phosphorica : 894
  Pulsatilla : 902
  Tiorfan : 708
  Tiorfanor : 709
  Ultra-levure : 734
Diarrhée abondante
  China rubra : 878

Diarrhée accompagnant les infections respiratoires
  Sanguinaria canadensis : 905
Diarrhée aiguë
  Diaralia : 881
  Mercurius solubilis : 895
  Phosphoricum acidum : 900
Diarrhée après excès alimentaires
  Antimonium crudum : 869
Diarrhée après ingestion de fruits verts
  Ipecacuanha : 889
Diarrhée cholériforme
  Veratrum album : 911
Diarrhée chronique
  Tuberculinum : 910
Diarrhée chronique indolore
  Phosphoricum acidum : 900
Diarrhée des nourrissons intolérants au lait
  Magnesia carbonica : 894
Diarrhée estivale infantile
  Gratiola : 885
Diarrhée infectieuse
  Colimycine : 156
Diarrhées
  Dificlir : 207
Difficulté à avaler
  Abies nigra : 865
Difficulté d'endormissement
  Lexomil : 400
  Séresta : 635
  Témesta : 689
  Tranxène : 716
  Xanax : 775
Difficulté respiratoire
  Hydrocyanicum acidum : 887
Difficultés scolaires
  Zincum metallicum : 912
Difficultés scolaires chez des enfants agités
  Mercurius solubilis : 896
Dilatation des bronches
  Silicea : 906

Dilatation des bronches avec expectorations abondantes
  Stannum : 907
Dilatation veineuse
  Carduus marianus : 878
Diminution des sécrétions salivaires ou lacrymales
  Sulfarlem : 668
Distomatose
  Biltricide : 97
Douleur
  Abstral : 4
  Acupan : 12
  Advil : 19
  Algotropyl : 27
  Antigrippine à l'aspirine : 43
  Apranax : 47
  Aspégic : 64
  Brufen : 107
  Cébutid : 126
  Codoliprane : 154
  Dafalgan : 179
  Décontractyl : 187
  Doliprane : 219
  Durogésic : 227
  Dynastat : 229
  Efferalgan Vitamine C : 235
  Idarac : 334
  Ixprim : 359
  Ketesse : 376
  Lamaline : 385
  Lodine : 408
  Morphine : 467
  Moscontin : 468
  Nalgésic : 479
  Nexen : 492
  Nifluril / Niflugel : 496
  Nurofentabs : 513
  Oxycontin : 532
  Oxynorm : 533
  Prialt : 569
  Profénid / Bi-Profénid : 574
  Spasfon/Spasfon-Lyoc : 652
  Temgésic : 690
  Tilcotil : 704
  Voltarène : 769
  Xenid : 779
  Zamudol : 786

Indications

Douleur articulaire
Chondrosulf : 141

Douleur articulaire avec besoin de bouger
Kalium iodatum : 890

Douleur articulaire chronique
Lithium carbonicum : 893

Douleur coxo-fémorale
Ferrum metallicum : 883

Douleur de cystite
Staphysagria : 907

Douleur de l'appareil locomoteur
Synthol gel : 675

Douleur de l'œsophage, de l'estomac et du duodénum
Acidrine : 6
Gelox : 300
Isudrine : 356
Maalox : 427
Mutésa : 473
Phosphalugel : 550
Rennie : 598

Douleur de la polyarthrite rhumatoïde
Fluoricum acidum : 884

Douleur dentaire
Camilia : 877
Prunus spinosa : 902

Douleur dentaire fulgurante
Magnesia phosphorica : 894

Douleur des moignons d'amputation
Hyperium perforatum : 888

Douleur des règles
Chamomilla : 878

Douleur des seins lors de la lactation
Phellandrium : 899

Douleur diffuse
Thuya occidentalis : 909

Douleur digestive et des voies biliaires
Débridat : 185

Douleur du rachis accompagnée de contractures musculaires
Agaricus muscarius : 866

Douleur du travail d'accouchement
Magnesia phosphorica : 894

Douleur et trouble du transit gastro-intestinal
Actapulgite : 6
Gastropulgite : 298
Gel de polysilane : 299
Kaobrol : 370
Pepsane : 544
Poly-karaya : 562
Siligaz : 641
Smecta : 646

Douleur gastrique
Colocynthis : 879

Douleur hémorroïdaire soulagée par le saignement
Lachesis : 892

Douleur intercostale et du thorax
Agaricus muscarius : 866

Douleur intestinale accompagnée de constipation
Iris minor : 889

Douleur modérée
Klipal : 378
Topalgic : 712

Douleur musculaire
Coltramyl : 159

Douleur neuropathique
Qutenza : 590

Douleur oculaire des névralgies ou du glaucome
Prunus spinosa : 902

Douleur osseuse nocturne
Kalium iodatum : 890

Douleur rebelle
Anafranil : 36
Dodécavit : 217
Elavil : 239
Laroxyl : 393
Vitamine B12 Gerda : 764

Douleur thoracique en dehors de l'angor
Lilium tigrinum : 893

Douleur ulcéreuse
Anarcadium orientale : 869

Douleur violente
Arsenicum album : 871

Douleurs
Arnicalme : 870

Douleurs dorsales
Atépadène : 66

Douleurs rebelles
Tiapridal : 700

Drépanocytose
Siklos : 640

Durillons
Coricide le Diable : 166
Kérafilm : 374
Verrupan : 752

Dysenterie
Aloe : 867

Dysfonction érectile
Cialis : 143
Levitra : 399

Dyskinésies biliaires
Lycopodium : 893
Sepia : 906

Dysménorrhées
Adépal : 15
Bromum : 874
Duphaston : 226
Lachesis : 892
Minidril : 452
Murex purpurea : 896
Stédiril : 660
Trinordiol : 724
Utrogestan : 738

Dysménorrhées avec oligoménorrhée de sang noir
Magnesia carbonica : 894

Dysménorrhées avec syndrome douloureux
Zincum metallicum : 912

Dyspepsie
Aérocid : 20
Antimonium crudum : 869
Arginine Veyron : 53
Cantabiline : 119
Carbolevure : 120
Carbosylane : 121
Depuratum : 195
Désintex : 199
Digeodren : 881
Entecet : 247
Flaviastase : 274
Flubilar : 278

Index

Gastropax : 297
Hépargitol : 321
Hepatoum : 321
Magnésie S
Pellegrino : 430
Ornitaïne : 529
Oxyboldine : 532
Pancrélase : 535
Phosphocholine : 551
Pulsatilla : 902
Rocmaline : 615
Sepia : 906
Sorbitol Delalande : 649

Dyspepsie acide
Magnesia carbonica : 894

Dyspepsie des gros mangeurs
Berberis vulgaris : 873

Dyspepsie flatulente
Kalium carbonicum : 890

Dysphagie œsophagienne
Cajuputum : 875

Dyspnée asthmatiforme
Badiaga : 872

Dyspnée de l'insuffisance cardiaque
Carbo vegetalis : 877

Dystonie neurovégétative
Calmodren : 876

E

Ecchymose
Synthol liquide : 675
Vipera redi : 912

Ecchymose traumatique
Ledum palustre : 892

Ecchymoses
Arnicalme : 870

Eczéma
Arsenicum album : 871
Arsenicum iodatum : 871
Kalium sulfuricum : 891
Lycopodium : 893
Rhus toxicodendron : 904
Sulfur : 908
Tuberculinum : 910

Eczéma des cimentiers
Kalium bichromicum : 889

Eczéma du conduit auditif externe
Tellurium : 909

Eczéma lichénifié : 867
Alumina : 867

Eczéma sec
Berberis vulgaris : 873

Eczéma suintant
Tellurium : 909

Eczéma variqueux
Fluoricum acidum : 884

Éjaculation précoce
Sélénium : 906

Éjaculation rétrograde
Conium maculatum : 880

Embolie pulmonaire
Actilyse : 9
Calciparine : 113
Coumadine : 169
Préviscan : 566
Sintrom : 644
Streptase : 666

Emphysème
Beryllium : 874
Quebracho : 902

Encéphalite japonaise
Ixiaro : 358

Encéphalopathie hépatique
Duphalac : 226
Lactulose Biphar : 384

Endométriose
Colprone : 159
Décapeptyl : 186
Duphaston : 226
Enantone : 244
Luténvl : 421
Lutéran : 421
Utrogestan : 738
Visanne : 761

Engelures avec fourmillements
Agaricus muscarius : 866

Enrouement
Homéogène 9 : 886
Homéovox : 887
Voxpax : 912

Entérocolite
Aloe : 867
Sulfur : 908

Entérocolite avec coliques abdominales violentes
Plombum metallicum : 901

Entorses
Rhus toxicodendron : 904

Énurésie
Kalium bromatum : 890
Minirin : 454

Énurésie infantile nocturne
Equisetum hiemale : 882

Envie de manger irrépressible chez les personnes au régime
Anarcadium orientale : 868

Épanchements articulaires
Apis mellifica : 870

Épilepsie
Urbanyl : 736
Zebinix : 786

Épilepsie partielle
Trobalt : 726

Épilepsies
Alepsal : 25
Dépakine : 191
Diacomit : 203
Di-Hydan : 208
Epitomax : 249
Gabitril : 294
Gardénal : 296
Lamictal : 386
Mysoline : 478
Tégrétol : 687
Trileptal : 722
Vimpat : 758
Zarontin : 786

Épilepsies partielles
Keppra : 374
Lyrica : 423
Neurontin : 491
Sabril : 623
Zonegran : 798

Épine calcanéenne
Hekla lava : 885

Épiphysite de croissance
Silicea : 906

Éruption prurigineuse sèche
Ledum palustre : 892

Érysipèle
Rhus toxicodendron : 904

Érythème après radiothérapie
Biafine : 96

Escarre
Biogaze : 99

État congestif des voies aériennes supérieures
Balsolène : 82
Pérubore : 547

État de maigreur chez l'enfant
Abrotanum : 865

États d'agitation
Tranxène : 716

États d'agitation et d'agressivité
Largactil : 390
Loxapac : 415
Neuleptil : 490
Nozinan : 511
Piportil : 554

États de mal asthmatique
Salbumol : 624

États de mal épileptique
Rivotril : 613

États dépressifs
Anafranil : 36
Deroxat : 197
Elavil : 239
Floxyfral : 277
Ixel : 358
Laroxyl : 393
Ludiomil : 418
Marsilid : 433
Moclamine : 458
Natrum muriaticum : 897
Prozac : 582
Quitaxon : 589
Seropram : 638
Stablon : 657
Surmontil : 671
Zoloft : 795

États dépressifs réactionnels
Arsenicum album : 871
Sepia : 906

États fébriles
Rhus toxicodendron : 904

États grippaux
Gelsenium sempervirens : 885
Homéogrippe : 887

L 52 : 891
Oscillococcinum : 898
Paragrippe : 899

États pathologiques avec diurèse insuffisante
Berberis vulgaris : 873

États psychotiques aigus ou chroniques
Dipipéron : 212
Dogmatil : 217
Droleptan : 222
Fluanxol : 278
Haldol : 317
Largactil : 390
Loxapac : 415
Modécate : 460
Neuleptil : 490
Nozinan : 511
Piportil : 554
Solian : 647
Tiapridal : 700

Évanouissements fréquents
Moschus : 896

Excès d'acide urique avec douleurs articulaires
Benzoicum acidum : 873

Extinction de voix
Homéovox : 887

Extrasystoles ventriculaires
Arsenicum iodatum : 871

F

Fatigue
Acti-5 : 7
Arcalion : 52
Bécozyme : 86
Débrumyl : 186
Laroscorbine : 392
Vitascorbol : 766

Fatigue musculaire
Rhus toxicodendron : 904

Fatigue physique ou intellectuelle
Natrum muriaticum : 897

Fausses routes alimentaires à répétition
Mephitis putorius : 895

Fibrillation auriculaire
Multaq : 472

Fibrome
Colprone : 159
Lutényl : 421
Lutéran : 421

Fibrome utérin
Décapeptyl : 186

Fibrome utérin à consistance élastique
Lapis albus : 892

Fibrose pulmonaire interstitielle diffuse
Esbriet : 253

Fièvre
Advil : 19
Algotropyl : 27
Angipax : 869
Antigrippine à l'aspirine : 43
Aspégic : 64
China rubra : 878
Dafalgan : 179
Doliprane : 219
Efferalgan Vitamine C : 235
Nurofentabs : 513

Fièvre typhoïde
Bactrim : 80

Fissure anale
Alumina : 867

Fissure anale douloureuse pendant ou après les selles
Ratanhia : 903

Fissure profonde et saignante
Sarsaparilla : 905

Flatulences
Lycopodium : 893
Magnesia carbonica : 894

Fond d'œil
Néosynéphrine : 489

Formations kystiques de siège varié
Iodum : 888

Fracture
Calcarea phosphorica : 876
Inductos : 342

Fracture du tibia
Osigraft : 530

Frigidité
Agnus castus : 867

Index

Furoncles
 Arsenicum album : 871
 Hepar sulfur : 886
 Lachesis : 892
Furoncles à répétition du conduit auditif externe
 Picricum acidum : 901

G

Gale
 Ascabiol : 62
 Sprégal : 655
Ganglions lymphatiques
 Lapis albus : 892
Ganglions trachéo-bronchiques ou mésentériques
 Drosera rotundifolia : 882
Gangrène des orteils
 Carbo vegetalis : 878
Gastralgies
 Lithium carbonicum : 893
Gastrites
 Sulfur : 908
Gastro-entérites
 Cadmium sulfuricum : 875
 Thallium metallicum : 909
Gastro-entérites à rotavirus
 Rotarix : 618
Gastro-entérites aiguës
 Arsenicum album : 871
Gerçures notamment autour du pouce
 Sarsaparilla : 905
Giardia de l'enfant
 Zentel : 789
Gingivite
 Nifluril / Niflugel : 496
 Synthol liquide : 675
Gingivo-stomatites ulcéro-hémorragiques
 Mercurius corrovisus : 895
Glaucome
 Alphagan : 33
 Azarga : 77
 Azopt : 79
 Diamox : 204
 Geltim : 300
 Lumigan : 419

Glaucome aigu par fermeture de l'angle
 Isopto-Pilocarpine : 356
Glaucome chronique à angle ouvert
 Ganfort : 295
 Isopto-Pilocarpine : 356
 Phospholine Iodide : 551
 Timoptol : 707
 Trusopt : 729
 Xalatan : 773
Goitre
 Téatrois : 686
Goitre thyroïdien avec hyperthyroïdie
 Kalium iodatum : 890
Goitre thyroïdien sans nodule dur
 Lapis albus : 892
Gonarthrose
 Voltaflex : 769
Gonflement des chevilles en fin de journée
 Carduus marianus : 878
Gonflement mammaire douloureux
 Murex purpurea : 896
Gonococcie aiguë
 Trobicine : 727
Goutte
 Berberis vulgaris : 873
 Désuric : 200
 Foncitril 4000 : 281
 Lithium carbonicum : 893
Greffe
 Modigraf : 460
 Rapamune : 592
Greffe d'organes, de tissus de moëlle osseuse
 Néoral : 488
 Sandimmun : 625
Grippe
 Mantadix : 433
 Rhus toxicodendron : 904
 Tamiflu : 680
Grippe A
 Focetria : 281
Gynécomastie
 Andractim : 40

H

Hématomes
 Arnicalme : 870
 Vipera redi : 912
Hématuries des coliques néphrétiques
 Cactus grandiflorus : 875
Hémophilie
 Kogénate : 379
Hémorragie
 China rubra : 878
 Minirin : 454
Hémorragie après avortement
 Méthergin : 445
Hémorragie de la délivrance
 Méthergin : 445
 Syntocinon : 676
Hémorragie de sang foncé
 Ammonium : 868
Hémorragie des plaies
 Phosphorus : 900
Hémorragie digestive
 Avlocardyl : 73
Hémorragie du retour de couches
 Méthergin : 445
Hémorragie fonctionnelle
 Ambra grisea : 868
Hémorragies fréquentes
 Phosphorus : 900
Hémorroïdes
 Adényl : 15
 Aesculus complexe : 866
 Ampecyclal : 35
 Anusol : 44
 Bicirkan : 96
 Capsicum annuum : 877
 Cyclo 3 fort : 175
 Daflon : 180
 Déliproct : 189
 Diovenor : 212
 Esberiven : 253
 Ginkor : 304
 Hirucrème : 325
 Intrait de marron d'Inde : 351
 Nux vomica : 897
 Proctolog : 573
 Titanoréïne : 709

Ultraproct : 734
Veinamitol : 748
Veinobiase : 748
Veinodrainol : 911
Veinotonyl : 749
Véliten : 749

Hémorroïdes prolabées
Sepia : 906

Hémorroïdes secondaires à la constipation
Ratanhia : 903

Hémosidéroses
Ferrum metallicum : 883

Hépatite B
Zeffix : 788

Hépatite B chronique active
Imurel : 340
Roféron-A : 616
Vira-MP : 760

Hépatite B chronique virale
Baraclude : 82
Hepsera : 322

Hépatite C chronique active
Imurel : 340
Roféron-A : 616
Viraféron : 759

Hépatite C virale
Pegasys : 542

Hépatite C virale chronique
Copegus : 162

Hépatite virale B
Zutectra : 801

Hépatite virale C
Incivo : 341
Victrelis : 756

Hernie hiatale
Cajuputum : 875
Kalium carbonicum : 890

Herpès
Activir : 10
Cuterpès : 174
Rhus toxicodendron : 904
Sulfur : 908
Zovirax : 800

Herpès génital
Borax : 874
Oravir : 526

Herpès labial
Erazaban : 251

Hirsutisme féminin
Androcur : 40

Hoquet
Belladona : 873
Magnesia phosphorica : 894

Hoquet postprandial
Cajuputum : 875

Hyperactivité de l'enfant
Ritaline : 612

Hyperactivité ou aversion pour le travail
Phosphorus : 900

Hyperaldostéronisme
Aldactone : 23

Hypercapnie d'origine cardiaque
Diamox : 204

Hypercholestérolémie
Crestor : 172
Ysomega : 784

Hypercholestérolémie essentielle
Ezetrol : 267

Hyperconsommation de tabac, d'alcool, de médicaments
Nux vomica : 897

Hyperesthésie
Kalium carbonicum : 890

Hyperkératose
Radium bromatum : 903
Soriatane : 649

Hyperlipidémie
Omacor : 520

Hyper-ostose vertébrale
Hekla lava : 885

Hyperphenylalaninemie
Kuvan : 381

Hyperphosphorémie
Renvela : 598

Hyperprolactinémie
Arolac : 56
Dopergine : 219
Dostinex : 221
Parlodel : 540

Hypersalivation
Jaborandi : 889

Hypersensibilité
Kalium carbonicum : 890

Hypersomnie
Modiodal : 461

Hypersudation
Jaborandi : 889

Hypertension
Aconitum napellus : 866

Hypertension artérielle
Acuitel : 12
Adalate : 13
Aldactazine : 22
Aldactone : 23
Aldomet : 24
Amlor : 34
Aprovel : 48
Artex : 58
Atacand : 65
Aurum metallicum : 872
Avlocardyl : 73
Baryta carbonica : 872
Baypress : 84
Caldine : 116
Catapressan : 124
Célectol : 129
Cibacène : 144
Corgard : 164
Coversyl : 170
Cozaar : 171
Esidrex : 254
Eupressyl : 260
Flodil : 276
Fludex : 279
Fozitec : 287
Hyperium : 332
Icaz : 334
Iperten : 353
Isoptine : 355
Kerlone : 375
Korec : 380
Lasilix : 394
Lercan : 397
Lonoten : 411
Lopressor : 412
Lopril : 413
Loxen : 416
Micardis : 447
Mikelan : 450
Minipress : 453
Modurétic : 463
Nisis : 499
Odrik : 515
Olmetec : 519
Physiotens : 553
Prestole : 565

Index

Preterax : 565
Rasilez : 592
Renitec : 597
Sectral : 629
Tanatril : 681
Ténormine : 691
Tenstaten : 692
Teveten : 697
Timacor : 706
Trandate : 714
Triatec : 718
Visken : 761
Zestril : 791
Zofenil : 793

Hypertension artérielle avec congestion céphalique
Opium : 898

Hypertension artérielle débutante
Sulfur : 908

Hypertension artérielle essentielle
Temerit : 688

Hypertension artérielle pulmonaire
Adcirca : 14
Remodulin : 596
Revatio : 603
Tracleer : 713
Ventavis : 750

Hypertension oculaire
Alphagan : 33
Azarga : 77
Azopt : 79
Geltim : 300

Hypertension pulmonaire
Volibris : 768

Hyperthermies malignes
Dantrium : 184

Hyperthyroïdie
Basdène : 83
Néo-Mercazole : 487
Proracyl : 578
Thyrozol : 699

Hypertonie intra-oculaire
Ganfort : 295
Lumigan : 419
Phospholine Iodide : 551
Timoptol : 707
Trusopt : 729
Xalatan : 773

Hypertriglycéridémie
Triglistab : 722
Ysomega : 784

Hypertrophie bénigne de la prostate
Silodyx : 642
Zoxan : 801

Hypertrophie de la prostate
Avodart : 74
Chibro-Proscar : 141
Dysalfa : 230
Hytrine : 332
Josir : 367
Minipress : 453
Omix : 520
Permixon : 546
Tadenan : 677
Thuya occidentalis : 909
Urion : 737
Xatral : 776

Hypertrophie des amygdales ou des végétations
Tuberculinum : 910

Hypertrophie des ganglions
Iodum : 888

Hyperuricémie
Adénuric : 14
Désuric : 200
Fasturtec : 269
Foncitril 4000 : 281

Hyperuricémie avec crise de goutte
Ledum palustre : 892

Hyperuricémie avec cystite
Formica rufa : 884

Hypodermite variqueuse
Fluoricum acidum : 884

Hypoglycémie
Glucagen : 306

Hypotension orthostatique
Coramine glucose : 163
Dihydroergotamine : 209
Effortil : 237
Hept-a-myl : 323
Ikaran : 335
Praxinor : 564
Séglor : 630
Yohimbine Houdé : 783

Hypothyroïdies
Cynomel : 176
Euthyral : 262
Levothyrox : 399
L-Thyroxine : 417

I

Impatiences
Aesculus complexe : 866

Impétigo
Antimonium crudum : 869
Kalium bichromicum : 889

Impuissance
Agnus castus : 867
Caverject : 124
Conium maculatum : 880
Edex : 233
Lycopodium : 893
Viagra : 754
Yocoral : 783
Yohimbine Houdé : 783

Impuissance fonctionnelle
Picricum acidum : 901

Impuissance malgré conservation de la libido
Sélénium : 906

Incontinence sphinctérienne
Aloe : 867

Incontinence urinaire
Ceris : 136
Ditropan : 216
Ferrum phosphoricum : 883
Vésicare : 753

Incontinence urinaire diurne chez des enfants anémiés
Ferrum metallicum : 883

Indigestions avec nausées
Ipecacuanha : 889

Infarctus du myocarde
Actilyse : 9
Aspégic : 64
Isoptine : 355
Lopressor : 412
Lopril : 413
Métalyse : 443
Omacor : 520
Sectral : 629
Streptase : 666
Timacor : 706
Vasten : 746
Zocor : 792
Zofenil : 793

Infections
Clairyg : 149
Doribax : 221
Kéforal : 372
Mestacine : 442

Infections à champignons
Vfend : 753

Infections à neisseria meningitidis
Meningitec : 439

Infections à VIH : 760
Aptivus : 49
Atripla : 67
Celsentri : 135
Crixivan : 173
Epivir : 250
Eviplera : 263
Fuzeon : 293
Intelence : 350
Invirase : 352
Isentress : 353
Kaletra : 369
Norvir : 509
Prezista : 568
Retrovir : 602
Sustiva : 672
Telzir : 688
Videx : 756
Zerit : 790

Infections abdominales
Invanz : 351
Tygacil : 731

Infections bactériennes
Abboticine : 3
Adiazine : 16
Alfatil : 27
Augmentin : 70
Axepim : 76
Azactam : 76
Bactrim : 80
Céfacidal : 127
Céfamandole : 127
Céfuroxime : 128
Ciflox : 145
Claforan : 149
Clamoxyl : 150
Claramid : 151
Claventin : 152
Colimycine : 156
Dalacine : 183
Erythrocine : 252
Extencilline : 266
Flagyl : 273
Fortum : 284
Gentalline : 302
Haxifal : 319
Josacine : 366
Lincocine : 402
Lysocline : 425
Mynocine : 476
Nebcine : 485
Oflocet : 517
Oracéfal : 524
Oracilline : 525
Orelox : 528
Oroken : 529
Péflacine : 541
Pyostacine : 587
Rocéphine : 614
Rovamycine : 619
Takétiam : 678
Targocid : 683
Tétralysal : 696
Tétranase : 696
Thiophénicol : 698
Tibéral Roche : 700
Ticarpen : 701
Tienam : 703
Vancocine : 743
Vibramycine N : 754
Zeclar : 787
Zithromax : 791

Infections bactériennes à staphylocoques
Bristopen : 106
Orbénine : 527

Infections bactériennes sévères
Fosfocine : 287

Infections bactériennes stomatologiques
Rodogyl : 615

Infections buccales
Eludril bain de bouche : 243
Prexidine : 567

Infections cutanées
Invanz : 351
Mupiderm : 473
Tygacil : 731
Zyvoxid : 806

Infections de l'œil
Chibro-Cadron : 140
Chibroxine : 141

Infections des tissus mous
Cubicin : 174
Zyvoxid : 806

Infections des voies nasales
Huile gomenolée : 327
Prorhinel : 579

Infections des voies respiratoires
Meronem : 442
Ordipha : 527

Infections du tractus génital
Sepia : 906

Infections génitales
Noroxine : 507

Infections mucopharyngées
Balsamorhinol : 81

Infections oropharyngées
Collu-Hextril : 157
Eludril collutoire/Eludril tablette : 243

Infections parasitaires
Flagyl : 273
Tibéral Roche : 700

Infections pulmonaires
Cayson : 125
Invanz : 351

Infections récidivantes des amygdales et des végétations
Calcarea phosphorica : 876

Infections stomatologiques
Eludril bain de bouche : 243

Infections urinaires
Noroxine : 507
Pipram Fort : 555
Rufol : 620

Infections urinaires chroniques
Equisetum hiemale : 882

Infections vaginales
Tergynan : 693

Infections virales
Rhus toxicodendron : 904

Inflammation
Apranax : 47
Arthrocine : 59
Artotec : 60
Betnesol : 93

Index

Brufen : 107
Cébutid : 126
Célestamine : 130
Célestène : 132
Chrono-Indocid : 142
Cortancyl : 166
Dépo-Médrol : 192
Extranase : 267
Feldène : 270
Hydrocortisone : 331
Kenacort retard : 372
Lodine : 408
Mobic : 457
Naprosyne : 480
Nifluril / Niflugel : 496
Profénid / Bi-Profénid : 574
Surgam : 670
Synacthène : 673
Tilcotil : 704
Voltarène : 769
Xenid : 779

Inflammation de l'appareil locomoteur
Percutalgine : 544
Réparil gel : 599

Inflammation de l'œil
Chibro-Cadron : 140
Indocollyre : 342
Kalium iodatum : 890

Inflammation de l'uvée
Atropine : 67

Inflammation de la bouche
Pansoral : 536

Inflammation des glandes salivaires
Mercurius solubilis : 895

Inflammation du segment antérieur de l'œil
Néosynéphrine : 489

Inflammation locale
Calmicort : 116

Inflammation oculaire
Yellox : 782

Inflammation ORL
Désintex : 199

Inflammation vaginale
Opalgyne : 522

Inhibition de l'héparine
Protamine : 580

Inhibition de la coagulation
Arganova : 53

Inhibition de la lactation
Arolac : 56

Insomnies
Aubépine : 69
Borax : 874
Circadin : 148
Havlane : 319
Imovane : 339
Mogadon : 463
Nuctalon : 512
Rohypnol : 617
Stilnox : 663

Insomnies avec agitation
Opium : 898

Insomnies entretenues par des impatiences
Zincum metallicum : 912

Insomnies par anxiété d'anticipation (avant soins dentaires ou intervention chirurgicale)
Gelsenium sempervirens : 885

Insomnies par excitation et hyper-émotivité
Ambra grisea : 868

Instabilité caractérielle
Mercurius solubilis : 895

Instabilité psycho-motrice d'enfants inquiets
Kalium bromatum : 890

Insuffisance cardiaque
Acuitel : 12
Coversyl : 170
Digoxine : 207
Korec : 380
Kredex : 380
Lasilix : 394
Lopril : 413
Minipress : 453
Monicor : 465
Phosphorus : 900
Renitec : 597
Risordan : 610
Zestril : 791

Insuffisance cardiaque avec troubles de la ventilation
Quebracho : 902

Insuffisance circulatoire veineuse avec jambes lourdes
Carduus marianus : 878

Insuffisance en progestérone
Progestérone Retard : 575

Insuffisance hépatique
Phosphorus : 900

Insuffisance lutéale et stérilité
Duphaston : 226
Utrogestan : 738

Insuffisance pancréatique
Alipase : 29
Créon : 171
Eurobiol : 262

Insuffisance rénale
Lasilix : 394

Insuffisance rénale diabétique
Lopril : 413

Insuffisance respiratoire chronique
Antimoine tartaricum : 869
Carbo vegetalis : 877
Dopram : 220

Insuffisance surrénale
Syncortyl : 674

Insuffisance veineuse
Adényl : 15
Aesculus complexe : 866
Ampecyclal : 35
Bicirkan : 96
Cyclo 3 fort : 175
Daflon : 180
Dicynone : 206
Diovenor : 212
Doxium : 222
Endotélon : 246
Esberiven : 253
Etioven : 256
Ginkor : 304
Hirucrème : 325
Ikaran : 335
Madécassol : 428
Phlébogénine : 899
Réparil gel : 599
Veinamitol : 748
Veinobiase : 748
Veinotonyl : 749
Véliten : 749

Insuffisance ventriculaire gauche débutante
 Sulfur : 908
Interruption de la lactation après accouchement
 Dopergine : 219
 Parlodel : 540
Interruption volontaire de grossesse
 Mifégyne : 449
Intertrigo des orteils
 Mycoster : 476
Intertrigos
 Fongileine : 282
 Lomexin : 410
 Polygynax : 561
Intoxications alimentaires
 Arsenicum album : 871
Intoxications alimentaires graves
 Veratrum album : 911
Irritabilité
 Calcibronat : 112
 Calmodren : 876
Irritations anales accompagnant des affections rectales
 Hura Brasilensis : 887
Irritations des gencives
 Dynexangival : 229

J

Jambes lourdes
 Aesculus complexe : 866

K

Kératites
 Apis mellifica : 870
Keratose actinique
 Aldara : 24
Kératose actinique
 Metvixia : 446

L

Laryngites
 Drosera rotundifolia : 882
 Ferrum phosphoricum : 883
 Homéogène 9 : 886
 Homéovox : 887
 Voxpax : 912
Laryngites aiguës
 Manganum metallicum : 894
 Phosphorus : 900
Laryngites aiguës avec enrouement
 Hepar sulfur : 886
Laryngites allergiques
 Bromum : 874
Laryngites allergiques saisonnières
 Badiaga : 872
Laryngites avec extinction de voix
 Argentum metallicum : 870
Laryngites infectieuses
 Bromum : 874
Laryngites toxiques (fumeurs)
 Manganum metallicum : 894
Laryngites traumatiques (chanteurs, orateurs)
 Manganum metallicum : 894
Laryngo-trachéites
 Belladona : 873
Lassitude générale
 Picricum acidum : 901
Lavage des fosses nasales
 Physiomer : 553
Lavage oculaire
 Dacryosérum : 179
 Optrex : 524
Légionellose
 Rifadine : 606
Leishmaniose
 Glucantime : 306
 Pentacarinat : 543
Lèpre
 Disulone : 215
 Lamprène : 388
 Rifadine : 606
Lésions d'impétigo suintant
 Kalium sulfuricum : 891
Lésions kératosiques
 Caditar : 112
 Laccoderme : 383
Lésions précancéreuses cutanées
 Efudix : 239
Leucémie aiguë myéloïde
 Dacogen : 178
Leucémie lymphoïde chronique
 Arzerra : 61
Leucémie myéloïde chronique
 Hydréa : 330
 Sprycel : 656
 Tasigna : 683
Leucémies
 Clairyg : 149
 Endoxan : 246
 Glivec : 305
 Privigen : 571
Leuco-encéphalite subaiguë sclérosante
 Isoprinosine : 354
Lichen plan : 867
 Alumina : 867
 Arsenicum iodatum : 871
Lichen vulvaire
 Andractim : 40
Lipothymie
 Moschus : 896
Lithiase urinaire
 Berberis vulgaris : 873
 Lycopodium : 893
Lithiase vésiculaire
 Berberis vulgaris : 873
Lombalgies
 Berberis vulgaris : 873
 Sulfur : 908
Lombosciatiques
 Berberis vulgaris : 873
Lourdeurs périnéales
 Sabal serrulata : 904
Lumbago
 Kalium bichromicum : 889
Lupus érythémateux
 Endoxan : 246
Lupus érythémateux disséminé
 Benlysta : 89
Luxation
 Rhus toxicodendron : 904

Index

Lymphome
Déticène : 201
Lymphome non hodgkinien
Mabthera : 427

M

Magnésium
Magnevie B6 : 431
Maintien du sevrage alcoolique
Espéral : 255
Mal de gorge
Codotussyl maux de gorge : 155
Euphon : 258
Lysopadol : 425
Strefen : 665
Strepsils : 665
Strepsilspray lidocaïne : 666
Mal des montagnes
Diamox : 204
Mal des transports
Borax : 874
Cocculine : 879
Cocculus indicus : 879
Mercalm : 440
Nausicalm : 484
Nautamine : 484
Scopoderm : 628
Malabsorptions intestinales
Vitamine B12 Gerda : 764
Maladie à cytomégalovirus
Foscavir : 286
Maladie à herpès virus
Foscavir : 286
Maladie d'Addison
Syncortyl : 674
Maladie d'Alzheimer
Aricept : 54
Ebixa : 231
Exelon : 265
Reminyl : 595
Maladie d'Osgood-Schlatter
Hekla lava : 885
Maladie de Basedow
Basdène : 83
Néo-Mercazole : 487
Maladie de Bowen
Metvixia : 446

Maladie de Charcot (sclérose latérale amyotrophique)
Rilutek : 608
Maladie de Crohn
Fivasa : 272
Remicade : 594
Maladie de Hodgkin
Endoxan : 246
Oncovin : 521
Maladie de Lyme
Augmentin : 70
Clamoxyl : 150
Maladie de Paget
Actonel : 11
Didronel : 206
Skelid : 646
Maladie de Parkinson
Akineton : 21
Artane : 57
Azilect : 78
Comtam : 160
Déprenyl : 194
Dopergine : 219
Leponex : 396
Lepticur : 397
Mantadix : 433
Modopar : 462
Neupro : 491
Parkinane : 539
Parlodel : 540
Requip : 599
Sifrol : 640
Sinemet : 643
Stalevo : 659
Tasmar : 684
Trivastal : 725
Maladie de Wilson
Wilzin : 772
Maladie du col de la vessie
Prunus spinosa : 902
Maladie éruptive en période d'incubation ou d'invasion
Ferrum phosphoricum : 883
Maladie immunitaire
Imurel : 340
Maladie infectieuse
Belladona : 873
Maladie vasculaire
Plavix : 557

Maladies des ongles
Gelucystine : 301
Maladies inflammatoires
Solupred : 648
Manifestations spasmophiliques
Zincum metallicum : 912
Mastoïdites débutantes
Capsicum annuum : 877
Mastopathies
Conium maculatum : 880
Mastopathies bénignes
Duphaston : 226
Progestogel : 576
Utrogestan : 738
Mastose
Lapis albus : 892
Mastose indolore
Bromum : 874
Maux de tête
Cactus grandiflorus : 875
Calcarea phosphorica : 876
Sanguinaria canadensis : 905
Maux de tête associés à l'hypertension artérielle
Cactus grandiflorus : 875
Maux de tête des adolescents ou des étudiants surmenés
Phosphoricum acidum : 900
Maux de tête liés à un surmenage
Anarcadium orientale : 868
Picricum acidum : 901
Maux de tête liés à un surmenage intellectuel
Calcarea phosphorica : 876
Maux de tête soulagés par un saignement de nez
Lachesis : 892
Mélanome
Déticène : 201
Mélanome malin
Zelboraf : 788

▶ 1078

Indications

Menace d'avortement ou d'accouchement prématuré
Progestérone Retard : 575
Salbumol : 624

Méningite à méningocoque
Mencevax : 439
Menveo : 440

Méningites virales
Apis mellifica : 870

Méningo-encéphalite à tiques
Encepur : 245
Ticovac : 702

Ménopause
Angeliq : 41
Climène : 153
Colprone : 159
Délidose : 188
Dermestril : 195
Divina : 216
Duphaston : 226
Éthinyl-Œstradiol : 256
Evista : 264
Livial : 406
Lutényl : 421
Lutéran : 421
Œsclim : 515
Œstrogel : 516
Provames : 581
Utrogestan : 738

Ménorragies
Ampecyclal : 35

Mésothéliome
Alimta : 28

Métrorragies
Daflon : 180
Dicynone : 206

Migraine
Almogran : 32
Désernil : 198
Dihydroergotamine : 209
Gynergène caféiné : 315
Ikaran : 335
Imigrane : 338
Lachesis : 892
Lopressor : 412
Maxalt : 434
Migpriv : 449
Naramig : 482
Nicollum metallicum : 897
Nocertone : 502
Relpax : 594
Sanmigran : 626
Séglor : 630
Sibélium : 639
Stannum : 907
Tigreat : 703
Vidora : 757
Zomig : 797

Migraine et algie de la face
Avlocardyl : 73

Migraine ophtalmique
Gelsenium sempervirens : 885

Migraine périodique de fin de semaine à prédominance droite
Sanguinaria canadensis : 905

Modifications de l'humeur
Lachesis : 892

Modulation des réponses immunitaires
Betnesol : 93
Cortancyl : 166

Morsure par vipère européenne
Viperfav : 758

Mucopolysaccharidose type I
Aldurazyme : 25

Mucoviscidose
Kalydeco : 370

Myasthénie
Aldactone : 23
Gelsenium sempervirens : 885
Prostigmine : 580

Mycose vulvovaginale
Mycohydralin : 475

Mycoses à dermatophytes
Griséfuline : 313

Mycoses cutanées
Arsenicum iodatum : 871
Trosyd : 729

Mycoses étendues
Lamisil : 387

Mycoses sévères
Ancotil : 39
Fungizone : 292
Sporanox : 655
Triflucan : 721

Mycoses vaginales
Fazol G : 269
Gyno-Pevaryl : 316
Lomexin : 410
Polygynax : 561
Sepia : 906
Tergynan : 693

Mycosis
Méladinine : 436
Psoraderm-5 : 583

Myélome
Clairyg : 149
Privigen : 571

Myélome multiple
Revlimid : 605
Thalidomide : 697

Myxœdème
Cynomel : 176

N

Narcolepsie
Modiodal : 461
Xyrem : 781

Nausée
Anausin : 38
Biperidys : 100
Digitalis : 882
Kytril : 382
Mercalm : 440
Motilium : 470
Nausicalm : 484
Nautamine : 484
Plitican : 558
Primpéran : 570
Prokinyl : 577
Scopoderm : 628
Vogalène : 767
Vogalib : 768

Nausée à la vue des aliments ou à leur odeur
Digitalis : 882

Nausée avec indigestion alimentaire
Lacticum acidum : 892

Nausée de la grossesse
Ipecacuanha : 889
Lacticum acidum : 892

Nausée soulagée par les vomissements
Nux vomica : 897

Index

Néphrites
  Arsenicum album : 871
Nervosité
  Calcibronat : 112
Nervosité passagère et troubles mineurs du sommeil chez l'enfant de plus de 30 mois
  Quiétude : 903
Neuropathie
  Lyrica : 423
Neutropénie postchimiothérapie cytotoxique
  Neulasta : 489
Névralgies
  Aconitum napellus : 866
  Chamomilla : 878
  Stannum : 907
  Thuya occidentalis : 909
Névralgies « en éclair »
  Kalmia latifolia : 891
Névralgies brûlantes
  Arsenicum album : 871
Névralgies faciales : 891
  Colocynthis : 879
  Hyperium perforatum : 888
  Neuleptil : 490
  Nozinan : 511
  Tiapridal : 700
Névralgies faciales « a frigore »
  Hyperium perforatum : 888
Névralgies faciales « en éclair »
  Kalmia latifolia : 891
  Magnesia phosphorica : 894
Névralgies fulgurantes
  Thallium metallicum : 909
Névralgies rachidiennes
  Tellurium : 909
Nez bouché
  Ammonium : 868
Nocardioses
  Adiazine : 16
Nodule thyroïdien
  Téatrois : 686

O

Obésité
  Xenical : 778
Obstruction nasale
  Aturgyl : 69
  Déturgylone : 201
  Polydexa solution nasale : 560
Occlusion artérielle
  Streptase : 666
Oligospermie (diminution de production de spermatozoïdes)
  Cadnium sulfuricum : 875
Ongle arraché
  Hyperium perforatum : 888
Onychomycose
  Loceryl : 408
  Mycoster : 476
Opacité cornéenne
  Naphtalium : 896
Opération orthopédique
  Calcarea phosphorica : 876
Oreillons
  Mercurius solubilis : 895
Orgelets à répétition
  Silicea : 906
Orgelets récidivants
  Staphysagria : 907
Ostéite et suppuration osseuse fistulisée
  Fluoricum acidum : 884
Ostéomalacie
  Dédrogyl : 188
  Sandoz : 115
Ostéophytose articulaire
  Hekla lava : 885
Ostéoporose
  Adrovance : 17
  Angeliq : 41
  Calciprat Vit D3 : 114
  Calsyn : 117
  Didronel : 206
  Evista : 264
  Fosamax : 285
  Gluconate de calcium : 307
  Sandoz : 115

Ostéoporose post-ménopausique
  Actonel : 11
  Bonviva : 102
  Forsteo : 284
Otalgies
  Arsenicum album : 871
Otite
  Calcarea phosphorica : 876
  Ferrum phosphoricum : 883
  Hepar sulfur : 886
  Lachesis : 892
  Silicea : 906
Otite externe
  Otipax : 531
  Polydexa solution auriculaire : 560
Otite moyenne
  Belladona : 873
  Capsicum annuum : 877
  Otipax : 531
  Polydexa solution auriculaire : 560
Otite suppurée
  Mercurius solubilis : 895
Otite suppurée avec écoulement irritant
  Tellurium : 909
Ovarialgies droites
  Palladium : 899
Ovulation prématurée
  Cétrotide : 139
Oxyures
  Combantrin : 160
  Fluvermal : 281
  Helmintox : 320
  Vermifuge Sorin : 751
  Zentel : 789
Œdème
  Aldactazine : 22
  Aldactone : 23
  Apis mellifica : 870
  Esidrex : 254
  Modurétic : 463
Œdème aigu du poumon
  Risordan : 610
Œdème angioneurotique héréditaire
  Berinert : 91

Indications

Œdème d'origine cardiaque
Burinex : 109
Œdème d'origine hépatique
Burinex : 109
Œdème d'origine rénale
Burinex : 109
Œsophagite
Inexium : 344
Sanguinaria canadensis : 905

P

Palpitations cardiaques
Aubépine : 69
Avlocardyl : 73
Kalmia latifolia : 891
Palpitations émotionnelles
Ambra grisea : 868
Palpitations nocturnes entraînant des insomnies
Lilium tigrinum : 893
Paludisme
Dalacine : 183
Eurartesim : 261
Fansidar : 268
Halfan : 318
Lariam : 391
Nivaquine : 501
Paludrine : 535
Savarine : 627
Pancréatique chronique
Phosphorus : 900
Paracétamol
Codoliprane : 154
Paralysie faciale « a frigore »
Cadnium sulfuricum : 875
Paralysie virale
Gelsenium sempervirens : 885
Parodontopathies
Piasclédine : 554
Pathologies consécutives aux vaccinations, aux antibiothérapies
Thuya occidentalis : 909
Peau sèche et plissée
Sarsaparilla : 905
Pédiculose
Hégor : 320
Itax : 357

Pédiculose du cuir chevelu
Para plus : 537
Para spécial poux : 538
Prioderm : 571
Pelade
Méladinine : 436
Psoraderm-5 : 583
Pelade ou consécutive aux chimiothérapies
Thallium metallicum : 909
Pelvispondylite
Sulfur : 908
Périartérite noueuse
Endoxan : 246
Périarthrite scapulo-humérale
Ferrum metallicum : 883
Périménopause avec troubles des règles
Lachesis : 892
Périostite de l'adolescence
Fluoricum acidum : 884
Perte de cheveux
Minoxidil : 455
Perte sanglante traînante après fausse couche ou curetage
Kalium carbonicum : 890
Perte totale d'appétit
Digitalis : 882
Pharyngite
Déturgylone : 201
Polydexa solution nasale : 560
Pharyngite et angine ulcéro-hémorragiques
Mercurius corrovisus : 895
Phénomène spasmodique
Agaricus muscarius : 866
Phlébites
Calciparine : 113
Fraxiparine : 290
Phlébites superficielles
Esberiven : 253
Hirucrème : 325
Phlébites superficielles douloureuses
Vipera redi : 912
Phobies sociales
Deroxat : 197

Piqûres d'insectes
Butix : 110
Eurax : 261
Ledum palustre : 892
Sédermyl : 630
Piqûres d'insectes avec douleurs vives
Tarentula cubensis : 909
Piqûres profondes douloureuses
Hyperium perforatum : 888
Pityriasis
Fungizone : 292
Pityriasis rosé de Gibert
Berberis vulgaris : 873
Pityriasis versicolor
Amycor : 35
Berberis vulgaris : 873
Selsun : 632
Plaie
Baseal : 83
Biogaze : 99
Plaie de cornée
Atropine : 67
Plaie superficielle
A 313 pommade : 3
Pleuraux ou péricardiques
Apis mellifica : 870
Pneumocystis carinii
Pentacarinat : 543
Pneumocystoses
Bactrim : 80
Pneumonie
Tavanic : 684
Zyvoxid : 806
Poliomyélite
Revaxis : 603
Polyarthrite rhumatoïde
Arava : 51
Cartrex : 123
Célébrex : 129
Cimzia : 147
Enbrel : 245
Humira : 329
Imeth : 337
Kineret : 377
Mabthera : 427
Nabucox : 479
Néoral : 488

Novatrex : 509
Orencia : 528
Plaquenil : 556
Remicade : 594
Sandimmun : 625
Simponi : 643

Polyarthrite rhumatoïde sévère
Endoxan : 246

Polychondrite atrophiante
Disulone : 215

Polyglobulie
Hydréa : 330

Polynévrites
Plombum metallicum : 901

Polypes du nez à tendance hémorragique
Sanguinaria canadensis : 905

Polypes vésicaux
Thuya occidentalis : 909

Poussées hypertensives
Belladona : 873

Prévention de l'anémie
Tardyferon B9 : 682

Prévention de l'angine de poitrine
Avlocardyl : 73
Célectol : 129
Corgard : 164
Kerlone : 375
Lopressor : 412
Sectral : 629
Timacor : 706
Visken : 761

Prévention de l'asthme d'effort
Bricanyl : 104
Serevent : 636
Ventoline : 750

Prévention de l'hépatite A
Vaccin Havrix : 740

Prévention de l'hépatite B
Vaccin Engerix B : 740

Prévention de la carie dentaire
Fluocaril : 280
Sanogyl : 627
Selgine : 631
Zymafluor : 803

Prévention de la coagulation
Arixtra : 55

Prévention de la diphtérie
DT Polio : 223

Prévention de la fièvre jaune
Stamaril : 659

Prévention de la fièvre typhoïde
Typhim Vi : 732

Prévention de la grippe
Vaxigrip : 747

Prévention de la méningite cérébro-spinale
Rovamycine : 619
Vaccin méningococcique A + C : 741

Prévention de la méningite cérébro-spinale à méningocoques et à hæmophylus influenzæ
Rifadine : 607

Prévention de la poliomyélite
DT Polio : 223
Vaccin poliomyélitique oral : 741

Prévention de la rage
Vaccin rabique Pasteur : 742

Prévention de la sénescence
Baryta carbonica : 872

Prévention de la thrombose artérielle
Efient : 238

Prévention de la varicelle
Varivax : 744

Prévention des accidents vasculaires cardiaques
Brilique : 105

Prévention des attaques de panique
Anafranil : 36
Deroxat : 197
Elavil : 239
Floxyfral : 277
Laroxyl : 393
Ludiomil : 418
Quitaxon : 589
Seropram : 638
Surmontil : 671

Prévention des carences en fer
Ascofer : 62
Fumafer : 291

Prévention des carences en oligo-éléments
Vivamyne : 767

Prévention des carences en vitamines
Vivamyne : 767

Prévention des infections à pneumocoques
Pneumo 23 : 559

Prévention des maladies cardiovasculaires
Pravadual : 563

Prévention des rejets d'organes
Cellcept : 133
Imurel : 340

Prévention des tachycardies supraventriculaires
Cipralan : 147
Rythmodan : 620
Sérécor : 634

Prévention des tachycardies ventriculaires
Cipralan : 147
Rythmodan : 620
Sérécor : 634

Prévention des thromboses vasculaires
Persantine : 546
Ticlid : 701

Prévention du cancer du col de l'utérus
Gardasil : 295

Prévention du tétanos
DT Polio : 223
Tétavax : 695

Prévention et traitement des carences en vitamine D
Dédrogyl : 188
Stérogyl : 662
Uvédose : 739
Uvestérol D : 739

Prévention et traitement des hémorragies
Vitamine K1 : 765

Prévention et traitement des thromboses veineuses
  Coumadine : 169
  Fragmine : 289
  Lovenox : 414
  Préviscan : 566
  Sintrom : 644

Prévention et traitement des thromboses veineuses et des embolies pulmonaires
  Innohep : 346

Prévention et traitement du rachitisme
  Dédrogyl : 188

Prévention ostéoporose
  Climène : 153
  Divina : 216

Prolapsus utérin
  Sepia : 906

Prostatisme
  Lycopodium : 893

Prostatite
  Staphysagria : 907
  Tavanic : 684

Prostatite chronique
  Sarsaparilla : 905

Prurit
  Butix : 110
  Eurax : 261
  Nisapulvol : 499
  Sédermyl : 630
  Staphysagria : 907
  Sulfur : 908
  Synthol liquide : 675
  Telfast : 687

Prurit anal
  Anusol : 44

Prurit des maladies hépatiques
  Questran : 588

Prurit des vieillards
  Radium bromatum : 903

Psoriasis
  Anaxéryl : 39
  Apsor : 49
  Arsenicum iodatum : 871
  Caditar : 112
  Daivobet : 180
  Daivonex : 181
  Enbrel : 245
  Imeth : 337
  Kalium sulfuricum : 891
  Laccoderme : 383
  Méladinine : 436
  Néoral : 488
  Novatrex : 509
  Psoraderm-5 : 583
  Sandimmun : 625
  Silkis : 641
  Soriatane : 649
  Stelara : 661
  Xamiol : 774
  Zorac : 800

Psychasthénie
  Picricum acidum : 901
  Tuberculinum : 910

Psychose
  Orap : 526

Psychose maniaco-dépressive
  Dépakote : 191
  Téralithe : 693

Puberté précoce
  Décapeptyl : 186
  Enantone : 244

Purpura et autres déficits immunitaires
  Octagam : 514

Pyridoxine
  Magnevie B6 : 431

R

Rachitisme
  Sandoz : 115
  Silicea : 906

Radiodermite après traitement par radiothérapie
  Radium bromatum : 903

Rectocolite hémorragique
  Fivasa : 272
  Ipecacuanha : 889
  Salazopyrine : 624

Réducteur du taux sanguin d'ammoniaque
  Arginine Veyron : 53

Reflux gastro-œsophagien
  Azantac : 77
  Cytotec : 177
  Eupantol : 258
  Gaviscon : 298
  Inexium : 344
  Inipomp : 345
  Lanzor : 390
  Mopral : 466
  Mopralpro : 467
  Nizaxid : 502
  Ogast : 517
  Raniplex : 591
  Sanguinaria canadensis : 905
  Topaal : 711
  Zoltum : 796

Reflux vésico-urétral
  Populus tremula : 901

Règles courtes ou retardées
  Pulsatilla : 902

Règles douloureuses
  Magnesia phosphorica : 894

Régurgitations du nourrisson
  Gélopectose : 299

Rejet de greffe
  Nulojix : 512

Renvois acides (pyrosis)
  Lycopodium : 893
  Pepcidac : 543
  Stomédine : 664

Retard de croissance
  Génotonorm : 302
  Increlex : 341
  Norditropine : 505
  Umatrope : 735
  Zomacton : 797

Retard de développement scolaire
  Baryta carbonica : 872

Retard pubertaire
  Kalium carbonicum : 890

Rétrécissement urétral accompagné de douleurs
  Prunus spinosa : 902

Rhinite
  Actisoufre : 10
  Aurum metallicum : 872
  Bilaska : 97
  Déturgylone : 201
  Kalium bichromicum : 889
  Mercurius solubilis : 895
  Périactine : 545
  Polydexa solution nasale : 560
  Silicea : 906

Index

Soufrane : 651
Spirodrine : 907

Rhinite allergique
Aerius : 19
Alairgix : 21
Allergodil : 30
Avamys : 71
Béconase : 86
Flixonase : 275
Kestinlyo : 376
Naphtalium : 896
Oralair : 525
Rhinaaxia : 606
Rhinallergy : 903
Rinoclenil : 609
Telfast : 687
Wystamm : 772
Xyzall : 782

Rhinite avec écoulements jaunâtres ou verdâtres
Kalium sulfuricum : 891

Rhinite chronique
Arsenicum iodatum : 871

Rhinite infectieuse avec écoulement nasal
Naphtalium : 896

Rhinoconjonctivite allergique
Mizollen : 457

Rhinopharyngite
Actisoufre : 10
Algotropyl : 27
Belladona : 873
Ferrum phosphoricum : 883
Gelutrophyl : 301
Maxilase : 435
Mercurius solubilis : 895
Pulsatilla : 902
Silicea : 906
Soufrane : 651

Rhinopharyngite (accompagnée de saignements de nez, épistaxis ou de douleurs auriculaires)
Ferrum phosphoricum : 883

Rhinopharyngite aiguë
Actifed : 8
Actifed jour et nuit : 8
Humex : 329

Rhumatisme
Rhus toxicodendron : 904

Rhumatisme inflammatoire
Nabucox : 479

Rhumatisme inflammatoire accentué la nuit ou par vent chaud et humide
Kalium iodatum : 890

Rhumatisme inflammatoire chronique
Acadione : 5
Allochrysine : 31
Salazopyrine : 624
Trolovol : 727

Rhumatisme provoqué par la goutte
Kalium iodatum : 890

Rhumatisme psoriasique
Arava : 51

Rhume
Atrovent : 68

Rhume de hanche de l'enfant
Drosera rotundifolia : 882

Rhume des foins
Sanguinaria canadensis : 905

Rides
Vistabel : 763

Rosacée (couperose)
Rosiced : 618

Rougeole à forme sévère
Isoprinosine : 354

S

Saignements
Dicynone : 206

Saignements capillaires
Diovenor : 212

Sarcoïdose pulmonaire
Beryllium : 874

Sarcome
Beromun : 91
Déticène : 201

Schizophrénie
Abilify : 4
Leponex : 396
Orap : 526
Risperdal : 611
Téralithe : 693

Xeroquel : 780
Zyprexa : 804

Sciatalgies
Tellurium : 909

Sciatiques
Chamomilla : 878
Colocynthis : 879
Kalium bichromicum : 889
Magnesia phosphorica : 894
Rhus toxicodendron : 904

Sciatiques (accompagnées de crampes et aggravées par le froid)
Magnesia phosphorica : 894

Sclérose en plaques
Avonex : 75
Bétaferon : 93
Copaxone : 162
Extavia : 266
Gilenya : 303
Tysabri : 732

Séborrhée
Sélénium : 906

Sécheresse cutanée
Dexeryl : 202

Sécrétion anormale de l'hormone antidiurétique
Alkonatrem : 29

Sevrage alcoolique
Urbanyl : 736
Victan : 755

Sevrage du tabac
Champix : 139
Nicopatch : 493
Nicoprive : 494
Nicorette dispositif transdermique : 495
Nicorette gomme à mâcher : 495
Tabapass : 908

Sigmoïdite dans les suites d'une infection par des amibes
Mercurius solubilis : 895

Sinusite
Déturgylone : 201
Hepar sulfur : 886
Izilox : 360
Kalium bichromicum : 889

▶ 1084

Indications

Lachesis : 892
Polydexa solution nasale : 560
Tavanic : 684

Sinusite chronique
Aurum metallicum : 872

Sinusite éthmoïdale et frontale
Cinnabaris : 879

Sinusite frontale aiguë
Kalium iodatum : 890

Soins de bouche et des gencives
Hextril : 324

Soins des gencives
Selgine : 631

Somnambulisme
Stablon : 657

Somnolence postprandiale
Nux vomica : 897

Spasmes abdominaux douloureux
Gambogia : 884

Spasmes de l'anus
Cactus grandiflorus : 875

Spasmes des organes creux
Belladona : 873

Spasmes du sanglot du nourrisson
Mephitis putorius : 895

Spasmes infantiles
Sabril : 623

Spasmes laryngés
Mephitis putorius : 895

Spasmophilie
Veratrum album : 911

Spasmophilie des enfants maigres
Magnesia carbonica : 894

Splénomégalie
Jakavi : 361

Splénomégalie myéloïde
Hydréa : 330

Spondylarthrite ankylosante
Cartrex : 123
Remicade : 594

Stérilité
Clomid : 154
Décapeptyl : 186

Gonadotrophine chorionique : 311
Lutrelef : 422
Pergotime : 545
Progestérone Retard : 575
Puregon : 585

Stimulation de l'appétit
Périactine : 545

Stimulation du développement folliculaire
Luveris : 422

Stomatites
Sulfur : 908

Strabisme
Atropine : 67

Strabisme convergent
Phospholine Iodide : 551

Stress
Stressdoron : 908

Suites opératoires
Opium : 898

Surinfection cutanée
Cutisan : 175
Fucidine : 291

Surmenage intellectuel
Phosphoricum acidum : 900
Zincum metallicum : 912

Surmenage physique et intellectuel
Acidum phosphoricum composé Boiron : 865

Surpoids
Alli : 30

Syndrome asthéno-dépressif
Manganum metallicum : 894

Syndrome de Cushing
Métopirone : 446

Syndrome de l'œil sec
Dacryolarmes : 178
Larmes artificielles : 392

Syndrome de Lennox-Gastaut
Inovelon : 347
Taloxa : 678

Syndrome de Raynaud
Adalate : 13
Minipress : 453

Syndrome de Raynaud (cyanose accompagnée de douleurs des mains ou des pieds au froid)
Agaricus muscarius : 866

Syndrome de Turner
Génotonorm : 302
Norditropine : 505
Umatrope : 735
Zomacton : 797

Syndrome dépressif réactionnel de l'adulte
Aurum metallicum : 872

Syndrome des « jambes sans repos »
Neupro : 491
Zincum metallicum : 912

Syndrome des jambes lourdes
Vipera redi : 912

Syndrome diarrhéique avec spasmes abdominaux
Cuprum metallicum : 881

Syndrome dysentérique grave
Mercurius corrovisus : 895

Syndrome hémorroïdaire : 867
Aloe : 867

Syndrome lié à l'hyperprolactinémie
Norprolac : 508

Syndrome nerveux avec spasmes
Nux vomica : 897

Syndrome périodique associé à la cryopyrine
Ilaris : 336

Syndrome prémenstruel
Oligostim Zinc-Cuivre : 898
Platina : 901
Pulsatilla : 902

Syndrome prémenstruel avec phénomènes dépressifs
Murex purpurea : 896

T

Tabalgies
Kalium bichromicum : 889

Index

Taches rubis
  Fluoricum acidum : 884
Tachycardie
  Arsenicum iodatum : 871
  Kalmia latifolia : 891
Tachycardie supraventriculaire
  Rythmol : 621
Tachycardie ventriculaire et supraventriculaire
  Sotalex : 650
Tænia
  Trédémine : 717
  Zentel : 789
Tendinite
  Kalium bichromicum : 889
Terreurs nocturnes des enfants
  Borax : 874
Tétanie
  Calcibronat : 112
  Gluconate de calcium : 307
Tétanos
  Revaxis : 603
  Tranxène : 716
Thrombocytémie
  Xagrid : 773
Thromboembolie veineuse
  Pradaxa : 562
  Xarelto : 776
Thromboses artérielles
  Calciparine : 113
Thromboses vasculaires
  Gevatran : 303
Thromboses veineuses
  Calciparine : 113
  Fraxiparine : 290
  Revasc : 602
  Streptase : 666
Tics
  Agaricus muscarius : 866
Tics douloureux de la face
  Magnesia phosphorica : 894
Tics douloureux de la face (et notamment des paupières)
  Cuprum metallicum : 881

Tourista
  Magnesia phosphorica : 894
Toux
  Calmixène : 117
  Dimétane : 212
  Eucalyptine Le Brun : 257
  Hexapneumine : 323
  Néo-Codion : 486
  Phellandrium : 899
  Pulmosérum : 585
  Spirodrine : 907
  Stodal : 907
  Terpine Gonnon : 694
  Toplexil : 712
  Trophirès : 728
  Tussipax : 730
  Tuxium : 730
Toux rauque
  Hepar sulfur : 886
Toux sèche
  Phosphorus : 900
Toux sèche rauque et douloureuse
  Phosphorus : 900
Toux spasmodique
  Arsenicum iodatum : 871
Toux spasmodique accompagnée de vomissements
  Ipecacuanha : 889
Toux spasmodique d'origine laryngée
  Nicollum metallicum : 897
Toxoplasmose
  Adiazine : 16
  Bactrim : 80
  Dalacine : 183
  Malocide : 432
Toxoplasmose de la femme enceinte
  Rovamycine : 619
Trac
  Ambra grisea : 868
  Gelsenium sempervirens : 885
Trachéites
  Calcarea phosphorica : 876

  Ferrum phosphoricum : 883
  Sanguinaria canadensis : 905
Trachéo-bronchite
  Hepar sulfur : 886
Trachéo-bronchite avec toux spasmodique
  Drosera rotundifolia : 882
Traitement antiseptique
  Biocidan : 98
  Propionate de sodium Chibret : 578
  Stillargol : 662
Traitement d'appoint de la maladie de Parkinson
  Apokinon : 46
Traitement de l'insuffisance cardiaque
  Cardiocor : 121
Traitement de la douleur
  Flanid : 273
Traitement de la fatigue
  Guronsan : 314
  Revitalose : 604
  Sargénor : 627
  Stimol : 664
  Surfortan : 669
  Tonicalcium : 711
Traitement de la fertilité
  Éthinyl-Œstradiol : 256
Traitement de la goutte
  Zyloric : 802
Traitement des troubles du rythme ventriculaire
  Cordarone : 164
  Flécaïne : 274
  Rythmol : 621
Traitement substitutif des opiacés
  Méthadone : 444
  Suboxone : 667
  Subutex : 668
Tranchées utérines du post-partum
  Cactus grandiflorus : 875
Transpiration excessive
  Ephydrol : 248
Transplantation d'organes
  Certican : 137

Orthoclone OKT3 : 530
Prograf : 576
Thymoglobuline : 698

Traumatisme avec écrasement des extrémités
Hyperium perforatum : 888

Traumatisme du bassin
Bellis perennis : 873

Traumatisme du coccyx
Bellis perennis : 873

Traumatisme du sein
Bellis perennis : 873

Tremblement
Avlocardyl : 73

Tremblement des extrémités
Agaricus muscarius : 866
Mercurius solubilis : 895

Tremblement essentiel de l'adulte
Mysoline : 478

Trichocéphale
Fluvermal : 281
Zentel : 789

Triglycérides
Béfizal : 87
Fonlipol : 282
Lipanor : 403
Lipanthyl : 404
Lipur : 405
Tocophérol : 709

Trouble anxieux généralisé
Lyrica : 423

Trouble bipolaire
Sycrest : 673

Troubles bipolaires
Xeroquel : 780

Troubles caractériels
Nux vomica : 897

Troubles caractériels de l'enfant
Aurum metallicum : 872

Troubles de la croissance chez l'enfant
Natrum muriaticum : 897

Troubles de la dentition chez le nourrisson
Chamomilla : 878

Troubles de la digestion
Gastrocynésine : 884

Troubles de la mémoire
Anarcadium orientale : 868
Kalium bromatum : 890
Phosphoricum acidum : 900
Plombum metallicum : 901

Troubles de la mémoire (faiblesse)
Phosphoricum acidum : 900

Troubles des règles
Cactus grandiflorus : 875
Colprone : 159
Duphaston : 226
Lachesis : 892
Luténvl : 421
Lutéran : 421
Murex purpurea : 896
Tuberculinum : 910
Ustilago : 910
Utrogestan : 738

Troubles des règles avec frigidité
Sepia : 906

Troubles digestifs
Calcarea phosphorica : 876
Carduus marianus : 878
Ricinus composé Boiron : 904

Troubles digestifs mineurs
Digeodren : 881

Troubles du comportement avec succession ou alternance d'états opposés
Phosphorus : 900

Troubles du rythme cardiaque
Arsenicum iodatum : 871
Avlocardyl : 73
Corgard : 164
Digitalis : 882
Lopressor : 412
Sectral : 629
Visken : 761

Troubles du rythme supraventriculaire
Digoxine : 207

Troubles du sommeil
Calmodren : 876
Cocculus indicus : 879
Opium : 898
Sédatif PC : 905

Troubles dyspeptiques
Lycopodium : 893

Troubles fonctionnels digestifs
Acticarbine : 7
Débridat : 185
Dicetel : 205
Digeoslor : 881
Duspatalin : 228
Librax : 401
Météoxane : 444
Spasmodex : 653
Spasmopriv : 654

Troubles gastro-intestinaux
Bedelix : 87

Troubles intellectuels et caractériels
Agaricus muscarius : 866

Troubles légers du sommeil
Calcibronat : 112
Nocvalène : 503

Troubles obsessionnels compulsifs
Anafranil : 36
Deroxat : 197
Floxyfral : 277
Prozac : 582

Troubles osseux pendant la croissance
Calcarea phosphorica : 876
Phosphoricum acidum : 900

Troubles psychiatriques
Tégrétol : 687

Troubles urinaires
Sabal serrulata : 904
Urodren : 910

Troubles vasculaires cérébraux
Carlytène : 122
Cervoxan : 138
Iskédyl : 354
Nootropyl : 504
Praxilène : 564
Sermion : 637
Tanakan : 680
Trivastal : 725

Index

Troubles veineux
  Veinosium : 911
Troubles visuels
  Daflon : 180
  Dicynone : 206
  Jaborandi : 889
Trypanosome
  Pentacarinat : 543
Tuberculose
  Ansatipine : 43
  Dexambutol : 202
  Paser : 541
  Pirilène : 555
  Rifadine : 606
  Rifater : 607
  Rimifon : 609
Tumeur du péritoine
  Removab : 596
Tumeur endocrine digestive
  Sandostatine : 626
  Somatuline : 648
Tumeur maligne
  Roféron-A : 616

U

Ulcérations de la cornée
  Mercurius corrovisus : 895
  Mercurius solubilis : 895
Ulcère cutané
  Madécassol : 428
  Plasténan : 557
Ulcère de jambe
  Biogaze : 99
  Carbo vegetalis : 878
Ulcère gastro-duodénal
  Azantac : 77
  Cytotec : 177
  Eupantol : 258
  Inipomp : 345
  Lanzor : 390
  Mopral : 466
  Nizaxid : 502
  Ogast : 517
  Pariet : 539
  Raniplex : 591
  Zeclar : 787
  Zoltum : 796

Ulcère variqueux
  Fluoricum acidum : 884
  Kalium bichromicum : 889
  Pulsatilla : 902
Urétrite
  Fasigyne : 268
  Populus tremula : 901
Urétrite douloureuse
  Mercurius solubilis : 895
Urgence hypertensive
  Burinex : 109
Urticaire
  Aerius : 19
  Arsenicum album : 871
  Bilaska : 97
  Butix : 110
  Kestinlyo : 376
  Mizollen : 457
  Wystamm : 772
  Xyzall : 782
  Zyrtec : 805
Urticaire chronique
  Lycopodium : 893

V

Vaccination antigrippale
  Fluenz : 280
Vaccination diphtérie
  Revaxis : 603
Vaginisme
  Cactus grandiflorus : 875
Vaginites
  Arsenicum album : 871
  Fasigyne : 268
  Mercurius solubilis : 895
Vaginites avec pertes de sang
  Mercurius corrovisus : 895
Vaginites avec production de mucus grisâtre
  Argentum metallicum : 870
Vaginites balanites
  Apis mellifica : 870
Varices
  Aesculus complexe : 866
  Pulsatilla : 902
  Vipera redi : 912
Varices douloureuses avant les règles
  Zincum metallicum : 912

Varicosités
  Vipera redi : 912
Veinotonique
  Jouvence de l'abbé Soury : 367
Verrues
  Coricide le Diable : 166
  Duofilm : 224
  Kérafilm : 374
  Thuya occidentalis : 909
  Verrupan : 752
Verrues cornées
  Antimonium crudum : 869
Verrues génitales et papillomes
  Cinnabaris : 879
Verrues plantaires
  Antimonium crudum : 869
Vertiges
  Agyrax : 20
  Cocculus indicus : 879
  Serc : 633
  Tanganil : 681
  Vastarel : 745
Vertiges déclenchés par les mouvements de la tête ou des yeux
  Conium maculatum : 880
Vitiligo
  Méladinine : 436
  Psoraderm-5 : 583
Vomissements
  Anausin : 38
  Biperidys : 100
  Kytril : 382
  Motilium : 470
  Plitican : 558
  Primpéran : 570
  Prokinyl : 577
  Vogalène : 767
  Vogalib : 768
Vomissements induits par les traitements anticancéreux
  Haldol : 317
  Zophren : 799

Z

Zona
  Arsenicum album : 871

Neuleptil : 490
Nozinan : 511

Rhus toxicodendron : 904
Zelitrex : 789

Zona ophtalmique
Prunus spinosa : 902